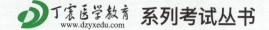

系列考试丛书

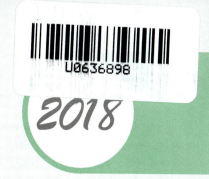

2018

丁震
护师急救包

上 应试指导

DINGZHEN HUSHI JIJIUBAO YINGSHI ZHIDAO

丁 震 编著

北京航空航天大学出版社
BEIHANG UNIVERSITY PRESS

内 容 简 介

本书是 2018 年全国护师资格考试的复习参考书，为全国护考经典培训教材《丁震护考急救包》的姊妹篇，全书包括应试指导、章节练习、模拟试卷三册纸质图书和一张网络学习卡。上册应试指导教材分为基础护理学、内科护理学、外科护理学、妇产科护理学及儿科护理学 5 篇，是在分析了 2002～2017 年共 16 年考试真题的基础上编写而成，全书有表格 177 个，附图 19 幅，采用双色印刷，重要内容用绿字标识，帮助考生在充分理解考点内在联系的基础上，牢固掌握考试重点。中册章节练习精选试题 2018 道，与上册应试指导同步对应，便于考生边读教材边对照做题，巩固对考点的理解。下册模拟试卷有 5 套，共 2000 题，从难度、题型、学科比例等多个角度与真卷高度相似。网络学习卡中提供在线做题、上网听课等线上内容，有 10 套人机对话试卷和近 100 个学时的视频培训课程，课程均为 2018 版全新录制，重点章节由作者本人承担，并邀请全国经验丰富的一线护理教师共同讲解。中、下册及网络学习卡共包括试题 6000 余道，每道试题均配有作者的原创解析，对有干扰价值的选项逐项对比解析，帮助考生深刻掌握考试重点。本书在编写过程中，参考了大量新版护理和临床医学相关学科主流教材、专著及部分临床疾病诊治指南，使内容更加权威、准确。

图书在版编目（CIP）数据

2018 丁震护师急救包 / 丁震编著 . —北京：北京航空航天大学出版社，2017.10

ISBN 978-7-5124-2538-5

Ⅰ . ① 2… Ⅱ . ① 丁… Ⅲ . ① 护理学 - 资格考试 - 自学参考资料 Ⅳ . ① R47

中国版本图书馆 CIP 数据核字（2017）第 248688 号

2018 丁震护师急救包

丁 震 编 著

责任编辑：李 荣

*

北京航空航天大学出版社出版发行

北京市海淀区学院路 37 号（邮编 100191）　　http：//www.buaapress.com.cn

发行部电话：（010）82317024　　传真：（010）82328026

读者信箱：yxbook@buaacm.com.cn　　邮购电话：（010）82316936

三河市华骏印务包装有限公司印装　　各地书店经销

*

开本：787×1092　　1/16　　印张：82.5　　字数：2210 千字

2017 年 10 月第 1 版　　2017 年 10 月第 1 次印刷

ISBN 978-7-5124-2538-5　　定价：500.00 元

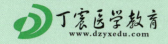
　　全国卫生专业技术资格（中初级）以考代评工作从2001年开始正式实施，参加并通过考试是单位评聘相应技术职称的必要依据。目前，除原初级护士并轨、独立为全国护士执业资格考试外，全国卫生专业技术资格（中初级）考试涵盖了医、护、药、技、中医等118个专业。考试涉及的知识范围广，有一定难度，考生对应考复习资料的需求较强烈。

　　2009年由我提出策划方案、组织全国数百名作者参与编写的全国卫生专业技术资格考试及护士执业资格考试丛书在人民军医出版社出版，共50余本，涵盖护士、护师、护理中级、药学、检验、临床医学内外妇儿及其亚专业等上百个考试专业。由于应试指导教材精练、准确；模拟试卷贴近考试方向、命中率高，已连续畅销9年，深受全国考生认可。

　　在图书畅销的同时，我和编写本套丛书的作者团队却感到深深的无奈，因为我们发现，市场上有相当比例的同类考试书和一些培训机构的网上试题都在抄袭我们的创作成果，有些抄袭的试题顺序都没有变。而市场上盗印、冒用"军医版"图书的情况更加严重，由我策划编著的"护考急救包"、"单科一次过"等经典考试图书目前已有多个冒用版本在销售，使考生难辨李逵和李鬼。这些侵权、盗印、冒用出版物的质量粗劣，欺骗、误导考生，使原创作者和读者两方的利益都受到严重侵害！

　　因此，请考生一定认清，丁震是原人民军医出版社考试中心主任，原军医版的护士、护师、护理中级及药学、检验、临床等职称考试图书均为丁震策划编写。人民军医出版社已从2017年后停止出版护理类及医学职称考试图书，丁震与原班作者队伍继续修订和出版本套考试图书，只有丁震编著的护理类或担任总主编的职称考试图书为原军医版的合法延续，目前市场上其他众多的"军医版"、"护考急救包"及"单科一次过"等考试图书均属冒用、盗印或侵权行为，我和我的作者团队将保留追究其法律责任的权利！

　　为了使本套考试书已经形成的出版价值得到进一步延续和提升，更好地为全国考生服务，2018年，由我编著的24本护理类考试图书和我担任总主编的31本卫生专业技术资格（中初级）考试图书全部授权北京航空航天大学出版社独家出版。

　　24本护理类考试图书包括护士考试7本、护师考试10本、护理中级考试7本，延续了原军医版图书精练、准确及命中率高的特点，但较原军医版的质量有了巨大提升，主要体现在以下四个方面：

一是急救包、应试指导、单科一次过等教材，归纳总结了大量表格，帮助考生强化考点对比，加深理解，便于掌握和记忆；教材采用双色印刷，重要内容用绿色字标识，重点突出。

二是试卷类图书，严格按照真题重新组卷，做到了对试题的全解析，即每道试题都配有解析；且根据近几年考试情况，删除了部分不常考的老题，增加了部分新题，尤其是护士考试新增了图形题。

三是网上学习卡，《护考急救包》和《护师急救包》的视频课程均为2018年度全新录制，重点章节由我承担，并邀请全国经验丰富的护理教师共同讲解；优化了"丁震医学教育"APP，网上做题更加流畅。

四是考生答疑，丁震医学教育开通了QQ客服、微信、微博等多种网络媒介，有一支专业的助教团队负责全程回答考生提出的专业问题和上网技术问题。

在护理类考试图书编写中，我始终坚持两个基本原则，一是做考试原创内容的理念，所有的考点总结和试题解析思路均为原创；二是年年修订，每本图书每年的修订比例高达30%以上，经过修订，考点总结更准确，试题解析清晰，只有经过不断修订，才能出精品图书。

经过十余年的不断积累，我已建成了由数万道试题构成的护理考试题库。为了向考生提供质量更高的的考试用书，我从不同角度对题库作了分析，总结历年考试的规律和变化趋势，从而提前预测考试可能考到的重点。在图书编写过程中，查阅了大量教材等参考资料，以学术研究的态度对待每一个考点、每一道试题，使内容更加权威、准确。

由于编写和出版的时间紧、任务重，书中如仍有不足，请考生批评指正。

丁　震

2017年10月于北京

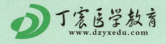
第一篇　基础护理学

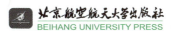

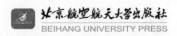

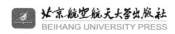

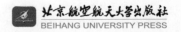

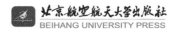

第三篇　外科护理学

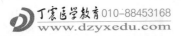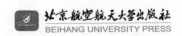

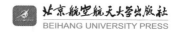
丁震医学教育 010-88453168
www.dzyxedu.com
北京航空航天大学出版社
BEIHANG UNIVERSITY PRESS

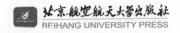

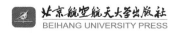

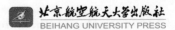

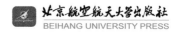

第四篇　妇产科护理学

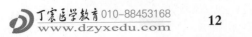
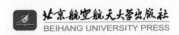

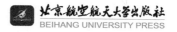

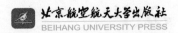

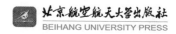

第五篇　儿科护理学

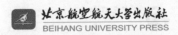

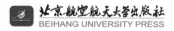

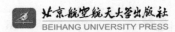

第一篇

基础护理学

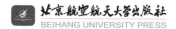

基础地理学

第1章 绪 论

第一节 现代护理学的诞生、发展与南丁格尔的贡献

1. **现代护理学的诞生** 护理学是医学领域中的独立的综合性应用科学，是人类生存的需要，它的产生和发展与人类的文明及健康密切相关。其主要经历了自我护理（远古时代）、家庭护理（古代）、宗教护理（中世纪）、医院护理（中世纪末）、近代护理（19世纪中叶）、现代护理（20世纪）漫长的历史演变过程。19世纪中叶，南丁格尔首创了科学的护理专业，国际上称为南丁格尔时期，这是护理学发展的一个重要转折点，也是现代护理学的开始。

2. **现代护理学的发展** 现代护理学主要经历了3个发展阶段。

（1）以疾病为中心阶段（1860年～20世纪40年代）：此阶段是现代护理发展的初期阶段，人们对健康的概念是没有疾病就是健康，一切医疗活动都以治疗疾病为目的。护理工作主要是协助医生诊断和治疗疾病，从而忽略了人的整体性，束缚了护理专业的发展。

（2）以患者为中心阶段（20世纪40年代～70年代）：随着科技的发展和人们生活水平的不断提高，人们开始重视社会心理因素及生活方式对健康与疾病的影响，并逐渐确立了人是一个整体的概念。1948年世界卫生组织（WHO）提出新的健康观，为护理研究提供了广阔的领域。1977年，美国医学家恩格尔（Engel GL）提出"生物－心理－社会医学模式"的新模式，这一模式强化了人是一个整体的思想。护理的工作方法与内容是按照护理程序对患者实施整体护理，护理从以"疾病为中心"转向"以患者为中心"。但仍以住院患者为护理的主要对象，护士的工作场所依然是医院。

（3）以人的健康为中心阶段（20世纪70年代至今）：随着社会的快速发展，人民物质生活水平的提高，医疗服务重点局限在医院已满足不了人们的健康需求。1977年WHO提出"2000年人人享有卫生保健"的战略目标，对护理学的发展起到了极其重要的作用。护理的工作任务由患者扩展到了所有人、生命周期的所有阶段的护理，护理工作场所不再局限于医院，而是扩展到社区、家庭及各种机构，并以护理理论指导护理实践。护理工作方法与内容是按照护理程序实施以人为中心的整体护理。

3. **南丁格尔的贡献** 佛罗伦斯·南丁格尔（Florence Nightingale），英国人，1820年5月12日生于意大利佛罗伦萨。

（1）首创了科学的护理专业：使护理学逐步走上了科学的发展轨道及正规的教育渠道。在1854～1856年克里米亚战争中，使伤员的死亡率由42%下降到2.2%，并被士兵们称为"提灯女神"。

（2）创办了第一所护士学校：1860年，南丁格尔在英国圣·托马斯医院创办了世界上第一所正式的护士学校，为护理教育奠定了基础。

（3）著书立说：1858年及1859年分别写了《医院札记》和《护理札记》，后来被视为各国护士必读的经典护理著作，同时发表了上百余篇护理论文。

（4）提出预防医学的科学观念：改进军队的卫生保健工作，使预防医学的科学观念逐渐取代传统的治疗观念。

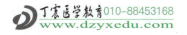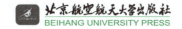

英国政府于 1907 年授予南丁格尔最高国民荣誉勋章。南丁格尔于 1910 年逝世,为了表彰南丁格尔对护理事业的贡献,1912 年国际护士会确定将南丁格尔的诞辰日 5 月 12 日作为国际护士节。同年国际红十字会建立了南丁格尔基金,并于 1912 年在伦敦首次颁发南丁格尔奖,每 2 年颁发 1 次,从 1983 年到 2007 年,我国已有 48 人获此奖章。

第二节 中国护理学发展

1. 近代护理学发展 中国近代护理事业的发展是在鸦片战争前后,西方医学与护理学借助传教士、医生及护士进入中国。

(1) 1820 年,英国医生在澳门开设诊所。

(2) 1835 年,英国传教士 P. Parker 在广州开设了第一所西医院,2 年后以短期训练班的方法培养护士。

(3) 1884 年美国护士兼传教士 L. Mckechnie 来华,在上海成立妇孺医院推行现代护理,并于 1887 年开设护士训练班。

(4) 1888 年,美国护士 E. Johnson 在福州开办了我国第一所护士学校。

(5) 1895 年和 1905 年,在北京成立护士训练班及护士职业学校。

(6) 1909 年在江西牯岭成立了"中华护士会",1936 年改为"中华护士学会",自 1964 年改为中华护理学会沿用至今。

(7) 1954 年创刊《护理杂志》,1981 年更名为《中华护理杂志》。

2. 现代护理的发展

(1) 护理教育方面:1950 年第一届全国卫生工作会议将护士教育列为中等专业教育,并作为培养护士的唯一途径,由卫生部制定教学计划和编写统一教材。1983 年,天津医学院首先开设护理本科专业。1992 年,北京医科大学开设了护理学硕士研究生教育,并逐渐在全国建立了数个硕士学位授权点。2003 年第二军医大学护理系被批准为护理学博士学位授权点,2004 年首批招收护理博士生。至此,我国已形成多层次、多渠道的护理学历教育体系。

(2) 临床实践方面:自 1950 年以来,临床护理工作受传统医学模式影响,一直以疾病为中心,护理技术操作常规多围绕完成医疗任务而制定,医护分工明确,护士为医生的助手,护理工作处于从属地位。1979 年后,由于国内外学术的开放性交流和医学模式的转变,逐渐引入整体护理,护理工作的内容和范围不断扩大。

(3) 护理管理方面:1979 年开始,卫生部加强了对护理工作的管理,并完善了护士晋升考试的制度。1982 年,国家卫生部医政司设立了护理处,负责统筹全国护理工作,制定有关政策法规。1993 年 3 月卫生部颁发了《中华人民共和国护士管理条例》,该制度的实施使中国有了完善的护士注册及考试制度。1995 年 6 月首次举行全国范围的护士执业考试,考试合格获执业证书方可申请注册,护理管理工作开始走向标准化、法制化的管理轨道。

(4) 学术交流及其他方面:1950 年以后,我国积极组织国内外学术交流,缩短了我国与国外的护理差距,提高了我国的护理教育水平及护理质量。1990 年以后,随着高等护理教育培养的学生进入临床、教育和管理岗位,护理研究有了较快的发展。1954 年中华护士学会创办《护理杂志》,并在全国发行,1981 年改为《中华护理杂志》至今,护理学刊物取得重大突破。1985 年,卫生部护理中心在北京成立,进一步取得了世界卫生组织对我国护理学发展的支持,加强了国际交流。

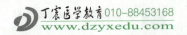

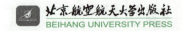

第三节　护理学的任务、范畴及护理工作方式

1. **护理学的任务**　护理学影响着人类的健康，包括生物、社会心理、文化及精神等各个方面的因素。我国护理事业的基本任务就是保护人民健康、防治重大疾病、控制人口增长、提高国民健康素质，解决经济、社会发展和人民生活中迫切需要解决的卫生保健问题，以保证社会经济的顺利发展。其简单概括为4个相关健康问题：促进健康、预防疾病、恢复健康和减轻痛苦。

2. **护理学的范畴**

（1）理论范畴

①护理学研究的对象：从研究单纯的生物人向研究整体的人、社会的人转化。

②护理学与社会发展的关系：研究护理学在社会中的作用、地位和价值，研究社会对护理学发展的促进和制约因素。

③护理专业知识体系与理论框架：20世纪60年代后，护理界将这些理论用于指导临床护理实践，以提高护理质量、改善护理服务。

④护理交叉学科和分支学科：护理学与自然科学、社会科学、人文科学等多学科相互渗透、相互促进。

（2）临床实践范畴：主要包括临床护理、社区护理、护理管理、护理研究和护理教育5个方面。

①临床护理：服务的对象是患者，其包括基础护理和专科护理。基础护理主要应用护理学的基本理论、基本知识和基本技能，结合患者的生理、心理及治疗康复的需要，满足患者的基本需求，如基本护理技能操作、排泄护理、膳食护理、病情观察等；专科护理则应用护理学和相关学科的理论，结合临床专科患者的特点及诊疗要求，为患者提供系统性护理，如各专科护理、急救护理等。

②社区护理：以社区居民的需求为导向，针对整个社区人群实施连续的、动态的健康服务，提高其健康水平。

③护理管理：运用管理学的理论和方法，对护理工作的诸要素，如人、财、物、时间、信息资源等，进行科学的计划、组织、协调和控制，从而使护理系统有效运转，确保护理服务正确、及时、安全、有效。

④护理研究：用科学的方法，促进护理理论、知识、技能的进步，推动护理学的发展，直接或间接地指导护理实践。

⑤护理教育：以护理学和教育学理论为基础，有目的地培养人才，以适应护理事业发展的需要。主要分为基本护理教育、毕业后护理教育和继续护理教育3大类。

3. **护理工作方式**

（1）个案护理：指一名护理人员负责一个患者的全部护理工作，实施个体化护理的护理工作模式。常用于危重症、多器官功能衰竭、器官移植及大手术后需要特殊护理的患者。

（2）功能制护理：将工作以岗位分工，以各项护理活动为中心的护理模式，每个护士从事相对固定的护理活动。如处理医嘱的主班护士、治疗护士、药疗护士、生活护理护士等。

（3）小组护理：护理人员和患者各分成若干小组，以小组形式负责一组患者的护理模式。组长制订护理计划和措施，小组成员共同合作完成患者的护理。

（4）责任制护理：是由责任护士和相应辅助护士对患者从入院到出院进行有计划、有目的的整体护理。以患者为中心，以护理计划为内容，根据患者自身特点和个体需要，提供针对性护理，解决存在的健康问题。责任制护理与小组护理相结合，明确分工责任，进行整体护理，是目前倡导的护理工作模式。

（5）综合性护理：是护理学的模式也是一种理念，以护理程序为核心及理论框架，建立一套标

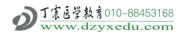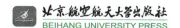

准化治疗模式与治疗程序，制订从入院到出院最佳的、时间要求准确、工作顺序严格的整体诊疗计划，并将护理程序系统化，为患者提供一系列全方位的整体性护理。

第四节　护士素质

1. 含义　素质是指人与生俱来的自然特点与后天获得的一系列稳定社会特点的有机结合，是个体完成工作活动与任务所具有的基本能力与潜在能力。培养护士素质的真正含义是使护士既能顺利适应护理工作，又能充分体现个人价值和创造力的一种能力与技巧。

2. 基本内容　主要包括思想道德、科学文化、专业素质、体态素质及心理素质等5方面的内容。

（1）思想道德素质：热爱祖国和人民，热爱护理事业，有奉献精神，还应具有高尚的道德品质、较高的慎独修养、正确的道德行为，追求崇高理想，忠于职守，救死扶伤，廉洁奉公，实行人道主义。

（2）科学文化素质：随着护理学发展的需要，护士应具有一定的文化修养和自然科学、社会科学、人文科学等多学科知识。养成正确的审美意识，培养具有一定的认识美、欣赏美和创造美的能力

（3）专业素质：具备合理的知识结构和比较系统完整的专业理论知识及临床实践技能。有敏锐的判断力、分析力和洞察力，树立整体观念，解决护理问题，不断创新，促进护理教育的进步与发展。

（4）体态素质：必须身体健康、功能健全；仪表文雅大方，举止端庄稳重，待人热情真诚，并有良好的个人和集体的卫生习惯。

（5）心理素质：护士必须具备良好的心理素质，以满足护理工作中的各种需求。护士应具有较强的进取心，不断丰富、完善自己的理论知识与实践技能。保持心理健康，乐观、开朗、情绪稳定，胸怀宽容豁达。具有高度的责任心和同情心，有较强的适应能力，良好的忍耐力及自我控制力。同时还应具备良好的沟通交流能力，不仅可以减少护患矛盾，还有利于同事之间团结协助。

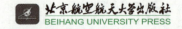

第 2 章　护理学基本概念

第一节　人

　　护理学最基本的四个概念是人、健康、环境和护理。人是护理服务的对象，也是护理学研究的对象，对人的本质认识是护理理论、护理实践的核心和基础，影响整个护理概念的发展。

　　1. **人是一个统一的整体**

　　(1) 整体的概念：整体，是指按一定方式、目的，有秩序地排列不同个体（要素）的有机集合体。人是生理、心理、社会、精神、文化的统一整体，它们之间相互影响、相互作用。人体各方面功能的正常运转，能有力地促进人体整体功能的最大发挥，使人获得最佳的健康状态。反之，则会一定程度上影响多方面的功能变化。

　　(2) 人是一个开放系统：根据一般系统论原则，人作为自然系统中的一个次系统，是一个开放系统，并不断地与其周围环境之间进行着物质、能量和信息交换。人的基本目标是维持和保护各系统间机体与内环境之间的平衡，不断适应外环境的变化，促进机体更好的发挥各方面的功能及运转。

　　(3) 护理中人的范围：护理服务对象从患者扩大到整个社会人群。既包括个人、家庭、社区和社会 4 个层面，也包括从婴幼儿到老年人的整个全人类。护理的最终目标不仅是维持和促进个体高水平的健康，而且更重要的是面向家庭、面向社区，最终达到提高整个人类社会的健康水平。

　　2. **人的基本需要**

　　(1) 概念：护理理论家 Orlando（奥兰多）对需要的定义是："个体需求，一旦得到满足，可消除或减轻其不安与痛苦，维持良好的自我感觉，获得舒适感"。

　　人的基本需要是个体生存、成长与发展，维持其身心平衡的最基本的需求。它包括生理的、社会的、情绪的、知识的及精神的需要。需要与人的活动密切相关，是人类所共有的，必须满足的基本需要，如果缺乏可导致机体失去平衡而产生疾病。

　　(2) 内容：人是有着复杂需要的机体，其基本需要可大致分为 5 类：生理方面的需要、社会方面的需要、情感方面的需要、认知方面的需要、精神方面的需要。

　　(3) 特征：人的基本需求是人类所共有的，需求都大致相同；受社会背景、个体差异的影响，每种需要的重要性可因人而异；各种需要相互联系、相互作用。

　　(4) 影响需要满足的因素：可分为内在因素和外在因素 2 类。

　　①内在因素：包括生理因素、情绪因素、知识与智力因素、个人因素等。

　　②外在因素：包括社会因素、环境因素、文化因素等。

　　3. **人的成长与发展**

　　(1) 概念

　　①成长：指由于细胞增殖而产生的生理方面的改变，是各器官、系统的长大和形态的变化，是量的改变。可用量化的指标来测量人体生长指标，如身高、体重及年龄等。

　　②发展：是生命过程中有顺序的、可预测的功能改变。它包括身、心两个主要方面的变化，是质

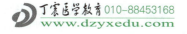

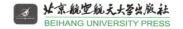

的变化，是一个人学习的结果和成熟的标志。

③成熟：狭义的成熟指生理上的生长发育。广义的成熟是心理社会的发展，是相对某一生命阶段中是否完成了相应的成长及发展任务而设置的衡量标准。

（2）内容：成长与发展是一个整体的概念，主要包括6方面的内容。

①生理方面：指体格的生长和改变，以及机体各组织器官的发育和功能的完善。

②认知方面：指对知识的运用和解决问题的能力，包括感觉、知觉、判断、理解、推理、想象力等的发展。

③社会方面：指人与人之间相互影响，促进社会功能的不断发展。

④情感方面：人对客观事物的一种主观的态度体验，包括喜、怒、哀、乐、悲、恐、惊等。

⑤精神方面：指人对生命的意义及生存价值的认识。

⑥道德方面：指人的是非观念和信仰的形成。

（3）基本原则：人的发展是一个非常复杂的过程，受许多因素的影响，有一定的个体差异，但也遵循一定的规律。其具有可预测性、连续性、顺序性、阶段性、不平衡性和个体差异性。

①成长与发展是按持续的、有顺序的、有规律的和可预测的方式进行的。

②每个人都要经过相同的各个发展阶段。

③每个人的发展都有其独特的个性，是由个人特有的遗传基因及与环境的互动所决定的。

④每个发展阶段都具有一定的特点，并都有一定的发展任务。

⑤每个人基本的态度、生活方式和行为等都会受到婴幼儿期发展的影响。

⑥发展是通过逐步的成长和不断地学习获得的。

（4）影响成长与发展的因素：遗传和环境因素是影响成长与发展的2个最基本因素。

①遗传因素：成长与发展受父母双方遗传因素的影响，表现在生理、心理两个方面。

②环境因素：包括家庭、学校及社会文化的影响。家庭成员的生活方式都会对儿童的体格及心理发展产生深远影响。人一生的前段时期大都是在学校度过的，而这段时间又是个体迅速成长的时期，对人的影响具有较大意义。

4. 人的自我概念

（1）定义：自我概念是指一个人对自己的看法，即个人对自己的认同感。自我概念不是与生俱来的，它随着个体与环境的相互作用，综合环境中其他人对自己的看法与自身的自我察觉和自我认识而形成的。简单而言，自我概念是基于对自身的工作能力、解决问题的能力、认知功能、自身形象和外在吸引力、是否受人喜欢与尊重、经济状况等方面的感知和评价而产生的。

（2）组成：北美护理诊断协会（NANDA）认为，自我概念由4部分组成。

①身体形象：指个体对自己身体的感觉和看法。

②角色表现：角色是对于一个人在特定的社会体系中所处的位置的行为要求和行为期待。

③自我特征：是个人对自身的个体性与独特性的认识。

④自尊：指个人对自我的评价。

第二节　健　康

1. 健康的概念　1948年WHO将健康定义为"健康不仅是没有疾病和身体缺陷，还要有完整的生理、心理状态和良好的社会适应能力"。1989年WHO又提出了有关健康的新概念：即"健康不仅是没有疾病，且包括躯体健康、心理健康、社会适应良好和道德健康"，进一步扩展了健康研

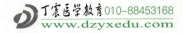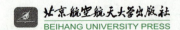

究和实践的领域。健康和疾病是生命连续体中的一对矛盾，没有明显的界限，是相对而言的，在一定条件下可以相互转换。这一定义适应了当代健康的思潮和流向，冲破了传统观念，扩大了健康范围，为护理模式的转变提供了依据。

2．健康的模式

（1）健康 - 疾病连续体模式：指人在不断地适应着内、外环境的变化，每个人的健康都维持在一个相对平衡的状态。但每个人的健康状况又都处于这一线性体两端之间的某一位点上，并处于动态变化中；疾病时，则处于失衡状态。

（2）最佳健康模式：1961 年由 Dunn（邓恩）提出。他认为健康仅仅是"一种没有病的相对稳定状态，在这前提下，人和环境协调一致，达到一种恒定状态"。该模式特别强调促进健康与预防疾病。促进健康是帮助个体、家庭和社区获取在维持或增进健康时所需要的知识及资源。预防疾病是人们采取行动积极地控制不良行为和健康危险因素，以预防和对抗疾病的过程。

（3）其他新的健康模式：健康信念模式、健康促进模式、整体健康模式、健康 - 疾病模式、个体 - 社区模式、健康恢复 / 失调模式等。

3．影响健康的因素　人生活在自然和社会环境中，其健康受到多种复杂因素的影响，其主要因素包括生物因素、心理因素和环境因素。

（1）生物因素：是影响人类健康的主要因素，包括生物性致病因素和遗传因素。

（2）心理因素：主要通过情绪和情感发挥作用而影响人的健康。

（3）环境因素：环境是人类赖以生存和发展的基础，但环境中也大量存在着危害人类健康的因素，主要包括物理环境（如空气、水、气候等）和社会环境（如社会文化、生活方式等）。20 世纪 80 年代以来，影响健康的主要因素为行为与生活方式。

第 三 节　环　境

环境是人类进行生产和生活的物质场所，是人类生存和发展的基础，是与人类一切生命活动密切相关的各种内、外环境。

1．内环境　是维持机体各器官功能与调节机制的运转状态，包括生理环境和心理环境。

2．外环境　包括自然环境、社会环境和治疗环境。

（1）自然环境：指人类周围的环境，是人类及其他一切生物赖以生存和发展的物质基础，包括物理环境和生物环境。

（2）社会环境：政治、经济和文化的发展都会对社会环境产生直接影响。物理环境也一定程度上影响着社会环境。社会环境中各种不完善的因素在间接或直接地影响着人类的健康。优良的社会环境是人类健康保障的决定因素。

（3）治疗性环境：在以治疗为目的的前提下，创造适合患者身心健康的环境，主要以舒适和安全为主。

①舒适环境护理

a．保持病室温度以 18 ～ 22℃为宜；婴儿室、手术室、产房、老年病房等的室温以 22 ～ 24℃为宜，湿度保持在 50% ～ 60%。

b．室温过高，可抑制神经系统，干扰呼吸和消化功能，影响散热，患者易产生烦躁；室温过低，可使患者肌肉紧张，易受凉感冒。

c．湿度过高，机体水分蒸发减少，患者感到闷热，对心、肾疾病患者不利；湿度过低，空气干燥，

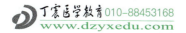 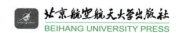

机体水分蒸发增加，可导致口干舌燥、咽痛烦渴等，对气管切开、呼吸道感染和急性喉炎患者尤其不利。

　　d．按时通风换气调节室内的温湿度，保持空气清新，每次以 30 分钟为宜。

　　e．白天病区较理想的噪声强度为 35～40dB，为患者创造良好的休息环境。

　　f．保持室内光线充足，可使患者感到舒适、愉快，并有利于观察病情变化，实施治疗和护理，若光线不足可出现眼睛疲劳、头痛等，甚至发生意外，且适量的日光照射能使照射部位温度升高、血管扩张、血流增快，改善皮肤的营养状况，增加舒适感，并促进人体自身合成维生素 D，病室应装有地灯，睡眠时开启，午睡时应用窗帘遮挡光线。

　　②安全环境护理：防止跌倒，地面应防滑，减少障碍物，走廊、浴室及厕所应设扶手，并设置呼叫系统。对意识不清、偏瘫患者及婴幼儿，应使用约束带或床栏，以防坠床。应用冷、热疗法时，应按操作规程执行，防止冻、烫伤。预防医院内感染，严格执行医院预防、控制感染的各项制度，避免医源性损伤。

　　人类环境与健康息息相关，并相互依赖、相互影响。人类通过征服自然、改造自然来适应环境，改善生存。但环境质量的优劣又不断的影响着人类的健康。作为护理人员，应理解其中的相互关系，最大程度地创造适宜的生活及良好的修养环境，提高和促进人类健康的发展。

第四节　护　理

　　1．护理的概念　　护理（nursing）一词来源于拉丁文 "Nutricius"，原意为哺育小儿，包含保护、养育、照顾等。1859 年南丁格尔提出："护理是让服务对象处于接受自然作用的最佳环境"。1980 年美国护士学会（ANA）将护理定义为："护理是诊断和处理人类对现存的和潜在的健康问题的反应"。

　　2．护理的内涵

　　（1）照顾是护理的核心和永恒的主题。

　　（2）护士在护理工作中，是人道主义的忠实执行者。

　　（3）护理是科学和艺术的结合。南丁格尔指出"护理是一项最精细的艺术，使千差万别的患者都能达到治疗和康复需要的最佳身心状态"。

　　（4）护理具有帮助性关系。

　　（5）护理主要依赖于护理程序，帮助人类解决健康问题。

　　（6）护理是一门独立的专业，并在理论中指导着实践。

　　3．整体护理　　是护理学的一种理念，也是基本框架之一。其概念指：以人为中心，以护理程序为基础，以现代护理观为指导，实施系统、计划、全面的护理思想和护理实践活动，使护理对象达到恢复健康、增进健康的目的。整体护理工作不再是单纯地针对患者的生活和疾病的护理，而是延伸到照顾和满足所有群体的生活、心理、社会方面的需要。护理服务的对象从患者扩展至健康人群，护理服务贯穿于人生命的整个过程。

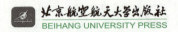

第 3 章　护理学相关理论

第一节　系统论

贝塔朗菲（Bertalanffy），美籍奥地利生物学家，1937 年提出"一般系统论"。1968 年发表了《一般系统论——基础、发展与应用》，为系统学科的发展提供了理论指导。

1. **概念**　系统是指由若干相互联系、相互作用的要素所组成的具有一定结构和功能的有机整体。广泛地存在于自然、社会及人类思维领域中。系统是由许多相互关联、相互作用的要素组成的整体，但存在个性与共性的关系。

2. **系统的基本属性**

（1）整体性：指系统的整体功能大于系统各要素功能的总和。

（2）相关性：指系统各要素之间相互联系、相互制约。

（3）动态性：指系统随时间的变化而变化。

（4）目的性：任何系统都有自身特定的目的。

（5）层次性：任何系统都是有层次的，高层次主导低层次，低层次是系统的基础结构。

3. **系统论在护理中的应用**

（1）用系统理论的观点看人。

（2）为护理管理者提供理论支持。

（3）系统理论促进整体护理理念的形成。

（4）系统理论构成护理程序的理论框架。

第二节　成长与发展理论

1. **弗洛伊德的性心理学说**　弗洛伊德（Sigmund Freud，1856～1939），奥地利精神病学家，被誉为"现代心理学之父"。其学说主要包含 3 大理论要点。

（1）弗洛伊德的意识层次理论：弗洛伊德认为意识是有层次的，分为意识、前意识和潜意识。

（2）弗洛伊德的人格结构理论：本我处于潜意识深处，是人格最主要的部分；自我大部分存在于意识中，是人格中理智且符合现实的部分；超我大部分存在意识中，是人格中最具理性的部分，属良心和道德范畴。

（3）弗洛伊德的人格发展理论：将性心理发展分为 5 个阶段。1 岁以前为口欲期，此期原欲集中在口部；1～3 岁为肛欲期，此期原欲集中在肛门区；3～6 岁为性蕾期，原欲集中在生殖器；6 岁至青春期为潜伏期，此期孩子把性和攻击的冲动埋在潜意识中，而将精力集中在智力和身体活动上；生殖期，青春期开始后原欲又重新回到生殖器。

2. **艾瑞克森的心理社会发展学说**　艾瑞克森（Erik Erikson，1902～1994）是美国哈佛大学的

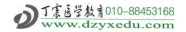
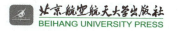

心理分析学家。艾瑞克森强调文化及社会环境在人格发展中的重要作用，其将人格发展分为8个阶段，认为每个阶段都有一个发展的危机或中心任务必须解决。危机处理是否恰当将导致正性或负性的社会心理发展结果。

（1）婴儿期（口感期）：指出生至18个月，此期发展的危机是信任－不信任。婴儿期的发展任务是与父母建立信任关系。

（2）幼儿期（肛肌期）：指18个月～3岁，此期的发展危机是自主－羞愧。其发展任务是适当学到最低限度的自我照顾及自我控制能力。

（3）学龄前期（生殖运动期）：指3～5岁，此期的发展危机是主动－内疚。其发展任务是获得主动感，体验目标的实现。

（4）学龄期（潜在期）：指6～12岁，此期发展的危机是勤奋－自卑。其发展任务是获得勤奋感。

（5）青春期：指12～18岁，此期发展的危机是自我认同－角色混乱。其发展任务是建立自我认同感。

（6）青年期：指18～45岁，此期发展的危机是亲密－孤独。其发展任务是发展与他人亲密关系，承担对他人的责任与义务，建立友谊、爱情和婚姻关系。

（7）中年期：指45～65岁，此期发展的危机是创造－停滞，其发展任务是用心培养下一代，热爱家庭，有创造性地努力工作并形成关心他人的品质。

（8）老年期：指65岁以上，此期的发展危机是完善－失望，其发展任务是建立完善感。

3. **皮亚杰的认知发展学说**　皮亚杰（Jean Piaget，1896～1980）是瑞士杰出的心理学家和哲学家。提出儿童认知发展论，认为儿童的思维是通过主动与环境相互作用，主动寻求刺激、主动发现的过程，而不是由老师或父母传授的。他将其认知发展过程分为4个阶段。

（1）感觉运动期：指0～2岁，思维特点是婴幼儿通过其身体的动作与感觉来认识周围的世界，是儿童思维的萌芽。

（2）运思期：指2～7岁，此期儿童的思维发展到了一定水平，开始用言语来表达自己的需求，但以自我为中心，缺乏正确的逻辑判断及推论能力。

（3）具体运思期：指7～11岁，此期儿童摆脱了以自我为中心，能进行心理运算，开始获取逻辑思维能力。能同时考虑问题的两个方面或更多方面，想法较具体，开始具有逻辑思维能力。

（4）形式运思期：指12岁以后，此期思维能力迅速发展，进入纯粹抽象和假设的领域，个体的智力水平基本趋于成熟。皮亚杰的认知发展阶段学说被护理工作者广泛用在对儿童的教育及与儿童的沟通上。

第三节　人的基本需要层次论

1. **人的基本需要层次**

（1）生理的需要：是人类生存最基本的需要，如空气、水、食物、睡眠、排泄、休息、适宜的温度及避免疼痛等。是人最基本、最低层次的需要，也是其他需要的基础。

（2）安全的需要：是指安全感、避免危险、生活稳定有保障。安全需求在婴幼儿期及危重患者表现更为突出。

（3）爱与归属的需要：是指个体对家庭、朋友、伙伴的需要，希望得到他人的爱和给予他人爱的需要。若无法满足，会产生孤独、空虚、被遗忘等痛苦。

（4）尊重的需要：是指对自己的尊严和价值的需求，包括自尊、被尊重和权力欲。若无法满足，

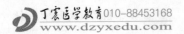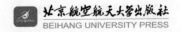

可产生自卑、无能的感觉。

（5）自我实现的需要：是指充分发挥个体的能力和潜力，力求实现自身的愿望、理想和抱负，并能从中得到满足。

2. 需要层次的相互关系

（1）需要满足的层次性：层次越低的需要越是应该优先满足，只有低层次的需要（如生理需要）得到满足之后，个体才得以生存，才可以考虑其他的需要。

（2）优势需求决定了个体的行为：在一个时间段内，个体的多种需要中只有一种需要占主导地位，此即优势需要。在此期间，个体的行为都是为了满足优势的需要。

（3）需要相互依赖、彼此重叠：较高层次的需要与较低层次的需要共存，在较低层次的需要得到满足后，就会逐渐出现；而较低层次的需要在被满足后并未消失。

（4）各层次需要间的层次顺序并非固定不变：最明显、最强烈的需要应首先得到满足。

3. 需要层次论在护理中的应用

（1）识别服务对象未满足的需要：患者未满足的需要即为护士应该提供帮助和解决的护理问题。

（2）领悟和理解患者的行为和情感：根据患者的言行，判断患者的需要。如患者特别渴望得到亲人的关怀、理解，是因为爱和归属的需要。

（3）预测患者即将出现的需要：针对患者可能出现的问题，采取积极性的预防性措施。如患者刚入院时，护士介绍医院的环境、负责的医护人员，以满足患者住院的安全需要。

（4）系统收集和评估患者的基本资料：需要层次论可作为护士评估患者资料的理论框架，护士可按照基本需要理论的不同层次，系统收集资料，避免资料的遗漏。

（5）判断患者的优势需要：按照基本需要的层次，识别护理问题的轻重缓急，以便在制定护理计划时合理排列先后次序。

第四节　压力理论

1. 压力与压力源

（1）压力：又称应激、紧张。不同的侧重点对压力的解释不同，目前塞利的观点得到大家的普遍认同。塞利认为压力是个体对作用于自身的内外环境刺激做出认知评价后引起的一系列非特异性的生理及心理紧张性反应状态的过程。而压力学理论家拉扎勒斯认为压力是人和环境交互作用的结果。

（2）压力源：能够影响机体，使机体产生压力的因素均称为压力源。常见的有生理性压力源（饥饿、疼痛、疲劳、发热等）、心理性压力源（焦虑、恐惧、生气、不祥预感等）、社会性压力源（孤独、学习成绩下降、人际关系紧张、工作表现不好等）、物理性压力源（温度、光线、噪音等）、化学性压力源（空气、水污染等）、文化性压力源（从熟悉的环境到陌生环境表现出的紧张、焦虑等）。

2. 塞利的压力理论

汉斯·塞利（Hans Selye），加拿大著名的生理、心理学家，代表作有《压力》又称《应激》，被称为"压力学之父"。

（1）压力是人体应对环境刺激而产生的非特异性反应。人体面对压力源产生的非特异性反应就是身体对作用于它的压力源所进行的调整。

（2）压力的生理反应包括全身适应综合征（GAS）和局部适应综合征（LAS）。GAS 是指机体面临长期不断的压力而产生的一些共同的症状和体征。LAS 是机体应对局部压力源而产生的局部反应。

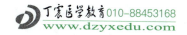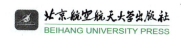

（3）压力反应的过程分为警告期、抵抗期和衰竭期 3 个阶段。

①**警告期：机体在压力源的刺激下，出现一系列以交感神经兴奋为主的改变，表现为血糖和血压升高、心跳加快、肌肉紧张度增加。**

②抵抗期：警告期反应的特征已消失，但机体的抵抗力处于高于正常水平的状态，使机体与压力源形成对峙。其结果可以是机体成功抵御压力，内环境重建稳定或者压力持续存在，进入衰竭期。

③衰竭期：压力源过强或时间过长，使机体的适应性资源被耗尽，最终导致个体抵抗力下降、衰竭、死亡。

3．压力理论在护理中的应用

（1）明确压力与疾病的关系。

（2）帮助护士识别患者压力，进而缓解和解除其压力。

（3）帮助护士认识自身压力，并减轻工作中的压力。

第五节　角色理论

1．概念　角色理论是指处于一定社会地位的个体或群体，在实现与这种地位相联系的权利与义务中，所表现出的符合社会期望的行为和态度的总模式。

2．护士角色　护士角色是指护士应具有的与职业相适应的社会行为模式。

（1）护理者：**提供照顾是护士的首要职责。护士的任务是提供各种护理服务，满足患者的生理、心理、社会、文化、精神等方面的需要。**

（2）计划者：护士运用专业知识和技能，收集护理对象的生理、心理、环境、社会状况的资料，评估患者的健康状况，找出其护理问题，制订切实可行的护理计划，并负责护理计划的实施、评价。

（3）管理者：护士需对日常的护理工作进行合理的组织、协调与控制。护理部主任和护士长还要管理人力资源、物质资源和资金使用，规划医院、科室的整体护理发展方向。

（4）教育者：护士都应按照患者的不同特点进行健康教育，指导保健知识、疾病的预防和康复知识，以改善护理对象的健康态度和不良行为。护士也要承担学校教学和医院的带教任务。

（5）协调者：护士应与相关卫生保健机构及相关工作人员维持有效的沟通，以使诊断、治疗、救助和护理工作得以有序、高效地进行。

（6）咨询者：护士应运用治疗性的沟通技巧来解答患者提出的问题，提供有关信息，给予情绪支持和健康指导。

（7）决策者：护士应用护理专业的知识及技能，收集患者的有关资料，找出健康问题，做出护理诊断，并采取护理措施及评价。在整个护理活动过程中，护士始终要做出决策。

（8）维护者：护士有责任帮助患者理解从其他健康服务者那里获得的信息，并维护患者的利益不受侵犯或损害。同时，护士还要评估有碍全民健康的问题和事件，为医院或卫生行政部门决策作参考。

（9）研究者和改革者：护士应积极参与护理研究工作，通过科学研究来解决护理实践、护理管理、护理教育、护理心理、护理伦理等各个领域中的问题，并在临床实践中应用和检验，改进护理服务方式，发展护理新技术。

3．患者角色　是指社会对一个人患病时的权利、义务和行为所做的规范。

（1）患者角色的特征

①患者可酌情免除或部分免除社会角色职责。

②患者对其陷入疾病状态是没有责任的，他们需要受到照顾，有权利获得帮助。

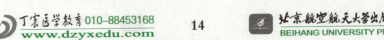

③患者有恢复健康的义务性和主动性。

④患者应主动寻求可靠的技术帮助，配合医护人员积极治疗。

（2）患者角色的适应：常见的问题按其行为改变可分为以下几个方面。

①角色行为缺如：指患者没有进入患者角色，否认自己是患者，自我感觉良好，认为医生诊断有误，或病情尚未严重到需要治疗的程度，不能很好地配合治疗和休息。

②角色行为冲突：指患者在适应患者角色过程中，与其患病前的各种角色发生心理冲突而引起行为的矛盾。患者不能很好接受患者角色，出现烦躁不安、焦虑紧张等情绪改变。

③角色行为强化：指患者安于患者角色，对自我能力表示怀疑，产生退缩和依赖心理，以老年人或慢性患者多见。

④角色行为消退：指患者适应患者角色后，由于某种原因，又重新承担起本应免除的社会角色的责任而放弃患者角色。

4. 角色理论在护理中的应用

（1）护士角色的冲突与协调

①通过角色学习，增强角色扮演能力，使护士能较好地承担各种不同角色的任务。

②协调护士角色与其他角色的关系，取得家人、朋友等角色伙伴的理解、支持和帮助。

③协调角色伙伴的期望，以符合护士的实际情况。

（2）患者角色适应不良的护理

①正确评估患者角色适应水平：注意患者在角色适应过程中的问题，尽量创造条件帮助患者尽快完成角色转变。

②营造良好舒适的医院环境：保持病室清洁安静，温湿度适宜，定期通风换气，光线适量，病室装饰简洁、美观。

③建立良好人际关系：与患者建立信任的医患关系和护患关系，并促进患者与病友之间良好的感情交流。

④发挥社会支持系统作用：鼓励家属及其他亲友加强心理支持、关怀，共同做好患者的身心护理。

⑤指导患者适应角色：入院时向患者介绍病区环境、规章制度、注意事项、相关医务人员等常规信息。及时发现患者的各种生理心理问题，提供有效的治疗护理信息和技术，引导患者树立正确的角色意识。适当运用倾听、解释、疏导、支持、同情等情感指导方法，根据患者的情感和情绪的变化，及时给予相应的帮助。

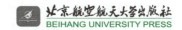

第4章　护理理论

第一节　纽曼健康系统模式

贝蒂·纽曼（Betty Neuman），美国著名的护理理论家，精神卫生领域的开拓者。20世纪60年代发展并逐步完善了健康系统模式，并于1970年正式提出。1972年在护理研究杂志上发表"纽曼保健系统模式"一文，后被广泛用于社区护理及临床护理实践。

1. **内容**　纽曼模式是围绕压力与系统而组织的，是一个综合的、动态的、以开放系统为基础的护理概论性框架。该模式主要分为人、压力源、人压力源的反应以及压力源的预防。

（1）人：与环境持续互动的开放系统，称为服务对象系统。

①基本结构：位于核心部分，是机体的能量源，由生物体共有的基本要素组成。基本结构和能量源受人的生理、心理、社会文化、精神与发展这5个方面功能状态及相互作用的影响与制约。

②弹性防御线：位于机体正常防御线之外，充当机体的缓冲器和滤过器，常常处在波动之中，可在短期内急速变化，其主要功能是防止压力源入侵，缓冲、保护正常防御线。一般来讲，弹性防御线距正常防御线越远，弹性防御线越宽，其缓冲、保护作用越强。弹性防御线受个体各方面因素的影响。

③正常防御线：位于弹性防御线和抵抗线之间。正常防御线的强弱与个体对环境压力的适应相关正常防御线可伸缩，但变化速度较慢，其功能是不断调整个体自身情况以应对和适应环境中的各种应激源，从而衡量个体的稳定程度和健康水平，当个体的弹性防御线不足以抵抗应激源入侵时，机体就会产生应激反应，表现为健康状态下降或出现疾病状态。

④抵抗线：由支持基本结构和正常防线的一系列已知和未知因素组成，主要功能是保护基本结构。

（2）压力源：可引发紧张和导致个体不稳定的所有刺激。纽曼将压力源分为内在的（如愤怒、悲伤、自我形象改变、失眠等）、人际间的（如护患关系紧张、夫妻间等）和外在的（如经济状况、环境变化、社会制度保障等）3个方面。

（3）反应：纽曼认为，压力反应不局限于生理方面，它是多方面的综合反应，包括生理、心理、社会文化、精神等，反应的结果具有双向性（正性与负性）。

（4）预防：纽曼根据不同护理对象面对不同压力源的反应将其分为3种不同水平的预防措施。

①一级预防：适用于护理对象系统对压力源没有反应时，即怀疑或发现压力源确实存在而压力反应尚未发生时，一级预防便可开始，目的是防止压力源侵入正常防线。

②二级预防：适用于压力源已穿过正常防线后个体表现出压力反应。二级预防开始的干预，目的是减轻和消除反应、恢复个体的稳定性并促使其恢复到原有的健康状态，帮助人获得系统的稳定。

③三级预防：适用于人体的基本结构及能量源遭到破坏之后。护理的重点是恢复及重建机体功能，减少后遗症，目的是进一步维持个体的稳定性、防止复发。

丁震医学教育 010-88453168　www.dzyxedu.com　　北京航空航天大学出版社　BEIHANG UNIVERSITY PRESS

2．纽曼健康系统模式与护理实践的关系

（1）护理诊断：首先护士需要对个体的基本结构、各防线的特征及个体内、个体外、人际间存在和潜在的压力源进行评估，收集各方面有关压力源的资料，就其中偏离强健的方面做出诊断并排出优先顺序。

（2）护理目标：护士以保存能量，恢复、维持和促进个体稳定性，与患者及家属一起共同制定护理目标，以及为达到这些目标所采取的干预措施并设计预期护理结果。

（3）护理结果：是护士对干预效果进行评价并验证干预有效性的过程。评价内容包括个体内、外及人际间压力源是否发生变化，压力源本质及优先顺序是否改变，机体防御功能是否有所增强，压力反应症状是否得以缓解等。

第二节　奥伦自理理论

萝西娅·奥伦（Dorothea.E.Orem）是美国著名的护理理论学家之一。1959 年发表了有关护理是为社会提供自理照顾的职业文章。1971 年出版《护理：实践的概念》一书，其自护理论被广泛应用于指导临床实践。

1．内容　其包括自护理论结构、自我护理缺陷理论结构和护理系统理论结构 3 个方面。

（1）自我护理结构：包括自我护理、自护能力、自护主体及自护总需要。其包括其以下几方面特点。

①一般性的自护需要，主要包括空气、水分及食物，排泄功能，活动与休息的平衡，满足社会交往的需要，避免有害因素对机体的刺激，促进人的整体功能与发展的需要，是生命的所有阶段都会出现的需求。

②发展性的自护需要：在生命发展过程中各阶段特定的自护需要以及在某种特殊情况下出现的新的需求（如怀孕期、儿童期、青春期、更年期、丧亲者的适应等）。

③健康偏离性的自护需要：指个体发生疾病、遭受创伤及特殊病理变化，或在诊断治疗过程中产生的需要（如患病后做出相应的生活方式改变）。

④治疗性的自护需要：指个体通过正确的途径满足自身的功能需要及发展。

（2）自我护理缺陷理论结构：奥伦理论的核心部分，阐述了个体什么时候需要护理。

（3）护理系统理论结构：为了说明患者的自理需要如何被满足，奥伦阐述了护理系统理论。并且指出护士应根据患者的自理需要和自理能力的不同而分别采取全补偿系统、部分补偿系统和支持 - 教育系统 3 种不同的护理系统。

①全补偿护理系统：全补偿护理系统服务对象完全没有能力自理，需要护士进行全面帮助，以满足服务对象的所有自护需要（如昏迷患者、全麻患者、植物人、高位截瘫患者、老年痴呆患者和精神障碍患者等）。

②部分补偿护理系统：服务对象有能力来满足自己的一部分需要，但另一部分仍需护士来满足。护士和患者共同承担他的自理活动，在满足自理需要方面都能起主要作用。适用于手术后服务对象，尽管他能满足大部分自理需要，但需护士提供一定的帮助，如协助如厕、帮助更换敷料等。

③支持 - 教育系统：服务对象有能力执行或学习一些必需的自理方法，但必须在护士的帮助下完成（如糖尿病患者的胰岛素注射）。

2．奥伦自理理论与护理实践的关系

（1）护理诊断及护理措施的评估：相当于一般护理程序中的评估及诊断，评估家属及患者本身的自理能力，以便他们参与护理活动，尽快达到自理的效果。

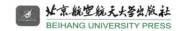

（2）设计及计划调节性的护理活动：相当于护理程序中的计划阶段，确定采取适当的系统方式进行护理，以满足患者当前的自理需要。

（3）调整及评价：相当于护理程序的实施及评价部分，根据患者的实际情况调整护理方案，尽快帮助患者恢复其自身功能和提高自理能力。

第三节　罗伊适应模式

卡利斯塔·罗伊（Sister Callista Roy），美国护理理论家，提出了被广泛应用于临床护理实践的适应模式。在 1964 ～ 1966 年之间形成了罗伊适应模式，并在此后不断进行完善。主要理论专著有《护理学简介：适应模式》、《护理理论架构：适应模式》以及《罗伊的适应模式》等。

1. **内容**　罗伊适应模式是围绕人的适应行为而组织的。内容涉及对 5 个基本要素的描述，包括人、护理目标、护理活动、健康和环境。

（1）人：罗伊认为人作为护理的接受者，可以是个体，家庭、团体、社会或者社会人群。人是具有生物、心理和社会属性的有机整体，是一个适应系统。所谓适应系统，包含适应和系统两个方面。罗伊具体说明了人作为一个适应系统的适应过程（见图 1-1）。

①刺激和人的适应水平构成适应系统的输入。刺激包括主要刺激、相关刺激和固有刺激。

②人的行为是适应系统的输出。罗伊将输出分为适应性反应和无效反应。

③罗伊用应对机制来说明人是个适应系统的控制过程，人的内在机体包括生理调节及认知调节。

④效应器即生理调节器与认知调节器共同作用于 4 个适应层面，包括生理功能、自我概念、角色功能及相互依赖。

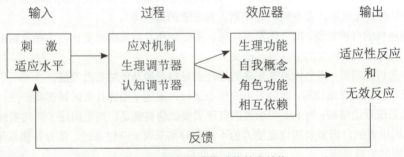

图1-1　罗伊适应模式的基本结构

（2）护理目标：罗伊认为，护理的目标是促进人在 4 个适应层面上的适应性反应。

（3）护理活动：护理是帮助人控制和适应刺激，以达到良好的适应状态。通过扩展人的适应范围，增强个体对机体的耐受能力，达到促进个体适应性反应的目标。

（4）健康：健康是个体"成为一个完整和全面的人的状态和过程"。

（5）环境：环境是"围绕并影响个人或群体发展与行为的所有情况、事件及因素"。环境中包含主要刺激、相关刺激和固有刺激。

2. **罗伊适应模式与护理实践的关系**　罗伊适应模式被广泛地应用在临床护理实践中，她认为护士的主要任务是控制影响服务对象的刺激，促进护理对象在各方面的适应。根据适应模式将护理的工作方法分为一级评估、二级评估、护理诊断、制定目标、干预和评价。

（1）一级评估：是指收集与生理功能、自我概念、角色功能和相互依赖 4 个方面有关的输出性行为，又称行为估计。通过一级评估，护士可确定患者的行为反应是适应性反应还是无效反应。

（2）二级评估：是对影响服务对象行为的3种刺激因素的评估。通过二级评估，帮助护士明确引发患者无效反应的原因。

（3）护理诊断：是对服务对象适应状态的陈述或诊断。护士通过一级和二级评估，可对护理问题或护理诊断做出相应的判断。

（4）制定目标：是对服务对象经护理干预后应达到的行为结果的陈述。制定目标时以服务对象的反应为中心。

（5）干预：是护理措施的制定和落实。干预可着重于提高人的应对能力，促进适应反应。

（6）评价：在评价过程中，护士应将干预后服务对象的行为改变与目标行为相比较，确定护理目标是否达到，衡量其中差距，找出未达到的原因，然后根据评价结果修订或调整计划。

第四节　佩皮劳人际关系模式

赫得嘉·E·佩皮劳（Hildegard E. Peplau）是美国著名的护理学家。1952年，佩皮劳出版了《护理人际关系》一书，主要讲了人际关系的形成过程与终止过程。

1．内容　佩皮劳将人际关系（护患关系）主要分为认识期、确认期、开拓期和解决期4个连续的阶段。

（1）认识期：是护患双方接触的开始阶段，此期主要是了解问题的时期。

（2）确认期：是根据患者情况确定合理帮助的阶段，此期主要是使患者适当调整自身状态，服从护士的管理，并乐于接受帮助。

（3）开拓期：是患者可以根据其自身需要和利益得到所有可能服务的阶段。此期患者逐渐建立责任感，并开始向独立发展。

（4）解决期：是患者的自身需要得到满足的阶段。此期护患关系相处融洽，治疗关系处于结束期。

2．佩皮劳人际关系模式与护理实践的关系

（1）佩皮劳人际关系模式为护理实践提供了全新的护理思维和护理方向，以理论为基础指导临床护理实践，促进护患关系的发展，其核心思想是人际间关系。

（2）佩皮劳人际关系模式的重点是护患关系。护患关系贯穿于整个治疗性工作的始终，尊重、理解患者，使双方尽可能达到生理、心理满足的状态。

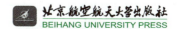

第 5 章　医疗服务体系

第一节　医　院

1. 种类

（1）按分级管理划分：可分为三级医院，每级又分为甲、乙、丙等，三级医院增设特等。共分为三级十等。

①一级医院：是直接向具有一定人口（半径人口≤ 10 万）的社区提供医疗、康复、预防、保健服务的基层医疗卫生机构，包括农村乡镇卫生院、城市街道医院、地市级的区医院和某些企事业单位的职工医院等，是我国三级医疗网的底部。

②二级医院：是向多个社区（半径人口在 10 万以上）提供全面连续的医疗护理、预防保健、康复服务的卫生机构。并能与医疗相结合承担教学科研工作及指导基层卫生机构开展工作。包括一般市、县医院和省辖市的区级医院。

③三级医院：是国家高层次高水平的医疗卫生服务机构，是省（自治区、直辖市）或全国的医疗、预防、教学科研相结合的技术中心。直接提供全面连续的医疗护理、预防保健、康复服务和高水平的专科服务。能指导一、二级医院业务技术和相互合作。包括省、市级大医院和医学院校的附属医院，是三级医疗网的顶部。

（2）按收治范围划分：可分为综合性医院、专科医院。

（3）按所有制划分：可分为全民、集体、个体所有制医院和中外合资及股份制医院。

（4）按特定任务和服务对象划分：可分为军队医院、企业医院等。

（5）按经营目的划分：可分为非营利性医院和营利性医院。

2. 任务　以医疗为中心，在提高医护质量的基础上，保证教学和科研任务的完成，并不断提高教学质量和科研水平。同时做好扩大预防、指导基层和计划生育的技术工作。

3. 组织机构　分为医院行政管理组织机构和医院业务组织机构。

第二节　社区卫生服务

1. 概念　社区是由家庭、机关和团体组成，是构成社会的基本单位，是与人们的生活和健康息息相关的场所。人口数在 10 万～ 30 万，面积在 5000 ～ 50 000km^2。社区卫生服务指社区内的卫生机构根据社区存在的内存在的主要卫生问题，为社区居民解决最基本的问题。

2. 原则　坚持为人民服务为宗旨、坚持把社会效益放在首位、坚持因地制宜量力而行原则、坚持以社区人民需求为导向的原则。

3. 服务网络　社区卫生服务主要由全科医生、社区护士和其他社区工作者组成。

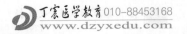
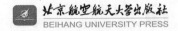

4. 工作内容及特点

（1）内容：社区卫生服务以预防、保健和促进健康为主要内容。

（2）特点：社区护理以健康为中心，以人群为主体，多部门合作提供服务，且有较高的自主权和独立性，是广泛性、综合性、实用性及连续性的一系列整体护理，促进和满足社区居民的健康需求。

第三节　卫生服务策略

1. **全球战略目标**　1977 年 5 月，世界卫生组织在瑞士日内瓦召开第 30 届世界卫生大会决定，到 2000 年人人享有卫生保健，且卫生保健起始于社会、家庭、学校和工厂等。

2. **初级卫生保健**　1978 年世界卫生组织和联合国儿童基金会在哈萨克召开了阿拉木图会议，明确提出：推行初级卫生保健，是实现 2000 年人人享有卫生保健的基本策略和基本途径。初级卫生保健工作可分为促进健康、预防保健、合理治疗和社区康复 4 个方面。其内容分为健康教育、合理营养、环境卫生、计划生育、预防接种、控制地方病、合理治疗和基本药物等 8 项。其中促进健康的内容包括健康教育、保护环境、合理营养、引用安全卫生水、改善卫生设施、开展体育锻炼、促进心理卫生、养成良好卫生方式等。

3. **健康新视野**　1994 年 WHO 西太平洋地区办事处提出了"健康新视野"的战略框架。1995 年发表《健康新视野》文献，明确指出：未来的工作方向必须将侧重点从疾病本身转向导致疾病的危险因素和促进健康方面；未来的卫生干预必须是以人为中心，以健康状况为中心，健康保护与健康促进是未来年代的两个核心概念。其基本实施内容包括生命的培育、生命的保护以及晚年的生活质量。

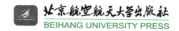

第 6 章 　沟　通

第一节　护患关系

1. **护患关系的概念**　护患关系是指在特定条件下，护理人员通过医疗、护理活动与患者建立起来的一种特殊的人际关系。护患关系是护理关系中最主要的专业性人际关系，其实质是满足患者的需要。

2. **护患关系的性质与特点**

（1）护患关系的性质

①护患关系是一种帮助与被帮助的关系。

②护患关系是一种专业性的互动关系。

③护患关系是一种治疗性的工作关系。

④护患关系是一种多方面、多层次的关系。

⑤护理人员是护患关系的主导者。

（2）护患关系的特点

①独特性：是特定时间、特定地点和特定人物之间的独特关系。

②短暂性：仅维持在治疗期间。

③目的性：最终目的是促进患者康复。

3. **护患关系的基本模式**

（1）主动 - 被动型：以疾病为中心的护患关系模式，原型为母亲与婴儿的关系，其特点是"护士为患者做什么"。护士处于主动的、主导的地位，患者处于被动地接受护理的从属地位，是不平等的相互关系，适用于不能表达主观意愿的患者，如休克、昏迷等意识严重障碍患者，婴幼儿、智力严重低下及精神病患者。最大缺陷是忽略患者的主观能动作用，过分强调护士的权威性。

（2）指导 - 合作型：以患者为中心的护患关系模式，是目前临床护患关系的主要模式。原型为母亲与儿童的关系，其特点是"护士告诉患者应该做什么和怎么做"。护患双方在护理活动中都是主动的，但护士处于护患关系的主要方面，护患关系仍不平等。这种模式适用于病情较重但神志清楚、病程短的急性患者和外科手术后恢复期的患者。

（3）共同参与型：以健康为中心的护患关系模式，属于双向的、新型的、平等合作的护患关系，是一种理想的护患关系模式。原型为成人与成人的关系，其特点是"护士积极协助患者进行自我护理"。护患双方都具有平等的权利，共同参与医疗护理的决策和实施。这种模式适用于受过良好教育的患者和慢性疾病患者，了解自身所患疾病，有强烈的主动参与意识。

4. **护患关系的发展过程**

（1）初始期：也称熟悉期，是护士和患者的初识阶段，是护患之间开始建立信任关系的时期。此期工作重点是建立信任关系，确认患者的需要。护士通过询问病史、体格检查、翻阅病历等方式来了解患者，患者通过护士的主动介绍、仪表举止了解护士。

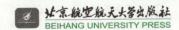

（2）工作期：也称合作期，是护士为患者实施治疗护理的阶段，也是护士完成各项护理任务的最主要时期。此期工作重点是通过护士高尚的医德、熟练的护理技术和良好的服务态度，取得患者的信任，获得患者的配合，满足患者的需要。此阶段护士的知识、能力和态度是保证良好护患关系的基础。

（3）结束期：经过治疗和护理，患者病情好转或康复，可以出院休养，护患关系转入结束期。此期是护患关系最融洽的时期，绝大多数患者均能留下满意的评价。工作重点是与患者共同评价护理目标的完成情况，并根据现存或潜在的问题采取相应的措施。

第二节　护患沟通

1．**沟通的概念**　沟通是人与人之间信息交流和传递的过程，即信息发送者遵循一系列共同规则，通过一定的渠道将信息发给接受者，并通过反馈以达到理解的过程。

2．**沟通的基本要素**

（1）信息环境：是沟通发生的场所或环境，包括沟通的时间等。

（2）信息发出者：是指发出信息的人，又称信息来源。信息必须采取某种形式才能进行传递，这种形式就是对信息进行编码，如利用语言、文字、符号、表情或动作等来传递信息。

（3）信息：是指沟通时所要传递和交流的内容，即信息发出者希望传达的思想、感情、意见、观点等。包括语言和非语言方式传达的全部内容。

（4）途径：是指信息在人与人之间传递时所经过的渠道，也是传递信息的工具或手段，又称媒介或传播途径。如视觉、听觉、触觉等。

（5）信息接受者：是指接收信息的人，也是信息传递的对象。信息接受过程包括接收、解码和理解 3 个步骤。有些沟通过程中，接受者同时也是发出者。

（6）反馈：是指信息由信息接受者返回到信息发出者的过程，即信息接受者对信息发出者做出的反应。根据信息接收者对信息的理解、接受状态，可分为正反馈、负反馈和模糊反馈。反馈是确定沟通是否有效的重要环节。

3．**沟通的基本层次**

（1）一般性沟通：是最表浅的沟通，也可以称之为"陈词滥调"式沟通，即双方表达一些表面上的"套话"，如"你好，很高兴见到你""今天天气真好"等。在护患关系建立的初期，可使用一般性沟通帮助建立信任关系，并有助于鼓励患者表达出有意义的信息。但这一层次的沟通无法建立治疗性的人际关系。

（2）事务性沟通：是一种不掺加个人意见、判断，不涉及人与人之间关系的一种客观性沟通。如"我对青霉素过敏"、"我吸烟已经 20 年了"等。这一层次的沟通有助于护士了解患者的基本情况，护士应鼓励患者采用这样的沟通方式，以表达更多的信息。

（3）分享性沟通：患者对护士表达自己的想法，如患者向护士表达其对治疗的愿望和要求等。分享性沟通相比事务性沟通高了一个层次，表明护患之间已建立起信任感。此时护士应注意理解患者，不应随意提出反对意见。

（4）情感性沟通：只有在双方相互信任的基础上才会发生的沟通。沟通的主要内容是双方的情绪和感受。

（5）共鸣性沟通：是沟通的最高层次，是指沟通双方对语言和非语言性行为已达成默契，一个动作或表情，即可了解到对方的感觉和想要表达的意思。

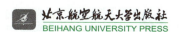

4. 沟通的形式

（1）语言性沟通：是指沟通者由于某种需要，运用口头语言或书面语言传递消息、表情达意的社会活动，分为口头语言沟通和书面语言沟通两种类型。

（2）非语言性沟通：是不以语言为载体，而以人的仪表、服饰、行为、表情、空间、时间等非语言信息为载体进行信息传递的沟通方式。具有较强的表现力和吸引力，是语言沟通的自然流露和重要补充。非语言性沟通的形式有体语、空间效应、反应时间、类语言、环境因素等。

①体语：包括躯体的仪表、面部表情、眼神、手势、姿态和触摸等。

②空间效应：沟通时的空间和距离可影响沟通双方的自我暴露程度和舒适感（表1-1）。

表1-1 人际距离

分　类	空间距离（m）	适用对象	适用情况举例
亲密距离	0～0.5	夫妻、情侣、极亲密的朋友或孩子依恋父母	护士给予患者查体、治疗、安慰时
个人距离	0.5～1	熟人、朋友、同学、同事	护患沟通
社交距离	1.1～4	正式社交活动、外交会议	通知患者做检查、吃饭等
公共距离	＞4	公共场所	作报告、演讲、上课等

5. 影响有效沟通的因素

（1）个人因素：包括信息发出者的表达能力和接受者的理解能力，双方的情绪状态、生理因素及社会背景等。

①沟通双方的表达能力和理解能力不一致时，会使信息传递不全，直接影响沟通的效果。

②情绪处于不稳定状态，如兴奋、愤怒、忧郁，沟通者可能出现逻辑混乱或词不达义。

③生理因素如沟通者正处于疼痛、疲劳状态，或存在耳聋、失语等生理缺陷，也会影响沟通效果。

④社会背景决定了人的信仰、经历、价值观和世界观等。沟通者本来具有的兴趣及价值观取向可影响其对信息沟通价值的判断。

（2）环境因素：大小合适的沟通场所可给人舒适、亲切、安全的感觉，利于沟通进行。场所保持安静也可减少沟通者神经和心理的不适。此外，合适的座位安排及借助于必要的设备也是沟通的有利因素。

（3）信息因素：信息量过多、信息不完整或缺乏条理均易导致沟通不畅。

（4）不适当的沟通方式：突然改变话题、急于陈述自己的观点、匆忙下结论、引用事实不当、虚假或不当的安慰等。

6. 常用的沟通技巧

（1）倾听：全神贯注地接受和感受交谈对象发出的全部信息（包括语言信息和非语言信息），并做出全面的理解。在倾听过程中要与对方保持适当的距离（1m左右为好），采取稍向对方倾斜的姿势，保持目光的接触。主动倾听应具有以下特点。

①目的明确：注意分析患者传递信息的价值和含义。

②排除干扰：营造一个安静舒适的交谈环境，充分估计交谈所需的时间，尽量降低外界的干扰。

③目光接触：交谈过程中，保持良好的目光接触。用30%～60%的时间注视患者的面部，并面带微笑，避免分散注意力的动作。

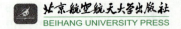

④姿势投入：交谈双方相对而坐，保持合适的距离和姿势。身体稍微向患者方向倾斜，避免表情过于丰富、手势过多或动作过大。

⑤适时反馈：使用语言和非语言行为给患者适时、恰当的反馈，如微笑、点头、轻声应答等。

⑥判断慎重：在倾听时，护士不要急于作出判断，应给予患者充分诉说的时间，从而更全面完整地了解情况。

⑦耐心倾听：非必要时，护士避免随意插话或打断患者的话题，随意插话或制止患者说话均为不礼貌的行为。护士应待患者诉说完后再说明自己的观点。

⑧综合信息：通过交谈的全部内容分析患者谈话的主题，注意患者的非语言行为，并听出言外之意，以了解患者的真实想法。

（2）核实：是指交谈者在倾听过程中，为了核对自己对内容的理解是否准确所采用的交谈技巧，是一种反馈机制，体现了高度负责的精神。主要包括重述、改述、澄清和归纳总结4种方式。

①重述：一方面可以将对方所说的话再重复叙说一遍，并不加判断；另一方面也可以要求对方将说过的话再重述一遍。

②改述：又称意译，是把对方的话改用不同的说法表达出来，但本质意思不变，或将患者的弦外之音阐述出来。

③澄清：对于一些模棱两可、含糊不清、不够完整的信息提出疑问，以取得更具体、准确的信息。在核实时应注意保留一些停顿的时间，以便患者纠正、修改或明确一些问题。

④归纳总结：用简单、概述的方式将对方交谈的主要意思概况出来，并可使对方的谈话聚焦在关键问题上。

（3）提问：是收集信息和核对信息的手段，是交谈最基本的方法。提问方式包括封闭式与开放式两种方法。提问时应注意选择合适的时机，分次提问，遵循中心性原则（围绕交谈的主要目的提问）和温暖性原则（在提问的过程中关心患者），避免误导。

①封闭式提问：限制性提问或有方向性提问。封闭式提问是将患者的应答限制在特定范围内的提问，患者回答问题的选择性很小，只要求回答"是"或"不是"，"有"或"没有"。封闭式提问的优点是能使护士迅速获得所需要的大量信息，特别适用于收集患者资料。缺点是回答问题的自由空间小，很难获得提问范围以外的其他信息。

②开放式提问：问题范围较广，不限制患者的回答，常以"为什么""能否"等提问词语。开放式提问的优点是可诱导其开阔思路，鼓励其说出自己的观点、意见、想法和感觉。但是不能过多地诱导，否则很难获取真实的资料。虽然是开放式提问，但也要有中心，应围绕主要环节和主导线索进行。缺点是所需要的时间多，容易偏离主题，因此交谈双方都应做好充足的准备。

（4）阐释：阐释是护理人员以患者的陈述为依据，提出一些新的看法和解释，以帮助患者找到更好地面对和处理自己所遇问题的技巧。阐释多用于治疗性交谈，如解答患者的各种疑问，解释护理操作的目的和注意事项，针对患者存在的问题提出意见和指导。阐释的注意事项包括以下几个方面：

①尽可能全面掌握患者的基本情况。

②理解患者所说的信息（语言的和非语言的）和情感。

③尽量为患者提供其可能感兴趣的信息，并用通俗易懂的语言阐释。

④整个阐释过程中，使对方感受到关怀、诚恳和尊重。

⑤在阐释观点和看法时，用委婉的口气向对方表明你的观点和想法并非绝对正确，患者可以选择接受或拒绝。

（5）移情：即感情进入的过程，是从他人的角度感受、理解他人的感情，并对他人的感情做出恰当的反应。移情的焦点是从对方的角度观察世界。移情有助于护患沟通的准确性，有助于患者自我

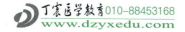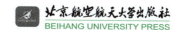

价值的保护，有助于护士学会关注环境和他人。护患沟通过程中，护士应学会换位思考，注意倾听，尊重患者。

（6）沉默：沉默是一种超越语言的沟通方式，也是一种特殊的沟通技巧。沉默可以表达接受、关注和同情，也可以表达委婉的否认和拒绝。可以给患者诉说或宣泄的机会，也可以给护士思考、冷静和观察的机会。选择时机、场合及怎样运用是使用沉默技巧的关键。

①运用的时机：患者过度悲痛时，默默陪伴给予安慰。患者情绪激动时，给患者宣泄的时间，使其冷静下来。患者一时无法回答问题时，提供充分的时间让其思考和回忆。对患者的意见有异议时，运用沉默表示不赞同。

②打破沉默的方法：护患交谈过程中，不能保持长时间的沉默。护士应在适当的时候转移话题，续接话题或引导话题。

（7）鼓励：交谈过程中，护士适时给予患者鼓励，帮助患者树立战胜疾病的信心。

（8）反应：是指交谈过程中，交谈者接收到对方信息后所引起的态度、行为或意见。交谈双方应集中注意力，做到思维同步、语言明确。

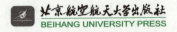

第7章 护士工作与法律

第一节 医疗卫生法规

1. **概念** 医疗卫生法是我国法律体系的重要组成部分，是由国家制定或认可的，并由国家强制力保证实施的医疗卫生方面行为规范的总和。

2. **基本原则**

（1）卫生保护原则：健康是一项基本人权，人人享有获得卫生保护的权利。

（2）预防为主原则：改善公共卫生环境，促进健康，防止疾病的发生和流行。

（3）公平原则：合理分配卫生资源，使人人都享有平等使用卫生资源的权利。

（4）保障社会健康原则：协调个人利益与社会健康利益的关系，个人在行使自己权利的同时，不得做出任何有损社会健康利益的行为。

（5）患者自主原则：患者有自己决定和处理卫生法所赋予的患者权利，如知情权、医治权、同意权、选择权、隐私权、申述权、赔偿请求权等。

第二节 护理立法

1. **意义** 使护理管理法制化，保障护理安全，提高护理质量；促进护理教育及护理学科的发展；促进护理人员和护理质量的整体发展；保护患者及护理人员的正当利益。

2. **概况**

（1）世界各国护理立法的概况：英国于 1919 年颁布了世界上第一部护理法。1953 年世界卫生组织发表了第一份关于护理立法的研究报告。1968 年国际护士协会成立了护理立法委员会，制定了世界护理法上划时代的纲领性文件《系统制定护理法规的参考性指导大纲》，为各国制定护理法规提供了指导。各国的护理法主要内容包括总纲、护理教育、护士注册、护理服务 4 大部分。

（2）我国护理立法概况：1979 年，卫生部颁发了《卫生技术人员职称及晋升条例（试行）》《关于护理工作的意见》；1981 年，卫生部颁发了《关于在"卫生技术人员职称及晋升条例（试行）"中增设主管护师职称等几个问题的通知》；1982 年，卫生部颁发了《医院工作制度》《医院工作职责》，明确规定了护理工作制度和医院各类护理人员的职责；1993 年，卫生部颁发了《中华人民共和国护士管理办法》；1997 年颁发了《关于进一步加强护理工作的通知》《继续护理学教育实行办法》。2008 年 1 月 23 日国务院颁布《中华人民共和国护士条例》、《护士执业注册管理办法》，并自 2008 年 5 月 12 日起施行。

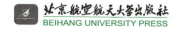

第三节　护理工作中的法律问题

1. 法律范围

（1）护理质量标准：规定了护理人员的职责范围和行为标准，包括护理法规、专业团体的规范要求和工作机构的有关要求、政策和制度等。

（2）执业考试和执业注册制度：护士执业经执业注册取得《护士执业证书》，方可在注册的执业地点从事护理工作；未经执业注册取得《护士执业证书》者，不得从事诊疗技术规范规定的护理活动。《护士执业证书》是从事护理活动唯一合法的凭证。

2. 法律责任

（1）处理及执行医嘱：正确处理医嘱，对有疑问的医嘱应提出质疑，慎重对待口头医嘱。

（2）完成独立性及合格性护理功能：明确自身的职责范围及工作要求，按照法律规范从事护理活动。

（3）临床护理记录方面的法律责任：及时、准确、完整、客观的书写护理记录。

（4）麻醉物品及其他药品的管理：麻醉药品（吗啡、哌替啶类药物），主要用于术后、晚期癌症及一些危重患者的对症处理，由专人锁于专柜内负责保管，护士只能凭医嘱领取及应用。

（5）实习护生的法律责任：护生应在执业护士的严密监督下，才能对患者实施护理，若在执业护士的监督下发生差错或者造成事故，除本人应负一定责任外，带教老师要负相关法律责任。若实习护生脱离监督，擅自对患者实施护理，造成差错或事故，则负主要的法律责任。

3. 潜在的法律问题　侵权行为、犯罪、疏忽大意与渎职罪、收礼与受贿等。

4. 导致过失的原因

（1）违反有关的规章制度：不认真执行查对制度、不严格执行医嘱、违反交接班制度、违反值班制度。

（2）违反操作的规程：包括注射、输液过程中的常见问题（如无菌操作不严格、违反配伍禁忌、输液速度未能及时调整、操作不当引起空气栓塞等）和常规中的护理问题（如未按照护理要求对患者进行护理、超越权限擅自处理患者、未按照护理规范进行的一系列操作等）。

第四节　医疗事故与处理

1. 医疗事故的定义

（1）本条例所称医疗事故，是指医疗机构及其医务人员在医疗活动中，违反医疗卫生管理法律、行政法规、部门规章和诊疗护理规范、常规，过失造成患者人身损害的事故。其要素包括：主体是医疗机构及其医务人员，包括护士；行为的违法性；过失造成患者人身损害。

（2）构成医疗事故的条件：主体是医疗机构及其医务人员、行为具有违法性、过失造成了患者人身损害、过失行为与后果之间存在因果关系。

（3）医疗事故的分级：根据对患者人身造成的损害程度，医疗事故分为4级。

一级医疗事故：造成患者死亡、重度残疾的。

二级医疗事故：造成患者中度残疾、器官组织损伤导致严重功能障碍的。

三级医疗事故：造成患者轻度残疾、器官组织损伤导致一般功能障碍的。

四级医疗事故：造成患者明显人身损害的其他后果的。

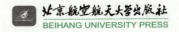

（4）不属于医疗事故的情形

①在紧急情况下为抢救垂危患者生命而采取紧急医疗措施造成不良后果的。

②在医疗活动中由于患者病情异常或者患者体质特殊而发生医疗意外的。

③在现有医学科学技术条件下，发生无法预料或不能防范的不良后果的。

④无过错输血感染致不良后果的。

⑤因患方原因延误诊疗致不良后果的。

⑥因不可抗力致不良后果的。

（5）医疗事故的法律责任：包括行政责任、民事责任和刑事责任 3 方面。

（6）导致医疗事故的因素：人为因素、机械设备因素、医疗药品因素、环境因素、时间因素等。

2. 医疗事故的预防和处理

医疗机构及其医务人员在医疗活动中，必须严格遵守医疗卫生管理法律、行政法规、部门规章和诊疗护理规范、常规，恪守医疗服务职业道德。

医疗机构应当对其医务人员进行医疗卫生管理法律、行政法规、部门规章和诊疗护理规范、常规的培训和医疗服务职业道德教育。

（1）医疗事故技术鉴定：卫生行政部门接到医疗机构关于重大医疗过失行为的报告或者医疗事故争议当事人要求处理医疗事故争议的申请后，对需要进行医疗事故技术鉴定的，应当交由负责医疗事故技术鉴定工作的医学会组织鉴定；医患双方协商解决医疗事故争议，需要进行医疗事故技术鉴定的，由双方当事人共同委托负责医疗事故技术鉴定工作的医学会组织鉴定。

（2）医疗事故技术鉴定的意义：分清是非、明确责任，客观公正地对医疗事故做出定性；为医疗事故的处理提供依据；有助于推动医院规章制度的建设，提高管理水平。

（3）医疗事故鉴定组的工作原则：以客观事实为依据的原则、工作独立进行的原则、实行合议制的原。坚持实事求是的科学态度，做到事实清楚、定性准确、责任明确。

（4）医疗事故处理程序：处理程序分为医疗事故报告、保存相关原始资料和封存现场、医疗事故鉴定组进行调查、赔偿与善后等 4 个相关程序。

发生下列重大医疗过失行为的，医疗机构应当在 12 小时内向所在地卫生行政部门报告：①导致患者死亡或者可能为二级以上的医疗事故；②导致 3 人以上人身损害后果；③国务院卫生行政部门和省、自治区、直辖市人民政府卫生行政部门规定的其他情形。医疗机构应当按照国务院卫生行政部门规定的要求，书写并妥善保管病历资料。因抢救急危患者，未能及时书写病历的，有关医务人员应当在抢救结束后 6 小时内据实补记，并加以注明。严禁涂改、伪造、隐匿、销毁或者抢夺病历资料。患者死亡，医患双方当事人不能确定死因或者对死因有异议的，应当在患者死亡后48 小时内进行尸检；具备尸体冻存条件的，可以延长至 7 日。尸检应经死者近亲属同意并签字。

（5）医疗事故的防范措施：提高医院行政管理水平，提高医务人员专业素质，建立健全医院各项规章制度，强化法制观念，遵守各项规章制度，及时、完善、准确、详细的书写各项护理文件等。

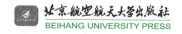

第8章　护理程序

第一节　护理程序的概念

护理程序是以促进和恢复护理对象的健康为目标所进行的一系列有目的、有计划的护理活动，是一个综合性、动态性、决策性和反馈性思维及实践过程，通过对护理对象进行主动、全面的整体护理，使其达到最佳健康状态。护理程序是在护理理论及其相关理论的基础上产生的、并在护理实践的过程中得到不断发展和完善的、以人的健康为中心进行工作的一种方式，是一种科学、系统的认识问题、分析问题和解决问题的思维方式和工作方法。

护理程序的理论基础来源为系统论、控制论、压力与适应理论、成长与发展理论、需要层次论、信息交流论、解决问题论等。

第二节　护理程序的步骤

护理程序由评估、诊断、计划、实施和评价5个相互联系、相互影响的阶段组成。

1. 护理评估　是有目的、有计划、系统地收集健康资料并加以分析和整理的过程，目的是明确患者需要解决的健康问题。护理评估是护理程序的第一步，却贯穿于护理程序的全过程，可分为收集、核实、整理、分析、记录资料5个步骤。

（1）收集资料的目的：建立患者健康状况档案，为做出正确的护理诊断、制订合理的护理计划、评价护理效果提供依据，也可为护理科研积累资料。

（2）资料的内容

①一般资料：患者的姓名、年龄、性别、职业、民族、籍贯、婚姻状况、文化程度、宗教信仰、家庭住址、联系人及联系方式等。

②当前健康状况：本次入院的主诉、现病史、入院方式、医疗诊断、目前用药情况等。

③既往健康状况：既往病史、婚育史、过敏史、住院史、家族遗传疾病及传染病史、手术及外伤史等。

④生活状况和自理程度：饮食与营养、睡眠与休息、排泄、健康感知与健康管理水平、自理能力与活动耐力、嗜好、清洁卫生等。

⑤心理社会状况：有无焦虑、恐惧、抑郁等情绪反应；有无负罪、无用、孤独无助、自我否定等心理感受。近期有无重大生活事件及其应对情况。就业状态，配偶、子女、家庭成员情况及支持程度，经济状况。人生观、价值观以及宗教信仰等。

⑥对健康的预期：包括对治疗方案、家庭照顾方案及治疗结果等的预期。

⑦护理体检：生命体征、身高、体重、意识状态、瞳孔、皮肤黏膜、四肢活动度、营养状况、伤口情况等。循环、呼吸、消化等系统的主要症状和体征。

⑧辅助检查：实验室检查、心电图及胸部X线检查等。

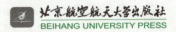
丁震医学教育 010-88453168　www.dzyxedu.com　北京航空航天大学出版社 BEIHANG UNIVERSITY PRESS

（3）收集资料的方法：**交谈，观察，健康评估，查阅资料。**

①交谈：是收集主观资料最主要的方法。通过与患者及其家属的交谈来收集有关健康状况的信息，建立良好的护患关系，反馈治疗和护理的有关信息，取得各种所需资料。分为正式交谈和非正式交谈两种。

②观察：是指护士运用感官或借助简单诊疗器械有目的地收集有关患者的资料。观察是一个连续的过程，通常与交谈或身体评估同时进行，也可单独进行，从而澄清或证实主观资料，补充交谈所没有获取的信息。

③健康评估：是指护士运用视诊、触诊、听诊、嗅诊、叩诊等方法，全面检查患者的身体情况，确立护理诊断，制订护理计划。

④查阅资料：医疗病历、护理病历、辅助检查结果及相关资料等。

（4）资料的类型

①主观资料：**是指患者的主诉或主观感觉，是患者对自己健康状况的认知和体验，如头晕、乏力、瘙痒、恶心、疼痛等。**护士主要通过交谈而获得，也可由患者亲属的代诉获得，无法被具体地观察或测量。

②客观资料：**护士通过观察、体检、仪器检查或实验室检查获得的资料，如体温升高、血压下降、脉搏不规则、心脏杂音、黄疸加重等。**

（5）资料的来源

①患者本人：**是资料的主要来源。**只要患者意识清楚、情绪稳定、沟通无障碍，就应成为资料的主要来源。

②家属及重要关系人：如亲属、朋友、同事等。对于病情危重患者，家属或重要关系人可能成为资料的唯一来源。

③其他医务人员：医师、营养师、康复师、其他护士等。

④患者目前或既往的病历或记录。

⑤文献回顾。

（6）资料的核实、整理、分析和记录

①核实资料：包括核实主观资料和澄清含糊资料。患者提供的主观资料有时会有偏差，或者不够完整、确切，需要护士作进一步核实、取证及补充。

②整理资料：是将患者的健康资料按一定的方法，如马斯洛需要层次、戈登的 11 种功能性健康形态等进行归纳、分类，以便确定患者的护理需求，确定护理问题。

③分析资料：包括检查有无遗漏、找出异常、评估危险因素。

④记录资料：应遵循全面、客观、准确、及时的原则，不可遗漏，不能涂改。**主观资料的记录尽量用患者的原话并加用引号；客观资料的记录要避免护士的主观判断和结论，应使用医学术语，描述确切。**

2．护理诊断　护理诊断是关于个人、家庭或社区现存的或潜在的健康问题及生命过程反应的一种临床判断，是护士为达到预期结果选择护理措施的基础，这些预期结果应能通过护理职能达到。

（1）护理诊断的分类

①现存的护理诊断：是指护理对象目前已经存在的健康问题。如"气体交换受损"。

②潜在的护理诊断：是指护理对象虽尚未发生问题，但由于危险因素存在，若不进行预防处理就可能发生，也称为危险的护理诊断。如"有感染危险"。

③健康的护理诊断：**是对个人、家庭、社区从特定的健康水平向更高水平发展的护理诊断。如"母乳喂养有效"。**

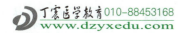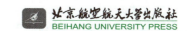

④综合的护理诊断：是指一组由某种特定的情境或事件所引起的现存的或潜在的护理诊断。如"强暴创伤综合征"。

（2）护理诊断的组成

①名称：是对护理对象健康问题的概括性描述。根据北美护理诊断协会的要求，护理诊断均有其特定的名称。一般用改变、受损、缺陷、无效或有效等特定的描述。

②定义：是对护理诊断名称的一种清晰、精确的描述和解释，并以此与其他护理诊断相鉴别。

③诊断依据：是指做出该护理诊断时的临床判断标准，常为患者所具有的相关症状、体征和相关病史，也可以是危险因素。可分为主要依据和次要依据。

④相关因素：是指影响护理对象健康状况的原因和情境，包括病理生理、心理、治疗、情境、年龄等方面。一个护理诊断可以有很多相关因素。

（3）护理诊断的陈述：包括 3 个要素，即健康问题（problem，P）、相关因素（etiology，E）、症状和体征（signs and symptoms，S）。主要有以下 3 种陈述方式。

①三部分陈述（PES）：多用于现存的护理诊断，即 PES 公式。例如"气体交换受损：呼吸困难，咳粉红色泡沫样痰　与急性肺水肿、肺淤血有关"。目前的趋势是省略 S 部分，简化为 PE 公式。

②二部分陈述（PE）：多用于潜在的护理诊断（"有……危险"），因为危险尚未发生，故无症状和体征。例如"有感染的危险　与高血糖、营养不良、微循环障碍等有关"。也可作为现存护理诊断的简化形式，即 PE 公式，只有护理诊断名称和相关因素，而无临床表现，例如"有体液不足的危险　与呕吐、禁食及胃肠减压或出血有关"。

③一部分陈述（P）：多用于健康的护理诊断，例如"母乳喂养有效"。也可用于综合的护理诊断，例如"有废用综合征的危险"。

（4）合作性问题——潜在并发症

①合作性问题是指由护士与医生通过合作才能共同解决的问题，多指因脏器的病理生理改变所致的潜在并发症。

②在护理临床实践中，某些护理诊断并没有包括在北美护理诊断协会特定的名称中，故护理诊断仅指北美护理诊断协会特定的、能够通过护理措施干预和处理的并发症，而护士不能预防或独立处理的并发症则属于合作性问题，即并非所有的并发症都是合作性问题。

③合作性问题的陈述方式："潜在并发症：××××"。例如"潜在并发症：中毒性巨结肠"。潜在并发症可简写为"PC"。

（5）护理诊断与医疗诊断的主要区别

①护理诊断是对个体、家庭及社区的健康问题或生命过程反应的临床判断，可为现存的，也可为潜在的；而医疗诊断是对个体病理生理变化的临床判断，多为现存的。

②护理诊断的决策者为护士，属于护理职责范围；而医疗诊断的决策者为医疗人员，属于医疗职责范围。

③护理诊断可有多个，并随健康状态变化而改变；而医疗诊断通常只有一个，一旦确认不会改变。

（6）书写护理诊断的注意事项

①陈述应简明、准确、规范，便于交流。

②一个护理诊断只针对一个健康问题，并随病情变化而发展。

③避免用症状或体征代替护理诊断。

④应明确相关因素，因护理措施多是针对相关因素而制订。

⑤确定的健康问题必须是护理措施能够解决或部分解决的。

⑥不应有易引起法律纠纷的描述。

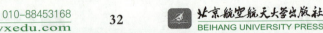

⑦不是反映护理人员遇到的困难，而应是对护理对象健康问题的描述。

3．护理计划　护理计划是针对护理诊断制订的具体护理过程，是护理行动的指南。

（1）认定优先次序

①先解决对患者生命有威胁、需要立即采取行动解决的问题，如清理呼吸道无效、气体交换受损等。

②再解决虽不会威胁患者生命，但能导致身、心不健康的问题，如活动无耐力、便秘等。

③最后解决不是很急迫的问题，如家庭应对无效、知识缺乏等。

（2）确定预期目标

①种类：短期目标一般指 7 天以内可达到的目标。长期目标是指需要较长时间才能实现的目标。

②注意事项：目标陈述应是护理活动的结果，主语应是患者或患者身体的一部分。目标应有明确的针对性，来自一个护理诊断，是具体的、可观察、可测量、可评价的。目标应在护理范畴内，可通过护理措施达到，并应与医嘱保持一致。潜在并发症的目标陈述应为"护士能及时发现并发症的发生并积极配合处理"，而不能写为"住院期间不发生并发症"。

（3）制订护理计划（护理措施）：护理措施是护士协助患者为达到预期目标而制订的具体方法和内容，是确立护理诊断与目标后的具体实施方案。

①护理措施的类型：护士遵照医嘱采取的护理措施，如遵医嘱给药等，称为依赖性护理措施。护士与其他健康保健人员相互合作完成的护理措施，如与营养师共同制订符合病情的饮食计划，称为协作性护理措施。护士不依赖医生的医嘱，可独立完成的护理措施，如定时给患者翻身、叩背，对患者进行健康教育等，称为独立性护理措施。

②制订护理措施的要求：具有针对性，切实可行，明确、具体、全面，确保患者安全，以科学理论为依据，鼓励患者及其家属共同参与。

4．实施　是为达到护理目标而将计划中的各项措施付诸行动的过程。可以分为实施前准备、实施和记录 3 个部分。

5．评价　是有计划、系统地将患者的健康现状与确定的预期目标进行比较，并作出判断的过程。评价虽然是护理程序的最后一步，但并不意味着护理程序的结束，而是发现新问题、修订护理计划，使护理程序不断进行下去的过程。

（1）将预期目标作为护理效果评价的标准。

（2）评价内容包括护理过程、护理效果和目标实现程度。其中，护理效果的评价是最重要的方面，以确定患者健康状况是否达到预期目标。

（3）评价的步骤：建立评价标准，收集资料，评价预期目标是否实现，分析未实现的原因，重审护理计划。

第三节　护理病案的书写

护理病案包括以下 5 个方面的内容。

1．患者入院护理评估单　对新入院患者进行护理评估，提出护理诊断。

2．护理计划单　对患者实行护理的具体方案。

3．护理记录单　采用 PIO 格式记录。P（problem）：患者的健康问题。I（intervention）：针对健康问题采取的护理措施。O（outcome）：护理后的效果。

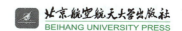

4. 住院患者护理评估单

5. 患者出院护理评估单

（1）健康教育

①针对所患疾病制订的标准宣教计划。

②指导患者主动参与寻找现存或潜在的健康问题。

③出院指导，包括休息活动、饮食、用药、功能锻炼、定期复诊等事项。

（2）护理小结：目标是否达到，问题是否解决，措施是否落实，效果是否满意。

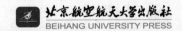

第9章 舒适、休息、睡眠、活动

第一节 舒 适

一、舒适的影响因素及促进舒适的护理措施

1. **概念** 舒适的最高水平是一种健康的状态，是一种主观的自我感受，是身心健康、满意、没有疼痛、没有焦虑的轻松自在的感觉。不舒适是指个体身心不健全或有缺陷，周围环境有不良刺激，对生活不满，身心负荷过重的一种感觉。

2. **影响因素** 影响舒适的因素较多，最常见的因素有身体、心理、社会、环境等。
（1）身体因素：包括疾病引起的不适、体位不当、个人活动受限、身体不洁等。
（2）心理因素：对疾病的焦虑、恐惧、自尊受损及面临各种压力等。
（3）社会因素：角色行为紊乱，出现角色行为冲突，同时缺乏支持系统。
（4）环境因素：包括陌生环境和物理环境带来的焦虑、干扰而引起的不适。

3. **促进患者舒适的护理措施**
（1）加强患者心理护理，给予关爱，保持安静的修养环境。
（2）针对具体原因，采取有效措施减轻患者的不适。
（3）建立良好的护患关系进行有效沟通，促进患者恢复健康。
（4）维持患者舒适体位。

二、卧位的要求及意义

1. **卧位的分类**
（1）主动卧位：患者根据自身意愿随意采取的舒适体位。
（2）被动卧位：患者自身无力变换体位，保持被他人安置的体位。常见于昏迷、瘫痪或极度衰弱的患者。
（3）被迫卧位：患者意识清楚，也有变换体位的能力，但由于疾病或治疗的原因而被迫采取的体位。如急性左心衰竭、支气管哮喘患者因呼吸困难而被迫采取的端坐位。

2. **常用卧位**
（1）去枕仰卧位：去枕仰卧，头偏向一侧，两臂放于身体两侧，两腿伸直，自然放平，枕头横立于床头。
①昏迷或全麻未清醒：防止呕吐物误吸入气管，引起窒息或肺部并发症。
②椎管内麻醉或脊髓穿刺术后：以免颅内压过低，牵张颅内静脉窦和脑膜组织引起头痛。
（2）中凹卧位：抬高头胸 $10° \sim 20°$，抬高下肢 $20° \sim 30°$。适用于休克患者，抬高头胸部有利于保持呼吸道通畅，改善通气功能而缓解缺氧症状；抬高下肢有利于静脉血回流，增加心排血量而使休克症状缓解。

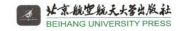

（3）屈膝仰卧位：仰卧，头下垫枕，两膝屈起并稍向外分开，两臂置于身体两侧。

①腹部检查：降低腹肌张力，便于检查。

②导尿及会阴冲洗：暴露操作部位，便于操作。

（4）侧卧位：侧卧，臀部稍后移，屈肘，一手放枕旁，一手放胸前，上腿弯曲，下腿伸直（臀部肌内注射侧卧时两腿的姿势恰好相反：上腿伸直，下腿弯曲）；必要时在两膝之间、胸腹背部放置软枕，扩大支撑面。

①胃镜、肠镜、肛门检查及灌肠：暴露检查部位，便于操作。

②臀部肌内注射：使臀部肌肉放松。

③预防压疮：与仰卧位交替使用，避免局部组织长时间受压。

（5）半坐卧位：仰卧，先摇起床头支架30°～50°，再摇起膝下支架，以防患者身体下滑。放平时先放下膝下支架，再放下床头支架。

①心肺疾病引起的呼吸困难

a. 重力作用使血液滞留于盆腔和下肢，减轻肺部淤血，降低心脏负荷。

b. 膈肌下降，胸腔容积扩大，减轻腹腔脏器对心肺的压迫，增加肺活量，利于气体交换。

②腹腔、盆腔手术后或有炎症

a. 使腹腔渗出液流入盆腔，减少炎症扩散和毒素吸收，便于引流（盆腔腹膜的抗感染力强，吸收力弱）。

b. 还可防止感染向上蔓延引起膈下脓肿。

c. 减轻腹部切口缝合处的张力，缓解疼痛，有利于切口愈合。

③面部及颈部手术后：减少局部出血。

④恢复期体质虚弱：向站立过渡的适应过程。

（6）端坐位：扶患者坐起，抬高床头70°～80°，床上放一跨床桌，桌上放软枕，患者身体既可向后靠，也向前伏桌休息，膝下支架抬高15°～20°，防止身体下滑。适用于支气管哮喘发作、急性肺水肿、心包积液的患者，因极度呼吸困难，被迫端坐。端坐位可使回心血量减少，且横膈下降。

（7）俯卧位：俯卧，两臂屈肘放于头两侧，两腿伸直，胸、髋、踝各置软枕，头偏向一侧。

①腰背部手术或检查，或配合胰、胆管造影检查时。

②脊椎手术后或腰、背、臀部有伤口，不能平卧或侧卧的患者。

③俯卧位时使腹腔容积增大，可缓解胃肠胀气所致的腹痛。

（8）头低足高位：仰卧，枕横立于床头，床尾垫高15～30cm。禁用于颅内压增高患者。

①肺部分泌物引流：有利于痰液咳出。

②妊娠时胎膜早破：防止脐带脱垂。

③十二指肠引流：同时采取右侧卧位，有利于胆汁排出。

④下肢骨折牵引：利用人体重力作为反牵引力。

（9）头高足低位：仰卧，枕横立于床尾，床头垫高15～30cm。

①减轻颅内压：预防脑水肿，颅脑损伤或手术后。

②颈椎骨折：颅骨牵引时作为反牵引力。

（10）膝胸卧位：跪卧，两小腿平放床上，稍分开，大腿与床面垂直，胸部贴床面，腹部悬空，臀部抬起，头转向一侧，两臂屈肘放于头的两侧。又称为膝肘位。

①肛门、直肠、乙状结肠镜检查和治疗。

②矫正胎位不正或子宫后倾。

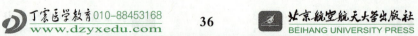

③促进产后子宫复原。

④法洛四联症患儿缺氧发作时。

（11）截石位：仰卧于检查台上，两腿分开，放于支腿架上，臀部齐台边，两手放于胸部或身体两侧。

①会阴、肛门部位检查、治疗或手术：如膀胱镜检查、妇科检查、阴道灌洗等。

②产妇分娩。

第二节　疼　痛

1. **概述**　疼痛是个体主观的知觉体验，是不舒适的最高表现形，表现出一系列生理和心理变化，疼痛是机体对有害刺激的一种防御性保护。疼痛是临床常见的症状之一，是第5生命体征。

2. **疼痛的原因**

（1）温度刺激：过高或过低的温度，均可损伤组织，使组织释放组胺等化学物质，刺激神经末梢引起疼痛。

（2）物理损伤：刀伤、挫伤、针刺伤、碰撞伤、肌肉受压迫、组织受牵拉等。

（3）化学损伤：强碱、强酸等化学物质，既能直接刺激神经末梢，引起疼痛；又可以使被损伤组织细胞释放化学物质，再次作用于痛觉感受器，使疼痛加剧。

（4）病理改变：疾病造成的局部血管腔堵塞，组织缺血、缺氧；平滑肌痉挛或过度收缩；空腔脏器过度扩张和局部炎症等均可以引起疼痛。

（5）心理因素：情绪过度紧张、悲痛、恐惧、愤怒等均可以引起局部血管过度收缩和扩张导致疼痛。

3. **疼痛的分类**

（1）根据疼痛发生的原始部位将疼痛分为：皮肤疼痛、躯体疼痛、内脏疼痛、牵涉性疼痛、神经痛、假性疼痛。

（2）根据疼痛的持续时间可分为：急性疼痛（6个月以内可患者的疼痛）、慢性疼痛（持续6个月以上的疼痛）。

（3）根据疼痛的性质可分为：钝痛、绞痛、压痛、胀痛、刺痛、灼痛、剧痛、隐痛等。

4. **影响疼痛的因素**　人体能感觉到的最小疼痛称疼痛阈。个体能忍受的疼痛强度和持续时间称疼痛耐受力。影响疼痛的因素包括年龄、经历、注意力、情绪、疲惫、个体差异、社会文化背景、患者的支持系统、治疗和护理等。

5. **护理措施**

（1）护理评估

①世界卫生组织（WHO）对疼痛程度分为4级。

0级：无疼痛。

1级（轻度疼痛）：平卧时无疼痛，翻身咳嗽时有疼痛感但不严重，可忍受，睡眠不受影响。

2级（中度疼痛）：静卧时痛，翻身咳嗽时加剧，疼痛明显，不能忍受，睡眠受干扰，要求用镇痛药。

3级（重度疼痛）：静卧时疼痛剧烈，不能忍受，睡眠严重受干扰，需要用镇痛药。

②评分法测量：

a. 数字评分法。数字代替文字表示疼痛程度。"0"代表无痛，"10"代表剧烈疼痛。患者选择一个能代表自己疼痛感受的数字表示疼痛程度。

b. 文字描述评分法。即：无痛、微痛、中度疼痛、重度疼痛、剧痛、不能忍受的疼痛。患者选

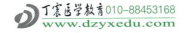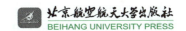

择一个能代表自己疼痛感受的程度。

c. 视觉模拟评分法。用一条直线，不作任何划分，分别在直线两端分别注明不痛和剧痛。患者根据自己对疼痛的感受在线上标记疼痛程度。

（2）护理措施：减少或消除引起疼痛的原因、合理运用缓解或解除疼痛的办法、提供社会心理支持、运用心理护理的方法来缓解疼痛。对疼痛患者的护理分为非药物性镇痛方法和药物性镇痛方法。

①非药物性镇痛方法：放松疗法、皮肤刺激、心理治疗、适当的活动、针灸治疗、物理镇痛等。

②药物性镇痛方法

a. 第一阶段：适用于轻度疼痛患者。常选用非阿片类、解热镇痛类、抗炎类药物，如布洛芬、阿司匹林、对乙酰氨基酚等。

b. 第二阶段：适用于中度疼痛患者。在使用非阿片类药物镇痛无效时，可选用弱阿片类药物，如可待因、氨酚待因、曲马多等。

c. 第三阶段：适用于重度疼痛和剧烈性癌痛患者。选用强阿片类药物，如吗啡、哌替啶、美沙酮等。

6. **使用镇痛药的注意事项** 在未明确疼痛的情况下，不宜随便给镇痛药，以免延误病情。在应用镇痛药物的过程中应注意观察其疗效及患者的不良反应，麻醉性药物镇痛时要注意药物的成瘾性，给药后20～30分钟记录患者应用镇痛药的效果，以判断镇痛的护理措施是否有效。

第三节 休息与睡眠

1. **概述**

（1）休息：指在一定时间内相对的减少活动，使人从生理和心理上得到放松，是一种安详的、无焦虑的、宁静的、无束缚的松弛状态。

①休息的意义：利于疾病的恢复，促进健康。

②休息的先决条件：生理上的舒适、减轻焦虑及充足的睡眠。

（2）睡眠：是休息形式中最重要、最自然的方式。是周期发生的知觉状态，是维持人类生命活动所必需的生理现象。

①睡眠生理及分期：睡眠和觉醒具有一定的规律和节奏。睡眠分为正相睡眠（又称慢波睡眠或非快速眼球运动睡眠）和异相睡眠（又称快波睡眠或快速眼球运动睡眠）。按睡眠深度正相睡眠分成4个时期，主要是大脑皮质的休息。异相睡眠出现在正相睡眠之后，很难唤醒，异相睡眠对促进精力恢复与智力发展是十分有利。见表1-2。

②睡眠失调：表现为失眠、睡眠过度、发作性睡眠、睡眠性呼吸暂停及梦游等。

2. **促进患者休息与睡眠的护理措施**

（1）促进患者休息的护理措施：解除患者自身的焦虑，教会其自我放松的方法。为患者提供安静、舒适的住院环境，避免各种不必要的护理操作，有计划的帮助患者进行护理，减少对患者的打扰。在病情允许的情况下，给患者适当增加活动量，防止静脉血栓的形成。

（2）促进睡眠的护理措施：创造良好的休息环境，满足患者的睡眠习惯，做好就寝前的工作准备。合理安排护理措施，常规护理治疗应安排在白天，必须在睡眠情况下操作时，应尽量间隔一个正常睡眠周期（90分钟），避免打扰患者。加强心理护理，必要时遵医嘱使用安眠药物，用药期间，观察其不良反应。

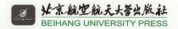

表1-2　睡眠分期及各期的生理表现

分期		特点	生理现象
非快速眼球运动睡眠（NREM）期	第Ⅰ期	睡眠中最浅的一期（入睡期），很容易被唤醒	生理活动、生命体征减慢，全身肌肉松弛
	第Ⅱ期	身体移动减慢（浅睡期），仍容易被唤醒	生命体征继续减慢，血压、体温随之下降，全身肌肉松弛
	第Ⅲ期	身体移动较慢（中度睡眠期），很难被唤醒	心跳缓慢，体温、血压继续下降，全身肌肉较为松弛
	第Ⅳ期	身体无法移动（深度睡眠期），极难被唤醒	脉搏、体温继续下降，腺垂体分泌生长激素
快速眼球运动睡眠（REM）期		眼球运动转快，出现梦境，很难被唤醒	生命体征波动幅度大，肾上腺素大量分泌，生长分泌激素减少，除眼肌外，全身肌肉松弛

第四节　活　动

一、概　述

1. **活动的重要性**　活动是人的基本需要，是维持健康的重要因素，可通过活动来满足基本生理需要，可维持机体正常功能并能减慢老化过程，预防慢性疾病的发生。

2. **活动受限的原因**　疼痛、运动及神经系统功能受损、运动系统结构改变、营养状态改变、损伤、精神心理因素及医疗护理措施的实施。

3. **活动受限对机体的影响**

（1）对皮肤的影响：活动受限或长期卧床患者，对皮肤最大的影响是压疮。

（2）对运动系统的影响：长期活动受限会引起全身肌肉软弱无力、骨质疏松、关节僵硬、病理性骨折、肌肉萎缩、足下垂等关节肌肉变形，严重者会导致运动系统功能失调或丧失。

（3）对消化系统的影响：长期不活动或活动量减少，会引起患者食欲下降出现营养不良，也使胃肠道蠕动减慢，会出现便秘等症状。

（4）对心血管系统的影响：当人体突然直立时，小动脉尚未收缩，造成血压突然下降，发生直立性低血压。长期卧床还会造成静脉回流不畅，血液黏稠度增加，血流减慢，易造成血栓，最危险的是血栓脱落于肺部，导致肺动脉栓塞。

（5）对呼吸系统的影响：长期卧床患者，肺底部出现充血、淤血，有效通气减少，易造成二氧化碳潴留。卧床的大多数患者处于衰竭状态，机体松弛、软弱无力，无法有效进行深呼吸，痰液堆积无法排出，易发生坠积性肺炎。

（6）对泌尿系统的影响：长期卧床患者对泌尿系统的影响是排尿姿势改变后出现排尿困难，若长期存在，可形成尿潴留。易造成使细菌大量繁殖，导致泌尿系统感染。

（7）对社会心理方面的影响：长期卧床患者会出现焦虑、忧郁、愤怒、自卑、失望、失眠等一系列负面情绪，也会因长期治疗给家庭造成经济负担而增加心理压力。

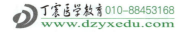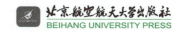

二、促进活动的护理措施

1. **患者活动的评估**　对患者活动能力进行全面的评估是制定护理计划的需要。

（1）一般资料：年龄是决定机体需要和耐受活动程度的重要因素之一。

（2）心肺功能：活动会增加机体耗氧量，加重心脏负担，不恰当的运动会加重原有的心肺疾病。

（3）关节功能：通过主动运动和被动运动来观察关节活动范围有无受限，有无关节僵硬、变形，活动时有无关节声响或疼痛。

（4）骨骼肌肉状态：可通过评估肌力和肌张力来判断骨骼肌肉状态。临床上一般根据肌力程度一分为6级。

0级：完全瘫痪、肌力完全丧失。

1级：可见肌肉轻微收缩，但无肢体运动。

2级：肢体可移动位置，但不能抬起。

3级：肢体能抬离床面，但不能对抗阻力。

4级：能做对抗阻力的运动，但肌力减弱。

5级：肌力正常。

（5）机体活动能力：可通过对患者的日常活动来判断其活动能力。一般机体的活动能力可分为5度。

0度：完全独立，可自由活动。

1度：需要使用设备或器械（如拐杖、轮椅）。

2度：需要他人的帮助、监护和教育。

3度：既需要他人的帮助，也需要设备或器械。

4度：完全不能独立，不能参加活动。

（6）患者目前的患病情况。

（7）心理状况：判断患者的心理状态，对疾病的恢复具有重要意义。

2. **对患者活动的指导**

（1）选择合适卧位：根据患者的病情选取合适体位，并尽可能使患者舒适。

（2）预防压疮：预防压疮主要在于祛除病因，做到"七勤"：勤观察、勤翻身、勤擦洗、勤按摩、勤整理、勤更换、勤交班。

①避免局部组织长期受压，经常翻身是预防压疮最有效的方法。卧床者每2小时翻身1次，必要时每30分钟翻身1次。保护骨隆突处和支撑身体空隙处，海绵垫褥、气垫褥、水褥、羊皮垫可使身体支撑面积增宽而均匀，降低骨突部位皮肤所受的压强，但不可使用橡胶气圈。避免摩擦力、剪切力的作用，半坐位时防止身体下滑，翻身时要避免拖拉。正确使用矫形器械，石膏、绷带、夹板固定的患者，衬垫应平整、松软、松紧度适度、位置合适，注意观察肢体远端血液循环。

②患者变换体位后，对局部受压部位进行适当按摩。但对因受压已经出现反应性充血的皮肤组织则不主张按摩，因此时皮肤组织已经有损伤，按摩可造成深部组织损伤。

（3）保持脊柱正常生理弯曲和关节的功能位置，随时注意保持各关节功能位置，防止关节畸形和功能丧失。

（4）进行关节活动范围练习，以维持关节活动性：关节活动范围练习，简称 ROM 练习，是指根据每一特定关节可活动的范围来对此关节进行屈曲和伸展的运动。是维持关节可动性、防止关节痉挛和形成粘连，恢复和改善关节功能的有效锻炼方法。ROM 练习可分为主动性 ROM 练习和被动性 ROM 练习。

a．主动性 ROM 练习是指个体可以独立开始并完成关节活动范围练习。被动性 ROM 练习是指个体需要依靠护士协助完成关节活动范围练习。活动受限患者应尽快开始 ROM 练习，每天进行 2～3 次。

b．被动性 ROM 练习方法：患者采取自然放松的姿势，面向并尽量向操作者靠近；依次对颈、肩、肘、腕、指、髋、膝、踝、趾等关节做屈曲、伸展、内收、内旋、外展、外旋等关节活动范围练习；活动时要比较两侧关节活动情况，防止过度屈伸；每个关节每次可有节律地做 5～10 次完整的 ROM 练习；操作时关节应予以支托；患者出现疼痛、痉挛、疲劳或抵抗反应时，应停止操作；ROM 练习结束后，测量生命体征，协助患者取舒适卧位，记录操作次数；鼓励患者用健侧肢体协助患侧肢体活动。

（5）进行肌肉等长练习和等张练习

①肌肉等长练习：肌肉收缩时肌纤维不缩短，即可增加肌肉的张力而不改变肌肉的长度。因为其不伴有明显的关节运动，等长运动又称静力练习。等长练习常用于患者受损伤后以加强肌肉力量的锻炼。肌肉等长练习的优点是不引起明显的关节运动，可以在肢体被固定时早期应用，以预防肌肉萎缩。其缺点主要是增加静态肌力，并有关节角度的特异性。

②肌肉等张练习：最常用的练习。肌肉收缩时肌纤维缩短，肌肉长度改变，即对抗一定的负荷做关节的活动锻炼。因为其伴有大幅度关节运动，又称动力练习。大负荷少重复次数的练习有利于增加肌肉力量，并促进关节功能。肌肉等张练习的优点是动态运动比较符合大多数日常活动的肌肉运动方式，同时有利于改善肌肉的神经控制。

第 10 章　营养与饮食

第一节　人体营养的需要

1. **热能**　热能来源于食物中的蛋白质、脂肪、糖类，它们在体内经过酶的催化作用和进行生物氧化将热能释放出来。蛋白质、脂肪、糖类为三大产热营养素，它们在体内氧化时，实际供给热能分别是蛋白质 16.7kJ/g、脂肪 37.6kJ/g、糖类 16.7kJ/g，（1J=0.239cal；1cal=4.184J）。

蛋白质、脂肪、糖类三大营养素所供热能占总热能的百分比：蛋白质占 10%～14%、脂肪占 20%～25%、糖类占 60%～70%。

2. **营养素**　能够在生物体内被利用，具有供给能量、构成机体及调节和维持生理功能的物质。主要包括蛋白质、脂肪、碳水化合物、矿物质及微量元素、维生素、水等。

（1）蛋白质：由多种氨基酸组成，是一切生命的物质基础。其生理功能包括构成和修补人体细胞组织、构成酶和激素、维持血浆胶体渗透压、构成抗体以及供给机体热能。主要来源于肉类、蛋类、豆类及奶制品。其供给量成年男性一般为 90g/d，女性为 80g/d，生长发育期的儿童、青少年、孕妇及哺乳期妇女因身体耗损较大，均需补较多蛋白。

（2）脂肪：脂肪中的脂肪酸分为饱和脂肪酸和不饱和脂肪酸。不饱和脂肪酸中的亚油酸、亚麻酸、花生四烯酸在体内不能合成，必须由食物供给，故称为必需脂肪酸。其生理功能包括供给和储存热能、构成身体阻止、供给必需脂肪酸、保护脏器、促进脂溶性维生素的吸收。脂肪的供给量成人一般为 50g/d。

（3）糖类：根据分子结构可分为单糖（如葡萄糖、果糖）、双糖（如蔗糖、麦芽糖、乳糖等）和多糖（如淀粉、糖原、纤维素、果胶等），其主要来源于谷类及根茎类食物。其生理功能包括供给热能、构成神经和细胞、解毒保肝、抗生酮的作用。糖类的供给量一般为 80～120g/d。

（4）矿物质及微量元素：矿物质也称无机盐，约占成人体重的 4%。它包括除碳、氢、氧、氮以外的体内各种元素。人体矿物质一般分为两类，其中常量元素包括：钙、镁、钾、钠、磷、氯、硫 7 种；微量元素包括：铁、碘、铜、锌、锰、镍、钴、锡、硒、钼、铬、硅、氟、钒等。

①钙是构成骨骼和牙齿的重要成分。其生理功能包括调节心脏和神经的传导和肌肉的收缩，参与凝血过程，多种酶的激活剂及降低毛细血管和细胞膜的通透性。

②铁是合成血红蛋白、肌红蛋白与细胞色素 A 的主要成分。生理功能包括参与氧的运输，促进生物氧化还原反应，构成某些呼吸酶的重要成分及参与组织呼吸。

③磷是构成骨骼、牙齿及软组织的重要成分。生理功能包括参与多种酶和辅酶的合成，调节能量释放，调节酸碱平衡及促进物质活化。

④碘的生理功能包括参与体内热能代谢，促进生长发育，是构成甲状腺素的主要成分。

⑤锌的生理功能包括促进生长发育和组织再生，是许多金属酶的功能成分或活化剂，促进食欲，促进维生素 A 的代谢和生理功能，促进性器官及性功能的正常发育及参与免疫过程。

丁震医学教育 010-88453168
www.dzyxedu.com

北京航空航天大学出版社
BEIHANG UNIVERSITY PRESS

（5）维生素

①脂溶性维生素：维生素 A、维生素 D、维生素 E、维生素 K。

②水溶性维生素：维生素 B_1、维生素 B_2、维生素 PP、维生素 B_6、维生素 B_{12}、维生素 C 及叶酸。

（6）水：构成人体组织的重要成分，维持人体细胞生理活动。具有运输营养物质及代谢产物、调节体温、维持消化吸收功能。

第二节　医院饮食

医院饮食分为 3 类：基本饮食、治疗饮食、试验饮食。

1. **基本饮食**　分为 4 类：普通饮食、软质饮食、半流质饮食、流质饮食（见表 1-3）。

2. **治疗饮食**　见表 1-4。

常见疾病的低盐饮食要求见表 1-5。

3. **试验饮食**　见表 1-6。

表1-3　基本饮食

类　别	适用情况	饮食要求	每日餐数	总热量 (MJ/d)	蛋白质 (g/d)
普通饮食	病情较轻或疾病恢复期、消化功能正常的患者	营养均衡、易消化、无刺激性	3	9.5～11	70～90
软质饮食	消化功能差，口腔疾病，低热，老、幼患者及术后恢复期的患者	营养均衡，以软、烂、碎为原则，如软饭、面条	3～4	8.5～9.5	70
半流质饮食	消化道疾病、发热、口腔疾病、吞咽咀嚼不便、手术后等患者	食物呈半流质状，无刺激性，纤维素少，营养丰富，如粥、蒸鸡蛋、豆腐等	5～6	6.5～8.5	50～70
流质饮食	病情危重、高热、口腔疾病、大手术后、急性消化道疾病等患者	食物呈液体状，如奶类、豆浆、米汤等。因所含热量及营养素不足，只能短期使用。每次200～300ml	6～7	3.5～5.0	40～50

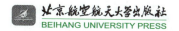

表1-4　治疗饮食

类　别	适用情况	饮食要求
高热量饮食	热能消耗较高的患者，如甲状腺功能亢进症、高热、烧伤、结核病等患者，产妇	在基本饮食的基础上加餐两次。加餐食物可为牛奶、豆浆、鸡蛋、巧克力等，总热量3000kcal/d（12.5MJ/d）
高蛋白饮食	长期消耗性疾病的患者，如结核病、营养不良、严重贫血、烧伤、甲状腺功能亢进症、癌症晚期等的患者，大手术后者	增加富含蛋白质的食物，按体重计算1.5~2g/（kg·d），但总量不超过120g/d，总热量2500~3000kcal/d（10.5~12.5MJ/d）
低蛋白饮食	需要限制蛋白质摄入的患者，如急性肾炎、尿毒症、肝昏迷等患者	成人蛋白质总量<40g/d，病情需要时可低至20~30g/d。肾功能不全者应给予优质蛋白（动物蛋白），忌食豆制品；肝昏迷患者以植物蛋白为主
低脂肪饮食	肝、胆、胰疾病，高脂血症，动脉硬化，冠心病，肥胖症及腹泻、发热等患者	脂肪摄入<50g/d，肝、胆、胰疾病患者<40g/d。禁用肥肉、动物内脏
低胆固醇饮食	高胆固醇血症、动脉硬化、高血压、冠心病等患者	胆固醇摄入<300mg/d，禁用或少用动物内脏、鱼子、蛋黄、肥肉、饱和脂肪酸等
低盐饮食	急慢性肾炎、心脏病伴水肿、肝硬化腹水、重度高血压等患者，水肿较轻者	成人盐摄入<2g/d（含钠0.8g），但不包括食物内自然存在的氯化钠。禁食一切腌制食品，如咸菜、咸肉、香肠、皮蛋等
无盐低钠饮食	基本同低盐饮食，但水肿较重者	无盐饮食是指除食物中自然含钠外，烹调时不放盐，钠摄入<0.7g/d。低钠饮食是指除无盐外，还应控制食物中的自然含钠量，钠摄入<0.5g/d。禁用腌制食物、含钠多的食物及药物，如油条、挂面、汽水和碳酸氢钠等
高膳食纤维饮食	便秘、肥胖症、高脂血症、糖尿病等的患者	含纤维素高的食物，如韭菜、芹菜、卷心菜、粗粮、豆类等
少渣饮食	伤寒、腹泻、肠炎、痢疾、食管-胃底静脉曲张及消化道手术的患者	食物中纤维素含量少且少油，禁忌刺激性调味品及坚硬、碎骨食物
要素饮食	低蛋白血症、严重烧伤、大手术后胃肠功能紊乱、营养不良、急性胰腺炎、肿瘤晚期等的患者	是一种化学精制食物，含有全部人体所需要的易于吸收的营养成分，无须经过消化过程，可直接被肠道吸收，是营养全面的无渣饮食。在无菌环境下配制，4℃以下冰箱内冷藏暂存，24小时内用完

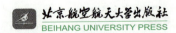

表1-5　常见疾病的低盐饮食要求

常见疾病或情况	食盐摄入量	合并严重水肿时摄入量
一般的低盐饮食	≤2g/d	—
一般的低钠饮食	<0.5g/d	—
心力衰竭	<5g/d	<2g/d
原发性高血压	<6g/d	—
肝硬化腹水	1.2～2g/d	无盐低钠饮食
肾源性水肿/原发性肾病综合征	—	<3g/d
急性肾小球肾炎	—	<60mg/（kg·d）
慢性肾小球肾炎	伴高血压时<6g/d	<3g/d

表1-6　试验饮食

类　别	适用情况	饮食要求	试验期
隐血试验饮食	大便隐血试验前的准备，协助诊断消化道有无出血	禁食肉类、动物肝脏、血、含铁丰富的食物或药物、绿色蔬菜，以免造成假阳性。可食豆制品、土豆、冬瓜等非绿色蔬菜，米饭，馒头等	3天
吸碘试验饮食	甲状腺功能检查，放射性[131]I检查时排除外源性摄入碘对检查结果的干扰	禁食含碘食物，如海带、海蜇、紫菜、卷心菜、鱼、虾、干贝、蛏子、加碘盐等，禁用含碘消毒剂作局部消毒	2周
肌酐试验饮食	协助检查测定肾小球的滤过功能，以排除外源肌酐的影响	禁食肉类、禽类、鱼类等高蛋白食物，禁饮茶与咖啡；主食摄入<300g/d，蛋白质总摄入量<40g/d，不限制蔬菜、水果和植物油的摄入	3天
胆囊造影饮食	需要进行造影检查有无胆囊、胆管疾病的患者	检查前一天，午餐进高脂肪饮食，以刺激胆囊收缩和排空，有助于造影剂进入胆囊；晚餐进无脂肪、低蛋白、高糖类的清淡饮食，晚餐后口服造影剂，禁食水、禁烟至次日上午。检查日晨禁食，第一次摄片后如胆囊显影良好，进食脂肪餐，脂肪量25～50g，30分钟后再次摄片观察	1天

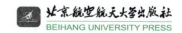

第三节　饮食护理

1. 营养的评估

（1）理想体重

①男性理想体重（kg）＝身高（cm）－ 105

②女性理想体重（kg）＝身高（cm）－ 105 － 2.5

（2）实测体重占理想体重的百分比：实测体重 / 理想体重 ×100%。评价标准见表 1-7。

表1-7　实测体重占理想体重营养评价标准

实测体重占理想体重（%）	评价标准
＜80%	明显消瘦
80%～90%	消瘦
90%～110%	正常
110%～120%	超重
120%～130%	轻度肥胖
130%～150%	中度肥胖
＞150%	重度肥胖

（3）体质指数（BMI）及营养评价标准：BMI ＝体重（kg）/ [身高（m）] ^{2}。BMI 在 18.5 ～ 23.9 为正常，＜ 18.5 为消瘦，24 ～ 27.9 为超重，≥ 28 为肥胖。

2. 饮食护理措施

（1）进食前护理

①环境的准备：创造干净、整洁的就餐环境。暂停非紧急治疗、检查和护理工作。餐前半小时开窗通风，移除便器。同病房有危重、痛苦呻吟患者应以屏风遮挡。有条件者可安排在餐厅进餐，集体进餐可以增进食欲。

②患者的准备：疼痛患者给予适当镇痛，高热患者给予降温。协助患者洗手及清洁口腔，更换卧位，采取舒适的进餐姿势。给予饮食营养卫生的健康教育。

（2）进食时护理

①巡视、观察患者进食情况，检查是否按医嘱要求进食，检查、督促治疗饮食、试验饮食及禁食的实施情况，讲解原因，取得患者配合。询问患者对饮食的意见和建议。

②对能自行就餐的患者，护士给予必要的协助，将食物、餐具等放在方便取放的位置。需要喂食的患者，护士应根据患者的习惯耐心喂食。每次喂食量合适，用汤匙盛 1/3 满的食物，速度适中，避免过冷、过热。饭与菜、固体与液体食物应交替喂食。流质饮食可使用吸管吮吸。

③对双目失明或双眼被遮盖的患者，应告知其食物的具体名称，以增加进食兴趣，刺激食欲。患者要求自行进食时，可按照时钟平面图放置食物，并告知摆放食物名称及方向，如 6 点钟处放饭、12 点钟处放汤、3 点钟和 9 点钟处放菜，便于患者自行取食。

（3）进食后护理：及时撤去餐具，整理床单位，协助患者洗手、漱口。记录食物的种类、量及患

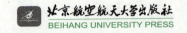

者的反应。对禁食、延缓进食的患者应做好交班。

第四节　特殊饮食护理

一、鼻饲法

鼻饲法是指将导管经鼻腔插入胃内，从管内输注食物、水分和药物，以维持患者营养、治疗需要的技术。

1. **适应证**　昏迷，口腔疾病及术后，破伤风，早产儿，病情危重，消化道肿瘤及拒绝进食的患者。

2. **禁忌证**　食管 - 胃底静脉曲张、食管癌和食管梗阻等患者。

3. **操作要点**

（1）插胃管要点

①核对、确认患者，向其解释插管操作的目的和配合要点，消除焦虑、紧张情绪，以取得合作。

②确认取下义齿，患者取半坐卧位或坐位。病情较重者取右侧卧位，昏迷患者取去枕仰卧位，头后仰。头后仰可防止胃管误入气管。

③测量插管长度，并做标记。成人插管长度一般为前额发际至胸骨剑突的距离或从耳垂到鼻尖再到胸骨剑突处的距离，约 45 ～ 55cm。小儿为从眉间到剑突与脐中点的距离。

④润滑胃管前段。胃管用一手持纱布托住，用另一手持镊子夹持，轻轻插入一侧鼻孔。插入 10 ～ 15cm（咽喉部）时，嘱患者吞咽，顺势将胃管插至预测长度。

⑤昏迷患者当胃管插入 15cm（会厌部）时，将患者的头部托起，使下颌靠近胸骨柄，以增大咽喉部通道弧度，便于胃管通过会厌后壁进入食管。

（2）插胃管注意事项

①咽分为鼻咽、口咽和喉咽 3 部分。鼻咽是咽的上部，位于鼻腔后方；口咽上续鼻咽部，下通喉咽部，前壁是舌根后部；喉咽上起会厌上缘平面，下与食管相续。为昏迷患者插管至会厌部时，抬起患者头部，以增大咽喉部通道弧度，此处所说的咽喉部指的是喉咽，而非鼻咽或口咽。

②插管时动作应轻稳，防止损伤食管黏膜。

③插管过程患者若出现恶心、呕吐症状，可暂停插入，嘱患者深呼吸或吞咽动作；若出现呛咳、呼吸困难、发绀，表明误入气管，应立即拔出胃管，休息后重新插入。

④确认胃管是否在胃内的方法：有以下 3 种。抽液法是最常用、最准确的一种方法，接注射器抽吸，有胃液抽出。将听诊器置剑突下，向胃管内注入空气 10ml，能听到气过水声。将胃管末端置于盛水的碗内，观察无气泡逸出。

（3）供食要点

①注食前首先检查胃管是否通畅，必须先确认胃管在胃内后方可注食。

②注食前先缓慢注入少量温开水，润滑胃管，防止鼻饲液附着。

③注食完毕，再注入少量温开水，避免食物在管腔积存变质。

④食物温度 38 ～ 40℃，每次鼻饲量≤ 200ml，间隔时间≥ 2 小时。

⑤缓慢注射鼻饲液，询问患者感受，避免注入空气造成腹胀。

⑥若通过鼻饲给药，药片应先研碎溶解后再注入，果汁和牛奶分别注入，防止产生凝块。

⑦注食后，嘱患者保持原卧位 20 ～ 30 分钟。

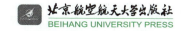

（4）拔胃管要点

①反折、夹闭胃管末端，以免胃管内液体反流。

②嘱患者深呼吸，在深呼气时拔管，拔至咽喉处时快速拔出，以免胃管内残留液体在拔管过程中流入气管。

③协助清洁口腔、鼻腔，用松节油擦去胶布痕迹，安置舒适体位，整理床单位。

④长期鼻饲患者应每天进行口腔护理，并定期更换胃管，普通胃管每周换 1 次，硅胶胃管每月换 1 次。

⑤更换胃管时应在晚间末次灌食物后拔管，次日晨从另一侧鼻孔插管。

二、要素饮食

1. **要素饮食**　又称元素饮食，是一种化学精制食物，含有人体所需、易于吸收的营养成分。其主要特点是不需经过消化过程，可直接被肠道吸收、利用。适用于烧伤、胃肠道瘘、大手术后功能紊乱、营养不良、短肠综合征、晚期癌症等患者。

2. **实施**　可通过口服、鼻饲、经胃或空肠造瘘口滴入等方法给予。护士配制要素饮食前应严格执行无菌操作，配制器需灭菌后才能使用，配制液需要保存在 4℃ 以下冰箱内冷藏，24 小时配制 1 次，放置时间过长容易变质。要素饮食一般给予原则是由低浓度、少剂量、速度慢开始，待患者耐受未出现不良反应后，逐渐增加浓度、剂量和注入速度。长期使用要素饮食者，需要补充维生素、矿物质及微量元素。

①口服法：温度是 37℃。开始剂量每次 50ml，逐渐增加至每次 100ml，依据病情每天 6 ～ 10 次，可添加柑橘汁、菜汤等。

②鼻饲、胃造口或空肠造口法：温度 41 ～ 42℃ 为宜，滴速 40 ～ 60 滴 / 分，不宜超过 150ml/h。

3. **护理**　鼻饲时，如患者出现恶心、呕吐、腹胀、腹泻等症状时应查找原因，轻度反应者可适当调整浓度、剂量、温度和注入速度。重度反应者应暂停。停用要素饮食时，需要逐渐减量，不可突然停用，否则会出现心慌、脉速、出汗、乏力等低血糖症状。

4. **定期评价**　定期检查血糖和尿糖、检查出凝血时间、凝血酶原及粪便隐血、检查氮排出量、定期测量体重、检查肝功能及电解质。

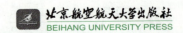

第 11 章　排泄护理

第一节　排尿护理

一、概述

1. 泌尿系统的解剖结构

（1）肾：肾为实质性器官，左右各一，位于脊柱的两侧、腹膜后间隙，位于第 12 胸椎和第 3 腰椎之间。右肾位置常略低于左肾。肾实质分为表层的肾皮质及深层的肾髓质。皮质由肾小体和肾小管曲部组成，肾皮质伸入肾髓质称肾柱。髓质由 15 ～ 20 个肾锥体组成，主要为髓袢和集合管。肾单位是肾结构和功能的基本单位，由肾小体和肾小管组成。正常每个肾约有 100 万个肾单位。

（2）输尿管：起于肾盂，终于膀胱，是一对细长的肌性管道，位于腹膜后。全长 25 ～ 30cm，按位置和行程可分为腹部、盆部和壁内部。输尿管全程有 3 个狭窄，分别为肾盂输尿管移行处、跨越髂血管处和膀胱壁内，是结石、血块及坏死组织易停留或嵌顿的部位，从而引起绞痛或血尿。

（3）膀胱：是一个储存尿液的囊状肌性器官，位于耻骨联合后方的骨盆内。膀胱尿液充盈时，可在耻骨联合上缘行膀胱穿刺。两输尿管口与尿道内口之间的三角形区域称膀胱三角，是肿瘤、结核和炎症的好发部位。

（4）尿道：男性尿道起于尿道内口，止于阴茎头的尿道外口，全长 16 ～ 22cm，具有排尿和排精功能，可分为前列腺部、膜部和阴茎海绵体部。男性尿道全程有尿道内口、膜部和尿道外口 3 处狭窄，是尿路结石最易滞留的部位。女性尿道起于尿道内口，开口于阴道前庭，长 3 ～ 5cm，较男性尿道宽、短、直，又因尿道外口邻近肛门和阴道口，易发生逆行性尿路感染。

2. 泌尿系统的生理功能

（1）排出代谢终产物和异源性物质：如尿素、尿酸、氨、肌酐、血红蛋白代谢终产物等。

（2）调节体液容量和渗透压。

（3）调节机体电解质平衡。

（4）调节酸碱平衡。

（5）肾的内分泌功能：可分泌血管活性激素，如肾素、前列腺素、激肽释放酶等，参与肾的生理功能，调节肾脏血流动力学和水钠代谢。也可分泌非血管活性激素，如 1α– 羟化酶、促红细胞生成素等，主要作用于全身。

3. 尿的排放

（1）尿液的输送：血浆经肾小球毛细血管滤过所形成的超滤液进入肾小管的过程是连续不断的，小管液最后经由集合管进入肾盏、肾盂，即为尿液。持续不断进入肾盂的尿液，由于压力差及肾盂收缩被输送到输尿管。输尿管通过周期性蠕动将尿液送到膀胱。

（2）排尿反射：正常成年人尿液容量达到 300 ～ 500ml 产生尿意。膀胱有较大的伸缩性，最大容量可达 700 ～ 800ml。当膀胱内尿液达到或超过 400ml、儿童达到 50 ～ 200ml 时，膀胱壁的牵张感受器受到压力刺激而兴奋，诱发排尿反射，使膀胱收缩加强、尿道外括约肌松弛。

（3）小儿排尿特点：排尿反射可受大脑皮质控制。小儿大脑发育未完善，易发生夜间遗尿。一般2～3岁才能有随意志控制排尿的能力。

二、排尿活动的评估

1. **影响排尿的因素** 排尿受年龄、气温、昼夜、心理、文化背景、个人习惯、饮食习惯、药物和疾病等因素影响。

2. **尿液的评估**

（1）正常尿液：成人白天排尿3～5次，夜间0～1次。每次尿量200～400ml，24小时尿量1000～2000ml，平均1500ml。新鲜尿澄清、透明，呈淡黄色或深黄色，放置后可出现微量絮状沉淀物，尿液中含蛋白时，振荡后可产生较多不易消失的泡沫。成人1天尿的比重为1.015～1.025，pH4.5～7.5，平均值pH6，呈弱酸性。气味来自尿中的挥发性酸。

（2）异常尿液

①尿量异常：成人24小时尿量>2500ml者为多尿，见于糖尿病、尿崩症或急性肾衰竭多尿期等。24小时尿量<400ml或每小时尿量<17ml者为少尿，主要见于心脏、肾脏疾病及休克等。24小时尿量<100ml或12小时无尿者为无尿或尿闭，可见于严重的心脏、肾脏疾病及休克、药物中毒等。

②颜色异常：血尿呈红色或棕色，含红细胞量多时呈洗肉水色，主要见于急性肾小球肾炎、泌尿系统结石、肿瘤、结核及感染等。血红蛋白尿呈浓茶色或酱油色，由大量红细胞被破坏所致，主要见于血型不合输血后的溶血、恶性疟疾等。胆红素尿呈深黄色或黄褐色，振荡后泡沫亦成黄色，主要见于阻塞性黄疸及肝细胞性黄疸。乳糜尿呈乳白色，由于尿液中有淋巴液，主要见于丝虫病。

③气味异常：尿液久置后，因尿素分解产生氨，故有氨臭味。当泌尿系发生感染时，新鲜尿即有氨臭味。糖尿病酮症酸中毒时因尿中含有丙酮，呈烂苹果味。

④比重异常：尿比重经常固定在1.010左右，提示肾功能严重受损。

⑤透明度异常：泌尿系统感染时，尿液中含有大量的脓细胞、红细胞、上皮细胞和细菌，排出的新鲜尿液即呈白色絮状混浊。

3. **常见的排尿异常**

（1）膀胱刺激征：主要表现为尿频、尿急、尿痛，每次尿量减少。见于膀胱及尿路感染的患者。

（2）尿潴留：指大量尿液积存在膀胱内无法自主排出。高度膨胀的膀胱底部可达脐水平，主诉下腹部胀痛、排尿困难，体检见耻骨上膨隆，可扪及囊性包块，叩诊呈实音，有压痛。

（3）尿失禁：尿液不受主观控制而自尿道口点滴溢出或流出。

①持续性尿失禁：也称为完全性尿失禁或真性尿失禁。尿道阻力完全丧失，膀胱完全不能储存尿液而呈空虚状态。常见于外伤、手术造成的膀胱颈或尿道括约肌损伤。

②间歇性尿失禁：也称为充溢性尿失禁或假性尿失禁。由于膀胱过度充盈而造成尿液不断溢出，是因下尿路的机械性或功能性梗阻所引起的慢性尿潴留。膀胱呈膨胀状态，当压力上升到一定程度，超过尿道阻力时尿液溢出，常见疾病为前列腺增生。

③急迫性尿失禁：患者有迫不及待的排尿感，尿意强烈，尿液自动流出，多伴有尿频、尿急等膀胱刺激症状。常见疾病为急性膀胱炎。

④压力性尿失禁：也称为不完全性尿失禁。有咳嗽、打喷嚏等腹压增加的动作时，尿液自动流出。主要见于多次分娩或产伤者。

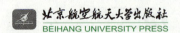

三、排尿异常的护理

1．尿潴留

（1）安慰患者，消除其焦虑和紧张情绪。

（2）提供隐蔽的排尿环境，关闭门窗，屏风遮挡。

（3）调整体位和姿势，协助卧床患者略坐起，对绝对卧床或某些手术患者，应事先训练床上排尿。

（4）利用条件反射诱导排尿，如听细细的流水声，或用温水冲洗会阴。

（5）针刺中极、曲骨、三阴交穴或艾灸关元、中极穴，刺激排尿。

（6）热敷下腹部，用手按摩下腹部。切不可强力按压，防止膀胱破裂。

（7）必要时遵医嘱使用拟胆碱药，如卡巴胆碱（氨甲酰胆碱、卡巴可）等药物，收缩膀胱平滑肌。不可使用阿托品，因其松弛膀胱平滑肌，可加重尿潴留。

（8）对经上述处理仍不能解除尿潴留者，可遵医嘱导尿。

2．尿失禁

（1）尊重理解患者，给予安慰和鼓励，纾解苦闷、忧郁及自卑情绪。

（2）床上铺橡胶单和中单，温水清洗会阴，勤换衣裤、床单、尿垫，保持皮肤清洁干燥，预防压疮。

（3）应用接尿装置体外引流尿液，但不宜长期使用。

（4）重建正常的排尿功能

①如病情允许，指导患者每天白天摄入液体 2000 ～ 3000ml。多饮水可以增加尿量，促进排尿反射的恢复，还可预防泌尿系统感染。睡前限制饮水，减少夜间尿量，以免影响患者休息。

②训练规律的排尿习惯，定时使用便器，开始白天每隔 1 ～ 2 小时、夜间每隔 4 小时使用便器一次，以后间隔时间逐渐延长，促使膀胱功能恢复。

③指导患者进行骨盆底部肌肉的锻炼，增强控制排尿的能力。试做排尿或排便动作，先慢慢收紧盆底肌肉，再缓缓放松，每次 10 秒左右，连续 10 遍，每天锻炼 5 ～ 10 次。

（5）对长期尿失禁的患者，可施行留置导尿术。

四、与排尿有关的护理技术

1．导尿术

（1）目的

①为尿潴留患者引出尿液，减轻痛苦。

②协助诊断，如留取无菌尿标本、测量膀胱容量、压力及检查残余尿容量，进行膀胱及尿道造影等。

③为膀胱肿瘤患者进行膀胱内化疗。

（2）女性患者导尿术：女性尿道起于膀胱的尿道内口，开口于阴道前庭，长 3 ～ 5cm，较男性尿道宽、短、直。尿道外口位于阴蒂下方、阴道口上方，呈矢状裂。

①协助患者取仰卧屈膝位，两腿外展，暴露外阴。

②首次消毒。护士一只手戴手套，另一只手持无菌镊子夹取消毒液棉球，自上而下，由外向内，擦洗顺序为阴阜、两侧大阴唇，戴手套的手分开大阴唇，再消毒两侧小阴唇和尿道口。镊子不可触及肛门区域。消毒毕脱下手套放入弯盘内。

③消毒手后，在患者两腿之间打开导尿包，戴无菌手套，铺洞巾于患者外阴处。检查导尿管，用液状石蜡润滑其前端，连接导尿管和集尿袋。

④再次消毒。一手分开并固定小阴唇，另一手持镊子夹取无菌棉球，自上而下，由内向外再向内，依次消毒尿道口、两侧小阴唇和尿道口。

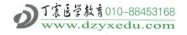 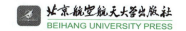

⑤嘱患者张口呼吸，使尿道括约肌松弛，用另一把镊子夹持导尿管对准尿道口轻轻插入尿道4～6cm，见尿液流出即表明导尿管已进入膀胱，再插入1～2cm，将尿液引流到集尿袋内。

⑥如导尿管误入阴道，应立即拔出，更换新的无菌导尿管后重新插管。

（3）男性患者导尿术：男性尿道起于膀胱的尿道内口，止于阴茎头的尿道外口，全长16～22cm，有耻骨前弯和耻骨下弯两个弯曲和尿道内口、膜部和尿道外口3个狭窄。

①协助患者取仰卧位，两腿平放略分开，暴露外阴。

②首次消毒。护士一只手戴手套，另一只手持无菌镊子夹取消毒液棉球，依次消毒阴阜、阴茎背侧、阴茎腹侧、阴囊。用戴手套的手取无菌纱布裹住阴茎，将包皮上后推，暴露尿道口，自尿道口向外、向后依次旋转消毒尿道口、龟头和冠状沟数次。消毒毕脱下手套放入弯盘内。

③消毒手后，在患者两腿之间打开导尿包，戴无菌手套，铺洞巾于患者外阴处，露出阴茎。检查导尿管，用液状石蜡润滑其前端，连接导尿管和集尿袋。

④再次消毒。一手用无菌纱布裹住阴茎，将包皮向上推，暴露尿道口，自尿道口向外、向后依次旋转消毒尿道口、龟头和冠状沟数次。

⑤一手用无菌纱布裹住阴茎，提起使之与腹部成60°，使耻骨前弯消失。嘱患者张口呼吸，用另一把镊子夹持导尿管对准尿道口轻轻插入尿道20～22cm，见尿液流出再插入1～2cm，将尿液引流到集尿袋内。

⑥插管遇有阻力时稍停片刻，嘱患者深呼吸，再缓缓插入，切忌用力过猛损伤尿道黏膜。

（4）注意事项

①严格执行无菌操作，防止泌尿系统逆行感染。每个棉球限用1次。消毒尿道口时稍停片刻，发挥消毒液更好的效果。

②操作中耐心解释，提供隐蔽的环境，注意用屏风遮挡，保护患者自尊。

③对膀胱高度充盈且极度虚弱的患者，第1次导尿量不超过1000ml，以防虚脱和血尿。虚脱是由于大量放尿致腹压突然降低，大量血液滞留在腹腔血管内，引起血压下降所致。血尿是由于膀胱突然减压，导致膀胱黏膜急剧充血所致。

④如需做尿培养，用无菌培养瓶接取中段尿液5ml。

2．留置导尿术

（1）目的

①抢救危重、休克患者时，准确记录尿量及尿比重情况，以观察病情变化。

②盆腔器官手术前留置导尿管引流尿液，保持膀胱空虚，避免手术中误伤。

③某些泌尿系统疾病手术后留置导尿管，便于持续引流和冲洗，减轻手术切口张力，以利愈合。

④为尿失禁、昏迷、会阴部有伤口等患者引流尿液，保持会阴部清洁干燥。

（2）操作方法：插入导尿管后，见尿液流出再插入7～10cm，向气囊内注入一定量的生理盐水，轻拉有阻力感，表明导尿管已固定在膀胱内。用安全别针将集尿袋固定在床单上，引流管要留出足够长度，防止翻身时牵拉脱出。

（3）注意事项

①严格无菌操作。

②保持引流管通畅，固定妥当，防止受压、堵塞及扭曲。

③集尿袋应低于膀胱高度，避免挤压，以防尿液反流。

④保持尿道口清洁是预防尿路感染最重要的护理措施。以消毒液棉球擦拭，每天1～2次。女性患者擦拭尿道口和外阴，男性患者擦拭尿道口、龟头及包皮。

⑤集尿袋每周更换1～2次，如有尿液颜色改变，应立即更换。导尿管1～4周更换一次，

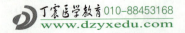
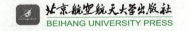

普通导尿管为 1 周，硅胶导尿管为 4 周，更换导尿管有逆行感染的危险。

⑥注意倾听患者主诉，观察尿液情况，每周检查 1 次尿常规。发现尿液有混浊、沉淀及结晶，应及时给予膀胱冲洗。

⑦若病情允许，鼓励患者多饮水，保持尿量在 2000ml 以上，达到自然冲洗尿路的目的。

⑧训练膀胱反射功能，间歇夹闭导尿管，每 3 ～ 4 小时开放一次，使膀胱定时充盈和排空，以促进膀胱功能的恢复。

3．膀胱冲洗术 利用三通导尿管将溶液灌入膀胱内，再运用虹吸原理将灌入的液体引流出来的方法。

（1）目的

①保持留置导尿管通畅。

②膀胱、前列腺手术术后清除膀胱内血凝块等。

③膀胱炎症及肿瘤的治疗。

④泌尿外科手术的术前和术后护理。

（2）操作方法

①连接三通管，分别接冲洗管、导尿管和引流管。

②冲洗瓶应高于床面 60cm。

③关闭引流管，打开冲洗管，调节冲洗速度 60 ～ 80 滴 / 分。

④滴入冲洗溶液达到 200 ～ 300ml 后，夹闭冲洗管，打开引流管，放出引流液。

（3）注意事项

①常用冲洗溶液有生理盐水、0.02% 呋喃西林、0.1% 新霉素等。

②如滴入药液，冲洗溶液应在膀胱内保留 15 ～ 30 分钟后再放出。

③严格执行无菌技术操作，避免医源性逆行感染。

④冲洗过程中，如患者出现腹痛、腹胀等表现，或发现出血较多、鲜血流出、血压下降，或引流量少于冲洗量等异常情况，应立即停止冲洗，报告医生。

⑤冲洗速度不可过快，压力不宜过大，放出的引流液不可再注入。

⑥膀胱有少量出血时，可采用冰生理盐水加去甲肾上腺素治疗。

五、尿标本采集

1．分类

（1）常规标本：检查尿液的颜色、透明度，测定尿比重，检查有无细胞和管型，做尿蛋白或尿糖定性检测等。

（2）培养标本：做细菌培养或细菌敏感试验。

（3）12 小时或 24 小时标本：用于电解质（钠、钾、氯等）、蛋白、糖、激素、肌酸、肌酐等的定量检测及尿浓缩查结核杆菌等。

2．方法

（1）常规标本：能够自理的患者嘱其自行留取晨起第 1 次尿 100ml，如不需测定尿比重，只需留取 30 ～ 50ml。晨尿浓度高，未受饮食影响，检验结果较为准确。不能自理的患者应协助在床上使用便器。

（2）尿培养标本

①按导尿术清洁、消毒外阴。

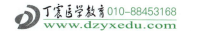 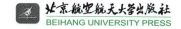

②护士用试管夹夹住无菌试管，在酒精灯上消毒试管口，嘱患者排尿，弃去前段尿，留取中段尿 5 ～ 10ml。

③昏迷或尿潴留患者，可采用导尿术留取。

（3）12 小时或 24 小时尿标本

①在容器外检验单注明留尿日期及起止时间，集尿器容量为 3000 ～ 5000ml。

②嘱患者于晚 7 时（留取 12 小时尿）或晨 7 时（留取 24 小时尿）排空膀胱（弃去），至次晨 7 时最后一次尿（保留）期间的全部尿液留取至容器内。将盛尿容器置阴凉处，根据检验要求加入相应防腐剂，混匀后只取约 40ml 送检。

③常用防腐剂的用量及作用：见表 1-8。

表1–8　尿标本采集防腐剂的用量及作用

防腐剂	用量（ml）	适用检查	作　用
40%甲醛	1～2	12小时尿细胞计数（阿迪计数）	防腐，固定尿中有机成分
浓盐酸	5～10	尿激素检查（17-羟类固醇，17-酮类固醇）	防止激素被氧化
0.5%～1%甲苯	10	尿生化检查，如尿蛋白、糖、电解质（钠、钾、氯）、肌酸、肌酐等定量	保持尿液中的化学成分不变，在倒入第1次尿后加入，在尿液表面形成薄膜，防止细菌污染

3. 注意事项

（1）早孕诊断试验应留取晨尿。

（2）女性患者在月经期不宜留取尿标本，以免混入经血，影响检验结果。

（3）尿标本中不应混入会阴部分泌物及粪便。

（4）尿培养标本应在患者膀胱充盈时留取，并嘱患者排尿不可中断。

第二节　排便护理

一、概述

1. **大肠的解剖结构**　大肠是排便的主要器官。成年人大肠总长约 150cm，起自回肠末端，止于肛门，分为盲肠、阑尾、结肠、直肠和肛管 5 部分。

（1）盲肠：是大肠的起始部，位于右髂窝内，回盲瓣位于回肠末端与盲肠的连接处，可控制小肠内容物进入大肠的速度，也可阻止大肠内容物反流至小肠。

（2）阑尾：位于右髂窝，根部连接于盲肠后内侧壁，长 6 ～ 8cm，远端游离，位置变化较大，但根部固定，体表投影在脐与右髂前上棘连线中外 1/3 交点处，称为麦氏点（McBureny 点）。阑尾动脉系回结肠动脉的分支，为无侧支的终末动脉，当血运障碍时易导致阑尾坏死。

（3）结肠：分为升结肠、横结肠、降结肠和乙状结肠 4 部分。升结肠在右髂窝起始于盲肠，向上至肝右叶下方左曲，移行于横结肠；横结肠向左横行至脾下方，下折续于降结肠；降结肠沿左侧腹后壁向下，至左髂嵴处移行于乙状结肠。

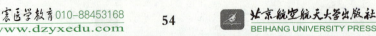

（4）直肠：位于盆腔的后部，上接乙状结肠，向下移行为肛管，长 10 ～ 14cm，是粪便暂存的部位。直肠内面有 3 个直肠横襞，其中，中间的横襞大而明显，距肛门 7cm，相当于直肠前壁腹膜返折的水平，是乙状结肠镜检查的标志。

（5）肛管：上界为直肠穿过盆膈的平面，下界为肛门，长约 4cm，被肛提肌和肛门括约肌包绕，有控制排便的作用。

2．大肠的生理功能　大肠的主要功能是吸收水分和电解质，暂时贮存食物残渣，形成粪便后排出体外。大肠液的主要成分是黏液，可润滑粪便，保护肠黏膜。大肠内含有的多种细菌，能分解未消化的蛋白质、糖和脂肪，并能合成维生素 K 和维生素 B 供人体吸收和利用。

3．大肠的运动

（1）袋状往返运动：是空腹时最常见的运动形式，并无向前推进的作用，可将大肠内容物不断地研磨和混合，促进水和电解质的吸收。

（2）分节推进运动和多袋推进运动：一个结肠袋的内容物被推到邻近肠段的运动，称为分节推进运动，类似于小肠的分节运动；一段结肠同时发生许多袋状收缩，将其内容物向下推移，称为多袋推进运动。

（3）蠕动：表现为一些稳定的向前推进的舒张波和收缩波，使该肠段排空并闭合。

（4）集团蠕动：开始于横结肠，表现为一系列的多袋推进运动或蠕动，使肠内压明显升高，可将部分肠内容物快速推送到降结肠或乙状结肠。

4．排便过程　食物残渣在大肠内停留一般在 10 小时以上，其中部分水分、无机盐和维生素被吸收，未经消化吸收的食物残渣经过细菌发酵和腐败作用，与大肠内的黏液、上皮细胞和细菌共同形成粪便。

排便是一种反射性活动，正常人平时直肠内没有粪便。当粪便进入直肠后，刺激直肠壁内的感受器，排便冲动传到脊髓腰骶段的初级排便中枢，并上传到大脑皮质，产生便意。大脑皮质可以控制排便。如条件允许，大脑皮质可促进脊髓排便中枢，促进排便；如条件不允许，大脑皮质则发生抑制性冲动，暂时终止排便反射。

二、排便活动的评估

1．影响排便的因素　排便受年龄、个人习惯、心理、文化背景、饮食及摄入液体情况、活动、药物和疾病等因素影响。

2．粪便的评估

（1）正常粪便：正常成年人每天排便 1 ～ 3 次，为成形软便，每次排便量为 100 ～ 300g；婴幼儿每天排便 3 ～ 5 次。成年人粪便为黄褐色或棕黄色，婴儿呈黄色或金黄色。粪便主要由食物残渣、脱落的肠上皮细胞、细菌等构成，混入的少量黏液肉眼不易发现。

（2）异常粪便

①次数异常：成年人每天排便＞ 3 次或每周＜ 3 次，为排便异常。

②颜色异常：柏油样便提示上消化道出血，暗红色便提示下消化道出血，粪便表面粘有鲜血见于痔或肛裂，果酱样便常见于肠套叠、阿米巴痢疾，白陶土色便提示胆管梗阻，白色"米泔水"样便常见于霍乱、副霍乱。

③气味异常：严重腹泻患者的粪便呈恶臭味，下消化道溃疡、恶性肿瘤患者的粪便呈腐臭味，柏油样便呈腥臭味，消化不良及乳儿的粪便呈酸败臭味。

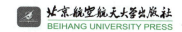

3．常见的排便异常

（1）便秘：是指排便次数减少，无规律，粪便干燥、坚硬，排便困难。

（2）粪便嵌塞：指粪便持久滞留在直肠内，坚硬不能够排出。常发生于慢性便秘患者。

（3）腹泻：大便次数超过每天 3 次，且稀薄、容量及水分增加。

（4）排便失禁：是指由于肛门括约肌失去意志控制而不自主地排便。

（5）肠胀气：是指肠道内过量气体积聚，不能排出。

三、排便异常的护理

1．便秘

（1）消除患者的紧张情绪，指导重建正常的排便习惯，为患者提供单独隐蔽的排便环境和充裕的排便时间。

（2）协助患者采取适宜的排便姿势，如无禁忌，床上排便时协助患者坐起或抬高床头，如病情允许，搀扶患者到卫生间排便。

（3）用手深按腹部，自右下腹盲肠开始，沿升结肠、横结肠、降结肠、乙状结肠的顺序做环行按摩，促进排便。

（4）遵医嘱口服缓泻药，如蓖麻油、番泻叶、酚酞（果导）等，但不可长期使用或滥用。

（5）指导患者使用开塞露等简易通便药，其作用机制为软化粪便，润滑肠壁，刺激肠蠕动，但不宜长期使用。

（6）以上方法均无效时，遵医嘱给予灌肠。

（7）合理膳食，多食用蔬菜、水果、粗粮等富含纤维素的食物，多饮水，每天液体摄入不少于2000ml。

（8）鼓励患者适当活动，拟订规律的活动计划，卧床患者可以在床上活动或被动活动。

（9）帮助患者重建正常的排便习惯。

2．粪便嵌塞

（1）早期可口服缓泻药或使用简易通便剂。

（2）必要时用油剂保留灌肠，2～3 小时后再行清洁灌肠。

（3）清洁灌肠无效可遵医嘱人工取便。取便时动作轻柔，防止操作直肠黏膜。因取便可刺激迷走神经引起心动过缓甚至骤停，心脏病患者禁忌。

（4）向患者宣教饮食卫生常识，合理膳食，适当活动，预防便秘。

3．腹泻

（1）针对病因治疗，肠道感染者遵医嘱应用抗生素。

（2）卧床休息，减少肠蠕动，注意腹部保暖。对不能自理的患者及时给予便盆。

（3）鼓励患者多饮水，给予清淡的流质或半流质饮食，避免油腻、辛辣、高纤维素、高蛋白食物。严重腹泻患者暂时禁食。

（4）给予口服补盐液或静脉输液，预防和纠正水、电解质紊乱。

（5）注意保持肛周皮肤清洁，每次排便后用软纸轻擦肛门，温水清洗，并在肛门周围涂油膏保护局部皮肤。及时沐浴，更换衣裤、床单、被套，去除异味，使患者舒适。

（6）密切观察粪便的性状、次数并记录。注意病情危重患者生命体征变化。疑为传染病者应按消化道隔离原则护理。

（7）关心患者，给予支持和安慰。向患者宣教饮食卫生常识，养成良好的饮食卫生习惯。

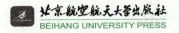

4．排便失禁

（1）排便失禁会使患者产生紧张、窘迫、自卑等心理，护士应尊重和理解患者，给予安慰，帮助其积极配合治疗护理工作。

（2）床上加铺橡胶单和中单，或使用一次性尿布。

（3）每次便后用温水清洁肛门及其周围皮肤，保持清洁干燥，必要时涂擦软膏保护，预防皮肤破损、感染。预防压疮。

（4）训练排便功能，掌握患者的排便规律，适时给予便盆。教会患者进行肛门括约肌和盆底肌肉锻炼。

（5）避免油腻、辛辣、高纤维素食物，定时开窗通风，去除不良气味。

5．肠胀气

（1）去除引起肠胀气的病因，勿食易产气的食物和饮料，积极治疗肠道疾病等。

（2）鼓励和协助患者下床活动，卧床患者应在床上活动，以促进肠蠕动。

（3）给予腹部按摩、热敷。严重腹胀时，遵医嘱应用药物治疗或行肛管排气。

（4）针灸内关、合谷及足三里等穴位。

（5）非胃肠道手术患者，可用新斯的明肌内注射。新斯的明为易逆性抗胆碱酯酶药，可兴奋胃肠道平滑肌和膀胱逼尿肌，用于治疗术后胃肠、膀胱平滑肌麻痹引起的腹胀气和尿潴留。

（6）不可使用阿托品，因其可加重腹胀。

（7）低钾血症或腹膜炎者，遵医嘱处理。

四、与排便有关的护理技术

1．大量不保留灌肠

（1）目的

①软化粪便，解除肠胀气。

②清洁肠道，为肠道手术、检查或分娩做准备。

③稀释并清除肠道内有害物质，减轻中毒反应。

④为高热患者降温。

（2）操作方法：见表 1-9。

（3）注意事项

①保护患者自尊，减少暴露，防止受凉。

②采取左侧体位可利用灌肠液的重力作用灌入乙状结肠。

③插入肛管过程中，如遇阻力，可退出少许，放置后再缓缓插入。

④注入灌肠液的速度不宜过快，防止引起排便反射。灌肠过程中若患者感觉腹胀或有便意，应放低灌肠筒，减慢流速，并嘱患者张口呼吸，减轻不适。

⑤灌肠过程中密切观察患者病情变化，若出现脉速、心慌气急、面色苍白、出冷汗、剧烈腹痛，应立即停止灌肠，及时通知医生采取急救措施。

⑥每次抽吸灌肠液时，应夹紧或反折肛管，以防空气进入引起腹胀。

⑦降温灌肠时，在排便后 30 分钟测量体温。

⑧禁忌使用清水反复灌洗，以防水、电解质紊乱。急腹症、消化道出血、严重心血管疾病等患者及孕妇禁忌灌肠。肝性脑病患者禁用肥皂水灌肠，以减少氨的形成和吸收。充血性心力衰竭和水钠潴留的患者，禁用生理盐水灌肠。

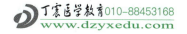 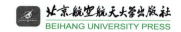

⑨灌肠后的排便记录方式为：排便次数 /E，如灌肠后排便 1 次记为 1/E。

2．小量不保留灌肠

（1）目的

①为年老体弱、幼儿及腹部或盆腔手术后患者解除便秘、软化粪便。

②排出肠道内的气体，减轻腹胀。

（2）操作方法：见表1-9。

表1-9　协助排便的护理技术要点鉴别

	大量不保留灌肠			小量不保留灌肠	保留灌肠	肛管排气
	一般情况	降温	中暑			
液体温度（℃）	39～41	28～32	4	38	38	—
灌肠液保留（排气）时间（分钟）	5～10	30		10～20	＞60	＜20
灌肠溶液	0.1%～0.2%肥皂水生理盐水			"1，2，3"溶液（50%硫酸镁30ml、甘油60ml、温开水90ml）	10%水合氯醛2%黄连素0.5%～1%新霉素	—
灌肠液量（ml）	500～1000（成人）200～500（小儿）＜500（伤寒）			100～180	＜200	—
肛管插入肛门深度（cm）	7～10（成人）4～7（小儿）			7～10	15～20	15～18
液面与肛门距离（cm）	40～60，＜30（伤寒）			＜30	＜30	—
卧位	左侧			左侧	左侧（细菌性痢疾、溃疡性结肠炎）；右侧（阿米巴），抬高臀部	左侧或仰卧

（3）注意事项

①灌肠速度不可过快，压力宜低。

②每次抽吸灌肠液时，应夹紧或反折肛管，以防空气进入引起腹胀。

3．保留灌肠

（1）目的

①镇静或催眠。

②治疗肠道感染。

（2）操作方法：见表1-9。

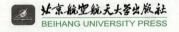

（3）注意事项

①肠道感染患者，应在临睡前灌肠，使药液易于保留、吸收。

②灌肠的肛管要细、液量要少、插入要深、压力要低。

③肛门、直肠、结肠等手术后及排便失禁的患者不宜保留灌肠。

4．肛管排气

（1）目的：排出肠腔内积气，以减轻腹胀。

（2）操作方法：见表 1-9。

（3）注意事项

①橡胶管一端插入水瓶液面以下，另一端与肛管连接。

②观察排气情况，如见水瓶中气泡很少或无逸出，说明排气不畅，可更换体位或按摩腹部。

③长时间留置肛管可降低肛门括约肌的反应，甚至导致永久性松弛，必要时可间隔 2～3 小时重新插管排气。

5．简易通便

（1）目的：为患者解除便秘。

（2）操作方法

①开塞露法：开塞露由甘油或山梨醇制成，封装于塑料容器内。使用时护士剪去封口端，先挤出少许药液润滑开口处。嘱患者取左侧卧位，放松肛门外括约肌，将开塞露前端开口处轻轻插入肛门后，将药液挤入直肠内。保留 5～10 分钟后排便。

②甘油栓法：甘油栓由甘油和明胶制成。使用时护士戴手套，捏住甘油栓底部，轻轻插入肛门至直肠内，抵住肛门处轻轻按摩。保留 5～10 分钟后排便。

③肥皂栓法：将肥皂削成圆锥形，底部直径约 1cm、长约 3～4cm。使用时护士戴手套，将肥皂栓蘸热水后轻轻插入肛门内。

6．口服高渗溶液清洁肠道　患者术前 3 天半流质饮食，术前 1 天流质饮食。

（1）甘露醇法：术前 1 天 14:00～16:00 口服甘露醇 1500ml（20% 甘露醇 500ml+5% 葡萄糖 1000ml），服用后 15～20 分钟自行排便。

（2）硫酸镁法：术前 3 天每晚口服 50% 硫酸镁 10～30ml，术前 1 天 14:00～16:00 口服硫酸镁 200ml（50% 硫酸镁 100ml+5% 葡萄糖 100ml）后再服温开水 1000ml，服后 15～30 分钟即可反复自行排便。

五、粪便标本采集

1．分类

（1）常规标本：检查粪便的一般性状、颜色、细胞等。

（2）培养标本：检查粪便中的致病菌。

（3）隐血标本：检查粪便中肉眼不可见的微量血液。

（4）寄生虫标本：检查粪便中的寄生虫、幼虫以及虫卵。

2．方法

（1）排空膀胱，防止尿液混入粪便。

（2）常规标本：嘱患者排便于清洁便盆内，用检便匙取中央部分或黏液脓血部分的粪便约 5g（蚕豆大小）。水样便应盛于容器中。

（3）培养标本：能排便者排便于消毒便盆内，用无菌棉签取中央部分或黏液脓血部分粪便 2～5g

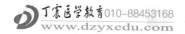 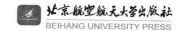

放入培养瓶内，盖紧送检。不能排便者用无菌长棉签蘸无菌生理盐水，轻轻插入肛门 6 ～ 7cm，单向轻轻旋转后退出，放入培养瓶内。尽量选取多处标本，以提高阳性率。

（4）寄生虫标本：嘱患者排便于清洁便盆内，留取不同部位带血或黏液的粪便 5 ～ 10g。服用驱虫药或做血吸虫孵化检查时应留取全部粪便。查阿米巴原虫时，便盆应加温至接近正常体温，留便后连同便盆送检，以保持阿米巴原虫的活动状态。查蛲虫应在睡前或晨起前将透明胶带贴在肛周，取下后粘于载玻片上送检。

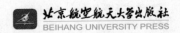

第 12 章　医院内感染的预防和控制

第一节　医院内感染

1. 概述

（1）概念：《医院管理办法》将医院内感染定义为：住院患者在医院内获得的感染，包括在住院期间发生的感染和在医院内获得出院后发生的感染，但不包括入院前已经存在或者入院时已处于潜伏期的感染。

（2）分类：医院内感染主要分内源性感染和外源性感染。

①内源性感染（自身感染）：主要指患者自身在机体免疫功能低下时菌群失调，而引发的感染。

②外源性感染（交叉感染）：指除患者自身以外的宿主或医院环境，一般指患者与患者之间、患者与工作人员之间、患者与护理人员之间的直接感染，或者是通过水、空气、医疗设备、各种动物等引发的间接感染。

（3）形成及传播途径：由传染源、传播途径、易感宿主（人或动物）3 部分构成。传播途径主要包括：接触传播、空气传播、飞沫传播、生物媒介传播等。

2. 医院内感染的管理

（1）建立三级监控体系：在医院感染控制管理委员会领导下，建立医院感染管理科及三级护理管理体系，即一级管理，病区护士长和兼职监控护士；二级管理，专科护士长；三级管理，护理部副主任。三级监控体系负责评估医院感染发生的危险性，及时发现，及时汇报，及时处理。

（2）健全各种制度

①管理制度，建立对患者入院、住院和出院 3 阶段的随时、终末和预防性消毒制度、消毒隔离制度等。

②监测制度，监测消毒剂的应用时间及效力、灭菌的效果、一次性器材等的监测。

③消毒质控标准，应在医院内建立相应制度，应符合国家卫生部门所规定的医院卫生标准。

（3）落实医院感染管理措施：控制感染源、切断传播途径、保护易感人群。主要具体措施是使医院建筑、环境及设施布局合理，有利于消毒隔离；定期检查各种规章制度落实情况，如清洁、消毒、灭菌；洗手技术、无菌技术及隔离技术；消毒灭菌效果监测；医疗污物及污水处理；合理使用抗生素等。

（4）加强医院感染学教育，明确医务人员职责。

第二节　清洁、消毒和灭菌

清洁：是指清除物体表面的污垢，如尘埃、油脂、分泌物。

消毒：是指清除或杀灭芽胞以外的所有病原微生物。

灭菌：杀灭物体上的所有微生物，包括细菌芽胞和真菌孢子。

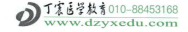
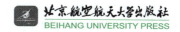
北京航空航天大学出版社
BEIHANG UNIVERSITY PRESS

一、物理消毒灭菌方法

1. **热力消毒灭菌方法**　利用热力使微生物的蛋白质凝固、变性而导致其死亡，达到消毒灭菌的目的，是效果可靠、使用最广泛的方法。分为干热法和湿热法两种，相比之下，湿热法导热较快，需要的时间较短、温度较低。

（1）燃烧法：是一种简单、迅速、彻底的灭菌方法。常用于破伤风梭状杆菌、气性坏疽杆菌等特殊感染细菌的敷料处理；也适用于无保留价值的物品，如污染纸张、医用垃圾等的处理。急用耐高温的搪瓷类物品、金属器械时，在无其他灭菌条件时也可使用。搪瓷容器内倒入95%乙醇溶液，慢慢转动使乙醇分布均匀，点燃至熄灭，时间不少于3分钟。器械可放在火焰上烧灼20秒。使用燃烧法时应注意远离易爆物品，燃烧过程中不得添加乙醇，以免火焰上窜致灼伤或引发火灾。贵重器械及锐利刀剪不宜采用燃烧法，以免损坏或使锋刃变钝。

（2）干烤法：将物品置于特制的密闭烤箱内灭菌，热力传播主要依靠空气对流和介质传导。适用于高温下不易变质、损坏和蒸发的物品，如粉剂、油剂、玻璃器皿及金属制品的灭菌；灭菌时间160℃，2小时；170℃，1小时；180℃，30分钟。

（3）煮沸法：适用于耐高温、耐潮湿物品，如金属、搪瓷、玻璃、橡胶等，但不能用于外科手术器械的灭菌。水沸后开始计时，5～10分钟可杀灭细菌繁殖体，15分钟可将多数芽胞杀灭。加入碳酸氢钠达到1%～2%浓度时，水的沸点可达105℃，既可增强杀菌效果，又可去污、防锈。煮沸前先将物品刷洗干净，完全浸没水中。物品体积不应超过容器的2/3。玻璃类物品应在冷水或温水时放入；橡胶类应在水沸后放入；空腔导管应预先在腔内充满水；大小相同的碗、盆不可叠放。若中途加入物品，则应从再次水沸后重新计时。海拔每增高300m，消毒时间延长2分钟。

（4）压力蒸汽灭菌法：是物理灭菌法中应用最广、效果最可靠的首选灭菌方法。利用高压高温饱和蒸汽所释放的潜热杀灭所有微生物及其芽胞。适用于耐高温、耐高压、耐潮湿的物品，如各类器械、敷料、搪瓷、玻璃制品、橡胶及溶液的灭菌，不可用于凡士林等油剂和滑石粉等粉剂。

①下排气式压力蒸汽灭菌：压力103～137kPa，温度121～126℃，经15～30分钟达灭菌效果。

②预真空压力蒸汽灭菌：灭菌前先抽出灭菌器内的冷空气，使之形成负压，再输入蒸汽。在负压作用下，蒸汽能迅速穿透物品，压力达205kPa，温度达132℃，维持4～5分钟即可达到灭菌效果。

③注意事项：灭菌物品包装大小应合适，下排气式压力蒸汽灭菌器物品包不大于30cm×30cm×25cm，预真空压力蒸汽灭菌物品包不大于30cm×30cm×50cm。灭菌物品应合理摆放，各包之间应留有间隙，以便蒸汽穿透。盛装物品的容器应有孔，灭菌前将孔打开，使蒸汽进入。布类物品应放在金属、搪瓷类物品之上，以免蒸汽遇冷凝成水珠，使布类受潮。随时观察，灭菌器内压力、温度达到灭菌要求时开始计时。灭菌物品冷却30分钟以上、干燥后方可取出。灭菌效果监测方法有物理、化学和生物3种，最常用的是化学监测法，最可靠的是生物监测法。

2. **辐射消毒法**

（1）日光曝晒法：照射时间不少于6小时，定时翻动。常用于床垫、床褥、棉胎、枕芯、毛毯、衣服、书籍等物品的消毒。

（2）紫外线灯管消毒法：因其穿透力弱，主要适用于空气、物品表面和液体的消毒。能杀灭细菌繁殖体、真菌、病毒，并对芽胞有显著杀灭作用，与高效类化学消毒剂的效果相当。空气消毒首选紫外线灯管消毒法，不仅消毒效果可靠，而且可在室内有人时使用。杀菌作用最强的波段是250～270nm。空气消毒有效照射距离不超过2m，照射时间不少于30分钟；物品表面消毒有效照射距离为25～60cm，消毒时间为20～30分钟。消毒时注意：计时应从灯亮起后5～7分钟开始；适宜的室温为20～40℃，相对湿度为40%～60%；注意眼睛和皮肤防护，嘱患者戴墨镜或用纱

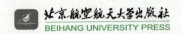

布遮住双眼，身体用被单遮盖；保持紫外线灯管清洁，每 2 周用无水乙醇纱布擦拭 1 次；关灯后如需重新开启，应间隔 3 ～ 4 分钟，冷却后再开。建立使用登记卡，定期监测灭菌效果，灯管使用时间超过 1000 小时、强度低于 $70\mu W/cm^2$ 时应更换。

（3）臭氧灭菌灯消毒法：利用臭氧的强氧化作用，杀灭细菌繁殖体、真菌、病毒，并对芽胞有显著杀灭作用，与高效类化学消毒剂的效果相当。主要用于空气、医疗污水、诊疗用水及物品表面的消毒。空气消毒要求时间不少于 15 分钟；物品表面消毒需要 60 ～ 120 分钟。臭氧对人体有毒，使用时关闭门窗，人员离开，消毒结束后 30 分钟方可进入；臭氧还可损坏物品，使金属生锈、橡胶老化、织物漂白褪色等。

3．**电离辐射灭菌法**　主要是应用核素 ^{60}Co 发射的 γ 射线或电子加速器产生的 β 射线灭菌。特别适合不耐热的物品，如一次性医用塑料用品、金属、橡胶、食品、药品、精密医疗器械和生物学制品在常温下灭菌，灭菌均匀、彻底。灭菌时注意应采用机械传送物品，防止射线对人体的伤害；湿度越高，灭菌效果越好。

4．**微波消毒法**　可杀灭各种微生物，包括细菌繁殖体、真菌、病毒、细菌芽胞及真菌孢子等。常用于食品、餐具的处理，医疗文件、药品及耐热非金属材料的消毒灭菌，但不能用于金属物品。优点有节能、作用快、温度低等。

5．**过滤除菌**　采用生物洁净技术，可除掉空气中 0.5 ～ 5μm 的尘埃，达到洁净空气的目的。常用于烧伤病房、手术室、器官移植病房等。

二、化学消毒灭菌方法

某些不适用于物理消毒灭菌的物品，可选用化学消毒灭菌法，如患者皮肤、黏膜、排泄物，光学仪器，锐利金属器械及周围环境消毒等。

1．**常用方法**

（1）浸泡法：用于耐湿不耐热物品、器械的消毒，如锐利器械、精密仪器及化学纤维制品。

①根据消毒物品的特点选择合适的消毒剂，严格掌握药物的浓度、使用方法、消毒时间。定期更换消毒液，挥发性消毒液要加盖。

②待消毒物品必须先洗净、擦干，完全浸泡在溶液里，管腔内注满消毒液，打开器械轴节及容器的盖。

③消毒后的物品在使用前用无菌生理盐水冲洗干净，以免消毒剂刺激人体组织。

④消毒液中不能放置纱布、棉花等物，以免因吸附消毒剂而降低消毒效力。

（2）喷雾法：用喷雾器将化学消毒剂均匀地喷洒在空气中或物品表面。

（3）擦拭法：用化学消毒剂擦拭物品表面或人体皮肤、黏膜。

（4）熏蒸法：常用于手术室、换药室或病室的空气消毒及某些物品消毒。空气消毒常用纯乳酸（$0.12ml/m^3$）、食醋（5 ～ $10ml/m^3$）。密闭门窗后熏蒸 30 ～ 120 分钟。物品消毒常用甲醛或环氧乙烷气体。

2．**化学消毒剂的分类**　依照下列消毒剂在合适的浓度、有效的作用时间消毒时，可以达到的消毒效果作为消毒剂分类的依据。部分消毒剂如含氯消毒剂、过氧化氢等由于浓度等消毒条件不同，达到的消毒效果也不同。化学消毒剂的分类及消毒效果对比见表 1-10。

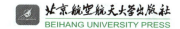

表1-10　化学消毒剂的分类及消毒效果对比

分类	常见消毒剂	杀灭作用	杀灭芽胞	杀灭分枝杆菌
灭菌剂	戊二醛、过氧乙酸、环氧乙烷、甲醛	一切微生物	可	可
高效类消毒剂	过氧化氢、高浓度含氯消毒剂、碘酊	细菌繁殖体、真菌、病毒	较显著	可
中效类消毒剂	碘伏、乙醇、低浓度含氯消毒剂	细菌繁殖体、真菌、病毒	不可	可
低效类消毒剂	氯己定、苯扎溴铵	细菌繁殖体、亲脂病毒	不可	不可

3. 常用化学消毒剂及其使用注意事项　见表 1-11。

表1-11　常用化学消毒剂及其使用注意事项

消毒剂	适用情况	注意事项	黏膜消毒	金属腐蚀性	漂白作用	现用现配
2%戊二醛	浸泡不耐热的金属器械和精密仪器如内镜等	加0.3%碳酸氢钠调节pH，浸泡金属器械加0.5%亚硝酸钠防锈；灭菌后无菌蒸馏水冲洗；室温下避光保存，配置好的消毒液最多可连续使用14天	不可	有	无	不需要
过氧乙酸	0.2%手消毒，0.5%餐具、体温计消毒，浸泡法；15%过氧乙酸（7ml/m3）室内空气消毒，熏蒸法；0.2%～0.5%物体表面消毒，擦拭法	有刺激性，使用时加强个人防护；高温时容易发生爆炸，应在避光、阴凉处密闭存放；现用现配，避免与碱或有机物相混合；消毒后应冲洗干净	可	有	有	需要
环氧乙烷	穿透性强，广谱杀菌，适用于不耐高温、潮湿的光学仪器、电子诊疗器械、书籍文件的灭菌	易燃、易爆，须持证上岗，应存放于阴凉通风、远离明火、静电及转动马达的环境，温度低于40℃；对人体有毒性，灭菌后须清除其残留量再使用；灭菌前清洗不可用生理盐水；不可用于饮水和食物消毒	不可	无	无	/

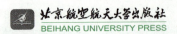

（续　表）

消毒剂	适用情况	注意事项	黏膜消毒	金属腐蚀性	漂白作用	现用现配
40%甲醛	不耐高温、对湿敏感且易腐蚀物品的表面消毒灭菌，如书籍文件等	对人体有毒性和刺激性，可致癌，不可用于室内空气消毒，使用时应注意防护	不可	无	无	不需要
含氯消毒剂	餐具、环境、水、疫源地消毒；被乙肝病毒、结核杆菌、细菌芽胞污染的物品消毒。常用的有液氯、漂白粉精、次氯酸钠及84消毒液等。含有效氯0.05%（500mg/L）的溶液浸泡10分钟可杀灭细菌繁殖体；含有效氯0.2%～0.5%（2～5g/L）的溶液浸泡30分钟可杀灭乙肝病毒、结核杆菌、细菌芽胞等	人体分泌物、排泄物消毒可按5份加含氯消毒剂干粉1份搅拌（10g/L），放置2小时以上；含氯消毒剂应保存在密闭容器内，粉剂防潮，不宜用于金属制品、有色织物及油漆家具的消毒	不可	有	有	需要
3%过氧化氢	不耐热的外科植入物、塑料用品、餐具的消毒及外科冲洗伤口（特别是厌氧菌感染）、漱口、皮肤黏膜的冲洗消毒，室内空气消毒	对皮肤、黏膜有刺激性，注意个人防护，防止溅入眼睛	可	有	有	需要
2%碘酊	注射、手术、穿刺部位的皮肤消毒，含有效碘18～22g/L，	涂搽2次，1～3分钟后75%乙醇脱碘；含乙醇，有刺激性，不可用于黏膜及敏感部位皮肤的消毒	不可	二价金属	无	不需要
75%乙醇	皮肤、精密仪器、医疗器械的表面消毒	皮肤及物品表面消毒要求喷雾或涂搽2遍，作用3分钟；消毒体温计要求浸没30分钟；刺激性强，易燃、易爆、易挥发；不可用于医疗器械的消毒灭菌，因其不能杀灭芽胞；也不可用于黏膜及创面消毒，因刺激性较强	不可	无	无	不需要

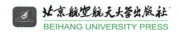

（续　表）

消毒剂	适用情况	注意事项	黏膜消毒	金属腐蚀性	漂白作用	现用现配
碘伏（聚维酮碘/碘附）	外科手术前术者手和前臂、手术切口部位、注射或穿刺部位、新生儿脐带及黏膜冲洗消毒；皮肤细菌、真菌感染及阴道炎的治疗。手及皮肤消毒2～10g/L，口腔黏膜及创面消毒1000～2000mg/L，阴道黏膜及创面消毒500mg/L	皮肤消毒后无需乙醇脱碘；不可用于二价金属制品消毒；稀释后稳定性差	可	二价金属	无	需要
氯己定（洗必泰）	皮肤黏膜、创面消毒及口腔感染治疗。属胍类消毒剂，手术部位和注射部位皮肤及伤口创面：有效含量≥2g/L的氯己定乙醇溶液（70%体积比），可达到中效类消毒剂的效果；口腔、阴道或伤口创面：有效含量≥2g/L的氯己定水溶液	妇产科、泌尿外科常用；对结核杆菌无效；黏膜消毒仅限于诊疗过程中使用；氯己定是阳离子表面活性剂，不可与肥皂等同用	可	无	无	不要求
苯扎溴铵（新洁尔灭）	属季铵盐类消毒剂，皮肤消毒采用原液；环境及物品表面消毒1000～2000mg/L；黏膜消毒1000～2000mg/L	不可用于膀胱镜、眼科器械、橡胶及铝制品的消毒；苯扎溴铵是阳离子表面活性剂，不可与肥皂等同用；避免接触有机物；浸泡金属器械加入0.5%亚硝酸钠防锈	可	有	无	不要求

三、医院清洁、消毒、灭菌工作

1. 医院物品的危险性分类

（1）高度危险性物品：是指穿过皮肤、黏膜而进入无菌组织或器官内部的器械，或与破损的组织、皮肤、黏膜密切接触的器材或用品。如手术器械、注射器、注射的药物和液体、血液及其制品、脏器移植物、导尿管、膀胱镜等。

（2）中度危险性物品：是指仅与皮肤、黏膜接触而不进入无菌组织内部的物品。如体温计、血压计袖带、压舌板、鼻镜、耳镜、便器等。

（3）低度危险性物品：是指不进入人体、不接触黏膜，仅直接或间接与健康无损的皮肤相接触的物品，如无足够数量的病原微生物污染，一般不会致病。如毛巾、面盆、床面、衣服、被褥、口罩、听诊器、血压计等。

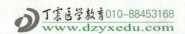 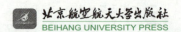

2．选择消毒、灭菌方法的原则

（1）根据物品的危险性选择：高度危险性物品须采取灭菌法，清除或杀灭物体上含芽胞在内的所有微生物；中度危险性物品应达到消毒效果，采取中效或高效消毒法；低度危险性物品可选择低效消毒法或仅采取清洁处理即可。

（2）根据污染微生物的种类选择：对受到致病性芽胞、真菌孢子和抵抗力强、危险程度大的病毒污染的物品，应选用灭菌法或高效消毒法；对受到致病性细菌、真菌、亲水病毒、螺旋体、支原体、衣原体污染的物品，应选用中效以上的消毒法；对受到一般细菌和亲脂病毒污染的物品，可选用中效或低效消毒法。

（3）根据消毒物品的性质选择：耐热、耐湿物品首选压力蒸汽灭菌法；耐高温的玻璃器材、油剂类和干粉类可选用干热灭菌法；不耐热的贵重物品可选择环氧乙烷或低温甲醛熏蒸法。

3．医院日常的清洁、消毒、灭菌

（1）医院环境：医院常被患者、隐性感染者或带菌者的排出物所污染，成为感染的媒介。故医院环境的清洁、消毒、灭菌是控制感染的基础。医院环境要做到清洁，对特殊污染的地面及空间，可以用化学消毒剂喷洒。

（2）环境空气的净化及消毒：用物理、化学及生物等方法，使室内空气中的含菌量尽量减少到无尘、无菌状态，称为净化。主要的措施是控制感染源，减少人员流动；室内定时通风；湿式清扫；紫外线消毒等。遇到传染病或严重感染疾病患者可用化学消毒剂进行空气消毒。无菌药物制剂室、手术室、烧伤病房、器官移植病房等室内空气可采用生物净化法进行空气净化，此法又称层流净化法，指空气通过孔隙＜0.2μm的高效过滤器以垂直或水平两种气流呈流线状流入室内，再以等速流过房间后流出，使室内的尘埃或微生物随气流方向排出房间。（空气消毒见表1-12）。

表1-12　环境空气消毒的分类

分类	环境范围	空气菌落总数要求	空气消毒方法
I 类	层流洁净手术室、层流洁净病房、无菌药物制剂室等	≤10cfu/m³	层流通风法
II 类	普通手术室、产房、婴儿室、早产儿室、普通保护性隔离室、烧伤病区、重症监护病区等	≤200cfu/m³	低臭氧紫外线灯制备的循环风紫外线空气消毒器或静电吸附式空气消毒器，每小时循环风量须达到房间体积8倍以上
III 类	儿科病区、妇产科检查室、治疗室、注射室、换药室、急诊室、化验室、各类普通病区和诊室等	≤500cfu/m³	除可用II类的消毒方法，还可应用臭氧、紫外线灯、化学消毒剂熏蒸或喷雾
IV 类	传染病科及病区	—	同III类

（3）环境和物品表面消毒：床头柜、床旁椅用醮取消毒液的抹布擦拭，2 次 / 天；地面如无明显污染，可湿式清扫，1 ～ 2 次 / 天；墙面不需要常规消毒。床头柜、床旁椅、地面或墙面如受病原微生物污染，可用含氯消毒剂或过氧乙酸喷洒或擦拭，也可用紫外线灯照射消毒。

（4）被服、衣物的消毒：有条件的医院可将被服、衣物集中起来，经环氧乙烷灭菌后，再送到洗衣房清洗，备用。无条件的医院，可根据不同物品采取不同方法。棉织品经洗涤后用高温消毒；床垫、棉胎、枕芯、毛毯等可用日光曝晒或紫外线消毒；感染与非感染的被服、衣物要分开清洗、消毒；工作人员的用物应单独清洗、消毒。

（5）皮肤与黏膜的消毒：医务人员要加强手的清洗、消毒，可有效避免交叉感染。患者皮肤与黏膜的消毒可根据不同部位和需要选择消毒剂。

（6）预防性与疫源性消毒：预防性消毒指在未发现感染性疾病的情况下，对可能被病原性微生物污染的环境、物品、人体等进行消毒及对粪便及污染物的无害化处理。疫源性消毒指在有感染源的情况下进行的随时消毒和终末消毒。随时消毒直接在患者或带菌者周围进行，随时杀灭或清除感染源排出的病原微生物，如接触患者及污染物后的洗手和手的消毒等；终末消毒指感染源出院或死亡后对隔离病室的消毒，杀灭感染源患者遗留下来的病原微生物，如病室内用熏蒸法消毒。

（7）器械、物品的清洁、消毒、灭菌：凡是受到感染患者的血液污染的器械和物品、排泄物、分泌物等，应先预消毒，清洗，再根据物品污染后危险性种类，选择合理的消毒、灭菌方法进行消毒灭菌。

第三节　手的清洗与消毒法

1. **洗手**　用清洁剂和流动水洗手，去除手部皮肤污垢、皮屑和部分致病菌的过程。

（1）掌心相对，手指并拢，相互揉搓。

（2）掌心对掌背，双手交叉，指缝相互揉搓。

（3）掌心相对，双手交叉，指缝相互揉搓。

（4）一手握拳，在另一手掌心旋转揉搓。

（5）一手握另一手拇指，旋转揉搓。

（6）五指指尖并拢，在另一手掌心旋转揉搓。

（7）一手旋转揉搓另一手的手腕。

（8）每个部位至少揉搓10次，揉搓双手不少于15秒。

（9）洗手时身体与洗手池保持一定距离，避免隔离衣污染水池及水溅湿工作服。

（10）流水冲洗双手时注意指尖向下，腕部低于肘部，使水从肘部流向指尖。

2. **刷手**　用手刷蘸清洁剂，按前臂、腕部、手背、手掌、手指、指缝到指甲的顺序，彻底刷洗，流水冲净。每只手刷30秒，两遍共刷2分钟。刷洗范围应超过被污染范围。

3. **卫生手消毒**　医务人员用速干手消毒剂揉搓双手，以减少手部暂居菌的过程。

（1）取速干手消毒剂于掌心，均匀涂抹至整个手掌、手背、手指和指缝，必要时增加手腕及腕上10cm。

（2）揉搓时间至少15秒，自然干燥。

4. **外科手消毒**　外科手术前医务人员先用清洁剂和流动水洗手，再用具有持续抗菌活性的手消毒剂清除或杀灭手部暂居菌和减少常居菌的过程。

（1）用清洁剂揉搓并刷洗双手、前臂和上臂下1/3，特别注意清洁指甲下和皮肤皱褶处。

（2）流水冲洗，始终保持双手位于胸前并高于肘部，使水由手部流向肘部。

（3）擦干手，涂抹消毒剂，直至消毒剂干燥。

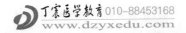

第四节　无菌技术

1. **概念**　无菌技术是指在医疗、护理操作过程中，防止一切微生物侵入人体和防止无菌物品、无菌区域被污染的操作技术。

2. **操作原则**

（1）操作环境清洁宽敞，定期消毒；无菌操作前 30 分钟停止清扫，减少走动。室内环境要求低于 24℃。

（2）工作人员应着装整洁、修剪指甲、洗手、戴口罩。

（3）无菌物品管理规范有序，标识清楚，按失效期先后顺序摆放、取用。不同包装无菌物品的有效期一般是：纺织品包装材料 7 ～ 14 天，一次性纸袋包装 1 个月，一次性医用皱纹纸、纸塑袋等包装为 6 个月。

（4）正确取用无菌物品，无菌物品仅可使用无菌持物钳取用，一经取出，即使未用也不可放回。

（5）操作过程中注意无菌原则。一套无菌物品仅供给一位患者使用，防止交叉感染。

3. **无菌持物钳使用法**　用于取放和传递无菌物品。有三叉钳、卵圆钳、长镊子和短镊子 4 种。

（1）每个无菌容器内只放一把无菌持物钳。

（2）临床主要使用干燥保存法，即盛放无菌持物钳的无菌干罐保存在无菌包内，使用前开包。如浸泡在盛有消毒液的消毒容器内，消毒液面应浸没无菌持物钳轴节上 2 ～ 3cm 或镊子的 1/2 处，持物钳轴节松开。

（3）取钳时手持无菌持物钳上 1/3 处，闭合钳端，将钳移至容器中央，垂直取出，不可触及液面以上的容器内壁或边缘。

（4）使用时始终保持钳端向下，在腰部以上视线范围内移动，不可倒转向上，防止消毒液倒流污染钳端。

（5）使用后闭合钳端，快速垂直放回容器中。

（6）如需到远处夹取无菌物品，应将无菌持物钳与容器一同搬移，就地取出使用，防止无菌持物钳在空气中暴露过久而被污染。

（7）无菌持物钳不可夹取油纱布或换药、消毒皮肤。如有污染或可疑污染应重新灭菌。

（8）采用干燥法保存的无菌持物钳，每 4 小时更换 1 次。采用消毒液浸泡法保存时，无菌持物钳及其浸泡容器每周清洁、灭菌 2 次，同时更换消毒液。使用频率高的门诊换药室、注射室、手术室等，无菌持物钳应每天清洁、灭菌。

4. **无菌容器使用法**　无菌容器用于盛放无菌物品并保持其无菌。

（1）打开容器盖，平移离开容器上方，内面翻转向上置于稳妥处或拿在手中。注意手不可触及容器盖的边缘及内面，容器盖不可在容器的垂直上方翻转。

（2）用无菌持物钳从无菌容器内垂直夹取无菌物品。注意无菌持物钳及物品均不可触及无菌容器边缘。

（3）取物后立即将容器盖翻转，内面向下，由近向远、由一侧盖向另一侧，盖严。

（4）手持无菌容器时，应托住容器底部，手指不可触及其边缘及内面。

（5）无菌容器一经打开，使用的有效期为 24 小时。

5. **取用无菌溶液法**　将无菌溶液倒入无菌容器内，供无菌操作使用。

（1）擦净瓶体灰尘，核对瓶签上的药名、浓度、剂量、有效期，检查瓶盖有无松动、瓶身有无裂缝，确定溶液有无浑浊、变色、沉淀或絮状物。

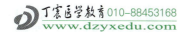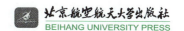

（2）撬开瓶盖，消毒瓶塞，待干后盖无菌纱布，打开瓶塞。注意手不可触及瓶口及瓶塞内面。

（3）手握溶液瓶的标签侧，先倒出少量溶液于弯盘内，冲洗瓶口，再由原处倒出所需溶液于无菌容器中。

（4）倒液后立即盖好瓶塞，必要时消毒后盖好。

（5）在瓶签处注明开瓶日期和时间，已开启的无菌溶液有效期为 24 小时，余液只可用于清洁操作。

（6）任何物品均不可直接伸入无菌溶液瓶中蘸取溶液。已经倒出的溶液不可再倒回瓶内。

6．无菌包使用法　使无菌包内的无菌物品在一定时间内保持无菌状态，供无菌操作用。

（1）灭菌前包扎无菌包，包外标明物品名称和灭菌日期，粘贴化学指示胶带。

（2）使用时取出无菌包，先查看名称、灭菌日期、化学指示胶带的颜色，有无潮湿和破损。

（3）在清洁、干燥平面上松解、打开无菌包。注意手不可触及无菌包布内面，取无菌物品时不可横跨无菌区。

（4）取出包内全部物品时，将包托在手上，另一手打开包布四角并捏住，稳妥地将包内物品放入无菌区域内。投放时，手托住包布使无菌面朝向无菌区域。

（5）取出包内部分物品时，用无菌持物钳夹取出所需物品，再按原折痕依次包盖，注明开包日期及时间。

（6）无菌包应定期灭菌，有效期为 7 天；已开包未被污染的无菌包，包内物品的有效期为 24 小时。

（7）无菌包被打湿或包内物品被污染应重新灭菌。

7．铺无菌盘法　将无菌巾铺在清洁、干燥的治疗盘内，放置无菌物品。

（1）双手捏住治疗巾一边外面两角，轻轻抖开，双折平铺于治疗盘上，将上层呈折扇状折至对侧，开口向外，无菌面向上，使治疗巾内面形成无菌区。

（2）放入无菌物品后，双手捏住上层治疗巾外面两角，将无菌巾拉平盖于无菌物品上，上下两层边缘对齐，开口处向上翻折两次，两侧边缘分别向下翻折一次。

（3）注意操作时手不可触及无菌巾内面，铺好的无菌盘防潮湿、污染，有效时间不超过 4 小时。

8．戴脱无菌手套法　戴无菌手套，保持无菌物品不被污染，保护患者，防止感染。

（1）检查并核对手套的号码、灭菌日期及包装是否干燥、完整。

（2）用一手拇指和食指同时捏住两只手套的反折部分（手套内面），取出手套，先戴一只手，再用已戴好手套的手指插入另一只手套的反折内面（手套外面），戴上另一只手。

（3）手套的外面为无菌区，已戴手套的手不可触及未戴手套的手及另一只手套的内面。

（4）戴好无菌手套后的手应始终保持在腰部以上视线范围内。

（5）脱下手套时，用戴手套的手捏住另一只手套的套口外面翻转脱下，已脱下手套的手指再插入另一只手套内，捏住内面将手套翻转脱下。勿使手套的外面（已被污染）接触到皮肤。脱手套后应洗手。

（6）如发现手套破损或可疑污染，应立即更换。

第五节　隔离技术

隔离是指采用各种方法、技术，防止病原体从患者及携带者传播给他人的措施。通过隔离将传染源安置在指定地点，暂时避免与周围人群接触，防止病原体扩散；对高度易感人群采取保护性隔离

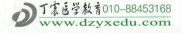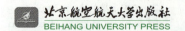

措施，防止被感染。

1．隔离区域划分

（1）清洁区：是指不易受到患者血液、体液和病原微生物等物质污染，且传染病患者不应进入的区域。包括医务人员的值班室、卫生间、男女更衣室、浴室以及储物间、配餐间等。

（2）潜在污染区：也称半污染区，是指位于清洁区与污染区之间，有可能被患者血液、体液和病原微生物等物质污染的区域。包括医务人员的办公室、治疗室、护士站、患者用后的物品和医疗器械等的处理室、化验室、内走廊等。

（3）污染区：是指传染病患者和疑似传染病患者接受诊疗的区域，也包括被其血液、体液、分泌物、排泄物污染的物品暂存和处理的场所。包括病室、患者卫生间及浴室、处置室、污物间、外走廊以及患者入院和出院处理室等。

（4）两通道：是指进行呼吸道传染病诊治的病区中的医务人员通道和患者通道。医务人员通道、出入口设在清洁区一端，患者通道、出入口设在污染区一端。

（5）缓冲间：是指进行呼吸道传染病诊治的病区中，清洁区与潜在污染区之间、潜在污染区与污染区之间设立的两侧均有门的小室，是医务人员的准备间。

（6）负压病区（房）：通过特殊通风装置，使病区（房）的空气按照由清洁区向污染区的方向流动，使病区（房）内的压力低于室外压力。排出的空气需经处理，确保对环境无害。

2．隔离管理与消毒原则

（1）传染病患者或可疑传染病患者应安置在单人隔离病室；条件受限的医院，同种传染病患者可安排在一个病室。

（2）隔离病室应有不同颜色的隔离标志，以提示不同性质的隔离。黄色为严密隔离，橙色为接触隔离，蓝色为呼吸道隔离，灰色为抗酸杆菌（结核病）隔离，棕色为肠道隔离，绿色为引流/分泌物隔离，粉红色为血液体液隔离。

（3）隔离病室门口设有浸消毒液的脚垫、泡手的消毒液、挂隔离衣用的悬挂架。

（4）工作人员进入隔离单位必须戴口罩、帽子，穿隔离衣。

（5）各种治疗、护理工作应有计划并集中操作，以减少穿脱隔离衣的次数。

（6）穿隔离衣后不得进入清洁区，只允许在规定区域内活动。

（7）接触患者或污染物品后必须消毒双手。

（8）病室空气用紫外线照射或消毒液喷雾消毒，每天 1 次；每天晨间护理后，用消毒溶液擦拭病床及床旁桌椅。

（9）患者接触过的血压计、体温计等应按规定消毒，患者的衣物、票证、书籍等须严格消毒后方可带出病区，患者的呕吐物、分泌物、排泄物须经消毒处理后方可排放。

（10）严格执行探视和陪伴制度，探陪人员进出隔离区域应根据隔离种类采取相应的隔离消毒措施。

（11）患者的传染性分泌物经 3 次培养结果均为阴性或确定已度过隔离期，经医生下达医嘱方可解除隔离。

（12）患者终末消毒处理：患者出院或转科，应洗澡、更换清洁衣服后方可离开；患者死亡后，需用消毒液擦拭尸体，以消毒棉球堵塞孔道。

（13）病室终末消毒处理：患者出院或死亡后，将被服放入污衣袋，关闭病室门窗，打开床头桌，摊开棉被，竖起床垫，用消毒液熏蒸或紫外线照射消毒；消毒后打开门窗，用消毒溶液擦拭家具、地面。

3．口罩使用法

（1）医务人员先洗手，再戴或摘口罩，不可用污染的手触碰口罩。

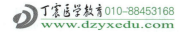
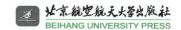

（2）口罩应罩住口、鼻及下颌，确保不漏气。

（3）佩戴医用防护口罩进入工作区域前，应进行密合性检查。

（4）口罩使用后及时取下，不可挂在胸前。

（5）洗手后摘口罩，仅用手捏住口罩的系带丢至医疗废物容器内，手不可触碰污染面。

（6）纱布口罩应保持清洁，每天更换。医用防护口罩每6～8小时更换，一次性口罩每4小时更换。口罩潮湿或受到污染后，应立即更换。接触严密隔离的患者，口罩应每次更换。

4. 穿脱隔离衣法

（1）穿隔离衣：手持衣领取下隔离衣，使清洁面朝向自己，分别将两衣袖穿好；两手由前向后顺衣领在后扣好领口，注意隔离衣袖口勿触及面部、衣领及工作帽；系好袖口，此时手已有污染，不可再触及衣领以上及隔离衣内面；双手在背后将边缘对齐，系好腰带。

（2）脱隔离衣：先解开腰带，在前面打一活结；解开两袖口，上拉隔离衣及其内的工作服至肘部，暴露双手，消毒；再用清洁的双手解开领扣；一手伸入对侧袖口内面，下拉衣袖过手，再由被隔离衣袖遮住的手抓住对侧衣袖外面，下拉对侧衣袖过手，脱下隔离衣，双手不可触及隔离衣的外面。

（3）注意事项

①隔离衣应无破损，系带领扣齐全，长短以遮住工作服为宜。

②消毒手时不可沾湿隔离衣，隔离衣也不得触及其他物品。

③离开病室前，应脱下隔离衣。

④穿隔离衣后不得进入清洁区，双臂保持在腰部以上视线范围内，避免接触清洁物品。

⑤隔离衣应每天更换、清洗和消毒，如有潮湿或污染应立即更换。

⑥隔离衣应按要求悬挂，使用过的隔离衣不可挂在清洁区；如挂在半污染区，清洁面应向外；如挂在污染区，污染面应向外。

⑦不再穿的隔离衣，脱下后清洁面向外，卷好后投入污衣袋内清洗消毒。一次性隔离衣使用后应按医疗废物管理要求进行处置。

5. 避污纸使用法　用清洁的手拿取污染物品或污染的手拿取清洁物品，均可使用避污纸，防止手或物品被污染。取避污纸时应从页面抓取，不可掀页撕取，用后弃于污物桶内，定时焚烧。

第六节　传染病隔离的种类

传染病隔离的种类及其特点对比见表1-13。

1. 严密隔离　适用于经飞沫、空气、分泌物、排泄物直接或间接传播的鼠疫、霍乱、肺炭疽、重症急性呼吸综合征（SARS，传染性非典型肺炎）等甲类或传染性极强的乙类传染病。

（1）设专用隔离病室，患者住单间病室，关闭门窗，病室采用单向负压通风，病室外挂有明显标志，禁止陪伴和探视，禁止患者离开病室。

（2）医护人员进入病室应戴口罩、帽子，穿隔离衣或防护服、隔离鞋，戴手套。

（3）患者的分泌物、呕吐物及排泄物须经严格消毒处理。污染敷料装袋、标记后焚烧。

（4）室内空气、地面及2m以下的墙壁、家具采用喷洒消毒液或紫外线照射消毒，每天1次。

2. 接触隔离　适用于经体表或伤口直接或间接接触而感染的疾病，如破伤风、丹毒、气性坏疽、狂犬病、铜绿假单胞菌感染等。

（1）同类患者可同住一室。

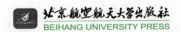

表1-13　传染病隔离的程序及其特点对比

	严密隔离	呼吸道隔离	接触隔离	肠道隔离	血液-体液隔离
适用情况	经飞沫、空气、分泌物、排泄物直接、间接传播的甲类或传染性极强的乙类传染病	通过空气、飞沫传播的传染性疾病	经体表、伤口直接或间接接触而传染的疾病	患者的排泄物直接或间接污染食物、水源引起传染的疾病	直接或间接接触血液、体液而传染的疾病
常见疾病	霍乱、鼠疫、传染性非典型肺炎（SARS）、肺炭疽	开放性肺结核、麻疹、水痘；流行性脑脊髓膜炎、百日咳、腮腺炎、流行性感冒	破伤风、丹毒、气性坏疽、狂犬病	伤寒、细菌性痢疾、病毒性肠炎、甲肝、戊肝、脊髓灰质炎	乙肝、丙肝、艾滋病、梅毒
隔离室要求	专用单间隔离病室，门外挂有明显隔离标志	同类患者可共一室，不可相互借用物品	同类患者可共一室，做好床旁隔离	同类患者共一室，做好床旁隔离，杀灭苍蝇和蟑螂	同类患者可共一室，室内应有防蚊虫、防虱虮措施
负压通风及关闭门窗	需要	需要	不需要	不需要	不需要
空气消毒	喷洒消毒液或紫外线照射，每天1次	喷洒消毒液或紫外线照射，每天1次	必要时	必要时	必要时
家具、地面消毒	每天1次	必要时	必要时	必要时	随时
陪伴、探视	禁止	不可随意，做好防护	原则上禁止，做好防护	必要时	必要时
患者离开病房	禁止	限制	限制	无特别要求	无特别要求
隔离衣	进入即穿隔离衣甚至防护服	进入即穿隔离衣	进入即穿隔离衣	接触患者时穿隔离衣	无须穿隔离衣，需戴手套
手套/口罩	进入需戴手套和口罩	进入需戴手套和口罩	进入需戴手套和口罩	戴手套	接触血液、体液戴手套或护目镜
污物处理	污染敷料装袋标记后焚烧	口鼻分泌物需经消毒处理后方可排放	污染敷料装袋标记后焚烧	餐具、便器严格消毒，排泄物、呕吐物经消毒后倒掉	被服、换药器械先灭菌，再进行清洁消毒灭菌

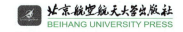

（2）医护人员进入病室应戴口罩、帽子，穿隔离衣、隔离鞋，戴手套。

（3）医护人员的手或皮肤有破损者应避免接触患者，必要时戴双层手套。

（4）使用过的衣服、被单及医疗器械均应严格消毒，污染敷料装袋、标记后焚烧。

3．**呼吸道隔离**　适用于通过空气（病原微粒子≤5μm）、飞沫（病原微粒子＞5μm）传播的感染性疾病，如经空气传播的开放性肺结核、麻疹、水痘及经飞沫传播的流行性脑脊髓膜炎、百日咳、流行性腮腺炎、流行性感冒等。

（1）同类患者可居住一病室，但不可相互借用物品。

（2）关闭门窗，病室采用单向负压通风，病室外挂有明显标志。

（3）医护人员进入病室时应戴口罩、帽子，穿隔离衣、戴手套。

（4）为患者准备专用的痰杯，口鼻分泌物需经消毒处理后方可排放。

（5）室内空气采用喷洒消毒液或紫外线照射消毒，每天1次。

（6）患者家属不可随意探视，探视时应做好防护。

（7）限制患者离开病房。

4．**肠道隔离**　适用于通过粪便、消化道分泌物直接或间接传播的疾病，如细菌性痢疾、伤寒、病毒性肠炎、甲型肝炎、戊型肝炎、脊髓灰质炎等。

（1）同类患者可同住一室，但应做好床旁隔离，患者之间不可相互交换物品。

（2）医护人员接触患者时穿隔离衣，换鞋，戴手套。

（3）患者的餐具、便器严格消毒处理，排泄物、呕吐物及吃剩下的食物经消毒处理后方可倒掉。

（4）地面喷洒消毒液，室内杀灭苍蝇和蟑螂。

5．**血液-体液隔离**　适用于乙型肝炎、丙型肝炎、艾滋病、梅毒等通过直接或间接接触血液、体液传播的疾病。

（1）同类患者可同住一病室，隔离室内应有防蚊虫、防虱虮措施。病室外挂有明显标志。

（2）护士接触患者的血液、体液、分泌物、排泄物时，应戴手套；离开隔离病室前摘除手套、洗手、手消毒。手上有伤口应戴双层手套。

（3）有可能出现血液、体液飞溅时，应戴护目镜。防止锐器伤。

（4）患者的被服、换药器械等均应先灭菌，再进行清洁、消毒、灭菌。

（5）患者用过的注射器、输液器、吸痰管、棉签、敷料等一次性用物放入医疗废物袋内，针头及尖锐物品放入耐刺、无渗漏的锐器盒，袋口密封，贴"医疗废弃物"标识后，由专人按要求收集，送医疗废物处置中心集中处理。

（6）防止锐器伤禁止以下危险行为：双手分离污染的针头和注射器，或双手回套针头帽；用手直接接触使用过的针头、刀片；用手折弯或弄直针头；手术中用手直接传递锐器；徒手携带裸露针头等锐器物；消毒浸泡针头；直接接触医疗废物等。

（7）加强物体表面的清洁和消毒，床栏杆、床旁桌椅、洗脸池、门把手等定期消毒，必要时进行空气消毒。

（8）地面或室内物品表面如被血液、体液污染，应立即用含氯消毒剂清洗消毒。

6．**昆虫隔离**　适用于预防以昆虫为媒介而传播的疾病，如流行性乙型脑炎、登革热、流行性出血热、疟疾、斑疹伤寒、回归热等。病室内应有完善的防蚊、防鼠措施，如悬挂蚊帐。

7．**保护性隔离**　又称为反向隔离，是基于保护易感人群的隔离。适用于抵抗力特别低下的患者，如血液病、大面积烧伤、器官移植、艾滋病、早产儿等。病室内空气应保持正压通风，地面、家具应进行严格消毒。医护人员进入病室均应穿戴灭菌后的隔离衣、帽子、口罩、手套及拖鞋，未经消毒处理的物品不得带入病室。禁止入室探视，特殊情况必须探视者应采取相应的隔离措施。

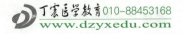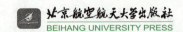

第13章 给 药

第一节 给药的基本知识

1. **药物的领取** 护士凭医生处方领药。病区的常用药物由专人负责，根据消耗量定期到药房领取、补充。贵重药物和特殊药物由医生开具处方，护士凭处方领药。剧毒药和麻醉药应凭医生处方和空安瓿领取。

2. **药物的保管原则**

（1）分类放置：按内服、外用、注射、剧毒等分类放置，按有效期先后顺序排列和有计划地使用。

（2）标签清晰：根据有效期先后顺序有计划地使用。麻醉药、剧毒药及贵重药物专人负责，加锁保管，班班交接。内服药贴蓝标签，外用药贴红标签，剧毒药和麻醉药贴黑标签。标签字迹清晰，注明中、外文对照药名、剂量、浓度及规格。

（3）定期检查：无标签或标签模糊、超过有效期，或有混浊、沉淀、变色、发霉、潮解、异味的药物，均不可使用。

（4）根据性质保管药物

①易氧化和遇光变质：氨茶碱、维生素C、盐酸肾上腺素、硝酸甘油、硝普钠、碘酊、碘伏等药物，应避光、密闭保存，注射用针剂放入用黑纸遮盖的盒内。

②易挥发、潮解、风化：乙醇、过氧乙酸、酵母片、糖衣片等药物，装在密闭瓶内，拧紧瓶盖。

③易被热破坏：疫苗、抗毒血清、白蛋白等生物制品及胰岛素注射液、青霉素皮试液等药物，放入 $2 \sim 10℃$ 冰箱保存。

④易燃烧、爆炸：环氧乙烷、乙醇、乙醚等药物，远离明火，置于阴凉低温处。

3. **药疗原则**

（1）遵医嘱给药：给药是非独立的护理操作，护士必须严格遵医嘱执行，不得擅自更改。但也不可盲目执行，如有疑问，应向医生核实清楚后才能给药。给药的常用外文缩写及中文译意见表1-14。

（2）查对制度：①"三查七对"。"三查"指操作前、操作中、操作后；"七对"是对床号、姓名、药名、浓度、剂量、用法和时间。②检查药物的质量，确保药物不变质并在有效期内。

（3）五准确：将准确的药物，按照准确的剂量，用准确的方法，在准确的时间，给予准确的患者。

（4）对易导致过敏反应的药物，按要求做过敏试验，结果阴性方可使用。

（5）两种以上药物配伍使用时，注意药物的配伍禁忌。

（6）备好的药物及时使用，避免久置受到污染或药效降低。

（7）用药后应注意监测患者的病情变化，评估用药效果，及时发现不良反应，做好记录。

丁震医学教育 010-88453168
www.dzyxedu.com

北京航空航天大学出版社
BEIHANG UNIVERSITY PRESS

表1-14　给药的常用外文缩写及中文译意

外文缩写	中文译意及具体给药时间	外文缩写	中文译意	外文缩写	中文译意
qm	每晨1次，6:00	q3h	每3小时一次	am	上午
qn	每晚1次，20:00	qod	隔日一次	pm	下午
qd	每日1次，8:00	biw	每周2次	12n	中午12时
bid	每日2次，8:00/16:00	ac	餐前	12mn	午夜12时
tid	每日3次，8:00/12:00/16:00	pc	餐后	PO	口服
qid	每日4次，8:00/12:00/16:00/20:00	hs	临睡前	ID	皮内注射
q2h	每2小时一次，6:00/8:00/10:00……	st	立即	H	皮下注射
q4h	每4小时一次，8:00/12:00/16:00……	DC	停止	IM或im	肌内注射
q6h	每6小时一次，8:00/14:00/20:00/02:00	prn	需要时（长期）	IV或iv	静脉注射
qh	每1小时一次	sos	需要时（限用1次，12小时内有效）	iv drip	静脉滴注

（8）根据药物性质给予相应的用药指导，提高患者合理用药的能力。

（9）发现给药错误，应立即报告护士长和医生，协助医生做紧急处理，并检讨错误原因。

4．给药途径　分为消化道给药（口服、舌下、直肠）、注射给药（肌内、皮下、静脉、动脉）、呼吸道吸入给药及皮肤外敷用药。

（1）药物吸收速度：除静脉和动脉注射药物直接进入血液循环，其他给药途径均存在逐步吸收进入血液循环的过程，由快至慢的顺序为：吸入＞舌下含服＞肌内注射＞皮下注射＞直肠黏膜＞口服＞皮肤外敷。

（2）给药途径与药效：同一种药物经过不同的途径给药，可产生完全不同的药效。如硫酸镁口服的作用为导泻、利胆，外用湿敷为消炎、消肿，而注射给药则为镇静、降压。

5．给药次数和间隔时间　取决于药物的半衰期，以维持血液中药物的有效浓度，发挥最大的药效而不至于引起毒性反应。

<h2 style="text-align:center">第二节　口服给药法</h2>

1．特点　是最常用的给药方法，方便、较安全。但因吸收较慢，不适用于急救时及意识不清、呕吐频繁、禁食等患者。

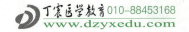 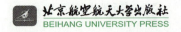

2．配药

（1）先备固体药，再备水剂或油剂药。配好一位患者的药之后再配下一个患者的。

（2）药片或胶囊等固体药用药匙取出，同一患者服用的多种固体药可放入同一药杯内。粉剂或含化药用纸包好，放入药杯中。

（3）水剂药摇匀，以量杯量取，同时服用多种药液应倒入不同的药杯中。一手持量杯，拇指置于所需药液量的刻度，并与视线平齐；另一手持药瓶，瓶签向上，倒药液至药杯中。倒毕，以湿纱布擦净瓶口。更换药液时，应洗净量杯再用。

（4）油剂或药液不足 1ml 时，用滴管吸取，滴于事先加入少量温开水的药杯中，以免附壁，从而减少药量损失。15 滴约等于 1ml。

3．发药

（1）按规定时间发药，发药前由另一名护士核对。

（2）发药时呼唤患者名字，得到准确应答后方可发药。

（3）同一患者的药物应一次取出，以免错漏。协助患者服药，目视服下后方可离开。一次不可同时为两位患者取药，以免发生差错。

（4）病情较重的患者应喂服，鼻饲患者须将药片研碎、溶解后用注射器从胃管内灌入。

（5）因特殊检查或手术禁食者，暂不发药，做好交班。发药时如患者不在病房，应暂缓发药，带回保管，适时再发或进行交班。

（6）发药时注意倾听患者意见，如患者提出疑问，应重新核对，给予解释，确认无误后再给患者服下。更换药物或停药应告知患者。

（7）服药后收回药杯，先浸泡消毒，再冲洗清洁；一次性药杯集中消毒后销毁。

（8）注意观察患者的药物疗效和不良反应，如有异常，应通知医生处理。

4．特殊用药指导

（1）止咳糖浆对呼吸道有安抚作用，同时服用多种药物时，最后服用止咳糖浆，服后不饮水，以免冲淡药液。

（2）健胃药（如健胃消食片）应在餐前服，以促进消化液分泌，增加食欲。助消化药及对胃黏膜有刺激性的药餐后服，以减少刺激。

（3）服磺胺类药物后，应多饮水，避免尿少时析出结晶，堵塞肾小管。

（4）抗生素类药物应准时给药，以维持药物在血液中的有效浓度。

（5）对牙齿有腐蚀性或染色作用的药物如酸剂、铁剂、铋剂，避免与牙齿接触，用吸水管吸入。

（6）服用缓释片、肠溶片、胶囊应吞服，不可咀嚼。

第三节　雾化吸入法

用雾化装置将药液变成细微的气雾，经口、鼻吸入，以达到湿化呼吸道、减轻呼吸道炎症和水肿、解除支气管痉挛、镇咳及祛痰、治疗肺癌等作用。

1．雾化吸入法常用药物

（1）稀释痰液：α-糜蛋白酶、乙酰半胱氨酸（痰易净）。

（2）抗感染：庆大霉素、卡那霉素。

（3）解除支气管痉挛：氨茶碱、沙丁胺醇。

（4）减轻呼吸道黏膜水肿：地塞米松。

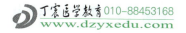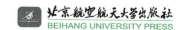

2．超声雾化吸入法

（1）作用原理：超声波发生器输出的能量透过雾化罐底部的透声膜，作用于罐内药液，破坏液体表面张力，使其成为微细雾滴，通过螺纹管随患者深而慢的吸气进入呼吸道。

（2）作用特点：雾滴小而均匀，直径 5μm 以下，药液可随深而慢的呼吸达到肺泡。

（3）操作方法

①水槽内加冷蒸馏水约 250ml，液面 3cm，应浸没雾化罐底的透声膜。将药液稀释至 30～50ml 倒入雾化罐。

②接通电源，开电源开关，预热 3～5 分钟，调整定时器至所需时间（一般为 15～20 分钟），打开雾化开关，调节雾量。

③将口含嘴放入患者口中，嘱患者紧闭口唇深吸气。

④雾化治疗结束后，取下口含嘴，先关雾化开关，再关电源开关。

⑤倒掉水槽内水并擦干，雾化罐、口含嘴及螺纹管浸泡消毒 1 小时，洗净晾干备用。

（4）注意事项

①水槽和雾化罐中不可加入温水或热水。

②水槽内的蒸馏水量应足够，无水时不可开机。

③水温超过 50℃时，应关机更换冷蒸馏水，以免损坏雾化器。

④晶体换能器和透声膜质脆易碎，操作及清洗过程中应注意动作轻柔，防止损坏。

⑤需要向雾化罐内添加药液时，可直接从小孔注入，不必关机。

⑥需连续使用时，中间应间隔 30 分钟。

3．氧气雾化吸入法

（1）作用原理：高速氧气气流通过毛细管时产生负压，将药液吸出后又被高速气流撞击形成雾状，随吸气进入患者呼吸道。

（2）操作方法

①将雾化器与氧气装置连接好，调节氧流量 6～8L/min。

②嘱患者手持雾化器，将吸嘴放入口中，紧闭口唇深吸气，屏气 1～2 秒，再经鼻呼气。

（3）注意事项

①氧气湿化瓶内不盛水，以免湿化瓶内的液体使药液稀释。

②注意用氧安全，严禁接触烟火和易燃品。

4．手压式雾化器雾化吸入法

（1）作用原理：手压雾化器顶部，利用腔内形成的高压，使药液形成气雾从喷嘴喷出。

（2）操作方法及注意事项：将雾化器倒置，接口端放入双唇间，深吸气时按压气雾瓶顶部使之喷药，屏气（最好坚持 10 秒左右）后呼气。每次喷药 1～2 次，两次治疗间隔 3～4 小时。

第四节　注射给药法

注射给药法是将无菌药液或生物制品注入体内的方法。

1．注射原则

（1）严格执行"三查七对"：药物如有变质、沉淀、瓶盖松动、安瓿裂痕，均不可使用。

（2）严格遵守无菌原则：注射前必须洗手、戴口罩，消毒注射部位，保持无菌。

（3）严格执行消毒隔离：注射物品一人一套，避免交叉感染。使用之后不可随意丢弃。

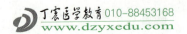 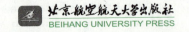

（4）选择合适的注射器和针头：根据注射方法、药液量、黏稠度和刺激性的强弱选择。

（5）选择合适的注射部位：避开神经和血管（动脉、静脉注射法除外），不能在化脓感染、硬结、瘢痕及患皮肤病处进针。

（6）注射药物现用现配：以防药物效价降低或污染。

（7）注射前排尽空气：以防空气进入血管内形成空气栓塞。

（8）掌握合适的进针角度和深度。

（9）注射前抽回血：动脉、静脉注射必须见回血方可注入药液。皮下、肌内注射须抽吸无回血方可注入药液。

（10）掌握无痛注射技术：做好患者的解释工作，分散其注意力。取合适体位，放松肌肉。注射做到两快一慢加均匀，即进针快、拔针快、推药缓慢而均匀。同时注射几种药液时，刺激性弱的药物先注射，刺激性强的药物后注射。注射刺激性较强的药物时，针头宜粗长，且进针要深。

（11）操作中应加强与患者的沟通，观察患者的反应，以发现不适，及时处理。

2．注射用物

（1）基础注射盘：皮肤消毒液（0.5% 碘伏或 2% 碘酊和 75% 乙醇）、无菌持物镊、砂轮、无菌棉签、止血带、海绵垫、弯盘等。

（2）注射器及针头：注射器由空筒和活塞两部分组成。其中空筒内壁、乳头、活塞须保持无菌，不得用手触碰。针头由针尖、针梗、针栓三部分组成，除针栓外壁以外，其余部分须保持无菌，不得用手接触。

3．药液抽吸法

（1）自安瓿内吸取药液法：轻弹安瓿顶端，将药液弹至体部，消毒安瓿颈部，用消毒砂轮在颈部划一锯痕，折断安瓿。调整针头斜面插入液面下吸取药液。抽取药液后将针头垂直向上，使气泡集中在乳头，轻推活塞，排出空气。将空安瓿套于针梗备用。

（2）自密封瓶内吸取药液法：用启瓶器去除铝盖中心部分，消毒瓶塞，待干，向瓶内注入与所需药液等量的空气，使瓶内压力增加，便于吸药。倒转药瓶，将针头插入液面下吸取药液。吸取结晶、粉剂或油剂药物时，用生理盐水或专用溶媒将结晶或粉剂充分溶解后吸取。吸取混悬液及油剂（如黄体酮注射液）时应选用较粗的针头。如油剂黏稠，可用双手对搓药瓶加温。

4．常规皮肤消毒法　棉签蘸 0.5% 碘伏，以注射点为中心，由内向外螺旋式涂搽 2 遍，涂搽直径 > 5cm。或者使用 2% 碘酊同法涂搽 1 遍，约 20 秒待干后用 75% 乙醇同法脱碘 2 遍，乙醇干后方可注射。

5．皮内注射法（ID）　将少量无菌药液注入表皮和真皮之间的方法。见表 1-15。

（1）操作方法：针尖斜面向上，完全进入皮内后，放平注射器，注入 0.1ml 药液，使皮丘隆起呈半球状，局部皮肤变白，毛孔显露。注射完毕迅速拔出针。

（2）注意事项

①皮试需备 0.1% 盐酸肾上腺素。如患者对注射药物有过敏史，不可做皮试。

②忌用碘剂消毒皮肤，以免影响对局部反应的观察。

③嘱患者勿按揉局部，以免影响结果的观察，20 分钟后观察局部反应，做出判断。

6．皮下注射法（H）

（1）操作方法：左手绷紧注射部位皮肤，右手持注射器快速刺入皮下。见表 1-15。

（2）注意事项

①需要经常注射的患者，应建立输液交替注射计划。

②药液量不足 1ml 时，用 1ml 注射器吸药，保证药物剂量准确无误。

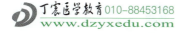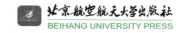

③刺激性强的药物不适合皮下注射。

7. 肌内注射法（IM）

（1）臀部肌内注射的操作方法：见表1-15。

（2）臀部肌内注射时的体位：侧卧位时上腿伸直、下腿稍弯曲，使肌肉放松。俯卧位时两足尖相对，足跟分开，头偏向一侧。仰卧位常用于危重和不能自行翻身的患者。坐位常用于门诊、急诊患者，坐椅稍高，注射侧腿伸直。

（3）注意事项

①2岁以下婴幼儿臀部肌内注射应选用臀中肌、臀小肌，不宜选择臀大肌注射，因婴幼儿肌肉发育不完善，有损伤坐骨神经的危险。

②股外侧肌可供多次注射，因大血管、神经干很少由此通过，尤其适合于2岁以下婴幼儿。

③长期进行肌内注射者，需轮换注射部位，选用细长针头，避免或减少硬结发生。

④注射刺激性强的药物时，应选择细长针头。

⑤切勿将针梗全部刺入，防止针头从根部衔接处折断。若针头折断，嘱患者保持体位不变，以防针头移位，用血管钳夹住断端取出。

⑥同时给予多种药物时，应注意配伍禁忌。

8. 静脉注射法（IV）

（1）操作方法：见表1-15。

①选择粗、直、弹性好且易固定的静脉，避开关节及静脉瓣。

②在穿刺点上方约6cm处扎止血带，嘱患者握拳。

③静脉注射时，先松止血带、松拳，再缓慢注入药物。标本采集时，采血完毕，再松止血带、松拳。

（2）注意事项

①对需要长期静脉用药的患者，为有效保护血管，应有计划地依远心端至近心端的顺序使用静脉。

②根据患者的年龄、病情及药物性质，调整药物的注射速度。

（3）静脉注射失败的常见原因

①针头刺入过浅或松开止血带时滑出血管：抽吸无回血。药液注入皮下，局部隆起，疼痛感。

②针头刺入较浅，斜面未完全进入血管内：针头部分在血管内，抽吸虽有回血，但推注药液时部分漏于皮下，局部隆起，疼痛感。

③针头刺入较深，斜面刺破对侧血管壁：针头部分在血管内，抽吸可有回血，推注少量药液时局部不一定有隆起，但药液漏于血管外，患者有疼痛感。

④针头刺入过深，穿透对侧血管壁：抽吸无回血，患者有疼痛感。

9. 股静脉注射法

（1）操作方法：仰卧位，下肢伸直略外展外旋。在股三角区扪及股动脉最明显的部位，用左手食指固定，右手持注射器刺入（表1-15）。

（2）注意事项

①严格执行无菌操作，防止感染。

②如抽出鲜红色血液，提示针头刺入股动脉，应立即拔出，用无菌纱布压迫穿刺点5～10分钟。

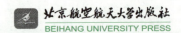

表1-15 常用注射给药法

	皮内（ID）	皮下（H）	肌内（IM）	静脉（IV）	股静脉
适用情况	药物过敏试验 预防接种 局部麻醉起始步骤	不宜口服（胰岛素） 预防接种 局部麻醉	不宜或不能口服、静脉用药，需要较快产生药效	不宜口服、皮下或肌内注射，需要迅速发挥药效的药物；输液、输血、静脉营养等	急救时做加压输液、输血或采集血标本
注射部位	前臂掌侧下段（药物过敏试验） 上臂三角肌下缘（预防接种）	上臂三角肌下缘、腹部（胰岛素注射）、后背、大腿前侧和外侧	臀大肌：连线法为髂前上棘和尾骨连线的外上1/3处；十字法为外上象限，避开内角臀中肌、臀小肌（2岁以下婴幼儿） 股外侧肌：大腿中段外侧，髋关节下10cm至膝上10cm 上臂三角肌：上臂外侧；肩峰下2～3横指处	四肢浅静脉（肘部的贵要静脉、正中静脉、头静脉和手背、足背、踝部等静脉）、头皮静脉（小儿）	股三角区，股动脉内侧0.5cm处
消毒方法	75%乙醇	常规皮肤消毒法	常规皮肤消毒法	常规皮肤消毒法	常规皮肤消毒法
进针角度	5°	30°～40°	90°	15°～30°	90°或45°
进针深度	针尖斜面完全进入皮内，在真皮与表皮之间	针梗的1/2～2/3	针梗的2/3	见回血后沿血管进针少许	见回血后沿血管进针少许
是否回血	否	否	否	是	是
注后按压	不按揉局部	轻压注射点	按压注射点片刻	按压3～5分钟	按压3～5分钟

第五节 药物过敏试验法

临床某些药物可引起不同程度的过敏反应，甚至发生过敏性休克。因此，使用此类药物前，应先做药物过敏试验，同时做好急救准备。如药物过敏试验结果为阳性，应禁用。但破伤风抗毒素（TAT）例外，如发生过敏，仍然可以使用，采用脱敏注射法。

1. 青霉素过敏试验

（1）过敏发生机制：青霉素的降解物是一种半抗原，与人体组织蛋白结合形成全抗原，作用于B淋巴细胞产生抗体IgE。IgE黏附在皮肤、声带、支气管黏膜等组织的肥大细胞和嗜酸粒细胞表面，

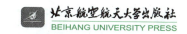

使机体处于致敏状态。当机体再次接触该抗原时，抗原与IgE结合，致细胞破裂，释放出组胺等多种血管活性物质，引起平滑肌痉挛、毛细血管扩张及通透性增加、腺体分泌增多等变态反应，导致荨麻疹、哮喘、喉头水肿及休克等表现。

（2）皮试方法：见表1-16。

表1-16　药物过敏试验

过敏试验	注射方法	皮试液浓度（/ml）	皮试液含量（/0.1ml）	阳性判断	过敏治疗药物
青霉素	ID	200或500 U	20或50 U	20分钟观察，红晕硬块，直径>1cm，或出现伪足、痒感	休克抢救首选0.1%盐酸肾上腺素
头孢菌素	ID	500μg	50μg	20分钟观察，同青霉素	同青霉素
链霉素	ID	2500 U	250 U	20分钟观察，红晕硬块，直径>1cm	休克抢救同青霉素，抽搐给予10%葡萄糖酸钙或5%氯化钙、新斯的明
破伤风抗毒素（TAT）	IM	150 U	15 U	20分钟观察，硬结>1.5cm，红晕>4cm，或出现伪足、痒感	休克抢救同青霉素，反应轻微者采用脱敏注射法
普鲁卡因	ID	2.5mg	0.25mg	20分钟观察，同青霉素过敏反应	同青霉素
细胞色素C	ID 划痕	0.75mg 7.5mg	0.075mg 两道划痕，滴1滴	20分钟观察，直径>1cm，有丘疹	
碘	ID	碘造影剂0.1mg。静脉造影检查前1~2天先做过敏试验，结果阴性方可做碘造影检查		红晕硬块，直径>1cm	休克抢救同青霉素

（3）记录：如结果为阳性，以红笔记"（+）"，并在体温单、医嘱单、病历卡、床头卡、注射卡、门诊卡上醒目地标明"青霉素阳性"，同时告知本人及其家属。

（4）预防

①使用青霉素前必须做皮肤过敏试验。试验前应询问患者的用药史、过敏史、家族史。如已知有青霉素过敏史，应绝对禁止做过敏试验，同时报告医生。

②无过敏史者，首次用药、停药3天以上再用或在应用中更换批号，均需做过敏试验。

③青霉素试验前应做好急救准备，备好0.1%盐酸肾上腺素等抢救药物及器械。

④皮试液应现用现配，放置过久易产生致敏降解物质。使用生理盐水等酸碱度中性的专用溶媒，保持溶液稳定。

⑤做过敏试验及注射后，均需嘱患者继续观察30分钟，不可马上离开。同时严密观察患者反应，注意患者主诉。

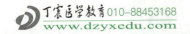
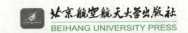

⑥患者空腹不可做过敏试验，以免由于低血糖反应影响过敏反应的判断。

⑦如对试验结果有怀疑，应在另一侧前臂掌侧下段用 0.9% 氯化钠溶液做对照试验。

（5）临床表现

①青霉素过敏性休克：是最严重的一种反应。一般在用药后数秒至数分钟之内闪电般发生，绝大多数发生在用药 30 分钟内，30 分钟后发生少见，连续用药过程中发生极少见。呼吸道症状和皮肤瘙痒为最早出现的表现。

a. 呼吸道阻塞症状：胸闷、气急、哮喘、呼吸困难，是由喉头水肿、肺水肿所致。

b. 循环衰竭症状：面色苍白、冷汗、发绀、脉搏细弱、血压下降，是由周围血管扩张、血液循环不足所致。

c. 中枢神经系统症状：头晕眼花、面部及四肢麻木、意识丧失、大小便失禁、抽搐等，是由脑组织缺氧所致。

d. 皮肤过敏症状：瘙痒、荨麻疹及其他皮疹。

②血清病型反应：一般发生于用药后的 7 ～ 12 天。表现为皮肤发痒、荨麻疹、发热、关节肿痛、全身淋巴结肿大、腹痛等。

（6）过敏性休克的处理

①停药就地抢救：协助患者平卧，保暖，报告医生。

②注射首选药物：即刻皮下注射（H）0.1% 盐酸肾上腺素 0.5 ～ 1ml。其药物作用为收缩血管、增加外周阻力、兴奋心肌、升高血压、增加心排血量及松弛支气管平滑肌等。如不缓解，可每隔 30 分钟皮下或静脉注射 0.5ml，直至患者脱离危险。

③改善呼吸功能：给予氧气吸入，出现呼吸抑制时实施口对口人工呼吸，必要时肌内注射呼吸兴奋药尼可刹米（可拉明）或洛贝林（山梗菜碱）。如喉头水肿影响呼吸，应尽快配合医生行气管切开术。

④维护循环功能：如发生心脏骤停，应立即行心肺复苏。如血压下降，应给予右旋糖酐扩容、多巴胺及间羟胺等升压药物。

⑤抗过敏治疗：遵医嘱给予地塞米松 5 ～ 10mg 静脉注射。给予盐酸异丙嗪或苯海拉明等抗组胺药。

⑥其他治疗：纠正酸中毒（5% 碳酸氢钠），对症治疗，观察生命体征及尿量，不随意搬动患者等。

2. 头孢菌素过敏试验

（1）皮试方法：见表 1-16。

（2）与青霉素交叉过敏：头孢菌素过敏反应发生率较低，但与青霉素有不完全的交叉过敏现象，少数对青霉素过敏的患者同时会对头孢菌素过敏，而对头孢菌素过敏的患者大多数会对青霉素过敏，曾发生青霉素过敏性休克的患者绝对禁忌使用头孢菌素。给青霉素过敏的患者使用头孢菌素，应严密观察，同时做好抗过敏性休克的急救准备。

3. 链霉素过敏试验

（1）发生机制与表现：链霉素中的杂质可引起组胺释放，发生过敏反应或毒性反应。过敏性休克的表现类似于青霉素，少见但比青霉素过敏反应更严重，病死率高。毒性反应较过敏反应更常见，表现为肌肉无力、全身麻木、抽搐、眩晕、耳鸣、耳聋等。

（2）皮试方法及过敏反应处理：见表 1-16。发生毒性反应时使用钙剂治疗的机制，是因钙离子可与链霉素络合，减轻毒性症状。注意推注时应缓慢。

4. 破伤风抗毒素过敏试验

（1）作用：破伤风抗毒素（TAT）是一种能特异性中和人体破伤风毒素的抗体，使人体产生被动免疫。

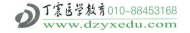 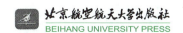

（2）过敏发生机制：TAT 是马的免疫血清，相对人体是异种蛋白，注射后易发生过敏反应，故首次使用前须做过敏试验。曾使用 TAT 超过 7 天，再次使用时也应做过敏试验。

（3）皮试方法：见表 1-16。

（4）脱敏注射法

①机制：小剂量 TAT 与细胞膜的 IgE 结合，使其仅释放少量致敏活性物质，不致于对人体产生严重损害。通过小剂量逐步递增的方法消耗 IgE，最后大剂量注射 TAT 时即不至于发生严重的过敏反应。

②方法：采用多次剂量递增的方法，将 TAT 分为 0.1ml、0.2ml、0.3ml 和余量 4 组，分别加入生理盐水至 1ml，每隔 20 分钟注射 1 次。

5. 碘过敏试验　首次用药者应在碘造影检查前 1 ~ 2 天做碘过敏试验。

（1）试验方法

①口服法：5% ~ 10% 碘化钾 5ml，3 次 / 天，共服 3 天。出现口麻、恶心、呕吐、头痛、心慌、流泪、荨麻疹等症状为阳性。

②皮内注射法：见表 1-16。

③静脉注射法：泛影葡胺 1ml 缓慢静脉注射，5 ~ 10 分钟后观察结果。出现血压、脉搏、呼吸和面色改变者为阳性。

（2）注意事项

①先做皮内试验，结果阴性再做静脉注射试验，两次结果均阴性方可做碘造影检查。

②过敏试验虽为阴性，做碘造影检查也可能发生过敏反应，须备好急救物品。

第六节　局部给药法

局部给药主要分为滴药法、插药法、皮肤给药、舌下用药 4 种。

1. 滴药法

（1）滴眼药法：主要用于预防、治疗眼部疾病、散瞳缩瞳及表面麻醉等。主要步骤如下：

①操作前洗手、核对，协助患者取坐位或仰卧位，头稍后仰并向患侧倾斜，眼向上看。

②用棉签或棉球擦拭患眼分泌物。

③操作者左手用棉签将患者下眼睑向下方牵引，右手持滴管或滴瓶，将药液滴入下穹隆部的结膜囊内（滴管距离眼睑 1 ~ 2cm）。

④轻轻提起上睑，使药液均匀扩散于眼球表面，用干棉球拭干流出的药液，并嘱患者闭目 1 ~ 2 分钟。

⑤滴入阿托品时，应用棉球紧压泪囊部 2 ~ 3 分钟，以免鼻腔黏膜吸收引起中毒。

（2）滴耳药法：主要用于清洁、消炎，达到治疗耳道及中耳疾病的目的。操作步骤如下：

①患者取坐位或卧位，头偏向健侧，患耳向上。

②清理耳道内分泌物，必要时用 3% 过氧化氢溶液反复清洗至清洁，用棉签拭干。

③成人耳廓向后上方牵拉，小儿向后下方牵拉，耳道可变直，另一手持滴瓶，将药液顺耳道后壁滴入 2 ~ 3 滴，使之流到中耳腔内。

④用小棉球塞入外耳道口，以免药液流出，嘱患者保持原体位 3 ~ 4 分钟。

（3）滴鼻药法：从鼻腔滴入药物，治疗上颌窦、额窦炎，或滴入血管收缩药，减少分泌，减轻鼻塞症状。其步骤如下：

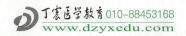 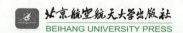

①嘱患者轻轻擤鼻（鼻内有填塞物不擤），以纸巾抹净，解开衣领。

②患者取仰卧位，肩下垫枕头，头后仰使之与身体成直角。对于鼻腔侧切开患者，药液滴入鼻腔后嘱患者向患侧卧，使药液进入术腔。

③手持滴管距鼻孔约2cm处滴入药液3～4滴，使药液均匀分布在鼻黏膜上。

④保持体位2～3分钟后坐起，用棉签或纸巾拭去外流的药液。

2. 插入法　常用药物为栓剂，包括直肠栓剂和阴道栓剂。其熔点为37℃左右，插入体腔后栓剂缓慢融化而产生疗效。

（1）直肠栓剂插入法：其目的是包括软化粪便，以利排出；其药液有效成分被直肠黏膜吸收，可产生全身治疗作用。操作步骤如下：

①认真执行查对制度，协助患者取侧卧位，膝部弯曲，暴露出肛门（注意保护患者隐私）。

②操作者戴上指套或手套，嘱患者张口深呼吸，尽量放松。

③将栓剂插入肛门，并用示指将栓剂沿直肠壁朝脐部方向送入6～7cm。

④用药后保持侧卧位15分钟，以防药物栓滑脱或融化后渗出肛门外，若栓剂滑脱出肛门外，应予重新插入。

（2）阴道栓剂插入法：阴道插入栓剂，起局部治疗作用，常用抗菌药物治疗阴道炎。其操作方法如下：

①认真执行查对制度，协助患者取屈膝仰卧位，两腿分开，暴露会阴部（注意保护患者隐私）。

②将橡胶单及治疗巾置于会阴下，操作者利戴上手套将阴道栓剂沿阴道下后方向轻轻送入5cm，达阴道穹窿部。

③嘱患者至少平卧15分钟，以利药物吸收，达到治疗的目的，并指导患者用药期间避免性生活。

3. 皮肤用药　皮肤给药是将药物直接涂抹在皮肤上，达到局部治疗的效果。常用剂型有溶液、软膏、粉剂、糊剂等多种类型。操作步骤如下：

①用药前，先用温水与中性肥皂清洁皮肤，有皮炎则用清水清洁。处理皮肤损伤时，严格执行无菌操作原则。

②根据药物剂型选取合理的用药及护理措施。

a. 溶液：为非挥发性的水溶液，有清洁、消炎等作用。主要用于急性皮炎伴大量渗液或脓液者。一般用湿敷法，也可采用涂抹的方法进行清洁处理。

b. 软膏：为药物与适宜基质制成的膏状制剂，具有润肤、软化痂皮、保护等作用。主要用于慢性增厚性皮炎、过度角化及溃疡等。一般每天涂患处2～3次，不可过厚，除用于溃疡或大片糜烂受损皮肤外，一般不需包扎。

c. 粉剂：由一种或多种粉末状药物混合而成，具有干燥。保护皮肤的作用。适用于急性或亚急性皮炎而无糜烂渗液的皮肤创面。使用方法是将粉剂均匀地扑撒在患处，每天数次。粉剂多次使用后常有粉块形成，可用生理盐水湿润后除去。

d. 糊剂：为含有多量粉末的半固体制剂，具有保护、消炎、吸收渗液等作用。适用于亚急性皮炎，有少量渗液或轻度糜烂者。一般每天涂患处1～2次，不可过厚，并用纱布包扎。

e. 乳膏剂：药物与乳剂型基质制成，具有保护、消炎、止痒等作用。主要用于亚急性、慢性皮炎或瘙痒症，渗出较多的皮炎者禁用。

f. 搽剂：由药物溶解于乙醇制成，具有消炎、止痒、杀菌等作用。主要用于瘙痒性急、慢性皮炎。每天涂药数次，因乙醇对皮肤黏膜有一定刺激性，故不宜用于口腔及黏膜部位，也不用于已破损创面。

g. 透皮贴剂：近年来开拓的药剂学的新领域，皮肤给药除药物产生局部作用外，药物可以通过透入毛囊、汗腺、皮脂腺等附属器和角质层间隙两条途径吸收而产生全身作用，从而避免胃肠道对药物的破坏或肝的首关消除。具有使用方便、延长药物作用等优点。如硝酸甘油口服后在胃肠道中大部分被破坏，而舌下给药作用虽然明显，但时间短暂，如为粘贴敷片，则治疗血浓度可维持 24 小时。

4. **舌下给药**　药物通过舌下口腔黏膜丰富的毛细血管吸收，经颈内静脉到达心脏或其他器官。不存在胃肠道吸收时的首关消除，也不存在药物被胃酸或消化酶破坏的危险。因而具有药物吸收迅速、生物利用度高的特点。如目前常用的硝酸甘油剂，舌下含服 2～5 分钟即可发挥作用。方法是将药物置于舌下，任其自然溶解，不可嚼碎吞下。

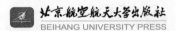

第 14 章　静脉输液与输血

第一节　静脉输液

1. 原理及目的
（1）原理：利用大气压和液体静压形成的压力，将液体、药物由静脉输入人体内。

（2）主要目的

①补充水和电解质，纠正水、电解质和酸碱平衡紊乱。

②输入药物，治疗疾病。

③增加循环血量，改善微循环，维持血压。

④补充营养，供给热量。

2. 常用溶液
（1）晶体溶液：分子量小，在血管内存留时间短，维持细胞内外水分平衡及纠正水、电解质紊乱的效果好。

①葡萄糖溶液：补充水分和热能。进入人体后分解迅速，通常作为静脉给药的稀释剂。常用溶液有 5% 和 10% 葡萄糖。

②等渗电解质溶液：补充水分和电解质，维持渗透压平衡。常用溶液有 0.9% 氯化钠、1.4% 碳酸氢钠、1.87% 乳酸钠、复方氯化钠（又称林格液，含氯化钠、氯化钾及氯化钙）、乳酸钠林格液（又称平衡盐溶液，在林格液的基础上增加乳酸钠）等。

③碱性溶液：纠正酸中毒，调节酸碱平衡。常用溶液有 5% 和 1.4% 碳酸氢钠、11.2% 和 1.87% 乳酸钠。

④高渗溶液：可迅速提高血浆渗透压，利尿脱水，降低颅内压。常用溶液有 20% 甘露醇、25% 山梨醇、25% ～ 50% 葡萄糖。

（2）胶体溶液：分子量大，在血管内存留时间长，维持血浆胶体渗透压，增加血容量、升高血压的效果好，可有效改善微循环。

①右旋糖酐：中分子提高血浆胶体渗透压，扩充血容量；低分子降低血液黏稠度，减少红细胞聚集，防止血栓形成，改善微循环，增加组织灌注。

②代血浆：提高血浆渗透压，维持有效循环血量，扩容效果好，常在大出血时急用。常用溶液有羟乙基淀粉（706）、氧化聚明胶、聚维酮等。

③血液制品：除具有一般胶体溶液的作用外，还可补充蛋白质抗体，促进组织修复，提高人体抵抗力。常用制品有白蛋白等。

（3）静脉高营养液：供给热量，维持正氮平衡，补充维生素和矿物质。常用溶液有复方氨基酸、脂肪乳等。

3. 静脉补液原则
先盐后糖，先晶后胶，先快后慢，液种交替。静脉补钾时遵循"四不宜"原则：不宜过早，见尿补钾（尿量＞ 40ml/h）；不宜过浓，浓度＜ 0.3%；不宜过快，成人 30 ～ 40 滴 / 分；

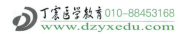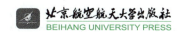

不宜过多，成人每天总量控制在 3 ～ 6g。

4. 常用输液部位

（1）上肢浅静脉：肘正中静脉、头静脉、贵要静脉和手背静脉网。其中，手背静脉网是成人患者输液的首选部位。肘正中静脉、贵要静脉及头静脉是外周中心静脉置管的常用部位，也是采集血标本、静脉推注药液的常用部位。

（2）下肢浅静脉：大隐静脉、小隐静脉和足背静脉网。因下肢静脉有静脉瓣，容易形成血栓，一般不作为静脉输液的首选部位。

（3）头皮静脉：是 3 岁以下小儿静脉输液的首选部位，常用的有颞浅静脉、枕静脉、额静脉和耳后静脉。

（4）颈外静脉和锁骨下静脉：常用于中心静脉插管，适用于需长期持续输液或需静脉高营养的患者。

5. 常用静脉输液法

（1）头皮针密闭式周围静脉输液法：是最常用的输液法，污染机会少。

①核对并检查药物，配制药液，贴好输液标签。

②备齐用物至患者床旁，核对姓名、床号，解释输液目的，嘱患者输液前排空大、小便。

③倒置茂菲滴管，打开调节阀，使液体流入茂菲管达 1/2 ～ 2/3 满时，反折茂菲管根部并迅速将其翻转，打开调节器，使液体下降、充满下段输液管及针头。输液管内如有气泡，可用手指轻弹。

④患者取舒适体位，选择粗直、弹性好的静脉，穿刺肢体下垫小枕，在穿刺点上方 6cm 处扎止血带，尾端向上，松紧度以阻断静脉血流而不阻断动脉血流为宜。静脉充盈不良时，还可嘱患者反复握拳或轻拍血管。

⑤常规皮肤消毒法消毒皮肤，二次核对。嘱患者握拳，二次排气。

⑥左手拇指固定静脉，右手持针柄，针尖斜面向上，与皮肤呈 15°～ 30°沿静脉走行方向潜行刺入，见回血后，针头放平再刺入少许。用输液贴或胶布固定针柄，覆盖进针部位，松开止血带，嘱患者松拳，打开调节器，调节滴速，一般成人 40 ～ 60 滴 / 分，儿童 20 ～ 40 滴 / 分。年老体弱、婴幼儿、心肺疾病者及输入高渗溶液、含钾药物、升压药物速度宜慢，休克、严重脱水、心肺功能良好者及输入脱水药速度可快。

⑦核对并在输液卡上签名、记录，将输液卡挂于输液架上。

⑧需要连续输液 24 小时以上者，应每天更换输液器。

⑨输液完毕，待输液管液面下降减慢或停止，关闭调节器，轻轻揭去固定针柄处的胶布，先迅速拔针，再按压穿刺点及上方，防止血管损伤加重，按压至出血停止。

（2）静脉留置针密闭式周围静脉输液法：适用于需长期输液、静脉穿刺困难、年老体弱、化疗及危重患者。可保护血管，减轻反复穿刺给患者带来的痛苦；保持静脉畅通，便于治疗和抢救。

①将输液器上的针头全部插入留置针的肝素帽内，排尽空气。

②选择穿刺静脉，以肘正中静脉或贵要静脉等粗、直静脉为宜。在穿刺点上方约 10cm 处扎止血带，常规皮肤消毒法消毒皮肤。

③取下针套，左手绷紧皮肤，右手持留置针针翼，嘱患者握拳，使针头与皮肤呈 15°～ 30°刺入血管，见回血后，压平针翼再进针 0.3 ～ 0.5cm。

④将针芯撤出 0.5cm，另一手将外套管沿静脉方向全部送入。撤出针芯，放于锐器盒中。松开止血带，嘱患者松拳，打开调节器。

⑤妥善固定留置针及输液管，在固定用透明胶布上注明置管日期和时间，调节滴速。

⑥输液结束后，关闭调节器，拔出输液器针头，常规消毒肝素帽胶塞，将抽好肝素稀释液的注

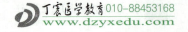

88

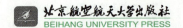

射器刺入肝素帽胶塞内，采用边推注边退针的方法正压封管，直至全部退出，防止血液流入留置针内发生凝固。

⑦再次输液时，常规消毒肝素帽胶塞，再将输液器针头全部刺入，调节滴速，开始输液。

⑧静脉留置针一般可保留 3 ～ 5 天，不超过 7 天。

⑨防止留置针堵管，以下情况可增加堵管的风险：患者自身的因素有高凝状态、高血压、肢体活动过多或过少。操作不当的因素有封管液的剂量或浓度不足、没有做到正压封管、输入高渗或刺激性药物后未用生理盐水彻底冲洗、留置时间过长等。

（3）密闭式中心静脉输液法：包括颈外静脉、锁骨下静脉穿刺置管输液法及经外周静脉置入中心静脉导管（PICC）输液法。颈外静脉的穿刺部位为下颌角与锁骨上缘中点连线之上 1/3 处，颈外静脉外缘。锁骨下静脉的穿刺部位为胸锁乳突肌外侧缘与锁骨上缘所形成的夹角平分线上，距顶点 0.5 ～ 1cm 处。以下仅以颈外静脉穿刺置管输液法为例讲解。

①患者取去枕平卧位，头偏向一侧，肩下垫薄枕，充分暴露穿刺部位。

②选择穿刺点，用甲紫标记，常规消毒皮肤，戴无菌手套，铺洞巾。

③局部麻醉，用 10ml 注射器抽吸无菌生理盐水，以平针头连接硅胶管，排尽空气。

④用刀片刺破穿刺部位皮肤，以减少进针时的皮肤阻力。助手以手指按压颈静脉三角处，使静脉充盈。术者手持穿刺针与皮肤成 45°进针，入皮后改为 25°，沿静脉方向刺入。

⑤见回血后，迅速抽出针芯，左手用纱布堵住针栓孔，右手将备好的硅胶管送入针孔约 10cm，插管的同时助手一边抽回血一边缓慢注入生理盐水。插管的动作轻柔，避免硅胶管打折。

⑥确认硅胶管在血管内后，缓慢退出穿刺针。抽回血后，注入生理盐水，接输液器。覆盖穿刺点，固定硅胶管，防止脱出。

⑦暂停输液时，硅胶管可注入枸橼酸钠生理盐水或肝素稀释液封管。每天更换穿刺点敷料，用 0.9% 过氧乙酸溶液消毒硅胶管，常规消毒局部皮肤。如硅胶管内有回血，应使用枸橼酸钠生理盐水冲注，防止血栓形成。

⑧停止输液拔管时，硅胶管末端接注射器，边抽吸边拔出硅胶管，防止残留的小血块和空气进入血管形成血栓。局部加压数分钟，75% 乙醇消毒穿刺局部皮肤，无菌纱布覆盖。

6. 输液速度及所用时间计算

（1）已知输液总量和计划输液时间，计算每分钟滴数

每分钟滴数＝［液体总量（ml）× 滴系数（滴 /ml）］/ 输液时间（分）

（2）已知输液总量和每分钟滴数，计算输液所用时间

输液时间（分钟）＝［液体总量（ml）× 滴系数（滴 /ml）］/ 每分钟滴数（滴 / 分）

（3）滴系数：即每毫升溶液的滴数。计算时常给出具体的数值，或默认为 15 滴 /ml。

7. 常见输液故障及排除方法

（1）溶液不滴

①针头滑出血管外：液体进入皮下组织，局部有肿胀、疼痛，抽吸无回血。应另选血管重新穿刺。

②针头斜面紧贴血管壁：液体滴入不畅或不滴，抽吸有回血。可调整针头位置或适当变换肢体位置，直到滴注通畅为止。

③针头阻塞：药液不滴，抽吸无回血，轻轻挤压输液管有阻力，松手又无回血。应更换针头重新穿刺。禁忌强行冲注针头，防止血栓进入血管内。

④压力过低：滴速缓慢。可抬高输液瓶位置或放低患者肢体。

⑤静脉痉挛：滴液不畅，抽吸有回血。可局部热敷，以缓解静脉痉挛。

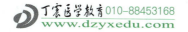
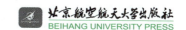

（2）茂菲滴管内液面过高：取下输液瓶，倾斜瓶身，使插入瓶内的针头露于液面上，待溶液下降至滴管露出液面，再将输液瓶挂回输液架，继续滴注。如滴管侧壁有调节孔，可夹闭滴管以上输液管，打开调节孔来，使液面下降至滴管露出液面。

（3）茂菲滴管内液面过低：反折滴管以下输液管，用手挤压滴管内气体进入输液瓶，迫使液体流入滴管，直至液面升高至所需高度。

（4）茂菲滴管内液面自行下降：应检查滴管连接处是否松动，滴管及以上输液管有无裂缝，必要时更换输液器。

8. 常见输液反应及处理

（1）发热反应：是最常见的输液反应。

①原因：由输入致热物质引起。常见于输入的溶液或药物不纯、输液器灭菌不严或被污染、输液过程中未能严格执行无菌操作等。

②表现：输液后数分钟至1小时内发生。寒战，发热，体温达38℃，停止输液后体温恢复正常。重者可有寒战、高热，体温达40℃以上，伴头痛、恶心、呕吐等。

③预防：严格检查药品及溶液、输液器的质量和有效期，严格无菌技术操作。

④护理：反应较轻者可减慢滴速或停止输液，报告医生。反应严重者应立即停止输液，通知医生，保留剩余药液和输液器，必要时做细菌培养。给予物理降温等对症处理。

（2）循环负荷过重：也称急性肺水肿。详见内科护理学第3章循环系统疾病的相关内容。

（3）静脉炎

①原因及病理：长期输注高浓度、强刺激性药物，引起静脉壁化学性炎症反应；未严格执行无菌技术操作，引起静脉感染。

②表现：沿静脉走行出现条索状红线，局部组织表现为红、肿、热、痛，有时伴畏寒、发热等。

③预防：严格执行无菌技术操作；刺激性强的药物应稀释后缓慢输注；确认针头在血管内方可输注，防止药液外溢；长期输液者应有计划地轮换输液部位；使用静脉留置针应选择刺激小的导管，留置时间不宜过久。

④护理：停止发生静脉炎部位的输液；患肢抬高制动，局部使用50%硫酸镁或95%乙醇湿热敷；超短波理疗，15～20分钟/次；合并感染时遵医嘱给予抗生素治疗。

（4）空气栓塞

①原因：输液前未排尽输液管内空气或导管连接漏气；加压输液时无人守护；液体输完未及时添加或拔针；拔除邻近胸腔的较粗深静脉导管时，穿刺点局部封闭不严。

②栓塞机制：空气随血流经右心房进入右心室。如空气量少，可经肺循环毛细血管吸收，损害较小；如空气量大，可在右心室内阻塞肺动脉入口，使血液不能进入肺内，气体交换发生障碍，引起机体严重缺氧而危及生命。

③表现：突感胸部异常不适或胸骨后疼痛，呼吸困难，严重发绀，有濒死感。听诊心前区可闻及持续、响亮的水泡声。心电图示心肌缺血的表现。

④预防：输液前排尽输液管空气，认真检查输液器是否漏气。输液过程中加强巡视，液体输完应及时更换输液瓶或拔针。加压输液时应有专人守护。

⑤护理：发现空气栓塞应立即停止输液，通知医生抢救。协助患者取左侧卧位和头低足高位，有助于气体浮向右心室尖部，避免阻塞肺动脉入口。随着心脏的收缩和舒张，大的气泡被拍打成分散的泡沫，小量进入肺动脉内，逐渐被吸收。给予高流量吸氧。条件允许可使用中心静脉导管吸出空气。严密观察病情变化，给予对症处理。

（5）输液微粒污染：在输液过程中，将非代谢性、非溶性颗粒杂质输入。颗粒直径一般为1～15μm。

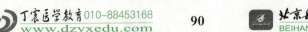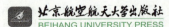

①原因：药物或溶液的生产工艺不合格，导致颗粒混入；盛放液体的容器或输液器不洁净等。

②危害：微粒进入人体后可造成持久性损害，最易受损的脏器为肺。微粒堵塞血管，出现局部坏死；形成血栓；进入肺毛细血管，形成肺内肉芽肿；微粒具有的抗原性可引起过敏反应和血小板减少症。

③预防：加强制剂生产的质量管理，改善生产车间的卫生条件，有效除尘。选用优质原料，改进生产工艺。使用含终端滤过器的密闭式一次性输液器，输液前严格检查液体的透明度，严格执行无菌操作，治疗室内安装空气净化装置或在超净工作台内配制药液。药液应现用现配，开启安瓿前用75%乙醇擦拭颈段，切忌用镊子敲打。

第二节　静脉输血

1. 输血的目的

（1）补充血容量：用于失血或休克的患者，提升血压，改善微循环。

（2）补充血红蛋白：用于严重贫血或慢性消耗性疾病的患者，纠正贫血。

（3）补充血浆蛋白：用于严重烧伤、低蛋白血症的患者，维持血浆胶体渗透压，减轻水肿和渗出。

（4）补充血小板和各种凝血因子：用于凝血功能障碍的患者，有助于凝血。

（5）补充抗体、补体：用于严重感染、免疫缺陷患者，提高机体免疫力。

（6）吞噬、中和毒性物质：常用于一氧化碳中毒、重症新生儿溶血时。

2. 血液制品的种类

（1）全血：指采集的血液经抗凝后全部保存备用的血液。

①新鲜血：指在4℃冰箱冷藏保存不超过1周内的血液。基本保留了新鲜血的原有成分，可以补充各种血细胞、凝血因子和血小板。主要适用于血液病患者。

②库存血：指在4℃冰箱冷藏保存2～3周的血液。成分虽与新鲜血相同，但白细胞、血小板、凝血酶原破坏较快，基本失去治疗作用，仅红细胞的破坏较慢，故主要用于各种原因所致的大出血患者。由于血细胞破坏，细胞内钾释放到细胞外，使血浆钾离子浓度升高；随着葡萄糖分解为乳酸，pH下降，酸性增高，故大量输注库存血可引起高钾血症和酸中毒。

（2）成分血：成分单一，浓度高。红细胞以每袋100ml为1个单位（U），其他成分血制品如白细胞、血小板、凝血因子等均以每袋25ml为1个单位（U）。

①血浆：全血经分离出血细胞之后所得的液体部分，主要成分为血浆蛋白和凝血因子，无凝集原，故输注前不需要做交叉配血试验。

a. 新鲜血浆：含正常量的所有凝血因子，是凝血因子缺乏者最适合输入的血液制品。

b. 保存血浆：主要用于补充血容量和血浆蛋白。

c. 冰冻血浆：－30℃保存，新鲜冰冻血浆的有效期为1年，普通冰冻血浆的有效期为5年。使用时须在37℃温水中融化，6小时内输入。主要适用于凝血因子缺乏者。

d. 干燥血浆：冰冻血浆经真空干燥制成，保存期5年。使用时用生理盐水溶解。

②红细胞

a. 浓缩红细胞：是全血经离心去除血浆的红细胞，仍含少量血浆，主要用于血容量正常但携氧功能缺陷的贫血患者。

b. 洗涤红细胞：是用生理盐水洗涤3次后再加适量生理盐水的红细胞，应在6小时内使用。主要用于一氧化碳中毒、免疫性溶血性贫血、易发生过敏的患者。

c. 红细胞悬液：是全血经离心去除血浆再加入等量红细胞保养液的红细胞。主要用于战地急救

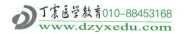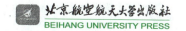

及中、小手术患者。

③白细胞浓缩悬液：是新鲜全血经离心所得的白细胞，4℃保存，48小时有效。常用于粒细胞缺乏伴严重感染的患者。

④血小板浓缩悬液：是新鲜全血经离心所得的血小板，22℃保存，24小时有效。常用于血小板减少或血小板功能障碍性出血的患者。

⑤凝血制剂：常用于各种原因引起的凝血因子缺乏的出血疾病患者，如血友病。

（3）其他血液制品：白蛋白制剂用于提高血浆蛋白和胶体渗透压，如肝硬化、烧伤及肾病综合征。纤维蛋白原用于纤维蛋白缺乏症和弥散性血管内凝血（DIC）患者。

3. 血型及交叉配血试验　血型是指红细胞膜上特异性抗原的类型。

（1）ABO血型系统：根据红细胞膜上是否存在凝集原A、凝集原B，将血液分为A、B、AB、O 4种血型。血清中含有与凝集原相对抗的凝集素，可与凝集原发生反应，造成红细胞的溶解、破坏。

（2）Rh血型系统：红细胞除含有A、B抗原，还含有C、c、D、d、E、e抗原，其中D抗原的抗原性最强。D抗原阳性者称为Rh阳性，阴性者为Rh阴性。在我国人群中，绝大多数为Rh阳性。人体中不存在抗Rh的天然抗体，故Rh阴性者首次接受Rh的血液后不会发生输血反应。抗Rh的抗体为IgG，分子量小，可透过胎盘，故可造成新生儿溶血。

（3）交叉配血试验

①直接交叉配血试验：用供血者的红细胞与受血者的血清交叉，检查受血者体内是否存在破坏供血者红细胞的抗体。

②间接交叉配血试验：用供血者的血清与受血者的红细胞交叉，检查输入的血液中有无破坏受血者红细胞的抗体。

4. 静脉输血法

（1）输血前准备

①备血：采集血标本，填写输血申请单和备血单，做血型鉴定和交叉配血试验。除输注血浆外，静脉输全血、红细胞、白细胞、血小板等血制品前，均须做血型鉴定和交叉配血试验。

②取血查对：凭取血单与血库人员共同做好"三查八对"。三查即查血液的有效期、血液质量及输血装置是否完好。八对即核对患者姓名、床号、住院号、血袋号、血型、交叉配血结果、血液种类及剂量。

（2）间接静脉输血法：是最常用的静脉输血法。将已抽出的血液保存在血袋，再按静脉输液法输入到受血者体内的方法。

①按静脉输液法建立输血通道，先输入生理盐水少许。

②由两名护士三查八对。

③输血前以手腕旋转血袋，将血液轻轻摇匀。但应避免剧烈振荡，以免红细胞大量破坏引起溶血。操作后再次核对。开始输血的15分钟内宜慢，速度应小于20滴/分，如无不良反应，成人再将滴速调至40～60滴/分，老人、儿童酌减。有关静脉输液、输血及冲洗滴速的数据对比见表1-17。

④在输血记录单记录输血开始时间、滴速、有无输血反应等。

⑤输注完毕拔针，因输血针头较粗，按压的时间要长。

（3）直接静脉输血法：将供血者血液抽出后，立即输给患者的方法。常用于无库血而患者急需输血或婴幼儿、少量输血时。

①供血者与受血者分别卧于相邻的两张床上，核对姓名、血型及交叉配血试验结果。

②用备好的无菌注射器抽取一定量的抗凝剂，每50ml血中加3.8%枸橼酸钠溶液5ml。

③选择供血者的粗大静脉，常选肘正中静脉，将血压计袖带在上臂缠好，充气压力维持在

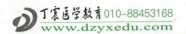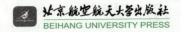

100mmHg 左右，使静脉充盈，抽血。

④操作时需由 3 名护士密切合作，分别为抽血、传递和输血，连续进行。

⑤连续抽血更换注射器时不必拔针头，松开袖带，以手指压迫穿刺部位前端静脉，减少出血。

⑥从供血者静脉内抽血及向受血者静脉内推注时，速度均不可过快，同时观察患者反应。

（4）自体输血：采集患者自己的血液，经过洗涤加工后再输给患者本人的方法，是最安全的输血方法，输血前不需要做血型鉴定和交叉配血试验。特别适合出血量 1000ml 以上大手术的患者，如异位妊娠输卵管破裂、脾破裂后的腹腔内出血。分为预存式、术前稀释血液及术中失血回收式 3 种方法。但怀疑血液被病原体或癌细胞污染及开放性胸、腹腔损伤 4 小时以上等禁忌。

表1-17　有关静脉输液、输血及冲洗滴速的数据对比

速度数据	适用情况
40～60滴/分	一般成人静脉输液 一般成人静脉输血 膀胱冲洗
<40滴/分	柔红霉素、多柔比星、高三尖杉酯碱等心脏毒性化疗药
30～40滴/分	成人静脉补钾
20～40滴/分	儿童静脉输液
20～30滴/分	心力衰竭（成人）静脉输液 急性胰腺炎术后引流管冲洗 原发性支气管肺癌全肺切除术后静脉输液
<20滴/分	输血开始前15分钟
<5ml/（kg·h）	小儿支气管肺炎合并心力衰竭
1～2g/h	硫酸镁控制子痫发作

5. 输血注意事项

（1）遵医嘱根据输血申请单采集血标本，严禁同时为两名以上患者采集血标本，严防输血差错。

（2）严格执行无菌技术操作，输血前须两人核对交叉配血单及血袋标签，无误方可输入。

（3）库存血输入前需认真检查血液质量和有效期。正常库存血分为两层，上层血浆为淡黄色半透明，下层血细胞为均匀暗红色，两层界限清楚，无凝块。若上层血浆有絮状物或明显气泡，下层血细胞呈暗紫色，有明显血凝块，提示血液已变质或发生溶血，不可使用。

（4）输血前、后及输入两袋血液之间均须输入少量生理盐水。输血前的目的是冲洗管道，输血后的目的是保证输血器的血液全部输入，输入两袋血液之间的目的是避免两袋血液发生反应。

（5）血液内不可随意加入其他药物，如钙剂、高渗或低渗液体、酸性或碱性药物，防止血液凝集或溶血。

（6）输血过程中加强巡视，尤其是开始输血的 10～15 分钟。如发生严重反应，应立即停止输血，报告医生，协助处理，保留余血送检，查明原因。

（7）冷藏血制品不可加热，防止血浆蛋白遇热凝固变性。应自然复温，在室温下放置 15～20 分钟再输入。

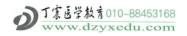 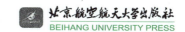

（8）需要同时输入全血和成分血时，输入的顺序为：成分血（尤其是浓缩血小板）、新鲜血、库血。保证成分血发挥良好的效果。

（9）输入成分血之前应遵医嘱给予抗过敏药物，成分血除红细胞外应在24小时内输完（从采血开始计时）。由于成分血每袋通常为25ml，输入时间短，护士应全程严密监护。

（10）输血后血袋保留24小时，以备患者出现输血反应后分析原因。

（11）做好个人防护，输血时护士应戴手套；处理输血器时，针头剪下应放入锐器盒，避免针刺伤。

6. 常见输血反应及处理

（1）发热反应：是最常见的输血反应。

①原因：血液及输血器械被致热原污染；违反无菌技术操作原则，造成污染；多次输血后受血者体内产生白细胞或血小板抗体所致的免疫反应。

②表现：输血中或输血后15分钟～2小时发生，表现为发冷或寒战、发热，体温可达38～41℃。轻者1～2小时后自行缓解，重者伴头痛、恶心、呕吐，甚至血压下降、抽搐、昏迷。

③预防：严格管理血库保养液和输血用具，严格执行无菌技术操作原则。

④护理：轻者可减慢滴速或暂停输血；重者立即停止输血并通知医生，对症处理，必要时按医嘱给予解热镇痛药、抗过敏药或激素类药物。保留余血及输血器具送检，查明原因。

（2）过敏反应

①原因：患者为过敏体质；供血者的血液中含有致敏物质，在献血前使用过可致敏的药物或食物；多次输血后体内产生过敏性抗体。

②表现：多发生在输血后期或即将结束输血时。

a. 轻度反应：出现皮肤瘙痒、荨麻疹。

b. 中度反应：出现血管神经性水肿，多见眼睑、颜面部和口唇高度水肿，喉头水肿，支气管痉挛导致呼吸困难，听诊两肺闻及哮鸣音。

c. 重度反应：可发生过敏性休克。

③预防：有过敏史、多次输血者，输血前半小时给予抗过敏药物。勿选用有过敏史的供血者。供血者采血前4小时不宜进食高蛋白、高脂肪餐，宜食用少量清淡饮食或糖水，最好禁食。

④护理

a. 轻度反应：减慢输血速度，继续观察。遵医嘱给予抗过敏药物，如苯海拉明、异丙嗪、氢化可的松或地塞米松等。

b. 中度、重度反应：立即停止输血。通知医生，遵医嘱给予0.1%肾上腺素皮下注射，或给予糖皮质激素等抗过敏药物。呼吸困难者给予氧气吸入，严重喉头水肿者行气管切开，循环衰竭者应给予抗休克治疗。

（3）溶血反应：是指输入的红细胞或受血者的红细胞发生异常破坏或溶解，而引起的一系列临床症状，是最严重的输血反应。

①原因

a. 输入异型血：由于ABO血型不符而造成血管内凝血，在输血10～15ml后症状即可出现，后果严重。

b. 输入变质血：输血前红细胞已大量破坏。血液过有效期、加温、剧烈振荡或被细菌污染，血中加入高渗、低渗溶液或能影响血液pH的药物，均可使红细胞大量破坏。

c. 输入Rh因子不符血：Rh阴性患者在首次接受Rh阳性血液2～3周后产生抗Rh阳性抗体，再次接受Rh阳性血液后可发生溶血反应，通常在输血数小时至数天发生，反应较慢，症状较轻。

②表现：最典型的症状为四肢麻木、腰酸背痛、黄疸和血红蛋白尿。

a. 第一阶段：红细胞凝集成团阻塞小血管。出现头部胀痛、面色潮红、四肢麻木、腰背部剧烈疼痛、胸闷、恶心呕吐等缺血缺氧表现。

b. 第二阶段：凝集的红细胞溶解，大量血红蛋白释放到血浆中，出现黄疸和血红蛋白尿，伴寒战、高热、发绀和血压下降等休克表现。

c. 第三阶段：大量血红蛋白进入肾小管形成结晶，阻塞肾小管；肾小管内皮缺血、缺氧，坏死脱落。表现为少尿、无尿，氮质血症，高钾血症，酸中毒，常因急性肾衰竭死亡。

③预防：认真做好血型鉴定和交叉配血试验，输血前做好查对，严格执行血液采集、保存制度。

④护理

a. 一旦发生输血反应，立即停止输血并通知医生。

b. 给予吸氧，建立静脉通道。

c. 双侧腰部封闭，双侧肾区热水袋敷，解除肾血管痉挛，保护肾脏。

d. 遵医嘱给予 5% 碳酸氢钠碱化尿液，增加血红蛋白在尿中的溶解度，减轻肾小管阻塞。

e. 密切观察生命体征并记录，对少尿、无尿者，按急性肾衰竭护理。

f. 保留余血及患者输血前后的血标本，重做血型鉴定和交叉配血试验，查明原因。

（4）与大量输血有关的反应：大量输血指在 24 小时内紧急输血量相当于或大于患者总血容量的血液。常见的反应有循环负荷过重、出血倾向、枸橼酸钠中毒、酸碱平衡紊乱、高钾血症、低钙血症等。

①出血倾向

a. 原因：库存血中的血小板、凝血因子不足，且含有枸橼酸钠等抗凝剂。

b. 表现：皮肤黏膜出现瘀点，静脉穿刺点瘀斑或拔针后出血不止，手术伤口渗血，牙龈出血，甚至出现血尿。

c. 预防：库存血应与新鲜血或血小板浓缩悬液交替输入。

d. 护理：密切观察患者的意识、生命体征变化及伤口出血表现等。

②枸橼酸钠中毒

a. 原因：枸橼酸钠常用作抗凝剂。大量输血，如患者肝功能不全，枸橼酸钠尚未氧化即与血中游离钙结合，使血钙下降。

b. 表现：手足抽搐，出血倾向，血压下降，心率缓慢，甚至心脏骤停。

c. 预防：输入库存血 1000ml 以上时，须按医嘱静脉注射 10% 葡萄糖酸钙或氯化钙 10ml，以补充钙离子。此外，库存血中的部分血细胞被破坏，细胞内钾释放，可引起高钾血症，输入钙剂还可对抗钾离子对心肌的抑制作用。

d. 护理：严密观察患者的病情变化及输血反应，遵医嘱使用钙剂。

（5）传染性疾病：因输血而致的传染性疾病有病毒性乙型或丙型肝炎、疟疾、艾滋病及梅毒等。

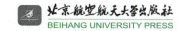

第 15 章　冷热疗法

第一节　概　述

冷、热疗法是利用低于或高于人体温度的物质作用于人体表面，通过神经传导引起皮肤和内脏器官血管的收缩和扩张，从而改变机体各系统体液循环和代谢，达到治疗的目的。

1. 冷、热疗法的效应

（1）生理效应：热疗可使血管扩张，毛细血管通透性增大，细胞代谢和需氧量增加，血液黏稠度降低，血液和淋巴流动增快，肌肉组织伸展性增强，神经传导速度增快，体温上升等。而冷疗的生理效应恰与热疗相反。

（2）继发效应：是指用冷或用热超过一定时间，产生与生理反应相反的作用，称为继发效应。此为机体避免长时间用冷或用热对组织的损伤而引起的防御反应。如热疗可使血管扩张，但持续用热 30 ～ 45 分钟后，则血管收缩；持续用冷 30 ～ 60 分钟后，则血管扩张。因此，冷、热治疗以20 ～ 30 分钟为宜，如需反复使用，中间应至少休息 1 小时，防止产生继发效应。

2. 影响冷、热疗法效果的因素

（1）方式：在相同的温度下，湿冷、热法效果优于干冷、热法，因水的传导性好，渗透力强。

（2）面积：冷、热疗的效果与用冷、热疗的面积成正比。大面积冷、热疗时，应注意观察局部及全身反应。大面积冷疗可使血管收缩、血压升高；大面积热疗可导致血管扩张、血压下降，易致晕厥。

（3）时间：在适当的时间内，冷、热疗的效果随着时间的增加而增强。但时间过长可产生继发效应，影响治疗效果，甚至发生疼痛、冻伤、烫伤等。

（4）温度差：冷、热疗的效果与冷疗的温度和体表温度的差值成正比。

（5）部位：在有大血管经过、血流丰富的部位冷、热疗效果好，如颈部、腋下、腹股沟等。皮肤较厚的区域，如足底、手心，对冷、热的耐受性大，效果也较差；皮肤较薄的区域，如前臂、颈部，对冷、热的敏感性强，效果也较好。

（6）个体差异：患者的身体状况、年龄、性别等不同，对冷、热疗的耐受力也不同。如婴幼儿对冷、热刺激的适应能力较差，昏迷、瘫痪、血液循环不良等的患者及老年人对冷刺激的敏感性降低，易发生冻伤或烫伤。对冷、热刺激女性较男性敏感。

第二节　冷疗法的应用

1. 冷疗的作用

（1）减轻局部充血和出血：冷可使血管通透性降低，血液黏稠度增加，减轻充血和水肿，使血液易于凝固。常用于软组织损伤早期（48 小时内）、扁桃体切除术后、鼻出血等。

（2）控制炎症扩散：冷可使毛细血管收缩，局部血流减慢，降低细胞新陈代谢和微生物的活力。

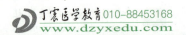丁震医学教育 010-88453168
www.dzyxedu.com

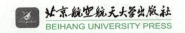北京航空航天大学出版社
BEIHANG UNIVERSITY PRESS

用于炎症早期，限制炎症扩散。

（3）减轻疼痛：冷可减慢神经冲动传导，降低神经末梢敏感性；减轻由于组织充血、水肿压迫神经末梢而导致的疼痛。常用于软组织损伤早期、牙痛和烫伤。

（4）降低体温：冷疗直接和皮肤接触，通过传导、蒸发等作用降低体温。通常用于高热、中暑等患者。对于脑外伤、脑缺氧患者，低温可降低脑细胞代谢，提高脑组织对缺氧的耐受性，减轻脑细胞的损害。

2. 冷疗的禁忌

（1）循环障碍：冷可使血管收缩，加重血液循环障碍，导致局部组织缺血、缺氧而坏死，故休克、微循环障碍、周围血管疾病、神经病变、水肿等的患者禁忌。

（2）慢性炎症或深部化脓病灶：冷可使局部血流减少，延缓炎症的吸收。

（3）对冷过敏者：用冷后可出现皮疹、关节疼痛等现象。

（4）禁冷部位

①枕后、耳廓、阴囊处：防止冻伤。

②心前区：防止引起反射性心率减慢、心律不齐。

③腹部：防止腹泻、腹痛。

④足底：防止反射性末梢血管收缩而阻碍散热，警惕引起一过性冠状动脉收缩。

3. 冷疗的方法

（1）冰袋或冰囊：属局部冷疗。

①作用：降温，止血，消炎，镇痛。

②方法：小冰块装入冰袋或冰囊内约1/2满，排尽空气。为高热患者降温时，冰袋置于前额或头顶，冰囊可置于体表大血管分布处，如腋下、腹股沟。扁桃体切除术后冰囊置于颈前颌下，防止出血。鼻出血者将冰囊置于鼻根部，轻微接触，防止压迫。

③注意事项：冷疗时间不超过 30 分钟，以防发生继发效应。冰袋冷疗后 30 分钟测量体温并记录。体温降到 39℃以下可停用冷疗。注意观察用冷部位的皮肤情况，每 10 分钟查看一次皮肤色泽，注意倾听患者主诉，如有异常应停止用冷。需长时间应用冷疗时，应间隔 1 小时再使用。

（2）冰帽和冰槽：属局部冷疗。

①作用：头部降温，防止脑水肿，减轻脑细胞损害。

②方法：患者后颈部、双耳廓与冰帽接触的部位垫海绵，将患者头部置冰帽中。使用冰槽降温者，需在耳内塞不脱脂棉球，防止冰水流入耳内，双眼覆盖凡士林纱布，保护角膜。

③注意事项：每 30 分钟测量生命体征一次，维持肛温在 33℃左右，不低于 30℃，防止低温诱发房颤、室颤等心律失常。观察头部皮肤变化，每 10 分钟观察一次，尤其注意耳廓部位是否有青紫、麻木。用冷时间不超过 30 分钟，如需继续使用，间隔 1 小时。冰块融化后，应及时更换或添加。

（3）冷湿敷：属局部冷疗。

①作用：降温，消肿，镇痛。

②方法：在治疗部位涂凡士林，其上盖一层纱布，下垫橡胶单和治疗巾；敷布浸入冰水中，双手各持一把长钳将敷布拧至不滴水，敷于患处。每 2～3 分钟更换一次敷布，治疗时间以 15～20 分钟为宜。

③注意事项：观察局部皮肤情况及患者反应，每 10 分钟查看一次皮肤颜色。如冷湿敷部位为开放性伤口，应遵守无菌操作原则。

（4）乙醇或温水拭浴：属全身冷疗。通过乙醇或温水的蒸发和传导作用来增加散热。

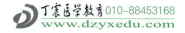 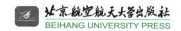

①作用：乙醇是一种挥发性液体，拭浴时在皮肤上蒸发迅速，带走大量热量。同时乙醇还可刺激皮肤血管扩张，易于机体散热。

②方法：乙醇浓度25%～35%，量200～300ml，温度32～34℃。小毛巾浸入乙醇溶液或温水中，拧至半干，缠于手上，以离心方向拭浴，顺序为双上肢、背腰部、双下肢。每侧肢体或背部擦拭3分钟，全过程不超过20分钟。拭浴后30分钟测量体温，若低于39℃，取下头部冰袋。

③注意事项：头部置冰袋，减轻头部充血，并有助于降温。足底置热水袋，促进血管扩张，利于散热。擦至腋窝、肘窝、手心、腹股沟等处稍用力并延长停留时间，以促进散热。拭浴过程中随时观察患者皮肤有无发红、苍白、出血点。如患者出现寒战、面色苍白、脉搏及呼吸异常，应停止拭浴，报告医生及时处理。乙醇拭浴禁用于新生儿、血液病患者及乙醇过敏者。

第三节　热疗法的应用

1. 热疗的作用

（1）促进炎症消散和局限：热可扩张局部血管，加快血液循环，促进毒素排出。炎症早期可促进炎性渗出物吸收消散；炎症后期可促进白细胞释放蛋白溶解酶，有助于坏死组织的清除和组织修复，使炎症局限。如软组织损伤48小时后，用热湿敷促进组织淤血吸收、水肿消散。

（2）减轻深部组织充血：热疗法使皮肤血管扩张，体表血流增加，全身血量重新分布，相对减轻深部组织充血。

（3）减轻疼痛：降低痛觉神经的兴奋性，减轻炎性水肿，以解除对神经末梢的压力。同时可增强结缔组织伸展性，减轻肌肉痉挛、僵硬，从而缓解疼痛。

（4）保暖：扩张血管，促进血液循环，使患者感到温暖舒适。适用于年老体弱、早产儿、末梢循环不良者。

2. 热疗的禁忌

（1）急腹症诊断未明确：以免掩盖疼痛，贻误诊断和治疗。

（2）软组织损伤早期48小时内：可因局部血管扩张而加重出血、肿胀和疼痛。

（3）急性炎症：因局部循环血量增加，有利于细菌生长、繁殖。

（4）面部危险三角区感染：血管丰富且无静脉瓣，可造成颅内感染或脓毒症。

（5）各种脏器内出血：加重脏器出血。

（6）恶性肿瘤部位：可加速肿瘤生长、扩散和转移。

（7）感觉障碍、意识不清者：可能被烫伤。

3. 热疗的方法

（1）热水袋：属干热法。

①作用：是保暖、解痉和镇痛最简单的方法。

②方法：调节水温为60～70℃。向热水袋灌水至容积的1/2～2/3，驱出袋内空气，检查无漏水后装入布套内，袋口朝身体外侧。热疗30分钟后撤去热水袋。用毕倒空热水袋，倒挂晾干，吹入少量空气，防止内面粘连，旋紧塞子，置阴凉处备用。

③注意事项：昏迷、麻醉未清醒、感觉障碍等的患者及婴幼儿、老年人，水温应调节在50℃以内，并用大毛巾包裹，以免烫伤。若皮肤潮红、疼痛，应立即停止使用，并在局部涂凡士林以保护皮肤。如持续使用，应30分钟检查一次水温，及时更换热水。

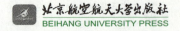

（2）红外线灯：属干热法。

①作用：消炎，消肿，解痉，镇痛，促进创面干燥结痂，促进肉芽组织生长。

②方法：烤灯距治疗部位 30 ～ 50cm，以患者感觉到温热为宜，治疗时间为 20 ～ 30 分钟。

③注意事项：照射前胸、面颈部时，应注意保护眼睛，佩戴有色眼镜或用纱布遮盖。照射过程中观察皮肤色泽，出现桃红色均匀红斑为剂量合适；如出现紫红色斑，应立即停止照射，局部涂凡士林，保护皮肤。照射后应嘱患者 15 分钟内不要离开，防止感冒。

（3）热湿敷：属湿热法。

①作用：消炎，消肿，解痉，镇痛。

②方法：在治疗部位涂凡士林，其上盖一层纱布，下垫橡胶单和治疗巾；敷布浸入 50 ～ 60℃水中，双手各持一把长钳将敷布拧至不滴水，敷于患处。每 3 ～ 5 分钟更换一次敷布，及时更换盆内热水，治疗时间以 15 ～ 20 分钟为宜。

③注意事项：观察皮肤颜色，防止烫伤。面部热敷后 15 分钟方可外出。开放性伤口应按无菌原则操作。

（4）热水坐浴：属湿热法。

①作用：消炎，消肿，镇痛，使局部清洁、舒适。适用于会阴、肛门及盆腔等疾病。

②方法：排空大小便，清洗坐浴部位。水温 40 ～ 45℃，倒入盆内达 1/2 满。坐浴时间以 15 ～ 20 分钟为宜。

③注意事项：观察患者面色、脉搏、呼吸，倾听患者主诉，如有异常，应停止坐浴。如坐浴部位有伤口，应遵守无菌操作原则。女性患者在月经期、妊娠后期、产后 2 周内及患有阴道出血和盆腔急性炎症等病症时，均不宜坐浴，以免引起感染。

（5）温水浸泡：属湿热法。

①作用：消炎，镇痛，清洁，消毒伤口。

②方法：水温 43 ～ 46℃，浸泡时间以 30 分钟为宜。

③注意事项：如浸泡部位有伤口，应遵守无菌操作原则。浸泡过程中，注意观察患者局部情况，有发红、疼痛等情况，应停止浸泡并给予相应处理。

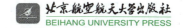

第 16 章　病情观察

第一节　概　述

1. **病情观察的意义**　可以为疾病的诊断、治疗和护理提供临床资料和科学依据；可以有助于判断疾病的发展趋向和转归；及时了解治疗效果和用药后的反应；助于及时发现危重症患者病情变化的征象等，以便采取有效措施及时处理。

2. **护理人员应具备的条件**　护理人员必须具备广博的医学知识，严谨的工作作风，一丝不苟、高度的责任心及训练有素的观察能力，做到"五勤"，即勤巡视、勤观察、勤询问、勤思考、勤记录。通过有目的、有计划、认真仔细的观察，及时、准确地掌握和预见病情变化，为危重患者的抢救赢得时间。

3. **病情观察的方法**

（1）直接观察法：包括视诊、听诊、触诊、叩诊、嗅诊。

（2）间接观察法：指通过与医生、患者家属亲友的交流、床边和书面交接班、阅读病历、检验报告、会诊报告及其他相关资料，获取有关病情的信息。

第二节　病情观察的内容

1. **生命体征的变化**

（1）体温：体温突然升高，多见于急性感染，高热不退或超高热，提示病情严重；体温过低，多见于休克和极度衰竭患者，持续不升提示病情危重。

（2）脉搏：观察脉搏的快慢、强弱和节律是否正常。脉搏过快或过慢，出现间歇脉、脉搏短绌、交替脉、奇脉、水冲脉等，表示病情有变化。

（3）呼吸：观察呼吸的频率、节律、深浅及呼吸音是否正常。出现叹息样呼吸、潮式呼吸、毕奥呼吸、库斯莫呼吸等，表示病情严重。

（4）血压：如收缩压持续 < 70mmHg 或脉压 < 20mmHg，是休克的表现；如血压 > 180/100mmHg，是重度高血压的表现，有可能出现高血压并发症。

2. **意识状态**

（1）以觉醒度改变为主的意识障碍

①嗜睡：是最轻度的意识障碍。患者处于持续睡眠状态，但能被言语或轻度刺激唤醒，醒后能正确、简单而缓慢地回答问题，但反应迟钝，刺激去除后又很快入睡。

②昏睡：患者处于熟睡状态，不易被唤醒。压迫眶上神经、摇动身体等强刺激可被唤醒，醒后答话含糊或答非所问，停止刺激后又很快进入熟睡状态。

③昏迷：是最严重的意识障碍。突出的特点是患者意识完全丧失，各种强刺激不能使其觉醒，

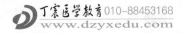
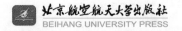

失去有意识的自主活动，不能自发睁眼。

a. 浅昏迷：患者意识完全丧失，可有较少的无意识自发动作，对声、光刺激无反应，对压迫眶上缘等疼痛刺激可有痛苦表情及躲避反应。瞳孔对光反射、角膜反射、眼球运动、吞咽反射、咳嗽反射等可存在。呼吸、心率、血压无明显改变，可有大小便失禁或潴留。

b. 中昏迷：患者对外界正常刺激均无反应，自发动作少。对强刺激的防御反射、角膜反射及瞳孔对光反射减弱，大小便潴留或失禁，生命体征发生变化。

c. 深昏迷：患者对各种刺激均无反应。全身肌肉松弛，肢体呈弛缓状态，各种反射均消失，眼球固定，瞳孔散大，仅能维持循环与呼吸的最基本功能，呼吸不规则，血压下降，大小便失禁。

（2）以意识内容改变为主的意识障碍

①意识模糊：程度较嗜睡深，表现为思维和语言不连贯，对时间、地点、人物的定向力完全或部分发生障碍，可有错觉、幻觉、躁动不安、谵语或精神错乱。

②谵妄：是一种以兴奋性增高为主要特征的急性脑功能障碍，患者对周围环境的认识及反应能力下降，语言功能障碍，出现错觉、幻觉，睡眠觉醒周期紊乱等，可表现为紧张、恐惧和兴奋不安，甚至可有冲动和攻击行为。

（3）意识状态的评估　采用格拉斯哥昏迷计分法（GCS），对睁眼、言语和运动 3 个方面评分，用相同程度的语言和疼痛刺激，对患者的反应作动态分析。最高 15 分表示意识清醒，低于 8 分表示昏迷，分数越低意识障碍越严重。详见外科护理学第 15 章颅脑损伤的相关内容。

3. 瞳孔　正常瞳孔呈圆形，位置居中，边缘整齐，两侧等大，在自然光线下直径为 2 ～ 5mm。

（1）瞳孔缩小：直径＜ 2mm。＜ 1mm 称为针尖样瞳孔。单侧瞳孔缩小常提示同侧小脑幕切迹疝早期。双侧瞳孔缩小常见于有机磷农药、巴比妥类、吗啡等药物中毒。

（2）瞳孔散大：直径＞ 5mm。一侧瞳孔散大、固定，常提示同侧颅内病变（如颅内血肿、脑肿瘤等）所致的小脑幕切迹疝的发生。双侧瞳孔散大，常见于颅内压增高、颅脑损伤、阿托品类药物中毒及濒死状态。

（3）对光反射：迟钝或消失见于危重或深昏迷患者，双侧瞳孔散大并伴有对光反射消失可见于濒死状态、癫痫发作患者。

4. 一般情况

（1）面容和表情

①急性病容：表情痛苦，面颊潮红，呼吸急促，鼻翼扇动，口唇疱疹等。见于急性感染性疾病患者。

②慢性病容：面色苍白或晦黯，面容憔悴，目光黯淡，消瘦无力等。常见于慢性消耗性疾病患者，如肺结核、肝硬化、恶性肿瘤等。

③病危面容：面容枯槁，面色灰白或铅灰，表情淡漠，眼眶深陷，皮肤湿冷。常见于严重脱水、大出血、重度休克、急性腹膜炎等患者。

④贫血面容：面色苍白，结膜色淡，表情疲惫。

⑤二尖瓣面容：双颧紫红，口唇发绀。见于风湿性二尖瓣狭窄患者。

⑥甲亢面容：面容惊愕，眼裂增宽，眼球凸出，目光炯炯有神。

⑦满月面容：面如满月，皮肤菲薄。见于库欣综合征和长期使用糖皮质激素的患者。

（2）营养状态：根据患者皮肤的光泽度和弹性、皮下脂肪的厚度、肌肉发育等情况进行综合判断。

（3）体位：常见的有自动体位、被动体位和强迫体位。

（4）步态：有醉酒步态、慌张步态、共济失调步态，间歇性跛行等。

（5）皮肤和黏膜：可反映疾病的病情变化。如休克患者皮肤潮湿，黄疸患者巩膜和皮肤黄染，心肺功能不全患者可有皮肤、黏膜特别是口唇发绀，贫血患者面色苍白，脱水患者皮肤干燥、弹性差。

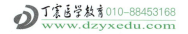 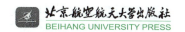

第 17 章　危重患者的抢救和护理

第一节　常用抢救技术

一、心肺复苏技术

1. 概述

（1）心肺脑复苏：使心搏、呼吸骤停的患者迅速恢复循环、呼吸和脑功能的抢救措施称为心肺脑复苏。

（2）心搏、呼吸骤停的原因

①心脏因素：是指导致原发性心肌损害的疾病，如冠心病、急性病毒性心肌炎、原发性心肌疾病、瓣膜病、先天性心脏病及严重的心律失常等。其中，冠心病是成人心脏性猝死最常见的原因。

②呼吸因素：是指导致通气不足、上呼吸道阻塞及呼吸衰竭的疾病，如中枢神经系统疾病、气道异物阻塞、呼吸道感染、哮喘、肺水肿、肺栓塞等。

③循环因素：是指导致有效循环血量不足、血流循环梗阻的疾病，如出血性休克、感染性休克、张力性气胸等。

④代谢因素：电解质紊乱，如低钾血症、高钾血症、低钙血症等。

⑤中毒因素：药物、毒物中毒。

⑥环境因素：淹溺、触电等。

（3）诊断依据：典型三联症包括突发意识丧失、呼吸停止和大动脉搏动消失。

（4）心肺复苏时间：因大脑缺血缺氧超过 4～6 分钟即可发生不可逆的损害，因此，要求心肺脑复苏应在呼吸、心搏骤停后 4～6 分钟进行，避免脑细胞死亡。

2. 心肺复苏　详见外科护理学第 6 章成人心肺复苏相关内容及儿科护理学第 14 章儿童心肺复苏相关内容。

二、氧气吸入法

1. 缺氧的分类

（1）低张性缺氧：常见于慢性阻塞性肺部疾病（COPD）、先天性心脏病、高山病等。由于外呼吸功能障碍或吸入空气氧分压低，使动脉血氧含量减少，组织供氧不足。吸氧的疗效最好。

（2）血液性缺氧：常见于贫血、一氧化碳中毒等。由于血红蛋白量和质的改变，造成血液携氧能力下降。

（3）循环性缺氧：常见于休克、心力衰竭、血栓栓塞等。由于组织血流量减少造成全身性或局部性循环缺氧。

（4）组织性缺氧：常见于氰化物中毒、大量放射线照射等。由于组织中毒、细胞损伤等原因造成细胞利用氧异常。

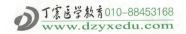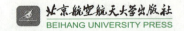

2. **氧疗指征和缺氧程度的判断**　血气分析检查是氧疗的客观指标。PaO$_2$是反映缺氧的敏感指标，是决定是否给氧的重要依据，PaO$_2$ < 50mmHg（6.6kPa），应给予吸氧。PaO$_2$ 正常值为 95 ～ 100mmHg（12.6 ～ 13.3kPa），PaCO$_2$ 正常值为 35 ～ 45mmHg（4.7 ～ 6.0kPa），SaO$_2$ 正常值为 95% ～ 98%。缺氧程度的判断见表 1-18。

表1-18　缺氧程度的判断及氧疗

缺氧程度	血气分析		临床表现			氧　疗
	PaO$_2$（mmHg）	SaO$_2$（%）	发绀	呼吸困难	神志	
轻度	50～70	>80	无或轻度	不明显	清	一般不需要
中度	30～50	60～80	明显	明显	清或烦躁	需要
重度	<30	<60	显著	严重，三凹征	昏迷	绝对适应证

3. **氧疗方法**　分为鼻导管给氧法、鼻塞法、面罩法、氧气头罩、氧气枕法。

（1）**双侧鼻导管给氧法**：是目前临床最常用的给氧方法。将双侧鼻导管插入鼻孔内约 1cm，患者无不适，适合长期吸氧的患者。

（2）鼻塞法：将鼻塞直接塞入患者一侧鼻前庭。刺激性小，两侧鼻孔可交替使用，适合长期吸氧的患者。

（3）面罩法：将面罩置于患者口鼻部，氧气自下端输入，呼出的气体从面罩两侧孔排出。适用于张口呼吸及病情较重、烦躁不安的患者。成人氧流量 6 ～ 8L/min，小儿 1 ～ 3L/min。

（4）氧气头罩：适用于新生儿、婴幼儿供氧，长期给氧不易发生氧中毒。患儿头部罩氧气头罩，罩面有多个开孔，头罩内可保持一定的氧浓度、温度和湿度。患儿颈部与头罩之间应留有适当空隙，防止呼出的二氧化碳再吸入。

（5）氧气枕法：可用于家庭氧疗、危重患者的抢救或转运途中，代替氧气装置。

4. **氧气吸入的浓度与流量换算**

（1）氧气吸入的浓度：氧气在空气中的比例约为 21%，故低于 25% 的氧浓度无治疗价值。

（2）氧浓度与流量的换算法：吸氧浓度（%）= 21+4× 氧流量（L/min）。常见疾病吸氧流量、氧浓度及方式见表 1-19。

5. **长时间吸入高浓度氧的不良反应**　高于 60% 的氧浓度若吸入持续超过 24 小时，可发生多种不良后果。

（1）氧中毒：肺实质改变，表现为胸骨下不适、疼痛、灼热感，严重时出现呼吸增快、恶心、呕吐、烦躁、干咳等。

（2）肺不张：吸入高浓度氧可置换肺泡内的氮气，如因患者呼吸道分泌物增多，出现支气管阻塞时，氧气可被肺循环迅速吸收，肺泡失去氮气的支撑作用，可导致吸入性肺不张。表现为烦躁，呼吸、心率增快，血压上升，甚至呼吸困难、发绀及昏迷。

（3）新生儿视网膜病：多见于早产儿。由于视网膜纤维化，导致不可逆的失明。

6. **用氧注意事项**

（1）严格遵守操作规程，注意用氧安全，做好"四防"，即防震、防火、防热、防油。氧气筒应放于阴凉处，周围严禁烟火及放置易燃品，距明火 > 5m，距暖气 > 1m。搬运时避免倾倒撞击。氧气表及螺旋口勿涂油。

表1-19　常见疾病吸氧流量、浓度及方式

疾　病	氧流量（L/min）	氧浓度（%）	吸氧方式
氧气雾化吸入法	6～8	45～53	不湿化
面罩氧疗法	6～8	45～53	
急性心力衰竭	6～8	45～53	20%～30%乙醇湿化吸氧
急性呼吸窘迫综合征（ARDS）		>50	呼吸末正压（PEEP）
急性心肌梗死	4～6	37～45	
成人休克型肺炎	4～6	37～45	
Ⅰ型呼吸衰竭		>35	
Ⅱ型呼吸衰竭		<35	
慢性心力衰竭	2～4	29～37	
心绞痛	2～4	29～37	
肥厚型心肌病	2～4	29～37	
成人肺炎链球菌肺炎	2～4	29～37	
慢性阻塞性肺疾病（COPD）	1～2	25～29	每天给氧不少于15小时，尤其夜间不可间断
慢性肺源性心脏病	1～2	25～29	

（2）使用氧气前先检查导管是否通畅。应先调节流量后再插导管。停用氧气时，应先拔出导管，再关闭氧气开关。中途改变氧气流量，先将氧气和鼻导管分离，调节流量后再接上，以免误操作，使大量气体冲入呼吸道，损伤肺组织。

（3）氧气筒内氧气不可用尽，压力表下降不低于 0.5MPa（5kg/cm²），以免灰尘进入筒内，再充气时引起爆炸。

（4）对未用完或已用完的氧气筒，应分别悬挂"满"或"空"的标志。

（5）湿化瓶具有湿化氧气和观察氧流量两个作用，内装 1/3 ～ 1/2 冷开水或蒸馏水。

（6）不同氧疗方法的更换时间分别为：鼻导管应每天更换 2 次以上，鼻塞每天更换，面罩 4 ～ 8 小时更换 1 次。

三、吸痰法

1. **概念**　吸痰法是指利用负压原理，经口、鼻腔或人工气道吸出气道分泌物，以保持呼吸道通畅的方法。适用于不能有效咳嗽、排痰者，如年老体弱、新生儿、危重、昏迷、麻醉未清醒等。

2. **电动吸引器吸痰法**

（1）要点

①调节负压 300 ～ 400mmHg（40.0 ～ 53.3kPa），小儿< 300mmHg（40kPa）。

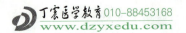

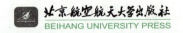

②患者去枕仰卧，头转向操作者一侧。昏迷患者用开口器打开口腔，取出活动义齿，舌后坠者用舌钳拉出。

③连接吸痰管，先试吸少量生理盐水，确保吸痰管通畅，并润滑吸痰管前端。

④护士一手反折吸痰管导管末端；另一手持无菌镊夹吸痰管插入患者口咽部。插管时不可打开负压，以免损伤黏膜。

⑤松开吸痰管反折处，先吸净口咽部分泌物，更换吸痰管后，在患者吸气时顺势将吸痰管向下插入 10 ～ 15cm，吸出气管内分泌物。为气管切开患者吸痰，严格执行无菌技术操作，应先吸气管切开处，再吸鼻、口咽部。

⑥吸痰时动作轻柔、敏捷，左右旋转，从深部向上提拉。每次吸痰时间不超过 15 秒，以免患者缺氧。

⑦退出的吸痰管，应立即抽吸生理盐水冲洗，避免痰液堵塞。

（2）注意事项

①严格执行无菌技术操作，治疗盘内吸痰用物每天更换 1 次或 2 次。吸痰导管每次更换；气管切开者，每次进入气管抽吸后均需更换吸痰管。

②使用呼吸机或缺氧严重者，吸痰前后给予高流量氧吸入。

③贮液瓶内的液体应及时倾倒，不超过 2/3。

④痰液黏稠者在吸痰前可给予胸部叩击、超声雾化吸入等方法促进痰液排出。痰不易吸出时不可增大负压吸引力。

3．中心负压吸引装置吸痰法　将贮液瓶装置插入墙上负压吸引装置，连接导管，打开开关，调节负压。其余操作步骤同电动吸引器吸痰法。

四、洗胃法

1．目的

（1）解毒：清除胃内毒物或刺激物，减少毒物吸收。服毒 6 小时内洗胃效果最好。

（2）减轻胃黏膜水肿：用于幽门梗阻患者。

（3）胃肠道手术或检查前的准备。

2．方法

（1）口服催吐法：适用于病情较轻、清醒且能合作的患者。液体温度 25 ～ 38℃，每次饮液量 300 ～ 500ml，用压舌板刺激舌根催吐。

（2）漏斗胃管洗胃法：利用虹吸原理。同鼻饲法经口腔插入漏斗胃管，漏斗高于头部高度 30 ～ 50cm，将洗胃液缓慢倒入漏斗 300 ～ 500ml。当漏斗剩余少量液体时，迅速倒转漏斗低于胃的位置，引流洗胃液。

（3）电动吸引器洗胃法：调节吸引器负压约 100mmHg（13.3kPa）。

（4）全自动洗胃机洗胃法。

3．注意事项

（1）急性中毒患者，应迅速采用口服催吐法，以减少毒物吸收，必要时进行洗胃。

（2）不论采用哪种洗胃方法，均应掌握先吸后洗的原则。

（3）当毒物性质不明时，应先抽吸胃内容物送检以明确毒物性质，洗胃溶液可选用温开水或生理盐水。待毒物性质明确后，再采用相应对抗剂洗胃。

（4）强酸、强碱等强腐蚀性毒物中毒禁忌洗胃，以免导致胃穿孔。

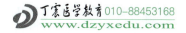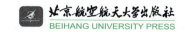

（5）食管阻塞、消化性溃疡、食管 - 胃底静脉曲张、胃癌等患者禁忌洗胃。昏迷患者洗胃应谨慎，防止误吸。

（6）每次灌入量以 300 ～ 500ml 为宜，不可超过 500ml。灌入量与引出量应平衡。灌入量过多可导致急性胃扩张，胃内压上升，加快毒物吸收，或引起液体反流，导致窒息；急性胃扩张还可兴奋迷走神经，有心脏骤停的危险。

（7）幽门梗阻患者洗胃宜在饭后 4 ～ 6 小时或空腹时进行。并记录胃内潴留量，了解梗阻情况。

（8）洗胃过程应密切观察患者生命体征、面色、意识变化及抽出液的性质和有无腹痛等。如灌洗引出液体呈血性或血压下降，应立即停止洗胃，通知医生，协助紧急处理。

4．各种药物中毒的灌洗溶液和禁忌药物　见表 1-20。

表 1-20　各种药物中毒的灌洗溶液和禁忌药物

毒　　物	灌洗药物溶液	禁忌药物	禁忌原因
酸性物	洗胃：镁乳，牛奶，蛋清水	强酸药物洗胃	
碱性物	洗胃：5%醋酸，蛋清水，牛奶	强碱药物洗胃	
1605、1059、4049（乐果）	洗胃：2%～4%碳酸氢钠	高锰酸钾洗胃	可氧化为毒性更强的物质
敌百虫（美曲磷酯）	洗胃：1%盐水或清水，1：15 000～1：20 000高锰酸钾	碳酸氢钠洗胃	遇碱性药物可分解出毒性更强的敌敌畏
敌敌畏	洗胃：2%～4%碳酸氢钠，1%盐水，1：15 000～1：20 000高锰酸钾		
DDT、666	洗胃：温开水或生理盐水 导泻：硫酸镁	油性泻药	
巴比妥类	洗胃：1：15 000～1：20 000高锰酸钾 导泻：硫酸钠（高渗透作用）	硫酸镁导泻	硫酸镁对心血管和神经系统有抑制作用，会加重巴比妥类药物的中毒
氰化物	引吐：3%过氧化氢 洗胃：1：15 000～1：20 000高锰酸钾		
灭鼠药（磷化锌）	洗胃：1：15 000～1：20 000高锰酸钾，0.5%硫酸铜，配合引吐	鸡蛋、牛奶、脂肪及其他油类食物	因磷化锌易溶于油类物质，忌用脂肪性食物，以免促使磷的溶解吸收

五、人工呼吸器的使用

1．**概念**　人工呼吸器是进行人工呼吸最有效的方法之一，可通过人工或机械装置产生通气，对通气障碍的患者进行辅助呼吸，达到增加通气量，改善换气功能的目的。

2．**简易呼吸器**

（1）组成：由呼吸囊、呼吸活瓣、面罩及衔接管组成。

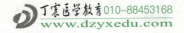
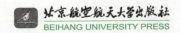

（2）操作步骤

①患者去枕仰卧，头后仰，护士站在患者头顶侧，托起患者下颌，开放气道。

②面罩紧扣患者口鼻部，避免漏气。

③有节律地挤压呼吸囊，频率为 16 ～ 20 次 / 分，一次挤压可有约 500ml 空气进入肺内。 如患者有自主呼吸，应与之同步。

3. 人工呼吸机

（1）主要参数

①呼吸频率（R）：10 ～ 16 次 / 分。

②每分钟通气量（VE）：8 ～ 10L/min。

③潮气量（Vr）：10 ～ 15ml/kg（范围在 600 ～ 800ml）。

④吸 / 呼比值（I/E）：1 ∶ 1.5 ～ 1 ∶ 2.0。

⑤呼气压力（EPAP）：0.147 ～ 1.96kPa，一般 < 2.94kPa。

⑥呼气末正压（PEEP）：0.49 ～ 0.98kPa（渐增）。

⑦供氧浓度（FiO_2）：30% ～ 40%，一般 < 60%。

（2）观察通气量

①通气量合适：吸气时胸廓隆起，听诊呼吸音清晰，生命体征平稳。

②通气量不足：二氧化碳潴留，患者可出现多汗、皮肤潮红、烦躁不安、血压升高、脉搏加速等。

③通气过度：患者可出现昏迷、抽搐等呼吸性碱中毒症状。

（3）注意事项

①密切观察病情变化，定期测定血气分析和电解质。

②注意呼吸机工作情况，各参数是否符合患者需要，各管道连接是否紧密，有无脱落和漏气。简易呼吸器活瓣是否漏气。

③预防和控制感染：充分湿化呼吸道，促进有效排痰。设备应定期检查、保养、维修。每天更换呼吸机各管道，更换螺纹管、呼吸机接口、雾化器等，并用消毒液浸泡消毒，防止感染。病室空气每天消毒。

第二节　危重患者的护理

1. **病情观察与记录**　密切观察生命体征，出现呼吸、心率异常甚至骤停，应立即通知医生，并协助进行应急处理。

2. **保持呼吸道通畅**　协助清醒患者叩背，预防坠积性肺炎。昏迷患者易因呼吸道分泌物堵塞引起窒息，应使患者头偏向一侧，及时吸出呼吸道分泌物，保持呼吸道通畅。

3. **加强基础护理**

（1）眼的护理：眼睑不能自行闭合的患者，可涂金霉素眼膏或盖凡士林纱布保护角膜，防止角膜长时间暴露、干裂引起溃疡。

（2）口腔护理：定期口腔护理，防止口腔感染。

（3）皮肤护理：做好皮肤清洁护理，预防压疮。

（4）肢体被动活动：为患者做肢体被动活动，防止肌肉萎缩、关节僵直。配合按摩，促进血液循环，预防静脉血栓形成。

（5）补充营养及水分：维持体液平衡，防止水、电解质紊乱。

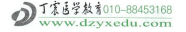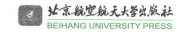

（6）维持排泄功能：协助大、小便，防治便秘、尿潴留。加强留置导尿护理，预防尿路感染。

（7）保持引流管通畅：各种引流管应妥善固定，防止脱落、受压、堵塞。严格执行无菌技术操作，防止逆行感染。

（8）做好心理护理。

4．**注意安全**　对意识丧失、谵妄或昏迷的患者，必要时可使用保护具。牙关紧闭、抽搐的患者，在上下臼齿之间垫牙垫，防止舌咬伤。调暗病室内灯光，治疗护理动作要轻，避免刺激患者引起抽搐。

5．**常用的急救药物药物**

（1）中枢兴奋药：尼可刹米（可拉明）、洛贝林（山梗菜碱）。

（2）升压药：盐酸肾上腺素、去甲肾上腺素、多巴胺、间羟胺（阿拉明）。

（3）强心药：去乙酰毛花苷丙（毛花苷 C、西地兰）、毒毛花苷 K。

（4）抗心律失常药：胺碘酮、利多卡因、普鲁卡因胺、阿托品。

（5）抗心绞痛药：硝酸甘油。

（6）支气管扩张药：氨茶碱。

（7）止血药：卡巴克络（安络血）、酚磺乙胺（止血敏）、垂体后叶素、维生素 K_1。

（8）镇静、镇痛、抗惊厥药：哌替啶（度冷丁）、吗啡、地西泮（安定）、苯巴比妥（鲁米那）、氯丙嗪（冬眠灵）、硫酸镁。

（9）抗过敏药：异丙嗪（非那根）、苯海拉明。

（10）激素类药：氢化可的松、地塞米松。

（11）利尿脱水药：呋塞米（速尿）、利尿酸钠、20% 甘露醇、25% 山梨醇。

（12）解毒药：阿托品、碘解磷定、氯解磷定、硫代硫酸钠。

（13）碱性药：5% 碳酸氢钠、11.2% 乳酸钠。

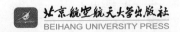

第 18 章　临终护理

第一节　概　述

1. **濒死与死亡的定义**

（1）濒死：即临终，由于各种疾病或损伤造成人体主要器官趋于衰竭，经治疗无生存希望，各种迹象显示生命活动即将终结的状态。

（2）死亡：死亡是指个体生命活动和新陈代谢的不可逆终止。死亡的诊断依据是脑死亡，脑死亡即全脑死亡。

2. **死亡的标准**　1968 年世界第 22 次医学会上美国哈佛大学提出诊断脑死亡的 4 个标准：不可逆的深度昏迷，自主呼吸停止，脑干反射消失，脑电波消失。

3. **死亡过程分期**　分 3 个阶段。

（1）濒死期：又称临终状态，是死亡过程的开始阶段。此期人体各器官的功能严重紊乱，中枢神经系统脑干以上部位的功能处于深度抑制状态。表现为呼吸困难，心搏减弱，血压下降，意识模糊或丧失，大小便失禁，各种反射减弱，肌张力减退。此期生命处于可逆阶段，如抢救治疗得当，生命有复苏的可能；反之，则进入临床死亡期。但猝死、严重的颅脑损伤患者可直接进入临床死亡期。

（2）临床死亡期：此期中枢神经系统的抑制过程已由大脑皮质扩散到皮质下部位，延髓处于极度抑制状态。表现为心搏、呼吸完全停止，各种反射消失，瞳孔散大，但各种组织细胞仍有微弱而短暂的代谢活动。此期一般持续 5 ～ 6 分钟，如抢救治疗及时有效，生命仍有复苏的可能；超过这个时限，大脑将发生不可逆的变化。但在低温条件下，临床死亡期可长达 1 小时或更久。

（3）生物学死亡期：是指全身脏器、组织、细胞新陈代谢终止，也称为细胞死亡，是死亡过程的最后阶段，整个机体无任何复活的可能。随着生物学死亡期的进展，相继出现尸冷、尸斑、尸僵、尸体腐败等现象。

①尸冷：死亡后 24 小时后，尸温接近环境温度。

②尸斑：血液循环停止，重力作用使血液坠积于尸体的最低部位，皮肤出现暗红色斑块或条纹。一般在死后 2 ～ 4 小时开始出现于尸体的最低部位。

③尸僵：从小块肌肉开始，由咀嚼肌、颈部向下至躯干、四肢肌肉。死后 1 ～ 3 小时出现，4 ～ 6 小时扩散至全身，12 ～ 16 小时达到高峰，24 小时后缓解。

④尸体腐败：死后 24 小时先从右下腹开始，逐渐扩展至全腹，最后波及全身。

第二节　临终关怀

1. **概念**　临终关怀是指由社会各层次人员组成的团队向临终患者及家属提供的一种生理、心理、社会等方面的一种全面性支持和照顾，使临终患者的生命质量得以提高，使患者家属的身心得到维

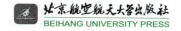

护和增强。

2. **临终关怀的发展** 1967年英国桑得斯博士在伦敦创办了世界上第一家临终关怀院——圣·克里斯多福临终关怀医院。1988年7月，天津医学院成立了中国内地第一个临终关怀研究机构。1988年10月，上海成立第一个临终关怀机构——南汇护理院。2006年4月中国生命关怀协会在首都人民大会堂宣布成立，标志着中国的临终关怀事业迈出了历史性的一步。

3. **研究对象** 主要以临终患者及家属的心理需求、临终患者的全面照顾、临终患者家属的照顾、死亡教育、临床关怀模式为主要研究内容。

4. **组织形式和理念**

（1）组织形式：独立的临终关怀院、临终关怀机构、居家式临终关怀、癌症患者俱乐部。

（2）理念：以照顾为中心、维护人的尊严和权利、提高临终患者的生命质量、加强死亡教育使其接纳死亡、为患者提供全面的整体照护等。

第三节　临终患者的护理

1. **临终患者的躯体状况变化及护理**

（1）肌张力变化：肌张力丧失，吞咽困难，二便失禁。肢体软瘫，无法维持功能位。希氏面容，即面部消瘦呈铅灰色、眼眶下陷、双眼半睁、目光呆滞、下颌下垂、嘴微张等。护理应注意协助患者采取舒适体位。

（2）循环功能减退：脉搏快而弱、不规则或测不出，血压降低。护理应密切观察生命体征，加强保暖。

（3）呼吸功能减退：表现为呼吸困难、呼吸减慢，潮式呼吸，间断呼吸，叹息样呼吸，最终呼吸停止。护理可给予吸氧，保持呼吸道通畅，必要时吸痰。

（4）胃肠功能减退：表现为呃逆、腹胀、便秘等。护理应补充营养，适当喂水，做好口腔护理和排泄护理。

（5）感知觉改变：全身疼痛，面容痛苦。视觉、语言功能减退。听觉常为最后消失的感觉，因此，护士应避免在患者周围谈论病情、窃窃私语。做好眼部护理，采取有效的止痛措施，遵医嘱应用止痛药物。

（6）意识改变：表现为不同程度的意识障碍。护理应注意保持病室安静，适当调暗灯光，增加患者的安全感。

（7）皮肤黏膜改变：表现为苍白、发绀，皮肤湿冷。护理应保持床褥舒适、整洁，预防压疮。加强会阴和肛周护理。

2. **临终患者的心理变化及护理**

（1）临终患者的心理变化

①否认期：是临终患者心理反应的第一期。患者得知自己病重面临死亡，常见的心理反应是"不，怎么可能是我？一定是他们搞错了"。极力否认患病的事实，心存侥幸，四处求医，希望是误诊。否认反应是一种防御机制，可使患者暂时逃避现实。

②愤怒期：当患者对其病情的否认无法继续，出现气愤、怨恨和嫉妒的情绪，心理反应常表现为"为什么是我？老天太不公平！我怎么这么倒霉！"。怨天尤人，或迁怒于家属、医护人员，对医院的住院制度及治疗护理百般挑剔。

③协议期：患者开始接受病重或临终事实，希望奇迹能够出现。为了延长生命，做出许多承诺作为交换条件。心理反应常表现为"请让我好起来，我一定……"、"假如给我一年的时间，我会……"。

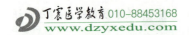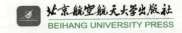

患者对生存怀有希望，能够努力配合治疗。

④忧郁期：又称为抑郁期。患者的身体更虚弱，病情恶化，内心被强烈的失落感所占据。"好吧，那就是我！"出现悲伤、情绪低落、抑郁和绝望，希望家人、朋友能够时常陪伴在身旁。逐渐对周围事物失去兴趣，少言寡语，反应迟钝。

⑤接受期：是临终心理反应的最后阶段。患者最终开始坦然接受面临死亡的现实，"好吧，既然是我，那就去面对吧"、"我准备好了"。喜欢独处，表情淡漠，睡眠时间增加甚至嗜睡，静静等待死亡的到来。

（2）临终患者的心理护理措施

①否认期

a. 护士应坦诚地回答患者提出的问题，注意医护人员对病情解释的一致性，顺势诱导，耐心解答患者的提问，不应欺骗患者，也不应打击患者的心理防御。

b. 保持患者适当的希望，不回避与患者一起讨论死亡问题，使患者逐步面对死亡。

c. 护理人员应采取理解、同情的态度。经常陪伴在患者身旁，注意非语言沟通的交流技巧，使患者能感受到被关心、爱护的温暖。

②愤怒期

a. 护士应具有足够的耐心和爱心，倾听患者的内心感受，理解患者的痛苦，一定程度上应允许患者的迁怒，适度的情绪宣泄是正常的适应性心理反应。对其不合作行为耐心劝导，加以安抚和疏导，同时防止意外发生。

b. 做好患者家属的心理工作，给予患者理解、宽容和关爱。

③协议期

①患者具有积极配合治疗的心态，护士应给予指导和关心，尽可能实现患者的愿望，减轻疾病痛苦，更好地配合治疗。

②患者的协议行为有时不易被发现，护士应加强与患者沟通，鼓励其诉说内心的感受。

④忧郁期

a. 护士应允许患者用不同方式宣泄情感，如忧伤、哭泣等。耐心倾听患者诉说，安慰患者，调动其积极情绪。

b. 安排与亲朋好友见面，尽量让家属陪伴身旁。注意安全，防范自杀。

c. 如患者因心情忧郁忽视个人卫生，护士应协助做好皮肤、口腔护理，保持卫生和舒适。

⑤接受期

a. 加强基础护理，保证患者临终前的生活质量。

b. 尊重患者，不强迫与其交谈，提供安静舒适的环境，保持适当的陪伴，帮助患者了却未完成的心愿。

第四节　死亡后护理

1. **概述**　包括死亡者的尸体护理和死者家属的护理。尸体护理是为临终患者实施整体护理的最后步骤。死者家属护理是护理人员对家属给予情绪上支持和心理疏导，缓解身心痛苦，早日从悲痛中解脱出来。

2. **尸体护理**

（1）目的：使尸体整洁，维护良好的外观，易于辨认。安慰家属，减轻哀痛。

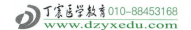
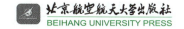

（2）操作方法

①填写尸体识别卡。劝慰患者家属，暂时离开病房或共同进行尸体护理。

②备齐用物至床旁，屏风遮挡，维护死者隐私。

③撤去输液管、吸氧管、导尿管等一切治疗用物，放平病床，使尸体仰卧，头下垫枕，防止面部淤血变色。

④洗脸，闭合口、眼，对家属是一种安慰。

⑤用棉花填塞口、鼻、耳、阴道、肛门等孔道，以免体液外溢。注意棉花勿外露。

⑥清洁尸体，胶布痕迹用松节油擦净，有创口者更换敷料，有引流管者拔出后缝合伤口或用胶布封闭包扎。

⑦穿衣裤，将第 1 张尸体识别卡系于尸体右手手腕，将尸体放入尸袋。将第 2 张尸体识别卡缚于尸体腰前的尸袋上。移尸体于平车，送往太平间。将第 3 张尸体识别卡系于尸屉外。

⑧清点患者遗物交与家属。如家属不在场，应由两名护士共同清点，贵重物品列清单交给护士长。

⑨处理床单位。在体温单记录死亡时间，注销各种执行单。清洁、消毒患者用过的物品，传染病患者的床单位与用物按终末消毒法处理。

（3）注意事项

①患者死亡后，应首先由医师开具死亡诊断书，并得到家属许可后，护士才可行尸体护理。

②尸体护理应尽快，以防僵硬。

③认真填写尸体识别卡，避免认错。

④尸体护理时用屏风遮挡，以维护死者隐私，同时避免引起其他患者的不良情绪。

⑤尸体护理时护士态度应严肃认真，以示对死者的尊重，同时满足家属合理要求。

⑥传染病患者的尸体应使用消毒液清洁，注意执行隔离技术操作，用不透水的尸袋包裹。

第五节　临终患者亲属与丧亲者护理

1. 临终患者家属的护理

（1）临终患者家属的心理反应：临终患者家属也会经历否认期、愤怒期、协议期、忧郁期、接受期 5 个心理反应阶段。主要表现为：

①个人需求的推迟或放弃。

②家庭中角色与职务的调整与再适应。

③压力增加及社会性互动减少。

（2）对临终患者家属的护理措施

①满足患者家属照顾患者的需要。

②鼓励患者家属表达感情。

③指导家属对患者的生活照顾。

④协助维持家庭的完整性。

⑤满足患者家属本身的生理、心理和社会方面的需求。

2. 丧亲者护理

（1）丧亲者的心理反应　根据安格乐理论，丧亲者的心理反应可分 4 个阶段。

①震惊与不相信：这是一种防卫机制，此期在急性死亡事件中最明显。

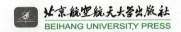

②觉察：意识到亲人确实死亡，痛苦、空虚、气愤伴随而来，此期的特征常常是哭泣。

③恢复期：患者家属带着悲痛的情绪处理死者的后事，准备丧礼。

④释怀：随着时间的流逝，患者家属逐渐从悲哀中得以解脱，将逝者永远怀念。

（2）对丧亲者的护理措施

①认真进行尸体护理。

②鼓励患者家属宣泄感情，针对不同心理反应阶段制定护理措施。

③安慰患者家属面对现实。

④尽力提供生活指导、建议。

⑤丧亲者随访。

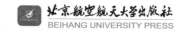

第二篇

内科护理学

第 1 章 绪 论

第一节 护理体检

护理体检是指护士通过自己的感觉器官或借助简单的检查工具，对患者全身或某些部位进行系统检查，目的是了解患者的健康状况，及时发现需要由护士解决的护理问题和预防可能发生的护理问题。

一、护理体检的准备工作和基本检查方法

1. 准备工作

（1）物品：体温计、血压计、手电筒、压舌板、听诊器、叩诊锤等。

（2）环境：安静、舒适，室温适宜，光线充足，必要时屏风遮挡，保护隐私。

（3）患者：护士应做好解释，解除顾虑，取舒适体位，充分暴露受检部位。

2. 基本检查方法

（1）问诊：问诊时避免使用"专业术语"。

（2）视诊：是指护士以视觉来观察患者全身或局部状态的评估方法。应自然光线下进行，灯光下常不易辨别黄疸、发绀、皮疹等异常。

（3）触诊：是指护士通过手与患者体表局部接触后，对某些器官或组织的物理特性进行判断的一种检查方法，可补充视诊所不能确定的体征。可分为浅部触诊和深部触诊两种方法。护士常用指腹、掌面尺侧、掌指关节掌面等部位触诊。触诊时护士的手应温暖，站于患者右侧，面向患者，便于观察患者的表情变化。进行下腹部触诊时，嘱患者排空小便。触诊的压力由浅入深，先触诊健侧后触诊患侧。

（4）叩诊：是指护士用手指叩击患者体表某部位，使之震动而产生音响，根据震动和音响的特点来判断该部位的器官状态有无异常。分为间接叩诊和直接叩诊两种方法。

（5）听诊：是指护士用耳或借助于听诊器听取患者身体器官活动发出的声音，以识别正常与病理状态，从而判断健康与否的方法。听诊时环境应安静、温暖、避风。听诊器胸件要紧贴于被听诊的部位，避免与皮肤摩擦而产生附加音。

（6）嗅诊：是指护士通过嗅觉对来自于患者皮肤、黏膜、呼吸道、胃肠道、呕吐物、排泄物、分泌物、脓液等气味的判断，评估异常气味与疾病关系的一种检查方法。

二、一般状态检查

1. 全身一般状况

（1）体温：体温低于 36.3℃称体温过低，见于慢性消耗性疾病、极度衰弱、甲状腺功能减退、休克、急性大出血等。体温高于 37.5℃称为发热，见于感染、炎症、恶性肿瘤、无菌性组织坏死、免疫性

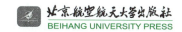

疾病和内分泌疾病等患者。

（2）脉搏：常见的脉搏异常如下。

①速脉：超过 100 次 / 分。见于发热、贫血、甲状腺功能亢进、心功能不全、周围循环衰竭、心肌炎等患者。

②缓脉：低于 60 次 / 分。见于颅内压增高、黄疸、洋地黄类药物中毒、甲状腺功能减退、病态窦房结综合征等患者。低于 40 次 / 分考虑为房室传导阻滞。

③水冲脉：脉搏骤起骤落，急促有力。见于主动脉瓣关闭不全、甲状腺功能亢进症等患者。

④交替脉：脉搏一强一弱交替出现，但节律正常。见于高血压性心脏病、急性心肌梗死、心肌炎等患者。交替脉是左心衰竭的重要体征。

⑤奇脉：平静吸气时脉搏明显减弱或消失。见于心包积液和缩窄性心包炎患者。

⑥不整脉：脉搏不规则地搏动，称为不整脉。如脉率少于心率，称为脉搏短绌。见于心房颤动、期前收缩的患者。计数脉搏的时间至少需要 1 分钟。

（3）呼吸：检查呼吸时，应注意以下几方面。

①呼吸频率、节律、深度的改变：正常成年人静息时的呼吸次数为 16～20 次 / 分。

a. 呼吸增快：呼吸次数每分钟超过 24 次。

b. 呼吸减慢：呼吸次数每分钟少于 10 次，见于呼吸中枢受抑制、颅内压升高患者。

c. 潮式呼吸（陈 - 施呼吸）：呼吸由浅慢逐渐变为深快，达到最大强度后，呼吸再由深快变为浅慢，继之呼吸暂停数秒钟，随后又重复出现上述节律，为呼吸中枢兴奋性降低所造成，见于中枢神经系统疾病、中毒患者。

d. 间停呼吸（毕奥呼吸）：呼吸次数明显减少，并且每隔一段时间即有呼吸暂停数秒钟，呈现一定的规律，是呼吸中枢兴奋性显著降低的表现，是病情危急的征象。

e. 酸中毒大呼吸：呼吸加深且频率稍快，见于代谢性酸中毒患者。

f. 呼吸浅快：见于呼吸道阻塞、肺气肿、呼吸衰竭患者。

②呼吸气味的改变

a. 恶臭味：见于支气管扩张或肺脓肿患者。

b. 肝腥味：见于肝性脑病（肝昏迷）患者。

c. 氨味：见于尿毒症患者。

d. 烂苹果味：见于糖尿病酮症酸中毒患者。

e. 刺激性大蒜味：见于有机磷农药中毒患者。

（4）血压：正常血压值为收缩压 < 140mmHg（18.7kPa），舒张压 < 90mmHg（12kPa）。

①血压升高：收缩压 ≥ 140mmHg（18.7kPa）和（或）舒张压 ≥ 90mmHg（12kPa）；短暂的血压升高见于剧烈疼痛、情绪激动、身处寒冷环境、缺氧等；持久的血压升高见于原发性高血压、肾疾病等患者。

②血压降低：收缩压 < 90mmHg（12kPa），舒张压 < 60mmHg（8kPa）；见于休克、心功能不全、心肌梗死等患者。

（5）意识状态：根据意识障碍的程度可分为以下几种。

①嗜睡：最轻的意识障碍，患者处于病理性的睡眠状态，可被唤醒，醒后能保持短时间的觉醒状态，但反应较迟钝，一旦刺激去除，则又迅速入睡。

②意识模糊：意识障碍的程度比嗜睡较深，患者有定向障碍、思维和语言不连贯，对周围环境的理解和判断失常，可有错觉、幻觉、躁动、精神错乱等，常见于急性重症感染的高热期。另有一种以兴奋性增高为主的意识模糊，伴有知觉障碍，称为谵妄，表现为定向力丧失，感觉错乱，躁动等。

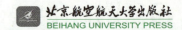

③昏睡：患者处于熟睡状态，不易唤醒，虽在强烈刺激下（如压迫眶上神经）可被勉强唤醒，但很快再入睡，醒时答话含糊或答非所问。

④昏迷：患者的运动和感觉完全丧失，任何刺激都不能唤醒。按昏迷程度分为：

a. 浅昏迷：意识大部分丧失，无自主运动，对声、光等刺激无反应，对强烈的疼痛刺激可出现痛苦表情或肢体回缩等防御性的反应，瞳孔对光反应、角膜反射、吞咽、咳嗽及各种防御反射仍存在。

b. 深昏迷：意识全部丧失，对强烈刺激也无反应，瞳孔散大，所有反应均消失，全身肌肉松弛，呼吸不规则，血压可能下降，大小便失禁或潴留。

（6）面容和表情：常见的病态面容和表情如下。

①急性病容：面颊潮红、烦躁不安、呼吸急促等。见于急性感染性疾病患者。

②慢性病容：面容憔悴、面色苍白或灰暗、精神萎靡。见于慢性消耗性疾病患者。

③病危面容：面容枯槁、面色灰白或发绀、表情淡漠、眼眶凹陷、皮肤湿冷、大汗淋漓。见于严重脱水、出血、休克等患者。

④二尖瓣面容：面容晦暗、口唇微绀、两颊呈淤血性发红。见于风湿性心脏病二尖瓣狭窄患者。

⑤甲状腺功能亢进症（甲亢）面容：面容惊愕、眼裂增宽、眼球凸出、目光炯炯有神、情绪激动易变。

⑥满月面容：面容圆如满月、皮肤发红、常伴痤疮和毳毛。见于肾上腺皮质增生和长期应用糖皮质激素的患者。

⑦肢端肥大症面容：头颅增大、面部变长、眉弓及两侧颧部隆起、耳鼻增大、唇舌肥厚、下颌增大向前突出。

（7）发育和体型：判定成年人发育正常的指标有：头长为身高的1/7、胸围等于身高的1/2、两上肢展开的长度等于身高、坐高等于下肢的长度。

（8）营养状态：是根据患者的皮肤、毛发、皮下脂肪、肌肉发育等情况进行综合判断。临床上将营养状态分为良好、中等、不良、肥胖4个等级。皮下脂肪多以3cm指距捏起上臂下1/3背侧处皮下脂肪来测量。肥胖是指体重超过标准体重的20%。体重低于正常体重的10%称为消瘦。

（9）体位：常见的有主动体位（可随意改变自身肢体及躯干）、被动体位（需别人帮助才能改变）及强迫体位（因某种疾病的影响必须采取某种体位）等。

（10）四肢、脊柱与步态：某些疾病可使患者步态异常或姿势改变，如小脑疾病时呈醉酒步态；帕金森病患者呈慌张步态；四肢畸形或脊柱疾病，可引起姿势和步态的异常。

2. 皮肤、黏膜检查　检查的主要内容包括颜色、湿度、温度、弹性、皮疹、压疮、出血、蜘蛛痣及水肿。

（1）颜色

①苍白：皮肤、黏膜苍白多由于血红蛋白量减少或末梢毛细血管充盈不足所引起。见于主动脉瓣关闭不全、贫血、出血、寒冷、惊恐、休克、虚脱等患者。

②发红：皮肤、黏膜发红是由于毛细血管扩张充血、血流加速或红细胞量增多所致。正常人可于运动、饮酒时出现，病理状态见于发热性疾病、某些物质（如阿托品）引起的中毒等。

③发绀：皮肤、黏膜出现青紫色，是因为血液中还原血红蛋白的绝对量超过50g/L而引起。易在舌、唇、耳郭、面颊、肢端出现，多见于先天性心脏病、心肺功能不全和某些中毒的患者。严重贫血患者如血红蛋白量少于50g/L时，即使全部血红蛋白处于还原状态，也不出现发绀。

④黄染：皮肤、黏膜发黄称为黄染。这是由于血液中的胆红素浓度过高，渗入皮肤和黏膜而使其发黄。见于胆道阻塞、肝细胞损害或溶血性疾病患者。另外，过多食用胡萝卜、南瓜、柑橘等，可使胡萝卜素在血中含量增多，而使皮肤黄染，但黄染部位多在手掌、足底皮肤，而不在巩膜和口腔黏膜。

⑤色素沉着：皮肤黏膜色泽加深呈暗褐色，可见于慢性肾上腺皮质功能减退及肝硬化等患者。

（2）湿度：皮肤湿度与出汗有关，出汗增多见于结核病、风湿热、休克等疾病。如出汗发生于夜间熟睡后，称为夜间盗汗；如出汗伴有皮肤厥冷，称为冷汗；皮肤干燥无汗可见于脱水、黏液性水肿、维生素 A 缺乏等患者。

（3）温度：全身皮肤发热见于发热性疾病、甲状腺功能亢进患者；发冷见于休克、甲状腺功能减退等患者。局部皮肤发热见于疖、痈等炎症患者。局部皮肤发冷是由于局部血液循环障碍导致的。肢端发凉常见于休克及雷诺病患者。

（4）弹性：皮肤弹性与年龄、营养状态及组织间隙所含液体（血液、淋巴液、水）多少有关。弹性减退时皮肤皱褶平复缓慢，见于严重脱水患者。老年人皮肤亦常松弛，弹性减退。

（5）水肿：是由于皮下组织的细胞内及组织间隙内的液体潴留过多所致。若以手指加压，局部组织出现凹陷，称为凹陷性水肿。按凹陷性水肿的程度分为轻、中、重 3 度。黏液性水肿经指压后局部组织无凹陷，称为非凹陷性水肿。

（6）皮疹：常见的包括斑疹、玫瑰疹、丘疹、斑丘疹、荨麻疹等，压之退色。常常是某些疾病诊断的重要依据，见于皮肤病、传染病、重症感染、药物过敏等患者。

（7）皮肤或黏膜下出血：直径不超过 2mm 者称为瘀点（出血点）；直径在 3～5mm 称为紫癜，压之不退色；直径在 5mm 以上者称为瘀斑；片状出血伴局部皮肤隆起者称为血肿。皮肤或黏膜下出血常见于血液病患者，其次为重症感染、某些血管损害的疾病、工业毒物或药物中毒等患者。

（8）蜘蛛痣：由于皮肤小动脉末端扩张，使一支小动脉伸展出辐射状的分支，而形成的蜘蛛样血管痣。其产生与肝对体内雌激素灭活功能减弱有关。检查时（如用棉签杆）压迫痣中心，其辐射状小血管网即消失，压力解除后，蜘蛛痣又出现。常见于慢性肝病患者，也可见于健康的妊娠期妇女。

（9）破损与溃疡

①皮肤：局部持续受压或其他理化因素刺激可使皮肤发生破损与溃疡。

②口腔黏膜：检查有无黏膜溃疡和感染。口腔炎症可发生黏膜溃疡，长期使用广谱抗生素或衰弱重病者可发生口腔黏膜真菌感染。维生素 B_2 缺乏可发生口角炎、舌炎。

③咽及腭扁桃体

a. 检查方法：患者坐于椅子上，头略后仰，张大口发"啊"的长音，护士右手持压舌板将患者的舌前 2/3 与后 1/3 交界处迅速下压，左手持手电筒照明，即可看清咽喉及腭扁桃体。

b. 检查内容：注意咽部有无充血、水肿、溃疡、渗出物，腭扁桃体有无肿大、充血、分泌物或脓液。腭扁桃体肿大一般分为 3 度：不超过咽腭弓者为Ⅰ度；超过咽腭弓者为Ⅱ度；腭扁桃体达咽后壁中线者为Ⅲ度。

3. 淋巴结检查

（1）检查的方法、顺序和内容

①方法：手指指腹紧贴被查部位，由浅入深滑行触诊。

②顺序：从耳后开始，顺序检查颌下、颈部、锁骨上窝、腋下、腹股沟和腘窝淋巴结。

③内容：数目、大小、硬度、有无触痛、粘连。

（2）主要临床意义

①非特异性淋巴结炎，压痛，质软，无粘连。

②恶性肿瘤淋巴结转移，局部质硬、无压痛，与周围组织粘连固定。肺癌多转移至右锁骨上淋巴结或腋下淋巴结；胃癌易转移至左锁骨上淋巴结。

③淋巴结结核，多发生在颈部，与周围组织粘连。

④全身淋巴结肿大，大小不等，遍及全身，无粘连。

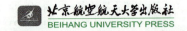

三、胸部检查

1. 胸部体表标志及其意义

（1）胸骨角：胸骨柄与胸骨体交界处的突起。胸骨角与第2肋软骨相连接，是计数肋骨的重要标志。

（2）颈椎棘突：低头时第7颈椎棘突最突出，是计数椎骨的骨骼标志。

（3）胸部体表垂直标志线：前正中线、锁骨中线、腋前线、腋中线、腋后线、肩胛线、后正中线等。

2. 胸廓与胸壁 成年人胸廓前后径与左右径的比例是1∶1.5。

（1）扁平胸：胸廓扁平、前后径小于左右径的1/2，见于慢性消耗性疾病，如肺结核患者，也可见于瘦长体型者。

（2）桶状胸：胸廓呈桶状，前后径增大，甚至与左右径相等，肋间隙加宽，多见于肺气肿患者，也可见于老年和矮胖患者。

（3）佝偻病胸：包括鸡胸、佝偻病串珠、肋膈沟、漏斗胸。

3. 气管、肺和胸膜

（1）视诊

①呼吸运动：注意有无增强或减弱。一侧胸壁、胸膜或肺部的病变可使病侧呼吸运动减弱；健侧可有代偿性的呼吸运动增强。

②三凹征：属于吸气性呼吸困难。是由于上呼吸道部分阻塞，气流进入肺内不畅，吸气时肺内负压极度升高，从而引起胸骨上窝、锁骨上窝、肋间隙向内凹陷，称为三凹征。常见于气管阻塞、气管异物等。

（2）触诊

①气管触诊：将右手的示指和环指分别放在患者的两侧胸锁关节处，中指触摸其气管，如中指距示指与环指的距离不等，则表示气管有偏移。如有大量胸膜腔积液、气胸或纵隔肿瘤可将气管推向健侧，如有广泛胸膜粘连、肺不张可将气管拉向患侧。

②触觉语颤：将两手掌分别平放在患者的胸部左右对称部位，请患者发"一、二、三"的低音调长音，其声带振动产生的声波沿气管传至胸壁，护士的手掌即可感到双侧对称的细微震动。语颤减弱见于肺气肿、阻塞性肺不张、大量胸膜腔积液、气胸的患者；语颤增强见于肺组织炎症或肺实变的患者。

（3）叩诊

①肺部正常叩诊音

a. 清音：是正常肺部叩诊音。正常成年人前胸自肺尖至第5～6肋间隙为肺清音区（左侧第3～4肋间隙近心脏处叩诊音稍浊），背部两侧从肩胛上区到第9～11肋下缘皆为清音。

b. 浊音：为肺部与实质性脏器（心、肝）相重叠部分的叩诊音。右前胸第5～6肋间隙以下为肝浊音区。

c. 鼓音：左前胸第5、6肋间隙以下为胃泡鼓音区。

②肺部异常叩诊音：在肺部清音区出现以下的叩诊音皆为异常叩诊音。

a. 过清音：见于肺气肿患者。

b. 浊音或实音：见于肺炎、胸膜腔积液、肺部肿瘤患者。

c. 鼓音：见于气胸患者。

（4）听诊：包括正常和异常呼吸音、啰音、胸膜摩擦音。

①正常呼吸音：肺泡呼吸音；支气管呼吸音；支气管肺泡呼吸音。

②异常呼吸音

a. 异常肺泡呼吸音：包括肺泡呼吸音减弱、消失。

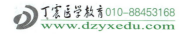

121

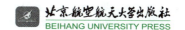

b．异常支气管呼吸音：在正常肺泡呼吸音的部位出现的支气管呼吸音，见于肺实变。

③啰音

a．干啰音：为气流通过狭窄的支气管或冲击支气管内的黏稠分泌物使之振动而产生的声音。干啰音常发生于双侧肺部，见于慢性支气管炎、支气管哮喘、肺气肿、心源性哮喘患者。

b．湿啰音：为由于气管或支气管内有稀薄的分泌物，随呼吸气体通过时，形成的水泡即刻破裂所产生的声音。湿啰音如局限于肺的某部，提示该部有炎症；如发生在两侧肺底，见于肺下部炎症或肺淤血患者；双肺满布湿啰音多见于急性肺水肿。

④胸膜摩擦音：当胸膜发生炎症时，脏层和壁层的表面粗糙，两层胸膜随呼吸运动产生摩擦的声音，称为胸膜摩擦音。多见于结核性胸膜炎、胸膜肿瘤患者。

4．心脏和血管

（1）心脏视诊

①心前区隆起：正常人心前区与右侧相应部位基本对称。儿童时期患心脏病伴心脏增大时向外隆起。

②心尖搏动：正常成年人心尖搏动位于左侧第5肋间锁骨中线内侧0.5～1.0cm处。左心室增大时，向左下移位。

③颈静脉怒张：正常人立位或坐位时，颈外静脉（简称颈静脉）常不显露，平卧时可见颈静脉充盈，充盈的水平仅限于锁骨上缘至下颌角距离的下2/3以内。若取30°～45°的半卧位时静脉充盈度超过正常水平，称为颈静脉怒张。见于右心衰竭、缩窄性心包炎、心包积液或上腔静脉阻塞综合征患者。正常情况下不会出现颈静脉搏动，在三尖瓣关闭不全伴有颈静脉怒张时可看到。

④肝 - 颈静脉反流征：用手按压被检者腹部，颈静脉充盈更明显，称为肝 - 颈静脉反流征阳性，是右心功能不全的重要征象之一。

⑤颈静脉搏动：正常人在安静状态下不易看到。

⑥毛细血管搏动征：用手指轻压被检者指甲甲床末端，或以玻片轻压其口唇黏膜，如见到红、白交替的节律性微血管搏动现象，称为毛细血管搏动征阳性。见于脉压增大的疾病，如主动脉瓣关闭不全、甲状腺功能不全、严重贫血等患者。

（2）心脏触诊

①心尖搏动及心前区搏动：心尖区抬举性搏动是指心尖区徐缓、有力地搏动，是左心室肥厚的体征。胸骨左下缘收缩期抬举性搏动是右心室肥厚的可靠指征。

②震颤：为触诊时手掌感到的一种细小振动感，是血液经狭窄的口径或循异常的方向流动形成的涡流造成瓣膜、血管壁或心腔壁振动传至胸壁所致。

③心包摩擦感：是由于急性心包炎时心包膜纤维素渗出致表面粗糙，心脏收缩时脏层与壁层心包摩擦产生的振动传至胸壁所致。

（3）心脏叩诊

①正常成年人心相对浊音界：见表2-1。

②心浊音界改变与临床意义

a．左心室增大：心左界向左下扩大，心界似靴形。

b．右心室增大：相对浊音界向两侧扩大，以左侧明显。

c．左心房增大：心腰部饱满，浊音界呈梨形。

d．心包积液：心界向两侧扩大，心浊音界外形随体位改变而变化，坐位时心界呈三角形（烧瓶形）。

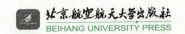

表2-1　正常成年人心脏相对浊音界与前正中线的平均距离

右（cm）	肋间	左
2～3	II	2～3
2～3	III	3.5～4.5
3～4	IV	5～6
	V	7～9

注：左锁骨中线至前正中线为8～10cm

（4）心脏听诊

①心脏瓣膜听诊区

a．二尖瓣区：位于心尖部，即左侧第5肋间锁骨中线稍内侧。

b．主动脉瓣区：位于胸骨右缘第2肋间及胸骨左缘第3与4肋间，后者为主动脉瓣第二听诊区。

c．肺动脉瓣区：位于胸骨左缘第2肋间。

d．三尖瓣区：位于胸骨体下端靠近其右缘或左缘处。

②听诊顺序：从心尖部按逆时针方向，即二尖瓣区、肺动脉瓣区、主动脉瓣区、三尖瓣区的顺序听诊。

③听诊内容

a．心率：正常人心率为60～100次/分。成年人心率超过100次/分多为窦性心动过速，常见于剧烈运动、过度紧张、高热等。心率低于60次/分为窦性心动过缓，常见于运动员、迷走神经兴奋性增高和冠心病患者。

b．心律：心律失常最常见的是期前收缩和心房颤动。

期前收缩听诊的主要特点：在规则心跳的基础上突然提前出现1次心跳，其后有一较长间歇；提前出现的心跳的第一心音增强，第二心音减弱或难以听到；期前收缩可以联律形式出现。

心房颤动听诊特点：心律绝对不规则；第一心音强弱不等；心率大于脉率，即短绌脉。

c．心音：有4个。

第一心音（S_1）：标志心室收缩期开始。

听诊特点：音调较低；性质较钝；历时较长；与心尖波动同时出现；心尖部听诊最清楚。

S_1强度改变取决于心室收缩开始时房室瓣的位置、心室肌的收缩力、瓣膜的完整性与活动性等因素。

增强见于：二尖瓣狭窄，主要由于二尖瓣保持低垂位置；完全性房室传导阻滞；发热、甲状腺功能亢进等。

减弱见于：二尖瓣关闭不全；主动脉瓣关闭不全；心肌炎、心肌病和心肌梗死。

强弱不等见于心房颤动、室性期前收缩、三度房室传导阻滞等心律失常。

第二心音（S_2）：标志心室舒张期开始。是由于心室舒张开始时，主动脉瓣和肺动脉瓣突然关闭引起瓣膜及血管壁振动所产生。

听诊特点：音调较高；性质较 S_1 清脆；历时较短；在心尖搏动之后出现；心底部听诊最清楚。

S_2强度改变主要取决于主动脉和肺动脉内压力、半月瓣的弹性和完整性。

S_2分裂是由于主动脉瓣和肺动脉瓣关闭明显不同步所致，在肺动脉瓣区听诊较明显。见于以下情况：生理分裂；持续分裂；固定分裂，见于房间隔缺损；反常分裂。

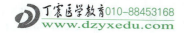 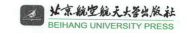

第三心音（S_3）：出现在心室舒张早期，第二心音之后 0.12～0.20s。是由于快速充盈期末，心室肌转为被动舒张时产生紧张性振动所致。

第四心音（S_4）：与心房收缩导致的心肌振动有关，一般听不到。

d. 额外心音：是指在 S_1 和 S_2 之外，额外出现的病理性附加音。按其出现的时期不同，可分为如下。

收缩期额外心音：收缩早期喷射音音调高而清脆，时间短促，在心底部听诊最清楚；收缩中、晚期喀喇音是由于二尖瓣脱垂所致。

舒张期额外心音：奔马律是心肌受损的重要体征，常见于动脉粥样硬化性心脏病、心肌炎等重症心脏病患者，提示左心室心肌极度衰弱。

e. 心脏杂音：是指心音外具有不同频率和强度的夹杂音。产生机制：血流加速；血液黏稠度降低；瓣膜口狭窄或关闭不全；异常通道；心腔内漂浮物。发生在第一心音和第二心音之间的为收缩期杂音。发生在第二心音之后和第一心音之前的为舒张期杂音。二尖瓣狭窄患者可在心尖部闻及舒张期隆隆样杂音。

f. 心包摩擦音：收缩期可明显听到胸骨左缘第 3 与第 4 肋间最响，坐位前倾或以听诊器向胸壁加压时更明显。常见于心包炎。

四、腹部检查

1. **腹部分区**　一般用九区法。由连接两侧肋弓下缘及连接左右髂前上棘的两条水平线，将腹部分为上、中、下 3 部；再分别通过左右髂前上棘至前正中线之中点做两条垂直线将上、中、下腹部各分为左、中、右 3 部，共 9 个区域。

2. **检查**

（1）视诊

①腹部外形：极度消瘦、严重脱水、恶病质者腹部凹陷，甚至呈"舟状腹"。

②腹壁静脉曲张：正常人的腹壁静脉一般看不清楚。当门静脉循环障碍或上、下腔静脉回流受阻时，由于侧支循环形成，腹壁静脉可显而易见，甚至曲张。正常时，脐以上的腹壁静脉血流方向向上，脐以下的腹壁静脉方向向下。当门静脉高压时，静脉曲张以脐为中心，曲张静脉的血流方向与正常相同。如上腔静脉回流受阻，则脐上、脐下的腹壁静脉的血流方向均向下；如下腔静脉回流受阻，则脐上、脐下的均向上。

③胃肠蠕动波和肠形：正常人看不到胃肠蠕动波和肠形。如有幽门梗阻时，在上腹部可见到自左向右移动的胃蠕动波；肠梗阻时，在腹壁可看到肠蠕动波和肠形，小肠梗阻时肠形及蠕动波出现在中腹部。

（2）触诊

①腹壁紧张度：正常人腹壁柔软，无抵抗。当腹内有炎症时，腹肌可因反射性痉挛而使腹壁变硬，有抵抗感，称腹肌紧张。急性胃穿孔引起急性弥漫性腹膜炎时，全腹肌肉紧张显著，硬如木板，称为"板状腹"。结核性腹膜炎由于慢性炎症，腹膜增厚，触诊腹壁有柔韧感，似揉面团的感觉，称为"揉面感"。

②压痛及反跳痛：腹部触诊有压痛后，触诊的手指在原处继续加压稍停片刻，然后突然将手指迅速抬起，此时患者腹痛如加重明显，称为反跳痛。反跳痛是壁腹膜已有炎症累及的征象。当腹内脏器或腹膜有炎性病变时，可出现相应部位的压痛。

③腹部包块：腹部触及肿块时，应注意其位置、大小、形态、硬度，有无压痛与搏动，能否移动，以及与周围器官和腹壁的关系等。

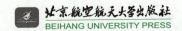

④肝触诊：触诊肝时，嘱患者平静地进行腹式呼吸。正常人的肝一般触不到，腹壁松弛的患者，当深吸气时在肋下缘可触及肝下缘，但在 1cm 以内；在剑突下可触及肝下缘，多在 3cm 以内；其质地柔软，表面光滑，边缘规则，无压痛，无搏动。

⑤脾触诊：正常脾不能触及。脾大的程度分为轻度大（深吸气时，脾下缘在左侧肋下不超过 3cm）、中度大（脾下缘在肋缘下 3cm 至脐水平线）和高度大（脾下缘超过脐水平线下）。

⑥膀胱触诊：对判断有无尿液和尿潴留有较重要的意义。检查时，护士的右手自患者的脐部开始向耻骨方向触诊，触到肿物要注意鉴别是否为胀大的膀胱。胀大的膀胱触诊有囊性感。按压膀胱时如有尿意，排空膀胱后，肿物缩小或消失。

（3）叩诊

①正常腹部叩诊音：正常腹部叩诊除肝、脾所在部位呈浊音或实音外，其余部位均呈鼓音。明显鼓音可见于胃肠高度胀气、胃肠穿孔患者。

②正常人肝浊音界：位于右锁骨中线第 5 肋间水平至右肋下缘。肝浊音界扩大见于肝癌、肝脓肿患者；缩小见于肝硬化、急性肝坏死患者；消失见于急性胃肠道穿孔患者。

③移动性浊音：当腹腔内含有一定量液体（游离腹水超过 1000ml）时，可查得随体位不同而变动的浊音，称为移动性浊音。见于肝硬化腹水、结核性腹膜炎等患者。

④叩击痛：护士以左手掌平放在被检脏器的体表位置上，右手半握拳，由轻到中等强度力量叩左手背，如患者感到疼痛，称叩击痛。正常人各脏器无叩击痛，肝炎患者在肝区可有叩击痛；肾周围炎、肾盂肾炎患者肾区可有叩击痛。

（4）听诊

①肠鸣音：正常人的肠鸣音每分钟 4～5 次，若超过 10 次称肠鸣音亢进，常见于急性肠炎；如持续 3～5 分钟以上才听到 1 次肠鸣音，或 10 分钟还听不到肠鸣音称肠鸣音减弱或消失，提示有肠麻痹存在。

②胃振水音：患者仰卧，护士以稍弯曲而并拢的四指，连续迅速地冲击患者上腹部，若听到胃内气体与液体相撞击而发出的声音，称为振水音。正常人仅在饭后多饮时出现，如在空腹或饭后 6～8 小时或以上，胃部仍有振水音，则提示胃排空不良。见于幽门梗阻、胃扩张等患者。

五、神经系统检查

1. 瞳孔检查 瞳孔常可反映中枢神经系统的一般功能状态，是对危重患者的主要监测项目之一。

（1）瞳孔大小：①正常人两侧瞳孔对称、等大、正圆，直径 3～4mm；②瞳孔缩小，见于有机磷、巴比妥类、吗啡、氯丙嗪等药物中毒患者；③瞳孔散大，见于视神经萎缩、阿托品药物中毒及深昏迷患者；④两侧瞳孔大小不等，提示颅内病变，如颅内出血、脑肿瘤及脑疝等患者。

（2）瞳孔对光反应：①直接对光反应通常用手电光直接照射瞳孔并观察其动态反应。正常人眼受到光线刺激后两侧瞳孔立即缩小，避开光源后瞳孔迅速复原。②间接对光反应是用手隔开两眼观察受到光线刺激后对侧瞳孔缩小情况，正常时一侧受光刺激，对侧瞳孔也立即缩小。③瞳孔对光反应迟钝或消失，见于昏迷患者。④两侧瞳孔散大并伴有对光反应消失为濒死状态、癫痫发作患者的表现。

2. 生理反射与病理反射

（1）生理反射：为正常人应具有的神经反射。病理状态下，可亢进、减弱或消失。生理反射为浅反射（如角膜反射、腹壁反射）和深反射（如膝腱反射）。

①浅反射：刺激皮肤或黏膜所引起的反射。

a. 角膜反射，深昏迷者角膜反射消失。

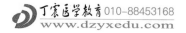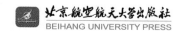

b. 腹壁反射，正常时两侧腹壁肌受到刺激后立即收缩，腹壁反射消失见于胸髓疾病、锥体束病损及昏迷患者。

②深反射：刺激肌腱或骨膜引起的反射。

a. 膝腱反射，正常反应为股四头肌收缩，小腿伸展。

b. 膝腱反射减弱或消失，多为器质性病变，如末梢神经炎、神经根炎等下运动神经元病变。

c. 膝腱反射亢进，常见于上运动神经元病变。

（2）病理反射：正常人不应出现的神经反射。锥体束病变时可出现病理反射，见于脑出血、脑肿瘤等。巴宾斯基征（Babinski）正常反应为各趾向跖面弯曲。巴宾斯基征阳性表现为趾背伸，其他四趾呈扇形展开。

3. 脑膜刺激征　是脑膜受刺激的表现。见于各种脑膜炎、蛛网膜下腔出血、脑脊液压力增高等。脑膜刺激征如下：

（1）颈项强直：患者仰卧位，下肢伸直，护士用手托起枕部，前屈其颈，正常时下颌可贴近前胸。如患者感颈后疼痛，下颌不能贴近前胸，且护士的手感到有抵抗时，即为颈项强直。

（2）凯尔尼格（Kernig）征：患者仰卧位，护士先将其一侧髋关节屈呈直角，膝关节也在近乎直角状态时，再用手抬高小腿。正常时可使膝关节伸达 135° 以上。如在 135° 以内出现抵抗感或疼痛，则为阳性反应。

（3）布鲁津斯基（Brudzinski）征：患者仰卧位，下肢自然伸直，护士一手托患者枕部，一手置于患者胸前，然后使头部前屈。如双髋与膝关节同时屈曲，则为阳性反应。

第二节　常用实验检查

1. 实验室检查护理准备

（1）做好解释及准备工作：某些因素可影响实验检查结果，如是否空腹、采集标本的时间、是否服用药物等。

（2）正确采集标本：不同的标本，采集方法不同。如血标本采集注意：

①避免溶血，所用注射器、针头及试管必须干燥。止血带不可束缚太紧，时间不超过 1 分钟。针刺时不能使局部组织损伤过多，不可用手指挤压迫使血液流出。肘部采血时不要拍打患者前臂，嘱患者不要做松紧拳头的动作。

②严格执行无菌技术操作，防止污染，不可混入消毒剂、防腐剂及药物。

③同时采集不同种类的血标本时，注入采集试管的顺序为：先血培养瓶，再抗凝试管，最后普通干燥试管。血培养瓶如有多种，应先注入到厌氧瓶，再注到需氧瓶。

④患者正在输液、输血时，严禁在同侧肢体采血。采血还应避开手术侧肢体。

（3）标本采集后的处理：标本采集后应及时送检，某些检验因放置太久会影响检验结果的准确性，如血气分析、血糖测定、血钾测定等。

2. 血液检查：血液检查异常表现对应的疾病（表2-2）。

（1）血红蛋白和红细胞：正常成人红细胞计数，男性为（4.0 ～ 5.5）×10^{12}/L，女性为（3.5 ～ 5.0）×10^{12}/L；海平面地区，正常成年男性血红蛋白为 120 ～ 160g/L，女性为 110 ～ 150g/L。

（2）白细胞：成人正常值为（4.0 ～ 10.0）×10^9/L，中性粒细胞 0.50 ～ 0.70，淋巴细胞 0.20 ～ 0.40。

（3）网织红细胞：其数量可反映骨髓制造红细胞的能力是否正常，能最早反应缺铁性贫血补充铁剂的治疗效果。显微镜法相对计数 0.5% ～ 1%，绝对计数（24 ～ 84）×10^9/L。

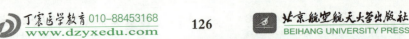

（4）红细胞沉降率：正常情况下红细胞下降缓慢，魏氏法男性 0 ～ 15mm/h，女性 0 ～ 20mm/h。

（5）血小板：正常为（100 ～ 300）×10⁹/L。

（6）出血时间测定：皮肤刺破后，让血液自然流出到自然停止所需时间，受血小板数量及功能以及毛细血管的结构和功能等因素影响，受血浆凝血因子影响较小。正常为 4.8 ～ 9.0 分钟，超过 9 分钟为异常。

（7）凝血时间测定：静脉血放入试管中，观察血液接触试管壁开始至凝固所需时间，可测定血液凝固的能力。试管法为 4 ～ 12 分钟。

（8）血块退缩试验：与血小板的数量和功能有关。正常血液凝固后 0.5 ～ 1 小时开始退缩，24 小时内完全退缩。

3．尿液检查

（1）尿标本采集法

①常规标本：能够自理的患者嘱其自行留取晨起第 1 次尿 100ml，如不需测定尿比重，只需留取 30 ～ 50ml。

②尿培养标本：弃去前段尿，留取中段尿 5 ～ 10ml。

③ 12 小时或 24 小时尿标本：集尿器容量为 3000 ～ 5000ml。嘱患者于晚 7 时（留取 12 小时尿）或晨 7 时（留取 24 小时尿）排空膀胱（弃去），至次晨 7 时最后一次尿（保留）期间的全部尿液留取至容器内。将盛尿容器置阴凉处，根据检验要求加入相应防腐剂，混匀后只取约 40ml 送检。

④早孕诊断试验应留取晨尿。

⑤女性患者在月经期不宜留取尿标本，以免混入经血，影响检验结果；尿标本中不应混入会阴部分泌物及粪便。

⑥尿培养标本应在患者膀胱充盈时留取，并嘱患者排尿不可中断。

（2）量：正常成人尿量每次 200 ～ 400ml，24 小时为 1000 ～ 2000ml，平均 1500ml，尿量＜ 400ml/24h 或 17ml/h 为少尿，＜ 100ml/24h 为无尿。

（3）颜色

①血尿：红色或棕色，红细胞较多时呈洗肉水色。见于急性肾小球肾炎、泌尿系统结石、肿瘤、结核及感染等。

表2-2　血液检查异常表现对应的疾病

疾病或情况	异常表现
慢性阻塞性肺疾病、慢性肺心病等	红细胞和血红蛋白增多
各种原因引起的贫血，如骨髓造血功能障碍、造血原料缺乏，红细胞破坏过多、过早，急、慢性出血等	红细胞和血红蛋白减少
肝硬化失代偿期	不同程度的贫血
脾功能亢进	白细胞和血小板计数减少，即"三系"细胞减少
缺铁性贫血	小细胞、低色素性贫血，血红蛋白降低，白细胞、血小板正常
营养性巨幼细胞性贫血	大细胞性贫血，红细胞数下降比血红蛋白量下降更为明显。血小板一般降低

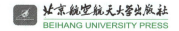

（续　表）

疾病或情况	异常表现
再生障碍性贫血	正细胞性贫血，全血细胞减少（"三系"细胞减少）
急性化脓性感染	病理性白细胞及中性粒细胞增高，核左移
再生障碍性贫血、肝硬化、脾功能亢进、放疗、化疗等	病理性白细胞及中性粒细胞减少
病毒、结核感染等	淋巴细胞增多
变态反应性疾病，如支气管哮喘、过敏性紫癜及寄生虫感染	嗜酸性粒细胞增多
溶血性贫血、出血性贫血、缺铁性贫血	网织红细胞增多
再生障碍性贫血	网织红细胞可减少
上消化道大出血后24小时	网织红细胞升高
活动性出血	网织红细胞计数不断增高
雄激素治疗慢性再障	网织红细胞或血红蛋白升高为判断指标
再生障碍性贫血、急性白血病、急性放射病、原发性或继发性血小板减少性紫癜、脾功能亢进、尿毒症、弥漫性血管内凝血	血小板减少

②血红蛋白尿：浓茶色、酱油色。见于急性溶血、恶性疟疾等。

③胆红素尿：深黄色或黄褐色，振荡后泡沫亦为黄色，见于阻塞性黄疸及肝细胞性黄疸。

④乳糜尿：乳白色，见于丝虫病。

（4）气味：尿液放置较久，可有氨臭味；刚排出的尿液有氨味，见于慢性膀胱炎、尿潴留；尿液呈烂苹果气味，见于糖尿病酮症患者；带有粪臭味的尿液，见于膀胱直肠瘘患者。

（5）酸碱度：新鲜尿 pH6.0～6.5，亦可为中性或弱碱性。

（6）比重：成人为 1.015～1.025。

（7）尿标本：（表 2-3）。

表2-3　尿标本

标本类型	检查内容
尿常规	检查尿液颜色、透明度，测定尿比重，检查有无细胞和管型，做尿蛋白或尿糖定性检测等
尿培养	做细菌培养或细菌敏感试验 尿细菌培养及菌落计数是诊断尿路感染的主要依据
12小时或24小时尿标本	用于各种定量检查，如钠、钾、17-羟类固醇、17-酮类固醇（加入浓盐酸防腐），肌酸、肌酐、尿蛋白及尿糖定量（加入甲苯防腐），尿浓缩检查结核分枝杆菌等

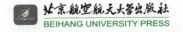

（8）肾脏疾病的尿常规阳性表现：（表2-4）。

表2-4 肾脏疾病的尿常规阳性表现

疾病	阳性表现
急性肾小球肾炎	镜检除了大量红细胞外，尿蛋白（+～++）； 红细胞管型是急性肾小球肾炎的重要特征
慢性肾小球肾炎	蛋白尿（+～+++），24小时尿蛋白定量1～3g/L； 可出现管型尿，肉眼血尿或镜下血尿、变形红细胞及管型尿（颗粒管型、透明管型）； 尿比重<1.020，晚期常固定在1.010
原发性肾病综合征	尿蛋白定性（+++～++++），定量24小时>3.5g； 尿中无红细胞或仅含少量（不会有明显血尿）
慢性肾衰竭	尿量可正常，但夜尿多，尿比重低，固定在1.010～1.012； 尿比重测定是判断肾功能最简单的方法； 尿蛋白（+～+++），晚期可为阴性； 尿沉渣蜡样管型对诊断有意义
急性肾衰竭	尿液外观浑浊，尿色深，有时酱油色； 尿比重低且固定，<1.015； 尿呈酸性； 尿蛋白定性（+～+++）； 尿沉渣镜检可见肾小管上皮细胞、上皮细胞管型、颗粒细胞管型或少许红细胞、白细胞等
上尿路结石	可有镜下血尿，伴感染时有脓尿
肾损伤	血尿时诊断肾损伤最重要依据
膀胱损伤	尿常规可见镜下红细胞充满，肉眼血尿
尿路感染	尿蛋白少量，尿沉渣白细胞>5/HP、红细胞>3/HP，其中以白细胞最常见； 若见白细胞（或脓细胞）管型或大量上皮细胞，对肾盂肾炎有诊断价值

注：①蛋白尿：24小时蛋白尿定量持续超过150mg。
②尿白细胞：>5个/HP为增多，常见于细菌性炎症，如急性肾盂肾炎等。
③尿红细胞：一般无红细胞，或0～2个/HP。红细胞增加，>3个/HP即为镜下血尿。
④膀胱刺激征：表现为尿频、尿急、尿痛，每次尿量减少，见于膀胱及尿路感染患者。

（9）尿酮体检查：酮体为β羟丁酸、乙酰乙酸和丙酮三种脂肪代谢中间产物的总称。当糖代谢发生障碍、脂肪分解增多、酮体产生速度超过机体组织利用速度时，可出现酮血症，酮体血浓度超过肾阈值，就可产生酮尿。糖尿病性酮尿见于糖尿病酮症患者；非糖尿病性酮尿见于高热、严重呕吐、长期饥饿、肝硬化等患者。

（10）1小时细胞排泄率测定：采集方法为留取下午3小时的全部尿液送检。参考值男性红细胞<3万/小时，白细胞<7万/小时；女性红细胞<40 000/小时，白细胞<140 000/小时。肾盂肾炎白细胞可达400 000/小时；急性肾炎红细胞排出增多。

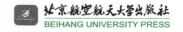

4. 粪便检查

（1）标本采集法

①排空膀胱，防止尿液混入粪便。

②常规标本：嘱患者排便于清洁便盆内，用检便匙取中央部分或黏液脓血部分的粪便约 5g（蚕豆大小）。水样便应盛于容器中。

③培养标本：能排便者排便于消毒便盆内，用无菌棉签取中央部分或黏液脓血部分粪便 2 ～ 5g 放入培养瓶内，盖紧送检。不能排便者用无菌长棉签蘸无菌生理盐水，轻轻插入肛门 6 ～ 7cm，单向轻轻旋转后退出，放入培养瓶内。尽量选取多处标本，以提高阳性率。

④寄生虫标本：嘱患者排便于清洁便盆内，留取不同部位带血或黏液的粪便 5 ～ 10g。服用驱虫药或做血吸虫孵化检查时应留取全部粪便。查阿米巴原虫时，便盆应加温至接近正常体温，留便后连同便盆送检，以保持阿米巴原虫的活动状态。查蛲虫应在睡前或晨起前将透明胶带贴在肛周，取下后粘于载玻片上送检。

（2）颜色及性状：正常成人粪便为黄褐色圆柱状软便，婴儿为金黄色。

①鲜血便：直肠息肉、直肠癌、肛裂及痔疮。

②柏油便：上消化道出血。

③暗红色：下消化道出血。

④白陶土样便：胆道梗阻。

⑤脓性及脓血便见：痢疾、溃疡性结肠炎、局限性肠炎、结肠或直肠癌。

⑥米泔样便：重症霍乱、副霍乱。

⑦果酱样便：肠套叠、阿米巴痢疾。

⑧细条样便：直肠癌。

⑨乳凝块：婴儿消化不良、腹泻。

（3）粪便隐血试验：诊断消化道有无出血。

①标本采集法：禁食肉类、动物肝脏、血、含铁丰富的食物或药物、绿色蔬菜 3 天，以免造成假阳性。可食用豆制品，土豆、冬瓜等非绿色蔬菜，米饭，馒头等。

②不同疾病对应不同的粪便隐血试验结果：（表 2-5）。

表2-5　不同疾病对应不同的粪便隐血试验结果

疾　病	检查结果
消化性溃疡	不一定有大便隐血试验阳性，而隐血试验阳性往往提示溃疡有活动
消化道恶性肿瘤	阳性率可达95%，呈持续阳性
上消化道大出血	出血量在5ml即可大便隐血试验阳性
急性胃黏膜病变、肠结核、克罗恩病、溃疡性结肠炎、钩虫病及流行性出血热等	阳性

5. 肾功能检查

（1）血肌酐和血尿素氮：判断肾功能损害的程度。正常成人男性血肌酐 44 ～ 132 μmol/L，女性 70 ～ 106μmol/L；正常成人血尿素氮 3.2 ～ 7.1μmol/L。

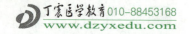 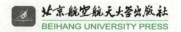

（2）内生肌酐清除率：80～120ml/min，反映肾小球滤过功能最常用的方法。

①标本采集法：饮食限制 3 天。禁食肉类、禽类、鱼类等高蛋白食物，禁饮茶与咖啡；主食摄入 ＜300g/d，蛋白质总摄入量＜40g/d，不限制蔬菜、水果和植物油的摄入。

②参考值：50～70ml/min 轻度减低；31～50ml/min 中度减低；＜30ml/min 重度减低；11～20ml/min 早期肾衰竭；6～10ml/min 晚期肾衰竭；低于 5ml/min 终末肾衰竭，此时及以后为尿毒症期。

（3）尿浓缩与稀释功能试验

①标本采集法：昼夜尿比重测定法。

a. 试验日患者普通饮食，但每餐含水量限制在 500～600ml，除此外不另进饮食。

b. 试验日晨 8 时排尿弃去。

c. 从晨 8 时至晚 8 时的 12 小时内，每小时排尿 (全量)1 次，分别置于清洁标本瓶内。

d. 从晚 8 时至次晨 8 时的 12 小时内全部尿液另集中于大清洁标本瓶内。

②参考值：若 3 次试验的尿比密均＜1.025（成人），提示肾浓缩功能受损，即远端小管和集合管，尿比密越低损害越严重；如果尿比密固定在 1.010 左右，提示肾脏对原尿的浓缩功能完全丧失。

6. 肝功能检查

（1）白蛋白：由肝脏产生。降低提示营养不良、消耗性疾病、肾病综合征及慢性胃肠疾病导致的吸收不良。正常成人血清总蛋白 60～80g/L，清蛋白 40～55g/L，球蛋白 20～30g/L，白蛋白 / 球蛋白比值（A/G）为（1.5～2.5）：1。肝硬化患者可见血清白蛋白降低，A/G ≤ 1。

（2）血清蛋白电泳：清蛋白 62%～71%，α_1 球蛋白 3%～4%，α_2 球蛋白 6%～10%，β 球蛋白 7%～11%，γ 球蛋白 9%～18%。

（3）血清总胆红素和血清结合胆红素测定：血清总胆红素 3.4～17.1μmol/L（0.2～1.0mg/dl），血清结合胆红素（10 分钟）0～3.4μmol/L（0～0.2mg/dl）。

（4）血清丙氨酸氨基转移酶（ALT）测定：在甲型病毒性肝炎患者肝功能检测中最常用，是判定肝细胞损害的重要指标。急性肝炎早期，ALT 升高，40～80U/L 为可疑，高于 80U/L 有诊断价值。

7. 其他生化检查

（1）血钠、钾

①血钠正常 135～145mmol/L，高渗性脱水时＞150mmol/L，低渗性脱水时＜130mol/L。

②血钾正常 3.5～5.5mmol/L；血钾增高见于尿少、尿闭、肾上腺皮质功能减退、心力衰竭、严重组织损伤、补钾过多或输入库存血；血钾降低见于不能进食造成摄入不足，呕吐、腹泻，大量使用排钾利尿药，大量注射葡萄糖（尤其与胰岛素合用时），碱中毒等。

（2）血钙、磷：血清总钙成人正常为 2.10～2.55mol/L；成人血磷为 0.87～1.45mmol/L。

（3）血清总胆固醇：主要作为心血管疾病高危险因素的评估指标和由于降脂治疗效果监测，是冠心病的危险因素。合适范围＜5.18mmol/L（200mg/dl）。

（4）血清甘油三酯：病理性增高见于冠心病、急性胰腺炎等。合适范围＜1.7mmol/L（150mg/dl）。

第三节　其他检查

1. 心电图检查　心电图表现是诊断心律失常主要的诊断依据，也是急性心肌梗死最有意义的辅助检查。

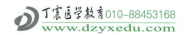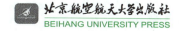

（1）心电图基础知识

心电图记录横竖交织的线形成标准的小格。每一小格的两条竖线及两条横线相距均为 1mm，心电图描记走纸速度为 25mm/s，竖线间 1 小格代表时间 0.04 秒；横线间 1 小格代表电压 0.1mV。（图 2-1）。测量 PP 或 RR 间隔的时间，用秒（s）表示，去除 60 秒，即为心率。如 PP 间隔 0.75 秒，则心率为 60 秒 ÷0.75 秒＝ 80 次 / 分。

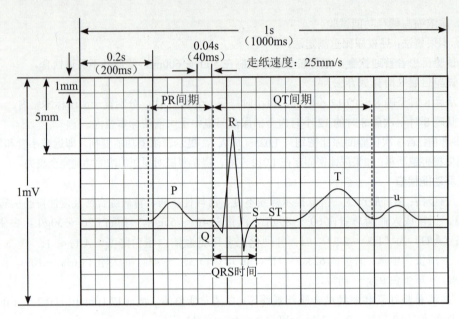

图 2-1　心电图基本图形

① P 波：代表心房除极时的电位变化。时间 ≤ 0.11 秒。振幅：在肢体导联 < 0.25mV，胸导联 < 0.20mV。

a. "肺型 P 波"：P 波尖而高耸，见于右心房肥大。

b. "二尖瓣型 P 波"：见于左心房肥大，P 波增宽，时限 ≥ 0.12 秒，呈双峰型，两峰间距 ≥ 0.04 秒。

② PR 间期：为心房除极并经房室结、希氏束、束支传导至心室开始除极的时间。正常成人 PR 间期为 0.12 ～ 0.20 秒。

③ QRS 波群：心室除极综合波群。正常成人为 0.06 ～ 0.10 秒，最宽不超过 0.11 秒。

a. 心室除极的方向：心内膜→心外膜（刺激方向为室间隔→心尖部→心室外壁→左室壁后基底部→心底部），复极时相反。

b. 左心室肥厚：QRS 波群电压增高，时间延长到 0.10 ～ 0.11 秒。

c. 心肌坏死型改变：为面向坏死区的导联出现异常 Q 波（时限 ≥ 0.03 秒，振幅 ≥ 1/4R）或者呈 QS 波。

④ ST 段：代表心室缓慢复极过程。在任何导联中，ST 段下移不应超过 0.05mV。肢导联及 V_5 ～ V_6 抬高 ≤ 0.1mV，V_1 ～ V_2 抬高 ≤ 0.2mV，V_3 ～ V_4 抬高 ≤ 0.3mV。ST 段改变可反应心肌损伤型改变。

a. 稳定型心绞痛发作：心内膜下心肌损伤表现为 ST 段压低，心外膜下心肌损伤表现为 ST 段抬高。

b. 急性心肌梗死：可出现心肌"损伤型"图形改变，主要表现为面向损伤心肌的导联出现 ST 段抬高。

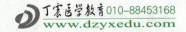
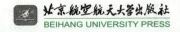

⑤ T 波：代表心室快速复极过程。

a．心肌缺血型改变：冠状动脉急性闭塞后，最早出现的变化是缺血性 T 波改变。通常缺血最早出现在心内膜下肌层，使对向缺血区的导联出现高而直立的 T 波；若缺血发生在心外膜下肌层，则面向缺血区的导联出现 T 波倒置。

b．T 波高而尖：主要见于高钾血症。

⑥ QT 间期：为心室开始除极至心室复极完毕的全过程时间。

⑦ u 波：心室肌舒张的机械作用可能是形成 u 波的原因。u 波方向大体与 T 波相一致。

a．u 波明显增高常见于低血钾。

b．u 波倒置可见于高血压和冠心病。

⑧心电图胸导联：心电图检查时，胸导联电极具体放置的位置分别为：V_1 位于胸骨右缘第 4 肋间，V_2 位于胸骨左缘第 4 肋间，V_4 位于左锁骨中线与第 5 肋间相交处，V_3 位于 V_2 与 V_4 两点连线的中点，V_5 位于左腋前线 V_4 水平处，V_6 位于左腋中线 V_4 水平处（图 2-2）。

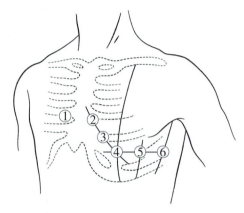

图2-2 胸导联电极放置位置

（2）不同疾病对应不同的心电图检查表现：（表 2-6）。

表2-6 心电图

疾 病	心电图检查表现
急性心肌梗死	心电图检查是最有意义的辅助检查
特征性改变	病理性Q波； ST段呈弓背向上抬高； T波倒置
定位诊断	V_1、V_2、V_3 导联示前间壁心肌梗死； $V_1 \sim V_5$ 导联示广泛前壁心肌梗死； Ⅰ、aVL导联示导联示下壁心肌梗死
二尖瓣狭窄	严重者心电图可有二尖瓣型P波，P波宽度>0.12秒，伴切迹
洋地黄类药物中毒	心电图ST段出现鱼钩样改变
低钾血症	QT间期延长，ST段下降，T波低平、增宽、双向、倒置或出现u波等
高钾血症	T波高而尖、PR间期延长，P波下降或消失，QPS波群增宽，ST段升高

（3）心律失常不同的类型对应的心电图改变：见本篇第 3 章循环系统疾病的相关内容。

2．影像学检查

（1）X 线检查前准备：（表 2-7）。

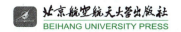

表2-7　X线检查前准备

检查方法	检查前准备
腹部摄片	先清理肠道（急腹症除外），去除影响X线穿透的物品，充分暴露投照部位
胃、十二指肠常规造影 全消化道钡剂造影	检查前禁食、水6～12小时，检查前2～3天禁服含金属药物
钡剂灌肠	灌肠检查前1天进少渣半流质饮食，下午至晚上饮水1000ml左右；检查前禁食、水6～12小时
排泄性肾盂造影	检查前做碘过敏试验，检查前2天禁食产气多渣食物、金属药物，检查前1天服泻药
子宫输卵管造影	检查前做碘过敏试验，于月经期后5～10天进行

（2）CT 和 MRI

①检查前准备：（表 2-8）。

表2-8　CT和MRI检查前准备

检查方法	检查前准备
腹部平扫	检查前禁食6～8小时
盆腔检查	前1小时需要清洁灌肠
造影增强扫描	经静脉注入水溶性有机碘剂后再进行扫描

②临床意义：CT 具有无创性、分辨率高、准确、安全等优点，广泛应用于颅脑占位性病变检查；MRI 对中枢神经系统检查应用价值最高。

（3）其他影像学检查

①数字减影血管造影（DSA）：简单、安全，适用于不能直接插管造影的动脉硬化患者。

②介入放射学：治疗性血管造影、经皮穿刺减压术、经皮穿刺活检。

3. 超声检查　检查前准备（表 2-9）。

表2-9　超声检查前准备

检查方法	检查前准备
胆囊、胃肠及胰腺	空腹
子宫、膀胱、前列腺	多饮水，保持膀胱充盈

4. 放射性核素检查及意义

（1）脏器显像及功能检查：（表 2-10）。

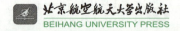

表2–10　放射性核素检查前准备及意义

检查方法	检查前准备	临床意义
脑平面显像	患者服用过氯酸钾400mg	用于血-脑屏障受损害的病变，如脑肿瘤、急性脑血管病硬脑膜下出血
心肌显像	使用显像剂^{201}TI（铊）者，需在检查前4小时开始禁食； 使用显像剂^{99m}Tc-MIBI在注射药物后30分钟进脂肪餐	心肌梗死和心肌缺血的部位和范围
甲状腺吸碘功能测定	停服含碘食物及药物，停用甲状腺片、抗甲状腺药物2周，抗结核药、溴剂、激素和避孕药。检查日晨空腹服$Na^{131}I$后，禁食2小时	诊断甲状腺功能亢进症、甲状腺功能减退症等
胆系造影	禁食6小时，检查胆囊收缩功能时，胆囊显影后进脂肪餐	

（2）放射免疫分析检查

①检查前准备：检查前日晚进食油腻食物及饮酒，检查日晨采取空腹静脉血，采血时速度不宜过快，采血毕及时送检。β_2微球蛋白测定时，弃晨尿后饮水300ml，间隔30～60分钟收集尿液，同时静脉采血，以准确反映肾小球的滤过功能和肾小管的重吸收功能。

②实验项目及临床意义

a. 甲亢、甲减诊断：三碘甲状腺原氨酸（FT$_3$）、甲状腺素（FT$_4$）。

b. 高血压：血管紧张素Ⅰ（AT-Ⅰ）、血管紧张素Ⅱ（AT-Ⅱ）。

c. 肾功能、血液病、肿瘤：β_2微球蛋白（β_2-Mi）。

d. 原发性肝癌、胚胎性肿瘤：甲胎球蛋白（AFP）。

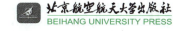

第2章　呼吸系统疾病

第一节　常见症状护理

一、咳嗽、咳痰

1. **咳嗽的特点**　咳嗽是呼吸系统疾病最常见的症状，属于反射性防御反应，有助于清除呼吸道分泌物及异物，但频繁、剧烈咳嗽可对机体造成损害。不同性质咳嗽对应的常见疾病（表2-11）。

表2-11　不同性质咳嗽对应的常见疾病

咳嗽性质	常见疾病
急性干咳	上呼吸道炎症，气管异物，胸膜炎
刺激性呛咳	呼吸道刺激，支气管肺癌
起床咳嗽加剧	支气管扩张，肺脓肿
夜间咳嗽明显	左心衰竭，肺结核
长期慢性咳嗽	慢性支气管炎，支气管扩张，肺脓肿和肺结核
犬吠样咳嗽	百日咳，会厌、喉部疾病，气管受压或异物
金属音咳嗽	纵隔肿瘤，主动脉瘤或支气管肺癌压迫气管
嘶哑性咳嗽	声带或喉部病变

2. **痰液的特点**　痰液的性质可分为黏液性、浆液性、脓性和血性等。不同性质的痰液对应的常见疾病（表2-12）。痰液量：轻度咳痰 < 10ml/d，中度咳痰 10 ～ 150ml/d，重度咳痰 > 150ml/d。

3. **护理措施**

（1）环境护理：保持室内空气流通，温湿度适宜。避免诱因，戒烟，保暖。

（2）体位护理：采取坐位或半坐位，有助于改善呼吸和咳嗽排痰。年老体弱者取侧卧位，防止痰液引起窒息。

（3）饮食护理：保持每天饮水量1500ml以上，给予高热量、高蛋白、高维生素饮食。

（4）促进有效排痰：体位不佳、疲乏无力、无效咳嗽、支气管痉挛可引起清理呼吸道无效。

①有效咳嗽：适用于神志清醒，尚能咳嗽者。患者取坐位或立位，屈膝，上身前倾，深呼吸末屏气 3 ～ 5 秒后收缩腹肌，或用手按压上腹部，做 2 ～ 3 次短促有力的咳嗽。

②气道湿化：适用于痰液黏稠和排痰困难者。

③胸部叩击：适用于久病体弱、长期卧床、排痰无力者。患者取侧卧位或坐位，护士五指并拢，

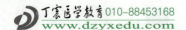
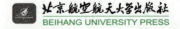

向掌心微弯曲呈空心掌状或握杯状（非扇形张开），自下而上，由外向内，迅速而有节律地叩击患者胸壁。频率 120 ～ 180 次 / 分，力量适中，以患者不感到疼痛为宜，避开乳房、心脏及骨突部位。每次叩击 5 ～ 15 分钟，应在餐后 2 小时至餐前 30 分钟完成，以免叩击引发呕吐。

④体位引流：适用于痰液量较多、呼吸功能尚好者，如支气管扩张、肺脓肿。

⑤机械吸痰：适用于痰液黏稠无力咳出、意识不清或建立人工气道者。可经患者的口腔、鼻腔、气管插管或气管切开处负压吸痰，每次吸引不超过 15 秒，两次吸痰间隔时间应大于 3 分钟，吸痰前、中、后提高吸氧浓度。

（5）用药护理：痰多、排痰困难、老年体弱者慎用强镇咳药，以免抑制咳嗽反射。

表2-12　不同性质痰液对应的常见疾病

痰液性质	常见疾病
透明黏液痰	支气管炎、支气管哮喘
黄脓痰	细菌性感染，如金黄色葡萄球菌感染
翠绿色痰	铜绿假单胞菌感染
铁锈色痰	肺炎链球菌肺炎
砖红色胶冻状痰	克雷白杆菌肺炎
红色或红棕色痰	肺癌、肺结核、肺栓塞、支气管扩张
咖啡样痰	阿米巴肺脓肿
果酱样痰	肺吸虫病
粉红色泡沫痰	急性左心衰竭
恶臭痰	厌氧菌感染
白色黏稠拉丝痰	真菌感染

二、咯　血

在我国，引起咯血的前 3 位病因分别是肺结核、支气管扩张症和支气管肺癌。

1. **护理评估**　咯血量与受损血管的性质及数量有直接关系，与疾病严重程度不完全相关。根据咯血量不同，可分为痰中带血、少量咯血、中等量咯血和大量咯血（表 2-13）。

表2-13　咯血的评估

咯血量分级	划分标准
痰中带血	
少量咯血	<100ml/d
中等量咯血	100～500ml/d
大量咯血	>500ml/d，或一次>300ml

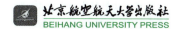

2. 并发症　窒息是咯血最严重的并发症，是直接致死的主要原因。患者出现咯血不畅、胸闷气促、面色灰暗、情绪紧张等提示窒息先兆，应紧急处理。若表现为表情恐怖，张口瞪目，双手乱抓，抽搐，大汗，神志突然丧失，提示窒息已发生。

3. 护理措施

（1）休息活动护理：小量咯血者应静卧休息；大咯血者绝对卧床，避免搬动。取患侧卧位，出血部位不明者取仰卧位，头偏向一侧。

（2）饮食护理：大咯血者暂禁食，小量咯血宜进少量温凉、流质饮食，多饮水、多食富含纤维素的食物，保持大便通畅。

（3）心理护理：大咯血时，护士应守护在床旁，安慰患者，消除紧张。嘱患者不可屏气，以免诱发喉头痉挛。

（4）用药护理

①止血药：大咯血者遵医嘱使用血管加压素（垂体后叶素）静脉滴注，观察有无恶心、便意、心悸、面色苍白等不良反应。冠心病、高血压、心力衰竭及妊娠者禁用。

②镇咳药：咳嗽剧烈者给予可待因口服或皮下注射。可待因是强镇咳药，直接抑制咳嗽中枢，止咳作用迅速而强大。但年老体弱、痰多、肺功能不全者慎用，以免抑制咳嗽反射和呼吸中枢，使痰液或血块不能排出而窒息。可待因对外周和中枢的阿片受体有共同作用，可产生恶心、呕吐，抑制胃肠道运动，造成便秘等不良反应，因此用药时应重点监测排便情况，防止发生胃肠紊乱。

③镇静药：烦躁不安者肌注地西泮。禁用吗啡、哌替啶，以免抑制呼吸。

（5）窒息的抢救护理：大咯血者窒息时，首要的护理措施是维持呼吸道通畅。一旦发现窒息征象，立即取头低足高45°俯卧位，面向一侧，轻拍背部排出血块，或刺激咽部以咳出血块，或用吸痰管进行负压吸引，必要时在气管插管或气管镜下吸取血块。气道通畅后呼吸仍未恢复，应行人工呼吸。给予高流量吸氧或遵医嘱给予呼吸兴奋药，警惕再窒息的发生。不应立即使用镇静、镇咳药。

三、肺源性呼吸困难

1. 分型

（1）吸气性呼吸困难：表现为吸气费力，吸气时间显著延长，出现三凹征（即胸骨上窝、锁骨上窝和肋间隙或腹上角凹陷），由于上呼吸道部分梗阻所致。常见于喉头水肿、气管异物等患者。

（2）呼气性呼吸困难：表现为呼气费力，呼气时间显著延长，由于下呼吸道部分梗阻所致。常见于支气管哮喘、小支气管痉挛、慢性阻塞性肺疾病患者。

（3）混合性呼吸困难：吸气和呼气均感费力，呼吸表浅、频率增加。常见于重症肺炎、胸腔积液、大面积肺不张等。

2. 分度　分为轻度、中度、重度，详见基础护理学第17章危重患者的抢救和护理的相关内容。

3. 护理措施

（1）一般护理：保持室内环境清洁安静，维持合适的温湿度，避免不良刺激及过敏原。避免紧身衣或盖被过厚加重患者胸部的压迫感。严重者可住进重症监护室病房。

（2）饮食护理：给予高热量、高维生素、易消化饮食，保证足够的能量，避免易产气及刺激饮食，以防腹胀、便秘影响呼吸。

（3）病情观察：密切观察患者的症状及生命体征，判断患者呼吸困难的类型。观察并氧疗的疗效、吸氧方式、浓度、时间等。

（4）氧疗护理：保持呼吸道通畅，及时清理患者呼吸道分泌物。根据呼吸困难类型及严重程度选择合适的氧疗方法，严格控制吸入高浓度氧气者的吸氧时间，一般不超过 24 小时。

（5）休息与活动：保证足够的休息，尽量减少患者在休息时不必要的护理操作，最好集中进行。根据患者的病情制定合理的活动计划，病情允许可尝试适宜有氧运动。慢性阻塞性肺气肿患者行腹式呼吸和缩唇呼吸训练，详见本章第四节慢性阻塞性肺疾病呼吸肌功能锻炼。

第二节　急性上呼吸道感染

急性上呼吸道感染简称上感，是指外鼻孔至环状软骨下缘，包括鼻腔、咽或喉部急性炎症的总称，是小儿最常见的疾病。

1. **病因**　各种病毒和细菌均可引起，但 90% 以上为病毒，如鼻病毒、呼吸道合胞病毒、流感病毒等。病毒感染后可继发细菌感染，最常见的致病菌是溶血性链球菌，其次为肺炎链球菌、流感嗜血杆菌。淋雨、受凉、气候突变、过度劳累是重要诱因。

2. **病理**　一般无明显病理学改变，也可出现上皮细胞破坏和少量单核细胞浸润。鼻腔和咽黏膜充血、水肿，扁桃体肿大，颌下与颈淋巴结肿大，有较多量浆液性及黏液性炎性渗出。继发细菌感染后，有中性粒细胞浸润和脓性分泌物。

3. **临床表现**　根据主要感染部位的不同可分为急性鼻炎、急性咽炎、急性扁桃体炎等。冬、春季节多见，主要通过空气飞沫传播。

（1）普通感冒：成年人、年长儿以鼻部症状为主，喷嚏、鼻塞、流涕、干咳、咽痛或烧灼感，查体可见鼻咽部充血，扁桃体肿大，颌下与颈淋巴结肿大,肺部听诊一般正常。多于 5～7 天自然痊愈。

（2）急性病毒性咽炎和喉炎：多由鼻病毒、腺病毒、流感病毒等引起。急性咽炎表现为咽痒、烧灼感，咽痛不明显，咳嗽少见。急性喉炎以明显声嘶、说话困难、咳嗽时咽喉疼痛为特征，常有发热。查体可见咽喉部充血、水肿，颌下淋巴结肿大伴触痛，有时可闻及喉部喘息声。

（3）急性咽 - 扁桃体炎：病原体主要是溶血性链球菌，其次为流感嗜血杆菌、肺炎球菌、葡萄球菌。起病急，咽痛明显，伴畏寒、发热，体温可达 39℃ 以上。查体可见咽部明显充血，扁桃体肿大、充血，表面有黄色脓性分泌物，颌下淋巴结肿大伴压痛。

4. **辅助检查**

（1）病毒感染者白细胞计数正常或偏低，中性粒细胞比例降低，淋巴细胞比例增高。病毒分离和血清学检查可明确病原。

（2）细菌感染者白细胞计数和中性粒细胞比例增高，核左移。在使用抗菌药物前行咽拭子培养可发现致病菌。

5. **治疗要点**　积极抗感染和对症处理。病毒感染者常选用利巴韦林等抗病毒药物；细菌感染者应用抗菌药物治疗，常选用青霉素类、头孢菌素或大环内酯类。

6. **护理措施**

（1）休息活动护理：保持室温 18～22℃，湿度 50%～60%，每天定时通风，但应避免空气对流。注意休息，减少活动，做好呼吸道隔离。

（2）饮食护理：给予高蛋白、高热量、高维生素、清淡的流质或半流质饮食,少食多餐。多饮水，入量不足者适当静脉补液。使用退热药后应多饮水，以免大量出汗引起虚脱。

（3）病情观察：密切观察体温的变化，每 4 小时测量体温一次，出汗后及时更换衣服。

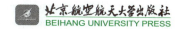

第三节　支气管哮喘

支气管哮喘简称哮喘，是气道的一种慢性变态反应性炎症性疾病。

1. 病因

（1）遗传因素：哮喘发病具有家族集聚现象。

（2）环境因素：是哮喘的激发因素，包括变应原性因素和非变应原性因素。

①变应原性因素：室内变应原如尘螨、家养宠物的毛、蟑螂，室外变应原如花粉等，职业性变应原如油漆、饲料，食物有海鲜、蛋、奶粉等，药物有阿司匹林、普萘洛尔、卡托普利、某些抗生素等。

②非变应原性因素：如环境污染（二氧化硫、氨气）、呼吸道感染、吸烟、运动、肥胖、妊娠、精神因素、气候改变等。

2. 发病机制

（1）气道炎症：哮喘主要由接触变应原触发或引起，哮喘的本质是免疫介导的气道慢性炎症。

（2）气道高反应性：气道对各种刺激因子如变应原、运动等呈高敏状态，接触时出现过强或过早的收缩反应。

（3）气道重构：使哮喘患者对吸入激素的敏感性降低，是哮喘的重要病理特征。

（4）神经机制：β肾上腺素受体功能低下，胆碱能神经兴奋性增加，导致支气管口径缩小，引起哮喘发作。

3. 临床表现

（1）症状：典型表现为反复发作性伴哮鸣音的呼气性呼吸困难，气急、胸闷、干咳或咳大量白色泡沫痰。发作严重时，表现为张口抬肩、大汗、喘气费力、烦躁不安，甚至发绀，患者常被迫坐起或端坐呼吸。持续数分钟至数小时或更长，可经药物控制或自行缓解。哮喘大多有季节性，在夜间或清晨发作和加重是哮喘的特征之一。

（2）体征：典型体征是胸部呈过度充气状态，双肺闻及广泛哮鸣音，呼吸音为主。严重者有心率增快、奇脉、胸腹反常运动、发绀、意识障碍等表现。缓解期可无任何症状或体征。

（3）重症哮喘及哮喘持续状态：用药后哮喘发作持续24小时不缓解称为哮喘持续状态。严重哮喘发作时，气道极度收缩且被黏液栓堵塞，哮鸣音反而减弱，甚至消失，表现为"沉默肺"；若全身情况不见好转，呼吸浅快，甚至神志淡漠和嗜睡，提示病情危重，随时可能发生心搏和呼吸骤停。一般经支气管扩张药物治疗后仍有缺氧症状，如发绀。

（4）并发症：哮喘发作时可出现自发性气胸、纵隔气肿和肺不张等，长期反复发作和感染易并发COPD。

（5）分期

①急性发作期：哮喘突然发生或加剧，呼吸困难，常因接触变应原等刺激物或治疗不当所致。病情加重可在数小时或数天内出现，偶尔可在数分钟内即危及生命，称哮喘猝死。原因可能与哮喘突然发作或加重，引起严重气流受限或其他心、肺并发症，导致心搏和呼吸骤停有关。按严重程度分为4级（表2-14）。

②慢性持续期：也称为非急性发作期。部分患者在没有急性发作的期间,每周仍有不同频度和(或)不同程度的哮喘症状。

③临床缓解期：指哮喘的表现消失，肺功能恢复到急性发作前水平，并维持3个月以上。

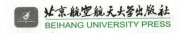

表2-14　哮喘急性发作期病情分级及治疗原则

分级	症　状	体　征	辅助检查	治疗用药
轻度	步行或上楼时气短，可有情绪焦虑	呼吸频率轻度增加，闻及散在哮鸣音	肺通气功能和血气分析正常	短效β$_2$受体激动剂吸入，效果不佳加茶碱缓释片或抗胆碱药
中度	稍事活动感气短，讲话常有中断，时有情绪焦虑	呼吸频率增快，可有三凹征，闻及响亮、弥漫的哮鸣音，心率增快，可出现奇脉	PaO$_2$60～80mmHg，PaCO$_2$≤45mmHg，SaO$_2$91%～95%	短效β$_2$受体激动剂吸入，联合吸入抗胆碱药-激素混悬液，或静脉注射氨茶碱；效果不佳应尽早口服激素治疗
重度	休息时感气短，端坐呼吸，只能发单字表达，常有情绪焦虑和烦躁，大汗淋漓	常有三凹征，闻及响亮、弥漫的哮鸣音，心率增快，常>120次/分，奇脉	PaO$_2$<60mmHg，PaCO$_2$>45mmHg，SaO$_2$≤90%，pH可降低	除吸入短效β$_2$受体激动剂、抗胆碱药-激素混悬液外，尽早静脉使用糖皮质激素，待病情缓解后改为激素口服
危重	不能讲话，嗜睡或意识模糊	胸腹矛盾运动，哮鸣音减弱甚至消失，脉率变慢或不规则	PaO$_2$<60mmHg，PaCO$_2$>45mmHg，SaO$_2$<90%，pH降低	除重度哮喘的治疗外，维持水、电解质平衡，纠正酸碱平衡紊乱

4. 辅助检查

（1）痰液检查涂片：可见大量嗜酸性粒细胞。

（2）呼吸功能检查：发作期第1秒用力呼气容积（FEV$_1$）、第1秒用力呼气容积占用力肺活量比值（FEV$_1$/FVC%）均减少，残气容积、功能残气量和肺总量增加，残气容积/肺总量增高。判断气流受限最重要的指标是 FEV$_1$/FVC% < 70% 或 FEV$_1$ 低于正常预计值 80%。

（3）胸部 X 线检查：发作时两肺透明度增加（短暂肺气肿），合并感染时肺纹理增粗。

（4）动脉血气分析：可有不同程度的低氧血症。引起反射性过度通气导致 PaCO$_2$ 降低，表现为呼吸性碱中毒。重症哮喘气道严重阻塞，可有 PaO$_2$ 降低而 PaCO$_2$ 增高，表现为呼吸性酸中毒。如缺氧明显，可合并代谢性酸中毒。

（5）特异性变应原检测：缓解期检测，有利于判断变应原。

（6）血常规：发作时嗜酸性粒细胞增高。

5. 治疗要点

（1）脱离变应原：是防治哮喘最有效的方法。避免和消除过敏原及各种诱发因素，发作时应尽快使患者脱离变应原。

（2）药物治疗：哮喘治疗药物分为控制性药物（需长期使用的药物）和缓解性药物（按需使用的药物），见表2-15。

（3）抗感染：有呼吸道感染者，可应用磺胺类或青霉素等抗菌药。

（4）哮喘的长期治疗：哮喘急性发作经治疗控制症状后，其哮喘的慢性病理基础仍然存在，因此必须以患者的病情严重程度为基础，根据其控制水平制订合理的长期治疗方案。

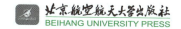

表2-15　支气管哮喘治疗常用药物

药物种类	常用药物	药理机制	临床应用
β_2受体激动剂	沙丁胺醇（舒喘灵）特布他林	舒张气道平滑肌，减少肥大细胞等释放颗粒和介质，缓解哮喘症状	吸入法为首选；沙丁胺醇是轻度哮喘的首选药
糖皮质激素	倍氯米松布地奈德氟替卡松甲泼尼龙氢化可的松	是目前控制哮喘最有效的抗炎药物，机制为抑制气道变应性炎症，降低气道的高反应性	吸入法：是目前推荐长期抗炎治疗哮喘的首选方法；口服给药：用于吸入法无效或需要短期加强者；静脉给药：适用于哮喘持续状态、重症或用支气管舒张药不能缓解者
茶碱类	氨茶碱茶碱缓释片	舒张支气管平滑肌，强心，利尿等	口服：适用于夜间哮喘；静脉给药：适用于危重症哮喘
抗胆碱药	异丙托溴铵	与气道平滑肌上的M_3受体结合，舒张支气管	吸入法；对夜间哮喘及痰多患者更有效
抗变态反应药	色甘酸钠	稳定肥大细胞膜，抑制过敏反应介质释放	预防运动及过敏性哮喘发作
白三烯调节剂	孟鲁斯特	抗炎，舒张支气管平滑肌	单独应用可控制哮喘发作，尤其适用于阿司匹林、运动及过敏性鼻炎引起的哮喘

6. 护理措施

（1）休息活动护理：哮喘发作时，协助患者取端坐位或半坐位。保持室温在18～22℃，湿度50%～60%，保持室内空气清洁、流通，避免在室内放置花、草，防止灰尘飞扬。

（2）饮食护理：提供清淡、易消化、足够热量的饮食。禁食某些过敏性食物及刺激性食物，以免引起哮喘发作。

（3）病情观察：严密观察患者的呼吸、意识状态、面容，及有无出汗、发绀等，注意监测呼吸音、哮鸣音的变化及各项检查结果。

（4）促进排痰，改善缺氧状态：指导患者有效咳嗽，协助翻身拍背。鼓励患者多饮水，每天饮水2500ml以上，哮喘持续状态静脉补液2500～3000ml以稀释痰液。重症患者给予持续低流量吸氧。应用支气管解痉药物和抗炎药物，严重者可用负压吸引器吸痰。

（5）持续家庭氧疗：哮喘发作时患者常伴有不同程度的低氧血症，应遵医嘱给予鼻导管或面罩吸氧，氧流量1～3L/min，氧浓度＜40%。吸氧时呼吸道应湿化，避免寒冷、干燥的气流刺激。给氧过程中监测动脉血气，如PaO_2＜60mmHg，$PaCO_2$＞50mmHg，应准备机械通气。

（6）用药护理

①β_2受体激动剂：易产生耐受性，不宜长期规律单独使用，应按需服药。口服沙丁胺醇或特布他林时，注意观察心悸和骨骼肌震颤等不良反应。

②糖皮质激素：长期使用应注意不良反应，如声音嘶哑、白色念珠菌感染、骨质疏松、消化道溃疡等。指导患者正确的吸入方法，两种吸入剂同时使用时，一般先用β_2受体激动剂，后用糖皮质

激素。口服用药宜在餐后服用，减少对消化道的刺激。吸入治疗代替口服治疗时，通常需同时使用 2 周后再逐步减少口服量，指导患者不得自行减量或停药。吸入治疗后应漱口，防止口腔真菌感染。

③茶碱类：餐后服用可减轻胃肠道反应。静脉注射速度不宜过快，注射时间宜在 10 分钟以上。该类药的血药浓度与中毒浓度接近，用量过大或静脉注射过快易引起严重心律失常，出现头晕、心悸、血压剧降、抽搐，严重者导致心脏骤停。氨茶碱有较强碱性，局部刺激性较强，不宜肌内注射，急性心肌梗死及血压降低的患者禁用，妊娠、发热、小儿或老年人及心、肝、肾功能异常者慎用。避免与影响茶碱代谢的药物（如大环内酯类、喹诺酮类药物）同服。

④抗胆碱药：可引起口干等不良反应，注意多饮水。早期妊娠者及青光眼、前列腺肥大的患者应慎用。

⑤色甘酸钠：咽喉不适，恶心，呛咳，胸部紧迫感。

（7）疾病知识及预防指导：指导患者遵医嘱正确用药，慎用阿司匹林等易诱发哮喘的药物，不应自行停药或更改药物剂量。提高患者治疗的依从性和自我管理能力，缓解期应加强体育锻炼，加强保暖，注意避免上呼吸道感染。学会记录哮喘日记，并用峰流速仪监测最大呼气峰速，学会如何进行紧急自我处理。

第四节　慢性阻塞性肺疾病

慢性阻塞性肺疾病（COPD）简称慢阻肺，是以持续气流受限为特征的可以预防和治疗的疾病，其气流受限多呈进行性发展。COPD 多由慢性支气管炎发展而来。

1. 病因

（1）个体因素：如遗传因素（α_1- 抗胰蛋白酶缺乏），免疫功能紊乱，气道高反应性，年龄增大等。

（2）环境因素

①吸烟：是最重要的环境发病因素。

②呼吸道感染：是病情加剧发展的重要因素。包括病毒（流感病毒，鼻病毒等）、支原体、细菌（常继发于病毒感染，以肺炎链球菌、流感嗜血杆菌等为常见）感染。

③大气污染。

④职业粉尘和化学物质。

⑤气候因素：冷空气刺激。

2. 病理　肺气肿是指终末细支气管远端的气道（即小支气管或小气道）弹性减退、气腔异常扩大、伴有肺泡及其组成部分的病理改变。可见肺过度膨胀、弹性减退，外观灰白或苍白。COPD 是在慢性支气管炎症和肺气肿的病理基础上，出现气道阻塞，肺泡弹性纤维断裂，肺泡过度膨胀，肺泡壁弹性减弱或破坏，融合成肺大疱。

3. 发病机制

（1）炎症机制：气道、肺实质及肺血管的慢性炎症是 COPD 的特征性改变，中性粒细胞的活化和聚集是炎症过程的重要环节。

（2）蛋白酶 - 抗蛋白酶失衡机制：蛋白酶增多或抗蛋白酶不足均可导致组织结构破坏，发生肺气肿。

（3）其他机制：如氧化应激增加、自主神经功能失调、营养不良、气温变化等。

4. 临床表现

（1）慢性支气管炎："咳、痰、喘、炎"。长期反复咳嗽、咳痰为其最突出的症状。

①症状：典型症状为慢性咳嗽、咳痰或伴有喘息及反复发作。晨间咳嗽较重，排痰较多，痰

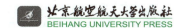

多为白色黏液或泡沫状，偶可带血。合并感染时为黏液脓性或黄色脓性痰。喘息明显者称为喘息性支气管炎，部分可能伴发支气管哮喘。

②体征：早期多无异常体征。急性发作期可在背部或双肺底听到干、湿啰音，咳嗽后可减少或消失。如伴发哮喘可闻及广泛哮鸣音并伴呼气期延长。

③并发症：支气管肺炎、支气管扩张症等。

（2）COPD：特征性症状是慢性和进行性加重的呼吸困难，咳嗽和咳痰。

①症状：慢性咳嗽、咳痰，气短或呼吸困难，喘息和胸闷，均较慢性支气管炎更重。标志性症状是气促，最初表现为活动后气促，晚期患者静息时也气促，并伴食欲缺乏和体重下降等。

②体征：早期可无异常。随疾病进展出现桶状胸，呼吸变浅、频率增快，严重者可有缩唇呼吸。双侧语颤减弱。叩诊呈过清音，心浊音界缩小，肺下界和肝浊音界下降。听诊两肺呼吸音减弱，呼气延长，部分患者可闻及湿啰音和（或）干啰音，心音遥远。如剑突下可见心脏搏动，且心音较心尖部增强，提示并发早期肺源性心脏病。

③病情分期：急性加重期和稳定期。

④并发症：以慢性肺心病最常见，另外有慢性呼吸衰竭，自发性气胸等。

5. 辅助检查

（1）血常规：慢阻肺合并细菌感染时，外周血白细胞增高，核左移。

（2）痰液检查：痰培养可查出病原菌。

（3）X线检查：两肺纹理增粗、紊乱。肺气肿时两肺野透亮度增加，肋间隙增宽。X线胸片对确定肺部并发症及与其他肺疾病鉴别具有重要意义。

（4）动脉血气分析：PaO_2 下降，$PaCO_2$ 升高。可出现呼吸性酸中毒，pH 降低。

（5）肺功能检查：是判断气流受限的主要客观指标，对 COPD 的诊断、严重程度评价、疾病进展状况、预后及治疗反应判断等都有重要意义。

① COPD 时，残气容积增加，残气容积 / 肺总量＞ 45%。

②吸入支气管扩张药后的第 1 秒用力呼气量 / 肺活量（FEV_1/FVC）＜ 70% 可确定为不能完全可逆的气流受限，是 COPD 诊断的一项敏感指标，可检出气流轻度受限。

③第 1 秒用力呼气容积占预计值百分比（FEV_1 预计值）＜ 80% 是中、重度气流受限的良好指标。

6. 治疗要点

（1）稳定期治疗

①教育与管理：戒烟，脱离污染环境。

②支气管扩张药：β_2 受体激动剂沙丁胺醇、特布他林、沙美特罗、福莫特罗，抗胆碱药异丙托溴铵和茶碱类药。

③糖皮质激素：吸入制剂有沙美特罗加氟替卡松、福莫特罗加布地奈德，可减少急性发作频率，增加运动耐量，提高生活质量。

④祛痰药：如盐酸氨溴索、N-乙酰半胱氨酸等。

⑤长期家庭氧疗：指征为 $PaO_2 \leq 55mmHg$，或 $SaO_2 \leq 88\%$，有或没有高碳酸血症；合并肺动脉高压、右心衰竭者 PaO_2 为 55 ～ 70mmHg，或 $SaO_2 < 89\%$ 也是氧疗的指征。氧疗的目的是使患者在静息状态下，达到 $PaO_2 \geq 60mmHg$ 和（或）使 SaO_2 升至 90% 以上。

（2）急性加重期治疗

①控制性氧疗：发生低氧血症者可用鼻导管或面罩吸氧。一般吸入氧流量 1 ～ 2L/min，氧浓度 28% ～ 30%，避免吸入浓度过高引起二氧化碳潴留。

②抗感染治疗：根据病原菌及药敏结果选用抗菌药，如 β 内酰胺类、大环内酯类或喹诺酮类。

③平喘、祛痰、止咳：解痉平喘药有 β₂ 受体激动剂、氨茶碱、异丙托溴铵、糖皮质激素等。祛痰药有盐酸氨溴索、溴己新等。**对年老体弱及痰多者，不应使用可待因等强镇咳药。**

7. 护理措施

（1）休息活动护理：急性加重期患者应卧床休息。视病情安排活动，以不感到疲劳、不加重症状为宜。

（2）饮食护理：**给予高热量、高蛋白、高维生素、易消化饮食**，维生素 A、维生素 C 缺乏可降低免疫力。少量多餐，避免因饱胀而影响呼吸运动。避免进食产气和易引起便秘的食物，多饮水。

（3）病情观察：观察咳嗽、咳痰及呼吸困难的程度，包括痰的颜色、量、性状及咳痰是否顺畅。监测动脉血气分析和水、电解质、酸碱平衡情况。

（4）用药护理：注意观察药物疗效和不良反应。**给予镇静药时注意观察有无抑制呼吸中枢现象。**

（5）保持呼吸道通畅：湿化气道，有效咳嗽，协助排痰。**痰多黏稠、难以咳出的患者需多饮水（2000ml/d 以上），使痰液稀释易于咳出。**雾化吸入可消除炎症。

（6）合理氧疗：COPD 为 Ⅱ 型呼衰，给予鼻导管持续低流量给氧，氧流量 1～2L/min，一般吸入氧浓度 28%～30%，每天吸氧时间 > 15 小时，夜间不可间断。氧疗有效的指标：呼吸困难减轻、呼吸频率减慢、发绀减轻、心率减慢、活动耐力增加。

（7）呼吸肌功能训练

①缩唇呼吸：患者闭嘴，经鼻吸气，缩唇（吹口哨样）缓慢呼气，同时收缩腹部，以能将距面前 15～20cm 处、与口唇等高水平的蜡烛火焰吹摇动而不灭为宜。**缩唇缓慢呼气可提高支气管内压，防止呼气时小气道过早塌陷**，利于肺泡气排出。

②腹式呼吸：取立位、平卧位或半卧位。用鼻吸气，经口呼气，呼吸缓慢均匀。吸气时腹肌放松，腹部鼓起；呼气时腹肌收缩，腹部下陷。呼气与吸气时间比为（2～3）∶1，呼吸约 10 次/分，每天训练 2 次，10～15 分钟每次，熟练后可增加训练次数和时间。通过训练可减低呼吸阻力，增加肺泡通气量，提高呼吸效率。

（8）疾病知识指导：戒烟、防治呼吸道感染。**流感疫苗、肺炎链球菌疫苗、卡介菌多糖核酸等对预防 COPD 反复感染有益。**指导患者及家属了解疾病的相关知识，**避免诱发因素，防寒保暖。**进行呼吸肌功能锻炼。**制订个体化锻炼计划，循序渐进。如床上运动、散步、慢跑、太极拳、家务劳动等。**

第五节　慢性肺源性心脏病

慢性肺源性心脏病简称慢性肺心病，是由肺组织、肺血管或胸廓的慢性病变引起肺组织结构和（或）功能异常，造成肺血管阻力增加，肺动脉压力增高，继而右心室结构和（或）功能改变的疾病。

1. 病因

（1）**慢性支气管炎并发 COPD：是慢性肺心病最主要的病因。**

（2）其他：支气管哮喘、支气管扩张、胸廓运动障碍性疾病、肺血管疾病等也可引起。

2. 发病机制

（1）**肺动脉高压形成：是慢性肺心病发病的关键环节。**呼吸性酸中毒、高碳酸血症、肺气肿、慢性缺氧与肺动脉高压形成有关。其中，缺氧是肺动脉高压形成的最主要因素。

（2）**心脏病变和心力衰竭：肺动脉高压早期右心的代偿引起右心肥厚、扩张，随着肺动脉压**持续升高，右心失代偿导致心力衰竭。

3.**临床表现**　常在冬、春季节和气候变化时急性发作。男女患病率无明显差异，吸烟者、地处寒冷地区患病率较高。

（1）肺、心功能代偿期

①症状：咳嗽、咳痰、气促，活动后心悸、呼吸困难等，偶见胸痛或咯血。

②体征：发绀，肺气肿，肺动脉高压时肺动脉第二心音（P_2）亢进。右心室肥厚时三尖瓣区有收缩期杂音，剑突下可见心脏搏动增强。部分患者可出现颈静脉充盈甚至怒张。

（2）肺、心功能失代偿期

①症状：以呼吸衰竭为主要表现，肺血管疾病引起的肺心病则以心力衰竭为主。失代偿期最突出的表现为呼吸困难加重，夜间尤甚，严重者出现谵妄、嗜睡、躁动、抽搐等肺性脑病的表现，是肺心病死亡的首要原因。心力衰竭以右心衰竭为主，表现为心悸、气短、恶心、腹胀等。

②体征：明显发绀、球结膜充血、水肿，严重时可有视神经乳头水肿等颅内压增高的表现。因 CO_2 潴留可出现周围血管扩张的表现如皮肤潮红、多汗；腱反射减弱或消失。心力衰竭时可见肝大，颈静脉怒张，肝颈静脉反流征阳性，心率增快，心律失常，剑突出可闻及收缩期杂音，下肢或全身水肿，重者有腹水。

4.**辅助检查**

（1）血常规：红细胞和血红蛋白增高，合并感染时白细胞总数增高，中性粒细胞比例增加。

（2）血气分析：失代偿期可出现低氧血症和高碳酸血症。

（3）X 线检查：急性肺部感染体征、肺动脉高压征、肺部基础疾病体征等。右下肺动脉干扩张，中心肺动脉扩张，外周分支纤细。

（4）心电图检查：诊断慢性肺心病的主要依据是电轴右偏、肺型 P 波、右束支传导阻滞及低电压图形等。

（5）超声心动图检查：主要表现为右心房增大，右心室肥厚、增大等，诊断肺心病的阳性率高。

5.**治疗要点**　肺心病的治疗以治肺为本、治心为辅为原则。

（1）急性加重期

①控制感染：抗菌药物的选择应根据感染环境、痰培养和药物敏感结果确定。常用抗菌药物有青霉素类、氨基糖苷类、喹诺酮类及头孢菌素类等。注意有无真菌感染的可能。

②维持呼吸道通畅：合理氧疗，采用低浓度、低流量持续给氧，氧流量 1 ～ 2L/min，24 小时持续不间断地吸氧。同时，应给予扩张支气管、祛痰等治疗，必要时给予无创正压通气或气管插管有创正压通气治疗。

③控制和纠正心力衰竭：心力衰竭一般在控制感染、改善缺氧后得到改善。若上述治疗无效，需使用利尿药、正性肌力药或扩血管药物。选用温和的利尿药，小剂量、短疗程使用，如氢氯噻嗪，大剂量利尿可致痰液黏稠不易咳出。正性肌力药的选用应慎重，因肺心病缺氧易致洋地黄中毒，原则上选用作用快、排泄快的洋地黄类药物，小剂量静脉给药；注意不应依据心率快慢作为洋地黄毒性反应的观察指标，因缺氧和低钾血症都可使心率加快。钙通道阻滞剂有一定的降低肺动脉压效果，能减轻右心负荷。

④控制心律失常及抗凝治疗：可用普通肝素或低分子肝素抗凝。

（2）缓解期：可采用中西医结合治疗的方法，坚持长期家庭氧疗，营养支持，同时增强免疫力，避免诱发因素。

6.**护理措施**

（1）休息活动护理：失代偿期应绝对卧床休息，取半卧位或坐位。代偿期适量活动，以不引起疲劳及加重症状为原则。

（2）饮食护理：给予高热量、高蛋白、高纤维、清淡、易消化的饮食。避免含糖高的食物，以免引起痰液黏稠。水肿患者应限制水、钠摄入，每天饮水不超过 1500ml，钠盐＜ 3g。

（3）病情观察：监测生命体征和意识状态。注意观察呼吸的频率、节律、幅度等变化及咳嗽、咳痰情况。

（4）氧疗护理：持续低流量（1 ～ 2L/min）、低浓度（25% ～ 29%）给氧，保持 PaO_2 在 60mmHg 以上，防止高浓度吸氧抑制呼吸，加重缺氧和二氧化碳潴留。

（5）皮肤护理：卧床患者应每 2 小时翻身一次，防止骶尾部压疮，水肿患者限制水、钠摄入，记录 24 小时液体出入量。

（6）用药护理：（表 2-16）。

表2-16　慢性肺源性心脏病用药护理

药物种类	不良反应	注意事项
镇静药	呼吸抑制，影响咳嗽反射，诱发肺性脑病	重症呼吸衰竭患者禁用
呼吸兴奋药	恶心，呕吐，烦躁，面部潮红，皮肤瘙痒，肌颤等	注意用量不宜过大
利尿药	碱中毒，脱水过度，排痰不畅等	监测电解质变化，尽量白天给药
正性肌力药	洋地黄中毒反应，心律失常等	右心衰竭患者慎用，注意观察中毒反应
血管扩张药	心率增快，血压下降，氧分压降低	观察心率、血压

（7）疾病预防指导：劝导患者戒烟，积极预防 COPD 等慢性支气管肺疾病。加强营养，适当体育锻炼和呼吸功能锻炼，增强免疫力，预防呼吸道感染，但不可通过长期服用抗菌药物预防，以免发生菌群失调或耐药。避免吸入尘埃等有害物质。注意保暖，预防感染。

第六节　支气管扩张

支气管扩张症是继发于急、慢性呼吸道感染和支气管阻塞后，由于反复发作支气管炎症，致使支气管管壁结构破坏，引起支气管异常和持久性扩张。

1．病因与发病机制

（1）支气管 - 肺感染：包括细菌、真菌和病毒的感染，如儿童期的麻疹和百日咳感染。

（2）免疫缺陷：低免疫球蛋白血症，长期服用免疫抑制药物，HIV 感染。

（3）先天性疾病：α_1- 抗胰蛋白酶缺乏等。

（4）先天性结构受损。

（5）其他：气道堵塞、毒性物质吸入等。

2．病理　位于段或亚段支气管管壁的破坏和炎性改变。受累管壁的结构包括软骨、肌肉和弹性组织被破坏并被纤维组织替代，管腔逐渐扩张。扩张的形态分为柱状和囊状两种，常合并存在。早期柱状扩张的管壁破坏较轻，随着病情进展，出现囊状扩张。

3．临床表现

（1）症状：长期咳嗽和咳大量脓痰是最主要的症状。痰量与体位有关，常在晨起和夜间卧床时，

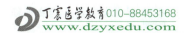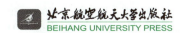

由于体位改变致气管内痰液易流出而加重。痰液收集于玻璃瓶中静置后分为 3 层，上层为泡沫，中层为混浊黏液，下层为脓性黏液和坏死组织沉淀物。如有厌氧菌感染，呼吸和痰液均有臭味。多数患者可发生咯血，反复肺感染。可出现发热、乏力、食欲缺乏等症状。

（2）体征：气道内有较多分泌物时，体检可闻及湿啰音和干啰音。病情较重或继发感染时，在病变部位听到局限性、固定的小水泡音。病情严重尤其是合并慢性缺氧、肺心病、右心衰竭者可出现杵状指（趾）。

　4．辅助检查

（1）X 线检查：囊状支气管扩张的气道表现为显著的囊腔，腔内可存在气液平面，典型者可见蜂窝状透亮阴影或沿支气管的卷发状阴影。纵切面可显示"双轨征"，横切面显示"环形阴影"，并可见气道壁增厚。

（2）胸部 CT：是确诊支气管扩张的检查，可显示扩张的征象，明确病变部位、范围及性质。

（3）纤维支气管镜检查：有助于发现患者的出血部位或阻塞原因。

　5．治疗要点

（1）治疗基础疾病。

（2）控制感染：感染急性加重时须针对性地应用抗生素，根据痰培养结果选择敏感抗生素，常用药物有阿莫西林、克拉霉素或头孢类抗生素，铜绿假单胞菌感染可联合应用氨基苷类或喹诺酮类抗菌药，如有厌氧菌混合感染可加用甲硝唑、替硝唑等。

（3）清除气道分泌物

①体位引流和理疗：常用振动、拍背和体位引流等。加强痰液引流是减少肺部继发感染和全身中毒症状最关键的措施，根据病变部位采取相应体位引流，头低足高位。

②雾化吸入：常用生理盐水、α- 糜蛋白酶和脱氧核糖核酸酶等，有喘息者加用支气管扩张药。

③祛痰药：常用复方甘草合剂、盐酸氨溴索或溴己新。盐酸氨溴索（沐舒坦）可促进呼吸道内黏稠分泌物的排出，减少黏液的滞留，显著促进排痰。溴己新有较强的溶解黏痰作用，降低痰液黏度。

（4）外科治疗：仅限于支气管扩张局限而内科治疗仍顽固反复者或大咯血者。

　6．护理措施

（1）休息活动护理：大咯血者绝对卧床，取患侧卧位。维持病室适宜的温湿度。

（2）饮食护理：给予高热量、高蛋白、高维生素、易消化的饮食。保持口腔清洁。多饮水，每天 1500ml 以上。

（3）用药护理：遵医嘱使用抗生素、祛痰药和支气管舒张药，指导患者掌握药物的疗效、剂量、用法和不良反应。

（4）体位引流

①早晨清醒后立即进行效果最好，或餐后 1 ～ 2 小时进行，每次引流 15 ～ 20 分钟。

②引流前 15 分钟给予支气管舒张药，必要时雾化吸入，测量生命体征。

③抬高病灶部位的位置，引流支气管开口向下，借重力的作用使痰排出。

④注意观察和记录引流出痰液的量及性状。

⑤一旦出现咯血、发绀、出汗等，应立即停止引流。

⑥高血压、呼吸衰竭、心力衰竭患者，高龄及危重患者，均禁止体位引流。

第七节　肺　炎

一、肺炎病因、病理及分类

肺炎是指发生在终末气道、肺泡和肺间质的炎症。

1.**病因与发病机制**　肺炎可由多种病原体、理化因素、免疫损伤、过敏及药物所致，以细菌性肺炎最常见。病原体数量多、毒力强或机体抵抗力降低时可导致肺炎，引起肺泡毛细血管充血、水肿，肺泡内纤维蛋白渗出和细胞浸润。

2.**病理**　肺炎治愈后多不留瘢痕，其结构和功能可恢复正常。

3.**分类**

（1）根据解剖位置分类：（表2-17）。

表2-17　根据解剖位置的肺炎分类

类　型	常见病原体	特　点
大叶性（肺泡性）肺炎	肺炎链球菌	主要表现为肺实质炎症
小叶性（支气管性）肺炎	肺炎链球菌，葡萄球菌，病毒，肺炎支原体	多继发于其他疾病或长期卧床的危重患者，常有湿啰音，无肺实变体征
间质性肺炎	细菌，支原体，衣原体，病毒，肺孢子菌	以肺间质炎症为主，呼吸道症状较轻，体征较少

表2-18　根据病因的肺炎分类

类　型	常见病原或病因
细菌性肺炎（最常见）	肺炎链球菌，金黄色葡萄球菌，溶血性链球菌，肺炎克雷白杆菌
非典型病原体所致肺炎	军团菌，支原体，衣原体
病毒性肺炎	冠状病毒，腺病毒，呼吸道合胞病毒，流感病毒，麻疹病毒
肺真菌病	白色念珠菌，曲霉菌，放线菌
其他病原体	立克次体，弓形虫，寄生虫
理化因素	放射性物质，化学物质、药物、液体、食物或呕吐物吸入

表2-19　根据患病环境的肺炎分类

类　型	定　义	病　原
社区获得性肺炎	在医院外罹患，包括具有明确潜伏期的病原体感染，入院后平均潜伏期内发病	肺炎链球菌最常见，支原体、衣原体、流感嗜血杆菌、呼吸道病毒等
医院获得性肺炎	入院时不存在，不处于潜伏期，入院48小时后在医院内发生	无感染高危因素者以肺炎链球菌常见；有感染高危因素者多为金黄色葡萄球菌、铜绿假单胞菌、大肠埃希菌

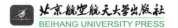

（2）根据病因分类：（表2-18）。

（3）根据患病环境分类：（表2-19）。

二、成人肺炎链球菌肺炎

成人肺炎链球菌肺炎是肺炎链球菌感染引起的肺炎，居社区获得性肺炎发病率的首位。

1. **病因与发病机制**　肺炎链球菌为上呼吸道正常菌群。当机体免疫力受损时，肺炎链球菌可入侵下呼吸道而致病。肺炎链球菌在干燥痰中可存活数月，但经阳光直射1小时或加热至52℃10分钟即可杀灭，对苯酚等消毒剂也较敏感。常见诱因有受凉、淋雨、疲劳、醉酒、精神刺激、上呼吸道感染、COPD、糖尿病、大手术等。

2. **病理**　典型病理改变分为充血期、红肝变期、灰肝变期及消散期4期。

3. **临床表现**　好发于冬季、初春，以既往健康的青壮年男性、老年人或婴幼儿多见。

（1）症状：常有上呼吸道感染的前驱症状。典型表现为急性起病，寒战、高热、咳嗽、咳痰、呼吸急促和胸痛。体温高峰在下午或傍晚，多呈稽留热，伴头痛和全身肌肉酸痛。咳嗽，早期干咳，继之出现脓痰，呈铁锈色。胸痛常见，可放射至肩部或下腹部，深呼吸或咳嗽时加剧。食欲明显减退，伴有恶心、呕吐、腹胀、腹泻等表现。

（2）体征：急性病容，面颊绯红，鼻翼扇动，发绀，口角和鼻周有单纯疱疹，严重者出现发绀。早期肺部无明显体征，肺实变时表现为患侧呼吸运动减弱，语颤增强，叩诊浊音，听诊呼吸音减低，累及胸膜时可有胸膜摩擦音，消散期常有湿啰音。

4. **并发症**　主要为感染性休克，老年人好发，多见于发病24～72小时。休克型肺炎最突出的症状是血压降至80/50mmHg以下，还可出现四肢湿冷，面色苍白，冷汗，发绀，脉搏细速，少尿或无尿，意识模糊、嗜睡、谵妄、昏迷等症状。

5. **辅助检查**

（1）血常规：白细胞计数升高至（10～30）×10^9/L，中性粒细胞比例＞0.8，可见中毒颗粒及核左移。

（2）X线检查：早期仅见肺纹理增粗，实变期可见斑片状或大片状均匀一致的浸润阴影。

（3）痰培养：发现肺炎链球菌即可明确诊断。

6. **治疗要点**

（1）支持和对症治疗：卧床休息，增加营养，高热患者给予物理降温，低氧血症患者给予吸氧，胸痛患者给予少量镇痛药。

（2）控制感染：首选青霉素，对青霉素过敏或耐药者，应用喹诺酮类或头孢菌素类抗菌药。抗菌药疗程一般为5～7天，或热退后3天停药，或由静脉用药改口服，维持数天。

（3）休克型肺炎的抢救：广谱抗生素早期、联合、大剂量给药的同时，补充血容量，纠正酸中毒，给予血管活性药物和糖皮质激素。

7. **护理措施**

（1）休息活动护理：急性期卧床休息，采取半卧位，给氧，流量2～4L/min。胸痛时取患侧卧位，以减轻疼痛，改善健侧通气。

（2）饮食护理：提供高热量、高蛋白、高维生素、易消化的流质或半流质饮食，多饮水，每天1500～2000ml，以利于排痰。

（3）对症护理：畏寒、寒战时注意保暖。高热时给予物理降温，使用冰袋局部冷敷，温水或乙醇拭浴。降温时避免使用阿司匹林等解热药，必要时酌情小剂量应用，以免大量出汗导致虚脱。定时翻身拍背，痰液黏稠不易咳出时，多饮水并给予雾化吸入。鼓励患者经常漱口，加强口腔护理。

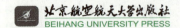

对吸烟、免疫功能低下者（如糖尿病、血液病、HIV 感染、肝硬化等）及 COPD、支气管扩张者，根据天气变化随时增减衣服，重点加强肺炎的预防。

（4）休克型肺炎的护理

①严密观察生命体征、意识状态、皮肤黏膜及尿量变化。

②休克者绝对卧床，采取中凹卧位，给予中、高流量吸氧，氧流量 4～6L/min。迅速建立静脉通路，遵医嘱应用抗休克和抗感染药物。注意限制输液速度，以免发生急性心力衰竭。

③休克好转的指标：神志逐渐清醒，口唇红润，脉搏有力，呼吸平稳，肢端温暖，收缩压＞90mmHg，尿量＞30ml/h。

第八节　肺结核

肺结核是结核分枝杆菌引起的肺部慢性传染性疾病。

1. **病原**　主要为人型结核分枝杆菌，具有抗酸性，生长缓慢，对干燥、冷、酸、碱等抵抗力强，可在干燥痰内存活 6～8 个月，但对热、紫外线和乙醇等较敏感，75% 乙醇 2 分钟、烈日曝晒 2 小时或煮沸 1 分钟可使其灭活。

2. **发病机制**　大量毒力强的结核菌侵入机体而免疫力又下降时易发病。

3. **临床表现**

（1）全身症状：由结核杆菌毒素所致，以发热最常见，多表现为长期午后低热。可伴有乏力、食欲缺乏、消瘦、盗汗，女性月经失调或闭经。

（2）呼吸系统症状

①咳嗽、咳痰：浸润型肺结核咳嗽轻微，干咳或仅有少量黏液痰；空洞型肺结核痰量增加，若伴继发感染，痰可呈脓性。

②咯血：1/3～1/2 患者有小量咯血，严重者可大咯血，发生窒息或失血性休克。肺结核是临床引起咯血最常见的原因。

③胸痛：病变累及壁层胸膜时发生，呼吸运动和咳嗽时加重。

④呼吸困难：多见于干酪样肺炎、空洞型肺结核或大量胸腔积液患者。

（3）体征：早期可无异常体征。病变范围较大或干酪样坏死者，患侧呼吸运动减弱，语颤增强，叩诊浊音，听诊呼吸音减低。慢性纤维空洞型肺结核或胸膜粘连时，患侧胸廓凹陷，纵隔及气管向患侧移位。因肺结核好发于肺尖，肩胛间区或锁骨上下部位于咳嗽后闻及湿啰音，对诊断有重要意义。

4. **辅助检查**

（1）痰结核杆菌检查：痰中找到结核杆菌是确诊肺结核最特异的方法，也是制订化疗方案和判断化疗效果的重要依据，以直接涂片镜检最常用。

（2）结核菌素（PPD）试验：常用于结核感染的流行病学指标，也是卡介苗接种后效果的验证指标。

（3）X 线检查：可早期发现肺结核。有助于明确诊断，判断分型，指导治疗及了解病情变化。

（4）纤维支气管镜检查：对诊断有重要价值。

5. **治疗要点**

（1）化学药物治疗：是治疗和控制疾病、防止传播的主要手段。

①治疗原则：早期、联合、适量、规律和全程治疗。

②一线化疗药物：全杀菌剂：异烟肼、利福平；半杀菌剂：链霉素、吡嗪酰胺；抑菌剂：乙胺丁醇。

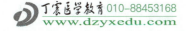 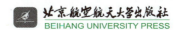

③化疗方案：分为强化和巩固两个阶段。总疗程 6 ～ 8 个月，初治强化期 2 个月，巩固期 4 个月；复治强化期 3 个月，巩固期 5 个月。

（2）对症治疗

①全身中毒症状：经有效抗结核治疗 1 ～ 3 周可消退，无须特殊治疗。症状严重者短期加用糖皮质激素，以减轻炎症和变态反应。

②咯血：痰中带血或小量咯血者，应卧床休息，口服止血药。注意年老体弱、肺功能不全者慎用强镇咳药，防止抑制咳嗽和呼吸。中、大量咯血应严格卧床，保持呼吸道通畅。大量咯血者静脉给予垂体后叶素。

（3）手术治疗。

6. 护理措施

（1）休息活动护理：有明显中毒症状、咯血或大量胸腔积液者应卧床休息，恢复期可适当增加活动。长期慢性患者或轻症患者可正常工作和生活，避免劳累和重体力活动。

（2）饮食护理：给予高热量、高蛋白、高维生素的易消化饮食。多饮水，每天不少于1500 ～ 2000ml。每周测量并记录体重 1 次。

（3）用药护理：注意观察抗结核药物的主要不良反应（表 2-20）。

表2-20 常用抗结核药物不良反应

药 物	不良反应
链霉素	耳毒性和肾毒性：听力障碍、眩晕、口周麻木、肾损害及过敏反应
利福平	胃肠道不适、肝损害（ALT升高和黄疸）、过敏反应
异烟肼	周围神经炎、肝损害（ALT升高）
吡嗪酰胺	药物性肝炎（ALT升高和黄疸）、高尿酸血症常见，皮疹、胃肠道反应少见
对氨基水杨酸	胃肠道反应、过敏反应、肝损害
乙胺丁醇	球后视神经炎、胃肠道反应

（4）咯血的护理：咯血时禁止屏气，取患侧卧位，有利于健侧通气，并防止病灶扩散。咯血量多时采取患侧半卧位，保持气道通畅。有窒息先兆应立即通知医生，取头低足高位，迅速排出血块。大咯血者暂禁食，小量咯血给予少量温凉的流质饮食。垂体后叶素给药速度不宜过快，注意观察不良反应。

（5）预防感染传播

①管理传染源：关键在于早期发现和彻底治愈肺结核患者。

②切断传播途径：做好呼吸道隔离，单人病室，保持空气对流，每天使用紫外线消毒病室。咳嗽或打喷嚏时用双层纸巾遮掩。将痰吐在纸上用火焚烧是最简便有效的处理方法，或留置于容器的痰液经灭菌处理后再弃去。接触痰液后用流水清洗双手。餐具煮沸消毒，被褥、书籍曝晒 6 小时以上。

③保护易感人群：接种卡介苗是最有效的预防措施，可使人体产生对结核菌的获得性免疫力。对于高危人群，如与新发现的排菌肺结核患者密切接触的儿童及结核菌素试验新近转阳性者，应预防性给予异烟肼 6 ～ 12 个月。

第九节　自发性气胸

胸膜腔内积气称为气胸。根据病因,气胸分为自发性气胸和损伤性气胸。根据胸膜腔内压力情况,气胸分为闭合性气胸、开放性气胸和张力性气胸。

1. **病因与发病机制**　肺组织及脏层胸膜因肺部疾病或靠近肺表面的肺大疱等突然自发破裂,肺及支气管内气体进入胸膜腔形成气胸。

(1)继发性气胸:常继发于慢性阻塞性肺疾病、肺结核、支气管哮喘等肺部基础疾病,在这些疾病的基础上形成的肺大疱破裂或病变直接损伤胸膜导致气胸。

(2)原发性气胸:常发生于瘦高的青壮年男性,肺部无明显病变。在无防护的作业(如航空、潜水等)、用力抬举重物、剧烈运动、大笑及高低压环境间突然转变的情况下,胸膜下的肺大疱容易破裂,形成气胸。

2. **临床表现**

(1)起病急骤,多数于日常活动或休息时发作,也可见于剧咳、持重物、屏气、剧烈体力活动时。最常见的症状是突感一侧胸痛,刀割样或针刺样,持续时间短,继之出现胸闷、气促、刺激性咳嗽,咳嗽为气体刺激胸膜所致,严重者可因呼吸困难而不能平卧;如侧卧,被迫健侧卧位,以减轻呼吸困难。

(2)少量气胸时体征不明显。大量气胸时,患侧胸部隆起,气管向健侧移位;呼吸运动和触觉语颤减弱;叩诊呈过清音或鼓音,心浊音界缩小、肝浊音界下移甚至消失;听诊呼吸音减弱或消失。

3. **辅助检查**

(1)X线检查:可见患侧透光度增强,无肺纹理,肺被压向肺门,呈球形高密度影,纵隔和心脏移向健侧。

(2)胸部CT:比X线检查更加准确。可见胸膜腔内极低密度气体影,有不同程度的肺组织萎缩改变。

4. **治疗要点**

(1)一般治疗:卧床休息,适当吸氧。根据患者病情给予镇静、镇痛、镇咳、扩张支气管等处理。

(2)排气治疗:促进患侧肺复张是自发性气胸的首要治疗目标。消除病因,避免诱因,减少复发。

5. **护理措施**

(1)病情观察:随时巡视,观察患者呼吸频率、节律、幅度等,有使用呼吸机者应观察呼吸机工作是否正常。一旦出现呼吸极度困难、发绀等异常状况应立即报告医生并协助处理。

(2)减轻疼痛:①告知患者不能因担心疼痛而不敢咳嗽,可用双手按压患侧胸壁,以减轻疼痛。②遵医嘱给予镇痛药。③转移患者注意力。

(3)胸腔闭式引流的护理:见外科护理学第18章胸部损伤的相关内容。

(4)预防感染:①密切观察患者体温、伤口变化。②指导患者进行有效咳嗽、咳痰。③遵医嘱合理使用抗生素。④严格无菌操作,避免交叉感染。⑤协助患者翻身、叩背、下床活动等。⑥保持室内定期通风,温湿度适宜。

(5)疾病知识指导:指导患者注意避免抬举重物、剧烈咳嗽、屏气、用力排便等动作,禁止乘坐飞机,须肺完全复张1周后方可乘坐。多吃水果、蔬菜等富含粗纤维的食物,防治便秘。指导患者学会有效咳嗽、咳痰及深呼吸运动,不宜参加剧烈的运动,运动时间宜在气胸治愈1个月后。

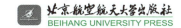

第十节　原发性支气管肺癌

原发性支气管肺癌简称肺癌，是起源于支气管黏膜上皮的恶性肿瘤，发病率居男性恶性肿瘤的首位。

1．病因与发病机制

（1）吸烟：是最重要的危险因素。烟草中含有苯并芘、尼古丁和亚硝胺等致癌物质。开始吸烟年龄越早，吸烟时间越长，吸烟量越大，肺癌的发病率越高。

（2）职业因素：长期接触石棉、砷、煤烟、焦油和石油等。

（3）空气污染：室内污染、汽车废气、工业废气、公路沥青含苯并芘等致癌物质。

（4）电离辐射：长期、大剂量电离辐射。

（5）饮食与营养：较少食用含 β 胡萝卜素的蔬菜和水果。

（6）其他：遗传因素、病毒感染、真菌感染、某些慢性肺部疾病等。

2．分类

（1）按解剖学部位分类：中央型肺癌多为鳞癌和小细胞癌；周围型肺癌多为腺癌。

（2）按组织学分类

①鳞癌最常见，以中央型肺癌为主，多见于老年男性，与吸烟关系最密切。

②腺癌女性多见，以周围型肺癌为主，对化疗、放疗敏感性较差。

③大细胞癌恶性程度较高。

④小细胞癌 40 岁左右吸烟男性多见，恶性程度最高。

3．临床表现　40 岁以上好发，男性多见。

（1）原发肿瘤症状

①咳嗽：是出现最早的症状，多为刺激性干咳或少量黏液痰。癌肿引起支气管狭窄时，咳嗽加重，为持续性高调金属音或刺激性呛咳。

②血痰或咯血：以中央型肺癌多见，常为痰中带血或间断血痰。癌肿侵犯大血管时可引起大咯血。

③喘鸣：因肿瘤部分阻塞支气管所致，胸痛和呼吸困难是晚期患者最突出的症状。

④其他：低热、体重减轻、食欲减退等。

（2）肿瘤压迫症状

①侵袭胸膜、胸壁、肋骨易致胸痛。

②侵犯或压迫食管引起吞咽困难。

③压迫喉返神经可致声音嘶哑。

④压迫上腔静脉发生上腔静脉压迫综合征，表现为面部、颈部、上肢及前胸部静脉怒张。

⑤肺尖肿瘤压迫颈交感神经可引起 Horner 综合征，出现患侧上睑下垂、瞳孔缩小、眼球内陷、额部少汗等。

（3）远处转移症状：①转移至中枢神经系统，引起头痛和颅内压增高。②转移至骨骼，可有骨痛和病理性骨折，如股骨局部破坏。③转移至肝，引起肝区疼痛和肝大、黄疸等。④转移至淋巴结，导致淋巴结肿大。

（4）副癌综合征：骨关节痛，杵状指，库欣综合征（水肿、高血压、血糖增高），男性乳房发育，重症肌无力，多发性肌肉神经痛，钙、磷代谢紊乱。

4. 辅助检查

（1）影像学检查：是最基本、最主要、应用最广泛的检查方法，中央型肺癌可有不规则的肺门增大阴影，周围型肺癌可见边缘不清或呈分叶状。

（2）痰脱落细胞检查：是简易有效的普查和早期诊断方法，找到癌细胞即可确诊。

（3）纤维支气管镜检查：是诊断肺癌最可靠的手段。

5. 治疗要点　小细胞癌主要进行化学治疗和放射治疗。非小细胞癌（鳞癌、腺癌、大细胞癌）采取以手术治疗为主，辅以化学治疗和放射治疗的综合治疗。

（1）手术治疗：是肺癌最重要和最有效的治疗手段，早期肺癌的首选。

（2）放射治疗：小细胞癌最敏感，其次为鳞癌，腺癌最低。

（3）化学治疗：小细胞癌疗效较好，采用联合、间歇、短程用药。

（4）其他：靶向治疗、免疫治疗及中医中药治疗。

6. 护理措施

（1）饮食护理：给予高热量、高蛋白、高维生素、易消化饮食。必要时可静脉营养或鼻饲。

（2）疼痛的护理：减少诱发疼痛的因素，可用手或枕头护住胸部。遵医嘱给予药物止痛，注意观察药物的不良反应。

（3）化疗期间的护理：做好保护性隔离，注意口腔卫生，预防感染。做好静脉的保护，化疗药物多有胃肠道反应，做好饮食护理。

（4）保持呼吸道通畅：指导患者深呼吸，有效咳嗽，并协助其翻身、叩背，遵医嘱吸氧。痰液黏稠者，可行超声雾化。咳痰无力者，必要时吸痰。

（5）疾病知识及预防指导：戒烟并避免被动吸烟，改善工作环境。高危人群定期进行胸部 X 线普查。督促患者坚持化疗或放疗，定期门诊复查，出现伤口疼痛、剧烈咳嗽及咯血等症状，应尽快就诊。

第十一节　慢性呼吸衰竭

一、呼吸衰竭概述

呼吸衰竭简称呼衰，指各种原因引起的肺通气和（或）换气功能严重障碍，使静息状态下亦不能维持足够的气体交换，导致低氧血症伴（或不伴）高碳酸血症，进而引起一系列的病理生理改变和相应的临床表现的综合征。

呼吸衰竭是临床急危重症，按照动脉血气结果，分为Ⅰ型和Ⅱ型呼吸衰竭；按照发病急缓，分为急性和慢性呼吸衰竭；按照发病机制，分为泵衰竭和肺衰竭。

1. **Ⅰ型呼衰**　仅存在缺氧而无二氧化碳潴留，即 $PaO_2 < 60mmHg$，而 $PaCO_2$ 正常或低于正常。见于肺换气功能障碍（通气／血流比例失调、弥散功能损害和肺动 - 静脉分流等）疾病，如急性呼吸窘迫综合征、严重肺部感染、间质性肺疾病、急性肺栓塞等。

2. **Ⅱ型呼衰**　缺氧伴二氧化碳潴留，即 $PaO_2 < 60mmHg$ 且 $PaCO_2 > 50mmHg$，多由于肺泡通气不足所致，如慢性阻塞性肺疾病。

二、慢性呼吸衰竭

慢性呼吸衰竭是指由于呼吸或神经肌肉系统的慢性疾病，引起呼吸功能的损害逐渐加重，经过

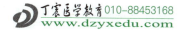
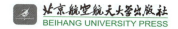

较长时间发展形成的呼吸衰竭。

1. 病因

（1）呼吸系统疾病：如呼吸道疾病、肺组织病变、胸廓病变、肺血管疾病等，导致肺通气不足、通气/血流比例失调或弥散障碍等，发生低氧血症或高碳酸血症。其中以支气管-肺疾病（如COPD、哮喘、肺炎、肺间质纤维化）最为多见。

（2）神经肌肉病变：如脑血管病变、重症肌无力、破伤风、有机磷农药中毒等。

2. 临床表现

（1）症状

①原发病症状：如 COPD 的表现，如咳嗽、咳痰、喘息。

②呼吸困难：是最早、最突出的症状。表现为呼吸费力伴呼气延长，严重者可有浅快呼吸。CO_2 潴留严重时，可出现 CO_2 麻醉现象，呼吸由浅快转为浅慢，甚至潮式呼吸。

③发绀：是缺氧的主要表现，当血氧饱和度低于 90% 时出现，最早因缺氧发生损害的组织器官是大脑。

④精神神经症状：智力及定向力障碍是主要表现。轻度缺氧和二氧化碳潴留可使脑血管扩张，脑血流增加；严重缺氧可使脑间质和脑细胞水肿，颅内压增高，甚至发生脑疝。

a. 缺氧的表现：早期表现注意力分散、智力和视力轻度减退，缺氧加重可出现搏动性头痛、烦躁不安、定向力和记忆力障碍、精神错乱、嗜睡甚至昏迷。

b. CO_2 潴留的表现：先兴奋、后抑制，兴奋表现为失眠、躁动、昼睡夜醒；严重潴留时抑制神经中枢，可出现神志淡漠、嗜睡、昏迷、抽搐、扑翼样震颤、腱反射减弱或消失等肺性脑病的表现。

⑤心血管系统症状：CO_2 过多可引起体表小静脉扩张，皮肤充血，颜面潮红，球结膜水肿，四肢及皮肤温暖潮湿。早期可反射性地使心肌收缩力加强、血压升高、心率增快；严重的缺氧和 CO_2 潴留可直接抑制心血管中枢，使血压下降、心动过缓，可出现严重心律失常、右心衰竭。

⑥消化和泌尿系统症状：肝、肾功能损害，尿量减少，上消化道出血等。

（2）体征：体格检查可见静脉充盈、皮肤潮红、血压先升后降、心率增快，右心衰竭时常有体循环淤血体征。

3. 辅助检查

（1）血 pH：代偿性酸中毒或碱中毒时，pH 正常。失代偿性酸中毒时 pH < 7.35；失代偿性碱中毒时，pH > 7.45。

（2）电解质：呼吸性酸中毒合并代谢性酸中毒时，可伴高钾血症。合并代谢性碱中毒时，可伴低钾和低氯血症。

4. 治疗要点　处理原则是保持呼吸道通畅，迅速纠正缺氧，改善通气，积极治疗原发病，消除病因，纠正酸碱平衡失调及维持重要脏器的功能。

（1）缓解支气管痉挛：使用支气管扩张药，常用药物有氨茶碱、β_2 受体激动剂等。

（2）控制感染：选用有效抗菌药，如第三代头孢菌素、氟喹诺酮类等。

（3）呼吸中枢兴奋药：最常用的是尼可刹米（可拉明），可兴奋呼吸中枢，增加通气量，也可促进苏醒。洛贝林（山梗菜碱）可通过刺激颈动脉窦和主动脉体的化学感受器，反射性兴奋呼吸中枢，增加通气量。

（4）氧疗：给予低浓度（< 35%）持续吸氧，不可给予高浓度氧，因高浓度氧可解除缺氧对外周化学感受器的刺激，使呼吸受到抑制，造成通气恶化。

5. 护理措施

（1）休息活动护理：卧床休息，并尽量避免自理活动和不必要的操作。取半卧位或坐位，促进肺

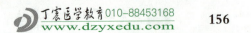
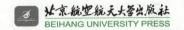

膨胀，有利于改善呼吸。

（2）饮食护理：意识清醒者给予高热量、高蛋白、易消化的流食或半流食。昏迷患者给予鼻饲。

（3）病情观察：密切观察呼吸困难的程度、生命体征及神志改变，准确记录出入量，监测血气分析结果。一旦出现肺性脑病的表现，应立即报告医生并协助处理。

（4）氧疗护理：当慢性呼吸衰竭患者的 PaO_2 < 60mmHg 时，应及时给予氧疗。常用鼻导管或面罩给氧。根据呼吸衰竭类型选择给氧浓度。若出现 CO_2 潴留加重的表现，如意识障碍加深，呼吸过度表浅、缓慢，应遵医嘱及时调整吸氧浓度和氧流量。吸氧前先清除鼻内分泌物。吸氧过程中应经常检查导管是否通畅，每天更换鼻导管一次，两侧鼻孔宜交替使用，以免一侧长时间吸入冷空气，使鼻黏膜干燥、出血。湿化瓶内蒸馏水应每天更换一次。

（5）对症护理：清醒患者指导有效咳嗽、咳痰，意识不清、咳痰无力者给予吸痰，建立人工气道和机械通气支持，保持呼吸道通畅。吸痰时动作应轻柔，每 2 小时一次，严格执行无菌操作，防止感染。

（6）用药护理：遵医嘱正确使用抗生素，注意预防"二重感染"。给予支气管舒张药、呼吸兴奋药，注意输液速度不宜过快，以免因呼吸兴奋药过量，导致颜面潮红、面部肌肉震颤、烦躁不安等现象，一旦出现应遵医嘱减量或停药，并协助医生处理。对烦躁不安的患者慎用吗啡等镇静药，以免引起呼吸抑制。应用呋塞米快速利尿时，可能使原有大量痰液突然减少、黏稠度增加而使排痰困难加重，应注意预防。

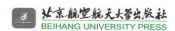

第 3 章　循环系统疾病

第一节　常见症状护理

1. 心源性呼吸困难

（1）原因：左心功能不全时，肺淤血导致肺的通气和换气功能异常，肺内氧分压降低、二氧化碳分压升高，呼吸中枢受到兴奋刺激，从而机体感到呼吸费力。

（2）临床表现

①劳力性呼吸困难：是左心衰竭最早出现的症状。运动使回心血量增加，左心房内压力增大，加重肺淤血。

②夜间阵发性呼吸困难：是心源性呼吸困难最典型的表现，患者入睡后突然因憋气而惊醒，被迫坐起，重者可出现哮鸣音，也称为心源性哮喘。其发生机制为睡眠平卧使回心血量增加，迷走神经兴奋剂增高使小支气管痉挛，膈肌抬高使肺活量减小等。

③端坐呼吸：肺淤血达到一定程度，患者不能平卧，因平卧位会使回心血量增多，肺静脉压力增高，加重肺水肿，也可使膈肌抬高，而引起呼吸困难。

（3）护理措施

①病情观察：观察呼吸困难的程度、持续时间、有无其他伴随症状、生命体征及治疗后的反应。

②体位护理：根据不同病情调整舒适的体位，如心衰患者夜间睡眠取半卧位、急性肺水肿患者取坐位。

③休息与活动：保证足够的睡眠时间。减少体力活动，根据心功能情况适当休息。卧床患者应在床上活动四肢，防止静脉血栓形成。病情缓解后，应进行适当活动，以利于提高心脏储备力，如平地散步、打太极拳等，但应避免剧烈运动。

④正确用氧：根据缺氧程度调节氧流量。

2. 心前区疼痛

（1）原因：常由心绞痛、心肌梗死引起，发生的机制为各种因素刺激支配心脏、主动脉或肋间神经的传出纤维。

（2）临床表现：（表 2-21）。

（3）护理措施：观察疼痛的部位、性质、持续时间、伴随症状等，必要时遵医嘱给予镇痛药。做好患者的心理护理。

3. 心悸

（1）原因：各种原因均可引起，如心律失常、器质性心脏病、低血糖反应、大量饮酒或浓茶等。

（2）护理措施：观察并记录患者的脉搏、心率及心律的变化。严重者应卧床休息，做好心电监护，出现异常及时告知医生。做好患者的心理护理，减少其焦虑等不良心理，必要时遵医嘱用药。

表2-21　不同疾病的心前区疼痛的临床表现

疾　病	表　现
心绞痛	胸骨后上中段或心前区，含服硝酸甘油可缓解
心肌梗死	胸骨后上中段或心前区，含服硝酸甘油多不能缓解
急性主动脉夹层动脉瘤	胸骨后或心前区撕裂样剧痛或灼烧痛
急性心包炎、胸膜炎	可因咳嗽、呼吸困难加重疼痛，呈刺痛
心血管神经症	与患者的情绪变化有关，疼痛部位不固定

4. 心源性水肿

（1）原因：常由右心衰竭或全心衰竭引起。由于体循环静脉压力增高所致。

（2）临床表现：是右心衰竭的典型体征，早期出现在身体低垂部位，为凹陷性，长期卧床患者以腰骶尾部最明显。常在下午出现或加重，休息一晚可减轻或消失，常伴有尿量减少，甚至电解质紊乱症状。

（3）护理措施：根据病情限制水、盐的摄入，保证足够的营养。维持体液及酸碱平衡，勤换衣物，保持清洁、干燥，避免感染，做好皮肤的护理，阴囊水肿患者可用拖带支托阴囊。

5. 心源性晕厥

（1）原因：可由严重心律失常、主动脉瓣狭窄、急性心肌梗死等引起。

（2）护理措施：发作时注意保持呼吸道通畅，积极治疗相关疾病，了解患者发作前的情况，如发作前的表现、既往史等，避免诱发因素（紧张、疲劳、体位改变等）。由于心排血量突然下降而出现的晕厥称为阿-斯综合征。

第二节　心力衰竭

心力衰竭是由于心脏结构或功能异常，导致心室充盈和（或）射血能力受损，肺循环和（或）体循环静脉淤血，主要表现为呼吸困难及液体潴留的一组临床综合征。按左心室射血分数降低或保留可分为收缩性心力衰竭和舒张性心力衰竭；按发生的部位可分为左心衰竭、右心衰竭和全心衰竭；按发生的速度和严重程度可分为急性心力衰竭和慢性心力衰竭，以慢性心力衰竭居多。

一、慢性心力衰竭

慢性心力衰竭是指在原有慢性心脏疾病基础上逐渐出现心衰的症状和体征。其特征性的症状为呼吸困难和体力活动受限，特征性的体征为水肿。

1. 病因

（1）原发性心肌损害：冠心病、心肌梗死是引起心衰最常见的原因，其他还有心肌炎、心肌疾病等。

（2）心脏负荷过重

①压力负荷（后负荷）过重：左、右心室收缩期射血阻力增加的疾病。左心室后负荷增加的疾病有原发性高血压、主动脉瓣狭窄等。右心室后负荷增加的疾病有肺动脉高压、肺动脉瓣狭窄等。

②容量负荷（前负荷）过重：二尖瓣、主动脉瓣关闭不全，血液反流。左、右心分流或动静脉分

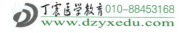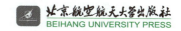

流先天性心脏病。伴有全身血容量增多的疾病，如甲状腺功能亢进症、慢性贫血等。

2. 诱因

（1）感染：呼吸道感染是最常见、最重要的诱因，可加重心衰；其次为感染性心内膜炎。

（2）心律失常：心房颤动是器质性心脏病最常见的心律失常，也是心衰最重要的诱因。

（3）血容量增加：钠盐摄入过多，输液过快、过多。

（4）生理或心理压力过大：妊娠、过度劳累、剧烈运动、情绪激动等。

（5）治疗不当：如不恰当地停用利尿药或降压药等。

（6）原有心脏疾病加重或合并其他疾病：如冠心病发生急性心肌梗死，合并甲状腺功能亢进症或贫血等。

3. 病理生理　心肌的病理性重构是心衰发生发展的基本病理机制。心衰发生后，心肌代偿性肥厚，能量供应不足导致心肌细胞坏死、纤维化，形成恶性循环。交感神经兴奋性增强，副交感神经功能障碍；肾素 - 血管紧张素 - 醛固酮系统（RAAS）激活，精氨酸加压素（抗利尿激素）水平升高，致水、钠潴留，加重心脏前负荷，进一步促进心肌的病理性重构。

4. 心功能评估

（1）心功能分级：见表 2-22。

表2-22　纽约心脏病协会（NYHA）心功能分级及活动指导

分级	心功能表现	活动指导
Ⅰ级	体力活动不受限，日常活动（一般活动）不引起明显的气促、乏力或心悸	注意休息，不限制一般的体力活动，适当锻炼，但应避免剧烈运动和重体力劳动
Ⅱ级	体力活动轻度受限，休息时无症状，日常活动（一般活动）如平地步行200～400m或以常速上3层以上楼梯的高度时，出现气促、乏力和心悸	适当限制体力活动，可从事轻体力活动和家务劳动，增加午睡时间，劳逸结合
Ⅲ级	体力活动明显受限，稍事活动或轻于日常活动（一般活动）如平地步行100～200m或以常速上3层以下楼梯的高度时，即引起显著气促、乏力或心悸	限制日常体力活动，以卧床休息为主，鼓励或协助患者自理日常生活
Ⅳ级	体力活动重度受限，休息时也有气促、乏力或心悸，稍有体力活动症状即加重，任何体力活动均会引起不适	无需静脉给药者为Ⅳa级，可在室内或床边略活动；需静脉给药者为Ⅳb级，应绝对卧床休息；日常生活由他人照顾完成，卧床时应做肢体被动运动

（2）心衰分度：测定 6 分钟步行距离，要求患者在走廊内尽可能快走，用于测定心衰患者的运动耐力。步行距离＜ 150m 为重度心衰，150 ～ 450m 为中度心衰，＞ 450m 为轻度心衰。

（3）心衰分期：分为 4 个阶段。前心衰阶段患者尚无心脏结构或功能异常，也无心衰的表现，患者为心衰的高危人群，如高血压、冠心病、糖尿病等。前临床心衰阶段患者虽无心衰的表现，但已经发展为结构性心脏病，如左心室肥厚。临床心衰阶段患者已有基础结构性心脏病，以往或目前有心衰的表现。难治性终末期心衰阶段患者有进行性结构性心脏病，虽经积极治疗，休息时仍有心衰的表现，需特殊干预。

5. 临床表现

（1）左心衰竭：主要表现为肺循环淤血和心排血量降低。

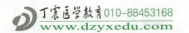
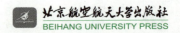

①不同程度的呼吸困难：是左心衰竭最主要的症状。

a. 劳力性呼吸困难：是左心衰竭最早出现的症状。运动使回心血量增加，左心房内压力增大，加重肺淤血。

b. 夜间阵发性呼吸困难：是心源性呼吸困难最典型的表现，患者入睡后突然因憋气而惊醒，被迫坐起，重者可出现哮鸣音，也称为心源性哮喘。其发生机制为：睡眠平卧使回心血量增加，迷走神经兴奋剂增高使小支气管痉挛，膈肌抬高使肺活量减小等。

c. 端坐呼吸：肺淤血达到一定程度，患者不能平卧，因平卧位会使回心血量增多，肺静脉压力增高，加重肺水肿，也可使膈肌抬高，而引起呼吸困难。

d. 急性肺水肿：是左心衰竭呼吸困难最严重的情况。

②咳嗽、咳痰、咯血：是肺泡和支气管黏膜淤血、气道受刺激的表现。夜间加重，而站位、立位时减轻。

a. 咳白色浆液性泡沫样痰：原因是肺毛细血管压增高，浆液样分泌物渗出。

b. 痰带血丝：是由于肺微血管破损。

c. 咳粉红色泡沫样痰：是急性肺水肿的表现，由于血浆渗入肺泡所致。

d. 大咯血：长期慢性肺淤血可导致肺循环和支气管循环之间形成侧支，曲张破裂可致咯血。

③其他症状：心排血量降低，出现倦怠、乏力、头晕、失眠、嗜睡、烦躁等症状。重者可有少尿及肾功能损害、肾前性肾衰竭。

④一般体征：心率加快，血压下降，脉压减小，呼吸急促。

⑤肺部湿啰音：是左心衰竭的主要体征，由于肺毛细血管压力增高，液体渗出到肺泡所致，随着肺淤血的加重，湿啰音可由局限于双肺底扩大到全肺，可伴哮鸣音。

⑥心脏体征：左心室扩大，可闻及舒张早期奔马律，肺动脉瓣区第二心音亢进；心尖部可闻及收缩期杂音是左心室扩大引起相对性二尖瓣关闭不全所致。交替脉是左心衰竭的重要体征，常见于高血压、冠心病引起的心衰。

（2）右心衰竭：主要表现为体循环静脉淤血。

①消化道症状：恶心、呕吐、食欲缺乏、腹胀、肝区胀痛等是右心衰竭最常见的症状，是由胃肠道长期慢性淤血所致。肝大伴压痛，是由肝淤血肿大，肝包膜被牵拉所致。严重者可发展为心源性肝硬化。

②呼吸困难：继发于左心衰的右心衰，呼吸困难已经存在。单纯右心衰的呼吸困难是由于右心室扩大，限制了左心室充盈而引起肺淤血所致。发绀是由于体循环静脉淤血，血流缓慢，血液中的还原血红蛋白增多所致。

③颈静脉征：颈静脉充盈、怒张是右心衰竭的最早征象，怒张与静脉压升高程度成正比。肝颈静脉反流征阳性是指按压右上腹时，使回心血量增加，出现颈外静脉充盈，是右心衰竭的特征性体征。

④水肿：是右心衰竭的典型体征，由于体循环静脉压力增高所致。水肿从足、踝开始，逐渐向上蔓延，呈对称性、凹陷性，晚期出现全身性水肿，长期卧床患者以腰骶尾部最明显。

⑤胸水和腹水：双侧胸水，右侧更明显，与体循环和肺循环压力增高、胸膜毛细血管通透性增大有关。腹水是由心源性肝硬化所致。

⑥心脏体征：右心室扩大，胸骨左缘或剑突下可见心脏搏动。三尖瓣听诊区可闻及收缩期杂音，是由于相对性三尖瓣关闭不全所致。

（3）全心衰竭：右心衰竭继发于左心衰竭而形成全心衰竭。但当右心衰竭出现时，右心排血量减少，呼吸困难等肺淤血的临床表现反而减轻。

6. 辅助检查

（1）血浆脑钠肽：是心力衰竭诊断及预后判断的重要指标，未经治疗者水平正常可排除心力衰竭，而已经治疗者水平高则提示预后差。

（2）X线：是确诊心力衰竭肺淤血的主要依据。肺静脉压力增高表现为肺门血管影增强，肺动脉压力增高表现为右下肺动脉增宽，肺间质水肿表现为肺野模糊。Kerley B 线表现为肺野外侧清晰可见的水平线状影，由肺小叶间隔内积液所致，是慢性肺淤血的特征性表现。

（3）超声心动图：是心力衰竭诊断中最有价值的检查，简便、无创，且适合于床旁检查。通过测量收缩末及舒张末的容量差，来计算左心室射血分数（正常应 > 50%）。左心室射血分数是评价心脏功能的主要指标。超声心动图还可以测量各心腔大小改变、评估心脏舒张功能等。

（4）心电图检查：可提供既往心肌梗死、左心室肥厚及心律失常等信息。

（5）放射性核素检查：可相对准确地判断心腔大小和左心室射血分数，计算左心室最大充盈速率。

（6）有创性血流动力学检查：经静脉将漂浮导管插入至肺小动脉，计算心脏指数和肺小动脉楔压，直接反映左心功能。正常心脏指数应 > 2.5L/（min·m^2），肺小动脉楔压 < 12mmHg。

7. 治疗要点

（1）病因治疗：治疗原发疾病，去除诱发因素。

（2）一般治疗

①减轻心脏负荷：失代偿期患者应休息，限制体力活动，减轻焦虑情绪，降低心脏负荷。

②给氧：仅用于急性心衰。无肺水肿的患者给氧反而会使血流动力学情况恶化。

（3）药物治疗原则：已经从传统采用强心、利尿、扩血管药物，转变为采用神经内分泌抑制剂，并积极应用非药物的器械治疗。治疗目标不仅是改善症状，提高生活质量，更重要的是延缓心肌重构的发展，从而降低心衰的病死率和住院率。

（4）利尿药：合理使用利尿药是其他心力衰竭药物治疗取得成功的基础，但单独使用利尿药并不能有效治疗心力衰竭。利尿药通过排钠、排水，减轻液体潴留，可显著减轻肺淤血，降低体重，从而改善心功能和运动耐量。分排钾和保钾两类。

①排钾利尿药：机制为阻碍肾小管对钠、钾、氯、镁、钙等离子的重吸收。

a. 袢利尿药：首选呋塞米（速尿）、布美他尼等，利尿作用强，适用于有明显液体潴留和肾功能不全的患者。

b. 噻嗪类利尿药：常用药为氢氯噻嗪（双氢克尿噻），口服利尿、降压，仅适用于轻度液体潴留、伴高血压且肾功能正常的患者。

②保钾利尿药：醛固酮受体拮抗剂类药物有螺内酯（安体舒通）、依普利酮。肾小管上皮细胞钠通道阻滞剂类药物氨苯蝶啶、阿米洛利。保钾利尿药的利尿作用较弱，常与排钾利尿药合用以防止发生低钾血症。对肝硬化和肾综合征顽固性水肿也有效。

（5）血管紧张素转换酶抑制剂（ACEI）：常用药物有卡托普利、依那普利、福辛普利等。ACEI 是目前治疗和改善慢性心力衰竭预后的首选药，其主要机制是通过抑制血管紧张素转换酶（ACE），减少血管紧张素Ⅱ（AngⅡ）生成，从而减轻 AngⅡ 的收缩血管、刺激醛固酮释放、增加血容量、升高血压与促心血管细胞肥大增生等作用，最终可降低血压，抑制心肌重构，延缓心力衰竭进展，降低病死率。ACEI 还具有保存缓激肽活性、保护血管内皮细胞、抗心肌缺血、增敏胰岛素受体等作用。

（6）β受体阻滞剂：常用药物有美托洛尔（倍他乐克）、比索洛尔、卡维地洛等。一般理解β受体阻滞剂可抑制心肌收缩力，有加重心力衰竭的可能，但经过临床应用验证，β受体阻滞剂通过拮抗交感系统活性，避免心肌细胞坏死，从而抑制心肌重构，长期应用可明显改善心功能，降低病死率，

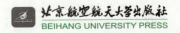

而其还有明显的抗心律失常和抗心肌缺血的作用，也是能够显著降低心衰患者病死率的原因。

（7）醛固酮受体拮抗剂：常用药物有螺内酯、依普利酮等。醛固酮除具有保钾排钠的作用外，还可促进心肌纤维化和重构，使心衰恶化。因此，醛固酮受体拮抗剂可抑制心肌纤维化和重构，改善预后，降低病死率。

（8）血管紧张素Ⅱ受体拮抗剂（ARB）：常用药物有氯沙坦、缬沙坦、坎地沙坦等。可阻止 Ang Ⅱ 与其受体结合，从而发挥拮抗 Ang Ⅱ 的作用。ARB 与 ACEI 的药理作用基本相同，当患者因 ACEI 引起的干咳不能耐受时，可改用 ARB。

（9）洋地黄类药物：又称为强心苷，作为正性肌力药的代表，可显著缓解轻、中度心力衰竭患者的症状，提高运动耐量，改善生活质量，但对降低心力衰竭患者的病死率无明显改善。

①药理作用：在增强心肌收缩力的同时，不增加心肌耗氧量，是临床最常用的强心药物。强心苷还有减慢心率的作用。

②作用机制

a. 抑制 Na^+-K^+-ATP 酶：使细胞内 Na^+ 增加，K^+ 减少；细胞内 Na^+ 增加后，启动 Na^+-Ca^{2+} 双向交换机制，使 Ca^{2+} 内流增加，导致心肌收缩力增强。K^+ 可阻止强心苷与心肌细胞膜 Na^+-K^+-ATP 酶结合，减轻强心苷中毒，由于细胞内 K^+ 浓度降低，成为强心苷容易中毒的重要原因。以上机制解释了钙剂不能与强心苷合用的原因，也解释了使用强心苷时应补钾的原因。

b. 减慢心率作用：主要继发于强心苷的正性肌力作用，应用强心苷后，心搏出量增加，敏化颈动脉窦和主动脉弓，反射性地兴奋迷走神经，抑制窦房结，使心率减慢。对于心率加快及伴有房颤的心力衰竭患者，可明显减慢心率。负性频率作用对改善心力衰竭是有利的，可使心脏得到充分休息，舒张期延长，静脉回心血量增加，心肌供血量增加。同时可抵消由于心肌收缩力增加带来的心肌耗氧量增加，故应用强心苷后，心肌总耗氧量并不增加。

c. 对传导组织和心肌电生理特性的影响：一方面治疗剂量的强心苷可兴奋迷走神经，减慢心率；但另一方面强心苷可促进 K^+ 外流，加快心房的传导速度。强心苷中毒时还可促进中枢交感活动而发生各种心律失常，如室性期前收缩和室性心动过速。

③常用药物

a. 地高辛：常用其口服制剂，适用于中度或慢性心力衰竭的维持治疗。

b. 毛花苷丙（毛花苷 C，西地兰）：常用其静脉注射制剂，适用于急性心力衰竭或慢性心力衰竭加重时。

④适应证：已使用 ACEI（或 ARB）、β 受体阻滞剂、醛固酮受体拮抗剂和利尿药之后，心力衰竭的症状仍不能改善者，尤其适用于心力衰竭伴心室率快的房颤患者。

⑤禁忌证：绝对禁忌证为强心苷中毒或过量者。重度二尖瓣狭窄、严重房室传导阻滞、肥厚型梗阻性心肌病等禁用。急性心肌梗死等缺血性心脏病、肺源性心脏病应慎用。

⑥强心苷治疗心力衰竭有效的指标：呼吸困难缓解，水肿消退，尿量增加，发绀减轻。

二、急性心力衰竭

临床最常见的是急性左心衰竭。急性左心衰竭是指急性发作或加重的心肌收缩力明显降低，造成急性心排血量骤降、肺循环压力突然升高，引起急性肺淤血、肺水肿，以及伴组织器官灌注不足的心源性休克的一种临床综合征。

1. **病因**　最常见的是慢性心衰急性加重。

（1）新发心衰的主要原因：急性广泛心肌梗死、重症心肌炎等。

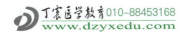

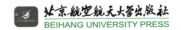

（2）可能导致心衰迅速恶化的因素：严重心律失常、急性冠脉综合征、急性肺栓塞、高血压危象、心包填塞等。

（3）慢性心衰急性失代偿的诱因：感染（包括感染性心内膜炎），贫血，肾功能不全，使用非甾体抗炎药、糖皮质激素、化疗药等，未经控制的高血压，甲状腺功能亢进或减退等。

2. 临床表现

（1）症状：突发严重呼吸困难，呈端坐呼吸，强迫坐位，双臂支撑协助呼吸，呼吸频率增快（达30～40次/分），咳嗽频繁并咳出大量粉红色泡沫样血痰，烦躁不安，伴恐惧感。

（2）体征：心率和脉率增快，第一心音减弱，两肺布满湿啰音和哮鸣音，心尖区可闻及舒张期奔马律。

（3）心源性休克：持续性低血压（收缩压＜90mmHg），皮肤湿冷，面色苍白，口唇发绀，尿量减少甚至无尿，意识障碍。

3. 治疗要点

（1）体位：取坐位，双腿下垂以减少静脉回流，减轻肺淤血，降低心脏前负荷。

（2）吸氧：使氧饱和度≥95%，高流量氧气吸入，氧流量为6～8L/min，使肺泡内压力增高，减少肺泡内毛细血管渗出液产生；同时给予20%～30%乙醇湿化，因乙醇能减低肺泡内泡沫的表面张力，使泡沫破裂消散，从而改善肺泡通气，迅速缓解缺氧症状。

（3）基础用药

①镇静药：阿片类药物如吗啡静脉注射，可减少急性肺水肿患者的焦虑及呼吸困难引起的痛苦。此类药物还具有扩血管的功能，主要降低心脏前负荷，同时降低交感系统兴奋性。

②强心药：毛花苷丙缓慢静脉注射。

（4）利尿药：袢利尿药如呋塞米、布美他尼等，先静脉推注，继而连续静脉滴注。除可减轻容量负荷，还具有扩张静脉的作用。

（5）血管扩张药：通过降低心室充盈压和全身血管阻力，减轻心脏负荷。扩张容量血管（小静脉）可减轻心脏前负荷，扩张外周阻力血管（小动脉）可减轻心脏后负荷。收缩压＞110mmHg是使用该类药物的前提，90～110mmHg应慎用，＜90mmHg应禁用。静脉滴注，常使用硝酸甘油和硝普钠，一般不推荐使用钙通道阻滞剂（CCB）和ACEI类药物。

①硝酸甘油：主要扩张小静脉，降低心脏前负荷。特别适合急性冠脉综合征伴心力衰竭的患者。

②硝普钠：扩张小动脉和小静脉，降低心脏后、前负荷。特别适合严重心衰、由心脏后负荷增加所导致的心力衰竭。

（6）非洋地黄类正性肌力药

①β受体兴奋剂：常用药物有多巴胺和多巴酚丁胺。特别适用于急性心肌梗死伴心力衰竭者。应短时间使用，主要帮助慢性心力衰竭加重时的患者渡过难关，长时间使用反而增加病死率。

②磷酸二酯酶抑制剂：常用药有米力农和氨力农。适用于重症或顽固性心衰时的短期治疗，长期使用病死率反而更高。

（7）血管收缩药：收缩外周血管，调整血液到重要脏器。常用去甲肾上腺素、肾上腺素等。应用血管收缩药的前提是已使用正性肌力药后仍存在心源性休克及低血压。

三、心力衰竭的护理

1. 护理措施

（1）心理护理：抑郁、焦虑和孤独在心衰病情恶化中起重要作用。综合性情感干预可改善心功能，

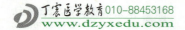
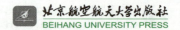

并酌情应用抗焦虑或抗抑郁药物。医护人员在抢救时保持镇静、忙而不乱，使患者产生信任与安全感。避免在患者面前讨论病情。

（2）休息与活动护理：失代偿期需卧床休息，多做被动运动以预防深部静脉血栓形成。病情缓解或稳定后，鼓励适当活动，防止肌肉废用性萎缩。慢性心衰患者病情稳定者，可每天步行多次，每次 5 ~ 10 分钟。

（3）饮食护理：少食多餐，限制总热量，避免增加心脏负担；进食低盐、低脂、易消化、高维生素、高纤维素、高蛋白质、不胀气的食物，戒烟，严重消瘦者应给予营养支持。心衰急性发作或有容量负荷过重的患者应严格限制水、钠摄入量，限制钠盐摄入 < 2g/d，严重低钠血症者液体摄入量一般 < 2000ml/d，严重心衰患者液体摄入量控制在 1500 ~ 2000ml。但轻、中度心衰或稳定期心衰患者，严格限水、限制钠盐摄入对肾功能及神经体液调节机制不利，反而无益处。出现肝区肿胀、胃肠道淤血等症状时，应避免粗纤维饮食，以免刺破胃肠道血管引起出血。

（4）病情观察：观察呼吸困难加重、心率增快、烦躁、面色苍白、尿量减少情况。观察水肿的消长情况，每天测体重，准确记录液体出入量。大便时勿用力，必要时使用缓泻药，但禁忌大剂量灌肠，以免增加心脏负担。控制输液速度，一般 20 ~ 30 滴 / 分，小儿 < 5ml/（kg·h）。

2. 用药护理　遵医嘱服药，不随意增减或撤换药物。

（1）利尿药：应从小剂量开始，间断使用，液体潴留纠正后可短期停用利尿药，防止电解质紊乱和利尿药抵抗。

①袢利尿药、噻嗪类利尿药

a. 主要不良反应是易引起低钠、低钾、低氯、低钙、低镁血症性碱中毒，其中低钾血症最危险。应用排钾利尿药时严密观察水、电解质变化，低钾血症易诱发洋地黄中毒和心律失常，故应同时补充氯化钾或与保钾类利尿药同时使用。含钾丰富的食物有深色蔬菜、柑橘、瓜果、大枣、菇类、豆类等。

b. 可引起高尿酸血症，痛风患者慎用。

c. 长期大剂量应用可干扰糖和胆固醇代谢，糖尿病、高脂血症患者慎用。

d. 袢利尿药、噻嗪类利尿药均为磺胺类衍生物，故具有磺胺类药物的不良反应，如皮疹、光敏性皮炎、白细胞和血小板减少等。

e. 袢利尿药还有耳毒性，与氨基糖苷类药物合用时更易导致听力障碍。

②保钾利尿药：使用后定期监测血钾和肾功能，如血钾 > 5.5mmol/L，应减量或停用。螺内酯可引起男性乳房增生，停药后可消失。

（2）ACEI：与血管紧张素 Ⅱ 被抑制有关的不良反应有首剂低血压、高钾血症、肾功能损害等；与缓激肽积聚有关的不良反应有无痰干咳、血管神经性水肿等。无痰干咳是 ACEI 较常见的不良反应，也是被迫停药的主要原因。出现血管神经性水肿应立即停药。此外，ACEI 还有低血糖、引起胎儿畸形，皮疹，白细胞减少及恶心、呕吐等消化道反应和头晕、头痛等中枢神经系统反应。治疗应从小剂量开始，耐受后逐渐加量，直至达到目标剂量，终生用药，避免突然撤药。应注意监测血压、血钾及肾功能情况。

（3）β 受体阻滞剂：常见恶心、呕吐、轻度腹泻等胃肠道反应，偶见过敏性皮疹。应用不当还可引起低血压、液体潴留及心衰恶化、窦性心动过缓、房室传导阻滞等；诱发哮喘是其最严重的不良反应，机制是阻滞 β_2 受体，使支气管收缩。故支气管哮喘、心动过缓、房室传导阻滞、重度心力衰竭患者禁用。长期应用还可影响脂肪代谢和糖代谢，血脂异常及糖尿病患者慎用。为避免初始用药抑制心肌收缩力而可能加重或诱发心衰的不良影响，起始剂量须小，递加剂量须慢，达到目标剂量后长期维持，才能发挥其治疗心衰的作用。突然停药可致反跳现象，应避免。

（4）强心苷：治疗剂量和中毒剂量接近，易发生中毒，使用后应重点观察其中毒反应。

①心脏毒性反应：是强心苷较严重的毒性反应，主要表现为各种心律失常。

a. 快速心律失常：最常见和最早出现的是室性期前收缩，如二联律、三联律甚至室颤。

b. 慢速心律失常：房室传导阻滞或窦性心动过缓。

c. 心电图特征性表现：ST 段出现鱼钩样改变。

②胃肠道反应：表现为食欲缺乏、恶心、呕吐。在普及维持量给药法以来已较少见。

③神经系统反应：表现为头痛、头晕、视物模糊、黄绿视等。

④加强用药监测：严格遵医嘱用药，用药前应先测量心率。静脉给药时务必稀释后缓慢静注，观察患者用药后的反应，同时监测心律、脉率、心电图及血压变化。当患者心律或脉搏节律由规则变为不规则，或由不规则变为规则（如长期心房颤动患者的不规则心律在使用强心苷后心律变得规则），心率或脉搏＜ 60 次 / 分，均提示强心苷中毒，应暂停用药并通知医生。

⑤毒性反应处理：一旦发现中毒，应立即停用强心苷，严格卧床，半卧位；同时停用排钾利尿药，积极补钾，快速纠正心律失常。

a. 快速心律失常：给予苯妥英钠或利多卡因抗心律失常。一般不使用电复律，因易致室颤。

b. 缓慢心律失常：使用阿托品治疗。

⑥配伍禁忌：注意不与奎尼丁、普罗帕酮（心律平）、维拉帕米（异搏定）、胺碘酮、钙剂、阿司匹林等药物合用。与钙剂合用时，需间隔 4 小时，以免导致心律失常。

第三节　心律失常

心律失常是指心脏冲动的频率、节律、起源部位、传导速度或激动次序的异常。心电图表现是诊断心律失常主要的诊断依据。

一、窦性心律失常

正常窦性心律的冲动起源于窦房结，频率为 60 ～ 100 次 / 分。窦性心律失常是指由于窦房结冲动发放频率的异常或窦性冲动向心房的传导受阻而导致的心律失常。

1. 窦性心动过速

（1）定义：成人窦性心率＞ 100 次 / 分，称窦性心动过速。频率大多在 100 ～ 150 次 / 分，偶可高达 200 次 / 分。

（2）病因：可见于健康人吸烟、饮酒、饮用含咖啡因的饮料或茶、剧烈运动、情绪激动等情况下。某些病理状态如发热、贫血、甲状腺功能亢进等，应用某些药物如阿托品、肾上腺素等，也可引起。

（3）心电图特点：窦性 P 波规律出现，频率＞ 100 次 / 分，PP（或 RR）间期＜ 0.6 秒（图 2-3）。心电图记录横竖交织的线形成标准的小格。每一小格的两条竖线及两条横线相距均为 1mm，竖线间 1 小格代表时间 0.04 秒；横线间 1 小格代表电压 0.1mV。

（4）治疗：针对病因，去除诱发因素。刺激迷走神经可使其频率逐渐减慢。必要时可应用 β 受体阻滞剂如美托洛尔或钙通道阻滞剂地尔硫草治疗。

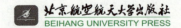

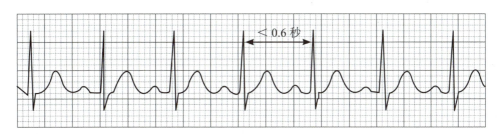

图2-3　窦性心动过速

2．窦性心动过缓

（1）定义：成人窦性心率＜ 60 次 / 分，称窦性心动过缓。

（2）病因：见于健康的青年人、运动员、睡眠状态。某些病理状态如颅内压增高、严重缺氧、高钾血症、窦房结病变、急性下壁心肌梗死、甲状腺功能减退、阻塞性黄疸等，应用某些药物如 β 受体阻滞剂、非二氢吡啶类钙通道阻滞剂、胺碘酮、拟胆碱药及洋地黄中毒等，也可引起。

（3）心电图特点：窦性 P 波规律出现，频率＜ 60 次 / 分，PP（或 RR）间期＞ 1 秒（图 2-4）。

（4）治疗：无症状时一般无须治疗。如因心率过慢、出现排血量不足的症状，可使用阿托品、异丙肾上腺素等药物，或者采用心脏起搏治疗。

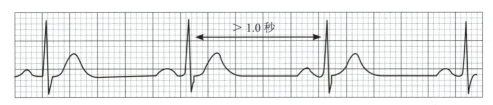

图2-4　窦性心动过缓

3．窦性心律不齐

（1）定义：窦性心率，但快慢不规则称窦性心律不齐。

（2）病因：常见于儿童、青年、感染后恢复期及自主神经不稳定的患者，一般无重要临床意义。多数窦性心律不齐与呼吸周期有关，称呼吸性窦性心律不齐。吸气时，迷走神经兴奋性降低，心率增快；而呼气时迷走神经兴奋性增高，心率减慢。

（3）心电图特点：窦性 P 波，PP（或 RR）间期长短不一，相差 0.12 秒以上（图 2-5）。

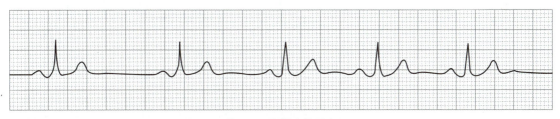

图2-5　窦性心律不齐

二、期前收缩

期前收缩是指由于窦房结以外的异位起搏点兴奋性增高，过早发出冲动引起的心脏搏动，也称为早搏，是临床上最常见的心律失常。根据异位起搏点部位的不同，可分为房性、房室交界

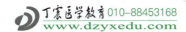

区性和室性期前收缩。

1. 病因

（1）房性期前收缩：简称房性早搏或房早。是指起源于窦房结以外的心房任何部位的激动。多为非器质性，正常人24小时心电检测多数有房性期前收缩发生。常发生在情绪激动、吸烟和饮酒、饮浓茶和咖啡等情况下。各种器质性心脏病，如冠心病、心肌疾病、肺心病等，房性期前收缩多发，且易引发其他心律失常。

（2）室性期前收缩：简称室性早搏或室早，是最常见的一种心律失常。是指房室束分叉以下部位过早发生的期前收缩。常见于有器质性心脏病的患者，如高血压、冠心病、风湿性心脏病、先天性心脏病等；使用洋地黄、奎尼丁等药物也可引起，低钾血症、精神紧张、过量烟酒也可诱发。还可见于正常健康人。

2. 临床表现　偶发期前收缩者大多无症状，可有心悸、失重感或代偿间歇后心脏有力的搏动感。听诊室性期前收缩后出现较长的停歇，脉搏减弱或不能触及。室性期前收缩可孤立，也可规律出现，每隔1个正常搏动后出现1次期前收缩称二联律，每隔2个正常搏动后出现1次期前收缩称三联律，连续发生2个期前收缩称成对期前收缩。

3. 心电图特点

（1）房性期前收缩：P′波提早出现，其形态与窦性P波不同；PR间期≥0.12秒，QRS波群形态与正常窦性心律的QRS波群相同，期前收缩后有一不完全代偿间歇（图2-6）。

（2）室性期前收缩：QRS波群提前出现，形态宽大畸形，QRS时限＞0.12秒，其前无相关的P波；T波常与QRS波群的主波方向相反；期前收缩后有完全代偿间歇（图2-7）。

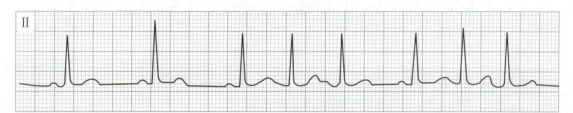

图2-6　房性期前收缩

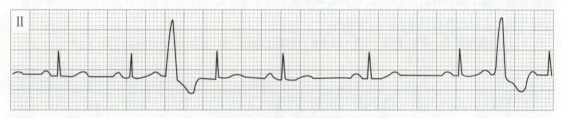

图2-7　室性期前收缩

4. 治疗要点

（1）房性期前收缩：通常不需要特殊治疗，主要的措施是充分休息，放松心情，劝导患者戒烟、限酒，避免饮用浓茶和咖啡。触发室上性心动过速时可应用β受体阻滞剂、普罗帕酮等。

（2）室性期前收缩

①无器质性心脏病：室性期前收缩并不会增加心脏性死亡的危险性，如无明显症状可不必使用药物治疗；如心悸症状明显，影响工作及生活者，治疗以对症为主，避免诱发因素如烟酒、浓茶、咖啡，药物可选用β受体阻滞剂、美西律、普罗帕酮等。

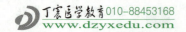
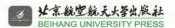

②急性心肌缺血：急性心肌梗死 24 小时内心室颤动与室性期前收缩并无直接联系，因此，出现室性期前收缩后不主张预防性应用利多卡因等抗心律失常药。如合并窦性心动过速，早期应用 β 受体阻滞剂可减少心室颤动的危险。严重心力衰竭并发室性期前收缩，应警惕有无洋地黄中毒或电解质紊乱（低钾、低镁）。

三、扑动和颤动

1. **心房扑动和心房颤动**　心房扑动简称房扑，可表现为阵发性或持续性发作。心房颤动简称房颤，分为初发、阵发、持续、长期和永久性 5 种类型。房扑和房颤均为心房激动频率快的心律失常。

（1）病因：常发生于器质性心脏病，如心脏瓣膜病、冠心病、高血压性心脏病、甲状腺功能亢进性心脏病、肺源性心脏病、肺栓塞、慢性心力衰竭、心肌疾病、急性酒精中毒等。房颤也可见于正常人，在情绪激动、运动或大量饮酒后发生。

（2）临床表现

①心房扑动：阵发性房扑的症状较轻，有心慌和胸闷。但心室率较快的房扑或合并二尖瓣狭窄，可诱发心源性休克或急性肺水肿。

②心房颤动：临床表现与发作的类型、心室率快慢、是否形成心房附壁血栓等有关。急性房颤心悸、气促、胸闷等表现明显。并发器质性心脏病、心室率极快者（＞150 次 / 分），可诱发急性肺水肿或心源性休克。心衰并发房颤时，房颤是心源性死亡的重要危险因素。房颤并发体循环栓塞的危险性很大，血栓脱落最易引起脑栓塞。心脏听诊时心律极不规则、第一心音强弱变化不定，脉搏亦快慢不均，强弱不等，出现脉搏短绌。

（3）心电图特点

①心房扑动：窦性 P 波消失，代之以振幅和间期较恒定、呈规律的锯齿状的扑动波，称为 F 波，频率 250～350 次 / 分。房扑波常以 2：1 的比例传导到心率，心室率规则或不规则，取决于房室传导比例，一般情况下 QRS 波群形态正常（图 2-8）。

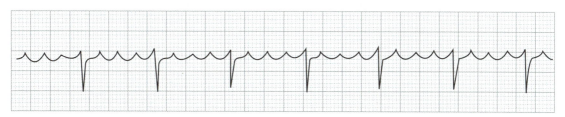

图2-8　心房扑动

②心房颤动：窦性 P 波消失，代之以小而不规则的基线波动（f 波），频率 350～600 次 / 分，一般情况下 QRS 波群形态正常。心室率极不规则，通常在 100～160 次 / 分（图 2-9）。

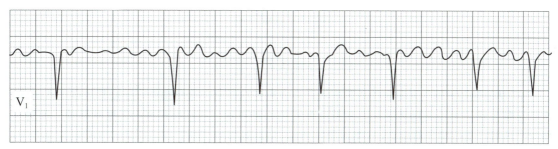

图2-9　心房颤动

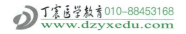
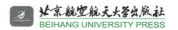

（4）治疗要点：房扑和房颤的治疗原则基本相同。

①转复并维持窦性心律：首选胺碘酮，因其很少引起致命性心律失常，特别适合于器质性心脏病的患者。奎尼丁、普罗帕酮可诱发致命性心律失常，现已很少用。

②控制心室率：治疗药物有β受体阻滞剂、钙通道阻滞剂（维拉帕米、地尔硫革）或洋地黄类药物。

③直流电复律：是终止房扑最有效的方法。房颤伴急性心力衰竭或低血压时，应紧急施行电复律治疗。

④抗凝治疗：房扑和房颤的栓塞发生率高，尤其对合并瓣膜病者，应给予华法林抗凝。

2. 心室扑动和心室颤动　心室扑动简称室扑，是指心室快而弱的无效性收缩。心室颤动简称室颤，是指心室各部位不协调的颤动，是最严重、最危险的致命性心律失常，对血流动力学的影响相当于心脏骤停。

（1）病因：最常见于急性心肌梗死，室颤往往是心肌梗死早期（24小时内）导致死亡的最常见原因。抗心律失常药、严重缺氧、电击伤等也可引起。

（2）临床表现：意识丧失、发绀、抽搐、呼吸停止，甚至死亡。查体心音消失，脉搏触不到，血压测不到。

（3）心电图特点：室扑呈正弦波形，波幅大而规则，频率150～300次/分（图2-10）。室颤的波形、振幅和频率完全无规则，无法辨认QRS波群与T波（图2-11）。

（4）治疗要点：心室扑动和心室颤动可致心脏骤停，治疗见外科护理学第6章心肺复苏的相关内容。

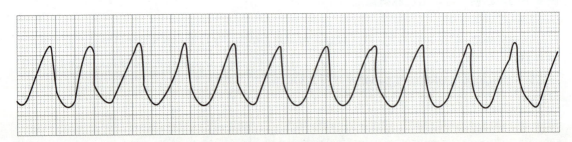

图2-10　心室扑动

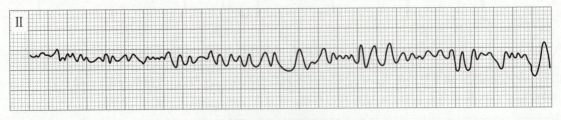

图2-11　心室颤动

四、心律失常的护理

1. 休息活动护理　无器质性心脏病者，应注意劳逸结合，避免感染，鼓励其从事正常工作，维持正常生活，可不必卧床休息。对持续性室性心动过速、持续性房颤、二度Ⅱ型及三度房室传导阻滞等严重心律失常患者，应绝对卧床休息，协助其做好生活护理。心动过缓者嘱其勿屏气，

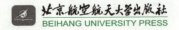

以免刺激迷走神经加重病情。

2. 体位护理　心律失常发作导致胸闷、心悸、头晕时，应采用高枕卧位、半卧位，避免左侧卧位，因左侧卧位会加重其不适。

3. 饮食护理　宜选择低脂、高蛋白、高维生素、易消化饮食，避免过饱及刺激性食物，戒烟、酒及咖啡、浓茶，保持大便通畅。

4. 病情观察　密切观察生命体征，测量脉搏或心率的时间不少于 1 分钟。注意观察神志、面色（发绀或苍白）的变化，出现呼吸困难、晕厥等表现应立即通知医生。监测心电图、血氧饱和度、电解质的变化。频发、成联律的室性期前收缩，室速，持续性房颤，二度Ⅱ型或三度房室传导阻滞等严重心律失常，有潜在猝死的危险，应加强监护。出现室颤，应按心脏骤停做好抢救。

5. 用药护理

（1）胺碘酮：化学结构与甲状腺素相似，其作用与不良反应与甲状腺素受体有关。可抑制多种离子通道，主要用于抗心律失常，可减慢心脏传导；还可治疗心绞痛，具有舒张血管平滑肌、扩张冠状动脉、降低心肌耗氧量的作用。对房扑、房颤、室上速、室速均有效，还常用于急性心肌梗死后心律失常的治疗。常见不良反应有窦性心动过缓、房室传导阻滞，静脉给药时低血压常见，很少引起致命性心律失常，故应用较广。心外毒性最严重的为肺纤维化，长期使用可致死亡，应严密监测呼吸功能，及早发现肺损伤。长期应用还可发生角膜色素沉积，停药可恢复，不影响视力。少数患者可出现甲状腺功能亢进或减退。胃肠道反应有恶心、呕吐、便秘等。静脉给药时应选择大血管，观察穿刺局部情况，防止药液外渗。

（2）利多卡因：为钠通道阻滞剂，对因缺血或洋地黄中毒引起的心律失常有较强的抑制作用，对房性心律失常效果差，常用于治疗室性心律失常，如室性期前收缩、室速和室颤。肝功能不全的患者静脉注射过快，可出现头晕、嗜睡。大剂量可引起房室传导阻滞和低血压。眼球震颤是利多卡因中毒的早期症状。

（3）奎尼丁：对心脏毒性较严重，避免夜间给药，白天给药剂量较大时，应严密监测血压、心律变化，如血压明显下降、心率减慢或心律不规则，须暂停用药，报告医生。奎尼丁还会引起恶心、呕吐、腹痛、腹泻等消化道不良反应。

（4）腺苷：静脉快速推注，注射后迅速降低窦性心率，减慢房室传导，主要用于室上速的治疗。静脉注射速度过快可引起短暂心脏停搏。治疗剂量可有胸部压迫感、呼吸困难、面色潮红等反应。支气管哮喘患者禁用。

第四节　心脏瓣膜病

心脏瓣膜病是由于各种原因引起的单个或多个瓣膜的功能或结构异常，导致瓣口狭窄和（或）关闭不全。在我国，最常见于风湿性心脏病患者，与 A 组 β 型（A 族乙型）溶血性链球菌反复感染有关。其中，二尖瓣最常受累，其次为主动脉瓣。最常见的联合瓣膜病是二尖瓣狭窄合并主动脉瓣关闭不全。

急性风湿热是全身结缔组织的非化脓性炎症，主要侵犯心脏和关节。患者感染链球菌后产生异常免疫反应，链球菌抗原与抗链球菌抗体可形成循环免疫复合物，沉积于人体关节滑膜、心肌、心瓣膜，激活补体成分产生炎性病变。

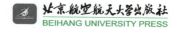

一、二尖瓣狭窄

1. 症状

（1）呼吸困难：是最常见也是最早期的症状，在运动、情绪激动、妊娠、感染等情况下易诱发。原因为左心衰竭。随着病情的进展，可出现夜间阵发性呼吸困难，严重时可导致急性肺水肿。

（2）咳嗽、咳痰：多在夜间睡眠或劳动后出现。起初为无痰干咳或泡沫痰，发生急性肺水肿时咳粉红色泡沫痰。

（3）咯血：突然大咯血是由于严重二尖瓣狭窄使左心房压力增高，继而肺静脉压力增高，支气管静脉曲张破裂出血导致。痰中带血或血痰可能与支气管炎、肺部感染有关。

（4）其他症状：晚期右心衰竭时可有食欲减退、腹胀、下肢水肿等体循环静脉淤血的表现。扩大的左心房压迫喉返神经引起声音嘶哑。

2. 体征　典型体征为"二尖瓣面容"，双颧绀红，口唇轻度发绀。出现右心衰竭时可有颈静脉怒张、肝颈静脉反流征阳性等。特征性的心脏杂音为心尖区舒张中晚期低调的隆隆样杂音，伴舒张期震颤。心尖区第一心音亢进，出现肺动脉高压时可有肺动脉瓣区第二心音（P_2）亢进、分裂。

3. 并发症

（1）心房颤动：是最常见的心律失常，也是相对早期的常见并发症，可能是患者就诊的首发症状。房颤的原因是左心房扩大及房壁纤维化。

（2）左心衰竭：是晚期最常见的并发症，也是死亡的主要原因。突然出现的急性肺水肿常由房颤引起。

（3）血栓栓塞：以脑栓塞最多见。栓子多来自于扩大的左心房伴心房颤动者。右心房血栓脱落可导致肺栓塞。

（4）右心衰竭：为晚期常见并发症。右心衰竭时，右心排出量减少，使肺淤血症状减轻，呼吸困难反而缓解。

（5）感染性心内膜炎：较少见。

（6）肺部感染：肺淤血易合并肺部感染，感染后诱发或加重心力衰竭。

4. 辅助检查

（1）超声心动图：是明确诊断瓣膜病最可靠的方法，可评估二尖瓣的病理改变和狭窄的严重程度，还可提供房室大小、心室功能、室壁厚度和运动、肺动脉压等方面的信息。

（2）心电图检查：重度二尖瓣狭窄患者可出现二尖瓣型 P 波，P 波宽度＞0.12秒，伴切迹。

（3）X 线检查：左心缘变直，左心房增大，肺动脉段隆起，主动脉结缩小，间质性肺水肿。左心房、右心室显著增大时，心影呈梨形（二尖瓣型心脏）。

二、二尖瓣关闭不全

1. 症状　轻度二尖瓣反流常无症状，严重反流心排血量少，表现为疲劳、乏力。病程长，呼吸困难出现晚，心力衰竭一旦发生进展迅速。

2. 体征　心脏搏动呈抬举样，向左下移位。心尖部全收缩期吹风样杂音是典型体征，在心尖区最响，伴有震颤。第一心音减弱或不能闻及。

3. 并发症　与二尖瓣狭窄相似，常有房颤。相比二尖瓣狭窄，感染性心内膜炎常见，体循环栓塞较少见。

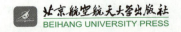

三、主动脉狭窄

1. **症状** 无症状期长。瓣口严重狭窄时出现主动脉狭窄典型三联症，即呼吸困难、心绞痛和晕厥。

（1）呼吸困难：劳力性呼吸困难是晚期常见的首发症状，继而出现左心衰竭的其他呼吸困难。

（2）心绞痛：是重度主动脉狭窄的最早、最常见的症状，因心肌缺血所致，常由运动诱发。

（3）晕厥：因心排血量减少导致，常由劳力诱发。休息时晕厥常由心律失常如房颤引起。

2. **体征** 心尖区可触及收缩期抬举样搏动。收缩压降低，脉压减小，脉搏细弱。胸骨右缘第2肋间（主动脉瓣听诊区）可闻及粗糙、响亮的收缩期吹风样杂音是最主要的体征，向颈部传导。

3. **并发症** 主要有房颤、心力衰竭和胃肠道出血。心脏性猝死、感染性心内膜炎和体循环栓塞较少见。

四、主动脉关闭不全

1. **症状** 轻症者无症状时间长，出现心悸、心前区不适、头部动脉搏动感与心排血量增大有关。晚期可出现左心代偿性肥大和扩张、左心衰竭、肺淤血、呼吸困难。有效心排血量降低时患者出现疲劳、乏力和体位性头晕，重度主动脉瓣反流可引起晕厥甚至猝死。

2. **体征** 面色苍白，头随心搏摆动。特征性体征为主动脉第二听诊区（胸骨左缘第3、4肋间）可闻及高调叹气样舒张期杂音，轻度反流者只有坐位前倾、呼气末才能听到。严重主动脉瓣反流患者收缩压升高、舒张压降低、脉压增大，出现周围血管征，如点头征、水冲脉、毛细血管搏动征、股动脉枪击音等。

3. **并发症** 感染性心内膜炎、左心衰竭、室性心律失常较常见，心脏性猝死少见。心脏瓣膜病鉴别见表2-23。

表2-23 心脏瓣膜病鉴别

	二尖瓣狭窄	二尖瓣关闭不全	主动脉瓣狭窄	主动脉瓣关闭不全
早期症状	劳力性呼吸困难	无症状或疲劳、乏力	无明显症状	无症状或心悸、心尖区不适
严重症状	急性肺水肿常见	呼吸困难出现较晚	呼吸困难、心绞痛、晕厥三联症	呼吸困难
杂音听诊部位	心尖区	心尖区	胸骨右缘第2肋间	胸骨左缘第3、4肋间
杂音时期	舒张中晚期	全收缩期	收缩期	舒张期
杂音性质	隆隆样	粗糙吹风样	粗糙、响亮吹风样	高调叹息样
最常见并发症	房颤	房颤	房颤	感染性心内膜炎
其他并发症	左心衰竭、血栓栓塞、右心衰竭、肺炎、感染性心内膜炎	左心衰竭、感染性心内膜炎、体循环栓塞	左心衰竭、胃肠道出血	左心衰竭、室性心律失常

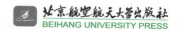

五、心脏瓣膜病的治疗与护理

1. 治疗要点

（1）内科治疗：早期以内科治疗为主。预防风湿性心瓣膜病最根本的措施是积极防治 A 组 β 型溶血性链球菌感染，控制病情进展，改善心功能，防治并发症。有风湿活动的患者应长期应用苄星青霉素。β 受体阻滞剂和非二氢吡啶类钙通道阻滞剂可改善运动耐量；避免重体力活动，预防感染性心内膜炎，出现心力衰竭、心律失常等并发症时，给予相应治疗。

（2）介入或外科治疗：外科手术或介入手术是治疗心脏瓣膜病的根本性措施。主要的手术方法有经皮球囊瓣膜成形术、瓣膜修补术、瓣膜分离术及人工瓣膜置换术。

（3）并发症治疗

①二尖瓣狭窄并发急性心力衰竭时，不主张使用洋地黄，仅在急性房颤伴快速心室率时可静注毛花苷丙，减慢心室率。

②慢性房颤可考虑电复律治疗，电复律前、后应口服华法林，预防血栓栓塞。药物复律可给予β 受体阻滞剂如艾司洛尔、非二氢吡啶类钙通道阻滞剂如地尔硫䓬。

2. 护理措施

（1）休息活动护理：风湿活动期卧床休息，病情好转后逐渐增加活动。有血栓形成者应绝对卧床休息，以防血栓脱落造成栓塞。协助卧床患者做好生理护理，预防下肢深静脉血栓形成。

（2）饮食护理：给予高热量、高蛋白、高维生素、清淡易消化饮食，少食多餐，避免过饱，多食新鲜蔬菜、水果，保持大便通畅。

（3）病情观察：观察有无风湿活动的表现，如皮肤环形红斑、皮下结节、关节红肿及疼痛不适等。观察有无乏力、呼吸困难、心悸、胸痛、肝大、下肢水肿等症状，积极纠正心律失常，防止病情加重。

（4）用药护理：遵医嘱用药，如应用抗心律失常、抗血小板聚集及抗凝药物，预防附壁血栓形成和栓塞。一旦发生栓塞，立即报告医师，遵医嘱给予溶栓、抗凝治疗，配合抢救。应用阿司匹林和华法林时，应密切观察有无出血倾向，如鼻出血、牙龈出血、血尿、柏油样便等，定期复查凝血酶原时间。

（5）预防感染：防寒保暖，预防感冒，避免呼吸道感染，发生感染应及时用药治疗。适当锻炼，加强营养，提高抵抗力。改善居住环境，避免阴暗、潮湿。在拔牙、内镜检查、导尿术、分娩、人工流产等手术操作前，应告诉医生自己已有风湿性心脏病病史，预防性使用抗生素。反复发生扁桃体炎者在风湿活动控制后 2 ～ 4 个月手术切除扁桃体。

第五节　冠状动脉粥样硬化性心脏病

冠状动脉粥样硬化性心脏病是指冠状动脉粥样硬化后造成血管腔狭窄、阻塞，导致心肌缺血、缺氧或坏死引起的心脏病，简称冠心病，又称为缺血性心脏病。是引起心脏骤停的常见心脏病。1979 年 WHO 将冠心病分为 5 型，分为隐匿型或无症状性冠心病、心绞痛、心肌梗死、缺血性心肌病、猝死。

本病的主要危险因素：年龄（＞ 40 岁）、血脂异常、高血压、吸烟、糖尿病或糖耐量异常、肥胖、家族遗传。其他危险因素还包括 A 型性格、口服避孕药、性别、缺少体力活动（久坐不动）、饮食不当等。

一、稳定型心绞痛

稳定型心绞痛也称劳力性心绞痛，是在冠状动脉固定性严重狭窄的基础上，由于心肌负荷增加引起心肌急剧的、暂时的缺血缺氧的临床综合征，可伴心功能障碍，但没有心肌坏死。

1. 病因与发病机制　冠状动脉发生粥样硬化、痉挛或小动脉病变，使冠状动脉出现固定狭窄或部分闭塞。心脏对机械性刺激并不敏感，但心肌缺血缺氧则引起疼痛。在体力劳动、情绪激动、饱餐、寒冷、吸烟等因素诱发下，心脏负荷突然增加，心肌耗氧量增加，而冠状动脉的供血却不能相应增加以满足心肌对血液的需求时，即可引起心绞痛。

2. 临床表现

（1）典型症状：发作性胸痛和胸部不适。

（2）疼痛部位：主要在胸骨体上、中段之后及心前区，范围有手掌大小。

（3）放射方式：多至左肩，沿左臂尺侧达无名指和小指，向上可达颈、咽部和下颌部。

（4）疼痛特点：压迫、发闷、紧缩感，也可有烧灼感，偶伴濒死、恐惧感。不会有针刺或刀割样锐痛。

（5）持续时间：疼痛逐步加重，然后逐渐消失，一般持续 3～5 分钟。发作时，患者往往不自觉地停止原来的活动，一般会在原来诱发疼痛的活动停止后缓解。

（6）好发时段：清晨和上午，与晨间痛阈低、交感神经兴奋性增高等昼夜节律变化有关。

（7）体征：发作时可见患者心率增快、血压升高、表情焦虑、出冷汗。

3. 辅助检查

（1）心电图检查：是诊断心绞痛最常用的方法。发作期可见 ST 段压低 ≥ 0.1mV，T 波倒置。

（2）冠状动脉造影：可发现狭窄性病变的部位及程度，管腔直径狭窄达 50%～70% 出现症状。

4. 治疗要点

（1）发作时治疗

①休息与给氧：一般停止活动后症状即逐渐消失。持续给氧，流量 2～4L/min。

②药物治疗：硝酸酯类药物是最有效、作用最快终止心绞痛发作的药物，可扩张冠状动脉，降低冠脉阻力，增加冠状动脉血流量；同时扩张外周静脉，减少静脉回流心脏的血量，减轻心脏容量负荷和需氧量，从而缓解心绞痛。硝酸甘油 0.5mg，舌下含化，1～2 分钟开始起效，30 分钟后作用消失。硝酸异山梨酯（消心痛）舌下含化 2～5 分钟起效，作用持续 2～3 小时。

（2）缓解期治疗

①避免诱发因素：调整生活方式，饮食不宜过饱，戒烟限酒，避免精神紧张，保持适当体力活动，一般不需要卧床休息。

②药物治疗

a. 改善缺血，减轻症状：β受体阻滞剂可减慢心率，减弱心肌收缩力，降低血压，从而降低心肌耗氧，提高运动耐量。硝酸酯类药物可减少心肌耗氧和改善心肌灌注。钙通道阻滞剂可抑制心肌收缩，减少心肌耗氧，解除冠脉痉挛。

b. 预防心肌梗死，改善预后：阿司匹林、氯吡格雷可抑制血小板聚集。他汀类药物如洛伐他汀、普伐他汀、辛伐他汀等降低血脂，延缓斑块进展。β受体阻滞剂、血管紧张素转换酶抑制剂可显著降低心血管病死亡的危险。

③血管重建：经皮冠状动脉介入治疗，冠状动脉旁路移植术。

5. 护理措施

（1）休息与活动：发作时立即卧床休息。24 小时内应鼓励患者做床上被动运动，防止下肢静脉

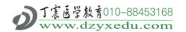

175

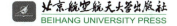

血栓形成。下肢静脉血栓形成及血栓性静脉炎多因术后长期卧床或下肢静脉多次输注高渗液体和刺激性药物等引起，血栓脱落最容易栓塞的器官是肺。发生静脉血栓后，应停止患肢静脉输液；抬高患肢并制动，局部硫酸镁湿热敷，配合理疗和全身性抗生素治疗；禁忌局部按摩，以防血栓脱落。

（2）饮食护理：给予低热量、低脂、低胆固醇、低盐、高维生素饮食，少食多餐，避免暴饮暴食及刺激性饮食。戒烟限酒。

（3）用药护理：硝酸酯制剂常有头部胀痛、面色潮红、心悸等血管扩张的不良反应，嘱患者含药后应立即平卧，以防直立性低血压的发生；静脉用药时要控制滴速，不可擅自调节，随时监测血压变化。随身携带硝酸甘油，以备发作时急救。硝酸甘油见光易分解，应避光放在棕色瓶内。药瓶开封后每 6 个月更换一次，确保疗效。

二、急性心肌梗死

急性心肌梗死（简称急性心梗）是指在冠状动脉病变的基础上，发生冠状动脉血供急剧减少或中断，使相应心肌严重、持久地缺血而导致的部分心肌急性坏死。本节主要讲解急性 ST 段抬高型心肌梗死。

1．病因

（1）基本病因：冠状动脉在粥样斑块的基础上形成血栓，出现固定狭窄或部分闭塞；极少数情况下虽无严重粥样硬化，因痉挛也可使管腔闭塞。而侧支循环未充分建立，一旦血供急剧减少或中断，使心肌严重而持久地发生急性缺血达 20 ～ 30 分钟以上，即可发生急性心肌梗死。

（2）诱因：晨起 6 时至中午 12 时交感神经活动增强，心率快，血压高，冠状动脉张力高。饱餐特别是进食大量脂肪后，血清胆固醇增高、重体力活动、情绪过分激动、用力大便等，使左心室负荷过重，促使冠脉斑块破裂出血或血栓形成，发生急性心梗。

2．临床表现 多数患者在发病前数天有乏力、胸部不适、活动时心悸等心绞痛的前驱症状。或者心绞痛发作更加频繁，持续更久，硝酸甘油疗效变差等。

（1）症状

①疼痛：心前区剧烈疼痛是最早出现和最突出的症状，其部位和性质与心绞痛相同，但诱因不明显，常发生于安静时，程度更加剧烈，持续时间 10 ～ 20 分钟以上，经休息和含服硝酸甘油不能完全缓解。患者常伴有大汗、呼吸困难、恐惧和濒死感。少数患者症状不典型，一开始即发生心力衰竭或猝死。

②胃肠道症状：有时伴恶心、呕吐、上腹胀，重者可有呃逆，由迷走神经受坏死心肌刺激导致。有时疼痛位于上腹部，易误诊为急腹症，多见于下壁心梗。

③全身症状：发热出现在梗死后 24 ～ 48 小时，一般 38℃左右，持续 1 周，由心肌坏死组织被吸收引起。

④心律失常：多数患者会在发病 1 ～ 2 天出现心律失常，尤其是 24 小时内，以室性心律失常最多见。如频发室早（每分钟 5 次以上）、成对期前收缩、短阵室速、多源性室早或 RonT 室早，为室颤的先兆。室颤常是急性心梗早期，特别是入院前患者死亡最主要的原因，半数患者在发病 1 小时内死于院外。下壁心梗常易发生完全性房室传导阻滞；前壁心肌梗死如发生房室传导阻滞，说明梗死范围广泛。

⑤心源性休克：胸痛发作中血压下降常见，未必是休克。如疼痛缓解后收缩压仍低于 80mmHg，同时伴有烦躁不安、面色苍白、皮肤湿冷、脉搏细速、尿量减少，则为休克表现。

⑥急性心衰：主要是急性左心衰，发生的原因是梗死后导致心脏舒缩能力减弱或不协调。

（2）体征：心脏轻度或中度扩大，心率多增快，血压下降。心尖部第一心音减弱，出现第四心音奔马律。少数患者起病第 2～3 天出现心包摩擦音，为反应性纤维性心包炎所致。心绞痛与急性心梗鉴别见表 2-24。

表2-24　心绞痛与急性心梗鉴别

	心绞痛	急性心梗
典型症状	发作性胸痛和胸部不适	心前区剧烈疼痛是最早出现和最突出的症状
胸痛特点	压榨、憋闷、紧缩、烧灼或窒息感	
濒死、恐惧感	偶伴	常伴
胸痛部位	胸骨后上中段或心前区	
放射	多至左肩，沿左臂尺侧至无名指和小指；向上可至颈、咽部和下颌部	
持续时间	一般3～5分钟，不超过30分钟	10～20分钟以上
诱因	体力劳动、情绪激动、饱餐、寒冷、吸烟	一般无明显诱因
好发时段	早晨和上午	
含服硝酸甘油	1～2分钟开始起效，10分钟以上不缓解考虑非心绞痛	无效
消化道症状	无	恶心、呕吐、上腹胀，重者可有呃逆
全身症状	无	发热，38℃左右
体　征	心率增快，血压下降	心率多增快，血压下降，第四心音奔马律
严重表现	无	心律失常、猝死、休克、心衰

（3）并发症：乳头肌功能不全或断裂、心脏破裂、栓塞、心室壁瘤等。

3．辅助检查

（1）心电图检查：是急性心肌梗死最有意义的辅助检查。

①特征性改变：在面向透壁心肌坏死区的导联上出现宽而深的 Q 波（病理性 Q 波），ST 段弓背向上抬高，T 波倒置。而在背向梗死区的导联上出现 R 波增高，ST 段压低，T 波直立并增高。多数患者 T 波倒置和病理性 Q 波永久存在。

②定位诊断：可根据出现特征性改变的导联数判断，见表 2-25。

（2）血清心肌坏死标志物：是诊断心肌梗死的敏感指标。

①肌钙蛋白（cTn）：cTnT 或 cTnI 的出现和增高是反映心肌急性坏死的指标。cTn 是诊断心肌坏死最特异和敏感的首选标志物，是诊断急性心梗最有意义的心脏生物标志物。但因其持续时间长（7～14 天），对判断是否有新的梗死不利。

②肌酸激酶同工酶（CK-MB）：发生急性心梗后，CK-MB 升高较早（4～6 小时），恢复也较快（3～4 天），对判断心肌坏死的临床特异性也较高，适用于诊断再发心梗，其峰值是否前移还可判定溶栓治疗后梗死冠脉是否再通。因 CK-MB 广泛存在于骨骼肌，特异性较肌钙蛋白差。

③肌红蛋白：在急性心梗后出现最早、最敏感，恢复也快，但特异性不强。

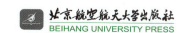

表2-25 ST段抬高型心梗的心电图定位诊断

梗死部位	V₁	V₂	V₃	V₄	V₅	V₆	I	II	III	aVR	aVL	aVF
广泛前壁	+	+	+	+	+							
前间壁	+	+	+									
局限前壁				+	+	+						
前侧壁					+	+	+				+	
高侧壁							+				+	
下壁								+	+			+
下间壁	+	+	+					+	+			+

④其他：肌酸磷酸激酶（CPK）、乳酸脱氢酶（LDH）、天冬氨酸氨基转移酶（AST）等特异性和敏感性均较差，已不用于诊断急性心梗。

（3）其他实验室检查：可有反应性白细胞增高、中性粒细胞分类增高、C反应蛋白增高、血沉增快等。

4. 治疗要点 及早发现，尽早住院，加强住院前的就地处理。力争在患者入院10分钟内完成首份心电图，30分钟内开始溶栓，90分钟内完成球囊扩张。尽快恢复心肌的血液灌注，防止梗死扩大。及时处理严重心律失常、泵衰竭和各种并发症，防止猝死，使患者度过急性期，尽可能多地保留有功能的心肌。

（1）住院后初步处理

①吸氧：改善心肌缺氧，减轻疼痛。氧流量为4～6L/min。对发生严重肺水肿者应采用持续面罩加压给氧或气管插管并机械通气。

②监护：在冠心病监护病房密切监测心电图、生命体征及血氧饱和度。除颤仪随时备用。

③迅速有效止痛：吗啡静脉注射或哌替啶（度冷丁）肌内注射。吗啡具有强大的镇痛作用，改善由疼痛所引起的焦虑、紧张、恐惧等反应，镇静情绪，从而缓解因胸痛使交感神经过度兴奋、心动过速、血压升高、心肌收缩力增强等不利因素，减少心肌耗氧量，预防快速心律失常；对心血管系统还具有扩张血管的作用，可减小梗死病灶，减少心肌细胞死亡。

（2）溶栓治疗：具有快速、简便、经济、易操作的特点。无条件实施经皮冠状动脉介入治疗的患者，应立即（30分钟内）行溶栓疗法。在发病3小时内行溶栓治疗，梗死血管的开通率增高，病死率明显降低。常用药物有链激酶、尿激酶、人重组组织型纤溶酶原激活剂（阿替普酶）等，联合肝素治疗，防止再闭塞。脑出血、脑血管畸形、颅内恶性肿瘤、活动性出血（不包括月经来潮）、未获良好控制的＞180/110mmHg的高血压、近3周内有创伤或大手术、近4周内有内脏出血、妊娠、活动性消化性溃疡等情况列为禁忌。

（3）经皮冠状动脉介入治疗（PCI）：具备介入治疗条件的医院，在患者抵达急诊室明确诊断之后，对需施行直接PCI者边给予常规治疗和做术前准备，边将患者送至心导管室，能在患者住院90分钟内施行PCI。

（4）抗血小板治疗：阿司匹林、氯吡格雷抑制血小板聚集。

（5）抗凝治疗：凝血酶是使纤维蛋白原转变为纤维蛋白最终形成血栓的关键环节，因此抑制凝血

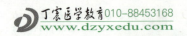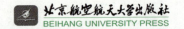

酶至关重要。普通肝素可作为溶栓治疗最常用的辅助用药。

（6）抗心肌缺血治疗

①硝酸酯类药物：扩张冠状动脉，增加心肌血供；扩张外周静脉，减轻心脏前负荷。不宜用于明显的低血压患者。

②β受体阻滞剂：通过降低交感神经兴奋性、减慢心率，降低体循环血压和减弱心肌收缩力，以减少心肌耗氧量和改善缺血区的氧供需失衡，缩小心肌梗死面积；还可预防室颤等恶性心律失常，对降低急性期病死率的疗效非常确切。

③血管紧张素转换酶抑制剂（ACEI）：通过影响心肌重构、减轻心室过度扩张而减少充血性心力衰竭的发生，降低远期病死率。

（7）抗心律失常治疗

①无症状室早和非持续性室速：一般不需要抗心律失常药物治疗。预防性使用利多卡因可减少室颤发生，但可引起心动过缓或心脏骤停，应避免使用。

②持续性室速和室颤：治疗同心肺复苏。纠正低钾血症和低镁血症，复苏后给予胺碘酮和β受体阻滞剂治疗。

③室上性快速心律失常：房颤可增加脑卒中和心衰的危险，治疗原则为控制心室率和转复窦性心律，可选用钙通道阻滞剂如维拉帕米、β受体阻滞剂等。

④缓慢心律失常：窦性心动过缓可使用阿托品。严重的窦性心动过缓和房室传导阻滞应安装临时心脏起搏器。

（8）急性心力衰竭治疗：发病 24 小时内不可使用洋地黄，因其有增加室性心律失常的危险。合并快速房颤时，可选用胺碘酮治疗。

5. 护理措施

（1）休息与活动：发病 12 小时内绝对卧床休息，搬运时，用担架车护送，保持环境安静，谢绝探视，解除焦虑。休息可降低心肌耗氧量和交感神经兴奋性，避免增加心脏负担。如无并发症，可根据病情卧床 1～3 天，病情不稳定及高危患者可适当延长卧床时间。一般第 2 天可允许使用便器坐在床旁大便，第 3 天可在病房内活动，第 4～5 天逐步增加活动，直至每天 3 次步行 100～150m。对疑有心肌梗死的入院患者，应尽可能减少相关性不大的辅助检查（如 X 线检查），以免加重患者心脏负担。

（2）饮食护理：急性心梗患者需禁食至胸痛消失，然后给予流质、半流质饮食，逐步过渡到普通饮食。给予低钠、低脂、低热量、低胆固醇、清淡、易消化饮食，少量多餐，避免饱餐。

（3）防治便秘：急性心梗患者适当增加纤维素类食物，必要时使用缓泻药及通便药如开塞露，以防止便秘时用力排便导致心律失常或心力衰竭，甚至心脏破裂。

（4）病情观察：急性心梗患者立即送入监护病房，连续心电监护，监测心率、心律、血压、呼吸的变化，发现心律失常、猝死、心力衰竭和休克的征兆，应及时通知医生给予处理。

（5）用药护理

①吗啡或哌替啶：注意有无呼吸抑制、血压下降等表现。

②抗栓药、抗凝药及溶栓药：应用阿司匹林、氯吡格雷、肝素等药物，使用过程中应严密观察有无出血倾向。应用尿激酶等溶栓药物应严密监测出凝血时间和纤溶酶原，注意观察有无皮肤和牙龈出血。行冠状动脉旁路手术术前 3 天停用抗凝药，防止术中出血不止。

③他汀类药物：可引起肝损害和肌病，用药期间应严密监测血清转氨酶及肌酸激酶。

（6）PCI 术后护理：停用肝素 4 小时后，患者继续卧床 24 小时，术肢制动，加压包扎。观察足背动脉搏动情况，术区有无出血、血肿。

第六节　病毒性心肌炎

病毒性心肌炎是由病毒侵犯心肌引起的以心肌细胞的变性和坏死为病理特征的疾病。有时病变也可累及心包或心内膜。

1. **病因**　以肠道和呼吸道感染的病毒最常见，尤其是柯萨奇病毒 B 组，占发病的半数以上，其次为埃可病毒、脊髓灰质炎病毒、腺病毒、轮状病毒等。

2. **发病机制**　病毒直接对心肌的损害及病毒感染后产生的自身免疫反应。

3. **病理**　心肌间质组织和附近血管周围炎性细胞浸润，心肌细胞肿胀、溶解和坏死。慢性病例常有心脏扩大，心肌纤维化形成瘢痕组织。心包可有浆液渗出。病变累及传导系统可致终身心律失常。

4. **临床表现**　临床表现差异很大，预后大多数良好，轻者可无明显症状，重者可猝死。

（1）前驱症状：在起病前数日或发病前 1～3 周，多有上呼吸道感染或肠道病毒感染病史，表现为发热、乏力、食欲缺乏、咽痛、肌痛、腹痛或腹泻等。

（2）心肌炎症状：轻者可无症状而仅有心电图异常。一般病例常出现心悸、胸闷、呼吸困难、心前区隐痛、乏力等表现。严重者甚至出现心力衰竭、严重心律失常、心源性休克等。少数患儿呈慢性病程，演变为扩张型心肌病。

（3）体征：心脏正常或轻度扩大，第一心音减弱，可出现奔马律和交替脉等心力衰竭的体征。心律失常，心动过速与发热程度不平行。伴心包炎可闻及心包摩擦音。重症患儿可出现血压下降或心源性休克。

5. **辅助检查**

（1）实验室检查：血清肌酸激酶及其同工酶增高，肌钙蛋白增高。病毒中和抗体效价测定恢复期较急性期增高 4 倍。白细胞增高、血沉增快、C 反应蛋白增高。

（2）心电图检查：常见各种心律失常，包括室性期前收缩、室上性和室性心动过速，可有 R 波降低，病理性 Q 波出现。心肌受累明显时可出现 ST-T 段改变，T 波降低。

6. **治疗要点**　为自限性疾病，尚无特殊治疗手段，主要是减轻心脏负担，改善心肌代谢，促进心肌修复。

（1）抗病毒治疗：早期应用利巴韦林、阿昔洛韦、干扰素等药物，但疗效不确定。

（2）营养心肌、促进心肌代谢治疗：大剂量维生素 C 以葡萄糖稀释成 10%～25% 的浓度静脉注射；能量合剂治疗的药物有三磷酸腺苷、辅酶 A 等。1,6 二磷酸果糖可改善心肌能量代谢，促进受损心肌修复。辅酶 Q_{10} 具有保护心肌和清除自由基的作用。丹参或黄芪等中药治疗。重症患儿可使用大剂量丙种球蛋白。

7. **护理措施**　重点是充分休息，加强营养。

（1）休息活动护理：卧床休息至体温稳定后 3～4 周，保证充分睡眠，待症状消失，心肌酶、病毒中和抗体、白细胞等实验室检查指标及体征正常后，方可逐渐增加活动。恢复期继续限制活动，总休息时间不少于 6 个月。病情好转后半年至 1 年内避免重体力劳动，以减少心肌耗氧量。

（2）饮食护理：加强营养，应给予易消化、富含维生素和优质蛋白质的饮食，心力衰竭者限制钠盐摄入，避免刺激性食物，如浓茶、浓咖啡等，戒烟、酒。保持情绪稳定。

（3）病情观察：进行心电监护，注意有无心律失常和心功能改变，发现多源性期前收缩、频发室性期前收缩、高度或完全性房室传导阻滞、心动过速、心动过缓时应立即报告医生，采取紧急处理措施。心肌炎患儿对洋地黄类药物敏感，易中毒，应减少药量。

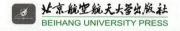

第七节　原发性高血压

高血压是一种以体循环动脉收缩压和（或）舒张压持续升高为主要表现的临床综合征。可分为原发性高血压（高血压病）及继发性高血压（症状性高血压）两类。其中，原发性高血压占绝大多数。

依据《中国高血压防治指南 2010》，高血压定义为在未使用降压药物的情况下，非同日 3 次测量血压，均有收缩压 ≥ 140mmHg 和（或）舒张压 ≥ 90mmHg。患者既往有高血压史，目前正在使用降压药物，血压虽然低于 140/90mmHg，也诊断为高血压。家庭自测血压 ≥ 135mmHg 和（或）舒张压 ≥ 85mmHg 也可诊断为高血压。高血压分类水平和定义见表 2-26。

表2-26　高血压分类水平和定义（mmHg）

分　类	收缩压	舒张压
正常血压	<120和	<80
正常高值	120～139和（或）	80～89
高血压	≥140和（或）	≥90
1级高血压（轻度）	140～159和（或）	90～99
2级高血压（中度）	160～179和（或）	100～109
3级高血压（重度）	≥180和（或）	≥110
单纯收缩期高血压	≥140和	<90

注：当收缩压和舒张压分属于不同级别时，以较高的分级为准；家庭自测血压135/85mmHg相当于诊室的140/90mmHg。

1. **病因**　原发性高血压的病因为多因素，尤其是遗传和环境因素交互作用的结果。有关因素为遗传（基因显性遗传和多基因关联遗传两种方式）、饮食（高盐低钾、高蛋白质、高饱和脂肪酸、饮酒、缺乏叶酸等）、精神应激、吸烟、肥胖、药物（口服避孕药、糖皮质激素、非甾体抗炎药）、睡眠呼吸暂停低通气综合征等。

2. **发病机制**　高血压的血流动力学特征主要是总外周阻力增高，心脏后负荷加重。

（1）神经机制：高级神经中枢功能失调在高血压发病中占主导地位，机制为交感神经系统活动亢进，血浆儿茶酚胺浓度升高，阻力小动脉收缩增强而导致高血压。

（2）肾脏机制：各种原因引起肾性水、钠潴留，血压升高成为维持体内水、钠平衡的一种代偿方式。

（3）激素机制：肾素 - 血管紧张素 - 醛固酮系统（RAAS）激活。肾小球入球动脉的球旁细胞分泌肾素，促进血管紧张素 II 生成，血管紧张素 II 使小动脉平滑肌收缩，并进一步刺激醛固酮分泌增加，均可使血压升高。

（4）血管机制：年龄增长、血脂异常、血糖升高、吸烟等因素损伤血管内皮功能，动脉弹性下降，致收缩压升高，舒张压降低，脉压增大。

（5）胰岛素抵抗：继发性高胰岛素可使交感神经系统活动亢进，动脉弹性减退，使血压升高。

3. **病理生理与病理**　心脏和血管是高血压作用的主要靶器官。高血压早期可无明显病理改变。长期高血压可引起左心室肥厚和扩大，血管病变则主要是全身小动脉壁/腔比值增加、管腔内径缩小，

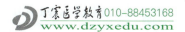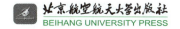

导致心、脑、肾等重要器官缺血。血管内皮功能障碍是高血压最早、最重要的血管损害。

4．临床表现

（1）症状：多数起病隐匿，症状不明显，仅在测量血压或出现心、脑、肾等并发症后才被发现。常见症状有头痛、头晕、心悸、后枕部或颞部搏动感。还有的表现为失眠、健忘、注意力不集中、情绪激动易怒、耳鸣等神经症状。症状严重程度并不一定与血压水平成正比。

（2）体征：长期持续高血压可有左心室肥厚，主动脉瓣区第二心音（A_2）亢进。

（3）并发症

①心血管病：长期高血压使左心室后负荷加重，左心室肥厚、扩大，久之可致充血性心力衰竭。高血压还可促进冠状动脉粥样硬化的形成和发展，是冠心病的重要危险因素。

②脑血管病：包括脑出血、脑血栓形成、短暂性脑缺血发作、腔隙性脑梗死等。长期高血压使脑血管形成微动脉瘤，破裂可发生脑出血。

③慢性肾衰竭：长期高血压会使肾小动脉硬化，晚期出现慢性肾衰竭。

④视网膜病变：视网膜小动脉痉挛、硬化。

⑤主动脉夹层。

（4）高血压脑病：血压急剧增高，导致脑血管痉挛或脑血管充血扩张而致脑水肿。表现为剧烈头痛、恶心呕吐、视物模糊等。

5．危险评估及预后　见表 2-27。

表2-27　原发性高血压心血管危险分层

其他危险因素和病史	高血压		
	1级	2级	3级
无	低危	中危	高危
1～2个其他危险因素	中危	中危	很高危
≥3个其他危险因素或靶器官损害	高危	高危	很高危
临床合并症或合并糖尿病	很高危	很高危	很高危

6．辅助检查　包括血液生化（钾、空腹血糖、总胆固醇、甘油三酯、高密度脂蛋白胆固醇、低密度脂蛋白胆固醇和尿酸、肌酐等）、全血细胞计数、血红蛋白和红细胞比积、尿液检查、心电图、动态血压监测等。

7．治疗要点

（1）治疗基本原则：高血压常伴有其他危险因素、靶器官损害或临床疾病，需要进行综合干预。大多数患者需长期甚至终生坚持治疗。定期测量血压，规范治疗，尽可能坚持长期平稳有效地控制血压。

（2）治疗目标：最大限度地降低心脑血管并发症发生和死亡的总体危险，对低、中危患者进行更积极的治疗，以防止或延缓此疾病发展进入高危阶段。一般情况下应将血压降至 140/90mmHg以下，合并糖尿病、心力衰竭、冠心病或肾脏疾病者应降至 130/80mmHg，老年收缩期高血压患者一般控制在 150mmHg 以下。

（3）非药物治疗：即治疗性生活方式干预。健康的生活方式在任何时候、对任何高血压患者（包括正常高值血压）都是有效的治疗方法。1级高血压的治疗以促进身心休息为主，经过数周的生活方式干预后，血压仍 ≥ 140/90mmHg 时，再开始降压药物治疗。

①减少钠盐摄入：< 6g/d。增加钾盐摄入。

②控制体重：体重指数（BMI）< 24kg/m² 为正常。男性腰围 < 90cm，女性 < 85cm。

③合理膳食：少吃或不吃肥肉和动物内脏，多食新鲜蔬菜和水果。

④不吸烟，限制饮酒。每天白酒 < 50ml，啤酒 < 300ml。

⑤体育运动：每天体力活动约 30 分钟，每周有 3 次以上有氧体育锻炼。

⑥减轻精神压力，保持心理平衡。

（4）药物治疗：遵循 4 个原则，即从小剂量开始，优先选择长效制剂，联合 2 种或 2 种以上药物，个体化治疗。治疗的主要对象为 2 级或 2 级以上高血压、高血压合并糖尿病或已有心脑肾等靶器官损害及经生活方式干预效果不理想的患者。老年人、病程较长、已有靶器官损害或并发症的患者，降压速度应适度缓慢。目前常用的一线降压药物有 5 类。

①利尿药：常用药有氢氯噻嗪。降压的机制为促进体内电解质（主要为 Na^+）排出，增加尿量，减少血容量，从而降低血压。尤其适用于老年高血压、单独收缩期高血压或伴心力衰竭患者，也是难治性高血压的基础药物之一。

②β受体阻滞剂：常用药有美托洛尔、阿替洛尔等（××洛尔）。其降压的机制是抑制心肌收缩力、减慢心率、抑制肾素释放、抑制交感神经系统活性而降低血压。

③钙通道阻滞剂（CCB）：又称为钙拮抗剂、钙离子拮抗剂。常用药有二氢吡啶类的硝苯地平（××地平）和非二氢吡啶类的维拉帕米、地尔硫草等。药理作用的主要机制是阻止 Ca^{2+} 由细胞外流入细胞内，达到舒张血管的作用，主要舒张动脉。扩张外周阻力血管，可用于治疗高血压；还可扩张冠状动脉，用于缓解心绞痛；扩张脑血管，可治疗高血压脑病及脑血管栓塞、痉挛等疾病；扩张外周血管，治疗周围血管痉挛性疾病。此外，CCB 还具有负性肌力、减慢心率及抗动脉粥样硬化等作用。高血压伴冠心病患者首选硝苯地平；伴脑血管疾病患者首选尼卡地平；伴快速心律失常患者则应首选维拉帕米治疗，如阵发性室上性心动过速、心房颤动等。

④血管紧张素转换酶抑制剂（ACEI）：如卡托普利（××普利）、依那普利、贝那普利、福辛普利等。其降压的机制为阻止血管紧张素Ⅱ生成，取消血管紧张素Ⅱ收缩血管、升高血压的作用。另外 ACEI 还具有保护血管内皮细胞、增敏胰岛素受体等作用，从而改善胰岛素抵抗，减少尿蛋白，特别适合伴有心力衰竭、蛋白尿、糖耐量异常等情况的高血压患者。

⑤血管紧张素Ⅱ受体拮抗剂（ARB）：常用药有氯沙坦（××沙坦）、缬沙坦、厄贝沙坦等。可以避免 ACEI 类药物的不良反应。

除以上 5 类药物外，还有抑制交感神经的药物如利血平和可乐定，直接松弛血管平滑肌的药物肼屈嗪等，α_1 受体阻滞剂哌唑嗪等。但以上药物因不良反应较严重，已不主张单独使用。

（5）高血压急症的治疗：实施抢救，持续监测血压，立即进行降压治疗以阻止靶器官进一步损害。数分钟至 1 小时血压降低幅度不超过治疗前水平的 25%，在随后的 2～6 小时内降至 160/100mmHg 左右，24～48 小时内降至正常水平。

①硝普钠：通常为首选药物；可同时扩张动脉和静脉，分别降低心脏的后、前负荷。

②硝酸甘油：可扩张静脉和冠脉，主要降低心脏的前负荷。常用于高血压急症伴急性心力衰竭或急性冠脉综合征时。

③尼卡地平：钙通道阻滞剂。作用快，持续时间短。在降压的同时还可以改善脑血流量。主要用于高血压急症伴急性脑血管病时。

④拉贝洛尔：兼有 α 受体阻滞作用的 β 受体阻滞剂。主要用于高血压急症伴妊娠或肾功能衰竭时。

⑤地尔硫草：钙通道阻滞剂。可控制快速室上性心律失常。

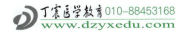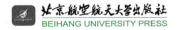

⑥脱水药：甘露醇，快速静滴。

⑦镇静药：伴烦躁、抽搐者应用镇静类药物。

（6）高血压亚急症的治疗：可在24～48小时将血压缓慢降至160/100mmHg。

8. 护理措施

（1）休息活动护理：合理安排休息、工作与活动，根据年龄及身体状况选择运动，持之以恒循序渐进。1级高血压患者可适当休息，保证充足睡眠；若血压较高，患者出现头晕、眼花、耳鸣等症状时，应卧床休息。保持病室安静，减少探视，治疗和护理操作集中进行，保证患者充足的休息、睡眠。

（2）饮食护理：给予低脂、低胆固醇饮食，限制动物脂肪、内脏、甲壳类食物的摄入，补充适量蛋白质，多吃新鲜蔬菜、水果。多食含钾丰富的蔬菜（油菜、香菇、红枣等）、水果（柑橘、香蕉等），防止便秘。

（3）直立性低血压护理：服降压药后如有眩晕、恶心、乏力时，立即平卧，取头低足高位，增加脑部供血。指导患者改变体位要缓慢，禁止长时间站立，防止直立性低血压。避免用过热的水洗澡或洗蒸汽浴，防止周围血管扩张导致晕厥。

（4）高血压急症护理

①避免危险因素：保持心情舒畅，遵医嘱服药，避免过劳和寒冷刺激。

②病情监测：加强生命体征监测，静滴降压药过程中，每5～10分钟测量血压一次。发现血压急症，应立即通知医生，保持病室安静，给氧，连接好心电、血压、呼吸监护。做好生理护理。

（5）用药护理

①钙通道阻滞剂：常见不良反应为颜面潮红、头痛、眩晕、心悸、踝部及胫前水肿、牙龈增生等，踝部及胫前水肿非因水钠潴留，而是由毛细血管扩张所致。心力衰竭患者慎用二氢吡啶类钙通道阻滞剂，因其有负性肌力作用。心动过缓、房室传导阻滞患者禁用非二氢吡啶类钙通道阻滞剂，因维拉帕米、地尔硫草的减慢心率作用较明显。

②硝普钠：不良反应有恶心、呕吐、精神不安、肌肉痉挛、头痛、皮疹、发热等。口服不吸收，静脉给药后5分钟即见效，停药后作用仅维持3～5分钟，故只可静脉滴注。因其降压迅速，使用时应调整给药速度，严密监测血压变化，有条件者可用输液泵控制滴速。应现用现配，保存和应用不超过12小时。滴注过程中应避光，黑纸遮挡。溶液不可添加其他药物。在体内代谢可产生氰化物，肝肾功能不全的患者大剂量或连续使用可致氰化物中毒。

9. 健康教育

（1）疾病知识指导：向患者及家属解释高血压对健康的危害，以引起重视。坚持长期的饮食、运动、药物治疗。家庭血压监测一般在每天早晨起床排尿后、服用降压药物之前或晚上临睡前测量。每次测2～3遍，取平均值。测量前应安静休息5分钟，禁止吸烟、饮咖啡和茶30分钟。

（2）饮食指导：高钠饮食可加重体内水钠潴留，使血压升高，故应指导患者将钠盐摄入量逐步降至＜6g/d，减少每天总热量摄入，控制体重。超重、肥胖患者有计划地减少体重是降低血压非常有效的方法，一般以每周减重0.5～1kg为宜。

（3）生活习惯指导：戒除不良嗜好，戒烟，限酒。劳逸结合，保证充足睡眠，保持乐观情绪。

（4）运动指导：根据年龄及病情选择适当的体育锻炼，因人而异，量力而行。最适宜的运动为慢跑、步行、太极拳、游泳、体操等，避免竞技性运动和力量型运动，如球类比赛、举重、俯卧撑、冬泳、攀岩、跳绳等。判断运动量是否合适的简单方法为：运动中的心率＝170－年龄，或者运动后休息10分钟，心率、呼吸应恢复到正常或接近正常，否则考虑运动强度过大。当运动中出现头晕、心慌、气急等症状时应就地休息。清晨血压较高，也是心血管事件的高发时间段，因此选择下午或傍晚运动最佳。

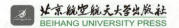

（5）用药指导：告知患者及其家属有关降压药的名称、剂量、用法、作用与不良反应，强调终身治疗的重要性。教育患者服药剂量必须遵医嘱执行，按时按量，不可随意增减药量或突然撤换药物，不可漏服或补服上次漏下的剂量。

（6）复诊指导：低危或中危者，每 1 ～ 3 个月随访一次；高危者至少每 1 个月随访一次。经治疗后血压达标者可每 3 个月随访一次；血压未达标者，建议每 2 ～ 4 周随访一次；当出现血压异常波动或有症状者，随时就诊。

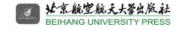

第 4 章　消化系统疾病

第一节　常见症状护理

1. 恶心、呕吐

（1）原因：在消化系统疾病中常见于胃部及十二指肠疾病。

（2）临床表现：表 2-28。

表2-28　不同疾病的恶心、呕吐的表现

疾　病	表　现
急性胃炎	有时伴有上腹部不适或疼痛，呕吐后缓解
慢性胃炎	较急性胃炎更明显
幽门梗阻	呕吐严重且量大，含有隔夜食物及腐臭味
急性肠炎	呕吐同时伴有腹泻

注：①肠梗阻、急性阑尾炎，肝、胆、胰腺疾病，均有恶心、呕吐表现。②剧烈而频繁的呕吐可使胃液大量丢失，引起水、电解质、酸碱平衡紊乱。

（3）护理措施

①保持呼吸道通畅：呕吐时将患者头偏向一侧，避免误吸。

②病情观察：观察患者呕吐的量、次数、颜色、气味及性质，记录患者的生命体征及液体出入量，注意有无脱水、酸碱平衡失调等症状。

2. 腹胀

（1）原因：多种原因引起，如胃炎、消化性溃疡、肠炎、肠梗阻、肠麻痹、低钾血症。

（2）临床表现：腹部胀满、膨隆，排气过多，严重可有胀痛感、腹水。

（3）护理措施

①排气的护理：可多活动，促进肠道蠕动，也可采取肛管排气、灌肠或软便剂导泻、薄荷油腹部热敷等方法缓解不适。

②饮食护理：少食多餐，食用蔬菜等高纤维食物，避免易产气、便秘饮食。有腹水患者根据病情限制饮水及盐的摄入。

③腹穿的护理：穿刺前说明注意事项，测量腹围、体重、生命体征，排空膀胱。穿刺后束紧腹带，避免腹内压骤然下降，并用无菌敷料覆盖穿刺部位，注意有无渗血、渗液。准确记录抽出腹水的颜色、性质和量。

3. 腹痛

常分为急性、慢性。取有利于减轻疼痛的体位。急性腹痛诊断未明时，应禁食、禁用

丁震医学教育 010-88453168
www.dzyxedu.com
186
北京航空航天大学出版社
BEIHANG UNIVERSITY PRESS

强效镇痛剂，以免掩盖病情。

（1）原因：急性多见于炎症及空腔脏器扭曲、梗死。慢性可见于消化性溃疡、溃疡性结肠炎、肝炎、胃癌、肝癌等。

（2）临床表现

①腹腔内实质性脏器病变：持续性、进行性加剧。

②腹腔内空腔脏器病变：阵发性，表现为隐痛、钝痛、灼痛、胀痛、刀割样痛、绞痛等。

（3）护理措施

①病情观察：密切观察患者疼痛的性质、特点，观察患者的神志、面容、生命体征，了解患者的主诉，判断疼痛的严重程度。

②减轻疼痛：采取利于减轻患者疼痛的体位，针对病因，采取减轻疼痛的方法，并告知患者避免诱发因素。

③用药护理：必要时遵医嘱用药，但诊断未明确时避免随意使用镇痛药，最好禁食。

4. 腹泻 大便次数超过 3 次 / 天，且稀薄、容量及水分增加。

（1）原因：肠黏膜炎症、溃疡、消化不良、肠道吸收功能不良、胃肠道水和电解质分泌过多或吸收受抑制等引起。

（2）临床表现：（表 2-29）。

表2-29　不同原因引起腹泻的表现

疾 病	表 现
肠黏膜炎症、溃疡	含大量水，伴有脓血、黏液
消化不良、肠道吸收功能不良	含有不消化食物、泡沫及恶臭味，禁食后可缓解
胃肠道水和电解质分泌过多或吸收受抑制	水样便、量大

（3）护理措施

①调整饮食：腹泻时如果限制饮食过久，会导致营养不良，使抵抗力下降，致腹泻迁延不愈。故应继续饮食，满足生理需要，补充疾病消耗。

②皮肤护理：保持肛周皮肤及会阴部清洁干燥，每次便后用温水清洗臀部并拭干，局部皮肤发红应涂以 5% 鞣酸软膏或 40% 氧化锌油。涂油或药膏时，应使用棉签在皮肤上轻轻滚动，不可上下刷抹，避免造成皮肤损伤。

③病情观察：观察腹泻和大便情况，发现异常及时采集送检。观察生命体征，出现异常应及时报告医生。观察水、电解质紊乱及酸碱失衡情况，及时发现脱水、低钾血症等。

5. 呕血和黑便 上消化道出血的特征性表现。

（1）原因：上消化道大出血均有黑便，但不一定有呕血。出血部位在幽门以上者常有呕血和黑便，若出血量少而速度慢时仅见黑便。出血部位在幽门以下多仅有黑便，若出血量大且速度快可因血液反流入胃，表现为呕血。

（2）临床表现：出血量＞ 400ml 出现头晕、心悸、乏力等症状；短时间内出血量＞ 1000ml 出现休克表现。出血速度是评估上消化道出血严重性的最关键指标。

①呕血：多为棕褐色，呈咖啡渣样。若出血量大而速度快，血液未经胃酸混合即呕出，则呈鲜红色或血块。

②黑便：常呈柏油样，黏稠而发亮，由血红蛋白中的铁与肠内硫化物作用形成黑色的硫化铁所致。出血量大时，粪便可呈暗红或鲜红色。

（3）护理措施：详见本章第十节上消化道出血的相关内容。

6. 黄疸

（1）原因：胆红素超过 34.2μmol/L 时，临床出现黄疸。常见于肝炎、肝硬化、胆道阻塞性疾病、阻塞性黄疸。

（2）临床表现：巩膜、黏膜和皮肤黄染，可伴有全身瘙痒。还可出现乏力、发热、食欲减退等症状。

（3）护理措施：注意观察患者尿液及粪便的颜色，皮肤黄染的分布，保证足够的休息及营养，做好皮肤的护理。

第二节　胃　炎

一、急性单纯性胃炎

1. **病因**　细菌毒素或微生物污染（沙门菌属、嗜盐菌最常见）的食物、刺激性饮食、长期服用药物或浓茶、普通肠道病毒感染等因素可引起，合并肠炎时称为急性胃肠炎。若不治疗，可长期存在并发展为慢性胃炎。一般预后良好。

2. **临床表现**

（1）症状：发病快，可有中上腹不适、腹痛、食欲减退、恶心、呕吐等表现，严重者可有发热、脱水、酸中毒，甚至引起休克。

（2）体征：腹部有压痛、肠鸣音亢进。

3. **辅助检查**　胃肠炎患者粪便常规检查为阳性。

4. **治疗要点**　针对病因进行治疗，可暂时禁食，鼓励饮水，严重者可能发生水、电解质、酸碱平衡紊乱，注意观察，疼痛剧烈者遵医嘱用药。

二、急性糜烂性胃炎

1. **病因与发病机制**

（1）饮酒：高浓度酒可直接破坏胃黏膜，胃内的氢离子进入胃黏膜加重损害，最终导致胃黏膜糜烂和出血。

（2）药物：长期服用某些药物直接破坏胃黏膜，从而引起胃黏膜糜烂、出血。

（3）应激状态：严重创伤、烧伤、大手术、休克等应激状态引起胃黏膜缺血、缺氧，胃黏膜受损，从而引起临床表现。

2. **临床表现**　上消化出血为主要表现。部分患者症状轻，或有腹部不适、恶心、呕吐等症状。

3. **辅助检查**

（1）粪便检查：大便隐血试验阳性。

（2）胃镜检查。

4. **治疗要点**　针对病因进行治疗，避免诱发因素，可使用保护胃黏膜药物。

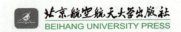

三、急性腐蚀性胃炎

1. 病因与发病机制　是一种由于服用强酸、强碱或其他腐蚀剂引起的急性胃黏膜炎症。

2. 临床表现

（1）疼痛：口腔、咽喉及上腹部剧痛，可伴有吞咽疼痛或困难。

（2）灼痂：腐蚀剂不同，在唇、口腔等处可出现不同颜色灼痂。硫酸为黑色痂、盐酸为灰棕色痂、硝酸呈深黄色痂、醋酸或草酸为白色痂，强碱呈透明水肿。

3. 治疗要点　有休克者优先行抗休克治疗。禁食，禁忌洗胃，使用有针对性解毒药物，可应用抗生素预防感染。

四、慢性胃炎

慢性胃炎指多种原因引起的胃黏膜慢性炎症。分为非萎缩性、萎缩性和特殊类型 3 类。炎症仅累及胃小弯和黏膜固有层的表层，未累及腺体，称为慢性浅表性胃炎。如炎症累及到腺体深部，并使腺体破坏，数量减少，黏膜萎缩、变薄，称为慢性萎缩性胃炎。萎缩性胃炎又分为多灶性和自身免疫性两类。

1. 病因与发病机制

（1）幽门螺杆菌（Hp）感染：幽门螺杆菌感染是最主要的病因，其引起慢性胃炎的主要机制是产生的毒素直接损伤胃黏膜上皮细胞、诱发炎症反应及免疫反应。长期感染可导致胃黏膜萎缩和化生，易发性与遗传也有一定关系。病变多位于胃窦和胃小弯。

（2）自身免疫：患者血液中存在壁细胞抗体和内因子抗体。壁细胞抗体破坏壁细胞，导致胃酸分泌减少；内因子抗体破坏内因子，缺乏内因子使维生素 B_{12} 不能与其结合，维生素 B_{12} 被胃酸破坏，发生恶性贫血。

（3）十二指肠 - 胃反流：由于幽门括约肌功能不全，胆汁、胰液和肠液反流入胃，削弱胃黏膜的屏障功能。吸烟也可影响幽门括约肌的功能。

（4）胃黏膜损伤因素：长期食用过冷、过热、高盐、粗糙的食物，饮浓茶，酗酒，服用非甾体抗炎药、糖皮质激素等，均可引起胃黏膜损害。

2. 临床表现　大多数患者无任何症状。有症状者的典型表现是上腹饱胀不适，钝痛、烧灼痛，餐后常加重，伴反酸、嗳气、食欲缺乏、恶心等消化不良的表现。体征不明显，可有上腹轻压痛。自身免疫性胃炎患者还可出现贫血、厌食、体重减轻等症状。

3. 辅助检查

（1）幽门螺杆菌检测：[13]C- 或 [14]C- 尿素呼气试验，是幽门螺杆菌检查最常用的方法，不依赖内镜，准确性较高，是检测的金标准之一。取活组织做病理检查时也可查幽门螺杆菌，方法为快速尿素酶试验、胃黏膜组织切片染色镜检及细菌培养等。

（2）胃镜及活组织检查：胃镜检查是慢性胃炎最可靠的诊断方法，胃镜下取活组织还可作出病理诊断。

（3）血清学检查：自身免疫性胃炎壁细胞抗体和内因子抗体阳性。

4. 治疗要点　原则是消除病因、缓解症状、控制感染、防治癌前病变。

（1）根除幽门螺杆菌：联合应用多种药物治疗，可有效根治幽门螺杆菌。

①标准三联疗法：质子泵抑制剂 + 克拉霉素 + 阿莫西林或甲硝唑（二选一）。

②经典四联疗法：质子泵抑制剂 + 铋剂 + 四环素 + 甲硝唑。四联疗法中的两种抗生素还可以选择阿莫西林、克拉霉素、呋喃唑酮、左氧氟沙星等药物。

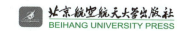

北京航空航天大学出版社 BEIHANG UNIVERSITY PRESS

（2）胃肠动力药：由十二指肠 - 胃反流引起的慢性胃炎，治疗常用助消化、改善胃肠动力的药物。西沙必利为选择性 5-HT₄ 受体激动剂，促进肠壁神经细胞末梢释放乙酰胆碱，增强胃肠道运动。多潘立酮为外周多巴胺受体拮抗剂，可增强胃肠蠕动，促进胃排空，防止食物反流。

（3）自身免疫性胃炎引起的恶性贫血：应用维生素 B_{12}。

五、急、慢性胃炎的护理

1. **休息活动护理**　胃炎急性发作或伴有消化道出血者应卧床休息。病情缓解后适当锻炼，避免过度劳累，提高抵抗力。

2. **饮食护理**　避免食用过咸、过甜、过硬、生冷、刺激性食物（如辣椒）或饮料（如浓茶、咖啡）、粗纤维食物（如芹菜、韭菜）和油炸食品。胃酸缺乏者可酌情食用酸性食物如山楂、食醋、浓肉汤、鸡汤等。

3. **腹痛护理**　避免精神紧张，采取转移注意力、腹部按摩、深呼吸等方法缓解疼痛。在排除急腹症的前提下，遵医嘱给予局部热敷。

4. **用药护理**　禁用或慎用阿司匹林、糖皮质激素如强的松等药物，减少对胃黏膜的损伤。

5. **健康教育**　向患者及家属介绍本病的病因，及时根治幽门螺杆菌感染，避免诱发因素。避免过冷、过热、辛辣等刺激性食物及浓茶、咖啡。避免使用对胃黏膜有刺激的药物，必须使用时应同时服用抗酸药或胃黏膜保护药。

第三节　消化性溃疡

消化性溃疡是指发生在胃或十二指肠，被胃酸、胃蛋白酶消化而造成的慢性溃疡。

1. **病因与发病机制**　消化性溃疡发生的基本机制是对胃和十二指肠黏膜有损害作用的侵袭因素与黏膜自身的防御修复因素之间失去平衡。胃溃疡的发生主要是防御修复因素减弱，十二指肠溃疡主要是侵袭因素增强。高浓度胃酸和能水解蛋白质的胃蛋白酶是主要的侵袭因素，在消化性溃疡尤其是十二指肠溃疡的发病机制中起主导作用，而胃蛋白酶的活性又受胃酸制约，故胃酸是消化性溃疡发生的决定性因素。

（1）幽门螺杆菌（Hp）：幽门螺杆菌感染是消化性溃疡的主要原因。幽门螺杆菌一方面损害黏膜防御修复，破坏胃、十二指肠的黏膜屏障；另一方面增强侵袭因素，引起高胃泌素血症，使胃酸和胃蛋白酶分泌增加，促使胃、十二指肠黏膜损害，形成溃疡。

（2）非甾体抗炎药等药物：阿司匹林、布洛芬、吲哚美辛等非甾体抗炎药及糖皮质激素、氯吡格雷、化疗药等均可直接损伤胃黏膜。非甾体抗炎药引起消化性溃疡的机制是因其可抑制环氧合酶，使对黏膜细胞有保护作用的内源性前列腺素合成减少，削弱胃、十二指肠黏膜的防御功能。

（3）吸烟：可影响溃疡愈合，促进溃疡复发。

（4）遗传易感性。

（5）胃、十二指肠运动异常：胃排空延迟可刺激胃酸分泌。十二指肠 - 胃反流，反流液中的胆汁、胰液对胃黏膜有损伤作用。

（6）应激和心理因素：长期精神紧张、焦虑或情绪波动使消化性溃疡更易发。机制是通过迷走神经影响胃酸分泌和黏膜血流的调控。

（7）饮食：烈性酒、高盐饮食、浓茶、咖啡及某些刺激性饮料除直接损伤黏膜外，还能增加胃酸分泌。

2. 临床表现 以慢性、周期性发作、节律性上腹部疼痛为特点，伴反酸、嗳气、烧心、恶心、食欲减退等消化不良症状，但缺乏特异性。部分患者无症状。十二指肠溃疡比胃溃疡更多见，周期性和节律性更明显，秋冬和冬春之交更易发病，常可被进食或服用抗酸药所缓解。胃溃疡与十二指肠溃疡的鉴别见表 2-30。

表2-30 胃溃疡与十二指肠溃疡的鉴别

	胃溃疡	十二指肠溃疡
好发人群	中壮年男性	青壮年男性
好发部位	胃小弯，胃角或胃窦	球部，前壁较常见
胃酸分泌	正常或偏低	增高
发病机制	防御修复因素减弱为主	侵袭因素增强为主
疼痛部位	中上腹或剑突下稍偏左	中上腹或稍偏右
疼痛性质	烧灼、隐痛、钝痛、胀痛或饥饿样不适感	
疼痛节律	"进餐—餐后疼痛—空腹缓解"规律，即餐后30分钟至1小时疼痛，1～2小时后缓解，下次进餐后再重复上述规律	"进餐—餐后缓解—空腹疼痛"规律，即餐后3～4小时疼痛，若不服药或进餐则持续至下次进餐后才缓解
空腹痛	无	有
午夜痛	少有	多有（半数患者）
可否癌变	可能	极少

3. 常见并发症

（1）出血：消化性溃疡最常见的并发症是上消化道出血，消化性溃疡也是上消化道出血最常见的病因。十二指肠溃疡出血的发生率比胃溃疡高，出血量的多少主要与被溃疡侵蚀基底血管的大小有关。十二指肠溃疡出血多位于球部后壁，胃溃疡出血多位于胃小弯。轻者仅表现为排柏油样便，重者可出现呕血甚至低血容量性休克。出血前常有腹痛加重现象，出血后疼痛多缓解。肠腔内积血刺激肠蠕动增加，肠鸣音增强。

（2）急性穿孔：常见于十二指肠溃疡。既往有溃疡病史，近日症状加重，部分患者穿孔前数天有服用阿司匹林等非甾体抗炎药、糖皮质激素和（或）饮食不当、情绪波动、过度疲劳等诱因。典型表现为骤发刀割样剧烈腹痛，持续性或阵发性加重，初始位于上腹部，很快波及全腹，有时伴肩胛部牵涉痛。患者出现恶心、呕吐、面色苍白、四肢冰冷、出冷汗，脉搏快、呼吸浅等。病情进一步发展还可出现血压下降、发热、白细胞增高等全身感染中毒表现及腹胀、肠麻痹症状。查体见急性痛苦面容，取屈曲体位，仰卧拒动，腹式呼吸减弱或消失，出现全腹压痛、反跳痛、腹肌紧张呈"木板样"强直等急性腹膜炎的体征。叩诊肝浊音界缩小或消失，移动性浊音阳性。听诊肠鸣音减弱或消失。B超示腹腔有液性暗区。腹部立位 X 线检查见膈下新月状游离气体影最具特征性，是急性穿孔最重要的诊断依据。腹腔穿刺可抽出黄色浑浊液体或食物残渣。

（3）瘢痕性幽门梗阻：溃疡引起幽门梗阻的原因为痉挛、水肿和瘢痕，十二指肠球后溃疡更易引起梗阻。呕吐是最为突出的症状，呕吐物为发酵隔夜食物，且量很大，有大量黏液，不

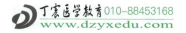

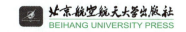

含胆汁，有腐败酸臭味。呕吐后自觉腹胀明显缓解。患者常有低氯、低钾性碱中毒，严重时还可出现低镁血症、酮症、脱水及营养不良。典型体征为上腹可见胃型及自左肋下向右腹的蠕动波、晃动上腹部时可闻及振水声。X线钡剂造影检查和胃镜检查可明确诊断，但钡剂可造成梗阻加重。

（4）癌变：少数胃溃疡患者可发生癌变，十二指肠溃疡则一般不会癌变。发生癌变时，疼痛节律可变为无规律性。对45岁以上、溃疡久治不愈、大便隐血试验阳性者，应高度警惕。

4．辅助检查

（1）幽门螺杆菌检测。

（2）胃镜及活组织检查：胃镜检查是消化性溃疡最可靠的首选诊断方法，也是最可靠和最有价值的检查方法。胃镜下可直接观察溃疡部位、病变大小、性质，取活组织还可作出病理诊断。消化性溃疡出血24～48小时行急诊纤维胃镜检查，可判断溃疡的性质、出血的原因，确定出血部位，还可以在内镜下进行止血治疗。

（3）X线钡剂检查：龛影是溃疡的直接征象，是诊断溃疡较可靠的依据。

（4）胃液分析：主要用于胃泌素瘤的辅助诊断。胃溃疡患者胃酸分泌正常或稍低于正常，十二指肠溃疡患者则常有胃酸分泌增高。

（5）大便隐血试验：隐血试验阳性提示溃疡有活动。如胃溃疡患者隐血试验持续阳性，且伴疼痛节律性改变，提示有癌变的可能。溃疡处于缓解期时，大便隐血试验可为阴性。

5．治疗要点

（1）药物治疗：目的在于去除病因、控制症状、促进溃疡愈合、预防复发和防治并发症。见表2-31。

（2）手术治疗：胃大部切除术是消化性溃疡的主要术式，适用于非手术治疗无效或并发穿孔、出血、幽门梗阻、癌变者。

6．护理措施

（1）一般护理

①休息活动护理：溃疡活动期、症状严重或有并发症的患者应卧床休息；溃疡缓解期可适当活动，劳逸结合，活动以不感到劳累和诱发疼痛为原则，避免餐后剧烈运动。

②饮食护理

a．进餐方式：指导患者规律进食，定时定量，少量多餐，细嚼慢咽，每天进餐4～5次，以中和胃酸。避免餐间零食，避免急食及过饱，以减少胃酸分泌。症状控制后尽快恢复正常的饮食规律。

b．食物选择：溃疡活动期以清淡、营养丰富、无刺激的饮食为主。缓解期给予高热量、高蛋白、高维生素、易消化的饮食。症状较重者以面食为主，因面食柔软易消化，且其因含碱，可有效中和胃酸。不习惯面食者，以软饭、米粥代替。如有少量出血，可给予温牛奶、米汤等温凉、清淡流质饮食，以中和胃酸，利于黏膜恢复；如合并大出血、穿孔、幽门梗阻，应禁食。避免食用过咸、过甜、过硬、生冷、刺激性食物（如辣椒）或饮料（如浓茶、咖啡）、粗纤维食物（如芹菜、韭菜）和油炸食品。戒烟、禁酒。两餐之间可给适量的脱脂牛奶，蛋白质可中和胃酸，但牛奶中的钙质有刺激胃酸分泌的作用，不宜多饮。脂肪可引起胃排空减慢，致胃酸分泌增多，故摄取应适当。

③疼痛护理：观察上腹部疼痛的部位、性质、节律及与进食的关系，有无恶心、呕吐、黑便、呕血。突发剧烈腹痛，考虑是否穿孔，监测患者的脉搏、血压、意识状态和腹部体征；停用非甾体抗炎药及糖皮质激素类药物；遵医嘱服用抑制胃酸分泌、弱碱抗酸及保护胃黏膜等药物，十二指肠溃疡进食碱性食物如苏打饼干后腹痛可缓解。无出血的患者也可采用局部热敷或针灸止痛。

④用药护理：见表2-31。

表2-31　消化性溃疡治疗用药

类　别	药　物	机制及作用	不良反应	服药时间
H₂受体拮抗剂	××替丁（西咪/法莫/雷尼）	阻止组胺与H₂受体相结合，抑制胃酸分泌	头晕、嗜睡、腹泻、腹胀、皮疹、肝损害、骨髓抑制、心动过缓	餐中或餐后即刻/睡前，与抗酸药间隔1小时以上
质子泵抑制剂	××拉唑（奥美/兰索/艾司奥美）	抑制H^+-K^+-ATP酶，是最强的抑制胃酸分泌药	头晕（避免开车及其他高度集中注意力的工作）、荨麻疹、口苦	晨起吞服或早晚各服1次，不可咀嚼
铋剂	枸橼酸铋钾胶体果胶铋	形成胃黏膜保护屏障，兼有抗Hp的作用	便秘和粪便变黑，恶心，一过性转氨酶升高，过量蓄积会引起神经毒性，需经肾脏排泄，有肾毒性	餐前半小时，不可与抗酸药同时服
胃黏膜保护药	硫糖铝	保护胃黏膜，刺激内源性前列腺素合成，增加黏膜血流量	便秘、口干、眩晕、嗜睡	餐前1小时及睡前嚼服
弱碱抗酸药	氢氧化铝铝碳酸镁（达喜）	使胃内酸度降低	胃肠不适、消化不良、便秘，避免与奶制品同服	餐前0.5～1小时或疼痛嚼服；餐后1～2小时或睡前嚼服
促胃肠动力药	西沙必利多潘立酮（吗丁啉）	5-HT₄受体激动剂（西）多巴胺受体拮抗剂（多）促进胃肠动力，治疗反流性疾病	心律失常甚至猝死（西）头晕、嗜睡、泌乳（多）	早餐前或睡前（西）餐前半小时（多）
硝咪唑类	甲硝唑/替硝唑	抗厌氧菌/抗滴虫/抗阿米巴原虫	胃肠道反应为主，苦味、金属味感，干扰乙醛代谢，服药期间严格禁酒	餐后半小时
青霉素类	阿莫西林	敏感菌所致的呼吸道、尿路、胆道感染；抗肺炎链球菌、幽门螺杆菌效果好	恶心、呕吐、腹泻等消化道反应和皮疹为主，少数有血清转氨酶升高	餐后
大环内酯抗生素	克拉霉素/红霉素/阿奇霉素	治疗葡萄球菌、肺炎链球菌、肺炎支原体、流感嗜血杆菌、淋球菌等感染	呕吐、腹泻、腹痛，肝功能损害	多于餐后，但阿奇霉素空腹

（2）非手术治疗护理

①急性穿孔护理

a. 最重要的护理措施是禁食和胃肠减压。胃肠减压可抽出胃肠道内容物和气体，减少消化道内容物继续流入腹腔，减少胃肠内积液、积气，减少胃酸、胰液等消化液分泌，改善肠壁血运。

b. 无休克者取半卧位，使腹腔内渗液流入盆腔，有利于炎症局限和引流，减轻中毒症状，减

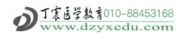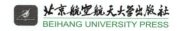

轻腹胀对呼吸和循环的影响，放松腹肌，减轻疼痛。合并休克者应采取平卧位。

c．监测生命体征，密切观察腹痛、腹膜刺激征及肠鸣音的变化。建立静脉通路，遵医嘱合理使用抗生素控制感染，给予镇痛治疗，缓解患者恐惧心理。吸氧，高热患者给予降温，加强营养支持。静脉补充液体和电解质，维持有效循环血量。进行抗休克治疗的同时做好急症手术准备。

②急性出血护理：取平卧位，下肢抬略高，以保证脑部供血；呕吐时头偏向一侧，防止窒息或误吸。密切监测生命体征，特别注意观察血压变化。具体措施见本章第十节上消化道出血。

③幽门梗阻护理：不完全梗阻者给予无渣半流食，完全梗阻者术前禁食。观察呕吐情况，给予输液和营养支持，纠正低氯低钾性碱中毒。完全梗阻者术前 3 天每晚用 300 ～ 500ml 温等渗盐水洗胃，以减轻胃壁水肿和炎症，利于术后吻合口愈合。

第四节　溃疡性结肠炎

溃疡性结肠炎是一种由多种病因引起的、异常免疫介导的直肠和结肠慢性非特异性炎症性疾病。

1．**病因与发病机制**　病因尚未完全清楚，与免疫因素、遗传因素、感染因素、精神因素、氧自由基损伤有关。环境因素作用于遗传易感者，在肠道菌群的参与下，启动了难以停止的、发作与缓解交替的肠道天然免疫及获得性免疫反应，导致肠黏膜屏障损伤、溃疡经久不愈、炎性增生等病理改变。多见于 20 ～ 40 岁，男女无明显差别。

2．**病理**　病变主要位于大肠，呈连续性、弥漫性分布，多数在直肠和乙状结肠，可扩展到降结肠和横结肠，也可累及全结肠，甚至回肠末端。肉眼可见大肠黏膜弥漫性充血、水肿、溃疡，由于病变局限于黏膜和黏膜下层，一般不会导致结肠穿孔。少数重症患者病变累及结肠壁全层，可发生中毒性巨结肠，表现为肠腔膨大，肠壁重度充血、变薄，如溃疡进一步累及肌层至浆膜层，可致急性穿孔。

3．**临床表现**　反复发作的腹泻、黏液脓血便及腹痛是溃疡性结肠炎的典型症状。多数呈慢性经过，发作与缓解交替，少数症状持续并逐渐加重，甚至急性或暴发性起病。

（1）症状

①腹泻及黏液脓血便：腹泻是最主要的症状，黏液脓血便是本病活动期的重要表现。轻者每天排便 2 ～ 4 次，粪便成糊状，便血轻或无便血。重者每天排便达 10 次以上，大量脓血，甚至呈稀水样血便。

②腹痛：多有轻或中度腹痛，为左下腹或下腹的阵痛，亦可波及全腹。有疼痛—便意—便后缓解的规律，大多伴有里急后重，为直肠炎症刺激所致。若并发中毒性巨结肠或腹膜炎，则腹痛持续且剧烈。其他症状可有腹胀、食欲减退、恶心、呕吐等。

③全身表现：轻型患者全身表现不明显。中、重型患者活动期有低热或中度发热，高热多提示有并发症或急性暴发型。重症患者可出现衰弱、消瘦、贫血、低白蛋白血症、水和电解质平衡紊乱等表现。

④肠外表现：结节性红斑、关节炎、眼脉络膜炎、口腔复发性溃疡等。

（2）体征：轻、中型患者仅有左下腹轻压痛，有时可触及痉挛的降结肠和乙状结肠。重者常有明显腹部压痛和鼓肠。

（3）并发症：中毒性巨结肠、肠道大出血、急性肠穿孔、肠梗阻、结肠癌等。中毒性巨结肠多由低钾血症、钡剂灌肠或肠镜检查、使用抗胆碱药物等引起，表现为病情急剧恶化，可出现肠型、腹部压痛、肠鸣音减弱或消失等表现，易引起急性肠穿孔。

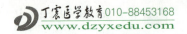
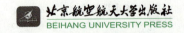

4. 辅助检查

（1）血液检查：血红蛋白降低。白细胞在活动期增高。血沉增快和 C 反应蛋白增高是溃疡性结肠炎活动期的标志。重症患者可有血清白蛋白降低。

（2）粪便检查：肉眼可见黏液和脓血，镜检可见多量红细胞和脓细胞。粪便病原学检查的目的是排除感染性结肠炎，是诊断本病的重要步骤，需反复多次。

（3）结肠镜检查：是本病诊断和鉴别诊断最重要的检查，可直接观察病变黏膜并取组织活检行病理学检查，患者黏膜脆、易出血，活检时应注意。

（4）X 线钡剂灌肠检查：黏膜皱襞粗乱或有细颗粒改变，也可呈多发性小龛影或充盈缺损，肠管缩短、变硬，结肠袋消失，呈铅管状。病情严重者不宜做此检查，以免诱发中毒性巨结肠。

5. 治疗要点　控制急性发作，促进黏膜愈合，维持症状缓解，减少病情复发，防治并发症。

（1）5- 氨基水杨酸：在胃肠道几乎不被吸收，对肠道炎症的治疗效果显著。柳氮磺吡啶在肠道可分解成磺胺嘧啶和 5- 氨基水杨酸盐，起到抗菌、抗炎和免疫抑制的作用，是治疗溃疡性结肠炎的首选，适用于轻型、中型或经糖皮质激素治疗已缓解的重型患者。同类药物还有奥沙拉嗪和美沙拉嗪。

（2）糖皮质激素：对急性发作者的疗效较好。适用于应用氨基水杨酸制剂疗效不佳的轻、中型患者，特别是重型活动期患者及急性暴发型患者。常用药物有泼尼松口服、氢化可的松、甲泼尼龙静脉给药、琥珀酸氢化可的松、地塞米松保留灌肠等。因病变多位于直肠和乙状结肠，灌肠时常取左侧卧位。灌肠治疗的全身不良反应少。

（3）免疫抑制药：硫嘌呤、环孢素等。

（4）腹痛、腹泻治疗：抗胆碱药物阿托品可减轻平滑肌痉挛，缓解腹痛。止泻可给予地芬诺酯。重症患者禁用，以免诱发中毒性巨结肠。

（5）手术治疗：并发大出血、肠穿孔、中毒性巨结肠、结肠癌或经内科治疗无效者。

6. 护理措施

（1）休息活动护理：活动期患者应充分休息，重症者卧床休息。

（2）饮食护理：急性活动期给予无渣流质或半流质软食。急性暴发型患者应禁食，遵医嘱给予静脉高营养。病情缓解后应给予质软、易消化、富含营养、高热量的少渣软食。避免进食冷、硬、含纤维素多及刺激性食物，禁食牛奶和乳制品。

（3）病情观察：观察每天排便的次数，粪便的量和性质。观察腹痛的性质、部位及生命体征变化。如腹痛性质突然改变，应警惕肠穿孔、肠出血等并发症。

（4）腹泻护理：见基础护理学第 11 章排泄护理的相关内容。

（5）用药护理：柳氮磺吡啶的不良反应有恶心、呕吐、食欲减退、头痛等，餐后服药可减轻胃肠道反应；另外有皮疹、粒细胞减少、再生障碍性贫血等，服药期间应定期复查血象。

第五节　肝硬化

肝硬化是由一种或多种原因引起的、以肝组织弥漫性纤维化、假小叶和再生结节为组织学特征的慢性进行性肝病。

1. 病因　在我国，最常见的病因是病毒性肝炎；而欧美国家则以慢性酒精中毒多见。

（1）病毒性肝炎：乙型、丙型和丁型病毒性肝炎均可发展为肝硬化，以乙型病毒性肝炎最常见；甲型和戊型肝炎一般不会发展为肝硬化。

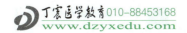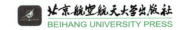

（2）慢性酒精中毒：长期大量饮酒导致肝硬化的机制是乙醇及其中间代谢产物直接损伤肝细胞，引起脂肪沉积及肝脏纤维化，最终发展为酒精性肝硬化。

（3）非酒精性脂肪性肝炎：多由肥胖、糖尿病、高酯血症等引起。

（4）胆汁淤积：任何原因引起肝内、外胆道阻塞，持续胆汁淤积，均可引起肝细胞损害，从而导致胆汁性肝硬化。

（5）循环障碍：慢性右心心力衰竭、缩窄性心包炎、肝静脉或下腔静脉阻塞等致肝长期淤血，肝细胞变性、坏死和纤维化，造成淤血性肝硬化。

（6）营养障碍：长期营养不足或饮食不均衡，以及多种慢性疾病导致消化吸收不良，可降低肝细胞对致病因素的抵抗力，成为肝硬化的直接或间接病因。

（7）药物或化学毒物：长期服用甲氨蝶呤、双醋酚丁、甲基多巴、异烟肼等损害肝脏的药物，或长期接触磷、砷、四氯化碳等化学毒物，可引起中毒性肝炎，最终导致肝硬化。

（8）遗传和代谢性疾病：由铜代谢障碍引起的肝豆状核变性、铁代谢障碍引起的血色病、半乳糖血症及 α_1- 抗胰蛋白酶缺乏症等疾病，可导致某些代谢产物沉积于肝脏，造成肝细胞坏死和结缔组织增生，演变为肝硬化。

（9）免疫紊乱：自身免疫性肝炎和多种累及肝脏的风湿免疫性疾病均可导致肝硬化。

（10）血吸虫病：反复或长期感染血吸虫者，虫卵及其毒性产物沉积在门静脉分支附近，引起肝纤维化和门静脉高压，最终形成肝硬化。

2. **病理**　肝硬化进展的基本特点是肝细胞坏死、再生、肝纤维化和肝内血管增生、循环紊乱。广泛的肝细胞变性坏死，引起正常肝小叶结构破坏。弥漫性增生的纤维组织分割原来的肝小叶并包绕成大小不等的圆形或类圆形的肝细胞团，称为假小叶，是典型的肝硬化组织病理形态。

3. **临床表现**　好发于 35 ～ 50 岁青壮年男性，发病隐匿，病程缓慢，可分为肝功能代偿期和失代偿期。

（1）代偿期：早期无症状或症状轻微，以乏力、食欲缺乏、低热为主要表现，可伴有腹部不适、恶心、厌油腻、腹胀、腹泻等症状。常因劳累、精神紧张或伴随其他疾病而出现，经休息或治疗可缓解。患者营养状况一般或消瘦，脾脏轻、中度肿大，肝功能检查正常或轻度异常。

（2）失代偿期：主要表现为肝功能减退和门静脉高压引起的症状和体征。

①肝功能减退的临床表现

a. 全身表现：一般情况较差，消瘦、乏力、精神不振、面色灰暗黝黑（肝病面容）、皮肤巩膜黄染、皮肤干枯粗糙、夜盲、口角炎、不规则发热等。

b. 消化系统症状：食欲减退是最常见症状，常伴恶心、呕吐，厌油腻，餐后加重，荤食后易腹泻，多由门静脉高压时胃肠道淤血水肿、消化吸收障碍和肠道菌群失调等所致。

c. 出血倾向和贫血：与肝合成凝血因子减少、脾功能亢进和毛细血管脆性增加有关。常表现为鼻出血，牙龈出血，皮肤黏膜瘀点、瘀斑，消化道出血和月经过多等症状。营养不良、肠道吸收障碍、消化道出血和脾功能亢进等因素常导致患者不同程度的贫血。

d. 内分泌失调：雌激素增多（肝对雌激素的灭活功能减退）、雄激素减少，男性出现性欲减退、毛发脱落、不育及乳房发育；女性出现月经失调、闭经、不孕等。雌激素增多的突出体征有蜘蛛痣和肝掌。蜘蛛痣主要分布在面颈部、上胸、肩背和上肢等上腔静脉引流区域。肝掌表现为手掌大小鱼际和指端腹侧部位皮肤发红。肾上腺皮质激素减少，常表现为面部和其他暴露部位皮肤色素沉着。醛固酮和抗利尿激素增多，导致腹水形成。

e. 皮肤瘙痒：与肝功能受损导致血清胆红素增高有关。

f. 低白蛋白血症：常有下肢水肿和腹水。

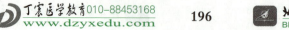
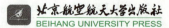

②门静脉高压的临床表现

a. 腹水：腹水是失代偿期最突出的临床表现。形成机制主要为：门静脉压力增高（为决定性因素）、有效循环血容量不足、低蛋白血症、肝脏对醛固酮和抗利尿激素灭活作用减弱、肝淋巴液生成过多。腹水出现前，常有餐后腹胀。大量腹水时，腹部膨隆，呈蛙状腹，腹壁紧张发亮，叩诊有移动性浊音，出现呼吸困难、心悸等。

b. 侧支循环的建立与开放：当门脉高压达到 200mmH$_2$O 以上时，持续的门静脉高压引起回心血液流经肝脏受阻，使门静脉交通支开放并扩张，形成侧支循环。常见的侧支循环有食管 - 胃底静脉曲张、腹壁静脉曲张、痔静脉扩张、腹膜后吻合支曲张、脾肾分流等。

c. 脾大、脾功能亢进：脾因长期淤血而肿大。继而出现脾功能亢进，表现为白细胞、红细胞、血小板等全血细胞减少，易并发感染及出血。

③肝脏体征：早期肝增大，表面尚平滑，质地稍硬；晚期肝缩小，表面可呈结节状，质地坚硬。

（3）并发症

①上消化道出血：多由食管 - 胃底静脉曲张破裂出血所致，是最常见的并发症。表现为突发大量呕血或柏油样便，易导致出血性休克或肝性脑病。

②胆石症：随着肝功能失代偿的程度加重，胆石症发生率增高。

③感染：抵抗力降低、门 - 腔静脉侧支循环开放等易导致细菌感染。如胆道感染，肺部、肠道及尿路感染，自发性腹膜炎等。自发性腹膜炎的致病菌以革兰阴性杆菌为主。

④肝性脑病：是晚期肝硬化的最严重并发症，是最常见的死亡原因。呼吸有肝臭味，提示肝昏迷。

⑤原发性肝癌：若短期内病情迅速恶化，肝脏进行性增大，表面凹凸不平，持续性肝区疼痛，腹水增多且为血性，有不明原因的发热、消瘦等，应怀疑并发原发性肝癌。

⑥肝肾综合征：又称功能性肾衰竭，主要表现为在难治性腹水基础上出现少尿、无尿及氮质血症，肾脏无明显器质性损害。

⑦肝肺综合征：严重肝病伴肺血管扩张和低氧血症。表现为呼吸困难、发绀和杵状指。

⑧电解质和酸碱平衡紊乱：常有低钠血症、低钾低氯血症与代谢性碱中毒。

⑨门静脉血栓形成或海绵样变：血栓缓慢形成多无明显症状；急性或亚急性发展时，表现为腹胀、剧烈腹痛、脾大、顽固性腹水、呕血、便血。

4. 辅助检查

（1）血液检查：代偿期多正常，失代偿期红细胞或"三系"血细胞减少。合并感染时，白细胞计数可升高。凝血酶原时间延长。

（2）尿液检查：代偿期多正常，失代偿期常有蛋白尿、血尿和管型尿。有黄疸时尿中可出现胆红素，尿胆原增加。

（3）肝功能检查：代偿期正常或轻度异常，失代偿期转氨酶常有轻、中度增高，肝细胞受损时多以 ALT（GPT）增高较显著，但肝细胞严重坏死时 AST（GOT）增高会比 ALT 明显。白蛋白降低，球蛋白增高，白蛋白 / 球蛋白比值降低或倒置。

（4）免疫功能检查：血清 IgG 显著增高；T 淋巴细胞数常低于正常。病毒性肝炎肝硬化者，乙型、丙型或丁型肝炎病毒标记可呈阳性。

（5）腹水检查：一般为漏出液。若合并自发性腹膜炎时，可呈渗出液。腹水呈血性，应怀疑癌变可能。

（6）影像学检查：X 线钡剂检查显示食管下段虫蚀样充盈缺损，胃底菊花样充盈缺损。B 超、CT 和 MRI 检查可显示肝、脾、肝内门静脉、肝静脉及腹水情况。

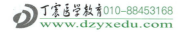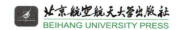

（7）内镜检查：上消化道内镜检查可观察有无食管 - 胃底静脉曲张，以及曲张的程度和范围，并明确上消化道出血的病因和部位。腹腔镜检查可直接观察肝、脾情况，并穿刺做活组织检查明确诊断。

5. 治疗要点　代偿期治疗旨在延缓肝功能失代偿，预防肝细胞性肝癌；失代偿期治疗主要是对症治疗，改善肝功能及处理并发症。

（1）药物治疗：进行抗肝炎病毒治疗，去除或减轻病因，避免应用损害肝脏的药物，适当使用保肝药物，如葡萄糖醛酸内酯、维生素及助消化药物，但不宜滥用，以免加重肝脏负担。

（2）腹水的治疗

①限制钠、水的摄入：限制钠盐 1.2 ～ 2.0g/d，24 小时液体入量＜ 1000ml。若合并低钠血症，应限制在 500ml 以内。

②利尿药：是目前临床应用最广泛的治疗腹水方法。首选醛固酮受体拮抗剂螺内酯，因肝硬化患者醛固酮浓度升高，使肾小管对钠的重吸收增加。同时应合用排钾利尿药呋塞米。

③提高血浆胶体渗透压：定期输注血浆、新鲜血或白蛋白。

④放腹水、输注白蛋白：适用于无并发症（如肝性脑病）、肝代偿功能尚可、凝血功能正常的难治性腹水者，在 1 ～ 2 小时内放腹水 4 ～ 6L，同时每升腹水补充白蛋白 6 ～ 8g。

⑤腹水浓缩回输：将放出的腹水经超滤或透析浓缩后，回输至患者静脉内，已较少使用。

⑥经颈静脉肝内门腔分流术：通过介入手术在肝内门静脉属支与肝静脉间建立分流通道，降低门静脉压力。

6. 护理措施

（1）体位护理：少量腹水者取平卧位，并可抬高下肢，以增加肝、肾血流量，减轻水肿；大量腹水者取半卧位，以减轻呼吸困难和心悸。阴囊水肿者可用托带托起阴囊，促进水肿消退。避免剧烈咳嗽、用力排便等腹内压骤增的动作。

（2）休息活动护理：代偿期适当减少活动，可参加轻体力工作。失代偿期应以卧床休息为主，适当活动，活动量以不感到疲劳为宜。肝硬化并发感染应绝对卧床休息。

（3）饮食护理：给予高热量、高蛋白质、高维生素、易消化饮食，禁止饮酒，适当摄入脂肪。肝功能显著损害或有肝性脑病先兆时，应限制或禁食蛋白质，病情好转后逐渐增加摄入量，并以植物蛋白为主。有腹水时限制钠、水的摄入。食管 - 胃底静脉曲张者避免食用粗纤维多和坚硬、粗糙的食物，以免曲张静脉破裂出血。

（4）病情观察：密切观察生命体征、精神状态，观察呕吐物和排泄物的颜色、性质和量，注意有无休克、肝性脑病和上消化道出血。有腹水者每天测腹围 1 次，每周测体重 1 次，准确记录液体出入量。注意监测血常规、肝肾功能、血清电解质和酸碱度的变化。

（5）用药护理：注意利尿速度不宜过快，每天体重减轻不超过 0.5（无水肿）～ 1kg（有下肢水肿），防止诱发肝性脑病和肝肾综合征。

（6）腹腔穿刺放腹水的护理：术前说明注意事项，测量腹围、体重、生命体征，排空膀胱。术后束紧腹带，避免腹内压骤然下降，并用无菌敷料覆盖穿刺部位，注意有无渗血、渗液。准确记录抽出腹水的颜色、性质和量，标本及时送检。

第六节　原发性肝癌

1. 病因　肝癌是发生于肝细胞与肝内胆管上皮细胞的癌。好发于 40 ～ 50 岁，男性多见。

（1）病毒性肝炎：在我国，肝癌最常见的病因是乙型肝炎及其导致的肝硬化。肝癌患者常有

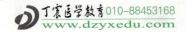
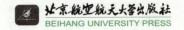

乙型肝炎病毒感染→慢性肝炎→肝硬化→肝癌的病史。

（2）黄曲霉毒素：主要来源于霉变的玉米和花生等。

（3）亚硝胺类化合物：在腌制食物中含量较高。

（4）其他：饮酒、饮水污染、遗传因素、毒物、寄生虫等。

2．病理 按大体病理类型可分为结节型、巨块型和弥漫型 3 类，以结节型多见。

3．临床表现 早期缺乏典型表现，中晚期可有局部和全身症状。

（1）症状

①肝区疼痛：是最常见和最主要的症状，也是半数以上患者的首发症状，多为持续性胀痛、钝痛或刺痛，夜间或劳累后加重。癌肿坏死、破裂可致腹腔内出血，表现为突发右上腹剧痛，有腹膜刺激征等急腹症表现。

②全身与消化道症状：无特异性，表现为消瘦、乏力、低热、食欲缺乏、腹胀等，晚期还可出现贫血、黄疸、腹水及恶病质等表现。

③伴癌综合征：较少见，如低血糖、红细胞增多症、高胆固醇血症及高钙血症等。

（2）体征

①肝大和肿块：为中、晚期肝癌最主要的体征。肝进行性肿大，质地坚硬，边缘不规则，表面凹凸不平，有明显结节，可伴有压痛。

②黄疸和腹水：晚期出现。

（3）并发症

①肝性脑病：为肝癌终末期最严重的并发症，约 1/3 的患者因此死亡。

②上消化道出血：约占肝癌死亡原因的 15%。多因食管 - 胃底静脉曲张破裂出血所致。

③肝癌结节破裂出血：约 10% 的患者因此致死。

④继发感染。

4．辅助检查

（1）甲胎蛋白（AFP）：是诊断肝癌的特异性指标，是肝癌的定性检查，有助于诊断早期肝癌，广泛用于普查、诊断、判断治疗效果及预测复发。血清 AFP ＞ 400μg/L，并能排除妊娠、活动性肝病、生殖腺胚胎瘤等，即可考虑肝癌的诊断。

（2）B 超检查：是肝癌筛查和早期定位的首选检查，具有方便易行、经济、无创等优点。能显示直径为 1cm 以上的肿瘤，可作为高危人群的普查手段。

（3）CT 和 MRI：具有较高的分辨率，可提高直径＜ 1.0cm 小肝癌的检出率，是诊断及确定治疗策略的重要手段。

（4）选择性肝动脉造影：是创伤性检查，必要时才采用。作为肝癌诊断的重要补充手段，常用于小肝癌的诊断。

（5）肝穿刺或组织检查：细针穿刺行组织学检查是确诊肝癌最可靠的方法。

5．治疗要点 早期诊断，早期采用以手术切除为主的综合治疗，是提高肝癌长期治疗效果的关键。

（1）手术治疗：以手术切除为首选，是目前根治原发性肝癌的最有效方法。

（2）肿瘤消融：具有微创、安全、简便和易于多次施行的特点。适合于瘤体较小而又无法或不宜手术切除者，特别是肝切除术后早期肿瘤复发者。

（3）肝动脉化疗栓塞（TACE）：是肝癌非手术疗法中的首选方法。

（4）其他治疗：包括放射治疗、分子靶向治疗、生物治疗、中医中药治疗等。

6．护理措施

（1）疼痛护理：观察疼痛特点，帮助患者减轻疼痛，必要时应用镇痛药物。

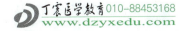 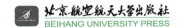

（2）肝动脉栓塞化疗患者护理

①术前护理：行各种术前检查及碘过敏试验。术前 1 天给予易消化饮食，术前 6 小时禁食、禁水。术前半小时可遵医嘱给予镇静药并测量血压。

②术后护理：取平卧位，术后 24 ～ 48 小时卧床休息。穿刺部位压迫止血 15 分钟再加压包扎，沙袋压迫 6 ～ 8 小时，保持穿刺侧肢体伸直 24 小时，并观察穿刺部位和肢体远端皮肤情况。禁食 2 ～ 3 天，从流质饮食开始，少量多餐。术后 4 ～ 8 小时体温可升高，持续约 1 周，高温者应采取降温措施。术后 1 周后，因肝缺血影响肝糖原储存和蛋白质合成，遵医嘱静脉补充白蛋白和葡萄糖液。

第七节　肝性脑病

肝性脑病是由严重肝病或门体分流引起的、以代谢紊乱为基础的中枢神经系统功能失调的综合征。

1. 病因　各型肝硬化，尤其是肝炎后肝硬化是导致肝性脑病的最主要原因。此外，门体分流术、重症肝炎、暴发性肝功能衰竭、原发性肝癌、妊娠期急性脂肪肝、严重胆道感染等均可引起肝性脑病。

2. 诱因　常见诱因包括上消化道出血（最常见）、高蛋白饮食、饮酒、便秘、感染、尿毒症、低血糖、严重创伤、外科手术、大量排钾利尿、过多过快放腹水、应用催眠镇静药和麻醉药等。

3. 发病机制

（1）氨中毒：是肝性脑病的重要发病机制。①氨主要在结肠部位以非离子型（NH_3）弥散入肠黏膜内而被吸收。游离的 NH_3 有毒性，且能透过血 - 脑屏障；NH_4^+ 不能透过血 - 脑屏障，可随粪便排出。②氨中毒的主要机制是干扰大脑的能量代谢，阻碍脑细胞的三羧酸循环，使大脑细胞能量供应不足。氨还可增加脑对中性氨基酸的摄取，抑制脑功能；增加谷氨酰胺的合成，导致脑细胞肿胀；直接干扰神经的电活动。

（2）神经递质变化

① γ - 氨基丁酸 / 苯二氮䓬（GABA/BZ）：弥散入大脑的氨可上调脑星形胶质细胞 BZ 受体表达，GABA/BZ 复合体被激活，促使氯离子内流而抑制神经传导。

②假神经递质：肝功能衰竭时，食物中的芳香族氨基酸不能被肝脏清除而进入大脑，形成与去甲肾上腺素化学结构相似的假性神经递质，即 β- 羟酪胺和苯乙醇胺。假性神经递质被脑细胞摄取并取代正常递质，使神经传导发生障碍，造成意识障碍甚至昏迷。

4. 临床表现　主要表现为高级神经中枢的功能紊乱以及运动和反射异常。根据意识障碍程度、神经系统表现和脑电图改变，将肝性脑病分为 5 期（表 2-32）。肝性脑病最具有特征性的体征是扑翼样震颤。

（1）0 期（潜伏期）：仅在心理测试或智力测试时有轻微异常。

（2）1 期（前驱期）：临床表现不明显，仅有轻度性格改变和行为异常，如焦虑、欣快、激动、淡漠少言等。

（3）2 期（昏迷前期）：以嗜睡、行为异常、言语不清、书写障碍、定向力障碍为主要表现。多有睡眠时间倒错，可出现幻觉、恐惧、躁狂等严重精神症状，衣冠不整或随地便溺，腱反射亢进、肌张力增高、踝阵挛及锥体束征阳性。

（4）3 期（昏睡期）：以昏睡和精神错乱为主，可唤醒，醒后能回答问话，常有神志不清和幻觉。各种神经体征持续存在或加重，肌张力增高，锥体束征阳性。

（5）4 期（昏迷期）：不能唤醒。浅昏迷时，对疼痛等强刺激仍有反应，腱反射和肌张力亢进；深

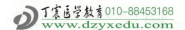 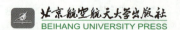

昏迷时，各种反射消失，肌张力降低，可出现阵发性惊厥、踝阵挛和换气过度。

表2-32　肝性脑病的临床分期

分　期	意识障碍程度	神经系统表现	脑电图改变	有无扑翼样震颤
0期（潜伏期）	无	心理或智力测试轻微异常	正常	无
1期（前驱期）	无	轻度性格改变和行为异常	多数正常	有
2期（昏迷前期）	嗜睡	行为异常、言语不清、书写障碍、定向力障碍	特征性异常	有
3期（昏睡期）	昏睡	精神错乱，神经体征持续存在或加重	异常	有
4期（昏迷期）	昏迷	浅昏迷肌张力、腱反射亢进；深昏迷降低或消失	明显异常	无法引出

5．辅助检查

（1）血氨：慢性肝性脑病，尤其是门体分流性脑病，常有血氨增高。急性肝性脑病血氨多正常。

（2）脑电图检查：2 ～ 4 期表现为节律变慢，对 0 期和 1 期的诊断价值较小。

（3）心理智能测验：主要用于筛选轻微肝性脑病。

6．治疗要点

（1）及早识别和去除诱因：纠正电解质和酸碱平衡紊乱；止血和清除肠道积血；预防和控制感染；避免使用镇静药及损害肝功能的药物。

（2）减少肠内毒物的生成和吸收

①开始数天内禁食蛋白质，因蛋白质进行入体内后可分解产生 NH_3。

②使用生理盐水或弱酸溶液（如稀醋酸溶液）清洁灌肠或导泻。

③口服乳果糖或乳梨醇：酸化肠道，有利于不产尿素酶的乳酸杆菌生长，使肠道细菌产氨减少。同时，肠道的酸性环境可减少氨的吸收，促进血液中的氨渗入肠道并排出体外。乳果糖也可稀释后保留灌肠。

④口服抗菌药：抑制肠内细菌生长，减少氨的形成和吸收。常用的抗菌药有利福昔明、新霉素、甲硝唑。利福昔明是非氨基糖苷类肠道抗菌药，具有广谱、强效的抑制肠道细菌生长作用，口服不吸收，只在胃肠道局部起作用。

（3）促进有毒物质的代谢清除

① L- 鸟氨酸 -L- 天冬氨酸：鸟氨酸可通过鸟氨酸循环（尿素循环）合成尿素而降低血氨，天冬氨酸可促进谷氨酰胺合成酶的活性。

② L- 精氨酸、谷氨酸钾或谷氨酸钠：以往在临床应用广泛，但疗效无法证实。精氨酸为酸性，适用于碱中毒时。

（4）减少或拮抗假神经递质：支链氨基酸制剂可竞争性抑制芳香族氨基酸进入大脑，从而减少假神经递质的形成。

（5）其他治疗：肝移植，人工肝，药用炭（活性炭）、树脂等血液灌流可清除血氨。

7．护理措施

（1）休息活动护理：绝对卧床休息，昏迷者需专人护理，过意识清醒者加强巡视。保持病房安静，

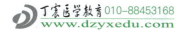 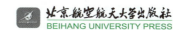

定期通风，限制探视。对烦躁不安者加用床挡，必要时使用约束带。

（2）饮食护理

①急性期发作首日禁食蛋白质，减少蛋白质分解而产生的氨。每天供给足量的热量和维生素，即无蛋白、高热量饮食，以糖类为主，限制摄入脂肪类食物。

②昏迷患者鼻饲 25% 葡萄糖液供给热量，以减少体内蛋白质代谢产氨。

③清醒后可逐渐增加蛋白质饮食，最好给予植物性蛋白如豆制品，含支链氨基酸较多，有利于保护结肠的正常菌群及酸化肠道，减少氨的生成。慢性肝性脑病患者不需禁食蛋白质。

④禁用维生素 B_6，以免多巴在外周神经处转为多巴胺，影响多巴进入脑组织，减少中枢神经系统正常递质的传导。

⑤显著腹水者给予无盐低钠饮食，24 小时摄入液体量为前一天尿量 +1000ml。

（3）去除和避免诱发因素

①积极预防和控制上消化道出血，出血停止后也应继续灌肠和导泻，以清除肠道内积血，减少氨的吸收。

②保持大便通畅。口服或鼻饲 25% 硫酸镁导泻，也可用生理盐水或弱酸溶液灌肠，禁用肥皂水等碱性溶液灌肠，以免增加氨的吸收。导泻时密切观察患者血压、脉搏、尿量及排便量等 4 个指标。

③避免应用催眠镇静药、麻醉药和对肝脏有毒性作用的药物等。出现烦躁不安或抽搐时，禁用吗啡、水合氯醛、哌替啶及巴比妥类药物，可用地西泮、氯苯那敏等，使用量为常规用量的 1/3 ～ 1/2，并减少给药次数。

④避免快速利尿和过快过多放腹水，在放腹水的过程中突然出现昏迷，应立即停止放腹水。

第八节　急性胰腺炎

急性胰腺炎是由多种病因导致胰酶在胰腺内被激活，引起胰腺组织自身消化，导致水肿、出血甚至坏死等炎性损伤，是一种化学炎症。

1. **病因**　在我国，胆道疾病是最常见的病因，西方国家多由大量饮酒导致。

（1）胆道疾病（胆道梗阻）：胆石症、胆道感染或胆道蛔虫是急性胰腺炎的主要病因，其中以胆石症最多见。

（2）酗酒和暴饮暴食：大量饮酒和暴饮暴食均引起胰液分泌增加，并刺激 Oddi 括约肌痉挛，造成胰管内压增高，损伤腺泡细胞，是急性胰腺炎的第二位病因和重要诱因，也是导致其反复发作的主要原因。

（3）胰管阻塞：常见病因是胰管结石，其次胰管狭窄、蛔虫及肿瘤均可引起胰管阻塞，胰管内压过高。

（4）十二指肠液反流：球后穿透溃疡、十二指肠憩室、胃大部切除术后输入袢梗阻等可引起十二指肠内压力增高，十二指肠液向胰管内反流。

（5）手术创伤：腹腔手术、腹部钝挫伤、ERCP 等。

（6）内分泌与代谢障碍：高钙血症、高脂血症可导致胰管钙化，胰液内脂质沉着。

（7）药物：农药、磺胺类、噻嗪类、糖皮质激素及硫唑嘌呤等。

（8）感染：继发于急性流行性腮腺炎、甲型流感、柯萨奇病毒感染等，常随感染痊愈而自行缓解。

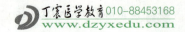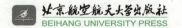

2．临床表现

（1）症状

①腹痛：是主要表现和首发症状，多于暴饮暴食或酗酒后突然发作。疼痛剧烈而持续，可有阵发性加剧。腹痛多位于中、左上腹，向腰背部呈带状放射，取弯腰屈膝侧卧位可减轻疼痛，进食后疼痛加重，一般胃肠解痉药不能缓解。水肿型腹痛 3～5 天可缓解，坏死型腹部剧痛且持续时间较长，极少数年老体弱患者腹痛极轻微或无腹痛。

②腹胀：与腹痛同时存在，早期为反射性，继发感染后由腹膜后的炎症刺激引起。患者可停止排便、排气。

③恶心、呕吐：恶心、呕吐早期即可出现，呕吐物多为胃十二指肠内容物，偶有血液，呕吐后腹痛不缓解。

④发热：常为中度以上发热，持续 3～5 天。如持续不退 1 周以上且白细胞升高，应考虑有胰腺脓肿或胆道炎症等继发感染。

⑤水、电解质及酸碱平衡紊乱：呕吐频繁者出现代谢性碱中毒。重症者可有脱水和代谢性酸中毒，伴有低钾、低镁、低钙，血糖增高。严重低血钙可导致手足抽搐，提示预后不良。

（2）体征

①轻症急性胰腺炎：中上腹压痛，但无反跳痛、肌紧张，肠鸣音减弱，轻度脱水貌，与腹痛程度不相符。

②重症急性胰腺炎：急性重病面容，痛苦表情，脉搏增快，呼吸急促及血压下降。全腹压痛明显，有肌紧张和反跳痛。可出现移动性浊音，腹水多呈血性。胰酶、血液及坏死组织液穿过筋膜和肌层渗入腹壁下，可导致腰部两侧皮肤呈暗灰蓝色（Grey-Turner 征），或脐周皮肤出现青紫（Cullen 征）。胰头水肿压迫胆总管可引起黄疸。

（3）并发症

①局部并发症：胰瘘、胰腺脓肿和假性囊肿。

②全身并发症：心力衰竭、急性肾衰竭、急性呼吸窘迫综合征、消化道出血、高血糖、DIC、脓毒症和菌血症等。其中休克最为常见。

3．辅助检查

（1）血常规检查：白细胞计数和中性粒细胞明显增高，核左移。

（2）淀粉酶测定：是胰腺炎早期最常用和最有价值的检查方法。血清淀粉酶在发病后数小时开始升高，8～12 小时标本最有价值，24 小时达高峰，持续 4～5 天后恢复正常。血清淀粉酶超过正常值 3 倍即可诊断。尿淀粉酶于 24 小时才开始升高，48 小时达高峰后缓慢下降，1～2 周后逐渐降至正常。淀粉酶升高的幅度和病情严重程度不成正比。

（3）血清脂肪酶测定：血清脂肪酶常在发病后 24～72 小时开始升高，持续 7～10 天。脂肪酶超过正常值 3 倍即可诊断。

（4）C 反应蛋白（CRP）：是组织损伤和炎症的非特异标志物，发病 48 小时＞150mg/L 提示病情较重。

（5）其他生化检查：持续空腹血糖＞10mmol/L 提示可能有胰腺坏死，预后不良。血钙降低程度与病情严重程度成正比，＜1.5mmol/L 提示预后不良。

（6）影像学检查：腹部超声为常规初筛检查，腹部 X 线片显示"哨兵袢"和"结肠切割征"为胰腺炎的间接指征。增强 CT 扫描是最具诊断价值的影像学检查，能鉴别是否合并胰腺组织坏死。

4．治疗要点　治疗原则为减轻腹痛，减少胰液分泌，防治并发症。

（1）减少胰液分泌：减少胰液分泌是治疗急性胰腺炎最主要的措施，而减少胰液分泌最主要

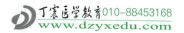 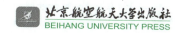

的措施是禁食、禁水和胃肠减压。

①禁食、禁水、胃肠减压：减少胃酸分泌，从而降低胰液分泌，减轻自身消化，减轻腹胀，降低腹内压。

②抗胆碱药及抑制胃酸分泌药：如阿托品、山莨菪碱（654-2）、H_2 受体拮抗剂或质子泵抑制剂等。

③抑制胰腺外分泌：生长抑素、奥曲肽可抑制生长激素释放，还可抑制胃酸、胰腺内分泌（胰岛素和胰高血糖素）及外分泌（胰酶），对胰腺有保护作用。生长抑素、奥曲肽还常用于严重急性上消化道出血如消化性溃疡出血、食管 - 胃底静脉曲张破裂出血的治疗，ERCP 和胰腺手术前的预防性用药。

（2）解痉止痛：在诊断明确的情况下给予解痉止痛药，常用药物有山莨菪碱、阿托品等。但抗胆碱药可诱发或加重肠麻痹，严重腹胀和肠麻痹者不宜使用。严重腹痛者可遵医嘱肌内注射哌替啶，但禁用吗啡，以免引起 Oddi 括约肌痉挛，加重病情。

（3）抗感染：早期使用对革兰阴性菌和厌氧菌敏感的抗生素，如喹诺酮类、头孢类或甲硝唑。还可应用 33% 硫酸镁或芒硝导泻清洁肠道，减少肠内细菌过生长，促进肠蠕动。

（4）静脉输液和营养支持：补充液体，抗休克，纠正水、电解质和酸碱平衡紊乱，加强营养支持。禁食期主要靠完全肠外营养，病情缓解后应尽早过渡到肠内营养。

（5）抑制胰酶活性：仅用于重症胰腺炎的早期，常用药物有抑肽酶、加贝酯。

（6）内镜下 Oddi 括约肌切开术、取石术：适用于胆源性胰腺炎，可迅速缓解症状，改善预后，防止急性胰腺炎复发。

（7）并发症的处理：对急性坏死型胰腺炎伴腹腔内大量渗液者，或伴急性肾衰竭者，给予腹膜透析治疗；急性呼吸窘迫综合征者及时做气管切开或机械通气；并发糖尿病者可进行胰岛素治疗。

5. 护理措施

（1）休息活动护理：绝对卧床休息，协助患者取弯腰屈膝侧卧位，以减轻疼痛。因剧痛辗转不安者，做好安全防护，防止坠床，避免周围放置危险物品。

（2）饮食护理：禁食 3 ~ 5 天，明显腹胀者行胃肠减压。轻症胰腺炎恢复饮食的条件是症状消失、体征缓解、肠鸣音恢复正常、出现饥饿感，而不需要等待淀粉酶完全恢复正常。开始可给予少量无脂、低蛋白流质饮食。

（3）防治低血容量性休克：禁食期间保证每天超过 3000ml 以上的液体摄入量。若患者出现血压下降、神志不清、尿量减少、面色苍白、皮肤湿冷等低血容量性休克的表现，立即配合医生进行抢救：①协助患者平卧，给氧并注意保暖；②迅速建立静脉通路，遵医嘱补充液体、血浆或全血；③迅速准备好抢救用物，如静脉切开包、人工呼吸器、气管切开包等；④如血压仍不回升，遵医嘱应用血管活性药物。

第九节　结核性腹膜炎

是一种由结核分枝杆菌感染引起的慢性弥漫性腹膜炎症。根据病理解剖特点可分为渗出型、粘连型、干酪型。

1. 病因与发病机制　由结核分枝杆菌感染腹膜引起，多继发于肺结核或体内其他部位结核。在腹腔内结核病灶以直接蔓延为主要感染途径，肠系膜淋巴结结核、输卵管结核、肠结核等为常见的原发病灶，少数可由血行播散引起。

2. 临床表现　一般起病缓慢，早期症状轻；少数起兵急，主要表现为急性腹痛、高热。

（1）症状

①发热、盗汗：多为低热、中等热，约 1/3 患者为弛张热，少数为稽留热。高热伴有明显毒血症者，主要见于渗出型、干酪型，或伴有粟粒型肺结核、干酪样肺炎等严重结核病的患者。

②腹痛：疼痛多位于脐周、下腹，也可发生于全腹。腹痛的发生可能与进餐引起胃肠反射或肠内容物通过炎症、狭窄肠端，引起局部肠痉挛有关。早期腹痛不明显，症状轻者可始终没有明显腹痛或为持续性隐痛、钝痛；偶可表现为急腹症，系肠系膜淋巴结结核、腹腔内其他结核的干酪样坏死病灶破溃，或肠结核急性穿孔所致。并发肠梗阻者可有阵发性绞痛。

③腹水：多为少量、中量。

④其他：常有腹泻症状，多为炎症致胃肠功能紊乱所致，呈糊状，一般 ≤ 3 ～ 4 次 / 天。后期有消瘦、水肿、贫血、舌炎、口角炎等营养不良表现。

（2）体征

①柔韧感：腹部触诊有柔韧感，即"揉面感"，是结核性腹膜炎的典型体征，是由于腹膜受轻度刺激或有慢性炎症所致。缺乏特异性。

②腹部压痛：一般压痛轻微，少有反跳痛。

③腹部肿块：常位于脐周，多见于粘连型或干酪型。肿块大小不一，边缘不整，表面不平，有时呈结节感，活动度小，多由增厚的大网膜、肿大的肠系膜淋巴结、粘连成团的肠曲或干酪样坏死脓性物积聚而成。

（3）并发症：肠梗阻、肠瘘等。其中肠梗阻较常见，表现为呕吐、腹胀，停止排便，肠鸣音亢进。

3. 辅助检查

（1）血液检查：病程长且有活动性病变患者有轻度至中度贫血。活动期血沉增快。

（2）腹水检查：鉴别腹水病因有重要价值。结核性腹膜炎患者腹水为渗出型，多为草黄色或草绿色，少数为淡血色，偶有乳糜样，静置后可有自然凝固块。结核分枝杆菌培养的阳性率很低（< 15%）。

（3）结核菌素试验：结果为强阳性对诊断有帮助。

（4）X 线检查：有辅助价值，查可发现肠粘连、肠结核、肠瘘、肠腔外肿块等征象

（5）腹腔镜检查：对诊断困难者有价值，但腹腔有广泛性粘连者禁用。活检组织病理检查具有确诊价值。

4. 治疗要点

（1）抗结核药物治疗：及早给予合理、足够疗程的抗结核化学药物治疗，是治疗本病的关键，以达到早日康复、避免复发和防止并发症的目的。渗出型强调全程规则治疗；粘连型或干酪型必要时可加强抗结核化疗的联合应用（以四联为宜）及适当延长抗结核治疗的疗程。

（2）放腹水治疗：可减轻症状。

（3）手术治疗：适用于诊断困难或并发严重、并发完全性肠梗阻、治疗不见好转者。

（4）辅助治疗：注意休息及营养的补充，以增加机体抵抗力，调整全身情况。

5. 护理措施

（1）休息活动：活动发热期应卧床休息，保证足够的睡眠，降低代谢率。

（2）饮食护理：保证足够的营养，增加机体抵抗力，给予高热量、高蛋白、高维生素、易消化饮食，少食多餐。

（3）病情观察：观察患者疼痛的部位、性质及持续时间。记录患者的体温、脉搏等生命体征，注意观察有无其他并发症，发现异常及时告知医生。

（4）腹水护理：穿刺前测量腹围、体重、生命体征，排空膀胱。穿刺后束紧腹带，避免腹内压骤

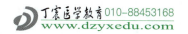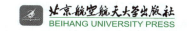

然下降，并用无菌敷料覆盖穿刺部位，注意有无渗血、渗液。准确记录抽出腹水的颜色、性质和量。

（5）用药护理：向患者及家属告知抗结核药多有耳毒性、肾毒性、胃肠道反应等不良反应，注意定期检查。坚持用药，不可私自停药或更改服用剂量。

（6）出院指导：定时复诊，以便及时了解病情发展。

第十节　上消化道出血

上消化道大出血是指屈氏韧带以上的消化道，包括食管、胃、十二指肠、胰腺、胆道及胃空肠吻合术后的空肠病变引起的出血。上消化道急性大量出血是指在数小时内失血量超过 1000ml 或循环血容量的 20%。

1. 病因　消化性溃疡、食管-胃底静脉曲张、急性糜烂出血性胃炎、胃癌等是最为常见的病因。

（1）上胃肠道疾病：食管疾病和损伤，胃、十二指肠疾病和损伤，空肠疾病。

（2）肝门静脉高压：食管-胃底静脉曲张破裂出血或门静脉高压性胃病。

（3）上消化道邻近器官或组织的疾病：胆道出血，胰腺疾病，主动脉瘤破入食管、胃或十二指肠等。

（4）全身性疾病：血液病、尿毒症、血管性疾病、结缔组织病、应激性溃疡、急性感染性疾病。

2. 临床表现

（1）呕血与黑便：是上消化道出血的特征性表现。

①呕血与黑便的关系：上消化道大出血均有黑便，但不一定有呕血。出血部位在幽门以上者常有呕血和黑便，若出血量少而速度慢时仅见黑便。出血部位在幽门以下多仅有黑便，若出血量大且速度快可因血液反流入胃，表现为呕血。

②呕血与黑便的特点：呕血多为棕褐色，呈咖啡渣样。若出血量大而速度快，血液未经胃酸混合即呕出，则呈鲜红色或血块。黑便常呈柏油样，黏稠而发亮，由血红蛋白中的铁与肠内硫化物作用形成黑色的硫化铁所致。出血量大时，粪便可呈暗红或鲜红色。

（2）失血性周围循环衰竭：早期表现为头晕、心悸、乏力、口渴、晕厥等组织缺血的表现。处理不及时可发展为休克状态，出现面色苍白、血压下降、脉搏细速、呼吸急促、四肢湿冷、尿量减少等。

（3）发热：大量出血后，部分患者在 24 小时内出现低热，一般不超过 38.5℃，持续 3～5 天后可恢复正常。

（4）出血程度的评估：见表 2-33。

表2-33　上消化道出血程度的评估

出血量	临床表现
＞5ml	大便隐血试验阳性
＞50ml	出现黑便
胃内积血＞250ml	出现呕血
1次出血量＜400ml	不出现全身症状
出血量＞400ml	出现头晕、心悸、乏力等症状
短时间内出血量＞1000ml	出现休克表现

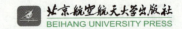

3．辅助检查

（1）血常规：出血 3 ～ 4 小时后出现贫血。急性出血者为正细胞正色素性贫血，慢性失血为小细胞低色素性贫血。出血 24 小时内网织红细胞增高，出血停止后逐渐恢复正常。白细胞计数在出血后 2 ～ 5 小时增高，出血停止后 2 ～ 3 天降至正常。

（2）氮质血症：大量血液中的蛋白质在肠道被吸收，血中尿素氮浓度增高，称为肠氮质血症。在出血后数小时血尿素氮增高，24 ～ 48 小时达高峰，一般不超过 14.3mmol/L，3 ～ 4 天降至正常。

（3）大便隐血试验：阳性。

（4）内镜检查：是诊断上消化道出血病因、部位和出血情况的首选检查方法。一般在上消化道出血后 24 ～ 48 小时进行胃镜或结肠镜检查，可直接观察病灶情况，明确病因，并进行紧急止血治疗。

（5）X 线钡剂造影检查：适用于有胃镜检查禁忌证或不愿进行胃镜检查者，应在出血停止数天及病情基本稳定后进行。

（6）选择性动脉造影：选择性血管造影适用于内镜未能发现病灶、估计有消化道动脉性出血者，若见造影剂外溢，则是消化道出血最可靠的征象。

4．治疗要点

（1）急救措施：卧位休息，保持呼吸道通畅，必要时吸氧，活动性出血期间禁食。

（2）补充血容量：立即配血，可以先输平衡溶液或葡萄糖盐水，必要时及早输入浓缩红细胞或全血，保持血红蛋白在 90 ～ 100g/L 为佳。肝硬化患者需输新鲜血，以免诱发肝性脑病。

（3）止血措施

①非曲张静脉上消化道大量出血：以消化性溃疡出血最常见。

a．药物止血：常用 H_2 受体拮抗剂或质子泵抑制剂，抑制胃酸分泌，大出血时静脉给药。

b．内镜治疗：适用于活动性出血或暴露血管的溃疡，注射肾上腺素或硬化剂、电凝及使用止血夹等。

c．介入治疗：通过血管介入栓塞胃十二指肠动脉。

②曲张的食管 - 胃底静脉破裂出血

a．药物止血：常用血管活性药物，如生长抑素、奥曲肽及血管加压素（垂体后叶素），减少门静脉血流量，降低门静脉压而控制出血。其中，生长抑素和奥曲肽是治疗食管 - 胃底静脉曲张出血的最常用药物。

b．气囊压迫止血：在药物治疗无效的大出血时暂时使用。因患者痛苦、并发症多、早期再出血率高，不可长期使用，不推荐为首选措施。

c．内镜止血：常通过注射硬化剂、套扎食管曲张静脉等方法止血。

5．护理措施

（1）休息活动护理：大出血时绝对卧床休息，取平卧位并将下肢略抬高，以保证脑部供血。呕血时头偏向一侧，防止误吸，保持呼吸道通畅，必要时吸氧。

（2）饮食护理：大量出血者暂禁食，消化性溃疡出血停止 24 小时后再给予温流质饮食；食管 - 胃底静脉破裂出血停止 48 ～ 72 小时后再提供半量冷流质饮食。少量出血、无呕吐者，给予温凉流质饮食，出血停止后改为营养丰富、易消化、无刺激性半流质、软食，少量多餐。避免生、冷、硬、粗糙、刺激性的食物，戒烟酒。食管 - 胃底静脉曲张破裂出血者，止血后限制钠和蛋白质的摄入量，以免加重腹水或诱发肝性脑病。

（3）病情观察：严密观察患者生命体征，出血速度是评估上消化道出血严重性的最关键指标。

（4）继续或再次出血的判断：以下表现提示有活动性出血或再出血。①反复呕血，甚至呕吐物由咖啡色转为鲜红色。②黑便次数及量增多，或排出暗红色甚至鲜红色血便，伴肠鸣音亢进。③血红蛋白、

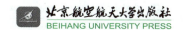

红细胞计数、血细胞比容测定继续降低，网织红细胞计数持续升高。④经充分输液、输血仍不能稳定血压和脉搏，或暂时好转后又恶化。⑤在补液足够、尿量正常的情况下，血尿素氮持续或再次增高。⑥原有肝门静脉高压的患者，在出血后脾暂时性缩小，若不见脾恢复提示有继续出血。出血停止的表现为患者血压、脉搏稳定在正常水平，大便转黄色，血尿素氮恢复正常。

（5）三腔二囊管的护理：经鼻腔或口腔插管至65cm时抽取胃液，检查管端确定在胃内，并抽出胃内积血。先向胃囊内注气150～200ml至囊内压50～70mmHg，向外加压牵引，以压迫胃底。如未能止血，再向食管囊内注气约100ml至囊内压35～45mmHg。为防止黏膜糜烂，气囊充气加压12～24小时应放松牵引，放气15～30分钟，必要时可重复注气压迫。出血停止后，放气并保留管道继续观察24小时，未再出血可考虑拔管。气囊压迫一般为3～4天，继续出血者可适当延长时间。

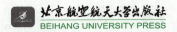

第5章　泌尿系统疾病

第一节　常见症状护理

1. 常见症状

（1）肾源性水肿：是肾疾病最常见的症状，可分为肾炎性水肿和肾病性水肿，两者鉴别见表2-34。

（2）肾性高血压：按病因可分为肾血管性和肾实质性，按发生机制又可分为容量依赖型和肾素依赖型，两者鉴别见表2-35。

表2-34　肾炎性水肿和肾病性水肿鉴别

	肾炎性水肿	肾病性水肿
发生机制	肾小球滤过率下降→水钠潴留	大量蛋白尿→血浆蛋白降低→胶体渗透压下降
水肿开始部位	眼睑及颜面部	下肢
凹　陷	不明显	明显
伴随症状	血压增高	无高血压及循环淤血

表2-35　容量依赖型和肾素依赖型高血压鉴别

	容量依赖型	肾素依赖型
发生机制	水钠潴留引起血容量增加	肾素-血管紧张素-醛固酮系统兴奋
常见疾病	急、慢性肾炎和多数肾功能不全	肾血管疾病和少数慢性肾衰竭晚期
治疗原则	限制水钠，使用利尿药	使用ACEI、ARB、钙通道阻滞剂类药物降压

（3）尿量异常：肾小球滤过率可受有效滤过压、肾血流量、滤过膜的通透性及滤过面积影响。肾小球毛细血管血压、血浆胶体渗透压、肾小囊内压共同构成有效滤过压。滤过率增加，可发生蛋白尿、血尿；滤过率降低，可出现少尿甚至无尿。

①正常尿量：成年人24小时尿量为1000～2000ml。

②少尿或无尿：尿量<400ml/24h或17ml/h为少尿，<100ml/24h为无尿。少尿可因肾前性（血容量不足等）、肾性（急、慢性肾衰竭等）及肾后性（尿路梗阻等）引起。

③多尿：尿量>2500ml/24h。

④夜尿增多：是指夜尿量超过白天尿量或夜尿持续>750ml。夜尿持续增多，尿比重低而固定可提示肾小管浓缩功能减退。

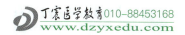
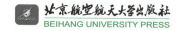

（4）蛋白尿：每天尿蛋白含量持续超过150mg，尿蛋白定性检查呈阳性称为蛋白尿。

（5）血尿：新鲜尿沉渣每高倍视野红细胞＞3个或1小时尿红细胞计数＞10万个，称镜下血尿。尿液外观为洗肉水样或血样即为肉眼血尿，提示1L尿液中含有1ml以上血液。

①初始血尿：提示病变在尿道。

②终末血尿：提示病变在后尿道、膀胱颈部或膀胱三角区。

③全程血尿：提示病变在膀胱、输尿管或肾脏。

（6）白细胞尿、脓尿和菌尿：新鲜离心尿液每高倍视野白细胞＞5个，或新鲜尿液白细胞计数＞40万个，称为白细胞尿或脓尿。中段尿涂片镜检每个高倍视野均可见细菌，或尿培养菌落计数超过10^5/ml称为菌尿，仅见于泌尿系统感染。

（7）管型尿：肾小球发生病变后，由蛋白质、细胞及其碎片在肾小管内凝聚而成，包括细胞管型、颗粒管型、透明管型等。白细胞管型是活动性肾盂肾炎的特征，红细胞管型提示急性肾小球肾炎，蜡样管型提示慢性肾衰竭。

（8）尿路刺激征：包括尿频、尿急、尿痛，排尿不尽感及下腹坠痛。

①尿频：单位时间内排尿次数增多而每次尿量减少。正常一般白天排尿4～6次，夜间0～2次。

②尿急：有尿意即迫不及待需要排尿，难以控制。

③尿痛：排尿时感觉会阴、下腹部疼痛或烧灼感。

（9）肾区疼痛及肾绞痛：急、慢性肾疾病常表现为肾区胀痛或隐痛、肾区压痛和叩击痛，多由于肾包膜受牵拉所致。肾绞痛由输尿管内结石、血块等移行所致，表现为患侧发作性剧烈绞痛，并向下腹部、大腿内侧及会阴部放射，多伴有血尿。

（10）排尿困难：排尿时须增加腹压才能排出，病情严重时增加腹压也不能排出而形成尿潴留，见于膀胱以下尿路梗阻。

（11）尿潴留：膀胱排空不完全或停止排尿，可分为急性和慢性尿潴留。急性尿潴留见于膀胱出口以下尿路严重梗阻，突然短时间内不能排尿，膀胱迅速膨胀。慢性尿潴留见于膀胱颈部以下尿路不完全性梗阻或神经源性膀胱。正常情况下残余尿量＜5ml，＞50～100ml则为异常。

（12）尿失禁：尿不能控制而自行排出。

2. 肾源性水肿的护理措施

（1）休息活动护理：轻度水肿者休息与活动可交替进行，限制活动量。严重水肿者应卧床休息，增加肾血流量和尿量，缓解水钠潴留。眼睑、面部水肿者，休息时抬高头部；下肢水肿者抬高下肢；阴囊水肿者用吊带托起；胸腔积液者取半卧位。

（2）饮食护理：合理的饮食可减轻肾脏负担，改善肾功能。

①水：尿量＞1000ml/d，不需严格限水。尿量＜500ml/d或严重水肿者，严格限制水的摄入，量出为入，每天摄入量≤前1天尿量＋不显性失水量（约500ml）。

②钠盐：低盐饮食，以2～3g/d为宜，避免进食含钠丰富的食物及饮料，如腌制食物、味精、汽水等，可用糖、醋或柠檬等增进食欲。

③蛋白质：严重水肿伴低蛋白血症患者，可给予正常量的优质蛋白质饮食，以0.8～1g/（kg·d）为宜，不应给予高蛋白饮食。有氮质血症的水肿患者，应限制蛋白质的摄入，给予0.6～0.8g/（kg·d），低蛋白饮食可延缓肾小球硬化及肾功能减退。慢性肾衰竭者根据GFR调节蛋白质摄入量。

④热量：保证热量充足，防止发生负氮平衡，摄入量≥30kcal/（kg·d）。

（3）病情观察：肾源性水肿最重要的护理措施是准确记录24小时液体出入量。密切观察水肿消长情况，监测生命体征和腹围，观察有无急性心力衰竭和高血压脑病的表现，定期测量体重变化。

（4）用药护理：遵医嘱使用利尿药、糖皮质激素或其他免疫抑制药等，注意药物的疗效及不良反应。

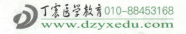 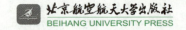

长期使用利尿药应定期监测血清电解质和酸碱平衡情况。

（5）皮肤护理：保持皮肤清洁、干燥，每天温水拭浴或淋浴，但清洁时勿过分用力。衣着柔软、宽松。长期卧床者经常变换体位，以防压疮。阴囊水肿可用丁字带将阴囊托起。严重水肿者尽量静脉给药，避免肌内注射，防止注射部位渗液而发生感染。

第二节　慢性肾小球肾炎

慢性肾小球肾炎简称慢性肾炎，是一组以蛋白尿、血尿、高血压和水肿为临床特征的肾小球疾病，起病方式各有不同，病情迁延，病变缓慢进展，伴有不同程度的肾功能减退，最终可导致慢性肾衰竭。

1．**病因与发病机制**　多数起病即为慢性，少数由急性肾小球肾炎发展所致。发病的起始因素主要是免疫介导的炎症。非免疫性因素也可导致病程慢性化，如应用肾毒性药物、高血压、高蛋白或高脂饮食等。

2．**临床表现**　可发生于任何年龄，以青中年男性为主，起病缓慢、隐匿，蛋白尿、血尿、高血压和水肿为基本表现。

（1）蛋白尿：是本病必有的表现。多为轻度蛋白尿，部分患者出现大量蛋白尿。

（2）血尿：多为镜下血尿，也可出现肉眼血尿。

（3）水肿：可有可无，一般不严重，多为眼睑和（或）下肢凹陷性水肿，晚期持续存在。

（4）高血压：血压正常或轻度升高，部分患者出现血压（特别是舒张压）持续性中等以上程度升高。

（5）肾功能损害：呈慢性进行性损害，可出现夜尿增多。感染、劳累、妊娠、血压升高、肾毒性药物、预防接种及高蛋白、高脂或高磷饮食可诱发肾功能急剧恶化，去除诱因后肾功能可有一定程度的缓解。慢性肾功能不全为其终末期并发症。

3．**辅助检查**

（1）尿液检查：蛋白尿＋～＋＋＋，24 小时尿蛋白定量 1～3g。镜下可见多形性红细胞和红细胞管型。

（2）血液检查：早期血常规多正常或轻度贫血。晚期红细胞计数和血红蛋白明显下降。

（3）肾功能检查：内生肌酐清除率明显下降，血尿素氮、血肌酐增高。

（4）B 超检查：双肾缩小，皮质变薄。

（5）肾穿刺活体组织检查：可确定慢性肾炎的病理类型。

4．**治疗要点**　目的在于防止和延缓肾功能进行性减退，改善症状及防治严重合并症，而不以消除尿蛋白和血尿为目标。一般不使用激素和细胞毒药物，多采取综合治疗。

（1）控制高血压和减少尿蛋白：是两个重要的治疗环节，因高血压和蛋白尿可加速肾小球硬化，促进肾功能恶化。血压最好控制在＜ 130/80mmHg，尿蛋白＜ 1g/d。首选药物为血管紧张素转换酶抑制剂（ACEI）或血管紧张素Ⅱ受体拮抗剂（ARB），既可降低血压，又能减少蛋白尿，保护肾脏功能。

（2）休息与饮食：休息可增加肾血流量，增加尿量，改善肾功能，减少蛋白尿。肾功能不全者采取优质低蛋白、低磷饮食，以减轻肾小球高灌注、高压力和高滤过状态，延缓肾小球硬化和肾功能减退。

（3）利尿：水肿较明显者，选用氢氯噻嗪、呋塞米等利尿药。

（4）抗血小板药物：可改善微循环，降低尿蛋白，延缓肾功能衰退。

（5）避免加重肾脏损害的因素：避免妊娠、感染、劳累及肾毒性药物等。

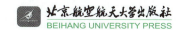

5. 护理措施

（1）休息活动护理：注意休息和睡眠，适度活动，避免体力活动、受凉，防止感染。为预防下肢静脉血栓形成，可被动运动肢体。

（2）饮食护理：采取低量优质蛋白、低磷饮食，蛋白质以 0.6～0.8g/（kg·d）为宜。保证热量足够，充分补充维生素及矿物质。长期低优质蛋白饮食者注意补充必需氨基酸。水肿明显和高血压者给予低盐饮食，详见本章第一节常见症状护理的相关内容。

（3）病情观察：重点关注血压变化，中度以上的高血压如控制不佳，肾功能恶化较快，预后较差。准确记录 24 小时出入液量，监测尿量、体重，观察水肿、贫血及肾功能减退程度等情况，及时发现肾衰竭。

（4）预防感染：遵医嘱应用抗生素 1～2 周，以免发生感染。

（5）用药指导：遵医嘱长期正确用药，使用降压药时不宜降压过快、过低，注意观察药物疗效和不良反应。避免应用有肾毒性作用的药物如氨基糖苷类（庆大霉素、链霉素、卡那霉素、妥布霉素、新霉素、阿米卡星）、磺胺类、两性霉素 B、第一代头孢菌素等。

第三节　原发性肾病综合征

原发性肾病综合征是由各种肾疾病所致的，以大量蛋白尿（尿蛋白＞3.5g/d）、低白蛋白血症（血浆白蛋白＜30g/L）、水肿、高脂血症为临床表现的一组综合征。其中，前两项为诊断本病的必备条件。

1. **病因与发病机制**　肾病综合征不是独立的疾病，可分为原发性和继发性。原发性肾病综合征是指原发于肾脏本身的肾小球疾病，其发病机制为免疫介导性炎症所致的肾损害。继发性肾病综合征是指继发于全身或其他系统疾病的肾损害，如糖尿病肾病、狼疮性肾炎、过敏性紫癜等。

2. **病理生理**

（1）大量蛋白尿：因肾小球滤过膜屏障功能受损，导致原尿中蛋白含量增多，形成大量蛋白尿。大量蛋白尿是肾病综合征的起病根源，是最根本和最重要的病理生理改变，也是导致其他三大临床表现的基本原因，对机体的影响最大。

（2）低白蛋白血症：因大量蛋白从尿中丢失所致。肝代偿性合成白蛋白不足，胃黏膜水肿影响蛋白质吸收可进一步加重低蛋白血症。

（3）水肿：低白蛋白血症导致血浆胶体渗透压下降是水肿的主要原因。

（4）高脂血症：其发生与低白蛋白血症刺激肝合成脂蛋白增加和脂蛋白分解减少有关。

3. **临床表现**　起病缓急与病理类型有关，患儿起病或复发前常有呼吸道感染。

（1）大量蛋白尿：大量蛋白尿是肾病综合征的起病根源，是最根本和最重要的病理生理改变，也是导致其他三大临床表现的基本原因，对机体的影响最大。

（2）低白蛋白血症：因大量蛋白从尿中丢失所致。肝代偿性合成白蛋白不足，胃黏膜水肿影响蛋白质吸收可进一步加重低蛋白血症。低白蛋白血症导致血浆胶体渗透压下降是水肿的主要原因。

（3）水肿：是肾病综合征患者最常见和最突出的体征，是患者入院后护理最重要的评估内容。

（4）高脂血症：以高胆固醇血症最为常见，其发生与低白蛋白血症刺激肝合成脂蛋白增加和脂蛋白分解减少有关。

（5）并发症

①感染：是常见的并发症和致死原因，也是导致肾病综合征复发及疗效不佳的主要原因，其发生

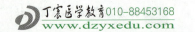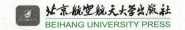

与蛋白质营养不良、免疫功能紊乱及应用糖皮质激素等有关。最常见的感染部位依次为呼吸道、泌尿道及皮肤。

②血栓、栓塞：多数患者血液呈高凝状态，易发生血管内血栓形成和栓塞，以肾静脉血栓最常见，可使肾病综合征加重，是直接影响疗效和预后的重要原因。

③肾衰竭：是肾病综合征导致肾损伤的最终后果。

④蛋白质及脂肪代谢紊乱。

4．辅助检查

（1）尿液检查：尿蛋白定性 +++ ～ ++++，尿蛋白定量 > 3.5g/d，尿中有红细胞、颗粒管型。

（2）血液检查：血浆白蛋白 < 30g/L，血胆固醇、甘油三酯、低密度脂蛋白及极低密度脂蛋白均增高，血沉明显增快。

（3）肾功能检查：血尿素氮、肌酐可升高，内生肌酐清除率降低。

（4）肾活检病理检查：可以明确肾小球的病变类型，指导治疗及判断预后。

（5）B 超检查：双肾正常或缩小。

5．治疗要点

（1）一般治疗：注意休息，合理饮食。

（2）对症治疗

①利尿消肿：噻嗪类利尿药与保钾利尿药合用。

②减少尿蛋白：血管紧张素转换酶抑制剂（ACEI）或血管紧张素Ⅱ受体拮抗剂（ARB），可直接降低肾小球内高压，减少尿蛋白。

（3）抑制免疫与炎症反应

①糖皮质激素：抑制免疫炎症反应，减少醛固酮和抗利尿激素分泌，是原发性肾病综合征首选的治疗药物。

②细胞毒药物：以环磷酰胺最常用，常与激素合用。

③环孢素 A：适用于激素及细胞毒药物治疗无效的难治性肾病综合征。

（4）并发症防治

①感染：用激素治疗时无须预防性使用抗生素，以免诱发真菌双重感染。一旦发生感染，及时应用敏感、强效及无肾毒性的抗生素治疗。

②血栓及栓塞：当血浆白蛋白 < 20g/L 时，提示存在高凝状态，可预防性应用肝素并辅以抗血小板药。

③急性肾衰竭：利尿无效且达到透析指征时应进行血液透析。

（5）中医中药治疗：雷公藤具有抑制免疫和系膜细胞增生、减少尿蛋白的作用。

6．护理措施

（1）休息活动护理：全身严重水肿、胸腹腔积液者，易引起呼吸困难，需绝对卧床休息，取半卧位，以增加肾血流量，从而增加尿量。床上适度活动，防止关节僵硬、挛缩及肢体血栓形成。水肿减轻后可下床室内活动，尿蛋白 < 2g/d 可进行室外活动，恢复期避免剧烈活动。高血压者应限制活动量。

（2）饮食护理：一般给予正常量的优质蛋白（动物蛋白），摄入量以 0.8 ～ 1.0g/（kg·d）为宜。肾功能不全时根据内生肌酐清除率调整蛋白质摄入量。保证足够的热量，以 30 ～ 35kcal/（kg·d）为宜。为减轻高脂血症，应少进富含饱和脂肪酸的食物，多吃不饱和脂肪酸及富含可溶性纤维食物。水肿时限制钠盐 < 3g/d，避免腌制食品。轻度水肿无须严格限水，严重水肿或每天尿量 < 500ml 者严格限制水的摄入。

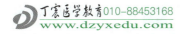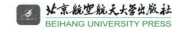

（3）皮肤护理：详见本章第一节常见症状护理的相关内容。

（4）预防感染：保持病室环境清洁，定期空气消毒。加强口腔护理。严格无菌操作，保持全身皮肤和会阴清洁。加强营养和休息，注意保暖。尽量减少探视，预防交叉感染。

（5）用药护理

①利尿药：定期复查电解质，遵医嘱补钾，肾衰竭者禁用保钾利尿药。注意利尿不宜过快、过猛，以免血容量不足而加重血液高凝，诱发血栓、栓塞并发症。

②糖皮质激素：严格遵医嘱用药，长期使用应注意有无消化道溃疡、继发感染、骨质疏松、高血压、糖尿病、满月脸及向心性肥胖等不良反应。用药应遵循起始足量、缓慢减药、长期维持的原则。可采取全天量顿服或维持用药期间两天量隔天一次顿服，以减轻不良反应。中程疗法总疗程6个月，长程疗法9个月。

③环磷酰胺：不良反应有出血性膀胱炎、骨髓抑制、胃肠道反应、中毒性肝损害、脱发及性腺抑制（尤其男性）等。

④环孢素A：长期应用存在肝肾毒性、高血压、高尿酸血症、多毛及牙龈增生等不良反应，停药后易复发。

第四节　肾盂肾炎

1. 病因与发病机制

（1）病原体：以革兰阴性杆菌为主，最常见的致病菌为大肠埃希菌。

（2）感染途径：①上行感染是最常见的感染途径，致病菌经尿道进入膀胱，甚至沿输尿管播散至肾脏，致病菌多为大肠埃希菌。②血行感染，较少见，多为体内感染灶的致病菌侵入血液循环后累及泌尿系统，致病菌多为金黄色葡萄球菌。③淋巴感染，更少见，致病菌经淋巴管传播至泌尿系统。④直接感染，偶见外伤或肾周围器官发生感染时，致病菌直接侵入所致。

（3）诱发因素：①梗阻因素，如泌尿系统结石、肿瘤等。②机体抵抗力降低，如糖尿病或长期应用免疫抑制药的患者等。③女性尿道短、直而宽，括约肌收缩力弱，尿道口与肛门、阴道邻近，易发生尿路感染。女性月经期、妊娠期、绝经期因内分泌等因素改变而更易发病。④医源性因素，如留置导尿、做逆行肾盂造影等，可导致尿道黏膜损伤，致病菌侵入深部组织而发病。

2. 临床表现

（1）急性肾盂肾炎：最典型的症状为突发高热和膀胱刺激征，合并全身中毒症状，可有单侧或双侧腰痛、肾区叩击痛及脊肋角压痛。

（2）慢性肾盂肾炎：大多数因急性肾盂肾炎治疗不彻底发展而来。病程长，迁延不愈，反复发作，多见于老年人和孕妇。部分患者有"无症状性菌尿"。

（3）并发症：多见于严重急性肾盂肾炎，可有肾周围炎、肾乳头坏死、肾脓肿、脓毒症等。

3. 辅助检查

（1）尿常规：可见白细胞管型，对肾盂肾炎有诊断价值，但不会出现大量蛋白尿。

（2）血常规：急性期血白细胞计数增高，中性粒细胞核左移，血沉增快。

（3）细菌培养：可采用清洁中段尿、导尿及膀胱穿刺尿做细菌培养，其中膀胱穿刺尿培养结果最可靠。尿细菌定量培养$\geq 10^5$/ml为真性菌尿，可确诊尿路感染。$10^4 \sim 10^5$/ml为可疑阳性，需复查。$< 10^4$/ml则可能是污染。

（4）肾功能检查：慢性肾盂肾炎肾功能受损时可出现肾小球滤过率下降、血肌酐升高等。

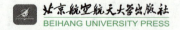

4. 治疗要点

（1）急性肾盂肾炎

①一般治疗：休息，多饮水，勤排尿，保持每天尿量在 2500ml 以上。保持外阴清洁，也是最简单的预防措施。

②抗菌药物治疗：应用抗菌药物，首选对革兰阴性杆菌有效的药物，如喹诺酮类（氧氟沙星等）、青霉素及头孢菌素类。一般疗程为 10～14 天，尿检阴性后再用药 3～5 天。如尿菌仍阳性，则应参考药敏试验结果选用敏感性药物继续治疗 4～6 周。治愈后不提倡长期应用抗菌药物，以免诱发耐药。

③碱化尿液：碳酸氢钠片口服，以碱化尿液，增强药物抗菌活性，避免尿路结晶形成。

（2）慢性肾盂肾炎：治疗的关键是积极寻找并去除易感因素，提高机体免疫力；急性发作时的治疗原则同急性肾盂肾炎。

5. 护理措施

（1）休息活动护理：急性期需卧床休息，慢性肾盂肾炎患者不宜从事重体力活动。

（2）饮食护理：给予高热量、高蛋白、高维生素饮食。鼓励多饮水，每天饮水 2000ml 以上，每 2 小时排尿 1 次，通过增加尿量起到冲洗尿路的作用，促进细菌和毒素排出，减少炎症对膀胱和尿道的刺激。多饮水、勤排尿是最简便有效的预防尿路感染的措施。

（3）高热护理：遵医嘱应用抗菌药物，口服复方磺胺甲噁唑时嘱患者多饮水，并同时服用碳酸氢钠，以碱化尿液、增强疗效、减少磺胺结晶形成，避免引起肾损伤。可进行物理降温，必要时按医嘱药物降温。

第五节　慢性肾衰竭

慢性肾衰竭简称慢性肾衰，是各种慢性肾疾病进行性发展的最终结局，以肾功能减退，代谢产物潴留，水、电解质紊乱及酸碱平衡失调和全身各系统症状为主要表现的临床综合征。

1. 病因　在我国以原发性慢性肾小球肾炎最多见。在发达国家，糖尿病肾病、高血压肾小动脉硬化为主要病因。

2. 临床表现　起病隐匿，早期仅有原发病表现。当发展至肾衰竭失代偿期时，才出现明显症状。尿毒症期时出现全身各器官功能失调的表现。

（1）水、电解质和酸碱平衡失调：常出现水肿或脱水、低钠或高钠血症、低钾或高钾血症、低钙血症、高磷血症及代谢性酸中毒，以代谢性酸中毒和水钠平衡紊乱最多见。

（2）消化系统：食欲减退是最早期和最常见的症状，还可出现恶心、呕吐、腹胀、腹泻、消化道出血，尿毒症晚期因唾液中的尿素被分解成氨，呼气有尿臭味。

（3）心血管系统：心血管病变是慢性肾衰的常见并发症和最主要的死因。

①高血压和左心室肥大：存在不同程度的高血压，主要与水钠潴留有关。

②心力衰竭：是尿毒症患者最常见的死亡原因。与高血压、水钠潴留、尿毒症性心肌病等有关。

③尿毒症性心包炎：是病情危重的表现之一，其发生多与尿毒症毒素蓄积、低蛋白血症和心力衰竭有关。轻者无症状，典型者表现为胸痛及心包积液体征，心包积液多为血性。

④动脉粥样硬化：与高血压、脂质代谢紊乱有关，动脉粥样硬化发展迅速，也是主要的致死因素。

（4）血液系统

①贫血：所有患者必有轻、中度贫血，为正细胞性、正色素性贫血，发生原因主要为肾脏

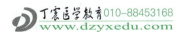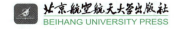

促红细胞生成素减少，致红细胞生成减少和破坏增加。

②出血倾向：常有皮下出血、鼻出血、月经过多等。

（5）呼吸系统：出现气促、气短，酸中毒时呼吸深而长。晚期可出现"尿毒症肺水肿"，肺部 X 线显示"蝴蝶翼"征。

（6）精神、神经系统：早期常疲乏、失眠、注意力不集中，后期可出现性格改变、抑郁、记忆力下降，尿毒症时表现为谵妄、幻觉、昏迷等。

（7）骨骼病变：由于活性维生素 D_3 不足、低血钙症和高磷血症、继发性甲状旁腺功能亢进等因素可致肾性骨营养不良症，以高转化性骨病最多见。

（8）皮肤表现：皮肤瘙痒是最常见症状之一，与继发性甲亢引起的钙沉着于皮肤有关。尿毒症患者的特征性面容表现为面色苍白或黄褐色，与贫血、尿素霜的沉积有关。

（9）内分泌失调：常有性功能障碍，女性患者闭经、不孕，男性患者阳痿、不育。

（10）代谢紊乱：可出现糖耐量异常、高甘油三酯血症、高胆固醇血症和血浆白蛋白水平降低等。

（11）继发感染：其发生与免疫系统功能低下和白细胞功能异常有关，以肺部、泌尿和皮肤感染多见，为主要死亡原因之一。

（12）临床分期：根据肾功能损害程度，慢性肾衰竭可分为 4 期（表 2-36）。

表2-36　慢性肾衰竭的临床分期

分　期	肌酐清除率（ml/min）	血肌酐（μmol/L）	临床表现
肾功能代偿期	50～80	133～177	无症状
肾功能失代偿期	25～50	178～450	轻度贫血、乏力和夜尿增多
肾衰竭期	10～25	451～707	中度贫血，消化道症状，夜尿增多，轻度水、电解质、酸碱平衡紊乱
尿毒症期	<10	≥707	明显贫血，消化道症状，水、电解质和酸碱平衡紊乱，神经系统症状

3. 辅助检查

（1）血常规：红细胞计数和血红蛋白浓度降低，白细胞与血小板正常或偏低。

（2）尿液检查：尿量正常但夜尿增多，尿渗透压降低。尿比重测定是判断肾功能最简单的方法，严重者尿比重固定在 1.010～1.012。蜡样管型对诊断有意义。

（3）肾功能检查：内生肌酐清除率降低出现较早，血肌酐、尿素氮、尿酸增高。

（4）影像学检查：双肾缩小。

4. 治疗要点

（1）早期防治：治疗原发病和去除导致肾功能恶化的因素，是慢性肾衰竭防治的基础，也是保护肾功能和延缓慢性肾脏疾病进展的关键。

（2）饮食治疗：限制蛋白饮食是治疗的重要环节，能减少含氮代谢产物生成，减轻症状及相关并发症，延缓病情进展。适当应用必需氨基酸，避免负氮平衡。

（3）对症治疗

①高血压：严格、有效控制血压是延缓慢性肾衰竭进展的重要措施之一。肾素依赖型应首选血管紧张素转换酶抑制剂（ACEI）或血管紧张素 II 受体拮抗剂（ARB）。

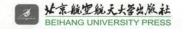

②感染：结合细菌培养和药物敏感试验，及时应用无肾毒性或毒性低的抗生素治疗。

③代谢性酸中毒：在纠正酸中毒过程中同时补钙，防止低钙引起的手足抽搐。

④贫血：重组人红细胞生成素是治疗肾性贫血的特效药，血红蛋白＜ 100g/L 可开始使用。

（4）透析疗法：适用于尿毒症患者经药物治疗无效时。

（5）肾移植：是目前最佳的肾脏替代疗法，为治疗终末期肾衰竭最有效的方法。

5. 护理措施

（1）休息活动护理：以休息为主，避免过度劳累。病情较重或合并心力衰竭、严重贫血者，应绝对卧床休息，并协助患者做好各项生活护理。病情较轻、能起床活动者，应适当活动，以不出现心慌、气急、乏力和头晕为宜。长期卧床患者应适当床上活动，避免肢体血栓形成或肌肉萎缩。

（2）饮食护理：给予低量优质蛋白（动物蛋白）、高热量、低磷、低钾、高钙、高维生素的易消化饮食。根据肾小球滤过率调整蛋白质的摄入量，一般为 0.4 ～ 0.8g/（kg·d）。血液透析患者的蛋白质摄入量为 1.0 ～ 1.2g/（kg·d）。主食最好采用麦淀粉，以及其他热量高、蛋白质低的食物，如藕粉、粉丝、薯类等。避免摄取含钾量高的食物。

（3）病情观察：最重要的是每天准确记录 24 小时液体出入量。密切监测患者生命体征及意识状态，每天定时测量体重，注意有无并发症的表现，尤其注意防止高钾血症，禁食含钾高的食物及使用含钾的药物，如青霉素钾、螺内酯等药物。禁止输库存血，因库存血含钾量较高。

（4）预防感染：监测患者体温变化，评估导致感染的危险因素及部位。严格执行无菌操作，避免不必要的侵入性检查和治疗。加强对皮肤、口腔及外阴的护理，卧床患者定期翻身。注意保暖，尽量少去人群密集的公共场所。血液透析者可行乙肝疫苗接种，并尽量减少输血。

（5）水肿护理：详见本章第一节常见症状护理的相关内容。

（6）用药护理：遵医嘱正确用药，注意观察药物疗效和不良反应。应用促红细胞生成素皮下注射时，应定期更换注射部位。避免应用庆大霉素等有肾毒性作用的药物。

（7）皮肤护理：保持皮肤清洁、干燥，避免使用刺激性液体洗澡。勤换衣服，衣着柔软、宽松。经常更换卧位，按摩受压部位，防止压疮。

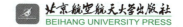

第6章　血液及造血系统疾病

第一节　常见症状护理

血液由血细胞和血浆组成，血细胞包括红细胞、白细胞及血小板。红细胞进入血液循环后的平均寿命约120天，中性粒细胞平均寿命2～3天，嗜酸性粒细胞8～12天，嗜碱性粒细胞12～15天，血小板7～14天。正常成人红细胞计数，男性为（4.0～5.5）×10^{12}/L，女性为（3.5～5.0）×10^{12}/L。

1．血液病常见症状

（1）贫血：是血液病最常见的症状之一。血红蛋白浓度是反映贫血最重要的检查指标。在海平面地区，成年男性Hb＜120g/L，女性Hb＜110g/L即可诊断为贫血。

①分类

a．红细胞和血红蛋白生成不足性贫血：造血物质缺乏，如营养性缺铁性贫血；骨髓造血功能障碍，如再生障碍性贫血；慢性感染、肾病伴发的贫血等。

b．溶血性贫血：如遗传性球形红细胞增多症、新生儿溶血病等。

c．失血性贫血：各种急性和慢性失血性贫血。

②临床表现：疲乏、困倦和软弱无力是贫血最常见和最早出现的症状。皮肤黏膜苍白是贫血最突出的体征和患者就诊的主要原因，以眼结膜、口唇、甲床多见。神经系统对缺氧最敏感，常有头晕、头痛、失眠多梦、注意力不集中等。

（2）继发感染

①常见原因：急性白血病、再生障碍性贫血、淋巴瘤等血液病引起白细胞数减少和功能缺陷，免疫抑制药的应用及贫血或营养不良等。

②临床表现：发热是感染最常见的症状。感染部位以口腔、牙龈、咽峡最常见，其次为呼吸系统、皮肤、泌尿系统等，严重者可发生败血症。

（3）出血或出血倾向：由止血和凝血功能障碍而引起自发性出血或轻微创伤后出血不止的一种症状。

①常见原因：血小板数量减少或功能异常，血管脆性增加，凝血因子缺乏，血液中抗凝血物质增加。

②临床表现：可发生在全身任何部位，以口腔、鼻腔、牙龈最常见。颅内出血最严重，可导致患者死亡。

2．血液病患者的护理

（1）出血倾向

①休息活动护理：仅有皮肤黏膜出血且症状轻微，无须限制活动。若血小板计数＜50×10^9/L，宜减少活动，增加卧床休息时间。严重出血或血小板计数＜20×10^9/L者，绝对卧床休息，协助生活护理。

②饮食护理：给予高热量、高蛋白、高维生素、少渣软食。保持大便通畅，必要时应用缓泻药。加强口腔护理，餐前、餐后可用冷的苏打漱口水含漱。

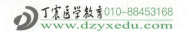
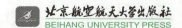

③病情观察：定时测血压、心率，注意意识状态。严密观察出血部位、出血范围、出血量等，及时识别重症出血及其先兆。

④皮肤出血的护理：保持皮肤清洁，避免搔抓皮肤，避免肢体碰撞或外伤。护理操作动作要轻稳，尽量少用注射药物，注射或穿刺后延长按压时间，直至止血。

⑤鼻出血的护理：避免用力擤鼻或用手挖鼻痂，可用液状石蜡滴鼻，防止黏膜干裂出血。少量鼻出血可用干棉球或 1 ∶ 1000 肾上腺素棉球填塞止血，并局部冷敷。出血严重可用凡士林油纱条做鼻孔填塞压迫止血。

⑥口腔、牙龈出血的护理：用软毛牙刷，勿用牙签剔牙，避免食用煎炸、坚硬的食物。牙龈渗血时，可用肾上腺素棉球吸收，明胶海绵片贴敷牙龈或局部压迫止血。并可用棉签蘸漱口液清洁牙齿。

⑦密切观察止血药的疗效和不良反应：遵医嘱输血及应用血液制品，做好"三查八对"。

（2）发热

①休息活动护理：维持适宜的温湿度，定期通风。卧床休息，取舒适体位，必要时吸氧。

②饮食护理：给予高蛋白、高热量、高维生素、易消化饮食，多饮水，每天饮水至少 2000ml 以上，必要时遵医嘱静脉补液。

③病情观察：注意观察生命体征、意识状态及进食情况，尤其是体温的变化。

④降温护理：物理降温可在颈部、腋下及腹股沟等大血管处放置冰袋，血液病或有出血倾向者禁用乙醇或温水拭浴，以免局部血管扩张造成皮下出血。大量出汗时，及时更换衣物，保持皮肤清洁干燥，防止受凉和虚脱。

⑤预防感染：定期进行病室消毒，限制探视人员，以防交叉感染。白细胞＜ $1×10^9$/L 时应实行保护性隔离。

第二节　贫　血

一、缺铁性贫血

缺铁性贫血是体内储存铁缺乏，导致血红蛋白合成减少而引起的一种小细胞低色素性贫血，是最常见的贫血。

1. 铁代谢

（1）铁的来源：造血所需的铁主要来自衰老破坏的红细胞。食物也是铁的重要来源。

（2）铁的吸收：吸收铁的主要部位是十二指肠及空肠上端。

2. 病因与发病机制

（1）铁摄入不足：是妇女、小儿缺铁性贫血的主要原因。多见于婴幼儿、青少年、妊娠期和哺乳期妇女。

（2）铁吸收不良：由胃酸分泌不足或肠道功能紊乱影响铁的吸收。常见于胃大部切除、慢性胃肠道疾病等。

（3）铁丢失过多：慢性失血是成年人缺铁性贫血最常见和最重要的病因，如消化性溃疡出血、痔出血、月经过多、钩虫病等。

3. 临床表现

（1）原发病表现：血尿、黑便、月经过多等。

（2）贫血共有表现：皮肤黏膜苍白（无发绀）、乏力、头晕、心悸、气短等。只有贫血而无出血，

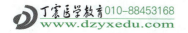
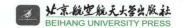

不存在血小板下降。

（3）缺铁性贫血的特殊表现

①组织缺铁表现：皮肤干燥、萎缩、无光泽，毛发干枯易脱落，指（趾）甲扁平、脆薄易裂，出现反甲或匙状甲。黏膜损害常有舌炎、口角炎、舌乳头萎缩，严重者吞咽困难。

②神经、精神系统异常：儿童较明显，如易激惹、烦躁、注意力不集中。少数患者有异食癖，喜吃泥土、生米等。

4. 辅助检查

（1）血象：典型血象为小细胞低色素性贫血，血红蛋白降低较红细胞更明显，白细胞、血小板正常或减低。

（2）骨髓象：增生活跃或明显活跃，以中、晚幼红细胞为主，骨髓铁染色可反映体内储存铁情况，可作为诊断缺铁的金指标。

（3）其他：血清铁和铁蛋白降低，血清铁蛋白检查能早期诊断储存铁缺乏，血清可溶性转铁蛋白受体测定是目前反映缺铁性红细胞生成的最佳指标。

5. 治疗要点

（1）去除病因：是根治贫血，防止复发的关键环节。

（2）补充铁剂：首选口服铁剂，如硫酸亚铁、富马酸亚铁等。也可用铁剂肌内注射。

6. 护理措施

（1）饮食护理：给予高蛋白、高维生素、含铁丰富的饮食。含铁丰富的食物主要有动物肝、肾、血、瘦肉及蛋黄、海带、紫菜、木耳、豆类、香菇等，其中动物食物的铁更易吸收。谷类、蔬菜、水果含铁较低，乳类含铁最低。纠正不良的饮食习惯，避免偏食或挑食。进食定时、定量，必要时少量多餐。多吃富含维生素 C 的食物，有利于铁吸收。富含铁的食物和铁剂不与浓茶、牛奶、咖啡等同服。纠正不良饮食习惯，提倡均衡饮食。婴幼儿宜母乳喂养，及时添加辅食。早产儿出生后2 个月开始预防性补铁。妊娠期及哺乳期妇女多食含铁丰富的食物。

（2）病情观察：观察原发病和贫血症状、体征，评估其活动耐力。定期检测红细胞计数、血红蛋白浓度、网织红细胞等指标变化。

（3）用药护理

①口服铁剂的护理：最常见的不良反应是恶心、呕吐、胃部不适和黑便等胃肠道反应，应从小剂量开始，于两餐之间服用。可与维生素 C 或各种果汁同服，但避免与茶、咖啡、牛奶、植酸盐等同服，以免影响铁吸收。口服液体铁剂使用吸管，服后漱口，避免牙齿染黑。

②注射铁剂的护理：需深层肌内注射并经常更换注射部位，减少疼痛与硬结形成。注射时应注意不要在皮肤暴露部位注射。抽取药液后，更换针头注射。可采用"Z"形注射法，以免药液溢出导致皮肤染色。注射后 10 分钟至 6 小时内，密切观察不良反应，主要有注射局部肿痛、硬结形成、皮肤发黑和过敏反应等。

③疗效判断：一般补充铁剂 12～24 小时后患者自觉症状好转，精神症状减轻，食欲增加。网织红细胞能最早反映其治疗效果，用药 1 周左右开始上升，10 天左右达到高峰。2 周后血红蛋白开始升高，通常 1～2 个月恢复至正常。铁剂治疗应在血红蛋白恢复正常后继续服用 3～6 个月，以增加铁储存。

二、再生障碍性贫血

1. 病因与发病机制

（1）药物及化学物质：是最常见的致病因素。氯霉素、磺胺药、四环素、链霉素、异烟肼、保

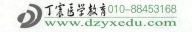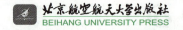

泰松、吲哚美辛、阿司匹林、抗惊厥药、抗甲状腺药、抗肿瘤药等均可导致再生障碍性贫血（再障）。以氯霉素最多见，其致病作用与剂量无关，但与个人敏感有关。

（2）物理因素：长期接触各种电离辐射。

（3）病毒感染：病毒性肝炎与再障的关系较明确，EB 病毒、流感病毒、风疹病毒等也可引起再障。

2．临床表现　主要表现为进行性贫血、出血、反复感染而肝、脾、淋巴结多无肿大。按临床表现的严重程度和发病缓急可分为重型和非重型（表 2-37）。

表2-37　重型再障和非重型再障的临床表现

	重型再障	非重型再障
病　程	起病急，进展快，病情重	起病缓，进展慢，病情较轻
首发症状	出血与感染	以贫血为主，偶有出血
贫　血	进行性加重	首发和主要表现
感　染	持续高热，难以控制，呼吸道感染最多见	高热少见，感染易控制
出　血	除皮肤黏膜外，常有内脏出血	以皮肤黏膜出血为主
骨髓象	多部位增生极度低下	增生减低或活跃，可有增生灶
预　后	不良，多于6～12个月死亡	较好，经治疗可长期存活

3．辅助检查

（1）血象：呈正细胞正色素性贫血，全血细胞减少，但三系细胞减少的程度不同。网织红细胞绝对值低于正常。白细胞计数减少，以中性粒细胞减少为主。血小板减少。

（2）骨髓象：为确诊再障的主要依据，骨髓颗粒极少，脂肪滴增多。

4．治疗要点

（1）去除病因：去除或避免可能导致骨髓损害的因素，禁用对骨髓有抑制的药物。

（2）支持和对症治疗：①加强保护措施，预防感染，重型再障需保护性隔离，避免诱发或加重出血。②止血，输血，应用广谱抗生素，再根据细菌培养结果，选择敏感抗生素。

（3）免疫抑制治疗：常用抗淋巴／胸腺细胞球蛋白和环孢素。

（4）促进骨髓造血：雄激素为治疗非重型再障的首选药物，作用机制是刺激肾产生促红细胞生成素，对骨髓有直接刺激红细胞生成的作用。常用司坦唑醇、十一酸睾酮和丙酸睾酮等，疗效判断指标为网织红细胞或血红蛋白升高。

（5）造血干细胞移植：年龄 40 岁以下，无感染及其他并发症是最佳移植对象。

5．护理措施

（1）休息活动护理：重度以上贫血，血红蛋白＜ 60g/L 时，应绝对卧床休息，协助自理活动。中轻度贫血应休息与活动交替进行。

（2）出血护理：注意观察生命体征、皮肤黏膜及内脏出血的表现，一旦发生头痛、呕吐、烦躁不安等颅内出血征象，立即报告医生并配合抢救。

（3）感染护理：密切观察体温变化，发热常提示有感染存在。限制探视人数及次数，严格执行无菌操作。粒细胞绝对值≤ $0.5×10^9$/L 者，实行保护性隔离。加强营养支持和口腔护理，督促患者进餐后及晨起、睡前根据口腔 pH 值选用适当的口腔护理溶液漱口。保持皮肤清洁干燥，睡前、便后用 1 ∶ 5000 高锰酸钾溶液坐浴。

（4）用药护理：丙酸睾酮为油剂，不易被吸收，注射局部易形成硬块，需采用长针头深层、缓慢、分层注射，经常更换注射部位，发现硬块要及时理疗。长期应用的不良反应有肝功能损害和女性男性化，如毛须增多、声音变粗、痤疮、女性闭经等。

第三节　特发性血小板减少性紫癜

特发性血小板减少性紫癜（ITP）是一种由免疫介导的血小板过度破坏所致的出血性疾病，是最常见的血小板减少性疾病，临床上以自发性皮肤、黏膜及内脏出血为主要表现。

1. 病因与发病机制

（1）免疫因素：是 ITP 发病的重要原因，血小板自身抗体形成导致血小板破坏。

（2）感染：多数急性 ITP 患者，在发病前 2 周左右有上呼吸道感染史。慢性 ITP 患者常因感染而使病情加重。

（3）肝、脾与骨髓因素：以脾脏最为重要。

（4）雌激素：慢性型多见于年轻女性，可能与体内雌激素水平较高有关。

2. 临床表现

（1）急性型：多见于儿童，常有呼吸道病毒感染的前驱症状，起病急骤，常伴畏寒、发热。皮肤黏膜出血较重，全身皮肤现瘀点、紫癜及大小不等的瘀斑，好发于四肢，以下肢为多见。颅内出血是患者死亡的主要原因。急性型多为自限性，在 4 ~ 6 周可恢复。

（2）慢性型：多见于育龄期妇女。起病缓慢隐匿。出血症状较轻，多为反复发作的皮肤黏膜瘀点、瘀斑，女性患者常以月经过多为主，甚至是唯一症状。

3. 辅助检查　①血象：血小板减少，功能一般正常。红细胞和血红蛋白下降，白细胞多正常。②骨髓象：巨核细胞数量正常或增加，有血小板形成的巨核细胞显著减少，粒、红两系正常。③其他：束臂试验阳性，出血时间延长，血块回缩不良。

4. 治疗要点　①糖皮质激素为首选药物。②静脉输注丙种球蛋白。③脾切除：适用于糖皮质激素无效者。④输血和输血小板：适用于血小板 < $20×10^9$/L，出血严重而广泛，疑有或已存在颅内出血者。

5. 护理措施

（1）休息护理：血小板计数 > $50×10^9$/L 者，可适当活动，避免外伤。血小板 ≤ $50×10^9$/L 以下者，减少活动，增加卧床休息时间。血小板 ≤ $20×10^9$/L 时，绝对卧床，避免严重出血或颅内出血。

（2）饮食护理：给予高热量、高蛋白、高维生素、少渣清淡饮食。

（3）病情观察：出现嗜睡、头痛、呕吐、视物模糊、瞳孔不等大、昏迷等，提示可能有颅内出血，应重点监测患者的血小板计数。

（4）症状护理：皮肤出血者不可搔抓，保持皮肤清洁。鼻腔出血不止，可用油纱条填塞。

（5）用药护理：餐后服药，长期使用糖皮质激素会引起身体外形的变化、胃肠道出血、诱发感染、骨质疏松等。

6. 健康教育

（1）疾病知识指导：介绍 ITP 治疗和护理的相关知识，避免使用阿司匹林等损伤血小板的药物。告知患者睡眠充足、情绪稳定、大小便通畅和有效控制高血压是预防颅内出血的有效措施。

（2）病情监测指导：定期门诊复查，并教会患者及家属识别出血征象，一旦发现皮肤黏膜出血加重或内脏出血的征象，应及时就诊。

（3）用药指导：指导患者遵医嘱按时、按量、按疗程服药，不可自行停药或增减药物用量。教会患者自我监测药物的不良反应。服药期间注意保暖，去公共场所时戴口罩，避免感冒以防加重病情或复发。

第四节　白血病

白血病是一类造血干细胞的恶性克隆性疾病，其克隆的白血病细胞因自我更新增强、增殖失控、分化障碍、凋亡受阻，而滞留在细胞发育的不同阶段，使正常造血受抑制并广泛浸润其他组织和器官。

一、急性白血病

1. 临床表现　起病急缓不一，急者多为高热或严重出血，缓者多为面色苍白、疲乏、低热、轻微出血等。

（1）贫血：常为首发症状，呈进行性加重。贫血的原因主要是正常红细胞生成减少及无效性红细胞生成、溶血、出血等。贫血的原因主要是骨髓中白血病细胞极度增生与干扰，造成正常红细胞生成减少。

（2）发热：为早期表现，也是最常见的症状。高热常提示有继发感染，引起感染的原因主要是成熟粒细胞缺乏或功能缺陷。感染可发生在全身任何部位，以口腔炎最多见，其次是呼吸道及肛周皮肤。最常见的致病菌为革兰阴性杆菌，如肺炎克雷白杆菌、铜绿假单胞菌、大肠埃希菌等。疾病后期常伴真菌感染，与长期应用广谱抗生素、激素、化疗药物有关。

（3）出血：最主要原因是血小板减少。可发生在全身任何部位，以颅内出血最严重，出现头痛、呕吐、瞳孔大小不等，甚至突然死亡。

（4）白血病细胞浸润的表现

①肝、脾及淋巴结肿大。

②骨骼和关节：胸骨下段局部压痛对白血病诊断有一定价值，关节、骨骼疼痛以儿童多见。骨膜受累可形成粒细胞肉瘤（绿色瘤），以眼眶部位最常见，可引起眼球突出、复视或失明。

③中枢神经系统：最常见的髓外浸润部位，主要原因是化疗药物不易通过血 - 脑屏障。表现为头痛、呕吐、颈强直，甚至抽搐、昏迷。

④睾丸：一侧睾丸无痛性肿大，是仅次于中枢神经系统的髓外复发的根源。

2. 辅助检查

（1）血象：多数患者白细胞计数增多，少数白细胞数正常或减少。血涂片检查数量不等的原始和幼稚白细胞是血象检查的主要特点。有不同程度的正常细胞性贫血。早期血小板轻度减少或正常，晚期极度减少。当血小板计数 < $20×10^9$/L 时应警惕颅内出血。

（2）骨髓象：是确诊白血病的主要依据和必做检查，对临床分型、指导治疗、疗效判断和预后评估等意义重大。多数患者骨髓象增生明显活跃或极度活跃，以原始细胞和幼稚细胞为主，正常较成熟的细胞显著减少。

（3）其他：细胞化学、免疫学等检查有助于确定白血病的类型。

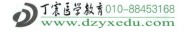
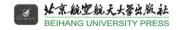

3. 治疗要点

（1）对症治疗

①紧急处理高白细胞血症：当白细胞＞ $100×10^9/L$ 时，应紧急使用血细胞分离机。

②防治感染：严重感染是白血病主要的死亡原因，患者宜住隔离病室或无菌层流室。

③控制出血：血小板＜ $20×10^9/L$ 者，输浓缩血小板悬液或新鲜血。

④纠正贫血：积极争取白血病缓解是纠正贫血最有效的方法。严重贫血可吸氧、输浓缩红细胞，维持 Hb ＞ 80g/L。

⑤预防尿酸肾病：由于化疗药物造成大量白血病细胞破坏，血清及尿液中尿酸浓度明显增高，尿酸结晶的析出可阻塞肾小管，严重者可致肾衰竭。应要求患者多饮水，最好 24 小时持续静脉补液，使每小时尿量＞ $150ml/m^2$ 并保持碱性尿。还可给予别嘌醇抑制尿酸合成。

（2）化学药物治疗：是目前白血病治疗最主要的方法，也是造血干细胞移植的基础，可分为诱导缓解及缓解后治疗两个阶段。长春新碱（VCR）和泼尼松（P）组成的 VP 方案是急性淋巴细胞白血病的基础用药。急性髓系白血病最常用的是去甲氧柔红霉素（IDA）、阿糖胞苷（A）组成的 IA 方案和柔红霉素（DNR）、阿糖胞苷（A）组成的 DA 方案。

（3）中枢神经系统白血病的防治：可行药物鞘内注射，常用药物是甲氨蝶呤、阿糖胞苷，可同时加地塞米松。

（4）其他：骨髓或外周干细胞移植。

4. 护理措施

（1）休息活动护理：以休息为主，缓解期和化疗间歇期可适当活动。化疗及病情较重者，应绝对卧床休息。

（2）饮食护理：给予高热量、高蛋白、高维生素、适量纤维素、清淡、易消化饮食，以半流质为主，少量多餐。避免高糖、高脂、产气和刺激性的食物，避免化疗前后 2 小时内进食，避免进餐后立即平卧。

（3）病情观察：密切观察生命体征的变化，有无感染，皮肤黏膜淤血或出血点。重点警惕发生颅内出血等严重并发症。

（4）化疗不良反应的护理

①预防组织坏死：多数化疗药物对组织刺激大，多次静脉注射可引起静脉炎。若药液外渗可引起局部组织坏死、蜂窝织炎，故仅用于静脉注射。首选中心静脉或深静脉置管，若使用外周浅表静脉，宜选择粗直的大血管。静脉给药前，最重要的注意事项是告知患者，并要求签署化疗同意书。此后用生理盐水冲管，确保针头在静脉内，推注速度要慢，边推边抽回血，以保证药液无外渗。输注完毕后再用生理盐水冲管后拔针。联合应用多种药物时，先用刺激性弱的药物。

若静脉穿刺处疼痛，首先考虑是否发生药液外渗。药液一旦外渗，应立即停止给药，保留针头接注射器回抽后，注入解毒剂再拔针，之后应用地塞米松或利多卡因局部封闭，间断冰敷 24 小时，肢体抬高 48 小时，报告医师并记录。

②保护静脉：药物适当稀释，以减轻对血管壁的刺激。长期治疗需制订静脉使用计划，左、右臂交替使用。发生静脉炎的局部血管禁止输液，患处避免受压，给予热敷、硫酸镁湿敷或理疗。

③骨髓抑制：抗肿瘤药物多数均有不同程度的骨髓抑制不良反应，应定期查血象，每次疗程结束后复查骨髓象。化疗期间最主要的观察项目就是血常规，如白细胞＜ $3.5×10^9/L$，或血小板＜ $80×10^9/L$ 时，应暂停化疗，预防感染。白细胞＜ $1×10^9/L$，实行保护隔离。血小板＜ $20×10^9/L$，绝对卧床休息，协助做好生活护理。

④预防感染：对重度骨髓抑制者，置于无菌室或层流无菌室内。若无层流室，置于单人病房，定期严格消毒，禁止探视，避免交叉感染。加强口腔、皮肤及肛周护理。

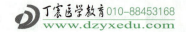 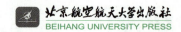

⑤胃肠道反应：化疗期间给予清淡、易消化和富有营养的饮食，少食多餐。出现恶心、呕吐时，应暂缓或停止进食，加强口腔护理。呕吐频繁可用止吐镇静药。必要时静脉补充营养。

⑥常见化疗药不良反应：见表2-38。

表2-38　常见化疗药不良反应及护理

常见不良反应	常见药物	护理措施
心脏毒性	柔红霉素 多柔比星（阿霉素） 高三尖杉酯碱	用药前后监测心率、心律及血压，用药时缓慢静滴，速度<40滴/分
肝功能损害	巯嘌呤 甲氨蝶呤 门冬酰胺酶	观察有无黄疸，定期监测肝功能
出血性膀胱炎	环磷酰胺（烷化类）	多饮水，每天超过3000ml，以稀释尿中药物浓度
周围神经炎 手足麻木感	长春新碱	停药后可逐渐消失
口腔黏膜溃疡	甲氨蝶呤	加强口腔护理，每天2次，用0.5%普鲁卡因含漱
脱　发	大多数化疗药	化疗结束后可再生，戴冰帽，减少药物到达毛囊

二、慢性髓系白血病

慢性髓系白血病也称为慢性粒细胞白血病，简称慢粒，是一种发生在多能造血干细胞的恶性骨髓增生性肿瘤，主要涉及髓系。

1．临床表现　起病缓慢，早期常无自觉症状。

（1）慢性期：一般持续1～4年，主要有乏力、消瘦、低热、多汗或盗汗等代谢亢进的表现。脾大为最突出的体征，可达脐或脐以下，质地坚实、平滑、无压痛。但脾梗死时，有明显压痛。多数患者可有胸骨中、下段压痛和肝脏中度肿大。

（2）加速期：多表现为高热、体重下降、虚弱、脾进行性肿大，骨骼疼痛及逐渐出现的贫血、出血，对原来有效的药物发生耐药，可维持数月到数年。

（3）急性变期：表现与急性白血病相似，预后极差。

2．辅助检查

（1）血象：白细胞数显著增加，各阶段中性粒细胞均增多，以中幼、晚幼、杆状核粒细胞为主。晚期血红蛋白和血小板明显降低。

（2）骨髓象：增生明显或极度活跃。以粒细胞为主，中幼、晚幼粒细胞明显增多，原始粒细胞<10%。巨核细胞正常或增多，晚期减少。

（3）染色体检查及其他：绝大多数慢粒患者血细胞中出现Ph染色体。少数患者Ph染色体呈阴性，预后较差。

3．治疗要点　着重于慢性期早期治疗，避免疾病转化，力争细胞遗传学和分子生物学水平的缓解。

（1）分子靶向治疗：首选伊马替尼，需终身服用。

（2）化疗药物：首选羟基脲，其次为白消安（马利兰）。

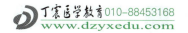
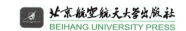

（3）α干扰素：治疗效果较好，多数患者可获缓解。

（4）靛玉红：为我国独创，是从青黛中提取的成分。

（5）异基因造血干细胞移植：是唯一可治愈慢粒的方法。

4. 护理措施

（1）休息活动护理：血红蛋白 60g/L 以下的贫血患者，以休息为主。

（2）饮食护理：给予高热量、高蛋白、高维生素饮食，如瘦肉、新鲜蔬菜及水果，少量多餐以减轻腹胀。化疗期间每天饮水量＞3000ml，以利于尿酸的稀释和排泄。

（3）脾胀痛护理：保持环境安静、舒适，尽量卧床休息，减少活动，取左侧卧位。避免弯腰和碰撞腹部，防止脾破裂。

（4）化疗药物不良反应护理

①伊马替尼：消化道反应、水肿、肌肉骨骼疼痛、肝损害。

②靛玉红：腹泻、腹痛、便血。

（5）病情观察：注意观察患者有无原因不明的发热、骨痛、贫血、出血加重及脾迅速肿大。一旦出现异常，及时就诊。

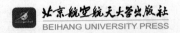

第 7 章　内分泌代谢性疾病

第一节　常见症状护理

1．**身体外形改变**

（1）消瘦：实测体重低于标准体重的 10%～20%，或体重指数 < 18.5kg/m²。常由于营养物质分解代谢增强、胃肠功能紊乱所致，多见于糖尿病、甲状腺功能亢进、肾上腺皮质功能低下者。

（2）肥胖：实测体重超过标准体重的 20%，或体重指数 ≥ 28kg/m²。可分为单纯性肥胖和继发性肥胖。单纯性肥胖与摄入过多或消耗过少有关。继发性肥胖多见于甲状腺功能减退症、2 型糖尿病、肾上腺皮质增生、垂体功能不全等疾病。实测体重占理想体重营养评价标准表见基础护理学第 10 章营养与饮食的相关内容。

（3）身材过高或矮小：身材过高见于巨人症，身材矮小见于侏儒症、呆小症。侏儒症由生长激素缺乏引起，身体比例适当，无智力障碍。呆小症因甲状腺激素分泌不足导致，下肢短，上部量 > 下部量，骨龄落后，性发育迟缓，智力低下。

（4）面容改变：甲状腺功能亢进症患者常有眼球突出、颈部增粗。甲状腺功能减退症可见黏液性水肿面容，颜面水肿、目光呆滞。库欣综合征常有满月脸、痤疮和多血质貌等。

（5）皮肤变化

①皮肤或黏膜色素量增加或色素颜色增深：多见于肾上腺皮质疾病患者。

②紫纹和痤疮：紫纹是库欣综合征特征之一，病理性痤疮见于库欣综合征、先天性肾上腺皮质增生症。

2．**生殖发育及性功能异常**　包括生殖器官发育迟缓或过早，性欲减退或丧失，女性月经紊乱、溢乳、闭经或不孕，男性勃起功能障碍或乳房发育。

3．**其他症状体征**　进食或营养异常、高血压、疲乏、排泄异常、骨痛与自发性骨折等。

4．**护理措施**

（1）体重过低

①饮食护理：给予高热量、高蛋白、高维生素饮食，制定合适的饮食计划，可针对具体疾病设计饮食计划。少食多餐，对食欲缺乏者应尽量提高其食欲，选择患者喜爱的食物，注意食物的搭配。必要时可行营养支持或鼻饲。

②休息活动：多卧床休息，保证足够的睡眠，减少代谢率。

③预防感染：保持皮肤清洁、干燥，做好口腔护理。

（2）肥胖

①饮食护理：给予低脂、低热量、少盐、粗纤维、高维生素饮食，根据患者的每天的热量制定合适的饮食计划。

②休息活动：鼓励患者运动治疗，消耗能量达到减轻体重的目的。

③药物治疗：遵医嘱使用抑制食欲类药物或其他药物治疗。

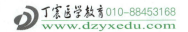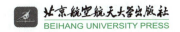

④对症治疗：伴有其他症状者，注意同时改善其他症状，做好心理护理，消除其因外形改变而产生焦虑、自卑等不良心理。

第二节　弥漫性毒性甲状腺肿甲状腺功能亢进症

甲状腺毒症是指血循环中甲状腺激素过多，引起以神经、循环、消化等系统兴奋性增高和代谢亢进为主要表现的一组临床综合征。其中由于甲状腺腺体本身功能亢进，合成和分泌甲状腺激素增加所导致的甲状腺毒症称为甲状腺功能亢进症，简称甲亢。

1. 病因　可分为 Graves 病、多结节性甲状腺肿伴甲亢、甲状腺自主性高功能腺瘤、碘甲亢等，其中以 Graves 病最为常见，属自身免疫性甲状腺疾病，有遗传倾向。此外，细菌感染、性激素、应激、精神刺激和锂剂等环境因素对本病有促发作用。

2. 临床表现　以青、中年女性高发。多数起病缓慢，少数在感染或精神创伤等应激后急性起病。

（1）甲状腺毒症表现

①高代谢综合征：由于 T_3、T_4 分泌增多，导致交感神经兴奋性增高和新陈代谢加速，常有心悸、乏力、怕热、多汗、消瘦、食欲亢进等。

②神经系统：神经过敏，多言好动，紧张焦虑，焦躁易怒，失眠不安，注意力不集中，记忆力减退，手、眼睑震颤，腱反射亢进。

③心血管系统：心悸、胸闷、气短，第一心音亢进。心搏出量增加可致收缩压增高，外周血管扩张，血管阻力下降，可致舒张压下降，导致脉压增大。窦性心动过速，心律失常以房性期前收缩最常见。合并甲状腺毒症心脏病时，可出现心脏增大和心力衰竭，心律失常则以心房颤动多见。

④消化系统：胃肠蠕动增快，食欲亢进，消瘦，排便频繁。重者可有肝大、肝功能异常，偶有黄疸。

⑤肌肉与骨骼系统：可伴发周期性麻痹和近端肌肉进行性无力、萎缩。也可伴发重症肌无力及骨质疏松。

⑥生殖系统：女性常有月经减少或闭经。男性有勃起功能障碍，偶有乳腺发育。

⑦造血系统：淋巴细胞、单核细胞增高，但白细胞总数减低。伴发血小板减少性紫癜。

⑧血 ACTH 及 24 小时尿 17- 羟皮质类固醇升高，继而受过高 T_3/T_4 抑制而下降。

（2）甲状腺肿：程度不等的甲状腺肿大，呈弥漫性、对称性，质地中等，无压痛。甲状腺上下极可触及震颤，闻及血管杂音，为本病重要的体征。

（3）突眼征：可分为单纯性和浸润性突眼两类。

①单纯性突眼：与甲状腺毒症导致的交感神经兴奋性增高有关。

②浸润性突眼：称为 Graves 眼病，与眶周组织的自身免疫炎症反应有关。表现为眼内异物感、胀痛、畏光、流泪、视力下降。检查见突眼，眼睑肿胀，结膜充血水肿，眼球活动受限。严重者可形成角膜溃疡、全眼炎，甚至失明。

（4）甲状腺危象：也称为甲亢危象，表现为所有甲亢症状的急剧加重和恶化，多发生于较重甲亢未予治疗或治疗不充分，导致大量 T_3、T_4 释放入血的患者。

①诱因：应激状态（感染、手术、放射性碘治疗等），严重躯体疾病，口服过量 TH 制剂，严重精神创伤，手术中过度挤压甲状腺。

②临床表现：原有甲亢症状加重，继而出现高热或过高热（体温 ≥ 39℃），大汗，心动过速（≥ 140 次 / 分），常有心房颤动或心房扑动，烦躁，焦虑不安，谵妄，恶心，呕吐，腹泻，危重患者可有心力衰竭、休克及昏迷，病死率在 20% 以上。

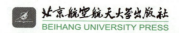

3．辅助检查

（1）血清促甲状腺素（TSH）：是诊断甲亢的首选指标，可作为单一指标进行甲亢筛查。

（2）血清甲状腺激素测定：血清 T_3、T_4 增高是甲亢最有意义的检查。血清游离 T_4（FT_4）和游离 T_3（FT_3）能更准确地反映甲状腺的功能状态。

（3）基础代谢率（BMR）测定：基础代谢率 ％ ＝（脉压 ＋ 脉率）－ 111。正常值为 ±10％，+20％ ～ +30％ 为轻度甲亢，+30％ ～ +60％ 为中度甲亢，+60％ 以上为重度甲亢。测定应在禁食 12 小时、睡眠 8 小时以上，静卧空腹状态下进行。

（4）三碘甲状腺原氨酸抑制试验（T_3 抑制试验）：用于鉴别单纯性甲状腺肿和甲亢。也可作为抗甲状腺药物治疗甲亢的停药指标。

4．治疗要点

（1）一般治疗：注意休息，补充足够热量和营养，如糖、蛋白质和 B 族维生素。失眠可给苯二氮草类镇静药。心悸明显者可给 β 受体阻滞剂。

（2）硫脲类抗甲状腺药物：适用于病情轻、甲状腺轻至中度肿大及不宜手术和放射性碘治疗的患者，如儿童、青少年、年老体弱或兼有重要脏器疾病者。其作用机制为通过抑制甲状腺内过氧化物酶系及碘离子转化为新生态碘或活性碘，抑制酪蛋白的碘化和耦联，使氧化碘不能与甲状腺球蛋白结合，从而阻断甲状腺激素的合成。主要药物有咪唑类的甲巯咪唑（他巴唑）和硫氧嘧啶类的丙硫氧嘧啶，优先选择甲巯咪唑，因丙硫氧嘧啶肝毒性较强。但因甲巯咪唑可致胎儿皮肤发育不良，妊娠期（1 ～ 3 个月）甲亢应首选丙硫氧嘧啶。

（3）^{131}I 治疗：现已成为欧美国家治疗成人甲亢的首选疗法，简单、经济，治愈率高。治疗机制是 ^{131}I 被甲状腺摄取后释放出 β 射线，破坏甲状腺组织细胞，从而减少甲状腺素的合成与释放。适用于：①甲状腺肿大 Ⅱ 度以上；②对抗甲状腺药物过敏；③药物治疗或手术治疗后复发；④甲亢合并心脏病；⑤甲亢伴白细胞减少、血小板减少或全血细胞减少；⑥甲亢合并肝、肾等脏器功能损害；⑦拒绝手术治疗或者有手术禁忌证。禁用于妊娠和哺乳期妇女、肝肾功能差及活动性结核等。永久性甲状腺功能减退是 ^{131}I 治疗甲亢后的主要并发症，常难以避免。

（4）手术治疗：是治疗甲亢的有效方法。

（5）碘剂：小剂量碘剂是合成甲状腺激素的原料，可预防单纯性甲状腺肿；但大剂量碘剂可产生抗甲状腺作用，通过抑制蛋白水解酶，减少甲状腺球蛋白分解，主要抑制甲状腺激素的释放，且作用迅速，还可抑制其合成。碘剂还可减少甲状腺的血流量，使腺体充血减少，因而缩小变硬。仅在手术前和甲状腺危象时使用。常用药物有复方碘化钠或碘化钾液（卢戈液）。

（6）β 受体阻滞剂：作用机制是从受体部位阻断儿茶酚胺的作用，改善甲亢所致的心率加快、心肌收缩力增强等交感神经激活症状，还可抑制外周 T_4 转化为 T_3。常用药为普萘洛尔。

（7）甲状腺危象的防治：去除诱因，积极治疗甲亢是预防甲状腺危象的关键。首选丙硫氧嘧啶，作用迅速，可抑制外周组织将 T_4 转变为 T_3。给予抗甲状腺药物 1 小时后使用碘剂。糖皮质激素静滴可防止肾上腺皮质功能低下，必要时可选用腹膜透析、血液透析或血浆置换等，迅速降低血浆甲状腺激素浓度。

（8）浸润性突眼的防治：轻度以局部治疗和控制甲亢为主，如戴有色眼镜或棱镜，使用人工泪液，抬高床头，戒烟。中度和重度在上述治疗基础上强化治疗。视神经受累是本病最严重的表现，可导致失明，应给予糖皮质激素、眶放射治疗和眶减压手术。

5．护理措施

（1）休息活动护理：将患者安置在安静、通风良好、室温恒定的环境中，避免嘈杂，限制探视时间，治疗、护理集中进行。轻症患者可照常工作和学习，活动以不感疲劳为度，适当增加休息时间。病情重、

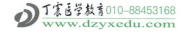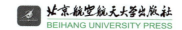

有心力衰竭或严重感染者应严格卧床休息。大量出汗者，应随时更换衣服及床单，防止受凉。

（2）饮食护理：经常测量体重，根据患者体重变化情况调整饮食计划。给予高热量、高蛋白、高维生素及矿物质丰富的饮食。主食应足量，可增加奶类、蛋类、瘦肉类等优质蛋白，以纠正负氮平衡。多饮水，每天饮水 2000～3000ml 以补充出汗、腹泻、呼吸加快等丢失的水分，但对并发心脏疾病者应避免大量饮水。禁止摄入刺激性的食物及饮料，以免引起精神兴奋，戒烟、酒。减少粗纤维的摄入，以免加重腹泻。避免进食含碘丰富的食物，应食用无碘盐，忌食海带、紫菜等海产品，慎食卷心菜、甘蓝等易致甲状腺肿的食物。

（3）病情观察：观察患者心率、脉压和基础代谢率的变化，以判断甲亢的严重程度。观察患者体重和症状的发展变化。观察患者精神状态和手指震颤情况，注意有无焦虑、烦躁等甲亢加重的表现，必要时使用镇静药。

（4）眼部护理：采取保护措施，预防眼睛受到刺激和伤害。睡眠或休息时抬高头部，减轻球后水肿。外出戴深色眼镜，减少光线、灰尘和异物的侵害。使用眼药水湿润眼睛，避免过度干燥。睡前涂抗生素眼膏，眼睑不能闭合者用无菌纱布或眼罩覆盖双眼。眼睛有异物感、刺痛或流泪时，勿用手直接揉眼睛，可用 0.5% 甲基纤维素或 0.5% 氢化可的松溶液滴眼。限制钠盐摄入，遵医嘱适量使用利尿药，以减轻组织充血、水肿。定期眼科角膜检查，有畏光、流泪、疼痛、视力改变等角膜炎、角膜溃疡先兆，应立即复诊。

（5）用药护理：护士应指导患者正确用药，不可自行减量或停药，并密切观察药物的不良反应，及时处理。

①硫脲类抗甲状腺药物的不良反应有粒细胞减少、皮疹、皮肤瘙痒、中毒性肝病和血管炎等。粒细胞缺乏是最严重的不良反应，可发生在服药的任何时间，表现为发热、咽痛、全身不适等，严重者可出现菌血症或脓毒症，甚至死亡。治疗中应定期复查血象，如白细胞 < 3.0×10^9/L 或中性粒细胞 < 1.5×10^9/L 应停药，并遵医嘱给予促进白细胞增生药。严密监测肝功能，预防暴发性肝坏死。一般药疹用抗组胺药控制，不必停药。严重皮疹则应立即停药。

② ^{131}I 治疗前和治疗后 1 个月内避免服用含碘的药物和食物。空腹服用，2 小时内不可进食固体食物，服药后 24 小时内避免咳嗽、咳痰，以减少 ^{131}I 丢失。服药后多饮水，增加排尿，并注意定期复查，以免导致永久性甲状腺功能减退。服药后第 1 周避免用手按压甲状腺。服药后患者的排泄物、衣服、被褥及用具等需单独存放，待放射作用消失后再做清洁处理。

③β 受体阻滞剂用药过程中须注意观察心率，以防心动过缓。有哮喘病史的患者禁用。

（6）甲状腺危象的护理

①避免诱因。

②休息活动护理：绝对卧床休息，避免一切不良刺激。烦躁不安者遵医嘱给予适量镇静药。呼吸困难时取半卧位，立即给氧。

③用药护理：及时、准确给药，迅速建立静脉通路。注意碘剂过敏反应，如出现口腔黏膜发炎、腹泻、恶心、呕吐、鼻出血等症状，应立即停药，通知医师配合处理。准备好抢救药物，如镇静药、血管活性药物、强心药等。

④对症护理：体温过高者给予冰敷或乙醇拭浴降温。禁用阿司匹林，该药可与甲状腺球蛋白结合而释放出游离的甲状腺激素，加重病情。躁动不安者使用床档。昏迷者加强皮肤、口腔护理。腹泻严重者应注意肛周护理，预防肛周感染。

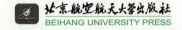

第三节　糖尿病

糖尿病是一组由多病因引起的以慢性高血糖为特征的代谢性疾病，由胰岛素分泌和（或）作用缺陷引起。

1. **病因与发病机制**　糖尿病分为 4 型，包括 1 型糖尿病、2 型糖尿病、其他特殊类型糖尿病和妊娠糖尿病，其中以 2 型糖尿病为主。

（1）1 型糖尿病：多于儿童或青少年起病，胰岛 B 细胞被破坏而导致胰岛素绝对缺乏，具有酮症倾向，需胰岛素终身治疗。

（2）2 型糖尿病：主要与遗传有关，有家族史，多见于 40 岁以上成人，多数为超重者，从胰岛素抵抗为主伴相对胰岛素缺乏，逐渐发展为胰岛素缺乏为主伴胰岛素抵抗。

2. **临床表现**

（1）代谢紊乱综合征："三多一少"，即多尿、多饮、多食和体重减轻。血糖升高后因渗透性利尿引起多尿，继而口渴多饮。外周组织对葡萄糖利用障碍，脂肪分解增多，蛋白质代谢负平衡，出现乏力、消瘦、儿童生长发育受阻。患者易感饥饿、多食。可有皮肤瘙痒，特别是外阴瘙痒，四肢酸痛、麻木、腰痛、性欲减退、阳痿不育、月经失调、便秘、视物模糊等表现。部分患者无明显症状，仅于体检或因各种疾病就诊化验时发现高血糖。

（2）糖尿病急性并发症

①糖尿病酮症酸中毒（DKA）：为最常见的糖尿病急症。糖尿病代谢紊乱加重时，脂肪动员和分解加速，大量脂肪酸在肝脏经 β 氧化产生大量乙酰乙酸、β- 羟丁酸和丙酮，三者统称为酮体。乙酰乙酸和 β- 羟丁酸均为较强的有机酸，在体内蓄积过多，可发生代谢性酸中毒。1 型糖尿病有自发 DKA 的倾向，2 型糖尿病常见的诱因有急性感染、胰岛素不适当减量或突然中断治疗、饮食不当、严重疾病、创伤、手术、妊娠、分娩、精神刺激等。早期三多一少症状加重，酸中毒失代偿后出现疲乏、恶心、呕吐、头痛、嗜睡、呼吸深大（库斯莫呼吸），呼气中有烂苹果味（丙酮味）。后期严重失水，尿少，血压下降、心率加快。血酮体多在 3.0mmol/L 以上，血糖一般为 $16.7 \sim 33.3$mmol/L。

②高渗高血糖综合征（HHS）：以严重高血糖而无明显酮症、血浆渗透压显著升高、脱水和意识障碍为特征，多见于老年 2 型糖尿病患者，多数患者原来并无糖尿病病史。与 DKA 相比，失水更严重，神经精神症状更突出。血糖多在 33.3mmol/L 以上，血钠多升高至 155mmol/L 以上。血浆渗透压显著增高是 HHS 的重要特征和诊断依据。

（3）糖尿病慢性并发症

①感染：糖尿病由于机体细胞及体液免疫功能减退、血管及周围神经病变等原因易并发各种感染，血糖控制差者更易发生也更严重。肾盂肾炎和膀胱炎常见，尤其多见于女性，常反复发作。疖、痈等皮肤化脓性感染可致菌血症或脓毒症。皮肤真菌感染如足癣、体癣也常见。肺结核发病率高，进展快，易形成空洞。

②血管病变：大血管病变是糖尿病最严重而突出的并发症，主要表现为动脉粥样硬化，可引起冠心病、脑血管病、肾动脉硬化、肢体外周动脉硬化等。微血管病变是糖尿病的特异性并发症，以肾脏和视网膜病变最为严重。糖尿病肾病表现为蛋白尿，眼睑或下肢水肿，高血压，肾功能减退、肾衰竭，血尿素氮和肌酐升高等。糖尿病视网膜病变多见于病程超过 10 年者，是糖尿病患者失明的主要原因之一。

③神经病变：以周围神经病变最为常见，呈对称性，下肢较上肢严重，表现为四肢麻木、刺痛感、蚁走感、袜套样感，感觉过敏或消失。

④糖尿病足：由于神经病变、血管病变和感染导致足部的溃疡和坏疽，是糖尿病最严重和治疗费用最多的慢性并发症之一，是糖尿病非外伤性截肢的最主要原因。

3. 辅助检查

（1）尿糖测定：尿糖阳性是诊断糖尿病的重要线索。但尿糖阳性只提示血糖值超过肾糖阈（大约 10mmol/L），尿糖阴性不能排除糖尿病可能。

（2）血糖测定：空腹及餐后 2 小时血糖升高是诊断糖尿病的主要依据，是判断糖尿病病情和控制情况的主要指标（表 2-39）。

（3）口服葡萄糖耐量试验（OGTT）：适用于血糖高于正常范围而又未达到诊断糖尿病标准者。OGTT 在无任何热量摄入 8 小时后，清晨空腹进行，成人口服 75g 葡萄糖，溶于水，5 ～ 10 分钟饮完，2 小时后测静脉血浆葡萄糖（表 2-39）。注意 OGTT 受试者不喝茶及咖啡，不吸烟，不做剧烈运动，以免影响测定的准确性。

表2-39 糖尿病血糖测定标准（mmol/L）

	正常血糖	糖尿病前期	诊断糖尿病
空腹血糖	3.9～6.0	6.1～6.9	≥7.0
OGTT或餐后2小时血糖	<7.8	7.8～11.0	≥11.1
诊断糖尿病的标准	有糖尿病症状加空腹血糖≥7.0 或随机血糖≥11.1 或OGTT、餐后2小时血糖≥11.1		

（4）糖化血红蛋白（HbA1c）测定：可反映取血前 8 ～ 12 周血糖的总水平，可稳定而可靠地反映患者的预后。HbA1c ≥ 6.5% 可作为诊断糖尿病的参考。

（5）血浆胰岛素和 C 肽测定：主要用于胰岛 B 细胞功能（包括储备功能）的评价。

（6）尿蛋白测定：已确诊的糖尿病患者，均应密切随访尿蛋白，尤其尿微量白蛋白，是诊断糖尿病肾病的标志，尿微量白蛋白排泄率（UAER）是早期诊断糖尿病肾病最有价值的检查。血肌酐常不能准确反映糖尿病患者的肾功能状态，因糖尿病患者营养不良和肌容量减少，肌酐产生量下降。

4. 治疗要点 糖尿病应坚持早期、长期、综合治疗及治疗方法个体化的原则，以适当的饮食治疗和运动锻炼为基础，根据病情结合药物治疗。

（1）饮食治疗：控制饮食是治疗糖尿病最基本的措施，凡糖尿病患者都需要饮食治疗。饮食治疗应以控制总热量为原则，实行低糖、低脂（以不饱和脂肪酸为主）、适当蛋白质、高纤维素（可延缓血糖吸收）、高维生素饮食。

①制订总热量：根据患者理想体重、工作性质、生活习惯计算每天所需总热量。理想体重（kg）＝身高（cm）－ 105。成年人休息状态下每天需要热量 25 ～ 30kcal/kg，轻体力劳动 30 ～ 35kcal/kg，中等体力劳动 35 ～ 40kcal/kg，重体力劳动 40kcal/kg 以上。儿童、孕妇、乳母、营养不良及消耗性疾病患者相应增加 5kcal/kg，过重或肥胖者相应减少 5kcal/kg。

②食物组成：总热量糖类占 50% ～ 60%，蛋白质 10% ～ 15%，保证优质蛋白摄入超过 50%，脂肪不超过 30%，饱和脂肪、多不饱和脂肪与单不饱和脂肪的比例应为 1∶1∶1，胆固醇摄入量＜ 300mg/d。每克糖类和蛋白质可提供热量 4kcal，每克脂肪可提供热量 9kcal。

③热量分配：应定时定量，按每日三餐 1/5、2/5、2/5 或各 1/3 分配，对注射胰岛素或口服降

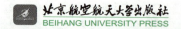

糖药且病情有波动的患者，可于两餐中或睡前加餐，但应包括在总热量中。

（2）运动锻炼：成年糖尿病患者每周至少150分钟（如每周运动5天，每次30分钟）中等强度（心率=170-年龄，运动时有点用力，心搏和呼吸加快但不急促）的有氧运动。最佳的运动时间是餐后1小时。适宜的运动方式包括快走、打太极拳、骑车、乒乓球、羽毛球和高尔夫球等。运动前后要加强血糖监测，血糖＞14mmol/L，应减少活动，增加休息。

（3）口服药物治疗：2型糖尿病一经诊断，首选生活方式干预和二甲双胍治疗。生活方式干预是2型糖尿病的基础治疗措施，应贯穿于糖尿病治疗的始终。如果单纯生活方式（饮食和运动）不能使血糖控制达标，应开始药物治疗。口服药物联合治疗而血糖仍不达标者，可加用胰岛素治疗。口服降糖药可分为以促进胰岛素分泌为主要作用的药物（磺脲类、格列奈类）和通过其他机制降低血糖的药物（双胍类、噻唑烷二酮类、葡萄糖苷酶抑制剂）等（表2-40）。

表2-40　常用口服降糖药物的药理作用及适用情况

药物分类	常用药物	药理作用	适用情况
双胍类	二甲双胍 苯乙双胍	减少肝脏葡萄糖输出； 抑制肝脏糖异生（非糖物转化为糖的过程）； 增加外周组织（如骨骼肌）对葡萄糖的摄取、利用和无糖酵解； 延缓葡萄糖从胃肠道吸收入血； 改善外周组织对胰岛素的敏感性，降低胰岛素抵抗	2型糖尿病首选二甲双胍，是联合用药中的基础用药
磺酰脲类	格列本脲（优降糖） 格列吡嗪 格列喹酮 格列美脲	主要通过刺激胰岛B细胞分泌胰岛素，增加体内的胰岛素水平而降低血糖	残存一定胰岛功能者；新诊断的2型糖尿病非肥胖患者、用饮食和运动治疗控制血糖不理想时
格列奈类	瑞格列奈 那格列奈	刺激胰岛素的早时相分泌而降低餐后血糖	控制餐后高血糖
噻唑烷二酮类	罗格列酮 吡格列酮	增强靶组织对胰岛素的敏感性，改善胰岛素抵抗，而降低血糖	肥胖、胰岛素抵抗明显者
葡萄糖苷酶抑制剂	阿卡波糖（拜唐苹） 米格列醇 伏格列波糖	抑制小肠α-葡萄糖苷酶而延缓糖类的吸收，降低餐后高血糖	以糖类为主要食物成分和餐后血糖升高的患者

（4）胰岛素治疗

①适应证：1型糖尿病终身替代治疗；2型糖尿病患者在生活方式和口服降糖药联合治疗的基础上，血糖仍未达到控制目标；各种严重的糖尿病急性或慢性并发症；手术、妊娠和分娩；新发病且与1型糖尿病鉴别困难的消瘦糖尿病患者；新诊断的2型糖尿病伴有明显高血糖；或在糖尿病病程中无明显诱因出现体重显著下降者；某些特殊类型糖尿病。

②制剂类型：胰岛素制剂一般为皮下或静脉注射液体，按作用快慢和维持作用时间长短可分为速

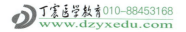 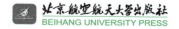

效、短效、中效、长效、预混胰岛素 5 类。

③使用原则：胰岛素应在一般治疗和饮食治疗的基础上进行。从小剂量开始，根据血糖水平逐渐调整至合适剂量，应力求模拟生理性胰岛素分泌模式。

（5）手术治疗。

（6）胰腺和胰岛移植。

（7）DKA 治疗

①补液：是治疗的首要和关键环节。应先快后慢，并根据血压、心率、尿量及周围循环状况决定输液量和输液速度。

②胰岛素治疗：一般采用小剂量胰岛素静脉注射，调整血糖。

③纠正电解质及酸碱平衡失调：治疗前血钾低于正常或血钾正常、尿量＞ 40ml/h 立即补钾。血钾正常、尿量＜ 30ml/h，应暂缓补钾，待尿量增加后再开始补钾。

④处理诱因和防治并发症：包括休克、严重感染、心力衰竭、心律失常、肾衰竭、脑水肿、急性胃扩张等。

（8）HHS 治疗：治疗原则基本同 DKA。严重失水时，补液量可达到 6000 ～ 10 000ml/24h。

5. 护理措施

（1）休息运动护理：血糖＞ 14mmol/L、有糖尿病急性并发症、明显低血糖症、各种器官严重慢性并发症者不宜运动，增加休息。病情稳定者应安排有规律的合适运动，循序渐进，长期坚持。运动不宜在空腹时进行，防止低血糖发生。运动时应随身携带糖果等，当出现低血糖症状时及时食用并暂停运动。

（2）饮食护理：控制饮食的关键在于控制总热量。在保持总热量不变的原则下，增加一种食物时应同时减去另一种食物。出现饥饿时，可增加蔬菜、豆制品等副食。严格定时进食，严格限制甜食。超重者忌食油炸、油煎食物。炒菜宜用植物油，少食动物内脏等含胆固醇高的食物。限制饮酒，限盐＜ 6g/d。每周定期测量体重，如果体重改变＞ 2kg，应报告医师。

（3）口服降糖药护理：遵医嘱按时用药，不可擅自增减药物剂量或停药。用药期间监测血糖，观察药物不良反应及注意事项（表 2-41）。

（4）胰岛素治疗护理：准确执行医嘱，做到制剂、剂量准确，按时注射。

①普通胰岛素于餐前半小时皮下注射，宜选择上臂三角肌、臀大肌、大腿前侧、腹部等部位，腹部吸收最快。若患者自己注射，以腹部和大腿前侧最方便。

②注射部位应交替使用，以免形成局部硬结和脂肪萎缩，影响药物吸收及疗效。如产生硬结，可用热敷。在同一区域注射，必须与上一次注射部位相距 1cm 以上。

③注射胰岛素时应严格无菌操作，防止发生感染。必要时用 70% ～ 75% 乙醇消毒局部皮肤，皮下注射前应排尽空气。

④两种胰岛素合用时，应先抽吸短效胰岛素，再抽吸长效胰岛素，以免长效胰岛素混入短效内，影响其速效性。

⑤使用胰岛素治疗过程中应定期监测尿糖、血糖变化。

⑥大量应用胰岛素会出现低血钾。

（5）低血糖反应护理：服用胰岛素促泌剂和注射胰岛素等药物后，通常在没有进餐的情况下，可出现心悸、疲乏、饥饿感、出冷汗、脉速、恶心、呕吐，重者抽搐、昏迷，甚至死亡。发生低血糖反应后，意识清楚者可用白糖以温水冲服。意识障碍者静脉注射 50% 葡萄糖溶液 20 ～ 40ml，清醒后再进食，防止再昏迷。

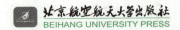

表2-41　常用口服降糖药物的不良反应及用药注意事项

药物分类	给药原则	不良反应
双胍类	餐中或餐后服，小剂量开始，每天最大剂量不超过2g	主要不良反应为恶心、呕吐、腹胀、腹泻、腹痛、消化不良等胃肠道反应，乳酸性酸中毒罕见但最严重。双胍类药物单独应用极少引起低血糖
磺酰脲类	从小剂量开始，于早餐前半小时口服	低血糖反应最重要，常见于用药剂量过大、进食少、活动量大者及老年人，还可出现体重增加、胃肠道反应、皮疹、肝功能损害等
格列奈类	餐前即刻服用	低血糖反应，体重增加
噻唑烷二酮类	每天1次，固定时间	单独使用时不会导致低血糖反应，常有体重增加、水肿；罗格列酮还可导致心血管事件、脑卒中、骨折等，已禁用； 吡格列酮长期应用有增加膀胱癌的风险
葡萄糖苷酶抑制剂	与第一口饭嚼服	单独服用不会发生低血糖反应，不会增加体重，甚至有使体重下降的趋势。主要不良反应为胃肠道反应

（6）预防感染：注意观察患者体温、脉搏等变化。

①皮肤护理：保持皮肤清洁，洗澡水温不可过热，香皂以中性为宜，内衣棉质、宽松、透气。皮肤瘙痒患者嘱其不要搔抓。如有皮肤感染，应选敏感抗生素，严格执行无菌技术。

②呼吸道护理：注意保暖，室内通风，避免接触上呼吸道感染人员，做好口腔护理。

③泌尿道护理：注意会阴清洁，防止和减少瘙痒和湿疹发生。

（7）糖尿病足护理：每天检查双足，观察有无水疱、皮肤破损等。保持足部清洁，避免感染。每天洗脚，水温＜37℃，不宜用热水袋、电热器等物品直接对足部保暖。避免赤脚行走、赤脚穿凉鞋和拖鞋，选择干净、透气、柔软的鞋袜。每天采用步行、腿部运动等多种方法促进肢体血液循环。足部出现鸡眼、水疱、溃疡等破损不可自搽药物，应请医生处理。戒烟。

第 8 章 风湿性疾病

第一节 常见症状护理

1. **关节疼痛与肿胀** 关节疼痛是关节受累最常见的首发症状，也是患者就诊的主要原因。不同风湿性疾病常见的关节疼痛特点（表 2-42）。

表2-42 不同风湿性疾病常见的关节疼痛特点

疾病	疼痛部位、性质	伴随症状	预后
风湿热	游走性	红、肿、热	预后好，无关节破坏
类风湿关节炎	腕、掌指、近端指关节，活动后减轻	发热、乏力	关节损伤，甚至畸形
骨关节炎	累及远端指间关节，膝关节痛于活动后减轻	行走失衡、活动受限	
系统性红斑狼疮	近端指关节、腕、足、膝、踝	多脏器损害	关节畸形

注：除痛风外其余风湿性疾病多为缓慢起病。

2. **多器官系统损害** 可累及皮肤、肺、肾、心脏等各个器官系统。如系统性红斑狼疮可有肾脏、神经、消化、心血管等系统等损害。

第二节 系统性红斑狼疮

系统性红斑狼疮（SLE）是一种具有多系统、多脏器损害表现，有明显免疫紊乱的慢性自身免疫性结缔组织疾病，血清中存在以抗核抗体为代表的多种致病性自身抗体。

1. **病因与发病机制** 病因尚不明确，可能与遗传、雌激素、日光、食物（芹菜、香菜、无花果、蘑菇及烟熏食物等）、药物（氯丙嗪、普鲁卡因胺、异烟肼、青霉胺、甲基多巴等）、病原微生物和精神刺激等因素有关。发病机制主要为免疫复合物的形成及沉积。外来抗原促发异常的免疫应答，持续产生大量的免疫复合物和致病性自身抗体，造成组织损伤。

2. **病理** 主要病理改变为血管炎。受损器官的特征性改变包括：

（1）狼疮小体（苏木紫小体）：是细胞核受抗体作用变性为嗜酸性团块，是诊断 SLE 的特征性依据。

（2）"洋葱皮样"病变：指小动脉周围有显著向心性纤维增生，以脾中央动脉最明显。

3. **临床表现** 好发于 20～40 岁的育龄女性。典型表现为面部蝶形红斑，反复发作，病程迁延。临床症状复杂多样，早期表现不典型，后期多个器官可同时受累，病程多呈发作与缓解交替。

（1）全身症状：活动期患者常表现为长期低、中度发热，疲倦、乏力、体重下降等。

（2）皮肤黏膜表现：多数患者出现皮肤黏膜损害，其中最具特征性的皮肤损害是蝶形红斑，好发于鼻梁和双颧颊部。还常发生光敏感、脱发、甲周红斑、网状青斑、雷诺现象等，各种皮疹多无明显瘙痒。活动期可见口腔和鼻黏膜的痛性溃疡。

（3）肌肉关节表现：关节痛是首发症状，以指、腕、膝关节最常见，常出现对称性多关节肿痛，较少伴有红肿和畸形。也可出现肌痛、肌无力和肌炎。

（4）肾脏表现：狼疮性肾炎是最常见和最严重的临床表现，是 SLE 患者死亡的常见原因，几乎所有患者均有肾损害。早期多无症状，仅有尿检异常，病情进展后可出现蛋白尿、血尿、管型尿、水肿、高血压，甚至肾衰竭。

（5）心血管表现：以心包炎最为常见，可为纤维蛋白性心包炎或渗出性心包炎。也可发生心肌炎、心内膜炎和心肌缺血。

（6）肺部表现：常出现胸腔积液、发热、活动后气促、干咳、低氧血症等。

（7）消化系统表现：常有食欲减退、腹痛、腹泻、消化道出血、急性腹膜炎、肝大等。

（8）神经系统表现：常有情绪障碍、认知功能减退、抽搐、偏瘫、昏迷等。提示疾病处于活动期，病情危重、预后不良。

类风湿关节炎与系统性红斑狼疮的病因、临床表现、辅助检查及治疗等多方面有很多相反或相同的特点，鉴别见表2-43。

表2-43　类风湿关节炎与系统性红斑狼疮鉴别

	类风湿关节炎	系统性红斑狼疮
病因	免疫因素	
诱因	寒冷潮湿	阳光照射
好发人群	年轻女性	
病理	滑膜炎和血管炎	血管炎
关节痛	对称分布（晨僵是活动性指标）	对称分布
关节畸形	有（致残）	无
肾脏损害	无	有（常见死亡原因）
皮肤表现	类风湿结节	蝶形红斑
贫血	有（正色素性正细胞性贫血）	
免疫学检查	类风湿因子（活动性和严重性成正比）	抗核抗体筛选，抗Sm抗体特异
首选药物	阿司匹林	糖皮质激素

4. 辅助检查

（1）一般检查：呈正色素性正细胞性贫血，白细胞和血小板减少。活动期血沉增快，C反应蛋白升高。蛋白尿、血尿及管型尿，肝肾功能异常等。

（2）免疫学检查：血清中可查到多种自身抗体，其临床意义是 SLE 诊断的标记、疾病活动性的

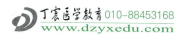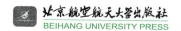

指标及提示可能出现的临床亚型。

①抗核抗体：可见于几乎所有的 SLE 患者，是 SLE 首选的筛选检查，但特异性低。

②抗 Sm 抗体：特异性高达 99%，是 SLE 的标志抗体之一，与活动性无关，有助于早期和不典型患者的诊断或回顾性诊断。

③抗双链 DNA 抗体：特异性高达 95%，是 SLE 的标志抗体之一，多见于活动期，其滴度与疾病活动性密切相关，与疾病预后有关。

（3）其他：CT、X 线等影像学检查有助于早期发现器官损害。肾病理对狼疮肾炎的诊断、治疗和估计预后均有意义。

5. 治疗要点　尚不能根治，肾上腺皮质激素加免疫抑制药是主要的治疗方案。

（1）一般原则：急性活动期应卧床休息，避免强阳光曝晒和紫外线照射，积极控制感染，治疗并发症，避免使用可能诱发狼疮的药物（如避孕药等）。缓解期可适当工作，注意避免过劳。

（2）轻型狼疮：症状轻微，无重要脏器损害、发热及关节痛者可用非甾体抗炎药（阿司匹林等），以皮肤损害为主者可用抗疟药（如氯喹）。

（3）重型狼疮：病情严重、病情活动程度较高及实验室检查明显异常。

①糖皮质激素：是目前治疗重症 SLE 的首选药，具有显著抑制炎症反应和抗免疫作用。在炎症急性期可减轻充血、水肿和渗出，减少炎症介质释放，改善红、肿、热、痛等症状；在炎症慢性期可防止组织粘连和瘢痕，减轻炎症后遗症。一般给予泼尼松规律用药，病情稳定后 2 周或疗程 6 周内，缓慢减量。

②细胞免疫抑制药：有助于更好地控制 SLE 活动，减少复发，减少长期激素的需要量和不良反应。首选环磷酰胺或霉酚酸酯，维持应用 6 个月以上。

（4）急性暴发性危重 SLE

①激素冲击治疗：应用大剂量甲泼尼龙静脉滴注 3～5 天，适用于肺泡出血、急性肾衰竭、癫痫发作或明显精神症状、严重溶血性贫血等重要脏器急性进行性损伤时。

②血浆置换：适用于危重患者或经多种治疗无效者。

（5）缓解期治疗：病情缓解后，调整用药，并长期维持缓解治疗，保护重要脏器功能和减少药物不良反应。

6. 护理措施

（1）休息活动护理：急性活动期应卧床休息，慢性期或病情稳定者可逐渐增加活动量，适当参与社会活动和日常工作，注意避免劳累，预防感染。

（2）饮食护理：给予高热量、高蛋白、高维生素、低脂肪、易消化的饮食，少食多餐，避免刺激性食物，避免食用含补骨脂素的食物，如芹菜、香菜、蘑菇、无花果等。肾功能不全者给予低盐、优质低蛋白饮食，限制水钠摄入。意识障碍者予以鼻饲流质饮食。

（3）皮肤、头发护理：保持皮肤清洁干燥，可用温水冲洗或擦洗，避免使用碱性肥皂和化妆品，防止刺激皮肤。外出时注意遮阳，避免阳光直接照射裸露皮肤，必要时穿长袖衣裤，戴遮阳帽、打伞、禁忌日光浴。脱发者宜减少洗头次数，避免染发、烫发、卷发，可用戴帽子或假发等方法遮盖脱发。

（4）口腔护理：保持口腔清洁，口腔黏膜破损者晨起、睡前、进餐前后用漱口液漱口，防止感染。有细菌感染者用 1∶5000 呋喃西林溶液漱口。有真菌感染者用 1%～4% 碳酸氢钠液漱口，或用 2.5% 制霉菌素甘油涂敷患处。有口腔溃疡者，漱口后用中药冰硼散或锡类散涂敷溃疡部位。

（5）用药护理：遵医嘱准确用药，不可自行增减或停用药物，以免反跳。非甾体抗炎药最主要的不良反应是胃肠道反应，宜餐后服用。大剂量甲泼尼龙冲击治疗时，宜加用氢氧化铝凝胶，防止急性上消化道出血。免疫抑制药的主要不良反应为白细胞减少，注意定期查血象和肝功能。服用环磷酰胺者，注意观察有无出血性膀胱炎。抗疟药服用期间应定期查眼底，注意观察有无视网膜退行性病变、胃肠道反应及神经系统症状等。

（6）生育指导：SLE 好发于育龄女性，非缓解期的患者注意避孕，病情稳定及心、肺、肾功能正常者可在医生指导下妊娠。环磷酰胺、甲氨蝶呤、硫唑嘌呤等药物可能影响胎儿的生长发育，必须停用 3 个月以上方可妊娠。

第三节　类风湿关节炎

类风湿关节炎是以慢性侵蚀性、对称性多关节炎为主要表现的异质性、全身性自身免疫性疾病，是导致成年人丧失劳动力及致残的主要病因之一。

1. 病因与发病机制　可能与遗传、环境、感染、代谢障碍、营养不良及不良心理社会因素等有关。常见的诱发因素有创伤、寒冷潮湿、性激素紊乱、吸烟和饮用咖啡等。免疫紊乱是类风湿关节炎主要的发病机制。抗原进入人体后，与细胞膜的 HLA-DR 分子结合形成复合物，并引起一系列免疫反应。

2. 病理　基本病理改变是滑膜炎和血管炎，滑膜炎是关节表现的基础，血管炎是关节外表现的基础，炎症破坏软骨和骨质，最终可致关节畸形和功能丧失。

3. 临床表现　可发生在任何年龄，以 35 ～ 50 岁女性最常见。

（1）全身表现：在出现明显关节症状前,常有乏力、全身不适、发热、食欲减退和手、足发冷等表现。

（2）关节表现

①关节痛：是最早出现的症状，表现为对称性、持续性多关节炎，时轻时重，伴有压痛。常累及小关节，以近端指间关节、掌指关节及腕关节最常见，大关节也可受累。

②关节肿：关节腔内积液、关节周围软组织炎症或滑膜肥厚引起,与关节痛部位相同,常呈对称性。近端指间呈梭形肿胀是类风湿关节炎的特征性表现。

③晨僵：是类风湿关节炎的突出症状，为观察本病活动性的重要指标,持续时间常超过 1 小时,活动后缓解。

④关节畸形：是本病的结局，最常见的关节畸形有腕和肘关节强直、手指尺侧偏斜、掌指关节半脱位、天鹅颈样及纽扣花样改变等。

⑤关节功能障碍：急性期多因关节肿痛而限制关节活动。晚期多由关节畸形所致。

（3）关节外表现：常累及浆膜、心、肺、眼等器官。

①类风湿结节：为最常见的特异性皮肤表现，提示本病处于活动期。好发于前臂伸面、肘鹰嘴突附近、枕部、跟腱等关节隆突部及经常受压部位的皮下，大小不等，坚硬如橡皮，无压痛，对称性分布。

②类风湿血管炎：可发生于任何部位，常累及中小血管。眼受累多为巩膜炎，严重者可影响视力。

③肺部表现：男性居多，肺间质病变是最常见的肺病变。还可出现结节样改变、胸膜炎、肺动脉高压等。

④心脏表现：以心包炎最常见，多数无相关临床表现。

⑤神经系统表现：周围神经病变，最常累及正中神经、尺神经以及桡神经。

⑥血液系统表现：为正细胞正色素性贫血。Felty 综合征患者合并有脾大、白细胞减少和（或）贫血、血小板减少。

⑦干燥综合征：常有口干、眼干症状。

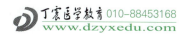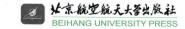

4．辅助检查

（1）血液检查：轻、中度贫血，白细胞计数及分类多正常。活动期血小板增高。血沉增快、C反应蛋白增高，与本病的活动性相关。

（2）免疫学检查：类风湿因子的滴度与本病活动性和严重性成正比，临床主要检测的类风湿因子的抗体类型为IgM。还可检查抗角蛋白抗体谱和免疫复合物。

（3）关节滑液检查：正常人关节腔内的滑液量≤3.5ml。关节有炎症时滑液量增多，黏稠度差，滑液中白细胞明显升高，以中性粒细胞为主。

（4）X线检查：有助于诊断类风湿关节炎、监测疾病进展和判断疾病分期，以手指及腕关节的X线平片最有价值。

（5）类风湿结节活检：有助于本病的诊断。

5．治疗要点 尚无根治和预防的有效方法，早期诊断和早期治疗是治疗的关键。治疗目标在于控制炎症，减轻关节肿痛、晨僵及关节外症状，控制病情发展，保持受累关节功能，促进已破坏的关节骨修复。

（1）非甾体抗炎药：药理机制为通过抑制前列腺素的生成，达到消炎镇痛的目的。是类风湿关节炎非特异性对症治疗的首选药物，常用阿司匹林，也可应用布洛芬、吲哚美辛、美洛昔康等药物。

（2）改变病情抗风湿药物：首选甲氨蝶呤（MTX），其他常用药物有来氟米特、柳氮磺吡啶、羟氯喹和氯喹、环磷酰胺、环孢素等。常与非甾体抗炎药合用。

（3）糖皮质激素：具有强大的抗炎作用，适用于活动期关节外症状或关节炎明显而非甾体抗炎药无效者，应用小剂量、短疗程糖皮质激素治疗。

6．护理措施

（1）休息活动护理：活动期发热或关节疼痛明显时应卧床休息，限制受累关节活动，保持正确的体位，但不宜绝对卧床。

（2）体位护理：病变发展至关节强直时，应保持关节功能位，以保持肢体生理功能。可使用矫形支架和夹板，双侧腕、指关节肿胀畸形应保持腕关节背伸20°～30°，指关节掌屈，半握拳；膝关节维持伸直位，足底置护足板以防足下垂。

（3）晨僵及疼痛护理：晨僵患者戴手套保暖，晨起后温水浴或用热水泡手15分钟。对受累关节采取局部按摩、热敷、热水浴、红外线等理疗方法改善血液循环，缓解肌肉痉缩，缓解疼痛。也可用谈话、听音乐等形式分散疼痛注意力。

（4）功能锻炼：病情缓解后，鼓励患者及早进行功能锻炼，运动量要适当，循序渐进，由被动运动过渡到主动运动，防止关节僵硬和肌肉萎缩。注意训练手的灵活性和协调性，练习手部抓握、搓揉动作，伸腰、踢腿及其他全身性伸展运动等。

（5）病情观察：密切观察关节肿痛、畸形和活动受限情况，注意有无关节外症状。评估患者自理能力和心理状况。

（6）用药护理：遵医嘱定时、定量服药，不可自行增减药量或停药。非甾体抗炎药在服用后易出现胃肠道反应，应餐后服药，多饮水。改变病情抗风湿药的不良反应主要有胃肠道反应、脱发、口腔溃疡、肝损害和骨髓抑制等，应密切观察血象变化，加强口腔护理。

7．健康教育

（1）指导患者居住环境应干燥、安静，避免感染、寒冷、潮湿、过劳等诱因，注意保暖。生活有规律，保证充分的休息与睡眠。

（2）加强营养，给予高蛋白、高维生素、富含钾和钙的清淡、易消化饮食，多吃水果、蔬菜。禁食海鲜、柿子、花生、牛奶、咖啡及油腻、辛辣刺激性食物。注意控制体重，减轻关节负担。

（3）强调休息和治疗性锻炼两者兼顾的重要性。缓解期有计划地进行功能锻炼，强度以不引起关节疼痛加重为度，循序渐进。

（4）生活和工作中注意保护关节。避免剧烈使用小关节，尽量使用大关节。避免关节长时间保持一个姿势，经常变换体位，睡觉时保持膝、髋关节伸展。

（5）指导患者定期复查血、尿常规及肝肾功能等。如有严重的不良反应，应立即停药并及时就诊。

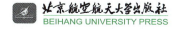

第 9 章　理化因素所致疾病

第一节　概　论

急性中毒是指有毒的化学物质短时间内或一次超量进入人体而造成组织、器官器质性或功能性损害。根据毒物的毒性、量和时间，将毒物分为急性中毒和慢性中毒。急性中毒发病急、病情重、变化快，如不及时救治，常危及生命。慢性中毒起病缓慢、病程长、缺乏特异性的临床表现。急性中毒患者的处理原则为：

1. 立即终止接触毒物　环境安全的情况下，迅速脱离有毒环境，吸入性中毒患者应转移至空气清新处，解开衣物；接触性中毒患者应从中毒现场搬移，将污染的衣物去除，除去肉眼可见的毒物。

2. 清除尚未吸收的毒物

（1）保持呼吸道通畅，清除呼吸道分泌物，呼吸新鲜空气，必要时吸氧治疗，多用于吸入性中毒患者。

（2）接触性中毒患者用大量清水冲洗接触部位的皮肤、毛发、指甲，特殊毒物也可使用酒精、肥皂水等，若为眼部接触毒物，使用药物可发生化学反应，造成损伤，仍应用清水或等渗盐水。冲洗时避免使用热水和擦洗，以防促进局部血液循环，促进毒物的吸收。冲洗时间应达到 15 ～ 30 分钟。

（3）催吐

①适应证：神志清楚没有催吐禁忌证的食入性中毒者均可做催吐处理，可以及早将胃内大部分毒物排出。

②禁忌证：昏迷、惊厥者；腐蚀性毒物中毒者；食管胃底静脉曲张、主动脉瘤、消化性溃疡者；年老体弱、妊娠、高血压、冠心病、休克者。

③方法：取左侧卧位，头放低，臀部略高，幼儿则俯卧。胃溶物黏稠不易咳出或空腹服毒者可先饮用微量温清水、盐水、解毒液体后再催吐。催吐时注意保持呼吸道通畅，避免误吸，引起吸入性肺炎等。

（4）洗胃

①对于毒物不明者，护士在洗胃前应抽取毒物立即送检以明确毒物的种类和性质，然后根据检验结果做对症处理，选择合适的洗胃液清除尚未吸收的毒物。

②急性中毒时宜尽早、彻底洗胃，以清除胃内毒物或刺激物，减少毒物吸收，于服毒 6 小时内洗胃效果最好。

③洗胃时根据患者情况选择合适卧位，每次灌入量以 300 ～ 500ml 为宜，不可超过 500ml。详见基础护理学第 17 章危重患者的抢救技术和护理的相关内容。

（5）导泻：常用硫酸钠或硫酸镁。一般不用油脂类药物，以免促进脂溶性毒物吸收。严重脱水及口服强腐蚀性毒物患者禁止导泻。

（6）灌肠：一般用温盐水、清水或肥皂水连续多次灌肠，适用于口服中毒超过 6 小时或导泻无效

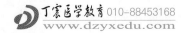
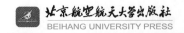

者（强腐蚀性毒物中毒者除外）。

3．促进已吸收毒物的排出

（1）利尿：用于原形由肾脏排泄的毒物，包括补液、使用利尿药、碱化或酸化尿液。

（2）吸氧：一氧化碳中毒时，吸氧可加速一氧化碳排出，高压氧疗为其特效疗法。

（3）血液净化：血液透析、血液灌流、血浆置换等。

4．使用解毒剂

（1）金属中毒

①依地酸钙钠：铅中毒。

②二硫基丙醇：二巯基丙醇其活性巯基可与某些金属物形成无毒、难解离、可溶的螯合物并由尿排出。此外，还能夺取已与酶结合的重金属，使酶恢复活力，达到解毒目的。主要用于治疗砷、汞、金、锑中毒。

③二硫丙磺钠：砷、汞、铜、锑中毒。

④二硫丁二钠：砷、汞、铜、锑、铅中毒。

（2）高铁血红蛋白症：小剂量亚甲蓝（美蓝）。

（3）氰化物中毒：亚硝酸盐－硫代硫酸钠疗法。

（4）有机磷杀虫药中毒：阿托品、碘解磷定、氯解磷定、双复磷等。

（5）中枢神经系统中毒：纳洛酮、氟马西尼等。

5．对症治疗和护理

（1）积极对症支持治疗是毒物中毒患者重要的抢救措施，如惊厥者使用抗惊厥药物，心脏骤停者立即行心肺复苏，休克者应积极抗休克治疗。

（2）严格遵守有关毒物毒物的防护和管理制度，是预防中毒的重要措施。

第二节　有机磷农药中毒

1．分类　有机磷农药属于有机磷酸酯或硫代磷酸酯类化合物，有大蒜臭味，除敌百虫外，一般难溶于水，在碱性环境中易分解失效。根据有机磷农药毒性大小，可分为 4 类。剧毒类：甲拌磷（3911）、内吸磷（1059）、对硫磷（1605）、丙氟磷。高毒类：甲基对硫磷、甲胺磷、氧化乐果、敌敌畏。中度毒类：乐果、美曲磷酯（敌百虫）、乙硫磷（碘依可酯）。低毒类：马拉硫磷、辛硫磷和氧硫磷等。

2．病因与发病机制

（1）病因：①职业性中毒。主要发生于杀虫药精制、出料和包装过程。②使用性中毒。多发生于施药人员喷洒期间。③生活性中毒。多由于误服、误用或自杀等原因。

（2）发病机制：有机磷农药的主要中毒机制是抑制体内胆碱酯酶的活性。有机磷农药能与体内胆碱酯酶迅速结合成稳定的磷酰化胆碱酯酶，使胆碱酯酶丧失分解能力，导致大量乙酰胆碱蓄积，引起毒蕈碱样、烟碱样和中枢神经系统症状和体征，严重者可因呼吸衰竭而死亡。

3．临床表现

（1）发病情况：急性中毒发病时间和症状与农药毒性大小、剂量、侵入途径和机体状态相关。不同侵入途径的发病时间不同。有机磷农药中毒无论表现轻重均有特殊大蒜气味。

（2）主要症状

①毒蕈碱样症状：又称 M 样症状，由副交感神经末梢过度兴奋引起，出现最早。主要表现为平滑肌痉挛，如瞳孔缩小、腹痛、腹泻等；腺体分泌增加，如多汗、全身湿冷、流泪和流涎；气道

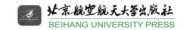

分泌物增多，如咳嗽、气促、呼吸困难、肺水肿等；括约肌松弛，如大小便失禁。可用阿托品对抗。

②烟碱样症状：又称 N 样症状，由横纹肌运动神经过度兴奋所致，出现颜面、眼睑、舌肌、四肢和全身肌纤维颤动，甚至强直性痉挛。患者常有全身紧缩和压迫感，后期可发生肌力减退和瘫痪。呼吸肌麻痹时常引起呼吸衰竭。刺激交感神经节，节后纤维末梢释放儿茶酚胺，表现为血压升高和心律失常。

③中枢神经系统症状：脑中乙酰胆碱酯酶浓度＜60% 时，逐渐出现头晕、头痛、烦躁不安、谵妄、抽搐及昏迷等表现。

（3）中毒程度：可分为 3 级（表 2-44）。

表2-44 有机磷农药中毒程度的分级

分 级	胆碱酯酶活力	临床表现
轻度中毒	70%～50%	以M样症状为主
中度中毒	50%～30%	M样症状加重，出现N样症状
重度中毒	<30%	具有M、N样症状，并伴有肺水肿、抽搐、昏迷、呼吸衰竭和脑水肿

（4）迟发症和并发症

①迟发性多发神经病：急性中度和重度中毒患者症状消失后 2 ～ 3 周出现感觉、运动型多发性神经病变。表现为肢体末端的烧灼感、疼痛、麻木及下肢无力、瘫痪、四肢肌肉萎缩等症状。多由有机磷农药抑制神经靶酯酶并使其老化引起。

②中间综合征：急性中毒症状缓解后和迟发性神经病发生前，多在急性中毒后 24 ～ 96 小时和复能药用量不足的患者突然病情加重，主要表现为肌无力，出现屈颈肌、四肢近端肌无力、眼睑下垂、眼外展障碍、面瘫和呼吸肌麻痹等，多与胆碱酯酶长期受抑制，导致神经肌肉接头处传递受阻有关。

③并发症：肺水肿、脑水肿、呼吸衰竭。

4. 辅助检查 ①全血胆碱酯酶活力测定：是诊断有机磷农药中毒的特异性指标，对判断中毒程度、疗效和预后极为重要。胆碱酯酶活性降至正常人的 70% 以下即可诊断。②尿中有机磷代谢产物测定。③血、胃内容物、粪便中有机磷测定。

5. 治疗要点

（1）迅速清除毒物

①立即脱离中毒现场，迅速脱去污染衣服。

②清洗：用肥皂水冲洗皮肤、头发和指甲，禁用热水或乙醇。眼部污染用清水、生理盐水、2% 碳酸氢钠溶液或 3% 硼酸溶液冲洗。

③催吐：适用于神志清、能合作者，昏迷、惊厥、服腐蚀剂者禁用。

④洗胃：口服中毒者要用清水、生理盐水、2% 碳酸氢钠（敌百虫禁用，会增加其毒性）或 1：5000 高锰酸钾（对硫磷、乐果禁用）反复洗胃，直至洗出液清亮为止。

⑤导泻：洗胃后常用硫酸镁口服导泻，观察 30 分钟后，可追加用药。一般不用油脂类泻药，以免促进脂溶性毒物的吸收。

（2）紧急复苏：并发肺水肿、呼吸肌麻痹、呼吸中枢衰竭的患者，应清除呼吸道分泌物，及时行气管插管或气管切开，以维持呼吸道通畅。不可应用氨茶碱和吗啡。心脏骤停应行心肺复苏。

（3）抗胆碱药：见图 2-12。

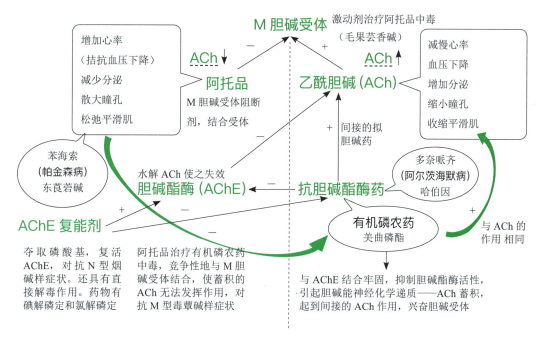

图2-12　抗胆碱药与乙酰胆碱的相互关系

①作用机制：阿托品是最常用的药物。阿托品属 M 胆碱能神经受体拮抗剂，能竞争性地与 M 胆碱受体结合，阻断乙酰胆碱（ACh）与副交感神经和中枢神经系统的 M 胆碱受体结合，能有效缓解 M 样症状和呼吸中枢抑制，但对 N 样症状（肌纤维颤动）无明显作用。

②药理作用：减少腺体（唾液腺、汗腺、泪腺、呼吸道腺体等）分泌；散大瞳孔；增加心率；松弛内脏（胃肠道、膀胱、尿道、支气管等）平滑肌。

（4）胆碱酯酶复能剂：常用碘解磷定和氯解磷定。其作用机制是与磷酰化胆碱酯酶中的磷形成结合物，使其与胆碱酯酶酶解部位分离，恢复胆碱酯酶活性。对缓解 N 样症状作用明显，但对解除 M 样症状效果差，不能对抗呼吸中枢的抑制，故应与阿托品合用。

（5）对症治疗：有机磷中毒主要的死亡原因是呼吸衰竭，应保持呼吸道通畅，正确氧疗。发生肺水肿时以阿托品治疗为主。休克者应用血管活性药物。脑水肿者及时使用脱水药。为防止复发，症状消失后至少留院观察 3 ～ 7 天。

6. 护理措施

（1）迅速评估中毒情况：①毒物接触史。②临床症状和体征。③毒物送检。迅速采集剩余毒物及各种标本，如呕吐物、唾液、胃内容物、血液、尿、粪及其他可疑物品等送检。

（2）病情观察：密切监测生命体征、尿量、瞳孔和意识改变，及时发现并发症的表现。

（3）清除未吸收毒物：洗胃应尽早、彻底、反复进行，洗胃后保留胃管 24 小时以上，以防洗胃不彻底，注意洗出液体有无蒜臭味。洗胃过程中应注意观察患者生命体征，如出现呼吸、心搏骤停应立即停止洗胃并紧急抢救。

（4）保持呼吸道通畅：清醒者取半卧位，昏迷者平卧位，肩部垫高，或头偏一侧，注意随时清除痰液和呕吐物，以防误吸。必要时行气管插管或气管切开，禁用吗啡、巴比妥类等抑制呼吸的药物。

（5）吸氧护理：持续高流量吸氧，每天更换鼻导管和吸氧鼻孔。

（6）用药护理

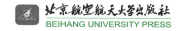

①阿托品的用药原则：早期、联合、足量、反复给药，直至 M 样症状明显好转，或有阿托品化表现为止。

②阿托品的用药护理：阿托品不可作为预防用药。阿托品中毒和阿托品化的剂量接近，因此用药过程中应密切观察，阿托品化和阿托品中毒的区别见表2-45。阿托品中毒可使用毛果芸香碱或新斯的明拮抗。

表2-45　阿托品化和阿托品中毒的鉴别

	阿托品化	阿托品中毒
瞳孔	较前扩大	极度扩大
神志	意识清楚或模糊	烦躁不安、谵妄、抽搐、昏迷
心率	快而有力，≤120次/分	心动过速，甚至室颤
皮肤	颜面潮红，皮肤干燥	颜面紫红，皮肤干燥
体温	正常或轻度升高	高热，>40℃

③胆碱酯酶复能剂的用药原则：在洗胃的同时尽早应用，首次足量、联合、重复用药。轻度中毒可仅用复能剂，中度以上中毒必须合用阿托品，但减少阿托品剂量。

④胆碱酯酶复能剂的用药护理：常见不良反应有一过性眩晕、视物模糊、复视、口苦、咽痛、恶心、颜面潮红、血压升高、全身麻木和灼热感等。复能剂稀释后缓慢静注或静滴，如用量过多、注射太快或未经稀释，可抑制胆碱酯酶活力，导致呼吸抑制。复能剂在碱性溶液中易水解为有剧毒的氰化物，应避免与碱性药物配伍使用。碘解磷定刺激性强，注射时确保针头在血管内，不宜肌内给药。

7. 健康教育

（1）加强宣传有机磷农药中毒的相关知识。生产和加工农药过程中，应严格执行安全操作规程。喷洒农药时，加强个人防护，应顺风操作，穿质厚的长袖上衣及长裤，扎紧袖口、裤管，戴帽子、口罩和手套。衣服被污染时，应及时更换并彻底清洗皮肤。

（2）接触农药过程中，一旦出现头晕、胸闷、流涎、恶心、呕吐等症状，应立即就诊。

第三节　急性一氧化碳中毒

1. 病因与发病机制

（1）病因：①职业性中毒，如炼钢、炼焦等生产过程中炉门关闭不严、煤气管道漏气或煤矿瓦斯爆炸。②生活性中毒，以家庭煤炉取暖及煤气泄漏最常见。

（2）发病机制：主要引起氧输送和氧利用障碍。一氧化碳（CO）可与血红蛋白（Hb）结合，形成稳定的碳氧血红蛋白（COHb）。CO 与 Hb 的亲和力比氧与 Hb 亲和力大 240 倍，COHb 不能携氧且不易解离，发生组织和细胞缺氧。大脑对缺氧最敏感，故最先受累。

2. 临床表现

（1）急性中毒：与空气中 CO、血液中 COHb 浓度及患者中毒前的健康状况有关。按中毒程度，可分为 3 级（表2-46）。

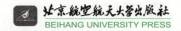

表2-46　急性一氧化碳中毒的临床表现

分　级	临床表现	血液COHb浓度	预　后
轻度中毒	搏动性剧烈头痛，头晕，恶心，呕吐，无力，心悸	10%～20%	脱离中毒环境，吸入新鲜空气或氧疗，症状很快消失
中度中毒	面色潮红，口唇樱桃红色，脉快，多汗，意识模糊或浅昏迷	30%～40%	氧疗后患者可恢复正常，无明显并发症
重度中毒	深昏迷，呼吸抑制，休克，肺水肿，心律失常或心力衰竭	＞50%	病死率高，清醒后多有并发症

（2）迟发性脑病（神经精神后发症）：多见于中度、重度中毒患者清醒，经过 2 ～ 60 天的"假愈期"后。主要表现为：①精神意识障碍，出现痴呆木僵或谵妄状态或去皮质状态。②锥体外系神经障碍，出现震颤麻痹综合征，表现为表情淡漠、肌张力增强、静止性震颤、慌张步态等。③锥体系神经损害，出现偏瘫、病理反射阳性或小便失禁。④大脑局灶性功能障碍，出现失明、失语及继发性癫痫等。

3．辅助检查　①血液 COHb 测定是诊断 CO 中毒的特异性指标，需在脱离中毒现场 8 小时内采集标本。②脑电图检查可见缺氧性脑病波形。

4．治疗要点

（1）现场急救：立即切断煤气来源，将患者迅速转移到空气新鲜处，保持呼吸道通畅。

（2）纠正缺氧：氧疗是治疗 CO 中毒最有效的方法。头痛、恶心、COHb 浓度＞ 40% 者可行高压氧舱治疗。高压氧舱是 CO 中毒者最好的给氧方式。无高压氧舱治疗指征者给予高浓度吸氧治疗。

（3）防治脑水肿：给予 20% 甘露醇快速静脉给药。也可应用糖皮质激素减轻脑水肿。控制频繁抽搐的首选药物为地西泮。

（4）防治并发症及后遗症。

5．护理措施

（1）休息活动护理：昏迷者取平卧位，头偏向一侧，保持呼吸道通畅，及时清理呼吸道分泌物。清醒后应休息 2 周，警惕迟发性脑病的发生。

（2）病情观察：密切监测生命体征，注意观察神经系统功能的改变。

（3）吸氧护理：立即给予面罩或鼻导管高浓度吸氧，流量 8 ～ 10L/min。给氧时间尽量不超过 24 小时，以免氧中毒和二氧化碳潴留。重症患者尽早行高压氧舱治疗，以中毒后 4 小时内进行为佳。必要时做气管插管或气管切开。

（4）对症护理：高热者给予物理降温，惊厥者遵医嘱使用镇静药，防止坠床和自伤。

第四节　中　暑

中暑是指在高温、湿度大及无风的环境中，因体温调节中枢功能障碍、汗腺功能衰竭和水、电解质丧失过多，导致以中枢神经系统和心血管功能障碍为主要表现的热损伤性疾病。

1．病因与发病机制

（1）病因

①环境温度过高：高温环境作业、室温＞ 32℃、烈日曝晒环境下。

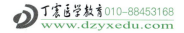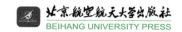

②产热增加：重体力劳动、发热、甲亢及应用某些药物（苯丙胺、阿托品等）。

③散热障碍：湿度大（＞60%）、肥胖、穿透气不良衣服或通风不良等。

④汗腺功能障碍：人体主要通过汗腺散热，硬皮病、广泛皮肤瘢痕、先天性汗腺缺乏症、使用抗胆碱药物或滥用毒品可抑制排汗。

⑤诱发因素：年老体弱、产妇、营养不良、慢性疾病、睡眠不足、工作时间过长、劳动强度过大、过度疲劳等易诱发中暑。

（2）发病机制：正常人通过下丘脑体温调节中枢控制产热和散热，以维持体温的相对稳定。当外界环境温度超过体表时，辐射、传导和对流散热受限，以蒸发为主要的散热方式，可引起机体散热绝对或相对不足，汗腺疲劳，继而导致体温调节中枢功能障碍，造成体温急剧升高。

2．临床表现

（1）先兆中暑：在高温环境下活动一定时间后，出现乏力、多汗、口渴、头晕、胸闷、恶心、心悸，体温正常或略有升高，不超过38℃。

（2）轻度中暑：先兆中暑症状加重，同时体温＞38℃，常有面色潮红或苍白，皮肤灼热，烦躁不安、大汗淋漓、皮肤湿冷、血压下降、脉搏增快等早期循环衰竭表现。

（3）重度中暑：根据发病机制和临床表现不同，分为热衰竭、热痉挛和热射病（表2-47）。

表2-47　重度中暑的临床表现

	热衰竭	热痉挛	热射病
发病机制	体液和钠盐丢失过多，外周血管扩张，血容量不足	大量出汗和饮用低张液体后，引起低钠、低氯血症	热应激机制失代偿，使中心体温骤升，导致中枢神经系统和循环系统功能障碍
临床表现	最常见类型，好发于老年人、产妇、儿童和慢性病患者。表现为面色苍白、大汗淋漓、脉搏细速、血压下降、晕厥甚至休克	头痛、头晕，四肢、腹部和背部肌肉痉挛和疼痛，以腓肠肌最常见，呈对称性和阵发性	最严重类型，主要表现为高热、无汗和意识障碍，出现颜面潮红、皮肤干燥无汗、谵妄、昏迷、抽搐，严重者可有休克、脑水肿、肺水肿、DIC及多器官功能衰竭等严重并发症
直肠体温	≤40℃	正常	≥41℃
神志障碍	无	无	明显

3．辅助检查　血常规白细胞计数增高，以中性粒细胞为主，血小板减少，凝血功能异常。尿常规可见尿蛋白及管型，血尿素氮、乳酸脱氢酶等增高。严重患者可出现肝、肾、胰腺和横纹肌损害。

4．治疗要点　快速降温是治疗的基础和关键，降温速度决定患者预后。

（1）先兆中暑与轻症中暑：先兆中暑及时脱离高温环境，转移到阴凉通风处，口服淡盐水或含盐清凉饮料，安静休息即可恢复正常。轻症中暑除上述处理外，对有循环功能紊乱者，缓慢静脉滴注5%葡萄糖溶液，加强观察，可在3～4小时恢复。

（2）重症中暑

①热衰竭：纠正血容量不足，补充生理盐水或5%葡萄糖溶液，适当补充血浆。

②热痉挛：补充氯化钠，可静滴生理盐水或葡萄糖盐水。若痉挛性疼痛反复发作，在补钠的基础上缓慢静脉注射10%葡萄糖酸钙。

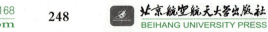

③热射病：迅速采取各种降温措施（表2-48）。应在1小时内将直肠温度降至38.0℃左右。

表2-48　中暑患者的降温措施

分　类	降温措施
环境降温	转移至通风阴凉处，使用电风扇或空调，维持室温20～25℃
体表降温	冰袋冷敷，冷水或乙醇拭浴，按摩四肢及躯干皮肤，促进血液循环，加速散热
体内降温	热射病伴休克时最适宜的降温措施是动脉快速推注4℃的5%葡萄糖盐水，也可用冰盐水注入胃内或灌肠
药物降温	热射病患者使用解热镇痛药无效，常用氯丙嗪、山莨菪碱和人工冬眠疗法

5. 护理措施

（1）休息活动护理：卧床休息，休克患者取中凹卧位，头偏向一侧，保持呼吸道通畅。

（2）饮食护理：给予高热量、高蛋白、高维生素、低脂肪的清淡、半流质饮食，加强口腔护理和皮肤护理。

（3）病情观察：严密监测肛温，每15～30分钟测量1次。无论何种降温方法，肛温38℃时即可暂停降温，避免体温过低。注意观察生命体征、皮肤出汗和末梢循环情况，出现呼吸抑制、深昏迷、血压下降则停用药物降温。

（4）降温护理：乙醇拭浴应以拍打式手法擦拭背、臀及四肢，减少产热。冰袋冷敷或冷水拭浴应用力按摩四肢及躯干，促进散热。

（5）用药护理：氯丙嗪降温时，严格遵医嘱控制滴速，注意观察血压变化。静脉给药时，输液速度不可过快，以免发生肺水肿。

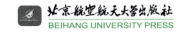

第 10 章　神经系统疾病

第一节　常见症状护理

1. **头痛**　是指外眦、外耳道与枕外隆突连线以上部位的疼痛。

（1）病因：颅内疾病，如颅内感染、血管病变、占位性病变等。头颅邻近器官或组织疾病，如五官、颈椎、颈肌病变。全身性疾病，如发热性疾病、高血压、缺氧等。神经症及癔症等。

（2）头痛的评估：应评估头痛的部位、性质、程度、先兆及伴随症状、发生与持续时间、发作频率、加重或缓解的因素，与体位、饮食、情绪、睡眠、咳嗽、屏气及排便等的关系。

（3）一般护理：非器质性头痛者增加休息和睡眠。器质性头痛者绝对卧床，减少头部活动。颅内压增高者抬高床头 15°～30°，头偏向一侧。

（4）减轻头痛：指导缓慢深呼吸、听轻音乐、引导式想象、冷敷或热敷、理疗及按摩等。

（5）用药护理：告知药物作用与不良反应，大量应用止痛药可致依赖或成瘾。

2. **意识障碍**　是对外界环境刺激缺乏反应的一种精神状态。通过患者言语反应、针刺的痛觉反应、瞳孔反射、角膜反射等来判断意识障碍的程度。

（1）意识状态：根据意识障碍的程度可分为嗜睡、意识模糊、昏睡及昏迷，详见内科护理学第 1 章绪论的相关内容。

（2）生活护理：定时翻身，保持外阴清洁，防止尿路感染和压疮。鼻饲高热量、高维生素饮食，补充足够水分。每天口腔护理 2 次，张口呼吸的患者口部覆盖温湿纱布。注意观察体温、呼吸和痰液性状，预防坠积性肺炎。谵妄躁动者应专人看护，加床栏，必要时使用约束带。

（3）病情观察：严密监测并记录生命体征、意识及瞳孔变化，观察有无恶心、呕吐及呕吐物的性状与量，及时发现消化道出血和脑疝。

（4）保持呼吸道通畅：取平卧位，头偏向一侧，以防误吸。肩下垫高，颈部伸展，防止舌后坠。准备吸引器，做好气管切开和使用呼吸机的准备。

3. **感觉障碍**　是指机体对各种形式的刺激无感知、感知减退或异常的一组综合征。

（1）生活护理：保持床单整洁、干燥、无渣屑，避免高热或过冷刺激，慎用热水袋或冰袋。肢体保暖需用热水袋时，外包毛巾，水温不超过 50℃。感觉过敏者尽量避免不必要的刺激。

（2）知觉训练：可进行肢体被动运动、按摩、理疗、针灸和各种冷、热、电的刺激。如每天用温水擦洗感觉障碍的部位，用砂纸、棉絮丝等刺激触觉。

4. **运动障碍**　指运动系统的任何部位受损所导致的骨骼肌活动异常，分为瘫痪、不随意运动及共济失调等。随意运动是评估肢体有无瘫痪的重要检查。

（1）按病变部位和瘫痪的性质，分为上运动神经元性瘫痪（痉挛性 / 中枢性瘫痪）和下运动神经元性瘫痪（弛缓性 / 周围性瘫痪），见表 2-49。

表2-49　上、下运动神经元性瘫痪的特点

	上运动神经元性瘫痪	下运动神经元性瘫痪
瘫痪分布	整个肢体为主	肌群为主
肌张力	增高	减低
腱反射	增强	减低或消失
病理反射	阳性	阴性
肌萎缩	无或轻度失用性萎缩	明显
肌束颤动	无	有

（2）按瘫痪的形式，分为单瘫、截瘫、交叉性瘫、偏瘫、四肢瘫等（表 2-50）。

表2-50　瘫痪的常见形式

瘫痪形式	临床表现	常见病因
单　瘫	单个肢体瘫痪	大脑半球、周围神经或肌肉病变
截　瘫	双下肢瘫痪	脊髓横贯性损伤
交叉瘫	病变侧脑神经麻痹和对侧肢体瘫痪	一侧脑干病变
偏　瘫	一侧面部和肢体瘫痪	一侧大脑半球病变
四肢瘫	四肢不能运动或肌力减退	高颈段脊髓病变、周围神经病变

（3）生活护理：评估患者生活自理能力受限的程度，给予相应协助。卧床患者采取舒适体位，尽量避免半卧位。鼓励患者合理饮食，加强口腔护理。协助患者洗漱、进食、如厕、沐浴等日常活动。指导患者学会使用便器，勿拖拉和用力过猛，以免损伤皮肤。防治压疮。排尿困难患者予以膀胱按摩。便秘者适当运动和按摩腹部，养成定时排便的习惯。

（4）安全护理：防止坠床和跌倒是运动障碍者最重要的护理措施。病床高度适中，应安装保护性床栏。走廊、厕所装有扶手，地面要平整干燥，防湿、防滑。患者应穿防滑鞋，衣着宽松。患者行走时不要分散其注意力。呼叫器及经常使用的物品应置于患者伸手可及处。行走不稳者应选择合适的助行工具，并有人陪伴，防止受伤。

（5）功能锻炼：告知患者及家属早期功能锻炼的重要性，强调合理、适度，循序渐进，主动与被动相结合，床上运动与床下运动相结合，肢体功能与其他功能锻炼相结合的原则。

第二节　急性脑血管疾病

一、脑血栓形成

1. **病因与发病机制**　脑血栓形成是脑梗死最常见的类型，是因脑动脉粥样硬化等血管病变，脑

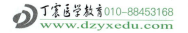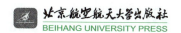

动脉主干或分支管腔狭窄、闭塞或形成血栓，造成该动脉供血区血流中断而发生脑组织缺血、缺氧性坏死，引起相应的神经症状和体征。脑动脉粥样硬化是最常见和基本的病因，常伴有高血压。高血糖、高血脂、肥胖可加速脑动脉硬化的进程。

2．临床表现

（1）多见于 50 岁以上的中老年人。

（2）起病缓慢，一般有前驱症状，如头晕、头痛、肢体麻木及短暂脑缺血发作等。

（3）多在休息或睡眠时发病，可能与此时血压下降、血流减慢、血黏度增加有关。

（4）神经症状取决于梗死灶的大小和部位，如偏瘫、失语、偏身感觉障碍和共济失调等，多无意识障碍。

（5）病情轻者，经治疗短期可缓解，无后遗症。病情重者可并发昏迷、颅内压增高等。

3．辅助检查

（1）头颅 CT：是最常用的检查，早期多无改变，24 小时后出现低密度灶脑梗死区。

（2）脑血管造影：是脑血管病变检查的金标准，可显示血栓形成的部位、程度及侧支循环。

（3）脑脊液正常。

4．治疗要点　应遵循超早期、个体化和整体化治疗的原则。

（1）急性期治疗

①早期溶栓：是目前最重要的恢复血流措施。在发病 6 小时内，采用 rt-PA、尿激酶使血管再通，尽快恢复缺血区的血流灌注，缩小梗死灶。

②调整血压：应遵循个体化、慎重、适度原则。急性期血压应维持在较平时稍高的水平，以保证脑部灌注。只有当血压＞200/110mmHg 时，才需降压治疗。

③防治脑水肿：严重脑水肿和颅内压增高是急性重症脑梗死的常见并发症和主要死亡原因。常用 20% 甘露醇 125～250ml 快速静滴，也可用呋塞米、甘油果糖等。

④控制血糖：原有糖尿病或应激反应使血糖升高。当超过 10mmol/L 时，应立即予以胰岛素治疗。

⑤抗血小板治疗：未溶栓者在发病后 48 小时内，服用阿司匹林、氯吡格雷等。

⑥抗凝治疗：用于长期卧床、合并高凝状态者，常用药物有肝素、华法林等。

⑦脑保护治疗：常用自由基清除剂、钙通道阻滞剂等。但重症急性期患者，不宜口服桂利嗪和倍他司汀，因其虽有扩血管作用，但不利于脑缺血的改善。

⑧其他治疗：高压氧舱治疗、中医中药治疗、外科或手术治疗等。

（2）恢复期治疗：目的在于促进神经功能恢复，系统地进行运动功能和语言功能的康复锻炼。通常发病 2 周后即进入恢复期。

5．护理措施

（1）休息活动护理：急性期患者卧床休息，取平卧位。头部禁止放置冰袋及冷敷，以免脑血管收缩使血流量减少。

（2）饮食护理：给予低脂、低盐、高维生素、高纤维素的无刺激饮食。若有吞咽困难，可予糊状流食或半流食，必要时鼻饲。

（3）病情观察：密切观察生命体征、意识状态及瞳孔变化，出现脑缺血加重和颅内压增高征象时，立即报告医生并快速使用脱水药。

（4）满足患者基本生活需要，指导早期功能锻炼。

二、脑栓塞

1．**病因与发病机制**　各种栓子随血流进入颅内动脉，使血管腔急性闭塞或严重狭窄引起脑缺血坏死及功能障碍。心源性栓子为脑栓塞最常见的病因，其中又以风湿性心瓣膜病患者房颤时附壁血栓脱落最多见。

2．**临床表现**

（1）任何年龄阶段均可发生，青壮年多见。

（2）多在活动中急骤发病，多无前驱症状，为起病最快的脑血管病。

（3）意识障碍较轻且恢复快，神经系统表现与脑血栓形成相似，但更易复发和出血。

（4）多有导致栓塞的原发病和同时并发的脑外栓塞表现。

3．**辅助检查**

（1）头颅 CT：早期多无改变，24 ～ 48 小时后出现低密度灶脑梗死区。

（2）脑血管造影可显示脑栓塞的部位、程度及侧支循环。

（3）脑脊液压力一般正常，大面积梗死压力可增高，应尽量避免此检查。

（4）心电图检查：作为确定心肌梗死和心律失常的依据。

4．**治疗要点**　①脑栓塞治疗同脑血栓形成。②原发病治疗和抗栓治疗。

5．**护理措施**　同脑血栓形成。

三、脑出血

1．**病因**　①高血压并发细小动脉硬化为脑出血最常见的病因。②颅内动脉瘤。③脑动静脉畸形。④其他如脑淀粉样血管病、血液病、抗凝及溶栓治疗等。

2．**发病机制**　动脉硬化或产生小动脉瘤，当血压骤然升高时易造成血管破裂。高血压脑出血好发部位为基底节区，此处豆纹动脉从大脑中动脉近端呈直角发出，受高压血流冲击最大，最易破裂出血。

3．**临床表现**

（1）临床特点

①多见于 50 岁以上男性患者，常有高血压史，冬季易发。

②活动中或情绪激动时突然发生，无前驱症状。

③有肢体瘫痪、失语等局灶定位症状和颅内压增高表现，意识障碍出现迅速。

④发病后血压多有明显升高。

（2）基底节区出血：是最多见的脑出血。累及内囊表现为"三偏症"，即病灶对侧肢体偏瘫、对侧偏身感觉障碍和同向偏盲。丘脑出血累及优势半球常伴失语，也可有丘脑性痴呆。出血量小，临床症状较轻。出血量大可有意识障碍，易引起脑疝，甚至死亡。

（3）脑干出血：多数为脑桥出血。小量出血无意识障碍，可出现交叉性瘫痪和共济失调性偏瘫。大量出血累及脑桥后，患者立即昏迷，双侧面部和肢体瘫痪，两侧瞳孔缩小如针尖（脑桥出血的特征性表现）、中枢性高热、呼吸衰竭，多于 48 小时内死亡。

（4）小脑出血：少量出血常有眩晕、呕吐、枕部头痛、共济失调等，无肢体瘫痪。出血量较多形成枕骨大孔疝而死亡。

脑梗死和脑出血的鉴别见表 2-51。

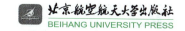

表2-51　脑梗死和脑出血鉴别

	脑梗死	脑出血
发病年龄	多为60岁以上	多为60岁以下
起病状态	休息或睡眠	活动或情绪激动
颅内压增高	轻或无	多见
意识障碍	轻或无	多见且较重
CT检查	24小时后低密度病灶	即刻出现高密度病灶
脑脊液	无色透明	可有血性

4. 辅助检查

（1）影像学检查：CT检查是诊断脑出血的首选方法，具有确诊价值。MRI和脑血管造影能检出更细微病变。

（2）脑脊液检查：血性脑脊液，压力增高。重症可确诊者不宜进行，防止诱发脑疝。

5. 治疗要点　处理原则是脱水降颅压，调整血压，防止再出血，促进神经功能恢复和防治并发症。

（1）一般治疗：卧床休息2～4周，避免情绪激动和血压升高，吸氧，保持肢体的功能位，预防感染，维持水、电解质平衡等。

（2）降低颅内压：是脑出血急性期处理的重要环节，常用20%甘露醇125～250ml静脉滴注。

（3）调控血压：脑出血急性期一般不首先使用降压药物，因患者血压升高是在颅内压增高的情况下，为了保证脑组织供血出现的脑血管自动调节反应，当颅内压下降后，血压也随着下降，故首先应先脱水，降低颅内压。但是，当血压≥200/110mmHg时，为防止出血加重，可在降低颅内压的同时慎重地采用降压治疗，但幅度不可过大，防止发生颅内低灌注。

（4）其他治疗：止血和凝血治疗、手术治疗、亚低温疗法及康复治疗等。

6. 护理措施

（1）休息活动护理：绝对卧床休息，取侧卧位，头胸抬高15°～30°，减轻脑水肿。发病24～48小时避免搬动患者，治疗、护理操作集中进行，避免各种引起颅内压增高的因素，病室保持安静。

（2）饮食护理：急性脑出血患者在发病24小时内禁食，24小时后如病情平稳、无颅内压增高和严重消化道出血时，给予高蛋白、高维生素、高纤维素、低盐、低脂的半流质饮食。进食时患者取坐位或高侧卧位（健侧在下），进食应缓慢，食物应送至口腔健侧近舌根处，以利于吞咽。进餐后应保持坐位30～60分钟，吞咽困难的患者不能用吸管喝水或喝汤。如用水杯喝水，应喝至半杯处，防止水位过低者仰头喝水误吸。必要时可行鼻饲流质饮食或静脉营养。

（3）病情观察：定时监测生命体征、意识状态及瞳孔变化，有无颅压增高、脑疝早期、上消化道出血的表现。

（4）脑疝护理：保持呼吸道通畅，给予吸氧。迅速开放静脉，遵医嘱快速静滴脱水药，甘露醇应在15～30分钟滴完，避免药液外渗。备好气管切开包、脑室穿刺引流包、呼吸机、监护仪和抢救药品等。

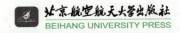

四、蛛网膜下腔出血

1. 病因与发病机制 先天性脑动脉瘤是最常见病因，其次为动静脉畸形、颅内肿瘤、血液疾病等。用力、情绪激动、酗酒等为常见诱因。

2. 临床表现 以中青年多见，起病急骤，持续性剧烈头痛，喷射性呕吐。可出现脑膜刺激征，是最具特征性的体征。一般无定位性神经系统体征及肢体瘫痪。蛛网膜下腔出血与脑出血的鉴别见表2-52。

表2-52 蛛网膜下腔出血与脑出血鉴别

	蛛网膜下腔出血	脑出血
病 因	先天性动脉瘤，动静脉畸形	高血压、动脉粥样硬化
发病年龄	先天性动脉瘤40～60岁；动静脉畸形青少年多见	50岁以上
血 压	正常或增高	显著升高
头 痛	极常见剧烈	常见较剧烈
脑膜刺激征	多见	少见
神经系统定位体征	无	偏瘫、偏身感觉障碍、偏盲等
脑脊液	均匀一致血性	可有血性

3. 辅助检查

（1）头颅 CT：是首选的检查方法，蛛网膜下腔显示高密度影像。

（2）脑血管造影：是确诊病因的最有价值和最具定位意义的检查。

（3）腰椎穿刺：是最具诊断价值和特征性的检查，脑脊液呈均匀一致血性，压力增高。但对CT 检查已明确诊断者，不作为常规检查。

4. 治疗要点 治疗原则为防治再出血，降低颅内压，防治脑血管痉挛，减少并发症，治疗原发病和预防复发。

（1）预防再出血：避免血压和颅内压增高的因素。适当调控血压，使用 6- 氨基己酸、氨甲苯酸等抗纤溶药物。头痛和躁动不安者予以镇痛、镇静药。

（2）降低颅内压：常用甘露醇 125 ～ 250ml 快速静脉滴注，30 分钟滴完。

（3）解除脑血管痉挛：维持血容量和血压，避免过度脱水。可应用钙通道阻滞剂，如尼莫地平。

（4）手术治疗：动静脉畸形及颅内动脉瘤可行手术治疗、血管内介入治疗。

5. 护理措施

（1）休息活动护理：绝对卧床 4 ～ 6 周，抬高床头 15°～ 20°，改变体位或转头时动作缓慢，避免搬动和过早下床活动。

（2）缓解疼痛：指导患者放松技术，转移患者注意力，必要时给予镇静、镇痛药物。

（3）用药护理：甘露醇低温出现结晶时，需加温溶解后再用，定期监测肾功能和电解质。尼莫地平可致皮肤发红、多汗、胃肠不适、血压下降等不良反应，应适当控制输液速度。

（4）预防并发症：蛛网膜下腔出血再发率较高，以首次出血后 1 个月内再出血的危险最大，2 周

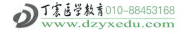 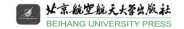

再发率最高。若病情稳定后，突然再次剧烈头痛、呕吐、昏迷、脑膜刺激征明显加重等，应及时报告医生。

五、短暂性脑缺血发作

1．**病因与发病机制**　短暂性脑缺血发作（TIA）是由颅内动脉病变致脑动脉一过性供血不足引起的短暂性、局灶性脑或视网膜功能障碍。主要病因是动脉粥样硬化。发病机制有微栓塞、血流动力学改变学说、脑血管狭窄或痉挛等。

2．**临床表现**　好发于中老年男性，发作突然，持续短暂5～30分钟，一般在1小时内恢复，最多不超过24小时，为局灶性神经功能丧失，不留神经功能缺失，反复发作。短暂性脑缺血发作、脑血栓形成与脑栓塞的鉴别见表2-53。

3．**治疗要点**

（1）病因治疗：是预防短暂性脑缺血发作复发的关键。

（2）药物治疗

①抗血小板治疗：常用阿司匹林、双嘧达莫、氯吡格雷等。

②抗凝治疗：适用于频繁发作、发作持续时间长、症状逐渐加重且无禁忌者，常用肝素、华法林。

③其他：扩容治疗、溶栓治疗、钙通道阻滞剂、中医药治疗等。

（3）外科治疗。

表2-53　缺血性脑血管疾病鉴别

	短暂性脑缺血发作	脑血栓形成	脑栓塞
病　因	脑动脉粥样硬化	脑动脉粥样硬化	风湿性心瓣膜病
起病时间	突发	缓慢	急骤
起病状态	反复发作	休息或睡眠，有前驱症状	活动后，多无前驱症状
意识障碍	无	多无	轻且恢复快
局灶定位症状	24小时内完全恢复	常见	常见

4．**护理措施**

（1）休息活动护理：发作时卧床休息，枕头不宜太高。转头应缓慢且幅度不宜太大。频繁发作者避免重体力劳动，沐浴和外出应有家人陪伴，防止跌倒和外伤。

（2）饮食指导：低盐、低脂、低钙、低糖、足量蛋白和高维生素饮食，戒烟酒，避免刺激性食物和暴饮暴食，避免过分饥饿。

（3）病情观察：频繁发作者密切观察和记录每次发作的持续时间、间歇时间及伴随症状，警惕完全性缺血性脑卒中的发生。

（4）用药护理：按医嘱正确服药，不能随意调整、更改和终止用药，注意观察药物疗效和不良反应。

第三节　癫　痫

癫痫是指多种原因导致的大脑神经元高度同步化异常放电所引起的短暂大脑功能失调的临床综合征。

1. **病因**　癫痫不是独立的疾病，引起癫痫的病因非常复杂，根据病因不同分为以下 3 类。

（1）特发性癫痫：可能与遗传因素有关，多数患者在儿童或青年期首次发病。

（2）症状性癫痫：由各种明确的中枢神经系统结构损伤或功能异常，如颅脑外伤、感染、颅内肿瘤、脑血管病和遗传代谢性疾病引起。

（3）隐源性癫痫：病因不明，但临床提示为症状性癫痫。

2. **临床表现**

（1）部分性发作：为最常见的类型，源于大脑半球局部神经元的异常放电。

①单纯部分性发作：发作时程短，一般不超过 1 分钟，起始与结束均较突然，表现为一侧肢体局部肌肉感觉障碍或节律性抽搐征，可出现幻觉，但无意识障碍。

②复杂部分性发作：也称精神运动性发作，可有意识障碍、自动症、运动症状，临床表现为无理吵闹、唱歌、脱衣裸体等，事后不能回忆。

③部分性发作继发全面性发作：单纯部分性发作可发展为复杂部分性发作，单纯或复杂部分性发作均可发展为全面性强直阵挛发作。

（2）全面性发作：起源于双侧脑部，多在初期就有意识丧失。

①全面强直 - 阵挛发作：旧称大发作，为最常见的发作类型之一，以意识丧失和全身对称性抽搐为特征。早期出现意识丧失、跌倒，发作前可有瞬间疲乏、麻木、恐惧或无意识动作等先兆表现。随后的发作分为强直期（全身骨骼肌持续性收缩）、阵挛期（肌肉交替性收缩与松弛）和发作后期（以面肌和咬肌为主的短暂阵挛）三期。

强直期表现为眼球上翻或凝视，咀嚼肌收缩可咬伤舌头，喉肌收缩可致患者发出一声尖叫，口吐白沫，躯干先屈曲后反张，持续 10 ～ 20 秒后进入阵挛期。

每一次阵挛后有一短暂间歇。强直期和阵挛期均有呼吸停止、血压升高、瞳孔散大及分泌物增多等表现。

发作后期牙关紧闭，大小便失禁。呼吸首先恢复，随后瞳孔、血压、心率恢复正常。从发作到意识恢复历经 5 ～ 15 分钟。

醒后常有头痛、嗜睡、全身酸痛，对发作不能回忆，此时强行约束患者可发生伤人或自伤。

②强直性发作：多见于弥漫性脑损害儿童，睡眠中发作较多，发作持续数秒至数十秒。

③阵挛性发作：婴幼儿为主，重复阵挛性抽动伴意识丧失为主要特征，表现为双侧对称或某一肢体为主的抽动。

④失神发作：意识短暂丧失，持续 3 ～ 15 秒，无先兆或局部症状，持续时间短，发作后仍继续原有的动作。

⑤肌阵挛发作：表现为快速、短暂、触电样肌肉收缩，可见于任何年龄。

⑥失张力发作：部分或全身肌肉张力突然降低导致点头、张口、肢体下垂或跌倒等，持续数秒至 1 分钟，发作后立即清醒。

（3）癫痫持续状态：新的定义是指一次全面强直 - 阵挛发作持续 5 分钟以上。旧定义是指若发作间歇期仍有意识障碍，或癫痫发作持续 30 分钟以上，或在短时间内频繁发作。癫痫持续状态是内科常见急症，若治疗不及时可导致永久性脑损害，致残率和病死率均很高。

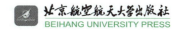

3. 辅助检查

（1）脑电图：是诊断癫痫最重要的检查方法，对发作性症状的诊断有很大价值，有助于明确癫痫的诊断、分型和确定特殊综合征。

（2）头部 CT、MRI 检查：可确定脑结构异常或病变，对癫痫及癫痫综合征诊断和分类有帮助。

（3）脑血管造影：可发现颅内血管畸形和动脉瘤、血管狭窄或闭塞，颅内占位性病变。

4. 治疗要点

（1）病因治疗：对症状性癫痫应积极治疗原发病，对颅内占位性病变首先考虑手术。

（2）发作期治疗：癫痫发作有自限性，多数患者不需特殊处理。给予吸氧，保持呼吸道通畅，对症治疗，降温，运用甘露醇和呋塞米减少脑水肿，同时应预防和控制感染。多次发作首选苯巴比妥肌内注射。

（3）癫痫持续状态治疗

①苯二氮䓬类药物：地西泮、劳拉西泮、氯硝西泮、咪达唑仑等。迅速制止癫痫发作，首选地西泮 10～20mg 缓慢静脉注射，速度不超过 2mg/min，复发者可在 30 分钟内重复应用。或者以 60～100mg 在 12 小时内缓慢静脉滴注。苯二氮䓬类药物用药速度过快会抑制呼吸，必要时可同时使用呼吸兴奋药。

② 10% 水合氯醛：成人 25～30ml，儿童 0.5～0.8ml/kg，加等量植物油保留灌肠。

③苯妥英钠：250mg 溶于生理盐水 20～40ml 缓慢静脉注射，速度不超过 50mg/min，时间不少于 5 分钟，每天的极限用量不超过 500mg。体重小于 30kg 小儿按每天 5ml/kg 给药。苯妥英钠溶于葡萄可产生沉淀，应选择生理盐水作为溶媒。

④异戊巴比妥钠：0.3～0.5g 溶于注射用水 10ml 静注，速度不超过 0.1g/min。

⑤苯巴比妥（鲁米那）：发作控制后，100～200mg，肌内注射，巩固疗效。

⑥对症处理：保持呼吸道通畅，吸氧，建立静脉通道。

（4）发作间期治疗用药：常用药物有卡马西平、苯妥英钠、乙琥胺、丙戊酸、托吡酯、拉莫三嗪、加巴喷丁等。

①强直性发作、部分性发作和部分性发作继发全面性发作首选卡马西平。

②全面强直 - 阵挛发作、典型失神发作、肌阵挛发作、阵挛性发作首选丙戊酸。

（5）发作间期的药物治疗原则

①半年内发作 2 次以上者，一经诊断即应进行药物治疗。

②从小剂量开始，单一用药为主，尽量避免联合用药。

③坚持长期服药，定时服用，不可随意增减药物剂量、停药或换药，停药应遵医嘱缓慢、逐渐减量，不少于 1～1.5 年。

④撤换药物时应遵循一增一减的原则，不宜过快，需要有 5～10 天的过渡期。

⑤强直 - 阵挛性发作完全控制 4～5 年后再停药，并定期测量血中药物浓度。

⑥临床无癫痫症状而仅表现为脑电图异常、偶尔发病、年龄小于 5 岁及每次发作均有发热的儿童，一般不服用抗癫痫药物。

5. 护理措施

（1）保持呼吸道通畅：是癫痫发作时的首要护理措施。应取头低侧卧或平卧头侧位，下颌稍向前。松开领带、衣扣和裤带，防止过紧压迫呼吸。取下活动性义齿，必要时使用吸引器，将舌拉出，防止舌后坠阻塞呼吸道。吸痰，必要时气管切开。不可强行喂药、喂水，防止误吸。

（2）安全护理：①发作期有前驱症状时立即平卧，动态发作时，应抱住患者缓慢就地放倒。癫痫发作勿用力按压抽搐肢体，防止骨折及关节脱位，使用牙垫或压舌板防止舌咬伤，放置保护性床挡。②发作间期创造安全、安静的休养环境，保持室内光线柔和、无刺激。

（3）病情观察：严密监测生命体征及神志、瞳孔变化，注意观察发作类型，发作的时间及次数，发作过程中有无心率增快、血压升高、呼吸减慢、大小便失禁等。

（4）癫痫持续状态的护理：密切监测患者生命体征。按医嘱给予抗惊厥药。控制输液量和速度，必要时输入脱水药、吸氧，尽快控制抽搐，防治脑水肿，纠正水、电解质失衡。保持环境安静，避免强光刺激。

（5）用药护理：多数常见不良反应为短暂性反应，缓慢减量即可明显减少，餐后服药可减少恶心反应。服药前应做血、尿常规和肝肾功能检查。按医嘱坚持长期有规律服药，避免突然停药、减药、漏服药及自行换药。

①卡马西平：胃肠道反应、眩晕、复视、骨髓抑制、皮疹及肝损伤等。

②苯妥英钠：胃肠道反应、牙龈增生、毛发增多、面容粗糙、粒细胞减少、智能及行为改变等。

③丙戊酸：肥胖、震颤、恶心、呕吐、体重增加、毛发减少、肝损害及胰腺炎等。

④苯巴比妥：嗜睡、小脑征、复视、认知和行为异常。

⑤托吡酯：震颤、头痛、头晕、小脑征、胃肠道反应、体重减轻等。

⑥拉莫三嗪：头晕、嗜睡、恶心、皮疹等。

⑦加巴喷丁：嗜睡、头晕、复视、健忘、感觉异常等。

（6）生活指导：①规律生活，适度运动，劳逸结合，保持睡眠充足。②减少精神和感觉刺激。③合理饮食，宜进食清淡、无刺激、营养丰富的食物，保持大便通畅，避免过饥过饱，戒烟酒。④禁止从事高风险活动：如跑步、攀登、游泳、驾驶及在炉火旁、高压电机旁作业、单独外出，以免发作时危及生命。

第四节　急性炎症性脱髓鞘性多发性神经病

急性炎症性脱髓鞘性多发性神经病又称吉兰 - 巴雷综合征，是一种自身免疫介导的周围神经病，主要损害多数脊神经根和周围神经，也常累及脑神经。

1．病因与发病机制　病因尚未完全明确，可能与空肠弯曲菌感染有关，也可能与病毒感染有关。本病是免疫介导的迟发型超敏反应，而病毒感染可能对免疫反应起一种启动作用。主要侵犯脊神经根、脊神经和脑神经，导致淋巴细胞对髓鞘敏感，出现髓鞘损伤和神经脱髓鞘现象，运动、感觉神经冲动传导速度减慢甚至停滞。

2．临床表现　急性起病，好发于夏、秋季节，以学龄前期、学龄期儿童多见。发病前 1～3 周常有发热等呼吸道或胃肠道感染症状。

（1）运动障碍：肢体对称性弛缓性肌无力为首发症状。自肢体远端开始呈上行性麻痹进展，由双下肢开始逐渐累及躯体肌、脑神经。急性起病者在 24 小时内可因呼吸肌瘫痪导致呼吸困难，是本病死亡的主要原因。

（2）脑神经受损：可表现为对称或不对称的脑神经麻痹，儿童常有吞咽困难、饮水呛咳、声音嘶哑等。

（3）感觉障碍：感觉障碍症状相对轻微，很少有感觉缺失者，主要表现为神经根痛和皮肤感觉异常。患者可出现肢体烧灼感、麻木、刺痛和（或）手套、袜子型感觉减退或缺失。

（4）自主神经障碍：症状轻微，主要表现为多汗、便秘、皮肤潮红、手足肿胀、一过性尿潴留、血压升高及心律失常等。

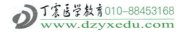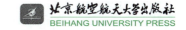

3．**辅助检查** ①脑脊液检查：典型的脑脊液检查为细胞数正常而蛋白质明显增高，称蛋白 - 细胞分离现象。②血清免疫球蛋白 IgM 显著增高。③神经肌电检查：神经传导速度减慢或正常，运动神经反应电位波幅明显减低。

4．**治疗要点**

（1）支持治疗：摄入足够的水、能量及电解质，吞咽困难者给予鼻饲。

（2）呼吸肌麻痹的抢救：及时气管切开或气管插管，必要时使用机械通气以保证有效的通气和换气。

（3）免疫调节治疗：静脉注射大剂量免疫球蛋白，应用 24 ～ 48 小时病情可停止进展。

（4）血浆置换疗法：清除血中抗体及免疫复合物、炎性物质、补体等。

（5）激素疗法。

5．**护理措施**

（1）休息活动护理：急性期保持瘫痪肢体于功能位，协助患者做肢体被动运动，防止发生足下垂、爪形手等。恢复期鼓励患者做主动运动，加强对自理生活能力的训练。

（2）饮食护理：提供高蛋白、高热量、高维生素的易消化饮食。根据患者吞咽和咀嚼能力选择流食、半流食或鼻饲饮食等。

（3）改善呼吸功能：保持室内通风，观察患者生命体征，呼吸困难者给予持续低流量氧吸入，做好气管插管或机械通气的准备。

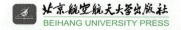

第三篇

外科护理学

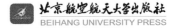

第1章 水、电解质、酸碱代谢紊乱

第一节 正常体液平衡

一、水平衡

1. **体液的含量与分布** 人体内体液总量与性别、年龄及体重有关。肌肉组织含水量较多，脂肪细胞不含水分。由于男性的体脂含量比女性少，因此成年男性的体液量约为体重的 60%，成年女性约为 50%，婴幼儿为 70% ～ 80%。体液可分为细胞内液和细胞外液，男性细胞内液占体重的 40%，女性占 35%。细胞外液分为血浆和组织间液两部分，男、女性细胞外液占 20%，组织间液为 15%，血浆为 5%；小儿间质液的比例较成人高。

2. **24 小时液体出入量的平衡** 显性失水为尿、粪和失血等的总和，不显性失水为皮肤和呼吸道挥发的水分，一般为 600 ～ 1000ml/d。内生水为体内代谢所产生的水分，约 300ml/d。

3. **体液平衡的调节** 体液的正常渗透压通过下丘脑 - 神经垂体 - 抗利尿激素系统来恢复和维持，血容量的恢复和维持是通过肾素 - 醛固酮系统。

二、电解质平衡

1. **Na^+ 的平衡** Na^+ 是细胞外液的主要阳离子，正常值为 135 ～ 145mmol/L。

2. **K^+ 的平衡** 体内 K^+ 总含量 98% 存在于细胞内，是细胞内液主要的阳离子。血清 K^+ 正常值为 3.5 ～ 5.5mmol/L。K^+ 的作用极其重要，可参与、维持细胞的正常代谢，维持细胞内液的渗透压和酸碱平衡，维持神经肌肉组织的兴奋性，以及维持心肌正常功能等。

3. **Cl^- 和 HCO_3^-** Cl^- 和 HCO_3^- 是细胞外液中的主要阴离子，二者含量有互补作用，以维持细胞外液阴离子的平衡。

4. **Ca^{2+} 的平衡** 血清 Ca^{2+} 浓度为 2.25 ～ 2.75mmol/L。Ca^{2+} 的生理功能包括：是构成骨髓和牙齿的重要成分；调节心脏和神经的传导以及肌肉的收缩；参与凝血过程；是多种酶的激活剂；降低毛细血管和细胞膜的通透性。

5. **磷的平衡** 血清磷正常值为 0.96 ～ 1.62mmol/L。磷是核酸、磷脂及高能磷酸键的基本成分，此外，磷还参与蛋白质的磷酸化、参与细胞膜的组成，以及参与酸碱平衡等。

6. **Mg^{2+} 的平衡** Mg^{2+} 是细胞内的主要阳离子，正常血清 Mg^{2+} 浓度为 0.70 ～ 1.10mmol/L。Mg^{2+} 可影响神经活动的控制、神经肌肉兴奋性的传递、肌肉收缩及心脏激动性。

三、酸碱平衡

1. **血液缓冲系统** 最重要的是 HCO_3^-/H_2CO_3，正常比值为 20：1。

2. **肺** 通过呼吸，肺将 CO_2 排出，使血中 $PaCO_2$ 下降，调节血中的 H_2CO_3。

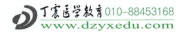

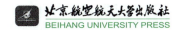

3．肾　是调节酸碱平衡的重要器官。肾脏通过改变排出固定酸及保留碱性物质的量，来维持正常的血浆 HCO_3^- 浓度，保持血浆 pH 稳定。

第二节　水和钠代谢紊乱

临床将水、制代谢紊乱分为 4 种类型：等渗性缺水、低渗性缺水、高渗性缺水和水中毒（表 3-1）。最常见的为等渗性缺水。

表3-1　不同性质脱水的临床特点及治疗

	等渗性	低渗性	高渗性	水中毒
血钠（mmol/L）	130～150	＜130	＞150	
病　因	消化液或体液急性丧失，如大量呕吐、肠瘘、肠梗阻、烧伤等	消化液持续丢失，长期胃肠减压失钠；限盐的肾脏、心脏疾病反复利尿；大面积烧伤慢性渗液；等渗性脱水补水过多等	摄入水分不足，如食管癌吞咽困难鼻饲高浓度营养液；高热大量出汗；大面积烧伤暴露疗法等	机体水分摄入量超过排出量，如肾功能不全；各种原因导致的抗利尿激素分泌过多；大量摄入不含电解质的液体或静脉补充水分过多等
水、钠丢失比例	水、钠等比例丢失	失钠多于失水	失水多于失钠	
主要丧失液区	细胞外液	细胞外液	细胞内液	
临床表现	恶心、乏力、少尿，但不口渴；眼窝凹陷，皮肤干燥；体液丢失达体重5%，可有脉速、肢冷等血容量不足表现，体液丢失达体重的6%～7%可有休克	初期无口渴，恶心、视物模糊、乏力、站立性晕倒；严重者神志不清，肌痉挛性抽痛，腱反应消失，昏迷，休克；尿钠、氯低，尿比重低，早期尿量正常或略增多	体液丢失达体重2%～4%为轻度，口渴明显，无其他症状；4%～6%为中度，极度口渴，烦躁、乏力，眼窝凹陷，尿少，尿比重高；＞6%为重度，躁狂，幻觉，谵妄，昏迷	急性水中毒起病急骤，可出现神经、精神症状，重者发生脑疝；慢性水中毒发病缓慢，易被原发疾病掩盖，出现体重增加、软弱无力、恶心、呕吐、嗜睡等表现

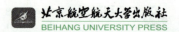

（续　表）

	等渗性	低渗性	高渗性	水中毒
治疗原则	消除病因是关键补液，平衡盐溶液或等渗盐水	轻症者仅静脉输注高渗盐水；休克者首先补充血容量，先晶（复方乳酸氯化钠、等渗盐水）后胶（羟乙基淀粉、右旋糖酐或血浆），再补高渗盐水（5%氯化钠）	5%葡萄糖、低渗（0.45%）或等渗氯化钠	立即停止水分摄入，进行脱水治疗，如甘露醇、呋塞米（速尿）等

第三节　电解质代谢紊乱

一、钾代谢异常

钾的代谢异常有低钾血症和高钾血症，以低钾血症常见。钾代谢紊乱的临床特点及治疗见表3-2。钾、钙、镁三种离子的相互作用、表现及护理见图3-1。

表3-2　钾代谢紊乱的临床特点及治疗

	低钾血症	高钾血症
血钾浓度	<3.5mmol/L	>5.5mmol/L
病　因	①长期进食不足 ②丢失过多：严重呕吐、腹泻，持续胃肠减压，肠瘘，长期使用排钾利尿药（呋塞米等）、盐皮质激素（醛固酮），急性肾衰多尿期等 ③钾向细胞内转移：大量注射葡萄糖和胰岛素、代谢性或呼吸性碱中毒、纠正酸中毒的过程中	①排钾减少：急性肾衰竭、长期使用保钾利尿药（螺内酯） ②补钾过多：补过量、过快、浓度过高，输入大量库存血 ②钾向细胞外转移：严重组织损伤、溶血、缺氧、休克、代谢性酸中毒等
临床表现	①心脏：心肌收缩无力，心音低钝，心动过速，室颤，心衰，猝死 ②骨骼肌：四肢软弱无力，腱反射迟钝或消失，呼吸肌受累致呼吸困难或窒息 ③胃肠道及泌尿道平滑肌：恶心，食欲缺乏，肠蠕动减弱，腹胀，肠鸣音减弱，便秘，肠麻痹；尿潴留 ④泌尿系统：因低钾、低氯性碱中毒，出现反常性酸性尿 ⑤神经系统：表情淡漠，反应迟钝，定向力差，昏睡、昏迷	①心脏：抑制心脏传导系统，抑制心肌收缩，心动过缓，房室传导阻滞，心脏停搏 ②骨骼肌：四肢软弱无力，腱反射迟钝或消失，严重者呈弛缓性瘫痪 ③神经系统：精神萎靡，嗜睡

（续　表）

	低钾血症	高钾血症
心电图	T波低平，ST段下降，QT间期延长，出现u波	T波高尖，PR间期延长，P波下降或消失，QRS波群增宽，ST段升高
治疗原则及护理	①轻度缺钾首选口服补钾，最安全，一般用量3～6g/d，即可使血钾浓度升高1.0～1.5mmol/L ②中度、重度缺钾需静脉补钾，静滴浓度<0.3%（40mmol/L） ③严重低钾者每天补钾<15g，速度<20mmol/h ④尿量>40ml/h方可补钾特别重要 ⑤禁止静脉推注补钾，补钾浓度过高会抑制心肌致停搏并刺激静脉致疼痛	①立即停止口服和静脉补钾，避免进食水果等含钾高的食物，停用保钾利尿药及含钾的药物 ②静脉缓慢推注10%葡萄糖酸钙或5%氯化钙，对抗钾离子对心肌的抑制作用 ③促进钾向细胞内转移：5%碳酸氢钠碱化细胞外液，快速静滴；葡萄糖加胰岛素快速静滴；支气管扩张药沙丁胺醇吸入 ④加速排钾：排钾利尿药呋塞米，阳离子交换树脂，腹腔或血液透析

Ca^{2+} 对抗 K^+ 对心肌的抑制作用，治疗高钾血症　　　　Ca^{2+}　　　　Ca^{2+} 竞争性拮抗 Mg^{2+}，治疗硫酸镁中毒

高钙心律失常，心动过缓；增强心肌收缩力③

高钾肌无力，膝腱反射消① 　　　　　　　　　　　　　　　　　　　高钾肌无力，膝腱反射消失、①
失、呼吸抑制、心跳骤停　　抑制心脏传导，心动徐缓③　呼吸抑制、心跳骤停

高 K^+ 　　　　　　　　　　心电图 T 波高而尖　　　　　　　　　　Mg^{2+} 高

低 K^+ 　　　对神经肌肉的作用是相反的　　　Ca^{2+}　　对神经肌肉的作用是相同的　　　Mg^{2+} 低

低钾肌无力，腱反射迟钝或消失 ① 　低钙手足抽搐，腱反射亢进 ② 　　　低镁与低钾很相似，②
肠蠕动减弱，便秘，腹胀　　　　　口周、指尖麻木及针刺感　　　　　肌震颤，手足抽搐

低钾使心肌兴奋，心动过速；④ 　钾剂只可静滴（最危险），钙剂可静滴和静推（次危险），
心电图出现 u 波　　　　　　　　而镁剂不仅可静滴、静推，还可以深层肌内注射

临床表现	K^+	Ca^{2+}	Mg^{2+}
①腱反射迟钝或消失，肌无力	低钾 / 高钾	—	高镁
②腱发射亢进，手足搐搦，肌震颤	—	低钙	低镁
③心动过缓	高钾	高钙	高镁
④心动过速	低钾	—	低镁

钾：静滴浓度＜0.3%（40mmol/L），一般用量3～6g/d，严重低钾者每天补钾＜15g，速度＜20mmol/h，尿量＞40ml/h 方可补钾

钙：静推＞10分钟，心率＜80次 / 分应停用

镁：静滴速度以 1～2g/h，呼吸＜16次 / 分、尿量＜400ml/d 或17ml/h、膝腱反射消失应停药

图3-1　钾、钙、镁3种离子的相互作用、代谢异常的表现及护理

二、磷代谢异常

人体内的磷85%存在于骨骼中，细胞外液中含量很少。磷代谢异常分为低磷血症和高磷血症。

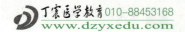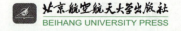

磷代谢紊乱的临床特点及治疗见表 3-3。

表3-3　磷代谢紊乱的临床特点及治疗

	低磷血症	高磷血症
血磷浓度	<0.96mmol/L	>1.62mmol/L
病　因	长期经静脉或胃肠途径补充不含磷的营养物；急性酒精中毒、甲亢、肾小管性酸中毒、使用糖皮质激素或利尿药等使磷排泄增加；大量葡萄糖及胰岛素输入、呼吸性碱中毒时磷向细胞内转移	临床少见。可见于急性肾衰竭、甲状旁腺功能减退等，其他如过量服用维生素D、挤压伤、糖尿病酮症酸中毒等
临床表现	临床表现无特异性，可有神经肌肉症状，如头晕、厌食、肌无力等；重者出现抽搐、昏迷、精神障碍，更甚者因呼吸肌无力而死亡	临床表现不典型，有低钙血症、肾功能受损的表现
治疗原则及护理	积极处理原发病；对因甲亢引起者，可考虑手术治疗；经静脉或口服补磷	积极处理原发病；减少磷的摄入，针对低钙血症进行治疗

第四节　酸碱平衡紊乱

正常血液的 pH 为 7.35～7.45，pH<7.35 为酸中毒，pH>7.45 为碱中毒。酸碱平衡的本质是体液保持一定的 H^+ 浓度。人体代谢过程中不断产生的酸性和碱性物质，必须通过体内缓冲系统及肺、肾的调节作用使 pH 稳定在正常范围，细胞外液的 pH 主要依靠血液中最重要的一对缓冲物质 HCO_3^-/H_2CO_3 调节，两者比值为 20：1，对于维持细胞外液的 pH 起决定作用。肺通过排出或保留 CO_2 来调节血流中碳酸的浓度。呼吸功能障碍时，CO_2 排出过少或过多，导致呼吸性酸中毒或碱中毒。如因代谢紊乱，使血浆 H_2CO_3 的量增加或减少，引起代谢性酸中毒或碱中毒。

一、代谢性酸中毒

代谢性酸中毒是最常见的酸碱平衡紊乱，主要由于细胞外液的 H^+ 增加或 HCO_3^- 丢失导致。

1. 常见病因

（1）碱性物质从消化道或肾脏丢失：如腹泻，肠瘘，小肠、胆管引流，肾小管酸中毒等。

（2）摄入过多的酸性物质：如氯化钙、氯化镁等，静脉输入过多不含 HCO_3^- 的含钠液。

（3）酸性代谢产物堆积：如摄入热量不足使体内脂肪氧化增加，产生酮体；血容量减少，组织缺氧，乳酸堆积等；糖尿病酮症酸中毒。

2. 临床表现　依据 HCO_3^- 测定结果，分为轻、中、重 3 度。轻度酸中毒症状不明显；典型的酸中毒表现为精神萎靡或烦躁不安，呼吸深快，呼气带酮味，面红或口唇樱桃红色，腹痛，呕吐，腱反射减弱或消失，嗜睡甚至昏迷。酸中毒时通过 H^+-K^+ 交换使细胞外 K^+ 增高，导致心律失常。

3. 治疗要点　积极治疗腹泻、缺氧、组织低灌注等原发病，轻度代谢性酸中毒多可自行纠正，不必使用碱性药物。重症酸中毒患者首选 5% 碳酸氢钠，加 5% 葡萄糖稀释为 1.4% 碳酸氢钠。酸中毒时，血 Ca^{2+} 增多，即使患者原有低钙血症，也不会出现手足抽搐，但纠正酸中毒后，血 Ca^{2+} 降低，发生低钙血症；快速纠正酸中毒时，可使大量血 K^+ 转移至细胞内，引起低钾血症，故纠正酸中毒的同时应注意补钾、补钙。

二、代谢性碱中毒

1. 常见病因

（1）**胃液丢失过多**：最常见于外科患者，幽门梗阻严重呕吐或胃肠道手术后长期胃肠减压，丢失大量 H^+ 和 Cl^-；Cl^- 减少使肾近曲小管代偿性重吸收 HCO_3^-，加重碱中毒；胃液丢失时还常有 Na^+ 丢失，机体在保留 Na^+ 的代偿过程中，排出 K^+ 和 H^+，造成低钾性碱中毒。

（2）**碱性物质摄入过多**：如大量输入库存血，抗凝剂入血后转化为 HCO_3^-。

（3）**低钾血症**：使细胞内的 K^+ 和细胞外的 Na^+、H^+ 交换，引起细胞外碱中毒。呋塞米等排钾利尿药可导致低钾低氯性碱中毒。

2. 临床表现　一般无明显症状。有时有呼吸变浅、变慢，嗜睡、精神错乱，常伴有低钾血症和脱水的表现，严重者可昏迷。

3. 治疗要点　积极治疗原发疾病。由胃液丢失引起时的，等渗盐水或葡萄糖盐水是轻症代谢性碱中毒最佳的治疗选择，同时可纠正低氯血症。碱中毒几乎都会合并低钾血症，同时补充氯化钾可以终止反常性酸性尿，加速纠正碱中毒。严重碱中毒时，可应用稀释的盐酸溶液经中心静脉导管缓慢滴入，但不可经外周静脉输入，一旦渗漏会引起软组织坏死，后果严重。

三、呼吸性酸中毒

1. 常见病因

（1）呼吸系统抑制：应用麻醉药或镇静药、颅内损伤、脑血管意外等。

（2）气道梗阻或肺实质病变：慢性阻塞性肺疾病、哮喘等。

（3）人工呼吸机使用不当：呼吸机参数调整不当。

（4）胸廓、胸膜病变：气胸、血胸、胸腔积液等。

2. 临床表现　胸闷，呼吸困难，躁动不安，头痛。CO_2 潴留先兴奋、后抑制，兴奋表现为失眠、躁动、昼睡夜醒；体表小静脉扩张，皮肤充血，颜面潮红，球结膜水肿，四肢及皮肤温暖潮湿。慢性严重 CO_2 潴留时抑制神经中枢，可出现神志淡漠、嗜睡、昏迷、抽搐、扑翼样震颤、腱反射减弱或消失等肺性脑病的表现。

3. 治疗要点　积极治疗原发病，改善通气功能。

四、呼吸性碱中毒

1. 常见病因　主要为通气过度。癔症、疼痛、发热、创伤、呼吸机辅助过度通气等。

2. 临床表现　呼吸加快，神经肌肉兴奋性增高，急性轻者可有口唇、四肢发麻、刺痛，肌肉颤动；重者有眩晕、昏迷、视力模糊、抽搐，可伴胸闷、胸痛、口干、腹胀等。

3. 治疗要点　积极治疗原发病。用纸袋罩住口鼻，增大呼吸道死腔，减少 CO_2 呼出。使用呼吸机通气过度者应调整呼吸频率和潮气量。

第五节　液体疗法及护理

1. 液体疗法实施

（1）补液量

①补充累积损失量：是指补充自发病以来累积损失的液体量。

②补充继续丢失量：是指补充治疗过程中因呕吐、腹泻、胃肠引流等引起液体的继续丢失。

③供给生理需要量：包括尿（占 60%）、大便（5%）在内的显性失水和通过皮肤、呼吸在内的不显性失水（35%）。不显性失水在发热时增加，体温每增加 1℃，不显性失水增加 12%。

（2）补液原则：先盐后糖，先晶后胶，先快后慢，液种交替，见尿补钾。详见儿科护理学第 5 章消化系统疾病的相关内容。

2. 补液观察与监测　观察脱水是否改善，注意观察生命体征、精神状态、尿量等。体液过多时应限制入量，脱水利尿。

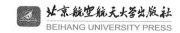

第 2 章　外科营养支持

第一节　概　述

临床营养包括肠内营养（EN）与肠外营养（PN），是指由肠内或肠外补充患者需要的营养，包括氨基酸、脂肪、糖类、维生素、微量元素等，与普通的食物有根本的区别。

1. **手术、创伤、严重感染后营养代谢特点**　外科感染、手术创伤等应激情况下，机体发生一系列代谢改变，表现为静息能量消耗增高，糖、蛋白质、脂肪分解代谢加强，合成减少，此时能量需求可增加 100% ～ 200%。

2. **营养不良的分类**　主要分为消瘦型营养不良、低蛋白型营养不良、混合型营养不良。

3. **营养不良的诊断**

（1）人体测量

①体重：体重下降 10% 有意义，表明可能存在营养不良。

②体重指数（BMI）：BMI= 体重（kg）/ 身高 ^{2}（m^2）。中国成人 BMI 正常参考值为 18.5kg/m^2 ≤ BMI < 24kg/m^2。

③其他：三头肌皮褶厚度、臂肌围、握力测定等。

（2）实验室检查

①血浆蛋白：包括球蛋白、转铁蛋白、前白蛋白等。

②氮平衡实验：判断体内蛋白质代谢情况。氮的摄入量大于排出量为正氮平衡，反之为负氮平衡。氮平衡＝摄入氮 [静脉输入氮量或口服蛋白质（g）/6.25] －排出氮（尿中尿素氮 +4g）。

③免疫指标：淋巴细胞计数、迟发性皮肤超敏实验等。

4. **营养疗法的适应证**　近期体重下降超过正常体重的 10%；血清白蛋白 < 30g/L；连续 7 天以上不能正常进食；已确诊为营养不良；可能发生高分解代谢的应激状态患者。

第二节　肠内营养

肠内营养是指经消化道提供全面营养素的营养支持方式。

1. **适应证**　患者因原发疾病或治疗需要不能或不愿经口摄食，或摄食量不足以满足机体需要时，宜采用肠内营养。

2. **禁忌证**　胃肠道梗阻、有活动性出血、腹泻及休克患者等。

3. **制剂分类**

（1）非要素制剂：以整蛋白为主，溶液的渗透压接近等渗（约 320mmol/L），口感较好，适用于胃肠道功能较好的患者。

（2）要素制剂：由氨基酸、蛋白质、脂肪、维生素、矿物质、微量元素等组成，无需消化即可直接或接近直接吸收，适用于胃肠道消化、吸收功能部分受损者。

（3）组件制剂：以某种或某类营养素为主，对完全型肠内营养制剂进行补充或强化，以适应患者的特殊需要。

（4）疾病专用制剂：根据疾病的不同特点给予患者个体化的营养支持，如糖尿病、肾病、肝病、婴幼儿等专用制剂。

4．给予方法

（1）供给途径

①口服：能经口摄食且耐受者可采用口服。

②鼻胃管或鼻肠管：简单易行，临床使用最多的方法。适用于短期（＜ 2 ～ 3 周）营养支持的患者。

③胃及空肠造瘘管：适用于长期营养支持的患者。可采用手术或经皮内镜辅助放置胃／空肠造瘘管。

（2）输注方式

①按时多次给予：用注射器将营养液分次缓慢注入，每次 100 ～ 300ml 左右，每天 6 ～ 8 次。

②间隙重力滴注：将配制好的营养液经输液管与肠道喂养管连接，借助重力缓慢滴注。每次 250 ～ 500ml，每天 4 ～ 6 次。此方法类似正常饮食，患者有较多自由活动时间。

③连续经泵输注：应用输液泵在 12 ～ 24 小时均匀持续输注，是临床上推荐的肠内营养输注方式，便于监控管理，胃肠道不良反应较少，营养效果好。

5．护理措施

（1）预防误吸

①管道护理：选择管径适宜的喂养管，妥善固定；输注前确定喂养管位置，不可上移。

②体位护理：宜取半卧位，防止反流和误吸。

③评估胃内残留量：经胃进行肠内营养时每隔 4 小时评估 1 次胃内残留量，若超过 150ml 时，应减慢或暂停输注。

（2）提高胃肠道耐受性：输液速度应循序渐进；防止营养液污染，营养液现用现配，暂不用时置于 4℃冰箱保存，24 小时内用完。输注时保持营养液温度接近体温，口服温度一般为 37℃左右，鼻饲及经造瘘口注入时的温度宜为 41 ～ 42℃。

（3）保护皮肤黏膜：使用材质细软的喂养管；用油膏涂抹鼻腔黏膜，保持鼻腔润滑；造瘘口周围皮肤保持清洁、干燥。

（4）防止并发症

①胃肠道并发症：表现为恶心呕吐、腹胀腹泻等。应控制营养液的浓度、渗透压、输液速度、温度等。

②感染性并发症：吸入性肺炎、急性腹膜炎等。严格无菌操作，防止反流与误吸；出现不适应立即停止输注，遵医嘱合理使用抗生素。

③代谢性并发症：水、电解质、酸碱代谢紊乱，各脏器功能异常等。

第三节　肠外营养

肠外营养是经静脉途径提供营养素的营养支持方式。所有营养素完全经肠外获得的营养支持方式称为全肠外营养（TPN）。

1．适应证　1 周以上不能进食、因胃肠道功能障碍、不能耐受肠内喂养者；通过肠内营养无法达到机体需要的目标量时采用肠外营养。

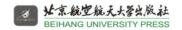

2. 制剂分类

（1）葡萄糖：是肠外营养的主要能源物质。供给量一般为 $3 \sim 3.5g/（kg·d）$。

（2）脂肪乳剂：是肠外营养中较理想的能源物质，可提供能量、生物合成碳原子及必需脂肪酸。

（3）氨基酸：是肠外营养的唯一氮源，摄入量一般为 $1.2 \sim 1.5g/（kg·d）$。

（4）电解质：补充钾、钠、钙、镁及磷等，以维持水电解质酸碱平衡。

（5）其他：维生素、矿物质及微量元素。

3. 输注方法

（1）输注途径

①经周围静脉肠外营养支持：操作较简单、安全性高、并发症较少，适用于肠外营养时间＜2周、部分补充营养素的患者。

②经中心静脉肠外营养支持：适用于长期肠外营养、营养素需要量较多及营养液的渗透压较高的患者。

（2）输注方式

①全营养液混合液输注：又称全合一（AIO）营养液，其优点是减少了代谢性并发症的发生，可经周围静脉输注，简化过程和减少感染机会。

②单瓶输注：不具备全营养混合液输注条件时，可采用单瓶输注。由于各营养素非同时输注，易造成浪费。

4. 并发症　气胸、空气栓塞、感染、糖代谢紊乱、肝功能异常、血栓性静脉炎等。

5. 护理措施

（1）控制输液速度，葡萄糖输注速度应控制在 $5mg/（kg·min）$ 以下；输液浓度也应由较低浓度开始，逐渐增加。

（2）静脉营养导管严禁输入其他液体、药物及血液，也不可在此处采集血标本或测中心静脉压。

（3）出现感染者，取营养液做细菌培养，每天 1 次。

（4）密切观察患者的临床表现，注意有无并发症的发生；严格无菌操作。

第3章 外科休克

第一节 概 述

休克是机体受到强烈的致病因素侵袭后，引起有效循环血容量锐减、组织灌注不足、细胞代谢紊乱和功能受损为特征的病理性综合征。氧供给不足和需求增加是休克的本质，产生炎症介质是休克的特征。

1. **病因与分类** 根据病因分类可分为5类（表3-4）。低血容量性休克和感染性休克在外科最常见。

表3-4 休克的病因与分类

分 类	病 因
低血容量性休克	失血性、创伤性休克：消化道大出血，严重损伤，骨折，肝、脾破裂出血等
心源性休克	心排出量急剧减少所致，如大面积急性心梗、严重心律失常等
感染性休克	细菌及毒素作用所致，如严重胆道感染、急性化脓性腹膜炎、脓毒症等
过敏性休克	药物、血清制剂或疫苗等过敏所致
神经源性休克	剧烈疼痛、高危脊髓麻醉或损伤引起血管运动中枢抑制

2. **病理生理** 有效循环血量锐减、组织灌注不足及产生炎症介质是各类休克共同的病理生理基础。

（1）微循环的变化

①微循环收缩期：又称为缺血缺氧期，毛细血管前括约肌收缩，后括约肌相对开放，动静脉间短路开放，微循环处于"只出不进"的低灌注状态。

②微循环扩张期：又称为淤血缺氧期，毛细血管前括约肌舒张，后括约肌收缩，微循环处于"只进不出"的再灌注状态，血液滞留，进一步减少回心血量。

③微循环衰竭期：又称为弥散性血管内凝血期，血液浓缩、高凝，形成微血栓，甚至DIC，微循环处于"不进不出"的停滞状态。凝血因子大量消耗和纤维蛋白溶解系统激活，易导致严重出血倾向。多系统器官功能障碍（MODS）是休克患者主要的死亡原因。

（2）代谢变化

①能量代谢障碍：由于组织灌注不足和细胞缺氧，体内的葡萄糖以无氧酵解为主，产生的能量较少，造成机体能量严重不足。创伤和感染使机体处于应激状态，使机体儿茶酚胺和肾上腺皮质激素明显升高，抑制蛋白合成、促进蛋白分解，以便为机体提供能量和合成急性期蛋白的原料，同时激素变化可促进糖异生、抑制糖降解，导致血糖水平升高。

②代谢性酸中毒：葡萄糖无氧酵解增强，乳酸生成增多。肝脏对乳酸的代谢能力下降，使乳酸堆积，

出现代谢性酸中毒。

（3）内脏器官的继发性损害

①肺：低灌注和缺氧状态下可损伤肺毛细血管的内皮细胞和肺泡上皮细胞，血管壁通透性增加，导致肺间质水肿。肺泡表面活性物质生成减少，肺泡表面张力升高，可继发肺泡萎陷，出现局限性肺不张，进而出现急性呼吸窘迫综合征（ARDS）。

②肾：休克时肾血管收缩、血流量减少，肾小球滤过率降低，尿量减少。同时肾内血流重新分布，使血流主要转向髓质，滤过尿量减少，肾皮质肾小管发生缺血坏死，引起急性肾衰竭。

③心：休克早期一般无心功能异常。休克加重后，因心率过快使舒张期过短，舒张压下降，冠状动脉血流量明显减少，心肌因缺氧和酸中毒而受损。心肌微循环内血栓形成可引起局灶性心肌坏死和心力衰竭。此外，休克时缺血 - 再灌注损伤、高钾血症可加重心肌损害。

④脑：休克早期脑的血液供应基本能够保证。随着休克的发展，脑灌注压下降和血流量减少，导致脑缺氧。严重者形成脑疝。

⑤胃肠道：休克时血液进行重新分布，使胃肠道最早发生缺血和酸中毒，胃肠道黏膜发生糜烂、出血或应激性溃疡。同时可出现肠源性感染或毒血症。

⑥肝：休克时肝血流量减少，肝细胞因缺血、缺氧而明显受损。肝脏的解毒和代谢能力下降，可发生内毒素血症，严重时出现肝性脑病和肝衰竭。

（4）炎症介质释放和细胞损伤：严重损伤、感染等可刺激机体释放大量炎性介质，形成"瀑布样"连锁放大反应。

3. 临床表现　按照休克的发病过程，可分为休克代偿期和休克抑制期，又称为休克早期和休克期（表3-5）。血压是最常用的监测指标，收缩压＜90mmHg、脉压＜20mmHg 提示休克。心率改变出现在血压下降之前，是早期最敏感的观察指标。而尿量是反映组织灌流情况最佳的定量指标。

表3-5　休克的临床表现

	休克代偿期	休克抑制期	
程　度	轻度	中度	重度
失血量	＜20%	20%～40%	＞40%
神　志	清楚，紧张或烦躁不安	反应迟钝，表情淡漠	意识模糊或昏迷
皮肤颜色	苍白	苍白或发绀	显著苍白，肢端青紫
皮肤温度	正常或湿冷	发凉、潮湿	厥冷（肢端明显）
心　率	＜100次/分，尚有力	100～200次/分，较弱	很弱或摸不清
血　压	正常或稍升高，脉压减小	收缩压70～90mmHg，脉压＜20mmHg	收缩压＜70mmHg或测不到
尿　量	正常或稍少	减少	极少或无尿

4. 治疗原则　尽早去除病因，迅速恢复有效循环血量，改善微循环障碍，恢复正常代谢，防治 MODS 是纠正休克的关键。

（1）紧急处理：创伤制动，大出血止血，保证呼吸道通畅。安置患者于休克体位，抬高头胸

$10°\sim 20°$，抬高下肢 $20°\sim 30°$，以增加回心血量。尽早建立静脉通路，注意保暖，尽量减少搬动，适当给予镇痛药。

（2）补充血容量：是纠正组织低灌注和缺氧的关键，迅速建立 2 条以上静脉通路。根据血压、尿量、中心静脉压等监测指标，估算输液量及判断补液效果。一般先补充扩容迅速的晶体液，再补充扩容作用持久的胶体液。

（3）积极处理原发病：积极抗休克的同时，及早手术处理原发病。

（4）纠正酸碱平衡失调：休克都存在不同程度的酸中毒。轻度酸中毒无须纠正，微循环改善后即可缓解。休克严重、酸中毒明显、经扩容后效果不佳者，需给予碱性药物，常用 5% 碳酸氢钠。

（5）应用血管活性药物：常用血管收缩药、血管扩张药及强心药物。血管扩张药使用前必须充分补足血容量。

（6）改善微循环：治疗 DIC，诊断明确的 DIC 应立即用肝素治疗。还可应用抗纤溶药物及抗血小板聚集药物如阿司匹林等。

（7）应用糖皮质激素和其他药物：适用于感染性休克和严重休克，主张大剂量应用，静脉滴注，一般只用 $1\sim 2$ 次。

第二节　低血容量性休克

1．**病因、病理**　低血容量性休克常因大量出血、体液丢失或体液积聚在第三间隙，使有效循环血量减少引起。包括失血性休克和创伤性休克。

2．**临床表现**　低血容量性休克的主要表现为 CVP 降低、回心血量减少、CO 下降所造成的低血压；经神经内分泌机制作用引起外周血管收缩、血管阻力增加和心率加快；以及由微循环障碍造成的各种组织器官功能不全和病变。

3．**治疗原则**　及时补充血容量、治疗病因和制止继续失血、失液。补液首选等渗盐水。

第三节　感染性休克

1．**病因、病理**　常继发于腹腔内感染、泌尿系统感染等，也可由污染的手术或输液等引起。主要致病菌为革兰阴性菌，因该类细菌可释放大量内毒素而导致休克，故又称为内毒素休克。内毒素可促使体内多种炎性介质释放，引起全身炎症反应综合征。

2．**临床表现**　感染性休克的血流动力学有低动力型和高动力型改变。前者表现为冷休克，后者为暖休克。感染性休克的临床表现见表 3-6。

表3-6　感染性休克的临床表现

	低动力型（冷休克）	高动力型（暖休克）
神志	烦躁不安、淡漠或嗜睡	清醒
皮肤颜色	苍白或发绀	淡红或潮红
皮肤温度	湿冷、冷汗	温暖、干燥

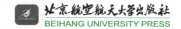

（续　表）

	低动力型（冷休克）	高动力型（暖休克）
毛细血管充盈时间	延长	1～2秒
脉搏	细速	慢而有力
脉压（mmHg）	<30	>30
尿量（ml/h）	<25	>30
临床病例	多见	少见

3. **治疗原则**　见本章第一节治疗原则内容。

第四节　休克的护理

1. **补充血容量**　原则是及时、快速、足量。常根据血压和中心静脉压指导补液（表3-7）。中心静脉压（CVP）代表右心房或胸段腔静脉内的压力变化，在反映全身血容量及心功能状态方面早于动脉压。CVP 的正常值为 5 ～ 12cmH₂O，< 5cmH₂O 提示血容量不足，> 15cmH₂O 提示心功能不全，> 20cmH₂O 提示存在充血性心力衰竭。严密观察病情变化，定时监测生命体征及中心静脉压改变，注意观察患者意识改变、皮肤颜色及温度。准确记录 24 小时出入量，为后续治疗的依据。尿量 > 30ml/h 提示休克好转。

2. **改善组织灌注**　取休克体位，必要时使用抗休克裤。抗休克裤既能控制腹部和下肢出血，又能增加血液回流，改善组织灌流。休克纠正后须由腹部开始缓慢放气，每 15 秒测量血压 1 次，若血压下降超过 5mmHg，应停止放气，并重新注气，以免引起低血压。

表3-7　血压、中心静脉压与补液的关系

血压	中心静脉压	原　因	处理原则
低	低	血容量严重不足	充分补液，加快输液速度
正常	低	血容量不足	适当补液
低	高	心功能不全或血容量相对过多	给予强心药，纠正酸中毒，舒张血管
正常	高	容量血管过度收缩	舒张血管
低	正常	心功能不全或血容量不足	补液试验

3. **保持呼吸道通畅**　神志淡漠或昏迷患者，头偏向一侧，防止窒息。密切观察呼吸改变，及时清除呼吸道分泌物。常规给氧，予以氧浓度40% ～ 50%。必要时行气管插管或气管切开。

4. **用药护理**　小剂量、低浓度缓慢使用血管活性药物，直至血压平稳后逐渐停药。注意避免药物外渗，若注射部位出现红肿、疼痛，应立即更换滴注部位，并用普鲁卡因行局部封闭。

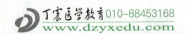 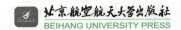

5. **调节体温**　每 4 小时监测一次体温，通过加盖棉被、毛毯和调节室温等方法进行保暖，但禁用热水袋、电热毯等体表加温方法，避免烫伤，并防止皮肤血管扩张导致休克加重和耗氧量增加。出现高热时可采用物理或药物方法进行降温。一般室内温度以 20℃左右为宜。

6. **增强心肌功能**　遵医嘱给予增强心肌功能的药物，注意观察心率变化及药物不良反应。

7. **预防感染**　严格无菌操作；合理使用抗生素。根据病情留置导尿管，以测尿量及比重，了解肾血流灌注情况；尿量＞ 40ml/h 方可补钾。

8. **预防意外损伤**　勤翻身，预防压疮。烦躁或神志不清者，应加床边护栏以防坠床，必要时用约束带固定四肢。

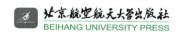

第4章 多器官功能障碍综合征

第一节 概 述

在急性危重病情况下，出现两个或者两个以上器官或系统同时或先后发生功能不全或衰竭，临床上称其为多器官功能不全综合征（MODS）。

1. 病因 多器官功能障碍中最常见的器官是肺脏。其次是肾、肝、心、中枢神经系统、胃肠、免疫系统以及凝血系统。严重的损伤感染、心脏骤停复苏后、重症胰腺炎、各种原因引起的休克、原有基础疾病加重以及免疫功能低下均可引起 MODS。输血、输液、用药或呼吸机使用不当也可引起 MODS。

2. 临床类型

（1）一期速发型：是指原发急症发病 24 小时内有两个或更多的器官系统同时发生功能不全。

（2）二期迟发型：一个重要器官或系统先发生功能不全，如肾、肺或心血管的功能障碍，经过一段近似稳定的时间后，发生更多的器官或系统功能不全。

3. 预防

（1）熟悉 MODS 的高危因素，出现严重创伤、感染、烧伤等应提高警惕，及早治疗。

（2）治疗 MODS 应有整体观念，当某一系统器官出现功能障碍时，客观衡量病情，防止出现其他系统器官的功能不全。

（3）防治感染，使感染病变局限化。

（4）及早处理最先发生功能不全的器官，阻断病理的连锁反应，以免形成 MODS。

第二节 急性呼吸窘迫综合征

急性呼吸窘迫综合征（ARDS）是指由肺内、肺外因素导致的急性弥漫性肺损伤，以及由此而发展的急性呼吸衰竭。急性肺损伤（ALI）和 ARDS 为同一疾病过程的两个阶段，ALI 代表早期和病情相对较轻的阶段，ARDS 代表后期病情较严重的阶段。

1. 病因与发病机制 可分为肺内因素（直接损伤）和肺外因素（间接损伤）两类。ARDS 的本质是肺部炎症反应，即系统性炎症反应综合征（SIRS）的肺部表现。常见的危险因素包括肺炎、大面积创伤、吸入性肺损伤、非心源性休克、药物过量、输血相关急性肺损伤、溺水等。

2. 病理 弥漫性肺泡损伤是 ARDS 的病理改变。病理过程的 3 个阶段（渗出期、增生期和纤维化期）常重叠存在。

（1）渗出期：肺泡和（或）肺血管内皮受损，血管通透性增高，肺泡渗出液中富含蛋白质，导致肺间质和肺泡水肿,肺泡内透明膜形成,炎症细胞浸润,常伴肺泡出血。大体表现为暗红或紫红肝样变，有"湿肺"之称。肺水肿和肺泡萎陷，导致功能残气量和肺泡数量相对减少，称为"小肺"。以上变

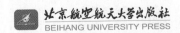

化导致严重的通气／血流比例失调、肺内分流和弥散障碍，从而造成顽固性低氧血症和呼吸窘迫。

（2）增生期和纤维化期：1～3 周后可见Ⅱ型肺泡上皮细胞、成纤维细胞增生；部分肺泡透明膜经吸收而消散，也有部分形成肺泡纤维化。

3. 临床表现

（1）症状：ARDS 发病迅速，多在原发病后的 72 小时内发生，病程一般不超过 7 天。除原发病的表现外，最早出现的症状是呼吸加快，呼吸困难进行性加重等呼吸窘迫表现，伴烦躁、焦虑、多汗等。呼吸深快、呼吸费力，伴明显发绀，不能用氧疗法改善，也不能用其他原发心肺疾病解释。

（2）体征：早期体检无明显异常体征，或仅闻少量细湿啰音。后期听诊双肺可有中小水泡音、管状呼吸音。

4. 辅助检查

（1）X 线胸片：类似肺水肿的特点，快速多变。早期无异常，肺纹理可增多；进展期 X 线胸片有广泛性点、片状阴影。

（2）动脉血气分析：是疾病诊断与病情判断的重要检查。PaO_2 降低、$PaCO_2$ 降低、pH 升高是典型的变化。氧合指数（PaO_2/FiO_2）是指在吸入某一氧浓度（FiO_2）时的 PaO_2 与该 FiO_2 的比值，$PaO_2/FiO_2 \leq 300mmHg$ 是 ARDS 诊断的必备条件，$PaO_2/FiO_2 \leq 300mmHg$ 为轻度低氧血症，$PaO_2/FiO_2 \leq 200mmHg$ 为中度，$PaO_2/FiO_2 \leq 100mmHg$ 为重度。

（3）肺功能监测：肺顺应性降低，无效腔通气量比例增加。

（4）血流动力学监测：一般仅用于左心衰鉴别时。

5. 治疗要点

（1）治疗原发病：积极寻找原发病灶并彻底治疗。

（2）氧疗：迅速纠正缺氧是抢救 ARDS 最重要的措施。一般需高浓度（＞50%）、高流量面罩给氧，使 $PaO_2 \geq 60mmHg$ 或 $SaO_2 \geq 90\%$。

（3）机械通气：改善肺泡通气功能，尽早进行机械通气，维持适当的气体交换，选用呼气末正压（PEEP）模式。

（4）液体管理：控制输液速度，合理限制液体入量，早期除非有低蛋白血症，不建议输注胶体溶液。失血较多者应给予新鲜血，液体出入量可轻度负平衡。

（5）营养支持治疗：提倡全胃肠营养。根据呼吸、循环及水、电解质、酸碱平衡等及时调整营养治疗方案。

6. 护理措施

（1）休息活动护理：取半卧位或坐位，改善呼吸状态，躁动患者应防止意外伤害。

（2）饮食护理：给予高热量、高蛋白、易消化、产气少的饮食。昏迷患者给予鼻饲或静脉提供足够的营养。

（3）病情观察：持续监测患者的心率、血压变化。观察呼吸的频率、幅度、类型等，注意有无皮肤颜色、温度改变。监测尿量，合理补液，监测中心静脉压的变化。

（4）保持呼吸道通畅：协助患者翻身叩背，遵医嘱给予相应药物化痰，指导患者做深呼吸和有效咳嗽，保持人工通气管的湿化。

（5）预防感染：严格无菌操作，气管插管每天更换位置，气管切开处每天换药 1 次。危重患者加强肺部护理，减少肺部并发症的发生。

（6）用药护理：使用呼吸兴奋药时，应注意观察患者有无面色潮红、烦躁不安、恶心呕吐等剂量过大的表现。

（7）日常生活指导：加强营养，人工气道拔除 24 小时后可进流食，逐渐过渡到半流质及普食。

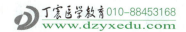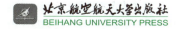

急性期绝对卧床休息，保证充足的睡眠。避免诱因，指导患者戒烟，注意预防感冒。

（8）病情监测指导：一旦出现呼吸困难、气促、发绀等异常情况，应立即就诊。

第三节　急性肾衰竭

急性肾衰竭又称急性肾损伤，是指由各种原因引起的短时间内肾功能急剧下降而出现的临床综合征。

1．病因、病理　根据病变发生的解剖部位不同，可分为肾前性、肾后性和肾性3种（表3-8）。

表3-8　急性肾衰竭的病因与发病机制

	肾前性肾衰	肾性肾衰	肾后性肾衰
发病机制	肾血流灌注不足，导致肾小球滤过率降低	肾实质损伤	急性尿路梗阻
常见疾病	血容量不足：大量脱水、出血；心输出量减少：严重心脏疾病；周围血管扩张：降压过快、感染性休克；肾血管阻力增加：使用去甲肾上腺素等	急性肾小管坏死：如挤压伤，是最常见的急性肾衰竭类型；急性间质性肾炎；肾小球或肾微血管疾病；肾大血管病	前列腺增生、肿瘤、输尿管结石、腹膜后肿瘤压迫

2．临床表现

（1）起始期：未发生明显的肾实质损伤，急性肾衰竭尚可预防，持续数小时至几天。

（2）维持期（少尿期）：一般持续7～14天，出现一系列尿毒症表现。

①全身表现：消化系统症状常为首发症状，还可出现咳嗽、呼吸困难、高血压、心力衰竭、意识模糊、抽搐、出血倾向、感染（主要的死亡原因之一）、多脏器功能衰竭等症状。

②水、电解质和酸碱平衡失调：可表现为代谢性酸中毒、高钾血症、低钠血症、水过多等，以代谢性酸中毒和高钾血症最常见。高钾血症可致各种心律失常，严重者发生心室颤动或心脏骤停，是最主要的电解质紊乱和最危险的并发症，是少尿期的首位死因。

（3）恢复期：持续1～3周，可有多尿表现，每天尿量可达3000～5000ml，随后逐渐恢复正常。多尿期早期仍可有高钾血症，后期可出现低钾血症。

3．治疗要点　尽早明确诊断，及时纠正可逆的病因是恢复肾功能的关键。主要包括尽早识别并纠正可逆病因，维持体液稳定，营养支持，防治并发症及肾脏替代治疗等。透析治疗是治疗高钾血症最有效的方法。

4．护理措施

（1）休息活动护理：少尿期应绝对卧床休息，以减轻肾脏负担。下肢水肿者抬高下肢，促进血液回流。当尿量增加、病情好转时，可逐渐增加活动量。

（2）饮食护理：在少尿期3天以内，不宜摄入蛋白质，严禁含钾食物，如橘子、榨菜、紫菜、菠菜、香蕉、香菇、薯类、山药、坚果等。少尿期3～4天之后，给予低蛋白、高热量、高维生素的清淡流质或半流质饮食，严格禁止摄入含钾食物或药物等。限制蛋白质0.8g/（kg·d），以优质蛋白（肉类、蛋类、奶类）为宜。不能进食者可鼻饲或静脉营养，尽量减少钠、钾、氯的摄入量。

（3）维持水平衡：少尿期患者严格限制液体入量，坚持"量出为入，宁少勿多"的补液原则。严格记录24小时液体出入量，每天补充液量＝前1天总排出量+500ml。恢复期患者，初期补充排出水分的 1/3 ～ 1/2，注意多饮水和及时补充钾、钠。

（4）病情观察：密切监测患者的生命体征、尿量、肾功能及电解质的变化，注意观察有无体液过多的表现，包括：皮下水肿，体重增加＞ 0.5kg/d，血钠偏低且无失盐，中心静脉压＞ 12cmH$_2$O，胸部 X 线显示肺充血征象，心率增快、呼吸急促、血压增高但无感染等。

（5）高钾血症的护理：当血钾＞ 6.5mmol/L，应配合医生紧急处理。

① 10% 葡萄糖酸钙 10 ～ 20ml 稀释后缓慢静脉推注（不少于 5 分钟），以拮抗钾离子对心肌的抑制作用。

② 11.2% 乳酸钠或 5% 碳酸氢钠静脉滴注，纠正酸中毒并促进钾离子向细胞内移动。

③ 50% 葡萄糖和胰岛素缓慢静脉注射，促进糖原合成，使钾离子向细胞内移动。

（6）预防感染：遵医嘱适当应用抗生素，做好呼吸道护理及尿管护理。

（7）疾病预防指导：慎用肾毒性药物，避免使用大剂量造影剂。加强劳动防护，避免接触重金属、工业毒物等。误服毒物时，应立即洗胃或导泻，并及时应用有效解毒剂。

（8）病情监测：指导患者避免诱因，自我监测，定期复查肾功能。

第四节　弥散性血管内凝血

弥散性血管内凝血（DIC）是以微血管体系损伤为病理基础，凝血及纤溶系统被激活，导致机体弥散性微血栓形成、凝血因子大量消耗并继发纤溶亢进，从而引起全身性出血和微循环障碍的临床综合征。

1. 病因与发病机制

（1）严重感染：最多见，包括细菌、病毒、立克次体等。

（2）严重创伤与恶性肿瘤：休克、急性白血病、淋巴瘤、前列腺癌、胰腺癌、大面积烧伤、严重挤压伤、大手术等。

（3）其他：严重疾病、中毒、产科意外、输血反应、移植排斥等。

2. 病理

（1）高凝期：血液呈高凝状态，循环血液中有血栓形成。护士抽血取化验标本时发现血液不易抽出、易凝固，重者皮肤出现瘀点或紫斑。血液凝血时间缩短，血小板黏附性增高。

（2）消耗性低凝期：血管内凝血消耗大量的凝血因子和血小板，使血液转入低凝状态。以出血为主要表现，全身各个部位均可发生。实验室检查表现为出、凝血时间和凝血酶原时间延长，凝血因子减少。

（3）继发性纤溶期：由于大量纤溶酶与纤维蛋白（原）降解产物的纤溶和抗纤凝作用，此期血液凝固性更低，出血倾向更为明显，表现为严重出血和渗血、休克等。实验室检查见血浆鱼精蛋白副凝固试验（3P 试验）阳性。

3. 临床表现

（1）出血：是 DIC 最常见的症状。表现为突然发生的自发性、多发性的出血，部位可遍及全身，多见于皮肤黏膜、伤口及穿刺部位。

（2）低血压、休克或微循环障碍：轻症多为血压降低，重症则出现休克或微循环障碍，早期即可出现多个重要器官功能不全，但休克程度与出血量常不成比例。顽固性休克是 DIC 病情严重及预后不良的先兆。

（3）栓塞：浅层的皮肤、消化道黏膜栓塞可使浅表组织缺血。内脏栓塞常见于肾、肺、脑等，可引起肾衰竭、呼吸衰竭、颅内高压等。

（4）溶血：溶血一般较轻，早期不易察觉。常表现为进行性贫血，贫血程度与出血量不成比例。

4. 治疗要点

（1）消除诱因，治疗原发病：是终止 DIC 最关键和根本的治疗措施。

（2）抗凝疗法：应在有效治疗原发病的前提下，与补充凝血因子同步进行。①肝素是 DIC 首选的抗凝治疗药物。②其他抗凝及抗血小板聚集药物，如阿司匹林、低分子右旋糖酐等。

（3）补充凝血因子和血小板。

（4）抗纤溶治疗。

5. 护理措施

（1）一般护理：卧床休息，吸氧。休克患者取中凹位，呼吸困难严重者取半坐卧位。加强皮肤护理和排泄护理。给予流质或半流质饮食，必要时禁食。

（2）病情观察：密切观察生命体征、神志和尿量的变化，及时识别休克。观察有无持续、多部位的出血或渗血，注意出血部位、范围和出血量。

（3）急救护理：快速开放静脉通道，及时补液。按医嘱给药，纠正酸中毒，维持血压。肝素主要的不良反应是出血，应用时最常见的临床监测指标是部分凝血活酶时间，凝血时间在 20 分钟左右为宜。肝素过量可用鱼精蛋白解救。DIC 患者若使用血液制品，应使用纤维蛋白原。

（4）疾病知识指导：强调反复做实验室检查的重要性和必要性。

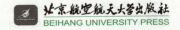

第 5 章　麻　醉

第一节　概　述

麻醉是指用药物或其他方法使患者全身或局部暂时失去感觉，达到有效消除疼痛和不适感，并使局部肌肉松弛，为手术治疗或其他医疗检查提供条件。可分为局部麻醉、椎管内麻醉和全身麻醉。

第二节　全身麻醉

麻醉药经呼吸道吸入或静脉、肌内注射进入人体内，产生中枢神经系统的抑制，表现为神志消失、全身的痛觉丧失、遗忘、反射抑制和一定程度的肌肉松弛，这种方法称为全身麻醉。

1. **吸入麻醉**　麻醉药经呼吸道吸入到体内，产生全身麻醉作用，称为吸入麻醉。常用的吸入麻醉药有氟烷、恩氟烷、异氟烷、氧化亚氮、七氟烷、地氟烷等。

2. **静脉麻醉**　将麻醉药直接经静脉注入血液循环，作用于中枢神经系统，产生全身麻醉的方法称为静脉麻醉。硫喷妥钠为超短效巴比妥类药，15～30秒即可使患者入睡，常用于麻醉诱导。其他药物还有氯胺酮、咪达唑仑、丙泊酚、芬太尼，肌松药琥珀胆碱、筒箭毒碱等。

3. **复合全身麻醉**　指两种或两种以上的全麻药或方法同时应用，以达到最佳麻醉效果。

4. **全身麻醉并发症的观察与护理**

（1）反流与误吸：误吸大量胃内容物后的死亡率极高，完全呼吸道梗阻可立即导致窒息，危及生命；误吸胃液可引起肺水肿和肺不张。预防的主要措施有：术前应禁食、禁水，促进胃排空，提高胃液的 pH 值，加强呼吸道防护；术后去枕平卧，头偏向一侧。全麻清醒的可靠指征是能准确地回答问题。

（2）呼吸道梗阻

①上呼吸道梗阻：是指声门以上的呼吸道梗阻。主要原因为舌后坠、异物及口腔分泌物阻塞，喉头水肿或喉痉挛等。典型表现有三凹征、鼾声等。一旦发生，应迅速将下颌托起，放入口咽或鼻咽通气管，清除异物和分泌物。喉头水肿者给予糖皮质激素；硫喷妥钠易引起喉痉挛，喉痉挛者首先去除诱因，加压给氧，无效者给予肌松药，必要时行气管内插管。

②下呼吸道梗阻：是指声门以下的呼吸道梗阻。主要原因为气管导管扭折、导管斜面紧贴在气管壁上、误吸等。轻者出现肺部啰音，重者出现呼吸困难、发绀、心率加快、血压下降。一旦发现，立即报告医生处理。

（3）通气不足：由麻醉药产生的中枢性或外周性呼吸抑制所致。应给予机械通气。吸入麻醉应警惕发生肺膨胀不全。

（4）低氧血症：主要原因为吸入氧浓度过低、气道阻塞、肺不张、肺水肿及误吸等。表现为呼吸急促、发绀、躁动不安等。应及时给氧，必要时给予机械通气。

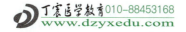
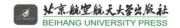

（5）低血压：多因麻醉过深、失血过多、过敏反应、牵拉内脏引起迷走神经反射等。处理应先减浅麻醉，补充血容量，必要时暂停手术，给予阿托品，待血压平稳后再继续手术。

（6）高血压：主要原因为麻醉过浅、镇痛药用量不足、未能及时控制手术刺激引起的应激反应有关。主要的处理措施是根据手术刺激程度调整麻醉深度。

（7）心律失常：窦性心动过速常为麻醉过浅的表现，应适当加深麻醉。手术牵拉内脏可因迷走神经反射致心动过缓，严重时可致心脏骤停，应暂停手术操作，必要时给予阿托品。

（8）高热、抽搐和惊厥：主要由全身麻醉药引起中枢性体温调节紊乱有关。处理应给予物理降温，特别是头部降温，防止脑水肿。

第三节　椎管内麻醉

1. **蛛网膜下腔阻滞**　简称腰麻，是将局部麻醉药注入蛛网膜下腔，使脊神经根的前根和后根神经传导暂时阻滞的麻醉方法。适用于 2～3 小时的下腹部、盆腔、下肢、肛门会阴部的手术，如阑尾切除术，疝修补术等。优点是局麻药用量小，全身毒性作用较轻。

2. **硬膜外阻滞**　是将局麻药注入硬脊膜外腔，暂时阻滞脊神经根神经传导的麻醉方法。适用于横膈以下各种腹腔、盆腔及下肢的手术。优点是可通过置管连续给药，使麻醉时间根据手术需要延长；缺点是局麻药用量大，可导致全身反应。

3. **发症的观察与护理**

（1）蛛网膜下腔阻滞麻醉

①头痛：是最常见的并发症，主要因脑脊液经穿刺孔漏出，引起颅内压下降、颅内血管扩张所致。去枕平卧 6～8 小时，可防止因脑脊液外漏致头痛。典型的头痛常位于枕部、顶部或颞部，呈搏动性，抬头或坐起时加重。轻度头痛经卧床 2～3 天可自行消失；中度头痛治疗可采取平卧或头低位，补液，应用小剂量镇静、镇痛药；严重头痛可采用硬膜外间隙充填疗法。

②尿潴留：主要由支配膀胱的骶 2～4 神经被阻滞后恢复较迟、手术后切口疼痛、下腹部手术时膀胱的直接刺激及患者不习惯在床上排尿的体位等所致。

③神经并发症：脑神经受累，假性脑脊膜炎，粘连性蛛网膜炎，马尾神经综合征等。

（2）硬脊膜外腔阻滞麻醉

①全脊麻：指全部脊神经受阻滞，是硬膜外阻滞最危险的并发症。原因为穿刺针或导管误入蛛网膜下腔而未被及时发现，将超量局麻药注入而产生异常广泛的神经根阻滞。主要表现为注药后迅速出现低血压，意识丧失，呼吸、循环停止，全部脊神经支配区域无痛觉，处理不及时可发生心脏骤停。预防应严格操作规程，不能省略"试验剂量"。发生全脊麻后，应维持呼吸和循环功能，输液，机械通气，应用升压药；心脏骤停应立即行心肺复苏。

②穿刺针或导管误入血管：硬膜外间隙有丰富的血管丛，尤其是足月妊娠者，因静脉怒张更易刺入血管，故注药前务必回抽。一旦误入血管将发生毒性反应，出现抽搐或心血管症状。处理应给予吸氧，静脉注射地西泮或硫喷妥钠抗惊厥，同时维持有效的循环和呼吸。

③血压下降：常因交感神经被阻滞所致。应去枕平卧 4～6 小时，防止血压波动，加快输液速度，给予升压药物等。

④呼吸抑制：因肋间肌及膈肌运动被抑制所致。预防应减少局麻药用量，严密观察病情变化，给氧，做好急救准备。

⑤硬膜外血肿：由硬膜外间隙静脉丛穿刺出血所致，凝血功能障碍及使用抗凝药物的患者发生血

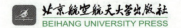

肿的风险增加。硬膜外血肿少见，却是并发截瘫的首要原因。一经确诊，尽早（8 小时内）手术清除血肿。超过 12 小时再手术恢复的可能性极小。

⑥其他并发症：脊神经根损伤，脊髓损伤，导管折断，硬膜外脓肿等。

第四节　局部麻醉

局部麻醉简称局麻，是指麻醉药只作用于周围神经系统，主要使某些或某一神经的感觉神经传导被暂时阻滞的麻醉方法。局麻简便易行，安全有效，患者的神志清楚，并发症较少，适用于浅表部位的手术。局部麻醉方法包括表面麻醉、局部浸润麻醉、区域阻滞、神经及神经丛阻滞。

1. 常用局部麻醉药物

（1）酯类：常用药有普鲁卡因、氯普鲁卡因、丁卡因等。酯类局麻药在体内的代谢产物可成为半抗原，引起变态反应，导致少数患者出现过敏。局部浸润麻醉常用普鲁卡因。

（2）酰胺类：常用药有利多卡因、布比卡因等。酰胺类局麻药在体内代谢后不形成半抗原，过敏反应极罕见。

2. 局部麻醉药物中毒

（1）原因：局麻药过量，单位时间内药物吸收过快，药物误注入血管内，患者全身情况差。

（2）临床表现

①中枢神经系统毒性反应：舌或口唇麻木、头晕、耳鸣、视物模糊、抽搐、惊厥、昏迷，甚至呼吸停止。

②心血管系统毒性反应：心律失常、心肌收缩力减弱、血压下降，甚至心脏骤停。

（3）预防

①根据需要选择不同浓度、不同剂量的局麻药，防止过量。

②注射局麻药前须行回抽试验，证实无气、无血、无脑脊液后方可注射。

③局麻药液中加肾上腺素，可使局部血管收缩，延长局麻药吸收，减少局麻药用量。但手指、足趾和阴茎等处的局麻手术或甲亢、心律失常、高血压及周围血管疾病等患者，不应加肾上腺素。

（4）治疗：一旦发生应立即停药；支持循环和呼吸功能，给氧；遵医嘱给予地西泮；控制抽搐或惊厥可用 2.5% 硫喷妥钠。

3. 局部麻醉的护理

（1）一般护理：局麻术后休息片刻，无异常反应方可离去。告知患者如有不适随时就诊。

（2）过敏反应及护理

①表现：在使用少量局麻药后，出现荨麻疹、喉头水肿、支气管痉挛、低血压及血管神经性水肿，严重者危及生命。

②处理：一旦发生应立即停药；保持呼吸道通畅，给氧；遵医嘱给予肾上腺素、糖皮质激素及抗组胺药。

第五节　围麻醉期护理

1. 麻醉前准备

（1）择期手术患者术前 8 ～ 12 小时禁食，4 小时开始禁水。

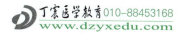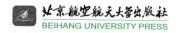

（2）改善患者体质，使患者各器官功能处于良好的状态，提高身体的耐受力。

（3）做好心理护理，缓解患者恐惧焦虑的情绪。

2．术前用药

（1）镇痛药：提高痛阈，镇静，镇痛。与全身麻醉药起协同作用，减少全身麻醉药的用量。常用药物有吗啡、哌替啶等。

（2）苯二氮䓬类药物：镇静，催眠，抗惊厥，抗焦虑，预防局麻药毒性。常用药物有地西泮、咪达唑仑等。

（3）巴比妥类药物：主要抑制大脑皮质，有镇静、催眠、抗惊厥作用，并可减少局麻药的毒性反应。常用苯巴比妥（鲁米那）。

（4）抗胆碱药：可抑制呼吸道腺体和唾液腺分泌，以保持呼吸道通畅。还可抑制迷走神经反射，提升心率。常用药物有阿托品、东莨菪碱等，但目前不主张常规使用。

（5）H_2 受体阻断剂：有抗组胺作用，可减少胃液量，提高胃内 pH 值。常用于急腹症及临产妇未能做空腹准备者，可减少术中胃液反流和误吸的风险。

3．麻醉后苏醒期的护理

（1）气管插管的拔管条件：意识、肌力、自主呼吸、咽喉反射恢复良好，无呼吸困难，鼻腔、口腔及气管内无分泌物。

（2）麻醉恢复室的工作：观察和评价生命体征、转送患者。

（3）患者回普通病房的条件

①神经系统：意识、肌力恢复，可做指定动作，如握手、睁眼等。

②呼吸系统：已拔除气管内插管，呼吸频率、肺听诊正常，无呼吸道梗阻。

③循环系统：生命体征、心电图正常。

④其他：血气分析结果正常，血容量充足。

第六节　术后镇痛

1．方法

（1）传统方法：传统的术后镇痛方法有口服药物，肌内、皮下、静脉注射药物和直肠给药等。缺点较多，如镇痛效果不满意，不能及时止痛，不能个体化用药等。

（2）现代方法：目前以患者自控镇痛法（PCA）较好。患者感到疼痛时，可自行按压 PCA 装置的给药键，按设定的剂量注入镇痛药，以达到止痛效果。

2．并发症及处理

（1）呼吸抑制：加强生命体征的检测。患者出现呼吸异常时，应加以关注。选择适宜的体位，保持呼吸道通常。

（2）内脏运动减弱：病情稳定应鼓励患者起床活动预防肠粘连。发生尿潴留时留置导尿。甲氧氯普胺能促进胃肠道运动，使消化道排气延迟的症状得以改善，减轻胃潴留。

（3）其他：恶心、呕吐、皮肤瘙痒等。给予清淡饮食，重者应查明原因，对因治疗；皮肤瘙痒时做好皮肤护理，防止抓挠。

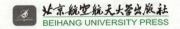

第 6 章　心肺脑复苏

第一节　概　述

1. 心跳、呼吸骤停的类型

（1）心搏停止：心脏处于舒张状态，心肌张力低，心电图呈一直线。

（2）心室纤颤：心室不协调连续颤动，心电图呈不规则的室颤波。

（3）快速型心律失常：包括室性心动过速与室上性心动过速，需紧急处理。

（4）无脉电活动：包括心电机械分离、室性自主节律等。

2. 心跳、呼吸骤停的诊断　典型三联症包括：突发意识丧失、呼吸停止和大动脉搏动消失。

心跳、呼吸骤停的临床表现包括：突然倒地，意识丧失。大动脉搏动消失，触摸不到颈动脉或股动脉。呼吸停止或呈叹息样呼吸。双侧瞳孔散大，对光反射消失。脑缺氧常引起抽搐和大小便失禁。皮肤苍白或青紫。听诊心音消失、血压测不出、脉搏摸不到。

第二节　心肺复苏

心肺复苏是针对心跳、呼吸骤停所采取的急救措施，包括运用胸外心脏按压、人工呼吸等方法恢复患者的自主心脏搏动和自主呼吸，达到挽救生命的目的。

1. 心肺复苏时间　因大脑对缺血缺氧耐受力最差，最先受到损害。心脏骤停后 10 秒意识丧失，突然倒地，大小便失禁；20 ～ 30 秒断续或无效呼吸；60 秒自主呼吸逐渐停止，瞳孔散大；3 分钟开始出现脑水肿；超过 4 ～ 6 分钟大脑即可发生不可逆的损害。因此，要求心肺脑复苏应在呼吸、心脏骤停后 4 ～ 6 分钟内实施，避免脑细胞死亡。

2. 基础生命支持（BLS）　关键步骤包括：立即识别心脏骤停，启动急救反应系统，早期心肺复苏，快速除颤。

（1）识别心脏骤停

①发现意识丧失突然倒地者，应在评估环境安全、做好自我防护的情况下，快速判断心脏骤停。如环境无不安全因素，尽可能不要搬动患者。

②首先拍打患者双肩并大声呼叫患者，如无反应，接下来同时判断呼吸和检查脉搏，可以在患者没有呼吸或不能正常呼吸（仅有喘息）的情况下开始心肺复苏。

③检查呼吸的最佳方法是暴露胸腹部皮肤，直接观察胸腹部有无起伏，5 ～ 10 秒。即将传统"一看二听三感觉"简化为"一看"，不再推荐将耳朵贴近患者口鼻听呼吸和感觉呼气的方法。

④识别心搏骤停最可靠的临床征象是意识丧失伴大动脉搏动消失。通常成人检查颈动脉，儿童检查股动脉，婴儿检查肱动脉。但是，检查脉搏对非专业人员存在困难，且医务人员检查脉搏也会花费较长时间，故医务人员如需检查脉搏，时间不应超过 10 秒，如果无法明确触摸到脉搏，就

应开始心肺复苏，切不可因反复测脉搏、观察瞳孔变化等而贻误复苏时机。

（2）启动急诊医疗服务：单人施救者，在判断患者心脏骤停后应拨打急救电话求助，并立刻返回患者身边开始心肺复苏。两人以上施救者，一人拨电话，另一人即开始心肺复苏。

（3）胸外按压（chest compressions，C）：胸外心脏按压是心脏骤停后急救处理的第一个步骤。有效的胸外心脏按压可产生 60 ～ 80mmHg 的动脉压，对成功复苏极为关键。

①复苏体位：将患者放置于仰卧位，平躺在坚实平面上。

②按压部位：胸骨下段，即胸骨下 1/3 处，乳头连线与胸骨交界处。

③按压手法：施救者跪在患者一侧，双手掌根部相叠，十指交叉相扣，身体稍前倾，肩、肘、腕关节呈一条直线，以上身的重力垂直按压。按压应快速、用力。为保证每次按压后胸廓完全回弹，放松时手掌应离开胸壁，施救者不可倚靠患者，也不得采用冲击式按压。

④按压频率和深度：按压频率 100 ～ 120 次 / 分，使胸骨下陷 5 ～ 6cm。

⑤按压通气比例：单人施救时，应首先从进行 30 次按压开始心肺复苏，之后再给予 2 次通气。每个周期 5 组，大约 2 分钟。成人不论两人施救还是单人施救，均为 30 : 2。

⑥按压和放松时间：比例为 1 : 1 时，心排血量最大。

⑦施救轮换：胸外按压时，施救者易疲劳，故两人或两人以上施救时，应每 2 分钟（即 5 个按压呼吸周期）轮换一次，以保持按压的质量。每次轮换应在 5 秒内完成，按压中断的时间应不超过 10 秒。

（4）开放气道（airway，A）：解开患者衣领、皮带，清除口鼻分泌物、呕吐物及义齿。

①仰头提颏法：在患者无明显头、颈部外伤时采用。施救者一手置于患者前额，另一手的食指与中指置于下颏骨部向上抬起，使下颌尖和耳垂的连线与地面垂直。以解除呼吸道梗阻。

②推举下颌法：在怀疑有头、颈部外伤时采用。施救者跪于患者头顶侧，肘部支撑在患者躺的平面上，两手拇指置于患者口角，其余四指托住下颌，在保证头、颈部位置固定的前提下，用力将患者下颌向上抬起，使下齿高于上齿。

（5）人工呼吸（breathing，B）：非窒息性心脏骤停后的最初几分钟，通气并不重要，不能因为给予通气而延误或中断心脏按压。但为了维持一定水平的血氧含量，人工呼吸是必需且有效的。方法有口对口（鼻）人工呼吸、口对屏障装置呼吸、球囊 - 面罩通气、高级气道通气（气管插管）等。

①口对口（鼻）人工呼吸：最简易、有效、及时的人工呼吸法是口对口（鼻）人工呼吸。施救者捏闭患者鼻孔，以口唇包紧患者口部，口对口密闭施行人工呼吸。每次吹气应持续 1 秒以上，看见患者胸廓抬起方为有效。潮气量 500 ～ 600ml。平均每 5 ～ 6 秒给予一次人工通气，即频率为 10 ～ 12 次 / 分；建立高级气道后，可 6 ～ 8 秒给予一次人工通气，即频率为 8 ～ 10 次 / 分。在通气时不可停止胸外按压。口对口吹气时，施救者应正常呼吸，而不是深呼吸，防止深呼吸造成施救者头晕及患者肺充气过度、胃扩张、反流或误吸，过度通气还会增加患者胸内压，减少静脉回流至心脏等。

②口对屏障装置呼吸：通过口对口通气而传播疾病危险的可能性微乎其微，且使用防护装备也并不能有效减少传染病的传播风险，因此，用或不用屏障装置进行人工呼吸都是合理的，施救者不可因此延误胸外按压。

③球囊 - 面罩通气：需要大量练习才能熟练使用，仅在具备 2 名训练熟练的施救者时才可使用，一名施救者开放气道并将面罩紧贴患者面部，另一名挤压球囊。挤压一次的空气量约 500 ～ 1000ml。

④气管插管：要求具有熟练的操作技能和经验，在心脏骤停的急救中失败率高。

（6）早期除颤：成人心脏骤停时，最初发生较为常见且较容易治疗的心律失常为室颤。单纯心肺复苏一般不可能终止室颤而恢复有效循环灌注，迅速除颤是治疗室颤最好的方法。一旦除颤仪准

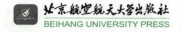

备就绪，应立即实施除颤，但在等待除颤仪的过程中，应进行心肺复苏。

（7）复苏成功的标志

①神志：出现眼球运动、对光反射、手足抽动、发出呻吟等意识恢复表现。

②面色及口唇颜色：由发绀转为红润。

③大动脉搏动：若停止按压，脉搏依然存在，说明患者已恢复自主心跳。

④瞳孔：缩小。

⑤自主呼吸恢复：出现较强的自主呼吸。

（8）复苏过程中的家属情感支持：为患者复苏时，应尽可能提供患者家属在场的机会，安排专门的医务人员回答患者家属提供的问题，有助于增强患者家属在复苏期间及其后终止复苏时理解和支持。

3. 高级生命支持（ACLS） ACLS 是以基础生命支持为前提，借助医疗仪器和特殊技术，建立和维持更为有效的通气和循环功能，识别及治疗心律失常，建立静脉通路并应用药物，改善并维持心肺功能及治疗原发疾病的一系列救治措施。

（1）建立给药途径：心脏骤停时给药途径以静脉给药为主，有条件者建立中心静脉通路。无法建立静脉通路时，可选择骨髓腔给药，也可用气管内给药。

（2）常用药物

①肾上腺素：是心脏复苏的首选药物，通过兴奋 α 肾上腺素受体，激发心肌自主收缩，增强心肌收缩力，升高血压，加快心率，使心排血量增加；通过收缩外周血管，从而保证心脏及重要脏器的血供；并可使心室纤颤由细颤转为粗颤，使电除颤易于生效。当患者的心律失常不适合电除颤时，应尽早给予肾上腺素，可增加存活率，减少神经系统损伤。常用剂量为 1mg，每 3 ～ 5 分钟重复使用一次。肾上腺素可显著收缩皮肤、黏膜、肾、胃肠道平滑肌的血管，而对脑和肺的血管收缩不明显；可舒张冠状动脉及肝脏和骨骼肌血管。还可兴奋支气管平滑肌的 β_2 受体，发挥强大的舒张支气管的作用。

②血管加压素：即抗利尿激素。可引起皮肤、骨髓肌、小肠等的血管强烈收缩，而对冠状动脉和肾小血管的收缩作用相对较轻，对脑血管有扩张作用。复苏效果与肾上腺素相比没有优势，故已不作为推荐用药。

③胺碘酮：是目前临床应用最广泛的抗心律失常药，用于治疗对心肺复苏、除颤和血管加压药物无反应的室颤或无脉性室速。

④利多卡因：在无法获得胺碘酮时考虑使用。

⑤硫酸镁：是用于治疗或防止尖端扭转型室性心动过速复发的辅助药物，不建议常规使用。

⑥阿托品：可减弱心肌迷走神经反射，提高窦房结的兴奋性，促进房室传导，对心动过缓有较好疗效。

⑦碳酸氢钠：只在心脏骤停前已存在代谢性酸中毒、高钾血症、三环类抗抑郁药物过量等情况下适当补充，不作为常规用药。

（3）控制气道与氧疗。

第三节　脑复苏及复苏后处理

心搏呼吸骤停引起脑损害的基本病理是脑缺氧和脑水肿。脑复苏是防治脑缺血缺氧、减轻脑水肿、保护脑细胞、恢复脑功能到心搏骤停前水平的综合措施。心脏骤停后 60 秒即出现脑细胞损害，

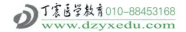
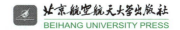

故应尽早实施脑复苏。

1．脑复苏的主要治疗和护理措施

（1）降温治疗：低温可减少脑耗氧量，将体温降至 32 ～ 34℃，维持 12 ～ 24 小时。

（2）维持适当的血压水平：维持正常或稍高于正常水平的血压，保证有足够的脑灌注压维持脑血流。

（3）脱水治疗：20% 甘露醇或 25% 山梨醇，每次 200 ～ 250ml，快速（15 ～ 30 分钟）静脉滴注。可防治脑水肿。

（4）糖皮质激素：可降低颅内压，抑制血管内凝血，降低毛细血管通透性，维持血脑屏障的完整性，防止细胞自溶和死亡。

（5）解除脑血管痉挛：常用钙通道阻滞剂。

（6）高压氧治疗。

2．脑复苏后的主要治疗和护理措施

（1）专人监护心率、心律：理想心率为 80 ～ 120 次 / 分。对心动过缓、过速或心律失常应及时采取防治措施。

（2）维持良好的呼吸功能：保持呼吸道通畅，及时清除呼吸道分泌物。

（3）防治肾衰竭：监测尿量及血生化改变，防治肾衰竭。

（4）确保有效循环稳定：理想血压为 80 ～ 90/50 ～ 60mmHg。

（5）防治并发症：及时发现并治疗肋骨骨折、血气胸等严重并发症。注意观察神经系统变化，头部抬高 10°～ 30°，以利于头部的静脉回流，预防脑水肿。

（6）预防感染，复苏后应常规使用抗生素。

（7）定时翻身，预防压疮。

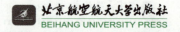

第 7 章　外科重症监护

第一节　概　述

重症监护病房（ICU）亦称加强监护病房，是将疑难、危重患者集中进行监测和治疗的单位，配备有专业医护人员及各种最先进的监测和治疗手段。

1. ICU 设置及仪器设备

一般认为，病床在 500 张以下的综合性医院可设综合性 ICU，500 张床位以上的医院应设重症医学科。其床位数可占医院病床数的 3% ～ 6%。

ICU 的基本监测治疗设备包括：多功能监测仪、心排血量测定仪、有创动、静脉测压装置、脉搏血氧饱和度仪、呼气末 CO_2 测定仪、血气分析仪、呼吸机、氧治疗用具、心电图机、除颤器、输液泵、注射泵及各种急救用具等。

2. ICU 的人员结构及要求

ICU 护士总数与床位数的比例为 3 ～ 4 ：1，护士长 1 ～ 2 名，负责护理培训和护士培训工作，并参与行政管理。

合格的 ICU 护士应具备以下条件：①从事临床护理工作 2 年以上或经过 ICU 培训的执业护士。②具有独立工作和处理应急问题的能力。③良好的身体素质、较强的责任心、准确的判断力及工作沉着冷静、动作敏捷。④具有一定的外语基础，善于学习及更新知识。⑤掌握非语言沟通的技巧。⑥熟练掌握各种仪器的使用方法、故障排除及保管方法，掌握心肺脑复苏及监测技术，能识别正常和常见的异常心电图，诊断及处理一般心律失常等。

基础监护内容包括：持续心电图、心率、呼吸频率检测；给氧、面罩、鼻导管或人工气道、呼吸机等；保证 2 条有效的静脉通路；置导尿管，观察尿量；安置好各种引流管及其他专科治疗装置；备好各种记录单及监测表；向清醒患者介绍主管医生及护士，向家属交待探视制度及联系方法。

3. 收治对象

ICU 主要收治经过严密监测、积极治疗和加强护理后有可能恢复的各类重危或者，主要包括：①严重创伤、大手术及器官移植术后需要监测器官功能的患者。②各种原因引起的循环功能失代偿，需要以药物或特殊设备支持的患者。③有可能发生呼吸衰竭，需要严密监测呼吸功能，或需用呼吸机治疗的患者。④严重水、电解质紊乱及酸碱平衡失调的患者。⑤麻醉意外、心脏停搏复苏后需要继续治疗和护理的患者等。

第二节　重症患者的监测和护理

1. 血流动力学的监测和护理

（1）血流动力学检测：常见参数见表 3-9。

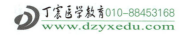
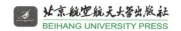

表3-9　血流动力学检测常用参数

参数	反应的功能	正常值
平均动脉压（MAP）	心动周期的平均血压	70～105mmHg
中心静脉压（CVP）	测定上、下腔静脉或右心房内的压力，评估血容量、右心前负荷及右心功能的重要指标，测压玻璃管的"0"点应对准第4肋间腋中线（右心房中点）	5～12cmH$_2$O
肺动脉楔压（PAWP）	较准确地反映整个循环情况，有助于判定左心室功能，反映血容量是否充足	6～12mmHg
肺毛细血管楔压（PCWP）	能较好地反映左心房平均压及左心室舒张末期压，对CVP影响较小	5～12mmHg
平均肺动脉压（MPAP）	MPAP升高常见于肺血流量增加、肺血管阻力升高、二尖瓣狭窄、左心功能不全；MPAP降低见于肺动脉瓣狭窄	1.47～2.0kPa
心排血量（CO）	反映心泵功能的重要指标，尤其是左心功能	5～6L/min
每搏排血量（SV）	一次心搏由一侧心室射出的血量	60～90ml/beat
心脏指数（CI）	指每分钟每平方米体表面积的心排血量	3.5±0.5L/（min·m^2）
体循环阻力指数（SVRI）	是监测左心室后负荷的主要指标	
肺循环阻力指数（PVRI）	是监测右心室后负荷的主要指标	
左室做功指数（LVSWI）	反映左心室收缩功能	60g·m/m^2
右室做功指数（RVSWI）	反映右心室收缩功能	2～6g·m/m^2
Swan-Ganz肺动脉漂浮导管	对左、右心室的负荷进行量化测定	

（2）监测血流动力学静脉置管患者的护理

①预防感染：严格无菌操作，及时更换敷料。

②加强监测：出现静脉压升高、颈静脉怒张，心音遥远、心搏微弱，脉压小、动脉压降低，应考虑为 Beck 三联征。

③管道护理：妥善固定，连接紧密。

④中心静脉导管护理：每天更换输液管道，准确记录出入液量。严禁在中心静脉导管处输血、静脉取血。

⑤肺动脉漂浮导管测压期间的护理：防止气体进入引起气栓。检查肢体末梢循环情况，观察皮肤颜色、脉搏及微血管充盈程度的变化。

⑥拔管后的护理：局部加压固定后敷料覆盖，必要时用沙袋压迫。拔管后 24 小时内观察局部有无渗血及肢体肿胀等情况。

2. 呼吸功能的监测　常见参数见表 3-10。

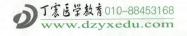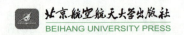

表3-10　呼吸系统检测常用参数

参数	反映的功能	正常值
潮气量（V_T）	平静呼吸时，每次吸入或呼出的气体容量	8～12ml/kg
肺活量（VC）	平静呼气末吸气至不能吸为止，然后呼气至不能呼出时所能呼出的所有气体容量	65～75ml/kg
无效腔气量/潮气量（V_D/V_T）	反映肺泡有效通气量	20%～40%
肺内分流量（Q_S/Q_T）	测定氧含量	3%～5%
血pH	血浆酸碱度	7.35～7.45
动脉血氧分压（PaO_2）	是动脉血中物理溶解的O_2产生的压力，反映机体氧合状态	80～100mmHg
动脉血二氧化碳分压（$PaCO_2$）	血液中物理溶解的CO_2所产生的压力，是衡量肺通气和判断酸碱失衡的重要指标	35～45mmHg
动脉血氧饱和度（SaO_2）	动脉血中血红蛋白实际结合的氧量与所能结合的最大氧量之比，是反映肺功能状况的指标	96%～100%

3. 其他系统及脏器功能的监护

（1）中枢神经系统功能监护：观察患者意识状态、瞳孔变化、反射活动等。对颅脑损伤的患者还应关注脑电图、颅内压、脑血流图等检查的变化。

（2）肝功能监护：加强肝功能指标的测定，如血清胆红素、白蛋白、腹水等。观察患者皮肤巩膜有无黄疸及神志改变，若患者出现嗜睡、神志恍惚、昏迷等表现，应警惕可能出现肝昏迷或肝性脑病。

（3）肾功能监护：准确记录尿液的量、颜色及性状。做好肾功能检测，如肾小球滤过率、血尿素氮、肾血流量测定、肾小管功能测定。出现急性肾衰竭时，应积极治疗原发病、控制发病环节，包括严格控制水、钠的入量，纠正水、电解质、酸碱平衡失调，透析治疗，控制感染等，出现高钾血症应立即处理。

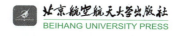

第8章　手术前后患者护理

第一节　手术前患者护理

1. 护理评估

（1）一般资料：年龄、性别、职业背景、现病史、健康史、心理状况等。

（2）辅助检查：三大常规（血、尿、便），血液生化，肺功能，心电图，影像学，出、凝血功能检查。

2. 护理措施

（1）心理准备：手术前护理最重要的措施是消除患者的恐惧心理。建立良好的护患关系，鼓励患者表达感受，耐心倾听，取得其信任，帮助患者宣泄恐惧、焦虑等不良情绪，使其感受到被关心和重视。耐心解释手术的必要性，介绍医院技术水平和手术成功的例子，增强治疗的信心。帮助患者正确认识病情，指导患者提高认知和应对能力，积极配合治疗和护理。帮助患者了解疾病、手术的相关注意事项，掌握术后配合技巧及康复知识，对手术的风险及可能出现的并发症有足够的认识及心理准备。

（2）身体准备：帮助患者完善必要的实验室、影像学等检查。

（3）手术区皮肤准备：手术前1天下午或晚上清洁皮肤。细菌密度较高的部位，如手、足及不能使用强刺激性消毒剂的部位，如面部和会阴部，术前用氯己定反复擦洗。根据手术部位备皮，重点是充分清洁手术野皮肤和剃除毛发，备皮范围包括切口皮肤至少15cm的区域。常见手术区备皮范围见表3-11。

表3-11　常见手术区备皮范围

手术部位	备皮范围
颅脑手术	剃除除眉毛外全部头发及颈部毛发
颈部手术	上自唇下，下至乳头水平、两侧至斜方肌前缘
胸部手术	上自锁骨上及肩上，下至脐水平，包括患侧上臂和腋下，胸背均超过中线5cm以上
上腹部手术	上自乳头水平，下至耻骨联合，两侧至腋后线
下腹部手术	上自剑突，下至大腿上1/3前内侧及会阴部，两侧至腋后线，剃除阴毛
腹股沟手术	上自脐平线，下至大腿上1/3内侧，两侧至腋后线，包括会阴部，剃除阴毛
肾手术	上自乳头平线，下至耻骨联合，前后均过正中线
会阴部及肛门手术	上自髂前上棘，下至大腿上1/3，包括会阴部及臀部，剃除阴毛
四肢手术	以切口为中心包括上、下方各20cm以上，一般超过远、近端关节或为整个肢体

（4）呼吸道准备：术后患者因伤口疼痛，不愿配合有效咳嗽和排痰，容易引起肺不张和肺炎。因此，应做好术前呼吸道准备。术前 1 ～ 2 周戒烟，肺部已有感染者术前 3 ～ 5 天起应用抗生素，痰液黏稠者给予超声雾化吸入。胸部手术者训练腹式呼吸，腹部手术者训练胸式呼吸。促进有效排痰。

（5）胃肠道准备：目的是减少麻醉引起的呕吐及误吸，也可以预防消化道手术中的污染。禁食禁饮，必要时胃肠减压。择期手术患者术前 8 ～ 12 小时禁食，术前 4 小时开始禁水。胃肠道手术前 1 ～ 2 天开始进流质饮食，手术当天早晨常规放置胃管。幽门梗阻患者术前 3 天每晚用生理盐水洗胃。结肠或直肠手术术前 3 天口服肠道不吸收抗生素，术前 1 天及手术当天行清洁灌肠或结肠灌洗。一般对局麻下的小手术，如脓性指头炎切开引流术，术前可不必禁食。

（6）排便练习：因多数患者不习惯在床上大小便，容易导致尿潴留和便秘，故术前应在床上练习排便。

（7）放置导尿管：排空小便，下腹部、盆腔手术及手术时间超过 4 小时的患者，应在手术当天早晨放置导尿管，避免术中误伤。

（8）其他准备：促进休息和睡眠。拟行大手术前，做好血型鉴定和交叉配血试验。术晨测量生命体征，如有发热、血压升高或女性患者月经来潮，及时通知医师。体温＞ 38.5℃者应考虑延期手术，血压＞ 160/100mmHg 者应给予降压药物，使血压得以有效控制后再手术。

第二节　手术后患者护理

1. **护理评估**　了解术中情况，包括手术术式，麻醉类型，术中出血、输血、输液情况，术中病情变化，放置引流管情况等。

2. **护理措施**

（1）体位护理

①全麻未清醒患者应去枕平卧，使头偏向一侧至清醒，防止口腔分泌物和呕吐物误吸。

②蛛网膜下腔阻滞麻醉者应去枕平卧 6 ～ 8 小时，防止因脑脊液外漏致头痛。

③硬脊膜外腔阻滞麻醉者应平卧 4 ～ 6 小时，防止血压波动。

④麻醉清醒，前提条件是血压平稳后，方可根据手术部位或病情需要调整体位。

（2）观察生命体征：全麻或大手术患者术后每 15 ～ 30 分钟测量一次脉搏、呼吸、血压及观察瞳孔、神志恢复情况，病情平稳后可改为每小时测量一次或遵医嘱定时测量。术后患者体温会略有升高，但一般低于 38℃，1 ～ 2 天后恢复正常体温。维持呼吸功能，保持呼吸道通畅，及时吸痰。维持有效循环血量和水电解质平衡，给予静脉补液。

（3）饮食护理：为促进术后恢复，禁食期间应补充足够的水、电解质及营养。局麻下实施的小手术，如体表或肢体手术，术后即可进食。经蛛网膜下腔或硬脊膜外腔阻滞麻醉的非胃肠道手术者，术后 3 ～ 6 小时即可进食；胃肠道手术者一般术后禁食 24 ～ 48 小时，待肠蠕动恢复、肛门排气后开始进水和少量流食，逐步过渡到半流食、普食。开始进食早期应避免食用牛奶、豆类等易产气的食物。

（4）休息活动护理：病情平稳后应鼓励患者早期床上活动，并尽早离床活动。术后早期活动可增加肺活量，促进肺的扩张和分泌物的排出，预防肺部并发症；可改善全身血液循环，促进伤口愈合，减少下肢静脉血流缓慢所致深静脉血栓形成；有利于肠道和膀胱功能恢复，减少腹胀和尿潴留的发生。但术后早期活动可加重伤口疼痛或出血，门脉分流术、肝叶切除术等患者，术后易导致出血，不宜早期下床活动；休克、心力衰竭、严重感染、出血、重度贫血、极度衰弱等患者，也不宜早期下床活动。

（5）术后不适及并发症的护理

①疼痛：麻醉作用消失后，患者开始感觉切口出现疼痛，此外，患者术后咳嗽、深呼吸以及进行功能锻炼等均可引起疼痛。应观察疼痛的时间、部位、性质及规律；安置舒适体位；遵医嘱给予镇静镇痛药，如哌替啶、地西泮等；指导患者分散注意力。

②恶心、呕吐：常见原因是麻醉反应，待麻醉作用消失后，即可停止。其他原因如药物影响、严重腹胀、肠梗阻等。观察呕吐物的性质及量，准确记录；取合适的体位，头偏向一侧，防止呕吐物误吸入气管，引起窒息或肺部并发症。可先给予镇静镇吐药物，查明原因后进行对因治疗。

③腹胀：术后早期腹胀是由于胃肠蠕动受抑制所致，胃肠蠕动恢复即可自行缓解；若多日仍未缓解，可能出现肠麻痹。鼓励患者活动；行胃肠减压、肛管排气等；遵医嘱使用促进胃肠蠕动的药物，如新斯的明；重者应手术治疗。

④呃逆：可能是神经中枢或膈肌直接受刺激所致，多为暂时性。遵医嘱给予镇静、解痉药；压迫眶上缘，抽吸胃内积气、积液；顽固性呃逆者应及时查明原因，对症处理。

⑤尿潴留：较多见。主要由麻醉后排尿反射受抑制、手术后切口疼痛、下腹部手术时膀胱的直接刺激及患者不习惯在床上排尿的体位等所致。稳定患者情绪；让患者听流水声，热敷、按摩腹部；使用刺激膀胱收缩药物促使患者排尿；无效时应行导尿术。

⑥发热：手术后患者的体温可略有升高，一般不超过 38℃，临床称为外科手术热。若术后 3 ～ 6 天体温依旧未下降，应考虑出现感染或其他不良反应。监测体温；行物理降温或遵医嘱使用退热药物；积极寻找病因，对因治疗。

⑦术后出血：常见原因包括术中止血不完善、创面渗血未完全控制、原先痉挛的小动脉断端舒张、结扎线脱落、凝血功能障碍等。少量出血者，经更换敷料、加压包扎和使用止血药物可止血；出血量大时，应手术止血。

⑧切口感染：术后 3 ～ 4 天，切口疼痛加重，出现红、肿、热、痛或波动感等，伴有体温升高、脉率加快和白细胞计数升高，应怀疑为切口感染。合理使用抗生素，勤换敷料；清除切口，引流脓液。为预防肺部感染，不宜使用镇咳药，以免痰液聚集在肺部，加重病情。

⑨切口裂开：多见于腹部及肢体邻近关节部位。常见原因包括营养不良、低蛋白血症、缝合不当、切口感染或腹内压突然增高，如剧烈咳嗽、打喷嚏、呕吐或严重腹胀等。术前加强营养；缝合时应在良好麻醉、腹壁松弛条件下缝合切口；术后延缓拆线时间，使用腹带加压包扎；及时处理腹胀、便秘等易引起腹内压增高的因素；切口位于肢体关节部位者，拆线后避免大幅度动作；切口完全裂开时，应使患者保持镇静，用无菌生理盐水覆盖切口，腹带包扎，通知医师重新手术缝合。

⑩肺不张：常发生在胸部、腹部大手术后，特别是老年人、有长期吸烟史、术前合并呼吸道感染者。术前应积极治疗原有肺部感染疾病，戒烟；术后取平卧位，头偏向一侧，防止误吸；协助患者翻身、体位排痰或给予药物化痰；病情稳定应鼓励患者自行咳嗽排痰；合理应用抗生素。

⑪尿路感染：尿潴留和未严格无菌操作是常见原因。急性膀胱炎主要表现为尿频、尿急、尿痛，伴或不伴有排尿困难，一般无全身症状；急性肾盂肾炎多见于女性，出现畏寒、发热、肾区疼痛等表现。留置导尿时，应严格无菌操作；鼓励患者多饮水；合理应用抗生素，控制感染。

⑫深静脉血栓形成：多见于术后腹胀，长时间制动，长期卧床、活动减少的老年人或肥胖者。鼓励患者术后早期下床活动；穿弹力袜，促进下肢静脉回流；患肢禁忌输液、按摩；遵医嘱使用复方丹参片、阿司匹林等药物，以降低血液黏滞度，改善微循环。

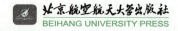

第 9 章 手术室护理工作

第一节 概　述

1. 手术室的设置、布局和配置

（1）手术室的位置和要求：手术室应选择在空气清洁，自然环境较好的较高层。与手术科室、检验科、血库、病理科、消毒供应中心、复苏室、监护室等相邻。

（2）手术间的设置和配备：手术间的数量与手术科室床位比一般为 1 :（20 ~ 25）。手术室内温度应保持在 21 ~ 25℃，相对湿度 40% ~ 60%。手术室设计要求做到分区明确，洁污分流，门窗紧密，使用合理。手术间内只允许放置必需的器具和物品，且各种物品应有固定的放置地点。

2. 手术室的管理

（1）划区管理

①非限制区（污染区）：包括办公室、会议室、实验室、标本室、污物室、资料室、电视教学室、值班室、更衣室、更鞋室、医护人员休息室、手术患者家属等候室等，设在最外侧。

②半限制区（清洁区）：包括器械室、敷料室、洗漱室、消毒室、手术间清洁走廊（外走廊）、恢复室、石膏室等，设在中间。是非限制区进入限制区的过度区域。

③限制区（无菌区）：包括手术间、洗手间、手术间洁净走廊（内走廊）、无菌物品间、药品室、麻醉准备室等。洁净区要求严格，设在内侧。

（2）手术间的清洁和消毒：普通手术间应每天清晨湿式拖地（含消毒液），清洁手术间内物品，紫外线消毒 30 ~ 60 分钟。每台手术完毕和每天工作结束后，进行清洁及消毒。每周至少 1 次彻底大扫除，每周 1 次空气消毒。特殊感染手术时使用一次性物品，手术后对地面及物品消毒后再清洁。

（3）建立健全管理制度：认真执行各项消毒隔离制度；急救物品应准备齐全；定期消毒；择期手术前备好手术用物；严格执行查对制度与交接程序，防止医疗事故及差错等。

第二节 手术物品准备和无菌处理

1. **布类用品**　布单类包括手术衣和各种手术单，应选用质地细柔且厚实的棉布，颜色以深绿色或深蓝色为宜。布单类均采用高压蒸汽灭菌，保存时间在夏季为 7 天、冬季为 10 ~ 14 天，过期应重新灭菌。HBsAg 阳性或恶性肿瘤患者手术用过的布类，需先用消毒剂浸泡 30 分钟后，再洗涤。

2. **敷料类**　敷料类包括吸水性强的脱脂纱布和脱脂棉花。用于术中止血、拭血及压迫、包扎等。使用过的敷料按医疗垃圾处理。感染性手术用过的敷料用大塑料袋集中包好，袋外注明手术类别、日期、感染种类集中焚烧处理。

3. **器械类**　包括基本器械和特殊器械。基本器械术后可用多酶溶液浸泡刷洗，去除器械上的血渍、油垢后，用流水冲净再消毒、干燥、高压蒸汽灭菌。特殊器械包括内镜类、吻合器类及其他精密仪器，

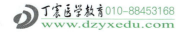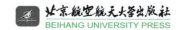

较好的灭菌方法是环氧乙烷灭菌。

4. 缝线和缝针

（1）缝线：分为不可吸收和可吸收 2 类。不可吸收指不能被组织酶消化的缝线，如丝线、金属线、尼龙线等，最常用的缝线是黑色丝线；可吸收包括天然和合成 2 种，天然缝线有肠线和胶原线，合成缝线比肠线更易吸收，组织反应更轻，但价格较高。

（2）缝针：常用的有三角针和圆针 2 类。前者用于缝合皮肤或韧带等坚韧组织；后者对组织的损伤较小，用于缝合血管、神经、脏器、肌肉等软组织。缝针有直针和弯针 2 种，弧度、长短、粗细各异，可根据缝合的组织选择适当的种类。

5. 引流物　外科引流是指将人体组织间或体腔中积聚的脓、血或其他液体导流至体外的技术。引流物有乳胶片引流条、纱布引流条、烟卷式引流条、引流管等。

第三节　手术人员的准备

1. 术前一般性准备　手术人员应保持身体清洁，进入手术室时，先要换穿手术衣裤和手术室专用鞋，摘掉饰物，自身衣服不得外露。戴好口罩、手术帽，头发、口鼻不外露。剪短指甲，去除甲缘下的积垢。手臂皮肤有破损或化脓性感染时，不能参加手术。

2. 手臂的洗刷与消毒

（1）刷洗法：现已较少使用。

①用肥皂或洗手液清洗双手及手臂，流动水冲净。

②用无菌刷接取适量洗手液或外科手消毒液，自手指开始向上刷至肘关节上 10cm，顺序是从指尖至于腕、从手腕至肘部、从肘部至肘上部，左、右手臂交替进行，时间约 3 分钟。注意甲缘、甲沟、指蹼等处的刷洗。

③用流动水自指尖至肘部冲洗。用无菌巾从手至肘上依次擦干，不能超过刷手范围区域，不能回擦。

④双手呈拱手姿势，自然待干，不得下垂，不能接触未经消毒的物品。

（2）冲洗法：取适量的手消毒剂揉搓双手的每个部位、前臂和上臂下 1/3 约 2 ～ 6 分钟，用流动水冲净，无菌巾彻底擦干。

（3）免冲洗法：取适量的手消毒剂涂抹双手的每个部位、前臂和上臂下 1/3，直至消毒剂干燥。

第四节　患者的准备

1. 一般准备　手术患者须提前送至手术室。手术室护士应按手术安排表仔细核实患者，确保手术部位、所带物品和药品准确无误。同时做好患者的心理准备，以配合手术的顺利进行。

2. 手术体位　巡回护士根据患者的手术部位，安置合适的手术体位。其要求是：最大限度保证患者的舒适与安全；充分暴露手术野，避免不必要的裸露；不影响呼吸、循环功能；体位垫（架）妥善固定，不能悬空；避免血管及神经受压、肌肉扭伤、压疮等并发症。常用的手术体位包括仰卧位、侧卧位、俯卧位、截石位、半坐卧位等

3. 手术区皮肤消毒　消毒前先检查手术区域皮肤的清洁程度、有无破损及感染。碘伏属中效消毒剂，可直接用于皮肤、黏膜和切口消毒，用碘伏涂擦手术区域 2 遍。对婴幼儿皮肤、面部皮肤、

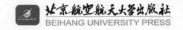

口鼻腔黏膜、会阴部手术消毒一般采用 0.5% 安尔碘。植皮时，供皮区 70% 乙醇消毒 3 遍。高浓度碘酊可造成皮肤、黏膜损伤，擦拭后 1 分钟再用 75% 乙醇脱碘。消毒范围包括手术切口周围 15 ～ 20cm 的区域，若切口延长应扩大消毒范围。以手术切口为中心向四周涂擦；感染伤口或肛门会阴部皮肤消毒，应从外周向感染伤口或会阴肛门处涂擦；已接触污染部位的纱球不能回擦。

4. **手术区铺单法** 除手术切开部位外，手术切口周围必须覆盖四层或四层以上无菌巾。铺巾原则是：先铺相对不洁区（如下腹部、会阴部），最后铺靠近操作者的一侧，并用布巾钳将交角夹住，以防移动。无菌巾铺设完成，不可随便移动，如果位置不准确，只能由手术区向外移，不能由外向内移动。

第五节 手术配合

1. **器械护士** 又称洗手护士。工作范围局限于无菌区内，按手术程序向医师直接传递器械，配合医师完成手术，其他工作还包括术前访视和术前准备。

具体包括：术前访视与准备；与巡回护士清点、核对物品；协助医师消毒皮肤和铺无菌巾；正确传递用物；保持器械和用物整洁；配合抢救；标本管理；协助医师包扎；整理用物。

2. **巡回护士** 又称辅助护士。工作范围是在无菌区外。主要任务是在台下负责手术全过程中用物准备和供给，配合手术和麻醉等。

具体包括：术前准备用物；核对患者信息；安置体位；与器械护士清点、核对物品；术中配合；术后整理手术间。

第六节 手术中的无菌原则

1. **无菌台的准备** 巡回护士将手术包、敷料包置于桌上，用手打开第一层包布（双层），只能接触包布的外面，由里向外展开，手臂不可跨越无菌区。用无菌持物钳打开第二层包布，先对侧后近侧。器械护士穿好无菌手术衣和戴好无菌手套后，用手打开第三层包布。铺在台面上的无菌巾共 6 层，无菌单应下垂至少 30cm。将器械按使用先后分类，有序地摆于器械桌上。若为备用无菌桌（连台手术），应用双层无菌巾盖好，有效期 4 小时。

2. **手术中的无菌原则**

（1）明确无菌范围：刷手后手臂不可接触未经消毒的物品，手臂保持在腰水平以上，肘部内收，靠近身体。手术衣的无菌范围为肩以下、腰以上、双手、双臂、腋中线以前的区域。不可接触手术床边缘及无菌桌桌缘以下的布单。凡下坠超过手术床边缘以下的器械、敷料及缝线等一概不可再取回使用。无菌桌仅桌缘平面以上属无菌，参加手术人员不得扶持无菌桌的边缘。

（2）保持物品呈无菌状态：无菌区内所有物品均应严格灭菌。疑有污染、破损、潮湿，应立即更换。一份无菌物品只供一位患者使用，打开后即使未用，也不能给其他患者使用，需重新包装、灭菌。无菌区的布单若被水或血湿透，应加盖干的无菌巾或更换新的无菌单。

（3）保护皮肤切口：切开皮肤前可先粘贴无菌塑料薄膜，再经薄膜切开皮肤，以保护切口。切开皮肤及皮下脂肪层后，切口边缘应以无菌大纱布垫或手术巾遮盖，仅显露手术野。凡与皮肤接触的刀片和器械不应再用，若需延长切口或缝合前，需用 75% 乙醇溶液再消毒皮肤 1 次。手术因故暂停时，切口应用无菌巾覆盖。

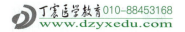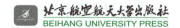

（4）正确传递物品和调换位置：不可在手术人员背后或头顶方向传递器械及手术用品，应由器械护士从器械升降台侧正面方向递给。手术人员应面向无菌区，在规定区域内活动。同侧手术人员如需交换位置，一人应先退后一步，背对背转身到达另一位置，以防接触对方背部非无菌区。对侧手术人员如需交换位置，需经器械台侧交换。

（5）感染手术的隔离技术：进行胃肠道、呼吸道或宫颈等感染手术时，切开空腔脏器前，先用纱布垫保护周围组织，并随时吸除外流的内容物。被污染的用物应放在污染器械盘内，避免与其他器械接触。完成全部感染步骤后，手术人员应用灭菌用水冲洗或更换无菌手套，减少污染机会。

（6）减少空气污染：手术进行时应关闭门窗，尽量减少人员走动，以免扬起尘埃，污染手术室内空气。手术过程中保持安静，尽量避免咳嗽、打喷嚏，不得已时须将头转离无菌区。手术间参观人数不超过 2 人，参观手术人员不可过于靠近手术人员或站得太高，不可在室内频繁走动。

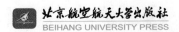

第 10 章 外科感染

第一节 概 述

外科感染是指需要外科干预治疗的感染，包括与创伤、烧伤以及与手术相关的感染。

1. 分类

（1）按致病菌种类和病变性质分类

①非特异性感染：又称化脓性或一般性感染，如疖、痈、急性淋巴结炎、急性阑尾炎等。

②特异性感染：指由一些特殊的病菌、真菌等引起的感染。如结核、破伤风、气性坏疽、念珠菌病等，可引起较为独特的病变。

（2）按病变进程分类：分为急性感染、亚急性感染与慢性感染 3 种。病程在 3 周之内为急性感染，超过 2 个月为慢性感染，介于两者之间为亚急性感染。

2. 病因与常见致病菌 外科感染发生的原因包括 2 个方面，即病原菌的致病因素和机体的易感因素。病原菌的数量和毒力直接影响了外科感染的病程及程度。正常情况下，人体天然免疫和获得性免疫共同参与抗感染的防御机制，当某些局部因素或全身因素导致防御机制受损时，就可能引起感染。常见致病菌包括革兰阴性杆菌、革兰阳性球菌、无芽胞厌氧菌、真菌等。葡萄球菌感染的脓液特点是脓液稠厚、黄色、不臭；链球菌脓液比较稀薄，淡红色，量较多；大肠埃希菌脓液无臭，如混合感染，特别是合并厌氧菌感染脓液气味恶臭；铜绿假单胞菌脓液为绿色，甜腥臭味；变形杆菌脓液有特殊恶臭。

3. 病理生理

（1）感染后的炎症反应：感染实质上是微生物入侵引起的炎症反应。众多的宿主防御机制参与炎症过程，使入侵病原微生物局限化或被清除，局部组织出现红、肿、热、痛等炎症表现。当局部炎症失去控制可导致炎症扩散，引发全身性炎症反应综合征，甚至脓毒症。

（2）感染的转归

①炎症局限：人体抵抗力良好或治疗有效时，炎症被局限、吸收或局部化脓。局部小脓肿可自行吸收；较大的脓肿可破溃或经手术切开排脓后转为修复，感染部位长出肉芽组织，逐渐痊愈。

②炎症扩散：致病菌毒性大、量多和（或）宿主抵抗力低下时，感染难以控制并向周围迅速扩散，导致全身感染，重者可危及生命。

③转为慢性感染：当人体抵抗力与致病菌毒性处于相持状态，感染灶可被局限，被瘢痕组织包围形成慢性感染。当人体抵抗力下降，致病菌可再次繁殖，慢性感染重新变为急性过程。

4. 临床表现

（1）局部表现：红、肿、热、痛、功能障碍。

（2）全身症状：轻者无身症状；较重者可出现头痛头晕、精神不振、心悸出汗等全身不适的表现；重者可出现营养不良，代谢紊乱，肺、肝、肾、脑、心等重要器官的功能障碍，甚至并发感染性休克、脓毒症等。

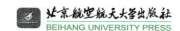 丁震医学教育 010-88453168 www.dzyxedu.com 北京航空航天大学出版社 BEIHANG UNIVERSITY PRESS

（3）特异性表现：特异性感染的患者可因致病菌不同而出现不同的症状和体征。如破伤风可出现肌紧张性收缩及阵发性强烈痉挛。

5. 辅助检查

（1）实验室检查：血常规可见白细胞计数增加；做细菌培养可确定致病菌；深部的感染灶可行穿刺取得脓液进行培养；必要时可重复培养。

（2）影像学检查：B超、X线、CT和MRI。

6. 治疗要点　局部治疗与全身治疗并重。消除感染病因，祛除毒性物质，增强抗感染能力和促进组织修复。

（1）局部治疗：保护感染部位，抬高患处，避免感染扩散；局部物理疗法与用药；形成脓肿后应手术切开引流，积极处理感染病灶。厌氧菌感染伤口换药，应选用3%过氧化氢，过氧化氢具有强氧化作用，可以使伤口环境处于有氧环境，抑制厌氧菌的生长。

（2）全身治疗：合理应用抗生素；对症及支持疗法。

第二节　浅部软组织的化脓性感染

一、疖

疖是单个毛囊及其周围组织的急性细菌性化脓性感染。

1. 病因　多由金黄色葡萄球菌感染所致，好发于毛囊与皮脂腺丰富的部位，如头面、颈项、背部等。多与皮肤不洁、擦伤、营养不良、环境温度高及免疫力下降（如糖尿病）等有关。多个疖同时或反复发生在身体不同部位称为疖病，营养不良和免疫力低下者多见。

2. 临床表现

（1）局部症状：早期为红、肿、热、痛的小硬结，直径＜2cm。随后肿痛范围扩大，小硬结中央组织坏死而软化，出现黄白色的脓栓，触之有波动感。脓栓可自行脱落。脓液流尽后，炎症消退愈合。

（2）全身症状：一般无全身症状。但发生在血供丰富的部位，或机体免疫力降低时，可引起毒血症状。面疖，尤其是危险三角区，即上唇、鼻、鼻唇沟的疖，被挤压时，易致颅内化脓性海绵状静脉窦炎，出现颜面部进行性红肿，寒战、高热、头痛，甚至昏迷、死亡。

3. 治疗要点

（1）红肿阶段可采用局部理疗、热敷、外用药物。

（2）出现脓头可在其顶点涂苯酚或碘酊。有波动感时应及时切开引流。

（3）消除全身炎症反应，宜应用青霉素、磺胺类（磺胺甲噁唑）等抗菌药，同时加强营养，增强机体抵抗力。

（4）保持皮肤清洁，积极治疗糖尿病。

二、痈

痈是指相邻多个毛囊及其周围组织的急性细菌性化脓性感染，也可由多个疖融合而成。

1. 病因　多由金黄色葡萄球菌感染所致。中、老年人多见，尤以糖尿病患者多发。好发部位为皮肤较厚的颈部和背部，与皮肤不洁、擦伤、机体免疫力低下有关。

2. 临床表现　局部小片皮肤硬肿，色暗红，界限不清，其中可有数个脓点，疼痛较轻。随后脓点增大、增多，中央区皮肤坏死脱落，疮口呈蜂窝状如火山口，疼痛加剧，多伴寒战、发热、食欲缺乏、

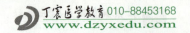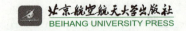

乏力等全身症状，严重者可因脓毒症或全身化脓性感染而危及生命。唇痈易导致颅内化脓性海绵状静脉窦炎，危险性更大。

3．治疗要点

（1）仅有红肿时可外敷鱼石脂软膏、金黄散等。

（2）出现多个脓点、表面紫褐色或已破溃时应及时切开引流，可采用"+"或"++"形切口，清除坏死组织。唇痈一般不切开引流。

（3）及时、足量使用青霉素或磺胺甲噁唑控制感染。

（4）控制糖尿病。

三、急性蜂窝织炎

急性蜂窝织炎是发生在皮下、筋膜下、肌间隙或深部结缔组织的一种急性弥漫性化脓性感染。

1．病因　多由 A 组 β 溶血性链球菌、金黄色葡萄球菌所致，少数由厌氧菌和大肠埃希菌引起。其炎症不易局限，与周围正常组织分界不清，扩散迅速。

2．临床表现

（1）一般性皮下蜂窝织炎：局部疼痛、红肿，指压后可稍退色，边界不清，病变中央常缺血坏死。深部感染者，局部表现多不明显，但全身症状明显。

（2）产气性皮下蜂窝织炎：以厌氧菌为主，会阴部或下腹部多见。局部有捻发音，蜂窝组织及深筋膜坏死，脓液恶臭，全身症状严重。

（3）口底、颌下蜂窝织炎：多起源于口腔或面部，迅速波及咽喉部，易致喉头水肿、气管受压造成窒息。

（4）新生儿皮下坏疽：多发生在背部、臀部等经常受压的部位。

3．治疗要点

（1）早期一般性皮下蜂窝织炎：外敷用药，形成脓肿后切开引流。及时根据药物试验结果，应用有效抗菌药。首选青霉素或磺胺类药物，合并厌氧菌感染者加用甲硝唑。

（2）产气性皮下蜂窝织炎：须及时隔离，用 3% 过氧化氢冲洗伤口。

（3）口底、颌下蜂窝织炎：不等脓肿形成，及早切开减压，防止窒息。

四、急性淋巴管炎和淋巴结炎

急性淋巴管炎是指病原菌经破损的皮肤或其他感染性病灶如疖、足癣等处侵入淋巴管，引起淋巴管及其周围组织的急性炎症。急性淋巴管炎波及所属淋巴结时，引起急性淋巴结炎。

1．病因　致病菌主要有 A 组 β 溶血性链球菌和金黄色葡萄球菌等。

2．临床表现

（1）急性淋巴管炎：可分为网状淋巴管炎（丹毒）和管状淋巴管炎。

①丹毒：由 A 组 β 溶血性链球菌经体表小伤口或足癣病灶处侵入所致，好发于下肢和面部。起病急，先有畏寒、发热等全身症状，随后出现局部片状红疹，色鲜红，略隆起，中央较淡，边界清楚，有灼痛感。红肿区可见水疱，附近淋巴结肿大、疼痛。病情严重可致全身脓毒症。下肢丹毒反复发作可使淋巴管水肿，发展为"象皮肿"。

②管状淋巴管炎：常见于四肢，以下肢最多见，常因足癣所致。浅层急性淋巴管炎会在表皮下形成红色线条，自原发病灶向近心端延伸，质硬、有压痛。深层淋巴管炎皮肤无红线，但患肢肿胀，沿淋巴管有压痛。

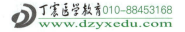

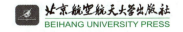

（2）急性淋巴结炎：好发于颈部、腋窝和腹股沟，也可见于肘内侧或腘窝处。轻者仅有淋巴结肿大、触痛，可与周围组织分界清楚；严重者可形成局部脓肿，疼痛加重，有波动感或破溃流脓，可伴全身症状。

3．治疗要点　注意休息，患肢抬高，局部及周围皮肤用 50% 硫酸镁湿热敷或 3% 碘酊涂擦。全身应用青霉素或磺胺类抗生素，至全身及局部症状消失后继续应用 3～5 天，以免复发。脓肿形成时，及时切开引流。丹毒要做好接触隔离。

第三节　手部急性化脓性感染

手部急性化脓性感染包括甲沟炎、脓性指头炎、腱鞘炎、滑囊炎和掌深间隙感染，致病菌多为金黄色葡萄球菌。

1．病因　甲沟炎多因手指的轻微外伤，如剪指甲过深、逆拔皮刺和微小刺伤等引起。脓性指头炎的发生多因甲沟炎加重或手指末节皮肤受损。

2．临床表现

（1）甲沟炎：早期常为一侧甲沟受累，表现为局部红、肿、热、痛。化脓时甲沟皮下可见白色脓点，有波动感，但不易破溃。脓液蔓延至对侧甲沟感染，形成半环形脓肿。再向深层发展易导致脓性指头炎和指甲下脓肿，出现甲下黄白色脓液，甲与甲床分离。处理不当还可引起慢性甲沟炎和慢性指骨骨髓炎。但多无全身症状。

（2）脓性指头炎：早期表现为指头红、轻度肿胀、针刺样疼痛，继而肿胀加重、剧烈疼痛。指动脉受压时，出现搏动样跳痛，患指下垂时为甚，常伴发热等全身症状。病情严重时，还可出现末节指骨缺血坏死和慢性骨髓炎。

（3）腱鞘炎：患指肿胀，指关节仅能轻微弯曲，被动伸直可引起剧烈疼痛。治疗不及时，感染蔓延到掌侧深部或肌腱发生坏死，均可能导致患指功能丧失。

（4）滑囊炎：桡侧化脓性滑囊炎常继发于拇指腱鞘炎，表现为鱼际和拇指腱鞘区肿胀、压痛，拇指不能外展和伸直。尺侧滑囊炎多继发于小指腱鞘炎，表现为小鱼际和小指腱鞘区肿胀、压痛；小指和无名指呈半屈曲状，被动伸指可引起剧痛。

（5）掌深间隙感染：包括掌中间隙感染和鱼际间隙感染。掌中间隙感染时，掌心凹消失，呈肿胀、隆起状，皮肤紧张、发白，压痛明显；中指、无名指和小指呈半屈状，被动伸指可引起剧痛。鱼际间隙感染时，掌心凹存在，鱼际和拇指指蹼处肿胀、疼痛；示指半屈，拇指外展略屈，活动受限不能做对掌运动，被动伸指可致剧痛。

3．治疗要点　未形成脓肿时，局部理疗、热敷、外敷，如鱼石脂软膏、黄金散等。早期悬吊前臂平置患手，避免下垂以减轻疼痛。甲沟炎形成脓肿后，在患指侧面纵行切开引流；甲下脓肿应分离拔除部分指甲，注意避免甲床损伤，以免新生指甲畸形。脓性指头炎一旦出现跳痛、肿胀，应及时切开减压引流。不可局部浸润麻醉，以免感染扩散。合理使用抗生素，控制感染。做好手部功能锻炼。

第四节　全身性感染

全身性感染是指致病菌侵入人体血液循环，并在体内生长繁殖或产生毒素而引起的严重的全身

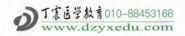
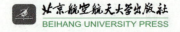

性感染中毒症状。全身性外科感染主要包括脓毒症和菌血症。

　　1．**病因**　全身性外科感染常继发于严重创伤后的感染或各种化脓性感染，感染的发生与致病菌数量、毒力和（或）机体抗感染能力低下有关。

　　2．**病理病生**

　　（1）革兰阴性杆菌感染：革兰阴性杆菌所致的脓毒症一般较严重，此类细菌的主要毒性在于内毒素。可出现"三低"现象（低温、低白细胞、低血压），早期即可发生感染性休克。

　　（2）革兰阳性球菌感染：较常见的有金黄色葡萄球菌、表皮葡萄球菌、肠球菌。其外毒素能使周围血管麻痹、扩张，易经血液播散，可在体内形成转移性脓肿，感染性休克出现较晚。

　　（3）无芽胞厌氧菌感染：易被忽略。厌氧菌感染有 2/3 同时有需氧菌。两类细菌有协同作用，能使坏死组织增多，形成脓肿。脓液可有粪臭样恶臭。常见的无芽胞厌氧菌包括拟杆菌、梭状杆菌、厌氧葡萄球菌和厌氧链球菌。

　　（4）真菌：可经血性播散，常同细菌感染混合存在，临床不易区别，容易漏诊、误诊。

　　3．**临床表现**　全身性感染起病急骤、发展迅速，体温可高达 40 ～ 41℃。出现头痛头晕、食欲缺乏、恶心呕吐、腹胀腹泻，神志淡漠、谵妄、甚至昏迷。心率加快、脉搏细速，呼吸急促甚至困难。肝、脾可肿大，出现肝、肾功能损害，重者有黄疸或皮下出血、瘀斑等。

　　菌血症热型多呈稽留热，血细菌培养为阳性，偶为阴性，一般不出现转移性脓肿；脓毒症热型多呈弛张热，转移性脓肿多发生在腰背部及四肢的皮下或深部软组织内。

　　4．**辅助检查**　血白细胞计数显著增高或降低，中性粒细胞核左移、幼稚型增多，出现中毒颗粒。寒战、高热时做血液细菌或真菌培养。

　　5．**治疗要点**　应采用控制感染和全身支持疗法，关键是处理原发感染灶。具体包括：及时彻底清除坏死组织和异物，充分引流；及时、有效、合理使用抗生素；补充血容量、纠正低蛋白血症；控制高热。

　　6．**护理措施**

　　（1）控制感染，维持正常体温：正确采集血标本做细菌培养；遵医嘱使用抗生素；做好物理降温或药物降温；严格无菌操作。

　　（2）营养支持：鼓励患者多饮水，给予高热量、高蛋白、易消化饮食；重者可输入白蛋白、血浆等。

第五节　特异性感染

一、破伤风

　　破伤风是由破伤风梭菌经皮肤或黏膜伤口侵入人体，在缺氧环境中生长繁殖所导致的特异性感染，常继发于创伤后，尤其是窄而深的伤口，伤口分泌物无恶臭。

　　1．**病因、病理生理**　破伤风梭菌为专性厌氧菌，革兰染色阳性。其致病因素主要是外毒素（痉挛毒素和溶血毒素）。其中痉挛毒素是引起临床症状的主要毒素，可致全身横纹肌持续性收缩与阵发性痉挛，血压升高、心率加快、发热、大汗等。而溶血毒素可引起局部组织坏死和心肌损害。

　　2．**临床表现**

　　（1）临床分期

　　①潜伏期：长短不一，通常 7 ～ 8 天。潜伏期越短，预后越差。

　　②前驱期：症状无特异性，以张口不便为主要特征，出现乏力、头痛、头晕、咀嚼无力、反射亢

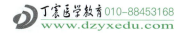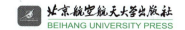

进等前驱症状。

③发作期：**典型症状是肌紧张性收缩及阵发性强烈痉挛，以咀嚼肌最先受累**，随后依次为面部表情肌、颈、背、腹、四肢肌，最后为膈肌。出现相应的表现如咀嚼不能、张口困难，苦笑面容，颈项强直，角弓反张，累及膈肌可致呼吸困难，甚至呼吸暂停。轻微的刺激（声、光、疼痛、接触、饮水等）均可诱发强烈的阵发性痉挛。发作时患者神志清楚，表情痛苦，可持续数秒至数分钟。

（2）并发症：**主要并发症在呼吸道，如窒息、肺部感染**。其他如骨折、尿潴留、呼吸骤停、水电解质紊乱和酸碱平衡失调等。主要死亡原因为窒息、心力衰竭和肺部感染。

病程多为 3～4 周，缓解期平均约 1 周，肌紧张与反射亢进可继续一段时间。恢复期精神症状多可自行恢复。

3. 治疗要点

（1）预防：关键在于创伤后早期彻底清创，改善局部循环。也可应用主动免疫和被动免疫进行有效预防。

（2）治疗：**控制和解除痉挛是治疗的中心环节。**

①清除毒素来源：主要措施为彻底清创、敞开伤口、充分引流，用 3% 的过氧化氢溶液冲洗伤口，短期应用青霉素或甲硝唑。

②中和游离毒素：损伤后早期注射破伤风抗毒素（TAT）。破伤风人体免疫球蛋白早期应用有效，一般只需一次肌内注射。

③控制并解除肌痉挛：可交替使用镇静药和解痉药。常用药物有 10% 水合氯醛、苯巴比妥钠、地西泮、冬眠 1 号等。痉挛发作频繁不易控制者，可缓慢静注硫喷妥钠，但须警惕喉痉挛和呼吸抑制。新生儿破伤风慎用镇静和解痉药物，可酌情使用呼吸兴奋药。

④防治并发症：保持呼吸道通畅，严重时尽早行气管切开和吸痰，防治肺部并发症。加强营养支持，及时补充水、电解质，定时翻身拍背。已发生肺部感染者，根据菌种选用抗生素，常选用青霉素。

⑤抗生素治疗：青霉素可抑制破伤风梭菌，也可给予甲硝唑。

4. 护理措施

（1）休息活动护理：**安置于单人隔离病室，保持室内安静，限制探视，尽量减少搬动患者**，避免光、声、寒冷及精神等各类刺激。医护人员走路轻、语声低，治疗和护理操作尽量集中，多于应用镇静药 30 分钟内进行。室内急救药品和物品齐全，以便抢救窒息等严重并发症。病室温度以 15～20℃为宜。

（2）饮食护理：痉挛发作间歇期，给予高热量、高蛋白、高维生素饮食。病情稳定时可少量多次，以免呛咳或误吸。**病情严重时应提供肠内、外营养。**

（3）病情观察：专人护理，每 4 小时监测并记录患者的生命体征和神志，注意观察抽搐发作的次数、时间和症状。

（4）保持呼吸道通畅：定时翻身、拍背，痰液黏稠时给予雾化吸入，必要时吸痰。无法咳痰或有窒息危险者，尽早行气管切开。**进食时注意避免呛咳、误吸，频繁抽搐者禁止经口进食。**

（5）防止受伤：卧床休息，床边加护栏，必要时加用约束带，防止坠床。剧烈抽搐时禁止强行按压肢体，上下牙齿之间放置牙垫，避免舌咬伤。关节部位放置软垫保护，以防肌腱断裂和骨折。

（6）隔离护理：**破伤风梭菌具传染性，应严格执行接触隔离制度。所有器械、敷料均需专用，使用后灭菌处理，敷料应焚烧。**定期进行病室消毒，尽可能使用一次性物品，重复使用的碗、筷、药杯等应用 0.1%～0.2% 过氧乙酸浸泡后，再煮沸消毒 30 分钟。排泄物经严格消毒后再处理。医护人员进入病室应穿隔离衣、戴帽子、口罩、手套等，体表有伤口者避免接触患者。

（7）用药护理：遵医嘱应用镇静、解痉药。每次抽搐发作后检查静脉通路，及时发现抽搐引起的

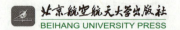

静脉通路堵塞、脱落。

5. 健康教育

（1）注意自我保护，避免皮肤损伤，教会居民正确处理伤口的方法。普及科学接生，避免不洁接产，以防新生儿及产妇破伤风。

（2）一旦出现深窄伤口、伤口沾染粪便、未经消毒的急产或流产、陈旧性异物摘除术前，应接受破伤风主动免疫或被动免疫。

（3）破伤风的发病不能确保形成对破伤风的免疫，在确诊破伤风 1 个月后，应给予破伤风类毒素，完成主动免疫。儿童应定期注射破伤风类毒素或百白破三联疫苗，以获得主动免疫。

二、气性坏疽

气性坏疽是由梭状芽胞杆菌引起的特异性感染，致病菌产生的外毒素可引起严重毒血症及肌肉组织的广泛坏死。

1. 病因　致病菌为革兰阳性的厌氧梭状芽胞杆菌，常为多种致病菌的混合感染，主要有产气荚膜杆菌、水肿杆菌、腐败杆菌和溶组织杆菌等。气性坏疽的发生除取决于梭状芽胞杆菌的存在外，还决定于人体抵抗力和伤口的缺氧环境。

2. 病理生理　梭状芽胞杆菌的致病因素主要是外毒素和酶。一部分酶有较强的分解糖和蛋白质的作用。病变开始，可沿肌束或肌群向上、下扩展，肌肉转为砖红色，外观似熟肉，失去弹性。如侵犯皮下组织，气肿、水肿与组织坏死可迅速沿筋膜扩散。

3. 临床表现

（1）潜伏期：潜伏期 1～4 天，常在伤后 3 天发病，可短至 6～8 小时。

（2）局部表现：患者早期自觉伤肢沉重，有包扎过紧感或疼痛感。不久后伤处出现"胀裂样"剧痛，为最早的症状，一般镇痛药不能缓解。患部肿胀呈进行性加重，压痛剧烈。伤口周围皮肤肿胀、苍白、发亮，很快变为紫红色，进而变为紫黑色，出现大小不等的水疱，轻压可有捻发感，有气泡从伤口溢出，并有稀薄、恶臭的浆液样血性分泌物流出。伤口内肌肉坏死，呈暗红色或土灰色，失去弹性。

（3）全身症状：头晕头痛、烦躁不安、高热、脉速、呼吸急促、贫血。晚期可出现感染性休克。

4. 治疗要点　一经诊断，应积极治疗，以挽救患者的生命，降低截肢率。

（1）彻底清创：在积极抗休克和防治并发症的同时行彻底清创术。清创范围达正常组织，切口敞开、不予缝合。若广泛感染、病变不能控制时，应果断进行截肢以挽救生命，残端不予缝合。术中、术后用氧化剂冲洗和湿敷伤口，经常更换敷料，必要时再次清创。

（2）应用抗生素：首选青霉素，大环内酯类和硝基咪唑也有疗效。

（3）高压氧治疗：提高组织间的含氧量，造成不适合细菌生长繁殖的环境。

（4）全身支持疗法：输血、纠正水电解质紊乱、营养支持和对症处理等。

5. 护理措施

（1）疼痛护理：遵医嘱给予镇痛药；观察疼痛的性质、程度。

（2）控制感染、维持正常体温：准确记录生命体征；遵医嘱合理使用抗生素；高热者做好物理降温或药物降温。

（3）伤口护理：做好皮肤护理，观察伤口分泌物性质；对切开或截肢后的敞开伤口，用 3% 过氧化氢溶液冲洗、湿敷，经常更换敷料。

（4）消毒隔离：严格执行消毒隔离制度，做好接触隔离。详见本节"破伤风"的消毒隔离护理。

（5）心理护理：鼓励患者正确看待截肢，增加生活信心，加强社会支持。指导患者正确使用假肢，进行适应性训练。

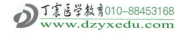
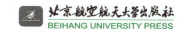

第 11 章 损伤

第一节 概 述

损伤是指各类致伤因素对人体所造成的组织结构完整性的破坏或功能障碍。

1. **分类** 按皮肤完整性，可分为闭合性和开放性损伤。

（1）闭合性损伤：损伤部位的皮肤黏膜完整，多由钝性暴力所致。具体类型及表现见表 3-12。

表3-12 闭合性损伤的常见类型和表现

分 类	发生原因	表 现
挫 伤	最常见的软组织损伤，钝性暴力引起	局部肿胀、触痛，皮肤红或青紫
挤压伤	肌肉丰富部位受重物长时间挤压	挤压综合征，出现高钾血症和急性肾衰竭
扭 伤	间接暴力使关节超出生理活动范围	
爆震伤（冲击伤）	爆炸产生的强烈冲击波造成	体表无明显损伤，但脏器或鼓膜可出血、破裂或水肿

（2）开放性损伤：损伤部位的皮肤黏膜破损，深部组织经伤口与外界相通。具体类型及表现见表 3-13。

表3-13 开放性损伤的常见类型和表现

分 类	发生原因	表 现
擦 伤	与表面较粗糙的物体快速摩擦造成	创面有擦痕、小出血点和浆液渗出
切割伤	锐利器械切割	创缘平整，创口小、深，易造成血管、神经、肌腱等深部组织损伤
刺 伤	尖锐物体刺入组织	伤口深而细小，可伤及深部器官
撕脱伤	浅表和深部组织撕脱、断裂	组织破坏较严重，出血多，易休克和感染。最严重的头皮损伤是头皮撕脱伤
裂 伤	钝器打击造成皮肤及皮下组织断裂	伤口不规则，创缘多不整齐
火器伤	枪弹或弹片所致	贯通或盲管伤，损伤范围大，坏死组织多，病情复杂，易感染

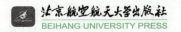

2．病理生理

（1）局部反应：主要表现为局部创伤性炎症反应，与一般炎症基本相同。

（2）全身反应：是非特异性应激反应，表现为发热、神经内分泌反应、分解代谢增强、免疫力下降。

3．创伤的修复　组织修复的过程分为炎症反应阶段、组织增生和肉芽形成阶段及组织塑形阶段。愈合类型有一期愈合和二期愈合。

（1）一期愈合：又称原发愈合。组织修复以原来细胞为主，仅含少量纤维组织，伤口边缘整齐、严密、呈线状，组织结构和功能修复良好。

（2）二期愈合：又称瘢痕愈合。以纤维组织修复为主，修复较慢，瘢痕明显，愈合后对局部结构和功能有不同程度的影响。

（3）影响创伤愈合的因素包括：①局部因素以伤口感染最常见。②全身性因素包括老年、营养不良、大量使用细胞增生抑制剂、免疫功能低下、慢性疾病及全身严重并发症等。

4．临床表现

（1）局部症状：疼痛、肿胀、功能障碍、伤口和出血（开放性损伤特有的征象）。伤口按清洁度可分为 3 类。

①清洁伤口：无菌手术切口或经清创术处理后的、无明显污染的创伤伤口。

②污染伤口：被异物或细菌沾染、但未发生感染的伤口，一般指伤后 8 小时以内的伤口。

③感染伤口：伤口有脓液、渗出液及坏死组织，周围皮肤红、肿、热、痛。

（2）全身症状：轻者无明显全身表现。重者可有发热、脉速、呼吸加快、食欲缺乏等全身炎症反应综合征的表现。

5．治疗要点

（1）急救处理：处理原则为抢救生命、重点检查、止血包扎、妥善固定、速转快运。

（2）闭合性损伤：单纯软组织损伤者，应局部制动，抬高患肢。闭合性骨折和脱位者，先复位再固定。合并深部组织损伤者，行手术探查和修复处理。

（3）开放性损伤：最基本的手段是及早清创缝合。清创术将污染伤口变成清洁伤口，减少感染机会，为组织愈合创造良好条件。感染伤口应先引流再换药，是处理感染伤口的基本措施。伤后 12 小时内预防性使用破伤风抗毒素。

6．并发症和防治　严重损伤后，易发生感染、休克、脂肪栓塞综合征、应激性溃疡、凝血功能障碍、器官功能障碍等。

7．护理措施

（1）紧急护理

①对创伤患者最先采取的措施是抢救生命。评估伤情，立即就地抢救。必须优先抢救心搏和呼吸骤停、窒息、大出血、开放性或张力性气胸、休克、腹腔内脏脱出等特别危急患者。

②一旦发生心搏和呼吸骤停，应立即实施胸外心脏按压和口对口人工呼吸。

③保持呼吸道通畅：清理口鼻腔，开放气道，给氧。

④迅速有效止血：采用指压法、加压包扎（最常见）、填塞法、止血带法等迅速控制伤口大出血。胸部开放性伤口要立即封闭。使用止血带时，应注意正确的缚扎部位、方法和止血时间，以能止住出血为度，一般每隔 1 小时放松 1～2 分钟，一般不应超过 4 小时，防止肢体缺血坏死。

⑤补充血容量：有效止血后，迅速开放 2～3 条静脉输液通道。

⑥包扎：用无菌或清洁的敷料包扎伤口。腹腔内脏脱出者，先用干净器皿保护后再包扎。

⑦固定：肢体骨折或脱位应妥善固定。

⑧转运：搬动前对四肢骨折者应妥善固定。疑有脊柱损伤者，必须保持伤处稳定，可平卧于硬板

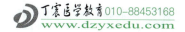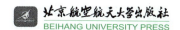

床上,避免弯曲或扭动,以防加重损伤。胸部损伤重者,宜取伤侧向下的低斜坡卧位,促进健侧呼吸。运转途中患者头部朝后(与运行方向相反),避免脑缺血突然死亡。

(2)软组织闭合性损伤的护理:抬高患肢15°～30°,局部制动,以减轻局部肿胀和疼痛。软组织创伤后12小时内局部冷敷,禁止热敷,以减少出血和肿胀。12小时后热敷、红外线治疗和药物外敷,促进吸收和炎症消退。病情稳定后指导患者进行功能锻炼。

(3)软组织开放性创伤的护理

①污染伤口清创缝合后护理:严密观察伤口有无出血、感染及引流是否通畅。注意肢端循环情况,定时更换伤口敷料,遵医嘱使用抗生素预防感染。

②伤口换药:严格执行无菌操作,防止感染。详见本章第二节清创术与更换敷料。

第二节　清创术与更换敷料

一、清创术

清创术是指伤后早期充分清除坏死或失去生机的组织、血块、异物等有害物质,控制伤口出血,为伤口早期愈合创造良好的局部条件。清创时间越早越好,伤后6～8小时是清创的最佳时间,一般都可达到一期愈合。但对污染较轻、头面部的伤口、早期已应用有效抗生素等情况,清创缝合的时限可延长至伤后12小时。若伤口污染较重或处理时间超过8～12小时,清创后伤口放置引流条并行延期缝合。清创步骤是:

①用无菌敷料覆盖伤口,用无菌刷和肥皂液清洗周围皮肤。

②去除伤口敷料后取出异物、血块及脱落的组织碎片,用生理盐水反复冲洗。

③常规消毒铺巾。

④沿原伤口切除创缘皮肤1～2mm,必要时可扩大伤口,但肢体部位应沿纵轴切开,经关节的切口应作S形切开。

⑤由浅至深,切除失活的组织,清除血肿、凝血块和异物,对损伤的肌腱和神经可酌情进行修复或仅用周围组织掩盖。

⑥妥善止血。

⑦再次用生理盐水反复冲洗伤腔,污染重者可用3%过氧化氢溶液清洗后再以生理盐水冲洗。

⑧彻底清创后,伤后时间短和污染轻的伤口可予缝合,但不宜过密、过紧,以伤口边缘对合为度。缝合后消毒皮肤,外加包扎,必要时固定制动。

二、更换敷料

更换敷料又称换药,是对经过初期治疗的伤口(包括手术切口)做进一步处理。能动态观察伤口变化,保持引流通畅,控制局部感染,使肉芽组织健康生长,利于伤口愈合,也可为植皮做好准备。

1. 换药室管理

(1)严格执行无菌操作,防止医院内感染。换药室应保持空气清洁,光线明亮。

(2)换药顺序为清洁伤口→污染伤口→感染伤口。

(3)换药次数:清洁伤口缝合后第3天换药1次,如无感染至拆线时再换药。伤口分泌物不多,肉芽组织生长良好,可每天或隔天换药1次。放置引流的伤口,渗出较多应及时换药。伤口感染重、脓性分泌物多者，应每天更换数次。

2．换药方法

（1）换药前准备

①患者准备：取合适体位，暴露创面，便于操作。严重损伤或大面积烧伤患者，必要时在换药前应用镇静药或镇痛药。

②换药人员准备：按无菌操作原则穿戴整齐，清洁双手。了解患者伤口情况后准备换药用物。

③物品准备：无菌换药碗（盘）、消毒棉球、敷料、绷带、引流物及污物盘等，无菌镊 2 ～ 3 把。

（2）操作

①去除伤口敷料：用手揭去外层敷料，用无菌镊除去内层敷料。动作轻柔，防止用力揭开，引起疼痛、渗血及新生肉芽组织损伤。

②处理伤口：双手执镊操作。用乙醇棉球由外向内擦拭消毒伤口周围皮肤，消毒范围大于敷料范围，避免拭入伤口内。再以生理盐水棉球蘸吸除去伤口内的分泌物及脓液，坏死组织和痂皮予以剪除，根据伤口深度和创面情况置入引流物。

③包扎固定伤口：再次消毒周围皮肤后以无菌敷料覆盖创面及伤口，用胶布或绷带固定。

（3）换药后整理：换药完毕后，协助患者取舒适体位。整理用物，换下的敷料倒入污物桶内，器械经消毒处理后集中消毒灭菌。特殊感染的敷料如破伤风、铜绿假单胞菌敷料应立即焚烧销毁，器械、器皿做特殊灭菌处理。

3．不同伤口的处理

（1）缝合伤口的处理：临床拆线时间比较见表 3-14。术后 3 ～ 4 天若伤口出现疼痛或有发热，应检查伤口，以防出现感染。针眼周围发红可能出现了缝线反应，可用 70% 乙醇湿敷或红外线照射，使炎症吸收。线眼处出现小脓疱时，即刻拆去缝线并去除脓液，再涂碘酊。化脓时应拆除缝线，及早进行引流。

（2）肉芽创面的处理：见表 3-15。

表3-14　拆线时间比较

类　型	拆线时间
头面颈部	4～5天
下腹及会阴部	6～7天
胸、上腹和背臀部	7～9天
四　肢	10～12天
减张伤口	14天
年老体弱、营养不良者	适当延迟拆线时间

表3-15　肉芽创面护理

类　型	护　理
健康肉芽组织	外敷等渗盐水或凡士林纱布
肉芽生长过度	将肉芽剪平后或用10%硝酸银烧灼后生理盐水湿敷

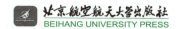

（续　表）

类　型	护　理
肉芽水肿	5%氯化钠溶液湿敷
伤面脓液量多而稀薄	0.02%呋喃西林溶液纱布湿敷
伤面脓液稠厚且坏死组织多	硼酸溶液湿敷

（3）脓腔伤口的处理：保持引流通畅，必要时冲洗脓腔。选用合适的引流物，浅部伤口常用凡士林或液状石蜡纱布；引流物不可堵塞外口，个别小的引流口需再切开扩大。

第三节　烧　伤

烧伤是指由火焰、热液、高温气体、激光、炽热金属液体或固体等所引起的组织损害。

1. 病理生理

（1）急性体液渗出期（休克期）：休克是烧伤后 48 小时内最大的危险，也是导致患者死亡的最主要原因。大面积烧伤使毛细血管通透性增加，大量血浆外渗至组织间隙及创面，引起有效循环血量锐减，而发生低血容量性休克。

（2）急性感染期：严重烧伤由于皮肤、黏膜屏障功能受损，机体免疫功能受抑制，抵抗力降低，易感性增加，易发生全身性感染。

（3）创面修复期：创面的修复与烧伤的深度、面积及感染的程度密切相关。

（4）康复期：进行锻炼、工疗、体疗和整形以促进恢复。

2. 临床表现

（1）烧伤面积

①中国新九分法：将体表面积划分为 11 个 9% 的等份，另加会阴的 1%，构成 100% 的总体表面积，见表 3-16。

②手掌法：患者本人五指并拢，单掌手掌的面积约为体表总面积的 1%，适用于小面积烧伤，也可辅助九分法评估烧伤面积。

表3-16　新九分法估计烧伤面积

部　位		占成人体表面积		占儿童体表面积
头颈部	发	3%	9%	9%+（12－年龄）%
	面	3%		
	颈	3%		
双上肢	双手	5%	9%×2＝18%	18%
	双前臂	6%		
	双上臂	7%		

（续 表）

部 位		占成人体表面积		占儿童体表面积
躯 干	腹侧	13%	9%×3＝27%	27%
	背侧	13%		
	会阴	1%		
双下肢	双臀	5%	9%×5+1%＝46%	46%－（12－年龄）%
	双足	7%		
	双小腿	13%		
	双大腿	21%		

（2）烧伤深度：通常采用三度四分法，见表 3-17。

（3）烧伤严重程度：按烧伤的总面积和烧伤的深度将烧伤程度分为 4 度（表 3-18）。

表3-17　烧伤深度的评估

深 度	烧伤深度	临床表现	预 后
Ⅰ度	伤及表皮角质层、透明层和颗粒层	皮肤红斑（红斑性烧伤），痛觉过敏，无水疱	3～7天愈合，不留痕迹
浅Ⅱ度	伤及真皮浅层（乳头层），部分表皮生发层（基底层）健在	创面红润潮湿，疼痛剧烈，大小不一的水疱（水疱性烧伤），疱壁较薄，含黄色澄清液体	2周左右愈合，有色素沉着，不留瘢痕
深Ⅱ度	伤及真皮乳头层以下，仍残留部分网状层	触之较韧，痛觉迟钝，有拔毛痛，创面苍白与潮红相间，有水疱，疱壁较厚	3～4周可自行愈合，留有瘢痕
Ⅲ度	伤及皮肤全层，皮下、肌肉或骨骼	痛觉消失，创面无水疱，干燥如皮革样或呈蜡白、焦黄，痂下可见树枝状栓塞的血管	3～4周后焦痂自然脱落，难愈合，须植皮

表3-18　烧伤严重程度的判断

严重程度	判断标准
轻度烧伤	Ⅱ度面积＜10%
中度烧伤	Ⅱ度面积11%～30%，或有Ⅲ度烧伤但面积＜10%
重度烧伤	总面积31%～50%，或Ⅲ度面积11%～20%，或并发休克、复合伤或吸入性烧伤
特重烧伤	总面积＞50%，或Ⅲ度面积＞20%，或已有严重并发症

（4）吸入性烧伤：又称呼吸道烧伤,常与头面部烧伤同时发生,由吸入浓烟、蒸汽、热气或吸入有毒、

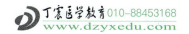

313

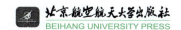

有刺激性的气体所致。多表现为口鼻有黑色分泌物、咳炭末样痰、声嘶、呛咳、呼吸困难、发绀等。因吸入性窒息，部分患者无体表烧伤即已死亡，故头面部烧伤的患者应重点观察呼吸情况。

3. 治疗要点

（1）现场救护主要目标是尽快消除致伤原因、脱离现场和施行生命救治。

（2）烧伤处理：正确处理创面是治愈烧伤和全身性感染的关键环节。

①初期清创：Ⅰ度和浅Ⅱ度小水疱不需要特殊处理，可自行消退。浅Ⅱ度大水疱抽去水疱液，疱皮破裂应剪除。深Ⅱ度创面的疱皮及Ⅲ度创面的坏死表皮须去除。

②包扎疗法：适用于面积小或四肢Ⅰ度和浅Ⅱ度烧伤、无条件暴露者。

③暴露疗法：适用于Ⅲ度烧伤、特殊部位（头面部、颈部、会阴部）烧伤、创面严重感染及大面积烧伤。创面可涂 1% 磺胺嘧啶银霜、碘伏等。磺胺嘧啶银具有磺胺嘧啶的抗菌作用和银盐的收敛作用，对铜绿假单胞菌感染也有效，用于预防、治疗Ⅱ度、Ⅲ度烧烫伤的创面感染，并可促使创面干燥、结痂和促进愈合。涂药后，遇光渐变成深棕色。

④去痂和植皮：适用于Ⅲ度烧伤。

（3）防治休克：液体疗法是主要措施。烧伤较轻者，可口服淡盐水或每 100ml 含氯化钠 0.3g、碳酸氢钠 0.15g 的烧伤饮料。

（4）防治感染：及早使用抗生素药物和破伤风抗毒素。

4. 护理措施

（1）现场救护：①迅速脱离热源。尽快脱离火场，脱去燃烧或沸水浸渍的衣物，就地翻滚、跳入水池或用非易燃物品覆盖，禁止用手扑打火焰、奔跑呼叫。中小面积烧伤，尤其是四肢烧伤立即用冷水连续冲洗或浸泡，既可减轻疼痛，又可防止余热继续损伤组织。②抢救生命。③防治休克。④保护创面。⑤尽快转送。

（2）休克期护理：大面积烧伤患者遵医嘱及时补液是休克期的首要护理措施。

①补液量：伤后第一个 24 小时补液量＝体重（kg）×Ⅱ、Ⅲ度烧伤面积（%）×1.5ml（小儿 1.8ml，婴儿 2ml）＋生理日需量 2000ml。补液总量的一半应在伤后 8 小时内输完，另一半在其后的 16 小时输完。伤后第 2 个 24 小时，晶体液和胶体液为第 1 个 24 小时计算量的 1/2，生理日需量不变。

②补液种类与安排：一般晶体液：胶体液为 2：1（如 1.5ml 中电解质液 1ml，胶体液 0.5ml），特重度烧伤与小儿烧伤为 1：1。补液原则一般是先晶后胶、先盐后糖、先快后慢，晶体液和胶体液交替输入。晶体液首选平衡盐溶液，适当补充碳酸氢钠溶液。胶体液首选血浆，也可用全血或血浆代用品。生理日需量常用 5%～10% 葡萄糖液。

③观察指标：监测每小时尿量是判断血容量是否充足的简便而可靠的指标，也是调整输液速度最有效的观察指标。尿量应达到每千克体重每小时 1ml。此外，还应观察精神状态（无烦躁不安，无明显口渴）、皮肤黏膜颜色、血压（不低于 90mmHg）和心率（不高于 120 次 / 分）等，有条件者应监测肺动脉压、中心静脉压（5～12cmH$_2$O）和心输出量，随时调整输液的量和成分。

（3）创面护理

①包扎疗法的护理：抬高患肢，维持各关节功能位，保持敷料清洁干燥。注意观察创面有无感染及肢体末梢血液循环情况。

②暴露疗法的护理：注意隔离，防止交叉感染。保持创面干燥，拭干渗液，表面涂抗菌药物。注意保护创面，定时翻身，避免创面长时间受压。

（4）防治感染：密切观察有无感染征象，若创面出现黄绿色分泌物伴有恶臭味或紫黑色出血性坏死斑，提示铜绿假单胞菌感染。遵医嘱选用有效抗生素，做好消毒隔离工作。

（5）饮食护理：加强营养，给予高蛋白、高热量、高维生素、清淡、易消化饮食，少量多餐。必

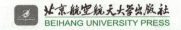

要时肠内或肠外补充营养。

5. 健康教育

（1）创面愈合过程中，可出现皮肤干燥、瘙痒等，指导患者避免摩擦、抓挠。每天清洗局部，但避免使用刺激性肥皂清洗和接触过热的水。穿纯棉内衣，1 年内避免太阳曝晒烧伤部位。

（2）指导患者进行正确的功能锻炼，以主动运动为主，被动运动为辅。注意保持各关节功能位，如颈部烧伤应取后伸位，四肢烧伤取伸直位，手部固定在半握拳的姿势，指关节掌屈，指间垫油纱以防粘连。

（3）指导患者坚持使用抑制瘢痕增生药物、持续加压包扎局部等辅助措施 6 个月至 1 年，以减少瘢痕增生。

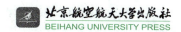

第 12 章　器官移植

第一节　概　述

1. **概念**　移植术是指将某一个体有活力的细胞、组织或器官用手术或其他的方法移植到自体或另一个体（异体）的体表或体内某一部位。

2. **分类**

（1）按供者和受者的遗传学关系分类

①同质移植：一卵双生的孪生兄弟、姐妹，其组织器官相互移植，能永久存活而不产生排斥反应。

②同种异体移植：供者和受者属同一种族，如人的组织或器官移植给另一人，是目前临床应用最广泛的移植方法。短时期内可存活，但以后有排斥反应。

③异种移植：以不同种族动物的组织进行移植，有强烈的排斥反应。

④自体移植：以自身的细胞、组织或器官进行移植，移植后不会引起排斥反应，可以永久存活。如断指（指）再植、自体皮肤移植等。

（2）按移植物植入的部位分类

①原位移植：移植物植入到原来的解剖部位，移植前需将受者原来的器官切除。如原位心脏移植、原位肝移植。

②异位移植：又称辅助移植，移植物植入到另一个解剖位置，不必切除受者原来器官，如将肾脏移植到髂窝内。

③原位旁移植：移植物植入到贴近受者同名器官的位置，不切除原来器官，如原位旁胰腺移植。

（3）按移植物的活力分类

①活体移植：移植物来源于活体供体，在移植过程中始终保持活力。

②结构移植：又称支架移植，指移植物已丧失活力，移植后仅提供支持性基质和机械性解剖结构。术后不会发生排斥反应。

（4）按移植的方法分类

①游离移植：移植物从供体取下时，完全断绝与供体的联系，移植至受体后重新建立血液循环。如游离皮片移植。

②带蒂移植：属于自体移植。移植物与供者始终带有主要血管以及淋巴或神经的蒂相连，以便转移到其他需要的部位，移植过程中始终保持有效血供，待移植物在受体建立了新的血液循环后，再切断该蒂。如各种皮瓣移植。

③吻合移植：利用血管吻合技术，将移植物中的血管与受体的血管吻合，使移植器官即刻得到血液供应。如心脏移植、肾移植和肝移植等。

④输注移植：将移植物制成具有活力的细胞或组织悬液，通过各种途径输入或注射到受者体内，例如输血、骨髓移植、胰岛细胞移植等。

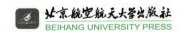

（5）按移植物供体来源分类：包括活体供体移植与尸体供体移植。

第二节　器官移植术前准备

1. 供者的选择

（1）免疫学方面的选择：目前同种异体移植的最大障碍是免疫排斥反应。为防止排斥反应，移植前应完善各项检查。

①血型：供、受者若 ABO 血型不合，移植后发生超急性排斥反应，导致移植失败。

②预存抗体的检测：包括淋巴细胞毒交叉配合试验与群体反应性抗体（PRA）检测。若淋巴细胞毒交叉配合试验阳性（＞10%），提示移植后有发生超急性排斥反应或加速性急性排斥反应的风险。PRA 百分率高者交叉配型阳性率高，提示不容易找到合适的供体。

③人类白细胞抗原（HLA）配型：配型相容程度越好，移植器官存活率越高，但与肝移植相关性较小。

（2）其他方面的选择：移植器官功能正常。供者年龄应小于 50 岁，无其他病变。

2. 移植器官的保存

（1）保存原则：器官保存应遵循低温、预防细胞肿胀和避免生化损伤的原则，以保持器官的最大活力。器官摘除后迅速改变热缺血（在常温下无血液供应）为冷缺血（在低温下无血液供应）。

（2）保存方法：从器官切取时即开始保存器官的低温状态。超过 30 分钟器官可发生不可逆损害。用特制的 0～4℃ 器官灌注液对器官进行冷灌洗，以 4℃ 为宜，使其迅速均匀降温，浸没并保存于 0～4℃ 保存液中直至移植。注意无菌操作。

3. 受者的准备

（1）心理准备：做好患者的心理护理，减少患者的恐惧与不安，增强信心。

（2）完善术前检查：除常规检查外，还包括肝、肾、心、肺和神经系统功能、肝炎病毒相关指标、HIV 及水电解质水平、尿及咽拭培养、血型和 HLA 配型等。

（3）应用免疫抑制药：具体用药应根据移植器官的种类及患者情况决定。

（4）预防感染：及时治疗呼吸道及泌尿道感染；遵医嘱预防性应用抗生素。

（5）其他：术前禁食 8 小时，禁饮 4～6 小时，术前一日晚可遵医嘱给予灌肠；保持皮肤清洁；注意保暖；加强营养，增加抵抗力；保持充足的睡眠，必要时使用镇静剂；术日晨测量体重。

4. 病室的准备

（1）消毒隔离病房：术前 1 天及手术当日用 0.5% 过氧乙酸擦拭病房一切物品，同时应做好空气消毒。实施保护性隔离，工作人员及家属进入病室前均应做好隔离措施。

（2）物品准备：被套、枕套、衣裤、腹带、体温计、血压计、听诊器、监护仪、急救车、体重秤、量杯等。病室外准备隔离衣、口罩、帽子、鞋、鞋套等。

（3）专用药柜：准备免疫抑制药、抗生素、止血药、降压药、白蛋白、利尿药等急救药物。

5. 排斥反应

排斥反应是受体免疫系统对具有抗原特异性的供体器官抗原的特异性免疫应答反应。

（1）分类

①超级性排斥反应：主要发生在异种移植时，通常是由于受者体内预先存在针对供者特异性抗原的抗体。多发生于移植术后 24 小时之内。

②急性排斥反应：最常见，多发生于术后 1～2 周，主要是由细胞介导的免疫反应。

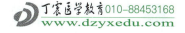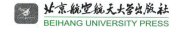

③慢性排斥反应：可能在术后几周至数年后发生，移植物被逐渐破坏而失去功能。

（2）排斥反应的防治

①组织配型：配型应首选血型相同者，其次进行组织配型试验。组织配型若相同，移植有可能获得成功。

②免疫抑制：采用免疫抑制的方法可推迟排斥反应的发生，以延长移植物的存活时间。

第三节　皮肤移植

皮肤移植又称植皮术，分为游离皮肤移植、皮瓣移植两大类。主要用于修复皮肤与皮下的组织缺损，以及矫正外部畸形等。

1. 分类

（1）按皮片的来源分类：自体皮肤移植、同种异体皮肤移植、异种异体皮肤移植、人造皮。

（2）按移植的方法分类：游离植皮、带蒂移植、吻合移植、点状植皮。

（3）游离植皮的分类

①表层皮片：是最薄的皮片。为表皮及少量真皮乳头层，成活率高，可在肉芽创面上生长。但因过薄，愈合后耐磨性差。易受皮下纤维组织收缩影响而变形。有色素沉着，不宜植入面部、手掌、足底等部位。适用于肉芽创面、血供较差的创面或用于大面积烧伤患者的治疗过程中。

②中厚皮片：又称断层皮片，是临床应用最多游离皮片。含表皮及部分真皮层，存活率高，但不易在肉芽创面上成活，愈合后功能好，不易收缩，色素变化不大。

③全厚皮片：又称全层皮片，包括全层皮肤，需在新鲜创面上移植，愈合后功能好，皮片成活后挛缩程度小，耐受摩擦和负重，质地柔软，活动度好，色泽变化较少，是游离植皮术中效果最佳的一种。由于供皮区切除皮片后必须缝合，故取皮面积应受到限制。

2. 护理措施

（1）术前准备：供皮区常规备皮。受皮区术前数天应勤换药，以抗生素溶液湿敷，减少分泌液。创面不能存有溶血性链球菌。大面积烧伤焦痂切除者要准备足够血液。

（2）植皮方法

①取皮：供皮区用70%乙醇消毒，碘酊可降低皮片存活率。以植皮刀取不同厚度皮片，浸泡在冷的等渗盐水中，皮片在热盐水中需氧高，易坏死。供皮区创面立即用凡士林纱布覆盖，外加多层干纱布加压包扎。如切取全厚皮片，必须将皮下脂肪修净。

②植皮：创面止血后放皮片，周边缝合固定，维持加压固定到适当时间。通常皮片需要固定8～12天，如皮片色泽红润，皮片与创面粘连紧密，表明皮片已经成活。

（3）术后护理

①植皮的肢体要制动，以免皮片移动影响存活率。不可抓摸创面，小儿双手应加约束；保持包扎敷料的清洁和干燥。皮下有脓液时，应剪开小口引流，切勿挤压。皮片若坏死，应及时剪去坏死部分。

②供皮区如无感染，可在术后14天更换敷料。

③若出现感染，除定时口腔护理外，每周做1～2次咽拭培养，观察咽峡、上颌及舌根有无白膜黏附，发现异常及时做涂片培养寻找真菌，真菌阳性可用制霉菌素。

第四节　肾移植

肾移植是治疗终末期肾病的有效方法。在各类器官移植中，肾移植开展较早，治疗效果好。

1. **适应证**　适用于经其他治疗无效、需靠透析治疗才能维持生命的终末期肾病患者。如各种慢性肾炎、肾盂肾炎、高血压性肾硬化、糖尿病性肾病、多囊肾等疾病所致的不可逆的慢性肾衰竭。

2. **禁忌证**　恶性肿瘤或转移性恶性肿瘤；慢性呼吸功能衰竭；严重心脑血管疾病；泌尿系统严重的先天性畸形；精神病和精神状态不稳定者；肝功能明显异常者；活动性感染，如活动性肺结核和肝炎等；活动性消化道溃疡；淋巴毒试验或 PRA 强阳性者。

3. **手术方式**　肾移植手术基本采用异位移植，即髂窝内或腹膜后移植，以髂窝内移植多见。

4. **术前护理**

（1）皮肤准备：保持皮肤清洁，做好备皮工作，术日前晚用消毒液擦身。

（2）营养支持：鼓励患者进食低钠、优质蛋白、高糖、高维生素饮食，必要时遵医嘱经肠内、外途径补充营养，以改善患者的营养状况，纠正低蛋白血症，提高手术耐受性。

（3）透析治疗：术前最后一次血液透析距手术时间不应超过 24 小时。

（4）完善术前检查：如血型、HLA 抗原、混合淋巴细胞培养、淋巴细胞毒性试验等。

5. **术后护理**

（1）病情观察

①监测生命体征：开始时每小时测量 1 次，待平稳后逐渐减少测量次数。体温如＞ 38℃，应注意是否发生排斥反应或感染。

②监测尿量：尿量是反映移植肾功能状况及体液平衡的重要指标，术后早期维持在 200 ～ 500ml/h 为宜。保持尿管通畅。监测记录尿液的量、颜色、性质。尿毒症患者由于术前存在不同程度的水钠潴留和术后早期移植肾功能不全，多数患者肾移植术后早期（一般是 3 ～ 4 天内）出现多尿，尿量可达 1000ml/h 以上，每天尿量达到 5000 ～ 10 000ml，称为多尿期。尿量＜ 100ml/h，应及时通知医师。

③观察伤口：观察伤口有无红、肿、热、痛及分泌物，根据伤口渗出情况及时换药。观察并记录髂窝引流管引出液的色、质、量。若引出血性液体＞ 100ml/h，提示可能出现活动性出血。注意移植肾局部有无压痛。

（2）合理补液

①静脉选择：不在手术侧下肢和动静脉造瘘肢体建立静脉通道。建立两条静脉通道。

②输液原则：遵循"量出为入"的原则。根据尿量和 CVP 及时调整补液速度与量，保持出入量平衡。后 1 小时的补液量与速度依照前 1 小时排出的尿量而定。一般当尿量＜ 200ml/h、200 ～ 500ml/h、500 ～ 1000ml/h 和＞ 1000ml/h 时，补液量分别为等于尿量、尿量的 4/5、2/3 和 1/2。血容量不足时应加速扩容。24 小时出入量差额一般不能超过 1500 ～ 2000ml。

③输液种类：除治疗用药外，以糖和盐交替或 0.45% 氯化钠溶液补给。当尿量＞ 300ml/h 时，应加强盐的补充，盐、糖的比例为 2：1。术后早期一般不补钾，出现低钙血症应适当补钙。

（3）免疫抑制药的应用于监测

①免疫抑制药的应用常规：常用的肾移植三联免疫抑制治疗方案为：环孢素 A/ 他克莫司 ＋ 吗替麦考酚酯 / 西罗莫司 / 硫唑嘌呤 ＋ 激素。

②术前使用抗体诱导者，继续按疗程使用抗淋巴细胞球蛋白（ALG）等。

③免疫抑制浓度监测：定期测定血药浓度，以防因血药浓度过低或过高引起排斥反应或药物中毒。服药前 30 分钟测血药浓度谷值，服药后 2 小时测血药浓度峰值，抽血剂量要准确。

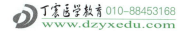
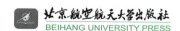

（4）饮食指导与营养支持：术后第 2 天如胃肠道功能恢复，可给予少量饮食，以后逐渐加量。对肾功能恢复较好的患者给予高蛋白、到热量、易消化的饮食，提高机体免疫力。严格记录饮食和饮水量。

（5）并发症的护理

①出血：常于术后 72 小时内发生。监测患者生命体征、出血情况等。适当活动，预防吻合口破裂。加快输液速度，遵医嘱使用止血药、升压药及输血等。做好手术探查的准备。

②感染：是器官移植最常见的致命并发症。以预防为主，合理使用抗生素，严格无菌操作，做好基础护理，预防交叉感染，定期做各项检查，及早发现感染症状。

③急性排斥反应：多发生于术后 1～2 周。观察患者的生命体征、尿量、肾功能及移植肾区的情况，及早发现排斥反应。遵医嘱行抗排斥反应的冲击治疗，观察用药效果。如体温下降至正常，尿量增多，体重稳定，移植肾肿胀消退、质变软、无压痛，全身症状缓解或消失，血肌酐、尿素氮下降，提示排斥逆转。

④泌尿系统并发症：若引流出尿液样液体且超过 100ml，提示尿漏的可能。若引流出乳糜样液提示淋巴漏。

6. 健康教育

（1）心里指导：指导患者正确认识疾病，避免重体力劳动。合理安排作息时间，防止外伤。保持心情愉悦。

（2）用药指导：指导患者正确、准时服用各种药物，强调长期、按时服用免疫抑制药的重要性，不能自行增减或替换药物，不宜服用对免疫抑制药有拮抗或增强作用的药物和食品。指导患者学会观察排斥反应的表现和各种药物的不良反应。

（3）饮食指导：正常进食后应少量多餐，予以高糖、高蛋白、丰富维生素、低脂、易消化及少渣饮食，早期应禁食酸性、高糖水果，避免生冷及刺激性食物，禁烟酒。禁止服用增强免疫功能的滋补品。

（4）预防感染：注意个人卫生。防寒保暖，预防感冒。适当锻炼身体，增加机体抵抗力。不到人群密集区域。

（5）自我保健：指导患者学会自我监测，控制体重，每天定时测量体温、体重、血压、尿量。

（6）育龄期女患者的生活指导：采取有效的避孕措施，延迟妊娠到移植术后至少 1 年。

（7）定期随访：一般术后 3 个月内每周门诊随访 1 次，术后 4～6 个月每两周门诊随访 1 次，6 个月～1 年每月 1 次。以后每年至少要有 2 次门诊随访，如有不适及时就诊。

第 13 章　肿　瘤

第一节　概　述

肿瘤是各种始动与促进因素引起组织细胞异常增生和分化而形成的新生物。其生长不受正常生理调节，可破坏正常组织与器官。

1. 分类　按肿瘤的形态和对机体的影响，可分为良性肿瘤和恶性肿瘤两大类（表3-19）。良性肿瘤一般称为"瘤"。恶性肿瘤来自上皮组织称为"癌"，来自间叶组织称为"肉瘤"。此外，少数肿瘤形态上属良性，但浸润性生长，易复发，甚至转移，称为交界性肿瘤；癌变细胞局限于上皮层，未突破基底膜的早期癌为原位癌。各种肿瘤因其组织和器官来源部位不同而冠以不同的名称。同一器官可出现不同细胞类型的肿瘤，同一细胞类型的肿瘤又因细胞分化程度不同进行区分。

表3-19　良性肿瘤和恶性肿瘤鉴别

	良性肿瘤	恶性肿瘤
细胞分化程度（根本区别）	高，成熟	低，不成熟
生长速度	缓慢	较快
生长方式	膨胀性生长有包膜，与周围组织分界清楚，能推动；外生性生长	浸润性生长无包膜，与周围组织分界不清，不能推动；外生性生长常伴侵袭性生长
继发改变	很少发生坏死、出血	常发生出血、坏死、溃疡
转　移	无	常有
复　发	很少	容易
对机体影响	局部压迫或阻塞	局部压迫、阻塞，破坏原发处和转移处组织，造成恶病质和死亡

2. 病因、病理

（1）致癌因素（外源性因素）：①环境因素，包括化学、物理、生物因素等。②不良生活方式。③慢性刺激和炎症。

（2）促癌因素（内源性因素）：遗传因素，内分泌因素，免疫因素，心理社会因素。

（3）转移途径：常见病理类型、转移途径及部位见表3-20。

①直接蔓延：肿瘤细胞以原发灶为中心扩散生长，侵入毗邻组织。

②淋巴转移：肿瘤细胞沿淋巴管转移到邻近区域淋巴结，或出现"跳跃式"越级转移。

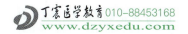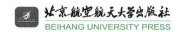

③血行转移：肿瘤细胞沿血液循环转移到远处部位。

④种植性转移：肿瘤细胞脱落后在体腔或空腔脏器内的转移，以胃癌种植转移最常见。

表3-20　恶性肿瘤的常见病理类型、转移途径及转移部位

肿　瘤	常见病理类型	转移途径	转移部位
甲状腺癌	乳头癌	淋巴途径	颈部淋巴结
食管癌	鳞癌	淋巴途径	颈部、左锁骨上、纵隔、膈下、胃周及肺门淋巴结
胃　癌	腺癌	淋巴途径主要 血行途径	胃旁、胸导管、左锁骨上淋巴结 肝
原发性肝癌	大体：结节型 组织：肝细胞型	门静脉系统血行途径 肝外血行途径	肝内转移 肺、骨、脑
胰腺癌	导管细胞腺癌	淋巴途径 血行途径	锁骨上淋巴结（晚期） 肝
大肠癌	大体：溃疡型 组织：腺癌	淋巴途径主要 血行途径	肠系膜血管周围淋巴结 肝
肾　癌	成人：肾细胞癌（腺癌） 小儿：肾母细胞瘤	淋巴途径 血行途径	肾蒂淋巴结 肺
膀胱癌	上皮性肿瘤	淋巴途径最主要 血行途径（晚期）	盆腔淋巴结 肝
子宫颈癌	大体：外生型 组织：鳞癌	直接浸润（最常见） 淋巴途径 血行途径极少见	阴道壁 子宫旁及子宫颈旁
子宫内膜癌	内膜样腺癌	直接浸润 淋巴途径主要	输卵管、宫颈管及阴道 腹主动脉旁、腹股沟淋巴结
卵巢癌	上皮性肿瘤	直接浸润、腹腔种植 淋巴途径	盆、腹腔内广泛转移灶
侵蚀性葡萄胎、绒毛膜癌	滋养细胞肿瘤	血行途径	最常见肺转移 最主要的死亡原因是脑转移
乳腺癌	导管上皮癌	淋巴途径最主要 早期已有血行转移	同侧腋窝淋巴结 骨、肺、肝
骨肿瘤	骨肉瘤	血行途径	肺
支气管肺癌	鳞癌、腺癌	淋巴途径 血行途径	同侧颈部、右锁骨上淋巴结 骨、脑、肝

（4）分期：目前常用的为国际抗癌联盟提出的 TNM 分期法：T 指原发肿瘤，N 指区域淋巴结，

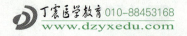
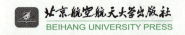

M 指远处转移。根据不同 TNM 的组合，诊断为Ⅰ、Ⅱ、Ⅲ、Ⅳ期。

3. 临床表现

（1）局部表现

①肿块：是诊断肿瘤的重要依据，也是体表或浅表肿瘤的首要症状。

②疼痛：出现局部隐痛、跳痛、灼热痛或放射痛，夜间明显。晚期疼痛常难以忍受。

③溃疡：体表或空腔器官的肿瘤易发生溃疡，可有恶臭及血性分泌物。

④出血：肿瘤自身破溃或侵犯血管可致出血，如呕血、黑便、血尿、咯血等。

⑤阻塞：常发生于空腔脏器，也可因肿瘤直接压迫邻近器官所致。

（2）全身表现：良性及早期恶性肿瘤多无明显全身症状，或仅有非特异性表现，如低热、贫血、乏力、消瘦等，晚期可出现全身衰竭、恶病质。

4. 辅助检查　病理检查是确定肿瘤直接而可靠的方法。包括细胞学检查和组织学检查。

5. 治疗要点　良性肿瘤及临界性肿瘤以手术切除为主。恶性肿瘤大多采用以手术治疗为主的综合治疗，包括化学治疗、放射治疗、生物治疗和中医治疗等。

（1）手术疗法：手术切除对实体肿瘤是首选的、最有效的治疗方法。

①预防性手术：用于治疗癌前病变，防止其发生恶变或发展为进展期癌。

②诊断性手术：包括切除活检术、切取活检术、剖腹探查术，为治疗提供可靠依据。

③根治手术：切除全部肿瘤组织及肿瘤可能累及的周围组织和区域淋巴结，适用于早、中期肿瘤。

④姑息手术：非彻底切除肿瘤，仅解除或减轻症状，适用于部分晚期肿瘤。

⑤减瘤手术：适用于原发病灶大部切除后，残余肿瘤能用其他治疗方法有效控制者。

（2）化学疗法：是中、晚期肿瘤患者综合治疗中的重要手段，分为全身给药（静脉、肌注、口服）和局部给药（外敷、手术区冲洗、腔内或瘤内注射）。化疗药多为联合用药。常用化疗药物分类及其主要不良反应见表3-21。

（3）放射疗法：是利用放射线破坏或杀灭肿瘤细胞，对肿瘤和正常组织器官产生同样的破坏作用。不同肿瘤对放射线的敏感性有所区别，见表3-22。

表3-21　常用化疗药物分类及其主要不良反应

分　类	常用药物	主要不良反应
影响核酸生物合成药		
二氢叶酸还原酶抑制剂	甲氨蝶呤	骨髓抑制；消化道反应如口腔炎；肝、肾损害
嘌呤核苷酸互变抑制剂	巯嘌呤	骨髓抑制和消化道黏膜损害；黄疸、肝损害
胸苷酸合成酶抑制剂	氟尿嘧啶	骨髓抑制和消化道毒性大，严重腹泻，脱发
核苷酸还原酶抑制剂	羟基脲	骨髓抑制和轻度消化道反应，致畸胎
DNA多聚酶抑制剂	阿糖胞苷	骨髓抑制严重，胃肠道反应，静脉炎，肝损害
影响DNA结构与功能药		
烷化剂	氮芥 环磷酰胺 白消安	恶心、呕吐，骨髓抑制，脱发，听力损害 骨髓抑制，消化道反应，脱发，出血性膀胱炎 消化道反应，骨髓抑制，肺纤维化

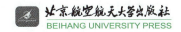

（续　表）

分　类	常用药物	主要不良反应
破坏DNA的铂类配合物	顺铂 卡铂	消化道反应，骨髓抑制，大剂量致持久肾毒性 骨髓抑制
破坏DNA的抗生素类	丝裂霉素 博来霉毒	骨髓抑制明显，消化道反应，心、肝、肾毒性 肺毒性最严重，发热，脱发，过敏反应
拓扑异构酶抑制剂	喜树碱	泌尿道刺激，消化道反应，骨髓抑制，脱发
干扰转录过程和阻止RNA合成药		
	放线菌素 多柔比星 柔红霉素	骨髓抑制，消化道反应，漏出血管致组织坏死 心脏毒性最严重，骨髓抑制，消化道反应，脱发 骨髓抑制，消化道反应，心脏毒性
抑制蛋白质合成和功能药		
微管蛋白活性抑制剂	长春新碱 紫杉醇	外周神经毒性，静脉炎及致组织坏死，骨髓抑制轻 骨髓抑制，神经毒性，心脏毒性，过敏反应
干扰核蛋白体功能药	高三尖杉酯碱	骨髓抑制，消化道反应，脱发，偶有心脏毒性
影响氨基酸供应药	L-门冬酰胺酶	过敏反应，肝损害、胰腺炎，消化道反应
分子靶向药	维A酸	头痛、头晕，口干，脱屑

表3-22　常见肿瘤对放射线的敏感程度

敏感程度	常见肿瘤
高度敏感	淋巴造血系统肿瘤、性腺肿瘤、多发性骨髓瘤
中度敏感	基底细胞癌、鼻咽癌、乳腺癌、食管癌、肺癌
低度敏感	胃肠道腺癌、软组织及骨肉瘤

6. 预防

（1）一级预防：为病因预防，是指消除或减少可能致癌的因素，降低发病率。如保护环境，控制大气、水源、土壤等污染。改变不良的饮食习惯、生活方式。减少职业性暴露于致癌物。接种疫苗。避免持续过度的精神紧张及压力。

（2）二级预防：是指早期发现、早期诊断、早期治疗，以提高生存率，降低死亡率。

（3）三级预防：是指治疗后的康复，以提高生存质量、减轻痛苦、延长生命。

第二节　常见体表肿瘤

1. **皮肤乳头状瘤**　为常见的皮肤良性肿瘤。见于全身各部位，以躯干、四肢及会阴处多见。呈

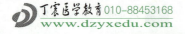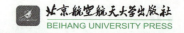

乳头状突起，有蒂，单发或多发。表面常有角化，时伴溃疡。质坚韧，偶有恶变，如阴茎乳头状瘤极易癌变为乳头状鳞状细胞癌。手术切除是首选的治疗方法。

2．黑痣与黑色素瘤

（1）黑痣：又称色素痣，为色素斑块。包括皮内痣、交界痣和混合痣。皮内痣最多见，位于真皮区，有时带有汗毛；交界痣位于表皮与真皮交接处，生长活跃，色素较深，一般无毛发生长，可恶变；混合痣位于表皮基层和真皮浅层，部分有恶变倾向，可行完整切除治疗。

（2）黑色素瘤：可由黑痣恶变而来，也可自行发生。黑痣若迅速增大、色素加深、痛痒不适、溃烂、出血，周围出现色素环或卫星状小瘤，应考虑为黑色素瘤。黑色素瘤发展快，妊娠时发展更快，较早转移。一旦明确诊断，首选手术切除。切忌活检。

3．脂肪瘤　为最常见的良性肿瘤之一，好发于四肢、躯干。多见于皮下，单发或多发，圆形、扁圆或分叶状，大小不定，边界清楚，质软，无压痛。常需手术切除。小的脂肪瘤若无症状，可不处理。

4．纤维瘤　位于皮肤及皮下的纤维结缔组织肿瘤。可发生于全身各部位，单发或多发，瘤体多不大，质硬，圆形或卵圆形，表面光滑，可自由推动，生长缓慢。

5．血管瘤　临床常见，多发生于皮肤、皮下。血管瘤的类型常见有 3 类，具体特点见表3-23。

表3-23　血管瘤的特点

名称	临床表现	分类	治疗
毛细血管瘤	好发于颜面、肩、头皮和颈部，女性多见。早期见皮肤有小红点或小红斑，逐渐增大，红色加深并且隆起。真性肿瘤增大的速度比婴儿发育要快，瘤体境界分明，压之可稍退色	真性肿瘤、错构瘤	早期可予手术切除或冷冻治疗，效果良好。瘤体增大时可用^{32}磷敷贴或X线照射治疗。生长范围较广的毛细血管瘤，可用泼尼松治疗
海绵状血管瘤	由小静脉和脂肪组织构成。生长在皮下组织内、肌内，少数可在骨或内脏等部位。皮肤颜色正常或呈青紫色。肿块质地柔软、边界欠清，可有钙化结节和触痛	皮下海绵状血管瘤、肌肉海绵状血管瘤	及早手术切除
蔓状血管瘤	由较粗的迂曲血管构成，范围较大。发生于皮下、肌组织、骨组织。表现为蜿蜒的血管，有压缩性和膨胀性，偶可闻及血管杂音或触及硬结		及早手术切除。术前必须做血管造影检查，了解病变范围

第三节　肿瘤的护理

1．肿瘤患者的心理特点　包括否认期、愤怒期、协议期、协议期、接受期 5 个心理变化过程。详见基础护理学第 18 章临终护理的相关内容。

2．肿瘤手术治疗患者的护理

（1）术前准备：为患者备皮时，动作轻柔。便秘者遵医嘱行灌肠。教会患者锻炼的方法，术后及

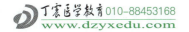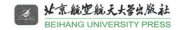

早开始锻炼。

（2）术后锻炼

①乳腺癌根治术：进行握拳、屈腕、屈肘、上举和肩关节活动范围的锻炼。注意开始活动的时间。详见外科护理学第 17 章乳房疾病的相关内容。

②开胸手术：术后患者因怕痛而不敢活动，鼓励患者加强患侧手臂上举及肩关节活动，注意纠正肩下垂。

③颈淋巴结清扫术：伤口愈合后进行肩关节及颈活动范围的锻炼，特别注意随时保持术侧肩略高于健侧。

④截肢术：患者术前学会使用拐，锻炼手臂拉力，预防失用性萎缩，做好安装义肢的准备，此外，应做好患者的心理护理。

⑤全喉切除术：术后训练患者自行吸痰、清洗气管导管，更换喉垫的方法，指导患者练习食管发音或使用人工喉。

3. 肿瘤放射治疗患者的护理

（1）放疗前的护理：有针对性地进行心理疏导，减轻患者的焦虑和恐惧情绪。

（2）放疗中的护理：调整治疗方法及剂量，保护不必照射的部位。

（3）放疗后的护理：保持局部皮肤清洁干燥，清洗时应轻柔，禁用力擦洗和使用肥皂，避免摩擦、搔抓及冷、热、日光直射等理化刺激。

（4）放疗反应的护理

①皮肤反应的护理：皮肤反应可分为 3 度，其临床表现及护理措施见表 3-24。

②黏膜反应的护理：加强局部黏膜清洁，如口腔漱口、阴道冲洗、鼻咽用抗生素及润滑剂滴鼻等。

③器官反应的护理：治疗期间加强对照射器官功能状态的观察，对症护理，反应严重时报告医生，暂停放疗。

表3-24　放疗皮肤反应的表现及护理

	一度反应（干反应）	二度反应（湿反应）	三度反应
临床表现	红斑，烧灼和刺痒感，继续照射变为暗红色，有脱屑	高度充血、水肿，水疱形成，有渗出液，糜烂	溃疡形成或坏死，难以愈合
护理措施	涂0.2%薄荷淀粉或羊毛脂止痒	涂2%甲紫或氢化可的松乳膏，不必包扎。有水疱时，涂硼酸软膏，包扎1～2天，待渗出吸收后改用暴露疗法	

4. 肿瘤化学治疗患者的护理

（1）给药途径：大剂量冲击疗法、中剂量短程疗法、小剂量长程给药法。

（2）给药途径

①静脉：一般刺激性药物宜静脉推注，注药时要确保针头在血管内，注药完毕抽少量回血，保持注射器内有一定的负压再拔针，压迫针眼 1 ～ 2 分钟；强刺激性药物宜静脉冲入；抗代谢药宜静脉点滴，一般静滴 4 ～ 8 小时。

②肌内注射：肌内注射宜深，适于对组织无刺激性的药物。

③口服：减轻药物对胃黏膜的刺激，防止被胃酸破坏。

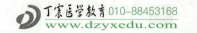 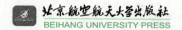

④腔内注射：主要用于癌性胸、腹水和心包积液。

⑤动脉注射：直接将药物注入供应肿瘤的动脉，适于某些晚期不宜手术或复发而局限性肿瘤。注意保持导管通畅，防止动脉血回流，预防气栓、血栓、缺血性坏死和感染。

（3）常见毒性反应和护理：化疗药物的常见毒性反应见表3-25。

表3-25　化疗药物的常见毒性反应

系统或器官	常见毒性反应	常见药物
造血系统	骨髓抑制，白细胞和血小板减少	绝大多数化疗药均有不同程度的骨髓抑制
消化系统	恶心、呕吐	大多数抗肿瘤药最常见的毒性反应
头发	脱发	大多数抗肿瘤药都可引起不同程度的脱发
心脏	心肌退行性变和心肌间质水肿	多柔比星（阿霉素），柔红霉素，高三尖杉酯碱
呼吸系统	间质性肺炎和肺间质纤维化	博来霉素，白消安，丝裂霉素，甲氨蝶呤
肝脏	肝脏损害	L-门冬酰胺酶，甲氨蝶呤，巯嘌呤，放线菌素
泌尿系统	出血性膀胱炎 肾小管损害	环磷酰胺 顺铂
神经系统	外周神经病变	长春新碱，顺铂，甲氨蝶呤，氟尿嘧啶
免疫系统	过敏反应	L-门冬酰胺酶，博来霉素
血管或局部组织	组织坏死和血栓性静脉炎	长春新碱，多柔比星，丝裂霉素

①组织坏死和血栓性静脉炎：预防组织坏死，保护静脉。掌握静脉穿刺及注射刺激性药物的技术。药液不慎溢出需立即停止注药或输液，保留针头接注射器回抽后，皮下注入解毒剂再拔针，局部涂氢化可的松，冰敷24小时，做好记录。刺激性药物应加以稀释，长期治疗时应交替使用左右臂，促进静脉恢复。

②胃肠道反应：提供营养丰富、可口的饮食。重者可在饭后给予镇静止吐药。

③骨髓抑制：定期查血常规。白细胞计数降至 $3.5×10^9$/L，血小板计数降至 $80×10^9$/L 时，需暂停药，给补血药物，增加营养；白细胞计数降至 $1.0×10^9$/L，做好保护隔离，预防感染；重度骨髓抑制的患者应住无菌室或层流无菌室。

④口腔黏膜反应：保持口腔清洁。合并真菌感染时，可用 1%～4% 碳酸氢钠溶液、制霉菌素漱口。

⑤皮肤反应：叮嘱患者不要抓挠，瘙痒时可用炉甘石洗剂止痒。

⑥脱发：做好心理护理，指导患者正确对待脱发。注药前可在头部放置冰帽，注药后待30分钟左右摘除，宜减少药物对毛囊的刺激。

（4）复诊指导：在恶性肿瘤治疗后最初2年内，每3个月至少随访1次，以后每半年复查1次，超过5年后每年复查1次直至终生。

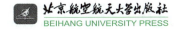

第14章 颅内压增高

第一节 颅内压增高

颅内压增高是指在病理状态下，颅腔内容物体积增加或颅腔容积减小，超出颅腔可代偿调节的范围，导致颅内压力超过 200mmH$_2$O（2.0kPa），常以头痛、呕吐、视神经乳头水肿为三大主症，是颅内多种疾病所共有的临床综合征。

1. **病因** 脑组织体积增大（脑水肿）、脑脊液增多（脑积水）、颅内血容量增多、颅内占位性病变、先天性颅腔畸形等。

2. **病理生理** 正常成人颅内压为 70 ～ 200mmH$_2$O，儿童为 50 ～ 100mmH$_2$O。颅腔内容物体积增大或颅腔容量缩减可导致颅内压增高。颅腔内容物主要包括脑组织、血液和脑脊液。脑脊液是这3种内容物中最容易改变的成分，颅内压的调节主要依靠脑脊液量的增减来实现。

3. **临床表现**

（1）头痛：是最常见的症状，以早晨或晚间较重，多位于额部及颞部，表现为胀痛和撕裂痛，可从颈枕部向前放射至眼眶。程度可随颅内压增高而进行性加重，咳嗽、打喷嚏、用力、弯腰或低头活动时易加重。

（2）呕吐：呈喷射性，由迷走神经受激惹所致，常于剧烈头痛时发生，易发生于餐后。

（3）视神经乳头水肿：是颅内压增高的客观体征。表现为视神经乳头充血、边缘模糊、中央凹陷变浅或消失，视网膜静脉怒张、纡曲，严重时乳头周围可见火焰状出血。长期、慢性颅内压增高可致视神经乳头颜色苍白、视野向心缩水，引起视神经继发性萎缩，甚至失明。

（4）意识障碍：慢性颅内压增高时进展缓慢，有时不一定出现，表现为意识淡漠，嗜睡，反应迟钝。急性颅内压增高时出现早而明显，呈进行性意识障碍，甚至昏迷。

（5）生命体征变化：代偿期出现典型生命体征改变（库欣反应），"两慢一高"，即脉搏减慢，呼吸深慢，血压升高，尤其是收缩压增高、脉压增大。继而出现潮式呼吸，血压下降，脉搏细弱，最终死于呼吸循环衰竭。

（6）其他症状和体征：复视、头晕、猝倒、头皮静脉怒张等。小儿患者可有头颅增大、囟门饱满、颅缝增宽或分离。头颅叩诊可呈破罐声。

4. **辅助检查**

（1）CT 或 MRI：首选 CT 进行定位和定性诊断，在 CT 不能确认时进一步行 MRI。

（2）脑血管造影或数字减影血管造影：判断脑血管是否有畸形。

（3）头颅 X 线摄片：慢性颅内压增高时可见脑回压迹增多、加深，蝶鞍扩大，颅骨局部破坏或增生。小儿可见颅缝分离。

（4）腰椎穿刺：可直接测出颅内压。有明显颅内压增高者禁止腰穿，以免引起枕骨大孔疝。

5. **治疗要点**

（1）病因治疗：去除病因是最根本的治疗原则，如手术切除颅内肿瘤、清除颅内血肿、处理大

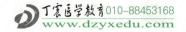

328

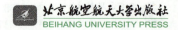

片凹陷性骨折等。可行脑脊液分流术或脑室穿刺引流术缓解颅内高压。颅内压增高已出现急性脑疝时，应进行紧急手术处理。

（2）脱水治疗：病因不明或一时不能解除病因时应首先限制液体入量，以起到降低颅内压的作用。常用高渗性脱水药 20% 的甘露醇 250ml，15 ～ 30 分钟静脉滴注完毕，若同时使用利尿性脱水药如呋塞米，降颅压效果好。

（3）激素治疗：糖皮质激素可通过稳定血 - 脑屏障，改善血管通透性，减少脑脊液生成，从而减轻脑水肿，缓解颅内压增高。

（4）预防或控制感染：伴有颅内感染者，根据致病菌药物敏感试验选用抗菌药物。术中、术后预防性应用广谱抗菌药物。

（5）冬眠低温疗法或亚低温疗法：降低脑的新陈代谢，减少脑组织氧耗，减轻脑水肿。

6. 护理措施

（1）一般护理：床头抬高 15°～ 30°，以利于颅内静脉回流，减轻脑水肿；吸氧，改善脑缺氧，使脑血管收缩，减少脑血流量。控制液体摄入量，不能进食者，每天静脉入量在 1500 ～ 2000ml，每天尿量不少于 600ml。控制输液速度，防止输液过快加重脑水肿。遵医嘱使用抗生素预防感染。躁动不安者不可强制约束，以免患者挣扎导致颅内压增高。

（2）防止颅内压骤然升高：安静休息，避免情绪激动，防止血压骤升而升高颅内压。保持呼吸道通畅，避免剧烈咳嗽和用力排便。及时控制癫痫发作，一旦发生及时抗癫痫治疗。

（3）药物治疗的护理：使用脱水药物时控制好输液速度，观察脱水治疗效果，准确记录液体出入量。为防止颅内压反跳现象，停药前应逐渐减药或延长给药间隔时间。使用糖皮质激素治疗期间，应注意观察有无应激性溃疡出血、感染等药物不良反应。

（4）冬眠低温治疗的护理：使患者的体温维持于亚低温状态，从而降低脑组织新陈代谢，减轻脑水肿，降低颅内压。病房光线宜暗，室温 18 ～ 20℃。先给予足量冬眠药物，患者御寒反应消失后加用物理降温措施，以肛温 32 ～ 34℃、腋温 31 ～ 33℃为理想。避免体温大起大落，在冬眠期间尽量减少体位改变。若脉搏＞ 100 次／分，收缩压＜ 100mmHg，呼吸减慢或不规则，应及时停止或更换冬眠药物。疗程常为 3 ～ 5 天，治疗结束时先停物理降温，再逐渐停用冬眠药物，任其自然复温。

（5）脑室引流的护理

①引流管的连接和位置：见图 3-2。严格无菌状态下连接固定引流瓶，引流管开口高于侧脑室平面 10 ～ 15cm，以维持正常的颅内压。搬动患者时暂时夹闭引流管，防止脑脊液反流而致颅内感染。

②观察引流速度和量：术后早期引流速度不宜过快，正常脑脊液每天分泌 400 ～ 500ml，故每天引流量宜不超过 500ml，颅内感染患者可适当增加引流量。可通过抬高或降低引流瓶的位置来控制引流速度和量。

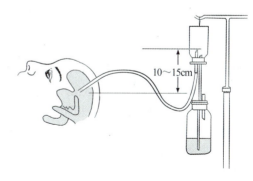

图3-2 脑室引流装置

③观察脑脊液的颜色、量及性状：正常脑脊液无色透明，术后 1 ～ 2 天可略呈血性，后逐渐转为淡黄色。脑脊液量多呈血性提示脑室内出血，脑脊液浑浊提示颅内感染。脑室引流时间不宜过长，一般不超过 5 ～ 7 天，否则易增加颅内感染的风险。

④保持引流通畅：引流管不受压、成角、扭曲或折叠。可根据管内液面随患者的呼吸上下波动来判断引流管是否通畅。若引流管阻塞，可将血块等阻塞物挤出或用注射器抽吸，禁止用生理盐水冲洗。

每天更换引流袋或引流瓶，但不必每天更换、冲洗或消毒引流管，脱出也不可重新插入，防止引起颅内感染或损伤脑组织。

⑤拔除引流管：无菌操作下拔管前可先试行抬高或夹闭引流管 2 小时，以了解脑脊液循环是否通畅，观察有无颅内压再次升高的表现。拔管后注意观察是否有颅内压反跳症状。

7. **健康教育**　患者出现不明原因的、进行性加重的头痛，或头部外伤后剧烈头痛伴呕吐时，应及时就诊排除颅内压增高。避免剧烈咳嗽、用力排便、提举重物等使颅内压骤然升高的因素。

第二节　急性脑疝

由于颅内压增高导致脑组织从高压区向低压区移位，部分脑组织被挤入颅内生理空间或裂隙，当移位超过一定的解剖界限时，产生相应的临床症状，称为脑疝。脑疝是神经系统疾病最严重的症状之一，是颅内压增高的危象和引起死亡的主要原因。

1. **解剖概要**　颅腔有 3 个彼此相通的分腔，被大脑镰、小脑幕分隔。小脑幕上腔容纳大脑，被大脑镰分为大脑左、右半球，小脑幕下腔容纳小脑、脑桥、延髓。颅腔与脊髓相连处的出口为枕骨大孔，延髓经此孔与脊髓相连，小脑扁桃体位于延髓下端的背侧，其下与枕骨大孔后缘相对。

2. **分类**　小脑幕切迹疝（小脑幕裂孔疝或颞叶钩回疝）、枕骨大孔疝（小脑扁桃体疝）、大脑镰下疝（扣带回疝），见图 3-3。

3. **临床表现**

（1）小脑幕切迹疝

①颅内压增高症状：进行性加重的剧烈头痛，伴躁动不安，出现与进食无关的频繁喷射性呕吐。

②进行性意识障碍：意识是判断病情进展的重要指标，反映大脑皮质和脑干的功能状态。

③瞳孔改变：可判断病变部位的指标，主要表现为一侧瞳孔进行性散大。脑疝初期由于患侧动眼神经受刺激导致患侧瞳孔缩小，随着脑疝进行性恶化，脑干血供受影响，动眼神经麻痹致患侧瞳孔散大，直接、间接对光反应消失，伴眼睑下垂及眼球外斜。脑疝晚期对侧动眼神经受脑干移位也受到推挤，表现为双侧瞳孔散大固定，对光反应消失。

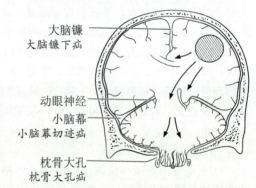

图3-3　脑疝形成示意

（大脑镰、大脑镰下疝、动眼神经、小脑幕、小脑幕切迹疝、枕骨大孔、枕骨大孔疝）

④运动障碍：钩回疝压迫大脑脚导致锥体束受累，病变对侧肢体肌力减弱或瘫痪，病理征阳性，甚至出现去大脑强直发作，是脑干受损严重的信号。

⑤生命体征变化：先出现库欣反应，脑干受压后生命中枢功能紊乱或衰竭，可出现血压忽高忽低、脉搏快弱、心律不齐，呼吸浅而不规则，高热或体温不升，甚至死亡。

（2）枕骨大孔疝：为小脑幕下的小脑扁桃体及邻近小脑组织经枕骨大孔向椎管内移位。病情变化更快，常有进行性颅内压增高的临床表现，因脑干缺氧，瞳孔可忽大忽小，剧烈头痛、频繁呕吐、颈项强直或强迫头位，生命体征紊乱出现早，意识障碍出现较晚。因呼吸中枢受损严重，患者早期即可突发呼吸骤停而死亡。

4. **治疗要点**　关键在于及时发现和处理。

（1）小脑幕切迹疝：患者出现典型的脑疝症状，首要的治疗措施为脱水降颅压，输入脱水药物，

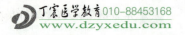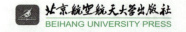

维持呼吸道通畅。确诊后尽快手术，去除病因，如清除颅内血肿或切除脑肿瘤。

（2）枕骨大孔疝：凡枕骨大孔疝诊断明确者，宜尽早术切除病变；症状明显且有脑积水者，应及时做脑室穿刺并给予脱水药物，待病情缓解后手术切除颅内病变。呼吸骤停患者应及时给予气管插管辅助呼吸，紧急开颅切除原发病灶。

5. 急救护理

（1）快速脱水降颅压，静脉输入甘露醇、山梨醇、呋塞米、糖皮质激素等药物。保持呼吸道通畅、吸氧，以保证适当的血氧浓度。呼吸功能障碍时立即行气管插管或人工辅助呼吸。

（2）密切观察病情变化，尤其注意意识变化、呼吸、心搏及瞳孔改变。

（3）迅速做好各项术前准备。

6. 健康教育　保持大便通畅，必要时使用缓泻药或开塞露。颅骨缺损者要戴好帽子外出，并有家属陪护，防止发生意外。颅骨修补需在脑外伤手术的 6 个月后。遵医嘱用药，不可自行停药、换药。

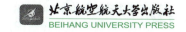

第 15 章　颅脑损伤

第一节　颅骨骨折

颅骨骨折是指颅骨受暴力作用引起颅骨结构的改变。其严重性并不在于骨折本身，而在于可能同时并发的脑、脑膜、颅内血管和脑神经的损伤。

1. **解剖概要**　颅盖由额骨、枕骨和顶骨构成，底由中部的蝶骨、后方的枕骨、两侧的颞骨、前方的额骨和筛骨构成。颅盖骨的外板厚，内板较薄。在颅骨的穹隆部，内骨膜与颅骨板结合不紧密，颅顶部骨折易形成硬脑膜外血肿。

颅底内面高低不平，有颅前窝、颅中窝和颅后窝，呈阶梯状。颅底部的硬脑膜与颅骨贴附紧密，颅底骨折时易撕裂硬脑膜形成脑脊液漏，也是导致颅内感染的原因。

按骨折部位分为颅盖骨折和颅底骨折。按骨折是否与外界相通分为开放性骨折和闭合性骨折。按骨折形态分为线形骨折和凹陷性骨折。

2. **临床表现**

（1）颅盖骨折

①线性骨折：发生率最高，常有局部压痛、肿胀，伴局部骨膜下血肿。

②凹陷性骨折：好发于额、顶部，局部可扪及颅骨下陷，骨折片损伤脑功能区，可出现相应的病灶症状和局限性癫痫。并发颅内血肿，可导致颅内压增高表现。

（2）颅底骨折：以线性骨折为主，易撕裂硬脑膜，产生脑脊液外漏，为开放性骨折。根据骨折部位分为颅前窝骨折、颅中窝骨折和颅后窝骨折（表3-26）。

表3-26　颅底骨折的临床表现

	颅前窝骨折	颅中窝骨折	颅后窝骨折
脑脊液漏部位	鼻漏	鼻漏和耳漏	无
瘀斑部位	眶周、球结膜下瘀斑（熊猫眼）	乳突区瘀斑（Battle征）	乳突区、枕下部、咽后壁瘀斑
可能损伤的脑神经	视、嗅神经	面、听神经	第Ⅸ～Ⅻ对脑神经

3. **辅助检查**　颅盖骨折主要依靠 X 线确诊，诊断颅底骨折最可靠的是有脑脊液漏的临床表现。

4. **治疗要点**

（1）颅盖骨折：线形骨折或凹陷性骨折下陷较轻，无须特殊处理。手术治疗适应证主要包括：①凹陷深度＞1cm。②位于重要功能区。③骨折片刺入脑内。④骨折引起瘫痪、失语等功能障碍或局

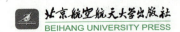

限性癫痫。⑤开放性粉碎性凹陷性骨折。

（2）颅底骨折：若为闭合性，骨折本身一般不需处理。若为开放性骨折，合并脑脊液漏，应使用 TAT 及抗菌药物预防感染。多数漏口于伤后 1 ～ 2 周自行愈合。超过 1 个月仍未愈合者，可行手术修补硬脑膜。若骨折片或血肿压迫视神经，应在 12 小时内行手术减压。

5．护理措施

（1）预防颅内感染：预防因脑脊液逆行导致颅内感染是护理的重点。

①体位护理：绝对卧床，取半卧位，头偏向患侧，直至脑脊液漏停止 3 ～ 5 天后改为平卧位，目的是借重力作用使脑组织移向颅底，促进漏口封闭。

②保持局部清洁：每天 2 次清洁、消毒口腔、鼻腔或外耳道，注意棉球不可过湿，避免挖鼻、抠耳，禁止堵塞鼻腔和外耳道。

③预防颅内继发感染：脑脊液漏者，禁止经鼻腔或耳道冲洗、滴药，禁止经鼻腔吸痰、放置胃管及鼻导管给氧等护理操作，禁止做腰椎穿刺。

④避免颅内压骤升：避免咳嗽、擤鼻涕、打喷嚏、用力屏气排便等动作，防止颅内压骤升导致气颅或脑脊液逆流。

⑤密切观察有无颅内感染征象，如体温增高和脑膜刺激征等，遵医嘱使用抗菌药物及 TAT。

（2）病情观察

①明确有无脑脊液外漏。

②记录 24 小时浸湿的棉球数，估计脑脊液外漏量。

③严密观察患者的意识、瞳孔、生命体征及肢体活动情况，及早识别颅内继发性损伤。

④注意有无剧烈头痛、呕吐、眩晕、脉搏细弱、血压偏低等颅内低压综合征的表现，头痛在立位时加重，卧位时缓解。

（3）心理护理：加强心理支持，安慰、疏导患者，缓解其焦虑紧张情绪。小儿颅骨骨折时，可允许家长进入留观室陪伴，以稳定患儿情绪。

6．健康教育　加强休息，促进愈合。线性骨折一般成年人需 2 ～ 5 年，小儿需 1 年；颅骨缺陷者避免局部碰撞，可在伤后半年左右做颅骨成形术。

第二节　脑损伤

按损伤后脑组织是否与外界相通，脑损伤分为开放性脑损伤和闭合性脑损伤。开放性脑损伤主要表现为头皮裂伤、颅骨骨折、硬脑膜破裂、脑脊液漏等。以下主要介绍闭合性脑损伤。

一、脑震荡

1．临床表现　伤后立即出现短暂的意识障碍，一般不超过半小时。清醒后大多出现逆行性遗忘。意识障碍期间可有皮肤苍白、血压下降、心动徐缓、呼吸浅慢、肌张力降低、各生理反射迟钝或消失。此后可出现头痛、头晕、恶心、呕吐等症状。

2．辅助检查　神经系统检查无阳性体征，脑脊液中无红细胞，CT 检查颅内无异常，无明显器质性改变。

3．治疗要点　一般卧床休息，无须特殊治疗，短期内可自行好转。

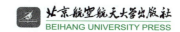

二、脑挫裂伤

1. 临床表现

（1）意识障碍：是脑挫裂伤最突出的表现。伤后立即出现，绝大多数在半小时以上，重症者可长期持续昏迷。

（2）局灶症状和体征：受伤时当即出现，依损伤的部位和程度而不同。

（3）颅内压增高和脑疝：头痛与呕吐。

（4）原发性脑干损伤：是脑挫裂伤最严重的类型。受伤后立即出现长时间深度昏迷，可不伴有颅内压增高表现。

2. 辅助检查

CT 或 MRI 检查可了解脑挫裂伤的部位、范围，脑水肿的程度，有无脑室受压及中线结构移位。

3. 治疗要点

（1）吸氧，严密病情观察，预防和控制感染，对症支持治疗。

（2）防治脑水肿。

（3）促进脑功能恢复。

（4）行脑减压术或局部病灶清除术，以处理颅内压增高、脑疝。

三、颅内血肿

颅内血肿是颅脑损伤中最常见、最严重的继发病变。按血肿的来源和部位，分为硬膜外血肿、硬膜下血肿和脑内血肿。按血肿引起颅内压增高或早期脑疝所需时间分型，分为急性型（72 小时以内）、亚急性型（3 天至 3 周）和慢性型（3 周以上）。

1. 临床表现

（1）硬膜外血肿：多由颅盖部特别是颞部的直接暴力导致，出血以脑膜中动脉最常见。血肿引起的意识障碍可有以下 3 种类型。

①伤后昏迷有中间清醒期为典型表现，原发性脑损伤最初短时昏迷，之后中间意识清醒，后因脑疝形成继之昏迷。

②若原发性脑损伤较重，血肿形成迅速，则伤后昏迷进行性加重或持续昏迷。

③若无原发性脑损伤，早期可无意识障碍，当血肿引起脑疝时才出现意识障碍。

（2）硬膜下血肿：是临床最常见的颅内血肿类型。

①急性硬脑膜下血肿：多见于额颞部，常合并脑挫裂伤及继发的脑水肿，出血多来自挫裂的脑实质血管，表现为进行性加深的意识障碍，无中间清醒期。

②亚急性硬脑膜下血肿：脑挫裂伤较轻，血肿形成较慢，可有意识好转期。

③慢性硬脑膜下血肿：好发于老年人，有轻微或无明显外伤史，其血肿形成完整包膜，缓慢增大，进而出现颅内压增高症状。

（3）脑内血肿：多因脑挫裂伤致脑实质内血管破裂引起，常与硬脑膜下血肿同时存在，多伴有颅骨凹陷性骨折。表现为进行性加重的意识障碍，若血肿累及重要脑功能区，可出现偏瘫、失语、癫痫等症状。

2. 辅助检查

（1）硬膜外血肿：CT 示颅骨内板与脑表面间双凸镜形或弓形高密度影。

（2）硬膜下血肿：CT 示颅骨内板下新月形或半月形高密度、等密度或混合密度影。

（3）脑内血肿：CT 示脑挫裂伤灶附近或脑深部白质圆形或不规则形高密度影，周围有低密度水

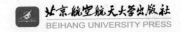

肿区。

3. 治疗要点　颅内血肿一经确诊，原则上应手术清除血肿，彻底止血。若血肿较小，患者无意识障碍和颅内压增高症状，可在严密病情观察的同时采用脱水等非手术治疗。

第三节　颅脑损伤的护理

1. 护理措施

（1）现场急救：争分夺秒地积极抢救患者生命，查明有无颅脑以外的合并伤，如开放性气胸、大出血等伤情。保持呼吸道通畅，补充血容量防治休克。开放性损伤时要妥善保护伤口或膨出的脑组织。

（2）一般护理：意识清醒患者适当抬高床头，以利于静脉回流，减轻脑水肿。昏迷患者去枕侧卧位或侧俯卧位，清除呼吸道分泌物及其他血污以免误吸。早期禁食，采用肠外营养，待肠蠕动恢复后，过渡到肠内营养支持。对躁动患者不可强加约束，避免因过分挣扎使颅内压升高。慎用镇痛、镇静药，以免影响病情观察。

（3）病情观察

①意识状态：采用格拉斯哥昏迷计分法（GCS），对睁眼、言语和运动3个方面评分，用相同程度的语言和疼痛刺激，对患者的反应作动态分析。最高15分表示意识清醒，低于8分表示昏迷，分数越低意识障碍越严重（表3-27）。

表3-27　格拉斯哥昏迷计分法（GCS）

睁眼反应	计分	言语反应	计分	运动反应	计分
自动睁眼	4	回答正确	5	遵嘱活动	6
呼唤睁眼	3	回答错误	4	刺痛定位	5
刺痛睁眼	2	胡言乱语	3	躲避刺痛	4
不能睁眼	1	只能发声	2	刺痛肢屈	3
		不能发声	1	刺痛肢伸	2
				不能活动	1

②生命体征：出现库欣反应提示颅内压增高。伤后1周持续高热提示有继发感染。

③瞳孔改变：伤后立即出现一侧瞳孔散大提示原发性动眼神经损伤。伤后瞳孔正常，以后一侧瞳孔先缩小继之进行性散大，伴对光反射减弱或消失是小脑幕切迹疝的眼征。脑干损伤时双侧瞳孔时大时小，对光反射消失。脑桥出血时瞳孔呈针尖样。临终患者双侧瞳孔散大，对光反射消失，眼球固定。

④神经系统体征：原发性脑损伤表现为伤后立即出现一侧肢体运动障碍且相对稳定，为对侧大脑皮质运动区受损。继发性脑损伤表现为伤后一段时间才出现一侧肢体运动障碍且进行性加重，多由中脑受压、锥体束受损引起。

（4）手术护理：术前止血及补充血容量，严密评估颅内血肿的进展情况，完善术前准备。术后送ICU病房严密监护，继续实施降低颅内压的措施，常用药物有甘露醇、糖皮质激素及利尿药等。

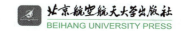

做好创口和引流管的护理，引流管护理应严格无菌操作，保持通畅。注意有无颅内再出血迹象。

（5）预防并发症：①皮肤护理，预防压疮。②加强会阴护理，留置导尿管不宜超过 3～5 天。③做好气道管理，预防肺部感染。④眼睑不能闭合者涂眼膏，预防角膜炎或角膜溃疡。⑤预防失用综合征，每天行四肢关节被动活动及肌肉按摩。

（6）用药指导：嘱定期服用抗癫痫药物，不可突然停药，避免单独外出，以防意外发生。

（7）康复指导：协助制订康复计划，指导功能锻炼，鼓励患者脑损伤后遗留的语言、运动或智力障碍在伤后有部分恢复的可能。

（8）随诊指导：一般 3～6 个月门诊复查，如出现头痛、呕吐、抽搐、不明原因发热等应及时就诊。一般术后半年可行颅骨修补。

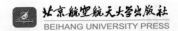

第 16 章 颈部疾病

第一节 解剖生理概要

1. **解剖** 甲状腺是人体最大的内分泌腺，位于颈下部、气管上部的双侧和前方，呈"H"形，分为左右两叶，中间以峡部相连。甲状旁腺常位于甲状腺两叶背侧，上、下各 1 对。甲状腺的血液供应主要来自两侧的甲状腺上动脉和甲状腺下动脉。

2. **生理** 甲状腺腺体被结缔组织分割成许多小叶，每个小叶均由许多滤泡构成，滤泡是甲状腺结构和分泌的功能单位，产生并分泌甲状腺素（T_4）和小部分三碘甲腺原氨酸（T_3）。甲状腺激素是体内唯一储存在细胞外的内分泌激素，能促进机体的新陈代谢和生长发育，特别对脑和骨骼的正常发育和功能有重要的作用。甲状腺激素分泌不足可引起婴幼儿的呆小症、成人的黏液性水肿，分泌过多可致甲状腺功能亢进。滤泡旁细胞分泌的降钙素有促进成骨的作用，并有对抗甲状旁腺素的作用，使血钙浓度降低。

甲状旁腺分泌甲状旁腺素，能升高血钙，调节钙、磷代谢，与降钙素共同维持血钙稳定。如甲状腺手术时不慎误切，可引起血钙下降，手足抽搐。

第二节 甲状腺功能亢进症

甲状腺腺体本身功能亢进，合成和分泌甲状腺激素增加所导致的甲状腺毒症称为甲状腺功能亢进症，简称甲亢。

1. **病因** 可分为 Graves 病、多结节性甲状腺肿伴甲亢、甲状腺自主性高功能腺瘤、碘甲亢等，其中以 Graves 病最为常见，属自身免疫性甲状腺疾病，有遗传倾向。此外，细菌感染、性激素、应激、精神刺激和锂剂等环境因素对本病有促发作用。

2. **分类**

（1）原发性甲亢：在甲状腺肿大的同时，出现功能亢进症状。患者年龄多在 20～40 岁之间。表现为腺体弥漫性、两侧对称肿大，常伴有眼球突出，又称"突眼性甲状腺肿"。

（2）继发性甲亢：较少见，如继发于结节性甲状腺肿的甲亢。发病年龄多在 40 岁以上。腺体呈结节状肿大，两侧多不对称，无突眼，易发生心肌损害。

（3）高功能腺瘤：少见，甲状腺内有单或多个自主性高功能结节，无突眼；结节周围的甲状腺组织呈萎缩改变。

3. **治疗要点** 手术治疗是治疗甲亢的有效方法。适用于：

①中、重度甲亢长期药物治疗无效或效果不佳。

②停药后复发，甲状腺较大。

③结节性甲状腺肿伴甲亢。

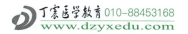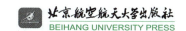

④对周围脏器有压迫或胸骨后甲状腺肿。

⑤疑与甲状腺癌并存者。

⑥儿童甲亢用抗甲状腺药物治疗效果差者。

⑦妊娠期甲亢药物控制不佳者，可以在妊娠中期（第 13～24 周）进行手术治疗。

青少年、病情较轻者及老年人或伴有其他严重疾病者不宜手术。内科治疗详见内科护理学第 7 章内分泌代谢性疾病的相关内容。

4．术前护理

（1）休息活动护理：减少活动，适当卧床，以免体力消耗。

（2）饮食护理：给予高热量、高蛋白、高维生素的饮食。

（3）术前检查：除常规检查外，还包括颈部摄片，了解气管有无受压或移位。心电图检查。喉镜检查，确定声带功能。测定基础代谢率。测定血钙和磷，了解神经肌肉的应激反应及甲状旁腺功能。

（4）用药护理：是术前用于降低基础代谢率的重要环节，可提高患者对手术的耐受性，预防术后并发症，也是甲亢术前最重要的护理措施。

①通常用碘剂进行术前准备。每天 3 次，第 1 天每次 3 滴，第 2 天每次 4 滴，依此逐日每次增加 1 滴至每次 16 滴止，然后维持此剂量。服药 2～3 周后甲亢症状可得到基本控制，表现为患者情绪稳定，睡眠好转，体重增加，脉率稳定在每分钟 90 次以下，脉压恢复正常，基础代谢率 +20% 以下，便可进行手术。碘剂具有刺激性，可在饭后经凉开水稀释服用，或把碘剂滴在饼干、面包片上吞服，以减少对口腔和胃黏膜的刺激。由于碘剂主要抑制甲状腺素的释放，凡不准备施行手术治疗的甲亢患者不宜服用碘剂。

②对于甲亢严重者可遵医嘱先选用硫脲类药物治疗，待甲亢症状基本控制，再单独服用碘剂 1～2 周后行手术。由于硫脲类药物能使甲状腺肿大充血，增加手术出血的可能，而碘剂能减少甲状腺的血流量，减少腺体充血，使腺体缩小变硬，因此服用硫脲类药物后必须加用碘剂。

③对碘剂或硫脲类药物不耐受或无反应的患者，主张单用普萘洛尔或与碘剂合用做术前准备。用药后不引起腺体充血、增大变脆，有利于手术操作。最后 1 次须在术前 1～2 小时服用，术后继续口服 4～7 天。术前不用阿托品，以免引起心动过速。

（5）其他措施：术前练习将头放低、肩垫高，使患者能够适应术时颈过伸的体位。指导患者深呼吸及有效咳嗽，有助于术后保持呼吸道通畅。患者送往手术室后备麻醉床，床旁备引流装置、无菌手套、拆线包及气管切开包等。

5．术后护理

（1）体位与休息活动护理：术后取平卧位，待血压平稳或全麻清醒后取半卧位，以利于呼吸和引流积血。变换体位、起身活动时可用手置于颈后以支撑头部。深呼吸、咳嗽时可用手固定颈部以减少震动。

（2）饮食护理：患者清醒、无呕吐即可给予少量温或凉水。若无误吸、呛咳等不适，可进温凉流质饮食，避免过热饮食刺激腺体充血、出血，少食慢咽。术后第 2 天可给予半流质饮食，并逐步过渡到软食和普食。若患者因疼痛不愿进食，可在进食前 30 分钟给予止痛药。

（3）引流护理：常规引流 24～48 小时，术后伤口引流量一般不超过 100ml，注意观察引流液的量、颜色和性质。

（4）用药护理：甲亢患者术后继续服用复方碘化钾溶液，每天 3 次，以每次 16 滴开始，逐日每次减少 1 滴，直至病情平稳。年轻患者术后常口服甲状腺素，以抑制促甲状腺激素的分泌和预防复发。

（5）术后并发症的观察与护理

①呼吸困难和窒息：是最危急的并发症，多发生于术后 48 小时内。常见原因有切口内出血，

喉头水肿，气管塌陷，双侧喉返神经损伤等。临床表现为烦躁，进行性呼吸困难，发绀，甚至窒息。须立即进行床边抢救，剪开缝线，敞开伤口，迅速除去血肿，结扎出血的血管，必要时行气管切开、给氧。待病情好转，再送手术室作进一步检查、止血和其他处理。喉头水肿者立即应用大剂量糖皮质激素。

②喉返神经损伤：多因手术处理甲状腺下极时损伤。术中切断、缝扎可引起永久性损伤，立即出现症状。术中挫夹、牵拉、血肿压迫多为暂时性，术后数日出现症状，在 3 ～ 6 个月内可逐渐恢复。单侧喉返神经损伤引起声音嘶哑，可由健侧声带向患侧过度内收而代偿。双侧喉返神经损伤可引起两侧声带麻痹、失声或呼吸困难，甚至窒息，需立即行气管切开。

③喉上神经损伤：多在处理甲状腺上极时损伤喉上神经所致。若损伤外支，可使环甲肌瘫痪，引起声带松弛、声调降低。若损伤内支，则使喉部黏膜感觉丧失，患者饮水时易发生误咽或呛咳。喉上神经损伤者应取坐位或半坐位进食，试进半流质或干食，吞咽不可过快。一般经理疗后可自行恢复。

④手足抽搐：多于术后 1 ～ 2 天出现。与手术时甲状旁腺被误伤引起甲状旁腺功能低下、血钙浓度下降有关。多数患者仅有面部、唇部或手足部的针刺感、麻木感或强直感，经 2 ～ 3 周后症状可消失。严重者可出现面肌和手足伴有疼痛的持续性痉挛，甚至窒息死亡。预防的关键在于切除甲状腺时注意保留腺体背面的甲状旁腺。一旦发生，应适当限制肉类、乳品和蛋类等高磷食物，以免影响钙的吸收。症状轻者口服钙剂，并加用维生素 D_3；症状较重者，最有效的治疗是口服双氢速甾醇油剂，能迅速提高血钙含量。抽搐发作时，立即遵医嘱静脉注射 10% 葡萄糖酸钙或氯化钙 10 ～ 20ml，可重复使用。

⑤甲状腺功能低下：须长期补充甲状腺素。按时服药，不可自行停药或调整用药剂量，出现心慌、多汗、乏力、精神萎靡、嗜睡、食欲减退等甲状腺激素过多或过少的表现时，应及时报告医生。每年复查 1 次，调整药物剂量。

⑥用药指导：告知患者遵医嘱按剂量、按疗程服药，不可随意减量或停药。服用抗甲状腺药物的开始 3 个月，每周查血象 1 次，每隔 1 ～ 2 个月做甲状腺功能测定，每天清晨起床前自测脉搏，定期测量体重。脉搏减慢、体重增加是治疗有效的标志。

⑦生育指导：妊娠可加重甲亢，宜治愈后再妊娠。妊娠期甲亢者，宜选用抗甲状腺药物治疗，禁用 ^{131}I 治疗，慎用普萘洛尔，加强胎儿监测。产后如需继续服药，则不宜哺乳。

第三节　单纯性甲状腺肿

单纯性甲状腺肿也称为非毒性甲状腺肿，是指非炎症和非肿瘤原因导致的不伴有临床甲状腺功能异常的甲状腺肿。

1. **病因**　①地方性甲状腺肿：最常见的原因是碘缺乏，多见于山区和远离海洋的地区。②散发性甲状腺肿：原因复杂，包括食物中的碘化物、致甲状腺肿物质和药物、儿童先天性甲状腺激素合成障碍等。

2. **预防**　多食海带、紫菜等含碘丰富的食物，避免过多食用卷心菜、萝卜、菠菜及花生等抑制甲状腺激素合成的食物。

3. **治疗要点**　①碘剂治疗：碘缺乏者应补充碘剂。②甲状腺制剂治疗：可用于无明显原因的单纯性甲状腺肿。③手术治疗：适用于出现压迫症状、药物治疗无好转或疑有甲状腺结节癌变者。

4. **护理措施**

（1）术前、后护理：详见甲状腺功能亢进症手术的护理措施。

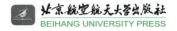

（2）健康教育：在地方性甲状腺肿流行地区，推行食盐加碘。嘱患者遵医嘱准确、长期服药，以免停药后复发。

第四节　甲状腺肿瘤

1. 概述

（1）甲状腺腺瘤：是最常见的甲状腺良性肿瘤。多见于 40 岁以下的妇女。按形态可分为滤泡状和乳状囊性腺瘤两种，滤泡状腺瘤多见。颈部出现圆形或椭圆形结节，多为单发，稍硬，表面光滑，无压痛，随吞咽上下移动。大部分患者无任何症状，腺瘤生长缓慢。当乳头状囊性腺瘤因囊壁血管破裂发生囊内出血时，肿瘤可在短期内迅速增大，局部出现胀痛。

（2）甲状腺癌：是最常见的甲状腺恶性肿瘤。组织学分型主要包括乳头状癌、滤泡状癌、未分化癌及髓样癌 4 类。

①乳头状癌：最多见，多数成人及全部儿童均属此类型。30 ～ 45 岁女性多见，低度恶性，较早出现颈部淋巴结转移，但预后较好。

②滤泡状癌：50 岁左右女性多见，中度恶性，有侵犯血管倾向，常有血行转移，预后较乳头状癌差。

③未分化癌：70 岁左右老年人多见，高度恶性，50% 早期发生颈淋巴结转移，也常血行转移至肺、骨等处，预后最差。

④髓样癌：来源于滤泡旁细胞，恶性程度中等，较早发生淋巴和血行转移，预后较乳头状癌及滤泡状癌差，但较未分化癌好。

发病早期多无明显症状，腺体内单发肿块，固定、质硬、表面高低不平、边界不清，增长较快，吞咽时上下活动度降低。晚期可压迫气管、食管或神经而出现呼吸困难、吞咽困难、声音嘶哑、Horner 综合征（患侧上睑下垂、瞳孔缩小、眼球内陷、额部少汗等）等。可有颈淋巴结肿大及远处器官转移症状。髓样癌组织可产生激素样活性物质（5- 羟色胺和降钙素等），常有腹泻、心悸、颜面潮红和血钙降低等症状。

2. 护理措施

手术切除是各型甲状腺癌（除未分化癌）的基本治疗方法。手术治疗包括甲状腺本身的切除及颈淋巴结的清扫。未分化癌转移早、恶性程度高，多采用放射线外照射治疗。甲状腺次全或全切除后应终身服用左甲状腺素，预防甲状腺功能减退。

（1）术前护理：指导患者练习术时体位，即将软枕垫于肩部，保持头低、颈过伸位。术前 1 天剃除患者耳后毛发并清洗干净。术前晚遵医嘱适当应用镇静催眠药。

（2）术后护理

①休息活动护理：术后取平卧位。待麻醉清醒、血压平稳后，改半卧位，以利于呼吸和引流。鼓励床上活动，促进血液循环和切口愈合。

②饮食护理：麻醉清醒、病情平稳后，给予少量饮水。若无不适感，鼓励进食或经吸管吸入流质饮食，逐步过渡为半流食及软食。禁忌过热饮食。

③病情观察：严密监测生命体征，尤其是呼吸、脉搏情况。注意识别并发症，观察有无呼吸困难、声音嘶哑、音调降低、误咽、呛咳等症状。及时发现创面渗血情况，并估计渗血量。

④保持呼吸道通畅，预防肺部并发症。

⑤遵医嘱补充水、电解质。

⑥术后并发症护理：详见本章第二节甲状腺功能亢进症的相关内容。

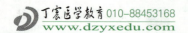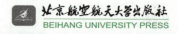

3. 健康教育

（1）功能锻炼：头颈部制动一段时间后，可开始逐步练习活动，促进颈部功能恢复。颈淋巴结清扫术后，在切口愈合后应加强颈部和肩关节功能锻炼，随时保持患侧上肢高于健侧，以防肩下垂。功能锻炼至少持续至出院后 3 个月。

（2）复查指导：出院后定期门诊复查，检查颈部、肺部及甲状腺功能等。教会患者自行检查颈部的方法。若发现结节、肿块，应及时就诊。

第五节　常见颈部肿块

一、甲状舌管囊肿

甲状舌管囊肿是与甲状腺发育有关的先天性畸形。多见于 15 岁以下儿童，男性为女性的 2 倍。表现为在颈前区中线、舌骨下方有直径 1 ～ 2cm 的圆形肿块，境界清楚，表面光滑，有囊性感，能随吞咽或伸、缩舌而上下移动。治疗宜手术切除。

二、颈淋巴结结核

颈淋巴结结核多见于儿童和青年人。颈部一侧或两侧有多个大小不等的肿大淋巴结，初期，肿大的淋巴结较硬，无痛，可推动。病变发展可发生淋巴结周围炎，淋巴结相互粘连，融合成团，形成不易推动的结节性肿块。晚期淋巴结发生干酪样坏死、液化，形成寒性脓肿，脓肿破溃后形成经久不愈的窦道或慢性溃疡。少部分患者可有低热、盗汗、食欲缺乏、消瘦等全身中毒症状。全身治疗适当注意营养和休息，口服异烟肼半年至 1 年。局部治疗可考虑手术切除局限的、较大的、可推动的淋巴结；寒性脓肿未穿破者，可行穿刺抽吸治疗；溃疡或窦道继发感染不明显，可行刮除术。寒性脓肿继发化脓性感染者，需先行切开引流，待感染控制后，必要时再行刮除术。

三、慢性淋巴结炎

多继发于头、面、颈部的炎症病灶。肿大的淋巴结分散在颈侧区或颌下、颏下区。黄豆大小、较扁平，质软或中等，表面光滑、活动，可有或无压痛需与恶性病变鉴别，必要时应切除肿大淋巴结作病理检查。

四、恶性淋巴瘤

包括霍奇金病和非霍奇金淋巴瘤，是来源于淋巴组织恶性增生的实体瘤，多见于男性青壮年。肿大的淋巴结可表现单侧或双侧可粘连成团，生长迅速，伴腋窝、腹股沟等全身淋巴结肿大，肝脾肿大，发热。淋巴结组织学病理检查可确诊。

五、转移性肿瘤

发病率仅次于慢性淋巴结炎和甲状腺疾病。以鼻咽癌和甲状腺癌转移最为多见。肿大的淋巴结坚硬，表面不平、固定。锁骨上窝转移性淋巴结的原发灶多在胸腹部，胃肠道、胰腺、妇科恶性肿瘤多经胸导管转移至左锁骨上淋巴结。

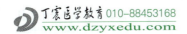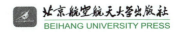

第 17 章 乳房疾病

第一节 解剖生理概要

1. **乳房的解剖** 成年女性乳房是两个半球形的性征器官，位于胸大肌浅面，约在第 2～6 肋骨水平的浅筋膜浅、深层之间。乳头位于乳房的中心，周围的色素沉着区为乳晕。

乳腺有 15～20 个腺叶，每一腺叶分成很多腺小叶，腺小叶由小乳管和腺泡组成，是乳腺的基本单位。每一腺叶有其单独的导管（乳管），腺叶和乳管均以乳头为中心呈放射状排列。小乳管汇至乳管，乳管开口于乳头，乳管靠近开口的 1/3 段较为膨大，为输乳管窦，是乳管内乳头状瘤的好发部位。腺叶、小叶和腺泡间有结缔组织间隔，腺叶间还有与皮肤垂直的纤维束，上连浅筋膜浅层，下连浅筋膜深层，称 Cooper 韧带。

2. **乳腺的生理** 乳腺是许多内分泌腺的靶器官，其生理活动受垂体、卵巢及肾上腺皮质等分泌的激素影响。妊娠及哺乳时乳腺明显增生，腺管延长，腺泡分泌乳汁。哺乳期后，乳腺又处于相对静止状态。平时，育龄期妇女在月经周期的不同阶段，乳腺的生理状态在各激素影响下呈周期性变化。绝经后腺体渐萎缩，为脂肪组织所替代。

乳房的淋巴网甚为丰富，其淋巴液输出有 4 个途径：

（1）乳房大部分淋巴液经胸大肌外侧缘淋巴管回流至腋窝淋巴结，再流向锁骨下淋巴结。部分乳房上部淋巴液可经胸大、小肌间淋巴结，直接到达锁骨下淋巴结。通过锁骨下淋巴结后，淋巴液继续流向锁骨上淋巴结。

（2）部分乳房内侧的淋巴液通过肋间淋巴管流向胸骨旁淋巴结。

（3）两侧乳房间皮下有交通淋巴管，一侧乳房的淋巴液可流向另一侧。

（4）乳房深部淋巴网可沿腹直肌鞘和肝镰状韧带通向肝。

第二节 急性乳腺炎

急性乳腺炎是乳腺的急性化脓性感染，常见于产后哺乳期妇女，以初产妇居多。

1. **病因**

（1）乳汁淤积：为发病的主要原因，淤积的乳汁是理想的培养基，有助于细菌生长繁殖。

（2）细菌入侵：乳头破损或皲裂导致细菌沿淋巴管入侵是感染的主要途径，主要致病菌为金黄色葡萄球菌。

2. **临床表现** 患侧乳房局部变硬、红肿、发热，有压痛及搏动性疼痛。脓肿形成时，可有波动感，肿胀明显。常伴患侧腋窝淋巴结肿大、压痛。全身中毒症状可有寒战、高热、脉搏加快等。

3. **辅助检查** ①白细胞计数及中性粒细胞数均明显升高。②B 超检查可显示脓腔的大小和部位。③诊断性穿刺于乳房肿块波动最明显或压痛最明显处，抽出脓液即可明确诊断。

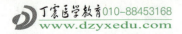
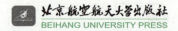

4．治疗要点　治疗原则为消除感染、排空乳汁。

（1）未形成脓肿期：以抗生素治疗为主。①患侧乳房暂停哺乳，用吸乳器吸尽乳汁，去除乳汁淤积因素，局部用 25% 硫酸镁溶液湿敷或理疗，促进炎症消散。②抗生素控制感染，首选青霉素类抗生素。避免四环素、氨基苷类、磺胺类及甲硝唑等损害婴儿健康的药物。

（2）脓肿形成期：及时切开引流，排出积脓。做放射状切口，乳晕下脓肿可沿乳晕边缘做弧形切口，避免损伤乳管引起乳瘘。脓腔较大时，脓腔最低部位放引流条，必要时另加切口做对口引流。

5．护理措施

（1）一般护理：给予高蛋白、高热量、高维生素、低脂肪饮食，多饮水，注意休息，适当活动。

（2）预防乳汁淤积：避免乳汁淤积是预防乳腺炎的关键，每次哺乳之后将剩余的乳汁吸空。患侧乳房暂停哺乳，可用吸乳器，或用手、梳子背从乳房四周向乳头方向加压按摩，使乳管通畅。

（3）促进局部血液循环：用宽松胸罩托起乳房，减轻疼痛和肿胀。做好局部热敷和理疗的护理。

（4）控制感染：防止乳头皲裂、破损，可用自身乳汁涂抹。保持乳头清洁，哺乳前后用温开水清洗乳头。遵医嘱早期应用抗生素。高热者给予物理或药物降温。

6．健康教育

（1）保持乳头清洁，纠正乳头内陷，妊娠期和哺乳期每天挤捏、提拉乳头。

（2）养成良好的哺乳习惯，定时哺乳，每次尽量将乳汁吸净，有淤积时用吸乳器或按摩排空乳汁。避免婴儿含乳头睡眠，注意婴儿口腔卫生。

（3）及时处理乳头破损，乳头皲裂或破损时应暂停哺乳，用吸乳器吸出乳汁喂养婴儿。局部用温水清洗后使用抗生素软膏，待愈合后再行哺乳。

第三节　乳房良性肿块

常见乳房良性肿块及其对比见表 3-28。

表3-28　常见乳房良性肿块

疾　病	病因病理	好发部位	临床特点	治疗要点
乳腺纤维腺瘤	可能与纤维细胞所含雌激素受体的量或质的异常有关。好发于20～25岁青年女性	乳房外上象限	无痛肿块，圆形或扁圆形，质坚韧，表面光滑或结节状，分界清楚，活动度大	手术切除
乳腺囊性增生病	女性激素代谢障碍，特别是雌、孕激素比例失调；部分乳腺实质成分中女性激素受体的质和量异常。好发于中年妇女	乳房外上象限或分散于整个乳房	肿块大小与质地可随月经周期变化，增厚区与周围组织分界不明显。周期性乳房胀痛，月经前疼痛加重，月经来潮后减轻或消失	首选非手术治疗，如中医中药；乳房切除术
乳管内乳头状瘤	与癌的发生有一定的关系，是乳腺癌发生的危险因素之一。好发于40～50岁的经产妇	大乳管近乳头的壶腹部	瘤体很小，常不可触及，带蒂，有绒毛，血管壁薄，易出血。乳头溢液为血性、暗棕色或黄色液体	手术切除

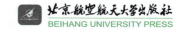

第四节　乳腺癌

乳腺癌是主要由乳腺导管上皮发生的恶性肿瘤，是女性最常见的恶性肿瘤之一，也是女性最常见的肿瘤死亡原因。

1．病因

（1）遗传因素：有家族聚集的特征。

（2）激素分泌紊乱：雌激素（雌酮和雌二醇）对乳腺癌的发病有直接关系。

（3）月经婚育史：月经初潮早（＜12岁）、绝经期晚（＞52岁）、不孕或初次足月产迟（＞35岁）均与乳腺癌发病有关。

（4）乳腺良性疾病。

（5）饮食与营养：营养过剩、肥胖、高脂饮食。

（6）环境和生活方式。

2．病理　分为非浸润性癌、早期浸润癌、浸润性特殊性癌和浸润性非特殊癌。其中，浸润性非特殊癌最常见，分化低，预后差。转移途径有直接浸润、淋巴转移和血行转移。淋巴转移为主要的转移方式，最易累及患侧腋窝淋巴结。血行转移最常见的转移部位依次为骨、肺、肝。

3．临床表现　多发于40～60岁的女性。

（1）乳房肿块：为最常见的症状，早期为无痛、单发的小肿块，质硬，表面不光滑，与周围组织分界不清，活动度差，以乳房外上象限最常见。

（2）乳房外形改变

①"酒窝征"：癌细胞累及Cooper韧带，使其缩短而致皮肤表面凹陷，是乳腺癌的特征性体征。

②乳头改变：癌细胞侵入乳管使之缩短，把乳头牵向癌肿方向，造成乳头内陷、扁平、回缩而致两侧乳头不对称。

③"橘皮样"改变：癌细胞堵塞皮下淋巴管，导致局部淋巴回流障碍。

④铠甲胸：晚期结节彼此融合，弥漫成片，延伸至背部和对侧胸壁，使胸壁紧缩，呈铠甲状，限制呼吸。

⑤卫星结节：晚期出现多个坚硬小结节，呈卫星样围绕原发病灶。

⑥皮肤破溃：晚期癌肿侵及皮肤，易出血，伴恶臭。

（3）疼痛和乳头溢液：晚期累及骨膜或神经后疼痛明显。少数患者乳头溢出血性分泌物。

（4）转移症状：出现转移部位的相应症状。

4．分期　目前常用的临床分期方法是国际抗癌联盟（UICC）制定的TNM分期。

5．治疗要点　早期以手术治疗为首选，中、晚期以综合治疗为主。手术治疗是乳腺癌最根本的治疗方法，常见的手术方式有乳腺癌根治术、乳腺癌扩大根治术、乳腺癌改良根治术、全乳房切除术和保留乳房的乳腺癌切除术5种。目前以保留乳房的术式最常用。

6．护理措施

（1）术前护理

①一般护理：给予营养丰富、易消化食物，以储备能量。保持大便通畅，必要时应用缓泻药。妊娠期及哺乳期患者应立即停止妊娠或哺乳，以减轻激素的作用。

②术前准备：做好术前常规检查和准备。局部皮肤破溃者应注意保持清洁，遵医嘱应用抗生素。

③心理护理：鼓励患者表达自己的顾虑与担心，有针对性地提供心理支持。

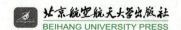

（2）术后护理

①休息活动护理：生命体征平稳后取半卧位，以利呼吸和引流。

②病情观察：严密观察生命体征及切口敷料有无渗血、渗液。向患者解释胸壁加压包扎可致呼吸压迫感。乳腺癌扩大根治术损伤胸膜易致气胸，术后应加强观察，若出现胸闷、呼吸困难，及时报告医生。

③维持有效引流：术后皮瓣下常规放置引流管，持续负压吸引，及时、有效地吸出残腔内的积液、积血，使皮瓣紧贴胸壁，便于皮瓣建立新的血液循环。妥善固定引流管，保持引流通畅，密切观察引流液的量、颜色和性质。术后 4 ～ 5 天每天引流量＜ 10 ～ 15ml，按压伤口周围皮肤无空虚感，即可拔除引流管。如出现皮瓣下积液，应及时穿刺或引流，加压包扎。若皮瓣边缘发黑坏死，应及时报告医生将其切除，后期植皮。

④预防患侧上肢肿胀：术后患侧腋窝淋巴结切除后，易发生上肢淋巴回流不畅。避免在患侧上肢测血压、抽血、静脉穿刺或皮下注射，避免患肢过度负重或受伤。术后患侧上肢用软枕垫高 10°～ 15°，按摩患侧上肢或进行握拳、屈腕、伸肘运动，以促进淋巴回流。肿胀严重者，可使用弹力袖或弹力绷带，以利于回流。局部感染者，遵医嘱给予抗生素。

⑤防止皮瓣坏死：手术部位加压包扎，使皮瓣紧贴胸壁，便于皮瓣建立新的血液循环，防止皮瓣坏死，维持 7 ～ 10 天。包扎松紧度要适当，以能容纳 1 指、维持正常血运、不影响呼吸为宜。若绷带松脱，应及时重新加压包扎。术后 3 天内患侧肩部制动，以免皮瓣移动影响愈合。下床活动时用吊带或健侧手托扶患肢，需他人扶持时只能扶健侧，防止皮瓣移动。

⑥功能锻炼：早期功能锻炼可减少瘢痕牵拉，恢复术侧上肢功能。术后 24 小时内开始做手指和腕部的屈曲和伸展运动。术后 1 ～ 3 天，进行上肢肌肉等长收缩运动，开始屈肘、伸臂活动，促进血液和淋巴回流。术后第 4 天开始做肩关节的小范围前屈、后伸活动。术后 4 ～ 7 天，鼓励患者自行用患侧手洗脸、刷牙、进食，用患侧手摸到对侧肩部或同侧耳朵。术后 1 ～ 2 周，待皮瓣基本愈合后，开始活动肩关节，以肩部为中心，前后摆臂。术后 10 天，皮瓣黏附较牢固后开始全范围的肩关节活动，抬高患侧上肢，手指爬墙运动（直至患侧手指能高举过头），梳理头发。以患侧手能越过头顶摸到对侧耳朵为功能锻炼的理想目标。注意术后 7 天内不上举、10 天内不外展肩关节，避免患侧肢体支撑身体。

⑦心理护理：指导患者改善自我形象的方法，缓解患者的焦虑情绪。

7. 健康教育

（1）康复指导：出院后坚持患侧上肢的功能锻炼，避免患肢搬动、提举重物。

（2）用药指导：鼓励患者坚持放疗、化疗，定期检查血常规和肝肾功能。抗雌激素制剂三苯氧胺可抑制肿瘤细胞生长，应至少服用 3 年，不良反应有潮热、恶心、呕吐、静脉血栓形成、阴道干燥或分泌物增多等。

（3）义乳或乳房重建：出院时佩戴无重量的义乳，有重量的义乳在治愈后佩戴。义乳宜与健侧乳房大小相似，注意清洁。乳房根治术后 3 个月可行乳房重建术，但有肿瘤转移或乳腺炎者严禁植入假体。

（4）避孕指导：术后 5 年内应避免妊娠，减少乳腺癌复发。

（5）自我检查指导：自我检查是最重要的出院指导，最好在月经后的 7 ～ 10 天进行。绝经者选择每个月固定的 1 天检查。洗澡时站立位对着镜子观察，从乳房外上象限开始检查，依次为外上、外下、内下、内上象限，然后检查乳头、乳晕，最后检查腋窝。40 岁以上女性或乳腺癌术后应每年定期行钼靶 X 线检查。

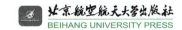

第 18 章　胸部损伤

第一节　解剖生理概要

1. **解剖**　胸部的骨性胸廓支撑保护胸内脏器，参与呼吸功能，由胸壁、胸膜及胸腔内脏器组成。胸壁由胸椎、胸骨和肋骨组成的骨性胸廓以及附着在其外面的肌群、软组织和皮肤组成。胸部的上口由胸骨上缘和第 1 肋组成，下口为膈所封闭。

胸腔分右肺间隙、左肺间隙和纵隔三部分。纵隔在胸腔中央，上为胸腔入口，下为膈肌，两侧为左、右肺间隙，前有胸骨，后抵胸椎；纵隔有食管、气管、大血管、心脏和心包。

2. **生理**　胸膜是附着于胸壁内面和覆盖于肺表面的浆膜。脏胸膜被覆在肺的表面，与肺紧密结合，伸入叶间裂内。壁胸膜贴附于胸内筋膜内面、膈上面和纵隔侧面，向上突至颈根部。胸膜腔为脏、壁胸膜在肺根处相互延续共同围成左、右各一的密闭窄隙，腔内为负压，并有少量浆液，起润滑作用。腔内保持 - 0.78 ～ - 0.98kPa（- 8 ～ - 10cmH$_2$O）的压力，吸气时负压增大，呼气时减小；稳定的负压可以维持正常的呼吸，且能防止肺萎缩。

第二节　肋骨骨折

1. **病因、病理**　肋骨骨折的病因有外来暴力和病理因素，是最常见的胸部损伤。

（1）肋骨骨折的特点：因第 4 ～ 7 肋骨长而薄，最易折断，故第 4 ～ 7 肋骨骨折最多见。第 1 ～ 3 肋短粗，且被锁骨保护，不易骨折。第 8 ～ 10 对假肋及第 11、12 对浮肋的弹性大，也不易骨折。

（2）连枷胸：单根或多根肋骨单处骨折时对呼吸影响不大，若刺破壁胸膜、肺组织和肋间血管可出现明显症状。相邻多根、多处肋骨骨折使局部胸壁失去完整肋骨的支撑而软化，可导致连枷胸，是最严重的肋骨骨折。患者常发生吸气时软化区胸壁内陷，呼气时外突，这种现象称为反常呼吸运动。若软化区范围较大，可致呼吸时双侧胸腔内压力不平衡，造成纵隔左右摆动，重者可出现呼吸和循环衰竭。

2. **临床表现**

（1）症状：局部疼痛，咳嗽、深呼吸或变换体位时加重。疼痛及反常呼吸可引起胸闷、气促、呼吸困难、发绀、休克等，此时呼吸情况是最重要的评估内容。

（2）体征：受伤胸壁肿胀、畸形，局部压痛明显，间接挤压疼痛加重（胸廓挤压征阳性），有助于与软组织挫伤鉴别。可产生骨摩擦音或摩擦感。骨折断端向内移位可刺破胸膜、肺组织，产生气胸、血胸或皮下气肿。多根多处肋骨骨折时，伤侧胸壁可见反常呼吸运动，导致纵隔扑动。

3. **辅助检查**　胸部 X 线和 CT 检查可见肋骨骨折断裂线、断端错位及血气胸等，但不能显示前胸肋软骨骨折。

4. **治疗要点**　处理原则为有效控制疼痛，肺部物理治疗和早期活动。

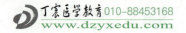

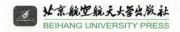

（1）闭合性单根或多根单处肋骨骨折：**重点是镇痛、固定胸廓和防治并发症。**可采用多头胸带或弹性胸带固定胸廓。

（2）闭合性多根多处肋骨骨折：**首要措施是控制反常呼吸运动，胸壁软化区加压包扎。**

①现场急救用坚硬的垫子或手掌施压于胸壁软化部位。再用包扎（小范围）、牵引（大范围）和内固定法（骨折错位明显）固定软化胸壁。

②镇痛：通过口服镇痛镇静药、硬膜外镇痛、静脉镇痛、1% 普鲁卡因封闭、肋间神经阻滞等方法，缓解疼痛。

③建立人工气道：咳嗽无力、不能有效排痰或呼吸衰竭者，尽早气管插管或气管切开。

④应用抗生素，预防感染。

（3）开放性肋骨骨折：①尽早清创，行骨折内固定，应用抗生素防治感染。②胸膜穿破者，行胸膜腔闭式引流术。

第三节　损伤性气胸

胸膜腔内积气称为气胸。多由利器或肋骨断端刺破胸膜、肺及支气管后，胸膜腔与外界沟通，外界空气进入所致。根据胸膜腔内压力情况，气胸分为闭合性气胸、开放性气胸和张力性气胸。

1. 病理生理

（1）闭合性气胸：胸膜腔内压低于大气压。空气通过胸壁或肺的伤口进入胸膜腔后，伤口立即闭合，患侧肺组织部分受压。

（2）开放性气胸：**胸膜腔内压几乎等于大气压。胸壁存在开放性伤口，患侧胸膜腔与大气直接相通，空气自由进入胸膜腔，胸膜腔内负压消失，肺组织萎陷。由于呼吸时两侧胸膜腔的压力发生变化，可出现吸气时纵隔向健侧移位，呼气时又移回患侧，导致纵隔位置随呼吸而左右摆动，称为纵隔扑动。**

（3）张力性气胸：胸膜腔内压高于大气压。较大的肺泡或支气管破裂、肺裂伤等形成的裂口所产生的单向活瓣与胸膜腔相通，吸气时开启，呼气时关闭，**使胸膜腔内积气不断增加、患侧胸膜腔内压力进行性增高，患侧肺严重萎陷，从而使呼吸和循环功能发生严重障碍。同时也会造成皮下气肿等。**

2. 临床表现

（1）闭合性气胸：根据胸膜腔内积气的量与速度，**小量气胸（肺萎陷 30% 以下）患者可无症状；中量、大量气胸（肺萎陷超过 30%）患者有明显呼吸困难。**体检可发现患侧胸廓饱满，气管向健侧移位，语颤减弱，叩诊呈鼓音，听诊呼吸音减弱或消失。

（2）开放性气胸：患者可出现明显的呼吸困难、口唇发绀、颈静脉怒张、鼻翼扇动等表现，严重者休克。**外界空气自由进出胸膜腔，呼吸时可闻及吸吮样的声音，称为胸部吸吮伤口。**气管、心脏向健侧移位，患侧胸壁叩诊呈鼓音，听诊呼吸音减弱或消失。

（3）张力性气胸：是可迅速致死的危急重症。患者有严重或极度的呼吸困难，大汗淋漓、发绀、烦躁不安、意识障碍，严重者出现休克或窒息。**气管明显移向健侧，颈静脉怒张，皮下气肿明显，患侧胸部饱满，肋间隙增宽，叩诊呈高度鼓音，听诊呼吸音消失。**

3. 辅助检查

（1）闭合性气胸：胸部 X 线检查可显示不同程度的肺萎陷和胸膜腔积气，有时伴有少量胸腔积液。

（2）开放性气胸：胸部 X 线检查示患侧肺明显萎缩，患侧胸壁大量积气，气管、心脏及纵隔明

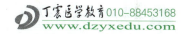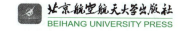

显移位。

（3）张力性气胸：胸部X线检查示胸膜腔严重积气，患侧肺完全萎缩，伴有纵隔和皮下气肿。胸膜腔穿刺有高压气体外推针筒活塞，气管和心脏向健侧移位。

4. 治疗要点

（1）对症治疗：卧床休息，适当吸氧。根据患者病情给予镇静、镇痛、镇咳、扩张支气管等处理。

（2）损伤性气胸治疗要点

①闭合性气胸：小量气胸者不需要特殊处理，积气一般可在1～2周自行吸收。大量气胸者需行胸膜腔穿刺或胸腔闭式引流术。

②开放性气胸：应立即将开放性气胸转变为闭合性气胸，可用无菌敷料或清洁器材等在患者呼气末封盖伤口。

③张力性气胸：应立即行胸腔穿刺排气。进一步处理包括胸腔闭式引流，应用抗生素预防感染，对症处理等。

第四节　损伤性血胸

胸膜腔内积血称为血胸。血胸与气胸同时存在，称为血气胸。

1. 病因、病理　胸膜腔积血多来源于心脏、胸内大血管及其分支、肺组织和胸壁、膈肌等出血。肺裂伤出血多能自行停止；肋间血管、胸廓内血管或动脉出血不易自行停止；心脏和大血管受损出血易造成循环衰竭。血胸的发生可引起循环功能障碍，压迫肺组织，使呼吸面积减少。纵隔因血胸偏移，可导致健侧肺受压，静脉回流受阻。

2. 临床表现　与出血速度、出血量及个人体质有关。

（1）少量血胸（成人在500ml以下）可无明显症状。

（2）中量（500～1000ml）和大量（1000ml以上）血胸，尤其是急性出血时，患者可出现面色苍白、脉搏细速、血压下降等低血容量性休克的表现，同时可出现呼吸急促、肋间隙饱满等胸腔积液的表现。当血胸合并感染时，患者可有高热、寒战、出汗和疲乏等表现。

（3）进行性血胸：①持续脉搏加快，血压下降或补充血容量后仍不稳定。②胸腔闭式引流血量≥200ml/h，持续3小时。③血红蛋白量、红细胞计数、血细胞比容进行性降低。

（4）感染性血胸：①全身感染表现，常有畏寒、高热等。②1ml胸腔积液中加入5ml蒸馏水出现浑浊。③白细胞计数增加。④细菌培养发现致病菌。

（5）凝固性血胸：当胸腔内迅速积聚大量血液，超过肺、心包和膈肌运动所起的去纤维蛋白作用时，胸腔内积血发生凝固，形成凝固性血胸。

3. 辅助检查

（1）血常规：白细胞计数升高。

（2）胸部X线检查：小量血胸肋膈角消失，大量血胸可见胸膜腔有大片积液阴影，纵隔可向健侧移位。

（3）胸膜腔穿刺抽得不凝血液。

4. 治疗要点

（1）非进行性血胸：小量血胸可自行吸收；中、大量血胸尽早行胸膜腔穿刺及胸腔闭式引流，排出积血，促进肺膨胀。

（2）进行性血胸：应及时开胸探查，止血、输液、输血。

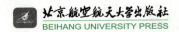

（3）感染性血胸：改善胸腔引流，排除积血或脓液。

（4）凝固性血胸：稳定后尽早行剖胸手术清除积血和血块，也可进行纤维组织剥脱术。

第五节　胸部损伤的护理

1. 胸部损伤患者的护理

（1）现场急救：开放性气胸应立即封闭伤口，张力性气胸立即进行胸膜腔穿刺排气或胸腔闭式引流。

（2）维持有效气体交换：①保持呼吸道通畅，清理分泌物或呕吐物，及时供氧。②必要时行气管插管等辅助呼吸。③协助患者取半坐卧位。④遵医嘱给予化痰药物，协助患者进行雾化治疗。

（3）病情观察：随时巡视，观察患者呼吸频率、节律、幅度等，有使用呼吸机者应观察呼吸机工作是否正常。一旦出现呼吸极度困难、发绀等异常状况应立即报告医生并协助处理。

（4）减轻疼痛：①告知患者不能因担心疼痛而不敢咳嗽，可用双手按压患侧胸壁，以减轻疼痛。②遵医嘱给予镇痛药。③转移患者注意力。

（5）预防感染：①密切观察患者体温、伤口变化。②指导患者进行有效咳嗽、咳痰。③遵医嘱合理使用抗生素。④严格无菌操作，避免交叉感染。⑤协助患者翻身、叩背、下床活动等。⑥保持室内定期通风，温湿度适宜。

（6）胸腔穿刺抽气的护理：①穿刺部位常为患侧胸部锁骨中线第 2 肋间。②选用 50ml 或 100ml 注射器。③注意抽气时注射器应与针头柄的胶管相连，防止空气进入；一次抽气量以不超过 1000ml 为宜，每天或隔天一次。

2. 胸膜腔闭式引流患者的护理

（1）原理及目的：根据胸膜腔生理性负压机制设计。其目的是：①引流胸膜腔内积液、积血及积气。②重建胸膜腔内负压，促进肺复张。③维持纵隔的正常位置。④防止感染。

（2）置管种类、位置：引流气体应选择管径为 1cm 的塑料管，放置在患侧锁骨中线第 2 肋间或腋前线第 4、5 肋间处，引流管侧孔深入胸腔内 2～3cm。引流液体应选择管径 1.5～2cm 的橡皮管，放置在患侧腋中线与腋后线之间第 6～8 肋间。脓液引流应放置于脓液积聚的最低位置。

（3）装置：见图 3-4。

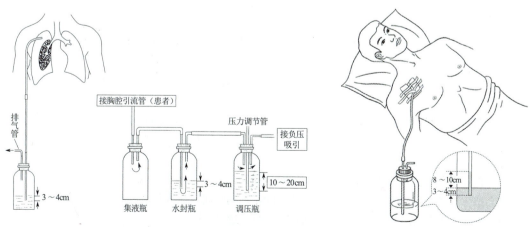

图3-4　胸膜腔闭式引流装置及体位

①单瓶水封闭式引流：广口无菌引流瓶容量 2000～3000ml，盛 500ml 无菌生理盐水，水封瓶橡胶塞上的长玻璃管为引流通路，应插入液面下 3～4cm，保证外界气体进入胸腔需要克服 3～4cmH$_2$O 的压力，从而维持引流装置密闭。短玻璃管为空气通路，应远离液面 5cm 以上，保持与外界空气相通。引流橡皮管两端分别连接长玻璃管与患者身上的胸腔闭式引流管，接通后可见长玻璃管内水柱上升至液面上 8～10cm，即胸膜腔内负压为 8～10cmH$_2$O，并随呼吸上下移动，这是观察闭式胸膜腔引流是否通畅的最简单方法。

②双瓶水封闭式引流：在水封瓶的前端增加一个集液瓶。集液瓶插入的两根短管分别与患者的胸腔引流管及水封瓶的长管相连。

③三瓶水封闭式引流：在双瓶的基础上增加一个负压调压瓶，位于水封瓶后端，调节瓶橡皮塞上安装的两根短管分别接水封瓶和负压吸引，长管下端插入液面下 10～20cm，上端与大气相通。调节插入液面深度可调节抽吸的负压，压力调节管不断有气泡逸出，说明其调节压力的作用有效。

（4）保持管道密闭

①正确安装引流装置，保证衔接处密封良好。

②更换引流瓶或患者移动时，应先用止血钳夹闭引流管。

③在引流管周围用油纱布包盖皮肤。

④若引流管脱出胸腔，应立即用手捏住伤口周围皮肤，再用凡士林纱布封闭；若引流管连接处脱落，应立即用双钳夹闭并更换引流装置。

（5）保持引流通畅

①观察是否有气体或液体排出，引流瓶长管中的水柱是否随呼吸上下波动。

②保证水封瓶直立，低于胸部。

③患者宜取半坐卧位，鼓励其咳嗽、有效咳痰和深呼吸，促进气体和液体排出。

④定时挤捏引流管，防止阻塞、扭曲和受压，但切不可冲洗。

（6）严格无菌操作：引流瓶低于胸腔引流口 60～100cm，定时更换引流瓶及外接的引流管，保持引流口处敷料干燥、清洁，有渗液应及时更换，操作过程中时刻注意无菌原则。

（7）观察和记录：观察长玻璃管水柱波动的情况，记录引流液的颜色、性质和量。水柱波动范围超过 4～6cm，提示可能存在肺不张，无波动提示肺膨胀良好或引流不通。每天引流量不应超过 500ml，若有大量气泡、血性液体或引流量过少，提示引流不畅，应立即报告医生并协助处理。

（8）拔管护理

①拔管指征：置管 48～72 小时后，无气体逸出且引流液颜色变浅，24 小时液量＜50ml 或脓液＜10ml，X 线检查肺膨胀良好，患者无呼吸困难。

②拔管方法：拔管时嘱患者深吸气后屏气，拔管后并立即用凡士林纱布和厚敷料封闭伤口并包扎固定。

③拔管观察：拔管后 24 小时内注意观察患者有无胸闷、呼吸困难、渗液、出血和皮下气肿等。

3. 健康教育

（1）向患者讲明气胸的病因、诱因及自救措施。指导患者注意避免抬举重物、剧烈咳嗽、屏气、用力排便等动作，禁止乘坐飞机，须肺完全复张 1 周后方可乘坐。多吃水果、蔬菜等富含粗纤维的食物，防治便秘。

（2）指导患者学会有效咳嗽、咳痰及深呼吸运动。

（3）指导患者适量活动，不宜参加剧烈的运动，运动时间宜在气胸治愈 1 个月后。

（4）出院后短期内尽量不去人多的公共场所，预防感染。

（5）定期复诊。

第 19 章　脓　胸

胸膜腔内积存有脓液称为脓胸。根据致病菌不同分为化脓性脓胸、结核性脓胸及特异病原性脓胸；根据病变范围分为全脓胸和局限性脓胸；根据病理发展过程分为急性脓胸和慢性脓胸。脓胸可发生于任何年龄，以幼儿及年老体弱者多见。

第一节　急性脓胸

1.　**病因**　多为继发性感染，最主要的原发病灶是肺部感染，常见的致病菌为金黄色葡萄球，其他如肺炎双球菌、链球菌、大肠埃希菌、真菌、结核杆菌和厌氧菌等。

致病菌侵入胸膜腔并引起感染的途径有：①直接侵入：化脓病灶侵入或破入胸膜腔，如肺脓肿或邻近组织的脓肿破裂。②间接感染：外伤、异物存留、手术污染或血肿引起继发感染。③淋巴途径：如膈下脓肿、肝脓肿、纵隔脓肿、化脓性心包炎等，通过淋巴管侵犯胸膜腔。④血源性播散：在败血症、脓毒血症时，致病菌经血液循环进入胸膜腔。

2.　**病理生理**

（1）浆液性渗出期：感染侵犯胸膜后，引起大量炎性胸水渗出。早期渗出液稀薄，含有白细胞和纤维蛋白，呈浆液性。若排尽脓液，肺能完全膨胀。

（2）脓性渗出期：随着病程进展，脓细胞及纤维蛋白增多，渗出液逐渐由浆液性转为脓性，纤维蛋白沉积于脏、壁胸膜表面。病变局限者为局限性脓胸；病变广泛，脓液布满全胸膜时为全脓胸。

（3）脓腔形成期：初期纤维素膜附着不牢固，易脱落，随着纤维素层的不断加厚，韧性增强而易粘连，使脓液局限，形成局限性或包裹性脓胸。脓液被分割为多个脓腔时称多房脓胸；若伴有气管、食管瘘，脓腔内有气体，出现液平面，形成脓气胸。脓胸穿破胸壁，成为自溃性脓胸或外穿性脓胸。

3.　**临床表现**

（1）症状：常有高热、脉速、食欲缺乏等，胸痛、咳嗽、咳痰及全身不适，积脓较多时，患者感觉胸闷、呼吸急促等，严重者可伴有发绀和休克。

（2）体征：患侧呼吸运动减弱，肋间隙饱满，叩诊呈浊音，纵隔向健侧移位，呼吸音减弱或消失。脓气胸者上胸部叩诊呈鼓音，下胸部叩诊呈浊音。

4.　**辅助检查**

（1）影像学：X线检查可见患侧胸腔呈均匀一致的密度增高影、CT有助于判断脓腔大小、部位。超声检查可确定胸腔积液部位及范围，有助于脓胸穿刺定位。

（2）胸腔穿刺：抽出脓液可确立诊断。

5.　**治疗要点**　急性脓胸的治疗原则是控制感染，积极排尽胸膜腔积脓，尽快促使肺膨胀及支持治疗。

（1）支持疗法：给予高维生素、高蛋白饮食。纠正贫血及水、电解质的平衡。

（2）控制感染：根据致病菌对药物的敏感性，合理、有效使用抗生素。

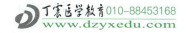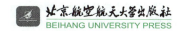

（3）排除脓腔积脓及促使肺复张：是治疗急性脓胸的关键。常用方法包括：行胸腔穿刺、胸腔闭式引流、脓胸廓清除术。

第二节　慢性脓胸

一般急性脓胸的病程超过 3 个月，即进入慢性脓胸期。

1. **病因**　①急性脓胸引流不及时，引流部位不当，或过早拔出引流管，脓液未能排尽。②异物存留于胸膜腔内。③伴有支气管胸膜瘘或食管瘘。④出现结核、真菌及寄生虫等感染。⑤邻近组织有慢性感染，如肋骨骨髓炎、膈下脓肿、肝脓肿等。

2. **病理生理**　在急性脓胸的基础上发展而来，毛细血管及炎性细胞形成肉芽组织，纤维蛋白沉着机化并在脏、壁胸膜上形成韧厚致密的纤维板，构成脓腔壁。纤维板日益增厚，机化形成瘢痕而固定紧束肺组织，牵拉胸廓使之内陷，纵隔向患侧移位，并限制胸廓的活动，降低呼吸功能。由于壁胸膜变厚，使肋间肌萎缩、肋间隙变窄，可出现肋骨畸形及脊椎侧凸。

3. **临床表现**　低热、食欲减退、消瘦、贫血、低蛋白血症、气促、咳嗽、咳脓痰等症状。体检见胸廓内陷，呼吸运动减弱，肋间隙变窄，气管及纵隔偏向患侧，听诊呼吸音减弱或消失，杵状指（趾）等。

4. **辅助检查**
（1）X 线：见胸膜增厚，肋间隙变窄及大片密度增强模糊阴影，膈肌升高，纵隔移向患侧。
（2）胸腔穿刺：脓腔穿刺行化验检查，做细菌培养及药敏试验。
（3）脓腔造影或瘘管造影：明确脓腔范围和部位，支气管胸膜瘘者慎用或禁忌。

5. **治疗要点**
（1）改善营养：去除病因，加强营养支持治疗，提高机体抵抗力。保存和恢复肺功能。
（2）脓腔引流：促进脓腔排出，为手术治疗做好准备。
（3）手术治疗：胸膜纤维板剥脱术；胸廓成形术；胸膜肺切除术。

第三节　脓胸的护理

1. **术前护理**
（1）加强营养：进食高蛋白、高热量及富含维生素的食物。对贫血和低蛋白血症者，可少量多次输入新鲜血或血浆。
（2）皮肤护理：协助患者翻身，保持衣被平整干净，按摩背部及骶尾部皮肤，预防压疮。
（3）减轻疼痛：指导患者作腹式深呼吸，减少胸廓运动、减轻疼痛；必要时给予镇静、镇痛处理。
（4）降低体温：高热者给予物理降温，鼓励患者多饮水，必要时应用药物降温。
（5）改善呼吸功能
①体位：半坐卧位利于呼吸和引流。有支气管胸膜瘘者取患侧卧位，以免脓液流向健侧或发生窒息。
②保持呼吸道通畅：协助患者排痰，行体位引流等，使用化痰剂促进排痰。合理给氧。
③协助医师进行治疗：急性脓胸者为控制感染及改善呼吸，应尽早行胸腔穿刺抽脓，每天或隔天

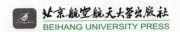
丁震医学教育 010-88453168　www.dzyxedu.com
北京航空航天大学出版社　BEIHANG UNIVERSITY PRESS

1 次。抽脓后,胸腔内注射抗生素。脓液多时,可分次抽吸,每次抽脓量不宜超过 1000ml。脓液黏稠、抽吸困难、经治疗脓液不见减少, 或伴有支气管胸膜瘘者应行胸腔闭式引流。已行脓腔闭式引流者,若引流情况较差,可改为胸腔插管开放引流。待脓腔容积少于 10ml 时,可拔出引流管,瘘管自然愈合。

2．术后护理

（1）病情观察：监测患者生命体征,注意观察患者的呼吸状况、引流液的性状和量,出现异常及时通知医师。

（2）维持有效呼吸

①控制反常呼吸：行胸廓成形术后患者应取术侧向下卧位,加压包扎,松紧适宜,根据肋骨切除范围,在胸廓下垫一硬枕或用 1～3kg 沙袋压迫,控制反常呼吸。

②呼吸功能训练：鼓励患者有效地咳嗽、排痰、吹气球等,促使肺充分膨胀,增加通气容量。

（3）保持引流管通畅：急性脓胸患者若能及时彻底排除脓液,一般可治愈。护理慢性脓胸患者时,引流管不能过细,引流位置适当,以免影响脓液排出。若脓腔明显缩小,脓液不多,可将闭式引流改为开放式引流,注意保持局部清洁,及时更换敷料,妥善固定,防止滑脱。引流口周围皮肤涂氧化锌软膏,防止发生皮炎。行胸膜纤维板剥脱术患者术后易发生大量渗血,若患者血压下降、脉搏增快、尿量减少、烦躁不安且呈贫血貌或胸腔闭式引流术后 2～3 小时引流量大于 100～200ml/h 且呈鲜红色时,立即报告医师,遵医嘱快速输新鲜血,给予止血药,必要时再次开胸止血。

（4）康复训练：患者应采取直立姿势,练习头部前后左右回转运动、上半身的前屈运动及左右弯曲运动。自术后第 1 天起即开始上肢运动,可能恢复到术前的活动水平。

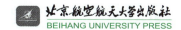

第 20 章　肺癌外科治疗

1. **病因**　肺癌的病因尚未完全明确,吸烟是最重要的危险因素。其他危险因素包括职业因素(长期接触石棉、砷、煤烟、焦油和石油等)、空气污染、电离辐射、饮食与营养、某些慢性肺部疾病等。

2. **分类及病理**

(1)按解剖学部位分类:中央型肺癌多为鳞癌和小细胞癌;周围型肺癌多为腺癌。分布以右肺多于左肺,上叶多于下叶。

(2)按组织学分类:①鳞癌最常见,以中央型肺癌为主,多见于老年男性,与吸烟关系最密切。②腺癌女性多见,以周围型肺癌为主,对化疗、放疗敏感性较差。③大细胞癌恶性程度较高。④小细胞癌 40 岁左右吸烟男性多见,恶性程度最高。

(3)转移途径:有直接扩散、淋巴转移及血行转移 3 种转移方式。淋巴转移最常见,常转移至同侧颈部、右锁骨上淋巴结。晚期可发生血行转移,累及骨、脑、肝等。

3. **临床表现**

(1)原发肿瘤症状:咳嗽、血痰、咯血、喘鸣、低热、体重减轻、食欲减退等。其中咳嗽是出现最早的症状,多为刺激性咳嗽,痰中带血。

(2)肿瘤压迫症状:胸痛、吞咽困难、声音嘶哑、腔静脉压迫综合征、Horner 综合征等。

(3)远处转移症状:头痛、颅内压增高、骨痛、病理性骨折、肝区疼痛、肝大、黄疸、淋巴结肿大等。

(4)副癌综合征:骨关节痛,杵状指,库欣综合征,男性乳房发育,重症肌无力,多发性肌肉神经痛,钙、磷代谢紊乱。

4. **辅助检查**　影像学检查是最基本、最主要、应用最广泛的检查方法。痰脱落细胞检查是简易有效的普查和早期诊断方法。纤维支气管镜检查是诊断肺癌最可靠的手段。

5. **治疗要点**　非小细胞癌(鳞癌、腺癌、大细胞癌)采取以手术治疗为主,辅以化学治疗和放射治疗的综合治疗。小细胞癌主要进行化学治疗和放射治疗。

(1)**手术治疗**:是肺癌最重要和最有效的治疗手段。

(2)**放射治疗**:小细胞癌最敏感,其次为鳞癌,腺癌最低。

(3)**化学治疗**:小细胞癌疗效较好,采用联合、间歇、短程用药。

(4)**其他**:靶向治疗、免疫治疗及中医中药治疗。

6. **术前护理**　术前戒烟 2 周。加强营养,注意口腔卫生,合并慢性支气管炎、肺内感染、肺气肿者遵医嘱应用抗生素。指导患者练习腹式深呼吸及有效咳嗽,预防肺部并发症的发生。介绍术后放置胸膜腔引流管的意义及注意事项。

7. **术后护理**

(1)**体位护理**:麻醉未清醒时取平卧位,头偏向一侧。麻醉清醒、血压稳定后改为半坐卧位。肺段切除术或楔形切除术者,采用健侧卧位,促进患侧肺扩张。一侧肺叶切除者,采取健侧卧位,但呼吸功能较差者,宜选平卧位,避免健侧肺受压而影响通气。一侧全肺切除术者,避免过度侧卧,采取 1/4 侧卧位,防止纵隔移位和压迫健侧肺。血痰或支气管瘘管者,取患侧卧位。注意定时变换体位,避免头低足高位。

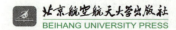
丁震医学教育 010-88453168
www.dzyxedu.com
北京航空航天大学出版社
BEIHANG UNIVERSITY PRESS

（2）休息活动护理：尽早下床活动，预防肺不张，改善呼吸循环功能。但术后 3 天内（年老体弱、心脑血管疾病者术后 7 天内）应在床上排泄，避免体位性低血压。加强手臂和肩关节运动，预防术侧肩关节强直、胸壁肌肉粘连及失用性萎缩。全肺切除术后取直立的功能位。

（3）病情观察：术后 2 ～ 3 小时每 15 分钟测量 1 次生命体征，心率和血压平稳后改为 0.5 ～ 1 小时测量 1 次。定时观察呼吸情况并呼唤患者，注意有无呼吸窘迫的现象。24 小时内最常见的并发症为出血，出现异常应立即报告医生。

（4）保持呼吸道通畅：指导患者深呼吸，有效咳嗽，并协助其翻身、叩背，必要时进行吸痰。常规给予鼻导管吸氧 2 ～ 4L/min。痰液黏稠者，可用糜蛋白酶、地塞米松等药物行超声雾化。咳痰无力者，必要时吸痰。

（5）营养与输液：严格掌握输液总量和速度，以免发生肺水肿。全肺切除术后，限制钠盐摄入量，24 小时补液量＜ 2000ml，速度以 20 ～ 30 滴 / 分为宜。患者意识恢复且无恶心症状，拔除气管插管后即可饮水。肠蠕动恢复后，开始给予清淡流质或半流质饮食，逐渐过渡到高蛋白、高热量、高维生素、易消化的普食。左肺切除术后，因胃体升高易致胃扩张，术后应禁食 1 ～ 2 天。

（6）减轻疼痛：避免加重疼痛的因素，咳嗽时协助固定胸廓，适当给予镇痛药。

（7）维持胸腔引流通畅：按胸腔闭式引流常规进行护理。若引流血性液体每小时 100 ～ 200ml，色鲜红，伴有低血容量的表现，怀疑有活动性出血，应立即通知医生处理。术后 3 ～ 14 天持续引出大量气体应警惕支气管胸膜瘘，立即报告医师，取患侧卧位，使用抗生素，必要时做好开胸修补准备。

（8）复查指导：定期门诊复查，出现伤口疼痛、剧烈咳嗽及咯血等症状，应尽快就诊。

8. 纤维支气管镜检查的护理

（1）术前 4 小时禁食，防止误吸。术前半小时肌内注射阿托品，以减少呼吸道分泌，并给予地西泮镇静。

（2）术中取仰卧位，肩部略垫高。密切观察生命体征和反应。

（3）术后 2 小时内禁食、禁水。待麻醉作用消失后可小口饮水，无呛咳再进少量温凉流质或半流质食物。术后数小时内避免吸烟、谈话和咳嗽。有少量咯血及痰中带血不必担心，轻轻咳出即可。

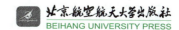

第 21 章　食管癌

第一节　解剖生理概要

食管是连接咽和胃的细长肌性管道，功能是把食物和唾液等运送到胃内。成年人食管长约25cm，切牙距食管起点约15cm。食管有3处生理狭窄：第1处在食管入口处，第2处在食管与左主支气管交叉处，第3处在食管穿过膈肌的裂孔处。这3处狭窄是食管异物滞留及食管癌的多发处。食管壁由黏膜、黏膜下层和肌层组成，没有浆膜层，故食管癌等病变易扩散至纵隔。

第二节　食管癌

1. **病因**　①吸烟与重度饮酒是重要原因。②亚硝胺及真菌。③遗传因素。④营养不良及微量元素缺乏。⑤不良饮食习惯，食物过烫或过硬，进食过快。⑥食管炎症及黏膜损伤等。

2. **病理**　食管癌以鳞癌为主，好发于胸中段食管，下段次之，上段较少。按病理形态可分为髓质型、蕈伞型、溃疡型、缩窄型，以髓质型最常见。可通过直接扩散、淋巴、血行3条途径转移，其中淋巴转移最主要，血行转移较晚。

3. **临床表现**　40岁以上好发，男性多于女性。

（1）早期：症状不明显，最典型的早期表现为吞咽粗硬食物时偶有不适感，如哽噎感、胸骨后烧灼样、针刺样或牵拉摩擦样疼痛。

（2）中晚期：典型症状为进行性吞咽困难。患者逐渐消瘦、脱水、无力。晚期有恶病质，侵袭邻近器官或远处转移时，出现相应症状,如声音嘶哑、胸痛、呛咳等。癌肿侵入气管,形成食管气管瘘；癌肿穿透大血管可出现致死性大呕血。

4. **辅助检查**　①脱落细胞学检查：为我国首创，适用于普查。②食管吞钡造影：出现皱襞粗糙或中断，充盈缺损、管腔狭窄等。③纤维食管镜检查：合并病理学检查，有确诊价值。④CT：能显示食管癌侵犯的范围及淋巴结转移情况。

5. **治疗要点**　以手术治疗为主，辅以放射治疗、化学治疗等综合疗法。手术是治疗食管癌的首选方法。手术切除范围为癌肿及上下各5～8cm以上的食管及所属区域淋巴结。切除后常用胃、结肠、空肠重建食管，以胃最为常用。对晚期食管癌或不能根治者，可行姑息性减压手术。放射疗法可用于术前或术后，或单独用于颈段、胸上段癌或晚期癌的治疗。化学疗法主要用于辅助治疗及缓解晚期病情进展。

6. **护理措施**

（1）手术前护理

①心理护理：交代手术、其他治疗与护理的大致过程、配合与注意事项,缓解患者焦虑与恐惧情绪,必要时使用镇静、镇痛药。

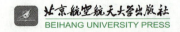

②饮食护理：给予高热量、高蛋白、高维生素、清淡无刺激的流质或半流质饮食，必要时提供肠内、肠外营养。

③消化道准备：术前 3 天流质饮食，术前 1 天禁食。出现梗阻和炎症者，术前 1 周口服抗生素，如新霉素或甲硝唑。拟行结肠代食管手术者，术前 3～5 天口服肠道不吸收的抗生素，如甲硝唑、庆大霉素或新霉素等。术前 2 天进食无渣流质，进食后有滞留或反流者，术前 1 天晚用抗生素生理盐水冲洗食管，以减轻充血水肿，减少术中污染，预防吻合口瘘。术前晚行清洁灌肠或全肠道灌洗后禁饮禁食。手术日晨留置胃管，梗阻部位不可强行插入。

④呼吸道准备：术前 2 周严格戒烟，训练有效咳嗽和腹式深呼吸。

（2）手术后护理

①病情观察：术后 2～3 小时，严密监测生命体征的变化，待平稳后改为每 30 分钟至 1 小时测量 1 次。

②饮食护理：是术后护理的重点。术后应严格禁饮、禁食 3～4 天。待肛门排气、引流量减少后，拔除胃管。拔管 24 小时后先试饮少量水，术后 5～6 天可给全清流质饮食。术后 3 周可进普食，避免进食生、硬、冷食物，并少食多餐。饭后 2 小时内勿平卧，以免食物反流。反流严重者，睡眠时半卧位，并服用减少胃酸分泌的药物。

③呼吸道护理：清醒后应半卧位，减轻伤口缝合处张力，也便于观察呼吸型态、频率和节律。鼓励患者深呼吸、吹气球，促进肺膨胀。协助患者咳痰，必要时吸痰，保持气道通畅。

④胃肠减压护理：持续胃肠减压 3～4 天，观察并记录引流液的量、性状及颜色。经常挤压胃管，避免管腔堵塞。胃管不通畅时，给予少量生理盐水冲管并及时回抽，避免胃扩张增加而并发吻合口瘘。胃管脱出后立即通知医生，不应再盲目插入，以免戳穿吻合口。

⑤食管重建术后护理：保持减压管通畅，注意观察腹部体征，有无术后并发症。加强口腔卫生，粪便气味因结肠逆蠕动所致，半年后可逐渐缓解。

⑥胃造口术后护理：妥善固定，防止脱出、阻塞，保护局部皮肤。灌食初期胃造口管可每天更换 1 次，及时更换渗湿敷料，造口周围涂氧化锌软膏或置凡士林纱布保护皮肤。

⑦并发症的预防和护理

a. 吻合口瘘：是术后最严重的并发症，多发生在术后 5～10 天，表现为呼吸困难、胸腔积液和全身中毒症状。一旦发生应立即通知医生并嘱患者禁食，行胸腔闭式引流，应用抗生素并加强营养支持，严密观察生命体征，必要时做好术前准备。

b. 乳糜胸：为损伤胸导管所致，多发生在术后 2～10 天。乳糜液积聚在胸腔内，压迫肺及纵隔向健侧移位，出现胸闷、气急、心悸，甚至血压下降。应给予胸腔闭式引流，持续负压吸引，肠外营养支持。治疗无效时行胸导管结扎术。

第 22 章　心脏疾病

第一节　概　述

1. **解剖生理**　心脏是血液循环的射血器官,具有泵的功能。似倒置的圆锥体,有 4 个腔:左心房、右心房、左心室和右心室。心脏是血液循环的动力装置,它将来自静脉系统未氧合的血液经右心室泵入肺,再流回左心房,形成肺循环;并将已氧合的血液经左心室泵入全身组织器官(包括心肌),最终返回右心房,形成体循环,从而供应全身组织代谢所需的氧和营养素,以保证人体新陈代谢的正常进行,维持生命活动和血压。

(1) 右心的入、出口及瓣膜:右心房、右心室之间由三尖瓣相通,当右心室收缩时,三尖瓣的瓣膜关闭,防止血液反流至右心房。右心室的出口称肺动脉口,与肺动脉干之间由肺动脉瓣相通。

(2) 左心的入、出口及瓣膜:左心房、左心室之间由二尖瓣相通,当左心室收缩时,二尖瓣的瓣膜关闭,防止血液反流至左心房。左心室的出口位于左房室口的右前方,称主动脉口,与主动脉之间由主动脉瓣相通。主动脉瓣与肺动脉瓣的结构相同,防止血液反流至心室。

(3) 心壁:由内向外可分为心内膜、心肌层和心外膜 3 层。心外膜与心包壁层形成心包腔,心包腔内液体有 15 ～ 50ml,可起到润滑的生理作用。

(4) 心的血管:心脏自身的血液供应主要来自于冠状动脉,有左、右冠状动脉两支。

(5) 心传导系:包括窦房结、结间束、房室结、房室束(希氏束)、左右束支和 Purkinje 纤维网。窦房结是心的正常起搏点,位于上腔静脉与右心房交界处的心外膜下。

2. **心脏疾病的特殊检查方法**

(1) 心导管检查术:目的是明确诊断心脏和大血管病变的部位与性质、病变是否引起了血流动力学改变及其程度,为采用介入性治疗或外科手术提供依据。可以发现心内畸形;测量心血管各部位的压力;在各部位采血标本测量氧饱和度,明确异常分流;做心血管造影、描记心内心电图、计算心排出量等。方法:局麻后自股静脉、上肢贵要静脉或锁骨下静脉(右心导管术)或股动脉(左心导管术)插入导管到达相应部位。连续测量并记录压力,必要时采血行血气分析。

(2) 心导管造影:可检查心脏和大血管的形态及缺损。根据不同的检查目的,选择左心室、右心室、肺动脉、升主动脉及其分支进行造影。方法:将造影剂经心导管注入心脏或血管内,快速 X 线摄片或录像。

(3) 冠状动脉造影术:可以提供冠状动脉病变的部位、性质、范围、侧支循环状况等的准确资料,有助于选择最佳治疗方案,是诊断冠心病最可靠的方法。方法:用特形的心导管经股动脉、肱动脉或桡动脉送到主动脉根部,分别插入左、右冠状动脉口,注入造影剂使冠状动脉及其主要分支显影。

(4) 以上各项心内检查,尤其是冠状动脉造影术,均可能引起各种并发症,甚至死亡。故做好术前、后的护理措施十分重要,主要包括:

①操作前备好心肺复苏术及各种抢救所需要的药品、物品与器械。

②目前常用碘造影剂,过敏反应为常见的不良反应,重者可出现过敏性休克和惊厥,故用

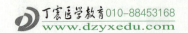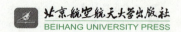

前应进行过敏试验。

③术中严密观察病情，极少数患者注入造影剂后出现皮疹、寒战，地塞米松可缓解，因此应警惕因造影剂过敏而发生过敏性休克。

④术后用沙袋压迫穿刺部位并妥善固定，以防出血。观察局部渗血情况，出现异常时及时报告医师。

⑤术后常规静脉滴注抗生素，预防心内膜感染。

⑥术后卧床时间：右心检查后 6～12 小时；左心检查后 12～24 小时。

第二节　冠状动脉粥样硬化性心脏病

1. **病因**　主要危险因素包括年龄（＞40 岁）、血脂异常、高血压、吸烟、糖尿病或糖耐量异常、肥胖、家族遗传。其他危险因素还包括 A 型性格、口服避孕药、性别、缺少体力活动、饮食不当等。

2. **病理病生**　冠状动脉血流量是影响心肌供氧最主要的因素。当冠状动脉粥样硬化使管腔狭窄时，冠状动脉血流量减少，心肌供氧和需氧失去平衡，此时心肌需氧量增加，但冠状动脉供血量不能相应增加，临床上呈现心肌缺血的症状。长时间心肌缺血可导致心肌细胞坏死。

3. **临床表现**

（1）稳定型心绞痛：在胸骨体上、中段之后及心前区，出现手掌大小的发作性胸痛和胸部不适。多至左肩，沿左臂尺侧达无名指和小指，向上可达颈、咽部和下颌部。休息及口服硝酸甘油可缓解，一般持续 3～5 分钟。

（2）急性心肌梗死：最早出现和最突出的症状是心前区剧烈疼痛，其部位和性质与心绞痛相同，但诱因不明显，常发生于安静时，程度更加剧烈，持续时间 10～20 分钟以上，经休息和含服硝酸甘油不能完全缓解。常伴有大汗、呼吸困难、恐惧和濒死感。有时伴发热、恶心、呕吐、上腹胀，重者可有呃逆。亦可出现心律失常、心源性休克、急性心衰等。

4. **辅助检查**

（1）冠状动脉造影术：是临床诊断冠心病的"黄金标准"，有助于选择最佳治疗方案及判断预后。

（2）超声心动图：可提供冠状动脉、心肌、心腔结构及血管、心脏的血流动力学检查结果。

5. **治疗要点**　手术治疗可以改善心肌供血、供氧，缓解心绞痛及心肌梗死等症状。常用的术式为冠状动脉旁路移植术。

6. **护理措施**

（1）术前护理

①术前用药护理：术前 3～5 天停用抗凝剂、利尿药、洋地黄、奎尼丁等药物，以防术中出血不止、洋地黄毒性反应等。

②活动与休息：指导患者深呼吸、有效咳嗽、床上功能锻炼等，避免劳累，保证充足的睡眠时间；做好心理护理，避免情绪波动。

③合理膳食：多食高维生素、粗纤维素、低脂、低盐的食物，防止便秘发生。心功能不足者应限盐。

④给氧：间断或持续氧气吸入，以保证重要器官的氧供，预防组织缺氧。

⑤戒烟：术前戒烟 3 周，有呼吸道感染者应积极抗感染治疗。

（2）术后护理

①加强循环和呼吸功能的监测：观察生命体征、心率、心律、心电图的变化，防止出现心律失常及心肌梗死；监测呼吸功能、血氧饱和度及动脉氧分压。

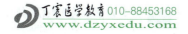
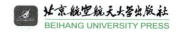

②抗凝治疗的护理：术后遵医嘱使用抗凝、抗血小板聚集药物，避免形成吻合口血栓。观察用药后反应、皮肤状况及凝血酶原时间，出现异常及时通知医师。

③取静脉的手术肢体的护理：术后局部加压包扎，观察足背动脉搏动情况及末梢循环状况，注意保暖。

④术后功能锻炼：术后 2 小时手术肢体可以进行下肢、脚掌和趾的被动功能锻炼；坐位时注意抬高患肢，避免足下垂；术后根据患者病情鼓励下床运动，勿站立过久；根据患者耐受程度，逐渐进行肌肉被动、主动运动。

第三节　体外循环

1. **概述**　体外循环指将回心的上、下腔静脉血和右心房静脉血引出体外，经人工心肺机进行氧合并排出 CO_2，经过调节温度和过滤后，再由人工心泵输回体内动脉继续血液循环的生命支持技术。

2. **人工心肺机的主要部件**

（1）**血泵（人工心）**：取代心脏，具有泵血功能，驱动氧合器内的氧合血输回体内动脉，参与循环。

（2）**氧合器（人工肺）**：代替肺的功能，氧合静脉血，排出 CO_2。

（3）**变温器**：用于降低和升高血液温度。

（4）**过滤器**：过滤血液中的血小板、纤维素等碎屑。

（5）**血液浓缩器**：滤出水分和小于半透膜孔隙的可溶性中小分子物质，如蛋白质。

3. **体外循环后的病理生理变化**

（1）**凝血机制紊乱**：主要为红细胞破坏、血红蛋白下降、溶酶激活、纤维蛋白原和血小板减少等，常引起凝血机制紊乱，造成术后大量渗血。

（2）**水、电解质与酸碱平衡**：酸碱失衡主要为代谢性酸中毒和呼吸性碱中毒。前者是由于组织灌注不良、代谢产物堆积所致；后者则常因过度换气所致。电解质失衡主要为低血钾，多见于术前长期服用强心、利尿药物而转流过程中尿量多者。

（3）**重要器官功能减退**：体外循环可对心肌细胞产生损害；长时间的低血压、低灌注量、酸中毒造成脑损伤和脑循环障碍；低灌注量和大量游离血红蛋白可影响肾脏功能，造成肾衰竭；微栓、氧自由基等毒性物质的释放、炎性反应引起的肺间质水肿、出血和肺泡萎缩等可导致呼吸功能不全，甚至呼吸功能衰竭。

4. **体外循环术后处理原则**　维持血流动力学稳定，保持血容量平衡；应用呼吸机辅助呼吸，促进有效通气；及时纠正水、电解质和酸碱失衡；应用抗生素预防感染。

5. **护理措施**

（1）**术前护理**

①改善心功能：术前多休息、少活动，保证充足的睡眠。对心悸、气喘、水肿者，内科治疗无效时应考虑手术。遵医嘱服用改善心功能药物。

②预防和控制感染：注意保暖与防寒，预防呼吸道感染。吸烟患者应戒烟 3 周以上。注意口腔、皮肤卫生，避免黏膜和皮肤破损。积极治疗感染病灶。

③加强营养支持：术前鼓励患者进食，摄入高热量、高蛋白及维生素丰富的食物，以增强机体对手术的耐受力。冠心病患者应进食低脂、低胆固醇饮食。心功能欠佳者，限制钠盐摄入。进食较少者，必要时进行静脉高营养治疗。低蛋白血症及贫血者，遵医嘱给予白蛋白、新鲜血浆、全血等。

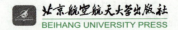

④完善术前护理：术前完善各种检查。如备皮、血常规、尿常规、交叉配血、药物过敏试验、心电图等，测量身高、体重、计算体表面积等。

⑤特殊护理：对心导管及造影患者，应严密观察患者伤口出血情况、血压、心率、心律等情况。术后应按压穿刺部位，沙袋压迫止血。

（2）术后护理

①交接患者，安置合适体位：向手术医师以护士了解术中情况。保持管道通畅，记录引流液的量及性质。未清醒患者取平卧位，头偏一侧。加强约束，防止患者躁动挣脱各种管道。

②改善心功能，维持有效循环

a. 持续心电监护：观察血压、心率、心律、中心静脉压、血氧饱和度的变化，出现异常时通知医师。

b. 观察周围循环情况：注意保暖，观察患者皮肤颜色、体温、末梢循环及足背动脉搏动情况。

c. 补充血容量：补充液体，必要时补充新鲜血、血浆等。肝素过量可用鱼精蛋白解救。

③加强呼吸道管理，维持有效通气

a. 观察病情：观察患者的呼吸状态，有无发绀、鼻翼煽动，呼吸频率、节律的改变。监测动脉血气分析。气管导管气囊每 4 ～ 6 小时放气一次，防止呼吸道黏膜因长时间压迫、缺血而糜烂、出血。

b. 气管插管拔除前护理：妥善固定，定期吸氧。清理呼吸道，有效吸痰，保持呼吸道通畅。

c. 气管插管拔除后护理：患者完全清醒、生命体征平稳、自主呼吸恢复后可拔出。拔管后取半坐卧位，鼓励患者咳嗽，吸氧，定时协助患者翻身、拍背，指导患者进行深呼吸锻炼，注意保暖。

④维持正常体温：每 30 分钟测量体温一次，防寒保暖，做好物理降温，必要时遵医嘱行药物降温。

⑤维持水、电解质和酸碱平衡：记录 24 小时出入量。积极处理低血钾。补充 5% 碳酸氢钠以纠正代谢紊乱。

⑥心包纵隔引流管的护理：保持引流管通畅，每 2 小时挤压一次。定期局部消毒。记录引流液的性质和量。若单位时间内引流量减少，伴有中心静脉压升高、血压下降，提示引流不畅、心脏压塞，立即通知医师；若 3 ～ 4 小时内，若 10 岁以下的小儿血性引流量＞ 50ml/h，成人＞ 100ml/h，引流液呈鲜红色，有较多血凝块，伴有低血容量的表现，应考虑有活动性出血的可能。

⑦并发症的护理

a. 急性心脏压塞：保持引流通畅，记录引流液的性质和量，维持中心静脉压在正常范围内，出现异常及时通知医师。

b. 低心排综合征：监测心输出量、体循环阻力、肺循环阻力等数值，补充血容量，遵医嘱使用正性肌力药物及血管活性药物，观察用药效果。

c. 感染：严格无菌操作，合理使用抗生素，监测体温，加强营养支持，注意口腔及皮肤卫生。

d. 肾功能不全：术后留置导尿管，维持尿量 1ml/（kg·h），密切监测肾功能，每小时测 1 次尿量，每 4 小时测尿 pH 及比重，注意尿色的改变，有无血红蛋白尿等。发生血红蛋白尿，应给予高渗性利尿或静脉滴注 4% 碳酸氢钠溶液以碱化尿液。尿量减少时及时找出原因。怀疑肾衰竭者限制水和电解质、高钾食物的摄入。若为急性肾衰竭，应考虑做透析治疗。

e. 脑功能障碍：观察患者意识状态、痛苦、肢体活动等情况。患者出现神经系统的阳性体征时，及时通知医师处理。

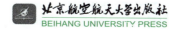

第 23 章 腹外疝

疝是指体内脏器或组织离开其正常解剖部位，通过先天或后天形成的薄弱点、缺损或孔隙进入另一部位，好发于腹部，以腹外疝最常见。腹外疝是由腹腔内的脏器或组织连同壁腹膜，经腹壁薄弱点或孔隙向体表突出而形成的。

1. 病因 腹壁强度降低和腹内压力增高是腹外疝的两个主要原因。

（1）腹壁强度降低：①某些组织穿过腹壁部位的自然通道；②腹白线发育不全；③腹部手术切口愈合不良、腹壁外伤、感染等引起腹壁缺损；④老年、久病、过度肥胖导致腹肌萎缩。

（2）腹内压力增高：慢性咳嗽、长期便秘、排尿困难、腹水、妊娠、搬运重物、婴儿经常啼哭等。

2. 病理 典型的腹外疝由疝囊、疝内容物和疝外被盖组成。

（1）疝囊：是壁腹膜经疝环向外突出的憩室样或囊袋状物，疝囊颈是疝囊比较狭窄的部分，疝环即在此部位，疝环是疝内容物突向体表的门户，是腹壁的薄弱或缺损处。

（2）疝内容物：是进入疝囊的腹内脏器或组织，以小肠最多见，其次是大网膜。

（3）疝外被盖：是覆盖在疝囊外的各层组织，多由筋膜、皮下组织和皮肤等组成。

3. 分类 分为易复性疝、难复性疝、嵌顿性疝和绞窄性疝。

（1）易复性疝：疝内容物在患者站立、行走、腹内压增高时突出进入疝囊，平卧、休息或用手轻推即可回纳腹腔者。

（2）难复性疝：疝内容物不能或不能完全回纳腹腔内，但不引起严重症状的疝。疝内容物多为大网膜，多因疝内容物反复突出致损伤粘连、疝内容物多和滑动性疝引起。病程长、疝环大的腹外疝，因疝内容物进入疝囊时产生的下坠力量，导致盲肠、乙状结肠、膀胱等随腹膜滑入疝囊，并成为疝囊壁的一部分，即为滑动性疝。

（3）嵌顿性疝：疝环较小而腹内压突然增高时，疝内容物强行扩张囊颈而进入疝囊，因疝囊颈的弹性收缩，将内容物卡住，使其不能回纳。可有某些临床症状，如腹痛和消化道梗阻等表现，但尚未发生血运障碍。若不能及时解除嵌顿，终将发展成为绞窄性疝。

（4）绞窄性疝：嵌顿时间过久，肠管及其系膜受压程度不断加重可使动脉血流减少，甚至完全阻断，疝内容物缺血坏死，导致绞窄性疝。若处理不及时，可发生肠穿孔、腹膜炎等严重并发症。继发感染还可引起疝外被盖组织的急性蜂窝织炎，甚至脓毒症。

4. 临床表现 根据其发生部位，腹外疝可分为腹股沟疝、股疝、脐疝、切口疝、白线疝等，以腹股沟斜疝最多见。常见腹外疝的临床特点见表 3-29。

（1）腹股沟斜疝：是腹内脏器或组织自腹股沟管深环（内环），向内、向下、向前斜行经腹股沟管，穿出腹股沟管浅环（皮下环），突向阴囊或大阴唇者。精索在疝囊后方，疝囊颈在腹壁下动脉外侧，回纳疝块后压住深环疝块不再突出。腹股沟斜疝是最多见的腹外疝，多见于男性，儿童、青少年多见。行走、咳嗽、强力劳动或排便等腹内压骤增是其主要原因，疝块呈椭圆形或梨形，上部呈蒂柄状，易发生嵌顿。腹股沟斜疝发生绞窄时，肠系膜动脉搏动消失，动脉血流减少，肠壁逐渐失去蠕动能力，疝内容物出血坏死，疝囊内液变为淡红色或暗红色（红褐色），若继发感染，囊液的性质则为脓性，表现为淡黄色。

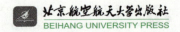

表3-29 腹外疝的临床特点鉴别

	腹股沟斜疝	腹股沟直疝	股 疝	脐 疝
好发人群	儿童、青壮年男性	老年男性	40岁以上妇女	婴儿、中年以上妇女
突出途径	经腹股沟管突出，可进阴囊	由直疝三角突出，不进阴囊	经股管向股部卵圆窝突出	经脐环突出
疝块外形	椭圆或梨形，上部呈蒂柄状	半球形，基底较宽	半球形	球形
嵌顿机会	较多	极少	最易绞窄	婴儿极少，成人较易

（2）腹股沟直疝：多见于老年男性或体弱者，是腹内脏器或组织经腹壁下动脉内侧的直疝三角区突出而形成的疝，精索在疝囊前外方，疝囊颈在腹壁下动脉内侧，回纳疝块后压住深环疝块仍可突出。患者站立时，在腹股沟内侧端、耻骨结节外上方出现一半球形肿块，不伴有疼痛或其他症状；因疝囊颈宽大，平卧后肿块多能自行消失；直疝不进入阴囊，故极少发生嵌顿。

（3）股疝：腹内脏器或组织自股环、经股管向股部卵圆窝突出形成的疝，称为股疝。疝块不大，多在腹股沟韧带下方卵圆窝处有一半球形的突起。多见于40岁以上妇女，妊娠导致的腹内压增高是引起股疝的主要原因。平卧回纳内容物后，疝块可消失或不完全消失。股疝极易嵌顿主要是因为股管解剖特点，股管几乎垂直，疝块在卵圆窝处向前转折时形成一锐角，且股环本身较小，周围又多坚韧的韧带，因此股疝容易嵌顿，一旦嵌顿又可迅速发展为绞窄性疝。嵌顿后除引起局部明显疼痛外，常伴有明显的急性机械性肠梗阻症状。

（4）脐疝：疝囊通过脐环突出的疝称脐疝。婴儿脐疝多属先天性，成人一般是后天性。脐疝多属易复性，极少发生嵌顿和绞窄。有时小儿脐疝可因外伤或感染而溃破。啼哭是小儿腹压增高的常见原因，在成年人则以过于肥胖、妊娠为多。疝内容物在脐疝早期多为大网膜。

5. 治疗要点

（1）腹股沟疝

①非手术治疗：1岁以下婴幼儿可暂不手术，观察病情发展情况，腹肌强壮后疝可自行消失。年老体弱或伴有其他严重疾病而不能耐受手术者，可在回纳疝内容物后佩戴医用疝带，防止疝内容物脱出。

②手术治疗：腹股沟疝最有效的治疗方法是手术。手术方法有传统疝修补术、无张力疝修补术和经腹腔镜疝修补术3种。

a. 传统疝修补术：婴幼儿或儿童可进行单纯的疝囊高位结扎术。成年人在疝囊高位结扎的基础上，加强或修补腹股沟管管壁。

b. 无张力疝修补术：在无张力情况下，利用人工高分子修补材料进行缝合修补，具有创伤小、术后疼痛轻、康复快、复发率低等优点。

c. 经腹腔镜疝修补术。

③嵌顿性疝与绞窄性疝的处理原则

a. 手法复位：仅适用于嵌顿性疝时间在3～4小时，局部压痛不明显，无腹膜刺激征者；或年老体弱或伴有其他较严重疾病而估计肠祥尚未绞窄坏死者。复位手法应轻柔，严禁粗暴。手法复位后密切观察腹部体征变化，一旦出现腹膜炎或肠梗阻的表现，应尽早手术探查。

b. 手术治疗：除上述情况，嵌顿性疝原则上应紧急手术治疗，预防疝内容物坏死，并解除肠

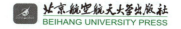

梗阻。绞窄性疝的内容物已坏死,更须紧急手术治疗。

（2）股疝：股疝诊断明确后,应及时手术治疗。发生嵌顿性或绞窄性股疝者,更应进行紧急手术。

（3）脐疝：未闭锁的脐环迟至 2 岁时多能自行闭锁,故小儿 2 岁前可采取非手术疗法。回纳疝块后用一大于脐环的、外包纱布的硬币或小木片抵住脐环,并用胶布或绷带加以固定,6 个月以内的婴儿疗效较好。满 2 岁后脐环直径仍大于 1.5cm 者应手术治疗,5 岁以上儿童的脐疝均应采取手术治疗。

6. 护理措施

（1）术前护理

①休息活动护理：疝块较大者,应卧床休息,减少活动或活动时用疝带压住疝环口,防止发生嵌顿。

②病情观察：密切观察腹部症状,若出现明显腹痛,疝块突然增大、紧张发硬且触痛明显,不能回纳,应怀疑嵌顿性疝的发生,立即报告医生并配合紧急处理。

③消除引起腹内压增高的因素：有慢性咳嗽、长期便秘、排尿困难等腹内压增高因素者,给予对症处理,待症状控制后方可手术。术前 2 周戒烟,注意保暖。多饮水、多吃水果蔬菜等粗纤维食物,保持大便通畅。

④术前备皮、备血,术前 7 天停用抗凝药,便秘者术前 1 天晚灌肠,进入手术室前排空小便或留置尿管。年老体弱、腹壁肌肉薄弱或复发疝的患者,术前加强腹壁肌肉锻炼,练习卧床排便。

⑤嵌顿疝和绞窄性疝术前禁食、胃肠减压,做好急诊手术准备;若未发生嵌顿和绞窄,可不必放置胃管和胃肠减压。

（2）术后护理

①体位护理：术后取平卧,髋关节微屈,腘窝下垫枕,以降低腹股沟切口的张力和腹内压力,并利于切口愈合和减轻伤口疼痛。

②活动护理：术后 1～2 天卧床期间鼓励床上翻身及活动肢体,一般术后 3～5 天可下床活动,无张力疝修补术后次日即可下床活动。年老体弱、复发性疝、绞窄性疝、巨大性疝者可适当延迟下床时间。

③饮食护理：术后 6～12 小时无恶心、呕吐者可给予流食,次日可进软食或普食;肠切除吻合术后暂禁食,胃肠道功能恢复后方可开始进食。

④病情观察：严密观察生命体征,注意有无伤口渗血、感染和阴囊血肿的表现。

⑤预防阴囊血肿：最主要的护理措施是在斜疝修补术后,伤口部位压沙袋 12～24 小时,用丁字带或阴囊托托起阴囊,减轻渗血,促进淋巴回流和吸收。

⑥预防腹内压增高：术后注意保暖,以免受凉而致咳嗽。咳嗽时指导患者用手掌按压保护切口,以免缝线撕脱。保持排便通畅,便秘者遵医嘱适当应用通便药物,避免用力排便。

⑦预防切口感染：切口感染是疝复发的主要原因,术前严格备皮,术后遵医嘱应用抗生素,保持切口敷料清洁干燥,及时更换污染或脱落的敷料。

⑧尿潴留的护理：针灸或肌内注射氨甲酰胆碱促进排尿,必要时导尿。

7. 健康教育

（1）活动指导：出院后逐渐增加活动量,3 个月内应避免重体力劳动或提举重物。

（2）复查指导：积极治疗引起腹内压增高的原发病,定期门诊复查。若出现腹外疝复发征象,应及时就诊。

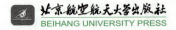

第 24 章　急性腹腔感染

第一节　解剖生理概要

1. **解剖**　腹膜可分为相互连续的脏腹膜和壁腹膜。脏腹膜覆盖于腹、盆腔脏器表面，壁腹膜衬贴于腹壁、盆壁内面，脏腹膜与壁腹膜之间形成腹膜腔。腹膜由壁层移行于脏层或由一个脏器移行至另一个脏器的过程中，形成网膜、系膜、韧带和皱襞等。这些结构不仅对脏器起着连接和固定的作用，也是血管、神经、淋巴管的出入处及腹、盆腔内疾患的播散途径。

壁腹膜主要受体神经支配，对机械、温热、化学物质等刺激引起的痛觉十分敏锐，受炎性刺激时，可出现反射性的腹肌紧张或强直性收缩，局部还可出现压痛和反跳痛体征。脏腹膜受自主神经支配，对机械、温热等刺激不敏感，但对牵拉、膨胀、压迫等刺激比较敏感。因此腹腔手术时应尽可能避免过度牵拉内脏，以免引起患者的不适或恶心呕吐等。

2. **生理**　腹膜具有分泌、吸收、修复和防御等功能。

（1）分泌功能：在正常情况下，腹膜分泌少许浆液，以减少脏器间的摩擦。如在病理状态下分泌过多的液体则可出现腹水。

（2）吸收功能：各部腹膜均有吸收功能，一般认为上腹部腹膜吸收能力较强，这与膈下腹膜面积较大，以及呼吸运动的影响有关。在腹、盆腔手术后，通常是让患者采取半卧位，使腹膜渗出液流入盆腔，以减缓有害物质的吸收。

（3）修复功能：腹膜的粘着再生能力强，对胃、肠损伤后有很强的快速修复能力。在腹腔探查或手术中，应注意要操作仔细，完善止血，尽量保护腹膜，减少对腹膜的损伤和刺激，以免引起术后粘连，甚至导致粘连性肠梗阻等。

（4）防御和抵抗功能：由于腹膜表面的间皮细胞能分化为巨噬细胞等，故腹膜具有消灭细菌的能力。

第二节　急性化脓性腹膜炎

急性化脓性腹膜炎是一种常见的急腹症，可由细菌感染、化学性、物理性损伤等引起。按病因可分为细菌性和非细菌性两类；按发病机制可分为原发性和继发性两类；按临床经过可分为急性、亚急性和慢性三类；按累及的范围可分为弥漫性和局限性两类。

1. **病因与发病机制**

（1）继发性化脓性腹膜炎：是最常见的化脓性腹膜炎。病因主要有消化道急性穿孔、腹腔内急性炎症与感染、急性肠梗阻、腹部外伤和医源性如胃肠吻合口瘘、术后急性腹腔内出血、异物存留等。引起腹膜炎的细菌主要是胃肠道内的常住菌群，其中以大肠埃希菌最为多见，其次为厌氧拟杆菌、链球菌、变形杆菌等。一般都是混合性感染，故毒血症状严重。

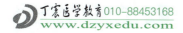
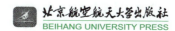

（2）原发性腹膜炎：又称自发性腹膜炎，**腹腔内无原发病灶，多为单一细菌感染**，致病菌多为溶血性链球菌、肺炎双球菌或大肠埃希菌。其发生往往与原有疾病密切相关，如肝硬化腹水、慢性肾病、恶性肿瘤、自身免疫性疾病、菌血症等。细菌进入腹腔途径有：血行播散、直接扩散、来自女性生殖道的细菌上行感染、肠道细菌移位、淋巴途径等。

2. 病理生理

腹膜炎的结局依赖两方面，一方面是患者全身和局部的免疫能力，另一方面是污染细菌的性质、数量和时间。细菌及其产物（内毒素）刺激患者的细胞免疫机制，激活许多炎性介质，这些炎性介质在腹腔渗出液中浓度更高，早期对细菌和毒素的破坏作用占主导。在疾病后期，腹腔内细胞因子具有损害器官的作用，能阻断三羧酸循环而致细胞氧化供能过程停止，并会导致多器官功能衰竭甚至死亡。此外，腹内脏器浸泡在大量脓液中，将吸收大量有毒物质，腹膜严重充血、水肿并大量渗液，引起有效血容量减少、水电解质紊乱、血浆蛋白降低以及贫血。肠管因麻痹而扩张、胀气，可使膈肌抬高而影响心肺功能，使血液循环和气体交换受到影响，加重休克，进而导致死亡。

3. 临床表现　腹膜炎的症状可以是突然发生，也可能是逐渐出现的。

（1）症状

①腹痛：是最主要的临床表现，**深呼吸、咳嗽、转动身体时疼痛加剧**。疼痛先从原发病变部位开始，随炎症扩散至全腹腔。

②恶心、呕吐：腹膜受到刺激，可引起反射性恶心、呕吐。发生麻痹性肠梗阻时可吐出黄绿色胆汁或棕褐色粪便状肠内容物。

③体温、脉搏：开始正常，以后体温逐渐升高、脉搏逐渐加快。脉搏多加快，若脉搏快体温反降，提示疾病恶化。

④感染中毒症状：可出现高热、脉速、呼吸浅快、大汗、口干等症状。病情进一步发展，可有呼吸急促、口唇发钳、体温骤升或下降、血压下降、神志恍惚或不清等表现，表示已有重度脱水、代谢性酸中毒及休克。

（2）体征：**腹部压痛、腹肌紧张和反跳痛是腹膜炎的标志性体征，尤以原发病灶所在部位最为明显**。若有穿孔，可引起强烈的腹肌紧张，甚至呈"木板样"强直。幼儿、老人及极度虚弱患者腹肌紧张不明显。腹部叩诊时胃肠胀气呈鼓音。

4. 辅助检查

（1）常规检查：白细胞计数及中性粒细胞比例增高。

（2）腹部立位平片：小肠普遍胀气，且有多个小液平面的肠麻痹征象。

（3）超声检查：可显示腹内有不等量的液体，但不能鉴别液体的性质，可协助诊断。

（4）CT检查：对腹腔内实质性脏器病变的诊断帮助较大，对评估腹腔内渗液量有一定帮助。

5. 治疗原则

（1）非手术治疗/术前：适用于病情较轻，或病程较长超过 24 小时，且腹部体征已减轻或有减轻趋势者，或伴有心肺等脏器疾患而禁忌手术者。

（2）手术治疗：可消除污染来源，清理感染病灶，去除腹腔内感染积液和降低细菌数量。

第三节　腹腔脓肿

脓液在腹腔内积聚，由肠袢、内脏、肠壁、网膜或肠系膜等粘连包围，与游离腹腔隔离，形成腹腔脓肿。腹腔脓肿可分为膈下脓肿、盆腔脓肿、肠间隙脓肿。一般均继发于急性腹膜炎或腹腔内手术，原发性感染少见。

一、膈下脓肿

1. **病理病生**　患者平卧时膈下部位最低,急性腹膜炎时腹腔内的脓液易积聚此处。膈下感染可引起胸膜炎或穿入胸腔引起脓胸,个别的可穿透结肠形成内瘘,也有因脓肿腐蚀消化道管壁而引起消化道反复出血、肠瘘或胃瘘者。当患者的身体抵抗力低下时,有发生脓毒血症的风险。

2. **临床表现**

(1) 全身症状:发热,初为弛张热,脓肿形成后多为持续高热。脉率增快、乏力、衰弱、盗汗、厌食、消瘦、白细胞计数升高、中性粒细胞比例增加。

(2) 局部症状:脓肿部位可有持续钝痛,深呼吸时加重。脓肿刺激膈肌时可引起呃逆。膈下感染可引起胸膜、肺反应,出现胸水、咳嗽、胸痛。严重时出现局部皮肤凹陷性水肿,皮肤温度升高。

3. **辅助检查**

(1) X 线透视:可见患侧膈肌升高,随呼吸活动度受限或消失,肋膈角模糊,积液。

(2) X 线平片:显示胸膜反应、胸腔积液、肺下叶部分不张等,膈下可见占位阴影。

(3) 超声检查或 CT 检查:对膈下脓肿的诊断及鉴别诊断帮助较大。超声指引下行诊断性腹腔穿刺,不仅可帮助定性诊断,而且对于小的脓肿可在吸脓后注入抗生素进行治疗。

4. **治疗要点**

(1) 经皮穿刺插管引流术:较多采用,优点是手术创伤小、可在局部麻醉下施行。一般不会污染游离腹腔,且引流效果较好,适用于与体壁贴近的、局限的单房脓肿。

(2) 切开引流术:根据脓肿位置选择适当切口。

二、盆腔脓肿

盆腔处于腹腔最低位,腹内炎性渗出物或腹膜炎的脓液易积聚于此而形成脓肿。因盆腔腹膜面积小,吸收毒素能力较低,故盆腔脓肿时全身中毒症状较轻。

1. **临床表现**　急性腹膜炎治疗过程中、阑尾穿孔或结直肠手术后,出现体温下降后又升高、典型的直肠或膀胱刺激症状,如里急后重、大便频而量少、有黏液便、尿频、排尿困难等,应考虑盆腔脓肿。

2. **辅助检查**

(1) 直肠指检:可发现肛管括约肌松弛,在直肠前壁触及直肠腔内膨出,有触痛,偶有波动感。

(2) 阴道检查:适用于已婚妇女,盆腔炎性肿块或脓肿,可通过后穹窿穿刺抽脓有助于诊断。

(3) 超声检查或 CT 检查:有助于进一步明确诊断。

3. **治疗要点**　脓肿较小或未形成时,可以采用非手术治疗。包括应用抗生素,辅以热水坐浴,中药煎服或灌肠,温热水灌肠及物理透热等疗法,某些脓肿患者脓液可自行完全吸收。脓肿较大者,须切开引流。

三、肠间脓肿

1. **临床表现**　可为单发或多个大小不等的脓肿。若脓肿周围广泛粘连,可发生不同程度的粘连性肠梗阻。

2. **辅助检查**　可行超声、X 线和 CT 检查。

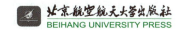

3. 治疗要点 应用抗生素、物理透热及全身支持治疗。若非手术治疗无效或发生肠梗阻时，应考虑剖腹探查解除梗阻，清除脓液并行引流术。

第四节　急性腹腔感染的护理

1. 术前护理／非手术治疗护理

（1）一般护理：观察腹部症状和体征的变化。

（2）体位活动：取半卧位，利于腹腔渗液流入盆腔，减轻中毒症状。休克患者取中凹卧位。

（3）饮食护理：腹腔脓肿患者应鼓励多饮水和高营养饮食，以改善全身中毒症状。胃肠道穿孔患者禁食，并持续胃肠减压。

（4）纠正水、电解质紊乱：遵医嘱补充液体和电解质等，以纠正水、电解质及酸碱失衡。必要时输入全血、血浆或白蛋白。感染中毒症状明显或休克患者，给予抗休克治疗。

（5）用药护理：高热患者采取物理降温或药物降温，遵医嘱给予有效抗生素。疼痛严重者，给予镇静处理，对于已经确诊者，可使用哌替啶类镇痛剂；对于不明确或需要进行观察的患者，慎用镇痛剂，以免掩盖病情。

2. 术后护理

（1）一般护理：密切监测生命体征，记录24小时出入量，危重者注意循环、呼吸。肾功能的监测。注意腹部体征变化，观察肠蠕动的恢复情况，如有异常，及时通知医师处理。保持引流通畅，防止引流管折叠、扭曲、堵塞。保持伤口清洁干燥，及时更换敷料，预防伤口感染。

（2）体位活动：术后全麻清醒前，采取去枕平卧位，头偏向一侧，防止呕吐物堵塞呼吸道。清醒后取平卧位，6小时后，待血压、脉搏平稳，改为半卧位。

（3）饮食护理：术后禁食、胃肠减压，根据营养状况，给予肠外营养支持，待胃肠蠕动恢复后可逐步经口饮食。空肠造口者可给予肠内营养。禁食期间做好口腔护理，每天2次。

（4）纠正水、电解质紊乱：遵医嘱补充水、电解质，必要时输血，维持有效循环血量。

（5）用药护理：预防并发症，合理使用有效抗生素，预防和控制感染。

3. 健康教育

（1）饮食指导：指导患者术后饮食从流质饮食开始，逐步过渡到普食，少量多餐，进食富含蛋白质、热量和维生素的食物，促进机体恢复和伤口愈合。

（2）运动指导：鼓励患者术后在卧床期间床上翻身活动，早期下床活动，促进肠功能恢复，防止肠粘连。

（3）复诊指导：定期复诊，若出现腹胀、腹痛、恶心、呕吐等消化道症状，应立即就诊。

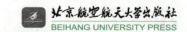

第 25 章　腹部损伤

1. **分类与病因**　分为开放性和闭合性两大类（表 3-30）。

表3-30　腹部损伤的分类与病因

	病　因	受损内脏
开放性损伤	利器或火器伤	肝、小肠、胃、结肠、大血管等
闭合性损伤	钝性暴力	脾、肾、小肠、肝、肠系膜等

2. **临床表现**

（1）单纯腹壁损伤：局限性腹壁疼痛、压痛、肿胀和皮下瘀斑。

（2）实质脏器损伤：主要表现为腹腔内（或腹膜后）出血。常出现面色苍白、脉率加快或微弱、血压不稳，甚至休克。若胆管、胰管断裂，胆汁、胰液溢入腹腔，出现明显的腹痛和腹膜刺激征。肩部放射痛提示肝（右）或脾（左）损伤。出血量大者可有移动性浊音，是内出血的晚期体征。

（3）空腔脏器损伤：主要表现是弥漫性腹膜炎。多出现持续性剧烈腹痛，恶心、呕吐。伴全身性感染症状，最突出的体征是腹膜刺激征。

3. **辅助检查**

（1）实验室检查：实质脏器损伤时，红细胞、血红蛋白、血细胞比容进行性下降。空腔脏器损伤时，白细胞、中性粒细胞明显升高。

（2）影像学检查：X 线检查显示腹腔内游离气体是胃肠道破裂的主要证据。B 超、CT 检查主要用于诊断实质脏器损伤。

（3）诊断性腹腔穿刺和灌洗术：对疑有腹部损伤的患者，诊断性腹腔穿刺是最有意义的检查。抽到不凝血，提示为实质性器官或血管破裂所致的内出血。抽到血液迅速凝固，提示误入血管或血肿。穿刺液中淀粉酶含量增高，提示胰腺或胃十二指肠受损。

4. **治疗与护理措施**

（1）急救护理：首先处理危及生命的症状，如心搏呼吸骤停、大出血、张力性气胸等，及时补液抗休克，并紧急手术。内脏脱出时，不能强行纳回腹腔。诊断未明确前，禁用镇痛药。而诊断明确者，使用镇痛药可减轻疼痛，防止神经源性休克。

（2）非手术治疗的护理措施：绝对卧床休息，不随便搬动伤者。病情稳定者取半卧位，有利于引流和呼吸。病情不稳定时取平卧或休克卧位。严格执行外科急腹症的"四禁"，即禁食禁饮、禁忌灌肠、禁用泻药、禁用吗啡等镇痛药物。明显腹胀或疑有空腔脏器损伤者，尽早行胃肠减压，减少胃肠内容物漏出，减轻腹痛。密切观察生命体征、腹部症状和体征。补充足够的液体，并遵医嘱使用抗生素。

（3）手术前护理：禁食、胃肠减压，进行常规术前准备。

（4）术后护理

①休息活动护理：全麻清醒或硬膜外麻醉平卧 6 小时后，血压平稳者改为半卧位，有利于引流和

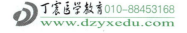
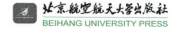

改善呼吸。及早下床活动，促进肠蠕动恢复，预防肠粘连。

②饮食护理：术后继续禁食禁饮，胃肠减压。肛门排气后，可拔除胃管，摄入少量流质饮食，逐渐过渡到半流质饮食或普食。

③病情观察：定时监测生命体征，观察腹部症状体征、腹腔引流和伤口敷料情况。

④预防感染：遵医嘱使用抗生素，指导有效咳嗽，翻身拍背，痰液黏稠时多饮水，防止肺部感染。

⑤腹腔引流护理：妥善固定，保持引流通畅。普通引流袋每天更换，严格执行无菌操作。注意观察并记录引流液的性质和量。

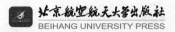

第 26 章　胃、十二指肠疾病

第一节　解剖生理概要

1. **胃的解剖生理**　在中等程度充盈时，大部分位于左季肋区，小部分位于腹上区。胃分为贲门、胃底、胃体和幽门4部分，是消化道中最膨大的部分，可容纳食物约1500ml。胃的主要功能是暂时储存食物，排空时间为4～6小时。胃与食管连接处为贲门，与十二指肠连接处为幽门。幽门窦位于胃的最低部，胃溃疡和胃癌多发生于胃的幽门窦近胃小弯处。幽门括约肌的功能是控制胃内容物进入十二指肠的速度并阻止其反流入胃。胃壁分为黏膜、黏膜下层、肌层和浆膜层。

2. **十二指肠的解剖生理**　十二指肠呈C形包绕胰头部，长约25cm，上接幽门，下续空肠，分为上部、降部、水平部和升部4段。十二指肠上部近侧与幽门相连接的一段肠管长约2.5cm，由于其肠壁薄，管径大，黏膜面光滑平坦，无环状襞，被称为十二指肠球部，是十二指肠溃疡及穿孔的好发部位。降部内后侧壁有一圆形隆起，称十二指肠乳头，是胆总管和胰管汇合的共同开口处，距切牙约75cm。十二指肠升部与空肠转折处被屈氏韧带固定于腹后壁，是上、下消化道的分界处。

第二节　胃十二指肠溃疡的外科治疗

1. **病因与发病机制**
消化性溃疡发生的基本机制是对胃和十二指肠黏膜有损害作用的侵袭因素与黏膜自身的防御修复因素之间失去平衡。胃酸是消化性溃疡发生的决定性因素。
（1）幽门螺杆菌（Hp）：幽门螺杆菌感染是消化性溃疡的主要原因。
（2）非甾体抗炎药等药物：阿司匹林、布洛芬、吲哚美辛等非甾体抗炎药及糖皮质激素、氯吡格雷、化疗药等均可直接损伤胃黏膜。
（3）其他：遗传、吸烟、饮食、应激和心理因素、胃、十二指肠运动异常等。

2. **临床表现**
以慢性、周期性发作、节律性上腹部疼痛为特点，伴反酸、嗳气、烧心、恶心、食欲减退等消化不良症状。胃溃疡与十二指肠溃疡的鉴别详见内科护理学第4章消化系统疾病的相关内容。

3. **常见并发症**
（1）出血：消化性溃疡最常见的并发症是上消化道出血，消化性溃疡也是上消化道出血最常见的病因。
（2）急性穿孔：常见于十二指肠溃疡。典型表现为骤发刀割样剧烈腹痛，持续性或阵发性加重。
（3）瘢痕性幽门梗阻：呕吐是最为突出的症状。患者常有低氯、低钾性碱中毒，严重时还可出现低镁血症、酮症、脱水及营养不良。

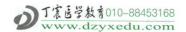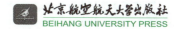

4. 辅助检查

（1）幽门螺杆菌检测。

（2）胃镜及活组织检查：胃镜检查是消化性溃疡最可靠的首选诊断方法，也是最可靠和最有价值的检查方法。

（3）X 线钡剂检查：龛影是溃疡的直接征象，是诊断溃疡较可靠的依据。

（4）大便隐血试验：隐血试验阳性提示溃疡有活动。

5. 治疗要点

（1）药物治疗：目的在于去除病因、控制症状、促进溃疡愈合、预防复发和防治并发症。详见内科护理学第 4 章消化系统疾病的相关内容。

（2）手术治疗

①胃大部切除术：是消化性溃疡的主要术式，适用于非手术治疗无效或并发穿孔、出血、幽门梗阻、癌变者。切除范围为胃的远端 2/3 ～ 3/4 并包括幽门和近胃侧部分十二指肠球部。

a. 毕Ⅰ式：残胃与十二指肠直接吻合，多用于胃溃疡。优点是重建后的结构接近于生理状态，避免胆汁、胰液反流入胃，减少残胃炎和残胃癌的发生。缺点是因吻合口张力大常难以完成。

b. 毕Ⅱ式：残胃与近端空肠吻合，十二指肠残端关闭。优点是不必担心吻合口张力问题，术后吻合口溃疡发生率低。缺点是术后胆汁、胰液易反流。

②胃迷走神经切断术：原理为消除了迷走神经引起的胃酸分泌，治疗效果与胃大部切除术相似。

6. 护理措施

（1）一般护理

①休息活动护理：溃疡活动期、症状严重或有并发症的患者应卧床休息；溃疡缓解期可适当活动，活动以不感到劳累和诱发疼痛为原则，避免餐后剧烈运动。

②饮食护理

a. 进餐方式：指导患者规律进食，定时定量，少量多餐，细嚼慢咽，每天进餐 4 ～ 5 次，以中和胃酸。

b. 食物选择：溃疡活动期以清淡、营养丰富、无刺激的饮食为主。缓解期给予高热量、高蛋白、高维生素、易消化的饮食。

③疼痛护理：停用非甾体抗炎药及糖皮质激素类药物；遵医嘱服用抑制胃酸分泌、弱碱抗酸及保护胃黏膜等药物。

（2）非手术治疗护理及术前护理

①急性穿孔护理

a. 最重要的护理措施是禁食和胃肠减压。

b. 无休克者取半卧位，合并休克者应采取平卧位。

c. 监测生命体征，密切观察腹痛、腹膜刺激征及肠鸣音的变化。进行抗休克治疗的同时做好急症手术准备。

②急性出血护理：取平卧位，下肢抬略高，以保证脑部供血；呕吐时头偏向一侧，防止窒息或误吸。密切监测生命体征，特别注意观察血压变化。

③幽门梗阻护理：不完全梗阻者给予无渣半流食，完全梗阻者术前禁食。观察呕吐情况，给予输液和营养支持，纠正低氯低钾性碱中毒。完全梗阻者术前 3 天每晚用 300 ～ 500ml 温等渗盐水洗胃，以减轻胃壁水肿和炎症，利于术后吻合口愈合。

（3）术后一般护理：胃大部切除术后 3 天最重要的措施是密切观察胃管引流液和血压的变化。

①病情观察：每 30 分钟测量一次血压、脉搏和呼吸，直到血压平稳。注意观察患者神志、体温、尿量、切口渗液及引流量等。

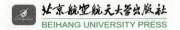

②体位护理：常取平卧位，待全麻清醒、血压平稳后改为低半卧位。

③引流管护理：引流管应妥善固定，避免脱出，一旦脱出不可自行重新插回。保持引流管通畅，防止受压、打折、扭曲。胃管的负压要适当，为防堵塞，可用手轻轻挤压；若堵塞，应在医生指导下用注射器抽取生理盐水冲洗。注意观察胃液的颜色、性质和量，术后 24 小时内胃管引流少量暗红色或咖啡色液体属正常，一般 100 ～ 300ml，以后渐少并转清。术后 3 ～ 4 天，引流量减少、肛门排气后，可拔出胃管。

④维持体液平衡：禁食期间应详细记录 24 小时液体出入量，为合理输液提供依据。患者术后由手术室返回病房后，病房护士应重点了解术中的液体出入量。维持水、电解质平衡，给予静脉营养支持，必要时输血，以利于切口和吻合口愈合。

⑤休息活动护理：病情允许时，应鼓励患者早期离床活动，预防肠粘连等并发症。

⑥饮食护理：拔除胃管当天可少量饮水或米汤；第 2 天进半量流质饮食；若无不适，第 3 天进全量流食；第 4 天可进半流质饮食，如稀饭；第 10 ～ 14 天可进软食。饮食恢复后，忌生、冷、硬和刺激性食物，少进食牛奶、豆类等产气食物，少食多餐，循序渐进。

（4）术后近期并发症的表现和护理

①胃出血：术后短期从胃管引流出大量鲜血，或 24 小时后仍有鲜血。多采用非手术疗法，应用止血药，输新鲜血。如出血量大或止血效果不理想，应尽早手术止血。

②胃排空障碍：也称胃瘫。可能与手术切断迷走神经等有关。多见于术后 4 ～ 10 天。患者出现持续性饱胀、钝痛、呕吐含有胆汁的胃内容物。多数患者经禁食、胃肠减压、肠外营养、纠正低蛋白及应用促胃肠动力药（多潘立酮、红霉素）等保守治疗好转。

③十二指肠残端破裂：是毕Ⅱ式胃大部切除术后近期最严重的并发症，多发生于术后 24 ～ 48 小时。表现为右上腹突发剧痛、发热、腹膜刺激征，腹腔穿刺可有胆汁样液体。一旦确诊应立即手术。

④吻合口破裂或瘘：常在术后 5 ～ 7 天发生，贫血、水肿、低蛋白血症的患者更易发生，与吻合口张力过大、缝合技术不当等有关。如出现高热、脉速、腹痛及弥漫性腹膜炎的表现，需立即手术修补；症状较轻无弥漫性腹膜炎时，可先行保守治疗，必要时手术治疗。

⑤术后梗阻：多发生于毕Ⅱ式术后，共同特征是呕吐。

a. 吻合口梗阻：多在术后由流食改为半流食时出现，常由于吻合口过小或吻合时内翻过多、术后吻合口水肿所致。表现为进食后上腹饱胀，溢出性呕吐。呕吐物为食物，含或不含胆汁。一般经禁食、胃肠减压、输液后可缓解。

b. 输入段梗阻：若为急性完全性梗阻，表现为上腹部剧烈腹痛伴频繁呕吐，量少不含胆汁，呕吐后症状不缓解；梗阻近端为十二指肠残端，易发生绞窄，应及早手术解除梗阻。

c. 输出段梗阻：多因粘连、大网膜水肿或炎性肿块压迫等所致。表现为上腹饱胀，呕吐物含食物和胆汁。先行保守治疗，若不缓解，应手术解除梗阻。

（5）术后远期并发症的表现和护理

①早期倾倒综合征：多发生于毕Ⅱ式术后，主要由于胃大部切除术后大量高渗食物快速进入空肠，刺激肠道分泌多种活性物质，引起大量细胞外液渗入肠腔，使循环血量骤然减少，同时胃肠功能紊乱。主要表现为进食半小时内出现上腹胀满、腹泻、心悸、大汗、头晕、乏力、面色苍白甚至晕厥等。预防应少食多餐，避免过甜、过咸、过浓、过热流食，宜进低糖类、高蛋白饮食，餐时限制饮水。进餐后平卧 10 ～ 20 分钟，多数患者 6 ～ 12 个月能逐渐自愈。

②晚期倾倒综合征：又称低血糖综合征，多在餐后 2 ～ 4 小时出现，表现为患者出现心慌、无力、眩晕、出汗、手颤等。原因为含糖食物快速进入空肠，快速吸收，血糖急速升高，刺激胰岛素大量释放。血糖下降后，胰岛素仍保持在高水平，而出现低血糖反应。此时稍进食即可缓解。预防应减少饮食

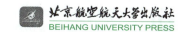

中糖类比例，少量多餐。

③碱性反流性胃炎：是指胆汁、肠液、胰液等反流入胃，毕Ⅱ式手术后数月至数年发生。表现为上腹部及胸骨后烧灼样痛，进食后加重，呕吐胆汁样液，抑酸药治疗无效。首先给予保守治疗，少食多餐，餐后勿平卧，给予胃黏膜保护药和促胃肠动力药。重者应手术治疗。

第三节　胃　癌

1. **病因**　胃癌的病因未完全清楚，可能与下列因素有关：①地域环境；②饮食生活因素；③胃幽门螺杆菌感染；④慢性疾病和癌前病变；⑤遗传因素等。

2. **病理**　胃癌好发部位以胃窦部为主，其次为贲门部。可分为早期胃癌、进展期胃癌。淋巴转移是主要的转移途径，终末期胃癌可经胸导管向左锁骨上淋巴结转移。血行转移多发生在晚期，以肝转移最常见。

3. **临床表现**　50岁以上好发，男性多见。

（1）症状：早期胃癌无明显症状，首发症状多为上腹部不适、食欲减退等非特异性症状。进展期胃癌最早期的临床表现是上腹部隐痛。贲门部胃癌有胸骨后疼痛和进行性哽噎感。胃窦部癌有呕吐宿食等幽门梗阻表现。癌肿破溃或侵犯血管时，可有呕血和黑便。患者逐渐出现贫血、消瘦，晚期呈恶病质。

（2）体征：早期无明显体征，晚期可扪及上腹部质硬、固定的肿块，有压痛。远处转移时可有肝大、腹水、锁骨上淋巴结肿大等表现。

4. **辅助检查**

（1）X线钡剂检查：中晚期胃癌不规则充盈缺损或腔内壁龛影。

（2）纤维胃镜检查：镜下取活组织做病理学检查，可有效诊断早期胃癌，是目前最可靠、最有价值、最有意义的检查手段。

5. **治疗要点**　手术治疗是首选方法，也是目前治愈胃癌的唯一方法。中、晚期胃癌辅以化疗、放疗及免疫治疗提高疗效。

6. **护理措施**

（1）术前护理

①饮食护理：给予高热量、高蛋白、高维生素、低脂肪、易消化的少渣饮食。必要时遵医嘱静脉输液提供营养。

②术前准备：幽门梗阻者在禁食的基础上，术前3天起每晚用温生理盐水洗胃，并口服肠道不吸收的抗生素。做好术前检查和其他术前常规准备。

（2）术后护理：详见本章第二节胃十二指肠溃疡外科治疗的相关内容。

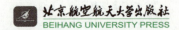

第 27 章　肠疾病

第一节　解剖生理概要

1. **小肠**　分为十二指肠、空肠、回肠 3 部分。小肠是消化吸收的主要场所，小肠内的胰液、胆汁和小肠液对食物进行全面化学性消化，食物经过小肠后消化过程基本完成，未被消化的食物残渣进入大肠。空肠多位于左腰区和脐区，回肠多位于脐区、右腹股区和盆腔内，末端连接盲肠。回肠末端是小肠最窄部分，易因异物或病变而发生梗阻。

2. **大肠**　分为盲肠、阑尾、结肠、直肠和肛管 5 部分。大肠的主要功能是吸收水分和电解质，暂时贮存食物残渣，形成粪便后排出体外。大肠内含有的多种细菌，能分解未消化的蛋白质、糖和脂肪，并能合成维生素 K 和维生素 B 供人体吸收和利用。盲肠是大肠的起始部，位于右髂窝内。结肠分为升结肠、横结肠、降结肠和乙状结肠 4 部分。升结肠在右髂窝起始于盲肠，向上至肝右叶下方左曲，移行于横结肠；横结肠向左横行至脾下方，下折续于降结肠；降结肠沿左侧腹后壁向下，至左髂嵴处移行于乙状结肠。大肠在空腹时最常见的运动形式是袋状往返运动。

3. **阑尾**　位于右髂窝，根部连接于盲肠后内侧壁，体表投影在脐与右髂前上棘连线中外 1/3 交点处，称为麦氏点。阑尾动脉系回结肠动脉的分支，为无侧支的终末动脉，当血运障碍时易导致阑尾坏死。

第二节　阑尾炎

一、急性阑尾炎

急性阑尾炎是外科最常见的急腹症。

1. **病因**　阑尾管腔阻塞是急性阑尾炎最常见的病因。

2. **病理**

（1）急性单纯性阑尾炎：病变只局限于黏膜和黏膜下层，临床症状和体征较轻。

（2）急性化脓性阑尾炎：病变累及到阑尾壁的全层，临床症状和体征较重。

（3）坏疽性及穿孔性阑尾炎：阑尾管壁坏死或部分坏死，是急性阑尾炎最严重的类型。

（4）阑尾周围脓肿：急性阑尾炎穿孔进程较慢时，穿孔的阑尾被大网膜及邻近肠管包绕，形成阑尾周围脓肿。

3. **临床表现**

（1）症状

①转移性右下腹痛：是急性阑尾炎的典型症状。腹痛始发于上腹部，逐渐转移至脐周，2 小

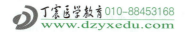
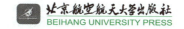

时～1天后转移并局限于右下腹，腹痛呈持续性。穿孔性阑尾炎随着阑尾腔压力骤然降低，腹痛可暂时缓解，但之后出现腹膜炎，腹痛加剧，范围扩大。

②胃肠道症状、全身症状。

（2）体征

①右下腹麦氏点固定压痛：是急性阑尾炎的最常见和最重要的体征。麦氏点位于脐与右髂前上棘连线中外 1/3 处。

②腹膜刺激征、右下腹肿块。

（3）特殊类型急性阑尾炎的特点

①小儿急性阑尾炎：常无典型的转移性右下腹疼痛，右下腹体征不明显、不典型，小儿阑尾壁薄，穿孔率高，并发症和死亡率也较高，应尽早手术。

②老年人急性阑尾炎：老年人对疼痛反应较迟钝，且常常合并其他疾病，如高血压、冠心病、糖尿病，易坏死穿孔，引起腹膜炎，应及时手术治疗。

③妊娠期急性阑尾炎：腹痛和压痛部位随子宫增大而上移，炎症刺激子宫，易诱发流产或早产，治疗以早期阑尾切除为主，临产期的急性阑尾炎并发阑尾穿孔可考虑经腹剖宫产术，同时行阑尾切除术。

（4）诊断性试验

①结肠充气试验：患者仰卧位，用右手压迫左下腹部，再用左手反复挤压近侧结肠，结肠内积气可传至盲肠和阑尾，引起右下腹疼痛者为阳性。

②腰大肌试验：患者左侧卧位，使右大腿后伸，腰大肌紧张，引起右下腹疼痛者为阳性，提示腰大肌前方的阑尾有炎症。

③闭孔内肌试验：患者仰卧位，使右髋及右膝各屈曲 90°，然后被动向内旋转，若引起右下腹疼痛者为阳性，提示靠近闭孔内肌的阑尾发炎。

4. 辅助检查

（1）直肠指检：阑尾炎症时的压痛常在直肠的右前方，阑尾穿孔时可有直肠前壁广泛疼痛，形成脓肿时可触及痛性肿块。

（2）实验室检查：血白细胞计数和中性粒细胞比例增高，核左移。

（3）影像学检查：腹部 X 线平片可见盲肠扩张和气液平面，超声检查可见肿大的阑尾或脓肿。

5. 治疗要点

（1）手术治疗：首选手术治疗，绝大多数急性阑尾炎一经确诊，应及早施行阑尾切除术，早期手术操作简单，术后并发症少。

（2）非手术治疗：仅适用于单纯性阑尾炎或发病已超过 72 小时、已形成炎性肿块等有手术禁忌证者。

6. 护理措施

（1）术前护理：禁食，但不必胃肠减压。安置患者半卧位，使腹肌松弛，减轻腹痛。疾病观察期间遵医嘱给予抗生素控制感染，体温达到 39℃或以上时，应警惕患者阑尾穿孔。禁服泻药及灌肠，防止穿孔或炎症扩散。诊断不明确前禁用吗啡、哌替啶等镇痛药，以免掩盖病情。

（2）术后护理

①一般护理：全麻清醒或硬膜外麻醉术后 6 小时改为半卧位。术后当天禁食。待肠蠕动恢复逐步改为经口进食，术后 3～4 天可进普食。

②休息活动护理：术后鼓励患者在床上活动肢体，术后 24 小时早期下床活动，促进肠蠕动恢复，预防肠粘连。

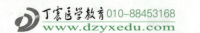
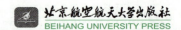

③病情观察：密切监测生命体征，预防术后并发症。保持切口敷料清洁、干燥，腹腔引流管应保持通畅。

④用药护理：遵医嘱应用抗生素控制感染。

⑤并发症护理

a. 切口感染：是阑尾切除术后最常见的并发症，可采取穿刺抽脓、局部拆线等方法促进切口愈合，并遵医嘱给予抗生素、理疗等。

b. 出血：一旦确诊，应迅速建立静脉通路，输血、补液，紧急再次手术。

c. 腹腔脓肿：发生在盆腔的脓肿由于刺激直肠，可有大便次数增多，混有黏液，伴里急后重。治疗方法有超声引导下穿刺抽脓、手术切开引流等。

d. 粘连性肠梗阻：经积极抗感染治疗及全身支持疗法多数患者的梗阻可缓解。如为完全性肠梗阻，应手术治疗。

e. 肠瘘：多因阑尾残端结扎线松脱所致。

二、慢性阑尾炎

1. **病因**　多数由急性阑尾炎转变而来，病灶未能除去、病情迁延不愈而致。少数病变开始即慢性过程。

2. **临床表现**　发作时常有反射性胃部不适、腹胀、便秘等症状，右下腹疼痛和局部压痛固定，但不严重。部分患者只有隐痛或不适，多于剧烈活动或饮食不洁时急性发作。部分患者左侧卧位时右下腹可扪及阑尾条索，质硬有压痛。

3. **治疗原则**　手术切除阑尾，并行病理检查。

第三节　肠梗阻

任何原因引起肠内容物通过障碍，并有腹胀、腹痛等临床表现时，称为肠梗阻，是外科常见急腹症之一。

1. **分类及病因**

（1）按基本病因分类

①机械性肠梗阻：最常见，是由于机械性因素导致肠腔狭小，肠内容物不能通过所致。肠外有粘连、肿瘤压迫等；肠壁有肠套叠、肠扭转等；肠腔内有蛔虫、异物、粪石堵塞等。

②动力性肠梗阻：又分为麻痹性和痉挛性两类。肠腔并无器质性狭窄，梗阻是由于神经抑制或毒素刺激引起肠壁肌运动紊乱所致。麻痹性肠梗阻多见于腹部手术、创伤或弥漫性腹膜炎后，常与低钾血症有关。痉挛性肠梗阻少见，可发生于急性肠炎、肠道功能紊乱或慢性铅中毒患者。

③血运性肠梗阻：由于肠系膜血管栓塞或血栓形成，肠管血供障碍所致。肠腔虽无狭小或阻塞，但肠迅速发生坏死，失去蠕动能力。

（2）按肠壁血供有无障碍分类：分为单纯性和绞窄性两类。单纯性肠管无血供障碍，而绞窄性伴有血供障碍。

（3）按梗阻发生部位分类：分为高位小肠（空肠）梗阻、低位小肠（回肠）梗阻和结肠梗阻。结肠梗阻由于回盲瓣的作用，肠内容物不可从结肠反流至回肠，形成完全阻塞；小肠扭转时肠袢两端也完全阻塞，称为闭袢性肠梗阻。

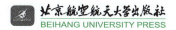

（4）按梗阻程度分类：分为完全性和不完全性两类。

（5）按病程发展快慢分类：分为急性和慢性两类。

2．病理生理

（1）局部变化：机械性肠梗阻发生后，梗阻以上肠蠕动增强，以克服阻塞的障碍，肠腔积气、积液；梗阻以下肠管则塌陷、空虚或仅存少量粪便。梗阻部位越低，时间越长，腹胀越明显。急性完全性梗阻时，肠管迅速膨胀，肠壁变薄，肠腔内压力不断升高，使肠壁静脉回流受阻，肠壁充血、水肿，液体外渗；肠壁及毛细血管通透性增加，血性渗出液进入肠腔和腹腔。如不及时解除梗阻，出现动脉血运受阻，肠壁失去活力，变为紫黑色，肠管缺血坏死，肠内容物和大量细菌渗入腹腔，引起腹膜炎。

（2）全身变化

①脱水：肠梗阻后，吸收功能障碍致胃肠道液体积存于肠腔，肠壁液体向腹腔渗出；且高位肠梗阻有剧烈呕吐，常导致脱水。

②代谢性碱中毒：高位肠梗阻呕吐丢失大量胃酸和氯离子，致代谢性碱中毒。

③代谢性酸中毒：低位小肠梗阻会有大量碱性消化液丢失，加之组织缺氧，代谢产物积聚，可导致代谢性酸中毒。

④血容量下降及休克：大量液体渗入肠腔和腹腔，发生绞窄还可使大量血浆和血液丢失，血容量下降。肠腔细菌渗入腹腔及肠壁坏死穿孔，导致弥漫性腹膜炎及全身感染。引起严重的低血容量性休克和感染性休克。

3．临床表现

（1）症状：主要表现为腹痛、呕吐、腹胀和停止排气排便。其中，停止排便排气是最典型的症状。

①腹痛：腹痛由梗阻部位以上肠管强烈蠕动所致，蠕动呈间歇性，故机械性肠梗阻的腹痛特点是阵发性剧烈绞痛。如腹痛间歇缩短，表现为持续性剧烈绞痛，应警惕为绞窄性肠梗阻。麻痹性肠梗阻的肠壁呈弛缓状态，不会有阵发性腹痛，只有持续性胀痛。

②呕吐：高位肠梗阻的呕吐出现较早，呕吐频繁，呕吐物主要为胃及十二指肠内容物。低位肠梗阻呕吐出现较迟，呕吐物初为胃内容物，后期为经肠内腐败、发酵的肠内容物。结肠梗阻呕吐到晚期才出现，呕吐物如呈棕褐色或血性，是肠管血运障碍的表现。麻痹性肠梗阻的呕吐呈溢出性。

③腹胀：发生在腹痛之后。高位性肠梗阻腹胀不明显，低位肠梗阻和麻痹性肠梗阻腹胀明显，遍及全腹。

④停止排气排便：完全性肠梗阻由于肠内容物不能通过梗阻部位，梗阻以下肠管呈空虚状态，表现为肛门停止排气排便。梗阻的早期，尤其是高位肠梗阻，梗阻以下肠管尚有气体和粪便积存，易误诊为非肠梗阻或不完全性肠梗阻。

（2）体征

①视诊：机械性肠梗阻可见肠型和肠蠕动波，肠扭转时腹胀不对称。麻痹性肠梗阻腹胀均匀。

②触诊：单纯性肠梗阻可有轻度压痛。绞窄性肠梗阻可有固定压痛和腹膜刺激征。

③叩诊：绞窄性肠梗阻有移动性浊音阳性。

④听诊：机械性肠梗阻肠鸣音亢进，有气过水音或金属音。麻痹性肠梗阻肠鸣音减弱或消失。

4．常见的机械性肠梗阻　见表3-31、表3-32。

5．辅助检查

（1）实验室检查：单纯性肠梗阻早期无明显改变。随着病情进展，因脱水和血液浓缩，白细胞计数、血红蛋白和血细胞比容升高，尿比重增高。高位肠梗阻因呕吐频繁可发生低钾、低氯血症和代谢性碱中毒。低位肠梗阻可发生代谢性酸中毒。绞窄性肠梗阻可有血象和血生化的明显改变。

（2）X线检查（表3-31）：可见气液平面。钡灌肠可显示结肠梗阻的部位与性质；但小肠梗阻尤

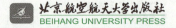

其是疑有肠穿孔时禁用钡灌肠，以免加重病情。

表3-31　单纯性肠梗阻与绞窄性肠梗阻鉴别

	单纯性肠梗阻	绞窄性肠梗阻
发　病	较缓慢	急骤，发展迅速
腹痛特点	阵发性绞痛	持续性剧烈绞痛
腹　胀	均匀全腹胀	不对称，有局部隆起的肿块
压　痛	轻，部位不固定	腹膜刺激征：固定压痛，反跳痛，腹肌紧张
全身情况	尚好	全身中毒症状及感染性休克
腹腔穿刺	无特殊	可见血性液体或炎性渗出液
血性粪便	无	可有
腹部X线检查	小肠袢扩张呈鱼骨刺状、梯形排列，结肠显示结肠袋	孤立扩大的肠袢
治疗原则	先行非手术治疗	手术治疗

表3-32　常见的机械性肠梗阻鉴别

	粘连性肠梗阻	蛔虫性肠梗阻	肠扭转	肠套叠
发病特点	腹腔内手术、炎症、创伤、出血、异物等引起	多见于小儿，因蛔虫聚集成团堵塞肠腔，驱虫不当是主要诱因。多为单纯性不完全性肠梗阻	多见于青壮年，常因饱食后剧烈运动而发病。闭袢性肠梗阻加绞窄性肠梗阻，发病急骤，发展迅速，小肠最多见	肠的一段套入其相连的肠管腔内，小儿多见。饮食不当、腹泻、感染等致肠蠕动正常节律紊乱是最主要原因，可发生绞窄，回结肠套叠最常见
典型表现	典型的机械性肠梗阻表现	脐周阵发性疼痛，伴呕吐，腹部柔软，可扪及条索状包块	突然发作的持续性剧烈腹部绞痛，腰背牵涉痛，呕吐频繁，腹胀不对称，可触及扩张的肠袢，肠鸣音减弱，休克出现早，病死率高	三大典型症状是腹痛、果酱样血便、腊肠形光滑有压痛的腹部肿块。钡灌肠是最有意义的检查，呈"杯口状"或"弹簧状"阴影
治疗原则	首选非手术疗法，发生绞窄应手术	主要采用非手术治疗	极易发生绞窄，应及时手术治疗	是唯一可早期灌肠的外科急症。一旦发生尽早复位，早期主要采用空气灌肠或钡灌肠，效果好

6. 治疗要点　基本原则是解除梗阻和纠正因梗阻引起的全身性生理紊乱。

（1）非手术治疗：禁食，胃肠减压，纠正水、电解质及酸碱平衡紊乱，应用抗生素防治腹腔感染，

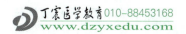

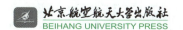

解痉镇痛，低压灌肠。

（2）手术治疗：去除病因，如松解粘连、解除疝环压迫、扭转复位、切除病变肠管等。

7. 护理措施

（1）非手术治疗护理

①体位护理：卧床休息，无休克时取半卧位，有利于减轻腹痛；有休克时采用休克体位。

②禁食、胃肠减压：机械性肠梗阻在非手术治疗期间，最重要的护理措施是保持有效的胃肠减压。胃肠减压可抽出肠腔内积存的气体和液体，降低肠腔压力，有利于肠壁血液循环恢复；减轻肠壁水肿，使部分因肠壁肿胀、肠管扭曲导致的梗阻得以恢复或复位；减轻腹内压，改善因膈肌抬高导致的循环和呼吸障碍；抽出的胃肠引流液还可作为判断梗阻性质的依据。

③饮食护理：若梗阻解除，肠功能恢复，可尝试进食少量流食，但忌食易产气的甜品和牛奶。

④病情观察：最重要的是区分单纯性肠梗阻和绞窄性肠梗阻，梗阻解除的重要标志是肛门排便、排气。注意观察患者的神志、生命体征、腹痛、腹胀、呕吐、排气排便、腹膜刺激征、肠鸣音及肠蠕动等情况。胃肠减压期间，应严密观察胃肠液的性质，记录引流量。

⑤维持体液平衡：准确记录液体出入量，根据血清电解质和血气分析结果合理输液。平衡盐溶液（乳酸钠林格液）是最接近细胞外液的液体，适合于迅速补充有效循环血量，防治休克。

⑥用药护理：防治感染性休克，使用有效、足量抗生素控制感染。腹痛时可使用阿托品、山莨菪碱等解痉药，但在病情未明确时，禁用吗啡、哌替啶止痛。

（2）术后护理

①体位护理：术后患者取平卧位，全麻患者头偏向一侧，防止呕吐窒息。麻醉清醒、血压平稳后改为半卧位。

②禁食、胃肠减压：术后仍应禁食，注意观察引流液的颜色、性质和量。

③饮食护理：肠蠕动恢复、拔除胃肠减压管后，逐步恢复进食，从仅饮水、流质、半流质，逐渐改为软食，少量多餐，禁食油腻。

④休息活动护理：病情稳定后鼓励患者早期下床活动，预防粘连性肠梗阻。

⑤病情观察：注意观察生命体征、腹痛、腹胀、排气排便及神志变化，每30～60分钟测量生命体征一次。

⑥预防并发症：预防切口感染、腹腔感染及肠瘘的发生。

第四节　肠　瘘

肠瘘是指肠管与其他脏器、体腔或体表之间存在病理性通道，肠内容物经此通道进入其他脏器、体腔或至体外，引起严重感染、体液失衡等改变。

1. 分类及病因　①先天性畸形。②腹部损伤。③腹腔感染、肠道疾病或腹腔脏器恶性病变。

2. 病理　可分为高位瘘和低位瘘。高位瘘水、电解质紊乱及营养丢失较严重；低位瘘继发性感染较明显。

3. 临床表现

（1）症状：手术后肠外瘘可于术后3～5天出现症状，由于肠内容物外漏，可对周围器官产生强烈刺激，可有腹痛、腹胀、恶心等，或出现麻痹性肠梗阻。继发感染者体温升高，可出现严重水电解质紊乱，甚至发生低血容量休克。可并发脓毒症、多器官功能衰竭。

（2）体征：腹壁可有一个或多个瘘口，瘘口排出物与瘘管位置有关，高位小肠瘘可含有大量胆汁、胰液等。低位肠瘘可含有粪渣，有臭味，强腐蚀性肠液可致瘘口周围红肿、糜烂。

4. 辅助检查

（1）实验室检查：血常规显示血红蛋白、红细胞计数下降。伴感染时白细胞及中性粒细胞比值增高。

（2）特殊检查：①口服染料或药用炭，简单实用。②瘘管组织活检及病理学检查。

（3）影像学检查：超声及 CT 检查、瘘管造影等。

5. 治疗要点 控制感染，纠正水电解质紊乱。使用药物如生长抑素制剂，降低胃肠液分泌量，减少体液丢失。或采用手术治疗。

6. 护理措施

（1）非手术治疗

①维持体液平衡：纠正水电解质紊乱。

②控制感染：取半坐卧位，利于积液积聚盆腔，减少毒素吸收。遵医嘱合理使用抗生素。

③负压引流：持续负压吸引，以充分稀释肠液，促进局部炎症消散。调节负压至 10 ～ 20kPa 为宜。每日灌洗量为 2000 ～ 4000ml，速度为 40 ～ 60 滴 / 分，保持灌洗液温度在 30 ～ 40℃。

④病情观察：记录引流液的量及性状。

⑤皮肤护理：及时清除漏出的肠液，保持瘘口清洁干燥，局部清洁后可涂抹复方氧化锌软膏加以保护。

（2）手术治疗

①术前护理：行肠道准备，术前 3 天进食少渣半流质饮食，口服肠道不吸收的抗生素。

②术后护理：

a. 饮食护理：禁食 4 ～ 6 天，行全胃肠外营养支持。开始进食时以低脂、适量蛋白质、高糖、低渣饮食为主。

b. 引流护理：保持引流管通畅，根据引流情况调整引流负压大小。

c. 并发症护理：防止出血，术后严密监测生命体征及切口渗血情况；预防粘连性肠梗阻，早期床上活动。

第五节 大肠癌

1. 病因 在我国，直肠癌最多见，其次为乙状结肠癌。大肠癌的病因尚未明确，可能与以下因素有关：①饮食与运动：高脂肪、高蛋白和低纤维素饮食，缺乏适度的体力活动。②遗传因素。③癌前病变，以绒毛状腺瘤及家族性肠息肉病癌变率最高。

2. 病理 按大体形态分为肿块型、溃疡型、浸润型，以溃疡型最常见。按组织学类型分为腺癌、腺鳞癌和未分化癌，以腺癌为主，未分化癌预后最差。淋巴转移是最常见的转移途径，血行转移多见于肝，其次为肺、骨等。也可直接浸润邻近器官和腹膜种植转移。

3. 临床表现 早期无特异性症状，当病情发展或伴感染时，才出现明显症状。排便习惯改变和大便带血是最早出现的症状。

（1）结肠癌

①排便习惯和粪便性状改变：是首发症状，表现为大便次数增多，血便、腹泻、便秘等，其中以血便为突出表现。病变位置越低，颜色越鲜红，血、便分离；位置越高，颜色越暗，且与粪便相混。

②腹痛：早期症状之一，为持续性隐痛或腹部不适。

③全身症状：由于慢性失血、癌肿溃烂、毒素吸收等，患者可出现贫血、消瘦、乏力、低热等。

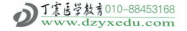 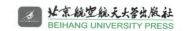

晚期可出现肝大、黄疸、水肿、腹水、锁骨上淋巴结肿大及恶病质等。

④左、右结肠癌特点对比：因癌肿部位及病理类型不同，结肠癌的临床表现存在差异：右半结肠肠腔较左侧大，癌肿多呈肿块型，即主要表现为腹部包块、便血和贫血，大便稀薄，腹泻和便秘交替出现，较少发生肠梗阻；而左半结肠癌主要表现为便血、腹泻、便秘和肠梗阻，因肠腔相对狭小，癌肿多呈浸润生长型，易引起环状缩窄，更容易发生肠梗阻，癌肿破溃时，可有便血。

（2）直肠癌

①直肠刺激症状：频繁便意和排便习惯改变，肛门下坠、里急后重和排便不尽感。

②黏液血便：为癌肿破溃感染所致，血便是最常见的早期症状。

③肠腔狭窄症状：粪便变形、变细。肠管梗阻后，有腹痛、腹胀、肠鸣音亢进等症状。

④转移症状：出现侵犯器官的相应症状。

4．辅助检查

（1）直肠指检：是诊断直肠癌最重要、最简单有效的检查方法，可了解癌肿的部位，距肛缘的距离，癌肿的大小、范围、固定程度及与周围脏器的关系等。

（2）大便隐血试验：可作为普查或高危人群的初筛手段。

（3）纤维结肠镜：加病理可确诊，是最可靠的检查方法。

（4）其他：X线钡剂灌肠、B超和CT检查、血清癌胚抗原（CEA）。

5．治疗要点

（1）结肠癌治疗：以手术切除为主的综合治疗。

（2）直肠癌治疗：手术切除为主要治疗方法，根治手术包括Dixon手术和Miles手术。

①Dixon手术（经腹直肠癌切除术）：目前应用最多，适用于腹膜反折以上的直肠癌，癌肿距齿状线5cm以上，远端切缘距癌肿下缘2cm以上，保留正常肛门。

②Miles手术（腹会阴联合直肠癌根治术）：适用于腹膜反折以下的直肠癌，切除乙状结肠、全部直肠、肛管及肛门周围5cm直径的皮肤及全部肛门括约肌，不能保留肛门，于左下腹行永久性结肠造口（人工肛门）。

6．护理措施

（1）术前护理

①饮食护理：给予高蛋白、高热量、高维生素、易消化的少渣饮食，纠正水、电解质紊乱。

②肠道准备：是直肠癌根治术前重要的特殊护理，可减少或避免术中污染、术后感染等，一般通过控制饮食、口服肠道抗菌药物如新霉素或甲硝唑、多次清洁灌肠来实现。

a．传统肠道准备法：术前3天少渣半流质饮食，术前2天无渣流质饮食，有肠梗阻者应禁食、补液。术前1天禁食，以减少并软化粪便。术前3天口服新霉素或甲硝唑，同时加服维生素K。术前3天，每晚口服缓泻药液状石蜡或硫酸镁15～20g，术前1天晚及术日晨清洁灌肠。灌肠时宜选细肛管，轻柔插入，禁用高压灌肠，以免癌细胞扩散。

b．全肠道灌洗法：术前12～14小时开始服用37℃等渗电解质溶液6000ml，产生容量性腹泻，达到清洁肠道的目的。

c．甘露醇口服肠道准备法：术前1天下午14:00～16:00口服5%～10%甘露醇1500ml，吸收肠壁水分，使患者有效腹泻而清洁肠道。

③其他准备。术前2天每晚用1∶5000高锰酸钾溶液坐浴。女性患者术前3天每晚行阴道冲洗。术日晨留置胃管和尿管。

（2）术后护理

①休息活动护理：病情平稳后取半卧位，有利于腹腔引流。

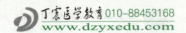

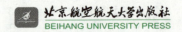

②饮食护理：禁食水，胃肠减压，补充静脉营养。术后 2～3 天肛门排气或造口开放后，可拔除胃管，进流质饮食。术后 1 周进半流质饮食。术后 2 周可进普食，给予高蛋白、高热量、高维生素、低脂、易消化的少渣食物。

③病情观察：术后每 30 分钟测量生命体征，病情平稳后改为每小时 1 次。

④引流管护理：保持各种引流管通畅，避免受压、扭曲。留置尿管 1～2 周，每 4～6 小时或有尿意时开放，训练膀胱排尿功能。腹腔引流管留置 5～7 天，保持局部皮肤清洁干燥，定时更换敷料。

（3）结肠造口护理：为术后护理的重点。

①造口观察：注意有无肠黏膜颜色变暗、发黑和回缩等异常。

②保护局部皮肤：造口开放前，肠造口周围用凡士林纱条保护，术后 3 天拆除，及时更换渗湿的敷料，温水清洗并消毒造口周围皮肤，复方氧化锌软膏涂抹，防止浸渍糜烂。

③保护腹部切口：术后 2～3 天肠蠕动恢复后开放，取左侧卧位（造口侧卧位），并用塑料薄膜隔开腹部切口与造口，防止流出的粪便污染腹部切口。

④保持大便通畅：恢复饮食后，应适当增加活动量。若发生便秘，用液状石蜡或肥皂水经结肠造口做低压灌肠，插入造口的肛管超过 10cm，以防肠管损伤。

⑤正确使用人工肛门袋：更换前用中性皂液或 0.5% 氯己定溶液清洁造口周围皮肤（不可用乙醇），再涂上氧化锌软膏。选择袋口合适的造口袋，造口袋内充满 1/3 排泄物时，应及时更换。人工造口袋不宜长期持续使用，粪便成形及养成定时排便的习惯后，可不佩戴人工肛门袋。

⑥并发症的预防

a. 造口狭窄：1 周后造口处拆线愈合时，每天扩张造口 1 次。

b. 切口感染：保持切口清洁干燥和引流管通畅，术后 4～7 天以 1：5000 高锰酸钾温水坐浴，每天 2 次，并预防性应用抗生素。

c. 吻合口瘘：注意观察，术后 7～10 天不可灌肠，一旦发生应禁食、胃肠减压，同时盆腔持续滴注、负压吸引，肠外营养支持。

（4）Dixon 术后护理：调整饮食，注意饮食卫生，进行肛门括约肌收缩训练，防止排便失禁。便后清洁肛门，涂氧化锌软膏保护肛周皮肤。

7. 健康教育

（1）饮食指导：给予产气少、易消化、无刺激性的饮食，避免高脂肪和刺激性食物，避免过多粗纤维食物（如芹菜、韭菜），多吃新鲜水果和蔬菜。

（2）活动指导：适度体育锻炼，术后 1～3 个月避免重体力劳动，尽量融入正常的生活、工作和社交活动中。

（3）造口自我护理指导：早期 2～3 个月，1～2 周扩张造口 1 次，坚持 3 个月，防止狭窄。每天定时结肠灌洗以训练有规律的肠蠕动。

（4）复查指导：每 3～6 个月定期门诊复查。行化疗、放疗者，定期检查血常规。

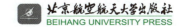

第 28 章　直肠肛管疾病

第一节　解剖生理概要

1. **直肠**　位于盆腔的后部，上接乙状结肠，向下移行为肛管，长 10～14cm，是粪便暂存的部位。直肠内面有 3 个直肠横襞，其中，中间的横襞大而明显，距肛门 7cm，相当于直肠前壁腹膜返折的水平，是乙状结肠镜检查的标志（图 3-5）。

2. **肛管**　上界为直肠穿过盆膈的平面，下界为肛门，长约 4cm，被肛提肌和肛门括约肌包绕，有控制排便的作用。肛窦为开口向上的隐窝，深 3～5mm，底部有肛腺的开口，容易积存粪便，感染后可形成肛周脓肿或瘘。肛管内面有 6～8 条纵行的黏膜皱襞称肛柱。

齿状线以上为单层柱状上皮，血供来源于直肠上、下动脉，回流至肝门静脉，淋巴引流至肠系膜下淋巴结和髂内淋巴结，受内脏神经支配，无疼痛感；齿状线以下为复层扁平上皮，血供来源于肛门动脉，回流至下腔静脉，淋巴引流至腹股沟浅淋巴结，受躯体神经支配，痛觉敏锐。发生在齿状线以上的痔为内痔，以下的为外痔。

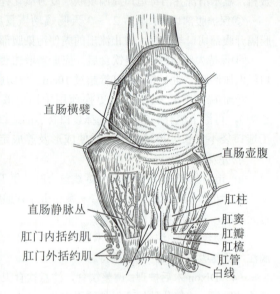

图3-5　直肠与肛管

直肠内层的环肌在直肠下端增厚而成为肛门内括约肌，受内脏神经支配，可协助排便，但无括约肛门的功能。肛门外括约肌为骨骼肌，位于肛管平滑肌之外，分为皮下部、浅部和深部，受意识支配，有较强的控制排便功能。由肛门外括约肌的浅部和深部、肛门内括约肌、直肠纵肌的下部和肛提肌共同组成的肛管直肠环，对肛管起着极重要的括约作用，若手术损伤将引起大便失禁。

在直肠与肛管周围有数个间隙，充满脂肪结缔组织，是感染的常见部位。常见的有骨盆直肠间隙、坐骨肛管间隙（坐骨直肠间隙）和肛门周围间隙。

第二节　肛　裂

肛裂是指齿状线以下的肛管皮肤裂伤后所形成的小溃疡。

1. **病因、病理**　直接原因多为长期便秘、粪便干结引起排便时机械性损伤。慢性裂口上端的肛瓣和肛乳头水肿，形成肥大乳头；下端皮肤水肿，静脉、淋巴回流受阻，形成突出的袋状皮垂，称为前哨痔。肛裂、肛乳头肥大和前哨痔合称肛裂三联症。

2. **临床表现** 好发于青中年人，以肛管后正中线的肛裂最多见。

（1）症状：常有长期便秘史，典型表现是疼痛、便秘、出血。

①疼痛：典型的周期性剧烈疼痛，有两次高峰。排便时疼痛多因干硬粪便刺激裂口内神经末梢；排便后疼痛由肛门括约肌反射性痉挛所致。

②便秘：由于惧怕疼痛不敢排便，导致便秘，便秘又加重肛裂，形成恶性循环。

③出血：表现为排便时粪便表面、手纸上少量鲜血，或排便过程中滴出鲜血。

（2）体征：肛门检查常有肛管后正中线溃疡裂隙，肛裂患者严禁直肠指检或直肠镜检查。

3. **治疗要点**

（1）非手术治疗：一般采取非手术治疗。保持大便通畅，必要时口服缓泻药，排便后坐浴。局部麻醉后，扩肛以解除括约肌痉挛，促进溃疡愈合。

（2）手术治疗：非手术治疗无效、经久不愈且症状较重的陈旧性肛裂可采取肛裂切除术和肛管内括约肌切断术。

第三节　直肠肛管周围脓肿

直肠肛管周围脓肿是指直肠肛管周围软组织或其周围间隙内的急性化脓性感染，并形成脓肿。

1. **病因** 主要原因为肛腺感染，也可由肛周皮肤感染、损伤、肛裂、内痔、药物注射等引起。常见的致病菌有大肠埃希菌、金黄色葡萄球菌、链球菌和铜绿假单胞菌，偶有厌氧性细菌和结核杆菌，常是多种病原菌混合感染。

2. **病理** 肛腺形成脓肿后，可蔓延至直肠肛管周围间隙的疏松结缔组织，感染极易蔓延、扩散，形成不同部位的脓肿。

3. **临床表现** 由于脓肿形成部位不同，表现多样（表 3-33）。

表3-33　直肠肛管周围脓肿鉴别

	肛门周围皮下脓肿	坐骨肛管间隙脓肿	骨盆直肠间隙脓肿
发 病	最常见	较常见	较少见
全身症状	不明显	较重，高热、头痛、乏力	严重，持续性高热、头痛
局部表现	肛周持续性跳痛，局部红肿，有压痛，脓肿形成可有波动感	脓肿大而深，持续性胀痛，排便、行走时加重，可扪及局部隆起，波动感	不明显，位置深，空间大，可触及隆起肿块，深压痛和波动感
伴随症状	无	里急后重，排尿困难	直肠坠胀感，便意不尽，排尿困难

4. **诊断与治疗要点** 直肠指检对直肠肛管周围脓肿有重要意义。局部穿刺抽出脓液即可确诊。发病早期给予抗生素控制感染，选择对革兰阴性杆菌、革兰阳性细菌和厌氧菌有效的广谱抗生素，宜联合用药。局部理疗，热水坐浴，口服缓泻药或液状石蜡促进排便。脓肿形成后尽早切开引流。

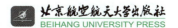

第四节 肛 瘘

肛瘘是指直肠远端或肛管与肛周皮肤间形成的肉芽肿性管道。

1. **病因** 主要的病因是直肠肛管周围脓肿；少数因结核、外伤感染等引起。

2. **病理** 肛瘘由内口、外口及瘘管 3 部分组成。

（1）按瘘管位置高低，可分为低位肛瘘（位于外括约肌深部以下）和高位肛瘘（位于外括约肌深部以上）。

（2）根据瘘口与瘘管的数目，可分为单纯性肛瘘（只存在单一瘘管）和复杂性肛瘘（存在多个瘘口和瘘管）。

3. **临床表现**

（1）症状：肛门周围外口流出少量脓性、血性或黏液性分泌物，肛门周围皮肤潮湿、瘙痒、湿疹，常自觉有粪便及气体排出。急性感染或瘘管中有脓肿形成时，出现明显疼痛，伴发热等全身症状。脓肿破溃或切开引流后症状缓解。脓肿反复形成是肛瘘的特点。

（2）体征：肛周皮肤可见单个或多个外口，呈红色乳头状突起或稍凹陷的外口。挤压时外口可有少量脓液或脓血性分泌物排出。直肠指检内口处轻压痛，瘘管表浅可触及硬结样内口及条索状瘘管。

4. **治疗要点** 肛瘘极少自愈，必须及时治疗，可采用堵塞法和手术治疗。常见术式为瘘管切开术、肛瘘切除术和肛瘘挂线术。堵塞法适用于单纯性肛瘘；瘘管切开术适用于低位肛瘘；肛瘘挂线术适用于距肛缘 3～5cm，有内外口的低位或高位单纯性肛瘘；肛瘘切除术适用于低位单纯性肛瘘。

第五节 痔

痔是肛垫的支持结构病理性肥大和移位，直肠下端黏膜下和（或）肛管皮肤下的静脉丛淤血、扩张和纡曲所形成的局部团块，是最常见的直肠肛管疾病。

1. **病因与发病机制**

（1）肛垫下移学说：由于长期腹内压增高的刺激，肛管血管垫（肛垫）的正常纤维弹力结构破坏，出现病理性肥大，并向远侧移位形成痔。

（2）静脉曲张学说：直肠上下静脉丛无静脉瓣，管壁薄，位置浅，末端直肠黏膜下组织松弛，易导致血液淤积和静脉曲张。长期坐位、便秘、妊娠、前列腺肥大、盆腔巨大肿瘤等可引起直肠静脉回流受阻。

2. **病理** 按痔所在部位分为内痔、外痔和混合痔 3 种。

3. **临床表现**

（1）内痔：最常见，位于齿状线以上，表面覆盖直肠黏膜，好发于截石位 3 点、7 点、11 点位置。主要表现为无痛性、间歇性便后出鲜血和痔块脱出。按病情轻重可分为 4 度（表 3-34）。

（2）外痔：位于齿状线下方，表面覆盖肛管皮肤。主要表现为肛门不适、潮湿，有时伴局部瘙痒。若发生血栓形成及皮下血肿则有剧痛，肛周可见暗紫色椭圆形肿物，触痛明显，排便、咳嗽时疼痛加剧。

（3）混合痔：由内痔静脉丛和相应部位的外痔静脉丛相互融合而形成，位于齿状线上下，内痔和外痔的症状可同时存在。

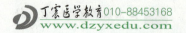 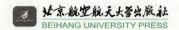

表3-34　内痔分度及其临床特点

分度	临床特点
Ⅰ度	排便时无痛性出血，便后出血可自行停止，无痔脱出
Ⅱ度	便血加重，严重时呈喷射状，排便时有痔脱出，便后可自行回纳
Ⅲ度	偶有便血，排便、久站、咳嗽、劳累、负重时痔脱出不能自行回纳，需用手托回
Ⅳ度	偶有便血，痔块长期脱出于肛门外或回纳后又即脱出

4. 治疗要点　治疗原则以非手术治疗为主，无症状的痔无须治疗，有症状的痔治疗重点在于减轻或消除症状，而非根治。

（1）非手术治疗：分为一般治疗、注射疗法和胶圈套扎疗法。

（2）手术治疗：适用于保守治疗无效、出血严重、痔核脱出严重者。常见的手术方式有痔单纯切除术、吻合器痔上黏膜环行切除术、血栓性外痔剥离术。

第六节　直肠肛管疾病的护理

1. 护理措施

（1）术前护理

①多摄入富含粗纤维的新鲜蔬菜、水果，多饮水，少吃辛辣刺激性食物，避免饮酒。

②养成定时排便的习惯，适当增加运动量，促进肠蠕动，必要时使用缓泻药。

③便后热水坐浴，可清洁肛门，改善局部血液循环，促进炎症吸收，并缓解括约肌痉挛、减轻疼痛。选择适宜的盆具并事先消毒，水温以 43 ～ 46℃为宜，每天 2 ～ 3 次，每次持续 20 ～ 30 分钟，自觉头晕不适立即停止坐浴。必要时可用 1：5000 高锰酸钾溶液或 0.1% 苯扎溴铵溶液坐浴。

④术前 3 天少渣饮食，手术前 1 天流质饮食，术日晨禁食。

⑤术前备皮，保持肛门皮肤清洁。术前排空大便，必要时灌肠。贫血患者输血。

（2）术后护理

①休息活动护理：24 小时内卧床，可在床上适当活动四肢、翻身。取侧卧位或平卧位，臀部垫气圈，以防伤口受压。24 小时后可适当下床活动，避免久站或久坐。

②饮食护理：术后一般不严格限制饮食，术后 1 ～ 2 天以无渣或少渣流食、半流食为主，以减少肠蠕动、粪便形成和排便，促进切口愈合。术后 3 天应多饮水、多吃水果及适量粗纤维食物，戒烟酒，避免辛辣刺激性食物。

③病情观察：严密监测生命体征，注意有无敷料渗血、渗液，警惕内出血发生。

④疼痛护理：肛周神经末梢丰富，大多患者疼痛剧烈，术后 1 ～ 2 天遵医嘱应用镇痛药，必要时去除多余敷料。

⑤排便护理：术后 2 ～ 3 内通过饮食管理尽量避免排便，也可于术后 48 小时内口服阿片酊，减少肠蠕动，以促进伤口愈合。3 天后无排便者，可口服缓泻药通便，保持大便通畅。但术后 7 ～ 10 天禁止灌肠。

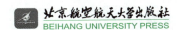

⑥坐浴与换药：术后注意保持肛门局部清洁，先排便，排便后坐浴，清洁会阴部，最后换药，促进伤口愈合。坐浴可使用 1 ：5000 高锰酸钾溶液。

⑦预防并发症

a．尿潴留：术后 8 小时仍未排尿，可行诱导排尿、针刺等促进排尿，必要时导尿。

b．肛门狭窄：密切观察有无排便困难、大便变细，术后 5 ～ 10 天可用食指扩肛，每天 1 次。

c．肛门失禁：手术中如切断肛管直肠环，可引起肛门失禁，表现为粪便自行外溢。处理原则为保持肛周皮肤清洁、干燥，涂抹氧化锌软膏，勤换内裤。轻度失禁者于术后 3 天开始做肛门收缩舒张运动；严重失禁者行肛门成形术。

d．伤口渗血或出血。

2．健康教育

（1）指导患者多饮水，多吃水果、蔬菜等粗纤维食物，戒酒，避免刺激性食物。养成每天定时排便的良好习惯。

（2）伤口未愈合者或局部有炎症者坚持便后坐浴，注意保持肛门局部清洁。

（3）肛门狭窄者坚持行肛门扩张。括约肌松弛者坚持做提肛运动。若出现排便困难，应及时就诊。

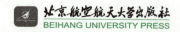

第 29 章　门静脉高压症

门静脉高压症是指门静脉的血流受阻、血液淤滞，引起门静脉系统压力增高，继而造成脾大、脾功能亢进，食管 - 胃底静脉曲张及破裂出血、腹水等一系列临床表现的疾病。

1. **解剖**　门静脉主干由肠系膜上、下静脉和脾静脉汇合而成，门静脉进入肝脏后逐级分支，与肝动脉汇合于肝小叶内的肝窦内，再经过肝小叶的中央静脉逐级汇集，最后注入到下腔静脉。门静脉系与腔静脉系之间有 4 个主要交通支：胃底 - 食管下段交通支，直肠下端 - 肛管交通支，前腹壁交通支（附脐静脉）和腹膜后交通支，其中胃底 - 食管下段交通支是最重要的交通支。

2. **病因**　在我国，以肝炎后肝硬化导致的肝内型门静脉高压症最常见。肝外门静脉血栓形成、门静脉先天性畸形、上腹部肿瘤压迫、缩窄性心包炎及严重右心衰竭等也可引起门静脉高压症。

3. **病理生理**　门静脉系统无瓣膜，肝硬化后假小叶形成，肝窦变窄或闭塞，门静脉回流受阻，导致门静脉压力增高。

4. **病理**　典型的病理变化包括 3 方面，有脾大、脾功能亢进，静脉交通支扩张和腹水。

5. **临床表现**

（1）脾大、脾功能亢进：早期即有脾充血、肿大；晚期脾脏变硬、活动度差，常伴有脾功能亢进。

（2）呕血、黑便：胃底 - 食管下段静脉破裂出血是门静脉高压症最严重的并发症。发生急性大出血时，患者呕吐鲜红色血液，排出柏油样黑便。因肝功能受损导致凝血障碍，而脾功能亢进又可造成血小板减少，故患者出血不易自行停止，易诱发肝性脑病、严重休克。

（3）腹水：是肝功能严重损害的表现，常有腹胀、食欲减退、移动性浊音。

（4）其他：黄疸、下肢水肿、蜘蛛痣、肝掌、男性乳房发育、睾丸萎缩等。

6. **辅助检查**

（1）血常规检查：脾功能亢进时，"三系"血细胞减少，白细胞计数 $< 3 \times 10^9 / L$、血小板 $< (70 \sim 80) \times 10^9 / L$。

（2）肝功能检查：白蛋白降低，球蛋白增高，白 / 球蛋白比例倒置。凝血酶原时间延长。

（3）食管吞钡 X 线检查：钡剂充盈时，食管轮廓呈虫蚀状改变；排空时，曲张静脉呈蚯蚓样或串珠状负影。

（4）其他：肝脏 B 超、CT 检查，腹腔动脉造影，纤维镜检查。

7. **治疗要点**　主要目的为防治胃底 - 食管下段静脉破裂出血。

（1）非手术治疗：门静脉高压症以非手术治疗为主。

（2）手术治疗：无黄疸和明显腹水者发生大出血，经非手术治疗 24 ～ 48 小时无效者，应采用手术治疗。

①门体分流术：将肝门静脉系和腔静脉系的主要血管进行手术吻合，使肝门静脉血转流入腔静脉，降低门静脉压力，防止出血，但术后肠道吸收的氨部分或全部不通过肝解毒，直接影响大脑的能量代谢，故肝性脑病发生率高，易引起肝衰竭。

②断流手术：切除脾，同时阻断门奇静脉间的反常血流，以达到止血目的。脾切除加贲门周围血管离断术最有效，既离断食管胃底的静脉侧支，又保留门静脉的入肝血流。

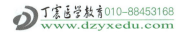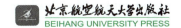

③单纯脾切除术：适用于严重脾大、合并明显脾功能亢进者，常见于血吸虫晚期。

④肝移植：是治疗门静脉高压症最彻底的手术方法。

8. 护理措施

（1）急性大出血期的护理

①迅速建立静脉通路，尽快配血、输血，补充血容量。

②冰盐水或冰盐水加去甲肾上腺素行胃内灌洗，以收缩胃黏膜血管，减少血流。

③使用轻泻药及灌肠，以免胃肠道的血液被分解产生氨，导致肝性脑病。

④遵医嘱及时应用止血药，注意观察药物疗效和不良反应。

⑤防止急性肝衰竭，预防再出血。

（2）术前保肝治疗期的护理

①休息活动护理：充分休息，尽量取平卧位，避免劳累。急性大出血者绝对卧床休息，头偏向一侧。

②饮食护理：给予高热量、适量蛋白、高维生素、低脂饮食，严重肝功能损害者应限制蛋白质摄入量，补充支链氨基酸。明显腹水者限制液体和钠的摄入，少食含钠高的食物。禁食坚硬、粗糙的食物，以免胃底 - 食管下段静脉破裂出血。

③消化道的准备：术前 2～3 天口服肠道抗菌药，预防术后肝性脑病；术前 1 天晚用酸性溶液清洁灌肠，避免手术后肠胀气压迫血管吻合口，但禁用肥皂水等碱性溶液灌肠。术前一般不放置胃管，若必须放置则选择细、软胃管，插入动作应轻柔。

④贫血及凝血障碍者遵医嘱输血、肌内注射维生素 K。严重肝胆疾病患者术前 1 周应用维生素 K。适当使用肌苷、辅酶 A 等保肝药物，避免应用氯丙嗪、红霉素、巴比妥类等有肝脏毒性作用的药物。

⑤脾 - 肾静脉分流术前应检查肾功能是否正常。

（3）术后护理

①休息活动护理：断流术和脾切除术术后生命体征平稳即可取半卧位。分流术后 48 小时内，需制动平卧或低坡半卧位（< 15°），2～3 天后改半卧位。不宜早期下床活动，一般术后需卧床 1 周，防止血管吻合口破裂出血。保持大小便通畅。

②饮食护理：术后早期禁食，24～48 小时肠蠕动恢复后，提供流质饮食，逐渐过渡到半流食及软食。分流术后易诱发肝性脑病，应限制蛋白质和肉类的摄入。

③病情观察：术后严密观察并记录生命体征、神志、面色、尿量、引流情况等，注意有无伤口或消化道出血征象。分流术后定时检测肝功能和血氨浓度，及时发现肝性脑病。脾切除术后 2 周内每天或隔天监测血小板计数。若血小板 > $600×10^9/L$ 时，立即通知医生并遵医嘱应用肝素抗凝，以防静脉血栓形成。注意观察用药前后凝血时间的变化。

9. 健康教育

（1）饮食指导：给予高热量、高维生素的无渣软食，禁用过热、坚硬、粗糙、带刺、油炸及刺激性强的食物。

（2）避免引起腹内压增高的因素，如咳嗽、打喷嚏、便秘、提举重物等。

（3）按医嘱应用保肝药物，定期门诊复查。

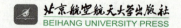

第 30 章 肝疾病

第一节 解剖生理概要

1. **解剖** 肝是人体最大的实质性脏器，由门静脉和肝动脉双重供血。肝脏位于右上腹，隐藏在右侧膈下和肋骨深面，大部分为肋弓所覆盖。肝上界在右侧锁骨中线第 5 肋间，相当于叩诊的相对浊音界。肝下界与右肋弓一致，如在肋弓以下触及肝脏，则多为病理性肝肿大。幼儿的肝下缘位置较低，可在肋弓下触及。肝的显微结构为肝小叶，系肝结构和功能的基本单位。

2. **生理** 肝脏的生理功能主要有：①糖、脂肪、蛋白质、维生素的物质代谢均需要肝脏参与。②肝脏分泌的胆汁是一种重要的消化液，其中的胆盐和胆固醇可作为乳化剂，促使脂肪裂解，有助于脂肪类食物及脂溶性维生素的消化和吸收，但胆汁中不含消化酶。③肝脏是人体主要的解毒器官，外来的毒素、细菌、血氨及化学药物均需肝脏分解后排出；雌激素、抗利尿激素等多种激素可经肝脏灭活。④肝脏是白蛋白及部分凝血因子合成的唯一场所，也是多种维生素贮存和代谢的主要场所。⑤肝脏是糖异生的主要场所，当体内糖来源不足时，可利用非糖物质异生为葡萄糖，以维持血糖浓度恒定，是人体饥饿时血糖的重要来源，对于保证脑组织及红细胞的葡萄糖供应具有重要意义。

第二节 原发性肝癌

1. **病因** 肝癌是发生于肝细胞与肝内胆管上皮细胞的癌。
（1）病毒性肝炎：在我国，肝癌最常见的病因是乙型肝炎及其导致的肝硬化。
（2）其他：黄曲霉毒素、亚硝胺类化合物、饮酒、饮水污染、遗传因素、毒物、寄生虫等。

2. **病理** 按大体病理类型可分为结节型、巨块型和弥漫型 3 类，以结节型多见。病理学和内科学教材将单个结节或相邻两个结节之和直径＜ 3cm 者称为早期肝癌（小肝癌）；外科学教材将直径≤ 2cm 者划分为微小肝癌，2cm ＜直径≤ 5cm 为小肝癌，5cm ＜直径≤ 10cm 为大肝癌，直径＞ 10cm 为巨大肝癌。肝癌按组织学分型可分为肝细胞癌、胆管细胞癌和混合型肝癌 3 类，以肝细胞癌为主。原发性肝癌常先有肝内转移，再出现肝外转移。经门静脉系统的肝内转移是最常见的途径。肝外血行转移常见于肺，其次为骨、脑等。淋巴转移较少见，可达到肝门淋巴结，其次为胰周、腹膜后、主动脉旁及锁骨上淋巴结。中晚期可直接浸润邻近脏器或腹腔种植转移。

3. **临床表现** 早期缺乏典型表现，中晚期可有局部和全身症状。
（1）症状
①肝区疼痛：是最常见和最主要的症状，也是半数以上患者的首发症状，多为持续性胀痛、钝痛或刺痛，夜间或劳累后加重。癌肿坏死、破裂可致腹腔内出血，表现为突发右上腹剧痛，有腹膜刺激征等急腹症表现。
②全身与消化道症状：无特异性，表现为消瘦、乏力、低热、食欲缺乏、腹胀等，晚期还可出现贫血、

黄疸、腹水及恶病质等表现。

（2）体征

①肝大和肿块：为中、晚期肝癌最主要的体征。肝进行性肿大，质地坚硬，边缘不规则，表面凹凸不平，有明显结节，可伴有压痛。

②黄疸和腹水：晚期出现。

（3）并发症

①肝性脑病：为肝癌终末期最严重的并发症，约 1/3 的患者因此死亡。

②上消化道出血：约占肝癌死亡原因的 15%。多因食管 - 胃底静脉曲张破裂出血所致。

③肝癌结节破裂出血：约 10% 的患者因此致死。

④继发感染。

4．辅助检查

（1）甲胎蛋白（AFP）：是诊断肝癌的特异性指标，是肝癌的定性检查，有助于诊断早期肝癌，广泛用于普查、诊断、判断治疗效果及预测复发。

（2）B 超检查：是肝癌筛查和早期定位的首选检查。

（3）CT 和 MRI：具有较高的分辨率，可提高直径＜ 1.0cm 小肝癌的检出率。

（4）选择性肝动脉造影：是创伤性检查，必要时才采用。

（5）肝穿刺或组织检查：细针穿刺行组织学检查是确诊肝癌最可靠的方法。

5．治疗要点　早期诊断，早期采用以手术切除为主的综合治疗，是提高肝癌长期治疗效果的关键。

（1）手术治疗：以手术切除为首选，是目前根治原发性肝癌的最有效方法。

（2）肿瘤消融：具有微创、安全、简便和易于多次施行的特点。适合于瘤体较小而又无法或不宜手术切除者，特别是肝切除术后早期肿瘤复发者。

（3）肝动脉化疗栓塞（TACE）：是肝癌非手术疗法中的首选方法。

（4）其他治疗：包括放射治疗、分子靶向治疗、生物治疗、中医中药治疗等。

6．护理措施

（1）疼痛护理：观察疼痛特点，帮助患者减轻疼痛，必要时应用镇痛药物。

（2）肝动脉栓塞化疗患者护理

①术前护理：行各种术前检查及碘过敏试验。术前 1 天给予易消化饮食，术前 6 小时禁食、禁水。术前半小时可遵医嘱给予镇静药并测量血压。

②术后护理：取平卧位，术后 24 ～ 48 小时卧床休息。穿刺部位压迫止血 15 分钟再加压包扎，沙袋压迫 6 ～ 8 小时，保持穿刺侧肢体伸直 24 小时，并观察穿刺部位和肢体远端皮肤情况。禁食 2 ～ 3 天，从流质饮食开始，少量多餐。术后 4 ～ 8 小时体温可升高，持续约 1 周，高温者应采取降温措施。术后 1 周后，因肝缺血影响肝糖原储存和蛋白质合成，遵医嘱静脉补充白蛋白和葡萄糖液。

（3）手术前护理：密切观察病情变化，给予高蛋白、高热量、高维生素、易消化饮食，少量多餐。合并肝硬化有肝损害者，适当限制蛋白质摄入。

术前 3 天给予维生素 K_1 肌内注射，改善凝血功能，预防术中、术后出血。术前 2 天使用抗生素，预防感染。术前 3 天行必要的肠道准备。做好常规术前准备。

（4）手术后护理

①休息活动护理：病情平稳后宜取半卧位。术后 24 小时内卧床休息，不宜过早下床活动。避免剧烈咳嗽和打喷嚏，以减少出血。

②饮食护理：术后禁饮食，胃肠减压，静脉输入葡萄糖溶液，防止低血糖。术后 24 ～ 48 小时肠蠕动恢复后开始进流质饮食，逐步过渡到高蛋白、高热量、高维生素的正常饮食。

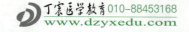
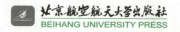

③预防感染：保持腹腔引流通畅是预防感染的重要措施，同时常规应用抗生素。

④引流管护理：应妥善固定，保持各种引流管通畅，观察并记录引流液的量、颜色和性状。肝叶切除术后肝周的引流管一般放置 3 ～ 5 天，渗液明显减少时应及时去除引流管。

⑤预防并发症：术后 48 小时专人护理，动态观察患者生命体征。

a. 出血：术后当日可引流出鲜红血性液体 100 ～ 300ml。若血性液体增多，应警惕腹腔内出血，必要时做好再次手术止血的准备。

b. 胆汁渗漏：若出现腹痛、发热和腹膜刺激征，切口有胆汁渗出或引流液含胆汁，则高度怀疑胆汁渗漏，应立即调整引流管，保持引流通畅，无效时尽早手术。

c. 膈下积液及脓肿：膈下积液及脓肿多发生于术后 1 周，表现为体温下降后再升高，或术后持续发热，应行穿刺抽脓或置管引流，取半卧位，加强营养支持和抗感染。

⑥防治肝性脑病：遵医嘱保肝治疗，预防肝性脑病的发生。

第三节　肝脓肿

一、细菌性肝脓肿

细菌性肝脓肿是指由细菌侵入肝脏而形成的肝内化脓性感染疾病。

1. 病因

（1）入侵途径：胆道是最主要的入侵途径，胆道蛔虫病、胆管结石等并发化脓性胆管炎时，细菌沿胆管上行。其他途径还有肝动脉、门静脉、淋巴系统、肝外伤、隐匿性感染等。

（2）致病菌：胆管源性或门静脉播散者以大肠埃希菌最常见；肝动脉播散或隐源性感染者，以金黄色葡萄球菌最常见。

2. 临床表现　主要表现为寒战、高热、肝区疼痛和肝大。

（1）寒战、高热：是肝脓肿最常见的早期症状，反复发作。体温高达 39 ～ 40℃，伴恶心、呕吐、乏力和体重减轻等症状。

（2）肝区疼痛：肝区或右上腹持续性胀痛或钝痛，常伴右肩牵涉痛、右下胸及肝区叩击痛，有压痛或明显触痛。

（3）肝大：右季肋区饱满，可见局限性隆起和凹陷性水肿。严重时可出现黄疸和腹水。

3. 辅助检查

（1）实验室检查：白细胞计数、中性粒细胞增高，有明显核左移。血清转氨酶升高。

（2）影像学检查：B 超检查可明确肝脓肿的部位和大小，是首选的检查方法。X 线检查显示肝影增大，右叶脓肿可见右膈肌升高，局限性隆起及运动受限。必要时行 CT 检查。

（3）诊断性肝穿刺：在 B 超定位下或肝区压痛最剧烈处穿刺，抽出脓液即可确诊，并可行脓液细菌培养。

4. 治疗要点　细菌性肝脓肿是一种严重的疾病，必须早期诊断，早期治疗。

（1）全身支持疗法：加强营养支持，纠正水和电解质及酸碱平衡失调，补充足够的维生素，必要时反复多次少量输血或输注白蛋白。

（2）抗菌药物治疗：大剂量、联合应用抗菌药物。未确定病原菌前，首选青霉素、氨苄西林加氨基苷类抗生素或头孢菌素类、甲硝唑等药物。

（3）经皮肝穿刺脓肿置管引流术：适用于单个较大的脓肿。在超声定位引导下穿刺，抽脓后冲洗

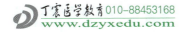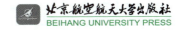

脓腔并注入抗生素，或行脓肿置管引流术。

（4）手术治疗：经腹腔切开引流，也可行肝叶切除术。

5．护理措施

（1）饮食护理：给予高蛋白、高热量、高维生素和高纤维素饮食，多饮水。

（2）病情观察：密切观察生命体征及胸、腹部情况，有无脓肿破溃导致的严重并发症。

（3）高热护理：体温＞39.5℃，给予物理降温，可用4℃生理盐水灌肠，必要时遵医嘱药物降温。

（4）引流管护理：采取半卧位，妥善固定引流管，保持引流通畅。每天用生理盐水或含甲硝唑盐水多次或持续冲洗脓腔，注意观察脓腔引流液的性质和量。

二、阿米巴肝脓肿

阿米巴肝脓肿由溶组织内阿米巴通过门静脉到达肝脏，引起细胞坏死，从而形成脓肿，其主要继发于肠道阿米巴病，也可在没有阿米巴痢疾的患者中发生。

1．病因　肠壁的溶组织内阿米巴滋养体经门静脉、淋巴管或直接蔓延侵入肝内。少数存活并繁殖，在肝门静脉内引起栓塞，使肝组织坏死形成脓肿。

2．病理　肝脓肿一般为单个大脓肿，多数位于肝右叶顶部。脓液大多为棕褐色，呈巧克力酱样。继发细菌感染时，脓液为黄色或黄绿色。

3．临床表现　病情轻重与脓肿位置、大小及是否继发细菌感染有关。

（1）症状：起病缓慢，体温逐渐升高，以弛张热多见。

（2）体征：可表现为胀痛、钝痛、刺痛等。部分患者肝区叩击痛，肝大。

4．治疗要点

（1）一般治疗：卧床休息，给予易消化饮食。

（2）药物治疗：首选甲硝唑，其常见的不良反应有头痛、恶心、口干、金属味感等，偶有腹痛、腹泻。同时可做肝穿刺引流，加快脓肿愈合，若合并细菌感染者，可在脓液抽出后注入抗生素。

（3）手术治疗：经内科治疗无效者，采取手术治疗。

5．护理措施　同细菌性肝脓肿。

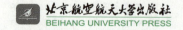

第 31 章　胆道疾病

第一节　解剖生理概要

1. **解剖**

（1）胆囊：呈梨形，位于肝下的胆囊窝内，分底、体、颈、管 4 部分。胆囊底的体表投影在右腹直肌外缘或右锁骨中线与右肋弓的交点处。胆囊结石或炎症时，该处可有压痛。

（2）肝管与肝总管：胆道系统从毛细肝管开始，逐渐汇集为小叶间肝管和左、右肝管，出肝门合成为肝总管。肝总管下行，与胆囊管以锐角结合成为胆总管。肝总管、胆囊管与肝下缘构成的三角形区域称胆囊三角（Calot 三角），内有胆囊动脉通过，是寻找胆囊动脉的标志，也是手术中易发生误伤的危险区。

（3）胆总管：长 4～8cm，直径不超过 1cm。胆总管在十二指肠降部中段的十二指肠后内侧壁与胰管汇合成膨大的共同管道，称 Vater 壶腹或肝胰壶腹，开口于十二指肠乳头。在肝胰壶腹周围有 Oddi 括约肌包绕，Oddi 括约肌具有调节胆囊充盈、控制胆汁、胰液流入十二指肠、阻止十二指肠液反流的功能，也是胰腺和胆道疾病相互关联的解剖学基础。

2. **生理**　胆道系统主要的生理功能是输送和调节肝脏分泌的胆汁进入十二指肠。肝脏连续不断地分泌胆汁，但只有在消化食物时，胆汁才排入十二指肠。在空腹状态，胆汁流入胆囊，在胆囊内浓缩、贮存。

第二节　胆道疾病的特殊检查及护理

1. **B 超检查**　是一种无创、快速、简便和经济的检查方法，是检查胆道疾病的首选方法。对诊断常见胆道疾病具有较高的敏感性和特异性。检查前 3 天禁食牛奶等易产气的食物。检查前 1 天晚餐要求清淡饮食，晚餐后禁食 12 小时、禁饮 4 小时。次日晨排便后进行检查。肠道气体过多或便秘者可在检查前口服缓泻药或灌肠。

2. **X 线检查**

（1）经内镜逆行胰胆管造影（ERCP）：在纤维十二指肠镜直视下，通过十二指肠乳头插管至胆管或胰管内，进行逆行直接造影。ERCP 易诱发急性胰腺炎、胆管炎、肠穿孔等并发症。适用于低位胆管梗阻的诊断。检查前 6～8 小时禁食。

（2）经皮肝穿刺胆管造影（PTC）：在 X 线或 B 超监视下，经皮肤穿刺将导管送入肝内胆管，注入造影剂使肝内、外胆管迅速显影。PTC 可诱发胆汁漏、出血、胆道感染等并发症。术前应检查凝血功能并注射维生素 K，必要时应用抗生素。检查前 1 天晚口服缓泻药或灌肠，检查前 4～6 小时禁食，检查开始前做碘过敏试验。检查后禁食 2 小时，平卧 4～6 小时，卧床休息 24 小时。

3. **胆管镜检查**　通过胆道镜直视胆道有无狭窄、畸形、肿瘤和蛔虫等，还可行取石术或活体组

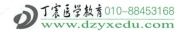
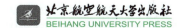

织检查。

4. 术中和术后经 T 管胆管造影

5. 胆总管探查术 胆总管探查后一般需要行 T 管引流。

第三节 胆石症和胆道感染

一、概述

1. 胆石的成因

（1）胆道感染：胆汁淤积、细菌寄生虫入侵所致。

（2）胆道异物：蛔虫、华支睾吸虫等虫卵或成虫尸体形成结石核心，或食物残渣形成结石核心所致。

（3）胆道梗阻：胆道梗阻引起胆汁滞留所致。

（4）代谢因素：胆汁浓度升高形成结晶。

（5）胆囊功能异常：胆囊收缩功能减退，胆汁瘀滞所致。

2. 胆石的分类

（1）胆固醇类结石：占结石种类比例较高，大多发生于胆囊。外观呈白黄、灰黄或黄色，质硬，表面多光滑。

（2）胆色素类结石：占结石种类比例较低，大多发生于胆管。质软易脆，呈棕色或褐色，多发。

（3）其他结石：碳酸钙、磷酸钙等为主要成分，少见。

二、胆囊结石及急性胆囊炎

1. 病因

（1）胆囊结石：主要为胆固醇结石或以胆固醇为主的混合性结石，常见于 40 岁后女性。

（2）急性胆囊炎：是胆囊管梗阻和细菌感染引起的炎症。胆囊结石堵塞胆囊管是急性胆囊炎的主要病因。细菌感染以大肠埃希菌最常见。

2. 临床表现

（1）症状：单纯胆囊结石多无症状，当结石嵌顿于胆囊颈部或并发胆囊炎时出现胆绞痛。

①胆绞痛：是典型症状，在饱餐、进食油腻食物或睡眠中体位改变时发生右上腹或上腹阵发性绞痛，向右肩背部放射。

②消化道症状：恶心、呕吐、食欲减退、腹胀等。

③寒战、高热少见，多为轻、中度发热。

（2）体征：Murphy 征（墨菲征）阳性是急性胆囊炎的典型体征。胆囊触诊的部位在右侧腹直肌外缘与肋弓交接处。

（3）并发症：最严重的是胆囊坏疽穿孔引起胆汁性腹膜炎，可出现弥漫性腹膜炎表现。

3. 辅助检查 首选 B 超检查，可见胆囊增大，胆囊壁增厚，囊内显示强回声，其后有结石声影即可确诊。

4. 治疗与护理措施

（1）非手术治疗：急性期禁食，胃肠减压，营养支持，纠正水、电解质紊乱及酸碱失衡。应用对革兰阴性细菌及厌氧菌有效的抗菌药。使用解痉止痛、消炎利胆的药物。保守治疗时应重点观察腹

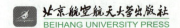

部的症状和体征。

（2）手术治疗：胆囊切除术是最佳选择，首选腹腔镜胆囊切除术。还可行部分胆囊切除术、胆囊造口术等。

（3）一般需低脂饮食 1 个月以上，少量多餐，避免油腻食物及饱餐。

三、胆管结石及急性胆管炎

1．病因

（1）原发性结石：多为胆色素结石，与胆道感染、胆汁淤积、胆管节段性扩张及胆道异物（胆道蛔虫、华支睾吸虫等）有关。

（2）继发性结石：以胆固醇结石为主，多为胆囊结石排进胆管并停留在胆总管内。

2．病理　胆总管结石所引起的病理变化主要取决于结石的部位、大小及有无继发性感染的发生。胆管结石可导致胆道梗阻，造成急、慢性胆管炎，全身感染，肝损害，胆源性胰腺炎等。

3．临床表现　胆总管结石合并感染时，表现为典型的 Charcot 三联症，即腹痛、寒战与高热、黄疸。

（1）腹痛：由结石下移嵌顿于胆总管下端或壶腹部，导致胆管平滑肌或 Oddi 括约肌痉挛所致。表现为剑突下或右上腹刀割样绞痛，呈阵发性发作，或持续性疼痛阵发性加剧。可向右肩或背部放射，伴有恶心、呕吐。

（2）寒战与高热：多发生于剧烈绞痛后，体温可高达 39～40℃，呈弛张热。主要由胆管梗阻继发感染引起。

（3）黄疸：胆管梗阻后胆红素逆流入血可引起黄疸。其轻重程度、发生和持续时间取决于梗阻的程度、部位和有无继发感染。出现黄疸时，患者尿色变深、粪色变浅、皮肤瘙痒，完全梗阻时呈白陶土样大便。

4．辅助检查　白细胞计数及中性粒细胞比例增高，血清胆红素升高，转氨酶、碱性磷酸酶升高。B 超作为首选检查，可发现胆总管增粗，内有结石影像。CT、MRI 可显示梗阻部位、程度及结石大小、数量等。也可进行 PTC、ERCP 等有创性检查。

5．治疗要点

（1）非手术治疗：急性期禁食、胃肠减压，加强营养支持。应用抗生素，并解痉、利胆、护肝，纠正水、电解质紊乱及酸碱失衡。出现胆绞痛时可用山莨菪碱或阿托品，必要时使用哌替啶。

（2）手术治疗

①肝外胆管结石：首选胆总管切开取石和 T 管引流术，也可行胆肠吻合术及 Oddi 括约肌切开成形术。T 管引流术可保留正常的 Oddi 括约肌功能，可引流胆汁、引流残余结石和支撑胆道，适用于单纯胆总管结石，胆管上、下端通畅，无狭窄或其他病变者。

②肝内胆管结石：最基本的方法为胆管切开取石，其他术式有胆肠吻合术、肝切除术（最有效）、肝移植术等。

6．T 管引流护理　在胆总管切开处放置 T 管引流，一端通向肝管，一端通向十二指肠，由腹壁戳口穿出体外并接引流袋。

（1）T 管引流的作用：①引流胆汁和减压，以免胆汁排出受阻。②引流残余结石。③支撑胆道，防止胆总管切开处瘢痕狭窄。④经 T 管溶石或造影。

（2）T 管引流的护理要点

①妥善固定：T 管用缝线固定于腹壁外，并在皮肤上加胶布固定，不可固定于床单。连接管不宜

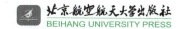

太短,以免翻身、活动时牵拉而脱出。躁动者专人护理或适当约束,防止其拔出 T 管。

②保持引流通畅:避免引流管压迫、折叠、扭曲。如有阻塞,由近端向远端挤捏引流管,用 50ml 注射器负压抽吸或用少量无菌生理盐水缓慢冲洗,但禁止用力推注。

③预防感染:平卧时引流管的位置不可高于腋中线,活动或改变体位时注意引流管的位置不可高于腹部切口,以免胆汁反流而致感染。每天更换外接的引流袋和连接管,但不必每天或定时冲洗 T 管。T 管不慎脱出立即报告医生,禁止自行重新插回,以防逆行感染。

④观察胆汁的颜色、性状和量:正常胆汁呈黄绿色、透明、无沉淀。颜色过淡或稀薄提示肝功能不佳,混浊可能有感染,有泥沙样沉淀可能有残余结石。术后 24 小时内引流量 300～500ml,恢复饮食后增至每天 600～700ml,之后逐渐减少至每天 200ml。量过少可能 T 管阻塞或肝功能衰竭,量过多应检查胆总管下段有无梗阻。

(3)拔管:T 管一般放置 2 周左右。

①拔管指征:术后 10～14 天试行夹闭 T 管 1～2 天。若无腹胀、腹痛、发热及黄疸等症状,可行 T 管造影,造影后继续引流 24 小时以上。如胆道通畅、无结石和其他病变,再次夹闭 T 管 24～48 小时,无不适症状方可拔管。

②拔管后处理:拔管后局部伤口用凡士林纱布堵塞,1～2 天会自行闭合。拔管后 1 周内,警惕有无胆汁外漏、腹膜炎等表现。如造影发现有残留结石,应在术后 6 周待窦道形成时,行胆道镜检查和取石。

四、急性梗阻性化脓性胆管炎

1. **病因**　主要由急性胆管梗阻和化脓性感染引起。

(1)胆管梗阻:最常见的原因是肝内、外胆管结石,其次为胆道寄生虫和胆管狭窄。

(2)细菌感染:致病菌多为大肠埃希菌、克雷白杆菌等肠道细菌。

2. **临床表现**　好发于青壮年,起病急骤,病情进展迅速。除 Charcot 三联症外,还有休克、神经中枢系统受抑制表现,称为 Reynolds 五联症。神经系统症状常有神情淡漠、嗜睡、神志不清,甚至昏迷;合并休克可出现躁动、谵妄等。

3. **辅助检查**

(1)实验室检查:白细胞计数及中性粒细胞比例增高,可出现肝功能损害,凝血酶原时间延长及血培养阳性。

(2)影像学检查:B 超可显示梗阻的部位和性质。

4. **治疗与护理措施**　边抗休克边紧急手术解除胆道梗阻并引流。

(1)非手术治疗:既是治疗手段,也是术前准备措施,包括禁食,胃肠减压,抗休克,抗感染,纠正水、电解质和酸碱平衡紊乱,对症治疗等。诊断明确而疼痛剧烈者,遵医嘱使用解痉、镇静和镇痛药,如哌替啶、阿托品肌内注射,但避免应用吗啡,以免胆道下端括约肌痉挛而致胆道梗阻加重。

(2)紧急胆管减压引流:常选用胆总管切开减压、T 管引流术。也可行经内镜鼻胆管引流术(ENBD)、经皮经肝胆管引流术(PTCD)。急诊手术常不能完全去除病因,待患者一般情况恢复,宜在 1～3 个月后再施行择期的彻底手术。

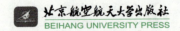

第四节　胆道蛔虫病

1. **病因、病理**　蛔虫成虫有钻孔的习性，喜碱性环境，常寄生于小肠中、下段。当胃肠功能紊乱、饥饿、发热、妊娠、驱虫不当、手术麻醉、食用辛辣食物等导致肠道内环境改变时，可激惹虫体异常活动，上行至十二指肠，甚至钻入胆道，引起胆绞痛或诱发急性胰腺炎。以青少年和儿童多见。

2. **临床表现**

（1）腹痛：突发上腹剑突下钻顶样绞痛，阵发性加剧，向右肩胛或背部放射，常伴恶心、呕吐，甚至吐出蛔虫。疼痛反复发作，持续时间不一，可突然自行缓解，发作间歇期可全无症状。

（2）发热、黄疸：若合并继发感染或蛔虫阻塞胆道，出现黄疸、发热。

（3）体征：仅有剑突下或右上腹轻度压痛，无腹膜刺激征。剧烈的腹痛与轻微的腹部体征不相符是胆道蛔虫病的特征。

3. **辅助检查**　首选 B 超检查，可显示蛔虫体影。白细胞和嗜酸性粒细胞升高，粪便中可找到虫卵。

4. **治疗与护理措施**

（1）非手术治疗

①解痉镇痛：遵医嘱给予阿托品、山莨菪碱（654-2），必要时给予哌替啶。

②利胆驱虫：发作期口服食醋、乌梅汤、30% 硫酸镁或将氧气经胃管注入。当症状缓解后再行驱虫治疗。常用驱虫药有驱虫净、哌嗪、左旋咪唑等，应在清晨空腹或晚上临睡前服用。驱虫后需继续服用消炎利胆药 2 周，以排出虫体或虫卵。

③抗感染治疗。

④十二指肠镜取虫。

（2）手术治疗：多数患者经非手术治疗可治愈。若症状未缓解，合并胆管结石或有急性重症胆管炎、肝脓肿、重症胰腺炎者，可行胆总管切开探查、T 管引流术。术后仍需驱虫治疗，以防复发。

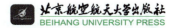

第 32 章　胰腺疾病

第一节　解剖生理概要

1. **解剖**　是人体第二大消化腺，形态狭长，为头、颈、体、尾 4 部分。胰的前面隔网膜囊与胃相邻，后方有下腔静脉、胆总管及肝门静脉等重要结构，右端（胰头）被十二指肠包绕，左端（胰尾）抵达脾门，上缘和下缘各在脐上约 10cm 和 5cm 处。胰的位置较深，病变早期的腹壁体征往往不明显。胰管位于胰实质内，走行与胰的长轴一致，从胰尾经胰体走向胰头，最后在十二指肠降部的后内侧壁内与胆总管汇合成肝胰壶腹，常共同开口于十二指肠乳头。

2. **生理**　胰具有外分泌和内分泌两种功能。胰液由腺泡细胞和小的导管管壁细胞分泌，呈碱性，可中和进入十二指肠的胃酸，使肠黏膜免受胃酸的侵蚀。胰液中的消化酶主要有胰淀粉酶、胰脂肪酶、胰蛋白酶和糜蛋白酶，分别水解淀粉、脂肪和蛋白质。生理情况下，上述胰酶在胰中均以胰酶原的形式存在，胰酶原不具有消化活性，避免胰发生自身消化。但因胰管梗阻或暴饮暴食致胰液分泌增多时，胰液排出受阻，胰蛋白酶原被激活，引起胰腺组织的自身消化，发生急性胰腺炎。胰酶原在进入十二指肠后，胰蛋白酶原首先在肠激酶的作用下被激活为胰蛋白酶，继而由胰蛋白酶激活其他胰酶原。肠激酶来自十二指肠和空肠上端的黏膜，在多种胰酶级联激活中的作用最关键。

第二节　急性胰腺炎

急性胰腺炎是由多种病因导致胰酶在胰腺内被激活，引起胰腺及其周围组织水肿、出血甚至坏死等炎性损伤。

1. **病因**　在我国，胆道疾病是最常见的病因，西方国家多由大量饮酒导致。

（1）胆道疾病（胆道梗阻）：胆石症、胆道感染或胆道蛔虫是急性胰腺炎的主要病因，其中以胆石症最多见。

（2）酗酒和暴饮暴食：大量饮酒和暴饮暴食均引起胰液分泌增加，并刺激 Oddi 括约肌痉挛，造成胰管内压增高，损伤腺泡细胞，是急性胰腺炎的第二位病因和重要诱因，也是导致其反复发作的主要原因。

（3）胰管阻塞：常见病因是胰管结石，其次胰管狭窄、蛔虫及肿瘤均可引起胰管阻塞，胰管内压过高。

（4）十二指肠液反流：球后穿透溃疡、十二指肠憩室、胃大部切除术后输入袢梗阻等可引起十二指肠内压力增高，十二指肠液向胰管内反流。

（5）手术创伤：腹腔手术、腹部钝挫伤、ERCP 等。

（6）内分泌与代谢障碍：高钙血症、高脂血症可导致胰管钙化，胰液内脂质沉着。

（7）药物：农药、磺胺类、噻嗪类、糖皮质激素及硫唑嘌呤等。

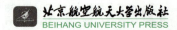

（8）感染：继发于急性流行性腮腺炎、甲型流感、柯萨奇病毒感染等，常随感染痊愈而自行缓解。

2. **病理**　基本病理改变为胰腺水肿、充血、出血及坏死。

（1）急性水肿型：较多见，病变多局限在尾部，也可累及整个胰腺，可有轻微的局部坏死，病情轻，预后好。

（2）急性出血坏死型：较少，病变以胰腺实质出血、坏死为特征。胰腺可呈棕黑色并伴新鲜出血，坏死灶周围有炎症细胞浸润。还可并发胰腺脓肿、假性囊肿等。可由急性水肿型发展而来，也可在发病初期即发生出血及坏死。

3. **临床表现**

（1）症状

①腹痛：是主要表现和首发症状，多于暴饮暴食或酗酒后突然发作。疼痛剧烈而持续，可有阵发性加剧。腹痛多位于中、左上腹，向腰背部呈带状放射，取弯腰屈膝侧卧位可减轻疼痛，进食后疼痛加重，一般胃肠解痉药不能缓解。水肿型腹痛 3～5 天可缓解，坏死型腹部剧痛且持续时间较长，极少数年老体弱患者腹痛极轻微或无腹痛。

②腹胀：与腹痛同时存在，早期为反射性，继发感染后由腹膜后的炎症刺激引起。患者可停止排便、排气。

③恶心、呕吐：恶心、呕吐早期即可出现，呕吐物多为胃十二指肠内容物，偶有血液，呕吐后腹痛不缓解。

④发热：常为中度以上发热，持续 3～5 天。如持续不退 1 周以上且白细胞升高，应考虑有胰腺脓肿或胆道炎症等继发感染。

⑤水、电解质及酸碱平衡紊乱：呕吐频繁者出现代谢性碱中毒。重症者可有脱水和代谢性酸中毒，伴有低钾、低镁、低钙，血糖增高。严重低血钙可导致手足抽搐，提示预后不良。

⑥低血压或休克：多见于重症急性胰腺炎。

（2）体征

①轻症急性胰腺炎：中上腹压痛，但无反跳痛、肌紧张，肠鸣音减弱，轻度脱水貌，与腹痛程度不相符。

②重症急性胰腺炎：急性重病面容，痛苦表情，脉搏增快，呼吸急促及血压下降。全腹压痛明显，有肌紧张和反跳痛。可出现移动性浊音，腹水多呈血性。胰酶、血液及坏死组织液穿过筋膜和肌层渗入腹壁下，可导致腰部两侧皮肤呈暗灰蓝色（Grey-Turner 征），或脐周皮肤出现青紫（Cullen 征）。胰头水肿压迫胆总管可引起黄疸。

（3）并发症

①局部并发症：胰瘘、胰腺脓肿和假性囊肿。

②全身并发症：心力衰竭、急性肾衰竭、急性呼吸窘迫综合征、消化道出血、高血糖、DIC、脓毒症和菌血症等。

4. **辅助检查**

（1）血常规检查：白细胞计数和中性粒细胞明显增高，核左移。

（2）淀粉酶测定：是胰腺炎早期最常用和最有价值的检查方法。血清淀粉酶在发病后数小时开始升高，8～12 小时标本最有价值，24 小时达高峰，持续 4～5 天后恢复正常。血清淀粉酶超过正常值 3 倍即可诊断。尿淀粉酶于 24 小时才开始升高，48 小时达高峰后缓慢下降，1～2 周后逐渐降至正常。淀粉酶升高的幅度和病情严重程度不成正比。

（3）血清脂肪酶测定：血清脂肪酶常在发病后 24～72 小时开始升高，持续 7～10 天。脂肪酶超过正常值 3 倍即可诊断。

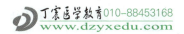
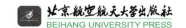

（4）C 反应蛋白（CRP）：是组织损伤和炎症的非特异标志物，发病 48 小时＞ 150mg/L 提示病情较重。

（5）其他生化检查：持续空腹血糖＞ 10mmol/L 提示可能有胰腺坏死，预后不良。血钙降低程度与病情严重程度成正比，＜ 1.5mmol/L 提示预后不良。

（6）影像学检查：腹部超声为常规初筛检查，腹部 X 线片显示"哨兵祥"和"结肠切割征"为胰腺炎的间接指征。增强 CT 扫描是最具诊断价值的影像学检查，能鉴别是否合并胰腺组织坏死。

5. 治疗要点　治疗原则为减轻腹痛，减少胰液分泌，防治并发症。

（1）减少胰液分泌：减少胰液分泌是治疗急性胰腺炎最主要的措施，而减少胰液分泌最主要的措施是禁食、禁水和胃肠减压。

①禁食、禁水、胃肠减压：减少胃酸分泌，从而降低胰液分泌，减轻自身消化，减轻腹胀，降低腹内压。

②抗胆碱药及抑制胃酸分泌药：如阿托品、山莨菪碱（654-2）、H_2 受体拮抗剂或质子泵抑制剂等。

③抑制胰腺外分泌：生长抑素、奥曲肽可抑制生长激素释放，还可抑制胃酸、胰腺内分泌（胰岛素和胰高血糖素）及外分泌（胰酶），对胰腺有保护作用。

（2）解痉止痛：在诊断明确的情况下给予解痉止痛药，常用药物有山莨菪碱、阿托品等。但抗胆碱药可诱发或加重肠麻痹，严重腹胀和肠麻痹者不宜使用。严重腹痛者可遵医嘱肌内注射哌替啶，但禁用吗啡，以免引起 Oddi 括约肌痉挛，加重病情。

（3）抗感染：早期使用对革兰阴性菌和厌氧菌敏感的抗生素，如喹诺酮类、头孢类或甲硝唑。还可应用 33% 硫酸镁或芒硝导泻清洁肠道，减少肠内细菌过生长，促进肠蠕动。

（4）静脉输液和营养支持：补充液体，抗休克，纠正水、电解质和酸碱平衡紊乱，加强营养支持。禁食期主要靠完全肠外营养，病情缓解后应尽早过渡到肠内营养。

（5）抑制胰酶活性：仅用于重症胰腺炎的早期，常用药物有抑肽酶、加贝酯。

（6）内镜下 Oddi 括约肌切开术、取石术：适用于胆源性胰腺炎，可迅速缓解症状，改善预后，防止急性胰腺炎复发。

（7）手术治疗：适用于胰腺和胰周坏死组织继发感染，伴胆总管下端梗阻或胆道感染，或合并肠穿孔、大出血及胰腺假性囊肿者。坏死组织清除加引流术是最常用的手术方式。术中彻底冲洗后可放置多根引流管，以便术后灌洗和引流。一般每天灌洗液体为 4000 ～ 20 000ml，以吸出渗液和坏死组织。还可行胆道探查、T 管引流和胃造口、空肠造口术等。

（8）并发症的处理：对急性坏死型胰腺炎伴腹腔内大量渗液者，或伴急性肾衰竭者，给予腹膜透析治疗；急性呼吸窘迫综合征者及时做气管切开或机械通气；并发糖尿病者可进行胰岛素治疗。

6. 护理措施

（1）休息活动护理：绝对卧床休息，协助患者取弯腰屈膝侧卧位，以减轻疼痛。因剧痛辗转不安者，做好安全防护，防止坠床，避免周围放置危险物品。

（2）饮食护理：禁食 3 ～ 5 天，明显腹胀者行胃肠减压。轻症胰腺炎恢复饮食的条件是：症状消失、体征缓解、肠鸣音恢复正常、出现饥饿感，而不需要等待淀粉酶完全恢复正常。开始可给予少量无脂、低蛋白流质饮食。

（3）病情观察：严密观察生命体征、尿量及神志变化，注意呕吐物和胃肠减压引流物的量和性质，准确记录 24 小时出入量，定时监测血、尿淀粉酶及血糖、电解质的变化。

（4）缓解疼痛：注意观察用药前、后疼痛有无缓解，疼痛的性质和特点有无改变。若疼痛剧烈，腹肌紧张、压痛和反跳痛明显，考虑并发腹膜炎，应立即通知医生。

（5）防治低血容量性休克：禁食期间保证每天超过 3000ml 以上的液体摄入量。若患者出现血

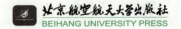

压下降、神志不清、尿量减少、面色苍白、皮肤湿冷等低血容量性休克的表现，立即配合医生进行抢救：①协助患者平卧，给氧并注意保暖；②迅速建立静脉通路，遵医嘱补充液体、血浆或全血；③迅速准备好抢救用物，如静脉切开包、人工呼吸器、气管切开包等；④如血压仍不回升，遵医嘱应用血管活性药物。

（6）术后护理：术后送入监护室，给予专人护理。

①引流管的护理：为冲洗脱落的坏死组织、脓液或血块，常用生理盐水加抗生素进行腹腔双套管灌洗引流，冲洗速度为 20～30 滴 / 分。其拔管指征为体温维持正常 10 天左右，白细胞计数正常，腹腔引流液少于 5ml/d，引流液的淀粉酶测定值正常，可考虑拔管。

②术后并发症的观察和护理

a. 出血：出现血性引流液，呕血、黑便等术后出血表现，应遵医嘱给予止血和抑酸药物，应激性溃疡出血用冰盐水加去甲肾上腺素胃内灌洗。

b. 胰瘘：若腹腔引流管或伤口流出无色透明液体或胆汁样液体，取半卧位，保持引流通畅，禁食、胃肠减压，保护瘘口周围皮肤，用凡士林纱布覆盖或氧化锌软膏涂抹。

c. 肠瘘：出现明显腹膜刺激征，引流出粪便样或营养液样液体，应持续灌洗，保持引流通畅，加强营养支持。

第三节　胰腺癌及壶腹部癌

一、胰腺癌

1. **病因**　①吸烟是胰腺癌发病的主要危险因素。②饮酒和高蛋白、高脂肪饮食。③糖尿病、慢性胰腺炎和胃大部切除术后等。

2. **病理**　按部位可分为胰头癌、胰体尾癌，以胰头癌为主。组织学类型以导管细胞腺癌最多见，黏液性囊腺癌和腺泡细胞癌较少。转移途径主要是局部浸润和淋巴转移，晚期可累及锁骨上淋巴结。血行转移可至肝、肺、骨等，也可发生腹腔种植。

3. **临床表现**　40 岁以上好发，男性偏多。早期无特异性症状，仅有上腹不适、食欲减退等消化不良症状。

（1）上腹痛、不适：是最常见的首发症状。由于胰胆管梗阻，压力增高，疼痛可放射到肩背部和腰部。晚期腹痛加重难以忍受，患者不能平卧，屈膝卧位可稍缓解。

（2）黄疸：梗阻性黄疸是最突出的症状，呈进行性加重，伴皮肤瘙痒、茶色尿及白陶土色大便。黄疸出现的早晚和肿瘤的位置密切相关，癌肿距胆总管越近，黄疸出现越早。

（3）消化道症状：食欲缺乏、腹胀、腹泻或便秘等。

（4）消瘦、乏力：伴贫血、低蛋白血症，晚期可出现恶病质。

（5）腹部肿块：晚期体征，多见于上腹部，大小不一，质硬，固定，有压痛。

4. **辅助检查**

（1）实验室检查：胆道梗阻者血清胆红素明显增高，碱性磷酸酶升高。血清中 CEA、CA19-9 等肿瘤标记物可能升高。其中 CA19-9 最常用于辅助诊断、疗效判断、监测复发和评估预后。

（2）B 超检查：是首选的检查方法。

（3）逆行胰胆管造影（ERCP）：显示胰胆管狭窄、扩张情况，并可引流胆汁减轻黄疸。

（4）经皮肝胆管造影（PTC）：对判定梗阻部位和胆管扩张程度具有重要价值。

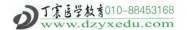 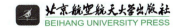

5.　**治疗要点**　①早期手术切除是首选的、唯一有效的根治方法，适用于无远处转移的胰头癌。②如癌肿已不能根治，可行姑息性手术。③辅助治疗：化学治疗、介入治疗、放射治疗及免疫治疗等。

6.　**护理措施**

（1）术前护理

①饮食护理：给予高蛋白、高热量、高维生素、低脂饮食，必要时肠内、肠外营养支持。

②保肝护理：遵医嘱保肝治疗，黄疸者静脉补充维生素K，改善凝血功能。

③血糖异常护理：术前常合并糖尿病，通过饮食调节和胰岛素控制血糖。

④皮肤护理：每天可用温水拭浴，保持皮肤清洁。瘙痒者涂抹止痒药物，避免指甲抓伤皮肤，避免用力搓擦。衣着宽松柔软，床铺平整清洁。长期卧床者定时翻身，以防压疮。

⑤肠道准备：术前3天口服庆大霉素或新霉素，术前2天流质饮食，术前晚清洁灌肠。

（2）术后护理

①饮食护理：术后早期禁食，胃肠减压。恢复进食后，易发生消化不良，可适当应用消化酶制剂。

②病情观察：密切观察生命体征、伤口及引流情况，准确记录24小时液体出入量。胰腺大部分切除后，胰腺内分泌功能会大幅度下降，应密切监测血糖、尿糖变化。

③血糖异常护理：动态监测血糖水平，合并高血糖者，应调整饮食并遵医嘱应用胰岛素；出现低血糖者，适当补充葡萄糖。

④预防感染：术后易发生胆道感染，为逆行感染，餐后平卧更易引发。因此餐后15～30分钟保持坐位，利于胃肠内容物引流。严格执行无菌操作，合理使用抗生素。

⑤引流护理：妥善固定，保持引流通畅，密切观察引流液的量、颜色和性状。腹腔引流5～7天，胃肠减压直至胃肠蠕动恢复，胆管引流2周，胰管引流2～3周可拔除。

⑥出血护理：术后1～2天出血多因凝血障碍，术后1～2周由胰液、胆汁腐蚀所致。密切观察生命体征、伤口渗血及引流液。有出血倾向者及时通知医生。出血量少者可给予静脉补液，出血量大应手术止血。

⑦胰瘘护理：是最常见的并发症和死亡的主要原因，术后1周左右多见。持续负压吸引，保持引流通畅，给予生长抑素抑制胰液分泌，注意保护周围皮肤。

⑧胆瘘护理：多发生于术后5～10天。

7.　**健康教育**

（1）疾病知识指导：40岁以上者短期内出现持续性上腹部疼痛、腹胀、食欲减退、消瘦等症状时，应筛查胰腺疾病。

（2）饮食指导：合理饮食，戒烟酒。指导患者进食高蛋白、高糖、低脂及富含脂溶性维生素的饮食；但合并术后高血糖者，应给予低糖饮食。

（3）化疗指导：定期复查血常规，血白细胞计数 $< 3.5 \times 10^9$/L，应暂停放化疗。

（4）复查指导：术后每3个月复查1次，6个月后每半年复查1次。出现异常症状及时就诊。

二、壶腹周围癌

壶腹周围癌是指发生于距十二指肠乳头2cm以内的肿瘤，主要包括壶腹癌、胆总管下端癌和十二指肠腺癌。病理以腺癌最多见，其次为乳头状癌、黏液癌。

1.　**病因**　吸烟是已被证实的致病因素。可能的致病因素包括脂肪和蛋白质摄入过多、大量饮用浓咖啡、饮酒、糖尿病、慢性胰腺炎、恶性贫血、胆石病及腹部手术史等。

2.　**临床表现**　常见临床症状为黄疸、腹痛和消瘦，黄疸可呈波动性。腹痛的原因可为胆总管

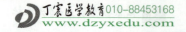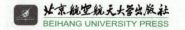

下端开口阻塞导致的胆绞痛，也可为胰管阻塞引起的慢性胰腺炎所致疼痛。还可出现体重下降、食欲减退、乏力等非特异性症状。

3. **辅助检查**　同胰腺癌。CT 和 MRI 是壶腹周围癌的首选检查方法，ERCP 检查因可直接观察十二指肠乳头部病变，且可作活检，同时作胆胰管造影和减压，对明确诊断有十分重要的价值。

4. **治疗与护理措施**　同胰腺癌。手术切除是壶腹周围癌的首选治疗方法。

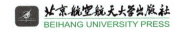

第 33 章　外科急腹症

急腹症是一组起病急、变化多、进展快、病情重，以急性腹痛为主要特征，需要紧急处理的腹部病症。

1. **病因**　见表 3-35。

表3-35　急腹症的病因

病因分类		常见疾病
空腔脏器	穿孔	胃十二指肠溃疡穿孔、阑尾穿孔等
	梗阻	幽门梗阻、肠套叠、胃肠道肿瘤导致的梗阻等
	感染	急性阑尾炎、急性胆囊炎等
	出血	胃癌或结肠、直肠癌伴出血等
实质性脏器	破裂出血	肝癌破裂，肝或（和）脾创伤性破裂，异位妊娠等
	炎症感染	急性胰腺炎、肝脓肿等
血　管	腹主动脉瘤破裂	
	肠系膜血管血栓形成或栓塞	
	其他原因引起的器官血供障碍，如绞窄痛、肠扭转	

2. **病理生理**

（1）内脏痛：由内脏神经感觉纤维传入的疼痛，感受胃肠道膨胀等机械和化学刺激。其特点为疼痛定位模糊，范围大，不准确。对切、刺、割、灼等刺激迟钝，对牵拉、膨胀、痉挛、缺血及炎症刺激敏感。常伴有恶心、呕吐等消化道症状。

（2）躯体痛：由躯体神经痛觉纤维传入的疼痛，感受壁层和脏层腹膜的刺激。其特点为感觉敏锐、定位准确。

（3）牵涉痛：又称放射痛，是指内脏病变产生的感觉信号被定位于远离该内脏的身体其他部位而引起疼痛。

3. **临床表现**

（1）腹痛：是最突出而重要的表现。腹痛开始的部位或最显著的部位常为病变器官的部位。根据腹痛的诱因、部位及范围、急缓、程度和性质等进行急腹症的鉴别诊断。外科腹痛的特点是常伴有腹膜刺激征。

（2）消化道症状：厌食、恶心、呕吐、腹胀、排便改变等。

（3）其他伴随症状：腹腔器官炎症性病变常有不同程度的发热；肝胆疾病或继发肝胆病变可有黄疸；泌尿系疾病可见尿频、尿急、血尿和排尿困难。

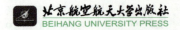

（4）月经史、既往史。

4. 辅助检查

（1）实验室检查：白细胞计数和分类提示有无炎症感染。红细胞、血红蛋白和红细胞比容连续测定有助于评估有无出血及出血速度。

（2）影像学检查：X 线检查是最常用的检查方法，有助于诊断消化道穿孔、肠梗阻及泌尿系结石。B 超、CT 或 MRI 检查可诊断腹腔实质脏器损伤、破裂和占位。内镜检查可诊断胃肠疾病。

5. 诊断和鉴别诊断要点

（1）内科急腹症：肺炎、心肌梗死等可致上腹牵涉痛，急性胃肠炎、腹型过敏性紫癜等可致痉挛性腹痛。内科腹痛的特点是：①一般先发热或先呕吐，后才腹痛，或呕吐、腹痛同时发生。②腹痛或压痛部位不固定，程度较轻，无明显腹肌紧张。③查体、实验室检查、X 线、心电图等检查可明确疾病诊断。

（2）妇产科急腹症：异位妊娠、急性盆腔炎、卵巢肿瘤扭转等。妇科腹痛的特点是：①以下腹部或盆腔内疼痛为主，向会阴部放射。②常伴白带增多、阴道流血，或停经史、月经不规则、与月经周期有关等。③妇科检查可明确疾病诊断。

（3）外科急腹症：①一般先有腹痛，后才有发热等伴随症状。②腹痛或压痛部位较固定，程度重。③常出现腹膜刺激征，甚至休克。④可伴有腹部肿块等外科特征性体征及辅助检查表现。急性阑尾炎为外科最常见的急腹症。

炎症性病变一般起病缓慢，腹痛由轻至重，且有固定的痛点。穿孔性病变腹痛突然，呈持续性刀割样腹痛，迅速波及全腹。常见外科急腹症的临床特点见表 3-36。

表3-36　常见外科急腹症的临床特点

常见疾病	诱因/既往史	疼痛特点	其他症状体征	辅助检查
胃、十二指肠溃疡急性穿孔	溃疡病史	突发上腹部刀割样剧痛，迅速扩散至全腹	明显腹膜刺激征	X线检查可见膈下游离气体
急性胆囊炎	进油腻食物后	右上腹绞痛，向右肩背部放射	右上腹有压痛、反跳痛、肌紧张，Murphy征阳性	B超检查显示胆囊肿大，壁增厚，胆囊结石
急性胆管炎	胆道感染	典型症状为Charcot三联症，即腹痛、寒战高热、黄疸；急性梗阻性化脓性胆管炎除Charcot三联症，还有休克和神经系统症状		B超可见胆管扩张，胆管结石
急性胰腺炎	暴饮暴食或饮酒后，胆道疾病史	突发上腹持续性剧烈疼痛，向左肩及腰背部放射	恶心、呕吐，呕吐后腹痛不缓解	血、尿淀粉酶明显升高
急性肠梗阻	腹腔手术史	阵发性腹部绞痛	呕吐、腹胀、停止排便排气	X线检查见肠管内多个气液平面
急性阑尾炎	阑尾管腔堵塞	转移性右下腹痛	右下腹固定压痛	
腹腔脏器损伤	腹部外伤史	受伤部位突发持续性剧痛	呕吐、血尿，甚至休克	

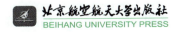

6．治疗要点

（1）非手术治疗：适用于诊断明确，病情较轻者，或诊断不明，但无明显腹膜炎体征者。严密观察生命体征和腹部体征，禁食、胃肠减压，静脉补液，给予解痉和抗生素治疗。

（2）手术治疗：适用于①诊断明确，病情严重需立即手术治疗者；②诊断不明，但腹痛和腹膜炎体征加重、全身中毒症状明显者。

7．护理措施

（1）体位护理：血压稳定、无休克时，采取半卧位。

（2）饮食护理：禁食、胃肠减压是治疗急腹症的重要措施之一。手术、禁食期间给予静脉营养支持。

（3）病情观察：严密观察生命体征、腹部症状和体征的变化，动态监测辅助检查结果，并记录24小时出入量。

（4）严格执行四禁：禁食、禁用镇痛药、禁服泻药、禁止灌肠。诊断未明确时，禁用吗啡、哌替啶等强镇痛药，以免掩盖病情。对诊断明确的单纯性胆绞痛、肾绞痛，或已决定手术的患者，可适当应用解痉药和镇痛药。禁止灌肠、禁服泻药，以免增加消化道负担，造成感染扩散或病情加重，但蛔虫性肠梗阻的口服液状石蜡、肠套叠的早期灌肠复位等治疗性措施除外。

（5）迅速建立静脉通路，遵医嘱输液或输血，纠正水、电解质、酸碱平衡紊乱。

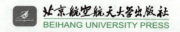

第 34 章　周围血管疾病

第一节　下肢静脉曲张

下肢静脉曲张是指下肢浅静脉因瓣膜关闭不全，使静脉内血液倒流，远端静脉血淤滞，引起的以静脉壁扩张、纡曲、不规则膨出和扭曲为主要表现的疾病。

1. **解剖**　下肢静脉由浅静脉、深静脉、穿通静脉和交通静脉组成。

（1）浅静脉：有大隐静脉、小隐静脉两条主干。小隐静脉起自足背静脉网的外侧，于腘窝下角处穿深筋膜，经腓肠肌两头间上行入腘静脉。大隐静脉是人体最长的静脉，起自足背静脉网的内侧，在耻骨结节外下方 3～4cm 处穿过卵圆窝注入股总静脉。

（2）深静脉：小腿静脉与同名动脉伴行，收纳各伴行动脉分布区的静脉血。胫前静脉和胫后静脉汇合成腘静脉。腘静脉穿收肌腱裂孔移行为股静脉。股静脉伴股动脉上行，经腹股沟韧带后方续为髂外静脉。

（3）穿通静脉和交通静脉：下肢浅、深静脉之间存在十余支穿通静脉，主要位于大腿下 1/3 至足背。在深静脉之间及大隐静脉和小隐静脉之间，有许多交通静脉。

（4）静脉瓣膜：在浅、深静脉和穿通静脉内都存在静脉瓣膜。静脉瓣膜具有向心单向开放功能，以阻止逆向血流。

2. **病因**　原发性下肢静脉曲张又称为单纯性下肢浅静脉曲张，先天性浅静脉壁薄弱和静脉瓣膜结构不良是发病的主要原因，与遗传因素有关。长时间站立、重体力劳动、妊娠、慢性咳嗽、习惯性便秘等后天性因素，使腹腔内压力增高，瓣膜承受过度的静脉压力，逐渐松弛，导致瓣膜关闭不全，导致血液反流。由于浅静脉管壁肌层薄且周围缺少结缔组织，血液反流使静脉血量超负荷，可引起静脉增长、增粗，出现静脉曲张。

3. **临床表现**　表现为进行性加重的下肢浅静脉扩张、纡曲、隆起等，伴下肢沉重、乏力感。久站或午后症状加重，平卧或肢体抬高后症状减轻。大隐静脉曲张较多见，以小腿内侧最明显。小隐静脉曲张的病变主要位于小腿外侧。病程较长者，在小腿特别是踝部出现皮肤营养性改变，可见皮肤萎缩、脱屑、色素沉着、硬结、湿疹和难愈性溃疡，有时可并发血栓性静脉炎和急性淋巴管炎。

4. **辅助检查**

（1）超声检查：可观察深静脉瓣膜关闭情况及是否有反流。

（2）下肢深静脉造影检查：虽然是一种有创性检查，但仍然是目前最可靠的诊断方法，可了解病变的性质、程度、范围和血流动力学变化。

（3）静脉及瓣膜功能试验

①浅静脉瓣膜功能试验（曲氏试验）：患者平卧，抬高下肢使静脉虚空后，在腹股沟下方缚扎止血带压迫大隐静脉。再嘱患者站立，释放止血带后 10 秒内如静脉曲张自上而下出现，提示大隐静脉瓣膜功能不全。同法，在腘窝处缚扎止血带，可检测小隐静脉瓣膜的功能。

②深静脉通畅试验（波氏试验）：患者站立，在腹股沟下方绑扎止血带压迫大隐静脉，待静脉充

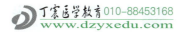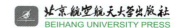

盈后，嘱患者用力踢腿或下蹲 10 余次。如曲张静脉明显减轻或消失，提示深静脉通畅；如曲张加重，提示深静脉可能有阻塞。

③穿通静脉瓣膜功能试验：患者仰卧，抬高下肢，在腹股沟下方缚扎止血带。先从足趾向上至腘窝缠第 1 根弹力绷带，再从止血带处向下缠第 2 根弹力绷带。嘱患者站立，在向下解开第 1 根绷带的同时，继续向下缠第 2 根绷带，如果在两根绷带之间的间隙出现曲张静脉，则提示该处有功能不全的穿通静脉。

5. 治疗要点

（1）非手术治疗：穿弹力袜或用弹力绷带外部加压，适用于妊娠期合并静脉曲张，症状轻微，症状明显但不能耐受手术者。

（2）硬化疗法：将硬化剂如鱼肝油酸钠、酚甘油液等注入到曲张的静脉内，硬化剂造成的静脉炎症可使曲张静脉闭塞，注射后局部加压包扎。适用于曲张静脉轻而局限、术后残留的曲张静脉或术后复发者。

（3）手术治疗：手术是治疗下肢静脉曲张的根本方法。适用于深静脉通畅、无手术禁忌证者。传统的手术方法为浅静脉高位结扎加曲张静脉分离剥脱术。

6. 护理措施

（1）一般护理

①弹力袜或弹力绷带护理：促进静脉回流。注意弹力袜或弹力绷带的宽度和松紧度应适宜，以能伸入 1 个手指为宜，短袜在膝下 3cm 处结束，长袜在腹股沟下 3cm 结束，平整无皱褶。包扎从肢体远端开始，逐渐向近端缠绕，不应妨碍关节活动。包扎前先抬高下肢，排空静脉，故以清晨起床前包扎为好。注意观察肢端皮肤色泽和下肢肿胀情况。非手术治疗患者弹力绷带应长期坚持使用。

②促进下肢静脉回流，改善活动能力：避免长时间站立，坐时双膝不要交叉过久，以免压迫腘窝而影响静脉回流。不穿过紧的内裤，保持大、小便通畅，肥胖者应控制体重，避免腹内压升高。下肢肿胀时应卧床休息，患肢抬高 30°～40°。

③并发症护理：慢性溃疡者应抬高患肢，保持创面清洁干燥，遵医嘱局部或全身用药治疗。下肢深静脉血栓已经形成的患者，应绝对卧床 2 周，床上活动患肢避免范围过大；禁止按摩，禁止压迫患肢，以防血栓脱落引起肺栓塞。曲张静脉出血者应立即报告医生，抬高患肢，加压包扎。

（2）术前护理：患肢水肿者，术前数天抬高患肢，减轻水肿，以利切口愈合。严格备皮，清洗肛门及会阴部，备皮范围为患侧腹股沟部、会阴部及整个下肢。

（3）术后护理：抬高患肢 30°，指导患者做足背伸屈运动，以促进静脉血回流。术后 24 小时应鼓励患者下床活动。注意伤口有无渗血及感染，预防血栓性静脉炎。保持弹力绷带松紧合适，以能扪及足背动脉搏动和保持足部正常皮肤温度为宜。弹力绷带一般需维持 1～3 个月方可拆除。

7. 健康教育　去除影响下肢静脉回流的因素，不穿紧身衣物，不佩戴过紧的腰带。日常生活中应保持良好的姿势，避免长时间站立及坐时双膝交叉过久，休息时抬高患肢。指导患者进行适当的体育锻炼，增强血管壁弹性。

第二节　血栓闭塞性脉管炎

血栓闭塞性脉管炎是一种主要累及四肢远端中小动、静脉的慢性、节段性、周期性发作的血管炎性病变，又称 Buerger 病，简称脉管炎。

1. 病因　外来因素主要与吸烟、寒冷潮湿、慢性损伤、感染等因素有关；内在因素主要与自身

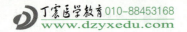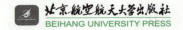

免疫功能紊乱、男性激素和前列腺素失调及遗传等有关。其中，主动或被动吸烟是本病发生和发展的重要环节，烟碱可使血管收缩；免疫功能紊乱是发病的重要机制。好发于男性青壮年。

2. 病理 病变呈节段性分布，主要侵及四肢中、小动静脉，尤其是下肢的小动脉，如胫前动脉、胫后动脉、足背动脉等，由远端向近端发展。

3. 临床表现

（1）局部缺血期：也称早期或一期。主要的病理变化是血管痉挛。表现为患肢苍白、发凉、酸胀无力、麻木、刺痛及烧灼感等。间歇性跛行是本期的典型表现，当患者行走一段后患肢疼痛，被迫停下，休息后疼痛缓解。少数患者可伴游走性浅静脉炎，表现为小静脉条索状炎性栓塞，局部红肿伴压痛。患肢足背动脉、胫后动脉搏动明显减弱。

（2）营养障碍期：也称中期或二期。主要的病理变化是血管壁增厚及血栓形成。特征性表现为出现静息痛，即休息时也不能满足局部组织的血液供应，患肢持续疼痛，夜间尤甚，彻夜难眠。为缓解疼痛，患者常屈膝抱足或将患肢垂于床沿下，以增加血供。体检患肢皮温明显下降，肢端苍白、潮红或发绀，皮肤干燥、脱屑、脱毛，指甲增厚变形，肌肉萎缩、松弛。患肢动脉搏动消失。

（3）组织坏死期：也称坏疽期、晚期或三期。主要的病理变化是动脉完全闭塞。肢体由远端向近端逐渐发生干性坏疽，肢端发黑，形成经久不愈的溃疡。继发感染后成为湿性坏疽，疼痛剧烈。病情严重时可出现全身感染中毒症状。

4. 辅助检查

（1）B超检查：可了解病变部位及缺血的程度。

（2）血管造影检查：是一种有创性检查，对于诊断血栓闭塞性脉管炎的价值最确切。

（3）其他检查

①皮肤温度检查：若双侧肢体对应部位皮肤温度相差＞2℃，提示皮温降低侧动脉血流减少。

②跛行距离和时间检查。

③肢体抬高试验：患者平卧，患肢抬高45°，3分钟后如出现麻木、疼痛，足部皮肤苍白、蜡黄为阳性，提示动脉供血不足。再让患者坐起，患肢自然下垂于床沿下，正常人皮肤色泽可以10秒内恢复，若超过45秒足部皮肤色泽仍不均匀或出现潮红或斑片状发绀，提示患肢有严重的血供障碍。

5. 治疗要点

（1）非手术治疗

①一般治疗：绝对戒烟，防止受寒，注意保暖但患肢不可局部热敷，以免加重组织缺氧。步行锻炼可以促进侧支循环的建立，缓解症状，适用于早期患者。

②止痛治疗：疼痛严重者可适当使用吗啡或哌替啶，但易成瘾，应慎用。还可给予普鲁卡因股动脉内注射或腰交感神经封闭术。如腰交感神经封闭术效果显著（阻滞后皮肤温度升高1～2℃），可行腰交感神经切除术。

③扩血管及抗凝治疗：血管扩张药有烟酸、低分子右旋糖酐等。抑制血小板凝聚的药物有阿司匹林、双嘧达莫等。抗凝药物有华法林、肝素等。活血化瘀的中药也有效。

④高压氧治疗：可改善组织缺氧。

（2）手术治疗：目的是重建动脉血流通路，增加肢体血供。术式有切开动脉直接取栓、腰交感神经节切除术、动静脉转流术（可缓解静息痛）、自体大隐静脉或人工血管旁路术（适用于动脉节段性闭塞且远端存在流出道者）等。效果不佳或肢体已发生不可逆坏死时，考虑截肢术。

6. 护理措施

（1）一般护理：绝对禁烟。肢体保暖，但不可使用热疗，因热疗一方面可增加组织需氧量，加重病情，另一方面由于患者对热的敏感性降低，热疗易导致烫伤。保持皮肤清洁干燥，防止受伤及感染。

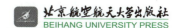

已发生皮肤溃疡者应保持创面清洁干燥，加强换药，遵医嘱使用抗感染药物。

（2）手术护理

①动脉血管重建术后患肢平放，制动 2 周；静脉血管重建术后患肢抬高 30°，制动 1 周；血管造影检查后应平卧，患肢制动 6～8 小时，穿刺点加压包扎 24 小时。

②术后严密观察血压、脉搏，手术切口或穿刺点渗血情况。观察肢体远端双侧足背动脉搏动、皮肤温度、皮肤颜色及皮肤感觉，以判断血管的通畅程度。若术后动脉搏动消失、皮肤温度降低、颜色苍白、感觉麻木，提示有动脉栓塞；若动脉重建术后出现患肢肿胀，皮肤颜色发紫、温度降低，可能为重建部位的血管发生痉挛。预防感染。

7. 健康教育

（1）疾病知识指导：告知患者若能及早绝对禁烟，多数患者可以避免截肢。

（2）做 Buerger（伯格）运动：指导患者做伯格运动，以促进侧支循环的建立。患者平卧，抬高患肢 45°，维持 2～3 分钟；双足下垂床边 2～3 分钟，进行足的背伸、跖屈和左右摇摆运动，足趾上翘尽量伸展，再向下收拢，反复多次；患肢恢复平放姿势，休息 5 分钟。如此反复运动 5～6 次，每天 3～4 次。但下肢已发生溃疡或坏死时，运动可增加组织耗氧；动脉或静脉已有血栓形成时，运动可致血栓脱落后栓塞，均不可运动。

（3）保持正确的体位及姿势：患者睡觉时取头高足低位，避免长时间保持同一坐姿或站姿，避免将一腿放在另一腿膝盖上。

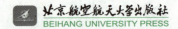

第 35 章 泌尿、男性生殖系统疾病的常见症状和检查

第一节 常见症状

1. 尿量异常

（1）正常尿量：成年人 24 小时尿量为 1000 ～ 2000ml。

（2）少尿或无尿：尿量＜ 400ml/24h 或 17ml/h 为少尿，＜ 100ml/24h 为无尿。少尿可因肾前性（血容量不足等）、肾性（急、慢性肾衰竭等）及肾后性（尿路梗阻等）引起。

（3）多尿：尿量＞ 2500ml/24h。

（4）夜尿增多：是指夜尿量超过白天尿量或夜尿持续＞ 750ml。夜尿持续增多，尿比重低而固定可提示肾小管浓缩功能减退。

2. 蛋白尿 每天尿蛋白含量持续超过 150mg，尿蛋白定性检查呈阳性称为蛋白尿。

3. 血尿 新鲜尿沉渣每高倍视野红细胞＞ 3 个或 1 小时尿红细胞计数＞ 10 万个，称镜下血尿。尿液外观为洗肉水样或血样即为肉眼血尿，提示 1L 尿液中含有 1ml 以上血液。

（1）初始血尿：提示病变在尿道。

（2）终末血尿：提示病变在后尿道、膀胱颈部或膀胱三角区。

（3）全程血尿：提示病变在膀胱、输尿管或肾脏。

4. 白细胞尿、脓尿和菌尿 新鲜离心尿液每高倍视野白细胞＞ 5 个，或新鲜尿液白细胞计数＞ 40 万个，称为白细胞尿或脓尿。中段尿涂片镜检每个高倍视野均可见细菌，或尿培养菌落计数超过 10^5/ml 称为菌尿，仅见于泌尿系统感染。

5. 管型尿 肾小球发生病变后，由蛋白质、细胞及其碎片在肾小管内凝聚而成，包括细胞管型、颗粒管型、透明管型等。白细胞管型是活动性肾盂肾炎的特征，红细胞管型提示急性肾小球肾炎，蜡样管型提示慢性肾衰竭。

6. 尿路刺激征 包括尿频、尿急、尿痛，排尿不尽感及下腹坠痛。

（1）尿频：单位时间内排尿次数增多而每次尿量减少。正常一般白天排尿 4 ～ 6 次，夜间 0 ～ 2 次。

（2）尿急：有尿意即迫不及待需要排尿，难以控制。

（3）尿痛：排尿时感觉会阴、下腹部疼痛或烧灼感。

7. 排尿困难 排尿时须增加腹压才能排出，病情严重时增加腹压也不能排出而形成尿潴留，见于膀胱以下尿路梗阻。

8. 尿潴留 膀胱排空不完全或停止排尿，可分为急性和慢性尿潴留。急性尿潴留见于膀胱出口以下尿路严重梗阻，突然短时间内不能排尿，膀胱迅速膨胀。慢性尿潴留见于膀胱颈部以下尿路不完全性梗阻或神经源性膀胱。正常情况下残余尿量＜ 5ml，＞ 50 ～ 100ml 则为异常。

9. 尿失禁 尿不能控制而自行排出。

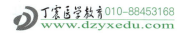

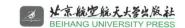

第二节　常用检查

1. **实验室检查**

（1）尿液检查

①尿液收集：尿常规检查是诊断泌尿系统疾病最基本的方法，以清晨第 1 次尿最佳。

②尿细菌学检查：可用于泌尿系感染的诊断和临床用药指导。尿培养以清晨第 1 次清洁中段尿为宜，耻骨上膀胱穿刺留取标本最为准确。

③尿细胞学检查：阳性结果可提示泌尿系肿瘤，有助于初步筛查肿瘤或术后随访。

（2）肾功能检查

①尿比重测定：是最简单的肾功能测定方法。正常人尿比重为 1.015 ～ 1.025，尿比重持续固定在 1.010 左右，提示肾浓缩功能严重损害。

②血肌酐和血尿素氮测定：有助于判断肾功能损害的程度。

③内生肌酐清除率：是评价肾小球滤过功能最常用的方法，24 小时内生肌酐清除率正常为 80 ～ 120ml/min，< 80ml/min 提示肾小球滤过功能下降，< 10ml/min 提示已进入尿毒症期。

2. **影像学检查**

（1）B 超检查：方便、无创，不影响肾功能，广泛用于筛选、诊断、治疗和随访。

（2）X 线检查

①尿路平片：是泌尿系统常用的初检方法，摄片前应做充分的肠道准备。

②排泄性尿路造影：静脉注射有机碘造影剂，造影前应做碘过敏试验。造影前日口服泻药排空肠道，禁食、禁水 6 ～ 12 小时，以增加尿路造影剂浓度。妊娠，甲亢，严重肝、肾、心血管疾病及造影剂过敏为禁忌证。

③逆行肾盂造影：经膀胱镜行输尿管插管注入造影剂，检查前可不做碘过敏试验。禁用于急性尿路感染及尿道狭窄。严格无菌操作，动作轻柔，检查后多饮水、多排尿，遵医嘱应用抗生素，防止尿路感染。

④膀胱造影：经导尿管注入造影剂，可显示膀胱形态和病变。

⑤血管造影：禁用于有出血倾向、碘过敏、妊娠及肾功能不全者。造影后穿刺局部加压包扎，平卧 24 小时。造影后多饮水，必要时静脉输液，促进造影剂排出。

第 36 章　泌尿系损伤

第一节　肾损伤

1. 病因

（1）开放性损伤：常因弹片、枪弹、刀刃等锐器致伤，常伴其他组织器官损伤。

（2）闭合性损伤：因直接暴力（撞击、跌打、挤压、肋骨或横突骨折等）或间接暴力（对冲伤、暴力扭转等）所致。

2. 病理

（1）肾挫伤：大多数患者属此类损伤，症状轻微，可自愈。损伤局限于部分肾实质，表现为肾瘀斑和（或）包膜下血肿。

（2）肾部分裂伤：肾实质部分裂伤伴肾包膜破裂及肾周血肿，通常不需手术，可自行愈合，但需绝对卧床。

（3）肾全层裂伤：症状严重，常有肾周血肿、严重的血尿，需手术治疗。

（4）肾蒂损伤：少见但最严重，肾蒂或肾段血管部分或完全撕裂引起大出血、休克，常来不及就诊即死亡。

3. 临床表现

（1）休克：严重的肾裂伤、肾蒂裂伤时常引起休克，危及生命。

（2）血尿：大多有血尿，但血尿与损伤程度不成比例。肾挫伤时可能出现肉眼血尿，而严重的肾裂伤可能只有轻微血尿或无血尿。

（3）疼痛：随血液、尿液的外渗可表现为患侧腰腹部疼痛或全腹痛，腹膜刺激征，肾绞痛等。

（4）腰腹部包块：血液、尿液渗入肾周围组织可形成肿块，可有触痛和肌强直。

（5）发热：血液、尿液外渗易继发感染，或出现发热并伴全身中毒症状。

4. 辅助检查

（1）血尿是诊断肾损伤最重要的依据。尿常规检查可见大量红细胞。若血红蛋白与血细胞比容持续降低提示有活动性出血。血白细胞增多应注意有无继发感染。

（2）CT 检查为首选检查，可清晰显示肾损伤程度。B 超能提示肾损伤的部位和程度。

（3）排泄性尿路造影和动脉造影检查可评价肾损伤的范围和程度。

5. 治疗要点

（1）紧急治疗：对有大出血、休克的患者迅速抢救，维持生命体征稳定，同时明确有无合并其他脏器损伤，做好手术探查的准备。

（2）保守治疗：①保证绝对卧床休息 2～4 周，向患者强调绝对卧床休息的重要性，即使血尿消失，仍需继续卧床休息至预定时间。过早、过多离床活动，有再度出血的危险。恢复后 2～3 个月不宜参加体力劳动。②密切观察生命体征和尿色变化，定期检测血红蛋白及血细胞比容。③对症支持治疗，如营养支持，补充血容量，抗感染治疗，适当止痛及镇静。

（3）手术治疗：凡开放性肾损伤、严重肾裂伤、肾碎裂及肾蒂损伤者均需及早手术。若保守治疗期间出现以下情况，须手术治疗：①生命体征经抗休克治疗后仍未能平稳，提示有内出血。②血尿逐渐加重，血红蛋白与血细胞比容继续降低，血压下降。③腰、腹部肿块明显增大。④合并腹腔脏器损伤。

6. 护理措施

（1）保守治疗的护理：①严密观察生命体征、血尿情况。②维持体液平衡，保证组织有效的灌注量，建立静脉通道，遵医嘱输血、补液、止血、营养支持治疗。③有手术指征者，在抗休克治疗的同时，紧急完善术前准备。

（2）手术治疗的护理：肾部分切除术后患者绝对卧床 1 ～ 2 周。严密观察病情，及早发现出血、感染等并发症，并及时通知医生处理。

7. 健康教育　非手术治疗的患者出院后 3 个月内不宜从事重体力劳动。行肾切除手术的患者注意保护健肾，防止外伤，避免使用肾毒性药物。

第二节　膀胱损伤

1. 病因

（1）开放性损伤：如火器或锐器致伤，常合并直肠、阴道损伤。

（2）闭合性损伤：常因膀胱充盈时，下腹部遭撞击、挤压或骨盆骨折所致。

（3）医源性损伤：多由膀胱镜检查、盆腔手术、腹股沟手术、阴道手术等伤及膀胱。

2. 病理

（1）挫伤：伤及膀胱黏膜或肌层但未穿破膀胱壁，无尿液外渗，但可有血尿。

（2）膀胱破裂

①腹膜外型：膀胱壁破裂但腹膜完整，尿液外渗至膀胱周围间隙，多由膀胱前壁损伤所致。

②腹膜内型：膀胱破裂伴腹膜破裂，尿液流入腹腔，引起腹膜炎。

3. 临床表现

（1）休克：多因合并骨盆骨折所致，表现为剧痛、大出血、尿外渗、腹膜炎等，伤势严重可发生休克。

（2）腹痛：腹膜外破裂时，下腹部疼痛、压痛及肌紧张，直肠指诊有触痛并可扪及肿物。腹膜内破裂时有急性腹膜炎症状，叩诊有移动性浊音。

（3）排尿困难和血尿：有尿意但不能排出或仅排出少量血尿。若有血块堵塞则无尿液排出。

（4）尿瘘。

4. 辅助检查　①尿常规检查可见镜下及肉眼血尿。②膀胱造影见造影剂漏至膀胱外。③导尿试验是确定膀胱破裂简单有效的检查方法。膀胱损伤时，导尿管可顺利插入膀胱（尿道损伤常不易插入），但仅流出少量血尿或无尿液流出。④X 线检查可发现骨盆骨折。

5. 治疗要点　膀胱破裂的治疗原则是行完全的尿流改道、充分引流外渗尿液、闭合缺损的膀胱壁。

（1）紧急处理：抗休克、抗感染治疗。

（2）保守治疗：膀胱损伤较轻者持续留置导尿 7 ～ 10 天，破口可自愈。

（3）手术治疗：膀胱破裂伴出血或病情严重，须尽早手术。

6. 护理措施

（1）对膀胱挫伤的患者，应加强导尿管护理，保持尿液引流通畅，密切观察尿液情况。

（2）对膀胱破裂的患者，严密观察生命体征，准确记录尿量。积极抗休克治疗，做好膀胱造口管的护理，预防发生感染。术后做好造瘘管的护理。

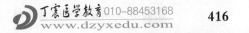 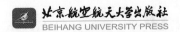

第三节　尿道损伤

1. **病因**　尿道损伤在泌尿系统损伤中最常见，尿道损伤分为开放性、闭合性和医源性 3 类。开放性损伤多因火器、锐器所伤，常有阴囊、阴茎、会阴部贯通伤。闭合性损伤多为挫伤、撕裂伤，会阴部骑跨伤可引起尿道球部损伤，骨盆骨折可引起膜部尿道撕裂。医源性损伤为腔内器械直接损伤。

2. **病理**　尿道损伤多见于男性，以尿生殖膈为界，可分为前尿道（球部、阴茎部）损伤和后尿道（前列腺部、膜部）损伤。其中球部和膜部的损伤最为常见。

（1）前尿道损伤可有挫伤、裂伤及断裂。尿道球部损伤时，血液、尿液渗入会阴浅袋，出现会阴、阴茎、阴囊和下腹壁肿胀、淤血。尿道阴茎部损伤时，血液、尿液涌入阴茎筋膜内，表现为阴茎肿胀。

（2）后尿道损伤时，骨折及盆腔血管丛的损伤引起大出血，在前列腺和膀胱周围形成大血肿。

3. **临床表现**

（1）尿道出血：是最主要的临床表现，多见于前尿道损伤，即使不排尿也可见尿道外口滴血。后尿道损伤时，尿道口可无流血或仅少量血液流出。

（2）疼痛：前尿道损伤时出现受损处疼痛，尤以排尿时为甚。后尿道损伤时表现为下腹部痛，局部肌紧张，并有压痛，继而出现腹胀及肠鸣音减弱。

（3）排尿困难：因疼痛而致括约肌痉挛，出现排尿困难，甚至发生尿潴留。

（4）尿外渗及血肿。

（5）休克：常见于骨盆骨折引起的后尿道损伤，常因合并大出血诱发。

4. **辅助检查**　①导尿可检查尿道是否连续、完整。若能顺利插入导尿管，说明尿道连续且完整。若一次插入困难，不可勉强反复试插，以免加重创伤和导致感染。②X 线检查骨盆前后位片显示骨盆骨折。尿道造影可显示尿道损伤部位及程度。尿道断裂可有造影剂外渗，尿道挫伤则无外渗征象。

5. **治疗要点**

（1）紧急处理，尿道严重出血可致休克，应立即压迫会阴部止血，抗休克治疗，尽早行手术治疗。

（2）尿道挫伤及轻度裂伤，如尿道连续性仍存在，一般可自愈，必要时插导尿管引流 1 周。

（3）尿道裂伤需插导尿管引流 1 周。如导尿失败，立即行经会阴尿道修补术，并留置导尿 2～3 周，严重者行膀胱造口术。急性尿潴留时，可行耻骨上膀胱穿刺，吸出膀胱内尿液。

（4）尿道断裂应立即行经会阴尿道修补术或断端吻合术，留置导尿 2～3 周，病情严重者可做膀胱造口术。

（5）积极处理并发症。尿液外渗时做皮肤切口引流，尿道狭窄需定期做尿道扩张术。

6. **护理措施**

（1）严密观察生命体征，保证组织有效灌流量，防治休克。

（2）术后做好导尿管护理，由于患者尿道损伤，留置导尿管时动作应轻柔，以尽量减轻患者疼痛。观察尿液的颜色、性状及量，积极预防泌尿系感染。

（3）合并骨盆骨折患者卧硬板床，勿随意搬动，以免加重损伤，做好骨盆骨折护理常规。

（4）尿道狭窄是尿道损伤最常见的并发症，需定期做尿道扩张。

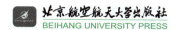

第 37 章　泌尿系结石

第一节　概　述

1. **病因**　尿路结石是泌尿外科常见病，以男性多发。大多数结石成因不清，其主要因素是尿中存在呈超饱和状态的结石晶体。可分为上尿路结石和下尿路结石。上尿路（肾、输尿管）结石以草酸钙结石多见，下尿路（膀胱、尿道）结石以磷酸镁胺结石常见，上尿路结石较下尿路结石更常见。

（1）流行病学因素：年龄、性别、种族、职业、饮食、水分摄入、代谢、气候、遗传等。

（2）尿液因素

①形成结石的物质增加，如骨质脱钙、甲状旁腺功能亢进等造成钙、草酸或尿酸排出量增加。

②尿 pH 改变，碱性尿中易形成磷酸钙及磷酸镁铵沉淀，酸性尿中易形成尿酸和胱氨酸结晶。

③尿液浓缩及尿中抑制晶体形成物质减少。

④尿路感染使尿基质增加，晶体易黏附。

（3）泌尿系统解剖因素：尿路狭窄、梗阻、憩室。

（4）遗传性疾病。

2. **病理**　尿路结石在肾和膀胱内形成，多数输尿管、尿道结石是结石排出过程中停留该处所致。结石可损伤泌尿系统并引起感染、梗阻，甚至恶变。

第二节　上尿路结石

1. **临床表现**　与活动有关的疼痛和血尿是主要表现。肾结石可引起肾区疼痛伴肋脊角叩痛。肾盂内及肾盏结石可无明显的临床症状。输尿管结石的典型表现为绞痛和镜下血尿。表现为疼痛剧烈难忍，位于腰部或上腹部，阵发性发作，辗转不安，大汗，恶心，呕吐。疼痛可向下腹部和会阴部放散。结石伴感染时可有膀胱刺激征及全身症状。

2. **辅助检查**

（1）实验室检查：尿常规检查有肉眼或镜下血尿，伴感染时表现为脓尿。

（2）影像学检查

①X 线检查：泌尿系统 X 线平片能发现 95% 以上的结石。

②排泄性尿路造影：充盈缺损提示有 X 线透光的尿酸结石可能。

③逆行肾盂造影：少用，通常在其他方法不能确诊时采用。

④B 超：可显示结石的特殊声影，发现 X 线平片不能显示的小结石和透 X 线结石，还能显示肾积水及萎缩。

⑤CT 检查：虽能显示较小结石，但很少作为首选的诊断方法。

（3）内镜检查：包括肾镜、输尿管镜和膀胱镜。适用于其他方法不能确诊时。

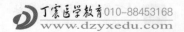
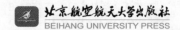

3．治疗要点

（1）保守治疗：结石＜ 0.6cm，光滑且无尿路梗阻及感染，纯尿酸结石及胱氨酸结石可考虑。

（2）体外冲击波碎石术：多数上尿路结石适用，最适宜＜ 2.5cm 的结石。

（3）手术治疗：非开放性手术如输尿管肾镜取石、碎石术和经皮肾镜取石、碎石术，适用于上段输尿管结石。开放性手术如肾盂切开取石术、输尿管切开取石术，适用于嵌顿较久或合并梗阻、感染结石。

第三节　膀胱结石

1．临床表现　典型表现为排尿突然中断，疼痛放射至远端尿道和阴茎头部，伴排尿困难和膀胱刺激症状，改变排尿姿势后能缓解疼痛并继续排尿。

2．辅助检查　①X 线检查：能发现绝大多数结石。②B 超：能显示结石声影，同时可发现膀胱憩室、前列腺增生。③膀胱镜检查：可直视结石，并发现膀胱病因。④直肠指检：较大的结石可经直肠腹壁双合诊被扪及。

3．治疗要点　①膀胱感染严重时，应用抗生素治疗。②经尿道膀胱镜取石或碎石。③耻骨上膀胱切开取石术。

第四节　尿道结石

1．临床表现　典型表现为排尿困难，呈点滴状，伴尿痛。严重时可发生急性尿潴留伴会阴部剧痛。

2．辅助检查　前尿道结石可经尿道触及，后尿道结石经直肠指检可扪及，X 线及 B 超检查有助于确诊。

3．治疗要点　①位于尿道舟状窝的结石可通过注入无菌石蜡，推挤出或钳出。②前尿道结石可在阴茎根麻醉下压迫结石近端尿道后，注入无菌石蜡，推挤出或钳出。③后尿道结石可用尿道探条将结石推入膀胱，再按膀胱结石处理。

第五节　泌尿系结石的护理

1．非手术治疗的护理

（1）嘱患者大量饮水，保证每天饮水量 3000ml 以上，以维持每天尿量＞ 2000ml，达到稀释尿液、延缓结石生成速度、冲洗尿路及预防感染的目的。

（2）结石合并感染时，遵医嘱使用抗生素，并监测生命体征，尤其是体温的变化。

（3）肾绞痛发作时应卧床休息，立即解痉、镇痛，可肌内注射阿托品、哌替啶或局部应用利多卡因封闭。

（4）体外冲击波碎石术治疗后应严密观察病情，注意排石情况及尿液性状，观察有无碎石后血尿、肾绞痛、梗阻、感染等并发症发生。巨大肾结石碎石后，应采取患侧卧位 48 ～ 72 小时，以后逐渐间断起立。

（5）根据结石的分析结果指导合理饮食。

2．手术治疗的护理

（1）术前护理：遵医嘱使用抗生素控制感染。术前 1 小时摄腹部 X 线平片，进行结石定位，并保持定位时的体位。

（2）术后护理：肾盂造口不需常规冲洗，以减少感染的机会。必须冲洗时，严格无菌操作，低压冲洗，冲洗量不超过 5 ～ 10ml。肾实质切开取石及肾部分切除的患者，术后绝对卧床 2 周，以防再出血。耻骨上膀胱切开取石术后应保持切口清洁、干燥。

3．健康教育

（1）根据结石成分合理饮食，草酸钙结石限制含钙、草酸多的食物，如浓茶、菠菜、番茄、土豆、芦笋、牛奶、豆制品、巧克力、坚果等。尿酸结石患者不宜食用含嘌呤高的食物，如动物内脏、啤酒，限制各种肉类和鱼虾等高蛋白的食物，可口服别嘌醇和碳酸氢钠，以抑制结石形成。指导患者大量饮水增加尿量，减少尿中晶体沉积。

（2）鼓励患者进行功能锻炼，防止骨脱钙，减少尿钙排出。使用药物调节尿 pH 值，预防结石复发。定期复诊，观察有无复发及残余结石。

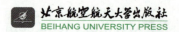

第 38 章　肾结核

肾结核为最常见的泌尿系结核，通常发生于肺部感染结核后。

1．**病因**　血行感染最常见。常发生于 20 ～ 40 岁的青壮年，绝大多数为单侧性。

2．**病理**　早期病变主要是肾皮质内多发性结核结节，中央常为干酪样物质，边缘为纤维组织增生。随着病变发展，结核结节彼此融合，形成干酪样脓肿，逐渐扩大蔓延累及全肾。

（1）病理性肾结核：患者免疫状况良好，感染细菌数量较少或毒力较小，使早期微小病灶自行愈合，不出现临床症状，仅尿中检测到结核分枝杆菌。

（2）临床肾结核：患者免疫低下，感染细菌数量较多或毒力较强，结核病灶逐渐扩大，穿破肾乳头到达肾盂、肾盏，出现临床症状和影像学改变。

3．**临床表现**

（1）尿频、尿急、尿痛：是肾结核的典型症状。无痛性尿频是肾结核最为突出的症状，呈进行性加重，出现时间最早，持续时间也最长。当结核病变侵及膀胱壁，尿频加剧，并伴有尿急、尿痛，表现为典型的膀胱刺激症状。

（2）脓尿、血尿：尿液呈淘米水样，浑浊伴絮状物。终末血尿为晚期症状，也可为唯一症状。

（3）腰痛：一般无明显腰痛，累及膀胱壁时症状可出现。

（4）全身症状：常发生于晚期，表现为消瘦、低热、盗汗等典型结核症状。或有慢性肾衰竭和高血压。

4．**辅助检查**

（1）尿液检查：呈酸性，尿蛋白阳性，有较多红细胞和白细胞。选取晨尿标本培养，可找到抗酸杆菌。尿结核分枝杆菌检查阳性率高，对肾结核的诊断有决定性意义。

（2）尿路造影：大剂量静脉尿路造影是诊断泌尿系结核的标准方法，既能明确诊断，又可以确定病变的程度和范围，还能了解分肾功能。

5．**治疗要点**

（1）药物治疗：适用于早期肾结核，一线抗结核药物有四种：异烟肼、利福平、吡嗪酰胺、乙胺丁醇。早期、联合、适量、规律和全程治疗。

（2）手术治疗：凡药物治疗 6 ～ 9 个月无效，肾结核破坏严重者，应在药物治疗的配合下行手术治疗。肾切除术前抗结核治疗不应少于 2 周。

6．**护理措施**

（1）休息与营养：适当活动，避免劳累；多饮水，鼓励患者进食营养丰富、富含维生素饮食。

（2）用药护理：指导患者按时、足量、足疗程服用抗结核药物，继续抗结核治疗 6 ～ 9 个月；使用护肝药物，定期检查肝功能；勿用或慎用对肾脏有毒性的药物，如氨基糖苷类、磺胺类药物；链霉素对脑神经有损害，影响听力，一旦发生，应通知医生停药、换药。

第39章 泌尿系梗阻

第一节 概　述

泌尿系统是由肾小管、集合管、肾盏、肾盂、输尿管、膀胱和尿道组成的管道系统，主要功能是将肾脏产生的尿液排出体外。泌尿系统任何部位出现梗阻，都将影响尿液的排出，导致肾积水、肾功能损害，甚至肾衰竭。

1. **病因**　肾和输尿管的结石、肿瘤、某些先天性疾病均可引起梗阻。

2. **病理**　泌尿系梗阻引起的基本病理改变是梗阻以上的尿路扩张。膀胱以上梗阻，发生肾积水较快。膀胱以下梗阻，由于下尿道的缓冲作用，对肾的影响较慢，后期因输尿管膀胱连接部活瓣作用丧失，尿液自膀胱逆流至输尿管，可发生双侧肾积水。泌尿系持续梗阻，可引起肾乳头和肾实质萎缩。梗阻以后肾功能受损害，且易出现继发性感染，发展为菌血症。

第二节　良性前列腺增生

良性前列腺增生简称前列腺增生，也称前列腺肥大，是最常见的引起老年男性排尿障碍的疾病。

1. **病因、病理**　与老龄、性激素平衡失调等有关。围绕尿道精阜部位的腺体称为移行带，是前列腺增生的起始部位。主要病理改变为细胞增生，增生组织挤压外周的腺体，使前列腺尿道伸长、受压变窄，尿道阻力增加，引起排尿困难。

2. **临床表现**

（1）尿频：是最早出现的症状，夜间更明显，随着病情进展可出现急迫性尿失禁。

（2）排尿困难：进行性排尿困难是前列腺增生最重要、最典型的症状，表现为排尿迟缓、断续、尿流细而无力，射程短，终末滴沥，排尿时间延长。

（3）尿潴留：前列腺增生加重尿道梗阻时，过多的残余尿使膀胱逼尿肌收缩力减弱，逐渐发生尿潴留并出现尿失禁。发生尿潴留时，膀胱容积可增加至 3000～4000ml，高度膨胀的膀胱底部可达脐水平，主诉下腹部胀痛、排尿困难，体检见耻骨上膨隆，可扪及囊性包块，叩诊呈实音，有压痛。

（4）其他：合并感染时出现膀胱刺激症状，可有脱肛、内痔，晚期出现肾积水、肾衰竭等。

3. **辅助检查**

（1）直肠指检：是诊断前列腺增生最重要、最简单易行的方法，多数患者可触到增大的前列腺，表面光滑，边缘清楚，质地柔软有弹性。

（2）超声检查：可经腹壁、直肠或尿道途径进行，直接测出前列腺的大小及测量残余尿量。

（3）尿流率检查：可确定患者的尿道梗阻程度。最大尿流率≥15ml/s 属正常，15～10ml/s 者表明排尿不畅，＜10ml/s 者则梗阻严重，是手术的指征。

（4）前列腺特异抗原（PSA）测定：是鉴别前列腺增生和前列腺癌的重要指标，敏感性高但

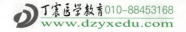
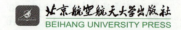

特异性有限。

4. 治疗要点

（1）观察等待：长期临床症状轻，不影响生活、睡眠者，可观察等待。前列腺增生引起急性尿潴留时先进行导尿治疗。

（2）药物治疗：适用于代偿早期患者。

（3）手术治疗：前列腺增生导致梗阻严重、残余尿量较多（＞60ml）、症状明显而药物治疗无效时应采用手术治疗。常用的手术方式有经尿道前列腺电切术（TURP）、耻骨后前列腺切除术、耻骨上经膀胱前列腺切除术。

（4）其他疗法：激光治疗、经尿道球囊高压扩张术等。

5. 护理措施

（1）非手术治疗护理：避免受凉、过度劳累、饮酒、便秘，以免诱发急性尿潴留。急性尿潴留发生时及时导尿，引流尿液。

（2）术前护理：对于慢性尿潴留患者应先留置导尿管，改善肾功能。积极应用抗生素控制尿路感染。术前1天灌肠，预防术后便秘。

（3）术后护理

①一般护理：术后6小时如无恶心可进流质饮食，鼓励多饮水，1～2天无腹胀可恢复正常饮食。术后1周逐渐离床活动。

②膀胱冲洗护理

a. 术后生理盐水持续冲洗3～7天，防止血凝块堵塞导尿管。

b. 冲洗液温度控制在25～30℃，可有效预防膀胱痉挛的发生。

c. 冲洗速度根据尿色而定，一般为40～60滴/分，色深则快，色浅则慢。

d. 确保膀胱冲洗及引流管通畅，如血凝块堵塞，可采取施行高压冲洗、挤捏尿管、加快冲洗速度、调整导尿管位置等方法使引流通畅。

e. 观察并记录引流液的颜色、性质和量。冲洗时不应按压膀胱。

f. 随着冲洗时间的延长，血尿颜色应逐渐变浅，如逐渐变深，应警惕活动性出血，及时通知医生处理。

③膀胱痉挛护理：一旦出现应指导深呼吸，放松腹部肌肉，严重者遵医嘱给予解痉药物。

④并发症的观察与护理

a. TUR综合征：一旦发生TUR综合征，立即给予吸氧，减慢输液速度，静脉滴注3%氯化钠纠正低钠血症等。

b. 尿失禁：多为暂时性，一般无须药物治疗，可做膀胱区及会阴部热敷、针灸等。

c. 出血：前列腺增生术后早期的护理重点是观察和防治出血。术后早期禁止灌肠或肛管排气，以免造成前列腺窝出血。

d. 感染：术后易引起尿路感染，早期应用抗生素。

⑤引流管的护理

a. 止血：术后利用导尿管的水囊压迫前列腺窝与膀胱颈，达到局部压迫止血的目的。严密观察尿色、量、性质的变化。

b. 固定：妥善固定导尿管，固定于大腿内侧，稍加牵引，防止气囊移位，影响止血效果。保持导尿管通畅，防止受压、扭曲和折叠。

c. 消毒：每天2次用碘伏消毒尿道外口，保持会阴部清洁。

d. 拔管：耻骨后引流管术后3～4天拔管；TURP术后5～7天尿色清澈即可拔除导尿管；耻骨

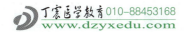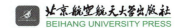

上前列腺切除术后 7～9 天拔除导尿管；膀胱造口管通常留置 10～14 天后拔除，拔管后用凡士林油纱布填塞瘘口，排尿时用手指压迫瘘口纱布防止漏尿，一般 2～3 天愈合。

6. **健康教育**　术后前列腺窝修复需 3～6 个月，在此期间仍可发生排尿异常现象。

（1）饮食指导：指导患者进食易消化、高纤维素饮食，必要时遵医嘱使用缓泻药物；鼓励多饮水，预防泌尿系统感染；禁食辛辣的食物，避免受凉、过度饮酒、劳累及精神刺激。

（2）活动指导：1～2 个月避免剧烈活动，如久坐、提重物、跑步、骑自行车等，防止继发性出血。TURP 术后 1 个月、耻骨上经膀胱前列腺切除术后 2 个月一般可恢复性生活。

第三节　急性尿潴留

急性尿潴留是一种因突发无法排尿导致尿液滞留于膀胱内而产生的综合征。可由下尿路梗阻，膀胱神经受损和（或）膀胱逼尿肌功能受损引发。是泌尿外科最常见的急症之一。

1. **临床表现**　急性起病，伴尿意明显、剧烈疼痛，可有排尿困难、尿频、尿急、夜尿多等病史，继发感染可出现腰痛、发热等症状。体格检查时，可见下腹部膀胱明显充盈，耻骨上叩诊呈固定浊音。如合并上尿路感染和肾积水，可出现肾区叩痛。

2. **治疗与护理措施**　病因明确并有条件及时解除者，应立即去除如尿道结石或尿道异物等病因，恢复排尿。病因明确，但不能立即解除者，则应先缓解尿潴留，如前列腺增生、尿道狭窄等。导尿是解除尿滞留最直接和最有效的方法。导尿管插入困难时，可行耻骨上膀胱穿刺造瘘术。

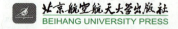

第 40 章　泌尿系肿瘤

第一节　肾　癌

1. **病因**　病因尚不明确，与吸烟、肥胖、环境污染、职业暴露、遗传因素等有关。居于泌尿系肿瘤第 2 位。

2. **病理**　肾肿瘤包括肾癌、肾母细胞瘤和肾盂癌。肾癌以透明细胞癌为主，是成人最常见的类型。肾母细胞瘤是小儿最常见的类型。肾癌可直接扩散到肾静脉、腔静脉形成癌栓，还经血行和淋巴途径转移。血行途径最常见的转移部位是肺、肝、骨、脑等。淋巴途径最先累及肾蒂淋巴结。肾癌具有内分泌功能，肾癌时肾素值升高，常伴高血压。

3. **临床表现**　50 ～ 70 岁高发，男性偏多。

（1）血尿、肿块、腰痛：是肾癌的三大主症。间歇无痛性血尿为常见的症状，表明肿瘤已累及肾盏、肾盂，常伴有腰部钝痛或隐痛，血块通过输尿管时可致肾绞痛。肿瘤较大时在腹部或腰部触及肿块。

（2）副瘤综合征：表现为低热、高血压、红细胞增多、高钙血症、高血糖等。因肿瘤消耗和血尿，晚期可出现营养不良、恶病质。

（3）转移症状。

4. **辅助检查**

（1）实验室检查：尿脱落细胞检查具有决定性意义。

（2）影像学检查：①B 超检查，有助于准确的区分肿瘤和囊肿，是普查肾肿瘤的方法。②X 线检查。③CT 及 MRI 检查，CT 是目前诊断肾癌最可靠的影像学方法。④肾动脉造影。

（3）输尿管肾镜：对可疑组织活检，可明确诊断。

5. **治疗要点**

（1）根治性肾切除术：为首选的、最主要的治疗方法。

（2）肾动脉栓塞术：术前行肾动脉栓塞治疗可减少术中出血。

（3）免疫治疗：干扰素对预防肾癌转移有一定的疗效，主要通过调动机体细胞免疫功能、促进分化、抑制增殖及调控某些致癌基因表达，对迅速分裂的肿瘤细胞有选择性抑制作用，还可阻止肿瘤细胞生长。

6. **护理措施**

（1）休息活动护理：血压平稳后取健侧卧位或半卧位，避免过早下床。肾部分切除的患者应卧床 1 ～ 2 周，根治性肾切除术后卧床 3 ～ 5 天，以防出血。

（2）饮食护理：给予高热量、高蛋白、高维生素、易消化饮食。胃肠功能障碍者给予静脉营养。多饮水，稀释尿液，减少膀胱刺激和血块堵塞的发生。

（3）观察病情：重点观察引流和排尿情况，防止并发症的发生。若术后引流液量较多、色鲜红且很快凝固，并伴血压下降、脉搏增快，则提示出血，应立即报告医师。

（4）引流管护理：根治性肾切除术后，腹膜后引流管 24 小时引流液为血性液体，一般不超过 100ml，以后逐渐减少。如出血量＞100ml/h，应及时通知医生。术后 2～3 天引流量一般＜10ml，可考虑拔管。

第二节　膀胱癌

1. **病因**　居于泌尿系肿瘤首位，发病与以下因素有关：①长期接触致癌物质。②吸烟是最常见的致癌因素。③膀胱慢性感染与异物长期刺激。④其他：长期大量服用镇痛药、盆腔肿瘤术后放疗等。

2. **病理**　膀胱癌多见于膀胱侧壁、后壁，其次是三角区和顶部。组织类型多为上皮性肿瘤，以移行细胞乳头状癌为主，还有鳞癌和腺癌。肿瘤可向膀胱壁内浸润。淋巴途径最主要，常侵袭盆腔淋巴结。血行途径多在晚期，到达肝、肺、肾上腺和小肠等处。

3. **临床表现**　50～70 岁高发，男性多见。

（1）血尿：是膀胱肿瘤最常见、最早出现的症状。常为间歇性全程无痛肉眼血尿，终末加重，可自行减轻或停止，易被误以为"好转"。

（2）膀胱刺激征：肿瘤坏死、脱落或并发感染时出现尿频、尿急、尿痛，晚期多见。

（3）排尿困难：癌肿或血块堵塞膀胱出口。

（4）全身症状：低热、下腹肿块、消瘦、贫血等。

4. **辅助检查**

（1）尿脱落细胞学检查：简便易行，可作为血尿的初步筛选和肿瘤治疗效果的评价。

（2）影像学检查：①膀胱镜下取活组织做病理检查是最直接和重要的检查手段，是最可靠的检查方法。②膀胱造影和静脉肾盂造影可见充盈缺损。③B 超、CT 和 MRI 检查。

5. **治疗要点**　以手术为主的综合治疗。

（1）手术治疗：肿瘤切除后容易复发，凡保留膀胱者，2 年内超过半数肿瘤要复发。

（2）化学治疗：保留膀胱者定期膀胱灌注。卡介苗为非特异性免疫增强药，具有免疫佐剂作用，可增强抗原的免疫原性，加速诱导免疫应答反应，增强体液免疫反应。膀胱癌术后为预防复发，对保留膀胱的患者，术后可采用卡介苗、丝裂霉素等药物膀胱内灌注。每周灌注 1 次，8 次后改为每月 1 次，共 1～2 年。

（3）其他：放射、免疫治疗等。

6. **护理措施**

（1）休息活动护理：生命体征平稳后，为促进伤口引流和尿液引流，多取半卧位。

（2）饮食护理：术前给予高热量、高蛋白、高维生素、易消化饮食，戒烟 2 周。拟行全膀胱切除肠道代膀胱手术者，做好肠道准备。膀胱肿瘤电切术后 6 小时，即可进食，多食水果、蔬菜，避免刺激性食物，保持大便通畅。膀胱全切术后持续胃肠减压，拔除胃管开始进食逐步恢复正常饮食。

（3）引流管护理：妥善固定，保持引流通畅，定期挤压、消毒引流管和更换引流袋。膀胱全切放置输尿管支架者，术后 10～14 天拔除。代膀胱造口管术后 2～3 周，经造影检查无尿瘘及吻合口狭窄后可拔除。原位新膀胱术后，待新膀胱容量＞150ml 可拔除。盆腔引流管术后 3～5 天拔除，切口引流管 24 小时后即可拔管。

（4）预防并发症：密切观察病情，预防出血、感染和尿瘘，严格执行无菌操作，遵医嘱应用抗生素。

（5）膀胱灌注化疗的护理：灌注前 4 小时禁饮，排空膀胱，常规消毒外阴及尿道口。药物需在膀胱内保留 1～2 小时，协助患者每 15～30 分钟变换体位 1 次。灌注后每天饮水 2500～3000ml，以

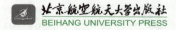

减少化疗药对尿道的刺激。

第三节　前列腺癌

1. **病因**　尚不清楚，可能与年龄、遗传、种族、饮食、环境污染、癌前病变有关，好发于 65 岁以上男性。

2. **病理**　多采用 TNM 分期系统。根据肿瘤侵犯范围不同，分为 4 期：T_0 期为没有原发瘤的证据；T_1 期为不能被扪及和影像发现的临床隐匿肿瘤；T_2 期肿瘤局限于前列腺内；T_3 期肿瘤穿透前列腺被膜；T_4 期肿瘤固定或侵犯精囊以外的组织。N、M 代表有无淋巴结转移或远处转移。

3. **临床表现**　早期无明显症状，肿瘤增大至阻塞尿道或侵犯膀胱颈时出现与前列腺增生相似的膀胱颈梗阻症状。晚期可出现腰痛和腿痛、贫血、下肢水肿、排便困难、少尿、无尿、尿毒症等症状。少数患者以转移症状就医而无明显原发症状。

4. **辅助检查**

（1）直肠指诊：可触及硬性前列腺结节。

（2）实验室检查：PSA 是目前诊断前列腺癌、评估各种治疗效果和预测预后的重要肿瘤标志物。前列腺癌者血清 PSA 常升高，有转移病灶者血清 PSA 可显著升高。

（3）影像学检查：① 经直肠 B 型超声。② MRI、CT。③ 全身核素骨显像检查。

（4）前列腺穿刺检查：经直肠超声引导前列腺穿刺活检可确诊前列腺癌。

5. **治疗要点**

（1）非手术治疗：偶然发现的局限性前列腺癌可观察等待。T_2 期以内可采用放射治疗。T_3、T_4 期可用抗雄激素内分泌治疗。内分泌治疗失败者可采用化学治疗。

（2）手术治疗：

①根治性前列腺切除术：是局限于包膜以内的前列腺癌最佳治疗方法，但仅适用于较年轻、能耐受手术的患者。

②双侧睾丸切除术与包膜下睾丸切除术：适用于 T_3、T_4 期的前列腺癌患者进行手术去势。

6. **护理措施**　同膀胱癌护理。

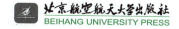

第41章 骨科患者的一般护理

第一节 牵引术与护理

1. 牵引的目的和作用
（1）骨折、关节脱位的复位和固定。
（2）挛缩畸形的预防和矫形治疗。
（3）肢体制动和抬高，减轻疼痛。
（4）骨和关节疾病治疗前准备。
（5）预防病理性骨折。

2. 牵引分类
（1）皮牵引：又称间接牵引，是利用皮肤上的胶布或压于患肢皮肤的海绵带与皮肤之间的摩擦力，通过轮滑装置，间接将牵引力传递至骨骼。操作简便、无创，对肢体损伤小，常用于四肢牵引。
（2）骨牵引：直接牵拉骨组织，力量大，持续时间长。常用于颈椎骨折或脱位、肢体开放性骨折及肌肉丰富处的骨折，属于有创牵引，可能发生感染。
（3）兜带牵引：是利用布带或布兜拉住身体某处牵引。主要包括颌枕吊带（适用于颈椎骨折、脱位，颈椎病和颈椎间盘突出症等）、骨盆水平牵引（适用于腰椎间盘突出症）和骨盆悬吊牵引（适用于骨盆骨折）。

3. 护理措施
（1）操作前护理：做好解释工作，被牵引的肢体局部皮肤用清水清洗，必要时剃除毛发。准备用物如牵引床、牵引架、重锤等。
（2）牵引期间护理
①维持有效牵引
a. 保持反牵引力：颅骨牵引时应抬高床头，下肢牵引时应抬高床尾 15 ~ 30cm。若出现移位，及时调整。
b. 摆好体位，肢体纵轴应与牵引力线平行，牵引重量保持悬空，患者足不可抵床栏，滑轮灵活，不可随意增减或移去牵引重量，不可随意放松牵引绳。
c. 每日测量肢体长度，两侧对比，防止牵引力量不足或过度牵引。
②维持有效血液循环：严密观察患肢末梢血液循环情况。
③皮肤护理：胶布牵引部位及长期卧床患者骨突部皮肤可出现水疱、溃疡及压疮，注意观察胶布牵引患者胶布边缘皮肤有无水疱或皮炎。应保持床单位清洁、干燥，定时翻身，并检查皮肤状况。
④并发症护理
a. 感染：骨牵引操作时严格执行无菌操作，牵引针孔处每天滴 75% 乙醇 2 次，及时擦去针眼处分泌物或痂皮，保持周围皮肤清洁。发生感染者应充分引流，严重时需拔出钢针，更换牵引位置。
b. 血管和神经损伤：注意观察肢体血管神经功能，颅骨牵引者观察意识和神经系统表现。

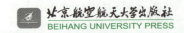

c. 关节僵硬：以足下垂畸形最常见，多由腓总神经受压和患肢缺乏功能锻炼有关。应注意保护腓总神经，防压迫，可用垂足板将踝关节置于功能位。病情允许时可定时做踝关节活动。

d. 牵引针、弓脱落：应定时检查，及时拧紧。

e. 其他：加强皮肤护理，注意保暖，防止压疮。指导患者深呼吸和有效咳痰，定期翻身拍背，防止坠积性肺炎。

第二节　石膏绷带术与护理

1. **石膏的类型**　石膏固定可分为石膏托、石膏夹板、石膏管形、石膏围领等。

2. **石膏绷带包扎技术**

（1）准备工作：清洁固定部位皮肤并擦干，有伤口者更换敷料，固定处覆盖衬垫，防止压疮。摆放关节功能位，由专人维持或置于石膏牵引架上，中途不可随意变换体位。石膏固定前，患处需行 X 线检查，以备术后对照。

（2）包扎技术

①石膏托制作：制作石膏条应根据肢体长度选择石膏绷带的型号，将石膏绷带来回折叠，而后从两头向中间折叠，平放入水内浸泡充分后，挤出多余水分后，推摸压平，置于患肢背面，然后用普通绷带缠绕附有石膏条的肢体即可。若制作石膏管型，需完全浸没，至石膏卷停止冒气泡时取出，挤出多余水分，石膏卷紧贴肢体，由肢体近端开始向远端包扎，推摸平整。浸泡石膏绷带时，水温应保持在 35～45℃。

②捏塑成型：根据局部解剖特点适当捏塑及整理，使石膏在干固过程中固定牢稳而不移动位置，重点注意关节部位。石膏表面应涂抹光滑，露出手指或足趾，以便观察肢体末端血液循环、感觉和运动，同时有利于功能锻炼。

③包边：将衬垫从内面向外拉出一些，包住石膏边缘，若无衬垫，可用一宽胶布沿石膏边包起，在石膏表面涂上石膏糊，使表面平滑。

④标记：用记号笔在石膏外标记固定日期及预定拆石膏的日期。

⑤开窗：为便于局部检查或伤口引流、更换敷料等，石膏未干前可在相应部位石膏上开窗。

（3）加速石膏干固：石膏从硬固到完全干固常需 24～72 小时，可通过提高室温，用灯泡、热风机或红外线照射等方法加快干固，注意温度不宜过高，以免灼伤。

3. **护理措施**

（1）体位与搬动：卧硬板床，术后 8 小时内避免翻身，8～10 小时后协助翻身。翻身或搬动时用手掌平托，避免手指托扶和按压石膏。四肢包扎石膏应制动并抬高患肢，减轻肢体肿胀。石膏背心及人字形石膏禁止在头及肩下垫枕，防止胸腹部受压。

（2）保持石膏清洁干燥：石膏污染后用布蘸洗涤剂擦拭，清洁后迅速擦干。断裂、变形和严重污染的石膏应及时更换。

（3）病情观察：评估肢体血液循环是石膏固定护理中最重要的内容，患肢抬高，以利静脉回流。出现 5P 征（疼痛、感觉异常、麻痹、苍白及脉搏消失），应警惕骨筋膜室综合征。

（4）并发症的预防

①骨筋膜室综合征：以前臂掌侧和小腿骨折最常见。多由骨筋膜内压力增高和包扎过紧所致。一旦出现应立即放平肢体并报告医生，做好切开减压准备。

②压疮：保持床铺清洁干燥，定时翻身，包扎石膏前骨突处加衬垫。包扎石膏时避免手指按压

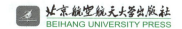

或向石膏内塞垫。

③石膏综合征：因大型石膏或包扎过紧，引起患者反复呕吐、腹痛、胸闷、呼吸窘迫等。预防方法是包扎石膏不可过紧，少量多餐，避免进食过快、过饱，避免进食产气多的食物，上腹开窗等。

④化脓性皮炎：由石膏凹凸不平或异物伸入石膏内搔抓所致，应及时开窗检查和处理。

⑤废用综合征：长期卧床，石膏制动，易发生骨质疏松和关节僵硬。

⑥出血：手术切口或创面出血时，血液可渗出石膏外，应用记号笔标出出血范围及时间，若血迹范围继续扩大，应及时开窗检查。

⑦其他：长期卧床可导致坠积性肺炎、便秘等。

第三节　功能锻炼

1. **功能锻炼的目的**　防止关节僵硬，防止肌肉萎缩，预防骨质疏松，促进骨折痊愈。

2. **功能锻炼方法**

（1）被动运动：完全依靠外力帮助来完成的运动，适用于瘫痪严重的患者。

（2）主动运动：依靠患者自身力量完成的运动，是功能锻炼的主要方法，适用于有活动能力的患者。

（3）助力运动：由医务人员、患者健肢或器械提供力量来协助患肢完成的运动。

（4）手法治疗：必须在麻醉下进行，手法缓和。

3. **肌肉锻炼的形式**　等长收缩、等张收缩、等速收缩。

4. **功能锻炼的原则**　遵循循序渐进，动静结合，主动与被动运动结合的原则。

5. **分阶段锻炼**

（1）骨折早期：术后 1～2 周，运动重点是肢体等长收缩运动，固定部位上下关节暂不活动，身体其他部位加强主动运动，防止肌肉萎缩，减轻水肿，促进静脉回流。

（2）骨折中期：术后 2 周，运动重点以患肢骨折的上下关节运动为主，动静结合，循序渐进，主动与被动运动结合，活动范围由小到大，活动强度和活动量逐渐加大。

（3）骨折后期：病变部位已基本愈合，进行以重点关节为主的全身锻炼，为功能锻炼的关键时期，可在抗阻力下锻炼，或借助器械练习，也可进行物理治疗和外用药物熏洗。

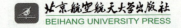

第42章　骨与关节损伤

第一节　骨折概述

1. 定义、病因与分类

（1）定义：骨的完整性和连续性中断即为骨折。

（2）病因：骨折可由创伤和骨疾病（如骨髓炎、骨肿瘤等）所致。受轻微外力即发生的骨折为病理性骨折。

①直接暴力：暴力直接作用使受伤部位发生骨折，常伴不同程度的软组织损伤，如小腿受撞击发生胫腓骨骨干骨折。

②间接暴力：暴力通过传导、杠杆、旋转和肌收缩使受力部位的远处发生骨折，如跌倒时以手掌撑地，暴力向上传导致桡骨远端或肱骨髁上骨折。

③疲劳性骨折：骨质持续受到长期、反复、轻度劳损引起的骨折，如远距离行军致第2、3跖骨骨折及腓骨下1/3骨干骨折，也称应力性骨折。

（3）分类

①根据骨折处皮肤、筋膜或骨膜的完整性：分为闭合性骨折和开放性骨折。开放性骨折的骨折端与外界相通，易引起感染。

②根据骨折的程度及形态：分为不完全骨折和完全骨折。不完全骨折骨的完整性和连续性部分中断，按其形态又分为青枝骨折、裂缝骨折。完全骨折骨的完整性和连续性全部中断，按骨折线方向及其形态又分为横形骨折、斜形骨折、螺旋形骨折、粉碎性骨折、嵌插骨折、压缩性骨折、骨骺损伤等。

③根据骨折端稳定程度：分为稳定性骨折和不稳定性骨折。前者为在生理外力作用下骨折端不易移位的骨折，如不完全性骨折及横形骨折、压缩性骨折、嵌插骨折等。后者为在生理外力作用下骨折端易移位的骨折，如斜形骨折、螺旋形骨折、粉碎性骨折等。

（4）骨折移位：由于暴力作用、肌肉牵拉以及不恰当的搬运等原因，大多数完全骨折均有不同程度的移位。常见移位有5种（可同时存在）：

①成角移位：两骨折段的纵轴线交叉成角，以其顶角的方向为准分为向前、后、内或外成角。

②侧方移位：以近侧骨折段为准，远侧骨折段向前、后、内、外的侧方移位。

③缩短移位：两骨折段相互重叠或嵌插，使其缩短。

④分离移位：两骨折段在纵轴上分离，形成间隙。

⑤旋转移位：远侧骨折段围绕骨的纵轴旋转。

2. 骨折体征　畸形、异常活动、骨擦音或骨擦感。具备以上3个体征之一者，即可诊断为骨折。其中，畸形为骨折与脱位共有的体征，骨擦音或骨擦感为骨折的特征性体征。

3. 辅助检查　①X线检查是诊断骨折最可靠的、必不可少的检查，可明确诊断并了解骨折类型及移位情况。②CT检查、MRI检查等。

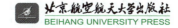

4. 并发症

（1）早期并发症

①休克：严重创伤、骨折引起大出血或重要器官损伤所致。

②脂肪栓塞综合征：骨折处髓腔内血肿张力过大，骨髓被破坏，脂肪滴进入破裂的静脉窦内，引起肺、脑脂肪栓塞。

③重要内脏器官损伤：肝、脾破裂，肺、膀胱、尿道、直肠损伤。

④重要周围组织损伤：重要血管、周围神经、脊髓损伤。

⑤骨筋膜室综合征：骨、骨间膜、肌间隔和深筋膜形成的骨筋膜室内肌肉和神经因急性缺血而产生的一系列早期综合征。好发于前臂掌侧和小腿，表现为患肢感觉异常、肌肉被动牵拉试验阳性、肌肉主动屈曲时出现疼痛、筋膜室有压痛，常并发肌红蛋白尿。

（2）晚期并发症：①坠积性肺炎。②压疮。③下肢深静脉血栓形成。④感染。⑤损伤性骨化。⑥创伤性骨关节炎。⑦关节僵硬。⑧急性骨萎缩。⑨缺血性骨坏死。⑩缺血性肌挛缩。

5. 骨折愈合过程与影响因素

（1）骨折愈合过程：①血肿炎症机化期，需 2～3 周。②原始骨痂形成期，又称临床愈合期，需 4～8 周。③骨痂改造塑形期，又称骨性愈合期，需 8～12 周，塑形与活动、负重有关。骨折愈合过程可分为一期愈合（直接愈合）和二期愈合（间接愈合）两种形式。

（2）骨折临床愈合标准：①局部无压痛及纵向叩击痛。②局部无异常活动。③X 线检查示骨折处有连续性骨痂，骨折线已模糊。

（3）影响骨折愈合的因素：①全身因素，如年龄、健康状况。②局部因素，如骨折的类型、骨折部位的血供、软组织损伤程度、软组织嵌入及感染。

6. 急救与治疗原则

（1）骨折的急救：①抢救休克。②包扎伤口，开放性骨折应先加压包扎止血，尽早清创并使用抗生素和 TAT 预防感染，外露骨端一般不进行现场复位。③妥善固定，迅速平稳转运。

（2）骨折的治疗原则：复位、固定、康复治疗是骨折治疗的三大原则。

①复位：可采取手法复位和切开复位，手法复位是闭合性骨折最常用的复位方法。

②固定：方法有外固定和内固定。外固定应用小夹板、石膏绷带、头颈及外展支具、持续牵引和骨外固定器等固定。内固定应用接骨板、螺丝钉、髓内钉或带锁髓内钉和加压钢板等固定。

③康复治疗：在医务人员指导下，鼓励患者早期行康复治疗，预防并发症，若出现骨筋膜室综合征应及时切开减压。

第二节　常见的四肢骨折

一、锁骨骨折

1. 病因　主要由间接暴力所致，多发生在儿童及青壮年。常见受伤机制是侧方摔倒，肩部着地，力传导至锁骨，发生斜形骨折。

2. 临床表现　局部疼痛、肿胀、瘀斑，患侧肩部下垂，肩关节活动使疼痛加剧。

3. 治疗要点　三角巾悬吊 3～6 周。对有移位的骨折手法复位，采用横形"8"字绷带固定。

二、肱骨干骨折

1. **病因**　肱骨外科颈下 1～2cm 至肱骨髁上 2cm 段内的骨折。直接暴力常由外侧打击肱骨干中部导致横形或粉碎性骨折。间接暴力多由手部或肘部着地产生的剪式应力引起，多出现中下 1/3 骨折。

2. **临床表现**　除骨折的一般体征外，因肱骨干中下 1/3 段后外侧有桡神经沟，此处骨折易合并桡神经损伤，出现垂腕畸形，掌指关节不能背伸，拇指不能伸直，前臂旋后障碍等，手背桡侧皮肤感觉减退或消失。

3. **治疗要点**　一般采取手法复位外固定。手法复位失败、对位对线不良、合并神经血管损伤、软组织嵌入、多发骨折、开放性骨折、陈旧骨折不愈合等采用切开复位内固定。

三、肱骨髁上骨折

1. **病因**　多由间接暴力所致，多发生于儿童，分为伸直型骨折和屈曲型骨折。伸直型较常见，易合并肱动静脉及正中神经、桡神经、尺神经损伤。屈曲型少有合并神经血管损伤。

2. **临床表现**　除骨折的一般体征外，肘部肿胀、疼痛、皮下瘀斑、肘后凸起、功能障碍，肘后三点关系正常。若正中神经、尺神经或桡神经受损，常有手臂感觉及运动功能障碍。若肱动脉挫伤或受压，出现血管痉挛致前臂缺血，可表现为局部剧痛，皮肤苍白、发凉，桡动脉搏动减弱或消失等。

3. **治疗要点**　受伤时间短、肿胀轻、无血液循环障碍者行手法复位外固定，用后侧石膏托在屈肘位固定 4～5 周。伤后时间较长、肿胀严重、不能行手法复位或经 2～3 次复位对位不佳者行切开复位内固定术。

四、桡骨远端伸直型骨折（Colles骨折）

1. **病因**　由间接暴力所致，多为腕关节处于背伸位、手掌着地、前臂旋前时受伤。

2. **临床表现**　伤后局部疼痛、肿胀，出现典型畸形姿势，侧面观呈"餐叉样"畸形，正面观呈"枪刺样"畸形。

3. **治疗要点**　以手法复位外固定治疗为主，小夹板或石膏托固定在屈腕、尺偏、旋前位。严重粉碎的、手法复位失败者行手术复位内固定。

五、股骨颈骨折

1. **病因**　多发生于中、老年女性。按骨折线部位分为股骨颈头下骨折、股骨颈骨折、股骨颈基底骨折。前两类骨折易引起股骨头血供中断，导致股骨头坏死或骨折不愈合。

2. **临床表现**　患髋疼痛，患肢活动障碍，患肢呈外旋畸形，测量可发现患肢缩短。

3. **治疗要点**　对骨折无移位、不能耐受手术者选择穿防旋鞋，持续皮牵引、骨牵引。对有移位的股骨颈骨折、股骨颈头下骨折及股骨颈陈旧骨折的畸形愈合，采用手术方法治疗。

六、股骨干骨折

1. **病因**　多发生于青壮年，重物直接打击、车轮碾轧等直接暴力作用引起股骨干横形或粉碎性骨折，伴有广泛软组织损伤。高处坠落伤、机器扭转伤等间接暴力常致股骨干斜形或螺旋形骨折，周围软组织损伤较轻。可分为上 1/3 段骨折、中 1/3 段骨折、下 1/3 段骨折。

2. **临床表现**　除骨折一般体征外，单一股骨干骨折出血较多，可出现休克表现，中下 1/3 骨折易引起血管神经损伤。

3. **治疗要点**　3 岁以下的儿童采用垂直悬吊皮牵引。成人的股骨干骨折多采用手术内固定治疗，使用钢板、带锁髓内钉、弹性钉内固定或外固定架外固定。不愿接受手术或存在手术禁忌证者，可行持续骨牵引 8 ～ 10 周。

七、胫腓骨干骨折

1. **病因**　多见于青壮年和儿童。直接暴力引起胫腓骨同一平面的横形、短斜形或粉碎性骨折，如合并软组织开放伤，成为开放性骨折。胫腓骨干骨折是长骨骨折中最多发的一种，易出现骨筋膜室综合征。

2. **临床表现**　多不发生明显移位，以胫腓骨干双骨折最为多见，开放性骨折有骨端外露。合并胫前动脉损伤，足背动脉搏动消失。合并骨筋膜室综合征，可出现相应表现。

3. **治疗要点**　治疗目的是矫正成角、旋转畸形，恢复胫骨上、下关节面的平行关系，恢复肢体长度。可采用手法复位外固定，骨牵引治疗。若手法复位失败、严重的开放性或粉碎性骨折行切开复位内固定。

第三节　脊柱骨折及脊髓损伤

一、脊椎骨折

1. **病因、病理**　多由间接暴力引起，常并发脊髓或马尾神经损伤，易严重致残或致命。以胸腰段骨折最多见。

2. **临床表现**　有交通事故、高空坠落等严重外伤史。局部疼痛、肿胀，脊柱活动受限，站立和翻身困难，常伴腹痛、腹胀，甚至肠麻痹症状。骨折处棘突有局部肿胀，明显压痛和叩击痛。合并截瘫时，损伤脊髓平面感觉、运动、反射及括约肌功能障碍。高位截瘫可致呼吸肌麻痹，出现呼吸困难，甚至呼吸停止。

3. **辅助检查**　X 线、CT、MRI。

4. **急救搬运**　正确的方法是 3 人同步行动，平托患者或滚动至木板、担架或门板运送。严禁弯腰、扭腰。怀疑颈椎骨折、脱位，需要另加 1 人牵引固定头部，并与身体保持一致。

5. **治疗要点**
（1）胸腰椎骨折：见表 3-37。
（2）颈椎骨折：见表 3-38。

表3-37 胸腰椎骨折的治疗要点

分　类	具体指征	治疗要点
稳定型骨折	椎体压缩不足1/3或年老体弱	卧硬板床，骨折部位加厚枕，使脊柱过伸。3天后开始腰背肌锻炼，伤后第3个月开始逐渐增加下床运动
	椎体压缩大于1/3的青少年和中年	两桌法或双踝悬吊法过伸复位，复位后石膏背心固定3个月
爆破型骨折	无神经症状，无骨折片挤入椎管	双踝悬吊法复位
	有神经症状或骨折片挤入椎管	手术治疗

表3-38 颈椎骨折的治疗要点

分　类	具体指征	治疗要点
稳定型骨折	颈椎半脱位	石膏固定3个月
	轻度压缩	枕颌带牵引复位，牵引重量3kg，其后石膏固定3个月，石膏干固后即可下床活动
	明显压缩或双侧椎间关节脱位	持续颅骨牵引复位，牵引重量3～5kg，复位后再牵引2～3周，石膏固定3个月
爆破型骨折		有神经症状者，早期手术祛除骨片、减压、植骨及内固定；存在严重并发伤，待病情稳定后再行手术

二、脊髓损伤

1. **病因、病理**　脊髓损伤是脊椎骨折、脱位的严重并发症。胸腰段脊髓损伤出现下肢感觉和运动障碍，称截瘫。颈段脊髓损伤，出现四肢神经功能障碍，称四肢瘫痪或四瘫。

2. **临床表现**

（1）脊髓震荡：是脊髓损伤最轻的一种，损伤平面以下的感觉、运动和反射出现完全或大部分消失，经过数小时至数天完全恢复，不留任何神经系统后遗症。

（2）不完全性脊髓损伤：损伤平面以下保留某些感觉和运动功能。脊髓半切征（Brown-Sequard征）表现为损伤平面以下同侧肢体的运动和深感觉消失，对侧肢体的痛觉和温度觉消失。

（3）完全性脊髓损伤：损伤平面以下弛缓性瘫痪，感觉、运动、反射及括约肌功能完全丧失，称为脊髓休克期。2～4周后逐渐发展为痉挛性瘫痪，肌张力增高，腱反射亢进，出现病理性锥体束征。

（4）脊髓圆锥损伤：第12胸椎和第1腰椎骨折可损伤脊髓圆锥，可出现会阴部鞍区皮肤感觉消失，括约肌功能及性功能障碍，但双下肢的感觉和运动功能正常。

（5）马尾神经损伤：损伤平面以下弛缓性瘫痪，感觉、运动和括约肌功能障碍，肌张力下降，腱反射消失，不出现病理性锥体束征。

3. **辅助检查**　X线、CT检查是最常规的影像学检查。脊髓造影、MRI可显示脊髓受压和椎管内软组织情况。

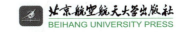

4．并发症　①呼吸道并发症。呼吸道感染和呼吸衰竭是颈段脊髓损伤的严重并发症。②泌尿生殖道的感染和结石。③压疮。④其他，体温异常、腹胀、便秘等。

5．治疗要点

（1）非手术治疗：伤后 6 小时内是关键时期。固定和制动，给予枕颌带牵引或持续颅骨牵引。为减轻脊髓水肿和继发性损害，伤后 8 小时内进行甲泼尼龙冲击治疗，也可应用脱水利尿药、高压氧（伤后 2 小时内疗效最好）等。

（2）手术治疗：只能解除脊髓受压和恢复脊柱稳定性，无法恢复损伤的脊髓功能。

三、脊椎及脊髓损伤的护理

护理措施

（1）急救搬运：对疑有脊柱骨折者应尽量避免移动。如确需搬动，可采用平托法或滚动法，将患者移至硬担架、木板或门板上。平托法是将患者平托至担架上；滚动法是使患者身体保持一条直线，整体滚动至担架上。严禁 1 人抬头、1 人抬脚，或用背、抱的方法搬运，以免脊柱弯曲使碎骨片挤入椎管而加重脊髓损伤。无论采用何种搬运方法，都应让患者保持脊柱中立位。

（2）饮食护理：给予营养丰富、易消化饮食，多饮水，多摄入富含纤维素食物，少食多餐，减少腹泻和便秘。

（3）生活护理：加强皮肤、口腔和大小便护理，训练患者规律排便。便秘者可行腹部按摩，必要时给予缓泻药或灌肠。

（4）体温异常的护理：严密监测体温的变化。高热时以物理降温为主，降低室温，必要时应用输液和冬眠药物。低温时注意保暖，提高室温，以物理复温为主，注意预防烫伤。

（5）并发症的护理

①呼吸系统护理：遵医嘱给氧，鼓励患者深呼吸、有效咳嗽。痰液黏稠时给予雾化吸入。必要时早期行气管插管或气管切开，保持呼吸道通畅。

②泌尿系统护理：早期留置尿管持续引流并记录尿量，2～3 周后改成每 4～6 小时开放 1 次。脊髓完全性损伤者应进行排尿功能训练。鼓励患者每天饮水 3000ml 以上，预防感染和结石，必要时做膀胱冲洗。

③皮肤护理：床褥清洁平整，保持皮肤清洁干燥，每 2 小时翻身 1 次，翻身时使用轴线翻身法，避免拖拽患者，预防压疮。

（6）功能锻炼：指导和鼓励患者早期活动和功能锻炼。单纯压缩骨折患者卧床 3 天后开始腰背部肌肉锻炼，使臀部离开床面；第 3 个月可下床少量活动，但仍以卧床休息为主；3 个月后逐渐增加下床活动时间。

第四节　骨盆骨折

1．病因、病理　多有强大暴力外伤史，年轻人常见于交通事故、高空坠落和工业意外。老年人最常见的原因是摔倒。

2．临床表现

（1）症状：髋部肿胀、疼痛、活动障碍等。有大出血或严重内脏损伤者常有低血压和休克早期表现。

（2）体征：骨盆分离试验阳性（双手交叉撑开患者的两髂嵴，出现疼痛）。挤压试验阳性（双手挤压患者的两髂嵴，伤处仍出现疼痛）。两侧肢体长度不对称，会阴部可见瘀斑（耻骨和坐骨骨折的特有体征）。

（3）并发症：出血性休克、腹膜后血肿、盆腔内脏器损伤、神经损伤、脂肪栓塞和静脉栓塞等。

3. **辅助检查**　X 线、CT 检查可显示骨折类型及移位情况。

4. **治疗要点**　优先处理危及生命的并发症，然后处理骨折。①非手术治疗：卧床休息 3 ~ 4 周或至症状缓解，采用骨盆兜带悬吊牵引。②手术治疗：手术复位及内固定，骨外固定架固定术。

5. **护理措施**

（1）休息活动护理：髂前上、下棘撕脱骨折采取髋、膝屈曲位。坐骨结节撕脱骨折采取大腿伸直、外旋位。骶尾骨骨折者在骶部垫气圈或软垫。定期翻身，但骨折愈合后方可患侧卧位。

（2）严密观察意识和生命体征，及早发现并发症，立即建立静脉通道，及时输血、补液，纠正血容量不足。

（3）兜带牵引护理：兜带宽度需适宜，悬吊重量以臀部抬离床面为佳，保持兜带平整，避免随意移动。

（4）并发症护理：出血性休克或腹膜后血肿加强补液护理。盆腔内脏器损伤应严密观察并及时处理。尿道损伤时行尿道修补术，留置导尿 2 周。直肠损伤严格禁食，术后保持造口周围皮肤清洁，避免进食含过多粗纤维的食物。

第五节　关节脱位

一、概　述

由于直接或间接暴力，使组成关节的各骨面失去正常的对合关系。

1. **病因**

（1）创伤性脱位：由外界暴力引起的脱位，青壮年多见，是脱位的最常见病因。

（2）先天性脱位：胚胎发育异常，骨关节结构缺陷，出生后已发生脱位且逐渐加重。

（3）病理性脱位：关节结核、类风湿关节炎等关节疾病，破坏骨端，难以维持关节面正常的对合关系。

（4）习惯性脱位：创伤性脱位造成关节囊和韧带松弛或在骨附着处被撕脱，轻微外力即可导致再脱位。习惯性脱位常与初次脱位治疗不当有关。

2. **分类**

（1）按脱位的程度，分为全脱位和半脱位。

（2）按远侧骨端关节面移位方向，分为前脱位、后脱位、侧方脱位和中央脱位。

（3）按脱位发生的时间，分为新鲜性脱位（脱位时间在 2 周以内）和陈旧性脱位（脱位时间超过 2 周）。

（4）按脱位后关节腔是否与外界相通，分为闭合性脱位和开放性脱位。

3. **临床表现**　好发于青壮年和儿童。一般表现为关节疼痛、肿胀、局部压痛，关节功能障碍。特征性表现为畸形、弹性固定和关节盂空虚。

4. **并发症**　早期常合并关节内外骨折、周围血管神经损伤、休克等。晚期可发生骨化性肌炎、骨缺血性坏死和创伤性关节炎等。

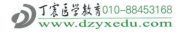 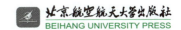

5. 辅助检查　X 线检查对确定脱位的方向、程度、有无合并骨折、有无骨化性肌炎或缺血性骨坏死等有重要作用。

6. 治疗要点　①复位：主要为手法复位，以脱位后 3 周内复位最佳。②固定：固定于功能位 2～3 周。③功能锻炼：防止肌肉萎缩及关节僵硬。

7. 护理措施

（1）体位护理：抬高患肢，并保持功能位，促进静脉回流，减轻肿胀。

（2）疼痛护理：伤后 24 小时内局部冷敷，消肿止痛。24 小时后给予局部热敷，促进吸收，减少肌肉痉挛疼痛。护理操作或搬动患者时，动作轻稳，托住患肢。必要时遵医嘱使用镇痛药。

（3）功能锻炼：固定期间进行肌肉舒缩活动，非固定关节进行关节的主动锻炼。固定结束后循序渐进地开始肢体的全范围功能活动。

二、常见关节脱位

关节脱位以肩关节和肘关节脱位最常见，其次为髋关节。常见关节脱位鉴别见表 3-39。

表3-39　常见关节脱位鉴别

	肩关节脱位	肘关节脱位	髋关节脱位
病因病理	间接暴力所致，前脱位多见	间接暴力所致，后脱位常见，易致神经血管损伤	强大暴力所致，后脱位最常见，严重时可致股骨头坏死
临床表现	三角肌塌陷，呈"方肩"畸形，关节盂处空虚，可触及肱骨头，杜加试验阳性	明显畸形，肘部弹性固定在半屈位，肘后三角关系失常	患肢短缩，髋关节呈屈曲、内收、内旋，臀部可触及股骨头
治疗要点	手法复位后固定3周	尽早手法复位。手法复位失败者手术切开复位，一般固定2～3周	尽早手法复位或手术复位。复位后固定于外展中立位，皮牵引或穿丁字鞋2～3周，禁止屈曲、内收、内旋动作
功能锻炼	固定时活动腕部与手指。解除固定后行肩关节各方向的主动活动	固定时做伸掌、握拳、手指屈伸及肩、腕关节活动。解除固定后练习肘关节屈伸和前臂旋转活动	固定时患肢股四头肌的等长收缩锻炼，3周后开始活动关节，4周后可扶拐下地，3个月内患肢不能负重

第六节　断肢（指）再植

肢（指）体离断多由外伤所致，包括完全或不完全性离断的肢（指）体。断肢（指）再植是对离断的肢（指）体，采用显微外科技术对其进行清创、血管吻合、骨骼固定以及修复肌腱和神经，将肢（指）体重新缝合到原位，使其完全存活并恢复一定功能的精细手术。

1. 病因、病理

按照病因病理，可分为 3 类：

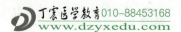
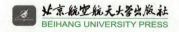

（1）切割伤：创伤较轻，切面整齐，再植存活率较高。

（2）碾压伤：创伤较重，经过处理可成为切割伤，再植存活率较高。

（3）撕裂伤：创伤复杂、严重，断裂面不平整，再植存活率低。

2．临床表现

（1）全身表现：单个较小肢体如手指、脚趾离断一般无明显全身症状。大的肢体离断由于出血量多，疼痛剧烈，往往伴随全身表现。

（2）局部表现：离断面软组织损伤，无血液循环，断面可能有骨折或脱位。

3．治疗要点

（1）现场急救

①止血包扎：对断肢（指）完全离断者首先控制近端出血。由于血管离断后发生回缩痉挛及血凝块常使血管闭塞，一般采用加压包扎止血法，大动脉出血时采用止血带止血法。每隔 1 小时放松 5 分钟，以免压迫过久导致肢体坏死。

②断肢（指）保存：完全离断的肢体，原则上不做任何无菌处理，禁忌用任何液体冲洗、浸泡或涂药，在保存上视运送距离而定。对不完全离断的肢体，包扎止血后，用夹板固定，以减轻疼痛及组织的进一步损伤。低温保存断肢（指），到达医院后，立即检查并清洗消毒，肝素盐水冲洗后，用无菌敷料包好，置入 4℃冰箱冷藏。切忌将肢体浸泡在任何液体中，包括生理盐水。

③迅速转运：迅速将患者和断肢（指）送往医院，力争在 6 小时内进行再植手术。转送途中注意监测患者的生命体征。

（2）手术治疗：①彻底清创。②重建骨的连续性。③缝合肌腱。④重建血循环。⑤缝合神经。⑥闭合创口。⑦包扎。

4．护理措施

（1）手术前护理：监测生命体征，严密观察离断肢（指）的局部情况和患者的全身状况，做好术前准备。

（2）术后护理

①并发症的护理

a．休克护理：患者因创伤大、出血多、手术时间长，容易出现低血容量性休克，术中和术后应补充血容量，若发生中毒性休克而危及患者生命时，应及时截除再植的肢体。

b．急性肾衰竭：是断肢再植术后极其严重的并发症，可导致患者死亡。应严密观察患者尿量，测定尿比重，详细记录出入水量。如每天排尿量不足 500ml 或每小时尿量不足 30ml，及时通知医师予以利尿等处理。

c．血管危象：术后 48 小时内易发生，原因为术后血管痉挛和栓塞。应抬高患肢，使之处于略高于心脏水平，以利静脉回流。术后平卧 10～14 天，勿侧卧，以防患侧血管受压影响患肢的血流速度。再植肢体局部用落地灯照射，既利于血液循环，也利于局部保温。严禁主动及被动吸烟。可适当应用抗凝解痉药物如低分子右旋糖酐。术后注意观察皮肤温度及颜色、毛细血管回流试验、指（趾）腹张力和指（趾）端侧方切开出血等。一旦发生血管危象，应立即解除压迫因素，必要时行手术探查。

②功能锻炼：在肢（指）体成活、骨折愈合拆除外固定后，进行主动或被动功能锻炼，并适当辅以物理治疗，促进功能恢复。

a．术后 3 周左右可用红外线理疗等方法促进淋巴回流，减轻肿胀，未制动的关节可做轻微的屈伸活动。

b．术后 4～6 周练习患肢（指）伸屈、握拳等动作。

c．术后 6～8 周应加强受累关节的主动活动，患手做提、挂、抓的使用练习。

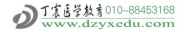

439

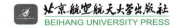

第43章 常见骨关节感染

第一节 化脓性骨髓炎

化脓性骨髓炎是由化脓性细菌感染引起的骨膜、骨密质、骨松质及骨髓组织的炎症，可分为急性和慢性骨髓炎两类。

1. 病因、病理

（1）急性血源性骨髓炎：最常见的致病菌是金黄色葡萄球菌，其次为β溶血性链球菌。好发于12岁以下骨骼生长快的儿童，男性居多。好发部位为胫骨、股骨、肱骨等长骨的干骺端，感染途径以血源性播散为主。

（2）慢性血源性骨髓炎：多因急性骨髓炎未能彻底控制而反复发作所致。致病菌以金黄色葡萄球菌多见，但多数为混合感染。病理特点是死骨、骨性包壳、无效腔和窦道。

2. 临床表现

（1）急性血源性骨髓炎

①全身中毒症状：最典型的表现为恶寒、高热、呕吐，呈脓毒症症状。患儿可有烦躁、惊厥，甚至休克或昏迷。

②局部症状：早期患处剧痛，患肢半屈曲状，因疼痛抗拒主动与被动运动。局部皮温增高，有局限性压痛和活动受限。当骨膜下脓肿形成或已破入软组织中，患肢局部出现红、肿、热、痛或波动感。

（2）慢性血源性骨髓炎：在静止期可无症状，仅有局部肿胀，患肢增粗变形。急性发作时患肢出现红肿、疼痛、发热，窦道口排出脓液和死骨，可伴全身中毒症状。

3. 辅助检查

（1）急性骨髓炎

①实验室检查：血白细胞及中性粒细胞显著增高，血沉加快，C反应蛋白增高。

②X线检查：早期无异常，起病2周后显示干骺端稀疏，散在虫蚀样骨破坏。

③局部分层穿刺：抽出脓液可以确诊。

（2）慢性骨髓炎：X线检查平片显示骨骼失去正常形态，增粗变形，骨质硬化，骨髓腔不规则。

4. 治疗要点 急性血源性骨髓炎处理的关键是早期诊断与治疗，尽快控制感染，防止发展成慢性。慢性血源性骨髓炎以手术治疗为主，治疗原则是消除死骨、炎性肉芽组织和消灭无效腔。

（1）抗生素治疗：早期、联合、大剂量应用广谱抗生素。再根据致病菌，改用敏感的抗生素，并持续应用至少3周，直至全身和局部症状消失。

（2）支持疗法：高热患者降温，补液，营养支持，必要时少量多次输新鲜血。

（3）局部制动：患肢制动并用皮牵引或石膏固定于功能位，以缓解疼痛，防止肢体挛缩畸形和病理性骨折。

（4）手术治疗：早期经抗生素治疗48～72小时仍不能控制局部症状时即要手术，目的是引流脓液，防止演变为慢性骨髓炎。常用手术方式有钻孔引流术和开窗减压两种。骨髓腔内放置引流管，应用

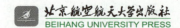

抗生素液持续冲洗引流。

5. 护理措施

（1）休息活动护理：卧床休息，制动并抬高患肢，动作轻稳，搬动肢体时注意支托上、下关节。

（2）病情观察：术后密切观察切口情况和引流液的量、颜色和性质。

（3）用药护理：遵医嘱联合应用足量抗生素，直至体温正常后 3 周左右。

（4）引流管护理：保持冲洗、引流通畅，冲洗管的输液瓶高于伤口 60 ～ 70cm，引流袋低于伤口 50cm。引流管留置 3 周或体温下降、引流液连续 3 次培养阴性即可拔除引流管。

6. 健康教育

（1）加强营养，给予高热量、高蛋白、高维生素、高纤维素、易消化的饮食，多饮水，提高机体抵抗力。

（2）指导患者每天进行患肢等长收缩训练及关节被动活动或主动活动，避免患肢功能障碍。

第二节　化脓性关节炎

1. 病因、病理　金黄色葡萄球菌是最常见的致病菌。血源性传播或直接蔓延至关节腔是最常见的感染途径。多见于儿童，尤其是营养不良小儿，男性居多。好发部位为髋关节和膝关节。

2. 临床表现　常有外伤诱发史，起病急骤，寒战、高热，体温可超过 39℃。严重感染发生谵妄、昏迷，小儿可有惊厥。病变关节剧痛、红肿，功能障碍，活动受限，关节保持半屈曲位，拒绝活动和检查。关节腔内积液在膝部最为明显，可出现浮髌试验阳性。

3. 辅助检查　血白细胞和中性粒细胞增高，血沉加快。关节腔穿刺抽脓，细菌培养可发现致病菌。X 线检查显示骨质疏松、关节间隙进行性变窄和虫蚀样改变，严重者骨性强直。

4. 治疗要点　早期诊断、早期治疗是治愈感染及保留关节功能的关键。

（1）非手术治疗：早期、足量、全身性应用有效抗生素，关节腔内注射抗生素。关节腔持续性灌洗。牵引或石膏固定于功能位。

（2）手术治疗：主要有经关节镜手术、关节切开引流术及关节矫形术。

5. 护理措施

（1）一般护理：卧床休息，制动并抬高患肢，保持患肢功能位，以减轻疼痛、防止感染扩散和关节畸形。高热患者给予物理降温或药物降温。

（2）控制感染：遵医嘱早期使用广谱有效的抗生素。

（3）关节穿刺或灌洗的护理：关节穿刺注入抗生素每天 1 ～ 2 次，直到关节液清亮，体温和实验室指标正常。关节腔灌洗每天滴入含抗生素的溶液 2000 ～ 3000ml，直至引流液清澈，细菌培养阴性。

（4）术后患肢制动，伤口护理，保持引流管通畅，观察并记录引流液颜色、量和性状。

（5）急性期患者可做患肢骨骼肌的等长舒缩运动。待炎症消退后，鼓励患者做关节伸屈等主动锻炼。

第三节　骨与关节结核

骨与关节结核是由结核分枝杆菌侵入骨或关节而引起的一种继发性结核病。好发于儿童和青少年，脊柱结核多见，其次为膝关节结核和髋关节结核。

1. **病因**　骨关节结核绝大部分由肺结核引起。

2. **病理**　最初的病理变化是单纯性骨结核或单纯性滑膜结核。发病初期表现为关节腔积液。病变进一步发展可形成全关节结核，出现结核性浸润、肉芽增生、干酪样坏死、寒性脓肿和窦道。

3. **临床表现**

（1）症状：起病缓慢、隐匿，可无明显全身症状或只有轻微结核中毒症状。可有午后低热、乏力、盗汗，典型病例还可见消瘦、食欲差、贫血等症状。发病初期局部疼痛不明显，多为偶发关节隐痛，活动时疼痛加重，逐渐转为持续性疼痛。脊柱结核常见胸椎，其次腰椎，颈椎和骶椎少见。膝关节结核可出现"鹤膝"。儿童常有夜啼。

（2）体征：浅表关节病变可见肿胀与积液，并有压痛。有不同程度的关节畸形和功能障碍。关节骨质破坏后易形成脓肿；但因缺乏红、热、压痛等急性炎症表现，被称为寒性脓肿或冷脓肿。脓肿向体表破溃，形成窦道，流出米汤样脓液。脓肿压迫邻近脊髓引起截瘫，是脊椎结核最严重的并发症。

4. **辅助检查**

（1）实验室检查：可有轻度贫血，少数患者白细胞计数升高。脓肿穿刺或病变部位的组织学检查可确诊。

（2）影像学检查：X线、CT和MRI。

5. **治疗要点**

（1）非手术治疗

①抗结核药物治疗：早期、联合、适量、规律和全程。

②局部制动：可使用夹板、石膏绷带等方法使病变关节制动，预防、矫正患肢畸形。

③局部注射：关节穿刺抽液及注入抗结核药物。用药量小，局部药物浓度高，全身反应小。

（2）手术治疗

①脓肿切开引流：全身状况差，不能耐受病灶清除者，可先施行脓肿切开引流。

②病灶清除术：病灶清除时一般要将异物彻底清除。由于手术可能造成结核分枝杆菌的血源性播散，术前应规范应用抗结核药物至少2周，术后至少3～6月。

③其他手术：15岁以上可行关节融合术。截骨术、关节成形术、脊柱固定融合术等。

6. **护理措施**

（1）缓解疼痛：取舒适体位，减少局部活动；合理使用抗结核药物治疗，必要时行药物止痛；做好心理护理。

（2）饮食护理：给予高热量、高蛋白、高维生素、易消化饮食。

（3）用药护理：观察治疗效果及不良反应，出现眩晕、耳鸣、听力异常、肝功能受损等改变时，及时通知医师调整药物。

第 44 章　骨肿瘤

1．分类和病理

（1）分类：按肿瘤来源分为原发性和继发性，原发性骨肿瘤以良性多见。良性肿瘤中以骨软骨瘤常见，恶性肿瘤中以骨肉瘤发病率最高，均以男性居多。

（2）病理：根据外科分级（G）、肿瘤区域（T）及转移（M）情况进行外科分期，大致判断肿瘤的良恶程度。

2．临床表现

（1）疼痛和压痛：是生长迅速的肿瘤最显著的症状。良性肿瘤多无疼痛或轻度疼痛。恶性肿瘤局部疼痛，开始较轻，呈间歇性，而后逐渐加剧，呈持续性，夜间加重，可有压痛。

（2）肿块和肿胀：是最常见、最早、最重要的症状，良性肿瘤局部肿块，质硬，生长缓慢。恶性肿瘤局部肿胀，皮肤发热和静脉怒张。

（3）功能障碍和压迫症状：长骨干骺端的骨肿瘤多邻近关节，可使关节肿胀和活动受限。

（4）病理性骨折和脱位。

（5）转移表现：远处转移多为血行转移，偶见淋巴转移。

（6）不同类型骨肿瘤的临床特点见表3-40。

表3-40　常见骨肿瘤的临床特点

	骨软骨瘤	骨巨细胞瘤	骨肉瘤
好发部位	长管状骨的干骺端	股骨远端胫骨近端	长管状骨的干骺端
好发人群	青少年	20～40岁	青少年
病理特点	良性骨肿瘤	交界性骨肿瘤	恶性肿瘤，血行转移以肺多见
临床表现	长期无症状	局部疼痛、肿胀	剧痛难忍、皮温高、静脉怒张，晚期恶病质
X线表现	干骺端骨性突起	骨端偏心性、溶骨性破坏，无骨膜反应，呈肥皂泡样改变	Codman三角，"日光射线"现象

3．辅助检查　①X线表现：良性肿瘤界限清楚、密度均匀，无骨膜反应。Codman 三角多见于骨肉瘤。"葱皮样"现象常见于尤因肉瘤。"日光射线"影像多见于生长迅速的恶性肿瘤。②实验室检查：注意检查血钙、酸性磷酸酶和碱性磷酸酶。③病理检查：是确诊骨肿瘤的唯一可靠检查。

4．治疗要点　良性肿瘤手术切除。恶性肿瘤采取以手术治疗为主，化疗、放疗和生物治疗为辅的综合治疗，最大限度保留肢体功能。截肢、关节离断是最常用的手术方法。

5．护理措施

（1）休息活动护理：术后抬高患肢，保持关节功能位。膝部术后，膝关节屈曲15°；髋部术后，

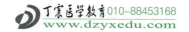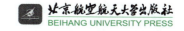

髋关节外展中立或内旋位。必要时进行固定、制动,避免过度活动。卧床患者定时翻身、叩背,预防压疮。

（2）饮食护理:给予高蛋白、高热量、高维生素、高纤维素饮食,必要时静脉补充营养。

（3）疼痛护理:可按疼痛三阶梯疗法镇痛。一级镇痛针对疼痛较轻者,应用非阿片类解热镇痛药;二级镇痛针对中度疼痛,应用弱阿片类药物,如可待因;三级镇痛针对持续性剧痛,应用强阿片类药物,如吗啡。

（4）功能锻炼:下肢手术患者在术前2周开始股四头肌收缩练习。术后48小时开始肌肉的等长收缩锻炼。行关节置换者,手术2～3周后开始关节的功能锻炼。

（5）预防病理性骨折:搬运患者动作应轻柔,功能锻炼应循序渐进,不要急于下床活动。练习站立或行走时应专人陪护,防止跌倒。

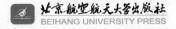

第 45 章　腰腿痛及颈肩痛

第一节　腰椎间盘突出症

腰椎间盘突出症是指腰椎间盘退行性变后，外力作用下纤维环破裂和髓核、软骨终板突出，刺激、压迫神经根或马尾神经而引起的以腰腿痛为主要症状的综合征，是腰腿痛最常见的原因。

1. 病因、病理

（1）病因：腰椎间盘退行性变是腰椎间盘突出症的基本病因。积累损伤是椎间盘退变的主要原因，最易由反复弯腰、扭转等动作引起。此外也与长期震动、过度负荷、外伤、遗传、妊娠、发育异常、吸烟和糖尿病等有关。

（2）病理：好发部位主要为脊柱活动大，承重较大或活动较多处，以腰 4～5 和腰 5 至骶 1 最易发生。

2. 临床表现　可发生在任何年龄，以 20～50 岁男性常见。多有长期弯腰或坐位工作史，首次好发于弯腰持重或突然扭腰过程中。

（1）症状：腰痛和坐骨神经痛最多见。

①腰痛：是最早出现的症状，常表现为下腰部及腰骶部的持久性钝痛。弯腰负重、咳嗽、喷嚏、长时间强迫体位可加重，休息后症状缓解。

②坐骨神经痛：常为单侧放射性疼痛，从腰骶部、臀部向大腿后外侧、小腿外侧、足跟部或足背部放射，可伴感觉迟钝或麻木。行走时取前倾位，卧床时取弯腰侧卧、屈髋屈膝体位，可缓解疼痛。咳嗽、喷嚏或排便时可加重。腿痛重于腰痛是椎间盘突出症的重要症状。严重者可出现间歇性跛行。

③马尾综合征：中央型腰椎间盘突出症可压迫马尾神经，出现鞍区感觉迟钝及大小便功能障碍。

（2）体征

①腰椎侧突：缓解疼痛的姿势性代偿畸形。

②腰部活动受限：腰部各方向活动均受限，以前屈受限最明显。

③压痛和骶棘肌痉挛：棘突间和棘突旁 1cm 处有深压痛和叩击痛，并向下肢放射。

④直腿抬高试验和加强试验阳性（坐骨神经痛在抬腿 60° 以内时即可出现）。

⑤神经系统检查：感觉减退，肌力下降，踝反射和肛门反射减弱或消失。

3. 辅助检查　X 线正位片显示腰椎侧弯，侧位片显示生理前凸减少或消失，椎间隙狭窄。CT 和 MRI 检查可显示椎管形态、椎间盘突出的程度和位置。

4. 治疗要点

（1）非手术治疗

①绝对卧床休息：初次发作一般严格卧硬板床 3 周，症状缓解后戴腰围逐步下床活动。

②持续骨盆牵引。

③药物治疗：应用非甾体抗炎药，糖皮质激素硬膜外注射和髓核化学溶解法。糖皮质激素的药理机制主要为减轻疼痛，消肿，缓解肌痉挛，减轻神经根周围的炎症和粘连。

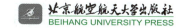

④理疗、推拿和按摩：中央型椎间盘突出者禁忌。

（2）手术治疗：①经半年以上非手术治疗无效，病情逐渐加重，影响正常工作和生活；②中央型椎间盘突出具有明显的马尾综合征；③有明显的神经受累表现，应行手术治疗。主要手术方法有腰椎间盘突出物摘除术、人工椎间盘置换术或经皮腰椎间盘切除术。

5. 护理措施

（1）非手术治疗及手术前护理

①休息活动护理：绝对卧硬板床 3 周，以减轻负重和体重对椎间盘的压力。抬高床头 20°，侧卧位时屈髋屈膝，放松背部肌肉；仰卧位时膝关节屈曲，膝、腿下可垫枕。病情缓解后 3 个月内避免弯腰持物。

②保持有效牵引：牵引重量一般为 7～15kg，抬高床脚做反牵引，持续 2 周。孕妇、高血压和心脏病患者禁用。

（2）术后护理

①休息活动护理：术后平卧 2 小时，禁止翻身。2 小时后协助患者轴性翻身。

②病情观察：注意监测生命体征及下肢皮肤温度，观察切口敷料有无渗血、渗液。

③引流管护理：观察引流液的颜色、性质和量，有无脑脊液漏出及活动性出血。注意防止引流管脱出、折叠。引流管一般于术后 24～48 小时取出。

④功能锻炼：术后第 1 天开始股四头肌等长舒缩和直腿抬高活动，防止肌肉萎缩和神经根粘连。术后 1 周进行腰背肌锻炼。术后平卧 2 周，戴腰围或支架下床活动。

6. 健康教育

（1）疾病知识指导：向患者及家属介绍腰椎间盘突出症的防治知识。肥胖者或超重者在必要时控制饮食和减轻体重。

（2）保持正确姿势：教会患者正确的坐、卧、立、行和劳动姿势。避免长时间维持同一姿势，劳逸结合，适时原地活动或腰背部活动。

（3）避免腰部损伤：站位举起重物应高于肘部，避免膝、髋关节过伸。蹲位拾物或搬抬重物应先蹲下，再捡拾或抬起重物，保持背部伸直。搬运重物时，宁推勿拉。避免腰部脊柱屈曲和旋转扭曲。

（4）佩戴腰围：脊髓受压者可佩戴腰围 3～6 个月，直到神经压迫症状缓解。

（5）制订康复计划和锻炼项目，坚持腰背部锻炼。

第二节　颈椎病

颈椎病是指因颈椎间盘退变及其继发性改变，刺激或压迫相邻脊髓、神经、血管和食管等组织，并引起相应的症状和体征。

1. 病因、病理　①颈椎间盘退行性变，是最基本的病因。②损伤，使原已退变的颈椎和椎间盘损害加重，如长期伏案工作或不良睡眠姿势。③颈椎先天性椎管狭窄，50 岁以上男性多见，好发部位为颈 5～6、颈 6～7。

2. 临床表现　颈椎病根据受压部位和临床表现的不同，可分为 4 种类型。

（1）神经根型颈椎病：最常见，典型表现为颈肩痛，短期内加重，并向上肢，尤其是前臂桡侧、手桡侧三指等处放射。用力咳嗽、喷嚏、颈部活动时疼痛加重。还可出现上肢麻木、感觉过敏、无力等症状。查体常有颈部压痛、活动受限，上肢相应神经根性感觉异常，腱反射减弱或消失，臂丛牵拉试验阳性，压头试验阳性。

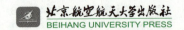

（2）**脊髓型颈椎病：最严重**，早期表现为四肢麻木无力，步态不稳，足尖拖地，踩棉花感，双手握力减弱，精细动作笨拙。病情加重可出现自下而上的上运动神经源性瘫痪。后期常有大小便功能障碍。查体可见四肢反射亢进，肌张力减退，躯体有感觉障碍平面，腹部反射、提睾反射和肛门反射减弱或消失。髌阵挛、踝阵挛及 Babinski 征阳性。

（3）**椎动脉型颈椎病：是由椎动脉供血不足所致。眩晕为最常见的症状**，转头和姿势改变时眩晕加重。常伴有头痛，视物模糊，耳鸣，听力下降，发音不清，共济失调，甚至猝倒。**猝倒为特有的症状**，站起来后可继续正常活动。神经系统检查多正常。

（4）交感神经型颈椎病：中年妇女多见，表现为偏头痛、多汗、视物模糊、眼球胀痛、耳鸣、听力下降、心动过速、血压升高等交感神经兴奋症状，也可出现流泪、头晕、眼花、心动过缓、血压下降等交感神经抑制症状。常有明确神经定位体征。

3. **辅助检查**　X 线检查显示颈椎生理前凸减少或消失，椎间隙狭窄或增生，椎间孔变窄等。CT 或 MRI 显示颈椎间盘突出，椎管和神经根管狭窄，脊髓、脊神经受压。

4. **治疗要点**

（1）非手术治疗：适用于多数神经根型、椎动脉型和交感型颈椎病。①牵引，取端坐位颌枕带牵引。②颈托和围领，限制颈椎过度活动。③推拿按摩，脊髓型颈椎病禁用。④理疗。⑤药物治疗。⑥改善不良工作和睡眠姿势。

（2）手术治疗：适用于非手术治疗无效、反复发作或脊髓型颈椎病者。

5. **护理措施**

（1）一般护理：四肢无力的患者注意预防烫伤和跌倒。**椎动脉型颈椎病避免头颈过快旋转或屈曲，以防猝倒。**

（2）手术前护理：术前 1 周戒烟并行呼吸训练。经颈前路手术者，术前 3～5 天开始推移气管和食管训练，以适应术中反复牵拉气管和食管。经颈后路手术者，术前进行俯卧训练，以适应术中长时间俯卧并预防呼吸受阻。**指导患者进行颈部前屈、后伸、侧屈及侧转等运动。**

（3）手术后护理：①观察伤口出血。②观察呼吸情况。③颈部制动。取平卧位，颈肩部两侧置沙袋或佩戴颈围以固定头部，搬动患者或翻身时保持头、颈和躯干在同一平面上，避免旋转颈部。④功能锻炼。术后第 1 天开始各关节的主动和被动运动。术后 3～5 天引流管拔除后，可戴支架下床活动。

（4）并发症的护理

①**呼吸困难是前路手术最严重的并发症**，术后床旁常规准备气管切开包。

②严密观察有无术后出血，颈深部血肿多见于术后当天，尤其是 12 小时内。

③植骨滑脱、移位多因颈椎活动不当所致。

④一旦出现呼吸困难、口唇发绀、颈部明显肿胀等异常症状，应立即报告医师，做好气管切开和再次手术的准备。

6. **健康教育**

（1）保持正确姿势：在工作、学习和生活中，保持颈部平直，定时改变姿势，避免颈部长时间屈曲或仰伸。睡姿应保持头颈部自然仰伸，胸腰部自然屈曲，髋膝略屈曲。

（2）选择合适枕头：枕头材料透气性好、松软适宜，中间低两头高，长度超过肩宽 10～16cm，高度以头颈部枕后一拳头高为宜。避免颈部长时间悬空、屈曲或仰伸。

（3）避免颈部受伤：行走或劳动时注意防止损伤颈肩部。长期伏案工作者应间歇远视，减轻颈部肌肉慢性劳损。

（4）加强功能锻炼：加强颈部及四肢的功能锻炼，循序渐进，避免颈部过度活动。

丁震医学教育 010-88453168　www.dzyxedu.com　　北京航空航天大学出版社　BEIHANG UNIVERSITY PRESS

第四篇

妇产科护理学

第1章 女性生殖系统解剖与生理

第一节 女性外生殖器

1. **外生殖器的范围** 外生殖器又称外阴,是女性生殖器官的外露部分,位于耻骨两股内侧间,前为耻骨联合,后为会阴。

2. **外生殖器** 由阴阜、大阴唇、小阴唇、阴蒂、阴道前庭组成。

（1）阴阜:青春期开始生长呈倒三角形的阴毛,为女性第二性征之一。

（2）大阴唇:含有丰富的血管、淋巴管和神经,故外阴受伤易形成血肿。

（3）小阴唇:位于大阴唇内侧的一对薄皱襞,表面湿润无毛,富含神经末梢,极敏感。

（4）阴蒂:位于两侧小阴唇顶端的联合处,有勃起功能,富含神经末梢,最为敏感。

（5）阴道前庭:为两侧小阴唇间的菱形区域,前为阴蒂,后为阴唇系带。前庭大腺（巴氏腺）位于大阴唇后部,向内开口于阴道前庭后方小阴唇与处女膜之间的沟内。感染时易致腺管口闭塞,形成脓肿或囊肿。

3. **会阴** 会阴又称会阴体,是指阴道口与肛门之间的楔形软组织,由皮肤、皮下脂肪、筋膜、部分肛提肌和会阴中心腱组成,厚3～4cm。妊娠后期可变软,有利于分娩。分娩时注意保护会阴,防止裂伤。如行会阴切开术,需剪开的肌肉由外向内分别是球海绵体肌、会阴深横肌和耻尾肌。

第二节 女性内生殖器

女性内生殖器位于真骨盆内,包括阴道、子宫、输卵管和卵巢。

1. **阴道** 位于真骨盆腔内,上宽下窄,为性交器官,也是月经血排出及胎儿娩出的通道。后壁与直肠贴近,前壁与膀胱、尿道相邻,下端开口于阴道前庭,上端环绕子宫颈形成阴道穹窿。阴道后穹窿最深,其顶端为直肠子宫陷凹,是盆腔最低点。当盆腔积液或积血,经后穹窿穿刺或引流可诊断和治疗疾病。阴道壁由黏膜、肌层和纤维构成,伸展性大,受性激素影响,有周期性变化。阴道壁富有静脉丛,损伤后易出血或形成血肿。阴道黏膜上皮为复层鳞状上皮（复层扁平上皮）。

2. **子宫** 位于盆腔中央,呈倒置梨形,站立时呈前倾前屈位,前与膀胱,后与直肠为邻,可发生周期性变化,能孕育胚胎、胎儿和产生月经。长7～8cm,宽4～5cm,厚2～3cm,重50g,容量为5ml。子宫上部较宽,称子宫体,其隆起顶部称子宫底。子宫体与子宫颈之间的最狭窄部分为子宫峡部,在非孕时长1cm。子宫内膜受性激素影响可发生周期性变化,其上皮为单层柱状上皮。宫颈黏膜无周期性剥落,其上皮为单层高柱状上皮。宫颈阴道部为复层鳞状上皮覆盖。宫颈外口鳞状上皮与柱状上皮交界处是宫颈癌的好发部位。子宫的正常位置依靠4对子宫韧带维持,分别是圆韧带、阔韧带、主韧带及宫骶韧带。圆韧带呈圆索状,起于两侧子宫角前面输卵管的稍下方,向前外侧走行达两侧骨盆壁,经腹股沟管终止于大阴唇前端。阔韧带为子宫体两侧的一对翼形双层腹膜

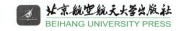

皱襞，覆盖于子宫前后壁的腹膜从子宫体两侧起向外延伸达骨盆壁而成。主韧带又称子宫颈横韧带，位于阔韧带的下部，横行于宫颈两侧和骨盆侧壁之间。其作用见表4-1。

表4-1　子宫韧带的作用

子宫韧带	作　用
圆韧带	直接维持子宫前倾位
阔韧带	维持子宫在盆腔正中位
主韧带	固定子宫颈，防止子宫下垂
宫骶韧带	向后上方牵引子宫颈 间接维持子宫前倾位

3.输卵管　为一对细长弯曲的肌性管道，内侧与子宫角相连，外侧游离，是受精场所和运送卵子、精子、受精卵的通道。输卵管长 8～14cm，由外向内分为伞部、壶腹部（正常受精的部位）、峡部及间质部。

4.卵巢　位于子宫两侧，输卵管的后下方，借卵巢系膜与阔韧带相连，是产生、排出卵子和分泌性激素的性器官。青春期前表面光滑。青春期开始排卵后，表面逐渐凹凸不平。育龄期大小约 4cm×3cm×1cm，重 5～6g。绝经后萎缩变小、变硬。卵巢覆盖单层立方上皮，表面无腹膜，利于排卵，但卵巢癌易扩散。

5.邻近器官　与尿道、膀胱、输尿管、直肠及阑尾相邻。

（1）尿道：位于阴道前、耻骨联合后，开口于阴道前庭。

（2）膀胱：位于子宫与耻骨联合之间。充盈的膀胱影响妇科检查，手术时易误伤，因此妇科检查和手术前必须排空膀胱。

（3）输尿管：从肾盂开始下行，距子宫颈旁约 2cm 处从子宫动脉后方穿过，向前进入膀胱。施行子宫及附件切除术时应避免损伤输尿管。

（4）直肠：前为子宫与阴道，后为骶骨。

（5）阑尾：位于右髂窝内，其位置、长短及粗细变异较大，下端有时可达右侧输卵管及卵巢位置。

第三节　骨盆

1.骨盆　由骶骨、尾骨和左右 2 块髋骨组成。以耻骨联合上缘、髂耻缘及骶岬上缘连线为界，将骨盆分为假骨盆和真骨盆两部分。上部为假骨盆（大骨盆），下部为真骨盆（小骨盆）。真骨盆是胎儿娩出的骨产道。在骨盆关节与耻骨联合周围均有韧带附着，骶、尾骨与坐骨结节之间的韧带为骶结节韧带，骶、尾骨与坐骨棘之间的韧带为骶棘韧带。

2.骨盆平面

（1）入口平面：为真假骨盆的交界面，呈横椭圆形。有 4 条径线，即入口前后径（11cm）、入口横径（13cm）、入口斜径（左、右各一，12.75cm）。

（2）中骨盆平面：最狭窄，呈纵椭圆形，前为耻骨联合下缘，两侧为坐骨棘，后为骶骨下部。有 2 条径线，即中骨盆前后径（11.5cm）、中骨盆横径（坐骨棘间径，10cm）。

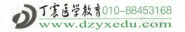 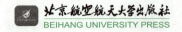

（3）出口平面：有两个不在同一平面的三角形组成，其共同的底边为坐骨结节间径，即出口横径（9cm）。若出口横径稍短，但出口横径与出口后矢状径之和＞15cm，仍可阴道分娩。

3. **骨盆轴及骨盆倾斜度**　连接骨盆各平面中心点的假想轴线，称为骨盆轴（产轴）。此轴上段向下向后，中段向下，下段向下向前。骨盆倾斜度指妇女站立时骨盆入口平面与地平面形成的角度，一般为 60°。骨盆倾斜度过大，常影响胎头衔接和娩出。

第四节　女性一生各阶段的生理特点

女性一生各阶段的生理特点见表 4-2。

表4-2　女性各阶段的生理特点

女性各阶段	划分时间	生理特点
新生儿期	生后4周内	特殊生理变化短期自然消退
儿童期	出生4周～12岁	8岁前主要是身体生长发育 8岁后乳房和内、外生殖器发育
青春期	10～19岁	青春期是月经初潮至生殖器官发育成熟，月经初潮是青春期的标志 女性第二性征形成，开始出现月经，思想、情绪常不稳定
性成熟期	18岁开始，历时30年左右	周期性排卵和行经，生育活动最旺盛
绝经过渡期	40岁开始，历时10年左右	卵巢功能逐渐减退，失去周期性排卵能力，月经开始不规则，直至绝经，生殖器官开始萎缩
绝经后期	60岁以后进入老年期	卵巢功能进一步衰退、老化

第五节　卵巢的周期性变化及内分泌功能

1. **卵巢的周期性变化**　表现为卵泡的发育和成熟、排卵、黄体形成及黄体萎缩。进入青春期后，每个月经周期一般只有 1 个卵泡发育成熟。成熟卵泡逐渐向卵巢表面移动，破裂而出现排卵。排卵多发生在下次月经来潮前 14 天左右。排卵后，卵泡壁塌陷，卵泡膜血管破裂出血，血液流入腔内形成血体。残留的颗粒细胞变大，形成黄体。若卵子未受精，黄体在排卵后 9 ～ 10 天开始萎缩，成为白体。若卵子受精，黄体则转变为妊娠黄体，至妊娠 3 个月末才退化。

2. **卵巢分泌的激素**　雌激素孕激素的生理作用，见表 4-3。

（1）雌激素：排卵前形成高峰，黄体萎缩时雌激素水平急剧下降，月经前达最低水平。

（2）孕激素：排卵后 7 ～ 8 天黄体成熟时，分泌量达最高峰，以后逐渐下降，至月经来潮时恢复到排卵前水平。

（3）雄激素：促使阴蒂、阴唇及阴阜的发育，促进阴毛、腋毛的生长。合成雌激素的前体，维持

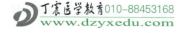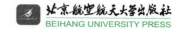

女性正常生育功能，维持第二性征。促进蛋白质合成，肌肉生长，骨骼发育。促进红细胞生成，促进血红蛋白及骨髓的红细胞增生。促进水、钠重吸收并保留钙质。

表4-3　雌激素与孕激素的生理作用

作用部位	雌激素	孕激素
子宫内膜	↑增殖变厚，异常增殖可引起子宫出血	↑由增生期转变为分泌期，利于受精卵着床
子宫平滑肌	↑对缩宫素的敏感性增强	↓对缩宫素的敏感性下降
宫颈黏液	↑促进分泌，变稀薄，利于精子穿透	↓分泌减少变黏稠，形成黏液栓，减少精子进入
阴道上皮	↑细胞增生角化，糖原增多，酸度增强	↓细胞角化消失，脱落加快
输卵管	↑促进肌层发育、上皮分泌和纤毛生长	↓抑制节律性收缩和纤毛生长
排　卵	↑小剂量刺激促性腺激素，促进排卵 ↓大剂量减少促性腺激素，抑制排卵	↓抑制垂体黄体生成素，抑制排卵，可避孕
乳腺腺泡	↑小剂量促进增生，乳头、乳晕着色 ↓大剂量抑制催乳素，减少乳汁分泌	↑促进发育，为哺乳作准备
神经系统	促进神经细胞生长、分化、存活及再生，促进乙酰胆碱等神经递质合成	调节体温中枢，影响散热，基础体温升高；中枢抑制和催眠；增加通气，降低$PaCO_2$
代　谢	水钠潴留，升高血压 增加骨骼钙盐沉着，促进骨骺愈合 升高甘油三酯，降低胆固醇和低密度脂蛋白，增加高密度脂蛋白，降低糖耐量	促进水钠排泄 促进蛋白质分解，增加尿素氮排泄 增加低密度脂蛋白 诱导肝药酶，促进药物代谢

第六节　子宫内膜的周期性变化

1. **子宫内膜周期性变化**　以一个正常周期28天为例，子宫内膜变化可分为3期。

（1）增生期：月经周期第5～14天，子宫内膜的增生与修复在月经期已开始。

（2）分泌期：月经周期第15～28天，与卵巢周期中的黄体期对应。其中月经周期的第24～28天为月经前期。

（3）月经期：月经周期第1～4天，是雌激素、孕激素撤退的最后结果。

2. **月经的周期性调节**　通过下丘脑、垂体和卵巢的相互调节、相互影响，形成一个完整、协调的神经内分泌系统，称为下丘脑 - 垂体 - 卵巢轴。同时，雌孕激素对下丘脑 - 垂体产生正负反馈作用。

3. **月经的临床表现**　月经指随卵巢周期性变化而出现的子宫内膜周期性脱落及出血。规律月经的出现是生殖功能成熟的重要标志。月经第一次来潮称初潮，两次月经第1天的间隔天数为月经周期，一般为21～35天，平均28天。每次月经持续时间称经期，一般为2～8天，平均4～6天。正常月经量为20～60ml，超过80ml为月经量过多。月经血呈暗红色、不凝。经期一般无特殊症状，不影响正常学习、生活和工作。

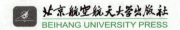

第 2 章　妊娠期

第一节　妊娠生理

1. **妊娠**　成熟卵子受精是实际妊娠的开始，胎儿及其附属物自母体排出是妊娠的终止，一般为 40 周。

2. **受精与着床**　精子与卵子相遇于输卵管，结合形成受精卵的过程称为受精。受精发生在排卵后 12 小时内，整个受精过程约需 24 小时。晚期囊胚种植于子宫内膜的过程称受精卵着床。

3. **胎儿附属物形成与功能**　胎儿附属物指胎儿以外的组织，包括胎盘、胎膜、脐带和羊水，对维持胎儿生命和生长发育起重要作用。

（1）胎盘：由胎儿部分的羊膜、叶状绒毛膜和母体部分的底蜕膜共同构成，是母体与胎儿间进行物质交换的重要器官，于妊娠 6～7 周至 12 周末形成。胎盘是母儿唯一的结合体，具有物质交换、防御、合成及免疫等功能，胎盘合体滋养细胞合成多种激素、酶和细胞因子，对维持正常妊娠期具有重要作用。激素主要有蛋白、多肽和甾体激素。蛋白质激素有绒毛膜促性腺激素（hCG）和胎盘生乳素 HPL。甾体激素有雌激素和孕激素。

（2）胎膜：由绒毛膜（外层）和羊膜（内层）组成。绒毛膜发育过程中退化成平滑绒毛膜，妊娠晚期与羊膜紧贴，但可完全分开。胎膜可保持羊膜腔的完整性，具有保护胎儿、预防宫腔感染的作用，并参与维持羊水平衡和分娩的发动。

（3）脐带：是连接胎儿与胎盘的条索状组织，胚胎及胎儿借助脐带悬浮于羊水中。妊娠足月的脐带长 30～70cm。脐带内的血管包括 2 条脐动脉、1 条脐静脉。脐带是母体与胎儿气体交换、营养物质供应和代谢产物排出的重要通道。

（4）羊水：为充满于羊膜腔内的液体。妊娠期羊水量逐渐增加，足月时约 800～1000ml。妊娠早期羊水为无色澄清液体。足月妊娠羊水略浑浊，内含胎脂、上皮细胞及大量激素和酶。羊水的功能：①保护胎儿，使胎儿能够自由活动，避免受到挤压或发生粘连。②保护母体，减少胎动所致的母体不适感。③通过羊水检查可监测胎儿成熟度、性别及某些遗传性疾病。④临产后前羊水囊扩张子宫颈口及阴道。⑤破膜后羊水冲洗和润滑产道，减少感染的机会。

4. **胎儿的发育**　以 4 周为一个孕龄单位。受精后 8 周的人胚称胚胎，为主要器官结构完全分化的时期。从受精第 9 周起称胎儿，为各器官进一步发育成熟的时期。胎儿发育的特征见表 4-4。

妊娠 20 周前：估算胎儿身长（cm）＝妊娠月数^2　估算胎儿体重（g）＝妊娠月数^3×2

妊娠 20 周后：估算胎儿身长（cm）＝妊娠月数 ×5　估算胎儿体重（g）＝妊娠月数^3×3

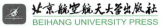
丁震医学教育　010-88453168
www.dzyxedu.com
北京航空航天大学出版社
BEIHANG UNIVERSITY PRESS

表4-4　胎儿发育的特征

胎龄（周）	外形特征	大约身长（cm）	大约体重（g）
8周末	初具人形，内脏器官基本形成，B超可见胎心搏动		
12周末	胎儿外生殖器已发育，部分可辨出性别	9	20
16周末	部分孕妇可自觉胎动，外生殖器已可确定性别	16	110
20周末	临床可听到胎心音，出生后有心搏、呼吸、排尿及吞咽动作	25	320
28周末	出生后能啼哭及吞咽，但生活力弱。20～28周娩出者称有生机儿	35	1000
36周末	指甲已达指端，出生后能啼哭及吸吮，基本可成活	45	2500
40周末	外观丰满，皮肤粉红色。男性胎儿睾丸降至阴囊，女性胎儿大、小阴唇发育良好。出生后哭声响亮，吸吮能力强，能很好成活	50	3400

5．胎儿的生理特点

（1）循环系统：来自胎盘的血液经胎儿腹前壁进入体内。进入右心房的下腔静脉血是混合血，有来自脐静脉含氧较高的血，也有来自下肢及腹、盆腔脏器的静脉血，以前者为主。

（2）血液系统：在受精后3周末，主要由卵黄囊生成红细胞。妊娠10周肝脏是红细胞的主要生成器官，以后骨髓、脾逐渐有造血功能。妊娠足月时，约90%红细胞由骨髓产生。

（3）呼吸系统：是由母儿血液在胎盘进行气体交换完成的，胎盘代替了肺脏功能。

（4）消化系统：妊娠11周小肠有蠕动，妊娠16周胃肠功能已建立，胎儿能吞咽羊水，吸收水分、葡萄糖、氨基酸等可溶性营养物质。

（5）泌尿系统：妊娠11～14周胎儿肾已有排尿功能。

（6）内分泌系统：甲状腺是胎儿最早发育的内分泌腺，于妊娠第6周开始发育。

第二节　妊娠期母体变化

1．生理变化

（1）生殖系统变化：包括子宫、输卵管、卵巢、阴道及外阴变化，其中子宫是妊娠期变化最大的器官。妊娠后，子宫体增大变软，妊娠12周超出盆腔，在耻骨联合上方可触及宫底。子宫峡部在妊娠后逐渐拉长变薄，形成子宫下段，成为软产道的一部分。子宫颈在早期充血、水肿、变软，呈紫蓝色。宫颈黏液分泌增多，形成黏液栓，保护宫腔免受外来致病菌侵袭。输卵管伸长。卵巢略增大，停止排卵。阴道黏膜变软着色、皱襞增多，伸展性增加，阴道脱落细胞及分泌物增多。外阴充血，大、小阴唇着色，结缔组织松软，伸展性增加。

（2）乳腺：妊娠早期乳房开始增大、充血，孕妇自觉乳房胀痛。乳头、乳晕着色。乳晕处皮脂腺

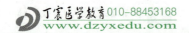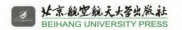

肥大隆起，称蒙氏结节。妊娠晚期挤压乳房时，可有少量黄色液体溢出，称初乳。

（3）血液循环系统：妊娠期血容量于 6～8 周开始增加，至妊娠 32～34 周达高峰，增加 30%～45%，约 1500ml。血沉增快，血浆增加多于红细胞增加，血液相对稀释，出现生理性贫血。在妊娠 32～34 周、分娩期及产褥期最初 3 天，因心脏负荷较重，易发生心力衰竭。妊娠末期易出现下肢及外阴静脉曲张、仰卧位低血压综合征。

（4）泌尿系统：妊娠早期膀胱受增大子宫的压迫，可出现尿频。妊娠 12 周以后，子宫体高出盆腔，尿频症状消失。妊娠晚期胎头入盆后，孕妇会再次出现尿频甚至尿失禁。妊娠期受孕激素影响，泌尿系统平滑肌张力降低，肾盂及输尿管轻度扩张，且右侧输尿管常受右旋妊娠子宫的压迫，可致肾盂积水。因此孕妇易患急性肾盂肾炎，并以右侧居多。

（5）体重：妊娠 13 周后平均每周增加 350g，至足月时平均增加 12.5kg。

2. 心理变化　孕妇常见的心理反应有惊讶和震惊、矛盾接受、情绪波动及内省，可出现筑巢反应。妊娠期良好的心理适应有利于产后亲子关系的建立及母亲角色的完善。

第三节　妊娠诊断

根据妊娠不同时期的特点，临床上将妊娠分为 3 个时期。妊娠 12 周末以前为早期妊娠，妊娠第 13～27 周末为中期妊娠，妊娠第 28 周及其以后为晚期妊娠。

1. 早期妊娠诊断

（1）停经：孕龄期有性生活史的健康妇女，平时月经周期规则，一旦月经过期，应考虑妊娠。停经是最早、最重要的症状，但不是妊娠的特有症状。

（2）早孕反应：约半数妇女在停经 6 周左右有困倦、择食、恶心等早孕反应，一般于妊娠 12 周左右自行消失。

（3）尿频：前倾增大的子宫在盆腔内压迫膀胱所致，妊娠 12 周后消失。

（4）乳房变化：乳房增大，乳头乳晕着色。

（5）妇科检查：阴道黏膜和宫颈阴道部充血呈紫蓝色。停经 6～8 周时，双合诊检查子宫峡部极软，感觉宫颈与宫体之间似不相连，称为黑加征。子宫逐渐增大变软，呈球形。

（6）辅助检查

①妊娠试验：受精后 10 天即可测定血、尿 hCG（绒毛膜促性腺激素），阳性可协助诊断。

②超声检查：主要目的是确定宫内妊娠、排除异位妊娠和滋养细胞疾病，估计孕龄。妊娠 6 周时，可见到胚芽和原始心管搏动。

③宫颈黏液检查：宫颈黏液量少、黏稠、拉丝度差，涂片干燥后光镜下仅见排列成行的椭圆体，不见羊齿植物叶状结晶，则早孕的可能性大。

④基础体温测定：双相型基础体温的已婚妇女，高温持续 18 天不见下降者，早期妊娠的可能性大。

2. 中、晚期妊娠诊断

（1）胎动：妊娠 18～20 周时，孕妇可自觉胎动，3～5 次 / 小时。

（2）胎心：妊娠 18～20 周时，可用一般听诊器在腹壁听到胎心，110～160 次 / 分。

（3）胎体：妊娠 20 周以后，经腹壁可触及子宫内的胎体。不同妊娠周数的子宫底高度及子宫长度见表 4-5。

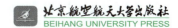

表4-5　不同妊娠周数的子宫底高度及子宫长度

妊娠周数	手测子宫底高度	尺测耻上子宫底高度（cm）
满12周	耻骨联合上2～3横指	
满16周	脐耻之间	
满20周	脐下1横指	18（15.3～21.4）
满24周	脐上1横指	24（22.0～25.1）
满28周	脐上3横指	26（22.4～29.0）
满32周	脐与剑突之间	29（25.3～32.0）
满36周	剑突下2横指	32（29.8～34.5）
满40周	脐与剑突之间或略高	33（30.0～35.3）

第四节　胎产式、胎先露、胎方位

1. **胎产式**　胎体纵轴与母体纵轴的关系称胎产式。两轴平行称为纵产式，两轴垂直称为横产式，两者交叉称为斜产式。正常胎产式为纵产式。

2. **胎先露**　最先进入骨盆入口的胎儿部分称胎先露。纵产式有头先露、臀先露，横产式有肩先露。头先露因胎头屈伸程度不同分为枕先露、前囟先露、额先露及面先露，以枕先露最常见。

3. **胎方位**　胎儿先露部的指示点与母体骨盆间的关系称为胎方位，简称胎位。枕先露以枕骨、面先露以颏骨、臀先露以骶骨、肩先露以肩胛骨为指示点。根据指示点与母体骨盆入口左、右、前、后、横的关系而有不同的胎位。其中，枕左前位和枕右前位为正常胎方位。

第五节　产前检查

1. **产前检查频率**　妊娠6～13周末、14～19周末各查1次；妊娠20～36周，每4周检查1次；37～41周，每周查1次；有高危因素者，酌情增加检查次数。

2. **推算预产期**　自末次月经第1天算起，月数减3（或加9），日数加7（农历日数加15）。

3. **全身检查**　①观察发育、营养、精神状态、身高及步态。②测量体重和血压。③检查乳房、心肺功能等。

4. **产科检查方法**

（1）腹部检查

①视诊：观察腹部外形、大小及皮肤情况。

②触诊：孕妇平卧于检查床上，腹部暴露，双腿屈曲，检查者站在孕妇右侧。测量前要求排空膀胱。宫底高度是从宫底到耻骨联合上缘中点的弧形长度。腹围是平脐或腹最膨隆处绕腹一周的长度。运用四步触诊法，了解胎先露、胎方位、胎儿大小及胎先露是否衔接等情况。

③听诊：胎心音多在孕妇腹壁的胎背侧听得最清楚。枕先露时在脐下方右（左）侧，臀先露时

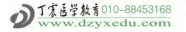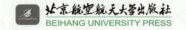

在脐上方右（左）侧，肩先露时在靠近脐部下方。见图 4-1。

（2）骨盆外测量：可间接判断骨盆大小及形态。髂棘间径（23～26cm）、髂嵴间径（25～28cm）、骶耻外径（18～20cm）、坐骨结节间径（出口横径，8.5～9.5cm，平均 9cm）、耻骨弓角度（90°）。

（3）骨盆内测量：对角径（骶耻内径，12.5～13cm，减去 1.5～2cm 为入口前后径）、坐骨棘间径（中骨盆横径，10cm）。

5. **高危因素评估**　产前检查的重要任务是筛查高危妊娠并加强监护，高危因素有：年龄＜ 18 岁或≥ 35 岁；异常孕产史，如流产、异位妊娠、早产、难产、畸胎等；妊娠并发症，如妊娠期高血压疾病、前置胎盘、胎盘早剥、羊水异常、胎儿宫内发育迟缓等；妊娠合并症，如心脏病、糖尿病、肝病等；残疾；遗传性疾病史；妊娠早期大量放射线、毒物接触史等。

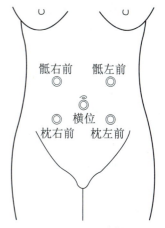

图4-1　胎心听诊判断胎方位示意图

6. **健康教育**

（1）休息指导：28 周后宜适当减轻工作量，避免长时间站立或重体力劳动，坚持适量运动。每天保证 8 小时睡眠，午休 1～2 小时。妊娠中晚期取左侧卧位休息。

（2）营养指导：定期测量体重，给予高蛋白、高维生素、高矿物质、适量脂肪、糖类和低盐的易消化、无刺激性饮食。

（3）清洁和舒适指导：注意清洁卫生，避免盆浴。衣着宽松、柔软，不穿紧身衣，宜穿轻便舒适的低跟鞋。

（4）乳房保健指导：妊娠 7 个月后用湿毛巾擦洗乳头，每天 1 次。

（5）用药指导：囊胚着床后至妊娠 12 周是药物的致畸期，用药需谨慎。

（6）性生活指导：妊娠的前 3 个月和末 3 个月禁止性生活，以防流产、早产、感染及胎膜早破。

（7）自我监护指导：每天早、中、晚各数 1 小时胎动，每小时胎动计数应≥ 3 次，12 小时内胎动累计数≥ 10 次，否则应及时就诊。

（8）生活指导：保持环境安静清洁，定期通风，避免接触毒物和病毒感染。

（9）胎教指导：自妊娠 4 个月起，对胎儿进行抚摸、音乐训练。

（10）异常症状的识别：孕妇出现阴道出血，妊娠 3 个月后仍存在持续呕吐、寒战发热、腹痛、胸闷、胎动减少等异常情况，应及时就诊。

（11）先兆临产的识别：妊娠晚期出现阴道血性分泌物、规律宫缩（间歇 5～6 分钟，持续 30 秒）则为临产，应尽快就诊。如阴道突然大量液体流出则为胎膜早破，应平卧就诊。

第六节　妊娠期常见症状及其护理

1. **临床表现**

（1）恶心、呕吐：约半数妇女在停经 6 周左右有困倦、择食、恶心等早孕反应，一般于妊娠 12 周左右自行消失。

（2）尿频、尿急：常发生于妊娠初 3 个月和妊娠末 3 个月，属于正常生理变化。

（3）白带增多：于妊娠初 3 个月和妊娠末 3 个月明显，是妊娠期正常的生理变化。

（4）下肢、外阴静脉曲张及水肿：孕妇在妊娠后期易发生下肢水肿，经休息后可消退。

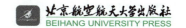

（5）便秘：妊娠前既有便秘者易出现。

（6）腰背痛：妊娠期间由于关节韧带松弛，增大的子宫前突，重心后移，腰椎处于持续紧张状态，常出现轻微腰背痛。

（7）下肢痉挛：发生于小腿腓肠肌，于妊娠后期多见，是孕妇缺钙的表现。

（8）仰卧位低血压综合征：孕妇较长时间取仰卧姿势，导致增大的子宫压迫下腔静脉使回心血量及心排出量骤减，出现低血压反应。

（9）贫血：妊娠期血容量增加，血浆增加多于红细胞增加，血液相对稀释，出现生理性贫血。

（10）失眠。

2．护理措施

（1）恶心、呕吐：避免空腹，少量多餐。食用清淡易消化的食物，避免油炸、难以消化或引起不适气味的食物。若妊娠 12 周以后仍继续呕吐甚至影响孕妇营养时，需住院治疗。

（2）尿频、尿急：孕妇无需减少液体摄入量，有尿意时及时排空，此现象产后可逐渐消失。

（3）白带增多：应排除假丝酵母菌、滴虫、淋菌、衣原体感染。嘱孕妇每日清洗外阴，保持清洁干燥，但严禁阴道冲洗。穿棉质内裤，经常更换、清洗。

（4）水肿：若下肢明显凹陷性水肿且休息后不消退，应及时诊治，并警惕妊娠期高血压的发生。嘱患者左侧卧位，下肢稍垫高，避免长时间保持同一姿势，适当限制盐的摄入，不必限制水分。

（5）下肢、外阴静脉曲张：指导孕妇穿弹力袜、避免穿妨碍血液回流的紧身衣裤，会阴部有静脉曲张者可抬高髋部休息。

（6）便秘：嘱孕妇养成定时排便的习惯，多吃富含纤维素的食物，适当运动，并加大饮水量。

（7）腰背痛：指导孕妇穿低跟鞋，少弯腰，尽量保持上身直立。疼痛严重者应卧床休息（硬板床），局部热敷。

（8）下肢痉挛：增加饮食中钙的摄入，避免腿部疲劳，受凉，走路时脚跟先着地。发生下肢肌肉痉挛时应伸展痉挛的肌肉，或局部热敷，直至痉挛消失。

（9）仰卧位低血压综合征：取左侧卧位症状即可自然消失。

（10）贫血：可增加含铁食物的摄入如动物内脏、瘦肉、蛋黄等。需要补充铁剂时，可用果汁送服或与维生素 C 同服以促进铁的吸收。宜在餐后 20 分钟服用。

（11）失眠：睡前温水洗脚或喝热牛奶等有助睡眠。

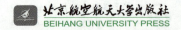

第 3 章 分娩期

第一节 影响分娩的因素

1. **产力** 包括子宫收缩力、腹肌和膈肌收缩力及肛提肌收缩力。产力的作用时间和特点见表4-6。其中子宫收缩力是临产后的主要产力，又称宫缩。

表4-6 产力的作用时间和特点

产 力	作用时间	特 点
子宫收缩力	贯穿于分娩的全程	临产后节律性、对称性、极性及缩复作用
腹肌和膈肌收缩力	第二产程	重要辅助力
	第三产程	促使胎盘娩出
肛提肌收缩力	第二产程	协助胎先露在骨盆腔内完成内旋转及仰伸
	第三产程	协助胎盘娩出

（1）节律性：持续30秒以上，间歇5～6分钟，是临产的重要标志之一。

（2）对称性：从两侧宫角发动宫缩的同时向内腔扩散。

（3）极性：宫缩以宫底最强、最持久，子宫下段最弱。

（4）缩复作用：宫缩时肌纤维缩短变宽，舒张时不恢复到原状。

2. **产道**

（1）骨产道：指真骨盆，在分娩过程中几乎无变化，但其大小、形状与分娩是否顺利关系密切。

（2）软产道：是由子宫下段、子宫颈、阴道及骨盆底软组织组成的弯曲通道。子宫下段形成生理缩复环，自腹部不易见到。宫颈管消失，宫口扩张。阴道外口开向前上方，腔道加宽，肛提肌变薄，分娩时如会阴保护不当，容易造成裂伤。

3. **胎儿**

（1）胎儿大小：胎头是胎体最大部分，也是胎儿通过产道最困难的部分。胎头由额骨、顶骨、颞骨各2块及枕骨1块构成。胎头径线包括双顶径（9.3cm，胎头最大横径）、枕下前囟径（9.5cm）、枕额径（11.3cm）、枕颏径（13.3cm）。

（2）胎位：矢状缝和囟门是确定胎位的重要标志。

（3）胎儿畸形：胎儿某一部分发育异常，如脑积水、连体儿等。

4. **精神心理状态** 分娩对产妇是一种持久而强烈的应激源。产妇的情绪变化会使机体产生一系列变化，如心率加快、呼吸急促、肺内气体交换不足，致使宫缩乏力、产程延长、胎儿窘迫。在分

丁震医学教育 010-88453168 www.dzyxedu.com

北京航空航天大学出版社 BEIHANG UNIVERSITY PRESS

娩过程中，医护人员应耐心安慰产妇，告知其分娩是生理过程，缓解产妇焦虑和恐惧情绪，顺利进行分娩。

第二节　正常分娩

1. **枕先露的分娩机制**　指胎儿先露部随骨盆各平面的不同形态，被动地进行一系列适应性转动，以其最小径线通过产道的过程。临床以枕左前位最常见，故以枕左前位为例阐述分娩机制。

（1）衔接：胎头双顶径进入骨盆入口平面，胎头最低点接近或达到坐骨棘水平，称为衔接。初产妇多在预产期前 1～2 周、经产妇多在分娩开始后胎头衔接。

（2）下降：是胎儿娩出的首要条件，贯穿于分娩的全过程。临床上将胎头下降程度作为判断产程进展的重要标志。

（3）俯屈：胎头遇到肛提肌的阻力，由枕额径变成枕下前囟径。

（4）内旋转：胎头为适应中骨盆，枕部向前旋转 45°，使矢状缝与中骨盆及骨盆出口前后径相一致，于第一产程末完成。

（5）仰伸：胎头枕骨下部到达耻骨联合下缘时，以耻骨弓为支点，胎头逐渐仰伸。

（6）复位：胎头娩出后，枕部顺时针旋转 45° 以恢复与胎肩的正常关系。

（7）外旋转：胎儿双肩径转成与出口前后径相一致的方向，胎头枕部在外随之顺时针旋转 45°，以保持头肩的正常关系。

（8）胎儿娩出。

2. **先兆临产**

（1）胎儿下降感：自觉上腹部较前舒适，呼吸轻快，食量增加，系胎先露部进入骨盆入口所致。

（2）假临产：宫缩不规律，强度不增，宫颈管不短缩，宫口不扩张，常于夜间出现，强镇静药可抑制。

（3）见红：正式临产前 24～48 小时，经阴道排出少量血性分泌物，是即将临产最可靠的征象。

3. **临产诊断**　临产开始的标志是有规律且逐渐增强的宫缩，持续时间 30 秒以上，间歇 5～6 分钟，伴进行性宫颈管消失、宫口扩张和胎先露下降。用强镇静药不能抑制宫缩。

4. **总产程及产程分期**　总产程即分娩全过程，指从开始规律宫缩直到胎儿胎盘娩出的全过程，可分为 3 个产程（表4-7）。

表4-7　产程分期

产　程	划分标准	初产妇所需时间	经产妇所需时间	临床表现
第一产程 （宫颈扩张期）	从规律宫缩开始到宫口开全	11～12小时	6～8小时	规律宫缩 宫口扩张 胎头下降 胎膜破裂
第二产程 （胎儿娩出期）	从宫口开全到胎儿娩出	1～2小时	数分钟至1小时	宫缩增强 有排便感 胎头拨露 胎头着冠

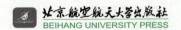

（续　表）

产　程	划分标准	初产妇所需时间	经产妇所需时间	临床表现
第三产程 （胎盘娩出期）	从胎儿娩出到胎盘娩出	5～15分钟，不应超过30分钟		子宫收缩 胎盘剥离 胎盘娩出 阴道出血

第三节　第一产程

1. 临床表现

（1）规律宫缩：开始时宫缩持续时间较短（30 秒）且弱，间歇期较长（5 ～ 6 分钟）。随产程进展，持续时间渐长（50 ～ 60 秒）且强度增加，间歇期渐短（1 ～ 2 分钟）。

（2）宫口扩张：临产后的宫颈管长 2 ～ 3cm，临产后规律宫缩可使宫颈管缩短、消失。临产前初产妇的宫颈外口仅能容一指尖，经产妇能容一指，临产后宫颈口逐渐扩张，当宫口开全，足月胎头方可通过。

①潜伏期：宫口扩张 0 ～ 3cm，此期宫颈口扩张较慢，平均每 2 ～ 3 小时扩张 1cm，约需 8 小时，超过 16 小时为潜伏期延长。

②活跃期：宫口扩张 3 ～ 10cm，此期宫颈口扩张速度明显加快，约需 4 小时，超过 8 小时为活跃期延长。

（3）胎头下降：是决定能否经阴道分娩的重要观察项目。胎头颅骨最低点平坐骨棘平面记为"0"，在坐骨棘平面上 1cm 记为 "－ 1"，在坐骨棘平面下 1cm 记为 "+1"，依此类推。

（4）胎膜破裂：简称破膜，胎头衔接后将羊水阻断为前、后两部分，前羊水约 100ml，当羊膜腔内压力增加到一定程度时，胎膜自然破裂。正常破膜多发生在宫口近开全时，即第一产程的活跃期。

2. 护理措施

（1）一般护理

①环境：保持待产室安静，减少刺激。

②休息活动护理：宫缩不强且未破膜时，产妇可在病室内走动，有助于加速产程进展。若宫缩强或胎膜破裂，应卧床休息，取左侧卧位。

③饮食护理：鼓励产妇少食多餐，给予高热量、易消化的清淡食物，注意补充足够水分，必要时可静脉补液支持。

④排尿与排便：鼓励产妇每 2 ～ 4 小时排尿一次，以免膀胱充盈影响胎先露下降和宫缩。初产妇宫口扩张 4cm 以内、经产妇 2cm 以内，应用温肥皂水灌肠。既能清除粪便，避免临产时污染，又可刺激宫缩，加速产程进展。阴道出血、胎膜早破、胎头未衔接、胎位异常、有剖宫产史、胎儿窘迫、宫缩强估计 1 小时内分娩及患严重心脏病者禁止灌肠。

⑤预防感染：大小便后及时冲洗会阴，破膜产妇每天冲洗会阴 3 次，预防感染。

（2）观察产程

①观察宫缩：潜伏期应每隔 1 ～ 2 小时观察一次，活跃期应每 15 ～ 30 分钟观察一次。

②听胎心：潜伏期每 1 ～ 2 小时听胎心音一次，活跃期宫缩频繁时应每 15 ～ 30 分钟听一次，每次听诊 1 分钟。听胎心和测血压均应在宫缩间歇期进行。若宫缩后胎心不能恢复、胎心＞160

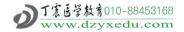
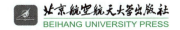

次 / 分或＜ 110 次 / 分提示胎儿窘迫，应立即给产妇吸氧，左侧卧位，并报告医生。

③宫口扩张和胎先露下降：肛查或阴道检查。记录胎头下降程度。

④胎膜破裂：破膜后立即听胎心，观察羊水颜色、性状及流出量，同时记录破膜时间。羊水黄绿色应立即行阴道检查。破膜超过 12 小时给予抗生素预防感染。

⑤绘制产程图：产程图是动态监测产妇产程进展和识别难产的重要手段。

⑥肛门检查：宫缩时每 4 小时肛查 1 次。但有异常阴道出血或怀疑有前置胎盘时，应禁止肛查，以免诱发出血。

⑦阴道检查：应在严密消毒外阴后进行，戴无菌手套。

第四节　第二产程

1. 临床表现

（1）宫缩增强：持续时间长，间歇时间短，产力最强。宫口开全后，若仍未破膜，常影响胎头下降，应立即人工破膜。

（2）有排便感：胎头降至骨盆出口并压迫骨盆底组织，产妇宫缩时有排便感，不自主向下屏气用力。

（3）胎头拨露：宫缩时胎头显露于阴道口，间歇时又缩回阴道内。

（4）胎头着冠：胎头双顶径通过骨盆出口，宫缩间歇时胎头不再回缩。

2．护理措施

（1）补充体力：及时给产妇准备供能食物如巧克力。

（2）指导产妇屏气：娩出胎儿是第二产程的首要护理目标，正确使用腹压是缩短第二产程的关键。指导产妇宫缩时深吸气屏气，如排便样向下用力增加腹压；宫缩间歇时，嘱产妇呼气并尽量放松，以保存体力。

（3）胎心监测：每 5 ～ 10 分钟听一次胎心，有条件时应用胎心监护仪。

（4）接产准备：初产妇宫口开全、经产妇宫口扩张 4cm，应护送产妇上产床。以大阴唇、小阴唇、阴阜、大腿内上 1/3、会阴及肛门周围的顺序消毒外阴。胎头拨露使阴唇后连合膨胀时，应注意保护会阴。

（5）胎头娩出：会阴过紧、会阴水肿、耻骨弓过低、胎儿娩出过快及胎头过大者易引起会阴撕裂，或母儿有病理情况急需结束分娩者，应行会阴切开术。胎头娩出后，不要急于娩出胎肩，应首先挤出胎儿口鼻内的黏液和羊水，再协助胎儿复位及外旋转。

第五节　第三产程

1．临床表现

（1）子宫收缩：胎儿娩出后，宫底降至脐平，宫缩暂停数分钟后再现。

（2）胎盘剥离：①宫底上升至脐上，子宫变硬呈球形。②阴道少量流血。③阴道口外露的脐带自行延长。④在耻骨联合上方轻压子宫下段时，宫体上升而外露的脐带不回缩。

（3）胎盘娩出及阴道出血。

2．产妇护理措施

（1）协助胎盘娩出：确定胎盘完全剥离后，左手按压宫底，右手轻拉脐带，协助胎盘娩出。

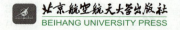

胎盘未完全剥离前，勿用力按揉、下压宫底或牵拉脐带，以免造成胎盘部分剥离而出血或拉断脐带，甚至导致子宫内翻。

（2）检查胎盘胎膜、软产道：如有副胎盘、胎盘残留（胎儿娩出后 30 分钟仍未剥离）或大部分胎膜残留，应在无菌操作下徒手入宫腔取出。

（3）预防产后出血：第三产程中及分娩后孕妇在产房的观察中，最重要的产妇评估项目是宫缩情况、阴道出血的量和颜色。产后应在产房留观 2 小时，每 15 ～ 30 分钟测量一次血压、脉搏。正常分娩出血量一般不超过 300ml。对有产后出血高危因素的产妇，可在胎儿前肩娩出时使用缩宫素。胎盘娩出后出血多时，可经下腹部直接在宫体肌壁内或肌内注射麦角新碱。

3．新生儿护理措施

（1）清理呼吸道：是处理新生儿的首要任务。应迅速擦拭新生儿面部，吸出口、鼻中的黏液和羊水。新生儿大声啼哭表示呼吸道已通畅，呼吸建立。

（2）阿普加（Apgar）评分：用于判断有无新生儿窒息及窒息的严重程度，以出生后 1 分钟内的心率、呼吸、肌张力、弹足底或插鼻管反应、皮肤颜色 5 项体征为依据进行评分。其中，以呼吸评估为基础指标，以皮肤颜色为最灵敏指标，以心率为最终消失的指标。每项 0 ～ 2 分，满分 10 分。8 ～ 10 分正常；4 ～ 7 分为轻度窒息，经处理后常可恢复；0 ～ 3 分为重度窒息，须紧急抢救，行气管插管。出生后 5 分钟、10 分钟再次评分，反映复苏效果，与预后密切相关。

（3）脐带处理：用 75% 乙醇消毒脐带根部及其周围，结扎。75% 乙醇或 5% 聚维酮碘消毒脐带断端。注意消毒药液不可触及新生儿皮肤，以免灼伤。

（4）一般护理：注意保暖，检查新生儿有无畸形。出生 30 分钟内吸吮乳房，促进泌乳，预防产后出血。

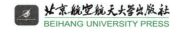

第 4 章　产褥期

第一节　产褥期母体变化

从胎盘娩出至产妇全身各器官（除乳腺外）恢复或接近正常未孕状态所需的一段时间，称产褥期，一般为 6 周（42 天）。

生理变化

（1）生殖系统：产褥期生殖系统的改变最显著，其中又以子宫变化最大（表 4-8）。

（2）乳房变化：主要变化是泌乳。产后 7 天内分泌的乳汁称初乳，富含蛋白质。产后 7～14 天分泌的乳汁称过渡乳。产后 14 天以后分泌的乳汁称成熟乳，蛋白质含量减少，脂肪和乳糖增多。母乳中含有大量免疫蛋白，其中，IgA 可保护新生儿的胃肠系统。

（3）血液循环系统：产后 72 小时内，尤其是产后 24 小时，循环血量增加，心脏负担加重，心脏病产妇易诱发心力衰竭。产后 2～3 周血容量恢复至未孕状态。产褥早期血液仍处于高凝状态，以减少产后出血。

（4）消化系统：产后 1～2 天常口渴，食欲缺乏。因缺少运动，肠蠕动减慢，易发生便秘和肠胀气。

（5）泌尿系统：分娩中膀胱受压，肌张力下降，会阴疼痛，不习惯床上排尿等，易致尿潴留。

表4-8　产褥期生殖系统变化

部　位		生理变化
子　宫	子宫体肌纤维缩复	肌纤维不断缩复，子宫体逐渐缩小，产后10天子宫降至骨盆腔内，产后6周恢复正常
	子宫内膜再生	胎盘附着部位完全修复需6周，未附着部位需3周
	子宫颈复原及子宫下段	产后1周宫颈内口关闭，宫颈管复原，产后4周宫颈恢复至未孕形态
阴　道	产后3周阴道黏膜皱襞复现，但6周不能恢复到未孕状态	
外　阴	产后外阴轻度水肿，2～3天可自行消退	
盆底组织	坚持产后健身操，盆底组织有可能恢复或接近未孕状态	

（6）内分泌系统：不哺乳者产后 6～10 周月经复潮，产后 10 周恢复排卵。哺乳者月经复潮延迟，产后 4～6 个月恢复排卵。但哺乳者首次月经来潮前多有排卵，故未见月经来潮，却有受孕的可能。

（7）腹壁：妊娠期下腹正中线色素沉着消退，紫红色妊娠纹变为银白色。腹壁紧张度需 6～8 周恢复。

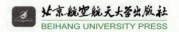

第二节　产褥期妇女的护理

1. 临床表现

（1）生命体征：产后 24 小时内体温稍高，但不超过 38℃。产后 3～4 天可出现泌乳热，体温多为 37.8～39℃，一般持续 4～16 小时即可下降，不属病态。产后脉搏略慢，呼吸深慢，血压正常。

（2）子宫复旧：胎盘娩出后，子宫圆且硬，宫底脐下 1 指，产后第 1 天稍上升平脐，以后每天下降 1～2cm，产后 10 天降入骨盆腔内，于耻骨联合上方不能扪及。

（3）产后宫缩痛：产后 1～2 天出现宫缩导致的阵发性剧烈腹痛，持续 2～3 天自然消失，多见于经产妇及哺乳者，不需要特殊用药治疗。

（4）恶露：产后子宫蜕膜脱落，血液、坏死的蜕膜组织排出形成恶露，可分为 3 类（表 4-9）。正常恶露有腥味，无臭味，持续 4～6 周，总量 250～500ml。

（5）褥汗：产后 1 周内排出大量汗液，睡眠和初醒时明显，不属病态。

（6）会阴伤口水肿或疼痛：产后 3 天内出现局部水肿、疼痛，拆线后自然缓解。

（7）尿潴留及便秘：产后第 1 次排尿易发生尿潴留。产后卧床多活动少，易发生便秘。

（8）乳房胀痛或乳头皲裂：未及时哺乳或排空乳房可造成乳房胀痛。哺乳姿势不正确或于胀痛时哺乳可引起乳头皲裂。

（9）产后压抑：产后 2～3 天表现为易哭、易激惹、焦虑不安、睡眠不佳和食欲减退。

表4-9　恶露分类及表现

	持续时间	颜　色	成　分
血性恶露	3～4天	鲜红色	大量红细胞、坏死蜕膜组织和少量胎膜
浆液恶露	10天左右	淡红色	较多的坏死蜕膜组织、宫颈黏液及细菌
白色恶露	3周左右	白色	大量白细胞、坏死蜕膜组织、表皮细胞及细菌

2. 护理措施

（1）休息活动护理：保持室温 22～24℃，湿度 55%～65%，通风良好。产后 24 小时内充分休息，自然分娩者在产后 6～12 小时即可下床轻微活动，产后第 2 天可在室内随意走动；会阴切开或剖宫产者适当延后活动时间；剖宫产分娩的产妇应推迟至 48 小时后下床活动。避免长时间站立及蹲位，2 周后方可从事少量家务劳动，防止子宫脱垂。产后第 2 天即可开始做产后健身操，直至产后 6 周。注意休息，至少 3 周以后才能进行全部家务劳动。

（2）饮食护理：产后 1 小时进流食或清淡半流食，以后提供高蛋白、高维生素、含铁丰富的汤汁食物。遵医嘱补充铁剂 3 个月。

（3）病情观察：产后 2 小时极易发生产后出血、心力衰竭、子痫及羊水栓塞，应严密观察生命体征、阴道出血量、子宫收缩情况、宫底高度、膀胱充盈度及是否有肛门坠胀感，分别于 15、30、60、90、120 分钟各检查一次。每天在同一时间、产妇排尿后评估宫底高度和恶露的颜色、气味及量。子宫复旧不全者给予宫缩药。恶露有臭味常合并感染，应及时应用抗生素。产后当天禁用热水袋减轻宫缩痛，以免出血增多。

（4）会阴护理：每天用 0.05% 碘伏擦洗会阴 2～3 次，及时更换会阴垫，保持会阴干燥、清洁。有侧切伤口者健侧卧位，避免伤口污染。会阴水肿者局部用 50% 硫酸镁湿热敷，产后 24 小时

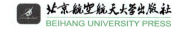

可用红外线照射，每次照射 20 ～ 30 分钟，需特别注意严格执行无菌操作。产后切口愈合不良者，可提前拆线并换药，产后 7 ～ 10 天用 1：5000 高锰酸钾坐浴。

（5）排尿护理：产后易发生尿潴留，因充盈的膀胱可影响子宫收缩，故分娩后 4 小时内应鼓励产妇排尿。如发生尿潴留，可采取蹲位、温开水冲洗外阴、听流水声音及按摩下腹部等方式诱导排尿，必要时肌内注射新斯的明。以上方法均无效者可留置导尿 1 ～ 2 天。

（6）排便护理：鼓励产妇尽早下床活动，多饮水，多吃水果蔬菜。必要时给予缓泻药或开塞露。

3．健康教育

（1）计划生育指导：产褥期内禁止性生活。一般哺乳者宜选择工具避孕，不哺乳者可药物避孕。要求绝育且无禁忌证者产后 24 小时内行输卵管结扎术。

（2）产后复查：指导产妇产后 6 周（42 天）携婴儿进行产后健康检查。

第三节　母乳喂养

1．纯母乳喂养　6 个月内除母乳之外不给任何食物及饮料，包括水，称纯母乳喂养。但允许婴儿服用药物、维生素、矿物质滴剂和糖浆。

2．母婴同室　母亲与新生儿 24 小时在一起，分开不超过 1 小时。

3．常见哺乳异常情况处理

（1）乳房胀痛：多因乳房过度充盈及乳腺管阻塞造成。应尽早哺乳，让新生儿多吸吮，于产后半小时内开始哺乳。哺乳完毕后将多余乳汁挤出。在哺乳前热敷乳房或按摩乳房（从乳房边缘向乳头中心按摩），促进乳腺管畅通，必要时可用吸奶器将乳汁一次全部吸出，以减轻胀痛症状。可口服维生素 B_6 或散结通乳的中药，常用方剂为柴胡（炒）、当归、王不留行、木通等。

（2）乳腺炎：多见于乳汁淤积及乳头损伤者。患侧乳房应暂停哺乳，热敷，抗生素治疗。

（3）催乳：调整饮食，指导正确哺乳，按需哺乳，夜间哺乳。

（4）退乳：停止哺乳，不排空乳汁，限进汤汁。遵医嘱给予生麦芽水煎服，芒硝敷于两乳房并包扎，维生素 B_6 口服。不再推荐使用雌激素或溴隐亭退乳。

（5）乳头皲裂：轻者可继续哺乳，哺乳前湿敷乳房 3 ～ 5 分钟，增加哺乳次数，缩短哺乳时间，先喂健侧乳房，再喂患侧。哺乳后挤出乳汁涂在乳头、乳晕上，起抑菌和修复表皮作用。也可涂抗生素软膏或复方苯甲酸酊。喂奶结束时，母亲轻轻向下按压婴儿下颌，避免在口腔负压情况下拉出乳头而引起损伤。重者停止哺乳，用吸乳器吸出或用乳头罩喂婴儿。

第 5 章　新生儿保健

第一节　正常新生儿的生理解剖特点与护理

正常足月新生儿是指胎龄≥37周并<42周，出生体重≥2500并<4000g无畸形或疾病的活产婴儿。新生儿期是从胎儿出生后到满28天的一段时间。

临床上常根据胎龄、出生体重及以上两者的关系对新生儿进行分类。正常新生儿的分类、特点与特殊生理状态详见儿科护理学第3章新生儿及新生儿疾病的相关内容。

1．正常新生儿的护理

（1）娩出后的护理

①新生儿娩出后，开始呼吸前应迅速清除口、鼻部的黏液及羊水，保持呼吸道通畅，防止吸入性肺炎。

②娩出后1～2分钟结扎脐带，消毒处理好残端。出生后轻轻擦拭血迹和胎脂，擦干身体后，用温暖的包被包裹婴儿。

③新生儿室应阳光充足、空气流通，室温保持在22～24℃，湿度以55%～65%为宜。

（2）保持呼吸道通畅

①保持舒适体位，仰卧时避免颈部前屈或过度后仰，俯卧时头偏向一侧。

②专人看护，经常检查新生儿鼻孔是否通畅，清除鼻孔内分泌物。

③喂乳后应竖抱婴儿，轻拍背部，排出空气，并以右侧卧位为宜，防止溢乳。

（3）喂养：出生后半小时内抱至母亲处给予吸吮，鼓励按需哺乳。母亲无法哺乳时，试喂10%葡萄糖水，预防低血糖；若无消化道畸形、吸吮吞咽功能良好，可提供配方奶。

（4）保暖：生后应注意保暖，每4～6小时监测体温一次。包被不可过厚、过紧，以免影响散热。

（5）预防感染：接触新生儿前后均应洗手，护理时严格执行无菌操作。每天行紫外线空气消毒。

（6）皮肤护理：体温稳定后，每天沐浴一次，在喂奶前进行。室温26～28℃，水温39～41℃，注意保暖。勤换尿布，每次大便后用温水清洗会阴及臀部。

（7）脐部护理：保持脐部清洁、干燥，脐带脱落前应密切观察有无渗血，保证脐部不被污染。脐带残端一般于生后1周脱落。脐窝有分泌物者可先用3%过氧化氢消毒，再用0.2%～0.5%的碘伏消毒。有肉芽组织者可用硝酸银局部烧灼。

（8）预防接种：出生后24小时内接种乙肝疫苗，以后1个月、6个月各接种一次。出生后2～3天接种卡介苗。

第二节　婴儿抚触

婴儿抚触是抚触者用双手有技巧地对婴儿皮肤各部位进行的有序抚摸。

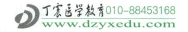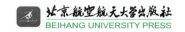

1. **婴儿抚触的目的**

（1）促进胃液的释放，加快婴儿对食物的消化、吸收。

（2）促进新生儿神经系统的发育。

（3）增加和改善婴儿的睡眠，稳定情绪。

（4）促进婴儿血液循环及皮肤的新陈代谢。

（5）促进婴儿免疫系统的完善，提高免疫力。

（6）促进母子感情交流。

2. **抚触手法**

（1）头面部：两拇指指腹从新生儿眉间向两侧推；两拇指从下颌部中央向两侧以上滑行，让上下唇形成微笑状；一手托头，用另一手的指腹从前额发际抚向脑后，最后示、中指分别在耳后乳突部轻压一下；换手同法抚触另半部。

（2）胸部：两手分别从新生儿胸部的外下方（两侧肋下缘）向对侧上方交叉推进至两侧肩部，在胸部划一个大的交叉，避开新生儿的乳腺。

（3）腹部：示、中指依次从新生儿的右下腹至上腹向下腹移动，呈顺时针方向划半圆，避开新生儿的脐部和膀胱。

（4）四肢：两手交替抓住新生儿的一侧上肢从上臂至手腕轻轻滑行，然后在滑行的过程中从近端向远端分段轻轻挤捏。对侧及双下肢方法相同。

（5）手和足：用拇指指腹从婴儿掌面、脚跟向手指、脚趾方向推进，并抚触每个手指、脚趾。

（6）背部：以脊椎为中分线，双手分别平行放在新生儿脊椎两侧，往相反方向重复移动双手；从背部上端开始逐步向下渐至臀部，最后由头顶沿脊椎摸至骶部、臀部。

3. **抚触的注意事项**　抚触在出生后24小时开始，时间选择在沐浴后及哺乳间为宜。每次抚触10～15分钟，每天2～3次。室温应在28℃以上，全裸时可使用调温的操作台，温度为36℃左右。抚触前保持双手温暖清洁，抚触时可播放柔和的音乐，抚触过程中要与婴儿进行语言和情感交流。抚触时要注意观察婴儿的反应，若有哭闹，肌张力提高，神经质，活动兴奋性增加，肤色出现变化或呕吐等，应立即停止对该部位的抚触，如持续1分钟以上，应完全停止抚触。

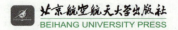

第6章 胎儿宫内窘迫及新生儿窒息的护理

第一节 胎儿宫内窘迫

胎儿宫内窘迫是指胎儿在子宫内有缺氧征象，危及胎儿健康和生命的综合症状。可分为急性和慢性两种。急性的主要发生在分娩期，慢性的多发生在妊娠后期。

1. **病因** 母体因素（母体缺氧）、胎儿因素及脐带胎盘因素。

2. **病理** 胎儿宫内窘迫的基本病理变化是缺血、缺氧引起的一系列变化。缺氧早期机体通过减少胎盘和自身耗氧量代偿，胎儿通过减少对肾与下肢供血等方式来保证心、脑血流量，胎心监护会出现短暂且重复的晚期减速。若持续缺氧，由于乳酸堆积，会加重胎儿脑及心肌的损害。缺氧严重还会引起吸入性肺炎等严重并发症。

3. **临床表现** 主要表现为胎心音改变、胎动异常及羊水胎粪污染或羊水过少。

（1）急性胎儿窘迫

①胎心率异常：产时胎心率改变是急性胎儿窘迫最明显的临床征象。缺氧早期胎心率加快，> 160 次 / 分；缺氧严重时，胎心率 < 110 次 / 分，提示胎儿严重缺氧，可随时胎死宫内。

②羊水胎粪污染：胎粪污染并不是胎儿窘迫特有的征象，如果胎心监护正常，不需要特殊处理；但如果胎心监护异常，可引起胎粪吸入综合征，结局不良。污染分度：Ⅰ度呈浅绿色，Ⅱ度呈黄绿色且浑浊，Ⅲ度呈棕黄色、稠厚。

③胎动异常：缺氧早期胎动频繁，若缺氧未纠正或加重，则胎动减弱，次数减少甚至消失。

（2）慢性胎儿窘迫：多因妊娠期高血压疾病或过期妊娠等导致，胎动减少是胎儿窘迫的重要表现，胎动消失后 24 小时胎心随之消失。

4. **辅助检查**

（1）胎盘功能检查：多次检查尿雌三醇 < 10mg/24h 或者急剧减少 30% ~ 40%。

（2）胎心监测：出现晚期减速或变异减速等。

（3）胎儿头皮血血气分析，pH < 7.20（酸中毒）。

5. **治疗与护理措施**

（1）急性胎儿窘迫：应采取果断措施,改善胎儿缺氧。严密监测胎心、胎动,每 15 分钟听一次胎心，必要时行胎盘功能检查。寻找病因并及时纠正，停用催产素，给予高流量吸氧，取左侧卧位。经一般干预无法纠正者，应尽快终止妊娠。宫口开全，胎头双顶径已达坐骨棘平面以下，应尽快经阴道助娩；否则应立即行剖宫产。发生急性胎儿窘迫时可静脉为产妇注射新三联（50% 葡萄糖、维生素 C、维生素 K_1），加强胎儿对缺氧的耐受性，预防新生儿颅内出血，改善胎儿窘迫后的新生儿情况。

（2）慢性胎儿窘迫：根据病因、孕周、胎儿成熟度及窘迫程度等因素决定治疗方案。

①一般处理：主诉胎动减少者，应全面检查评估母儿情况，嘱产妇左侧卧位，定时吸氧，积极治疗妊娠合并症和并发症。

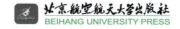

②期待疗法：若孕周小，尽量保守治疗延长胎龄，促胎肺成熟后，及时终止妊娠。

③终止妊娠：在妊娠接近足月或胎儿已成熟的情况下，出现胎动减少、胎盘功能减退者，应及时行剖宫产术终止妊娠。

6. 健康教育　教会孕妇从妊娠 28 周起自数胎动。如自觉胎动过频或胎动过分剧烈，提示胎儿在宫内严重缺氧，有胎死宫内的危险。

第二节　新生儿窒息

新生儿窒息是指胎儿娩出后 1 分钟仅有心搏，无自主呼吸或未建立规律呼吸的缺氧状态，而导致低氧血症、高碳酸血症、代谢性酸中毒及全身多脏器损伤，是新生儿死亡及伤残的重要原因之一。

1. 病因

（1）母体因素：慢性或严重疾病，妊娠并发症，孕母吸毒、吸烟，年龄 > 35 岁或 < 16 岁。

（2）胎盘因素：前置胎盘、胎盘早剥、胎盘老化等。

（3）脐带因素：脐带脱垂、绕颈、打结等。

（4）胎儿因素：早产儿，巨大儿，先天性畸形，宫内感染，呼吸道阻塞如吸入羊水、胎粪等。

（5）分娩因素：难产，产钳术，产程中药物使用不当等。

2. 临床表现　可分为轻度窒息和重度窒息两种情况。Apgar（阿普加）评分见表 4-10。分别于出生后 1 分钟、5 分钟、10 分钟进行评估，1 分钟评分可反映窒息的严重程度，是复苏的依据；5 分钟评分可反映复苏的效果，有助于判断预后，如评分值 < 3 分，新生儿死亡率及脑部后遗症的几率明显增加。

表4-10　新生儿Apgar（阿普加）评分法

体　征	各项体征评分标准		
	0分	1分	2分
皮肤颜色	青紫或苍白	躯干红，四肢青紫	全身红
呼　吸	无	浅慢，不规则	正常，哭声响亮
心率（次/分）	无	<100	≥100
弹足底或插鼻管后反应	无反应	有些动作，如皱眉	哭，喷嚏
肌张力	松弛	四肢稍屈	四肢活动好

（1）轻度窒息：Apgar（阿普加）评分 4 ~ 7 分。表现为躯干红、四肢青紫，呼吸表浅或不规则，心搏规则有力，心率减慢，多为 80 ~ 120 次 / 分，弹足底或插鼻管有动作，肌张力好，四肢稍屈。

（2）重度窒息：Apgar（阿普加）评分 0 ~ 3 分。表现为全身皮肤苍白、口唇青紫，无呼吸或微弱呼吸，心搏不规则，心率 < 80 次 / 分且弱，弹足底或插鼻管无反应，肌张力松弛。

3. 治疗要点　以预防为主，一旦发生窒息应立即按 A（清理呼吸道）、B（建立呼吸，增加通气）、C（维持正常循环）、D（药物治疗）、E（评价和保温）步骤进行复苏。其中 ABC 三步最重要，A 是根本，B 是关键，评价和保温贯穿于整个复苏过程。呼吸、心率和血氧饱和度是窒息复苏评估的

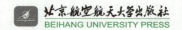

三大指标。

4. 护理措施

（1）清理呼吸道：是抢救新生儿窒息的首要措施。

（2）建立自主呼吸：清理呼吸道后如仍无呼吸，可轻拍或轻弹足底，或摩擦背部以诱发自主呼吸。触觉刺激效果不佳，无自主呼吸建立或心率＜ 100 次 / 分，立即用气囊面罩或气管插管正压通气。一般维持呼吸 40 ～ 60 次 / 分（胸外按压时为 30 次 / 分），吸呼之比为 1 ：2。

（3）恢复循环：如充分正压通气 30 秒后心率持续＜ 60 次 / 分，应在继续正压通气的条件下，立即加做胸外心脏按压，按压部位为胸骨体下 1/3 处，频率为 120 次 / 分，按压通气比为 3 ：1，深度为胸廓 1/3 前后径。持续 30 秒后评估心率恢复情况。

（4）用药护理：快速开放静脉通道，胸外心脏按压 30 秒仍然不能恢复正常循环时，应遵医嘱给予 1 ： 10 000 肾上腺素静脉或气管内注入。血容量不足时给予扩容，疑似或证实代谢性酸中毒时给予 5% 碳酸氢钠。

（5）预防感染：严格执行无菌操作，遵医嘱给予抗生素。

（6）保暖：整个抢救过程中注意保暖，在远红外辐射床上进行抢救，维持肛温 36.5 ～ 37℃。

（7）复苏后护理：延迟哺乳，以静脉补液维持营养。

第 7 章　妊娠期并发症

第一节　流　产

妊娠不足 28 周，胎儿体重不足 1000g 而终止妊娠者，称为流产。发生在妊娠 12 周前者为早期流产；发生在 12 周至不足 28 周者为晚期流产。

1．病因、病理

（1）胚胎因素：基因异常（染色体异常）是早期流产最常见的原因。

（2）母体因素：全身性疾病、生殖器官异常、内分泌异常、免疫功能异常、强烈应激及不良习惯等。

（3）胎盘因素：滋养细胞发育和功能不全、前置胎盘、胎盘早剥等。

（4）环境因素：过多接触放射性和有害化学物质。

2．临床表现与处理原则　停经后腹痛及阴道出血是流产的主要临床症状。早期流产先阴道流血，后腹痛。晚期流产先腹痛，后阴道流血。各型流产的临床表现及处理原则见表 4-11。

表4-11　各型流产的临床表现及处理原则

类　型	病　史				妇科检查		处理原则
	出血量	下腹痛	胎膜	组织排出	宫颈口	子宫大小与孕周	
先兆流产	少量	无或轻	未破	无	未开	相符	卧床休息，减少刺激，保胎治疗
难免流产	较多	剧烈	破裂	无	扩张，有时组织物堵塞	相符或略小	不可避免，确诊后尽早使妊娠物完全排出
不全流产	流血不止	减轻	破裂	部分排出	扩张，组织物堵塞	小于	确诊后立即行刮宫术，清除宫腔内残留组织
完全流产	逐渐停止	消失	破裂	全部排出	关闭	接近非孕期	不需要特殊处理
稽留流产	无或少量	无或轻	未破	无	未开	小于	促使妊娠物尽早排出。易导致DIC，查凝血功能，做输血准备

（1）先兆流产：停经后有少量阴道出血，常为暗红色或血性白带，伴轻微下腹痛。查体子宫大小

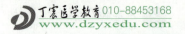
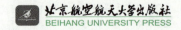

与孕周相符，宫颈口未开，胎膜未破。无妊娠物排出，有希望继续妊娠。

（2）难免流产：阴道流血增多，阵发性下腹痛加剧，或出现胎膜破裂。查体子宫大小与孕周相符或略小，宫颈口已扩张，有时可见胎囊或胚胎组织堵塞于宫颈口内。超声检查仅见胚囊而无胚胎，或有胚胎而无心管搏动。流产已不可避免。

（3）不全流产：部分妊娠物已排出宫腔，或胎儿排出后胎盘仍残留在宫腔或嵌顿在宫颈口，影响宫缩者可致流血不止。查体子宫＜孕周，宫颈口扩张。

（4）完全流产：妊娠物已全部排出，阴道出血逐渐停止，腹痛消失。查体子宫大小接近正常大小，宫颈口关闭。

（5）稽留流产：胚胎或胎儿死亡后未及时排出。有早孕的表现，先兆流产的症状可有可无，随着停经时间的延长，子宫不再增大或反而缩小。未自然排出胎盘组织稽留时间过长，易发生凝血机制障碍，导致 DIC。查体宫口未开，子宫＜孕周。

（6）复发性流产：指同一性伴侣连续自然流产 3 次或以上者。主要原因为染色体异常或免疫因素异常。

3．辅助检查

（1）妇科检查：了解宫颈口是否扩张，羊膜囊是否膨出，有无妊娠物堵塞于宫颈口内，子宫大小与孕周是否相符，有无压痛，双侧附件有无肿块、增厚及包块等。

（2）B 超检查：显示有无胎囊、胎动及胎心，以确定胎儿是否成活，协助确诊流产类型。

（3）实验室检查：连续测定血 hCG、血孕酮的动态变化，有助于妊娠诊断和预后判断。

4．护理措施

（1）先兆流产的护理：提供心理支持，说明病情，稳定孕妇情绪。卧床休息，补充营养，禁止性生活及灌肠，减少刺激。遵医嘱给予镇静药、孕激素等。

（2）不能继续妊娠者的护理：做好终止妊娠的准备工作，协助医生完成手术，及时抢救休克。严密监测孕妇的生命体征、腹痛和阴道出血情况。

（3）预防感染：每天消毒会阴 2 次，保持会阴部清洁。监测体温、血象及阴道分泌物的颜色、性状和气味。严格无菌操作，遵医嘱给予抗生素治疗。流产术后 1 个月内禁止性生活和盆浴。

（4）流产合并感染的护理：治疗原则为迅速控制感染，尽快清除宫内残留物。如为轻度感染或出血较多，可在静脉滴注抗生素同时进行刮宫，以达到止血目的；感染较严重而出血不多时，可用高效广谱抗生素控制感染后再行刮宫。刮宫时可用卵圆钳夹出残留组织，忌用刮匙全面搔刮，以免感染扩散。严重感染性流产必要时切除子宫以去除感染源。

第二节　异位妊娠

受精卵在子宫体腔以外着床发育称异位妊娠，习称宫外孕。根据受精卵种植部位的不同，可分为输卵管妊娠、卵巢妊娠、腹腔妊娠、阔韧带妊娠及宫颈妊娠，**以输卵管妊娠最常见。**

1．病因、病理

（1）病因：①**输卵管炎症是引起输卵管妊娠的主要原因**。②输卵管发育不良或功能异常。③输卵管妊娠史或手术史。④辅助生殖技术。⑤避孕失败。⑥其他：输卵管周围肿瘤,盆腔子宫内膜异位等。

（2）输卵管妊娠的特点：**输卵管妊娠的发病部位以壶腹部最多见**，其次为峡部、伞部，间质部较少见。

①输卵管妊娠流产：多见于妊娠 8 ～ 12 周的壶腹部妊娠。胚泡常向管腔内突出，突破包膜与管

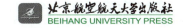

壁分离后,妊娠物经由伞端排入腹腔。其出血的量及持续时间与输卵管壁上的残留滋养细胞多少有关。

②输卵管妊娠破裂:多见于妊娠 6 周左右的峡部妊娠。绒毛侵蚀管壁的肌层及浆膜,最终导致输卵管破裂。可发生大量腹腔内出血,造成休克。也可反复出血,形成积血和血肿。

③陈旧性宫外孕。

④继发性腹腔妊娠。

(3) 子宫的变化:停经,子宫增大变软,子宫内膜发生蜕膜样变。

2. 临床表现　与受精卵着床部位、有无流产或破裂、出血量多少和持续时间长短有关。在发生输卵管妊娠流产或破裂前,孕妇常无明显异常。其典型表现见表 4-12。

表4-12　异位妊娠的典型表现

症状或体征	特　　点
停　经	6~8周停经史
腹　痛	腹痛是就诊的最主要症状。未破裂前表现为一侧下腹隐痛或酸胀感。流产或破裂时,突感下腹撕裂样疼痛
阴道流血	不规则阴道流血,暗红色,量少呈点滴状,淋漓不净
晕厥及休克	因于大量腹腔内出血及剧烈腹痛。休克程度与腹腔内出血的量和速度有关,与阴道流血量不成正比
腹部包块	流产或破裂后形成的血肿时间过长,与周围器官粘连而形成包块

3. 辅助检查

(1) hCG 测定:是早期诊断异位妊娠的主要方法。

(2) 超声检查:宫腔内无妊娠产物,宫旁有低回声区,内有胚囊或胎心搏动,可确诊异位妊娠。

(3) 阴道后穹窿穿刺:是简单可靠的诊断方法,直肠子宫陷凹抽出不凝血。

(4) 腹腔镜检查:是异位妊娠诊断的金标准,并可同时行镜下手术治疗。

(5) 子宫内膜病理检查:仅适用于阴道出血量较多者。宫腔内容物病理检查见到绒毛,可诊断为宫内妊娠。仅见蜕膜未见绒毛,有助于诊断异位妊娠。

4. 治疗要点

(1) 手术治疗:在积极纠正休克的同时行手术治疗。腹腔镜手术是治疗异位妊娠的主要方法。

(2) 药物治疗:适用于早期输卵管妊娠、要求保存生育能力的年轻孕妇。

5. 护理措施

(1) 手术治疗的护理:①立即去枕平卧,吸氧,开放静脉。配血、输血或输液,维持血容量。监测并记录生命体征、液体出入量及出血量。②同妇科腹部手术护理。

(2) 非手术治疗的护理:①卧床休息,避免增加腹压的动作,保持大便通畅。②摄入含铁丰富的食物,如动物肝、鱼肉、绿叶蔬菜及木耳等。③严密监测生命体征、腹痛及阴道流血情况。④注意观察药物疗效及不良反应。

第三节　妊娠期高血压疾病

妊娠期高血压疾病是妊娠 20 周以后出现以高血压、水肿、蛋白尿为特征性临床表现的综合征，分娩后随即消失。

1. **病理生理**　基本病变为全身小动脉痉挛。

2. **临床表现及分类**　高血压、水肿、蛋白尿是妊娠期高血压疾病的三大临床表现。其临床分类及表现见表 4-13。

表4-13　妊娠期高血压疾病的临床分类及表现

分　类	血　压	其他表现
妊娠期高血压	≥140和（或）90mmHg（两次测定间隔＞4小时）	尿蛋白（－），可伴有上腹部不适或血小板减少
轻度子痫前期	≥140和（或）90mmHg	尿蛋白≥0.3g/24h或（＋），尿蛋白/肌酐≥0.3，伴头痛及上腹不适等症状，无子痫前期的严重表现
重度子痫前期	≥160和（或）110mmHg（卧床休息，两次测定间隔＞4小时）	持续性头痛或视觉障碍；持续性上腹部疼痛；血ALT或AST升高；尿蛋白＞2.0g/24h，血肌酐≥106μmol/L，少尿；低蛋白血症伴胸水、腹水或心包积液；血小板持续下降，＜100×10⁹/L，出现微血管溶血；心功能衰竭，肺水肿，胎儿生长受限、胎盘早剥等
子　痫	≥160和（或）110mmHg	在子痫前期的基础上出现抽搐发作，或伴昏迷。典型表现为眼球固定，瞳孔放大，头歪向一侧，牙关紧闭，继而口角及面部肌肉颤动，数秒后全身及四肢肌肉强直，双手紧握，双臂伸直。抽搐时呼吸暂停，面色青紫。持续1分钟左右，抽搐强度减弱，全身肌肉松弛，随即深长吸气，发出鼾声并恢复呼吸
慢性高血压并发子痫前期	血压进一步升高，20周以后尿蛋白≥0.3g/24h（妊娠20周以前有高血压但无蛋白尿）	
妊娠合并慢性高血压	妊娠前血压≥140/90mmHg，但妊娠期无明显加重；或妊娠20周后首次诊断高血压并持续到产后12周后	

3. **辅助检查**

（1）常规检查：根据尿常规蛋白定量确定病情的严重程度，根据镜检管型判断肾功能的受损情况。

（2）特殊检查：①眼底检查：出现眼底小动脉痉挛，视网膜水肿、渗出及出血。②凝血功能检查：了解有无凝血功能异常。③其他检查：B超及其他影像学检查，电解质检查，心功能测定，脐动脉血流等。

4. **治疗要点**

（1）轻度子痫前期：以休息、饮食调节为主，必要时给镇静药物，加强孕期保健。

（2）重度子痫前期：住院治疗，遵医嘱解痉、降压、镇静、合理扩容，并适时终止妊娠，减少子痫及并发症的发生。妊娠 28 ～ 34 周重症者，经积极治疗 24 ～ 48 小时病情仍加重，促胎肺成熟后

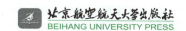

终止妊娠。妊娠34周者胎肺成熟后终止妊娠。妊娠37周后的重度子痫前期者终止妊娠。

（3）子痫：以控制抽搐、纠正缺氧和酸中毒、控制血压、抽搐控制后终止妊娠为原则。

①控制抽搐：是首要任务，首选硫酸镁。

②控制血压：脑血管意外是主要致死原因。

③适时终止妊娠：抽搐控制后2小时考虑终止妊娠，分娩方式应根据母儿情形而定。

（4）常用药物：见表4-14。

表4-14　妊娠期高血压疾病的常用药物

种　类	常用药物	药理作用	适用情况	注意事项
解痉药	25%硫酸镁	松弛骨骼肌，缓解血管痉挛，抑制宫缩，改善氧代谢	预防和控制子痫发作的首选药	血镁过高时可出现呼吸、循环抑制等中毒表现；血镁过低时，出现类似于低钙血症表现
镇静药	地西泮、冬眠合剂	镇静催眠，松弛骨骼肌	对硫酸镁有禁忌或疗效不明显时	分娩时慎用，以免药物通过胎盘导致对胎儿的抑制作用
降压药	拉贝洛尔、硝苯地平	阻断β受体降压抑制Ca^{2+}内流降压	预防子痫、心脑血管意外和胎盘早剥等严重母胎并发症	血压≥160/110mmHg必须降压，血压≥140/90mmHg者可以降压

①解痉药：25%硫酸镁为预防和控制子痫发作的首选药物。

②镇静药：适用于用硫酸镁有禁忌或疗效不明显时，分娩时应慎用。主要用药有地西泮和冬眠合剂。

③降压药：舒张压≥110mmHg或平均动脉压≥140mmHg者，可应用降压药。常用药物有拉贝洛尔、硝苯地平等钙通道阻滞剂，还可使用肼屈嗪、酚妥拉明等。

④扩容药：扩容应在解痉的基础上进行。扩容治疗时，应严密观察脉搏、呼吸、血压及尿量，防止肺水肿和心力衰竭的发生。常用的扩容药有人血白蛋白、全血、平衡盐溶液和低分子右旋糖酐。

⑤利尿药：仅用于全身性水肿、急性心力衰竭、肺水肿、脑水肿、血容量过高且伴有潜在水肿者。常用药物有呋塞米、甘露醇。

5. 护理措施

（1）一般护理

①休息活动护理：保证充分睡眠，每天不少于10小时，间断吸氧，改善子宫胎盘血供。

②饮食护理：给予高蛋白、高纤维素、高维生素饮食，从妊娠20周开始补充钙剂。食盐不必严格限制，但全身水肿者应给予低盐饮食。

（2）降压药护理：为防止血液浓缩和高凝倾向，妊娠期一般不使用利尿药降压。禁止使用血管紧张素转换酶抑制剂（ACEI）和血管紧张素Ⅱ受体拮抗剂（ARB）降压。可选择的降压药除β受体阻滞剂和钙通道阻滞剂外，还可选择甲基多巴、酚妥拉明、硝酸甘油等。

（3）硫酸镁用药护理

①用药方法：静脉缓慢注射或滴注。

②毒性作用：硫酸镁的治疗剂量和中毒剂量接近，因此在治疗期间应严密观察其毒性作用。

硫酸镁过量会降低神经、肌肉的兴奋性，抑制呼吸和心肌收缩，中毒最早表现膝反射消失。

③注意事项

a. 使用硫酸镁有 3 个必备条件：膝腱反射存在，呼吸 ≥ 16 次 / 分，尿量 ≥ 400ml/24h 或 17ml/h。

b. 控制子痫时首次剂量 2.5 ～ 5g，用 10% 葡萄糖注射液 20ml 稀释后缓慢静脉推注（15 ～ 20 分钟）。静脉滴注维持治疗以 1 ～ 2g/h 为宜，疗程 24 ～ 48 小时。

c. 如出现硫酸镁中毒，可遵医嘱给予 10% 的葡萄糖酸钙 10ml 解救，在 5 ～ 10 分钟内静脉缓慢推注完毕。

（4）轻度子痫前期的护理

①卧床休息，以左侧卧位为宜，避免平卧位。

②病情观察，有无头晕、头痛等症状，警惕子痫的发生。

（5）重度子痫前期与子痫护理

①将孕妇安排于单间暗室，保持绝对安静，治疗、护理活动尽量集中，避免噪声、强光等一切不必要的刺激。

②保持呼吸道通畅：子痫发生后，立即吸氧，用开口器或将缠好纱布的压舌板置于上下臼齿间，用舌钳固定，取头低侧卧位，以防窒息或吸入性肺炎。

③病情观察：监测生命体征、瞳孔变化、肺部啰音、四肢运动、膝腱反射及有无宫缩，及早发现脑出血、肺水肿、肾功能不全等并发症，判断是否临产。

④安全护理：取出义齿。加用床栏防止坠床，必要时用约束带。

（6）产时护理

①经阴道分娩，应加强各产程护理。密切监测生命体征、胎心及子宫收缩情况，避免产妇用力，尽量缩短第二产程，行会阴侧切并阴道助产。在胎儿前肩娩出后立即静脉推注缩宫素预防产后出血，但禁用麦角新碱。及时娩出胎盘并按摩宫底，做好抢救准备。

②监测血压，迅速建立静脉通道。病情较重者，应于分娩开始即开放静脉，胎儿娩出后按时监测血压。

（7）产后护理

①监测血压：产后 48 小时内应至少每 4 小时观察 1 次血压。

②持续硫酸镁治疗：重症产妇继续治疗 24 ～ 48 小时。

③观察子宫情况：大量使用硫酸镁易出现宫缩乏力，应密切观察，防止产后出血。

第四节　前置胎盘

孕 28 周后若胎盘附着于子宫下段，下缘达到或覆盖宫颈内口，其位置低于胎先露部，称前置胎盘。前置胎盘是妊娠晚期阴道出血最常见的原因，多见于经产妇及多产妇。

1. 病因　多次流产刮宫、高龄孕产导致：①子宫内膜病变或损伤，②胎盘面积过大或形状异常，③受精卵滋养层发育迟缓，④宫腔形态异常。

2. 临床表现

（1）症状：典型症状为妊娠晚期或临产时发生无诱因、无痛性反复阴道出血。不同类型前置胎盘的表现见表 4-15。

（2）体征：反复或大量出血，孕妇可出现血压下降、脉搏细速等休克征象。腹部检查显示子宫软，无压痛，大小与孕周相符，胎方位清楚，先露高浮，易并发胎位异常，胎心可正常，也可因为孕妇

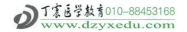 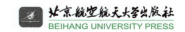

失血过多导致胎心异常或消失。

表4-15 前置胎盘的临床表现

	完全性前置胎盘	部分性前置胎盘	边缘性前置胎盘
胎盘与宫颈内口的关系	宫颈内口完全被胎盘组织覆盖	宫颈内口部分被胎盘组织覆盖	边缘达到但未覆盖宫颈内口
出血时间	出血时间早，妊娠28周左右	介于两者之间	出血时间晚，妊娠37～40周或临产后
出血量	量多，可导致休克	介于两者之间	量少
出血次数	次数频繁	介于两者之间	次数少

3. 辅助检查

（1）超声检查：是最安全、有效的首选检查，可清楚显示子宫壁、胎头、宫颈及胎盘的位置，确定前置胎盘的类型。

（2）阴道检查：阴道检查有可能扩大前置胎盘剥离面导致阴道大出血，危及生命，一般不主张采用。

4. 治疗要点 以抑制宫缩、止血、纠正贫血及防治感染为原则。

（1）期待疗法：适用于妊娠＜34周、胎儿体重＜2000g、胎儿存活、阴道流血量不多及一般情况良好的孕妇。

（2）终止妊娠：适用于反复发生大量出血甚至休克者；妊娠36周以上者；妊娠34～36周者，发生胎儿窘迫，促胎肺成熟后；胎儿死亡或难以存活。剖宫产是目前处理前置胎盘的主要手段。

5. 护理措施

（1）终止妊娠孕妇的护理：开放静脉通路，配血，做好输血准备。抗休克的同时行术前准备。

（2）期待疗法孕妇的护理

①休息活动护理：绝对卧床休息，左侧卧位，阴道出血停止后可轻微活动。间断吸氧，每天3次，每次30分钟。禁止性生活，禁做阴道检查及肛查，减少刺激以免诱发出血。

②饮食护理：提供高蛋白、含铁丰富的食物。

③病情观察：严密监测并记录孕妇生命体征变化，观察阴道出血的量、颜色及出血时间。注意胎心变化，指导孕妇自测胎动。

④用药护理：遵医嘱给予铁剂、镇静药、止血药及抑制宫缩药物，必要时输血。

（3）预防产后出血和感染：胎儿娩出后应及时使用宫缩药，以防产后大出血。及时更换会阴垫，保持会阴部清洁、干燥。

<h1 align="center">第五节 胎盘早期剥离</h1>

妊娠20周后或分娩期，正常位置的胎盘在胎儿娩出前，部分或全部从子宫壁剥离，称为胎盘早期剥离，简称胎盘早剥。

1. 病因 ①妊娠期高血压疾病最常见。②宫腔内压力骤减如胎膜早破。③机械性因素如腹部

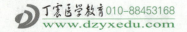 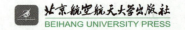

外伤、脐带缠绕。④高龄孕妇、经产妇、吸烟及子宫肌瘤等。

2．**病理**　主要病理改变是底蜕膜层出血并形成血肿，使胎盘自附着处分离。

3．**临床表现**　突发性持续性腹部疼痛，伴或不伴阴道出血。其严重程度与剥离面大小及剥离的位置有关，可分为轻型和重型（表 4-16）。

表4-16　胎盘早剥的分型

	轻　型	重　型
发病时间	分娩期	妊娠中、晚期
剥离面积	<1/3	≥1/3
腹　痛	无或轻微	突发持续性腹痛、腰酸及腰痛
出血类型	外出血	内出血
阴道出血	量多，色暗红，贫血不显著	量少或无，贫血程度与外出血量不符
腹部检查	子宫软，压痛不明显	子宫硬如板状，压痛明显，子宫大于孕周，胎位触不清

4．**辅助检查**

（1）超声检查：胎盘与子宫壁之间有液性低回声区，提示胎盘后血肿。

（2）实验室检查：主要了解贫血程度及凝血功能，防止发生 DIC 和产后出血。重型应检查肾功能和二氧化碳结合力。

5．**治疗要点**　以纠正休克、及时终止妊娠、防治并发症为原则。

（1）纠正休克：迅速建立静脉通道，补充血容量，改善血液循环。

（2）及时终止妊娠：重型胎盘早剥患者一旦确诊，应及时终止妊娠。轻型患者如无胎儿宫内窘迫，短时间可结束分娩者，可经阴道分娩；重型患者采用剖宫产。胎儿分娩后，立即注射宫缩药物，按摩子宫促进子宫收缩，预防产后出血。发现子宫胎盘卒中，经按摩子宫和注射宫缩药物无效，应做好切除子宫的准备。

6．**护理措施**

（1）纠正休克和凝血功能障碍。

（2）病情观察：严密观察病情变化，预防并发症。皮下、黏膜或注射部位出血、子宫出血不凝，提示凝血功能障碍。尿少或无尿提示急性肾衰竭。

（3）避免长时间仰卧位、腹部外伤或行外倒转术纠正胎位等诱因。

第六节　早　产

早产指妊娠满 28 周至不足 37 周之间分娩者或新生儿出生体重 1000 ～ 2499 克。

1．**病因**

（1）孕妇因素：孕妇合并子宫畸形、急慢性疾病、妊娠并发症、不良行为及精神刺激等。

（2）胎儿及胎盘因素：胎膜早破、绒毛膜羊膜炎最常见。此外，前置胎盘、胎盘早剥、胎儿畸形、羊水过多及多胎妊娠等也可致早产。

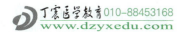
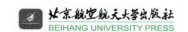

2. **临床表现**　孕妇有晚期流产或早产史,此次妊娠满28周至37周前出现较规则宫缩,间隔5～6分钟,每次宫缩达到30秒以上,出现先兆早产或早产临产。

3. **治疗要点**

(1) 继续妊娠:先兆早产,胎儿存活,无明显畸形,若无胎儿窘迫及胎膜早破,通过休息和药物治疗控制宫缩,可明显延长孕周。常用的抑制宫缩药物有 β_2 肾上腺素受体激动剂(利托君)、硫酸镁、钙通道阻滞剂(硝苯地平)及前列腺素合成酶抑制剂(吲哚美辛)。

(2) 终止妊娠:早产临产,胎膜已破,早产不可避免,应尽量预防新生儿合并症,提高早产儿存活率。

(3) 促进胎肺成熟:孕34周以内,应用糖皮质激素促进胎儿肺成熟。

4. **护理措施**

(1) 预防早产:做好孕期保健,避免诱发宫缩的活动,禁止抬重物及性生活。保持情绪平静,加强营养,应多采取左侧卧位休息,慎做肛查及阴道检查。

(2) 休息活动护理:宫缩较频繁,但无宫颈改变,不必卧床和住院,只需要减少活动、避免长时间站立;宫颈已有改变的先兆早产者,应住院并卧床休息;早产临产者,应绝对卧床休息。

(3) 用药护理:β肾上腺素受体激动剂的主要不良反应是心率增快、血糖升高、水钠潴留、血钾降低等,严重者可出现肺水肿,孕妇心率＞120次/分应减慢输液速度;＞140次/分应停药。吲哚美辛可促进动脉导管关闭,还可抑制胎尿形成,仅可在32周前短时间(1周内)选用。未足月胎膜早破者,必须预防性使用抗生素。

(4) 预防新生儿合并症:每天进行胎心监护,教会孕妇自数胎动。

(5) 分娩护理:尽早决定合理的分娩方式。产程中给产妇吸氧,慎用镇静药,避免新生儿呼吸抑制。经阴道分娩者,缩短第二产程。做好早产儿保暖和复苏准备。

第七节　过期妊娠

平时月经规律,妊娠达到或超过42周(≥294天)尚未分娩者为过期妊娠,是胎儿宫内窘迫、胎粪吸入综合征、新生儿窒息、成熟障碍综合征、巨大儿及难产等的重要原因。

1. **病因**　①雌、孕激素比例失调。②子宫收缩刺激机制反射减弱,如头盆不对称、胎儿过大及胎位异常等。③胎儿畸形。④遗传因素。

2. **病理**

(1) 胎盘及胎儿:①胎盘功能正常,仅重量略有增加,维持胎儿正常生长,部分发育成巨大儿。②胎盘功能减退,胎儿发育停滞,出现胎儿过熟综合征,生长受限。

(2) 羊水:迅速减少,污染率明显增高。

3. **辅助检查**

(1) 胎动计数:12小时＜10次或逐日下降50%,提示胎儿宫内缺氧。

(2) 胎心监护:NST(无应激试验)无反应,OCT试验(缩宫素激惹试验)多次反复出现晚期减速,提示胎盘功能减退。

(3) B超检查:观察胎盘成熟度、羊水量及胎儿宫内情况。

(4) 羊膜镜检查:观察羊水颜色,了解有无胎粪污染。

4. **治疗与护理措施**

(1) 加强产前检查,准确核实预产期,妊娠41周后应考虑终止妊娠,避免过期妊娠。确诊过期妊娠者应根据胎儿安危状况、胎儿大小及宫颈成熟度选择恰当的分娩方式。

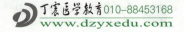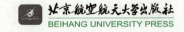

（2）预防并发症：①协助孕妇左侧卧位，吸氧，监测胎心。②协助医生终止妊娠，发现胎心异常或羊水浑浊及时报告，做好剖宫产及抢救新生儿窒息的准备。

第八节 羊水量异常

一、羊水量过多

妊娠期间羊水量超过 2000ml，称为羊水过多。

1. **病因** ①胎儿疾病，如胎儿畸形（神经系统和消化道畸形最多见）、胎儿肿瘤、代谢性疾病等。②多胎妊娠。③脐带胎盘病变。④妊娠合并症，如妊娠期糖尿病、母儿血型不合、妊娠期高血压疾病及严重贫血等。⑤特发性羊水过多。

2. **临床表现** 一般羊水量超过 3000ml 才出现症状。

（1）急性羊水过多：多发生在妊娠 20～24 周。因羊水量急剧增多，子宫迅速增大，孕妇出现呼吸困难、不能平卧只能侧卧、下肢水肿等压迫症状。查体可见子宫明显大于妊娠周数，胎位不清，胎心遥远或听不清。

（2）慢性羊水过多：常见于妊娠晚期，羊水在数周内缓慢增多，压迫症状较轻。

3. **辅助检查** B 超检查显示羊水最大暗区垂直深度≥8cm，羊水指数≥25cm，即可诊断为羊水过多。羊水指数是以脐为中心的四个象限，各象限最大羊水暗区垂直径之和。

4. **治疗要点**

（1）羊水过多合并胎儿畸形：及时终止妊娠。

（2）羊水过多合并正常胎儿：应寻找病因，积极治疗母体疾病。

①症状严重者（胎龄不足 37 周）穿刺放羊水，严格执行无菌操作。放羊水时避免速度过快，每小时约 500ml，一次不超过 1500ml。放羊水后腹部放置沙袋或腹带包扎，以防腹压骤降而发生休克。

②羊水反复增多、症状严重者，若妊娠≥34 周且胎肺成熟，可终止妊娠。如胎肺未成熟，可用地塞米松促胎肺成熟，24～48 小时后再考虑引产。

5. **护理措施**

（1）一般护理：取左侧卧位，抬高下肢，减少增加腹压的动作，以免胎膜早破。

（2）防治并发症：密切观察生命体征，胎心、胎动及宫缩情况。一旦破膜抬高臀部，取头低足高位，防止羊水流出过多或脐带脱垂。

6. **健康教育** 确诊孕妇应定期随访，每 1～2 周做一次 B 超检查，每 2 周做一次无应激试验。

二、羊水量过少

妊娠晚期至足月时羊水量少于 300ml，称为羊水过少。

1. **病因** ①胎儿畸形，以泌尿系统畸形多见。②胎盘功能减退。③羊膜病变。④母体因素。⑤胎膜早破。

2. **临床表现** 临床症状多不典型。妊娠早期易发生胎膜、胎体粘连。妊娠中、晚期易发生肌肉骨骼畸形。

3. **辅助检查** 妊娠晚期羊水最大暗区垂直深度≤2cm 为羊水过少，≤1cm 为严重羊水过少。

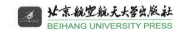

羊水指数≤5cm为羊水过少，≤8cm为羊水偏少。

4. 治疗要点

（1）羊水过少合并胎儿畸形：应尽早终止妊娠。

（2）羊水过少合并正常胎儿：寻找病因，增加补液量，改善胎盘功能，抗感染。妊娠足月，胎儿可存活者，应尽快终止妊娠。

5. 护理措施

（1）一般护理：取左侧卧位，指导孕妇自我检测的方法。

（2）病情观察：密切观察孕妇和胎儿情况，B超动态监测羊水量。出生后胎儿应全面评估、识别畸形。

（3）治疗护理：终止妊娠者做好阴道助产或剖宫产准备。羊膜腔灌注者严格执行无菌操作，遵医嘱抗感染。

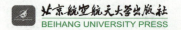

第 8 章　妊娠期合并症

第一节　心脏病

妊娠期、分娩期及产褥期均可使心脏病患者的心脏负担加重而诱发心力衰竭。妊娠 32 ～ 34 周、分娩期及产后 3 天是心脏负担最重的时间，极易诱发心力衰竭和心律失常。

1. 心脏病与妊娠的相互影响

（1）妊娠期对心脏病的影响：妊娠 6 周后血容量逐渐增加，至 32 ～ 34 周达高峰，心排血量增加，心率增快，易导致心力衰竭。

（2）分娩期对心脏病的影响：产妇血流动力学变化最显著，热量及氧消耗增加，是心脏负担最重的时期（表 4-17）。

（3）产褥期对心脏病的影响：产后 3 天内，子宫收缩使大量血液进入体循环，妊娠期组织间隙内潴留的大量液体也回到体循环，仍应警惕心力衰竭的发生。

（4）心脏病对妊娠的影响：心脏病不影响受孕。但心功能不全者早产、流产、宫内发育迟缓、胎儿宫内窘迫、胎死宫内及新生儿窒息的发生率明显增高。

表4-17　分娩期对心脏病的影响

产　程	血流动力学变化	对心脏病的影响
第一产程	宫缩使血液挤入周围循环，增加外周阻力和回心血量，增加心排血量	加重心脏负担
第二产程	宫缩加强，产妇屏气，腹压升高，能使内脏血液涌入心脏，肺循环压力增加	心脏负担最重，最易发生心力衰竭
第三产程	胎儿娩出后，腹压骤减，大量血液流向内脏，回心血量急剧减少；胎盘娩出后，胎盘循环停止，子宫进一步收缩使大量血液进入体循环，回心血量急剧增加	易发生心力衰竭

2. 临床表现

（1）症状：多于妊娠前已诊断器质性心脏病。常表现为胸闷、气短、心悸、头晕等。左心衰竭最早出现劳累后心悸，以呼吸困难为主要症状。右心衰竭以体循环淤血引起的消化道症状最常见。

（2）体征：发绀，水肿，颈静脉怒张，心脏听诊有舒张期Ⅱ级以上或粗糙全收缩期Ⅲ级以上杂音。夜间不能平卧，端坐呼吸，休息时心率＞ 110 次 / 分，呼吸＞ 20 次 / 分，肺底有少量持续性湿啰音。

（3）心功能分级：参见第 2 部分内科护理学循环系统疾病心力衰竭的相关内容。

3. 辅助检查　心电图显示严重心律失常，X 线检查显示心脏显著扩大，超声心动图显示心肌肥厚、瓣膜运动异常或心内结构畸形。

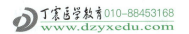
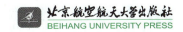

4. 治疗与护理措施

（1）孕前咨询：主要根据心功能级别、心脏病种类、病变程度等决定能否妊娠。心功能Ⅰ～Ⅱ级、既往无心力衰竭史者可以妊娠；心功能Ⅲ～Ⅳ级、既往有心衰史、肺动脉高压、先心病、严重心律失常、年龄 35 岁以上等，妊娠期极易发生心力衰竭，不宜妊娠。

（2）妊娠期

①加强孕期保健：不宜妊娠者，应于妊娠 12 周前行人工流产，12 周后终止妊娠的危险性大。继续妊娠者，定期产检，妊娠 20 周前每 2 周一次；妊娠 20 周后每周一次，重点评估心功能和胎儿情况，发现早期心力衰竭表现应立即住院。妊娠 36 ～ 38 周提前住院待产。

②休息活动护理：保证充分休息，每天至少 10 小时睡眠且中午休息 2 小时，取左侧卧位或半卧位，避免劳累和情绪激动。

③饮食护理：限制过度营养，以每月体重增加不超过 0.5kg，整个妊娠期不超过 12kg 为宜。摄取高蛋白、高维生素、低盐、低脂、富含矿物质的饮食。妊娠 16 周后限盐，＜ 5g/d，20 周后预防性应用铁剂。少食多餐，多食水果蔬菜，防止便秘。

④消除诱发因素：注意保暖，预防感染，纠正贫血，治疗心律失常和妊娠期高血压疾病。

⑤急性心力衰竭紧急处理：参见内科护理学第 3 章循环系统疾病的相关内容。

（3）分娩期：心功能Ⅰ～Ⅱ级、胎儿不大、胎位正常、宫颈条件良好者，可在严密监护下，给予阴道助产。心功能Ⅲ～Ⅳ级的初产妇或有产科指征者，均应择期行剖宫产，连续硬膜外阻滞麻醉。

①第一产程：专人护理，每 15 分钟监测生命体征，每 30 分钟听胎心。取左侧半卧位休息，吸氧。尽量减少肛查次数，以免诱发心力衰竭。保持外阴清洁，预防性应用抗生素。

②第二产程：尽量缩短第二产程，避免用力屏气，每 10 分钟监测生命体征及胎心。

③第三产程：胎儿娩出后，立即腹部放置沙袋 24 小时，以防腹压骤减诱发心力衰竭。按摩子宫同时注射缩宫素以减少出血，但禁用麦角新碱，以免静脉压升高。产房观察 4 小时。

（4）产褥期

①休息活动护理：产后 24 小时绝对卧床，半卧位或左侧卧位。在心脏功能允许的情况下，鼓励早期下床活动。

②病情观察：产后 72 小时严密观察生命体征，心功能Ⅰ～Ⅱ级者每 4 小时一次，心功能Ⅲ～Ⅳ级者每 2 小时一次。

③哺乳护理：心功能Ⅰ～Ⅱ级者，鼓励母乳喂养；心功能Ⅲ～Ⅳ者不宜哺乳，指导退乳及人工喂养的方法。

④预防感染：抗生素预防感染直至产后 1 周。保持外阴清洁，及时更换会阴垫，观察体温、伤口、子宫复旧和恶露变化。

⑤计划生育指导：心功能Ⅲ～Ⅳ级不宜妊娠者，剖宫产的同时行输卵管结扎术，或在产后 1 周行绝育手术。

⑥心功能Ⅰ～Ⅱ级者可在产后 10 天出院，心功能Ⅲ～Ⅳ者应该延迟出院时间。

第二节　病毒性肝炎

病毒性肝炎是由多种病毒引起的以肝脏病变为主的传染性疾病。乙型病毒性肝炎在妊娠期更容易进展为重型肝炎，是我国孕产妇死亡的主要原因之一。

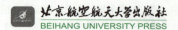

1．病毒性肝炎与妊娠的相互影响

（1）妊娠本身不增加对肝炎病毒的易感性，但因妊娠期基础代谢率高，营养物质消耗增多，肝内糖原储备降低，体内营养物质相对不足，蛋白质缺乏，使肝脏抗病能力降低。加之妊娠期大量雌激素需在肝内灭活，并妨碍肝脏对脂肪的转运和胆汁的排泄；胎儿代谢产物需经母体肝内解毒；分娩时体力消耗、缺氧，酸性代谢物质产生增多以及产后失血等因素使肝脏的负担增加，导致病毒性肝炎病情加重、复杂，诊断难度增加。

（2）垂直传播，胎儿可感染病毒性肝炎，可使早产机率增高，胎儿畸形率增加；可导致孕妇产后出血，晚期并发重度肝炎死亡率高。

2．辅助检查

（1）肝功能检查　血清中 ALT 增高。血清胆红素 > 17μmol/L。尿胆红素阳性、凝血酶原时间延长。

（2）血清病原学检测及意义

①甲型肝炎：检测血清中抗 HAV 抗体，发病第 1 周即可阳性，特异性高，有助于早期诊断。

②乙型肝炎：特异性标志为 HBsAg 阳性。

3．治疗与护理措施

（1）妊娠期

①一般护理：保证休息，避免体力劳动。给予优质蛋白、高维生素、富含糖类、低脂肪食物，保持大便通畅。

②定期检查：定期进行肝功能、肝炎病毒血清病原学标志物检查。

③用药护理：积极进行保肝治疗，避免应用可能损害肝的药物，注意预防感染，并遵医嘱应用广谱抗生素，以防感染诱发肝性脑病。有黄疸应立即住院，按重症肝炎处理。合并重型肝炎时积极防治肝性脑病，给予各种保肝药物，严格限制蛋白质摄入量，每日应 < 0.5g/kg。严禁肥皂水灌肠。应用肝素治疗时，观察有无出血倾向。

（2）分娩期

①一般护理：密切观察产程，避免不良刺激。

②预防 DIC：于分娩前 1 周应用维生素 K_1，观察产妇有无出血倾向。

③预防产后出血：缩短第二产程，可使用阴道助产。

④预防感染：应用广谱抗生素预防感染。

（3）产褥期

①病情观察：观察子宫收缩情况，可使用缩宫素预防产后出血。

②母乳喂养：新生儿于出生 12 小时内注射乙型肝炎免疫球蛋白和乙肝疫苗后，可接受 HBsAg 阳性母亲哺乳。不宜哺乳者，指导产妇退乳方法和人工喂养的知识与技能，可口服生麦芽冲剂或乳房外敷芒硝退乳，因雌激素对肝脏有损害，所以不宜用于退乳。

第三节　糖尿病

妊娠合并糖尿病可分为两种类型：①糖尿病合并妊娠，即已确诊糖尿病的基础上合并妊娠。②妊娠期糖尿病，即妊娠前糖代谢正常，妊娠期首次出现糖尿病。

1．糖尿病与妊娠的相互影响　见表4-18。

2．辅助检查

（1）血糖测定：2 次或 2 次以上空腹血糖 ≥ 5.8mmol/L（105mg/dl）即诊断为糖尿病。

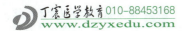
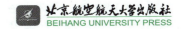

（2）糖筛查试验：常在妊娠24～28周用于筛查妊娠期糖尿病。方法为50g葡萄糖溶于200ml水中，5分钟内口服完，服后1小时测血糖≥7.8mmol/L（140mg/dl）为异常。

（3）75g葡萄糖耐量试验（OGTT）：4次测量值中2项或2项以上达到或超过正常值为妊娠期糖尿病，1项异常为糖耐量受损。

表4-18　糖尿病与妊娠的相互影响

妊娠、分娩对糖尿病的影响	妊娠期	受孕率基本不受影响、易发生酮症酸中毒
	分娩期	易发生低血糖和诱发酮症酸中毒
	产褥期	易发生低血糖症
糖尿病对妊娠、分娩的影响	母体	易引起自然流产、妊娠期高血压疾病、感染、羊水过多、子宫收缩乏力、产程延长及产后出血
	胎儿	巨大儿、畸形儿、早产及胎儿生长受限，围生儿死亡率增高
	新生儿	新生儿呼吸窘迫综合征、新生儿低血糖、低钙血症及低镁血症

3. 治疗要点

（1）饮食控制：是糖尿病治疗的基础。

（2）药物治疗：多数孕妇经合理饮食控制和适当运动治疗，能控制血糖在满意范围。若血糖控制不理想，应用胰岛素调节血糖水平。不宜使用口服降糖药治疗，防止对胎儿产生毒性反应。

（3）孕期母儿监护：加强产前检查，妊娠早期每周检查一次至10周，妊娠中期每两周检查一次，妊娠32周后每周检查一次，注意血糖变化、胎儿发育等。

（4）妊娠前糖尿病和需胰岛素治疗的妊娠期糖尿病孕妇，若血糖控制良好，可选择妊娠38～39周终止妊娠。有母儿并发症，血糖控制不满意者，应促进胎肺成熟，适时终止妊娠。

4. 护理措施

（1）妊娠期

①加强孕妇监护，预防感染。

②控制饮食，适量运动。

③遵医嘱准确使用胰岛素，防止低血糖反应。指导孕妇掌握胰岛素的用法。

（2）分娩期

①陪伴分娩，加强心理支持，鼓励进食，保证充足热量。

②严密监测产程进展和胎儿情况，促进产程进展，控制产程时间不超过12小时。及时调整胰岛素用量，预防低血糖。

③遵医嘱在胎肩娩出时注射宫缩药，如缩宫素或麦角新碱，预防产后出血。做好术前准备，助产器械准备和新生儿抢救准备。

（3）产褥期

①产后遵医嘱调整胰岛素用量并监测血糖变化。分娩后24小时内胰岛素减至原用量的1/2，48小时减少到原用量的1/3。

②注意观察产妇有无疲乏、心慌、出冷汗、脉速、恶心、呕吐等低血糖表现。一旦发生，及时通知医生，并给予口服糖水或静脉注射5%葡萄糖。

③注意子宫收缩和恶露情况，遵医嘱适当应用抗生素，预防感染。

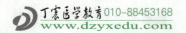
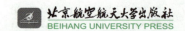

④接受胰岛素治疗的产妇鼓励母乳喂养，按需哺乳。

⑤无论体重大小，都应按早产儿护理，注意保暖、吸氧。

⑥出生后取脐血测血糖，30 分钟后定时喂 25% 葡萄糖溶液，预防新生儿低血糖的发生。

⑦糖尿病产妇产后应使用避孕套或输卵管结扎术长期避孕，不宜使用避孕药和宫内节育器。

第四节　贫　血

贫血是妊娠期常见的合并症，以缺铁性贫血最常见。

1. 贫血与妊娠的相互影响

（1）对母体的影响：妊娠可使原有贫血加重，而贫血易导致孕妇发生贫血性心脏病、产后出血、产褥感染等并发症。

（2）对胎儿的影响：母体过度缺铁时，造成胎盘供氧和营养不足而致胎儿发育受限、胎儿宫内窘迫、早产，甚至死胎。

2. 辅助检查

（1）血常规检查：呈小细胞低色素性贫血，血红蛋白 < 100g/L，血细胞比容 < 0.30 或红细胞计数 < 3.5×10^{12}/L，可诊断为妊娠期贫血。

（2）血清铁测定：能更敏锐地反映缺铁状况，血清铁 < 6.5μmol/L 即可诊断缺铁性贫血。

3. 治疗要点　轻度贫血应调整饮食，或给予硫酸亚铁或琥珀酸亚铁口服，同服维生素以促进铁的吸收。重度贫血如血红蛋白 ≤ 60g/L，接近预产期或短期内需行剖宫产者，应多次少量输红细胞悬液或全血，警惕发生急性左心衰竭。

4. 护理措施

（1）妊娠期　增加营养，多摄入高蛋白、富含铁和维生素 C 的食物，如瘦肉、动物肝、蛋类及绿叶蔬菜。妊娠 4 个月后，遵医嘱正确服用铁剂。避免同时饮用浓茶、咖啡、牛奶，因其影响铁的吸收。

（2）分娩及产褥期

①中、重度贫血孕妇临产前遵医嘱应用止血药，如维生素 K_1、卡巴克络等，备好新鲜血和新生儿急救的物品。

②严密观察产程进展，监测母儿状态，必要时第二产程行阴道助产。胎肩娩出后，及时使用宫缩药，防止产后出血。给予广谱抗生素预防感染。

③极度贫血或有严重并发症者不宜哺乳，应指导退奶。

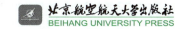

第9章　异常分娩

第一节　产力异常

1. 病因

（1）子宫收缩乏力：多与头盆不称或胎位异常、子宫因素、精神因素、内分泌失调、药物影响等因素有关。

（2）子宫收缩过强：主要原因有经产妇软产道阻力小、使用宫缩药不当、精神过度紧张、极度疲劳、胎膜早破、过多粗暴的阴道检查及宫腔操作刺激等。

2. 临床表现

（1）协调性宫缩乏力（低张性子宫收缩乏力）：是最常见的产力异常类型。子宫收缩具有正常的节律性、对称性和极性，但子宫收缩力弱，持续时间短，间歇期长且不规律。多属继发性宫缩乏力，常见于第一产程活跃期后期或第二产程时宫缩减弱。

（2）不协调性宫缩乏力：子宫收缩的极性倒置，宫缩来自子宫下段某处或宫体多处，频率高，节律不协调，属无效宫缩。

（3）协调性子宫收缩过强：子宫收缩的节律性、对称性和极性均正常，但子宫收缩力过强、过频。总产程＜3小时称为急产，常见于经产妇。

（4）不协调性子宫收缩过强

①强直性子宫收缩：子宫强烈收缩，宫缩间歇期短或无间歇。产妇烦躁不安，持续性腹痛，拒按。胎位触不清，胎心听不清，可有先兆子宫破裂征象。

②子宫痉挛性狭窄环：子宫局部平滑肌呈痉挛性不协调性收缩形成环状狭窄，持续不放松。可发生在宫颈、宫体的任何部分（胎儿较细的部位，以胎颈、胎腰多见），多在子宫上下段交界处，阴道检查可触及不随宫缩上升的狭窄环。

（5）产程曲线异常：宫缩乏力导致的产程曲线异常包括8种类型（表4-19）。

表4-19　产程曲线异常的常见类型

类　型	特　点
潜伏期延长	潜伏期（规律宫缩开始至宫口开大3cm）超过16小时
活跃期延长	活跃期（宫口开大3cm开始至宫口开全）超过8小时
活跃期停滞	进入活跃期后，宫口不再扩张超过2小时
第二产程延长	第二产程初产妇超过2小时、经产妇超过1小时尚未分娩
第二产程停滞	第二产程达1小时胎头下降无进展

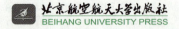
北京航空航天大学出版社
BEIHANG UNIVERSITY PRESS

（续　表）

类　型	特　点
胎头下降延缓	活跃期晚期至宫口扩张9～10cm的，胎头下降速度，初产妇<1cm/h，经产妇<2cm/h
胎头下降停滞	活跃期晚期胎头停留在原处不下降超过1小时
滞　产	总产程超过24小时

3. 对母儿的影响

（1）子宫收缩乏力：产程延长，易引起产后出血、生殖道瘘、产褥感染、胎儿窘迫，甚至胎死宫内、新生儿窒息等。

（2）子宫收缩过强：造成初产妇软产道撕裂伤、子宫破裂、产褥感染、胎儿窘迫、新生儿窒息及新生儿颅内出血等。

4. 治疗与护理措施

（1）协调性宫缩乏力

①有明显头盆不称和胎位异常者，应及时行剖宫产术。

②估计能经阴道分娩者，应加强宫缩，人工破膜，静脉滴注缩宫素。缩宫素适用于协调性宫缩乏力、宫口扩张≥3cm、胎心良好、胎位正常、头盆相称者。用药的原则是以最小浓度获得最佳宫缩。缩宫素2.5U加入0.9%氯化钠溶液500ml内，每滴含缩宫素0.33mU，从4～5滴/分（1～2mU/min）开始，根据宫缩强弱进行调整，调整间隔15～30分钟，每次增加4～5滴/分，最快给药速度不超过60滴/分，使宫腔内压力达到60mmHg，宫缩间隔2～3分钟，持续40～60秒。若10分钟内宫缩≥5次、每次宫缩>1分钟或胎心率异常，应立即停用缩宫素。

③密切监测胎心、宫缩情况及产程进展，做好阴道助产和剖宫产准备。宫口扩张缓慢、宫颈水肿者，可加用地西泮。

④第二产程双顶径通过坐骨棘平面后，可给予阴道助产。

⑤第三产程应预防产后出血。

（2）不协调性宫缩乏力：处理原则是调节子宫收缩，恢复正常宫缩的节律性和极性。给予镇静药哌替啶、吗啡肌内注射或地西泮静脉注射，使宫缩恢复为协调性宫缩，严禁使用缩宫素。不协调性宫缩未能纠正，出现胎儿宫内窘迫或病理性缩复环者，应行剖宫产。

（3）协调性宫缩过强：以预防为主，慎用宫缩药及其他促进宫缩的方法，提前做好急产后的抢救准备。

（4）不协调性宫缩过强：立即停用缩宫素，停止阴道内操作。给予镇静药和宫缩抑制药，常用25%硫酸镁缓慢静脉注射。若仍不缓解或出现胎儿宫内窘迫，应立即行剖宫产术。

（5）预防急产：有急产史的产妇应提前2周住院待产，住院后不宜远离病房或独自行动。

（6）产后处理：产后及时检查软产道和新生儿。急产者应严格消毒后结扎脐带、缝合裂伤。新生儿遵医嘱给予维生素K_1，预防颅内出血。

第二节　产道异常

产道异常包括骨产道异常及软产道异常，临床上以骨产道异常多见。产道异常可使胎儿娩出受阻。

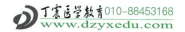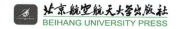

1. 临床表现

（1）骨盆入口平面狭窄：常见于扁平骨盆，以骨盆入口平面前后径狭窄为主，导致妊娠末期或临产后胎头衔接受阻，不能衔接。骨盆绝对性狭窄，常发生梗阻性难产，可出现病理缩复环，甚至子宫破裂。

（2）中骨盆平面狭窄：若中骨盆平面狭窄合并出口平面狭窄，称为漏斗骨盆。

（3）三个平面均狭窄（均小骨盆）：骨盆各平面径线均＜平均值 2cm 或以上。

（4）畸形骨盆：骨盆形态异常，失去对称性，如骨软化症骨盆和偏斜骨盆，较少见。

（5）软产道异常：软产道包括子宫下段、宫颈、阴道及外阴。

2. 护理措施

（1）观察产程情况：产程开始就进展缓慢，且伴有胎先露衔接障碍，多为骨盆入口狭窄所致。产程开始正常，进入中期停滞，多为中骨盆狭窄所致。同时密切注意胎儿宫内状况。

（2）有明显头盆不称，不能阴道分娩者，做好剖宫产的准备。有轻度头盆不称，在严密监护下可以试产。试产中的护理要点为：专人守护，密切观察胎儿情况及产程进展。若胎儿窘迫、子宫先兆破裂或试产 2～4 小时胎头仍未入盆者停止试产，并做好剖宫产的术前准备。

（3）漏斗骨盆者遵医嘱做好阴道手术助产和剖宫产的术前准备。

（4）防治并发症：严密观察宫缩、胎心、羊水及产程进展，一旦出现胎儿窘迫征象，及时吸氧，取左侧卧位，通知医生并配合处理。产程中减少肛查及阴道检查。助产手术时严格执行无菌操作，保持外阴清洁、干燥。检查子宫复旧及恶露有无异常，遵医嘱应用抗生素。

（5）新生儿护理：胎头在产道压迫时间过长或经手术助产的新生儿，应按产伤处理，严密观察有无颅内出血或其他损伤的表现。

第三节　胎位、胎儿发育异常

一、胎位异常

分娩时除枕前位为正常胎位外，其余均为异常胎位。胎位异常是造成难产的原因之一。

1. 持续性枕后位、枕横位的临床表现　在分娩过程中，胎头枕骨持续不能转向前方，直至临产后仍位于母体骨盆后方或侧方，致分娩发生困难者，称为持续性枕后位或持续性枕横位。枕后位的产妇自觉肛门坠胀及排便感，致使宫口尚未开全时过早使用腹压，发生宫颈前唇水肿和产妇疲劳，影响产程进展使第二产程延长；常需手术助产，易发生软产道损伤，增加产后出血及感染的机会；由于第二产程延长，常出现胎儿窘迫和新生儿窒息，围生儿死亡率高。

2. 臀先露的临床表现　臀先露是最常见的异常胎位。表现为孕妇常感肋下或上腹部有圆而硬的胎头，由于胎臀不能紧贴子宫下段及宫颈，常导致子宫收缩乏力，产程延长。腹部检查可见子宫为纵椭圆形，在宫底部可触及硬而圆、有浮球感的胎头。

3. 治疗要点　定期产前检查，妊娠 30 周前顺其自然。胎位异常者于妊娠 30 周前多能自行转为头先露；30 周后仍不正者，可根据情况采取膝胸卧位进行胎位矫治。膝胸卧位时排空膀胱，松解裤带。若矫治失败，临产前提前 1 周住院，根据产妇及胎儿具体情况综合分析，以对产妇和胎儿造成最小的损伤为原则决定分娩方式。

二、胎儿发育异常

1. **巨大胎儿**　指出生体重 ≥ 4000g 者，多见于父母身材高大、孕妇患轻型糖尿病、过期妊娠等。临床表现为子宫增大过快，妊娠后期孕妇可出现呼吸困难、自觉腹痛等。

2. **胎儿畸形**　主要为脑积水和连体儿。脑积水指胎头颅腔内、脑室内外有大量脑脊液潴留，临床表现为明显头盆不称，若处理不及时可致子宫破裂。

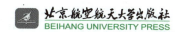

第 10 章　分娩期并发症

第一节　胎膜早破

胎膜早破指在临产前胎膜自然破裂,是常见的分娩期并发症。

1. **病因**　①营养因素。缺乏维生素 C、锌及铜等,使胎膜抗张能力下降。②下生殖道感染。③羊膜腔压力增高,如多胎妊娠、羊水过多、巨大儿等。④胎膜受力不均或发育不良。⑤宫颈内口松弛。⑥机械性刺激,如创伤或者晚期性交等。

2. **临床表现**　孕妇突感有较多液体自阴道流出,继而有少量间断性排出,咳嗽、打喷嚏、负重时流液增多,可无腹痛。肛诊将胎先露部上推,见阴道流液量增加。

3. **辅助检查**　①阴道液 pH $\geqslant$ 6.5。②阴道液涂片检查可见羊齿植物叶状结晶。③羊膜镜检查可直视胎先露,看不见前羊膜囊。④超声检查显示羊水量减少。

4. **治疗要点**

(1) 期待疗法:适用于妊娠 28 ～ 35 周胎膜早破且不伴感染者,密切观察产妇生命体征,经一般处理后,预防性使用抗生素和子宫收缩抑制药,给予糖皮质激素促进胎肺成熟。绝对卧床,防止感染,适时终止妊娠。注意胎儿宫内情况,避免不必要的肛查和阴道检查。

(2) 终止妊娠:妊娠 < 24 周发生胎膜早破者应终止妊娠。妊娠 35 周以上分娩发动且胎肺成熟,可自然分娩。若孕龄 < 37 周但已临产,或孕龄达 37 周,在破膜 12 小时后尚未临产者,应采取措施尽快终止妊娠。

5. **护理措施**

(1) 严密观察胎儿情况:监测胎心率的变化,嘱孕妇自数胎动。观察羊水,若混有胎粪,提示胎儿宫内缺氧,应立即给氧。

(2) 积极预防感染:保持外阴清洁,每天用 0.1% 苯扎溴铵冲洗会阴 2 次,勤换会阴垫和内衣裤。严密观察产妇的生命体征,及时发现感染征象。胎膜破裂超过 12 小时遵医嘱应用抗生素。

(3) 脐带脱垂的预防及护理:胎膜早破、胎先露未衔接者,绝对卧床休息,取左侧卧位并抬高臀部或取头低足高位,防止脐带脱垂引起胎儿缺氧或宫内窘迫。严密监测胎心变化,如有脐带先露或脐带脱垂,应在数分钟内终止妊娠。避免一切不必要的刺激,保持大便通畅,禁忌灌肠。

第二节　产后出血

产后出血指胎儿娩出后 24 小时内失血量超过 500ml,是分娩期严重并发症,在我国居产妇死亡原因的首位。

1. **病因**　①子宫收缩乏力是最常见的原因。②胎盘因素。胎盘滞留、胎盘粘连或植入、胎盘部分残留。③软产道损伤。④凝血功能障碍。

2. **临床表现**　主要表现为胎儿娩出后阴道出血及失血引起的休克、严重贫血等相应症状。产妇出现面色苍白、心慌、头晕、皮肤湿冷、脉搏细数及血压下降等。不同原因所致产后出血的临床表现和处理原则见表4-20。

3. **治疗要点**　针对出血原因，迅速止血。补充血容量，纠正失血性休克，防治感染。

表4-20　产后出血的临床表现及处理原则

出血原因	阴道出血特点	身体检查	处理原则
子宫收缩乏力	胎盘娩出后间歇性阴道流血，量较多	宫底升高，子宫质软、轮廓不清	按摩子宫，应用宫缩药
胎盘因素	胎儿娩出数分钟后，色暗红	胎盘、胎膜是否完整	及时取出胎盘，做好刮宫准备
软产道损伤	胎儿娩出后立即出现，色鲜红	宫颈、阴道及会阴处是否有裂伤	及时准确地修复缝合
凝血功能障碍	胎儿娩出后持续流血，血液不凝	全身多部位出血或有瘀斑	尽快输新鲜全血，补充血小板等

4. **护理措施**

（1）饮食护理：提供营养丰富、易消化饮食，多食富含铁、蛋白质和维生素的食物，少量多餐。

（2）预防产后出血

①妊娠期与分娩期：妊娠期定期产前检查，高危孕妇提前入院。第一产程密切观察产程进展，防止产程延长。第二产程正确使用腹压，适时、适度做会阴侧切，胎肩娩出后立即给予缩宫素，减少出血。第三产程胎盘未剥离前不可过早牵拉脐带或按压子宫。

②产褥期：2小时内严密监护，观察血压、脉搏、宫缩及阴道出血，预防休克。

（3）止血的护理：针对不同原因，迅速止血。宫腔纱布填塞适用于子宫松弛无力、虽经按摩及宫缩剂等处理仍无效者。24小时后取出纱布条，取出前应先使用宫缩药，并给予抗生素预防感染。由于宫腔内填塞纱布条可增加感染的机会，故只有在缺乏输血条件，病情危急时考虑使用。

（4）失血性休克的护理：积极纠正休克，补充血容量。若大量失血，及时输新鲜血或行扩容治疗。取平卧位，给予吸氧、保暖。严密观察产妇的意识状态、生命体征、尿量及皮肤情况。观察子宫收缩及会阴伤口情况，遵医嘱给予抗生素控制感染。

第三节　羊水栓塞

羊水栓塞指在分娩过程中羊水突然进入母体血液循环引起急性肺栓塞、过敏性休克、DIC、肾衰竭等一系列病理改变的严重分娩并发症。

1. **临床表现**　起病急骤、临床表现复杂是其特点。多发生于分娩过程中，尤其是胎儿娩出前后的短时间内。

（1）典型症状：常有烦躁不安、恶心、呕吐、气急等先兆症状，随之出现呛咳、呼吸困难、发绀，迅速出现休克或昏迷，严重者可在数分钟内迅速死亡。

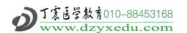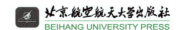

（2）不典型症状：部分产妇病情发展慢，症状隐匿，缺乏急性呼吸系统和循环系统症状或症状较轻。

（3）并发症：急性肺栓塞、休克、DIC、急性肾衰竭。

2．治疗要点

（1）紧急处理：一旦怀疑羊水栓塞，立刻抢救。抗过敏，抗休克，纠正呼吸、循环功能衰竭，改善低氧血症，防止 DIC 和肾衰竭的发生。

（2）产科处理：①若发生于胎儿娩出前，应积极改善呼吸、循环功能，防止 DIC，抢救休克，待病情好转后迅速结束分娩。②第一产程发病者，应立即考虑行剖宫产术结束分娩，以去除病因。③第二产程发病者可根据情况经阴道助产结束分娩。④若无法控制子宫出血可考虑同时行子宫切除术，以减少胎盘剥离面开放的血窦出血。⑤临产后出现羊水栓塞先兆，立即停用缩宫素。

3．护理措施

（1）预防护理：加强产前检查，严密观察产程，严格掌握破膜时间。

（2）对症护理：取半卧位，加压给氧，必要时行气管插管或气管切开，遵医嘱给予静脉补液和药物治疗。

（3）病情观察：监测产妇生命体征、产程进展、宫缩强度及胎儿情况。观察出血量、血凝情况，必要时做好子宫切除术的术前准备。

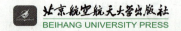
丁震医学教育 010-88453168
www.dzyxedu.com
北京航空航天大学出版社
BEIHANG UNIVERSITY PRESS

第 11 章　产后并发症

第一节　产褥感染

　　产褥感染是指产褥期生殖道受病原体侵袭，引起局部或全身的炎症变化。产褥病率是指分娩 24 小时以后的 10 天之内，用口表每天测量体温 4 次，间隔 4 小时，有 2 次≥38℃。产褥病率常由产褥感染引起，但也可由生殖道以外感染引起。产褥感染与产后出血、妊娠合并心脏病、严重的妊娠期高血压疾病成为导致孕产妇死亡的四大原因。

　　1. 病因

　　(1) 病原体：需氧性链球菌是外源性产褥感染的主要致病菌。其他包括大肠埃希菌、葡萄球菌、厌氧菌、支原体和衣原体等。

　　(2) 感染途径：①内源性感染。寄生于正常孕妇生殖道或其他部位的病原体，当出现感染诱因时可致病。②外源性感染。由外界的病原体侵入生殖道而引起的感染。常由被污染的衣物、用具、手术器械等途径感染。

　　(3) 诱发因素：任何削弱产妇防御能力的因素，如胎膜早破，羊膜腔感染，产前、产后出血，孕妇贫血等。

　　2. 临床表现　发热、疼痛、异常恶露是产褥感染的三大主要症状。轻者体温逐渐上升，达 38℃ 左右。重者体温可达 39℃ 以上，伴有脉速、头痛、虚弱等全身中毒症状，甚至引起菌血症、脓毒症及中毒性休克。

　　(1) 急性外阴、阴道、宫颈炎：主要表现为会阴局部灼热、疼痛及坐位困难。检查可见局部创口红肿、硬结，脓性分泌物流出，压痛明显，甚至创口裂开，伴有低热。阴道、宫颈感染表现为黏膜充血、溃疡及脓性分泌物增多。

　　(2) 子宫感染：包括急性子宫内膜炎、子宫肌炎。其中，急性子宫内膜炎最常见。轻型者表现为恶露量多，浑浊有臭味，下腹疼痛，宫底压痛，子宫质软伴低热。重型者表现为寒战、高热、头痛，心率增快，白细胞增多，下腹压痛，恶露增多有臭味。

　　(3) 急性盆腔结缔组织炎、急性输卵管炎：产妇表现为高热、寒战、脉速、头痛等全身症状，子宫复旧差，出现单侧或双侧下腹部疼痛和压痛。

　　(4) 急性盆腔腹膜炎及弥漫性腹膜炎：全身中毒症状明显，出现高热、恶心、呕吐、腹胀，查体可见下腹部压痛、反跳痛。脓肿累及肠管与膀胱可有里急后重、腹泻和排尿困难。

　　(5) 血栓性静脉炎：来自胎盘剥离处的感染性栓子，经血行播散引起盆腔血栓性静脉炎，病变常呈单侧性。产后 1～2 周多见，表现为寒战、高热并反复发作，持续数周。

　　(6) 脓毒症及菌血症：感染血栓脱落进入血液循环所致，可并发感染性休克和严重全身症状，危及生命。

　　3. 治疗要点　支持疗法，加强营养，纠正水、电解质紊乱。清除感染灶，会阴伤口出现感染及时切开引流，清除宫腔残留物，及时应用抗生素。发生血栓静脉炎者，可加用肝素，并口服双香豆素、阿司匹林，也可用活血化瘀中药治疗。严重感染者应及时行子宫切除术。

4．护理措施

（1）采取半卧位，促进恶露引流，炎症局限，防止感染扩散。

（2）遵医嘱正确应用抗生素。

（3）严密监测生命体征，做好病情观察与记录。

（4）进食高热量、高蛋白、高维生素、易消化的食物，提高机体抵抗力。

（5）保持会阴清洁，及时更换会阴垫。

第二节　晚期产后出血

晚期产后出血是指分娩 24 小时后，在产褥期内发生的子宫大量出血。

1．病因　①胎盘、胎膜残留最常见。②蜕膜残留。③子宫胎盘附着面复旧不全。④感染。⑤剖宫产术后子宫切口裂开。⑥其他：产后子宫滋养细胞肿瘤、子宫黏膜下肌瘤等。

2．临床表现　以产后 1～2 周发病最常见。

（1）胎盘、胎膜残留者：表现为恶露持续时间延长，反复阴道出血或突然大量流血，妇科检查子宫大而软，宫口松弛，有时可触及残留组织，多发生于产后 10 天左右。

（2）子宫复旧不全者：表现为突然大量阴道流血，阴道及宫口有血块堵塞。

（3）术后切口裂开者：出现大量阴道流血，甚至休克。

（4）产妇可继发贫血，伴腹痛和发热；常合并感染，出现恶露增加并有臭味。产后出血与晚期产后出血鉴别见表 4-21。

表4-21　产后出血与晚期产后出血鉴别

	产后出血	晚期产后出血
出血时间	胎儿娩出24小时内	分娩24小时后，产后1～2周最常见
主要病因	子宫收缩乏力	胎盘、胎膜残留
发　热	少	多
体　征	不同原因，不同体征	子宫增大、变软，宫口松弛

3．治疗要点　针对晚期产后出血的原因进行治疗，以止血、抢救休克、预防感染为治疗原则。疑有宫内残留或胎盘附着部位复旧不全者，静脉输液、备血并给予刮宫，操作应轻柔，以防子宫穿孔。刮出物应送病理检查。密切观察病情变化，若大量阴道出血，可做开腹探查。

4．护理措施

（1）预防休克：仔细评估出血量及失血性休克表现，备好急救物品和药品，协助产妇平卧、保暖、给氧，给予补液、补血治疗，并协助医生止血。

（2）预防感染：各项操作严格无菌，做好外阴护理，定时监测体温，观察恶露，如有异常及时通知医生，遵医嘱应用抗生素。

第三节　产褥期抑郁症

产褥期妇女精神疾病的发病率明显高于其他时期，尤其以产后抑郁症较常见。

1．**病因**　病因不明。受社会因素、心理因素及妊娠因素影响。

2．**临床表现**　产褥期抑郁症的主要表现是抑郁，多在产后2周内发病，产后4～6周症状明显。主要表现为心情压抑、情绪淡漠，有时表现为孤独或伤心、流泪。或与丈夫及其他家庭成员关系不协调，对身边的人充满敌意。对生活缺乏信心，出现厌食、睡眠障碍，严重者出现绝望、自杀或杀婴倾向。

3．**治疗要点**　心理治疗为产后抑郁的主要治疗方法。中度抑郁症辅以药物治疗，首选5-羟色胺再吸收抑制剂，如盐酸帕罗西汀、盐酸舍曲林。

4．**护理措施**

（1）充分休息，保证足够的睡眠，入睡前喝热牛奶、洗热水澡。安排合理饮食，保证营养摄入。必要时陪伴。

（2）心理护理：使产妇感到被支持、尊重、理解，建立与他人良好的交流能力。护理人员应当具备温和、接受的态度，鼓励产妇宣泄、抒发自身感受，耐心倾听，做好疏通工作。让家人给予更多地关心与爱护，避免不良刺激。

（3）指导产妇与婴儿进行交流，参与照顾，培养产妇自信心。

（4）注意安全保护，防止产妇自杀、自伤等行为。

（5）药物治疗：是产后抑郁症的重要治疗手段，应在专科医生指导下正确应用，并注意观察药物疗效及不良反应。

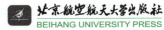

第12章 妇科护理病历

一、病史采集方法

护理评估是护理程序的基础，是指全面收集有关护理对象的资料，并加以整理、综合、判断的过程。妇产科护理评估可以通过观察、会谈、对护理对象进行身体检查、心理测试等方法获得护理对象生理、心理、社会、精神和文化等各方面的资料。

二、病史内容

1. **一般项目** 询问护理对象的姓名、年龄、婚姻、籍贯、职业、民族、教育程度、宗教信仰、家庭住址等，观察患者的入院方式。

2. **主诉** 了解患者就医的主要问题、主要症状（或体征）、出现的时间、持续时间和患者的应对方式。

3. **现病史** 围绕主诉了解发病的时间、发病的原因及可能的诱因、病情发展经过、就医经过、采取的护理措施及效果。

4. **月经史** 询问初潮年龄、月经周期、经期持续时间。了解经量多少、有无血块、经前期有无不适、有无痛经和疼痛部位、性质、程度、起始时间和消失时间，月经异常时，还应询问再前次月经起始日期。绝经后患者应询问绝经年龄、绝经后有无阴道出血、分泌物情况或其他不适。

5. **婚育史** 包括结婚年龄、婚次、男方健康情况、是否近亲结婚（直系血亲及3代旁系）、同居情况、双方性功能、性病史。生育情况包括足月产、早产、流产次数以及现存子女数，以4个阿拉伯数字顺序表示，可简写为：足－早－流－存，如足月产1次，无早产，流产1次，现存子女1人，可记录为1-0-1-1。也可以用孕×产×方式表示，可记录为孕2产1（G_2P_1）。

6. **既往史** 询问既往健康状况，曾患过何种疾病，特别是妇科疾病。同时应询问食物过敏史、药物过敏史。

7. **个人史** 询问患者的生活和居住情况、出生地和曾居住地区、个人特殊嗜好等。

8. **家族史** 了解患者的家庭成员身体状况，有无遗传性疾病以及可能与遗传有关的疾病。

三、身体评估

主要包括全身检查、腹部检查和盆腔检查。

1. **全身体格检查** 测量体温、脉搏、呼吸、血压、身高、体重;观察精神状态、全身发育、毛发分布、皮肤、淋巴结、头部器官、颈、乳房、心、肺、脊柱及四肢。

2. **腹部检查** 是妇产科体格检查的重要组成部分，应在盆腔检查前进行。

3. **盆腔检查** 盆腔检查为妇科特有的检查，又称为妇科检查，包括外阴、阴道、宫颈、宫体及双侧附件。

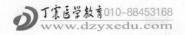
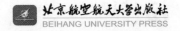

（1）基本要求

①检查前向患者做好解释工作，检查时仔细认真，动作轻柔。若有其他患者在场，应注意遮挡。

②除尿失禁患者外，检查前嘱咐患者排空膀胱，必要时先导尿排空膀胱。大便充盈者应在排便或灌肠后进行。

③每检查一人，应更换一块置于臀部下面的垫单（或塑料布、纸单）、无菌手套和检查器械，以避免感染或交叉感染。

④除尿瘘患者有时需取膝胸位外，一般妇科检查均取膀胱截石位。不宜搬动的危重患者不能上检查台，可在病床上检查。

⑤正常月经期应避免检查，若为阴道异常出血，则必须检查。检查前应先消毒外阴，以防发生感染。

⑥无性生活患者禁做阴道窥器检查和双合诊或三合诊检查，一般行直肠腹部诊。若确有检查必要时，应先征得患者及其家属同意后，方可用示指放入阴道扪诊，或行阴道窥器或双合诊检查。

⑦怀疑有盆腔内病变而腹壁肥厚、高度紧张不合作或无性生活史患者，若妇科检查不满意，可行 B 型超声检查。

⑧男性护士对患者进行妇科检查时，应有一名女性医护人员在场，以减轻患者紧张心理，并可避免发生不必要的误会。

（2）检查方法：一般按下列步骤进行

①外阴部检查：观察外阴发育、阴毛多少和分布情况（女性型或男性型），有无畸形、水肿、炎症、溃疡、赘生物或肿块。然后分开小阴唇，暴露阴道前庭、尿道口和阴道口，观察尿道口周围黏膜色泽及有无赘生物。检查时还应让患者用力向下屏气，观察有无阴道前壁或后壁膨出、子宫脱垂或尿失禁等情况。

②阴道窥器检查：根据患者阴道大小和阴道壁松弛情况，选用适当大小的阴道窥器。无性生活者未经本人同意，禁用阴道窥器检查。

③双合诊：为盆腔检查中最重要的项目。检查者一手两指或一指放入阴道内，另一手放在腹部配合检查，称双合诊检查。

④三合诊：经直肠、阴道、腹部联合检查，称三合诊。一手示指放入阴道，中指插入直肠，另一手放在腹部配合检查。

⑤直肠腹部诊：检查者一手示指伸入直肠，另一手在腹部配合检查，称直肠肛腹诊。一般适用于无性生活史、阴道闭锁、经期或有其他原因不宜行双合诊检查的患者。

四、心理社会评估

了解患者对疾病的反应、健康问题及医院环境的感知、精神心理状态等。

五、护理计划

1. **护理问题**　是对患者生命历程中所遇到的生理、心理、精神、社会和文化等方面问题的阐述，这些问题可以通过护理措施解决。

2. **护理措施**　护理措施是指护士为帮助患者达到预定目标所采取的具体护理活动。包括执行医嘱、缓解症状、促进舒适的护理措施，预防、减轻或消除病变反应的措施，用药指导和健康教育等。

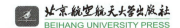

第13章　女性生殖系统炎症

第一节　概　述

1. **女性生殖系统自然防御功能**　女性生殖器的解剖特点和生理特点具有较完善的自然防御功能。

（1）**解剖特点**：大阴唇自然合拢，遮盖尿道口、阴道口。阴道前后壁紧贴，宫颈管"黏液栓"堵塞，输卵管纤毛的摆动及输卵管的蠕动，均有助于防止病原体入侵。

（2）**生理特点**：阴道上皮发生周期性的增生变厚及糖原含量增多，可维持阴道正常酸性环境（pH ≤ 4.5，多在 3.8 ～ 4.4），抑制弱碱性环境中繁殖的病原体，称为自净作用。同时，子宫内膜的周期性脱落也可消除宫腔感染。

但女性外阴与尿道、肛门相邻，易受污染。且外阴和阴道由于性交、分娩和宫腔操作，易受损伤和外界病原体感染。尤其在月经期、妊娠期、分娩期和产褥期，容易造成病原体的繁殖，引起生殖道的炎症。

2. **病原体**　多为混合感染，常见病原体为细菌，以化脓菌多见。其他病原体还包括原虫、真菌、病毒、螺旋体、衣原体等。

3. **传播途径**　①沿生殖器黏膜上行。②沿血液循环。③经淋巴系统。④直接蔓延。

第二节　外阴部炎症

一、外阴炎

1. **病因**　主要指外阴部皮肤与黏膜的炎症，常见于大、小阴唇。诱发因素主要有阴道分泌物、经血、尿液、粪便等刺激，不注意皮肤清洁，长期穿化纤内裤，月经垫通透性差，局部潮湿等。因此，诱因评估时应重点了解患者的卫生习惯。

2. **临床表现**　外阴皮肤瘙痒、疼痛、红肿、烧灼感，于活动、性交、排尿及排便时加重。慢性炎症可使皮肤增厚、粗糙、苔藓样变。

3. **治疗要点**　消除病因，保持局部清洁、干燥，应用抗生素。可用 0.1% 聚维酮碘或 1 ∶ 5000 高锰酸钾坐浴。高锰酸钾具有防腐、消毒、除臭及解毒作用，其治疗外阴炎的原理是通过氧化菌体的活性基团，发挥杀菌作用。坐浴后涂抗生素软膏或紫草油。

4. **护理措施**　可用 1 ∶ 5000 的高锰酸钾溶液坐浴，水温 40℃，每天 2 次，每次 15 ～ 30 分钟。会阴部浸没于溶液中，月经期停止坐浴。保持外阴清洁干燥，避免搔抓皮肤，禁止使用刺激性药物或肥皂擦洗。

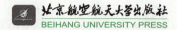丁震医学教育 010-88453168　www.dzyxedu.com　北京航空航天大学出版社 BEIHANG UNIVERSITY PRESS

二、前庭大腺炎

1. 病因　前庭大腺位于两侧大阴唇后部，开口于小阴唇与处女膜之间的沟内。在性交、流产、分娩或其他情况污染外阴部，炎症侵入腺管时可发生前庭大腺炎。腺管开口阻塞，脓液不能外流，易形成前庭大腺囊肿。多见于育龄妇女。

2. 临床表现　炎症多发于一侧，局部皮肤红肿、灼热、压痛明显。脓肿形成时，疼痛加剧，可触及波动感。囊肿多为单侧，也可为双侧，囊肿小时无明显自觉症状，囊肿大时可有外阴坠胀感或性交不适。

3. 治疗要点　根据病原体选择敏感抗生素控制感染。也可应用中药热敷或坐浴。脓肿形成时行切开引流并造口术是治疗前庭大腺囊肿最简单有效的方法。

4. 护理措施

（1）急性期卧床休息，局部保持清洁干燥，按医嘱应用镇痛药或抗生素。

（2）造口术后每天更换引流条。常规擦洗外阴，每天 2 次，伤口愈合后改坐浴，每天 2 次。

（3）注意外阴清洁卫生，月经期、产褥期禁止性交。纠正不良生活习惯，避免辛辣刺激性食物。

第三节　阴道炎症

一、滴虫阴道炎

1. 病因与发病机制　由阴道毛滴虫引起。滴虫适宜在 pH 为 5.2 ～ 6.6 的潮湿环境中生长。传播方式以性交直接传播为主，也可经浴池、浴巾、污染的器械等间接传播。

2. 临床表现　潜伏期为 4 ～ 28 天，多表现为大量稀薄泡沫状的阴道分泌物及外阴瘙痒。合并尿道感染可有尿频、尿痛，偶见血尿。阴道毛滴虫吞噬精子，可造成不孕。妇科检查见阴道黏膜充血，严重者有散在出血斑点，可累及宫颈而形成"草莓样"宫颈。

3. 辅助检查　检查滴虫最简单的方法是生理盐水悬滴法，属阴道分泌物检查，在阴道分泌物中找到滴虫即可确诊。

4. 治疗要点　切断传播途径，杀灭阴道毛滴虫，恢复阴道正常 pH 值。

（1）全身用药：甲硝唑连用 7 天。甲硝唑具有强大的抗厌氧菌和抗原虫的作用，是治疗阴道滴虫病的首选药，也可治疗厌氧菌、阿米巴原虫感染等。性伴侣应同时治疗，患者及性伴侣治愈前应避免无保护性生活。

（2）局部用药：每晚用酸性药液，如 1% 乳酸或 0.1% ～ 0.5% 醋酸溶液冲洗阴道，再用甲硝唑塞入阴道，连用 7 天。

5. 护理措施

（1）注意个人卫生，保持外阴清洁干燥，避免搔抓外阴部。内裤和洗涤用物煮沸消毒 5 ～ 10 分钟。治疗期间禁止性生活。

（2）取送检分泌物前不做双合诊，窥器不涂润滑剂，检查前 24 ～ 48 小时禁止性交、阴道灌洗或局部用药。

（3）指导患者遵医嘱正确用药，注意观察疗效和不良反应。甲硝唑应餐后服用，主要不良反应有消化道反应，如食欲缺乏、恶心、呕吐等。此外，偶见头痛、皮疹、白细胞减少等，一旦发现应停药。甲硝唑用药期间及停药 24 小时内禁酒。因甲硝唑可通过胎盘，妊娠 20 周前及哺乳期妇女禁用。

（4）滴虫性阴道炎常于月经后复发，因此治疗后检查滴虫阴性者，再于月经后复查 3 次阴道分泌物，均阴性者方为治愈。

二、外阴阴道假丝酵母菌病

1. **病因与发病机制**　由假丝酵母菌引起。酸性环境适宜假丝酵母菌生长，感染后阴道 pH 多为 4.0～4.7，通常＜4.5。对日光、干燥、紫外线及化学制剂的抵抗力强，但不耐热，加热至 60℃ 1 小时即死亡。假丝酵母菌为机会致病菌，内源性感染为主要传播途径，机体抵抗力降低和环境条件适宜时可发病。常见的诱发因素有：妊娠、肥胖、糖尿病、大量应用免疫抑制药及广谱抗生素、大量雌激素治疗、穿紧身化纤内裤等。

2. **临床表现**　主要表现为外阴瘙痒（奇痒）、灼痛、性交痛，伴尿频、尿痛。典型阴道分泌物呈白色稠厚凝乳状或豆渣样，妇科检查见外阴红斑、水肿，常伴抓痕，阴道黏膜、小阴唇内侧附有白色块状物，擦后露出红肿黏膜面。阴道分娩时新生儿易传染为鹅口疮。

3. **辅助检查**　可用生理盐水悬滴法，10%KOH 悬滴法或革兰染色检查分泌物中的芽胞和假菌丝。pH 测定＜4.5 为单纯感染，pH＞4.5 可能存在混合感染。

4. **治疗要点**　消除诱因，2%～4% 碳酸氢钠液冲洗阴道或坐浴。以局部药物治疗为主，可选用咪康唑栓剂、制霉菌素栓剂等阴道给药。

5. **护理措施**　基本同滴虫阴道炎。

（1）妊娠合并感染者禁口服，坚持局部用药，以 7 日疗法效果为佳。性伴侣无须常规治疗，但有症状男性应进行假丝酵母菌检查及治疗。

（2）养成良好的卫生习惯。保持外阴清洁，避免搔抓外阴局部皮肤。内裤应煮沸消毒，勤更换。

（3）阴道用药者应在晚上睡前，洗手后戴手套放置。

（4）假丝酵母菌阴道炎常在月经前复发，治疗后应在月经前复查阴道分泌物。

三、老年性阴道炎

1. **病因与发病机制**　多见于自然绝经妇女及卵巢去势后妇女，产后闭经或药物假绝经治疗等也可引起。雌激素水平低，阴道壁萎缩，黏膜变薄，上皮细胞糖原减少，阴道 pH 增高，达到 5.0～7.0，局部抵抗力降低，病菌易入侵繁殖。

2. **临床表现**　多表现为外阴灼热、瘙痒及阴道分泌物增多。阴道分泌物稀薄，淡黄色，严重呈脓血性白带。妇科检查可见阴道黏膜充血伴散在出血点，有时可见浅表溃疡。

3. **治疗要点**　治疗原则为补充雌激素，增加阴道抵抗力，应用抗生素抑制细菌生长。补充雌激素为主要的治疗方法，全身或局部用药。阴道局部应用抗生素甲硝唑或诺氟沙星。

4. **护理措施**

（1）注意保持外阴清洁，勤换内裤，穿纯棉内裤，减少刺激。

（2）可用 1% 乳酸液或 0.1%～0.5% 醋酸液冲洗阴道，抑制细菌生长。冲洗后阴道局部使用抗生素。

（3）对卵巢切除、放疗患者给予雌激素替代治疗指导。

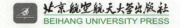

第四节　子宫颈炎症

1. **病因**　包括子宫颈阴道部炎症和子宫颈管黏膜炎症。以急性子宫颈管黏膜炎多见，若急性子宫颈炎未及时治疗或病原体持续存在，可发展为慢性子宫颈炎症。急性宫颈炎的主要病原体为淋病奈瑟菌、沙眼衣原体等，常见于性传播疾病的高危人群。慢性宫颈炎的病原体有葡萄球菌、链球菌、大肠埃希菌、淋菌或沙眼衣原体等。

2. **病理**

（1）宫颈糜烂：曾被认为是慢性子宫颈炎最常见的病理改变。但目前已明确子宫颈糜烂样改变只是一个临床征象，可为生理性改变，也可为病理性改变。根据糜烂面积的大小，可分为 3 度（表 4-22）。

表 4-22　宫颈糜烂的分度

分度	糜烂面积
轻度	糜烂面积小于整个宫颈面积的 1/3
中度	糜烂面积占整个宫颈面积的 1/3～2/3
重度	糜烂面积占整个宫颈面积的 2/3 以上

（2）宫颈肥大：长期炎症刺激导致宫颈组织充血、水肿、腺体及间质增生，宫颈肥大，但表面光滑，硬度增加。

（3）宫颈息肉：慢性炎症长期刺激使宫颈局部黏膜增生，并向子宫颈外口突出形成息肉。常为单个，也可为多个，色红质脆易出血。

（4）宫颈腺囊肿：多数为生理性变化，不需处理。

（5）宫颈黏膜炎。

3. **临床表现**　多数患者无症状。有症状者可表现为阴道分泌物增多，呈乳白色黏液状、淡黄色脓性或血性。妇科检查可见子宫颈充血、水肿、黏膜外翻，子宫颈管黏膜质脆，易出血。

4. **治疗要点**　急性子宫颈炎主要采取抗生素治疗。慢性子宫颈炎以局部治疗为主，物理治疗是最常用的有效治疗方法。糜烂样改变无症状者无须治疗，常规做细胞学检查即可。糜烂样改变伴有分泌物增多、乳头状增生或接触性出血者，可给予激光、冷冻、微波等物理治疗。

5. **护理措施**

（1）物理治疗护理

①治疗前做常规宫颈刮片检查，排除子宫颈癌。

②急性生殖器炎症者禁忌，避免炎症扩散。

③治疗时间以月经干净后 3～7 天为宜。

④物理治疗后创面恢复需要 3～4 周，病变较深者需要 6～8 周。

⑤每天清洗外阴 2 次，禁性交、盆浴和阴道冲洗 4～8 周。

⑥治疗后阴道分泌物增多，有大量黄水流出，1～2 周脱痂时可有少许出血。

⑦一般于两次月经干净后 3～7 天复查，注意有无子宫颈管狭窄。

（2）加强会阴部护理，保持外阴清洁干燥，给予高热量、高蛋白、高维生素饮食，适当休息。

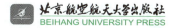

第五节　盆腔炎症

1. **病因**　外源性病原体主要为性传播疾病的病原体，如沙眼衣原体、淋病奈瑟菌等。内源性病原体主要为寄居于阴道内的微生物群，包括需氧菌（金黄色葡萄球菌等）及厌氧菌（脆弱类杆菌等）。高危因素有：①年龄，年轻妇女易发病。②不良性行为。③产后或流产后感染。④宫腔内手术操作后感染。⑤经期卫生不良。⑥感染性传播疾病。⑦邻近器官炎症蔓延。⑧盆腔炎性疾病再次急性发作。

2. **病理**　盆腔炎性疾病如未得到及时治疗，可转变为盆腔炎性疾病后遗症，即慢性盆腔炎。主要病理改变为组织破坏、广泛粘连、增生及瘢痕形成，导致输卵管阻塞、增粗、积水或输卵管卵巢肿块、囊肿。

3. **临床表现**

（1）急性盆腔炎性疾病：轻者无症状或症状轻微，多表现为持续性下腹痛、阴道分泌物增多，伴发热，活动或性交后加重。严重者出现寒战、高热、头痛、食欲缺乏，可有腹胀及腹膜刺激症状。盆腔检查可见阴道充血，大量脓性臭味分泌物，穹隆触痛明显，宫颈充血、水肿、举痛明显，宫体活动受限，附件区增厚，明显压痛。有脓肿形成时可触及包块且有波动感。

（2）盆腔炎性疾病后遗症：①全身症状不明显。②慢性盆腔痛，下腹部坠胀、隐痛及腰骶部酸痛，常在月经前后、劳累后、性交后加重。③输卵管粘连闭塞导致不孕或异位妊娠。④盆腔炎性疾病反复发作。

4. **治疗要点**　主要为经验性、广谱、及时及个体化的抗生素治疗，必要时手术治疗。

（1）如为厌氧菌感染，治疗首选甲硝唑，甲硝唑具有强大的抗厌氧菌和抗原虫的作用，是治疗阴道滴虫病的首选药，对阿米巴原虫也有杀灭作用。

（2）在盆腔炎性疾病诊断48小时内及时用药，可明显减少后遗症的发生。

（3）盆腔炎性疾病后遗症则应采取物理治疗、中药治疗、西药治疗及手术等综合性方案治疗。

5. **护理措施**

（1）急性期卧床休息，取半卧位，促进炎症局限。加强营养，给予高热量、高蛋白、高维生素的流食或半流食。避免不必要的盆腔检查。

（2）遵医嘱给予抗生素，必要时应用镇静、镇痛药。

（3）经期、孕期、产褥期加强个人卫生，经期避免性交，注意预防性传播疾病。

（4）抗生素治疗者应在72小时内随访，注意观察疗效。沙眼衣原体和淋病奈瑟菌感染者，可在治疗后4～6周复查病原体。

第六节　尖锐湿疣

1. **病因与传播途径**　尖锐湿疣是由人乳头瘤病毒感染引起的鳞状上皮增生性疣状病变。危险因素有：过早性交、多个性伴侣、免疫力低下、高性激素水平、吸烟等。主要经性交直接传播，也可通过污染的物品间接传播。

2. **临床表现**　潜伏期为3周～8个月，平均3个月。临床症状不明显，多以外阴赘生物就诊。初期为散在簇状增生的粉色或白色顶端尖锐的小乳头状疣，随着病情发展，可呈菜花状或鸡冠状。

3. **治疗要点**　尚无根除方法，主要采取局部药物治疗和物理治疗，改善症状和体征。局部药物治疗可外用0.5%足叶草毒素酊、三氯醋酸等。物理治疗包括微波、激光、冷冻、光动力等。干扰素

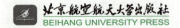

可作为辅助用药，具有抗病毒及调节免疫作用。病灶较大可行手术切除。

4. 护理措施

（1）保持外阴清洁卫生，杜绝混乱的性关系。及时消毒生活用物，预防交叉感染。

（2）尊重患者的人格、隐私，了解患者的思想顾虑，鼓励患者积极接受治疗。

第七节　淋　病

1. 病因与传播途径　淋病是由淋病奈瑟菌引起的泌尿生殖系统化脓性感染，也可导致眼、咽、直肠感染和散播性淋病奈瑟菌感染。人是淋病奈瑟菌的唯一天然宿主，因此，淋病患者和淋病奈瑟菌携带者是淋病主要传染源。成人主要通过性接触传染极少经间接传染。

2. 临床表现　潜伏期 1～10 天，平均 3～5 天，最初好发于子宫颈、尿道、前庭大腺等下泌尿生殖道，未经治疗，淋病奈瑟菌可上行感染引起子宫内膜炎、输卵管炎、输卵管积脓、盆腔腹膜炎、输卵管卵巢脓肿、盆腔脓肿等，导致淋菌性盆腔炎。若治疗不当，迁延不愈或反复发作，可导致不孕或输卵管妊娠。

3. 对妊娠、胎儿、及新生儿的影响

（1）对母体的影响：妊娠期任何阶段感染淋菌对妊娠预后均有不良影响。妊娠早期可致感染性流产和人工流产后感染；妊娠中晚期易发生绒毛膜羊膜炎、胎膜早破。分娩后产妇抵抗力低下，易发生产褥感染。

（2）对胎儿及新生儿的影响：易出现早产和胎儿宫内感染。新生儿在通过软产道时易感染淋菌，发生新生儿结膜炎、肺炎等，使围生儿死亡率增加。

4. 治疗要点　及时、足量、规范用药。首选第三代头孢菌素（如头孢曲松等）。部分淋病患者同时合并沙眼衣原体感染，可同时使用抗衣原体药物。妊娠期禁用喹诺酮类及四环类药物。

5. 护理措施

（1）急性期卧床休息，做好床边隔离，用过的物品要严格消毒，防止交叉感染。

（2）所有淋病娩出的新生儿应尽快使用红霉素眼膏，预防淋菌性眼炎。

（3）治疗期间严格禁止性交，性伴侣应同时治疗。

（4）尊重患者，给予其关心、安慰，解除顾虑，积极接受治疗。

第八节　梅　毒

1. 病因与传播途径　梅毒是由苍白密螺旋体引起的侵犯多系统的慢性性传播疾病。病变范围广泛，临床表现复杂，危害极大。主要通过性接触传播，未经治疗的患者在感染后 1 年内最具传染性。病期即使超过 4 年，仍可通过胎盘感染胎儿，为先天性梅毒。少数患者可因医源性途径、接触、哺乳等途径感染梅毒。

2. 临床表现　临床上获得性梅毒可分早期梅毒和晚期梅毒。早期梅毒包括一期梅毒、二期梅毒和早期潜伏梅毒；晚期梅毒包括三期梅毒和晚期潜伏梅毒，病程长。

（1）一期梅毒：一般无明显全身症状。

（2）二期梅毒：表现为皮肤黏膜损害。皮肤梅毒疹为典型表现。

（3）三期梅毒：表现为永久性皮肤黏膜损害，可侵犯多种组织器官，严重可危及生命。

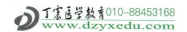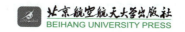

3．对胎儿及婴幼儿的影响　患梅毒孕妇能通过胎盘将螺旋体传给胎儿，引起晚期流产、早产、死产。先天梅毒儿早期表现有皮疹、鼻炎、肝脾肿大等；晚期表现为楔状齿、鞍鼻、骨膜炎、神经性耳聋等，病死率及致残率高。

4．治疗要点　以青霉素治疗为主，足量、规范用药。

5．护理措施

（1）建议所有孕妇在初次产科检查时做梅毒血清学筛查，确诊患者应积极配合治疗。

（2）治疗期间严格禁止性交，性伴侣应同时治疗。

（3）经充分治疗后，应随访2～3年，第一年每3个月复查一次，以后每半年复查一次。治疗失败或再感染，应加倍治疗剂量，并同时行脑脊液检查，观察有无神经性梅毒。

（4）尊重患者，帮助其建立治愈的信心和生活的勇气。

第九节　获得性免疫缺陷综合征

获得性免疫缺陷综合征（艾滋病）是由人免疫缺陷病毒（HIV）所引起的以免疫功能严重损害为特征的慢性传染病。

1．病因与传播途径

（1）传染源为HIV感染者和艾滋病患者。

（2）传播途径

①性接触传播：为主要的传播途径，同性、异性性接触均可传播。

②血液传播：共用针具静脉吸毒、输入被HIV污染的血制品及介入医疗操作等。

③母婴传播：通过胎盘、阴道分娩、产后血性分泌物和哺乳等传播。

（3）易感人群：人群普遍易感，高危人群有男性同性恋、多位性伴侣、静脉用药成瘾者及多次接受输血或血制品者。

2．临床表现　潜伏期持续时间变化较大，数月至十数年不等，平均约8年左右。感染早期常无明显异常，或仅有全身淋巴结肿大，常因机会性感染及肿瘤而发展成为艾滋病。无症状感染期。

（1）分期

①急性感染期：初次感染2～4周，以发热最常见，可伴全身不适、头痛、畏食、肌肉关节疼痛及淋巴结肿大等病毒血症和免疫系统急性损伤所产生的症状，持续1～3周后缓解。

②无症状感染期：一般持续6～8年，此期HIV不断复制，血清可检出HIV、RNA和HIV抗体，具有传染性。

③艾滋病期：是HIV感染的最终阶段。临床表现复杂，出现HIV相关症状、机会性感染及恶性肿瘤。

（2）相关症状：持续1个月以上的发热、乏力、盗汗、腹泻，体重下降超过10%，伴记忆力减退、头痛、癫痫、痴呆等神经系统症状。还可出现持续性全身淋巴结肿大，表现为除腹股沟以外全身其他部位两处或两处以上淋巴结肿大，质软，无压痛，可活动，持续3个月以上，无自觉症状。

（3）各系统的临床表现

①呼吸系统：肺孢子菌肺炎最常见，是本病机会性感染死亡的主要原因。

②消化系统：念珠菌、疱疹病毒和巨细胞病毒导致的口腔和食管炎症、溃疡最为常见。

③中枢神经系统：机会性感染、机会性肿瘤和HIV直接感染中枢神经系统等。

④皮肤黏膜改变。

⑤眼：视网膜炎、眼部卡波西肉瘤等。

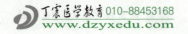
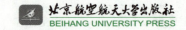

3．辅助检查

（1）血常规检查：白细胞、血红蛋白、红细胞及血小板计数均降低，红细胞沉降率加快。

（2）免疫学检查：CD4$^+$T 淋巴细胞是 HIV 感染最主要的靶细胞，HIV 感染后，出现 CD4$^+$T 淋巴细胞进行性减少，CD4/CD8 值＜1.0，比值倒置，表明细胞免疫功能受损，故 CD4/CD8 值有助于判断治疗效果及预后。

（3）血清学检查：HIV-1/HIV-2 抗体检查是 HIV 感染诊断的金标准，阳性即可确诊。

（4）HIV-RNA 检测：有助于诊断，并可判断治疗效果及预后。

4．治疗要点　①早期高效抗反转录病毒是治疗的关键，至今无特效药。目的是最大限度地抑制病毒复制，重建或维持免疫功能。齐多夫定为治疗艾滋病的首选药，药物可通过血-脑脊液屏障，逆转 HIV 所致痴呆，尤其针对儿童的治疗。②免疫重建。③治疗机会性感染和肿瘤。④对症治疗。⑤预防性治疗。

5．预防　宣传教育和综合治理是预防的重点措施。加强对群众自我防护的宣传，尤其应加强性道德的教育。严格管理血液及血制品。严格无菌操作，推广使用一次性注射用品。加强对高危人群的疫情监测。

6．护理措施

（1）休息活动护理：在急性感染期和艾滋病期应卧床休息，无症状感染期可正常工作，但应避免劳累。

（2）饮食护理：给予高热量、高蛋白、高维生素、易消化饮食，少食多餐。呕吐者于餐前 30 分钟给予止吐药。腹泻者应提供少渣、少纤维素的流食或半流食，多饮水或果汁、肉汁等。必要时遵医嘱静脉补充营养。

（3）用药护理：齐多夫定的不良反应主要有抑制骨髓、恶心、头痛、疲劳、药物热、皮疹、肌炎等，用药期间注意有无严重的骨髓抑制作用和耐药发生，定期检查血象。Hb＜80g/L 或骨髓抑制时可输血，中性粒细胞＜$0.5×10^9$/L 时应停药。

（4）卫生护理：加强口腔护理和皮肤清洁。

（5）心理护理：了解患者的心理状态，关心、体谅患者，给予理解、尊重，不歧视，提供生活及精神上的帮助。

7．健康教育

（1）疾病预防指导：广泛开展宣传教育和综合治理，介绍艾滋病的传播途径及危害性。保障安全的血液供应，提倡义务献血。注意个人卫生，不要与他人共用注射器、指甲刀、剃须刀、牙刷等。大力提倡禁毒，杜绝不洁注射。告知群众一般的社交活动如握手、共同进餐、礼节性的接吻、昆虫叮咬等不会传播艾滋病。

（2）疾病知识指导：指导患者及家属艾滋病预防和治疗的相关知识，教会患者保护他人和自我健康监测的方法。讲解应用含氯消毒剂或漂白粉等消毒液对血液、排泄物和分泌物消毒的方法，可用 0.2% 次氯酸钠或漂白粉等进行消毒。定期进行访视及医学观察。

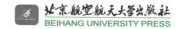

第 14 章　月经失调

第一节　排卵障碍性异常子宫出血

排卵障碍性异常子宫出血是由于生殖内分泌轴功能紊乱引起的异常子宫出血，**但全身及内外生殖器官无明显器质性病变**，可发生在月经初潮至绝经的任何年龄。

1. 病因与发病机制

（1）无排卵性异常子宫出血：最常见，以青春期和围绝经期多见，但育龄期也可出现。①青春期：下丘脑 - 垂体 - 卵巢轴调节未成熟，对雌激素的正反馈作用异常。②围绝经期：卵巢功能衰退，对促性腺激素反应低下，导致卵泡发育受阻。③育龄期：应激等因素引起短暂的无排卵。

（2）黄体功能异常：好发于育龄期妇女。①黄体功能不足。②子宫内膜不规则脱落，黄体发育良好，但萎缩过程延长，造成子宫内膜不能如期完整脱落。③与排卵前后激素水平波动有关。

2. 临床表现

（1）无排卵性异常子宫出血：最常见的症状是子宫不规则出血，表现为月经周期紊乱、经期长短不一、流血量时多时少，甚至大量出血。出血期一般无腹痛或不适。出血量多或时间长者常伴有贫血，甚至休克。

（2）黄体功能异常：月经周期规律，经期正常，但经量增多。月经间期出血可分为黄体功能异常和围排卵期出血。

①黄体功能不足：可表现为月经周期缩短，月经频发，易并发不孕或妊娠早期流产史。

②子宫内膜不规则脱落（黄体萎缩不全）：多为月经周期正常，经期延长达 9～10 天，经量可多可少，好发于产后或流产后。

3. 辅助检查

（1）诊断性刮宫：可同时达到止血和明确诊断的目的。多于月经前 3～7 天或月经来潮 6 小时（不超过 12 小时）内刮宫确定排卵和黄体功能。黄体功能异常者在月经期第 5～6 天刮宫，增生期和分泌期内膜共存可确诊子宫内膜不规则脱落。不规则出血者可随时刮宫。

（2）基础体温测定：是判断排卵简易可行的方法。单相型提示无排卵。双相型但高体温持续时间短，提示黄体功能不足；双相型但体温下降缓慢，提示子宫内膜不规则脱落。

（3）宫颈黏液结晶检查：经前羊齿状结晶提示无排卵，经前有卵圆体提示有排卵。

4. 治疗要点

（1）无排卵性异常子宫出血：青春期及育龄期以止血、调整周期、促进排卵为原则。围绝经期以止血、调整周期、减少经量、预防子宫内膜病变为原则。

①止血：大量出血者，性激素治疗要求 8 小时见效，24～48 小时出血基本停止。

a. 性激素：是首选的止血方法。

b. 刮宫术：可立即有效止血，并了解子宫内膜病理。

c. 辅助治疗：一般止血药、雄激素等。

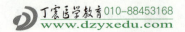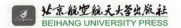
北京航空航天大学出版社
BEIHANG UNIVERSITY PRESS

②调整月经周期：应用雌孕激素序贯疗法、雌孕激素联合疗法或后半周期疗法。

③手术治疗：子宫内膜切除术，子宫切除术等。

（2）黄体功能异常

①月经过多：应用止血药或宫腔放置左炔诺孕酮缓释系统等。

②黄体功能不足：出血前补充孕激素或 hCG，卵泡期应用低剂量雌激素或氯米芬。

③子宫内膜不规则脱落：排卵后第 1 ～ 2 天或下次月经前 10 ～ 14 天开始补充孕激素。也可应用 hCG，促进黄体功能。

5. 护理措施

（1）一般护理：保证充足的睡眠和休息，加强营养，给予高蛋白、高维生素及含铁丰富的食物。

（2）维持正常血容量：出血多者卧床休息，减少出血量，避免劳累和剧烈活动。密切观察并记录生命体征、出入量，准确评估出血量。配合医生做好配血、输血及止血处理。

（3）预防感染：注意观察患者体温、脉搏及子宫体压痛。保持外阴清洁干燥，出血期间禁止盆浴和性生活，遵医嘱应用抗生素。

（4）用药护理：遵医嘱正确使用性激素。

①按时按量服用，不得随意漏服或停服。②药物减量在止血后开始，3 天减量 1 次，每次减量不超过原剂量的 1/3，直到维持量。③雌激素仅适用于青春期功血，育龄期和围绝经期不宜使用。④按停药后发生撤退性出血的时间确定维持量服用时间。⑤治疗期间出现不规则阴道出血，应及时就诊。

6. 健康教育　教会患者测量基础体温的正确方法，每晚临睡前将体温计甩至 35℃以下，放在醒来后伸手可及的地方。早晨清醒后，立即将体温表放在舌下或腋下 5 分钟后，读数并记录。测量体温前禁止起床及从事一切活动，不可进食、说话。

第二节　闭　经

病理性闭经分为两类：原发性闭经和继发性闭经。原发性闭经是指女性年逾 16 岁，虽有第二性征发育但无月经来潮，或年逾 14 岁，尚无第二性征发育及月经。继发性闭经为月经来潮后停止 3 个周期或 6 个月以上。

1. 病因

（1）原发性闭经：较少见，多数由于遗传因素或先天性发育异常所致。可分为第二性征存在和第二性征缺乏两类。

（2）继发性闭经：发生率明显高于原发性闭经，按生殖轴病变和功能失调的部位分为下丘脑性闭经、垂体性闭经、卵巢性闭经、子宫性闭经以及其他内分泌功能异常引起的闭经。

①下丘脑性闭经：病因包括精神应激如环境改变、过度紧张等；肥胖；药物性闭经如口服避孕药等；下丘脑肿瘤等。

②垂体性闭经：垂体肿瘤；垂体梗死；空蝶鞍综合征等。

③卵巢性闭经：卵巢早衰；卵巢功能性肿瘤等。

④子宫性闭经：Asherman 综合征（常见于人工流产或流产后）；其他子宫内膜破坏等。

⑤其他：雄激素增高的疾病如多囊卵巢综合征、先天性肾上腺皮质增生症等；甲状腺疾病如为桥本氏病及 Graves 病等。

2. 辅助检查　①激素测定如药物撤退试验、孕激素实验、垂体兴奋试验等。②影像学检查如盆腔超声检查、CT 等。③腹腔、宫腔镜检查。④染色体检查。⑤其他如基础体温测定、子宫内膜取样等。

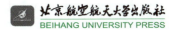

3. **治疗要点**　确定病因后，根据病因治疗。

4. **护理措施**

（1）指导合理用药，说明性激素的作用，并严格遵医嘱用药，不可擅自停服、漏服、更改剂量。

（2）缓解心理压力，鼓励患者表达自己的感受，消除闭经的诱发因素。

第三节　痛　经

痛经指经期或月经前后，出现下腹疼痛、坠胀、腰酸及其他不适，影响工作或生活质量者，可分为原发性和继发性两类。

1. **病因与发病机制**

（1）原发性痛经：最常见，其发生与月经期子宫内膜前列腺素升高有关。生殖器官无器质性病变，好发于青少年期，多于初潮后 1 ～ 2 年发病。

（2）继发性痛经：因盆腔器质性病变所致，最常见为子宫内膜异位症。

2. **临床表现**　主要症状是月经期下腹痛，以坠胀痛为主，严重者呈痉挛痛，最早出现于经前 12 小时，行经第 1 天最剧烈，持续 2 ～ 3 天后可缓解。疼痛多位于下腹正中，可放射到外阴、腰骶部，伴恶心、呕吐、头晕、出冷汗、面色苍白等。

3. **治疗要点**　避免精神刺激和过度疲劳，以对症治疗为主。可应用前列腺素合成酶抑制剂，常用药物有布洛芬、酮洛芬、双氯酚酸等。有避孕要求的痛经妇女可口服避孕药，抑制子宫内膜生长。未婚少女可用雌孕激素序贯疗法减轻症状。

4. **护理措施**

（1）护理评估：了解患者的年龄、月经史与婚育史，询问诱发痛经的相关因素，疼痛与月经的关系，疼痛发生的时间、部位、性质及程度，是否服用止痛药、用药量及持续时间，疼痛时伴随的症状以及自觉最能缓解疼痛的方法。

（2）心理护理：是痛经护理的重要环节。告知患者痛经是生理反应，减轻经期恐惧，教会患者有效分散注意力的方法。

（3）一般护理：保证充足的休息与睡眠，避免经期劳累和剧烈活动，加强营养。疼痛时可热敷、按摩下腹部或进食热饮料，必要时给予镇痛、镇静药。

第四节　绝经综合征

绝经指卵巢功能停止所致永久性无月经的状态。停经后 12 个月随访可判定绝经。绝经综合征指妇女绝经前后因性激素波动或减少所引起的一系列躯体和精神心理症状。

1. **病因与发病机制**　其发病主要与内分泌因素、神经递质因素、种族因素、遗传因素等有关。

2. **临床表现**　绝经综合征多发于 45 ～ 55 岁，可持续 2 ～ 3 年或 5 ～ 10 年。

（1）近期症状：月经紊乱为常见症状，多表现为月经周期不规则、月经频发、月经稀发及经量增多或减少。潮热为雌激素减少的特征性症状。常出现自主神经失调症状，如心悸、头痛、失眠等。也可见激动、易怒、抑郁、焦虑、记忆力减退等精神神经症状。

（2）远期症状：常出现泌尿生殖道萎缩症状、骨质疏松、阿尔茨海默病、心血管疾病及皮肤和毛发改变。

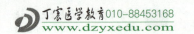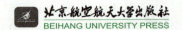

3．**治疗要点**　心理治疗配合对症治疗或激素治疗。激素治疗以补充雌激素为关键，以生理性补充、个体化治疗为原则。

4．**护理措施**

（1）一般护理：加强营养，增加钙和维生素 D 的摄入，适当体育锻炼，延缓骨质疏松的发生。保证休息和睡眠时间，必要时给予镇静药。

（2）用药护理：遵医嘱给予性激素治疗，用药期间注意观察有无异常阴道出血、乳房胀痛、白带增多、头痛、水肿或色素沉着等。

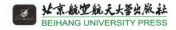

第 15 章　妊娠滋养细胞疾病

第一节　葡萄胎

妊娠后胎盘绒毛滋养细胞增生,间质水肿,形成大小不等的水疱,水疱间借蒂相连成串,形如葡萄,称为葡萄胎。葡萄胎是滋养细胞的良性病变,可发生在任何年龄的生育期妇女,分为完全性葡萄胎和部分性葡萄胎两类,以前者多见。

1. 病因

（1）完全性葡萄胎：①地区因素。②营养状况和社会经济因素,如维生素 A、胡萝卜素和动物脂肪缺乏等。③年龄。> 35 岁或 < 20 岁妊娠妇女多见。④既往葡萄胎史。⑤遗传因素：染色体核型为二倍体,均来向父系。⑥其他：流产和不孕史等。

（2）部分性葡萄胎：可能与不规则月经和口服避孕药有关,与饮食和年龄无关。

2. 病理
病变局限于宫腔内,不侵袭肌层,无远处转移。

3. 临床表现

（1）停经后阴道流血：停经 8 ~ 12 周左右不规则阴道流血是最常见的症状。

（2）子宫异常增大：多数患者子宫大于停经月份,质地变软,伴血清 hCG 水平异常升高,无胎体、胎心、胎动。

（3）妊娠呕吐：出现早,症状重,持续时间长。

（4）妊娠期高血压疾病征象：妊娠 24 周前甚至妊娠早期,出现高血压、蛋白尿和水肿,易发展为子痫前期,但子痫罕见。

（5）腹痛：阵发性下腹痛,可忍受,常发生于阴道流血之前。卵巢黄素化囊肿扭转或破裂时可有急性腹痛。

4. 辅助检查

（1）B 超：是诊断葡萄胎的可靠和敏感的检查方法,无胎心搏动或妊娠囊,呈落雪状改变。

（2）hCG 测定：明显高于正常孕周的相应值,而且在停经 8 ~ 10 周以后继续持续上升。

5. 治疗要点

（1）清除宫腔内容物：葡萄胎一旦确诊,及时清宫。一般选择吸刮术,即先用大号吸管吸出大部分葡萄胎组织,子宫明显缩小后改用刮匙轻柔刮宫。一次未刮净时可于 1 周后行第 2 次刮宫。在充分扩张宫颈管和开始吸宫后,使用缩宫素减少出血和子宫穿孔。但出现严重并发症时,应先对症处理,稳定病情。清宫在手术室进行,开放静脉通路。

（2）卵巢黄素化囊肿的处理：发生坏死应切除患侧附件。

（3）预防性化疗：适用于有高危因素和随访困难者,应在葡萄胎排空前或排空时实施。

6. 护理措施

（1）一般护理：给予高蛋白、高维生素、易消化饮食,注意补充维生素 A、胡萝卜素及动物脂肪。

（2）病情观察：密切观察生命体征和阴道流血的量、颜色和性质。注意有无咳嗽、咯血及转移

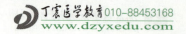

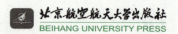

灶症状，早期发现肺转移。

（3）预防感染：每次清宫术后 1 个月禁止盆浴和性生活。保持外阴清洁干燥，每天清洗外阴，勤换会阴垫。

（4）用药护理：按照体重计算和调整化疗药物剂量,在每个疗程的用药前及用药中各测量 1 次。

7. 健康教育

（1）避孕指导：随访期间严格避孕 1 年，hCG 下降缓慢者，延长避孕时间。首选安全套避孕，也可口服避孕药，但不选用宫内节育器，以免混淆子宫出血的原因或穿孔。

（2）随访指导：坚持正规治疗和随访是根治葡萄胎的基础。hCG 定量测定是随访最重要的项目。葡萄胎清宫后每周 1 次，直到连续 3 次阴性，随后每个月 1 次共 6 个月，再每 2 个月 1 次共 6 个月，自第 1 次阴性后共计 1 年。

第二节　妊娠滋养细胞肿瘤

妊娠滋养细胞肿瘤是滋养细胞的恶性病变，可分为侵蚀性葡萄胎和绒毛膜癌。侵蚀性葡萄胎全部继发于葡萄胎。绒毛膜癌可继发于葡萄胎妊娠，也可继发于非葡萄胎妊娠。葡萄胎排空后半年内恶变者多为侵蚀性葡萄胎，1 年以上恶变者多为绒毛膜癌，半年至 1 年者两者均有可能。时间间隔越长，绒毛膜癌的可能性越大。

1. 病理

（1）侵蚀性葡萄胎：侵入子宫肌层或转移至子宫外。镜下可见水泡状组织，绒毛结构及滋养细胞增生和分化不良，绒毛结构也可退化，仅见绒毛阴影。恶性程度一般不高，多数仅局部侵犯。

（2）绒毛膜癌：可突向宫腔或穿破浆膜，恶性程度极高，发生转移早而广泛。镜下滋养细胞极度不规则增生，绒毛或水泡状结构消失。

2. 临床表现

（1）原发灶表现

①不规则阴道流血：多见于葡萄胎排空、流产或足月产后，为最常见症状。

②子宫复旧不全：葡萄胎排空后 4 ～ 6 周子宫仍未恢复正常大小。

③卵巢黄素化囊肿：持续存在。

④腹痛：一般无腹痛，肿瘤穿破浆膜层或黄素化囊肿扭转时出现急性腹痛。

⑤假孕症状：与 hCG 及雌、孕激素的作用有关。

（2）转移灶表现：绒毛膜癌易早期血行转移，其转移部位的共同特点是局部出血。

①肺转移：最常见，表现为咳嗽、咯血、胸痛和呼吸困难。

②阴道转移：局部可见紫蓝色结节。

③肝转移：常有上腹部或肝区疼痛。

④脑转移：最主要的死亡原因，可经历瘤栓期、脑瘤期和脑疝期。

3. 辅助检查　①血 hCG 测定：是主要的诊断依据，葡萄胎排空 9 周以上或足月产、流产、异位妊娠 4 周以上，血、尿 hCG 仍持续高水平，或一度下降后又上升。②B 超检查：是诊断子宫原发病灶的最常用方法。③其他：X 线胸片、CT、MRI、组织学检查等。

4. 治疗要点　采用以化疗为主，手术和放疗为辅的综合治疗。

5. 护理措施

（1）一般护理：给予高蛋白、高维生素、营养丰富的易消化饮食。发生转移患者尽量卧床休息，

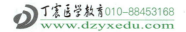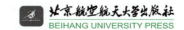

保持外阴清洁。

（2）病情观察：密切观察患者生命体征、腹痛及阴道出血情况，记录出血量。

（3）转移患者的护理

①肺转移的护理：呼吸困难者取半卧位并吸氧，大量咯血时应立即取头低患侧卧位，保持呼吸道通畅，轻击背部排出积血，并通知医生配合抢救。

②脑转移的护理：尽量卧床休息，起床时有人陪伴。抽搐时保持呼吸道通畅。严格控制补液总量和补液速度，防止颅内压升高。遵医嘱给予止血、脱水药。

③阴道转移的护理：注意外阴清洁，避免增加腹压，避免性生活和不必要的阴道、盆腔检查，严禁阴道冲洗。结节破溃大出血，立即通知医生配合抢救，用长纱条填塞压迫止血，填塞纱布应于24～48小时取出。遵医嘱应用抗生素预防感染。

6. 健康教育　随访指导：治疗结束后严密随访5年，第1次在出院后3个月，然后每6个月1次至3年，此后每年1次直至5年，以后每2年1次。随访期间严格避孕，化疗停止12个月后才可考虑妊娠。

第三节　化疗护理

目前化疗已成为恶性肿瘤的主要治疗方法之一。滋养细胞疾病是所有肿瘤中对化疗最为敏感的一种。

1. 常用药物的种类

2. 化疗药物的作用机制

3. 常见的化疗不良反应（参见外科护理学第13章肿瘤的相关内容）。

4. 化疗前准备

（1）准确测量并记录体重：化疗时应根据体重来正确计算和调整药量，一般在每个疗程的用药前及用药中各测一次体重，应在早上、空腹、排空大小便后进行测量，酌情减去衣服重量。

（2）正确使用药物：根据医嘱严格三查七对，正确溶解和稀释药物，并做到现配现用，一般常温下不超过1小时。如果联合用药应根据药物的性质排出先后顺序。顺铂对肾脏损害严重，需在给药前后给予水化，同时鼓励患者多饮水并监测尿量，保持尿量每日超过2500ml。

①需要避光的药物：放线菌素D、顺铂。

②需快速推注的药物：环磷酰胺。

③缓慢给药：氟尿嘧啶、阿霉素。

（3）合理使用静脉血管并注意保护：遵循长期补液保护血管的原则，有计划地穿刺，用药前先注入少量生理盐水，确认针头在静脉中后再注入化疗药物。一旦怀疑或发现药物外渗应重新刺，遇到局部刺激较强的药物，如氮芥、长春新碱、放线菌素D（更生霉素）等外渗，需立即停止滴入并给予局部冷敷，同时用生理盐水或普鲁卡因局部封闭，以后用金黄散外敷，防止局部组织坏死、减轻疼痛和肿胀。化疗结束前用生理盐水冲管，以降低穿刺部位拔针后的残留浓度，起到保护血管的作用。

5. 化疗中的护理

经常巡视，及时发现不良反应，并即刻报告医师。

（1）出血倾向：牙龈出血、鼻出血、皮下淤血或阴道活动性出血。

（2）肝脏损害：上腹疼痛、恶心、腹泻等。

（3）消化道反应：腹痛、腹泻等。

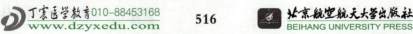

（4）膀胱炎：尿频、尿急、血尿。

（5）皮肤反应：皮疹。

（6）神经系统反应：肢体麻木、肌肉软弱、偏瘫等。

6. 化疗副反应的护理

（1）口腔护理：应保持口腔清洁，预防口腔炎症。若发现口腔黏膜充血疼痛，可局部喷射西瓜霜等粉剂；若有黏膜溃疡，则做溃疡面分泌物培养，根据药敏试验结果选用抗生素和维生素 B_{12} 液混合涂于溃疡面促进愈合；使用软毛牙刷刷牙或用清洁水漱口，进食前后用消毒溶液漱口，进食前可用 0.03% 的丁卡因喷口腔及咽部止疼；给予温凉的流食或软食，避免刺激性食物。

（2）止吐护理：在化疗前后给予镇吐剂，合理安排用药时间以减少化疗所致的恶心、呕吐；鼓励进食清淡、易消化、高热量、高蛋白、富含维生素饮食，少吃甜食和油腻食物，少量多餐，同时避免在化疗前后 2 小时内进食、创造良好的进餐环境等；患者呕吐严重时应补充液体，以防电解质紊乱。

（3）骨髓抑制的护理：按医嘱定期测定白细胞计数，若低于 $3.5 \times 10^9/L$，应与医师联系考虑停药。血小板计数 $< 50 \times 10^9/L$，可引起皮肤或黏膜出血，应减少活动，增加卧床休息时间；血小板计数 $< 20 \times 10^9/L$ 有自发性出血可能，必须绝对卧床休息，遵医嘱输入血小板浓缩液。

① I 度骨髓抑制一般不予以处理，复测血常规。

② II 度和III度骨髓抑制需进行治疗，遵医嘱皮下注射粒细胞集落刺激因子。

③ IV 度骨髓抑制除给予升白细胞治疗，还需使用抗生素预防感染，同时给予保护性隔离，尽量谢绝探视。

（4）动脉化疗并发症的护理：动脉灌注化疗后有些患者可出现穿刺局部血肿甚至大出血，主要是穿刺损伤动脉壁或患者凝血机制异常所造成。术后应密切观察穿刺点有无渗血及皮下淤血或大出血。用沙袋压迫穿刺部位 6 小时，穿刺肢体制动 8 小时，卧床休息 24 小时。若有渗出应及时更换敷料，出现血肿或大出血者立即对症处理。

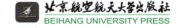

第 16 章　妇科腹部手术的护理

第一节　妇科腹部手术的一般护理

1. **腹部手术种类**　按手术急缓分为择期手术、限期手术和急诊手术。按手术范围分为剖腹探查术、全子宫切除术、次全子宫切除术、全子宫及附件切除术等。

2. **手术前准备**

（1）皮肤准备：术前 1 天进行，备皮范围上自剑突下，下达外阴及两大腿上 1/3 处，两侧至腋中线。注意消毒脐窝。

（2）阴道准备：适用于有性生活，经腹全子宫切除者，术前 1 天用 1∶5000 高锰酸钾、1∶1000 苯扎溴铵或 0.05% 碘伏冲洗阴道，后穹窿处放入甲硝唑，冲洗 2 次。术日晨再次阴道消毒，擦干后用甲紫标记宫颈口及阴道穹窿部。

（3）消化道准备：一般术前 1 天灌肠 1～2 次，或口服缓泻药，排便 3 次以上。术前 8 小时禁止经口进食，4 小时严格禁饮。若手术涉及肠道，则术前 3 天进无渣半流质饮食，并给予肠道抑菌药物，术前日行清洁灌肠。

（4）其他：做好药物过敏试验，交叉配血。术前日晚适当使用镇静药。练习床上大小便及有效咳嗽等。

3. **手术当日护理**　测量生命体征，取下活动性义齿、发夹、首饰及贵重物品，交家属保管。常规留置尿管并保持引流通畅。术前 30 分钟按医嘱给基础麻醉药物。与手术室护士交接患者，核对无误后签字。

4. **手术后护理**

（1）体位护理：全身麻醉未清醒者去枕平卧，头偏一侧。蛛网膜下腔阻滞麻醉者，应去枕平卧 12 小时。硬膜外阻滞麻醉者，去枕平卧 6～8 小时。病情稳定者，次日晨改半坐卧位，有利于引流，促使腹肌松弛，减轻疼痛，并有利于呼吸及排痰。

（2）饮食护理：一般腹部手术后 6～8 小时可进流质饮食，避免产气和刺激性食物，肛门排气后可进半流质，逐渐过渡到普食。胃肠减压者应禁食。

（3）病情观察：术后每 15～30 分钟监测并记录生命体征，直至平稳后改为每 4 小时 1 次。持续 24 小时后，改为每天测生命体征 4 次，直至正常后 3 天。注意观察切口有无渗血、渗液，保持敷料清洁干燥。

（4）留置尿管的护理：保持尿管通畅，注意观察尿液量、颜色及性质。常规妇科手术于术后 24～48 小时拔除，宫颈癌根治术加盆腔淋巴结清扫后，留置导尿 7～14 天。留置尿管期间，每天擦洗外阴 2 次，每周更换集尿袋 1～2 次，严格无菌操作，同时多饮水，预防泌尿系感染。在拔除尿管的 3 天前，每 2～4 小时开放 1 次，训练膀胱功能。尿管拔除后 4～6 小时督促患者自行排尿，以免尿潴留。

（5）引流管的护理：术后多置阴道引流和（或）腹腔引流，应保持引流管通畅和周围皮肤清洁，

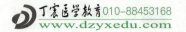
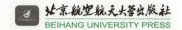

观察并记录引流液的量、颜色及性质，术后 24 小时＞ 100ml/h 并鲜红色，应考虑有内出血，立即报告医生，开放静脉通路。一般留置 2 ～ 3 天，也可在 24 小时引流液＜ 10ml 且患者体温正常时拔除引流管。

（6）疼痛和腹胀的护理：通常术后 24 小时内疼痛最明显，可适当应用镇静、镇痛药物。术后鼓励早期下床活动，腹胀者可热敷腹部、针灸等刺激肠蠕动。术后 48 小时多可排气。若术后 3 天仍未排气者，可采取生理盐水灌肠。

第二节　子宫颈癌

1. **病因**　子宫颈癌是最常见的妇科恶性肿瘤。其发病与以下因素有关：①不良性行为和孕育史：过早性生活（＜ 16 岁）、早育、多产、密产。②病毒感染：人乳头瘤病毒。③其他：吸烟、长期口服避孕药、种族、经济状况和地理环境等。

2. **病理**　组织学类型以鳞癌为主，其次为腺癌。大体分型以外生型最常见，好发于鳞 - 柱状上皮交界处。其发展程度经历不典型增生→原位癌→浸润癌 3 个阶段。子宫颈癌的癌前病变称为宫颈上皮内瘤样变（CIN），CIN Ⅰ级即轻度异型，上皮下 1/3 层细胞核增大。CIN Ⅱ级即中度异型，上皮下 1/3 ～ 2/3 层细胞核明显增大。CIN Ⅲ级包括重度异型和原位癌，病变细胞几乎全部占据上皮全层；原位癌仅限于上皮内，基底膜完整，无间质浸润。子宫颈癌的主要转移途径为直接浸润和淋巴转移。直接浸润最常见，常向下累及阴道壁。血行转移极少见。

3. **临床表现**　患病年龄分布呈双峰状。原位癌以 30 ～ 35 岁高发，浸润癌以 50 ～ 55 岁高发。早期无明显症状和体征，病情进展后，表现为阴道流血、阴道排液及疼痛。

（1）阴道流血：多为接触性出血（性交后或妇科检查后出血），老年患者常主诉绝经后阴道不规则出血。

（2）阴道排液：白色或血性，稀薄如水样或米泔样，有腥臭味。晚期脓性恶臭白带。

（3）疼痛：晚期多见，伴贫血、恶病质。

4. **辅助检查**

（1）宫颈刮片细胞学检查：用于筛查子宫颈癌，是早期发现的主要方法。其结果采用巴氏分级：Ⅰ级正常；Ⅱ级炎症；Ⅲ级可疑癌；Ⅳ级高度可疑癌；Ⅴ级癌细胞阳性。

（2）宫颈和宫颈管活组织检查：是确诊子宫颈癌最可靠的方法。正常宫颈阴道部鳞状上皮含丰富糖原，可被碘液染成棕色。宫颈管柱状上皮、瘢痕、宫颈糜烂部位及异常鳞状上皮区均无糖原，故不着色。采用碘试验或醋酸染色法，在碘不着色区或醋酸白区取材行活检，可提高诊断率。

5. **治疗要点**　以手术和放疗为主，化疗为辅的综合治疗。手术治疗适用于ⅠA ～ⅡA 的早期患者，放射治疗适用于部分ⅠB2 期和ⅡA2 期及ⅡB ～ⅣA 期患者。

6. **护理措施**　给予高蛋白、高热量、高维生素、易消化饮食，纠正不良的饮食习惯。

7. **健康教育**

（1）疾病预防指导：普及防癌知识，积极治疗宫颈慢性病变，每 1 ～ 2 年行妇科检查 1 次，高危人群每半年检查 1 次，有接触性出血和绝经后出血应及时就诊。

（2）随访指导：术后随访时间为 6 年以上。治疗后每 2 ～ 3 个月复查 1 次，第 2 年每 3 ～ 6 个月复查 1 次，3 ～ 5 年内每半年复查 1 次，第 6 年开始每年复查 1 次。

（3）性生活及盆浴指导：宫颈锥形切除术后伤口恢复需要 3 个月，应指导患者保持外阴清洁，3 个月内禁止性生活及盆浴。

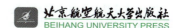

第三节　子宫肌瘤

1. **病因、病理**　子宫肌瘤是女性生殖器最常见的良性肿瘤，30～50岁女性高发，绝经后肌瘤萎缩或消失，发病可能与雌、孕激素水平过高或长期刺激有关。肌瘤单个或多个，大小不一，为实质性球形肿块，表面光滑，质地较子宫肌层硬，肿瘤外有被压缩的肌纤维束和结缔组织构成的假包膜覆盖。

2. **分类**　按肌瘤与子宫肌壁的关系分为肌壁间肌瘤、浆膜下肌瘤和黏膜下肌瘤，以肌壁间肌瘤最常见。

3. **临床表现**　症状与肌瘤的生长部位、有无变性有关，尤其是与肌瘤的生长部位关系最密切，与肌瘤的大小、数目关系不大。不同部位肌瘤的临床表现见表4-23。

（1）月经改变：为最常见的症状。多见于黏膜下肌瘤及较大的肌壁间肌瘤。表现为经量增多，经期延长。

（2）腹部肿块：是浆膜下肌瘤最常见的症状。当肌瘤增大使子宫超过妊娠3个月大小时，可从腹部触及肿块，不规则或均匀增大，质硬。

（3）白带增多：多见于黏膜下肌瘤和肌壁间肌瘤。

表4-23　不同部位肌瘤的临床表现

	黏膜下肌瘤	肌壁间肌瘤	浆膜下肌瘤
生长方式	向宫腔方向生长，突出于宫腔	位于子宫肌壁间	向子宫浆膜面生长，突出于子宫表面
月经改变	多见	大肌瘤可见	少见
下腹包块	肿物脱出阴道外	大肌瘤可见	常见
白带增多	常有	常有	多无
腹　痛	肌瘤脱出时	多无	肌瘤蒂扭转时

（4）腰酸、腰痛及下腹坠胀：一般无腰痛，当浆膜下肌瘤发生蒂扭转时出现急性腹痛。肌瘤红色变性时，腹痛剧烈，伴呕吐、发热及局部压痛。

（5）压迫症状：可致尿频、尿急、尿潴留等。

（6）不孕及继发贫血：黏膜下肌瘤妨碍受精卵着床而导致不孕。

4. **辅助检查**　B型超声是最常用而简便的辅助检查，可确定肌瘤大小、数目及部位。还可进行MRI、宫腔镜、子宫输卵管造影等检查。

5. **治疗要点**　根据患者的年龄、症状、生育要求和肌瘤大小等全面考虑。

（1）观察随访：无症状者一般不需治疗，特别是近绝经期患者，每3～6个月随访1次。

（2）药物治疗：适用于肌瘤＜妊娠2个月大小、症状轻、近绝经年龄或全身情况不宜手术者。常用药物有雄激素、米非司酮等。

（3）手术治疗：是目前主要的治疗方法。适用于肌瘤较大、症状明显或经保守治疗无效时，可行肌瘤切除术或子宫切除术。

6. **护理措施**

（1）饮食护理：给予高蛋白、高热量、高维生素、含铁丰富的食物，禁食含雌激素的药物或食物。

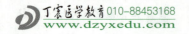

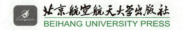

（2）纠正贫血：阴道出血较多者，严密观察生命体征，遵医嘱给予止血药。适当补充铁剂，配血备用，必要时输血。

（3）保持大小便通畅：肌瘤压迫出现排尿困难时，遵医嘱给予导尿。排便不畅时，可给予缓泻药。

（4）预防感染：保持外阴清洁干燥，注意阴道分泌物情况。

（5）手术患者 1 个月后门诊复查，术后 3 个月避免性生活和重体力劳动。避孕 2 年以上方可妊娠。

第四节　子宫内膜癌

1. **病因**　子宫内膜癌是女性生殖器三大恶性肿瘤之一，其发病原因尚不明确，可能与无孕激素拮抗的雌激素长期刺激和遗传因素有关。多见于 50 岁以上妇女。肥胖、高血压、糖尿病、不孕不育及绝经延迟是常见的高危因素。

2. **病理**　子宫内膜癌以腺癌为主，大体分为弥漫型和局限型。多数子宫内膜癌生长缓慢，转移晚。少数特殊病理类型和低分化腺癌可早期转移。主要转移途径有直接浸润和淋巴转移，晚期有血行转移。

3. **临床表现**

（1）症状

①阴道流血：是最常见症状和就诊的主要原因，典型表现为绝经后出现阴道流血，未绝经者经量增多、经期延长或经间期出血。

②阴道排液：多为血性或浆液性分泌物。

③疼痛：晚期肿瘤浸润周围组织或压迫神经时出现下腹及腰骶部疼痛。

（2）体征：早期妇科检查可无异常发现。晚期患者子宫增大，质软，饱满。

4. **辅助检查**　分段诊断性刮宫是早期确诊最常用、最可靠的检查方法，可区分宫颈和宫腔的病变。吸取分泌物做细胞学检查可用于筛查。还可进行 B 超和宫腔镜等检查。

5. **治疗要点**　早期以手术治疗为主，晚期采用手术、孕激素、放疗、化疗等综合治疗。手术为首选的治疗方法，根据病情选择全子宫及双侧附件切除术等手术方式。放疗是术后最主要的辅助治疗方法。

6. **护理措施**　提供高蛋白、高热量、高维生素饮食，保证睡眠时间，加强会阴护理，预防感染。注意药物疗效和不良反应。

7. **健康教育**

（1）疾病预防指导：普及防癌知识，中老年妇女每年妇科检查 1 次。注意高危人群，围绝经期月经紊乱或绝经后阴道流血应警惕子宫内膜癌，需行诊断性刮宫检查。

（2）随访指导：术后 2 年内每 3 ～ 6 个月复查 1 次。术后 3 ～ 5 年每 6 ～ 12 个月复查 1 次。5 年后每年复查 1 次。出现不适感觉，应及时就诊。

第五节　卵巢肿瘤

1. **病因**　病因可能与初潮年龄早、绝经年龄晚、少育、不孕、激素替代治疗、高胆固醇饮食及遗传等有关。恶性卵巢肿瘤是女性生殖器三大恶性肿瘤之一，可发生于任何年龄，病死率居妇科恶性肿瘤之首。

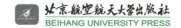

2. **病理**　组织学分类主要包括上皮性肿瘤、性索间质肿瘤、生殖细胞肿瘤和转移性肿瘤。直接浸润、腹腔种植和淋巴转移是主要的转移途径，可出现盆腔、腹腔内广泛转移灶。血行转移较少见。

3. **临床表现**

（1）症状：多无明显症状，常在妇科检查时偶然发现。随肿瘤进展，出现腹胀、腹部肿块、腹痛及其他消化道症状。晚期有贫血、恶病质等表现。

（2）体征：妇科检查时在子宫一侧或双侧触及囊性或实性肿块。

（3）卵巢良性、恶性肿瘤的区别见表4-24。

（4）并发症：①蒂扭转：最常见，在体位突然改变或妊娠期、产褥期子宫大小、位置改变时发生，表现为突发一侧下腹剧痛，常伴恶心、呕吐甚至休克。②破裂。③感染。④恶变。

表4-24　卵巢良性、恶性肿瘤的区别

	卵巢良性肿瘤	卵巢恶性肿瘤
生长速度	缓慢	迅速
症　状	腹胀、腹部包块、压迫症状	腹胀、腹部包块、腹水、转移症状、恶病质
肿块特点	单侧多，囊性，表面光滑，活动良好	双侧，实性或囊实性，表面不平，固定不动

4. **辅助检查**　B超检查为诊断卵巢肿瘤的主要手段。此外，可行CT检查、肿瘤标志物、腹腔镜检查及细胞学检查等。

5. **治疗要点**　若卵巢肿块直径小于5cm，疑为卵巢瘤样病变，短期观察或口服避孕药2～3个月，一般可自行消失。若肿块持续存在或增大，卵巢肿瘤的可能性较大。一经确诊，首选手术治疗。卵巢良性肿瘤可行腹腔镜下手术，而恶性肿瘤一般采用经腹手术。

6. **护理措施**

（1）饮食护理：给予高蛋白、高维生素饮食，避免高胆固醇饮食。

（2）放腹水的护理：一次放腹水不宜超过3000ml，以免腹压骤降，发生虚脱。放腹水速度宜慢，放完后用腹带包扎腹部。放腹水过程中应密切观察并记录生命体征、腹水性质及不良反应。巨大肿瘤患者，放腹水前备好沙袋。

7. **健康教育**　卵巢肿瘤治疗后易复发，应坚持长期随访。术后1年内每个月一次，术后第2年每3个月一次，3～5年视病情4～6个月一次，5年以上每年一次。

第六节　子宫内膜异位症

具有生长功能的子宫内膜组织出现在子宫腔被覆内膜及宫体肌层以外的部位时称为子宫内膜异位症。

1. **发病机制**　异位内膜可侵犯全身任何部位，但绝大多数位于盆腔脏器和壁腹膜，以卵巢最常见，其次为宫骶韧带。发生于卵巢者，易形成卵巢子宫内膜异位囊肿，内含暗褐色、似巧克力黏糊状陈旧血，又称为卵巢巧克力囊肿。

2. **临床表现**　好发于育龄期妇女，以25～45岁多见。

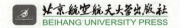

（1）症状

①下腹痛和痛经，继发性、进行性加重的痛经是最典型症状。疼痛位于下腹部、腰骶部，可放射到会阴部、肛门或大腿，与月经来潮同步。

②月经异常，经量增多、经期延长或淋漓不净。

③性交不适，月经来潮前性交痛最明显。

④不孕：主要原因为盆腔内环境改变，影响精子与卵子结合。

⑤其他特殊症状：侵犯不同部位时可出现相应症状。肠道内膜异位症可有腹痛、腹泻甚至便血。异位内膜侵犯膀胱可引起经期尿痛、尿频。

（2）体征：子宫多后倾固定，盆腔内可扪及触痛性结节。一侧或双侧附件处可触及不活动的囊实性包块。病变累及直肠阴道隔，可在阴道后穹隆部扪及隆起的痛性小结节，甚至可见紫蓝色斑点。

3. 辅助检查

（1）腹腔镜：是目前诊断子宫内膜异位症的最佳方法，对不明原因不孕或腹痛者是首选的有效诊断方法。

（2）其他：B 超检查、血清 CA125。

4. 治疗要点　总目标是：缩减和去除病灶，减轻和控制疼痛，治疗和促进生育，预防和减少复发。

（1）药物对症治疗：采用非甾体抗炎药缓解疼痛，但不能阻止病情进展。

（2）性激素抑制治疗：常用药物有口服避孕药、高效孕激素、雄激素衍生物等。口服避孕药抑制排卵，使异位内膜萎缩。孕激素如醋酸甲羟孕酮，直接作用于子宫内膜和异位内膜，使子宫内膜萎缩。雄激素衍生物有达那唑和孕三烯酮，抑制卵巢甾体激素生成并增加雌、孕激素代谢，导致子宫内膜萎缩、闭经。

（3）手术治疗：腹腔镜手术是首选的手术方法。腹腔镜确诊及手术＋药物治疗为子宫内膜异位症的金标准治疗。

5. 护理措施

（1）疼痛护理：经期避免生冷刺激性食物，注意休息，疼痛时局部热敷。

（2）用药护理：性激素抑制治疗的药物种类多，用药时间长，一般长达 6 个月，用药期间的注意事项复杂，应遵医嘱规范用药，注意观察药物疗效和不良反应。达那唑的不良反应主要表现为雄性化作用，如多毛、痤疮、头痛、性欲减退、体重增加及肝功能损害等。

（3）经期避免剧烈运动、性生活、盆腔检查及手术操作，避免重力挤压子宫，防止经血逆流。

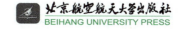

第 17 章　外阴、阴道手术的护理

第一节　外阴、阴道手术的一般护理

1. 外阴、阴道手术的种类

（1）外阴手术：指女性外生殖器部位的手术，如外阴根治切除术等。

（2）阴道手术：指阴道局部及途经阴道的手术，如阴道成形术、阴道前后壁修补术等。

2. 手术前准备

（1）心理护理。

（2）皮肤准备：术前 1 天进行，备皮范围为上至耻骨联合上 10cm，下至大腿内侧上 1/3（包括外阴、肛门周围、臀部），两侧至腋中线。

（3）肠道准备：同涉及肠道的腹部手术术前准备。

（4）阴道准备：术前 3 天开始阴道准备，行阴道冲洗或坐浴，每天 2 次。术日晨行宫颈阴道消毒。

（5）特殊用物准备。

3. 手术后护理　术后护理措施与腹部手术患者相似，但应特别注意以下几点。

（1）体位护理：处女膜闭锁及有子宫的先天无阴道者，术后取半卧位。外阴根治术后取平卧位，两腿外展屈膝，膝下垫枕，减少腹股沟及外阴部张力。阴道前后壁修补术或盆底修补术后取平卧位，禁止半卧位，可减少外阴、阴道张力。子宫脱垂阴式子宫切除术后避免早期半卧位。

（2）切口护理：外阴包扎或阴道内纱条常于术后 12 ～ 24 小时取出，术后 3 天可局部理疗，促进血液循环，促进伤口愈合。

（3）减轻疼痛：保持环境安静，减少对患者的刺激，避免增加腹压的动作，更换体位时减轻伤口的张力，遵医嘱应用镇痛药。

（4）会阴护理：保持会阴清洁干燥，每天擦洗外阴 2 次，勤换内裤和会阴垫。

（5）保持大小便通畅：一般留置尿管 5 ～ 7 天。涉及肠道手术的患者排气后抑制肠蠕动，直至术后第 5 天使用缓泻药软化大便，避免排便困难。

第二节　外阴鳞状细胞癌

1. 病因　外阴鳞状细胞癌是最常见的外阴恶性肿瘤，病因尚不完全清楚。可能相关的因素有①人乳头瘤病毒（HPV）感染。②慢性外阴非上皮内瘤变发展为外阴癌。③淋巴肉芽肿、尖锐湿疣、淋病、梅毒等性传播疾病。

2. 病理病生　转移途径常见有直接浸润、淋巴转移，晚期可经血行扩散。

3. 临床表现

（1）症状：最常见的症状为外阴瘙痒，局部肿块或溃疡，合并感染或较晚期癌可出现疼痛、渗

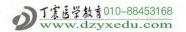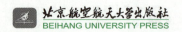

液和出血。

（2）体征：大阴唇最多见。早期呈局部丘疹、结节或小溃疡；晚期有不规则肿块或呈乳头样肿物，癌灶转移至腹股沟淋巴结可扪及增大、质硬的淋巴结。

4．辅助检查

（1）病理组织学检查：是确诊外阴癌的唯一方法。

（2）其他：有细胞学检查、超声、CT、膀胱镜检和直肠镜检。

5．治疗要点　手术治疗为主，晚期可辅以放射治疗及化学药物综合治疗。

6．护理措施

（1）术前护理：外阴癌多为老年人，除常规阴部手术准备外，还应积极纠正内科合并症。

（2）术后护理：

①一般护理：术后取平卧外展屈膝体位，并在腘窝垫软垫。保持引流管通畅，观察引流性状、颜色和量，鼓励多饮水。

②预防感染：观察切口有无渗血，皮肤有无红、肿、热、痛等感染征象。保持会阴清洁，每日行会阴擦洗，并遵医嘱给予抗生素。

③红外线照射：术后 2 天起，会阴部、腹股沟部可用红外线照射，每天 2 次，每次 20 分钟，促进切口愈合。

第三节　外阴、阴道创伤

1．病因

（1）分娩是导致外阴、阴道创伤的主要原因，也可因外伤所致。

（2）创伤可伤及外阴、阴道或穿过阴道损伤尿道、膀胱或直肠。

（3）幼女遭到强暴可致软组织损伤。

（4）初次性交可致处女膜破裂，绝大多数可自行愈合，少数伤及小阴唇、阴道或穹窿引起大量阴道出血。

2．临床表现

（1）疼痛：为主要症状，可从轻微疼痛至剧痛，甚至出现休克。

（2）局部肿胀：水肿或血肿，是常见的表现。

（3）外出血：由于血管破裂可导致少量或大量的鲜血自阴道流出。

（4）其他：根据出血量多少、急缓，患者可有头晕、乏力、心慌、出汗等贫血或失血性休克的症状；合并感染时可有体温升高和局部红、肿、热、痛等表现。

3．治疗要点

处理原则为止血、止痛、防治感染和抗休克。

4．护理措施

（1）一般护理：对于外出血量多或较大血肿伴面色苍白者立即使患者平卧、吸氧，开通静脉通路，做好血常规检查及配血输血准备。密切观察患者生命体征、尿量及神志的变化。有活动性出血者应按解剖关系迅速缝合止血。

（2）非手术护理：适用于血肿较小者。

①嘱患者采取正确的体位，保持外阴部的清洁、干燥，每天外阴冲洗 3 次，大便后及时清洁外阴。

②遵医嘱及时给予止血、止痛药物。

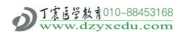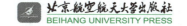

③注意观察血肿的变化，24 小时内冷敷，减轻患者的疼痛及不舒适感。可用棉垫、丁字带加压包扎，防止血肿扩大。

④ 24 小时后可以热敷或行外阴部烤灯，以促进水肿或血肿的吸收。

（3）手术前护理：外阴、阴道创伤较重的患者有急诊手术的可能，应作好配血、皮肤准备，嘱患者暂时禁食。

（4）术后护理：

①外阴、阴道创伤手术后阴道内常填塞纱条、外阴加压包扎，患者疼痛明显，应积极止痛。

②阴道纱条取出或外阴包扎松解后应密切观察阴道及外阴伤口有无出血，患者有无进行性疼痛加剧或阴道、肛门坠胀等再次血肿的症状。

③保持外阴部清洁、干燥；遵医嘱给予抗生素防治感染。

第四节　子宫脱垂

子宫脱垂是指子宫从正常位置沿阴道下降，宫颈外口达坐骨棘水平以下，甚至子宫全部脱出于阴道口以外。

1．**病因**　①**分娩损伤：为子宫脱垂的主要病因**，如产褥期过早重体力劳动或多次分娩。②长期腹压增加：如慢性咳嗽，习惯性便秘，经常蹲位或举重。③盆底组织发育不良或退行性病变。④医源性原因。

2．**临床表现**

（1）症状：轻症患者多无不适，重症者可表现为下坠感和腰背酸痛，肿物自阴道脱出。

（2）体征：可见子宫不同程度的脱垂，伴有阴道壁与膀胱直肠膨出。以患者平卧用力向下屏气时子宫下降的最低点为标准，分为 3 度（表 4-25）。

表4-25　子宫脱垂的临床分度

临床分度	分　型	划分标准
I 度	轻型	宫颈外口距离处女膜缘<4cm，未达处女膜缘
	重型	宫颈外口已达处女膜缘，阴道口可见子宫颈
II 度	轻型	宫颈脱出阴道口，宫体仍在阴道内
	重型	宫颈和部分宫体脱出阴道口
III 度		宫颈及宫体全部脱出阴道口外

3．**治疗要点**　①轻度患者或不能耐受手术者，进行盆底肌肉锻炼和放置子宫托。②重度患者采取手术治疗。

4．**护理措施**

（1）一般护理：加强营养，卧床休息，教会患者做盆底、肛门肌肉运动锻炼的方法，积极治疗原发病。加强会阴护理，保护脱出阴道口的组织。

（2）使用子宫托的护理：指导患者放置和取出子宫托的方法。子宫托大小以放置后不脱出、无不

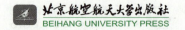

适感为宜。放置前排空大小便，洗净双手，取半卧位或蹲位。每天晨起放入，睡前取出并消毒，避免放置过久导致局部糜烂、溃疡。妊娠期和月经期停止使用。

（3）术前护理：同妇科外阴阴道手术护理。

（4）术后护理：术后取平卧位，卧床休息 7 ～ 10 天，禁止半卧位。留置尿管 10 ～ 14 天，避免增加腹压的动作，应用缓泻药预防便秘。

第五节　尿　瘘

尿瘘是指生殖道和泌尿道之间形成异常通道，尿液自阴道排出，不受控制。根据解剖位置，可分为膀胱阴道瘘、尿道阴道瘘、膀胱尿道阴道瘘、膀胱宫颈瘘、膀胱宫颈阴道瘘、输尿管阴道瘘及膀胱子宫瘘。膀胱阴道瘘最常见。

1. 病因　常见病因为产伤和盆腔手术损伤。外伤、放射治疗后、膀胱结核、子宫托安放不当等均能导致尿瘘。

2. 临床表现

（1）漏尿：为最主要症状。根据瘘孔位置，患者可表现为持续性漏尿、体位性漏尿、压力性尿失禁或膀胱充盈性漏尿等。

（2）外阴不适：局部刺激、组织炎症增生及感染和尿液刺激及浸渍，可引起外阴部痒和烧灼痛，外阴呈湿疹、丘疹样皮炎改变。

（3）尿路感染：合并尿路感染者有尿频、尿急、尿痛等症状。

3. 辅助检查　①亚甲蓝试验，用于鉴别膀胱阴道瘘、膀胱宫颈瘘或输尿管阴道瘘。②靛胭脂试验，可确诊输尿管阴道瘘。③其他：膀胱镜、输尿管镜检查、静脉肾盂造影等。

4. 治疗要点　手术修补为主要治疗方法。

5. 护理措施

（1）体位：指导患者保持正确体位，使小漏孔自行愈合。一般采取使漏孔高于尿液面的体位。某些妇科手术后致小漏孔的患者，术后应留置尿管。

（2）鼓励饮水：限制饮水会使尿液呈酸性，加重对皮肤的刺激。应鼓励患者多饮水，一般每天饮水量不少于 3000ml。

（3）术前护理：术前 3 ～ 5 天每天用 1 ∶ 5000 的高锰酸钾或 0.2‰的碘伏液坐浴，外阴部有湿疹者，可在坐浴后行红外线照射，然后涂氧化锌软膏。

（4）术后护理：术后留置尿管或耻骨上膀胱造瘘 7 ～ 14 天，保持引流通畅。使漏孔居于高位，每天补液不低于 3000ml，达到膀胱冲洗的目的。避免增加腹压的动作。

6. 健康教育

（1）遵医嘱继续服用抗生素或雌激素药物。

（2）3 个月内禁止性生活及重体力劳动。

（3）减少外阴部皮肤的刺激，保持外阴清洁。

18 章　不孕症

第一节　不孕症

凡婚后未避孕、有正常性生活、夫妇同居 1 年而未受孕者，称为不孕症。从未妊娠者称为原发不孕，有过妊娠而后不孕者称为继发不孕。

1. 病因

（1）女性不孕因素：最主要因素为输卵管因素，其次为排卵障碍。其他因素：子宫因素、宫颈因素、免疫因素等。

（2）男性不孕因素：精子生成障碍、精子运送受阻、精子异常等。

（3）免疫因素：精子免疫、女性体液免疫异常等。

（4）男女双方因素：性生活障碍、缺乏性知识等。

（5）其他：不明原因不孕。

2. 辅助检查

（1）女方检查

①体格检查：重点检查生殖器与第二性征的发育。

②超声影像学检查：是诊断不孕的常用手段，具有无损伤、方便、检出率和准确率高的优点。

③排卵及内分泌功能测定：包括基础体温测定、子宫内膜病理学检查、血激素水平测定。周期性连续基础体温测定可以大致反映排卵和黄体功能，排卵后基础体温平均上升 0.5℃。

④输卵管通畅度检查：包括输卵管通液术、子宫输卵管碘油造影等。

⑤宫颈与子宫因素检查：可进行宫颈黏液评分。

⑥生殖免疫学检查：包括精子抗原、抗子宫内膜抗体等检查。

（2）男方检查

①体格检查：重点检查外生殖器是否畸形、发育情况等。

②精液检查：为不孕症夫妇的首选检查项目。

3. 治疗要点　针对不同不孕因素对因治疗。

4. 护理措施

（1）指导患者服药，说明药物的作用及副作用，并在妊娠后立即停药。

（2）不孕症可引起患者一些不良心理反应，因情绪可影响受孕，护士应指导患者放松，调整情绪。

（3）教会患者提高妊娠率的方法

①保持健康状态，注重营养、减轻压力、纠正不良生活习惯如吸烟、酗酒。

②与伴侣进行沟通，谈论自己的希望与感受。

③不要把性生活单纯看作是为了妊娠而进行。

④性交前、中、后勿使用阴道润滑剂和阴道灌洗。

⑤性交后应抬高臀部持续 20～30 分钟，不要立即如厕。

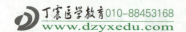
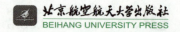

⑥掌握性知识，预测排卵，在排卵期可以增加性交次数。

（4）协助选择人工辅助生殖技术。

第二节　辅助生殖技术及护理

目前，常用的辅助生殖技术有人工授精和体外受精－胚胎移植及其衍生技术两大类。

1. **辅助生殖技术**

（1）人工授精：分为夫精人工授精和供精人工授精技术。

①夫精人工授精：适用于男性少精、弱精、性功能障碍；宫颈因素不育；生殖道畸形或心理因素不育；免疫因素不育；不明原因不育。

②供精人工授精：适用于不可逆的无精子症、严重少精、弱精、畸精；输精管复通失败；射精障碍；男方家族有严重遗传性疾病；母儿血型不合，不能得到存活新生儿。

（2）体外受精－胚胎移植（试管婴儿）及其衍生技术：包括从不孕妇女体内取出卵细胞，在体外与精子受精后培养至早期胚胎，然后移植回妇女的子宫，使其继续着床发育、生长成为胎儿的过程。主要适用于输卵管堵塞性不孕症。

（3）配子输卵管内移植：是直接将卵母细胞和洗涤后的精子移植到输卵管壶腹部的一种助孕技术。适用于原因不明的不孕症、男性不育、免疫不育、子宫内膜异位症等。

（4）卵细胞质内单精子注射：适用于严重的少、弱、畸精症，不可逆的梗阻性无精子症、生精功能障碍等。

（5）未成熟卵体外培养、植入前胚胎遗传学诊断等。

2. **常见并发症**　包括卵巢过度刺激综合征、卵巢反应不良、多胎妊娠、流产或早产，以及超排卵药物应用与卵巢和乳腺肿瘤的关系。

（1）卵巢过度刺激综合征（OHSS）：指诱导排卵药物刺激卵巢后，导致多个卵泡发育、雌激素水平过高及颗粒细胞的黄素化，引起全身血流动力学改变的病理情况。

（2）卵巢反应不足：表现为卵巢在诱发超排卵下卵泡发育不良，卵泡数量、大小或生长速率不能达到药物的要求。

（3）多胎妊娠：促排卵药物的使用或多个胚胎的移植可导致多胎妊娠的发生。多胎妊娠可导致多种妊娠并发症，对孕妇不利，可在孕早期施行选择性胚胎减灭术。

（4）其他并发症：临近器官损伤、出血、感染等。

3. **护理措施**

（1）预防 OHSS：注意超排卵药物的个体化法则严密监测卵泡的发育，根据卵泡数量适时减少或终止使用 HMG 和 hCG，提前取卵。

（2）预防卵巢反应不足：增加外源性 FSH 的剂量，提前使用 HMG 等。

（3）预防自然流产：合理用药，避免多胎妊娠。充分补充黄体功能，移植前进行胚胎染色体分析，防止异常胚胎的种植。

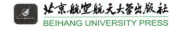

第 19 章　计划生育

第一节　避孕方法及护理

1. **工具避孕**　工具避孕是指利用工具防止精子和卵子结合，或改变宫腔内环境，达到避孕目的。常用工具有阴茎套、女用避孕套和宫内节育器。宫内节育器安全、有效、简便、经济、可逆，是我国妇女的主要避孕方法。

（1）原理：阴茎套避孕可阻止精子进入宫腔，且能防止性疾病传播。宫内节育器避孕能改变宫腔内环境，干扰受精卵着床，从而达到避孕的目的。

（2）宫内节育器放置术

①禁忌证：妊娠或可疑妊娠；生殖道急、慢性炎症；月经过多、过频或不规则出血；人工流产、分娩、剖宫产有妊娠组织残留或感染；生殖器官肿瘤；子宫畸形；宫颈口过松、重度陈旧性宫颈裂伤或子宫脱垂；严重全身性疾病；宫腔＜5.5cm 或＞9.0cm；对铜过敏者。

②放置时间：月经干净后 3～7 天，无性生活；产后 42 天，恶露已净，会阴伤口愈合，子宫恢复正常；剖宫产后半年；人工流产术后宫腔深度＜10cm；哺乳期排除早孕者。术前常规测体温，2 次测试超过 37.5℃暂不放置。

（3）宫内节育器取出术

①适应证：绝经 1 年者；改用其他避孕措施或绝育者；放置期限已满需更换者；带器妊娠者；计划再生育或已无性生活者；有并发症或不良反应治疗无效者；确诊节育器嵌顿或移位者。

②禁忌证：生殖道炎症需治愈后再取出；全身情况不良或疾病的急性期，病情好转后再取出。

③取出时间：月经干净后 3～7 天；出血多者随时取出；带器早期妊娠于人工流产同时取出；带器异位妊娠术前诊断性刮宫时，或术后出院前取出。

（4）宫内节育器的不良反应：不规则阴道出血，表现为月经过多、经期延长或点滴出血；腰酸腹胀；白带增多。

（5）宫内节育器并发症：感染、节育器嵌顿或断裂、节育器异位或脱落、带器妊娠。

（6）健康教育：放置术后休息 3 天，取出术后休息 1 天。1 周内避免重体力劳动，2 周内禁止性生活及盆浴，3 个月内月经或排便时注意有无节育器排出。放置术后若有腹痛、发热、出血多等情况随时就诊。放置术后分别于 1、3、6、12 个月复查 1 次，以后每年 1 次，复查在月经干净后进行。不同类型的宫内节育器按规定时间到期应取出更换。

2. **药物避孕**　药物避孕又称激素避孕，是应用甾体激素达到避孕效果。常用避孕药由雌激素和孕激素配伍构成。

（1）种类：口服避孕药（短效、长效）、长效避孕针、探亲避孕药、缓释避孕药、外用避孕药、紧急避孕药。

（2）原理：抑制排卵；改变宫颈黏液性状；改变子宫内膜形态和功能；改变输卵管的功能。

（3）禁忌证：严重心血管疾病；血液病或血栓性疾病；急、慢性肝炎或肾炎；内分泌疾病；恶

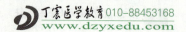
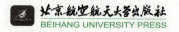

性肿瘤、癌前病变、子宫或乳房肿块者；哺乳期、产后未满半年或月经未来潮者；精神疾病生活不能自理者；有偏头痛反复发作者；月经异常或年龄＞45 岁者；年龄＞35 岁吸烟者。

（4）短效口服避孕药：从月经第 5 天开始每晚服 1 片，连服 22 天，不能中断。如果漏服，应于次晨（12 小时内）补服。停药 7 天内发生撤药性出血即月经，若停药 7 天无出血，于当晚或第 2 天开始第 2 周期服药。

（5）不良反应与护理

①类早孕反应：一般不需特殊处理，服药数个周期后自然消失，症状严重者对症治疗或更换制剂。

②月经改变：服药期间发生不规则出血，多因漏服、迟服引起突破性出血。轻者点滴出血，不需处理；若出血量较多，可加服雌激素。出血似月经量或出血时间近月经期，应暂停服药，作为一次月经来潮。还可出现经期缩短，月经减少，痛经减轻或消失等。即以上月经改变均不需要停药，只有出现闭经，连续停经 3 个月，才需要停药观察。

③色素沉着。

④体重增加。

3. 其他避孕方法

（1）紧急避孕法：仅对一次无保护性生活有效，有效率较低，副作用大，不可代替常规避孕。宫内节育器在无保护性生活 5 天内放入，避孕药物在无保护性生活 72 小时内服用。

（2）安全期避孕法：又称自然避孕。排卵前后 4～5 天为易受孕期，其余时间视为安全期。但受环境和情绪等因素影响，排卵可能发生变化，导致受孕，故安全期避孕法是安全性最低的避孕方法。

（3）其他：外用避孕药、免疫避孕法等。

第二节　终止妊娠方法及护理

不愿生育、母体疾病、胎儿畸形等原因，利用人工方式终止妊娠是避孕失败的补救方法。

1. 方法　早期妊娠采取人工流产，包括手术流产和药物流产。中期妊娠采取引产术。见表 4-26。

表4-26　人工终止妊娠的方法

方　法	适用时间	特　点
吸宫术	妊娠10周内	利用负压，通过吸管将妊娠物从宫腔内吸出
钳刮术	妊娠10～14周	扩张宫颈管后，用卵圆钳夹取妊娠物，再行刮宫、吸宫
药物流产	妊娠7周内	常用米非司酮和米索前列醇
依沙吖啶引产	妊娠13～28周	依沙吖啶是强力杀菌药，刺激子宫平滑肌收缩
水囊引产	妊娠13～28周	水囊置子宫壁和胎膜间，增加宫腔压力及机械刺激宫颈管

2. 并发症　手术流产的并发症有术中出血、子宫穿孔、吸宫不全、漏吸或空吸、人工流产综合征、术后感染、羊水栓塞等。药物流产和引产术后的并发症主要是子宫出血和感染。

3. 护理措施　人工流产术后在观察室休息 1 小时，注意观察腹痛及阴道出血，1 个月内禁止盆浴和性生活。吸宫术后休息 3 周，钳刮术后休息 4 周。有发热、腹痛、出血多或出血时间超过 10 天

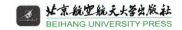

应随时就诊。引产术前 3 天禁止性生活，术后 6 周禁止性生活和盆浴。引产术后指导同足月分娩，采取退乳措施。产后 1 个月到医院随访，并提供避孕指导。

第三节 女性绝育方法及护理

绝育是以手术或药物方法阻止精子与卵子相遇以实现绝育目的节育措施，具有安全性和永久性。常用方法为经腹输卵管结扎和经腹腔镜输卵管绝育术。结扎的部位为输卵管峡部。

1. **经腹输卵管结扎术** 是最常用的绝育手术。

（1）适应证：自愿接受绝育术且无禁忌证；严重全身性疾病或遗传性疾病不宜生育者。

（2）禁忌证：各种疾病急性期；腹部皮肤或急、慢性盆腔感染；全身状况不佳不能胜任手术者；严重的神经官能症，或缺少绝育的决心；24 小时内两次测量体温 ≥ 37.5℃者。

（3）手术时间：非孕者月经干净后 3 ~ 4 天；剖宫产和非炎症妇科手术时；人工流产或分娩后 48 小时内；自然流产后 1 个月；哺乳期或闭经者排除妊娠后行绝育手术。

（4）术后并发症：出血、血肿、感染、脏器损伤、绝育失败。

（5）护理：局部浸润麻醉者不需禁食，数小时后即可早下床活动。保持切口敷料清洁干燥，防止感染。密切观察有无腹痛、内出血及脏器损伤。鼓励患者及早排尿。术后休息 3 ~ 4 周，1 个月内禁止性生活。

2. **经腹腔镜输卵管绝育手术**

（1）禁忌证：腹腔粘连、心肺功能不全、膈疝等，其余同输卵管结扎术。

（2）护理：术时取头低臀高仰卧位。术后静卧 4 ~ 6 小时后下床活动。

丁震医学教育 010-88453168
www.dzyxedu.com
北京航空航天大学出版社
BEIHANG UNIVERSITY PRESS

第 20 章　妇女保健

1．妇女病普查普治与劳动保护

（1）健全妇女疾病及防癌保健网，定期对育龄妇女进行妇女疾病及恶性肿瘤的普查普治工作，35 岁以上每 1 ～ 2 年普查 1 次，中老年妇女以防癌为重点，做到早发现、早诊断及早治疗，降低发病率，提高治愈率，维护妇女健康。

（2）我国根据妇女的生理特点，制定一系列法规确保女职工在劳动中的安全和健康，《女职工劳动保护规定》、《女职工生育待遇若干问题的通知》、《中华人民共和国妇女权益保障法》、《母婴保健法》等。

2．妇女各期保健

（1）青春期保健：分三级预防。一级预防为培养良好的健康行为，重点给予月经期卫生指导，乳房保健，青春期心理卫生和性知识教育及性道德培养。二级预防包括早期发现疾病和行为异常，以及减少或避免诱发因素，可通过定期体格检查，及早筛查健康和行为问题。三级预防是青春期女性疾病的治疗和康复。

（2）围婚期保健：婚前医学检查及婚前卫生指导。

（3）生育期保健：加强一级预防为重点，普及孕产期保健和计划生育指导；二级预防，加强疾病普查，做到早发现、早治疗；三级预防，及时诊治高危孕产妇。

（4）围生期保健

①孕前保健：健康教育与咨询、孕前医学检查、健康状况评估和健康指导。选择最佳时间受孕，女性生育年龄在 21 ～ 29 岁为佳，男性生育年龄在 23 ～ 30 岁为宜。

②孕期保健：加强母儿监护，预防和减少并发症，开展产前筛查和产前诊断。

③分娩期保健：确保分娩顺利，母儿安全。

④产褥期保健：预防产后并发症的发生，促进产妇生理功能恢复。

⑤哺乳期保健：保护、促进和支持母乳喂养，指导在哺乳期间合理用药及采取正确的避孕措施，如工具避孕或产后 3 ～ 6 个月放置宫内节育器，不宜采取药物避孕和延长哺乳期的方法。

（5）围绝经期保健：以提高围绝经期妇女的自我保健意识和生活质量为目的。

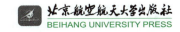

第 21 章　妇产科常用护理技术

第一节　会阴擦洗／冲洗

会阴擦洗／冲洗是利用消毒液对会阴部进行擦洗／冲洗的技术。

1. **目的**　保持患者会阴及肛门部清洁，促进患者的舒适和会阴伤口的愈合，防止生殖系统、泌尿系统的逆行感染。

2. **适应证**

（1）妇科、产科手术后，留置导尿管者。

（2）会阴部手术术后患者。

（3）产后会阴有伤口或长期卧床、生活不能自理的患者。

（4）急性外阴炎患者。

3. **物品准备**　常用的会阴擦洗溶液有 0.02% 聚维酮碘（碘伏）溶液，0.1% 苯扎溴铵溶液，1∶5000 高锰酸钾溶液等。

4. **操作方法**

嘱患者排空膀胱，并取屈膝仰卧位，双腿略外展，暴露外阴。注意屏风遮挡。一般擦洗 3 遍，第一遍要求由外向内、自上而下、先对侧后近侧，按照阴阜→大腿内上 1/3→大阴唇→小阴唇→会阴及肛门的顺序擦洗。第二遍与第三遍相同，原则为由内向外、自上而下、先对侧后近侧。

5. **护理措施**

（1）擦洗或冲洗时，注意会阴伤口周围组织有无红肿、分泌物及其性质和伤口愈合情况。

（2）产后及阴部手术患者，每次排便后均应擦洗会阴、预防感染。

（3）留置导尿患者注意观察引流情况。

（4）注意无菌操作，避免交叉感染。

第二节　阴道灌洗

阴道灌洗是用消毒液对阴道进行清洗的技术。

1. **目的**　促进阴道血液循环，减少阴道分泌物，缓解局部充血，达到控制和治疗炎症的目的，使宫颈和阴道保持清洁。

2. **适应证**

（1）各种阴道炎、宫颈炎。

（2）子宫切除术前或阴道手术前的常规阴道准备。

3. **物品准备**　常用的阴道灌洗溶液有 0.02% 聚维酮碘（碘伏）溶液，0.1% 苯扎溴铵溶液，生理盐水，2%～4% 碳酸氢钠溶液，1% 乳酸溶液，4% 硼酸溶液，0.5% 醋酸溶液，1∶5000 高锰酸钾溶液等。

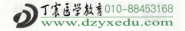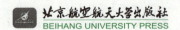

4．护理措施

（1）冲洗压力不宜过大，冲洗器灌洗筒的高度不应超过床沿 30cm。水流过速会使灌洗液进入子宫腔过快，灌洗液与局部作用的时间不足。

（2）根据患者病情配置灌洗液 500 ～ 1000ml，水温以 41 ～ 43℃为宜。

（3）灌洗头插入不宜过深，灌洗过程中动作要轻柔。

（4）产后 10 天或妇产科手术 2 周后，若合并黏膜感染、坏死，可行低位阴道灌洗，冲洗器灌洗筒的高度一般不超过床沿 30cm，避免损伤阴道残端伤口。

（5）未婚妇女可用导尿管进行阴道灌洗，不能使用窥阴器。月经期、产后或人工流产术后子宫颈口未闭，或有阴道出血的患者不宜行阴道灌洗，以防上行性感染。宫颈癌有活动性出血者，禁止阴道灌洗，可行外阴擦洗。

第三节　会阴热敷

会阴湿热敷是应用热原理和药物化学反应，利用热敷溶液促进血液循环，增强局部白细胞的吞噬作用和组织活力的一种护理技术。

1．目的　促进局部血液循环，改善组织营养，增强局部白细胞的吞噬作用，加速组织再生和消炎、止痛；促进水肿吸收，使陈旧性血肿局限；促进外阴伤口的愈合。

2．适应证

（1）会阴水肿及血肿的吸收期。

（2）会阴硬结及早期感染者。

3．物品准备　常用的会阴热敷溶液有 50% 硫酸镁，95% 乙醇等。

4．操作方法

（1）热敷部位在热敷前用棉签涂一层凡士林，轻轻敷上浸有热敷溶液的温纱布，外面盖上棉垫保温。

（2）一般每 3 ～ 5 分钟更换热敷垫一次，热敷时间约 15 ～ 30 分钟。

5．护理措施

（1）会阴湿热敷应当在会阴擦洗、污垢清洁后进行。

（2）湿热敷温度一般为 41 ～ 46℃。湿热敷面积为病损范围的 2 倍。

（3）定期检查热源的完好性，防止烫伤。

第四节　阴道、子宫颈上药

阴道或宫颈上药是将治疗性药物涂抹到阴道壁或宫颈黏膜上，达到局部治疗作用的一项操作，在妇科护理中应用广泛。

1．目的　治疗各种阴道炎和子宫颈炎。

2．适应证

各种阴道炎、子宫颈炎或术后阴道残端炎。

3．物品准备

（1）阴道后穹窿塞药：常用药物有甲硝唑、制霉菌素等。

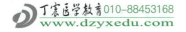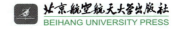

（2）局部非腐蚀性药：常用 1% 甲紫，新霉素或氯霉素等。

（3）局部腐蚀性药：常用 20% ~ 50% 硝酸银溶液等。

（4）宫颈棉球上药：止血药、抗生素等。

（5）喷雾器上药：常用有土霉素、磺胺嘧啶、呋喃西林等。

4. 护理措施

（1）应用腐蚀性药物时，注意保护阴道内正常组织。

（2）阴道栓剂最好于晚上或休息时上药。上药后避免将棉球落入阴道内。

（3）经期或子宫出血者不宜阴道给药。

（4）用药期间禁止性生活。

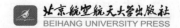

第 22 章 妇产科诊疗及手术

第一节 阴道及宫颈细胞学检查

女性生殖道上皮细胞受卵巢激素的影响出现周期性变化，因此临床上既可通过检查生殖道脱落上皮细胞（包括阴道上段、宫颈阴道部、宫颈管、子宫、输卵管及腹腔的上皮细胞）反应体内性激素水平变化，又可协助诊断不同部位的恶性病变，是一种简便、经济、实用的辅助诊断方法。

1. **适应证**　①不明原因闭经。②功能失调性子宫出血。③流产。④生殖道感染性疾病。⑤妇科肿瘤的筛查：宫颈细胞学检查是 CIN 及早期宫颈癌筛查的基本方法。

2. **禁忌证**　①生殖器急性炎症。②月经期。

3. **操作方法**

（1）阴道涂片：主要目的是了解卵巢或胎盘功能，检测下生殖道感染的病原体。已婚者一般用木质小刮板在阴道侧壁 1/3 处轻轻刮取；无性生活妇女应签署知情同意书后，用浸湿的棉签伸入阴道，紧贴阴道侧壁卷取，薄而均匀地涂于玻片上，立即将其置于 95% 乙醇中固定。

（2）子宫颈刮片法：是筛查早期子宫颈癌的重要方法。

应在宫颈外口鳞 - 柱状上皮交界处，用木质刮板以宫颈外口为圆心，轻刮一周，均匀涂于玻片上，避免损伤组织引起出血而影响检查结果。若受检者白带过多，应先用无菌干棉球轻轻擦净黏液，再刮取标本。

（3）宫颈管涂片：用于筛查宫颈管内病变。

先将宫颈表面分泌物拭净，用小型木质刮板进入宫颈管内，轻轻刮取一周做涂片。

（4）宫颈吸片：用于筛查宫腔内恶性病变，较阴道涂片及诊刮阳性率高。将无菌塑料管一端连接注射器，另一端送入子宫腔内达宫底部，上下左右转动抽吸。

4. **宫颈细胞学诊断标准及检查意义**　生殖脱落细胞学诊断采用巴氏 5 级分类。

（1）巴氏 I 级：未见不典型或异常细胞，为正常阴道细胞涂片。

（2）巴氏 II 级：发现不典型细胞，但无恶性特征细胞，属于良性改变或炎症。

（3）巴氏 III 级：发现可疑恶性细胞，为可疑癌。

（4）巴氏 IV 级：发现不典型癌细胞，待证实，为高度可疑癌。

（5）巴氏 V 级：发现多量典型癌细胞。

第二节 子宫颈活体组织检查

宫颈活组织检查简称活检，取材方法是自病变部位或可疑部位取小部分组织进行病理检查，结果常可作为诊断依据。

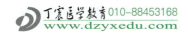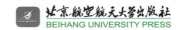

一、局部活组织检查

1. 适应证

（1）宫颈脱落细胞学涂片检查巴氏Ⅲ级及以上者，宫颈脱落细胞学涂片检查巴氏Ⅱ级经反复治疗无效者。

（2）TBS 分类鳞状上皮细胞异常低度鳞状上皮内病变及以上者。

（3）阴道镜检查反复出现可疑阳性或阳性者。

（4）可疑宫颈恶性病变或宫颈特异性感染，需进一步明确诊断者。

2. 禁忌证　①生殖道患有急性或亚急性炎症者。②妊娠期、月经期或有不规则子宫出血者。③患血液病有出血倾向者。

3. 操作方法　在宫颈外口鳞 - 柱状上皮交界处钳取适当大小组织。临床明确为宫颈癌，只为确定病理类型或浸润程度者可单点取材；可疑宫颈癌者，应按时钟位置 3、6、9、12 点四处取材。可在宫颈阴道部涂以复方碘溶液，在碘不着色区域取材。

4. 护理措施

（1）患者于术后 24 小时自行取出棉球。

（2）术后 1 个月禁止性生活及盆浴。

二、锥形切除法

1. 适应证

（1）宫颈细胞学检查多次阳性，而宫颈活检阴性者。

（2）宫颈活检为高级别上皮内病变需确诊者。

（3）可疑为早期浸润癌，为明确病变累及程度及确定手术范围者。

2. 禁忌证　同宫颈活检。

3. 操作方法　以宫颈钳钳夹宫颈前唇向外牵引，在病灶外 0.5cm 处，以尖刀在宫颈表面做环形切口。于切除标本的 12 点位置处做一标志，以 10% 甲醛溶液固定，送病理检查。将行子宫切除者，手术最好在锥切术后 48 小时内进行。

4. 护理措施

（1）术后留置尿管 24 小时，休息 3 天，2 个月内禁止性生活及盆浴。

（2）6 周后门诊复查，探查宫颈管有无狭窄。

第三节　诊断性刮宫术

诊断性刮宫术是刮取宫腔内容物行病理学检查的一种诊断方法、简称诊刮。

1. 适应证

（1）异常子宫出血，或阴道排液者需进一步诊断者。

（2）排卵障碍性子宫出血、闭经、不孕症患者进一步了解子宫内膜变化、有无排卵等。

（3）怀疑同时有宫颈病变时，应行分段诊刮。

（4）宫腔内残留组织的清除。

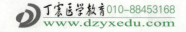
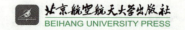

2．**禁忌证**　①急性生殖器官炎症。②体温超过 37.5℃。

3．**操作方法**

（1）诊断性刮宫：用宫颈钳夹宫颈前唇，用探针探测宫腔深度，用刮匙刮取宫腔前、后、侧壁及宫底和两侧宫角部。

（2）分段诊刮：先不探及宫腔，先用小刮匙刮取宫颈内口及以下的宫颈管组织，再刮取宫腔内膜组织。

4．**护理措施**

（1）因不孕症进行诊刮，应选择月经来潮前 12 小时内，以判断有无排卵。

（2）术后 2 周内禁止性生活及盆浴。

第四节　输卵管通畅检查

输卵管通畅检查的主要目的是检查输卵管是否畅通，了解子宫和输卵管腔的形态及输卵管的阻塞部位。常用的方法为输卵管通液术。

1．**适应证**　①疑有输卵管阻塞的不孕症患者。②检验和评价输卵管绝育术、输卵管再通术或输卵管成形术的效果。③对轻度输卵管粘连有疏通作用。

2．**禁忌证**　①内外生殖器炎症急性或亚急性发作。②月经期或有不规则子宫出血者。③可疑妊娠者。④严重的全身性疾病及手术不能耐受者。⑤体温高于 37.5℃者。

3．**物品准备**

常用液体：生理盐水，抗生素溶液（庆大霉素 8 万 U、地塞米松 5mg、透明质酸酶 1500U，注射用水 20 ～ 50ml），可加用 0.5% 的利多卡因 2ml 以减少输卵管痉挛。

4．**护理措施**

（1）检查时间应在月经干净后 3 ～ 7 天进行，术前 3 天禁止性生活。

（2）检查前半小时可肌内注射阿托品 0.5mg，解除痉挛。

（3）术后 2 周内禁止性生活及盆浴。

第五节　阴道后穹窿穿刺术

是用穿刺针经阴道后穹窿刺入直肠子宫陷凹处，抽取积血、积液、积脓进行肉眼观察及生物化学、微生物学和病理检查的方法。

1．**适应证**

①疑有异位妊娠或黄体破裂导致的腹腔出血时，可协助诊断。②疑盆腔内有积液、积脓时，穿刺抽液了解积液性质，还可通过穿刺引流注入广谱抗生素。③进行穿刺抽吸或行活检可明确诊断位于直肠子宫陷凹的肿块。④B 超引导下行注药治疗、穿刺取卵等。

2．**禁忌证**

①盆腔严重粘连、占据直肠子宫陷凹或疑有子宫后壁与肠管粘连。②异位妊娠采取非手术治疗者。③高度怀疑恶性肿瘤者。

3．**护理措施**　观察患者出血情况，及时将抽出液体送检。

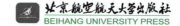

第六节　内镜检查术

内镜检查是利用连接于摄像系统和冷光源的内镜窥察人体体腔及脏器的一种诊疗技术。妇产科常用的内镜检查有阴道镜、宫腔镜和腹腔镜。

一、阴道镜

1. 适应证　①宫颈细胞学检查巴氏Ⅱ级以上，妇科检查怀疑宫颈病变、有接触性出血、或可疑癌变者。②宫颈锥切术前确定切除范围。③对可疑外阴、阴道、宫颈病变处进行指导性活检。④对外阴、阴道和宫颈病变的诊断、治疗和效果评估。

2. 禁忌证　无绝对禁忌证。

3. 护理措施

（1）检查前24小时避免性交及宫腔、阴道操作，术前48小时禁止阴道宫颈上药，宜在月经干净后3～4天进行。

（2）填塞纱布于术后24小时自行取出，术后2周内禁止性生活及盆浴。

二、宫腔镜

1. 适应证　①异常子宫出血者。②不明原因的不孕症或反复流产者。③宫腔镜引导下输卵管通液等。

2. 禁忌证　①严重心肺功能不全者。②严重血液系统疾病。③急性、亚急性生殖道感染。④近3个月有子宫手术或有子宫穿孔史者。

3. 护理措施

（1）术后评估有无腹痛、阴道流血情况及其他并发症等。

（2）术后2周内禁止性生活及盆浴。

三、腹腔镜

1. 适应证　①不明原因的腹痛与盆腔痛。②妇科某些器质病变的诊断与治疗。③计划生育手术及并发症的治疗等。

2. 禁忌证　①严重心肺功能不全者。②腹腔内大出血。③弥漫性腹膜炎或怀疑盆腔内广泛粘连者。④大的腹壁疝或膈疝者。⑤凝血功能障碍者。

3. 护理措施

（1）评估患者有无与气腹相关的并发症，如皮下气肿、上腹不适、肩痛等。

（2）术后平卧24～48小时，可在床上翻身活动，并常规留置导尿24小时。

第七节　会阴切开缝合术

会阴切开术分会阴侧切和会阴正中切开两种，会阴侧切较常用。

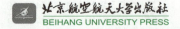

1．适应证

（1）估计会阴裂伤不可避免，如会阴坚韧、水肿或有瘢痕等。

（2）持续性枕后位、耻骨弓狭窄等。

（3）需阴道助产或需要缩短第二产程时。

（4）预防早产儿因会阴阻力引起的产后出血。

2．操作方法　①切开前在切口部位用 0.5% 普鲁卡因进行局部麻醉。②分娩结束后协助术者缝合，缝合线应超过切口顶端上方 0.5 ～ 1.0cm，注意逐层缝合、对合整齐。

3．护理措施

（1）会阴左后 - 侧切开者嘱产妇右侧卧位。

（2）会阴后 - 侧切伤口于术后第 5 天拆线，正中切开于术后第 3 天拆线。会阴切口有感染时可提前拆线。

（3）外阴伤口肿胀者，24 小时内可用 95% 乙醇湿冷敷，24 小时后可用 50% 硫酸镁湿热敷，或用红外线照射。

第八节　胎头吸引术

胎头吸引术是利用负压吸引原理，将胎头吸引器置于胎头顶部，按分娩机制牵引胎头，配合产力，协助胎儿娩出的一项助产技术。

1．适应证

（1）胎儿窘迫、妊娠合并心脏病、妊娠高血压疾病子痫前期等需要缩短第二产程者。

（2）子宫收缩乏力导致第二产程延长，或胎头已拨露达半小时仍不能娩出者。

（3）有剖宫产史或瘢痕子宫，不宜屏气加压的孕妇。

2．禁忌证

（1）严重头盆不称、产道阻塞或畸形不能经阴道分娩者。

（2）胎位异常（面先露、横位、臀位）。

（3）胎头位置高或宫口未开全者。

3．操作方法　一般牵引负压控制在 280 ～ 350mmHg，按分娩机制缓慢牵引。牵引过程中随时监测胎心率的变化，待胎头双顶径超过骨盆出口时，协助术者解除负压，取下胎头吸引器。

第九节　人工剥离胎盘术

人工剥离胎盘术是指胎儿娩出后，用人工的方法使胎盘剥离并取出的手术。

1．适应证　①胎儿经阴道娩出 30 分钟后，胎盘尚未娩出者。②剖宫产胎儿娩出 5 ～ 10 分钟后，胎儿尚未娩出者。③胎盘部分剥离，引起子宫大出血者。

2．操作方法

（1）术者五指并拢，沿脐带伸入宫腔，找到胎盘边缘，掌心向上，以手掌尺侧缘钝性剥离胎盘，另一手在腹壁协助按压子宫底。待胎盘全部剥离，手握胎盘取出，若无法剥离，应考虑胎盘植入，切忌强行或暴力剥离。

（2）胎盘取出后应仔细检查是否完整，若有缺损应再次徒手伸入宫腔清除残留胎盘及胎膜，必要时行刮宫术。取出后遵医嘱给予止血剂。

3. **护理措施**　评估产妇子宫收缩及出血情况，宫缩不佳时应按摩子宫，遵医嘱给予缩宫素或麦角新碱等。

第十节　产钳术

1. **适应证**　①同胎头吸引术。②胎头吸引术失败者。③臀先露胎头娩出困难者。④剖宫产娩出胎头困难者。

2. **禁忌证**　①同胎头吸引术。②有明显头盆不称者。③严重胎儿窘迫、短时间胎儿不能结束分娩者。④畸形儿、死胎等，应以不损伤产道为原则。

3. **护理措施**　同胎头吸引术。

第十一节　剖宫产术

1. **术式**　①子宫下段剖宫产术，最常用。②子宫体部剖宫产术。③腹膜外剖宫产术，较费时。

2. **适应证**

（1）产力异常、骨盆狭窄、软产道异常、头盆不称、巨大儿、珍贵儿、胎位异常如横位、臀位。

（2）妊娠并发症与妊娠合并症不宜经阴道分娩者。

（3）脐带脱垂、胎儿宫内窘迫者。

3. **禁忌证**　死胎或胎儿畸形，应以不损伤母体为原则。

4. **护理措施**

（1）术前准备同一般开腹手术。

（2）术前禁用呼吸抑制剂（如吗啡），以防发生新生儿窒息。

（3）密切观察产妇生命体征变化。

（4）早期下床活动，6 小时后可进流食。

（5）术后 24 小时取半卧位，以利恶露排出。

（6）常规留置导尿 24 小时。

（7）鼓励母乳喂养，指导避孕 2 年。

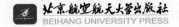

第五篇

儿科护理学

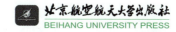
北京航空航天大学出版社
BEIHANG UNIVERSITY PRESS

第1章 绪 论

第一节 儿科护理学的任务和范围

1. **任务** 从体格、智能、行为和社会等各方面来研究和保护儿童，充分利用各种先进的理论和技术，增强儿童的体质，维护和改善儿童的心理发展及社会适应能力，降低儿童发病率和死亡率，保护和促进儿童健康，提高儿童生命质量和人类整体健康素质。

2. **范围** 凡涉及儿童健康保健和疾病防护的问题都属于儿科护理学研究和实践的范畴，包括儿童生长发育、儿童营养与喂养、儿童身心方面的保健、儿童疾病的防治与护理等。

第二节 儿科护士的角色与素质要求

1. 儿科护士的角色

（1）专业照护者：儿童机体各系统、器官的功能发育尚未完善，生活尚不能自理或不能完全自理。儿科护士最重要的角色是在帮助儿童促进、保持或恢复健康的过程中，为儿童及其家庭提供直接的专业照护，以满足儿童身、心两方面的需要。

（2）护理计划者：为促进儿童身心健康发展，护士必须运用专业的知识和技能，收集儿童各方面资料，全面评估儿童的健康状况，找出健康问题，并根据儿童生长发育不同阶段的特点，制订系统全面的、切实可行的护理计划，采取有效的护理措施。

（3）健康教育者：在护理儿童的过程中，护士应依据各年龄阶段儿童智力发展的水平，向他们解释疾病治疗和护理过程，同时向儿童家长宣传科学育儿的知识，帮助家长了解诊断和治疗过程，为儿童和家庭介绍相关的医疗保健机构和相关组织，使他们采取健康的态度和健康行为，以达到预防疾病、促进健康的目的。

（4）健康协调者：护士需联系并协调与有关人员及机构的相互关系，维持一个有效的沟通网，以使诊断、治疗、救助与有关的儿童保健工作得以互相协调、配合，保证儿童获得最适宜的整体性医护照护。

（5）健康咨询者：护士通过倾听患儿及其家长的倾诉、关心儿童及其家长在医院环境中的感受、触摸和陪伴患儿、解答他们的问题、提供有关治疗的信息、给予健康指导等，澄清儿童及其家长对疾病和与健康有关问题的疑惑，使他们能够以积极有效的方式去应付压力，找到满足生理、心理、社会需要的最习惯和最适宜的方法。

（6）儿童及家庭代言人：护士是儿童及其家庭权益的维护者，在儿童不会表达或表达不清自己的要求和意愿时，护士有责任解释并维护儿童及其家庭的权益不受侵犯或损害。

（7）护理研究者：护士应积极进行护理研究工作，通过研究来验证、扩展护理理论和知识，发展护理新技术，指导、改进护理工作，提高儿科护理质量，促进专业发展。

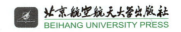

2．素质要求

（1）思想道德素质

①热爱护理事业，有高度的责任感和严谨的工作态度，爱护儿童，具有为儿童健康服务的奉献精神。

②具有诚实的品格、较高的慎独修养、高尚的道德情操。以理解、友善、平等的心态，为儿童及其家庭提供帮助。

③具有正视现实、面向未来的目光，追求崇高的理想，忠于职守，救死扶伤，廉洁奉公，实行人道主义。

（2）科学文化素质

①具备一定的文化素养和自然科学、社会科学、人文科学等多学科知识。

②掌握一门外语及现代科学发展的新理论、新技术。

（3）专业素质

①具有合理的知识结构及比较系统完整的专业理论知识和较强的实践技能，操作准确，技术精湛，动作轻柔、敏捷。

②具有敏锐的观察力和综合分析判断能力，具有与儿童及其家庭有效沟通的能力，树立整体护理观念，能用护理程序解决患儿的健康问题。

③具有开展护理教育和护理研究的能力，勇于创新进取。

（4）身体及心理素质

①具有健康的心理，乐观、开朗、稳定的情绪，宽容豁达的胸怀。有健康的身体和良好的言行举止。

②具有较强的适应能力，良好的忍耐力及自我控制力，善于应变，灵活敏捷。

③具有强烈的进取心，不断求取知识，丰富和完善自己。

④具有与儿童成为好朋友、与儿童家长建立良好人际关系的能力，同仁间相互尊重，团结协作。

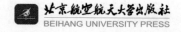

第 2 章　小儿保健

第一节　小儿年龄阶段的划分及各期特点

1. **胎儿期**　从受精卵形成至小儿出生为止，共 40 周。

2. **新生儿期**　从出生脐带结扎到出生后满 28 天称为新生儿期。胎龄满 28 周（体重＞1000g）至出生后 7 足天，称围生期。此期在生长发育和疾病方面具有非常明显的特殊性，发病率高，死亡率高，特别是新生儿早期（出生后 1 周内）。

3. **婴儿期**　自出生到 1 周岁之前为婴儿期。此期为小儿体格、动作和认知能力生长发育最迅速的时期，对营养的需求量相对较高。此时，各系统器官的生长发育还不够成熟完善，尤其是消化系统，因此容易发生消化道功能紊乱。同时，婴儿体内来自母体的抗体逐渐减少，母体 IgM 不能通过胎盘，自身免疫功能尚未成熟，故小儿易患革兰阴性细菌感染。

4. **幼儿期**　自 1 岁至满 3 周岁之前。此期生长发育速度较前稍减慢，而智能发育迅速，活动范围渐广，接触社会事物渐多，但对危险的识别和自我保护能力有限，因此意外伤害发生率非常高，应格外注意监护。

5. **学龄前期**　从 3 周岁到 6～7 岁的小儿。此期生长发育速度已经减慢，智能发育更加迅速。接触同龄儿童和社会事物扩大，自理能力和初步社交能力得到锻炼，应注意培养小儿良好的道德品质和生活能力，为入学做准备。

6. **学龄期**　从入小学开始（6～7 岁）到青春期前为学龄期。此期除生殖系统外，各系统器官外形均已接近成年人，智能发育更加成熟，可以接受系统的科学文化教育。

7. **青春期**　从第二性征出现到生殖功能基本发育成熟、身高停止增长的时期称青春期。其年龄范围一般从 11～20 岁，青春期的开始和结束年龄存在较大的个体差异，相差 2～4 岁。女孩从11～12 岁到 17～18 岁，男孩从 13～14 岁到 18～20 岁为青春期。此期儿童的体格生长发育再次加速，出现第二次高峰，同时生殖系统迅速发育，并逐渐成熟。女孩青春期性发育的顺序为：乳房发育，骨盆变宽，脂肪丰满，阴毛、外生殖器改变，月经来潮，腋毛出现。男孩性发育的顺序为：睾丸容积增大，阴茎增长增粗，出现阴毛、腋毛及声音低沉等。

第二节　生长发育

1. **生长发育的规律**　小儿生长发育的模式不尽相同，但遵循共同的规律（表 5-1）。

2. **影响生长发育的因素**　遗传因素和环境因素是影响儿童生长发育的两个最基本因素。环境因素主要包括：①营养。年龄越小，受营养因素的影响越大。②疾病。急性感染常使体重减轻，慢性疾病影响体重和身高的增长，内分泌疾病对小儿生长发育影响最大。③母亲情况。④家庭环境和社会环境等。

3. 体格增长常用指标及其意义

（1）体重：为各器官、组织和体液的总重量，在体格生长指标中最易波动，是最易获得的反映儿童生长和营养状况的重要指标，常用于计算临床给药量和输液量。通常宜在清晨，空腹，排空大、小便后，只穿贴身衣裤，不穿鞋的情况下测量体重。不同年龄阶段的体重估计值及计算方法见表 5-2。

表5-1　生长发育的规律

生长发育规律	特　点
连续性和阶段性	第1年是第一个生长高峰，青春期是第二个生长高峰
不平衡性	神经系统发育先快后慢；生殖系统先慢后快；淋巴系统先快而后回缩；皮下脂肪年幼时较发达；肌肉组织到学龄期时才加速
顺序性	由上到下，由近到远，由粗到细，由简单到复杂，由低级到高级
个体差异性	在一定范围内受遗传、环境的影响，生长差异较大

表5-2　不同年龄阶段的体重估计值及计算方法

年龄阶段	体　重
出生时	3kg
出生后3个月	6kg（出生时的2倍）
1岁时	9kg（出生时的3倍）
2岁时	12kg（出生时的4倍）
1～6个月	出生体重（kg）+月龄×0.7（kg）
7～12个月	6（kg）+月龄×0.25（kg）
2～12岁	年龄×2+8（kg）

（2）身高（长）：指头部、脊柱与下肢长度的总和，是反映骨骼发育的重要指标，应测量从头顶至足底的垂直长度。3岁以下儿童仰卧位测量，3岁以上立位测量。不同年龄阶段的身高（长）估计值及计算方法见表 5-3。临床上通过测量上部量和下部量，以判断头、脊柱、下肢所占身高的比例。出生时上部量＞下部量，中点在脐部。随着下肢长骨增长，中点下移。12岁时上部量与下部量相等，中点在耻骨联合上缘。

（3）坐高：指头顶至坐骨结节的长度，反映头颅与脊柱的生长。

（4）头围：指经眉弓上缘、枕后结节绕头一周的长度，反映颅骨与脑的发育。头围测量在2岁前最有价值。头围过小常提示脑发育不良，头围过大或增长过速则提示脑积水。不同年龄阶段的头围估计值见表 5-4。

（5）胸围：指从乳头下缘，经肩胛角下缘绕胸一周的长度，反映胸廓和肺的发育。不同年龄阶段的胸围估计值及计算方法见表 5-5。

（6）腹围：指平脐水平（小婴儿以剑突与脐之间的中点）绕腹1周的长度。

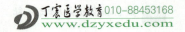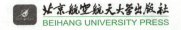

（7）上臂围：指沿肩峰与鹰嘴连线中点水平绕臂一周的长度，代表骨骼、肌肉、皮下脂肪和皮肤的发育。常用于筛查 1 ～ 5 岁小儿的营养状况。上臂围＞ 13.5cm 为营养良好；12.5 ～ 13.5cm 为营养中等；＜ 12.5cm 为营养不良。

（8）牙：出生后 4 ～ 10 个月乳牙开始萌出，12 个月未出牙者为乳牙萌出延迟。不同年龄阶段的出牙情况及乳牙计算方法见表 5-6。

（9）囟门：可根据头围大小，骨缝及前、后囟闭合时间来评价颅骨的发育。婴儿出生时前囟为 1.5 ～ 2cm，1 ～ 1.5 岁时应闭合。前囟早闭、头围小，提示脑发育不良、小头畸形；前囟迟闭、过大见于佝偻病、先天性甲状腺功能减低症等。后囟出生时很小或闭合，最迟出生后 6 ～ 8 周闭合。骨缝 3 ～ 4 个月闭合。

表5-3　不同年龄阶段的身高（长）估计值及计算方法

年龄阶段	身高（长）
出生时	50cm
6个月	65cm
1岁	75cm
2岁	87cm
2～12岁	年龄×7+75（cm）

表5-4　不同年龄阶段的头围估计值

年龄阶段	头围
出生时	33～34cm
1岁	46cm
2岁	48cm
5岁	50cm

表5-5　不同年龄阶段的胸围估计值及计算方法

年龄阶段	胸围	特点
出生时	32cm	
1岁	46cm	头围与胸围大致相等
1岁至青春前期	=小儿年龄－1	胸围大于头围

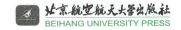

表5-6　不同年龄阶段的出牙情况及乳牙计算方法

年龄阶段	出牙情况
出生后4～10个月	乳牙开始萌出
2岁半	乳牙出齐
6岁	萌出第一颗恒牙
12岁	萌出第二恒磨牙
17～18岁	萌出第三恒磨牙（智齿）
乳牙	月龄－4（或6）

4. 感觉运动功能发育

（1）感觉：是通过各种感觉器官从环境中选择性地获取信息的能力。

①视觉：见表 5-7。

②听觉：见表 5-8。

③嗅觉和味觉：出生时嗅觉和味觉已基本发育成熟。3～4个月能区别愉快和不愉快的气味。4～5个月对食物味道改变很敏感，是味觉发育关键期，应开始合理添加辅食。

④皮肤感觉发育：新生儿触觉很敏感，特别是眼、口周、手掌、足底等部位最敏感。出生时已有痛觉，但较迟钝，易泛化，2 个月后逐渐改善。温度觉出生时就很灵敏。

（2）运动功能：分为大运动（包括平衡）和精细运动的发育（表 5-9）。大动作包括抬头、坐、爬、站、走、跑、跳等。精细运动包括抓握物品、涂画等。

表5-7　小儿视觉发育的特点

年龄阶段	视觉特点
出生时	有感光反应
2个月	能协调地注视物体
3～4个月	头眼协调较好，追寻活动的物体或人
6～7个月	目光可随上、下移动的物体垂直方向转动
8～9个月	出现视深度感觉，能看到小物体
18个月	能区别各种图形
2岁	区别垂直线与横线
3岁	区别颜色
6岁	视深度已充分发育，视力达1.0

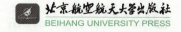

表5-8　小儿听觉发育的特点

年龄阶段	听觉特点
出生时	鼓室无空气，听力差
3～7天	有听力
3～4个月	有定向反应，听到悦耳声音会微笑
6个月	区别父母的声音，唤名有反应
7～9个月	确定声源，区别语言的意义
1岁	听懂自己的名字
2岁	区别不同的声音，听懂简单吩咐
4岁	听觉发育完善

表5-9　小儿运动功能发育的特点

年龄阶段	大动作	精细运动
2个月	竖抱或俯卧时能抬头	
4个月	抬头很稳并自由转动	
6个月	双手向前撑住独坐	换手与捏、敲等探索性动作
7个月	有意识地翻身	
8个月	能爬行；扶站片刻	
10个月	能扶走	用拇指、食指取物
10～11个月	能独站片刻	
12个月	可独走，弯腰拾东西	学会用勺，乱涂画
15个月	可独自走稳，蹲着玩	
18个月	能跑及倒退走，爬台阶	能叠2～3块积木
2岁	能双脚跳	能叠6～7块积木，会逐页翻书，用杯子喝水
3岁	双足交替走下楼梯，能跑	
5岁	能单足跳，能跳绳	

第三节　小儿心理发展

1. **语言发育**　语言发展经过发音、理解和表达 3 个阶段（表 5-10）。
2. **自我意识**　1 岁左右的婴幼儿开始逐步认识作为生物实体的自我。2 ～ 3 岁时因社会经验和

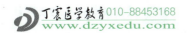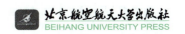

能力、语言的增长，逐步理解作为一个社会人的自我意识。

表5-10　小儿语言发育的特点

年龄阶段	语言特点
3～4个月	咿呀发音
6个月	能听懂自己的名字
7个月	能无意识地发"妈妈""爸爸"复音
10个月	有意识叫"爸爸""妈妈"
12个月	能说简单的单词，如"再见""没了"
15个月	能叫出自己的名字
1.5～2岁	能用简单语言表达自己的需要

第四节　营养与喂养

1. **热量**　是维持机体新陈代谢的物质基础。根据小儿年龄、体重及生长速度估计每天所需要的热量，一般婴儿每天约需460kJ/kg（110kcal/kg），以后每增加3岁减42kJ/kg（10kcal/kg），到15岁时约为250kJ/kg（60kcal/kg）。小儿能量消耗主要包括5个方面。

（1）基础代谢率：婴儿基础代谢率的能量需要占总需热量的60%，年龄越小，所需越多。

（2）生长发育需要：为小儿所特有，与小儿的生长速度成正比。婴儿期体格发育速度最快，需要量相对较多，以后逐渐减低，至青春期又增加。婴儿此项热量占总热量的25%～30%，1岁后占15%～16%。

（3）食物特殊热力作用：是指人体摄取食物而引起机体能量代谢的额外增多。蛋白质的食物热力作用最大，食物中的蛋白质比例越高，能量需求也越大。婴儿食物中蛋白质含量较高，食物特殊热力作用可占总能量的7%～8%，年长儿多为混合食物，占5%左右。

（4）活动消耗：不同年龄、不同个体的差异很大。

（5）排泄消耗：未经消化吸收的食物排泄至体外的损失约占10%。

2. **营养素**　机体所需热量主要来自糖类、脂肪，其次为蛋白质。

（1）蛋白质：是构成人体细胞、组织的基本成分，具有保证机体生长发育、修复组织、供给能量、维持体液渗透压等多项功能。其供给热量占总热量的8%～15%。母乳喂养婴儿约需2g/（kg·d）、牛乳喂养婴儿约需3.5g/（kg·d），全靠植物蛋白质喂养的婴儿约需4g/（kg·d）。蛋白质主要来源于乳类、蛋、鱼、瘦肉和豆类食物。

（2）脂肪：是供给能量的重要物质，同时还具有提高必需脂肪酸、促进脂溶性维生素吸收、防止散热和机械性保护的作用。婴儿期脂肪需要量为4g/（kg·d），所提供热量占总热量的35%～50%；年长儿需2.5～3g/（kg·d），占总热量比为25%～30%。脂肪主要来源于乳类、肉类、植物油。

（3）糖类（碳水化合物）：是主要的供能营养素，2岁以上小儿膳食中，糖类所供给的热量占总热量的55%～65%。主要来源于谷类食物。

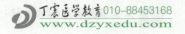
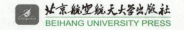

（4）水：年龄越小需水量相对越多，婴儿每天需水量约 150ml/kg，以后每增长 3 岁减少 25ml/kg，成年人每天为 45 ～ 50ml/kg。

（5）维生素和矿物质：为非供能物质。维生素是人体正常生理活动所必需的一类有机物质，可分为脂溶性与水溶性两大类。矿物质分为常量元素（钾、钠、钙、磷等）与微量元素（铁、铜、锌、碘等）两类，婴幼儿最易缺乏的元素是钙、铁、锌和铜。这两种物质对调节体内各种代谢过程和生理活动、维持正常生长发育起着极其重要的作用。

3. 母乳喂养　母乳是婴儿最理想的天然食品。婴儿生后半小时内即可开奶，且按需哺乳。初乳为产后 4 ～ 5 天的乳汁，量少，脂肪含量少而蛋白质较多（主要为免疫球蛋白）；过渡乳为 5 ～ 14 天的乳汁，含脂肪量高而蛋白质和矿物质逐渐减少；成熟乳为 14 天至 9 个月的乳汁，营养成分适当；晚乳为 10 个月以后的乳汁，总量和营养成分均减少。

（1）母乳喂养的优点

①营养丰富，易消化吸收：蛋白质、脂肪、糖比例为 1 ∶ 3 ∶ 6，适合婴儿生长发育需要；人乳中以乳清蛋白为主；脂肪球颗粒小，含脂肪酶，易消化吸收；含糖量较高，以乙型乳糖为主，可促进肠道双歧杆菌生长，减少腹泻；钙、磷比例为 2 ∶ 1，易于吸收；微量元素如锌、铜、碘较多；铁含量虽与牛乳相同，但人乳铁吸收率高于牛乳。

②增强婴儿免疫力：母乳中含丰富的 SIgA 和大量免疫活性细胞，如乳铁蛋白、巨噬细胞、淋巴细胞和中性粒细胞及较多溶菌酶、双歧因子等抗感染物质，具有增强婴儿免疫力的作用。

③其他优点：母亲哺乳可促进子宫收缩，加速子宫复原；可抑制排卵，减少再受孕的机会；降低乳腺癌和卵巢癌的发病率；增进母子感情。

（2）母乳喂养的护理

①产前准备：合理安排乳母的生活和工作，保证营养合理，睡眠充足，心情愉快，使乳母保持良好的身心状态。

②乳头保健：每天清水擦洗乳头，使乳头耐受吸吮，减少裂伤的发生。乳头内陷者每天 1 次至数次牵拉乳头。乳汁淤积者进行湿热敷、按摩，并及时吸空乳房，减少乳腺炎的发生。

③尽早开奶、按需哺乳：生后半小时内将婴儿置于母亲胸前进行皮肤接触 30 分钟以上，建立诱导催产素分泌的条件反射。2 个月内婴儿按需哺乳，通过多次吸吮，刺激乳汁分泌增加。

④正确的哺乳技巧：喂哺前，先做好清洁准备，更换尿布，洗手，清洁乳头。宜采取坐位，斜抱婴儿，使其头、肩部枕于母亲哺乳侧肘弯部，婴儿口含住乳头及大部分乳晕，母亲另一手呈 "C" 形将整个乳房托起。一般两侧乳房交替进行哺乳，吸空一侧乳房后再换另一侧，每次哺喂时间 15 ～ 20 分钟。喂奶后将婴儿抱直，头部靠在母亲肩上，轻拍背部，使空气排出，然后将婴儿保持右侧卧位，以防呕吐。

⑤促进乳房分泌：吸乳前先湿热敷乳房 2 ～ 3 分钟，再从外侧边缘向乳晕方向轻拍或按摩乳房，促进乳房感觉神经的传导和泌乳。

⑥不宜哺乳的情况：乳母患 HIV、慢性肾炎、糖尿病、恶性肿瘤、精神病、心功能不全等严重疾病时，应停止哺乳。患乳腺炎者应暂停患侧哺喂。乙型肝炎病毒携带者并非哺乳的禁忌证，但婴儿应在出生后 24 小时内予以乙肝免疫球蛋白，并接种乙肝疫苗。

⑦断乳：在 10 ～ 12 个月为宜，以春、秋两季最合适，循序渐进。若遇夏季炎热或婴儿体弱多病时，可推迟断乳时间，但最迟不超过 18 个月。

4. 混合喂养　母乳不足，需要添喂牛、羊乳或其他代乳品时为混合喂养。

5. 人工喂养　指 4 ～ 6 个月的婴儿，母亲因各种原因不能哺乳，而以配方奶粉或其他代乳品完全替代母乳喂养的方法。常用的乳品及代乳品如下。

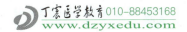 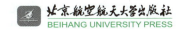

（1）配方奶粉：以母乳的营养素含量及其组成为依据，接近哺乳，较鲜乳或全脂奶粉更易消化吸收，为母乳喂养缺乏时的首选。若无条件选用配方奶而用全脂奶粉时，其奶粉与水的比例按容量计算为 1：4，按重量计算为 1：8。

（2）牛乳：人工喂养时常用，但成分不适合婴儿。牛乳蛋白质多为酪蛋白，不易消化；所含的不饱和脂肪酸少；乳糖低于母乳，且为甲型乳糖，有利于大肠埃希菌的生长；矿物质含量较高，可中和胃酸，不利消化，可增加肾负荷；缺乏免疫物质。

（3）羊乳：营养价值与牛乳相似，蛋白质与脂肪较牛乳多，比牛乳易于消化，但叶酸含量很少，长期单纯羊乳喂养可导致营养性巨幼细胞性贫血，应注意补充维生素 B_{12} 和叶酸。

（4）牛乳的调配：可加水或米汤稀释，使酪蛋白浓度降低，凝块变小；加糖 5%～8%；煮沸 3 分钟。牛乳、水及糖的需要量按婴儿每天所需总能量和总液量来计算。婴儿每天需要热量 460kJ/kg（110kcal/kg），需水量 150ml/kg，含糖 8% 的牛奶 100ml 可供给热量约 418kJ（100kcal/kg），婴儿每天每千克体重则需 8% 糖牛乳乳量约 110ml，另需补水 150－110＝40ml/（kg·d），每天需糖量 110×8%＝8.8g/（kg·d）。例如：3 个月婴儿，体重 6kg，使用 8% 糖牛乳喂养，计算所需液体量、乳量及另外补水量等的方法如下。

每天所需液体量＝150ml×6＝900ml

每天所需 8% 糖牛乳＝110ml×6＝660ml

每天除牛乳外供水量＝900ml－660ml＝240ml

每天所需糖量＝660ml×8%＝53g

6. 添加辅食

（1）添加原则：循序渐进，从少到多，从稀到稠，从细到粗，由 1 种到多种，逐步过渡到固体食物。天气炎热或患病期间，应减少辅食量或暂停辅食，以免造成消化不良。添加的食品应单独制作，不要以成年人食物代替辅食。

（2）添加顺序：见表 5-11。

表5-11　辅食添加的顺序

月　龄	食物性状	添加辅食举例	供给的营养素
2周至3个月	流质食物	鱼肝油制剂、水果汁、菜汤	维生素A、维生素C、维生素D和矿物质
4～6个月	泥状食物	米汤、米糊、含铁配方米粉等，蛋黄（补铁）、鱼泥、豆腐、动物血、菜泥、水果泥	补充热量，动物、植物蛋白质，铁、维生素、纤维素、矿物质
7～9个月	末状食物	稀（软）饭、烂面、饼干、蛋、鱼、肝泥、肉末	补充热量，动物蛋白质、铁、锌、维生素
10～12个月	碎食物	软饭、挂面、馒头、面包、豆制品、碎肉	供给热量，维生素、蛋白质、矿物质、纤维素

7. 儿童、少年膳食安排　满足生理需求，合理烹调制作，适合消化功能，保持好食欲。

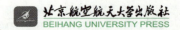

第五节 计划免疫

根据小儿的免疫特点和传染病发生的情况制订，婴儿出生后，从母体获得的抗体逐渐消失，对各种传染病易感。通过有计划地使用生物制品进行预防接种，以提高人群的免疫水平，达到控制和消灭传染病的目的。计划免疫程序见表5-12。

1．获得性免疫方式

（1）主动免疫：是指给易感者接种特异性抗原，刺激机体产生特异性免疫抗体，从而产生主动免疫力，抗体持续的时间较久，一般为1～5年，以后逐渐减少，因此还要适时安排加强免疫，巩固免疫效果。

（2）被动免疫：指未接受主动免疫的易感者在接触传染源后，被给予相应的抗体而立即获得免疫力。其特点是抗体留在机体的时间短暂，一般约3周，故只能作为暂时的预防和治疗。如婴儿对某些传染病有一定的抵抗能力，主要是通过胎盘从母体中获得IgG，出生后5～6个月小儿从母体获得的抗体逐渐消失。

2．疫苗种类

（1）主动性免疫制剂：包括灭活疫苗（死疫苗）、活疫苗（减毒活疫苗）和类毒素。

（2）被动性免疫制剂：有特异性免疫血清、丙种球蛋白、胎盘球蛋白等。

表5-12 小儿计划免疫程序

疫 苗	预防疾病	接种方法	接种部位	反应情况及处理	初种次数	初种时间	复 种	注意事项
卡介苗	结核病	皮内注射（ID）	左上臂三角肌外下缘	接种后4～6周局部有小溃疡，防止感染，个别腋下或锁骨上淋巴结肿大或化脓，肿大时热敷，化脓时用针筒抽出脓液，溃破处涂5%异烟肼软膏	1	出生后2～3天	7岁、12岁	2个月以上小儿接种前应做结核菌素试验，阴性才能接种
乙肝疫苗	乙型肝炎	肌内注射（IM）	上臂三角肌	接种后一般反应轻微，个别有局部轻度红肿、疼痛症状，属正常反应，无须特殊处理	3	3次分别在出生后24小时、1个月和6个月	1周岁复查：成功者3～5年加强；失败者重复基础免疫	
脊髓灰质炎减毒活疫苗糖丸	脊髓灰质炎	口服		有时有低热或轻泻	3（间隔1个月）	3次分别在2、3、4个月	4岁时加强，口服三型混合糖丸疫苗	冷开水送服或含服，服后1小时内禁饮热水

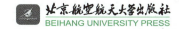

（续　表）

疫　苗	预防疾病	接种方法	接种部位	反应情况及处理	初种次数	初种时间	复　种	注意事项
百白破疫苗	百日咳、白喉、破伤风	有吸附制剂肌内注射（IM），无吸附制剂皮下注射（H）	上臂三角肌	个别有轻度发热、局部红肿、疼痛、发痒症状	3（间隔4～6周）	3次分别在3、4、5个月	1.5～2岁用百白破混合制剂，7岁用吸附白破二联类毒素	掌握间隔期，避免无效注射
麻疹减毒活疫苗	麻疹	皮下注射（H）	上臂三角肌	部分接种后9～12天有发热及卡他症状，一般持续2～3天，也有个别婴儿出现散在皮疹或麻疹黏膜斑	1	8个月	7岁时加强1次	接种前1个月及接种后2周避免用胎盘球蛋白、丙种球蛋白制剂
乙脑减毒活疫苗	流行性乙型脑炎	皮下注射（H）	上臂外侧	少数可能出现一过性发热反应，一般不超过2天，可自行缓解。偶有散在皮疹，一般不需特殊处理	1	8个月	2岁时加强1次	注射疫苗过程中，切勿使消毒剂接触疫苗。疫苗复溶后立即使用完

3. 禁忌证

（1）目前健康状态及疾病史：急性传染病，如结核病、肝炎等，包括有急性传染病接触史而未过检疫期者；严重慢性病，如风湿热、心脏病、高血压、肝肾疾病等；免疫缺陷疾病或正在接受免疫抑制药治疗期间，如放射治疗、糖皮质激素、抗代谢药物和细胞毒性药物；其他如癫痫、抽搐史者。

（2）过敏史：有明确过敏史者，禁种白喉类毒素、破伤风类毒素、麻疹疫苗（特别是鸡蛋过敏者）、脊髓灰质炎糖丸疫苗（牛奶或奶制品过敏）、乙肝疫苗（酵母过敏或疫苗中任何成分过敏）。

（3）用药史：接种麻疹疫苗前1个月及接种后2周避免使用丙种球蛋白；发热或1周内每天腹泻4次以上的小儿禁服脊髓灰质炎糖丸。

4. 注意事项

（1）严格按照规定的接种剂量、次数、间隔时间进行接种，按要求完成全程基础免疫和加强免疫。按各种制品要求的间隔时间接种，一般接种活疫苗后需隔4周、死疫苗2周再接种其他疫苗。

（2）接种环境应适宜，保持温湿度适宜，接种时间尽量安排在饭后，以免晕针。

（3）严格检查生物制品的标签，检查药液有无发霉、异物、凝块、变色或冻结等情况。若药

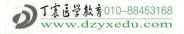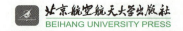

液异常，立即停止使用，并报告医院相关部门处理。

（4）严格执行查对制度，包括儿童姓名、年龄及疫苗名称，生物制品的名称、批号、有效期及生产单位等。观察接种者皮肤情况，确认无误后才可接种。

（5）严格遵守无菌技术操作，接种前生物制品要严格按照规定方法稀释、溶解。严格按要求每人一个无菌注射器、一个无菌针头，并准确抽取所需剂量。局部常规皮肤消毒，但接种活疫苗、菌苗时，不可使用其他消毒剂消毒，只可用 75% 乙醇消毒皮肤，待干后才可接种，以防消毒液杀死疫苗，降低效价。接种完毕，针口一般不用力按压，如见出血，可用消毒干棉签轻轻按压止血，接种后剩余活疫苗应烧毁。

（6）疫苗接种完毕，需观察半个小时方可离开。适当休息、多饮水，避免剧烈活动。注意保暖，防止感冒。注射部位瘙痒时，避免用手抓挠，以免继发感染。

（7）及时记录及预约，保证接种及时、全程、足量，避免重种、漏种。

5. 接种反应及处理

（1）一般反应：是指由疫苗本身所引起的反应，大多为一过性。

①局部反应：接种后数小时至 24 小时，注射部位会出现红、肿、热、痛，有时还伴有局部淋巴结肿大，一般持续 2～3 天。弱反应时红肿直径＜ 2.5cm，中等反应直径为 2.6～5cm，强反应直径＞ 5cm。多数小儿的局部反应轻微，无须特殊处理，多休息、多饮水即可。

②全身反应：于接种后 24 小时内出现体温升高，体温＜ 37.5℃为弱反应，37.5～38.5℃为中等反应，＞ 38.5℃为强反应，伴头晕、恶心、呕吐、腹泻、全身不适等反应。体温＜ 38.5℃，一般不需要特殊处理。体温＞ 38.5℃，局部红肿继续扩大，高热持续不退，应及时就诊。

（2）异常反应：主要有过敏性休克、晕厥、过敏性皮疹、血管神经性水肿等。

①过敏性休克：于注射后数分钟或 0.5～2 小时出现烦躁不安、面色苍白、口周青紫、四肢湿冷、呼吸困难、脉搏细速、恶心、呕吐、惊厥、大小便失禁以至昏迷，严重者可危及生命。一旦发生，应立即协助患儿平卧，头稍低，注意保暖，给予氧气吸入，遵医嘱立即皮下或静脉注射 0.1% 肾上腺素 0.5～1ml，必要时重复注射。

②晕厥：由于空腹、疲劳、室内闷热、紧张等原因，儿童在接种时或几分钟内，常出现头晕、心慌、面色苍白、出冷汗、手足发麻冰凉、心率血压变化等症状。此时应保持患儿平卧，头部稍低，给予少量热开水或糖水，必要时针刺人中穴或遵医嘱皮下注射 0.1% 肾上腺素。

③过敏性皮疹：荨麻疹最为多见，一般于接种后几小时至几天内出现，经服用抗组胺药物后即可痊愈。

④全身感染：有严重免疫功能受损者，接种活菌（疫）苗后可扩散为全身感染，应积极控制感染及对症治疗。

（3）偶合症：是指受种者正处于某种疾病的潜伏期，或者存在尚未发现的基础疾病，接种疫苗后巧合发病，或使原有疾病加重。故偶合症与疫苗接种无关，仅是时间上的巧合。

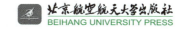

第3章　新生儿及新生儿疾病

第一节　概　述

正常足月新生儿是指出生时胎龄满 37 ~ 42 周，体重 2500 ~ 4000g，无任何畸形和疾病的活产新生儿。

临床上常根据胎龄、出生体重及以上两者的关系对新生儿进行分类（表 5-13）。

表5-13　新生儿分类

主要分类依据	类　型	判断标准
出生胎龄	足月儿	37周≤胎龄＜42周
	早产儿	28周≤胎龄＜37周
	过期产儿	胎龄≥42周
出生体重	正常体重儿	2500g≤出生体重≤4000g
	低出生体重儿	出生体重＜2500g（＜1500g为极低出生体重儿，＜1000g为超低出生体重儿）
	巨大儿	出生体重＞4000g
出生体重和胎龄关系	适于胎龄儿	出生体重在同胎龄儿平均体重的第10~90百分位
	小于胎龄儿	出生体重在同胎龄儿平均体重的第10百分位以下足月且出生体重＜2500g者称足月小样儿，最多见
	大于胎龄儿	出生体重在同胎龄儿平均体重的第90百分位以上

第二节　足月新生儿的特点及护理

1. 正常新生儿的特点

（1）外观特点：正常新生儿与早产儿的特点鉴别见表 5-14。

（2）呼吸系统：呼吸节律不规则，较表浅，40 ~ 45 次 / 分，以腹式呼吸为主。

（3）循环系统：心率 100 ~ 150 次 / 分，波动范围较大。足月儿血压平均 70/50mmHg。因血液多分布于躯干和内脏，四肢易出现冰冷及发绀。

（4）消化系统：胃呈水平位，贲门括约肌松弛，幽门括约肌较紧张，易发生溢乳。出生后

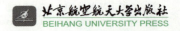

10 ～ 12 小时开始排出墨绿色胎粪，2 ～ 3 天可排完。若 24 小时仍不排胎便，应检查是否有消化道畸形。

表5-14　正常足月儿与早产儿的外观特点鉴别

	正常足月儿	早产儿
哭　声	响亮	轻弱
皮　肤	红润，胎毛少	红嫩，胎毛多
头　发	分条清楚	细而乱
耳　廓	软骨发育好，轮廓清楚	软骨发育不好，轮廓不清
指（趾）甲	达到或超过指（趾）尖	未达到指（趾）尖
足　纹	遍及整个足底	足底纹少，足跟光滑
肌张力	四肢屈曲	颈肌软弱，四肢肌张力低下
乳　房	乳晕清晰，结节>4mm	乳晕不清，无结节或结节<4mm
外生殖器	男婴睾丸降至阴囊 女婴大阴唇可覆盖小阴唇	男婴睾丸未降或未全降 女婴大阴唇不能遮盖小阴唇

（5）血液系统：出生时红细胞数和血红蛋白量高，以后逐渐下降。白细胞计数较高，3 天后明显下降。胎儿肝脏维生素 K 储存量少，凝血因子活性低，出生后需常规注射维生素 K_1。

（6）泌尿系统：出生后 24 小时内排尿，如生后 48 小时仍无尿，需要查找原因。肾小球滤过率低，易出现脱水或水肿。肾脏排磷功能较差，易致低钙血症。

（7）神经系统：新生儿脑相对大，大脑皮质兴奋性低，睡眠时间长。出生时已具有觅食反射、吸吮反射、握持反射、拥抱反射等原始反射。正常情况下，上述反射生后数月可自然消失。若新生儿期反射减弱、消失或数月后仍存在，提示有神经系统疾病。

（8）免疫系统：特异性免疫能力不足，但可通过胎盘从母体获得IgG，因此新生儿不易感染某些传染病。而 IgA 和 IgM 不能通过胎盘，故易患呼吸道、消化道感染。

（9）能量和体液代谢：新生儿基础热量消耗为 105kJ/kg，每天总热量需 418 ～ 502kJ/kg。液体需要量与体重、日龄有关。患病时易发生代谢性酸中毒，需及时纠正。

（10）体温调节：体温调节中枢发育不完善，皮下脂肪薄，体表面积相对较大，易散热。室温过低时依靠棕色脂肪产热，产热量相对不足，易发生低体温或寒冷损伤综合征。室温过高、进水少及散热不足，可致体温增高，引起脱水热。

2．新生儿的特殊生理状态

（1）生理性黄疸：足月儿生后 2 ～ 3 天出现黄疸，4 ～ 5 天达高峰，5 ～ 7 天消退，最迟不超过 2 周。小儿一般情况良好，食欲正常。

（2）生理性体重下降：新生儿出生数日内，因失水较多和胎粪排出导致体重下降，出生后 3 ～ 4天最低，但不超过 10%（一般 3% ～ 9%），出生后 10 天左右恢复出生体重。

（3）假月经：少数女婴出生后 5 ～ 7 天有少量阴道血性分泌物，可持续 1 周，因出生后母体雌激素突然中断引起，一般无须处理。

（4）乳腺肿大：男、女新生儿在出生后 4 ～ 7 天均可出现，如蚕豆或核桃大小，切勿挤压，

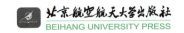

防止感染。多于 2～3 周消退，无须特殊处理。

（5）"马牙"和"螳螂嘴"：新生儿上腭中线和牙龈切缘上常有黄白色、米粒大小的斑点，是上皮细胞堆积或黏液腺分泌物积留所致，称为"马牙"，出生后数周自行消退。新生儿两颊部有脂肪垫，称为"螳螂嘴"，对吸乳有利。两者均属正常现象，不可挑破，以免发生感染。

3．正常新生儿的护理

（1）娩出后的护理

①新生儿娩出后，开始呼吸前应迅速清除口、鼻部的黏液及羊水，保持呼吸道通畅，防止吸入性肺炎。

②娩出后 1～2 分钟结扎脐带，消毒处理好残端。出生后轻轻擦拭血迹和胎脂，擦干身体后，用温暖的包被包裹婴儿，使新生儿处于"适中温度"。

③新生儿室应阳光充足、空气流通，室温保持在 22～24℃，湿度以 55%～65% 为宜，床间距宜 1 米以上。

（2）保持呼吸道通畅

①保持舒适体位，仰卧时避免颈部前屈或过度后仰，俯卧时头偏向一侧。

②专人看护，经常检查新生儿鼻孔是否通畅，清除鼻孔内分泌物。避免将物品放在口、鼻腔处或按压胸部。

③喂乳后应竖抱婴儿，轻拍背部，排出空气，并以右侧卧位为宜，防止溢乳。

（3）喂养：出生后半小时内抱至母亲处给予吸吮，鼓励按需哺乳。母亲无法哺乳时，试喂 10% 葡萄糖水，预防低血糖；若无消化道畸形、吸吮吞咽功能良好，可提供配方奶。乳量根据婴儿耐受和所需热量计算，遵循从小量渐增的原则，以喂奶后安静、不吐、无腹胀和理想的体重增长（15～30g/d，生理性体重下降期间除外）为标准。

（4）保暖：生后应注意保暖，可采取戴帽子、母亲怀抱、热水袋、婴儿暖箱和远红外辐射床等方式，避免不必要的暴露，每 4～6 小时监测体温一次。新生儿体温调节中枢功能发育不够完善，汗腺发育不良，排汗散热能力差，若室温过高，或保暖太过，易出现发热，应首先检查婴儿室的温度，如果室内温度过高应适当降低，同时减少婴儿的衣服，松开包被以增加散热。

（5）预防感染：接触新生儿前后均应洗手，护理时严格执行无菌操作。每天行紫外线空气消毒。新生儿应与感染患儿分室居住。各类医疗器械定期消毒，每季度对医护人员做一次咽拭子培养。

（6）皮肤护理：体温稳定后，每天沐浴一次，在喂奶前进行。室温 26～28℃，水温 39～41℃，注意保暖。勤换尿布，每次大便后用温水清洗会阴及臀部。衣服柔软、宽松，以无扣为宜。

（7）脐部护理：保持脐部清洁、干燥，脐带脱落前应密切观察有无渗血，保证脐部不被污染。脐带残端一般于生后 1 周脱落。脐窝有分泌物者可先用 3% 过氧化氢消毒，再用 0.2%～0.5% 的碘伏消毒。有肉芽组织者可用硝酸银局部烧灼。

（8）预防接种：出生后 24 小时内接种乙肝疫苗，以后 1 个月、6 个月各接种一次。出生后 2～3 天接种卡介苗。

第三节　早产儿的特点及护理

早产儿又称未成熟儿，是指出生时胎龄满 28 周，但未满 37 周，出生体重多不足 2500g 的活产婴儿。

1．早产儿的特点

（1）外观特点：见表 5-14。

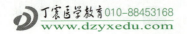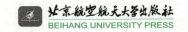

（2）呼吸系统：早产儿呼吸中枢系统不成熟，呼吸表浅、不规则，甚至有呼吸暂停。肺部发育不成熟，肺泡表面活性物质缺乏，易发生肺透明膜病。

（3）循环系统：早产儿心率快，部分可有动脉导管未闭。

（4）消化系统：早产儿吸吮及吞咽能力差，易出现呛乳或乳汁吸入引起肺炎。胃容量小且贲门括约肌松弛，易发生胃食管反流和溢乳。消化酶不足，胆酸分泌少，消化吸收较差。缺血、缺氧或喂养不当可引起坏死性小肠结肠炎。肝脏不成熟，葡萄糖醛酸转移酶不足，故生理性黄疸程度重，持续时间长。因胎粪形成少及肠蠕动弱，常有胎粪排出延迟。

（5）血液系统：由于维生素 K 及维生素 D 贮存较足月儿少，更易发生出血和佝偻病。因红细胞生成素水平低下、先天储铁不足，生理性贫血出现早，程度重。

（6）泌尿系统：早产儿肾浓缩功能更差，葡萄糖阈值低，肾小管排酸能力差，更易发生低钠血症、糖尿和代谢性酸中毒。

（7）神经系统：早产儿神经系统成熟度与胎龄有关，胎龄越小，反射越差。早产儿易缺氧而致缺氧缺血性脑病。脑室管膜下存在发达的胚胎生发层组织，易致颅内出血。

（8）免疫系统：早产儿特异性和非特异性免疫发育不够完善，IgG 和补体水平较足月儿更低，特别是 SIgA 缺乏，极易发生感染。

（9）体温调节：早产儿体温调节功能更差，棕色脂肪少，产热能力差，体温易随环境温度改变而改变。寒冷时更易出现低体温，甚至寒冷损伤综合征。

（10）生长发育：早产儿生长发育速度较足月儿快，易发生佝偻病。

2．早产儿的护理

（1）早产儿室环境：早产儿应与足月儿分开护理。保持室温 24 ～ 26℃，晨间护理时达到 27 ～ 28℃，湿度以 55% ～ 65% 为宜。室内空气新鲜，备有婴儿暖箱、远红外辐射床、微量输液泵、给氧和光疗等设备。

（2）保暖：早产儿护理需特别强调保暖。出生后，应根据其体重、胎龄和病情，立即给予不同的保暖措施。体重＜ 2000g 者，尽早置于婴儿培养箱保暖。体重＞ 2000g 者在箱外保暖，通过戴帽子、热水袋等方式维持体温恒定。各种操作均应在远红外辐射床保暖下集中进行，尽量缩短操作时间。每天监测体温 2 ～ 4 次。

（3）合理喂养

①开奶时间：尽早开奶，防止低血糖。一般出生后 2 ～ 4 小时喂 5% ～ 10% 葡萄糖水，无呕吐者给予母乳喂养。出生体重＜ 1500g 或伴青紫者，适当延迟喂养时间。

②喂奶量：根据出生体重和耐受力而定，以不吐、无腹胀及理想的体重增长（每天增长 10 ～ 15g/kg）为原则。

③喂养方式：母乳喂养最佳，无法母乳喂养者可给予早产儿配方奶。

④喂养方法：吸吮能力差及吞咽不协调者，可用鼻饲喂养。能量不能满足者，给予静脉营养。喂养后取右侧卧位，注意有无青紫、溢乳和呕吐。

⑤评估：每天准确记录 24 小时出入量，测量体重 1 次。早产儿出生后肌注维生素 K，以免发生出血症。还应补充维生素 A、C、D、E 和铁等。

（4）维持有效呼吸：保持呼吸道通畅。仰卧时可在其肩下放置小软枕。不可常规吸氧，仅在发生青紫或呼吸困难时方可给予吸氧，常用氧气浓度为 21% ～ 30%，维持血氧分压 50 ～ 70mmHg（正常新生儿 50 ～ 80mmHg）或经皮血氧饱和度 85% ～ 93%（正常新生儿 90% ～ 95%）。一旦症状改善立即停用，吸氧时间最好不超过 3 天。避免常规高浓度吸氧或吸氧时间过长，防止发生支气管肺发育不良或新生儿视网膜病。常用鼻塞法给氧，呼吸机应用时尽量采用非插管性呼吸

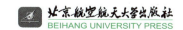

支持，最大程度地减少呼吸机造成的肺损伤。呼吸暂停者应通过拍打足底、刺激皮肤等方式，帮助其恢复呼吸。

（5）病情观察：早产儿病情变化快，应加强巡视，及早发现病情变化并报告医生做好抢救准备。输液最好使用输液泵，严格控制补液速度，防止血糖异常。

（6）预防感染：严格执行消毒隔离制度，加强口腔、皮肤及脐部护理。脐部未脱落者，采用分段沐浴。预防接种应在体重超过 2000g 后再进行。

第四节　新生儿窒息

新生儿窒息是指胎儿娩出后 1 分钟仅有心搏，无自主呼吸或未建立规律呼吸的缺氧状态，而导致低氧血症、高碳酸血症、代谢性酸中毒及全身多脏器损伤，是新生儿死亡及伤残的重要原因之一。

1. 病因

（1）母体因素：慢性或严重疾病，妊娠并发症，孕母吸毒、吸烟，年龄 > 35 岁或 < 16 岁。

（2）胎盘因素：前置胎盘、胎盘早剥、胎盘老化等。

（3）脐带因素：脐带脱垂、绕颈、打结等。

（4）胎儿因素：早产儿，巨大儿，先天性畸形，宫内感染，呼吸道阻塞如吸入羊水、胎粪等。

（5）分娩因素：难产，产钳术，产程中药物使用不当等。

2. 临床表现　可分为轻度窒息和重度窒息两种情况。Apgar（阿普加）评分见表5-15。分别于出生后 1 分钟、5 分钟、10 分钟进行评估，1 分钟评分可反映窒息的严重程度，是复苏的依据；5 分钟评分可反映复苏的效果，有助于判断预后，如评分值 < 3 分，新生儿死亡率及脑部后遗症的几率明显增加。

表5-15　新生儿Apgar（阿普加）评分法

体　征	各项体征评分标准		
	0分	1分	2分
皮肤颜色	青紫或苍白	躯干红，四肢青紫	全身红
呼　吸	无	浅慢，不规则	正常，哭声响亮
心率（次/分）	无	<100	≥100
弹足底或插鼻管后反应	无反应	有些动作，如皱眉	哭，喷嚏
肌张力	松弛	四肢稍屈	四肢活动好

（1）轻度窒息：Apgar（阿普加）评分 4～7 分。表现为躯干红、四肢青紫，呼吸表浅或不规则，心搏规则有力，心率减慢，多为 80～120 次 / 分，弹足底或插鼻管有动作，肌张力好，四肢稍屈。

（2）重度窒息：Apgar（阿普加）评分 0～3 分。表现为全身皮肤苍白、口唇青紫，无呼吸或微弱呼吸，心搏不规则，心率 < 80 次 / 分且弱，弹足底或插鼻管无反应，肌张力松弛。

3. 治疗要点　以预防为主，一旦发生窒息应立即按 A（清理呼吸道）、B（建立呼吸,增加通气）、C（维持正常循环）、D（药物治疗）、E（评价和保温）步骤进行复苏。其中 ABC 三步最重要，A

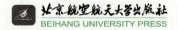

是根本，B 是关键，评价和保温贯穿于整个复苏过程。呼吸、心率和血氧饱和度是窒息复苏评估的三大指标。

4．护理措施

（1）清理呼吸道：是抢救新生儿窒息的首要措施。新生儿娩出后立即置于远红外辐射床上，头轻微仰伸位，用洗耳球或吸痰管吸出口、鼻、咽和气道黏液及羊水。先吸口腔，后吸鼻腔。

（2）建立自主呼吸：清理呼吸道后如仍无呼吸，可轻拍或轻弹足底，或摩擦背部以诱发自主呼吸。触觉刺激效果不佳，无自主呼吸建立或心率 < 100 次 / 分，立即用气囊面罩或气管插管正压通气。一般维持呼吸 40 ～ 60 次 / 分（胸外按压时为 30 次 / 分），吸呼之比为 1：2。施加的压力不可过大，以胸廓起伏适中为宜，防止肺泡破裂。有效的正压通气应显示心率迅速增快，以心率、胸廓起伏、呼吸音及氧饱和度作为评估指标。如有自主呼吸，且心率 > 100 次 / 分，可逐步减少并停止正压通气。

（3）恢复循环：如充分正压通气 30 秒后心率持续 < 60 次 / 分，应在继续正压通气的条件下，立即加做胸外心脏按压，按压部位为胸骨体下 1/3 处，频率为 120 次 / 分，按压通气比为 3：1，深度为胸廓 1/3 前后径。持续 30 秒后评估心率恢复情况。

（4）用药护理：快速开放静脉通道，胸外心脏按压 30 秒仍然不能恢复正常循环时，应遵医嘱给予 1：10 000 肾上腺素静脉或气管内注入。血容量不足时给予扩容，疑似或证实代谢性酸中毒时给予 5% 碳酸氢钠。

（5）预防感染：严格执行无菌操作，遵医嘱给予抗生素。

（6）保暖：整个抢救过程中注意保暖，在远红外辐射床上进行抢救，维持肛温 36.5 ～ 37℃。

（7）对产妇的护理：刺激子宫收缩，预防产后出血。抢救时避免大声喧哗，以免增加产妇焦虑心理。适时告知新生儿抢救情况，提供情感支持。

第五节　新生儿缺氧缺血性脑病

新生儿缺血缺氧性脑病是指各种围生期因素引起的部分或完全缺氧、脑血流减少或暂停而导致胎儿和新生儿的脑损伤，是新生儿窒息的严重并发症。

1．病因　缺氧是本病发病的核心。①围生期窒息是最主要原因，防治围生期窒息是预防本病的主要措施。②反复呼吸暂停。③严重的呼吸系统疾病。④右向左分流型先天性心脏病。⑤心脏骤停或严重循环系统疾病。⑥颅内出血或脑水肿。

2．发病机制　脑组织所需的能量主要来源于葡萄糖的氧化过程，脑缺氧后脑细胞氧化代谢受损，大量神经元死亡。

3．临床表现　主要症状为意识障碍和肌张力改变。根据病情可分为 3 度。

（1）轻度：表现为兴奋、激惹，肌张力正常，出生后 24 小时内症状明显，72 小时内消失。

（2）中度：表现为嗜睡，肌张力减低，症状在 14 天内消失，可有后遗症。

（3）重度：以抑制症状为主，表现为昏迷，肌张力低下，呼吸暂停，惊厥频繁，拥抱反射、吸吮反射消失，病死率高，存活者多有后遗症。

4．辅助检查

（1）头颅 CT 检查：明确脑损伤的部位、范围、严重程度和评估预后。

（2）脑电图：生后 1 周内检查，有助于临床确定脑病变严重程度、判断预后和对惊厥的诊断。

5．治疗要点　以控制惊厥和脑水肿，对症治疗及支持疗法为主。

（1）支持疗法

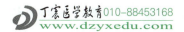
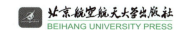

①维持良好的通气功能是支持疗法的中心，应选择适当的给氧方法。

②维持良好的血流灌注是支持疗法的关键措施，可用多巴胺和多巴酚丁胺适当升高血压。

③维持血糖在正常高值，保证神经细胞所需能量。

（2）控制惊厥：首选苯巴比妥钠，15 ～ 30 分钟静脉滴注完毕。肝功能不全者改用苯妥英钠，顽固性抽搐者加用地西泮或水合氯醛。

（3）治疗脑水肿：可用呋塞米（速尿）静脉推注，严重时给予 20% 甘露醇。全亚低温治疗可在发病 6 小时内进行，仅适用于足月儿，早产儿不宜使用。

6. 护理措施

（1）病情观察：密切监测患儿的生命体征和血氧饱和度，注意神志、瞳孔、肌张力等神经系统变化，监测颅内压。

（2）亚低温治疗的护理：选择性头部降温采用循环水冷却法，使脑温下降至 34℃，维持 30 ～ 90 分钟。注意保暖，可使用远红外辐射床或热水袋，注意预防烫伤。给予持续肛温监测，了解体温波动情况，并严密监测动态心电、呼吸、血压及血氧饱和度，记录 24 小时液体出入量。治疗结束后，复温宜缓慢，时间＞5 小时，速度≤ 0.5℃ /h，以防低血压。体温恢复正常后，每 4 小时测体温一次。

第六节　新生儿颅内出血

新生儿颅内出血主要因缺氧或产伤引起，是新生儿期严重脑损伤的常见形式。早产儿发病率较高，预后较差，严重者常留有神经系统后遗症。

1. 病因与发病机制

（1）早产：胎龄＜ 32 周的早产儿，仍留存胚胎生发基质。该结构脑血流缺乏自主调节功能，易破裂出血。

（2）缺血、缺氧：任何引起缺氧的原因均可导致颅内出血，以早产儿常见。

（3）产伤：头部受挤压是产伤性颅内出血的重要原因，足月儿居多。常见于急产、胎头过大、头盆不称、高位产钳、胎头吸引器及臀牵引等。出血部位主要为硬脑膜下。

（4）其他：高渗液体快速输入、机械通气不当、气胸、肝功能不成熟、出血性疾病或脑血管畸形等。

2. 临床表现　与出血部位及出血量有关，多于出生后 1 ～ 2 天出现。新生儿颅内出血的特征表现为窒息、惊厥和抑制相继出现。

（1）各类型颅内出血的特点

①脑室周围 - 脑室内出血：早产儿多见，72 小时内发病，最常见的症状为拥抱反射消失，肌张力低下，淡漠及呼吸暂停。

②蛛网膜下腔出血：典型症状为生后第 2 天惊厥，发作间歇正常。

③脑实质出血：足月儿常见，因出血部位和出血量不同临床症状差异很大。

④硬脑膜下出血：多见于产伤后，足月巨大儿居多，出生后 24 小时可出现惊厥、偏瘫和斜视等神经系统症状。

⑤小脑出血：严重者常有脑干压迫症状，可在短时间内死亡。

（2）常见症状和体征

①神志改变：易激惹、嗜睡、昏迷等。

②呼吸改变：呼吸增快或减慢、不规则，甚至呼吸暂停等。

③颅内压增高：脑性尖叫、前囟隆起、惊厥等。

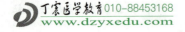 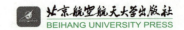

④眼征：凝视、斜视、眼球震颤等。

⑤肌张力：早期增高，以后降低。

⑥瞳孔：不等大、对光反射差。

⑦其他：苍白、贫血和黄疸。

3. 辅助检查　B 超和 CT 等检查可显示出血部位和范围。MRI 检查是确诊各型颅内出血、评估预后最敏感的检测手段。脑脊液检查急性期为均匀血性和皱缩红细胞，但病情危重者不宜进行。

4. 治疗要点

（1）支持疗法：保持安静，减少搬动及刺激性操作。

（2）止血：常用维生素 K_1、酚磺乙胺、巴曲酶等。

（3）控制惊厥：首选苯巴比妥，其次为地西泮、水合氯醛等。

（4）降低颅内压：呋塞米静推，中枢性呼吸衰竭时用小剂量甘露醇。

（5）减轻脑积水：应用乙酰唑胺减少脑脊液生成，病情稳定后行腰椎穿刺或脑室引流。

（6）对症处理。

5. 护理措施

（1）休息活动护理：绝对保持安静，头肩抬高 15°～ 30°，侧卧位或头偏向一侧。治疗、护理操作尽可能集中，使用静脉留置针，减少对患儿移动和刺激。3 天内除臀部护理外免除一切清洁护理。

（2）合理喂养：不能进食者给予鼻饲，遵医嘱静脉输液，24 小时内均匀输入，保证热量及营养供给。注意记录 24 小时液体出入量。

（3）病情观察：密切监测生命体征，观察患儿神志、瞳孔的变化，定期测量头围，出现颅内压增高或惊厥征象，立即报告医生，并做好抢救准备。

（4）合理用氧：按照缺氧程度选择给氧的方式和浓度，一般维持 PaO_2 在 60 ～ 80mmHg，血氧饱和度 85%～ 95%。呼吸衰竭或严重的呼吸暂停者给予气管插管及机械通气。

第七节　新生儿黄疸

新生儿黄疸是指胆红素（以未结合胆红素为主）在体内积聚，而引起巩膜、皮肤或其他器官黄染，可分为生理性黄疸和病理性黄疸。新生儿血清总胆红素＞ 5 ～ 7mg/dl（成人＞ 2mg/dl）可出现肉眼可见的黄疸。由于新生儿胆红素生成较多、转运胆红素能力不足、肝功能发育未完善、肠道内细菌含量少等特点，容易发生黄疸。

1. 病因与发病机制

（1）胆红素生成相对较多：如红细胞数量过多、寿命偏短等。

（2）血浆白蛋白联结胆红素的能力不足：游离的非结合胆红素为脂溶性，易透过血 - 脑屏障，进入中枢神经系统，引起胆红素脑病。

（3）肝细胞处理胆红素的能力差：生成结合胆红素的能力低下。

（4）肝肠循环：肠蠕动差、肠道菌群尚未完全建立，致非结合胆红素水平升高。

（5）形成病理性黄疸的其他因素：感染、胆道闭锁、母乳性黄疸、遗传性葡萄糖 -6- 磷酸脱氢酶（G-6-PD）缺陷等。

（6）新生儿溶血病：是指母婴血型不合，母血中血型抗体通过胎盘进入胎儿循环，导致胎儿、新生儿红细胞破坏而引起的溶血。ABO 血型不合多为母亲 O 型，婴儿 A 型或 B 型；如母为 AB 型或婴儿为 O 型则均不会发生溶血。溶血的机制是 A 型或 B 型血型抗原通过胎盘进入母体，刺激

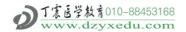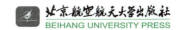

母体产生相应的血型抗体，抗体进入胎儿血循环后，与胎儿红细胞的相应抗原结合，引起溶血。若母婴血型不合的胎儿红细胞在分娩时才进入母血，则母亲产生的抗体不使这一胎发病，而可能使下一胎血型相同的胎儿发病。

2. 临床表现

（1）新生儿生理性黄疸与病理性黄疸鉴别：见表 5-16。

（2）母乳性黄疸：非溶血性未结合胆红素增高，常与生理性黄疸重叠且持续不退，血清胆红素可高达＞ 342μmol/L（20mg/dl），但婴儿一般状态常良好。停止母乳喂养后 3 天，如黄疸下降即可确定诊断。母乳性黄疸并不是母乳喂养的禁忌。

（3）胆红素脑病：未结合胆红素可穿透血 - 脑屏障，造成胆红素脑病（核黄疸）。患儿精神差，食欲缺乏，拒乳，肌张力下降，继而出现发热，抽搐，肌张力增高，呼吸不规则等表现，可造成永久性神经系统损害，甚至死亡。

3. 辅助检查

（1）生理性黄疸与病理性黄疸鉴别：见表 5-16。

（2）胆红素脑病：血清胆红素＞ 342μmol/L（20mg/dl）。

表5-16　新生儿生理性黄疸与病理性黄疸鉴别

	生理性黄疸	病理性黄疸
血清胆红素	足月儿＜221μmol/L（12.9mg/dl） 早产儿＜256μmol/L（15mg/dl）	足月儿＞221μmol/L（12.9mg/dl） 早产儿＞256μmol/L（15mg/dl）
胆红素每天上升	＜85μmol/L（5mg/dl）	＞85μmol/L（5mg/dl）
结合胆红素	＜34μmol/L（2mg/dl）	＞34μmol/L（2mg/dl）
黄疸出现时间	足月儿出生后2～3天 早产儿出生后3～5天	出现早，在出生后24小时内
黄疸消退时间	足月儿2周 早产儿3～4周内	足月儿＞2周 早产儿＞4周
黄疸持续时间	短	长，或退而复现
伴随症状	一般情况良好 体温、食欲及大小便均正常	一般情况差 伴有原发疾病症状
治疗原则	注意黄疸变化，不需要特殊治疗	采取光照疗法，以蓝光最有效

4. 治疗要点

（1）生理性黄疸：不需要特殊治疗，只需观察黄疸变化即可。

（2）母乳性黄疸：一般不需任何治疗，停喂母乳 24～48 小时，黄疸可明显减轻；但对于胆红素水平较高者应密切观察或干预。

（3）蓝光疗法：原理是光疗可使未结合胆红素光异构化，代谢产物直接经胆汁和尿液排出。一般主张足月儿血清总胆红素＞205μmol/L 即可给予光疗，降低血清胆红素。对于早产儿及高危新生儿，可适当放宽光疗指征，更积极地开展治疗。极低和超低出生体重儿可给予预防性光疗。

（4）换血疗法：对大部分 Rh 溶血和严重的 ABO 溶血患儿应采取换血疗法。

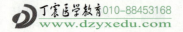 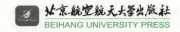

5. 护理措施

（1）合理喂养：尽早喂养，促进胎粪排出，避免低血糖，减少肝肠循环。吸吮无力及拒乳者，应耐心地按需喂养，少量多次，间歇喂养。母乳性黄疸较重者，可暂停母乳喂养 24～48 小时，或改为隔次母乳喂养，待黄疸消退后再继续母乳喂养。遗传性葡萄糖-6-磷酸脱氢酶（G-6-PD）缺陷者，避免进食蚕豆及其制品。

（2）病情观察：密切监测生命体征，根据皮肤、巩膜黄染的部位、范围和深度，估计血清胆红素增高的程度。注意患儿哭声、吸吮力及肌张力变化，判断有无胆红素脑病的早期征象。观察大小便的次数、量及性状，有胎粪延迟排出者可进行灌肠。

（3）加强保暖：将患儿置于中性温度下，维持体温稳定，以免加重黄疸。

（4）光疗护理

①目的：可治疗高胆红素血症，是降低非结合胆红素的简单而有效的方法。

②入箱前准备：采用蓝色荧光灯，上、下灯管距床面的距离分别为 40cm 和 20cm。箱内升至婴儿中性温度（30～32℃），湿度以 55%～65% 为宜。清洁患儿皮肤，皮肤禁涂粉剂和油剂。监测患儿体温及血清胆红素水平，必要时测量体重。

③入箱过程：患儿全身暴露，用尿布遮盖会阴部，男婴注意保护阴囊。戴遮光眼罩，防止光线损伤视网膜。

④照射过程：使患儿皮肤均匀受照，单面照射时每 2 小时更换体位一次，仰卧、侧卧、俯卧交替照射。俯卧时专人巡视，防止口鼻受压。每 2～4 小时测体温一次，体温保持在 36～37℃，< 35℃或 > 37.8℃应暂停光疗。

⑤注意事项：光照可致轻度发热、腹泻、皮疹、深黄色尿及深绿色泡沫稀便，可随病情好转而消失。

第八节　新生儿肺透明膜病

新生儿肺透明膜病又称新生儿呼吸窘迫综合征，多见于早产儿，由于缺乏肺表面活性物质所致。

1. 病因与发病机制　肺表面活性物质的缺乏使肺泡壁表面张力增高，肺顺应性降低，呼气时肺泡容易萎缩，吸气时难以充分扩张，导致肺泡通气量较少，出现缺氧发绀等表现。

2. 临床表现

（1）症状：出后 6 小时内出现呼吸窘迫，呼吸窘迫呈进行性加重是本病特点。可出现肌张力低下、呼吸暂停甚至呼吸衰竭。

（2）体征：呼吸音降低，早期无湿啰音，以后可有细小水泡音，心音减弱等。

3. 辅助检查

（1）X 线胸片：早期两肺野普遍透明度降低，内有散在细小颗粒和网状阴影，即毛玻璃样改变，以后可有支气管充气征。严重者可出现"白肺"，即双肺野均呈白色，肺肝界及肺心界均消失。

（2）动脉血气分析：pH 值和 PaO_2 降低、$PaCO_2$ 升高。

（3）羊水检测：分娩前抽取羊水测磷脂和鞘磷脂的比值低于 2：1，提示胎儿肺发育不成熟。

4. 治疗要点

（1）氧疗：可使用头罩、鼻导管吸氧。维持 PaO_2 50～70mmHg，SaO_2 85%～90%。

（2）机械通气

（3）维持酸碱平衡及营养支持治疗：合理限制液体入量，根据呼吸、循环及水、电解质、酸碱平

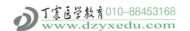
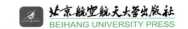

衡等及时调整营养治疗方案。

5. **护理措施**

（1）保持呼吸道通畅：患儿头向后仰，伸直气道。遵医嘱给予相应药物化痰，

（2）饮食护理：提供足够的营养，必要时可鼻饲法或静脉补充营养。

（3）病情观察：持续监测患者的心率、血压、血氧饱和变化。观察呼吸的频率、幅度、类型等，注意有无皮肤颜色、温度改变。

（4）预防感染：严格无菌操作，做好口腔护理，做好消毒隔离工作。

第九节　新生儿肺炎

一、胎粪吸入性肺炎

胎粪吸入综合征又称胎粪吸入性肺炎，是由于胎儿在宫内或产时吸入混有胎粪的羊水所致。

1. **病因与发病机制**　当胎儿在宫内或分娩过程中缺氧肠道及皮肤血流量减少，迷走神经兴奋，肠壁缺血，肠蠕动增快，导致肛门括约肌松弛而排出胎粪。缺氧使胎儿产生呼吸运动将胎粪吸入气管内或肺内，或在胎儿娩出建立有效呼吸后，将其吸入肺内。胎龄越大，发生率越高。

2. **临床表现**　常见于足月儿和过期产儿。出生后开始出现呼吸窘迫，12～24 小时随胎粪吸入远端气道，症状及体征则更为明显，表现为呼吸急促（通常＞60 次 / 分）、面色青紫、呛咳、鼻翼扇动和吸气性三凹征等。查体可见胸廓前后径增加，似桶状胸,听诊早期有前音或粗湿啰音,继之出现中、细湿啰音。严重胎粪吸入和急性缺氧患儿常有中枢神经症状。

3. **辅助检查**

（1）动脉血气分析：pH 值下降，PaO_2 降低等。

（2）X 线检查、超声波检查：X 线可见两侧肺纹理增粗并伴有肺气肿。

4. **治疗原则**　尽快清除吸入物，保持呼吸道通畅，对症治疗。

二、感染性肺炎

细菌、病毒、衣原体都可引起新生儿感染性肺炎，可发生在出生前、出生时及出生后。是新生儿常见疾病，也是新生儿死亡的重要原因之一。

1. **病因与发病机制**

（1）出生前感染：孕母受到感染，病原体通过胎盘经血行传给胎儿，引起感染，或吸入因胎膜早破等原因而污染的羊水而发生肺部感染。病原菌以革兰阴性杆菌为主。

（2）出生时感染：产时感染发生在分娩过程中，胎儿吸入了母亲产道内细菌污染的分泌物所致。

（3）出生后感染：主要通过婴儿呼吸道、血行或医源性途径传播。

2. **临床表现**

（1）产前感染性肺炎：出生时常有窒息史，症状出现较早，多在 12～24 小时之内发生。复苏后表现为呼吸加快、呻吟、面色苍白、发绀、体温不稳定，严重可有呼吸衰竭、抽搐、肌张力低等。听诊肺部可有呼吸音粗糙、减低。

（2）产时感染性肺炎：发病时间因病原体不同而不同。

（3）产后感染性肺炎：全身症状为发热、少吃、反应低下。呼吸系统表现为咳嗽、气促或呼吸不规则、

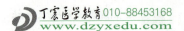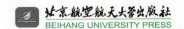

发绀、三凹征等。可闻及湿啰音、呼吸音降低。

3．辅助检查

（1）血液检查：细菌感染者白细胞数升高；病毒感染者白细胞数降低。

（2）X 线检查：胸片可见肺纹理增粗。

4．治疗要点

（1）感染治疗：针对病原体选择合适的抗生素。重症或耐药菌感染者可用第三代头孢菌素；衣原体肺炎首选红霉素；病毒性肺炎可采用利巴韦林或干扰素雾化吸入治疗；巨细胞病毒肺炎可用阿昔洛韦。

（2）保持呼吸道通畅：有低氧血症时可用鼻导管、面罩、头罩给氧。必要时可使用人工呼吸机。

（3）支持疗法：纠正水、电解质平衡紊乱，保证能量和营养成分的供给，提高机体免疫能力。

5．护理措施

（1）一般护理：保持室内空气清新，整洁安静，保持合适的温湿度，避免一切不良因素，为患儿创造良好的休息环境。

（2）保持呼吸道通畅：及时清除呼吸道分泌物，可使用雾化、拍背、引流等方法促进分泌物排出。进行超声雾化吸入时，调整定时器至所需时间（一般为 15 ～ 20 分钟）。

（3）维持正常体温：体温过高时及时给予降温措施，如降低室温、松开包被等。过低时给予保暖。

（4）氧疗护理：根据病情及血氧情况选择合适的氧疗方法，维持 PaO_2 在 60 ～ 80mmHg（7.9 ～ 10.7kPa）。

（5）饮食护理：保证足够的能量和水分，少量多餐，必要时可鼻饲或静脉营养。

（6）病情观察：密切观察患儿的生命体征，发现异常及时通知医生，做好抢救准备。

第十节　新生儿败血症

新生儿败血症是细菌侵入血循环并生长繁殖，产生毒素而造成的全身感染。细菌从脐部侵入机体为新生儿败血症最常见的感染途径。出生后 7 天内出现症状者称为早发型败血症，7 天以后出现者称为迟发型败血症。

1．病因与发病机制

（1）自身因素：新生儿免疫系统功能不完善，屏障功能差，病原体入侵容易发生全身感染。

（2）病原体：在我国以葡萄球菌、大肠埃希菌为主。

（3）感染途径：感染可发生在产前、产时或产后。产前感染与孕妇有明显感染有关，产时感染与胎儿通过产道时被细菌感染有关，产后感染与病原体从脐部、皮肤黏膜损伤处侵入有关。

2．临床表现　无特征性表现。

（1）早期表现为精神不佳、食欲不佳、哭声弱、体温异常等，转而发展为精神萎靡、嗜睡、不吃、不哭、不动，吃奶差、面色欠佳和出现病理性黄疸、呼吸异常。

（2）少数严重者很快发展循环衰竭、呼吸衰竭、DIC、中毒性肠麻痹、酸碱平衡紊乱和胆红素脑病。常并发化脓性脑膜炎。

3．辅助检查

（1）细菌培养：使用抗生素前做血培养，查找致病菌以协助诊断。新生儿抵抗力低下，即使血中培养出机会致病菌也应予以重视，阴性结果不能排除败血症。部分患儿合并化脓性脑膜炎，可行脑脊液培养。做尿培养时，最宜在耻骨上膀胱穿取标本，避免污染。

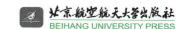

（2）直接涂片：脑脊液直接涂片找细菌意义大。

（3）血常规：白细胞总数＜ $5.0×10^9$/L 或＞ $20×10^9$/L，出现中毒颗粒或空泡、或血小板计数＜ $100×10^9$/L 有诊断价值。

4. 治疗要点

（1）感染治疗：针对病原体选择合适的抗生素。早期、足量、足疗程、静脉联合用药，一般应 10 ～ 14 天，有并发症者应治疗 3 周以上。对怀疑败血症的新生儿，可不必等血培养结果即应使用抗生素，待明确病原菌后改用药敏试验敏感的抗菌药。

（2）对症治疗：积极抗休克，纠正酸中毒、低氧血症等。

5. 护理措施

（1）维持正常体温：体温低时，注意保暖；体温过高时，给予物理降温，一般不予药物降温。

（2）营养支持：保证足够的能量和水分，必要时可鼻饲或静脉营养。

（3）及时处理局部病灶：促进皮肤早日愈合，防止感染继续蔓延扩散。

（4）病情观察：密切观察患儿病情，防治并发症，若患儿发生面色青灰、呕吐、脑性尖叫、前囟饱满、两眼凝视，提示可能发生了脑膜炎。若四肢厥冷、脉搏细弱、皮肤有出血点，提示发生感染性休克或 DIC。

第十一节　新生儿寒冷损伤综合征

新生儿寒冷损伤综合征又称为新生儿硬肿症，是由多种原因引起的皮肤硬肿和低体温，重症可伴有多器官功能损害。

1. 病因与发病机制　寒冷、早产、感染、窒息为主要病因。

（1）散热多：新生儿体温调节中枢发育不成熟，体表面积相对较大，皮肤薄，血管丰富，易散热。

（2）产热少：新生儿缺乏寒战反应。早产儿棕色脂肪含量少，导致产热能力更差。

（3）皮下脂肪特点：新生儿皮下脂肪中饱和脂肪酸较多，低体温时易凝固而硬化。

（4）其他：缺氧、酸中毒、休克、心力衰竭及严重感染时，增加热量的消耗。严重的颅脑疾病可抑制体温调节中枢。

2. 临床表现　寒冷季节或重症感染时常见，好发于生后 1 周内，以早产儿居多。低体温和皮肤硬、肿、凉是本病的典型特点。

（1）全身反应差：少吃、少哭、少动、反应低下等。

（2）低体温：全身尤其肢端冰凉，体温常＜ 35℃，重者＜ 30℃。硬肿初期棕色脂肪产热较好，腋温 - 肛温差≥ 0℃。重症时棕色脂肪耗尽，腋温 - 肛温差＜ 0℃。

（3）皮肤硬肿：皮肤暗红、硬肿和水肿，紧贴皮下组织不易捏起，触之硬如橡皮，有水肿者按压有轻度凹陷。硬肿呈对称性，最先出现硬肿的部位是小腿，依次至大腿外侧→整个下肢→臀部→面颊→上肢→全身。严重时肢体僵硬，活动障碍，胸部受累可导致呼吸困难。

（4）多器官功能损害：早期心率减慢，微循环障碍，严重时出现休克、心力衰竭、DIC、肺出血、肾衰竭等。

（5）病情分度：根据临床表现，病情可分为轻、中、重 3 度（表 5-17）。

表5-17　新生儿寒冷损伤综合征的病情分度

分　度	肛　温	腋-肛温差	硬肿范围	全身情况及器官功能改变
轻　度	≥35℃	>0℃	<20%	无明显改变
中　度	<35℃	≤0℃	20%~50%	反应差，功能明显低下
重　度	<30℃	<0℃	>50%	休克、DIC、肺出血等

3. 治疗要点　复温，支持疗法，控制感染，纠正器官功能紊乱。

4. 护理措施

（1）复温：是最关键的护理措施。复温原则为循序渐进，逐渐复温。

①肛温＞30℃，腋温-肛温差≥0℃的轻、中度患儿，置于30℃的暖箱中，每小时提高箱温0.5～1℃，不超过34℃。6～12小时使体温恢复正常。

②肛温＜30℃，腋温-肛温差＜0℃的重度患儿，先将患儿置于比肛温高1～2℃的暖箱中，每小时提高箱温0.5～1℃，不超过34℃。一般12～24小时体温即可恢复正常。

③因地制宜采用母亲怀抱、热水袋、温水浴、电热毯等方式复温，注意避免烫伤。

（2）合理喂养：保证足够热量，能吸吮者可经口喂养，吸吮无力者给予部分或完全静脉营养。有明显心、肾功能损害者，严格控制补液量及速度，防止心力衰竭和肺出血。

（3）病情观察：每2小时测体温一次，体温正常6小时后改为每4小时测温一次，监测心率、呼吸、硬肿范围及程度变化，记录液体出入量，注意观察有无DIC、肺出血等征象。

（4）预防感染：加强消毒管理和皮肤护理，经常更换体位，严格执行无菌操作，尽量避免肌内注射。

第十二节　新生儿破伤风

新生儿破伤风是由破伤风梭菌经皮肤或黏膜伤口侵入人体，引起急性感染的疾病。

1. 病因、病理生理　破伤风梭菌为专性厌氧菌，革兰染色阳性。其致病因素主要是外毒素（痉挛毒素和溶血毒素）。其中痉挛毒素是引起临床症状的主要毒素，可致全身横纹肌持续性收缩与阵发性痉挛，血压升高、心率加快、发热、大汗等。而溶血毒素可引起局部组织坏死和心肌损害。

2. 临床表现

（1）临床分期

①潜伏期：长短不一，通常7～8天。潜伏期越短，预后越差。

②前驱期：症状无特异性，以张口不便为主要特征，出现乏力、头痛、头晕、咀嚼无力、反射亢进等前驱症状。

③发作期：典型症状是肌紧张性收缩及阵发性强烈痉挛，以咀嚼肌最先受累，随后依次为面部表情肌、颈、背、腹、四肢肌，最后为膈肌。出现相应的表现如咀嚼不能、张口困难，苦笑面容，颈项强直，角弓反张，累及膈肌可致呼吸困难，甚至呼吸暂停。轻微的刺激（声、光、疼痛、接触、饮水等）均可诱发强烈的阵发性痉挛。发作时患者神志清楚，表情痛苦，可持续数秒至数分钟。

（2）并发症：常合并肺部感染、骨折、尿潴留、呼吸骤停、水电解质紊乱和酸碱平衡失调等。主要死亡原因为窒息、心力衰竭和肺部感染。

病程多为3～4周，缓解期平均约1周，肌紧张与反射亢进可继续一段时间。恢复期精神症

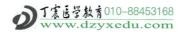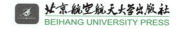

多可自行恢复。

3. 治疗要点

（1）中和游离毒素：损伤后早期注射破伤风抗毒素（TAT）。破伤风人体免疫球蛋白早期应用有效，一般只需一次肌内注射。

（2）控制并解除肌痉挛：新生儿破伤风慎用镇静和解痉药物，首选地西泮，可酌情使用呼吸兴奋药。

（3）防治并发症：保持呼吸道通畅，防治肺部并发症。加强营养支持，及时补充水、电解质。已发生肺部感染者，根据菌种选用抗生素，常选用青霉素。

（4）抗生素治疗：青霉素可抑制破伤风梭菌，也可给予甲硝唑。

4. 护理措施

（1）保持呼吸道通畅：缺氧者间歇用氧，可选用头罩给氧，保持环境安静，避免不必要的刺激。

（2）饮食护理：保证足够的营养，必要时可鼻饲。

（3）病情观察：专人护理，每4小时监测并记录患者的生命体征和神志，注意观察抽搐发作的次数、时间和症状。

（4）防止感染：做好口腔、皮肤及脐部清洁的护理，

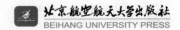

第 4 章　营养性疾病

第一节　小儿营养不良

营养不良是由于缺乏热量和（或）蛋白质引起的一种营养缺乏症。

1. 病因与发病机制

（1）摄入不足：喂养不当是最主要的原因。

（2）消化吸收不良：消化系统先天畸形、迁延性腹泻等。

（3）需要量增加：急慢性传染病恢复期、糖尿病、发热性疾病等。

2. 临床表现

（1）症状和体征：常见于 3 岁以下婴幼儿。早期表现为体重不增，继之体重下降，皮下脂肪逐渐减少直至消失，身高低于正常，出现身材矮小。皮下脂肪消耗的顺序先是腹部，其次为躯干、臀部、四肢，最后是面部。测量小儿皮下脂肪厚度常选用的部位是腹部。还可出现皮下水肿及各个器官不同程度的功能紊乱。

（2）并发症：①营养性贫血。以缺铁性贫血最常见。②多种维生素缺乏。口腔炎、末梢神经炎，以维生素 A 缺乏最常见。③感染性疾病。如上感、肺炎等。④自发性低血糖。是导致重度营养不良患儿死亡的重要原因。

（3）分度：根据临床表现不同，营养不良可分为 3 度（表 5-18）。

表5-18　婴幼儿营养不良的分度

	营养不良程度		
	Ⅰ度（轻）	Ⅱ度（中）	Ⅲ度（重）
体重低于正常	15%～25%	25%～40%	＞40%
腹部皮下脂肪厚度	0.8～0.4cm	＜0.4cm	消失
身高（长）	正常	低于正常	明显低于正常
消　瘦	不明显	明显	皮包骨样
皮肤颜色及弹性	正常或稍苍白	苍白、弹性差	多皱纹、弹性消失
肌张力	正常	明显降低、肌肉松弛	低下、肌肉萎缩
精神状况	正常	烦躁不安	萎靡、抑制与烦躁交替

3. 辅助检查　血清白蛋白降低为特征性改变。胰岛素样生长因子 1 较敏感，是早期诊断灵敏、

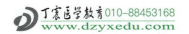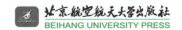

可靠的指标。

4. 治疗要点 积极处理各种危及生命的合并症，去除病因，调整饮食并促进消化功能。

5. 护理措施

（1）饮食调整的原则：由少到多，由稀到稠，循序渐进，逐渐增加饮食，直至恢复正常，并根据患儿营养不良程度、消化功能和对食物的耐受情况来调整。

（2）能量的供给：轻度营养不良患儿开始每天可供给热量 60 ～ 80kcal/kg，以后逐渐递增。中、重度营养不良患儿从每天 45 ～ 55kcal/kg 开始，若消化吸收能力较好，可逐渐增加到每天 120 ～ 170kcal/kg，并按实际体重计算所需热量。待体重恢复，恢复至正常需要量。为中、重度营养不良患儿输液时速度宜慢，补液量不宜过多。

（3）食物的选择：尽量保证母乳喂养，给予高蛋白、高热量、高维生素饮食，根据情况补铁。但应避免过早给予高蛋白饮食，以免出现腹胀和肝大。纠正偏食、挑食、吃零食的不良习惯。

（4）促进消化，改善食欲：遵医嘱给予各种消化酶，补充维生素和微量元素如锌剂。苯丙酸诺龙可明显促进蛋白质合成（同化作用），减少蛋白质分解（异化作用），增进食欲，治疗小儿营养不良。胰岛素可促进物质合成代谢，对营养不良患儿也有治疗作用。

（5）预防感染：做好保护性隔离，预防交叉感染。

（6）病情观察：若患儿在夜间或清晨突然出现头晕、出冷汗、面色苍白、神志不清等低血糖表现，需立即报告医生并静脉注射 25% ～ 50% 葡萄糖溶液。

第二节　小儿肥胖症

小儿肥胖症是由于长期能量摄入超过人体的消耗，使体内脂肪过度积聚、体重超过参考值范围的一种营养障碍性疾病。

1. 病因与发病机制

（1）能量摄入过多：为本病的主要原因。

（2）活动量过少：本病的重要因素。

（3）遗传因素：肥胖具有高度遗传性。肥胖双亲的后代发生肥胖的几率高达 70% ～ 80%。

（4）其他：饥饿中枢调节失衡、精神创伤及心理异常等因素。

2. 临床表现

（1）可发生于任何年龄，常见于婴儿期、5 ～ 6 岁及青春期，男孩多与女孩。

（2）明显肥胖的患儿常有疲劳感，易用力时出现气短或腿痛。严重肥胖者由于脂肪的过度堆积限制了胸廓和膈肌运动，使肺通气量不足、呼吸浅快，肺泡换气量减少，造成低氧血症、气急、心脏扩大或出现充血性心力衰竭甚至死亡。

（3）体检患儿皮下脂肪丰满，但分布均匀，腹部膨隆下垂。严重者可见胸腹、臀部及大腿皮肤出现皮纹，走路时双下肢负荷过重可致膝外翻和扁平足。

3. 辅助检查 甘油三酯、胆固醇增高，严重者血清 β 白蛋白增高。肝脏超声可见脂肪肝。

4. 治疗要点 采取饮食控制，适量运动，消除心理障碍，配合药物治疗的综合措施。饮食、运动治疗为主要措施。

（1）饮食疗法：推荐低脂肪、低糖类和高优质蛋白、高微量营养素、适量纤维素饮食。

（2）运动疗法：适当的运动可促进脂肪分解，减少胰岛素分泌，脂肪合成减少，蛋白质合成增加，促进肌肉发育。选择患儿喜欢和易于坚持的运动，活动量以运动后轻松愉快、不感到疲劳为原则，

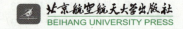

运动要循序渐进，不要求之过急，运动过度。

（3）药物治疗：一般不主张运动，儿童慎用食欲抑制剂及甲状腺激素。

5. 护理措施

（1）饮食护理：在满足儿童基本生长发育需要的前提下，达到减肥的目的，患儿每日摄入的能量必须低于机体摄入的总能量。推荐低脂肪、低糖类和高蛋白质食品。鼓励患儿进食体积大、饱腹感强而能量低的蔬菜类食品。少量多餐，避免过饱，不吃宵夜和零食。

（2）运动护理：适量运动能促进脂肪分解、胰岛素分泌、促进肌肉发育。可选择有效易坚持的运动，每日坚持运动至少 30 分钟，运动后以不感到疲劳为宜。

第三节　小儿维生素D缺乏性佝偻病

维生素 D 缺乏性佝偻病是维生素 D 不足引起钙、磷代谢失常，产生的一种以骨骼病变为特征的全身慢性营养性疾病。

1. 病因

（1）围生期维生素 D 不足。

（2）日照不足：是主要的致病因素，体内维生素 D 的来源主要是皮肤中的 7- 脱氢胆固醇经光照合成。紫外线不能透过玻璃，婴幼儿缺乏户外活动，可致内源性维生素 D 不足。

（3）生长速度快，需要增加。

（4）维生素 D 摄入不足。

（5）疾病及药物影响。

2. 发病机制　本病可看作机体为维持血钙水平而对骨骼造成的损害。维生素 D 缺乏时，肠道吸收钙、磷减少，血钙水平降低，而刺激甲状旁腺素分泌增加，动员骨释放钙、磷，以维持血钙正常或接近正常。

3. 临床表现与辅助检查　最常见于 3 个月至 2 岁婴幼儿，主要表现为生长最快部位的骨骼改变，肌肉松弛及神经兴奋性增高。

（1）初期（早期）：多见于 6 个月内，特别是 3 个月以内，主要为神经兴奋性增高的表现，如易激惹、烦躁，汗多刺激头皮，致婴儿摇头擦枕，出现枕秃。此期并无明显骨骼改变，骨骼 X 线可正常或钙化带稍模糊，血清 25-（OH）D_3 下降（是最可靠的诊断指标），一过性血钙下降，血磷降低，碱性磷酸酶正常或稍高。

（2）活动期（激期）：主要为骨骼改变和运动功能及智力发育迟缓。

①骨骼改变：6 个月以内以颅骨软化为主，重者有压乒乓球样的感觉。6 个月以上四肢出现手镯或足镯征。7 ～ 8 个月出现方颅，前囟闭合延迟，出牙迟，牙釉质缺乏，易患龋齿。会坐或站立后可发生脊柱后凸或侧凸畸形。1 岁左右可见胸廓畸形，胸部骨骼出现肋骨串珠，以第 7 ～ 10 肋最明显；膈肌附着处的肋骨内陷形成郝氏沟；胸骨突出形成鸡胸，内陷形成漏斗胸。1 岁左右患儿由于行走负重，下肢弯曲，还可导致"O"形腿或"X"形腿。

②运动功能发育迟缓：全身肌肉松弛，肌张力减低，表现为头颈软弱无力，坐、立、行等运动功能落后，腹部膨隆如蛙腹。

③神经、精神发育迟缓：表情淡漠，语言发育落后，条件反射形成缓慢，免疫力低下，常伴感染及贫血。

④血生化：血清钙稍低，其余指标改变更加明显。X 线检查长骨钙化带消失，干骺端呈毛刷样、

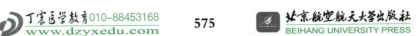

杯口状改变，骨密度减低，骨皮质变薄，可有骨干弯曲或青枝骨折。

（3）恢复期：临床症状和体征逐渐减轻或消失。血清钙、磷恢复正常，碱性磷酸酶开始下降，1～2个月恢复正常。治疗2～3周后X线改变有所改善，出现不规则的钙化线。

（4）后遗症期：多见于2岁以后小儿。遗留不同程度的骨骼畸形，临床症状消失，血生化正常，X线检查骨骼干骺端病变消失。

4．治疗要点

（1）补充维生素D：以口服为主，每天2000～5000U，持续4～6周。之后小于1岁的婴儿改为400U/d，大于1岁的幼儿改为600U/d。

（2）补充钙剂：给予牛奶、配方奶和豆制品以补充钙和磷，仅在有低血钙表现、严重佝偻病和营养不良时补充钙剂。

（3）辅助治疗：加强营养，保证奶量，及时添加辅食，坚持每天户外活动。

5．护理措施

（1）休息活动护理：预防本病应强调定期户外活动，直接接受太阳照射，出生后2～3周即可开始户外活动。冬季室内活动时开窗，户外活动时间应保证每天1～2小时。夏季可在阴凉处活动，宜在上午10时前和下午4时后进行，尽量暴露皮肤。

（2）饮食护理：按时添加辅食，给予富含维生素D、钙、磷和蛋白质的食物，如肝、蛋类、蘑菇等。

（3）预防措施：婴儿预防的关键是行日光浴与补充适量维生素D。指导家长尽早带婴儿户外活动。足月儿出生2周后补充维生素D400U/d。早产儿、低出生体重儿、双胎儿出生1周后补充维生素D800U/d，3个月后改预防量400U/d，1岁后改为600U/d。

第四节　小儿维生素D缺乏性手足搐搦症

维生素D缺乏性手足搐搦症是由于维生素D缺乏、血钙降低，而出现惊厥、喉痉挛或手足抽搐等神经肌肉兴奋性增高症状。

1．病因与发病机制

（1）维生素D缺乏导致血钙降低是引起惊厥、喉痉挛、手足抽搐的直接原因。

（2）接受日照急骤增多或开始大量维生素D治疗时骨骼加速钙化，肠道吸收钙相对不足，导致血钙降低。

（3）发热、感染、饥饿时，组织细胞分解释放磷，使血磷增加，可致血钙下降。

2．临床表现　多见于6个月以内的婴幼儿。主要为惊厥、喉痉挛和手足抽搐，并有程度不等的活动期佝偻病表现。

（1）隐匿型：血钙多在1.75～1.88mmol/L，无典型发作症状，可通过刺激神经肌肉引出体征。①面神经征：以指尖或叩诊锤骤击患儿颧弓与口角间的面颊部，有眼睑和口角抽动为阳性。②腓反射：用叩诊锤骤击膝下外侧腓骨小头上方，足向外展为阳性。③陶瑟征：以血压计袖带包裹上臂，使压力维持在收缩压与舒张压之间，5分钟之内该手抽搐为阳性。

（2）典型发作：血钙低于1.75mmol/L时出现，以惊厥最常见。

①惊厥：多见于婴儿。表现为突然两眼上翻，面肌颤动，四肢抽动，神志不清。发作时间持续数秒至数分钟，发作次数可数日1次至1日数十次。缓解后多入睡，醒后活泼如常。一般不发热。发作轻时仅有短暂的眼球上蹿和面肌抽动，神志清楚。

②手足抽搐：见于较大婴儿、幼儿。表现为突然手足痉挛成弓状，手腕屈曲，手指僵直，拇指

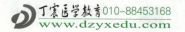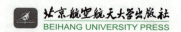

内收掌心，踝关节僵直，足趾弯曲向下呈"芭蕾足"。

③喉痉挛：为最严重表现，婴儿多见，喉部肌肉、声门突发痉挛，呼吸困难，有时可突然发生窒息而死亡。

3. **辅助检查**　总血钙＜1.75～1.88mmol/L，离子钙＜1.0mmol/L，血磷正常或偏高。

4. **治疗要点**

（1）急救处理：加压给氧，保持呼吸道通畅。迅速控制惊厥或喉痉挛，用 10% 水合氯醛保留灌肠，地西泮肌内或缓慢静脉注射。

（2）钙剂治疗：尽快给予 10% 葡萄糖酸钙 5～10ml 加入 10% 葡萄糖液 5～20ml 中，缓慢静脉注射（10 分钟以上）或滴注，切勿快速推注。惊厥停止后改用口服钙剂，不可皮下或肌内注射。

（3）维生素 D 治疗。

5. **护理措施**　控制惊厥，防止窒息。密切观察发作情况，一旦发现症状，应就地抢救，吸氧。喉痉挛者需立即将舌头拉出口外。惊厥发作时将患儿平卧，松开衣领，头偏向一侧，清除口鼻分泌物，避免吸入窒息。对已出牙的患儿，应在上、下牙间放置牙垫。必要时行气管插管或气管切开。

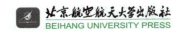

第 5 章　消化系统疾病

第一节　小儿消化系统解剖生理特点

1. **口腔**　足月新生儿出生时已具有较好吸吮和吞咽功能。新生儿及婴幼儿口腔黏膜薄嫩，血管丰富，唾液腺发育不够完善，易受损伤和感染。3～4 个月涎液分泌开始增多，而婴儿口底浅，不能吞咽所分泌的全部唾液，常发生生理性流涎。

2. **食管**　似漏斗状，弹力组织及肌层尚不发达，食管下段贲门括约肌发育不成熟，常发生胃-食管反流。吸奶时吞咽过多空气易发生溢乳。

3. **胃**　略呈水平位，平滑肌发育尚未完善，在充满液体食物后易扩张。由于贲门和胃底部肌张力低，幽门括约肌发育较好，故易发生幽门痉挛而出现呕吐。胃排空时间因食物种类不同而异：水1.5～2 小时，母乳 2～3 小时，牛乳 3～4 小时。

4. **肠**　婴儿肠道相对比成人长，一般为身长的 5～7 倍（成人 4 倍）。肠系膜柔软而长，易患肠套叠及肠扭转。肠壁薄，通透性高，肠内毒素、过敏原等易经肠黏膜进入体内，引起全身感染及过敏性疾病。肠乳糖酶活性低，易发生乳糖吸收不良。

5. **肝**　小儿年龄越小，肝相对越大。正常情况下，婴幼儿肝脏在右肋缘下 1～2cm 可触及，6岁后肋缘下即触不到。

6. **胰**　胰液及其消化酶的分泌易受疾病影响，容易发生消化不良。新生儿和小婴儿胰蛋白酶和胰脂肪酶的活性较低，对蛋白质和脂肪的消化功能较差；胰淀粉酶的活性更低，故 3 个月以下的小儿不宜喂淀粉类食物。

7. **肠道细菌**　受食物成分影响，母乳喂养者以双歧杆菌为主，人工喂养儿和混合喂养者大肠埃希菌、嗜酸杆菌、双歧杆菌及肠球菌所占比例基本相等。正常肠道菌群对入侵的致病菌有一定的抑制作用。

8. **健康小儿粪便**　出生后 10～12 小时开始排出墨绿色胎粪，2～3 天可排完。若 24 小时仍不排胎便，应检查是否有消化道畸形。母乳喂养儿粪便呈金黄色、均匀糊状，偶有细小乳凝块，较稀薄，不臭，有酸味，每天 2～4 次。牛乳、羊乳喂养儿粪便呈淡黄色或灰黄色，较稠，多成形，含乳凝块较多，较臭，每天 1～2 次，易发生便秘。混合喂养儿粪便与喂牛乳者相似，但质地较软、颜色较黄。添加谷类、蛋、肉及蔬菜等辅食后，粪便性状逐渐接近成人。

第二节　口　炎

口炎是指口腔黏膜的炎症，多见于婴幼儿。

1. **病因**　见表 5-19。

2. **临床表现**　见表 5-19。

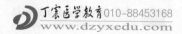
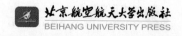

3. **治疗要点** 对症治疗、清洗口腔及局部涂药（表 5-19）。

表5-19 口炎病因、表现及治疗鉴别

		鹅口疮	溃疡性口腔炎	疱疹性口腔炎
病 原		真菌：白色念珠菌	细菌：链球菌、金黄色葡萄球菌	病毒：单纯疱疹病毒
诱 因		营养不良，腹泻，长期应用广谱抗生素或激素，产道感染，不洁奶具	急性感染、长期腹泻等抵抗力下降	病毒传染性强，可在托幼机构小流行
局部表现		白色或灰白色乳凝块样物，不宜拭去，强行拭去可见充血性创面	灰白色或黄色假膜，易拭去	小水疱破溃形成溃疡，覆盖黄白色膜样渗出物，周围绕以红晕
发 热		轻症或无	常伴高热，达39～40℃	常伴低热或高热，38～40℃
流 涎		无	有	有
局部用药		2%碳酸氢钠、制霉菌素	3%过氧化氢、金霉素	疱疹净、西瓜霜、锡类散

4. **护理措施**

（1）饮食护理：鼓励患儿多饮水以清洁口腔。进食后漱口，以保持口腔黏膜湿润和清洁。饮食以微温或凉的流质为宜，避免酸、咸、辣、热、粗、硬等刺激性食物。

（2）正确涂药：清洁口腔；先将纱布或干棉球放在颊黏膜腮腺管口处及舌系带两侧，以隔断唾液，防止药物被冲掉。再用干棉球将病变部位表面唾液吸干。涂药后嘱患儿闭口 10 分钟，再取出纱布或棉球，并嘱患儿不可立即漱口、饮水或进食。在清洁口腔及局部涂药时，动作要轻、快、准，使用棉签在溃疡面上滚动式涂药，不可摩擦，以免使患儿疼痛加重。年长儿可用含漱剂。对疼痛较重者可按医嘱在进食前局部涂 2% 利多卡因。

（3）防止交叉感染：为患儿护理口腔前后要洗手。患儿的食具、玩具、用具等及时消毒，鹅口疮患儿使用过的奶瓶、水瓶及奶嘴应置于 5% 碳酸氢钠浸泡 30 分钟，洗净后再煮沸消毒。疱疹性口炎的传染性较强，应做好隔离。

第三节 小儿腹泻

小儿腹泻也称腹泻病，是一组由多病原、多因素引起的以大便次数增多和大便性状改变为特点的消化道综合征。是我国婴幼儿最常见的疾病之一。6 个月～ 2 岁婴幼儿发病率高，也是造成婴幼儿营养不良、生长发育障碍甚至死亡的主要原因之一。

1. **病因与发病机制**

（1）感染因素：分为肠道内感染和肠道外感染。

①肠道内感染可由细菌、病毒、真菌、寄生虫等引起。寒冷季节的婴幼儿腹泻绝大多数由病毒感染引起，主要病原为轮状病毒。细菌感染以大肠埃希菌常见。

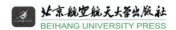

②肠道外感染也可出现腹泻症状，如中耳炎、上呼吸道感染、肺炎等疾病，可因发热及病原体释放的毒素作用而导致腹泻。

（2）非感染因素

①饮食不当，多为人工喂养不定时、饮食量不合适、过早给予大量淀粉或脂肪类食物、过早添加辅食等。

②对牛奶蛋白、大豆蛋白过敏而引起腹泻。

③腹部受凉或天气过热等可诱发消化功能紊乱。

（3）易感因素

①小儿消化系统发育不完善，胃酸及消化酶分泌少、活性低，不能适应食物质和量的较大变化；婴儿对缺水的耐受力差，失水后容易发生体液紊乱。

②生长发育快，营养物质需求量相对较多，肠道负荷重。

③机体防御功能差，胃酸分泌水平偏低，对胃内病原杀灭能力弱。血清免疫球蛋白、胃肠 SIgA 水平低。

④新生儿尚未建立正常肠道菌群，或因滥用广谱抗生素使正常菌群平衡失调。

⑤人工喂养易受污染，且与母乳相比，SIgA、乳铁蛋白等可抗感染的物质缺乏，或在加热中被破坏。

2. 临床表现　根据病程，小儿腹泻分为急性腹泻（病程＜2周）、迁延性腹泻（病程2周至2个月）和慢性腹泻（病程＞2个月）。根据是否有脱水及电解质紊乱、全身中毒症状，可分为轻型腹泻和重型腹泻。

（1）急性轻型腹泻：常由饮食因素或肠道外感染引起，以胃肠道症状为主。表现为食欲缺乏，偶有呕吐，大便每天数次或 10 次以下，量不多，呈黄色或黄绿色，稀薄或带水，有酸臭味，可有奶瓣或混有少量泡沫。全身症状不明显，偶有低热，无脱水及电解质紊乱，经治疗数天可痊愈。

（2）急性重型腹泻：多由肠道内感染引起，也可由轻型腹泻加重转变而来。胃肠道症状较重，常伴呕吐。腹泻频繁，每天十余次甚至数十次，量多，黄色水样或蛋花汤样便，有黏液。少数情况下可出现少量血便。频繁的粪便刺激常导致臀红，严重呕吐可导致口炎。全身症状重，有明显的脱水、电解质紊乱和中毒症状，发热或体温不升，精神烦躁或萎靡、嗜睡、意识模糊，甚至昏迷、休克。

（3）迁延性和慢性腹泻：常因急性腹泻未彻底治疗导致腹泻迁延不愈，多见于营养不良的婴幼儿，由于胃黏膜屏障作用减弱、小肠吸收面积减少、胃肠动力障碍、免疫功能缺陷、菌群失调等原因易发生腹泻，而长期慢性腹泻又加重了营养不良，形成恶性循环。

（4）几种常见类型肠炎的临床特点（见表 5-20）。

（5）小儿脱水分度及临床表现：脱水分为轻、中、重三度（表 5-21）。

（6）酸、碱平衡紊乱的表现见外科护理学第 1 章水、电解质、酸碱代谢紊乱的相关内容。

3. 辅助检查　见表 5-20。

4. 治疗要点　调整饮食，预防和纠正脱水，合理用药，加强护理，预防并发症。

（1）纠正水、电解质紊乱及酸碱失衡：见本章第五节小儿液体疗法的相关内容。

（2）补钙：患儿出现手足抽搐、惊厥，可补充 10% 葡萄糖酸钙。

（3）补镁：补钙后手足抽搐未好转应考虑低镁血症的可能，如低镁应给予 25% 硫酸镁。

（4）控制感染：水样便多为病毒或非侵袭性细菌导致，一般不使用抗生素；黏液脓血便多为侵袭性细菌感染，应针对病原选择敏感抗生素。

（5）肠道微生态疗法：可恢复肠道正常菌群平衡。常用药物为双歧杆菌、嗜酸乳杆菌等制剂。

（6）肠黏膜保护药：可吸附病原体和毒素，维持肠细胞的吸收和分泌功能；可与肠道黏液糖蛋白结合，有助于修复和维护肠黏膜的屏障功能。常用药物为蒙脱石散。

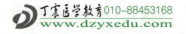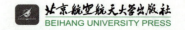

表5-20　几种常见类型肠炎及生理性腹泻的临床特点

	发病特点	胃肠道症状	腹 痛	全身症状	水电解质紊乱	大便特点	大便检查
轮状病毒肠炎	又称秋季腹泻，是秋、冬季腹泻最常见的类型，6个月～2岁婴幼儿多见，粪-口传播为主	急性起病，病初呕吐，随后腹泻	腹痛、里急后重少见	常伴发热、上感症状，无明显感染中毒症状	常有	大便次数多、水分多，黄色水样或蛋花汤样便，带少量黏液，无腥臭味	偶见少量白细胞
诺如病毒肠炎	暴发流行易见于冬季和冬春季，是集体机构急性暴发性肠炎的主要致病原	急性起病，首发症状为腹痛、恶心、呕吐和腹泻	阵发性痉挛性腹痛	明显，有畏寒、发热、头痛、肌痛、乏力，有呼吸道症状	脱水、酸中毒、低钾	无特殊	无特殊
产毒性细菌肠炎	夏季多见	腹泻频繁，量多，伴呕吐	不明显	发热	常有	水样或蛋花汤样，混有黏液	无白细胞
侵袭性细菌肠炎	夏季多见，常见病原有侵袭性大肠埃希菌、空肠弯曲菌等	急性起病，腹泻频繁，恶心、呕吐	腹痛和里急后重明显。空肠弯曲菌腹痛剧烈	高热甚至惊厥，严重的中毒症状甚至休克	严重	黏液脓血便，有腥臭味	大量白细胞和红细胞，粪便培养找到致病菌
出血性大肠埃希菌肠炎	夏季多见	腹泻	常有	溶血尿毒综合征，血小板减少性紫癜		黄色水样便转为血水便，特殊臭味	大量红细胞，无白细胞
金黄色葡萄球菌肠炎	多继发于使用大量抗生素，菌群失调	呕吐、腹泻	不明显	发热，不同程度的中毒症状甚至休克	严重	暗绿色，量多带黏液，少数为血便	大量脓细胞，成簇革兰阳性细菌

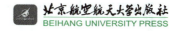

（续　表）

	发病特点	胃肠道症状	腹痛	全身症状	水电解质紊乱	大便特点	大便检查
真菌性肠炎	多继发于使用大量抗生素，白色念珠菌感染	大便次数增多	不明显	常并发鹅口疮	无	黄色稀便，泡沫较多，带黏液，豆腐渣样细块	真菌孢子和菌丝
生理性腹泻	多见于6个月以内婴儿，出生不久出现腹泻	大便次数增多	无	外观虚胖，常见湿疹，小儿食欲、精神好，体重增长正常	无	添加辅食后，大便逐渐转为正常	无特殊

表5-21　小儿脱水分度及表现

	脱　水		
	轻　度	中　度	重　度
失水百分比	<体重的5%	体重的5%～10%	>体重的10%
失水量	30～50ml/kg	50～100ml/kg	100～120ml/kg
心　率	正常	快	快、弱
脉　搏	可触及	减弱	明显减弱
呼　吸	正常	深，可快	深而快
血　压	正常	正常或稍低	血压下降
精神状态	稍差	萎靡、烦躁	淡漠、昏睡或昏迷
眼　泪	有	少	无
前囟、眼窝	稍凹陷	凹陷	深陷，眼睑不能闭合
皮肤及弹性	稍干，弹性尚可	干、苍白，弹性差	干、花纹，弹性极差
尿　量	稍减少	明显减少	极少或无
四　肢	温暖	稍凉	厥冷

（7）抗分泌治疗：脑啡肽抑制剂消旋卡多曲可抑制肠道水、电解质的分泌，治疗分泌性腹泻。

（8）止泻治疗：感染性腹泻禁用止泻药如洛哌丁胺，因其可抑制胃肠动力，可增加细菌繁殖和毒素吸收。

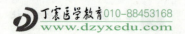
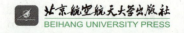

5．护理措施

（1）调整饮食：腹泻时如果限制饮食过久，会导致营养不良，使抵抗力下降，致腹泻迁延不愈。故强调应继续饮食，满足生理需要，补充疾病消耗。

①严重呕吐者，暂禁食 4～6 小时（但不禁水），好转后继续进食，由少到多，由稀到稠。

②母乳喂养者应继续母乳喂养，暂停辅食。

③人工喂养患儿可喂稀释牛奶或其他代乳品，腹泻好转后逐步过渡到正常饮食，不可给予高脂肪饮食。

④病毒性肠炎患儿多有乳糖酶缺乏，应暂停乳类喂养，改用豆制代乳品、发酵乳或去乳糖配方乳喂哺。

（2）纠正水、电解质紊乱及酸碱失衡。

（3）防止交叉感染：严格执行消毒隔离措施，对感染性腹泻患儿施行床边隔离，其食具、用具及玩具应专用。对传染性较强腹泻的患儿，用过的一次性尿布应焚烧。护士在护理患儿前后均应洗手。

（4）皮肤护理

①使用吸水性强的纸尿布，做到勤更换。避免使用不透气的塑料布或橡胶布。

②保持肛周皮肤及会阴部清洁干燥，预防尿路感染。

③每次便后用温水清洗臀部并拭干，局部皮肤发红应涂以 5% 鞣酸软膏或 40% 氧化锌油。

④涂油或药膏时，应使用棉签在皮肤上轻轻滚动，不可上下刷抹，避免造成皮肤损伤。

⑤发生臀红或皮肤糜烂者可采用暴露疗法，或使用红外线灯照射。每次照射 20～30 分钟，每天 3 次。注意照射时专人看护，防止烫伤。照射后涂油，促进愈合。

（5）病情观察：观察腹泻和大便情况，发现异常及时采集送检。观察生命体征，出现异常应及时报告医生。观察水、电解质紊乱及酸碱失衡情况，及时发现脱水、低钾血症等。

第四节　急性坏死性小肠结肠炎

1．病因与发病机制　病因不明，可能是多因素共同作用所致。

（1）早产：由于肠道屏障功能不成熟、胃酸分泌少、胃肠道动力差、消化酶活力低、消化黏膜通透性高、消化吸收功能差，易出现肠黏膜损伤。

（2）肠黏膜缺氧缺血、感染、肠道菌群异常、喂养方法不当等。

2．临床表现　发生时间与胎龄、出生体重相关，胎龄越小，起病越晚。临床表现轻重差异较大。典型症状为腹胀、呕吐和血便。

（1）早期：多数为胃潴留增加、腹胀和呕吐等喂养不耐受的症状，以及呼吸窘迫、呼吸暂停、嗜睡、体温波动等全身症状。

（2）后期：大便性状改变、血便。严重者最后发展为呼吸衰竭、休克、DIC 甚至死亡。

（3）体征：腹部膨隆、肠鸣音减弱或消失。

3．辅助检查

（1）血象：血小板减少，血细菌培养阳性有助于诊断。

（2）腹部 X 线平片：肠壁积气和门静脉充气征为本病的特征性表现。

4．治疗与护理措施

（1）体位护理：取侧卧位或半卧位，减轻腹部张力。缓解疼痛。

（2）饮食：绝对禁食，持续胃肠减压，待情况好转，大便潜血为阴性可逐渐恢复饮食。

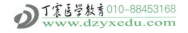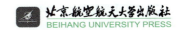

（3）抗感染：抗生素控制感染，可参考药物敏感试验结果选用抗生素。一般选用第三代头孢菌素、哌拉西林等。

（4）支持疗法：维持呼吸功能，必要时机械通气。

（5）手术治疗：出现气腹或腹膜炎可行手术治疗

第五节　小儿液体疗法及护理

一、小儿体液平衡特点

年龄越小，体液总量相对越多，主要是间质液的比例较高（表5-22）。与成人相比，小儿对缺水的耐受力差，容易发生脱水。

表5-22　不同年龄小儿的液体分布与成人对比（占体重的%）

年　龄	体液总量	细胞内液	细胞外液	
			血浆	间质液
足月新生儿	78	35	6	37
1岁	70	40	5	25
2～14岁	65	40	5	20
成人	55～60	40～45	5	10～15

二、液体疗法常用溶液

溶液张力是指溶液中电解质所产生的渗透压，与血浆渗透压相等者为等张，高于者为高张，低于者为低张。葡萄糖虽有渗透压，但输入体内后逐渐被氧化成水和 CO_2，不能起到维持血浆渗透压的作用，故液体疗法时视其为无张溶液。

1. **非电解质溶液**　常用的5%葡萄糖和10%葡萄糖。前者为等渗液，后者为高渗液。

2. **电解质溶液**

（1）氯化钠溶液：0.9%氯化钠（生理盐水）为等张液。Na^+ 含量与血浆相近，但 Cl^- 含量比血浆含量高约50mmol/L，大量输入可使血氯升高，HCO_3^- 被稀释，发生高氯性酸中毒。3%氯化钠为高张液，用于纠正低钠血症。

（2）碱性溶液

①碳酸氢钠溶液：用于纠正酸中毒。1.4%碳酸氢钠为等张液，5%碳酸氢钠为高张液。

②乳酸钠溶液：需要在有氧条件下经肝脏代谢为 HCO_3^- 才有纠酸作用，奏效较慢，在休克、缺氧、肝功能不全、新生儿等情况下不宜选用。1.87%乳酸钠为等张液；11.2%乳酸钠为高张液（稀释6倍为1.87%乳酸钠）。

（3）氯化钾溶液：10%氯化钾，不可静脉直接推注，一般稀释为0.2%的浓度静脉滴注，最高浓度不超过0.3%。静滴时注意观察尿量。

3. **常用混合溶液**　组成见表5-23。

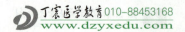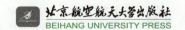

表5-23　儿科常用混合溶液组成

混合溶液	0.9%氯化钠	5%～10%葡萄糖	1.4%碳酸氢钠（1.87%乳酸钠）	张力	应 用
2:1含钠液	2份	—	1份	等张	低渗或重度脱水，常用于扩容
1:1液	1份	1份	—	1/2张	轻、中度等渗性脱水
1:2液	1份	2份	—	1/3张	高渗性脱水
1:4液	1份	4份	—	1/5张	生理需要
2:3:1液	2份	3份	1份	1/2张	中度等渗性脱水
4:3:2液	4份	3份	2份	2/3张	中度低渗性脱水

4. 口服补液盐

（1）配比组分：2002年WHO推荐口服补液盐（ORS液）的低渗性配方含氯化钠2.6g，枸橼酸钠2.9g，氯化钾1.5g，葡萄糖13.5g，加水至1000ml，总渗透压245mmol/L，电解质渗透压170mmol/L，1/2张，传统配方为2/3张。

（2）ORS液中加入葡萄糖的机制：是基于小肠的Na^+-葡萄糖耦联转运吸收机制，即小肠上皮细胞刷状缘的膜上存在着Na^+-葡萄糖共同载体，此载体上有Na^+和葡萄糖两个结合位点，当Na^+和葡萄糖同时与结合位点相结合时即能运转，并显著增加钠和水的吸收。

（3）临床应用及禁忌：ORS液用于治疗轻、中度脱水，无严重呕吐者，轻度脱水 50ml/kg，中度脱水 100ml/kg。患儿极度疲劳、昏迷或昏睡、休克、腹胀、心肾功能不全者，不宜使用 ORS 液。

三、液体疗法实施

1. **补液方法**　包括补充累积损失量、继续丢失量及生理需要量。静脉补液适用于严重呕吐、腹泻导致中、重度脱水的患儿。补液的原则简单归纳为以下三定、两补、三先后。三定：定量、定性、定速；两补：见尿补钾，防惊补钙；三先后：先盐后糖、先快后慢、先浓后稀。补液的定量、定性及定速见表 5-24。

表5-24　小儿液体疗法实施

		累积损失量	继续丢失量	生理需要量
定 量	轻度脱水	50ml/kg	10～40ml/kg（30ml/kg）	60～80ml/kg
	中度脱水	100ml/kg		
	重度脱水	100～150ml/kg		
定 性	低渗性脱水	2/3张	1/3～1/2张	1/5～1/4张
	等渗性脱水	1/2张		
	高渗性脱水	1/5～1/3张		

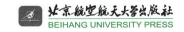

（续　表）

		累积损失量	继续丢失量	生理需要量
定速		8～12小时内输入（每小时8～10ml/kg，重度脱水扩容时20ml/kg）	在补完累积损失量后的12～16小时输入（每小时5ml/kg）	

（1）补充累积损失量：是指补充自发病以来累积损失的液体量。

（2）补充继续丢失量：是指补充治疗过程中因呕吐、腹泻、胃肠引流等引起液体的继续丢失。

（3）供给生理需要量：包括尿（占60%）、大便（5%）在内的显性失水和通过皮肤、呼吸在内的不显性失水（35%）。不显性失水在发热时增加，体温每增加1℃，不显性失水增加12%。

（4）第1天综合补液量：对以上3部分综合分析，轻度脱水90～120ml/kg，中度脱水120～150ml/kg，重度脱水150～180ml/kg。

2．小儿液体疗法的护理

（1）观察脱水是否改善：注意观察生命体征，精神状态，有无口渴，皮肤、黏膜干燥程度，眼窝及前囟凹陷程度，眼泪，尿量等。若补液合理，一般补液后3～4小时排尿。若补液后眼睑水肿，提示补钠过多。补液后尿多而脱水未能纠正，可能是葡萄糖液输入过多，应增加溶液中电解质的比例。

（2）预防低钾血症：如患儿出现恶心、食欲缺乏、肠蠕动减弱、腹胀、腱反射减弱、心音低钝、尿潴留，应考虑低钾血症。

（3）预防低钙、低镁血症：补液过程中患儿突然出现手足抽搐，应考虑低钙血症，遵医嘱给予10%葡萄糖酸钙；低镁血症者给予25%硫酸镁。

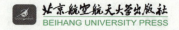

第6章 呼吸系统疾病

第一节 小儿呼吸系统解剖生理特点

1. **解剖特点** 小儿呼吸系统的解剖、生理、免疫特点与小儿时期易患呼吸系统疾病有密切关系（表5-25）。

表5-25 小儿呼吸系统解剖生理特点

	解剖生理特点	临床意义
鼻	鼻腔相对短小，鼻道狭窄，无鼻毛，黏膜柔嫩，血管丰富	易感染、充血肿胀，导致呼吸困难、张口呼吸，影响吮乳
咽	咽鼓管相对宽、短、直，呈水平位	鼻咽部感染易致中耳炎
喉	呈漏斗形，软骨柔软，喉腔及声门狭小，黏膜柔嫩，血管及淋巴丰富	喉部炎症易引起声嘶和吸气性呼吸困难
气管与支气管	管腔狭小，软骨柔软，黏液腺分泌不足；右主支气管较左侧直、短、粗	易感染、充血水肿，导致呼吸道不畅；异物易进入右主支气管
肺	弹力组织发育差，血管丰富，间质发育旺盛，肺含血量多而含气量少	易感染，且感染时易引起肺间质性炎症、肺不张和肺气肿等
胸廓	呈圆桶状，肋骨水平位，膈位置较高，呼吸肌发育差；胸腔小，纵隔宽大	胸廓活动范围小，肺不能充分换气，患病易缺氧、发绀；积液、气胸易致纵隔移位

2. **生理特点**

（1）呼吸频率与节律：年龄越小，呼吸频率越快（表5-26）。婴儿呼吸中枢发育不完善，尤其是新生儿易出现呼吸节律不齐或暂停。

表5-26 不同年龄小儿的呼吸频率

年 龄	平均呼吸频率（次/分）
新生儿	40～44
1个月～1岁	30
1～3岁	24

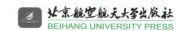

（续　表）

年　龄	平均呼吸频率（次/分）
4～7岁	22
8～14岁	20

（2）**呼吸类型**：婴幼儿呼吸肌发育不全，胸廓运动幅度小，主要靠膈肌运动，多呈腹式呼吸。小儿行走后膈肌下降，肋骨变斜位，可变为胸腹式呼吸。7岁后逐渐接近成人。

（3）**呼吸功能**：呼吸储备能力差，呼吸系统病变时易发生呼吸衰竭。

3. **免疫特点**　小儿呼吸道的非特异性与特异性免疫功能均较差。咳嗽反射及纤毛运动功能差，难以有效清除吸入的尘埃和异物颗粒。由于婴幼儿分泌型 IgA、IgG 含量较低，肺泡巨噬细胞功能不足，易患呼吸道感染。

第二节　急性上呼吸道感染

急性上呼吸道感染简称上感，是指外鼻孔至环状软骨下缘，包括鼻腔、咽或喉部急性炎症的总称，是小儿最常见的疾病。

1. **病因**　各种病毒和细菌均可引起，但 90% 以上为病毒，如鼻病毒、呼吸道合胞病毒、流感病毒等。病毒感染后可继发细菌感染，最常见的致病菌是溶血性链球菌，其次为肺炎链球菌、流感嗜血杆菌。淋雨、受凉、气候突变、过度劳累是重要诱因。

2. **临床表现**

（1）**普通感冒**：成年人、年长儿以鼻部症状为主，喷嚏、鼻塞、流涕、干咳、咽痛或烧灼感，查体可见鼻咽部充血，扁桃体肿大，颌下与颈淋巴结肿大，肺部听诊一般正常。多于 5～7 天自然痊愈。婴幼儿以发热等全身症状为主，常有消化道症状，局部症状较轻，起病 1～2 天内可发生高热惊厥。

（2）**急性疱疹性咽峡炎**：多由柯萨奇病毒 A 引起。好发于夏、秋季，儿童多见。表现为急起高热、咽痛、流涎、厌食、呕吐。查体可见咽部充血，咽腭弓、腭垂、软腭等处黏膜上有多个 2～4mm 大小灰白色的疱疹，周围有红晕，破溃后形成小溃疡。病程 1 周左右。

（3）**急性咽-结合膜热**：病原体主要为腺病毒。好发于春、夏季，儿童多见。临床以发热、咽炎、结膜炎为特征。查体可见咽部充血，有白色点块状分泌物。一侧或双侧滤泡性眼结膜炎，可伴球结膜充血，颈部及耳后淋巴结肿大。病程 1～2 周。

3. **并发症**　婴幼儿多见，病变向邻近器官蔓延可引起中耳炎、鼻窦炎、咽后壁脓肿、颌下淋巴结炎、支气管炎、肺炎等。年长儿受溶血性链球菌感染，可引起急性肾小球肾炎和风湿热。婴幼儿患急性上呼吸道感染时，多有高热，严重可伴有高热惊厥，因此早期高热最常见的并发症为抽搐。

4. **辅助检查**　见内科护理学第 2 章呼吸系统疾病的相关内容。

5. **治疗要点**　积极抗感染和对症处理。病毒感染者常选用利巴韦林等抗病毒药物；细菌感染者应用抗菌药物治疗，常选用青霉素类、头孢菌素类或大环内酯类。

6. **护理措施**

（1）**休息活动护理**：保持室温 18～22℃，湿度 50%～60%，每天定时通风，但应避免空气对流。

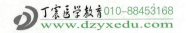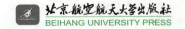

注意休息，减少活动，做好呼吸道隔离。

（2）饮食护理：给予高蛋白、高热量、高维生素、清淡的流质或半流质饮食，少食多餐。多饮水，入量不足者适当静脉补液。

（3）病情观察：密切观察体温的变化，警惕高热惊厥的发生。出现高热不退或退而复升、淋巴结肿大、耳痛或外耳道流脓时考虑合并中耳炎。

（4）促进舒适：婴幼儿饭后喂少量温开水，年长儿饭后漱口以清洁口腔。及时清除鼻腔及咽喉部的分泌物和干痂。不要用力擤鼻，以免引起鼻窦炎、中耳炎。患儿鼻塞严重时，可在喂乳和睡前用 0.5% 的麻黄碱溶液滴鼻，使鼻腔通畅。

（5）发热护理：积极控制体温是预防患儿惊厥的主要措施。每 4 小时测量体温一次，超高热或有热性惊厥史者应 1～2 小时测量一次。体温 > 38.5℃时给予物理降温，也可口服对乙酰氨基酚或布洛芬等退热药，预防高热惊厥，避免应用阿司匹林。体温 > 39.5℃时全身冷疗，用温水拭浴。出汗后及时更换衣服。

（6）用药护理：使用退热药后应多饮水，以免大量出汗引起虚脱；高热惊厥的患儿使用镇静药时，应注意观察药物效果及不良反应。

第三节　急性感染性喉炎

急性感染性喉炎是喉黏膜的急性弥漫性炎症，以犬吠样咳嗽、声嘶、喉鸣和吸气性呼吸困难为特征。冬、春季多发，常见于婴幼儿。

1. 病因

（1）病毒感染：常见病毒有副流感病毒、流感病毒和腺病毒等。

（2）细菌感染：金黄色葡萄球菌、溶血性链球菌等

（3）解剖因素：由于小儿抵抗力低，喉腔狭小，黏膜下淋巴组织丰富，声门下组织疏松，炎症时易发生水肿，引起气道阻塞。

2. 临床表现

（1）成人：一般全身症状不明显，轻者仅有声嘶，病情加重可致完全失声，喉部疼痛和全身不适。

（2）儿童：起病急、症状重，多表现为发热，犬吠样咳嗽，声音嘶哑，吸气性喉鸣及呼吸困难，胸骨上窝、锁骨上窝及肋间隙吸气时下陷（三凹征）。严重时可出现发绀、烦躁不安、面色苍白、出冷汗、脉搏加快等。白天症状轻，夜间加重。喉梗阻者若抢救不及时，可窒息死亡。

（3）临床上将喉梗阻分为 4 度。

①Ⅰ度：活动后出现吸气性喉鸣和呼吸困难，肺呼吸音清晰，心率无变化。

②Ⅱ度：安静时亦出现喉鸣和吸气性呼吸困难，肺部听诊可闻喉传导音或管状呼吸音，心率增快。

③Ⅲ度：除上述喉梗阻症状外，有烦躁不安，口唇及指趾发绀，双眼圆睁，惊恐万状，多汗，肺部呼吸音明显降低，心音低钝，心率快。

④Ⅳ度：渐显衰竭、呈昏睡状，由于无力呼吸，三凹征反而不明显，面色苍白发灰，肺部听诊呼吸音几乎消失，仅有气管传导音，心音钝弱，心律不齐。

3. 辅助检查

（1）间接喉镜：喉部、声带不同程度充血、水肿，发声时两侧声带不能闭紧。

（2）直接喉镜：喉部充血、肿胀，声门下区变窄。黏膜表面可见黏稠分泌物。

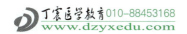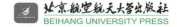

4. 治疗要点

（1）保持呼吸道通畅：糖皮质激素或麻黄碱雾化吸入，促进呼吸道黏膜水肿消退。糖皮质激素具有抗炎和抑制变态反应的作用。

（2）控制感染：病毒感染者可用利巴韦林等抗病毒，细菌感染者给予足量抗生素。

（3）对症治疗：缺氧者吸氧，烦躁不安者及时镇静，痰多应用祛痰药。不宜使用氯丙嗪和吗啡。

（4）气管切开：经上述治疗仍有严重缺氧征象或喉梗阻者，应及时行气管切开术。

5. 护理措施

（1）休息活动护理：保持病室温湿度适宜，置患儿于舒适体位，集中安排治疗、护理操作，避免直接检查咽部，减少刺激。

（2）病情观察：观察患者的呼吸情况，准确判断缺氧程度，做好随时气管切开的准备。

（3）用药护理：遵医嘱给予抗生素、糖皮质激素及镇静药，观察药物疗效和不良反应。

第四节　急性支气管炎

急性支气管炎是指由于各种致病原引起的支气管黏膜感染，常继发于上呼吸道感染，或为急性呼吸道传染病的一种临床表现。

1. **病因与发病机制**　病原为各种病毒或细菌，或为混合感染。特异性体质、免疫功能失调、营养障碍、佝偻病和支气管局部结构异常等均为本病的危险因素。气候变化、空气污染、化学因素的刺激也是本病的发病因素。好发于婴幼儿。

2. **临床表现**　先有上呼吸道感染症状，继而出现咳嗽，初为刺激性干咳，以后有痰，全身中毒症状不明显。婴幼儿症状较重，常有发热、呕吐、腹泻等表现。双肺呼吸音粗，可闻及不固定、散在的干啰音和粗、中湿啰音，体位改变、咳嗽后啰音减少或消失。3岁以下婴幼儿还可出现类似哮喘的表现，如呼气性哮鸣及少量粗湿啰音，称为哮喘性支气管炎。

3. **辅助检查**　血常规显示白细胞正常或稍高，合并细菌感染时可明显增高。胸部X线检查无异常改变，或仅有肺纹理增粗。

4. 治疗要点

（1）控制感染：病原体以病毒为主，多不采用抗生素。怀疑细菌感染者应用抗生素。

（2）对症治疗：一般不使用镇咳药或镇静药。咳嗽重而痰液黏稠者，可用雾化吸入。喘息严重者可加用泼尼松。

5. 护理措施

（1）休息活动与饮食护理：注意休息，避免剧烈活动及游戏。卧位时头胸部稍抬高，注意经常变换体位。多饮水，给予营养丰富、易消化的饮食，少量多餐。加强口腔护理。

（2）保持呼吸道通畅：保持室内空气清新，保持室温约20℃、湿度约60%。哮喘性支气管炎患儿有缺氧症状时给予吸氧，定时做雾化吸入。

（3）发热护理：给予物理降温或药物降温，预防高热惊厥。出汗后及时擦净汗液，更换衣服。

第五节　小儿肺炎

1. **肺炎分类**

（1）病因分类：细菌性肺炎、病毒性肺炎、支原体肺炎、衣原体肺炎、真菌性肺炎等。

（2）病理分类：肺泡性肺炎、支气管性肺炎、间质性肺炎等。小儿以支气管肺炎最常见。

（3）病程分类：急性肺炎（病程＜1个月）、迁延性肺炎（病程1～3个月）、慢性肺炎（病程＞3个月）。

（4）病情分类：轻症（以呼吸系统症状为主，无全身中毒症状）、重症（呼吸衰竭，其他系统也受累，全身中毒症状明显）。

（5）临床表现是否典型分类：典型肺炎（肺炎链球菌、金黄色葡萄球菌、肺炎克雷白杆菌、流感嗜血杆菌、大肠埃希菌等导致的肺炎）和非典型肺炎（支原体、衣原体、病毒、军团菌等导致的肺炎）。

2. **病因**　常见病原体为细菌、病毒。发达国家以病毒为主，呼吸道合胞病毒最常见，其次为腺病毒、流感病毒、副流感病毒等。发展中国家以细菌为主，以肺炎链球菌多见，还有金黄色葡萄球菌、支原体、衣原体和流感嗜血杆菌等。多发生于营养不良、维生素 D 缺乏性佝偻病、先天性心脏病、低出生体重儿等的小儿。

3. **发病机制**　病原体入侵肺部后，引起支气管、肺泡炎症，而致通气和换气障碍，进而出现缺氧和 CO_2 潴留，造成心力衰竭、中毒性脑病、中毒性肠麻痹、消化道出血及酸碱平衡失调和水、电解质紊乱。

4. **临床表现**　以发热、咳嗽、气促、呼吸困难及肺部固定湿啰音为特征。好发于 2 岁以内小儿。全年均可发病，以冬、春季节和气候骤变时多见。

（1）呼吸系统表现

①咳嗽：初期为刺激性干咳，以后有痰。

②发热：多为不规则热，新生儿、重度营养不良患儿体温可不升或低于正常。

③气促：多在发热、咳嗽后出现。

④肺部啰音：早期体征不明显，之后呼吸频率增快，唇周、鼻唇沟及指（趾）端发绀，肺部可闻及固定的中、细湿啰音，以背部两肺下方和脊柱两旁较多，深吸气末更为明显。

（2）重症肺炎的表现：除呼吸衰竭外，可出现循环系统、神经系统、消化系统表现。

①循环系统：轻度缺氧，心率增快，重者易合并心力衰竭、心肌炎。心力衰竭表现为极度烦躁不安，明显发绀；呼吸困难加重，呼吸突然加快＞60 次 / 分；心率突然增快＞180 次 / 分，心音低钝、奔马律；颈静脉怒张，肝大，少尿或无尿。

②神经系统：表现为烦躁、嗜睡，球结膜水肿，对光反射迟钝或消失，脑膜刺激征，惊厥、昏迷，呼吸不规则等中毒性脑病症状。

③消化系统：可出现频繁呕吐、严重腹胀、肠鸣音消失等中毒性肠麻痹症状。消化道出血可呕吐咖啡样物、排柏油样便等。

④ DIC：多有血压下降，四肢发凉，脉搏细速，皮肤、黏膜和胃肠道出血。

5. **几种不同病原体所致肺炎的特点**　见表 5-27。

表5-27　不同病原体所致肺炎的特点

	呼吸道合胞病毒肺炎	腺病毒肺炎	金黄色葡萄球菌肺炎	支原体肺炎
好发年龄	1岁以内婴幼儿	6个月~2岁	新生儿及婴幼儿	婴幼儿及年长儿
临床特点	起病急,喘憋为突出症状,呼气性呼吸困难	骤起稽留热,中毒症状重,咳嗽频繁,喘憋,呼吸困难,发绀	起病急,病情重,发展快,中毒症状明显,呈弛张热	起病缓慢,以刺激性干咳为突出症状
肺部体征	肺部听诊以喘鸣为主,可有细湿啰音	肺部体征出现较晚,多在发热3~7天出现肺部湿啰音	肺部体征出现早,双肺可闻及中、细湿啰音	体征不明显,体征与剧烈咳嗽及发热不平行
X线检查	小点片状、斑片状阴影	X线改变出现较体征早,大小不等的片状阴影或融合成大病灶	小片浸润阴影,可见脓肿、肺大疱、脓气胸等	均匀一致片状阴影;肺门阴影增浓
白细胞计数	正常或降低	正常或降低	明显增高,核左移	正常或偏高
药物治疗	抗病毒药物	抗病毒药物	甲氧西林或万古霉素	大环内酯类抗菌药

6. 辅助检查

（1）实验室检查：病毒性肺炎白细胞计数正常或降低；细菌性肺炎白细胞计数和中性粒细胞比例增高。

（2）病原学检查：鼻咽分泌物病毒分离，气管分泌物、胸腔积液、脓液及血标本等细菌培养可确定病原体。

7. 治疗要点　治疗原则为积极控制感染、改善通气、对症治疗及防治合并症。

（1）控制感染：早期、联合、足量、足疗程应用抗生素，重症患儿宜静脉给药。据不同病原体使用敏感的抗感染药物（表5-28）。一般抗生素用药时间持续到体温正常后5～7天，临床症状消失后3天。

（2）对症治疗：吸氧、退热、祛痰、平喘、止咳及防治并发症。

表5-28　不同病原所致肺炎常用的抗感染药物

病原体	药物种类	用药时间
肺炎链球菌	青霉素或阿莫西林	体温正常后5~7天,临床表现消失后3天
金黄色葡萄球菌	甲氧西林或万古霉素	体温正常后2~3周,总疗程≥6周
支原体	大环内酯类,如红霉素	至少用药2~3周
病毒	利巴韦林	

8. 护理措施

（1）休息活动护理：置患儿于半卧位或抬高床头，减少活动，保证休息，避免哭闹，各种治疗、

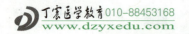
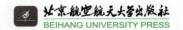

护理操作集中进行，减少氧的消耗。被褥轻暖，内衣宽松，以免影响呼吸。

（2）饮食护理：提供高热量、高蛋白、高维生素、易消化的清淡流食或半流食，少食多餐，避免呛咳。重症患儿需准确记录 24 小时出入量。

（3）病情观察：为预防心力衰竭，应重点观察患儿的心率、呼吸的变化。

（4）保持呼吸道通畅

①定期通风换气，嘱患儿多饮水，以稀释痰液。

②指导患儿有效咳嗽，定时翻身、拍背。

③痰液黏稠者给予超声雾化吸入。及时吸痰，但不可过频，一般每 2 小时一次。

④遵医嘱给予祛痰药、平喘药。

（5）改善呼吸功能

①气促、发绀者尽早给氧，常采用鼻导管湿化给氧，缺氧明显者面罩给氧，氧流量 2 ～ 4L/min。呼吸衰竭者使用人工呼吸器或机械通气。

②遵医嘱应用抗感染药物，注意观察药物疗效及不良反应。阿奇霉素属大环内酯类抗菌药，常用于支原体肺炎的治疗，进食可影响阿奇霉素吸收，故应在餐前 1 小时、餐后 2 小时或空腹时口服。

（6）维持体温正常：严密监测患儿体温，体温＞ 38.5℃及时给予物理降温或药物降温。

（7）并发症护理

①预防心力衰竭

a．卧床休息，半卧位，避免各种刺激，尽量使患儿安静，必要时适当使用镇静药。

b．严格控制输液量及速度，每小时滴速＜ 5ml/kg。

c．若出现极度烦躁不安、明显发绀、呼吸加快、心率加速等心力衰竭征象，立即通知医生，吸氧，并减慢输液速度。若患儿咳粉红色泡沫痰，应考虑肺水肿，给予经 20% ～ 30% 乙醇湿化的氧气。

②若患儿出现烦躁、嗜睡、惊厥、昏迷、呼吸不规则等，应考虑中毒性脑病，立即报告医生，遵医嘱给予镇静、止惊和减轻脑水肿的药物。

③若出现剧烈咳嗽、呼吸困难、烦躁不安、发绀、胸痛、患侧呼吸运动受限，应考虑脓胸、脓气胸，立即配合医生进行胸腔穿刺术或胸腔闭式引流。

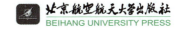

第7章　循环系统疾病

第一节　小儿循环系统解剖生理特点

1. **心脏的胚胎发育**　心脏于胚胎第 2 周开始形成，约于第 4 周起有循环作用，至第 8 周房室间隔完全形成，成为四腔心脏。故胚胎发育的第 2～8 周为心脏胚胎发育的关键期，也是预防先天性心脏病的重要时期。

2. **心脏的大小和位置**　新生儿心脏重 20～25g，心脏重量与体重的比值比成人大，随着年龄的增长，相对比值逐渐下降。小儿心脏的位置随年龄的增长而改变，新生儿和 2 岁以下婴幼儿的心脏多呈横位，心尖搏动位于左侧锁骨中线外侧第 4 肋间，心尖部主要为右心室。3～7 岁心脏由横位转为斜位，心尖搏动位于左侧锁骨中线第 5 肋间，心尖部主要为左心室。7 岁以后心尖搏动逐渐移到左锁骨中线第 5 肋间内侧 0.5～1cm。

3. **胎儿血液循环的特点**　胎儿只有体循环，没有有效的肺循环。营养物质与气体交换是通过胎盘与脐血管来完成的。胎儿体内绝大部分是混合血。静脉导管、卵圆孔及动脉导管是胎儿血液循环的特殊通道。

4. **出生后血液循环的改变**　出生后，胎盘血液循环停止，肺循环建立，血液的气体交换场所由胎盘转换至肺。脐血管、卵圆孔及动脉导管随之关闭。

5. **心率**　小儿新陈代谢旺盛和交感神经兴奋性较高，故心率较快，随着年龄增长而逐渐减慢。平均心率见表5-29。进食、活动、哭闹、发热和情绪激动等可使心率加快，一般体温每升高 1℃，心率增加 10～15 次 / 分。入睡后心率减少 10～12 次 / 分。

表5-29　小儿平均心率

年龄阶段	心率（次/分）
新生儿	120～140
1岁内（婴儿）	110～130
1～3岁（幼儿）	100～120
4～7岁（学龄前期）	80～100
8～14岁	70～90

6. **血压**　动脉血压的高低主要取决于心排血量和外周血管阻力。小儿年龄越小，动脉压力越低。新生儿收缩压平均为 60～70mmHg。1～2 岁婴儿的收缩压平均为 70～80mmHg，2 岁以后收缩压 =（年龄 ×2+80）mmHg，高于此标准 20mmHg 为高血压。舒张压约为收缩压的 2/3。小儿下肢血压通常比上肢血压高 20mmHg。

第二节　先天性心脏病

先天性心脏病是在胎儿时期心脏及大血管发育异常所致的心血管畸形，是儿童最常见的心脏病。

1. **病因**　与遗传、母体和环境因素有关。

（1）遗传因素：多基因或单基因的遗传缺陷，染色体畸变。

（2）母体和环境因素：早期宫内感染，特别是病毒感染，如风疹、流行性感冒、流行性腮腺炎和柯萨奇病毒感染等。孕妇接触大剂量放射线、服用抗肿瘤等药物、患有糖尿病等代谢性疾病、缺乏叶酸或妊娠早期饮酒、吸食毒品等。

2. **分类**　根据左、右两侧心腔及大血管之间有无分流和青紫，分为 3 类。

（1）左向右分流型（潜伏青紫型）：常见于房间隔缺损、室间隔缺损或动脉导管未闭。在左、右心之间或主动脉与肺动脉之间有异常通路。正常情况下，由于体循环压力高于肺循环，血液自左向右分流，不会出现青紫，当剧烈哭闹或屏气时，右心室压力增高，超过左心室，血液自右向左分流，可出现暂时性青紫。

（2）右向左分流型（青紫型）：常见于法洛四联症和大动脉转位。右室流出道狭窄等原因造成右心室压力增高并超过左心室时，血液从右向左分流；或因大动脉起源异常，使大量静脉血流入体循环，出现持续性青紫。

（3）无分流型（无青紫型）：常见肺动脉狭窄和主动脉缩窄。在心脏左、右两侧或动、静脉之间无异常通路或分流，故无青紫。

3. **临床表现**

（1）室间隔缺损：是先天性心脏病最常见的类型。临床表现决定于缺损的大小和心室间压差。小型缺损可无明显症状。缺损较大时左向右分流量多，出现体循环血量减少，患儿有消瘦、生长发育迟缓、活动后乏力、气短，肺循环血量增多易致反复性肺呼吸道感染。因扩张的肺动脉压迫喉返神经，引起声音嘶哑。主要体征见表 5-30。常见并发症为反复呼吸道感染，充血性心力衰竭，感染性心内膜炎。

（2）房间隔缺损：症状与室间隔缺损相似。主要体征见表 5-30。常见并发症为反复呼吸道感染、充血性心力衰竭。

（3）动脉导管未闭：动脉导管到出生后一年在解剖学上应完全关闭。若持续开放，并发生病理生理改变，称动脉导管未闭。症状与室间隔缺损相似。由于动脉导管开放，主动脉中的大量血液进入肺动脉，肺循环血量增多，大量血液回流至左心，使左心前容量负荷过重，导致左心扩大、心肌肥厚。主要体征见表 5-30。常见并发症为呼吸道感染，充血性心力衰竭，感染性心内膜炎。

（4）法洛四联症：是最常见的青紫型先心病。包括以下 4 种畸形：肺动脉狭窄、室间隔缺损、主动脉骑跨、右心室肥厚。其中，血流动力学改变的关键在于肺动脉狭窄，决定了临床症状的严重程度。主要体征见表 5-30。

①青紫：是最突出的表现。出生 3～6 个月后渐明显，随年龄增大而加重。

②蹲踞现象：患儿在行走、游戏时，常主动下蹲片刻。下蹲是保护性姿势，因蹲踞时下肢屈曲，下肢动脉受压，体循环阻力增加，使右向左分流量减少；同时因下肢受压，静脉回心血量减少，减轻心脏负荷，缺氧症状得以暂时缓解。不会走路的小婴儿喜欢大人抱起，双下肢屈曲。

③气促和缺氧发作：婴儿在吃奶、哭闹时气促加重，表现为呼吸加快，青紫加重，严重者突然晕厥、抽搐，原因是狭窄的肺动脉漏斗部突然发生痉挛，引起一过性肺动脉梗阻，使脑缺氧加重所致。年长儿自诉头晕、头痛。

④杵状指（趾）：为长期缺氧所致。

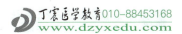
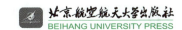

⑤常见并发症：由于长期缺氧，法洛四联症患儿红细胞增加，血液黏稠度增高，血液流速变慢，容易形成血栓而导致血管栓塞，其中以脑栓塞最常见。若为细菌性血栓，则易形成脑脓肿。常见并发症还有亚急性细菌性心内膜炎。

表5-30　先天性心脏病X线检查及主要体征鉴别

		室间隔缺损	房间隔缺损	动脉导管未闭	法洛四联症
X线检查	胸透：肺门舞蹈征	有	有	有	无
	肺动脉段	凸出	凸出	凸出	凹陷
	肺野	充血	充血	充血	清晰
	肺门阴影	增粗	增粗	增粗	缩小
	房室增大	左室（早）、右室（晚）	右房（早）、右室（晚）	左室、偶有左房	右室，靴形心
体征	杂音部位	胸骨左缘第3、4肋间	胸骨左缘第2、3肋间	胸骨左缘第2肋间	胸骨左缘第2~4肋间
	杂音性质	粗糙，全收缩期杂音	收缩期喷射性杂音	连续性机器样杂音	喷射性收缩期杂音
	P₂	亢进	亢进且固定分裂	亢进	减弱
	其他体征	艾森曼格综合征	艾森曼格综合征	周围血管征，差异性青紫	杵状指（趾），心前区隆起

注：①肺门舞蹈征：左向右分流先天性心脏病患儿，胸部透视下可见肺门肺动脉总干及分支随心脏搏动而一明一暗变化。
②靴形心：法洛四联症患儿，心尖圆钝上翘，肺动脉段凹陷，肺野清晰。
③艾森曼格综合征：室间隔缺损及房间隔缺损患儿，随着病情进展，严重的左向右分流使肺循环血量增加，导致肺动脉高压，右心室压力显著增高，逆转为右向左分流，出现持久性青紫。
④周围血管征：动脉导管未闭患儿，由于主动脉血液不断流入肺动脉，使外周动脉舒张压下降，脉压增大，出现周围血管体征，如水冲脉、毛细血管搏动征。
⑤差异性青紫：动脉导管未闭患儿，晚期当肺动脉压力大于主动脉时，肺动脉血流逆向分流入降主动脉，出现差异性青紫，即下半身青紫，左上肢轻度青紫，而右上肢正常。
⑥杵状指（趾）：法洛四联症患儿，由于患儿缺氧，指（趾）端毛细血管扩张增生，局部软组织和骨组织随之增生肥大，指（趾）末端膨大如鼓槌状。

4. 辅助检查
（1）实验室检查：法洛四联症患儿周围血红细胞增多，血红蛋白增高。
（2）X线检查：先天性心脏病X线检查及主要体征鉴别见表5-30。
（3）心电图：可提示房、室增大或肥厚，判断心律失常的类型。
（4）超声心动图：可准确地探查到室间隔或房间隔缺损的部位、大小、数目和类型及未闭合的动脉导管，多普勒彩色血流显像还可明确分流的方向和大小，且属无创检查，故超声心动图检查是先天性心脏病最有价值的辅助检查。

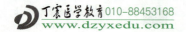
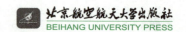

（5）其他检查：心导管检查、心血管造影是进一步明确诊断和手术前的有创性检查，可确定畸形的部位、性质，并可明确血流动力学的情况。

5. 治疗要点

（1）内科治疗：对症治疗，控制感染，防治并发症，使之安全达到手术年龄。

①动脉导管未闭的早产儿生后 1 周内应用吲哚美辛，抑制前列腺素合成，促进导管关闭。

②法洛四联症患儿缺氧发作时使用普萘洛尔，可减慢心率，减弱心肌收缩力，减少心输出量，降低心肌耗氧。

（2）介入导管治疗：主要针对缺损小的房间隔缺损和动脉导管未闭，疗效确切。

（3）外科治疗：小型房间隔缺损（＜3mm）、室间隔缺损、动脉导管未闭有自然闭合的可能，可随访在学龄前期。中大型缺损及可能出现肺动脉高压、充血性心力衰竭者，应及早行介入或手术治疗。法洛四联症轻者可考虑于 5～9 岁行根治术，重者应提前至出生后 6 个月，重症患儿也可先行姑息性手术，待一般状况改善后再行根治术。

6. 护理措施

（1）休息活动护理：保持环境安静，治疗和护理集中进行，保证患儿充分的睡眠和休息，避免情绪激动和大哭大闹。

（2）饮食护理：供给充足热量、蛋白质和维生素，饮食清淡，少量多餐，避免呛咳和呼吸困难。多食富含纤维素食物，防止便秘。心功能不全者应采用无盐或低盐饮食。

（3）病情观察

①预防充血性心力衰竭：注意观察有无呼吸困难、咳粉红色泡沫痰等表现，一旦出现，置患儿半卧位，吸氧，按心力衰竭护理。

②预防栓塞：法洛四联症患儿血液黏稠度增加，注意供给充足液体，防止血栓栓塞。

③缓解缺氧发作：法洛四联症患儿出现蹲踞位时，不可强行拉起，应让其自然起立。缺氧发作时，立即置于膝胸卧位，吸氧，遵医嘱给予普萘洛尔或吗啡治疗。

（4）用药护理：应用洋地黄类药物前应计 1 分钟脉搏，若年长儿＜60～70 次 / 分，婴幼儿＜80～90 次 / 分，应暂停用药并通知医生。口服水剂洋地黄类药物时，可用 1ml 针管抽取后口服。

（5）心理护理：关心、爱护患儿，建立良好的护患关系。对家长和患儿解释病情，说明本病是一种先天性心脏疾病，多数可通过介入、手术治愈或部分矫治，预后较好，缺损小的可自然闭合，以消除其紧张和焦虑情绪，取得理解和配合。

7. 健康教育

（1）休息活动指导：休息是恢复心脏功能的重要条件，因休息可减少组织需氧量，减轻心脏负荷。根据病情安排适当活动，但不可为提高抵抗力而加强运动。

（2）疾病知识指导：掌握观察病情变化的知识，定期复诊，合理用药，使患儿能安全达到手术年龄。

（3）预防感染：根据气温改变及时加减衣服，预防上呼吸道感染。注意保护性隔离，以免交叉感染。按时预防接种。实施有创性操作如拔牙及做小手术如扁桃体切除术等，应给予足量抗生素，预防感染性心内膜炎。

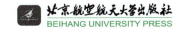

第8章 血液系统疾病

第一节 小儿造血和血液特点

1. 小儿造血特点 小儿造血分为胚胎期造血和生后造血。

(1) 胚胎期造血：胚胎第3周开始卵黄囊造血。卵黄囊退化后，肝脏自胚胎6～8周，脾脏自胚胎8周，开始参与造血。肝脏是胎儿中期主要的造血场所。胚胎6周出现骨髓，但至胎儿4个月开始造血，直至生后2～5周后成为唯一的造血器官。

(2) 生后造血：主要是骨髓造血。婴幼儿因缺乏黄骨髓，造血潜力较差，容易出现骨髓外造血。婴幼儿时期，当严重感染或溶血性贫血等需要造血增加时，肝、脾和淋巴结可恢复到胎儿时期的造血状态。

2. 小儿血液特点

(1) 红细胞数和血红蛋白量：胎儿期处于相对缺氧状态，红细胞数和血红蛋白量较高。至2～3个月时，红细胞数和血红蛋白量下降，出现轻度贫血，称为"生理性贫血"。3个月以后，红细胞数和血红蛋白量逐渐升高，12岁达成年人水平。

(2) 白细胞数与分类：出生时白细胞数较多，随后逐渐下降，8岁后接近成人水平。中性粒细胞与淋巴细胞比例相等有两次时间交叉，分别是在出生后4～6天和在4～6岁，7岁以后白细胞分类与成年人相似。

(3) 血小板：血小板由骨髓造血组织中的巨核细胞产生，约为（150～250）×10^9/L，与成人相差不大。

(4) 血容量：新生儿血容量占体重比例约为10%，儿童约为8%～10%，成人约为6%～8%。

第二节 小儿贫血概述

1. 诊断标准 根据血红蛋白浓度可诊断贫血（表5-31）。

表5-31 小儿贫血的诊断标准

年龄阶段	血红蛋白浓度（g/L）
新生儿	<145
1～4个月	<90
4～6个月	<100

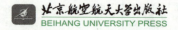

（续　表）

年龄阶段	血红蛋白浓度（g/L）
6个月至6岁	<110
6~14岁	<120

2．小儿贫血的分度及分类

（1）分度：根据外周血中血红蛋白浓度可将贫血分为 4 度，与成人贫血的分度类似。

（2）分类

①病因分类：临床最常用，主要依据贫血的原因和发病机制。

a．红细胞和血红蛋白生成不足性贫血：造血物质缺乏，如营养性缺铁性贫血；骨髓造血功能障碍，如再生障碍性贫血；慢性感染、肾病伴发的贫血等。

b．溶血性贫血：如遗传性球形红细胞增多症、新生儿溶血病等。

c．失血性贫血：各种急性和慢性失血性贫血。

②形态学分类：根据红细胞平均容积、红细胞平均血红蛋白和红细胞平均血红蛋白浓度，可分为正细胞正色素性、大细胞性、单纯小细胞性及小细胞低色素性贫血。

第三节　营养性缺铁性贫血

营养性缺铁性贫血是体内储存铁缺乏，导致血红蛋白合成减少而引起的一种小细胞低色素性贫血，是最常见的贫血。

1．病因

（1）铁摄入不足：食品铁供应不足是小儿缺铁性贫血的主要原因。婴儿未及时添加辅食、儿童挑食或偏食、生长发育快（婴儿期和青春期最快）等均可引起贫血。

（2）铁储存不足：4 ~ 6 个月内婴儿铁主要来源于宫内储备，正常足月婴儿出生时从母亲获得的储备铁可足够维持生后 4 个月的生长发育需要。当孕母患缺铁性贫血时，可使胎儿先天铁储存不足而致病。

（3）铁丢失过多：牛奶蛋白过敏引起小肠出血为婴儿常见原因。

2．临床表现

（1）贫血表现：皮肤黏膜苍白（无发绀）、乏力、头晕、心悸、气短等。年龄越小、病程越长、贫血越严重。

（2）组织缺铁表现：皮肤干燥、萎缩、无光泽，毛发干枯易脱落，指（趾）甲扁平、脆薄易裂，出现反甲或匙状甲。

（3）消化系统：黏膜损害常有舌炎、口角炎、舌乳头萎缩，严重者吞咽困难。

（4）神经、精神系统异常：儿童较明显，如易激惹、烦躁、注意力不集中、记忆力减退、学习成绩下降。少数患者有异食癖，喜吃泥土、生米等。

（5）体征：肝、脾肿大，淋巴结轻度肿大。

3．辅助检查

（1）血象：典型血象为小细胞低色素性贫血，血红蛋白降低较红细胞更明显，白细胞、血小

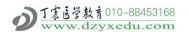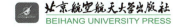

板正常或减低。

（2）骨髓象：增生活跃或明显活跃，以中、晚幼红细胞为主，粒细胞及巨核细胞无明显异常。骨髓铁染色检查可见细胞外铁减少或消失，铁粒细胞数 < 15%，可作为诊断缺铁的金指标。

（3）血清铁、总铁结合力、转铁蛋白饱和度：血清铁 < 10.7 μmol/L，总铁结合力 > 62.7 μmol/L。转铁蛋白饱和度 < 0.15。

4. 治疗要点

（1）去除病因：是根治贫血，防止复发的关键环节。积极治疗原发病。

（2）补充铁剂：首选口服铁剂，如硫酸亚铁、富马酸亚铁等。也可用铁剂肌内注射。早产儿出生后 2 个月开始预防性补铁。

5. 护理措施

（1）饮食护理

①母乳中铁的吸收率较高，提倡母乳喂养或食用铁强化配方奶粉，及时添加辅食。。

②增加含铁丰富的食物摄入，含铁丰富的食物主要有动物肝、肾、血、瘦肉及蛋黄、海带、紫菜、木耳、豆类、香菇等，其中动物食物的铁更易吸收。谷类、蔬菜、水果含铁较低，乳类含铁最低。

③鼓励患儿近视，纠正不良饮食习惯，提倡均衡饮食，创造舒适的进食环境，经常更换食物种类，注意色、香味的调配。多吃富含维生素 C 的食物，有利于铁吸收。富含铁的食物和铁剂不与浓茶、牛奶、咖啡等同服。

（2）用药护理

①口服铁剂的护理：最常见的不良反应是恶心、呕吐、胃部不适和黑便等胃肠道反应，应从小剂量开始，于两餐之间服用。可与维生素 C 或各种果汁同服，但避免与茶、咖啡、牛奶、植酸盐等同服，以免影响铁吸收。口服液体铁剂使用吸管，服后漱口，避免牙齿染黑。

②注射铁剂的护理：需深层肌内注射并经常更换注射部位，减少疼痛与硬结形成。注射时应注意不要在皮肤暴露部位注射。抽取药液后，更换针头注射。可采用"Z"形注射法，以免药液溢出导致皮肤染色。注射后 10 分钟至 6 小时内，密切观察不良反应，主要有注射局部肿痛、硬结形成、皮肤发黑和过敏反应等。

③疗效判断：一般补充铁剂 12 ～ 24 小时后患者自觉症状好转，精神症状减轻，食欲增加。网织红细胞能最早反映其治疗效果，用药 2 ～ 3 天后开始上升，5 ～ 7 天达到高峰。2 ～ 3 周后血红蛋白开始升高，通常 3 ～ 4 周恢复至正常。铁剂治疗应在血红蛋白恢复正常后继续服用 2 个月，以增加铁储存。

（3）休息活动：保持环境清洁、舒适，温湿度适宜，养成规律的作息习惯，保证足够的睡眠与休息，适当活动，注意观察患儿的病情情况，防治并发症。

（4）预防感染：适当进行活动锻炼，增强患儿机体抵抗力，定时进行疫苗接种，做好口腔卫生，保持皮肤清洁。

第四节　营养性巨幼细胞贫血

1. 病因　多由维生素 B_{12}、叶酸缺乏所致。叶酸缺乏的主要原因是需要量增加或摄入不足，长期羊乳喂养、牛乳类制品在加工过程中叶酸被破坏可导致叶酸摄入不足。维生素 B_{12} 缺乏常与胃肠功能紊乱所致的吸收障碍有关，如自身免疫性胃炎、胃大部切除术等。

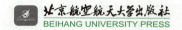

2. 临床表现

（1）一般表现：皮肤、面色苍黄，虚胖，头发稀疏、细黄，头昏、心悸。睑结膜、口唇、指甲苍白，重者因全血细胞减少可致反复感染和出血。常有口角炎、舌乳头萎缩，舌面呈"牛肉样舌"。胃肠道黏膜萎缩可引起食欲缺乏、恶心、呕吐、腹胀等，肝、脾轻度增大。

（2）神经、精神症状：是本病的特有表现。表现为烦躁不安、易怒，对称性远端肢体麻木、深感觉障碍，肌张力增加，腱反射亢进，重者出现震颤，甚至抽搐、共济失调等。

3. 辅助检查　①典型血象呈大细胞性贫血，血红细胞数下降较血红蛋白量更明显。血小板一般减低。②骨髓增生活跃，红系增生明显，可见各阶段巨幼红细胞。③血清维生素 B_{12} 和叶酸低于正常。

4. 治疗要点　①病因治疗是有效治疗或根治的关键。②有精神神经症状者，以维生素 B_{12} 治疗为主，不可单用叶酸治疗，以免加重神经、精神症状。在应用维生素 B_{12} 的基础上，口服叶酸。

5. 护理措施

（1）休息活动护理：一般不需卧床，严重者适当限制活动。肢体麻木、感觉障碍者注意保暖，避免受伤。震颤者放置压舌板或牙垫，防止咬伤舌头，抽搐者适当应用镇静药。

（2）饮食护理：给予富含维生素 B_{12} 和叶酸的食物，绿叶蔬菜、水果、谷类和动物肉类等食物叶酸含量丰富，动物肉类、肝、肾、禽蛋及海产品等含丰富的维生素 B_{12}。改善饮食结构，改变不良的饮食习惯，纠正偏食及长期素食。减少烹饪对叶酸的破坏，注意食物的色、香、味调配，提高患者食欲。

（3）用药护理：按医嘱使用维生素 B_{12} 和叶酸，同时加服维生素 C。密切观察药物的疗效及不良反应。有效治疗 2～4 天后神经、精神症状可好转且网织红细胞增加，2～6 周后血红蛋白恢复正常。

6. 健康教育　告知患者及家属本病预防和治疗的相关知识，积极防治原发病。高危人群宜预防性补充叶酸、维生素 B_{12}。婴儿应及时添加辅食，羊奶喂养者加用叶酸。对智力和运动发育落后的患儿，给予耐心教育，并进行感觉和运动功能训练。指导患者遵医嘱用药，定期门诊复查。

第五节　特发性血小板减少性紫癜

是一种正常血小板被免疫性破坏的异质性自身免疫性疾病，又称为免疫性血小板减少症，包括体液免疫和细胞免疫紊乱，是小儿最常见的出血性疾病（占 25%～20%）。

1. 病因与发病机制　机体被病毒感染后产生抗体，一方面产生的抗体可与血小板发生交叉反应，使血小板受损，被单核 - 巨噬细胞系统清除，另一方面机体被感染后形成的抗原 - 抗体复合物黏附于血小板，使其被破坏清除，最终血小板的寿命缩短、减少。

2. 临床表现

（1）急性型

①一般症状：小儿常见，占 70%～90%。起病较急，伴有畏寒、发热，发病前常有病毒感染（主要为上呼吸道感染）。

②皮肤、黏膜出血：自发性，多为针尖大小的皮内和皮下出血点，可伴有鼻或牙龈出血。呕血或黑便常为口鼻出血咽下所致，胃肠道大出血少见。少数患者可有结膜下、视网膜出血及肉眼血尿；出血严重者可有贫血，颅内出血为主要致死原因。

③体征：可有肝、脾轻度肿大。

（2）慢性型：较少见，起病隐匿，前期无感染症状，发病年龄多 >6～10 岁，病程 >6 个月。出血症状轻，感染可加重。

3．辅助检查

（1）血常规：血小板减少至 $100×10^9$/L 以下，出血程度与血小板高低成正比，$< 50×10^9$/L 时自发出血，$< 20×10^9$/L 时出血明显，$< 10×10^9$/L 时出血严重。出血症状严重时可合并失血性贫血。

（2）骨髓象：巨核细胞成熟障碍。原巨核细胞和幼稚巨核细胞百分比正常或稍高。

（3）血小板抗体检查：抗血小板抗体增高。

4．治疗要点

（1）糖皮质激素：为首选药物。常用泼尼松从 $1.5 \sim 2$mg/（kg·d）开始，分次口服；也可用等效剂量的其他糖皮质激素制剂代替。

（2）静脉输注丙种球蛋白：适用于不宜采用糖皮质激素治疗、激素治疗无效的急性型或危重型患儿，常用剂量 100mg/（kg·d）$3 \sim 5$ 天或 $0.8 \sim 1.0$g/（kg·d）$1 \sim 2$ 天。

（3）脾切除：考虑儿童患者的特殊性，尽量推迟切脾时间。

（4）输血和输血小板：适用于危及生命的患儿，如出血严重而广泛，疑有或已存在颅内出血者。

5．护理措施

（1）休息护理：急性期减少活动,增加卧床休息时间,避免外伤。减少肌内注射或深静脉穿刺。

（2）饮食护理：给予高热量、高蛋白、高维生素、少渣清淡饮食。避免坚硬粗糙食物，以免造成出血。

（3）病情观察：出现嗜睡、头痛、呕吐、视物模糊、瞳孔不等大、昏迷等，提示可能有颅内出血，应重点监测患者的血小板计数。

（4）症状护理：皮肤出血者不可搔抓，保持皮肤清洁。鼻腔出血不止，可用浸有 1% 麻黄碱或 1% 肾上腺素的棉球、纱条或吸收性明胶海绵局部压迫止血，必要时请医生会诊，以油纱条填塞。保持大便通畅，以防用力排便时腹压增高诱发颅内出血。

（5）用药护理：餐后服药，长期使用糖皮质激素会引起身体外形的变化、胃肠道出血、诱发感染、骨质疏松等。指导患者遵医嘱按时、按量、按疗程服药，不可自行停药或增减药物用量。避免感冒以防加重病情或复发。避免使用阿司匹林等损伤血小板的药物。

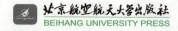

第9章　泌尿系统疾病

第一节　小儿泌尿系统解剖生理特点

1. 解剖特点

（1）肾：小儿年龄越小，肾相对越大。婴儿期肾位置较低，2岁以下腹部触诊可扪及。

（2）肾盂和输尿管：婴儿肾盂和输尿管比较宽，管壁肌肉及弹力纤维发育不全，易扩张受压、扭曲而致梗阻，从而引起尿潴留和泌尿系感染。

（3）膀胱：婴儿膀胱位置相对较高，充盈时易在腹部触及。

（4）尿道：女婴尿道较短，外口暴露，且接近肛门，易受污染而引起上行感染。男婴尿道较长，但常因包茎，污垢积聚也易导致上行感染。

2. 生理特点

（1）肾功能：新生儿及婴幼儿的肾小球滤过率较低，重吸收、排泄、浓缩和稀释等功能均不成熟，表现为排尿次数增多，易发生水、电解质紊乱及酸中毒。小儿1~1.5岁时，肾功能达成年人水平。

（2）排尿特点：约93%的新生儿在出生后24小时内，99%在48小时内开始排尿。3岁左右小儿能控制排尿。正常尿液为透明、淡黄色，尿量与液体入量、气温、湿度、食物种类、活动量及精神因素有关。小儿各年龄阶段正常尿量及少尿、无尿判别见表5-32。

表5-32　小儿各年龄阶段正常尿量及少尿、无尿判别

年龄阶段	正 常	少 尿	无 尿
新生儿	1~3ml/（kg·h）	<1ml/（kg·h）	<0.5ml/（kg·h）
婴儿期	400~500ml/d	<200ml/d	<50ml/d
幼儿期	500~600ml/d	<200ml/d	<50ml/d
学龄前期	600~800ml/d	<300ml/d	<50ml/d
学龄期	800~1400ml/d	<400ml/d	<50ml/d

第二节　急性肾小球肾炎

急性肾小球肾炎简称急性肾炎，是以急性肾炎综合征为主要临床表现的一组疾病。其特点为急性起病，多有前驱感染，出现血尿、蛋白尿、水肿和高血压，并可伴有一过性肾功能不全。多见于溶血性链球菌感染后，是小儿泌尿系统最常见的疾病。

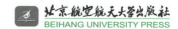

1. **病因与发病机制** 绝大多数病例属急性溶血性链球菌感染后引起的免疫复合物性肾小球肾炎，多继发于上呼吸道感染、猩红热、皮肤感染后。免疫复合物沉积于肾小球基底膜并激活补体系统，导致免疫损伤和炎症，造成肾小球血流量减少，肾小球滤过率降低，水钠潴留及肾小球基底膜破坏，出现少尿、无尿，严重时发生急性肾衰竭。

2. **临床表现** 好发于 5 ～ 14 岁儿童和青少年，男性居多。前驱感染 1 ～ 3 周（平均 10 天）发病，临床表现轻重不一，大多预后良好，数月内可自愈，但是部分患者可发展成慢性肾脏疾病。

（1）典型表现

①水肿、少尿：水肿是最常见和最早出现的症状。水肿主要为肾小球滤过率降低，引起尿少和水钠潴留，多表现为晨起眼睑、面部水肿，可伴有双下肢水肿，重者全身水肿。多为轻、中度水肿，呈非凹陷性。水肿的同时尿量减少，1 ～ 2 周后尿量逐渐增多而水肿消退。

②血尿、蛋白尿：起病时几乎都有血尿，约半数患者有肉眼血尿。酸性尿呈浓茶色或烟灰水样，中性或弱碱性尿呈洗肉水样。肉眼血尿持续 1 ～ 2 周后转镜下血尿。绝大多数患者有轻、中度蛋白尿，少数患者出现肾病综合征范围的大量蛋白尿。

③高血压：多数患儿有一过性的轻、中度高血压，多与水钠潴留有关，1 ～ 2 周后随尿量增多而降至正常。

（2）严重表现

①严重循环充血：以老年患者居多，常见于起病 1 周内。多因水钠潴留、血浆容量增加导致循环充血。

②高血压脑病：以儿童多见，常发生于病程早期。

③急性肾衰竭：是急性肾小球肾炎死亡的主要原因，表现为少尿或无尿，持续 3 ～ 5 天，多数可逆。

3. **辅助检查**

（1）尿常规：镜检除大量红细胞外，尿蛋白 + ～ +++。红细胞管型是急性肾小球肾炎的重要特征。疾病早期可见较多上皮细胞、白细胞，但并非感染。

（2）血液检查：轻、中度贫血，血沉增快。少尿期有轻度氮质血症，血肌酐、尿素氮可增高，肾小管功能正常。抗链球菌溶血素 O（ASO）多增高，其滴度高低与链球菌感染的严重性相关。总补体及补体 C_3 明显下降，起病后 8 周恢复正常。

4. **治疗要点** 本病为自限性疾病，无特异治疗。主要是休息，控制水钠摄入，对症治疗及防治严重并发症。

（1）利尿：轻者选用氢氯噻嗪，重者给予呋塞米肌内或静脉注射。

（2）降压：经休息、控制水钠摄入及利尿后血压仍高者，给予硝苯地平或卡托普利口服。高血压脑病患者首选硝普钠。

（3）抗感染：避免使用肾毒性药物，有感染灶时应用青霉素 10 ～ 14 天。

5. **护理措施**

（1）休息活动护理：起病 2 周内应严格卧床休息，待水肿消退、血压恢复正常、肉眼血尿消失后，可下床轻微活动或户外散步。尿红细胞减少、血沉正常方可上学，但仍需避免体育运动。1 ～ 2 个月应限制活动量，3 个月内避免剧烈活动。Addis 计数正常后恢复正常生活及活动。

（2）饮食护理：给予高糖、高维生素、低盐饮食。尿少、水肿时，应限制钠盐，摄入量 < 60mg/（kg·d），严重水肿或高血压者宜给予无盐饮食。氮质血症者应限制蛋白质，给优质动物蛋白 0.5g/（kg·d）。除非严重少尿或循环充血，一般不严格限水。待尿量增加、水肿消退、血压正常后，可恢复正常饮食。

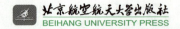

（3）病情观察：①观察水肿的消长情况，每天或隔天测体重 1 次，在同一时间、使用同一体重计测量，最好在早餐前测量。准确记录 24 小时液体出入量。②监测尿量变化，每周检查 2 次尿常规。③严密监测生命体征，观察有无高血压脑病及循环淤血的表现。

（4）用药护理：①利尿药的不良反应主要有低钾、低钠及低血容量性休克，应注意观察尿量、血压及水肿变化，定期监测电解质和酸碱平衡。②降压药使用期间应定时监测血压、心率，并注意观察药物不良反应。

（5）减轻疼痛：肾区或膀胱区疼痛者，可行局部按摩或热敷，以解除肾血管痉挛。

6. 健康教育

（1）疾病预防指导：锻炼身体，增强体质，避免链球菌感染，彻底清除感染灶是本病预防的关键。小儿一旦患感冒、扁桃体炎和皮肤感染，应及时就诊。

（2）疾病知识指导：介绍急性肾小球肾炎的病因、治疗和护理的相关知识，讲明本病为自限性疾病，预后良好，缓解患儿及家属的紧张情绪。强调限制患儿活动是控制病情进展的重要措施，尤其以发病前 2 周最关键。痊愈后可适当活动，但 1 ～ 2 年避免剧烈活动和劳累。

（3）病情监测：定期门诊随访是彻底痊愈的重要保证。

第三节　原发性肾病综合征

原发性肾病综合征是由各种肾疾病所致的，以大量蛋白尿（尿蛋白＞ 3.5g/d）、低白蛋白血症（血浆白蛋白＜ 30g/L）、水肿、高脂血症为临床表现的一组综合征。其中，前两项为诊断本病的必备条件。

1. 病因与发病机制　肾病综合征不是独立的疾病，可分为原发性和继发性。原发性肾病综合征是指原发于肾脏本身的肾小球疾病，其发病机制为免疫介导性炎症所致的肾损害。继发性肾病综合征是指继发于全身或其他系统疾病的肾损害。

2. 病理生理

（1）大量蛋白尿：因肾小球滤过膜屏障功能受损，导致原尿中蛋白含量增多，形成大量蛋白尿。大量蛋白尿是肾病综合征的起病根源，是最根本和最重要的病理生理改变，也是导致其他三大临床表现的基本原因，对机体的影响最大。

（2）低白蛋白血症：因大量蛋白从尿中丢失所致。肝代偿性合成白蛋白不足，胃黏膜水肿影响蛋白质吸收可进一步加重低蛋白血症。

（3）水肿：低白蛋白血症导致血浆胶体渗透压下降是水肿的主要原因。

（4）高脂血症：其发生与低白蛋白血症刺激肝合成脂蛋白增加和脂蛋白分解减少有关。

3. 临床表现　患儿起病或复发前常有呼吸道感染。

（1）单纯型肾病：发病年龄多为 2 ～ 7 岁，男性高于女性。水肿较常见，呈凹陷性，出现顺序为眼睑、面部、四肢及全身，严重者可有少尿、腹水。全身症状有面色苍白、疲乏无力等，一般没有血尿、高血压。

（2）肾炎型肾病：大量蛋白尿、低白蛋白血症、水肿、高脂血症、血尿、高血压。

（3）并发症

①感染：是常见的并发症和致死原因，也是导致肾病综合征复发及疗效不佳的主要原因，其发生与蛋白质营养不良、免疫功能紊乱及应用糖皮质激素等有关。最常见的感染部位依次为呼吸道、泌尿道及皮肤。

②血栓、栓塞：多数患者血液呈高凝状态，易发生血管内血栓形成和栓塞，以肾静脉血栓最常见，

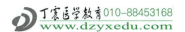 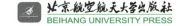

可使肾病综合征加重，是直接影响疗效和预后的重要原因。

③肾衰竭：是肾病综合征导致肾损伤的最终后果。

④电解质和低血容量代谢紊乱：低钠、低钾及低钙血症常见。低钠血症引起血浆胶体渗透压下降，容易诱发低血容量休克。

4. 辅助检查

（1）尿液检查：尿蛋白定性 +++ ～ ++++，尿蛋白定量 > 3.5g/d，尿中有红细胞、颗粒管型。

（2）血液检查：血浆白蛋白 < 30g/L，血胆固醇、甘油三酯、低密度脂蛋白及极低密度脂蛋白均增高，血沉明显增快。

（3）肾功能检查：血尿素氮、肌酐可升高，内生肌酐清除率降低。

5. 治疗要点

（1）一般治疗：注意休息，合理饮食。

（2）对症治疗

①利尿消肿：噻嗪类利尿药与保钾利尿药合用。

②减少尿蛋白：血管紧张素转换酶抑制剂（ACEI）或血管紧张素 II 受体拮抗剂（ARB），可直接降低肾小球内高压，减少尿蛋白。

（3）抑制免疫与炎症反应

①糖皮质激素：抑制免疫炎症反应，减少醛固酮和抗利尿激素分泌，是原发性肾病综合征首选的治疗药物。

②细胞毒药物：以环磷酰胺最常用，常与激素合用。

③环孢素 A：适用于激素及细胞毒药物治疗无效的难治性肾病综合征。

（4）并发症防治

①感染：用激素治疗时无须预防性使用抗生素，以免诱发真菌双重感染。一旦发生感染，及时应用敏感、强效及无肾毒性的抗生素治疗。

②血栓及栓塞：当血浆白蛋白 < 20g/L 时，提示存在高凝状态，可预防性应用肝素并辅以抗血小板药。

③急性肾衰竭：利尿无效且达到透析指征时应进行血液透析。

6. 护理措施

（1）休息活动护理：全身严重水肿、胸腹腔积液者，易引起呼吸困难，需绝对卧床休息，取半卧位，以增加肾血流量，从而增加尿量。

（2）饮食护理：一般给予正常量的优质蛋白（动物蛋白），摄入量以 1.5 ～ 2.0g/（kg·d）为宜。摄入的热量依年龄不同而不同，其中糖类占 40% ～ 50%。为减轻高脂血症，应少进富含饱和脂肪酸的食物，多吃不饱和脂肪酸及富含可溶性纤维食物。水肿时限制钠盐 1 ～ 2g/d，避免腌制食品。轻度水肿无须严格限水，严重水肿者严格限制水的摄入。

（3）皮肤护理、预防感染：见内科护理学第 5 章泌尿系统疾病的相关内容。

（4）用药护理

①利尿药：定期复查电解质，遵医嘱补钾，肾衰竭者禁用保钾利尿药。注意利尿不宜过快、过猛，以免血容量不足而加重血液高凝，诱发血栓、栓塞并发症。

②糖皮质激素：严格遵医嘱用药，长期使用应注意有无消化道溃疡、继发感染、骨质疏松、高血压、糖尿病、满月脸及向心性肥胖等不良反应。用药应遵循起始足量、缓慢减药、长期维持的原则。可采取全日量顿服或维持用药期间两日量隔日一次顿服，以减轻不良反应。中程疗法总疗程 6 个月，长程疗法 9 个月。

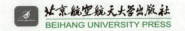

③环磷酰胺：不良反应有出血性膀胱炎、骨髓抑制、胃肠道反应、中毒性肝损害、脱发及性腺抑制（尤其男性）等。

④环孢素 A：长期应用存在肝肾毒性、高血压、高尿酸血症、多毛及牙龈增生等不良反应，停药后易复发。

第四节　泌尿道感染

1. 病因

（1）致病菌：大多数为肠道革兰阴性杆菌，以大肠埃希菌最常见。

（2）感染途径：上行感染最常见，其他有血行感染（多继发于新生儿及婴儿败血症、菌血症等）、淋巴感染和直接蔓延。

（3）易感因素：①小儿输尿管长而弯曲，管壁肌层发育不全，易因扩张引起尿潴留而利于细菌生长。②小儿的机体免疫功能发育不全。③小儿再发性和慢性泌尿系统感染常与先天畸形和膀胱、输尿管尿液反流有关。

2. 临床表现

（1）急性感染：不同年龄组临床表现差异较大。

①新生儿期：症状极不典型，以全身症状为主，如发热、食欲缺乏、呕吐、腹泻、烦躁或嗜睡、体重不增等。局部尿路刺激症状多不明显。

②婴幼儿期：以全身症状为主，可有发热、轻咳、腹泻、腹痛、腹胀、尿臭等。部分患儿排尿时哭闹、排尿中断或夜间遗尿。尿路刺激症状随年龄增长而逐渐明显。

③儿童期：表现与成人相似，以遗尿为首发症状。上尿路感染时表现为发热、寒战、腰痛、呕吐等全身症状。下尿路感染时常有尿频、尿急、尿痛等膀胱刺激症状。

（2）慢性感染：病情迁延或反复急性发作 6 个月以上，可无明显症状。患儿常有间歇性发热、脓尿、腰酸、进行性贫血、发育迟缓等。

3. 辅助检查

（1）尿液检查：尿细菌培养及菌落计数是诊断尿道感染的主要依据。清洁中段尿离心沉渣镜检中白细胞＞ 10 个 /HP，即可怀疑为尿路感染，也可有血尿。尿细菌定量培养≥ 10^5/ml 为真性菌尿，可确诊尿路感染。10^4 ～ 10^5/ml 为可疑阳性，需复查。＜ 10^4/ml 则可能是污染。

（2）影像学检查：有助于检查泌尿系统有无畸形、了解肾损害的病程等，包括 B 超、肾盂造影、排泄性膀胱造影、CT 等。

4. 治疗要点

（1）一般治疗：注意休息，鼓励饮水。

（2）对症治疗：尿路刺激症状明显者可口服碳酸氢钠碱化尿液。

（3）抗菌药物治疗：应用抗菌药物，参考药敏试验结果及临床疗效选用敏感性药物治疗。上行性感染者首选磺胺类药物治疗，血源性感染者选用青霉素类、氨基糖苷类或头孢菌素类单独或联合治疗。

5. 护理措施

（1）一般护理：卧床休息，多饮水，保持外阴清洁，勤换内裤。给予高热量、高蛋白质、高维生素、易消化饮食。

（2）对症护理：体温过高时给予物理、药物降温。遵医嘱应用解热镇痛药物缓解症状，预防小儿惊厥的发生。遵医嘱给予有效抗生素控制感染。

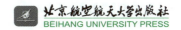

（3）送检尿标本：尿标本避免污染，常规清洁消毒外阴后留取中段尿送检。

6. 健康教育　指导家长为婴儿勤换尿布，幼儿不穿开裆裤及紧身裤，便后清洗臀部。清洗外阴时，女婴自前向后擦洗，单独使用洁具。及时治疗男孩包茎。根治蛲虫，减少感染因素。按时门诊复查。

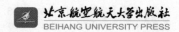

第 10 章　神经系统疾病

第一节　小儿神经系统解剖生理特点

在小儿生长发育过程中，神经系统发育最早，且速度快。其解剖生理特点见表 5-33。

表5-33　小儿神经系统的解剖生理特点

部　位	特　点	
脑	出生时脑相对重，神经细胞数目已与成人接近；对外来刺激反应缓慢且易泛化；对缺氧的耐受性较成年人差；随年龄增长，脑功能逐渐成熟与复杂化	
脊　髓	新生儿脊髓下端在第2腰椎下，腰椎穿刺时位置要低，以第4～5腰椎间隙为宜	
脑脊液	新生儿脑脊液量少、压力低，抽取困难；随年龄增长，脑脊液量逐渐增多	
神经反射	出生时存在，终身不消失	角膜反射，瞳孔反射，结膜反射，吞咽反射
	出生时存在，2～7个月消失	觅食反射，吸吮反射，拥抱反射，握持反射
	出生时不存在，出现后永不消失	腹壁反射，提睾反射及各种腱反射
	病理反射	2岁内出现巴宾斯基征属生理现象，单侧出现或2岁后异常
	脑膜刺激征	颈强直，凯尔尼格征，布鲁津斯基征阳性

第二节　化脓性脑膜炎

化脓性脑膜炎是由各种化脓性的细菌感染引起的脑膜炎症，部分患者病变累及脑实质，是小儿尤其是婴幼儿时期常见的中枢神经系统感染性疾病之一。

1. **病因**　多种化脓性细菌都能引起本病，但多数是由脑膜炎双球菌、肺炎链球菌和流感嗜血杆菌引起。新生儿及 2～3 个月以的患儿以革兰阴性细菌（如大肠埃希菌、变形杆菌）、B 组溶血性链球菌和金黄色葡萄球菌为主。2～3 个月至 4 岁小儿以流感嗜血杆菌为主。5 岁以上患儿以脑膜炎双球菌或肺炎链球菌为主。血行感染为最常见的途径，致病菌大多从呼吸道侵入，也可通过感染邻近组织器官或因颅腔存在直接通道而侵入。

2. **临床表现**　5 岁以下儿童多见，1 岁以下是患病高峰年龄，该病可在一年四季发生，但肺炎链球菌以冬、春季节多见，脑膜炎双球菌、流感嗜血杆菌以春、秋季节多见。

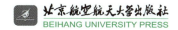 丁震医学教育 010-88453168
www.dzyxedu.com　北京航空航天大学出版社　BEIHANG UNIVERSITY PRESS

（1）典型表现

①感染中毒及急性脑功能障碍症状：体温升高，进行性加重的意识障碍，嗜睡，惊厥等。

②颅内压增高表现：头痛、呕吐，婴儿前囟饱满与增高、头围增大等。

③脑膜刺激征：最常见的是颈项强直，同时可出现凯尔尼格征、布鲁津斯基征阳性等。

（2）不典型表现

①伴或不伴体温升高。

②仅有吐奶、尖叫表现，颅内压增高的表现可不明显。

③仅见面部、肢体局部或多灶性抽动、局部或全身肌阵挛，惊厥可不典型。

④脑膜刺激征不明显。

（3）并发症：硬膜下积液、脑积水、面瘫等。

3. 辅助检查

（1）外周血象：白细胞明显增高，以中性粒细胞为主。

（2）脑脊液检查：是确诊本病的重要依据。脑脊液检查压力增高，外观浑浊或呈脓性，似米汤样。白细胞总数增多，以中性粒细胞为主。糖含量显著降低，蛋白质含量显著增高。涂片或细菌培养可找到致病菌。

4. 治疗要点　化脓性脑膜炎病情严重，应早期、足量、足疗程静脉给药，力争 24 小时内杀灭脑脊液中的致病菌。

（1）抗生素治疗

①病原菌明确前，应选择对肺炎链球菌、脑膜炎双球菌和流感嗜血杆菌三种常见致病菌均有效的抗生素，如第三代头孢菌素头孢噻肟或头孢曲松，效果不理想可联用万古霉素。

②病原菌明确后，若为脑膜炎双球菌应首选青霉素（此处青霉素是指其本身，因脑膜炎时，血 - 脑屏障对青霉素的通透性增加，大剂量的青霉素 G 治疗有效）；青霉素耐药可选用氨苄西林或第三代头孢菌素。

③肺炎链球菌大多对青霉素耐药，仅当对青霉素敏感时选用青霉素，否则应选择第三代头孢菌素。青霉素应在 1 小时内输完，以免影响药效。

④若为流感嗜血杆菌感染，应选氨苄西林或第三代头孢菌素。

⑤革兰阴性杆菌如大肠埃希菌、铜绿假单胞菌感染，应选氨苄西林或第三代头孢菌素。

⑥金黄色葡萄球菌感染，应选用萘夫西林、万古霉素或利福平。

⑦抗生素使用疗程：脑膜炎双球菌 1 周，肺炎链球菌和流感嗜血杆菌 2 周，金黄色葡萄球菌和革兰阴性杆菌 3 周以上。

（2）糖皮质激素：使用糖皮质激素可抑制细菌内毒素介导的炎症反应，还可降低血管通透性，减轻脑水肿，降低颅内压。常用地塞米松，注意不可长期使用。对新生儿非常规应用糖皮质激素。

（3）对症和支持治疗：及时处理颅内压增高及高热、惊厥等情况，保证能量摄入，维持水、电解质及酸碱平衡。

5. 护理措施

（1）饮食护理：给予高热量、高蛋白、高维生素的流质、半流质饮食，不能口服者给予鼻饲或静脉营养。

（2）病情观察：观察患儿的生命体征、神志、瞳孔、面色等变化，针对不同变化做好急救。

（3）降低颅内压：保持室内安静，协助患儿头肩抬高 15°～30°，有利于静脉回流。遵医嘱使用脱水药、利尿药或糖皮质激素等。

（4）维持正常体温：高热患儿应卧床休息，及时监测体温。必要时给予物理或药物降温，如给予

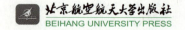

冰袋降温或应用解热药对乙酰氨基酚等。鼓励患儿多饮水。遵医嘱用抗生素。

（5）安全护理：惊厥发作时，将患儿头偏向一侧，保持呼吸道通畅，给予口腔保护以免仰卧时舌根后坠堵塞喉头。及时清除分泌物及呕吐物，以防误吸窒息或吸入性肺炎的发生。必要时给予镇静药。

6．健康教育

（1）疾病知识指导：讲解本病的相关知识，告知用药、运动、饮食、安全等注意事项。

（2）康复指导：根据不同情况制订相应的训练计划，对有肢体障碍等后遗症的患儿，应鼓励其进行功能训练，而不是减少活动。增强免疫力，预防化脓性脑膜炎，首先应预防各种细菌引起的上呼吸道感染。

第三节　病毒性脑膜炎、脑炎

病毒性脑膜炎、脑炎是由多种病毒引起的颅内急性炎症，以发热、头痛、呕吐、精神异常及意识障碍为主要临床特征，多为自限性。

1．病因　大多数病毒性脑膜炎由肠道病毒引起，常见柯萨奇病毒、艾柯病毒等。

2．临床表现

（1）病毒性脑膜炎：急性起病，先有上呼吸道感染或前驱传染性疾病。主要表现为发热、恶心、呕吐、嗜睡等。年长儿可有头痛，婴儿则易激惹、烦躁不安。少有意识障碍和惊厥发作，可有脑膜刺激征和颈项强直。病程多在 1 ～ 2 周。

（2）病毒性脑炎

①弥漫性大脑病变：发热，反复惊厥发作，不同程度的意识障碍和颅内压增高。

②累及额叶皮质运动区：以反复惊厥发作为主，伴或不伴发热。

③累及额叶底部、颞叶边缘系统：精神情绪异常，伴或不伴发热。

④其他：部分患儿以偏瘫、单瘫、四肢瘫或各种不自主运动为主要表现。

3．辅助检查

（1）脑脊液检查：多数压力正常或增高，外观清亮，白细胞正常或轻度增高（10 ～ 500）×10^6/L，早期以中性粒细胞为主，晚期以淋巴细胞为主，蛋白含量正常或稍高，糖和氯化物正常。涂片和培养无细菌发现。

（2）病毒学检查：部分患儿病毒培养阳性及特异性抗体检测阳性。恢复期血清特异性抗体滴度高于急性期 4 倍以上有诊断价值。

（3）脑电图检查：以弥漫性或局限性异常慢波背景活动为特征。某些患者脑电图可正常。

4．治疗要点　无特异性治疗。

（1）维持水、电解质平衡与合理营养支持。

（2）控制脑水肿和颅内高压，限制液体入量，静脉注射脱水药。

（3）控制惊厥发作，可给予止惊药，如地西泮、苯巴比妥等。

（4）呼吸道和心血管功能监护。

（5）抗病毒药物，如阿昔洛韦（无环鸟苷）、更昔洛韦、利巴韦林等。

5．护理措施　参见本章第二节化脓性脑膜炎的相关内容。

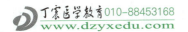 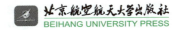

第四节　急性炎症性脱髓鞘性多发性神经病

急性炎症性脱髓鞘性多发性神经病又称吉兰 - 巴雷综合征，是一种自身免疫介导的周围神经病，主要损害多数脊神经根和周围神经，也常累及脑神经。

1. **病因与发病机制**　本病是免疫介导的迟发型超敏反应，而病毒感染可能对免疫反应起一种启动作用。详见内科护理学第 10 章神经系统疾病的相关内容。

2. **临床表现**　急性起病，好发于夏、秋季节，以学龄前期、学龄期儿童多见。发病前 1～3 周常有发热等呼吸道或胃肠道感染症状。

（1）运动障碍：肢体对称性弛缓性肌无力为首发症状。自肢体远端开始呈上行性麻痹进展，由双下肢开始逐渐累及躯体肌、脑神经。急性起病者在 24 小时内可因呼吸肌瘫痪导致呼吸困难，是本病死亡的主要原因。

（2）脑神经受损：可表现为对称或不对称的脑神经麻痹，儿童常有吞咽困难、饮水呛咳、声音嘶哑等。

（3）感觉障碍：感觉障碍症状相对轻微，很少有感觉缺失者，主要表现为神经根痛和皮肤感觉异常。患者可出现肢体烧灼感、麻木、刺痛和（或）手套、袜子型感觉减退或缺失。

（4）自主神经障碍：症状轻微，主要表现为多汗、便秘、皮肤潮红、手足肿胀、一过性尿潴留、血压升高及心律失常等。

3. **辅助检查**
（1）脑脊液检查：典型的脑脊液检查为细胞数正常而蛋白质明显增高，称蛋白 - 细胞分离现象。
（2）血清免疫球蛋白：IgM 显著增高。
（3）神经肌电检查：神经传导速度减慢或正常，运动神经反应电位波幅明显减低。

4. **治疗要点**　支持治疗、呼吸肌麻痹的抢救、免疫调节治疗、血浆置换疗法、激素疗法等，详见内科护理学第 10 章神经系统疾病的相关内容。

5. **护理措施**
（1）休息活动护理：急性期保持瘫痪肢体于功能位，协助患儿做肢体被动运动，防止发生足下垂、爪形手等。恢复期鼓励患儿做主动运动，加强对自理生活能力的训练。

（2）饮食护理：提供高蛋白、高热量、高维生素的易消化饮食。根据患儿吞咽和咀嚼能力选择流食、半流食或鼻饲饮食等。

（3）改善呼吸功能：保持室内通风，观察患儿生命体征，呼吸困难者给予持续低流量氧吸入，做好气管插管或机械通气的准备。

（4）皮肤护理：注意评估皮肤的颜色、受压程度及完整性，保持皮肤清洁干燥，注意保暖，禁用热水袋，每 2～3 小时翻身 1 次，避免压疮。

（5）生活护理：做好口腔、皮肤及大小便护理，防止感染。

（6）用药护理：激素治疗时，注意有无急性溃疡致消化道出血及真菌感染的发生。慎用镇静催眠药，因可导致呼吸肌麻痹或使原有症状加重。

6. **健康教育**
（1）疾病知识指导：向患儿家属介绍疾病的特点、注意事项，耐心解释患儿当前病情、日常护理要点等。

（2）饮食指导：给予高蛋白、高维生素饮食，多吃新鲜蔬菜、水果等。

（3）疾病预防指导：注意保暖，避免受凉、淋雨、疲劳等。

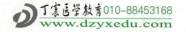
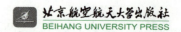

（4）康复指导：指导患儿及家属进行康复训练，坚持瘫痪肢体的主动锻炼。

（5）复查指导：定期进行门诊复查，出现异常症状应及时就诊。

第五节　脑性瘫痪

由于各种原因造成发育期胎儿或婴儿非进行性的脑损伤，简称脑瘫。

1. 病因与发病机制

（1）母亲妊娠情期情况异常：宫内感染、某些药物的摄入、接触放射线、缺氧、中毒、糖尿病、营养不良、多胎妊娠、先天遗传等因素引起脑发育异常。

（2）出生时的不良因素：早产、过期产、产伤、缺氧缺血性脑病、极低体重等。

（3）婴儿期感染或创伤：外伤、颅内出血、感染、胆红素脑病等。

2. 临床表现　以中枢性运动障碍和姿势异常为主要特征。

（1）基本表现：运动障碍（最基本表现），运动发育落后，瘫痪肢体主动运动减少，肌张力、姿势及反射异常。

（2）痉挛型：最常见，病变累及锥体束，占脑瘫患儿的 60%～70%，上肢表现为肘、腕关节屈曲，拇指内收，手呈握拳状。下肢表现为剪刀腿和尖足。

（3）手足徐动型：病变在基底神经节。智力障碍一般不严重，表现为难以用意志控制的不自主运动。

（4）共济失调型：病变在小脑，表现为步态不稳，走路时两足间距加宽，四肢动作不协调，上肢常有意向性震颤，肌张力低下，脏反射不亢进。

（5）震颤型：四肢静止性震颤。

（6）肌张力低下型：病变在椎体和锥体外系。多见于婴幼儿期，表现为肌张力低下，四肢呈软瘫，自主运动很少，但可引出腱反射。

（7）混合型：：同时存在上述类型中两种或两种以上。

（8）伴随症状：智力低下、癫痫（偏瘫、痉挛性四肢瘫患儿多见）、眼部病变（斜视、屈光不正、视野缺损等）、听力障碍、语言障碍、吸入性肺炎、精神行为异常等。

3. 辅助检查　影像学及脑电图检查可确定脑损伤部位。MRI 应用最广泛，比 CT 更清楚。脑电图检查对伴有癫痫发作的患儿可明确发作类型。

4. 治疗要点

（1）早发现、早治疗：婴幼儿运动系统发育快，实施综合治疗和康复。

（2）物理治疗：包括各种躯体训练、技能训练、语言训练、针灸、理疗、推拿、按摩、辅助矫形器械等。

（3）药物、手术治疗：可矫正肢体畸形，减轻肌肉痉挛。

5. 护理措施

（1）功能训练：是康复治疗的重点，包括体能运动训练、技能训练、语言训练、进食训练等。根据患儿的病情制定合适的功能锻炼计划，每次训练时间不要过长，内容不要单一，给予患儿更多的关爱与照顾，耐心指导。

（2）饮食护理：鼓励患儿尽量使用正确的姿势自己进食，给予高热量、高蛋白、高维生素易消化饮食。

（3）安全护理：因患儿的特殊性，应专人护理，保证环境安全，加床档保护，防止坠床。进行功

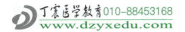
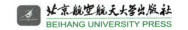

能活动锻炼时，将危险物拿开，必要时可使用护具。

（4）预防疾病：做好产前保健、避免早产和新生儿败血症、预防新生儿缺氧。

第六节　注意缺陷多动障碍

智力正常或基本正常的儿童表现出与年龄不相符合的注意力不集中，不分场合的过多活动，情绪冲动并可有认知障碍或学习困难的综合征，也称多动症，是儿童最常见的发育行为问题之一。

1. **病因与发病机制**　病因和发病机制尚不十分清楚，与生物因素、社会心理因素等协同作用有关。

2. **临床表现**　临床常用 Conner 注意力缺陷多动障碍儿童行为量表、Vanderbilt 注意力缺陷多动障碍儿童行为量表等对患儿的行为进行观察和评定。

（1）注意力缺陷：患儿注意力短暂，对各方面的刺激都有反应，如上课时不专心、做事有始无终等。注意力缺陷与活动过度多同时存在。

（2）活动过度：兴奋爱动、小动作较多，干扰上课的秩序或别人的活动等。

（3）其他：情绪不稳定，任性冲动，可有神经发育障碍或延迟。

3. **治疗要点**　主要通过行为和药物治疗。

（1）行为治疗与指导：对注意缺陷多动障碍儿童预后非常重要，需要医院、学校、家庭三方合作。

（2）药物治疗：神经兴奋剂，如哌甲酯、苯丙胺、匹莫林。6岁以下及青春期以上患儿原则上不用药，药物治疗结合行为矫正比单独用药效果好。

4. **护理措施**

（1）用药护理：从小剂量开始，定期监测患儿症状及药物的不良反应。

（2）环境护理：保持室内干净、清洁，空气清新。睡觉前创造良好舒适的睡眠环境，如拉上窗帘、温水泡脚等，避免引起兴奋的因素，减少刺激。

（3）一般护理：积极寻找患儿的病因，对患儿的异常表现要理解，给予耐心正常的指导，鼓励患儿，增强其信心，避免打骂，鼓励患儿积极参加各项活动。

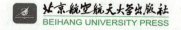

第 11 章　结缔组织疾病

第一节　风湿热

风湿热是由咽喉部 A 组 β 溶血性链球菌感染后反复发作的全身结缔组织炎症，主要累及关节、心脏、皮肤和皮下组织。

1. **病因、病理**　与 A 组 β 溶血性链球菌咽峡炎引起的变态反应和自身免疫有关。寒冷和潮湿是重要的诱因，故冬春阴雨季节常发病。病变过程可分为渗出期、增生期和硬化期，各期可同时存在。基本病理特点为形成特征性的风湿小体，是诊断风湿热的病理依据，提示风湿活动。

2. **临床表现**　好发于 5 ～ 15 岁儿童。

（1）一般表现：常有轻、中度发热，热型不规则，1 ～ 2 周后转为低热，伴有精神不振、食欲缺乏、面色苍白、多汗、鼻出血、腹痛和关节痛等。

（2）关节炎：最常见，呈游走性和多发性，主要累及膝、踝、肘、腕等大关节。局部出现红、肿、热、痛及活动受限，常在 2 周内消退。愈后无强直或畸形，但可反复发作，气候变冷或阴雨季节加重。

（3）心脏炎：最严重，是风湿热唯一的持续性器官损害。以心肌炎和心内膜炎多见，也可发生全心炎。常有心动过速、心音低钝、心界扩大、心脏杂音等表现，严重时可并发充血性心力衰竭。

（4）舞蹈病：多见于女童，表现为全身或部分肌肉不自主、无目的的快速运动，以四肢和面部为主，如伸舌歪嘴、挤眉弄眼等，兴奋和注意力集中时加剧，入睡后消失。

（5）皮肤病变

①皮下结节：呈圆形质硬无痛结节，与皮肤不粘连，好发于肘、腕、膝、踝等关节伸面，经 2 ～ 4 周自然消失。

②环形红斑：环形或半环形边界明显的淡色红斑，中心苍白，边缘轻度隆起，多分布于躯干和四肢屈侧，可自行消失，不留痕迹，但可反复出现。

3. **辅助检查**

（1）风湿热活动指标：血常规检查白细胞计数和中性粒细胞增高，血沉明显增快，C 反应蛋白和黏蛋白增高，能反映疾病的活动情况，但对诊断本病并无特异性。

（2）抗链球菌抗体测定：血清抗链球菌溶血素 O（ASO）、抗链球菌激酶、抗透明质酸酶、抗脱氧核糖核酸酶 B 增高，提示近期有过链球菌感染，即有风湿热可能，不说明风湿的活动。

4. **治疗要点**

（1）一般治疗：卧床休息是重要的一般治疗手段。

（2）药物治疗：青霉素控制链球菌感染，持续用药 2 ～ 3 周。青霉素过敏可改用头孢菌素类或红霉素。单纯关节受累，首选阿司匹林抗风湿治疗，疗程 4 ～ 8 周。发生心脏炎者，常用糖皮质激素较快地控制症状，疗程至少 12 周。舞蹈病的药物治疗可选镇静药，如苯巴比妥、地西泮。

（3）并发症和合并症的治疗：充血性心力衰竭者应用地高辛、卡托普利、利尿药等药物。关节肿痛时给予制动。

丁震医学教育 010-88453168
www.dzyxedu.com

北京航空航天大学出版社
BEIHANG UNIVERSITY PRESS

5．护理措施

（1）休息活动护理：急性期无心脏炎者绝对卧床 2 周，至血沉、体温正常后开始活动，1 个月后恢复到正常活动量。有心脏炎者至少 4 周，重者 6～12 周，伴心力衰竭者待心功能恢复后继续卧床 3～4 周，根据心率、心音、呼吸及有无疲劳而调整活动量，轻者需 2～3 个月恢复正常活动量，伴心力衰竭者需 6 个月。舞蹈病患者安置于安静环境中，避免刺激。

（2）饮食护理：给予高蛋白、高维生素、营养丰富的易消化饮食，少量多餐。心力衰竭者应限制摄入水和盐，并记录 24 小时液体出入量。

（3）病情观察：严密观察心率、心音、心律、呼吸和面色改变，注意有无心力衰竭表现。

（4）缓解关节疼痛：观察关节炎症情况及活动度，保持疼痛的关节置于舒适功能位，减轻关节负担。注意患肢保暖，可用热水袋局部热敷，缓解疼痛。移动肢体动作应轻稳，防止患肢受压。舞蹈病患者加强安全护理，防止跌伤，注意皮肤护理。

（5）用药护理：遵医嘱及时正确用药，注意观察药物疗效和不良反应。

①阿司匹林可引起胃肠道反应和出血，宜饭后服用或同服氢氧化铝，加用维生素 K 防治出血。

②糖皮质激素的不良反应主要有消化道溃疡、感染、骨质疏松、血压增高、向心性肥胖、满月脸等，注意预防交叉感染及骨折。

6．健康教育

（1）疾病预防指导：向患者及家属介绍风湿热的病因、治疗和预防的相关知识。注意环境卫生，避免寒冷潮湿和剧烈活动，减少去人群密集的公共场所，加强体育锻炼，预防上呼吸道感染。对流行期的咽部链球菌感染应彻底治疗。

（2）复查指导：定期门诊复查，预防药物首选长效青霉素（如苄星青霉素），坚持每月肌内注射 120 万 U，至少持续 5 年，最好坚持到 25 岁。有严重心脏炎者，宜终身药物预防。

（3）慢性扁桃体炎或咽喉炎患者，若药物治疗无效，可手术摘除。

第二节　幼年特发性关节炎

是一组原因不明，以慢性关节滑膜炎为主要特征的儿童时期常见的结缔组织疾病。

1．病因　病因至今尚未明确，一般认为可能与免疫遗传、感染、外伤有关。

2．临床表现

（1）全身型：任何年龄均可发病，大部分起病于 5 岁前。发热和皮疹为典型症状，呈弛张热，每月发热至少 2 周以上，皮疹为短暂性、非固定大的红斑样。关节症状主要是关节痛或关节炎。可有淋巴结及肝脾肿大。

（2）多关节型：女孩多见。受累关节≥5 个多为对称性，大小关节均可受累，晨僵为特点。颞颌关节受累时，表现为张口困难，小颌畸形。

（3）少关节型：女孩多见，多在 5 岁前起病。为非对称性，膝、踝、肘、腕等大关节为好发部位。少数可发生虹膜睫状体炎而造成视力障碍甚至失明。

（4）与附着点炎症相关的关节炎：男孩多见，多 8 岁以上起病。首发症状为四肢关节炎，其中以髋、膝、踝关节为主，表现为关节肿痛和活动受限。

（5）银屑病性关节炎：女性发病占多数。一个或几个关节受累，不对称性。半数患儿可有远端指尖关节受累及指甲凹陷。

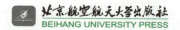

3. 辅助检查

（1）血液检查：白细胞数增高，以中性粒细胞增高为主，C反应蛋白、黏蛋白大多增高。

（2）免疫检测：IgG、IgA、IgM均升高，补体C_3正常或升高，可见类风湿因子和抗核抗体为阳性。

（3）X线检查：早期可见关节附近软组织肿胀、关节周围骨质疏松。晚期可见骨质疏松和破坏等征象。

4. **治疗要点**　控制病变的活动度，减轻或消除关节疼痛和肿胀，预防感染和关节炎症加重。可使用药物疗法、理疗及眼科治疗。

（1）一般治疗：急性发热期应卧床休息，待病情好转后可适度活动。关节病变严重者可行理疗、按摩等物理治疗，以保持关节功能。

（2）药物治疗

①非甾体抗炎药：阿司匹林不良反应较多，现多使用萘普生、布洛芬、双氯芬酸钠、尼美舒利等药物。

②慢作用抗风湿药：甲氨蝶呤、柳氮磺砒啶、羟氯喹等。近年来认为，在患儿尚未发生骨侵蚀或关节破坏时及早使用本组药物，可以控制病情加重。

③糖皮质激素：在初始治疗中糖皮质激素慢作用抗风湿药短期联合使用，有益于疾病的诱导缓解，但不能阻止关节破坏，长期使用副作用太大，应严格掌握指征。

④生物制剂：生物制剂是近年来新发展起来的一类靶向性药物，可缓解炎症与阻止骨侵蚀。

5. 护理措施

（1）休息活动护理：急性期卧床休息，恢复后尽早康复治疗。

（2）饮食护理：给予高热量、高蛋白、高维生素、易消化饮食，少食多餐。发热患儿注意补充水分，防止脱水。

（3）体温护理：密切监测体温变化，注意热型。高热时采用物理降温法，保持皮肤清洁干燥，勤换衣物，做好皮肤的护理。观察有无并发症征象。

（4）用药护理：非甾体抗炎药常有胃肠道反应及肝肾功能损害，应做好饮食的护理，定时对患儿的肝肾功能进行检测。使用免疫抑制药者应注意观察药物的不良反应，定期行血常规检查。

第三节　过敏性紫癜

过敏性紫癜是一种常见的血管变态反应性出血性疾病。

1. 病因与发病机制

（1）感染：是最常见的、易引起疾病复发的因素。

（2）食物：鱼、虾、蟹、蛋、鸡、牛奶等。

（3）药物：抗生素、解热镇痛药等。

（4）其他：疫苗接种、寒冷刺激、花粉、蚊虫叮咬等。

2. **临床表现**　多见于6岁以上的儿童和青少年，男性偏多，春、秋季好发。发病前1～3周有上呼吸道感染等前驱症状，根据受累部位及临床表现可分为5种类型（表5-34）。

表5-34　过敏性紫癜的临床类型及其症状

临床类型	具体症状
紫癜型	最常见，以皮肤紫癜为首发的特征性表现，多见于下肢和臀部
腹　型	最具潜在危险、最易误诊，反复出现突发性腹痛，多位于脐周或下腹部，伴恶心、呕吐或便血
关节型	关节肿痛反复发作，多见于膝、踝、肘等关节，无关节畸形
肾　型	最严重且预后相对较差，可见血尿、尿蛋白及管型尿
混合型	具备两种以上类型的特点

3. **辅助检查**　血小板计数、出凝血时间和凝血试验均正常，可有束臂试验阳性。肾穿刺活组织检查有助于肾型的临床诊断、病情和预后的判断及指导治疗。

4. **治疗要点**　①消除致病因素，尽可能寻找并防止接触过敏原。②抗组胺药。③改善血管通透性药物，如维生素 C 等。④糖皮质激素，症状明显时服用泼尼松。⑤对症治疗。

5. **护理措施**

（1）休息活动护理：发作期增加卧床休息时间，避免劳累，避免过早或过多的行走活动。腹痛者取屈膝平卧位，关节肿痛者局部关节制动，并注意保暖。

（2）饮食护理：给予清淡、少刺激、易消化饮食，避免食用易致过敏的食物（鱼、虾、蟹等）。腹型患者应提供无蛋白、无渣流食。有消化道出血时，避免食物过热，必要时禁食。

（3）病情观察：观察皮疹的分布、范围和数量，有无反复。评估腹痛变化和大便的颜色、性状，有腹痛的患者禁止热敷。注意受累关节和尿液颜色的变化，定期检查尿常规。

（4）用药护理：遵医嘱正确、规律用药。注意观察药物的疗效和不良反应。

6. **健康教育**

（1）疾病知识指导：介绍过敏性紫癜病因、治疗和护理的相关知识。告知患者避免接触可致发病的药物或食物，是预防过敏性紫癜的重要措施。适当锻炼，注意保暖，预防感染。

（2）病情监测指导：教会患者自我监测出血情况，出现病情复发或加重的征象，应及时就诊。有肾及消化道症状者宜在症状消失后 3 个月复查。

第四节　皮肤黏膜淋巴结综合征

是一种以全身血管炎为主要病变的急性发热出疹性小儿疾病，又称川崎病。

1. **病因与发病机制**　病因尚未清楚，目前认为是机体受到病原体感染，触发免疫介导的全身血管炎。

2. **临床表现**

（1）发热：起病急，出现最早，持续 5 天以上，呈稽留热或弛张热，若治疗不及时可达 1~2 周。

（2）皮肤表现：发热或发热后出现向心性、多形性皮疹。手足皮肤有广泛性硬性水肿，典型特点为早期手掌和脚底出现潮红，恢复期指、趾端膜状脱皮，重者指、趾甲可脱落。

（3）黏膜表现：在发热 24 ～ 48 小时后常出现口腔、咽部及双眼球结膜充血一般没有分泌物。口腔、

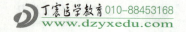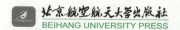

咽部表现为口唇潮红，杨梅舌。

（4）颈淋巴结肿大：触之柔软，不能推动，无化脓，起病后 1~2 天出现。

（5）心脏表现：可出现心肌炎、心包炎和心内膜炎。心肌梗死和巨大冠状动脉瘤破裂可致心源性休克甚至猝死。

（6）消化系统：腹痛、恶心、腹泻、黄疸、麻痹性肠梗阻等。

（7）其他：激惹、烦躁不安，少数有颈强直、惊厥、昏迷等无菌性脑膜炎表现。

3. 辅助检查

（1）血液检查：白细胞数升高，中性粒细胞增高为主，可有轻度贫血，血沉增快。血小板早期正常，第 2 ～ 3 周增多。

（2）影像学检查：X 线检查可见肺纹理增多、模糊或片状阴影。冠状动脉造影是诊断冠状动脉病变最准确的方法。

（3）心电图：早期示窦性心动过速，非特异性 ST-T 变化；心包炎时可有广泛 ST 段抬高和低电压；心肌梗死时相应导联有 ST 段明显抬高，T 波倒置及异常 Q 波。

（4）超声心动图：急性期可见心包积液，左室内径增大，二尖瓣、主动脉瓣或三尖瓣反流。

4. 治疗要点

（1）阿司匹林：首选治疗药物。足量使用有抗炎作用，小剂量维持有抗凝作用。

（2）丙种球蛋白：在发病 10 天内大剂量滴注静脉用丙种球蛋白可减少冠状动脉病变的发生率，缩短病程。

（3）双嘧达莫（潘生丁）：若并发冠状动脉瘤加用华法林抗凝治疗。

（4）对症治疗：补充液体、保护肝脏、控制心力衰竭、纠正心律失常等，有心肌梗死时及时进行溶栓治疗。

5. 护理措施

（1）休息与活动：急性期卧床休息。保持室内环境清洁安静，保持适宜的温湿度，定时通风，制定合理的休息与活动，避免不良刺激。

（2）饮食护理：高蛋白、高热量、高维生素清淡的流质或半流质饮食，鼓励多饮水，严重者可静脉补液。避免生、辛、硬饮食。

（3）皮肤、黏膜护理：维持正常体温，保持皮肤清洁，勤换衣裤，防止感染，脱去的痂皮不可强行撕脱，可用剪刀剪除。观察患儿的口腔黏膜情况，保持清洁，可餐前、餐后漱口，必要时遵医嘱用药。

（4）病情观察：检测患儿的心率、面色、心率、心律、心电图、精神状态等，以判断有无心血管损害表现。观察并记录患儿的体温，判断发热的类型，采取对应的护理措施。

（5）用药护理：注意观察药物的不良反应。阿司匹林不良反应可有出血倾向，注射丙种免疫球蛋白可发生过敏反应。

（6）出院指导：知道患儿家长学会观察病情，定期复诊。出院后 1 个月、3 个月、6 个月及 1 年全面检查一次。有冠状动脉损害者应密切随访。

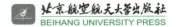

第 12 章　小儿常见传染病

第一节　传染病总论

1. 感染过程　病原体侵入人体后就开始感染的过程。根据人体的防御功能和病原体数量及毒力的强弱，感染过程可产生 5 种不同的结果：显性感染、隐性感染、病原携带状态、潜伏性感染、清除病原体。

（1）显性感染：病原体侵入人体后，不但诱发免疫应答，并通过病原体本身的作用或机体的变态反应，导致组织损伤，引起病理改变和临床表现，如麻疹、水痘大多数表现为显性感染。显性感染最少，但最易识别。

（2）隐性感染：又称亚临床感染，是指病原体侵入人体后，仅诱导机体产生特异性免疫应答，而在临床上无任何症状、体征，只能通过免疫学检查才可发现。例如乙型病毒性肝炎、伤寒等传染病，隐性感染是最常见的感染，远远高于显性感染，使大多数人获得不同程度的特异性免疫，病原体同时被清除，只有少数患者可转变为病原携带状态。

（3）病原携带状态：细菌性痢疾、流行性脑脊髓膜炎、乙型肝炎等病原体感染后，可转变为病原携带状态，成为重要的传染源。

（4）潜伏性感染：单纯疱疹、带状疱疹、结核杆菌等病原体感染后，由于机体免疫功能足以将病原体局限化而不引起显性感染，待机体抵抗力下降后转变为显性感染，称为潜伏性感染。

（5）清除病原体：病原体进入人体后，被机体非特异性防御能力或已经存在于体内的特异性体液免疫与细胞免疫物质清除。

2. 传染病流行的基本条件　传染源、传播途径和易感人群为传染病流行的 3 个基本条件，必须同时存在。若切断任何一个环节，流行即可终止。

（1）传染源：是指体内已有病原体生长、繁殖并能将其排出体外的人和动物，包括患者、隐性感染者、病原携带者及感染动物。

（2）传播途径：是指病原体离开传染源后，到达另一个易感者体内所经历的途径。

（3）易感人群：是指对某一传染病缺乏特异性免疫力的人群。

3. 临床特点　传染病的发生、发展和转归可分为 4 期。常见传染病的病原体、传播途径、临床表现及隔离措施见表 5-35。

（1）潜伏期：从病原体侵入人体到开始出现临床症状的时期。

（2）前驱期：从发病到出现明显症状的时期。一般持续 1～3 天，已有较强传染性。

（3）症状明显期：病情逐渐加重，出现该病特有的症状和体征的时期。此期传染性较强并易产生并发症。

（4）恢复期：机体免疫力增高，体内病理生理过程基本终止，患者症状和体征逐渐消失的时期。恢复期后，机体功能仍长期不能恢复正常，称为后遗症期。

4. 预防　针对传染病流行过程的 3 个基本条件，采取综合性预防措施。

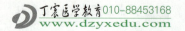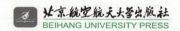

（1）管理传染源：对传染病患者必须做到"五早"，即早发现、早诊断、早报告、早隔离、早治疗。

表5-35　常见传染病的特点及隔离

疾　病	病　原	传染源	潜伏期	出　疹	隔离种类	隔离时间	接触者隔离
麻　疹	麻疹病毒	急性期患者	平均10天（6～21天）	发热后3～4天。始于耳后发际，自上而下蔓延，最后足底	呼吸道	出疹后5天，有并发症出疹后10天	21天
水　痘	水痘-带状疱疹病毒	患者	平均14～16天（10～24天）	发热后1～2天。始于躯干，向心性分布，四肢较少	呼吸道	皮疹全部结痂或出疹后14天	21天
流行性腮腺炎	腮腺炎病毒	患者及带毒者	平均18天（14～25天）	—	呼吸道	腮腺肿大完全消退，共约21天	21天
猩红热	A组β溶血性链球菌	患者及带菌者	平均2～3天（1～7天）	发热后24小时内。始于耳后、颈，自上而下发展，最后下肢	呼吸道	咽拭子培养3次阴性，不少于治疗7天	7天
菌　痢	痢疾杆菌（志贺菌）	患者及带菌者	1～4天	—	消化道	症状消失7天或连续2次大便培养阴性	7天

（2）切断传播途径：消化道传染病病房采取"三管一灭"，即管理水源、饮食、粪便、灭蚊蝇、蟑螂等。

（3）保护易感人群

①增强非特异性免疫力：加强锻炼、调节饮食及保持心情愉快等。

②增强特异性免疫力：预防接种或计划免疫是预防传染病最有效的措施。被动免疫的保护作用时间较短，主动免疫的保护作用大多可持续数年。

<h1 style="text-align:center">第二节　麻　疹</h1>

麻疹是由麻疹病毒引起的急性出疹性呼吸道传染病。

1. 病因与发病机制　麻疹的抗原体为麻疹病毒，不耐热，对阳光和一般消毒剂敏感，日光照射20分钟即可失去致病力。麻疹病毒侵入上呼吸道和眼结膜，大量复制后入血，引起第一次病毒血症。被单核细胞吞噬后大量增殖，再次侵入血液，引起第二次病毒血症，导致临床症状出现。

2. 流行病学

（1）传染源：麻疹患者是唯一的传染源。出疹前、后5天内均有传染性，有并发症者传染性可延至出疹后10天。

（2）传播途径：病毒经呼吸、咳嗽和说话等排出体外，通过呼吸道空气传播。

（3）易感人群：易感人群是未接种麻疹疫苗的人，以6个月～5岁的小儿多见，病后可获得持久

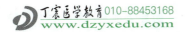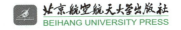

免疫。

（4）流行特征：发病季节以冬、春季为主。

3. 临床表现　无并发症者病程为 10～14 天，以呼吸道病变最显著。

（1）潜伏期：6～21 天，平均 10 天，可有低热、全身不适。

（2）前驱期（发疹前期）：持续 3～4 天，主要表现为发热、咳嗽、流涕、结膜炎及口腔麻疹黏膜斑。

①发热：中度以上，热型不一。

②上呼吸道炎症及结膜炎：咳嗽、打喷嚏、畏光流泪、结膜充血等。

③口腔麻疹黏膜斑：是早期的特异性体征，有诊断价值。第二磨牙相对的颊黏膜上有直径为 0.5～1mm 的灰白色小点，周围有红晕，出疹后逐渐消失。

④其他：全身不适、食欲缺乏、精神不振等。

（3）出疹期：发热后 3～4 天出现皮疹，先发于耳后发际，逐渐累及额、面、颈部，自上而下蔓延至躯干、四肢，最后累及手掌、足底。开始为不规则红色斑丘疹，疹间皮肤正常，重者融合成片，呈暗红色。全身中毒症状加剧，肺部可闻及干、湿啰音。

（4）恢复期：无并发症者，出疹后 3～4 天发热开始减退，皮疹按出疹的先后顺序消退，疹退后皮肤遗留棕色色素沉着及糠麸样脱屑，7～10 天痊愈。

（5）并发症

①肺炎：是最常见的并发症和死亡的主要原因。

②喉炎：出现声嘶、犬吠样咳嗽，易因喉梗阻而致窒息死亡。

③心肌炎：常见于营养不良和并发肺炎的患者。

④麻疹脑炎：出疹后 2～6 天常见，与麻疹的轻重无关，后遗症多。

⑤其他：结核病恶化、营养不良及维生素 A 缺乏症等。

4. 辅助检查　出疹前 2 天至出疹后 1 天，取鼻咽分泌物、痰、尿沉渣涂片，可见多核巨细胞或包涵体细胞；麻疹特异性 IgM 抗体检测有早期诊断价值。

5. 治疗要点　无特效抗病毒药物，主要为对症治疗，加强护理，防治并发症。高热患者可酌情使用小剂量退热药或物理降温，但应避免急骤退热，特别是在出疹期。

6. 护理措施

（1）休息活动护理：绝对卧床至皮疹消退，体温正常。保持病室适宜的温湿度，定期通风，避免对流，避免强光刺激，加强皮肤护理。

（2）饮食护理：发热期给予清淡、易消化、营养丰富的流质或半流质饮食，少量多餐，多饮水，有利于消化、排毒、透疹。恢复期应添加高蛋白、高维生素的食物。可加服维生素 A 预防干眼病。

（3）降温护理：出疹期不宜用药物或物理方法强行降温，禁用冷敷及乙醇拭浴，以免末梢循环障碍影响出疹。体温＞40℃时，可用小剂量解热药或温水拭浴，防止高热惊厥。

（4）预防感染传播

①管理传染源：住单人病室，呼吸道隔离至出疹后 5 天，有并发症者延至出疹后 10 天。易感的接触者隔离观察 21 天，并使用被动免疫制剂，在 5 天内注射血清免疫球蛋白。

②切断传播途径：患儿房间应通风并用紫外线照射消毒，衣物应在阳光下曝晒。无并发症的轻症患儿于家中隔离，以减少传播和继发感染。

③保护易感人群：流行期间易感儿童避免到人群密集的场所。8 个月以上未患麻疹的小儿均应接种麻疹减毒活疫苗，7 岁时复种。

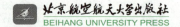

第三节　水　痘

水痘是由水痘 - 带状疱疹病毒所引起的传染性极强的出疹性疾病。

1. **病因、病理**　水痘 - 带状疱疹病毒是病原体，人是该病毒唯一的宿主。该病毒在体外抵抗力弱，不耐酸和热，对有机溶剂敏感，不能在痂皮中存活，主要存在于上呼吸道鼻咽分泌物及疱疹液中。通过两次病毒血症，向全身扩散。由于病毒间歇性入血，导致皮疹分批出现，且不同性状的皮疹同时存在。皮肤病变局限于表皮棘细胞层，结痂脱落后不留痕迹。

2. **流行病学**

（1）传染源：水痘患者是唯一的传染源，出疹前 1 ～ 2 天至疱疹全部结痂均有传染性。

（2）传播途径：以呼吸道空气传播为主，也可直接接触传播或通过接触被污染的用具传播。

（3）易感人群：普遍易感，多见于 2 ～ 6 岁儿童。感染后可获得持久免疫，但以后可发生带状疱疹。

（4）流行特征：任何季节均可发生，以冬、春季高发。

3. **临床表现**　主要表现为皮肤黏膜分批出现和同时存在的斑疹、丘疹、疱疹和结痂，全身症状较轻。

（1）潜伏期：10 ～ 24 天，一般 14 ～ 16 天。

（2）前驱期：皮疹出现前 24 小时，多出现低热、乏力、食欲缺乏等上呼吸道感染症状。

（3）出疹期：发热持续 1 ～ 2 天后出现皮疹。首发于躯干、头面部，四肢较少，呈向心性分布，伴明显痒感。皮疹按红色斑疹、丘疹、疱疹、结痂的顺序，连续分批出现，疾病高峰期可同时存在，是水痘皮疹的重要特征。黏膜皮疹可出现在口腔、咽、结膜和生殖器等处，易破溃形成溃疡。水痘为自限性疾病，10 天左右自愈，全身症状较轻。

（4）并发症：最常见的是继发皮肤细菌感染，还可发生水痘脑炎、面神经瘫痪等。

4. **辅助检查**　白细胞多正常，继发感染时偏高。疱疹刮片可见多核巨细胞或核内包涵体。血清水痘病毒特异性 IgM 抗体检测有助于早期诊断。

5. **治疗要点**　无并发症时以一般治疗和对症处理为主。患者应隔离，加强护理。高热者给予解热药，但避免使用阿司匹林，以免增加 Reye 综合征的危险。皮肤瘙痒可局部应用炉甘石洗剂。抗病毒药物首选阿昔洛韦，仅在皮疹出现 24 小时内应用有效。

6. **护理措施**

（1）休息活动护理：卧床休息至退热或症状减轻。保持病室温湿度适宜，定期通风换气。

（2）饮食护理：给予富含营养的清淡饮食，多饮水。

（3）病情观察：严密观察病情变化，及时识别并发症。

（4）降温护理：密切监测体温变化，高热禁用阿司匹林。出疹期禁用糖皮质激素，以免病毒感染扩散。

（5）皮肤护理：保持皮肤清洁、干燥，避免搔抓疱疹处，勤更换内衣及床单。皮肤瘙痒者，局部使用炉甘石洗剂或 5% 碳酸氢钠溶液。疱疹破溃、有继发感染时涂抗生素软膏，或遵医嘱口服抗生素。

（6）预防感染传播

①管理传染源：无并发症的患儿多在家隔离，至皮疹全部结痂或出疹后 14 天。

②切断传播途径：保持室内空气新鲜，通风良好，定期用紫外线消毒。

③保护易感人群：避免易感儿与患儿接触。有接触史的易患儿应隔离观察 21 天。体弱、孕妇、使用免疫抑制药或免疫缺陷者，应在接触后 72 小时内肌内注射水痘 - 带状疱疹免疫球蛋白或恢复期

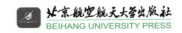

血清，有助于预防和减轻症状。

第四节　猩红热

猩红热是由 A 组 β 链球菌引起的急性呼吸道传染病。

1. **病原学**　A 组 β 溶血性链球菌是本病的致病菌，具有较强的侵袭力，能产生致热性外毒素（红疹毒素）和溶血素。该菌在外界生活力较强，在痰液和脓液中可生存数周，但对热、干燥抵抗力不强。

2. **流行病学**

（1）传染源：患者及带菌者，尤其是咽峡炎患者是主要的传染源。

（2）传播途径：通过呼吸道飞沫传播。

（3）易感人群：普遍易感，但 3～7 岁儿童最为多见。

（4）流行特征：多在冬、春季节发病。

3. **临床表现**　以发热、咽峡炎、杨梅舌、全身弥散性鲜红色皮疹和疹退后片状脱屑为临床特征。

（1）潜伏期：1～7 天，一般为 2～3 天。

（2）前驱期：一般不超过 24 小时。起病急骤，表现为畏寒、高热、咽痛、头痛、全身不适等中毒症状。

（3）出疹期：多在发热后 24 小时内发疹。始于耳后、颈及上胸部，迅速蔓延全身。全身弥漫充血性的皮肤上出现针尖大小的红色丘疹，触之有砂粒感，疹间无正常皮肤。可出现以下特殊体征。

①贫血性皮肤划痕：以手按压皮肤丘疹，压之退色，出现苍白的手印。

②帕氏线：在腋窝、腹股沟等皮肤皱褶处皮疹密集，呈紫色线状，压之不退色。

③杨梅舌：病初舌被覆白苔，2～3 天后白苔脱落，舌面呈肉红色，舌乳头突起。

④口周苍白圈：面部充血而无皮疹，口鼻周围充血不明显，相对略显苍白。

（4）脱屑期：疹退后按出疹顺序开始脱屑，面部、躯干为糠皮样脱屑，手、足底为片状脱皮，可呈套状。脱屑后无色素沉着。

（5）并发症：变态反应性疾病，多发生于病程的第 2～3 周，主要有急性肾炎、风湿热等。

4. **辅助检查**　血白细胞计数明显增高，以中性粒细胞（＞0.80）为主。咽拭子或伤口分泌物涂片免疫荧光法检测可进行快速诊断。细菌培养发现溶血性链球菌。

5. **治疗要点**　急性期卧床休息，呼吸道隔离。首选青霉素治疗，连用 5～7 天，重者可加大剂量或联合使用两种抗生素。青霉素过敏者改用红霉素。

6. **护理措施**

（1）饮食护理：给予高营养、高维生素、易消化的流质或半流质饮食，多饮水。

（2）发热护理：注意监测体温，高热时可用物理降温，但避免乙醇擦浴，必要时遵医嘱使用解热药。

（3）皮肤护理：保持皮肤清洁、干燥，及时更换汗湿衣物，用温水清洗皮肤，禁用肥皂水，以免加重皮肤瘙痒感。剪短指甲，防止抓伤皮肤引起继发感染。观察出疹、消退及脱皮情况。脱皮时涂凡士林或液状石蜡，有大片脱皮时禁止用手强行撕脱，须用消毒剪刀剪掉，以防感染。

（4）病情观察：少数患儿起病后 1～5 周可能发生变态反应性风湿病及急性肾小球肾炎，应注意监测尿常规，了解有无肾脏损害。

（5）预防感染传播

①管理传染源：呼吸道隔离至连续 3 次咽拭子培养阴性，隔离期限不少于 7 天。

②切断传播途径：对患者的分泌物及排泄物用含氯消毒液消毒，接触过的物品应浸泡、熏蒸或日

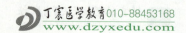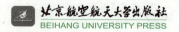

晒消毒。

③保护易感人群：儿童机构发生猩红热时，对接触者应严密观察 7 天，有条件可做咽拭子培养。

第五节 流行性腮腺炎

流行性腮腺炎是由腮腺炎病毒引起的急性呼吸道传染病。

1. 病因与发病机制 人是腮腺炎病毒的唯一宿主，病毒主要存在于唾液、血液、尿液及脑脊液中。病毒经口、鼻侵入人体后，扩散至多种腺体（腮腺、颌下腺、舌下腺、胰腺、性腺等）和中枢神经系统，引起非化脓性炎症。病毒抵抗力弱，紫外线、甲醛和 56℃ 温度均可使其灭活。

2. 流行病学

（1）传染源：腮腺炎患者和隐性感染者均为传染源，在腮腺肿大前 7 天到肿大后 9 天均可排出病毒。

（2）传播途径：以呼吸道飞沫传播为主。

（3）易感人群：5～15 岁儿童和青少年多见。感染后可获较持久的免疫力。

（4）流行特征：任何季节均可发病，以冬、春季为主。

3. 临床表现 以腮腺肿大、疼痛为特征，常伴发热、咀嚼受限。

（1）潜伏期：14～25 天，平均 18 天，少数患者有发热、头痛、肌痛、乏力等前驱症状。

（2）腮腺肿大：一侧腮腺肿大为首发症状，且最具特征性。发热后数小时至 1～2 天腮腺肿大，2～4 天后累及对侧。腮腺肿大以耳垂为中心，向前、后、下发展，使下颌角边缘不清，表面灼热，但多不发红，伴轻度触痛和感觉过敏。开口咀嚼或进食酸性食物时疼痛可加剧。上颌第二磨牙对侧的颊黏膜即腮腺管口，早期可有红肿，但无分泌物。腮腺肿大 3～5 天达高峰，持续 4～5 天后逐渐消退。

（3）下颌下腺和舌下腺肿大：下颌下腺肿大时颈前下颌处明显肿胀，可触及椭圆形腺体。舌下腺肿大时可见舌下及颈前下颌肿胀，并出现吞咽困难。

（4）发热：可伴头痛、乏力、食欲减退等。

（5）并发症：腮腺炎病毒有嗜神经性和嗜腺性，常侵入神经系统和腺体器官。

①脑膜炎：最常见，多见于腮腺肿大后 4～5 天，出现头痛、嗜睡、脑膜刺激征等症状及脑脊液异常。大多预后良好，1 周内症状消失。重者可留有后遗症或死亡。

②睾丸炎：是男孩最常见的并发症，多为单侧。睾丸明显肿胀和疼痛，持续 3～5 天，10 天左右逐渐好转。病毒可引起睾丸细胞坏死而致睾丸萎缩，但很少发生不育症。

③卵巢炎：青春期后女孩多见，常有下腹疼痛，一般不影响生育。

④胰腺炎：腮腺肿大数天后发生，表现为上腹剧痛，伴发热、寒战、呕吐等。

4. 辅助检查 白细胞计数和尿常规多正常，血、尿淀粉酶增高。血脂肪酶增高有助于胰腺炎的诊断。血清或脑脊液中特异性 IgM 抗体增高。

5. 治疗要点 本病是一种自限性疾病，无特殊治疗，以对症治疗为主。发病早期可使用利巴韦林，重症或并发脑膜炎、心肌炎者可短期使用糖皮质激素治疗。

6. 护理措施

（1）休息活动护理：发热伴有并发症者卧床休息至体温正常。

（2）饮食护理：给予营养丰富、易消化的清淡半流食或软食，多饮水，避免坚硬、刺激性的食物，以免唾液分泌增多而加重疼痛。加强口腔护理，餐后用生理盐水漱口。

（3）病情观察：密切观察病情变化，及时识别并发症。若出现嗜睡、头痛、频繁呕吐，应怀疑脑膜炎，

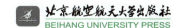

及时就诊。

（4）对症护理：高热时给予物理或药物降温，注意定时监测体温。腮腺肿胀处可局部冷敷。睾丸肿痛可用棉花垫和丁字带托起。

（5）预防感染传播

①管理传染源：无并发症的患儿在家中隔离治疗，采取呼吸道隔离至腮腺消肿，共约 3 周。

②切断传播途径：注意病室定期通风，对患儿口、鼻分泌物及污染物加强消毒。

③保护易感人群：有接触史的易感儿应隔离观察 3 周，或接种腮腺炎减毒活疫苗。

第六节 中毒型细菌性疾病

细菌性痢疾简称菌痢，是由痢疾杆菌引起的肠道传染病。中毒型细菌性痢疾是急性细菌性痢疾的危重型，病死率高，必须积极抢救。

1. **病因与发病机制** 病原菌为痢疾杆菌，属志贺菌属，革兰阴性。该菌抵抗力弱，加热至 60℃时 10 分钟可灭活，对酸和一般消毒剂均敏感。痢疾杆菌致病性很强，释放内毒素和外毒素。内毒素造成全身中毒症状，如发热、毒血症、休克等。外毒素具有细胞毒性、神经毒性和肠毒性，分别导致相应的临床症状。

2. **流行病学** ①传染源：菌痢患者及带菌者均为传染源。②传播途径：通过粪 - 口途径传播。③易感人群：普遍易感，5 岁以下儿童病死率高。④流行特征：夏、秋季发病率高。

3. **临床表现** 潜伏期为 1～4 天，短者数小时，长者可达 7 天。中毒型细菌性痢疾以严重毒血症状、休克和中毒性脑病为三大主要表现，肠道症状多不明显或阙如。起病急骤，病势凶险，高热，体温高达 39～41℃以上，伴烦躁、谵妄、反复惊厥，可迅速发生中毒性休克。开始可无明显腹痛和腹泻症状，发病 24 小时内可出现痢疾样大便。

（1）休克型：周围循环衰竭型。

（2）脑型：呼吸衰竭型。以神志不清、反复惊厥为主要表现。

（3）混合型：兼有以上两型表现，最为凶险，病死率极高。

4. **辅助检查** 病初大便可正常，以后出现黏液脓血便，镜检可见大量脓细胞、少数红细胞，如有巨噬细胞有助于诊断。粪便培养出痢疾杆菌是确诊的最直接依据。送检标本应注意做到尽早、新鲜，选取黏液脓血部分多次送检。

5. **治疗要点** 因病情危重，应采取综合急救措施，力争早期治疗。

（1）降温止惊：使用物理、药物降温或亚冬眠疗法。

（2）控制感染：选用对痢疾杆菌敏感的抗生素，如阿米卡星（丁胺卡那霉素）、头孢噻肟钠或头孢曲松钠等。

（3）抗休克：迅速扩充血容量，纠正酸中毒，改善微循环，及早应用糖皮质激素。

（4）防治脑水肿和呼吸衰竭：首选 20% 甘露醇快速静脉滴注或与利尿药交替使用，降低脑水肿，也可应用血管活性药物改善脑部微循环。保持呼吸道通畅，吸氧，可使用呼吸兴奋药，必要时应用人工呼吸器。

6. **护理措施**

（1）饮食护理：给予易消化、流质饮食，多饮水，避免高脂肪、高蛋白、高纤维饮食。记录每天出入液量，补充水及电解质，避免发生脱水及电解质紊乱，作为补液参考。

（2）发热护理：卧床休息，密切观察体温变化。高热时给物理降温或遵医嘱使用解热药，防止高

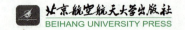

热惊厥。

（3）腹泻护理：接触隔离，注意粪便、便器和尿布的消毒处理。密切观察排便次数、量、性状及伴随症状，每次排便后清洗肛周，并涂以润滑剂，减少刺激。

（4）休克护理：取中凹位，保暖。观察患者神志、生命体征及瞳孔等变化。给予吸氧，迅速建立静脉通路，遵医嘱予以扩容、纠正酸中毒等抗休克治疗。

（5）预防感染传播

①管理传染源：消化道隔离至临床症状消失后 7 天或连续 2 次粪便培养阴性为止。

②切断传播途径：养成良好的个人卫生习惯，餐前、便后洗手，不饮生水，禁食不洁食物。患儿餐具煮沸消毒 15 分钟，粪便用 1% 含氯石灰澄清液浸泡消毒后处理，患儿尿布、衣裤须煮沸或用沸水浸泡后再洗。

③保护易感人群：尚无有效预防志贺菌感染的疫苗，我国多采用口服活菌苗。

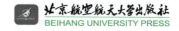

第 13 章 小儿结核病

第一节 概 述

结核病是指由结核分枝杆菌引起的慢性感染性疾病，以肺结核最为常见。

1. 病原 主要为人型结核分枝杆菌，具有抗酸性，生长缓慢，对干燥、冷、酸、碱等抵抗力强，可在干燥痰内存活 6 ～ 8 个月，但对热、紫外线和乙醇等较敏感，75% 乙醇 2 分钟、烈日曝晒 2 小时或煮沸 1 分钟可使其灭活。

2. 流行病学

（1）传染源：痰中带菌的肺结核患者。

（2）传播途径：以呼吸道传播为主，也可通过消化道传播、母婴传播或经皮肤伤口感染等。

（3）易感人群：普遍易感，以婴幼儿、青春后期及老年人多见。居住拥挤、营养不良、糖尿病、恶性肿瘤、过度劳累、妊娠及免疫抑制状态者易发病。

3. 发病机制 大量毒力强的结核菌侵入机体而免疫力又下降时易发病。机体受到感染后，在 T 细胞介导下产生免疫力及变态反应。

（1）细胞介导的免疫反应：主要表现为淋巴细胞致敏和巨噬细胞功能增强，对初次感染结核者有保护作用。

（2）迟发型变态反应：有利于清除结核菌，但可引起细胞坏死及干酪样改变，形成空洞。

（3）原发感染与继发感染：感染结核菌后机体获得免疫力，大部分为终生不发病，少数免疫力低下者可当即发病，即为原发性肺结核。另有少数部分患者在日后免疫力低下时发病，即为继发性肺结核，是成人肺结核的主要类型。

4. 辅助检查

（1）结核菌素（PPD）试验：患儿受感染 4 ～ 8 周后即呈阳性反应。

①注射方法：常用 PPD，在左前臂屈侧中部皮内注射 0.1ml（5U）的结核菌素。

②观察结果：48 ～ 72 小时测量皮肤硬结直径（表 5-36）。

表5-36 结核菌素试验判断标准

硬结直径	判断标准
＜5mm	阴性（－）
5～9mm	阳性（＋）
10～19mm	中度阳性（＋＋），提示有结核菌感染
≥20mm（儿童≥15mm）	强阳性（＋＋＋），提示有活动性结核病的可能
除硬结外，还有水疱、破溃、淋巴管炎及双圈反应	极强阳性（＋＋＋＋）

③临床意义

a．阴性：除提示无结核菌感染外，还见于初染结核菌 4～8 周、应用糖皮质激素、营养不良、严重结核病、HIV 感染或老年人等。

b．阳性：可见于接种卡介苗后；年长儿无明显临床症状阳性反应一般，表示感染过结核杆菌；3 岁以下尤其是 1 岁以下未接种卡介苗且阳性反应为中度者，表示体内有新的结核病灶，年龄越小，活动性结核可能性愈大；由阴性转阳性反应，或反应强度从原直径＜10mm 增大至＞10mm，且增幅超过 6mm 者，表示新近有感染。

（2）痰结核杆菌检查：痰中找到结核杆菌是确诊肺结核最特异的方法，也是制订化疗方案和判断化疗效果的重要依据。

（3）X 线检查：可早期发现肺结核。有助于明确诊断，判断分型，指导治疗及了解病情变化。

（4）纤维支气管镜检查：对诊断有重要价值。

（5）血液检查：血沉增快，可反应结核病的活动性。

（6）免疫学诊断及分子生物学诊断：酶联免疫吸附试验、聚合酶链反应等。

5．预防

（1）传染源：结核菌涂片阳性患者是小儿结核病的主要传染源。早发现、合理治疗结核菌涂片阳性患者，是预防小儿结核病传播的根本措施。

（2）接种卡介苗：是预防小儿结核病的有效措施。禁忌证为结核菌素试验阳性者；注射部位有湿疹或患有全身性皮肤病者；处于急性传染病恢复期者；先天性胸腺发育不全或严重免疫缺陷病患者。

（3）抗结核药物预防性治疗：可预防儿童活动性肺结核、肺外结核病、青春期结核病的发生或复燃。一般为预防性服用异烟肼，每天 10mg/kg，疗程 6～9 个月。

6．治疗要点

（1）治疗原则：早期、联合、适量、规律和全程治疗。

（2）一般治疗：补充足够的营养，注意休息，对症治疗。

（3）化学药物治疗：是治疗和控制疾病、防止传播的主要手段。

①一线化疗药物：全杀菌药有异烟肼、利福平；半杀菌药有链霉素、吡嗪酰胺；抑菌剂有乙胺丁醇等。

②第二线药物：氧氟沙星、环丙沙星、对氨基水杨酸、卡那霉素、阿米卡星、卷曲霉素等。

（4）儿童抗结核药物的使用及不良反应：表 5-37。

表5-37　儿童抗结核药物的使用及不良反应

药物	剂量	常见不良反应
链霉素		听力障碍、眩晕、肾功能损害及口周麻木
利福平	10～20mg（≤600mg/d）口服	胃肠道刺激症状、肝毒性、皮疹、药热
异烟肼	10～15mg（≤300mg/d）口服或静脉滴注	周围神经炎、肝毒性、皮疹、胃肠道反应、粒细胞减少
乙胺丁醇	15～25mg口服	球后视神经炎，胃肠道反应、过敏反应、高尿酸血症
吡嗪酰胺	30～40mg（≤750mg/d）口服	肝毒性、痛风、过敏和发热

（5）化疗方案：可分为标准疗法（结核性脑膜炎、骨关节结核）和短程疗法。但均分为强化和巩

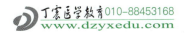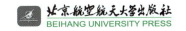

固两个阶段。强化治疗阶段中，标准疗法一般需 2 ～ 3 个月，短程疗法一般为 2 个月。巩固维持治疗阶段中，标准疗法一般为 5 ～ 9 个月，短程疗法时一般为 4 个月。

第二节　原发型肺结核

1. **病因与发病机制**　由结核杆菌初次侵入肺部后发生的原发感染，是小儿肺结核的主要类型。原发型肺结核包括由肺原发病灶、局部淋巴结病变和两者相连的淋巴管炎组成的原发综合征和以胸腔内肿大淋巴结为主的支气管淋巴结结核。病理转归为吸收好转（钙化或硬结）、进展及恶化。

2. **临床表现**

（1）症状：干咳和轻度呼吸困难最常见。年长儿一般起病缓慢，可有低热、食欲减退、消瘦、盗汗、疲乏等结核中毒症状。6 个月以下婴儿病情重而不典型，累及器官多，起病急，突然高热，但一般情况尚好，与发热不相称，持续 2 ～ 3 周后转为低热，并伴结核中毒症状。胸内淋巴结高度肿大时，有压迫症状，如类似百日咳样痉挛性咳嗽、喘鸣、声音嘶哑、胸部静脉怒张等。

（2）体征：肺部体征不明显，与肺内病变不一致。原发病灶较大时，叩诊有浊音，呼吸音减低或有干湿音。体检可见周围淋巴结有不同程度肿大，婴儿可有肝大。

3. **辅助检查**

（1）原发综合征：年长儿 X 线检查多呈小圆形或小片状影；小儿 X 线胸片呈典型哑铃 " 双极影 " 少见，即一端为原发病灶（多位于胸膜下，肺上叶底部和下叶的上部），一端为肿大的肺门淋巴结、纵隔淋巴结。

（2）支气管淋巴结结核：在儿童原发型肺结核 X 线胸片最为常见，分炎症型和结节型。

（3）结核菌素试验：常用于结核感染的流行病学指标，也是卡介苗接种后效果的验证指标。对婴幼儿的诊断价值大于成年人，3 岁以下呈强阳性，提示新近感染的活动性结核病。

4. **治疗要点**　选用短程疗法，每天服用异烟肼，配合利福平 + 乙胺丁醇，强化治疗阶段 2 ～ 3 个月，巩固维持治疗 4 ～ 6 个月，总疗程 6 ～ 9 个月。

5. **护理措施**

（1）饮食护理：保证足够的营养，给予高热量、高蛋白、高维生素、富含钙质的饮食，如牛奶、鸡蛋、鱼、新鲜水果、蔬菜等。增强患儿抵抗力，利于增强患儿食欲及疾病的恢复。

（2）一般护理：空气新鲜、阳光充足。保证足够的休息，减少体力消耗，睡眠充足，满足患儿的基本需求。有明显中毒症状、咯血或大量胸腔积液者应卧床休息，恢复期可适当增加活动。监测体温，多的患儿应及时更换衣物，做好皮肤的护理。

（3）药物护理：抗结核药物可有胃肠道反应、耳毒性、肾毒性等不良反应，必要时遵医嘱加用保肝药物，并改用其他抗结核药物，定期检查肝功能、血常规及尿常规等。有不适症状及时就诊。

（4）隔离护理：活动期行呼吸道隔离。对患儿呼吸道分泌物、痰杯、餐具等进行消毒隔离。避免与其他急性传染病患者接触而加重病情，如麻疹、百日咳、开放性肺结核。避免受凉引起上呼吸道感染。

第三节　急性粟粒型肺结核

也称急性血行播散性肺结核，是结核分枝杆菌经血行播散而引起的肺结核，常是原发综合征发展的后果，主要见于小儿时期，尤其是婴幼儿。

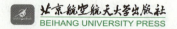

1．**病因与发病机制**　多于原发感染后 3～6 个月内发生。原发灶或淋巴结干酪样坏死破溃时，大量病原体入血引起粟粒型肺结核。年龄幼小、营养不良、机体免疫力低下易诱发本病。

2．**临床表现**

（1）起病急，婴幼儿多突发高热（稽留热或弛张热），持续数周或数月，伴有寒战、盗汗、食欲缺乏、咳嗽、面色苍白、气促及发绀。部分患儿起病时可有脑膜炎征象。6 个月以下婴儿病情重而不典型，累及器官多，病程进展快，病死率高。

（2）体征：一般没有明显体征，症状和体征与 X 线不一致。

3．**辅助检查**　X 线检查对诊断起决定性作用。起病 2～3 周后可见大小一致、分布均匀的粟粒状阴影，密布于两侧肺野。

4．**治疗要点**　早期抗结核治疗甚为重要。

（1）抗结核药物：分强化治疗阶段和维持治疗阶段，总疗程 6～8 个月。强化治疗阶段给予异烟肼、利福平、吡嗪酰胺及乙胺丁醇。

（2）糖皮质激素：有严重中毒症状、呼吸困难时，应用足量抗结核药物的同时，加用泼尼松每天 1～2mg/kg，疗程 2～4 周。

5．**护理措施**　保证足够的睡眠与休息，保持正常体温，给予足够的营养，密切观察患者的生命体征，出现异常及时通知医生。

第四节　结核性脑膜炎

结核性脑膜炎简称结脑，是儿童结核病中最严重的类型。在结核原发感染后 1 年内、尤其在 3～6 个月最易发生，病死率和后遗症的发生率较高。

1．**病因与发病机制**　常为急性粟粒性肺结核的一部分，婴幼儿血 - 脑屏障功能不完善，中枢神经系统发育不成熟，免疫力低下，结核菌易血行播散累及脑膜。结核菌使软脑膜弥漫充血、水肿、炎性渗出，并形成许多结核结节。大量炎性渗出物积聚于脑底部，易引起脑神经损害和脑脊液循环受阻。此外，还可发生脑部血管病变、脑实质病变、脑积水及室管膜炎等。

2．**临床表现**　3 岁以内婴幼儿好发，冬、春季常见。起病多缓慢，婴儿可骤起高热、惊厥发病。

（1）早期（前驱期）：1～2 周，主要为小儿性格改变，表现为少言、懒动、烦躁、易怒，年长儿可自诉头痛，婴儿出现嗜睡或发育迟滞等。

（2）中期（脑膜刺激期）：1～2 周，因颅内压增高致剧烈头痛、喷射性呕吐，出现明显的脑膜刺激征。脑膜刺激征是结核性脑膜炎最重要和常见的体征。婴儿出现前囟饱满、颅缝裂开。可出现脑神经障碍，以面神经瘫痪最多见。

（3）晚期（昏迷期）：1～3 周，症状逐渐加重，昏迷，阵挛性或强直性惊厥频繁发作。患儿极度消瘦，呈舟状腹，最终因颅内压增高、脑疝而死亡。

3．**辅助检查**

（1）脑脊液：葡萄糖和氯化物含量同时降低是结核性脑膜炎的典型改变。常见脑炎、脑膜炎的脑脊液检查鉴别见表 5-38。

（2）其他：X 线胸片可有结核病改变。结核菌素试验可呈假阴性。结核菌抗原检测是敏感、快速诊断的辅助方法。脑脊液结核菌培养是诊断结核性脑膜炎的可靠依据。

4．**治疗要点**

（1）抗结核治疗：联合应用易透过血 - 脑屏障的抗结核杀菌药物。

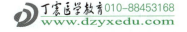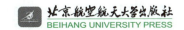

表5-38　常见脑炎、脑膜炎的脑脊液检查鉴别

	压力	外观	蛋白质	葡萄糖	氯化物	细胞计数
化脓性脑膜炎	显著增高	浑浊	显著增高	显著减低	稍低	中性粒细胞显著增加
结核性脑膜炎	增高	毛玻璃样	增高	减低	减低	淋巴细胞增加
病毒性脑膜炎	稍高	清晰或微浊	稍高	正常或稍高	正常	淋巴细胞增加
流行性乙型脑炎	稍高	清晰或微浊	增高	正常或稍高	正常	先中性粒细胞增加，后淋巴细胞增加

（2）控制颅内压：① 20%甘露醇降颅压，应于30分钟内快速静脉输入。②利尿药。③侧脑室穿刺引流，适用于急性脑积水药物降颅压无效或疑有脑疝者。

（3）糖皮质激素：可迅速减轻结核中毒症状，抑制炎症渗出，改善毛细血管通透性，减轻脑水肿，降低颅内压，且可减轻粘连并预防脑积水的发生，是抗结核药物有效的辅助疗法，常用泼尼松。

5. 护理措施

（1）饮食护理：给予高热量、高蛋白质、高维生素、易消化饮食，少量多餐，维持水、电解质平衡。

（2）病情观察：密切观察生命体征、神志、双瞳孔大小及对光反应情况等，及时识别颅内高压或脑疝。颅压增高时腰椎穿刺前30分钟应使用脱水药，腰穿术后去枕平卧4～6小时。

（3）保持呼吸道通畅：保持环境安静，避免一切不必要的刺激。惊厥发作时，放置牙垫以免舌咬伤，给予吸氧，必要时吸痰或人工辅助呼吸。

（4）皮肤护理：保持皮肤清洁、干燥，床单平整、无渣屑。昏迷、瘫痪患儿每2小时翻身、拍背1次，防止压疮和坠积性肺炎。眼睑不能闭合者，可涂眼膏并用纱布覆盖，保护角膜。加强口腔护理，每天清洁2～3次。

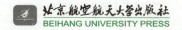

第 14 章 小儿常见急症

第一节 小儿惊厥

惊厥是全身或局部骨骼肌群突然发生不自主收缩，主要表现为强直性或阵挛性收缩，常伴意识障碍，是儿科常见的急症。

1. 病因与发病机制

（1）感染性疾病：颅内感染多由各种细菌、病毒等引起的脑膜炎、脑炎，常表现为反复而严重的惊厥发作。颅外感染包括热性惊厥、感染中毒性脑病等。

（2）非感染性疾病：颅内疾病主要有颅内损伤与出血、先天性发育畸形、颅内占位性病变。颅外疾病包括缺氧缺血性脑病、中毒、水电解质紊乱等。

2. 临床表现

（1）典型表现：突然发生意识丧失，头向后仰，双眼凝视、眼球上翻，局部或全身肌群出现强直性或阵挛性抽搐，严重者出现颈项强直，呼吸节律紊乱，发绀，大小便失禁等。持续数秒至数分钟，发作后因疲劳入睡。

（2）惊厥持续状态：惊厥发作持续 30 分钟以上或 2 次发作间歇期意识不能恢复者，属惊厥的危重型，多见于癫痫大发作、破伤风等。

（3）非典型表现：两眼凝视，口角、眼角抽动，呼吸暂停等，为新生儿和婴儿惊厥发作时的表现。

（4）热性惊厥：小儿惊厥最常见的原因是高热。高热惊厥多由上呼吸道感染引起。

①发病年龄通常为 6 个月至 5 岁。

②体温在 38.5℃以上时突然出现惊厥，多发生在高热开始后 12 小时内。

③惊厥持续时间短暂，少于 10 分钟。

④在一次发热性疾病过程中很少连续发作多次，可在以后的发热性疾病时再次发作，故对于急性上呼吸道感染伴高热、抽搐的患儿，护士怀疑为小儿惊厥时，应重点询问其既往发作史。

⑤发作后意识恢复快，神经系统检查阴性，少有惊厥持续状态。

3. 辅助检查 血生化、脑脊液、脑电图检查。

4. 治疗要点

（1）迅速控制惊厥：抗惊厥药物首选地西泮缓慢静脉注射或灌肠，也可使用苯妥英钠、苯巴比妥、10% 水合氯醛等药物。苯巴比妥是新生儿惊厥（新生儿颅内出血、新生儿缺氧缺血性脑病等）的首选药。

（2）对症治疗：用 20% 甘露醇、呋塞米降颅压。高热者给予降温、吸氧等。

（3）若惊厥不能有效控制或反复发作，可按癫痫持续状态处理。

（4）病因治疗：针对引起惊厥的不同病因，采取相应治疗。

（5）预防惊厥发作：用地西泮、丙戊酸或苯巴比妥提前预防。

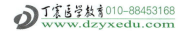
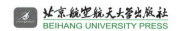

5. 护理措施

（1）防止窒息：保持安静，避免一切不必要的刺激。就地抢救，立即平卧，头偏向一侧，解开衣领。保持呼吸道通畅，将舌轻轻向外牵拉，防止舌后坠。遵医嘱给予抗惊厥药物。暂禁食，避免窒息。

（2）防止受伤：将纱布放在患儿手心、腋下，以防皮肤损伤。在患儿上下臼齿之间垫牙垫，牙关紧闭时，切勿用力撬开。惊厥时移开一切可能伤害患儿的硬物，切勿用力强行牵拉或按压患儿肢体，以免发生骨折或关节脱位。专人监护，拉起床挡，防止坠床或碰伤。

（3）高热者及时采取物理或药物降温，严密观察生命体征、意识及瞳孔改变。出现脑水肿征象，应及时报告医生并遵医嘱使用脱水药。

第二节　急性颅内压增高

颅内压增高是指在病理状态下，颅腔内容物体积增加或颅腔容积减小，超出颅腔可代偿调节的范围，导致颅内压力超过 200mmH$_2$O，常以头痛、呕吐、视神经乳头水肿为三大主症，是颅内多种疾病所共有的临床综合征。

1. 病因　脑组织体积增大（脑水肿）、脑脊液增多（脑积水）、颅内血容量增多、颅内占位性病变、先天性颅腔畸形等。

2. 病理生理　正常成人颅内压为 70 ~ 200mmH$_2$O，儿童为 50 ~ 100mmH$_2$O。颅腔内容物体积增大或颅腔容量缩减可导致颅内压增高。颅腔内容物主要包括脑组织、血液和脑脊液。脑脊液是这 3 种内容物中最容易改变的成分，颅内压的调节主要依靠脑脊液量的增减来实现。

3. 临床表现　头痛，呕吐及视神经乳头水肿为被称为颅内高压三联征，最早出现的体征是前囟张力增高。

（1）头痛：是最常见的症状，多位于额部及颞部，开始为阵发性，而后可发展为持续性，可因体位改变、咳嗽等加重。婴儿多表现为烦躁不安、尖叫、拍打头部。婴儿前囟未闭及颅缝裂开，可起到缓冲作用，故其头痛不如成人严重。

（2）呕吐：呈喷射性。与饮食无关，颅内高压刺激第四脑室底部及延髓呕吐中枢引起。

（3）眼部改变：提示中脑受压，表现为眼球部突出、复视、视神经乳头水肿、盲点扩大及向心性视野缩小。

（4）意识障碍：大脑皮质广泛损害及脑干上行网状结构损伤，早期表现为意识淡漠，嗜睡，反应迟钝。进行性颅内压增高时可出现昏迷。

（5）生命体征变化

①脑干受压或轴性移位：呼吸节律不齐、暂停、潮式呼吸等。

②下丘脑体温调节中枢受压：肌张力增高，在短期内体温急剧升高，呈持续性、难以控制的高热或超高热。

（6）其他症状和体征：血压升高，脉压增大。小儿患者可有头颅增大、囟门饱满、颅缝增宽或分离。头颅叩诊可呈破罐声。脑缺氧或炎症刺激大脑皮层可导致抽搐甚至癫样发作。

（7）脑疝：最严重后果之一，一般导致小脑幕剧切迹疝或枕骨大孔疝。瞳孔变化可提示发生脑疝，详见外科护理学第 14 章颅内压增高的相关内容。

4. 辅助检查

（1）CT 或 MRI：首选 CT 进行定位和定性诊断，在 CT 不能确认时进一步行 MRI。

（2）脑血管造影或数字减影血管造影：判断脑血管是否有畸形。

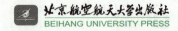

（3）头颅X线摄片：慢性颅内压增高时可见脑回压迹增多、加深，蝶鞍扩大，颅骨局部破坏或增生。小儿可见颅缝分离。

（4）颅内压测定：有明显颅内压增高者禁止腰穿，以免引起枕骨大孔疝。侧脑室穿刺测压法最准确而又较安全。前囟未闭者可行前囟测压。

5. 治疗要点

（1）病因治疗：去除病因是最根本的治疗原则，如手术切除颅内肿瘤、清除颅内血肿、处理大片凹陷性骨折等。可行脑脊液分流术或脑室穿刺引流术缓解颅内高压。

（2）脱水治疗：病因不明或一时不能解除病因时应首先限制液体入量，以起到降低颅内压的作用。常用高渗性脱水药20%的甘露醇250ml，每次0.5～1g/kg，根据病情需要每4～8小时一次，重症患儿可用利尿药配合渗透性脱水剂，如呋塞米。

（3）激素治疗：通常选用地塞米松。

（4）预防或控制感染：伴有颅内感染者，根据致病菌药物敏感试验选用抗菌药物。术中、术后预防性应用广谱抗菌药物。

（5）冬眠低温疗法或亚低温疗法：降低脑的新陈代谢，减少脑组织氧耗，减轻脑水肿。

6. 护理措施

（1）一般护理：床头抬高15°～30°，以利于颅内静脉回流，减轻脑水肿；吸氧，改善脑缺氧，使脑血管收缩，减少脑血流量。控制液体摄入量，不能进食者，每天静脉入量在1500～2000ml，每天尿量不少于600ml。控制输液速度，防止输液过快加重脑水肿。遵医嘱使用抗生素预防感染。躁动不安者不可强制约束，以免患者挣扎导致颅内压增高。

（2）防止颅内压骤然升高：安静休息，避免情绪激动，防止血压骤升而升高颅内压。保持呼吸道通畅，避免剧烈咳嗽和用力排便。及时控制癫痫发作，一旦发生及时抗癫痫治疗。

（3）药物治疗的护理：使用脱水药物时控制好输液速度，观察脱水治疗效果，准确记录液体出入量。为防止颅内压反跳现象，停药前应逐渐减药或延长给药间隔时间。使用糖皮质激素治疗期间，应注意观察有无应激性溃疡出血、感染等药物不良反应。

（4）出院指导：患者出现不明原因的、进行性加重的头痛，或头部外伤后剧烈头痛伴呕吐时，应及时就诊排除颅内压增高。避免剧烈咳嗽、用力排便、提举重物等使颅内压骤然升高的因素。

第三节　急性呼吸衰竭

急性呼吸衰竭是指由于多种突发的致病因素，导致肺通气和（或）换气功能迅速出现严重障碍，短时间内即可发生的呼吸衰竭。

1. 病因

（1）呼吸系统疾病：导致肺通气和（或）换气功能障碍。

（2）急性颅内感染等脑部疾病：直接或间接抑制呼吸中枢。

（3）脊髓灰质炎、重症肌无力等：损伤神经-肌肉传导系统，引起肺通气不足，均可导致急性呼吸衰竭。

2. 临床表现　除原发病症状外，主要为低氧血症所致的呼吸困难和多脏器功能障碍。

（1）呼吸系统表现：呼吸困难是最早出现的症状。周围性呼吸衰竭表现为呼吸频率改变，辅助呼吸肌活动增强，可出现三凹征。中枢性呼吸衰竭表现为呼吸节律改变，可出现潮式呼吸、比奥呼吸等。

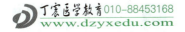 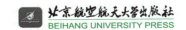

（2）低氧血症表现

①发绀：是缺氧的典型表现，以口唇、口周及甲床等处较为明显。发绀程度与还原型血红蛋白含量有关，贫血者发绀程度不明显。外周性发绀多见于严重休克患者，中央性发绀多见于动脉血氧饱和度低的患者。

②精神神经表现：急性缺氧导致患者出现精神错乱。早期烦躁、易激惹，视物模糊，继之出现神志淡漠、嗜睡、意识模糊等神经抑制症状。

③循环系统表现：心肌损害，心律失常，周围循环衰竭，血压下降甚至心脏停搏。

④消化和泌尿系统表现：胃肠道黏膜充血水肿，应激性溃疡，上消化道出血，尿中出现蛋白、红细胞及管型等。

（3）高碳酸血症表现：烦躁不安、多汗、摇头、意识障碍、皮肤潮红，严重时出现惊厥、昏迷、视乳头水肿、呼吸性酸中毒等。

3. 辅助检查

（1）血气分析：可判断呼吸衰竭和酸碱平衡的严重程度。$PaCO_2$ 升高、pH 正常时为代偿性呼吸性酸中毒；$PaCO_2$ 升高、pH < 7.35 为失代偿性呼吸性酸中毒。

（2）肺功能检测：呼吸肌功能测试可反映呼吸肌无力的原因和严重程度。

4. 治疗要点　总体原则是保持呼吸道通畅，纠正缺氧，改善通气，去除病因，支持治疗等。

（1）保持呼吸道通畅：清理气道分泌物，使用支气管扩张药，必要时建立人工气道或气管插管。

（2）氧疗：吸氧原则是在保证 PaO_2 迅速提高到 60mmHg 或血氧饱和度达 90% 以上的前提下，尽量降低吸氧浓度。Ⅰ型呼吸衰竭给予较高浓度（> 35%）给氧，可以迅速缓解低氧血症而不引起 CO_2 潴留。对于伴有高碳酸血症的急性呼吸衰竭，常需机械通气治疗。

（3）增加通气量、改善 CO_2 潴留：使用呼吸兴奋药、机械通气等。

5. 护理措施

（1）休息活动护理：卧床休息，并尽量避免自理活动和不必要的操作。取半卧位或坐位，促进肺膨胀，有利于改善呼吸。

（2）饮食护理：意识清醒者给予高热量、高蛋白、易消化的流食或半流食。昏迷患者给予鼻饲。

（3）病情观察：密切观察呼吸困难的程度、生命体征及神志改变，准确记录出入量，监测血气分析结果。一旦出现肺性脑病的表现，应立即报告医生并协助处理。

（4）氧疗护理：常用鼻导管、面罩、头罩法给氧。

①鼻导管：婴幼儿 0.5 ～ 11L/min，儿童 1 ～ 2L/min，氧浓度为 25% ～ 40%。

②面罩法：婴幼儿 2 ～ 4L/min，儿童 3 ～ 5L/min，氧浓度为 40% ～ 60%。

③头罩法：通常为 4 ～ 6L/min，氧浓度为 40% ～ 50%。

（5）气道护理：减少呼吸道阻力和呼吸做功，如体位引流、翻身叩背，清醒患者指导有效咳嗽、咳痰，必要时可雾化吸入。意识不清、咳痰无力者给予吸痰，建立人工气道和机械通气支持。

（6）人工呼吸的护理：详见基础护理学第 17 章危重患者的抢救和护理的相关内容。

（7）用药护理：给予支气管舒张药、呼吸兴奋药，注意输液速度不宜过快，以免因呼吸兴奋药过量，导致颜面潮红、面部肌肉震颤、烦躁不安等现象，一旦出现应遵医嘱减量或停药，并协助医生处理。对烦躁不安的患者慎用吗啡等镇静药，以免引起呼吸抑制。应用呋塞米快速利尿时，可能使原有大量痰液突然减少、黏稠度增加而使排痰困难加重，应注意预防。

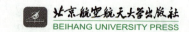

第四节　充血性心力衰竭

由于心肌收缩或舒张功能下降使心排血量绝对或相对不足，不能满足全身组织代谢需要而引起的一系列临床症状及体征。

1. **病因**　小儿时期以先天性心脏病引起者多见，儿童时期以风湿性心脏病和急性肾炎所致多见。根据病理生理变化，可将心衰病因分为心肌病变、心室压力负重重重、心室容量负荷过重，此外感染、心律失常、输液过速等均可诱发心衰。

2. **发病机制**　心肌发生病损或心脏长期负荷过重时，心肌收缩逐渐减退，早期机体通过加快心率、心肌肥厚和心脏扩大进行代偿，使排血量增多来满足机体的需要，此阶段为心功能代偿期，心功能代偿期临床上没有明显症状。后期心功能逐渐减退，不能满足机体代谢的需要，而出现静脉回流受阻、体液潴留、脏器淤血等心衰表现。

3. **临床表现**　年长儿表现与成人相似。

（1）全身症状：心输出量下降、组织灌注不足及静脉淤血引起，表现为精神萎靡、乏力、多汗、食欲减退、消化功能低下、体重不增等。

（2）肺循环淤血

①呼吸急促：由于肺淤血，间质水肿，肺顺应性下降所致。严重者可出现呼吸困难、发绀，甚至端坐呼吸。婴幼儿多在哭闹、喂养时气急显著，发病较急者常突然表现气急、呻吟、烦躁不安，不能安睡，不能平卧。

②咳嗽：由于支气管黏膜淤血、水肿而出现干咳，严重者可有泡沫样血痰。

③体征：婴幼儿易出现哮鸣音，表示病情严重。肺水肿及肺泡渗出时可闻及湿啰音。

（3）体循环淤血

①肝淤血、肿大：最早、最常见体征。

②颈静脉怒张：患儿坐位时颈静脉充盈，肝颈静脉反流征阳性。婴幼儿颈短，皮下脂肪多，颈静脉怒张不易观察，可以通过手背静脉充盈情况判断静脉淤血。

③水肿：由于体循环淤血、静脉压增高、体液积聚于间质所致。最先见于下垂部位，婴幼儿水肿可不明显，有时仅见眼睑、面部轻微水肿或伴手背、足背略肿，但体重增长较快。

（4）其他体征：心功能不全时常有心脏增大、心音低钝、心动过速，易出现奔马律。

（5）心功能分级：可分为四级，详见内科护理学第 3 章循环系统疾病的相关内容。

4. **辅助检查**

（1）X 线：心脏增大，左心衰时可见肺淤血、肺水肿。

（2）心电图：有助于病因诊断及洋地黄的应用指导。

（3）超声心动图：有助于病因的诊断，对治疗前后心功能评估有重要意义。

5. **治疗要点**

（1）一般治疗：保证休息，取平卧或半卧位，必要时使用镇静剂。有气急、发绀者给予吸氧。水肿者适量减少盐的摄入。

（2）正性肌力药：

①洋地黄类：包括地高辛、毛花苷丙等，可增强心肌收缩力、减慢心率，增加心搏出量，改善心功能。

② β 受体激动剂：常见有多巴胺、多巴酚丁胺等药物，洋地黄治疗疗效不佳或毒性反应及血压偏低者适用。

③磷酸二酯酶抑制剂：对心脏病手术术后的心衰患儿效果显著。

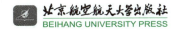

（3）利尿剂：急性心力衰竭可选用快速强效利尿剂，慢性心力衰竭一般联合使用噻嗪类与保钾利尿剂。

6. 护理措施

（1）休息与活动：严重者绝对卧床休息，待病情缓解后逐渐增加活动量。

（2）饮食护理：给予高热量、高维生素易消化饮食，少食多餐，吸吮困难者可滴管或鼻饲。限制水钠的摄入，记录 24 小时液体出入量，定时测量体重。

（3）用药护理：注意药物的不良反应，根据治疗的药物采取相应的护理措施，强心苷治疗剂量和中毒剂量接近，易发生中毒，使用后应重点观察其中毒反应。心脏毒性反应是强心苷较严重的毒性反应，主要表现为各种心律失常。快速心律失常中最常见和最早出现的是室性期前收缩。当患者脉搏节律由规则变为不规则（如长期心房颤动患者使用洋地黄后心律变得规则），心率或脉搏＜ 60 次 / 分，应暂停用药并通知医生。详见内科护理学第 3 章循环系统疾病的相关内容。

第五节　急性肾衰竭

急性肾衰竭又称急性肾损伤，是指由各种原因引起的短时间内肾功能急剧下降而出现的临床综合征。

1. 病因、病理　根据病变发生的解剖部位不同，可分为肾前性、肾后性和肾性 3 种（表 5-39）。

表5-39　急性肾衰竭的病因与发病机制

	肾前性肾衰	肾性肾衰	肾后性肾衰
发病机制	肾血流灌注不足，导致肾小球滤过率降低	肾实质损伤	急性尿路梗阻
常见疾病	血容量不足：大量脱水、出血；心输出量减少：严重心脏疾病；周围血管扩张：降压过快、感染性休克；肾血管阻力增加：使用去甲肾上腺素等	急性肾小管坏死：如挤压伤，是最常见的急性肾衰竭类型；急性间质性肾炎；肾小球或肾微血管疾病；肾大血管疾病	前列腺增生、肿瘤、输尿管结石、腹膜后肿瘤压迫

2. 临床表现

（1）起始期：未发生明显的肾实质损伤，急性肾衰竭尚可预防，持续数小时至几天。

（2）维持期（少尿期）：一般持续 7 ~ 14 天，出现一系列尿毒症表现。

①全身表现：消化系统症状常为首发症状，还可出现咳嗽、呼吸困难、高血压、心力衰竭、意识模糊、抽搐、出血倾向、感染（主要的死亡原因之一）、多脏器功能衰竭等症状。

②水、电解质和酸碱平衡失调：可表现为代谢性酸中毒、高钾血症、低钠血症、水过多等，以代谢性酸中毒和高钾血症最常见。高钾血症可致各种心律失常，严重者发生心室颤动或心脏骤停，是最主要的电解质紊乱和最危险的并发症，是少尿期的首位死因。

（3）恢复期：持续 1 ~ 3 周，可有多尿表现，每天尿量可达 3000 ~ 5000ml，随后逐渐恢复正常。多尿期早期仍可有高钾血症，后期可出现低钾血症。

3. 辅助检查

（1）血液检查：轻、中度贫血，血尿素氮和肌酐进行性上升。血 pH ＜ 7.35，血钾浓度＞ 5.5mmol/

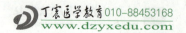 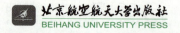

L，血钠正常或偏低，血钙降低，血磷升高，血氯降低。

（2）尿液检查：外观混浊，尿色深。尿蛋白多为 ± ～ +，以小分子蛋白为主，可见上皮细胞管型、颗粒管型及少许红细胞、白细胞等。尿比重低且固定，多在 1.015 以下。尿渗透压降低，尿钠增高。

（3）影像学检查：首选尿路 B 超检查。

（4）肾活组织检查：是重要的诊断方法。

4．**治疗要点**　尽早明确诊断，及时纠正可逆的病因是恢复肾功能的关键。主要包括尽早识别并纠正可逆病因，维持体液稳定，营养支持，防治并发症及肾脏替代治疗等。透析治疗是治疗高钾血症最有效的方法。

5．**护理措施**　详见外科护理学第 4 章多器官功能障碍综合征的相关内容。

（1）休息活动护理：少尿期应绝对卧床休息，以减轻肾脏负担。下肢水肿者抬高下肢，促进血液回流。当尿量增加、病情好转时，可逐渐增加活动量。

（2）饮食护理：少尿期 3 ～ 4 天之后，给予低蛋白、高热量、高维生素的清淡流质或半流质饮食，以优质蛋白（肉类、蛋类、奶类）为宜。在少尿期 3 天以内，不宜摄入蛋白质。

（3）维持水平衡：少尿期患者严格限制液体入量，坚持"量出为入，宁少勿多"的补液原则。严格记录 24 小时液体出入量。

（4）病情观察：密切监测患者的生命体征、尿量、肾功能及电解质的变化，注意观察有无体液过多的表现。

（5）高钾血症的护理：当血钾 > 6.5mmol/L，应配合医生紧急处理。

① 10% 葡萄糖酸钙 10 ～ 20ml 稀释后缓慢静脉推注（不少于 5 分钟），以拮抗钾离子对心肌的抑制作用。

② 11.2% 乳酸钠或 5% 碳酸氢钠静脉滴注，纠正酸中毒并促进钾离子向细胞内移动。

③ 50% 葡萄糖和胰岛素缓慢静脉注射，促进糖原合成，使钾离子向细胞内移动。

（6）预防感染：遵医嘱适当应用抗生素，做好呼吸道护理及尿管护理。指导患者避免诱因，自我监测，定期复查肾功能。

第六节　心跳呼吸骤停

根据年龄阶段划分：出生后 28 天以内为新生儿，1 岁以内为婴儿，1 ～ 8 岁为小儿。8 岁以上儿童心肺复苏的程序和方法基本同成人。详见外科护理学第 6 章心肺脑复苏的相关内容。

1．**心脏骤停的病因**　院外的主要原因为外伤、溺水、中毒等；院内的主要原因为呼吸衰竭和休克。成人心脏骤停多因心脏原因所致，而小儿多由呼吸功能障碍继发，如肺炎、窒息、溺水、气管异物等。因此，对小儿心脏骤停，更注重呼吸支持，改善缺氧。

2．**基本生命支持**　基本方法类似成人心肺复苏。

（1）识别心脏骤停：评估患儿的意识状态、呼吸和脉搏情况。对无反应的儿童，首先检查有无呼吸，如果没有呼吸或仅仅是喘息，最多用 10 秒触摸脉搏，如果不能感受或不能确定是否有脉搏，立即开始胸外按压。对于新生儿，脉搏 < 60 次 / 分；或对于婴儿和儿童脉搏 < 60 次 / 分且有低灌注现象，也即开始胸外按压。

（2）婴儿胸外按压：有双指按压法和双手环抱按压法两种。双指按压法适合于单人施救，一手按压，另一手固定头部或放在婴儿后背抬起胸廓；双手环抱按压法适合于两人施救，双手围绕婴儿胸部，用两拇指重叠或并列按压。按压部位为两乳头连线下方的胸骨处，深度至少达到胸廓前后径的 1/3，约 4cm。

（3）小儿胸外按压：1～8 岁小儿适用单掌按压法。用单手的掌根部按压，部位为两乳头连线的胸骨处，不可压迫剑突。每次下压至少 1/3 前后径，约 5cm。

（4）年长儿或体格较大儿童胸外按压：同成人，采用双掌按压法。

（5）胸外按压频率：新生儿 120 次 / 分，婴幼儿及儿童至少 100 次 / 分。

（6）胸外按压与人工呼吸比例：1～8 岁婴幼儿单人施救 30∶2，两人施救 15∶2。8 岁以上小儿无论单人或两人施救，均为 30∶2。

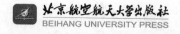

参考文献

[1] 中华人民共和国卫生行业标准 WS/T3 11-2009 医院隔离技术规范 . 2009.

[2] 全国护士执业资格考试用书编写专家委员会 . 2016 全国护士执业资格考试指导 . 北京 : 人民卫生出版社 , 2016.

[3] 李小寒 , 尚少梅 . 基础护理学 . 5 版 . 北京 : 人民卫生出版社 , 2012.

[4] 李玲 , 蒙雅萍 . 护理学基础 . 3 版 . 北京 : 人民卫生出版社 , 2015.

[5] 周春美 , 张连辉 . 基础护理学 . 3 版 . 北京 : 人民卫生出版社 , 2014.

[6] 毕默佳 . 留置导尿患者集尿袋更换时间的 Meta 分析 . 解放军护理杂志 , 2012, 29: 15-18.

[7] 中华医学会心血管病学分会 , 中华心血管病杂志编辑委员会 . 中国心力衰竭诊断与治疗指南 2014. 中华心血管病杂志 , 2014, 42: 98-118.

[8] 中国生物医学工程学会心律分会 , 中华医学会心血管病学分会 , 胺碘酮抗心律失常治疗应用指南工作组 . 胺碘酮抗心律失常治疗应用指南（2008）. 中国心脏起搏与心电生理杂志 , 2008, 22: 377-385.

[9] 中国高血压防治指南修订委员会 . 中国高血压防治指南 2010. 中华高血压杂志 . 2011, 19: 701-743.

[10] 高血压联盟（中国）, 国家心血管病中心 , 中华医学会心血管病学分会 , 中国医师协会高血压专业委员会 . 中国高血压患者教育指南 . 中国医学前沿杂志（电子版）, 2014, 6: 78-110.

[11] 中华医学会心血管病学分会 , 中华心血管病杂志编辑委员会 . 急性 ST 段抬高型心肌梗死诊断和治疗指南 . 中华心血管病杂志 , 2010, 38: 675-690.

[12] 葛均波 , 徐永健 . 内科学 . 8 版 . 北京 : 人民卫生出版社 , 2013.

[13] 王辰 , 王建安 . 内科学 . 3 版 . 北京 : 人民卫生出版社 , 2015.

[14] 尤黎明 , 吴瑛 . 内科护理学 . 5 版 . 北京 : 人民卫生出版社 , 2012.

[15] 李丹 , 冯丽华 . 内科护理学 . 3 版 . 北京 : 人民卫生出版社 , 2014.

[16] 林梅英 , 朱启华 . 内科护理 . 3 版 . 北京 : 人民卫生出版社 , 2015.

[17] 高洪泉 . 正常人体结构 . 3 版 . 北京 : 人民卫生出版社 , 2015.

[18] 丁文龙 , 王海杰 . 系统解剖学 . 3 版 . 北京 : 人民卫生出版社 , 2015.

[19] 杨宝峰 . 药理学 . 8 版 . 北京 : 人民卫生出版社 , 2013.

[20] 杨宝峰 , 陈建国 . 药理学 . 3 版 . 北京 : 人民卫生出版社 , 2015.

[21] 陈新谦 , 金有豫 , 汤光 . 新编药物学 . 17 版 . 北京 : 人民卫生出版社 , 2011.

[22] 广州医学院第一附属医院急诊科编译 . 2010 年美国心脏病协会心肺复苏和心血管急救指南 . 2010.

[23] 王惠珍 . 急危重症护理学 . 3 版 . 北京 : 人民卫生出版社 , 2015.

[24] 李和 , 李继承 . 组织学与胚胎学 . 3 版 . 北京 : 人民卫生出版社 , 2015.

[25] 朱大年 , 王庭槐 . 生理学 . 8 版 . 北京 : 人民卫生出版社 , 2013.

[26] 白波 . 正常人体功能 . 3 版 . 北京 : 人民卫生出版社 , 2014.

[27] 王卫平 . 儿科学 . 8 版 . 北京 : 人民卫生出版社 , 2013.

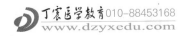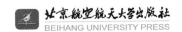

[28] 桂永浩，薛辛东．儿科学．3 版．北京：人民卫生出版社，2015.

[29] 江载芳，申昆玲，沈颖．诸福棠实用儿科学．8 版．北京：人民卫生出版社，2014.

[30] 崔焱．儿科护理学．5 版．北京：人民卫生出版社，2012.

[31] 高凤，张宝琴．儿科护理．3 版．北京：人民卫生出版社，2015.

[32] 张玉兰．儿科护理学．3 版．北京：人民卫生出版社，2014.

[33] 吴孟超，吴在德，吴肇汉．外科学．8 版．北京：人民卫生出版社，2013.

[34] 赵玉沛，陈孝平．外科学．3 版．北京：人民卫生出版社，2015.

[35] 李勇，俞宝明．外科护理．3 版．北京：人民卫生出版社，2015.

[36] 李乐之，乐潜．外科护理学．5 版．北京：人民卫生出版社，2012.

[37] 熊云新，叶国英．外科护理学．3 版．北京：人民卫生出版社，2014.

[38] 万学红，卢雪峰．诊断学．8 版．北京：人民卫生出版社，2013.

[39] 万学红，陈红．临床诊断学．3 版．北京：人民卫生出版社，2015.

[40] 刘成玉．健康评估．3 版．北京：人民卫生出版社，2014.

[41] 中华医学会消化病学分会胃肠动力学组，中华医学会外科学分会结直肠肛门外科学组．中国慢性便秘诊治指南．胃肠病学，2013(10): 605-612.

[42] 中华医学会外科学分会胰腺外科学组．急性胰腺炎诊治指南（2014）．中国实用外科杂志，2015，35(1): 4-7.

[43] 中华医学会呼吸病学分会慢性阻塞性肺疾病学组．慢性阻塞性肺疾病诊治指南（2013 年修订版）．中国医学前沿杂志（电子版）2014, 6(2): 67-80.

[44] 中华医学会感染病学分会艾滋病学组．艾滋病诊疗指南．中华传染病杂志，2006, 24(2): 133-144.

[45] 李兰娟，任红．传染病学．8 版．北京：人民卫生出版社，2013.

[46] 李兰娟，王宇明．感染病学．3 版．北京：人民卫生出版社，2015.

[47] 谢幸，苟文丽．妇产科学．8 版．北京：人民卫生出版社，2013.

[48] 沈铿，马丁．妇产科学．3 版．北京：人民卫生出版社，2015.

[49] 刘文娜，闫瑞霞．妇产科护理．3 版．北京：人民卫生出版社，2015.

[50] 夏海鸥．妇产科护理学．3 版．北京：人民卫生出版社，2014.

[51] 郑修霞．妇产科护理学．5 版．北京：人民卫生出版社，2012.

[52] 李凌开，陆琳．精神病学．3 版．北京：人民卫生出版社，2015.

[53] 郝伟，于欣．精神病学．7 版．北京：人民卫生出版社，2013.

[54] 雷慧．精神科护理学．3 版．北京：人民卫生出版社，2014.

[55] 杨拔贤，李文志．麻醉学．3 版．北京：人民卫生出版社，2013.

[56] 敖小凤，高志红．甲状腺癌流行现状研究进展．中华慢性病预防与控制，2008, 10(2): 217-219.

[57] 张兵，李超，孙荣昊．甲状腺癌病因分析及诊治现状．中华临床医师杂志（电子版），2013, 7(12): 5456-5458.

[58] 中华医学会内分泌学分会《中国甲状腺疾病诊治指南》编写组．中国甲状腺疾病诊治指南——甲状腺功能亢进症．中华内科杂志，2007, 46(10): 876-882.

[59] 中华医学会内分泌学分会《中国甲状腺疾病诊治指南》编写组．甲状腺疾病诊治指南——甲状腺功能减退症．中华内科杂志，2007, 46(11): 967-971.

[60] 中华医学会糖尿病学分会．中国 2 型糖尿病防治指南．中国糖尿病杂志，2014, 22(8): 2-42.

[61] 中华医学会糖尿病学分会．中国糖尿病药物注射技术指南 2011 版（节选）．柳州医学，2012, 25(3): 207-209.

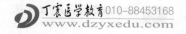
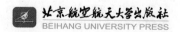

[62] 中华医学会风湿病学分会.原发性痛风诊断和治疗指南.柳州医学,2012,25(3): 184-188.

[63] 贾建平,陈生弟.神经病学.7版.北京:人民卫生出版社,2013.

[64] 吴江,贾建平.神经病学.3版.北京:人民卫生出版社,2015.

[65] 刘革新.中医护理学.2版.北京:人民卫生出版社,2010.

[66] 高鹏翔.中医学.8版.北京:人民卫生出版社,2013.

[67] 温茂兴.中医护理学.3版.北京:人民卫生出版社,2014.

[68] 汪建荣.卫生法.4版.北京:人民卫生出版社,2013.

[69] 李继平.护理管理学.2版.北京:人民卫生出版社,2010.

[70] 中华人民共和国国务院令（第517号）护士条例,2008.

[71] 中华人民共和国传染病防治法,2004.

[72] 中华人民共和国国务院令（第351号）医疗事故处理条例,2002.

[73] 中华人民共和国侵权责任法,2010.

[74] 中华人民共和国献血法,1998.

[75] 中华人民共和国国务院令（第434号）疫苗流通和预防接种管理条例,2005.

[76] 中华人民共和国国务院令（第457号）艾滋病防治条例,2006.

[77] 中华人民共和国国务院令（第491号）人体器官移植条例,2007.

[78] 李晓松.护理学导论.3版.北京:人民卫生出版社,2014.

[79] 张志钢,刘冬梅.人际沟通.3版.北京:人民卫生出版社,2015.

[80] 冷晓红.人际沟通.北京:人民卫生出版社,2010.

[81] 耿洁.护理礼仪.2版.北京:人民卫生出版社,2010.

[82] 李小寒,尚少梅.基础护理学.6版.北京:人民卫生出版社,2017.

[83] 尤黎明,吴瑛.内科护理学.6版.北京:人民卫生出版社,2017.

[84] 李乐之,路潜.外科护理学.6版.北京:人民卫生出版社,2017.

[85] 安力彬,陆虹.妇产科护理学.6版.北京:人民卫生出版社,2017.

[86] 崔焱,仰曙芬.儿科护理学.6版.北京:人民卫生出版社,2017.

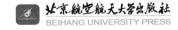

丁震医学教育 系列考试丛书
www.dzyxedu.com

2018

丁震
护师急救包
下 模拟试卷

DINGZHEN HUSHI JIJIUBAO MONI SHIJUAN

丁 震 编著

北京航空航天大学出版社
BEIHANG UNIVERSITY PRESS

内 容 简 介

本书是 2018 年全国护师资格考试的复习参考书，为全国护考经典培训教材《丁震护考急救包》的姊妹篇，全书包括应试指导、章节练习、模拟试卷三册纸质图书和一张网络学习卡。上册应试指导教材分为基础护理学、内科护理学、外科护理学、妇产科护理学及儿科护理学 5 篇，是在分析了 2002 ～ 2017 年共 16 年考试真题的基础上编写而成，全书有表格 177 个，附图 19 幅，采用双色印刷，重要内容用绿字标识，帮助考生在充分理解考点内在联系的基础上，牢固掌握考试重点。中册章节练习精选试题 2018 道，与上册应试指导同步对应，便于考生边读教材边对照做题，巩固对考点的理解。下册模拟试卷有 5 套，共 2000 题，从难度、题型、学科比例等多个角度与真卷高度相似。网络学习卡中提供在线做题、上网听课等线上内容，有 10 套人机对话试卷和近 100 个学时的视频培训课程，课程均为 2018 版全新录制，重点章节由作者本人承担，并邀请全国经验丰富的一线护理教师共同讲解。中、下册及网络学习卡共包括试题 6000 余道，每道试题均配有作者的原创解析，对有干扰价值的选项逐项对比解析，帮助考生深刻掌握考试重点。本书在编写过程中，参考了大量新版护理和临床医学相关学科主流教材、专著及部分临床疾病诊治指南，使内容更加权威、准确。

图书在版编目（CIP）数据

2018 丁震护师急救包 / 丁震编著． —北京：北京航空航天
大学出版社，2017.10

ISBN 978-7-5124-2538-5

Ⅰ．① 2… Ⅱ．①丁… Ⅲ．①护理学 - 资格考试 - 自学参
考资料 Ⅳ．① R47

中国版本图书馆 CIP 数据核字（2017）第 248688 号

2018 丁震护师急救包

丁 震 编 著

责任编辑：李 荣

*

北京航空航天大学出版社出版发行

北京市海淀区学院路 37 号（邮编 100191）　　http：//www.buaapress.com.cn

发行部电话：（010）82317024　　传真：（010）82328026

读者信箱：yxbook@buaacm.com.cn　　邮购电话：（010）82316936

三河市华骏印务包装有限公司印装　　各地书店经销

*

开本：787×1092　1/16　印张：82.5　字数：2210 千字

2017 年 10 月第 1 版　　2017 年 10 月第 1 次印刷

ISBN 978-7-5124-2538-5　　定价：500.00 元

若本书有倒页、脱页、缺页等印装质量问题，请与本社发行部联系调换。联系电话：010-82317024

全国卫生专业技术资格（中初级）以考代评工作从 2001 年开始正式实施，参加并通过考试是单位评聘相应技术职称的必要依据。目前，除原初级护士并轨、独立为全国护士执业资格考试外，全国卫生专业技术资格（中初级）考试涵盖了医、护、药、技、中医等 118 个专业。考试涉及的知识范围广，有一定难度，考生对应考复习资料的需求较强烈。

2009 年由我提出策划方案、组织全国数百名作者参与编写的全国卫生专业技术资格考试及护士执业资格考试丛书在人民军医出版社出版，共 50 余本，涵盖护士、护师、护理中级、药学、检验、临床医学内外妇儿及其亚专业等上百个考试专业。由于应试指导教材精练、准确；模拟试卷贴近考试方向、命中率高，已连续畅销 9 年，深受全国考生认可。

在图书畅销的同时，我和编写本套丛书的作者团队却感到深深的无奈，因为我们发现，市场上有相当比例的同类考试书和一些培训机构的网上试题都在抄袭我们的创作成果，有些抄袭的试题顺序都没有变。而市场上盗印、冒用"军医版"图书的情况更加严重，由我策划编著的"护考急救包"、"单科一次过"等经典考试图书目前已有多个冒用版本在销售，使考生难辨李逵和李鬼。这些侵权、盗印、冒用出版物的质量粗劣，欺骗、误导考生，使原创作者和读者两方的利益都受到严重侵害！

因此，请考生一定认清，丁震是原人民军医出版社考试中心主任，原军医版的护士、护师、护理中级及药学、检验、临床等职称考试图书均为丁震策划编写。人民军医出版社已从 2017 年后停止出版护理类及医学职称考试图书，丁震与原班作者队伍继续修订和出版本套考试图书，只有丁震编著的护理类或担任总主编的职称考试图书为原军医版的合法延续，目前市场上其他众多的"军医版"、"护考急救包"及"单科一次过"等考试图书均属冒用、盗印或侵权行为，我和我的作者团队将保留追究其法律责任的权利！

为了使本套考试书已经形成的出版价值得到进一步延续和提升，更好地为全国考生服务，2018 年，由我编著的 24 本护理类考试图书和我担任总主编的 31 本卫生专业技术资格（中初级）考试图书全部授权北京航空航天大学出版社独家出版。

24 本护理类考试图书包括护士考试 7 本、护师考试 10 本、护理中级考试 7 本，延续了原军医版图书精练、准确及命中率高的特点，但较原军医版的质量有了巨大提升，主要体现在以下四个方面：

一是急救包、应试指导、单科一次过等教材，归纳总结了大量表格，帮助考生强化考点对比，加深理解，便于掌握和记忆；教材采用双色印刷，重要内容用绿色字标识，重点突出。

二是试卷类图书，严格按照真题重新组卷，做到了对试题的全解析，即每道试题都配有解析；且根据近几年考试情况，删除了部分不常考的老题，增加了部分新题，尤其是护士考试新增了图形题。

三是网上学习卡，《护考急救包》和《护师急救包》的视频课程均为 2018 年度全新录制，重点章节由我承担，并邀请全国经验丰富的护理教师共同讲解；优化了"丁震医学教育"APP，网上做题更加流畅。

四是考生答疑，丁震医学教育开通了 QQ 客服、微信、微博等多种网络媒介，有一支专业的助教团队负责全程回答考生提出的专业问题和上网技术问题。

在护理类考试图书编写中，我始终坚持两个基本原则，一是做考试原创内容的理念，所有的考点总结和试题解析思路均为原创；二是年年修订，每本图书每年的修订比例高达 30％以上，经过修订，考点总结更准确，试题解析清晰，只有经过不断修订，才能出精品图书。

经过十余年的不断积累，我已建成了由数万道试题构成的护理考试题库。为了向考生提供质量更高的的考试用书，我从不同角度对题库作了分析，总结历年考试的规律和变化趋势，从而提前预测考试可能考到的重点。在图书编写过程中，查阅了大量教材等参考资料，以学术研究的态度对待每一个考点、每一道试题，使内容更加权威、准确。

由于编写和出版的时间紧、任务重，书中如仍有不足，请考生批评指正。

丁　震

2017 年 10 月于北京

模拟试卷一答案与解析

基础知识

1．C。小儿营养不良的病因有：喂养不当、消化系统先天畸形、迁延性腹泻等、糖尿病、发热性疾病等。

2．E。髋关节由股骨头和髋臼构成，是典型的杵臼关节，两者结合紧密，周围有坚强的韧带和强大的肌群，结构牢固，只有在强大的暴力下才能发生脱位，约50%髋关节脱位同时合并有骨折。

3．E。冠心病的危险因素包括高血压、血脂异常（总胆固醇过高、低密度脂蛋白胆固醇增高、甘油三酯增高、高密度脂蛋白胆固醇降低）、超重或肥胖、高血糖或糖尿病等。吸烟、不合理饮食（高脂肪、高胆固醇、高热量）、缺少体力活动、过量饮酒、社会心理因素等。

4．E。体重、身高、头围、胸围是小儿体格增长的常用指标。而感知觉发育、认知能力、情绪情感、对外界反应能力均为神经心理发育的评价指标。

5．B。低白蛋白血症引起血浆胶体渗透压下降，水分从血管腔进入组织间隙，是原发性肾病综合征水肿的重要原因。

6．D。鹅口疮又名雪口病，为白色念珠菌感染在口腔黏膜表面形成白色斑膜的疾病。多见于新生儿、营养不良、腹泻、长期应用广谱抗生素或激素的患儿，新生儿多由产道感染、哺乳时奶头不洁或使用污染的奶具而感染。

7．C。心脏传导系统中心脏冲动的起源部位是窦房结。

8．C。肺动脉高压形成是慢性肺源性心脏病发病的关键环节，缺氧是肺动脉高压形成的最主要因素。肺动脉高压早期右心的代偿引起右心肥厚、扩张，随着肺动脉压持续升高，右心失代偿导致心力衰竭。

9．D。妊娠期血容量于6～8周开始增加，至妊娠32～34周达高峰，增加30%～45%，约1500ml。血沉增快，血浆增加多于红细胞增加，血液相对稀释，出现生理性贫血。在妊娠32～34周、分娩期及产褥期最初3天，因心脏负荷较重，易发生心力衰竭。

10．D。肾小球滤过膜屏障功能受损，通透性增加可导致原尿中蛋白含量增多，形成大量蛋白尿（尿蛋白＞3.5g/d）。

11．C。成人每天蛋白代谢将产生1mmol/kg的H^+。肾衰竭患者由于肾小管产氨、分泌NH_4^+功能低下，每天尿中酸总排泄量仅30～40mmol，每天有20～40mmol H^+不能排出体外而在体内滞留，从而发生代谢性酸中毒。

12．E。医疗卫生法的基本原则有卫生保护原则、预防为主原则、公平原则、保障社会健康原则、患者自主原则。其中优先就诊属于卫生保护原则中的效用原则，强调实际效应所带来的价值。

13．E。破伤风典型症状是肌紧张性收缩及阵发性强烈痉挛，以咀嚼肌最先受累。随后依次为面部表情肌、颈、背、腹、四肢肌，最后为膈肌。

14．D。婴幼儿期所有骨髓均为红骨髓，造血功能活跃，5～7岁以后，黄骨髓逐渐代替长骨中的红骨髓，仅在肋骨、胸骨、脊椎、骨盆、颅骨、锁骨和肩胛骨有红骨髓。故婴幼儿因缺乏黄骨髓，造血潜力较差，需要造血增加时，则出现骨髓外造血。

15．C。胎心率基线指在无胎动、无子宫收缩影响时，10分钟以上的胎心率平均值。FHR的正常值为110～160次/分。无应激试验（NST）

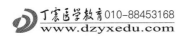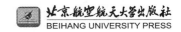

指在无宫缩、无外界负荷刺激下，用电子胎儿监护仪进行胎心率与胎动的观察和记录，以了解胎儿储备能力。在FHR基线正常、变异正常且不存在减速的情况下，电子胎儿监护达到NST反应型即可，即NST反应型为正常。缩宫素激惹试验（OCT）又称为宫缩应激试验（CST），其目的为观察和记录宫缩后胎心率的变化，了解宫缩时胎盘一过性缺氧的负荷变化，评估胎儿的宫内储备能力。OCT/CST图形的判读主要基于是否出现晚期减速，阳性即50%以上的宫缩后出现晚期减速，阴性即无晚期减速或明显的变异减速。即OCT/CST为阴性为正常。

16．A。高血压脑病是指血压急剧升高的同时伴有中枢神经功能障碍，如严重头痛、呕吐、神志改变，重者意识模糊、抽搐、昏迷。其发生机制可能为过高的血压导致脑灌注过多，出现脑水肿所致。

17．E。精子和次级卵母细胞结合形成受精卵的过程称为受精，多在排卵12小时内发生于输卵管壶腹部。

18．D。腰椎穿刺后，患者易发生头痛主要因腰椎穿刺时刺破硬脊膜和蛛网膜，致使脑脊液流失，颅内压下降，颅内血管扩张刺激所致。典型的头痛可发生在穿刺后6～12小时，疼痛常位于枕部、顶部或颞部，抬头或坐起时加重。

19．C。引起颅内压增高的因素有脑组织体积增大（脑水肿）、脑脊液增多（脑积水）、颅内血容量增多、颅内占位性病变、颅骨凹陷性骨折、先天性颅脑畸形等。皮下血肿多因钝器伤所致，体积小，常局限，有时因周围肿胀中央反而凹陷。

20．D。血液流经肾小球时，血浆中的水和小分子物质通过滤过膜进入肾小囊形成原尿，正常成人除血细胞和大分子蛋白质外，几乎所有血浆成分均可通过肾小球滤过膜进入肾小囊，因此原尿与血浆的成分不同的是蛋白质含量。

21．A。幽门螺杆菌感染是消化性溃疡的主要原因。幽门螺杆菌一方面损害黏膜防御修复，破坏胃、十二指肠的黏膜屏障；另一方面增强侵袭因素，引起高胃泌素血症，使胃酸和胃蛋白酶分泌增加，促使胃、十二指肠黏膜损害，形成溃疡。

22．A。原发性甲亢最常见，约占85%～90%，患者在甲状腺肿大同时出现功能亢进症状。

23．B。各种病毒和细菌均可引起急性上呼吸道感染，但90%以上为病毒，如鼻病毒、呼吸道合胞病毒、流感病毒等。病毒感染后可继发细菌感染，最常见的致病菌是溶血性链球菌，其次为肺炎链球菌、流感嗜血杆菌。

24．A。我国现阶段规定围生期指妊娠满28周至产后1周。

25．C。胎盘娩出后，子宫圆且硬，宫底脐下1指，产后第1天稍上升平脐，以后每天下降1～2cm，产后10天降入骨盆腔内，于耻骨联合上方不能扪及。

26．E。子宫肌瘤是女性生殖器最常见的良性肿瘤，30～50岁女性高发，绝经后肌瘤萎缩或消失，发病可能与雌、孕激素水平过高或长期刺激有关。

27．A。整个分娩过程在3小时内完成为急产。

28．B。突发公共卫生事件时，当患者生命处于危急时刻，护理人员可以行使护理自主权，但应选择有利于患者的护理安全措施，使患者的损失降低到最低限度，不能以自身安全为重。

29．E。原发性癫痫原因不明，可能与遗传因素有关。

30．E。细菌感染、性激素、应激、创伤、劳累、精神刺激和锂剂等环境因素对甲状腺功能亢进症有促发作用。

31．C。正常成年人每天需要钾为2～3g。钾有极其重要的生理功能，能维持细胞膜的应激性，维持细胞的正常代谢，维持细胞内体液容量，维持心肌的正常功能。钾来源于食物，主要由肾脏排泄。补充钾盐以口服为安全，静脉补钾时尿量要在40ml/h以上。高钾血症可抑制心脏传导系统，抑制心肌收缩，心动过缓，房室传导阻滞，重者心脏停搏。

32．A。因大脑对缺血缺氧耐受力最差，最先受到损害，3分钟开始出现脑水肿，超过4～6分钟大脑即可发生不可逆的损害。因此，要求心肺脑复苏应在呼吸、心脏骤停后4～6分钟实施，避免脑细胞死亡。

 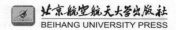

33．B。输卵管因素和排卵障碍是导致女性不孕的主要原因，输卵管因素是不孕症最常见的因素。其他因素包括子宫因素、宫颈因素、免疫因素等。

34．B。肛管与直肠成角相延续，排便时，肛管后壁承受压力最大，因此后正中线处易受损伤。

35．D。原发性肝癌的常见并发症不包括急性胰腺炎。原发性肝癌临床表现不典型，早期缺乏特异性表现，晚期可有局部和全身症状。症状包括肝区疼痛，消化道症状，全身症状伴癌旁综合征，其他的并发症如肝性脑病、上消化道出血、癌肿破裂出血、肝肾综合征及继发性感染（肺炎、败血症、真菌感染）等。

36．B。新生儿窒息的治疗护理过程中要注意保暖，应维持患儿肛温在 36.5℃～37.0℃。

37．A。柯萨奇病毒、ECHO 病毒、巨细胞病毒、风疹病毒感染可启动胰岛 B 细胞的自身免疫反应，从而发生 1 型糖尿病。

38．A。呼吸道感染是心力衰竭最常见、最重要的诱因，其次为感染性心内膜炎。

39．A。引起呼吸衰竭的原因包括：肺组织病变如严重肺炎可导致有效弥散面积减少、肺顺应性降低、通气／血流比例失调，造成缺氧或合并二氧化碳潴留。因此呼吸衰竭的最常见诱因是肺部感染。

40．D。腹膜血运丰富，有很多皱壁，其面积几乎与全身的皮肤面积相等，约 1.7～2m²。腹膜是双向的半透性膜，在急性炎症时，可分泌出大量渗出液，以稀释毒素和减少刺激。腹膜腔分为大、小腹腔两部分，与其吸收能力无关。

41．D。肾单位是肾结构和功能的基本单位，每个肾单位由肾小体和肾小管组成。

42．C。小儿各系统器官发育呈现不平衡性，小儿生长发育的模式不尽相同，但遵循共同的规律。如连续性和阶段性、不平衡性、顺序性、个体差异性。

43．C。氯喹为抗疟药，服用期间应定期查眼底，注意观察有无视网膜退行性病变。阿司匹林的最常见不良反应为胃肠道反应，应注意保护胃黏膜。强的松属于中效类糖皮质激素，可影响蛋白

质代谢，增加钙、磷的排泄，从而引发骨质疏松。环磷酰胺属于烷化剂，对骨髓有抑制作用，也可出现出血性膀胱炎。长春新碱属于微管蛋白活性抑制剂，有外周神经毒性，可发生静脉炎及组织坏死。

44．A。呕吐可致钾丧失过多，导致低钾。血清钾过低时，一方面 K^+ 从细胞内移出，与 Na^+ 和 H^+ 交换增加，使细胞外液 H^+ 浓度下降；另一方面，肾远曲小管 Na^+、K^+ 交换减少，Na^+、H^+ 交换增加，使排 H^+ 增多，故尿液呈酸性，这两方面的作用使患者发生低钾性碱中毒。长期呕吐胃液丢失过多，丢失大量 H^+ 和 Cl^-，发生低氯性碱中毒。综合起来，幽门梗阻患者长期呕吐易引起低钾低氯性代谢性碱中毒。

45．B。子宫韧带主要由结缔组织增厚而成，分别为阔韧带、圆韧带、主韧带和宫骶韧带。阔韧带为一对翼形的腹膜皱襞，由子宫两侧至骨盆壁，将骨盆分为前后两部分，维持子宫在盆腔的正中位置。圆韧带由结缔组织与平滑肌组成，其肌纤维与子宫肌纤维连接，可使子宫底维持在前倾位置；主韧带由结缔组织及少量肌纤维组成，与宫颈紧密相连，起固定宫颈的作用；宫骶韧带短厚坚韧，牵引宫颈向后、向上，维持子宫于前倾位置。

46．E。容量负荷（前负荷）过重见于二尖瓣、主动脉瓣关闭不全，血液反流。左、右心分流或动静脉分流先天性心脏病。伴有全身血容量增多的疾病，如甲状腺功能亢进症、慢性贫血等。

47．A。小儿初次感染结核菌，在 1～2 个月内结核菌素试验呈阴性反应，硬结直径＜5mm。

48．A。幼儿期是从 1 岁到满 3 周岁之前。此期生长发育速度较前稍减慢，而智能发育迅速，活动范围渐广，接触社会事物渐多，但对危险的识别和自我保护能力有限，因此意外伤害发生率非常高，应格外注意监护。

49．D。小细胞癌对放射治疗最敏感，其次为鳞癌，腺癌最低。

50．C。正常 1 岁以内小儿每分钟呼吸次数为 30～40 次／分。不同年龄小儿呼吸频率为：新生儿 40～44 次／分。1 个月～1 岁，30 次／分。1～3 岁，24 次／分。4～7 岁，22 次／分。8～14 岁，

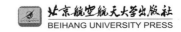

20 次 / 分。

51．A。门静脉系与腔静脉系之间有 4 个主要交通支，即胃底 - 食管下段交通支、直肠下端 - 肛管交通支、前腹壁交通支、腹膜后交通支。其中胃底 - 食管下段交通支是最重要的交通支，发生静脉曲张最早且最显著，其破裂出血是引起上消化道大出血的主要原因之一。

52．B。雌激素可使子宫内膜腺体和间质增生、修复。孕激素可使增生期子宫内膜转化为分泌期内膜，为受精卵着床做好准备。

53．E。急性肾衰竭少尿期最危险的并发症是高钾血症。急性肾衰竭的水、电解质和酸碱平衡失调可表现为代谢性酸中毒、高钾血症、低钠血症、水过多等，以代谢性酸中毒和高钾血症最常见。高钾血症可致各种心律失常，严重者发生心室颤动或心脏骤停，是最主要的电解质紊乱和最危险的并发症，是少尿期的首位死因。

54．C。上消化道出血当出血量 > 5ml，大便隐血试验阳性。出血量 > 50ml，出现黑便，因此该患者出血量至少达到了 50ml。胃内积血 > 250ml，出现呕血。出血量 > 400ml，出现头晕、心悸、乏力等症状。短时间内出血量 > 1000ml，出现休克表现。

55．A。特发性血小板减少性紫癜（ITP）的病因有：免疫因素（与血小板自身抗体形成有关）；肝、脾与骨髓因素（以脾为主）；发病前 2 周有上呼吸道感染史；雌激素水平较高。

56．B。急性乳腺炎主要发病原因为乳汁淤积。淤积的乳汁是理想的培养基，有助于细菌生长繁殖。

57．E。慢性阻塞性肺疾病的个体因素包括遗传因素（α₁- 抗胰蛋白酶缺乏），免疫功能紊乱，气道高反应性，年龄增大等。慢性阻塞性肺疾病多由慢性支气管炎发展而来，属于慢性感染性疾病，吸烟是重要的环境发病因素，还包括大气污染。

58．B。热衰竭发病机制为体液和钠盐丢失过多，外周血管扩张，血容量不足，好发于老年人、产妇、儿童和慢性病患者，表现为面色苍白、大汗淋漓、脉搏细速、血压下降、晕厥甚至休克。

59．D。肺炎是麻疹患儿最常见的并发症和死亡的主要原因。

60．B。急性骨髓炎患者常为 10 岁以下儿童，病变多发生在长骨干骺端。起病急，多伴有寒战、高热等全身表现，患肢有持续性疼痛和压痛。术后闭式灌洗引流术后 24 小时内应快速滴入，后每 2 小时快速冲洗 1 次，逐渐减慢，直至引流液澄清。

61．C。冠状动脉粥样硬化患者饱餐特别是进食大量脂肪后使血清胆固醇增加、重体力活动、情绪过分激动、用力大便等，左心室负荷过重，促使冠脉斑块破裂出血或血栓形成，发生急性心梗。

62．E。肾病综合征患者水肿的主要原因是低白蛋白血症导致血浆胶体渗透压下降。

63．B。长期大量饮酒导致肝硬化的机制是乙醇及其中间代谢产物直接损伤肝细胞，引起脂肪沉积及肝脏纤维化，最终发展为酒精性肝硬化。

64．A。卡介苗于生后 2 ～ 3 天内接种。

65．B。游离植皮根据所取皮片厚度不同，分为 4 类。中厚皮片又称断层皮片，含表皮及部分真皮层，用途最广，存活率高，愈合后功能好。表层皮片为表皮及少量真皮乳头层，成活率高，用于消灭肉芽创面；但因过薄，愈合后不耐磨，不宜植入面部、手掌、足底等处。全厚皮片包括全层皮肤，但不可含有皮下组织，需在新鲜创面上移植，愈合后功能好，取皮面积有限，应受到限制。点状植皮是用针挑起皮肤后削取，故皮片边缘薄而中央厚（含真皮），皮片面积小，很易存活，用于肉芽创面移植容易成功。

66．E。酗酒和暴饮暴食是急性胰腺炎的第二位病因和重要诱因，腹痛是主要表现和首发症状，多于暴饮暴食或酗酒后突然发作。该患者参加酒宴饮酒过量，出现上腹部剧烈疼痛，伴有恶心呕吐，可诊断为急性胰腺炎。急性胰腺炎指胰腺分泌的胰酶在胰腺内被异常激活，对胰腺自身及其周围脏器产生消化作用而引起的炎症性疾病，是一种常见的外科急腹症。

67．E。有效循环血容量锐减和组织灌注不足，以及由此引起的代谢改变、炎症介质释放与继发性损害是各类休克的共同病理生理基础。

68．A。该患者有胆囊炎病史，B超检查提示肝

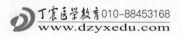

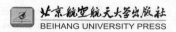

脓肿。胆道是致病菌最主要的入侵途径，胆道蛔虫病、胆管结石等并发化脓性胆管炎时，细菌沿胆管上行。

69．A。该患者体温升高,恶露性状正常,双乳软,无硬结,可判断该患者为会阴伤口感染。临床表现为会阴局部灼热、疼痛、坐位困难,检查可见局部创口红肿、硬结、脓性分泌物流出、伴有低热、触痛及波动感。乳腺炎表现为患侧乳房局部变硬、红肿、发热,有压痛及搏动性疼痛。产褥感染的三大主要症状是发热、疼痛、异常恶露。阴道炎的特点是外阴皮肤疼痛、红肿、烧灼感,阴道分泌物增多、性状特殊及外阴瘙痒。子宫内膜炎表现为子宫内膜充血、水肿、有炎性渗出物。

70．B。根据该患儿刺激性干咳、X线胸片示大片密度增高影的表现,考虑为支原体肺炎。其病原体为肺炎支原体,好发于婴幼儿及年长儿。一般起病缓慢,以刺激性干咳为突出症状。

71．B。急性化脓性阑尾炎表现为病变累及到阑尾壁的全层,阑尾明显肿胀,表面覆以脓性渗出物,周围腹腔有稀薄脓液,可形成局限性腹膜炎,临床症状和体征较重。该患者有右下腹有固定压痛,明显肌紧张和反跳痛,白细胞、中性粒细胞高于正常值,可诊断为急性化脓性阑尾炎并局限性腹膜炎。急性单纯性阑尾炎表现为病变只局限于黏膜和黏膜下层,阑尾外观轻度肿胀,表面有少量纤维蛋白性渗出物,临床症状和体征较轻。该患者腹痛尚未延伸至全腹,且未出现黄疸、肝区压痛等表现,不考虑弥漫性腹膜炎和门静脉炎。急性阑尾炎穿孔进程较慢时,穿孔的阑尾被大网膜及邻近肠管包绕,形成阑尾周围脓肿。

72．C。基础体温测定是测定排卵简单易行的方法。孕激素有致热作用,即排卵后体温上升0.3～0.5℃,有排卵者的基础体温曲线呈双相型,无排卵者基础体温始终处于较低水平,呈单相型。该患者基础体温呈双相型可判断有排卵。排卵障碍性异常子宫出血可有无排卵性异常子宫出血、黄体功能不足和子宫内膜不规则脱落,子宫内膜不规则脱落多表现为月经周期正常,经期延长,经量增多;黄体功能不足表现为月经周期缩短,月经频发。根据临床表现可判断该患者为子宫内膜不规则脱落。子宫内膜不规则脱落的原因是下丘脑 - 垂体 - 卵巢轴调节功能紊乱或溶黄体

机制异常引起黄体萎缩不全,内膜持续受孕激素影响,以致不能如期完全脱卸。

73．E。慢性肾小球肾炎患者应避免加重肾脏损害的因素,包括妊娠、感染、劳累及肾毒性药物等。有严重慢性疾病者,禁止预防接种。

74．D。该患者现发生尿频、尿急、尿痛,检查可见酸性尿,髋下见大量红细胞及白细胞,考虑发生了肾结核。肾结核是由结核杆菌侵犯泌尿生殖器官引起的慢性特异性感染。

75．D。胃大部切除或胃空肠吻合术后,由于胃酸缺乏、肠道功能紊乱、小肠黏膜病变等,可导致铁吸收不良。

76．B。根据该患者表现,可诊断为肺炎。肺炎链球菌为上呼吸道正常菌群,当机体免疫力受损时,肺炎链球菌可入侵下呼吸道而致病。典型表现为急性起病,寒战、高热、铁锈色脓痰,X线检查早期仅见肺纹理增粗,实变期可见斑片状或大片均匀一致的浸润阴影。病变的病原体是细菌。

77．E。输出段梗阻是毕Ⅱ式胃大部切除术后常见并发症,多因粘连、大网膜水肿或炎性肿块压迫等所致,表现为上腹饱胀,呕吐物含食物和胆汁。该患者毕Ⅱ式胃切除术后10天,进食后出现呕吐,呕吐物含有食物和胆汁,考虑可能为术后输出段梗阻。胃排空障碍表现为持续性饱胀、钝痛、呕吐含有胆汁的胃内容物。吻合口梗阻表现为进食后上腹饱胀,溢出性呕吐,呕吐物为食物,含或不含胆汁。

78．A。相邻多根、多处肋骨骨折使局部胸壁失去完整肋骨的支撑而软化,可导致连枷胸,是最严重的肋骨骨折。患者常发生吸气时软化区胸壁内陷,呼气时外突,这种现象称为反常呼吸运动。

79．E。急性胰腺炎指胰腺分泌的胰酶在胰腺内被异常激活,对胰腺自身及其周围脏器产生消化作用而引起的炎症性疾病,是一种常见的外科急腹症。

80．B。该患儿诊断为营养性巨幼细胞贫血。应给予叶酸和维生素B_{12}治疗。

81．B。葡萄球菌感染的脓液特点是脓液稠厚、黄色、不臭。链球菌脓液比较稀薄,淡红色,量

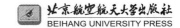

较多。大肠埃希菌脓液无臭，如混合感染，特别是合并厌氧菌感染脓液气味恶臭。铜绿假单胞菌脓液为绿色，甜腥臭味。变形杆菌脓液有特殊恶臭。

82．D。妊娠期高血压的基本病变为全身小动脉痉挛。由于小动脉痉挛，造成管腔狭窄，周围阻力增大，内皮细胞损伤，通透性增加，体液和蛋白质渗漏，全身各器官组织因缺血和缺氧而受到损害。

83．C。有机磷农药的主要中毒机制是抑制体内胆碱酯酶的活性，有机磷农药能与体内胆碱酯酶迅速结合成稳定的磷酰化胆碱酯酶，使胆碱酯酶丧失分解能力，导致大量乙酰胆碱蓄积，引起毒蕈碱样、烟碱样和中枢神经系统症状和体征，严重者可因呼吸衰竭而死亡。

84．C。肺炎患者常有上呼吸道感染的前驱症状。典型表现为急性起病，寒战、高热、咳嗽、咳痰、呼吸急促和胸痛。体温高峰在下午或傍晚，多呈稽留热，伴头痛和全身肌肉酸痛。咳嗽，早期干咳，继之出现脓痰，呈铁锈色。胸痛常见，可放射至肩部或下腹部，深呼吸或咳嗽时加剧。当炎症累及胸膜时出现渗出性胸膜炎，导致局部胸壁压痛。

85．E。肺炎患者主要并发症为感染性休克，多见于发病24～72小时，应严密监测患者生命体征及尿量变化。休克型肺炎最突出的症状是血压降至80/50mmHg以下，还可出现四肢湿冷，面色苍白，冷汗，发绀，脉搏细速，少尿或无尿，意识模糊、嗜睡、谵妄、昏迷等症状。

86．C。该患儿高热、出血，淋巴结肿大，肝脾大，有核细胞增生活跃，正常幼红细胞和巨核细胞减少，考虑是急性淋巴细胞白血病。成人以急性粒细胞白血病最多见，儿童以急性淋巴细胞白血病多见。发热为急性白血病患者早期表现，也是最常见的症状。高热常提示有继发感染，引起感染的原因主要是成熟粒细胞缺乏或功能缺陷。出血最主要原因是血小板减少。骨髓象是确诊白血病的主要依据和必做检查，对临床分型、指导治疗、疗效判断和预后评估等意义重大。多数患者骨髓象增生明显活跃或极度活跃，以原始细胞和幼稚细胞为主，正常较成熟的细胞显著减少。

87．D。化疗治疗白血病时要注意预防尿酸肾病，由于化疗药物造成大量白血病细胞破坏，血清及尿液中尿酸浓度明显增高，尿酸结晶的析出可阻塞肾小管，严重者可致肾衰竭。别嘌醇是目前唯一能抑制尿酸合成的药物，而达到预防尿酸性肾病的目的。

88．D。中枢神经系统白血病是白血病细胞增殖浸润的表现，多见于高白血病细胞患者，临床无症状或出现头痛、恶心、呕吐、颈项强直、抽搐及昏迷等，脊髓浸润时可导致截瘫。该患者有白血病病史，现出现头痛、呕吐、昏迷，考虑患者发生了中枢神经系统白血病。脑出血多在活动中或情绪激动时突然发生，患者有肢体瘫痪、失语等局灶定位症状和颅内压增高表现，意识障碍出现迅速，发病后血压多有明显升高。脑梗死发病年龄多为60岁以上，于休息或睡眠是起病。中枢神经系统感染可见体温升高，进行性加重的意识障碍，嗜睡、惊厥，颅内压增高表现及脑膜刺激征。弥散性血管内凝血表现为突然发生的自发性、多发性的出血，低血压、休克或微循环障碍等。

89．B。张力性气胸又称高压性气胸，是可迅速致死的危急重症。气管明显移向健侧，颈静脉怒张，皮下气肿明显，患侧胸部饱满，叩诊呈高度鼓音，听诊呼吸音消失。

90．D。发生开放性气胸时，外界空气自由进出胸膜腔，呼吸时可闻及吸吮样的声音，称为胸部吸吮伤口。气管、心脏向健侧移位，患侧胸壁叩诊呈鼓音，听诊呼吸音减弱或消失。

91．A。损伤性气胸包括闭合性气胸、开放性气胸、张力性气胸，其共同的体征是伤侧胸部叩诊呈鼓音。闭合性气胸表现为患侧胸廓饱满，气管向健侧移位，语颤减弱，叩诊呈鼓音，听诊呼吸音减弱或消失。开放性气胸表现为气管、心脏向健侧移位，患侧胸壁叩诊呈鼓音，听诊呼吸音减弱或消失。张力性气胸表现为患侧胸部饱满，叩诊呈高度鼓音，听诊呼吸音消失。

92．B。脊髓型颈椎病是最严重的颈椎病，早期表现为四肢麻木无力，步态不稳，足尖拖地，踩棉花感，双手握力减弱，精细动作笨拙。病情加重可出现自下而上的上运动神经元性瘫痪。后期常有大小便功能障碍。查体可见四肢反射亢进，

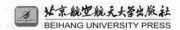

肌张力减退，躯体有感觉障碍平面，腹部反射、提睾反射和肛门反射减弱或消失。

93．A。神经根型颈椎病是最常见的颈椎病。查体常有颈部压痛、活动受限，上肢相应神经根性感觉异常，腱反射减弱或消失，臂丛牵拉试验阳性，压头试验阳性。

94．C。椎动脉型颈椎病是由椎动脉供血不足所致。眩晕为最常见的症状，转头和姿势改变时眩晕加重，出现一过性脑缺血。常伴有头痛，视物模糊，耳鸣，听力下降，发音不清，共济失调，甚至猝倒。猝倒为特有的症状，站起来后可继续正常活动。

95．E。采集个人史包括询问患者的生活居住情况、出生地和曾居住地区、个人特殊嗜好、自理程度、生活方式、睡眠、饮食、营养、卫生习惯等。

96．A。采集婚育史包括结婚年龄、婚次、男方健康状况、是否近亲结婚、同居情况、双方性功能、性病史。生育情况包括足月产、早产、流产次数以及现存子女数。

97．D。采集月经史应包括询问初潮年龄、月经周期、经期持续时间、经量多少、有无痛经和疼痛部位、性质、程度、起始时间、消失时间，常规询问末次月经时间及经量和持续时间。

98．C。青春期的儿童生长发育快，对铁的需要量相对增多，更容易发生缺铁。

99．A。胎儿储存铁主要在胎儿期最后3个月从母体获得。当孕母患缺铁性贫血时，可使胎儿先天铁储存不足而致病。

100．B。鲜牛奶因酪蛋白凝块大、易致敏而不易吸收，须经加热或酸化处理。长期服用未经加热的鲜牛乳的婴儿，可因蛋白过敏而发生少量肠出血或患有肠息肉、膈疝、钩虫病等均可引起小量肠出血导致铁丢失。

相关专业知识

1．B。非甾体抗炎药药理机制为通过抑制前列腺素的生成，达到消炎镇痛的目的。是类风湿关节炎非特异性对症治疗的首选药物，常用阿司匹林，也可应用布洛芬、吲哚美辛、美洛昔康等药物。

2．C。肝硬化患者肝功能检查主要表现为代偿期正常或轻度异常，失代偿期转氨酶常有轻、中度增高，肝细胞受损时多以丙氨酸氨基转移酶（ALT）增高较显著，但肝细胞严重坏死时天冬氨酸氨基转移酶（AST）增高会比ALT明显。白蛋白降低，球蛋白增高，白蛋白/球蛋白比值降低或倒置。

3．B。阑尾的神经由交感神经纤维经腹腔丛和内脏小神经传入，由于其传入的脊髓节段在第10、11胸节，所以在急性阑尾炎发病初期，常表现为该脊神经所分布的脐周牵涉痛，由内脏神经反射所致。

4．E。支气管哮喘发作时可有嗜酸性粒细胞增高，并发感染时白细胞计数和中性粒细胞比例增高。

5．C。新鲜性脱位（脱位时间在2周以内）和陈旧性脱位（脱位时间超过2周）。

6．D。脓臭痰常见于厌氧菌感染。金黄色葡萄球菌感染多见黄脓痰。铜绿假单胞菌感染可见翠绿色痰。念珠菌感染常见白色黏液痰。病毒感染以干咳为主，偶有痰血或咯血。

7．D。大量蛋白尿（>3.5g/d）、低血清白蛋白血症（血清白蛋白<30g/L）、水肿、高脂血症为肾病综合征的基本特征，其中前两项为诊断的必备条件。

8．C。颅内血肿按血肿的来源和部位，分为硬膜外血肿、硬膜下血肿和脑内血肿，颅内血肿一经确诊，原则上应手术清除血肿，彻底止血。脑震荡一般卧床休息，无须特殊治疗，短期内可自行好转。脑挫裂伤的治疗要点包括吸氧，对症支持治疗；防治脑水肿；促进脑功能恢复；行脑减压术或局部病灶清除术。蛛网膜下腔出血治疗原则为防治再出血，降低颅内压，防治脑血管痉挛，减少并发症，治疗原发病和预防复发。颅底骨折若为闭合性，骨折本身一般不需处理；若为开放性骨折，合并脑脊液漏，应使用TAT及抗菌药物预防感染，多数漏口于伤后1～2周内自行愈合，超过1个月仍未愈合者，可行手术修补硬脑膜。

9．A。急性肾小球肾炎绝大多数病例属A组β溶血性链球菌感染后引起的免疫复合物性肾小球

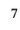

肾炎，多继发于上呼吸道感染、猩红热、皮肤感染后。

10．B。脑复苏中脱水治疗选用 20% 甘露醇。甘露醇溶液为高渗溶液，静注后，由于不易由毛细血管渗入组织，提高胶体渗透压，导致组织细胞内水分向细胞外转运，从而使组织脱水，减轻水肿。

11．B。在脑血管疾病诊断方面 CT 能够作出早期诊断，准确的鉴别诊断，并能直接显示出病变部位、范围和出血数量。目前 CT 成为诊断急性脑血管病（除蛛网膜下腔出血外）首选的检查项目。脑出血在 CT 图像上呈高密度影，脑缺血造成脑组织水肿和坏死，在 CT 图像上呈低密度影。

12．C。心导管检查术可以发现心内畸形；测量心血管各部位的压力；在各部位采血标本测量氧饱和度，以明确异常分流；可做心血管造影、描记心内心电图、计算心排出量等。

13．C。外科感染形成脓肿时首先手术切开脓肿引流。脓肿尚未形成时，可采用局部理疗、热敷、外用药物的治疗方式。消除全身炎症反应，可应用青霉素等抗生素，同时加强营养。

14．D。洋地黄中毒导致的快速心律失常应给予苯妥英钠或利多卡因抗心律失常。一般不使用电复律，因易致室颤。题干中心率 50 次／分属缓慢心律失常，应使用阿托品治疗。

15．E。冠状动脉粥样硬化性心脏病可用冠状动脉造影确诊，可发现冠状动脉系统病变的范围和程度。而心电图检查心绞痛缓解期时，可无任何表现。

16．D。冠心病的危险因素包括高血压、血脂异常（总胆固醇过高、低密度脂蛋白胆固醇增高、三酰甘油增高、高密度脂蛋白胆固醇降低）、超重或肥胖、高血糖或糖尿病等。吸烟、不合理饮食（高脂肪、高胆固醇、高热量）、缺少体力活动、过量饮酒、社会心理因素等。

17．E。协调性子宫收缩乏力（低张性子宫收缩乏力）子宫收缩具有正常的节律性、对称性和极性，但子宫收缩力弱，持续时间短，间歇期长且不规律。多属继发性宫缩乏力，常见于第一产程活跃期后期或第二产程时宫缩减弱。

18．C。临床上常以动脉血气分析结果作为诊断呼吸衰竭的重要依据。单纯 $PaO_2 < 60mmHg$（8.0kPa）为 Ⅰ 型呼吸衰竭（单纯低氧血症），若伴 $PaCO_2 > 50mmHg$（6.7kPa）为 Ⅱ 型呼吸衰竭（低氧血症伴高碳酸血症）。

19．A。类风湿关节炎患者在急性发病期应卧床休息，限制受累关节活动，保持正确的体位，待病情缓解后，及早进行功能锻炼。患者在恢复期进行锻炼时运动量要适当，循序渐进，由被动运动过渡到主动运动，以防止关节僵硬和肌肉萎缩，同时注意训练手的灵活性和协调性，练习手部抓握、搓揉动作，伸腰、踢腿及其他全身性伸展运动等。

20．E。手术治疗以手术切除为首选，是目前根治原发性肝癌的最有效方法。

21．E。新生儿一旦发生窒息应立即按 A（清理呼吸道）、B（建立呼吸，增加通气）、C（维持正常循环）、D（药物治疗）、E（评价和保温）步骤进行复苏。其中 ABC 三步最重要，A 是根本，B 是关键，评价和保温贯穿于整个复苏过程。

22．B。运动可改善糖尿病患者胰岛素抵抗，促进葡萄糖利用，对 2 型糖尿病特别是肥胖患者更为有利。而胰岛素适应证为 1 型糖尿病、糖尿病急性并发症、对口服降糖药无效的 2 型糖尿病、糖尿病合并应激及其他情况等。适当运动锻炼和体力劳动可增加胰岛素敏感性，有助于控制血糖，达到减肥和维持理想体重的目的。

23．A。监测肾功能应包括尿常规及血、尿生化指标的检查。若血尿素氮、肌酐持续增高、血肌酐清除率下降、血钾 > 5.5mmol/L、尿钠浓度下降，应警惕有无急性肾衰竭发生。3P 试验、凝血酶原时间用于检查血液系统疾病。黄疸指数是肝胆疾病的检测指标。中心静脉压可监测心功能。

24．E。间断呼吸又称为毕奥呼吸（Biots 呼吸），其特点是有规律的呼吸几次后，突然停止呼吸，间隔一个短时间后又开始呼吸，如此呼吸和呼吸暂停反复交替，产生的机制与潮式呼吸相同，但更加严重，是病情危急的表现，常见于濒死患者。浅快呼吸表现为呼吸浅表而不规则，有时呈叹息样，多见于肺炎、胸膜炎、肋骨骨折等患者，也可见于濒死患者。潮式呼吸又称陈-施呼吸，其

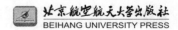

特点是呼吸由浅慢逐渐加快,达高潮后逐渐变浅、变慢，经过一段时间的暂停（5～20秒）后又出现如上的周期性呼吸，形如潮水起伏，常见于中枢神经系统疾病，如颅内压增高、脑炎、酸中毒、巴比妥类药物中毒等患者。

25．B。抗结核首选属于全杀菌药的异烟肼。目前国内抗结核药物的分类是第一线异烟肼、利福平、吡嗪酰胺、链霉素、乙胺丁醇等。第二线是氧氟沙星、卡那霉素、对氨基水杨酸、阿米卡星等。

26．E。妊娠期高血压首选预防和控制子痫发作药物是硫酸镁。当发生子痫抽搐时，运动神经末梢 ACh 的释放过程需要 Ca^{2+} 参与，Mg^{2+} 与 Ca^{2+} 化学性质相似，竞争性拮抗 Ca^{2+} 介导的运动神经末梢 ACh 的释放，阻滞神经肌肉接头的传递，产生箭毒样的肌松作用。但硫酸镁的治疗剂量和中毒剂量接近，因此在治疗期间应严密观察其毒性作用。镁离子中毒时应停用硫酸镁，并遵医嘱给予 10% 的葡萄糖酸钙 10ml 解救，Ca^{2+} 解救 Mg^{2+} 中毒亦出于相同原理。

27．E。新鲜离心尿液每高倍视野白细胞＞5个，或新鲜尿液白细胞计数＞40万个，称为白细胞尿或脓尿。

28．C。早期诊断，早期采用以手术切除为主的综合治疗是提高肝癌长期治疗效果的关键。手术切除为治疗原发性肝癌的首选，是目前根治原发性肝癌的最有效方法。对于有肝外转移且不适合手术和肝动脉化疗栓塞治疗（TACE）的原发性肝癌患者可采用以奥沙利铂为主的联合化疗方法。放射治疗适用于肿瘤较局限、无远处广泛转移而又不适宜手术切除或手术切除后复发者。对于肝癌合并肝硬化患者，肝移植可将整个病肝切除，是治疗肝癌和肝硬化的有效手段，若肝癌已有血管侵犯及远处转移，则不宜行肝移植术。

29．A。在收集患者健康资料时，应避免使用医学术语，问诊时的谈话内容应通俗易懂。护士在记录主观资料时应尽量使用患者原话，客观资料应使用医学术语。

30．E。实质性器官或血管破裂所致的内出血，行腹腔穿刺可抽出不凝血。胃十二指肠穿孔腹腔穿刺可抽出黄色浑浊液体。绞窄性肠梗阻抽出液为血性、臭气重。

31．A。大剂量雌激素可促使子宫内膜增长，短期内修复创面，适用于急性大量的青春期异常子宫出血者。

32．C。鱼、肉、维生素C可加强铁的吸收，而谷类、乳类和茶则会抑制铁的吸收。

33．D。枕左前位和枕右前位为正常胎方位，其中枕左前最常见。胎位异常包括头先露异常、臀先露及肩先露胎位异常、复合先露。枕右后属头先露异常。臀先露为最常见的异常胎位，以骶骨为指示点，包括了骶左前和骶右后。肩先露以肩胛骨为指示点，包括了肩左前。

34．E。急性炎症性脱髓鞘性多发性神经病典型的脑脊液检查为细胞数正常而蛋白质明显增高，称蛋白 - 细胞分离现象。

35．D。正常人血蛋白总量为 60～80g/L，其中白蛋白（A）为 40～55g/L，球蛋白（G）为 20～30g/L；A/G 之比约为 1.5∶1～2.5∶1。

36．A。烧伤面积的口诀为：3、3、3（发、面、颈），5、6、7（双手、双前臂、双上臂），13、13、1（腹侧、背侧、会阴），5、7、13、21（双臀、双足、双小腿、双大腿）。所以头颈面积为9%。

37．A。急性梗阻性化脓性胆管炎有时可扪及肝大和胆囊肿大，不典型。起病急骤，病情进展迅速，除 Charcot 三联症外，还有休克、神经中枢系统受抑制表现，称为 Reynolds 五联症。神经系统症状常有神情淡漠、嗜睡、神志不清，甚至昏迷；合并休克可出现躁动、谵妄等。如未及时有效治疗，病情恶化可发生急性呼吸衰竭和急性肾衰竭。

38．A。窦性心动过缓患者无症状时一般无需治疗。如因心率过慢、出现排血量不足的症状，可使用阿托品、异丙肾上腺素等药物，或者采用心脏起搏治疗。洋地黄又称强心苷，在增强心肌收缩力的同时，不增加心肌耗氧量，是心力衰竭患者的首选药。碳酸氢钠只在心脏骤停前已存在代谢性酸中毒、高钾血症、三环类抗抑郁药物过量等情况下适当补充，不作为常规用药。氯化钙属于钙剂，钙离子参与细胞多种重要功能的调节，包括心脏起搏、心肌细胞和骨骼肌及血管平滑肌的兴奋 - 收缩耦联、神经递质释放、腺体分泌等，在维持细胞和器官的正常生理功能方面起到极为

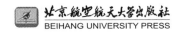

重要的作用，常用于治疗低钙血症、高钾血症的急救等。利多卡因毒性较大，现临床上常在无法获得胺碘酮时考虑使用。

39．E。营养不良患儿由于长期能量供应不足，导致自身组织消耗、糖原不足或消耗过多致低血糖，脂肪消耗致血清胆固醇下降、脂肪肝，蛋白质供给不足或消耗致血清蛋白下降、低蛋白水肿，全身总液量增多致细胞外液呈低渗状态，同时还发生各组织器官如消化、循环、泌尿、免疫及中枢神经系统的功能低下，不会导致白细胞降低。

40．C。肺功能检查是判断气流受限的主要客观指标。慢性阻塞性肺疾病时，残气容积增加，残气容积／肺总量＞45%。吸入支气管扩张药后的第1秒用力呼气量／肺活量（FEV$_1$/FVC）＜70%、第1秒用力呼气容积占预计值百分比（FEV$_1$预计值）＜80%，可确定为不能完全可逆的气流受限。

41．E。未婚女性盆腔检查禁做阴道窥镜和双合诊，直肠-腹部诊适用于无性生活史、阴道闭锁、经期或有其他原因不宜做双合诊者。应选用直肠-腹部诊。

42．A。休克是机体受到强烈的致病因素侵袭后，引起有效循环血容量锐减、组织灌注不足、细胞代谢紊乱和功能受损为特征的病理性综合征。补充血容量是纠正组织低灌注和缺氧的关键，迅速建立2条以上静脉通路。抗感染、利尿、治疗原发病、升高血压也是治疗休克的措施，但不是最基本的。

43．A。目前公认的在结、直肠癌诊断和术后监测有意义的肿瘤标记物是癌胚抗原和CA19-9，但不能用于早期诊断。甲胎蛋白（AFP）是诊断肝癌的特异性指标，是肝癌的定性检查，有助于诊断早期肝癌，广泛用于普查、诊断、判断治疗效果及预测复发。碱性磷酸酶异常可见于骨肿瘤、佝偻病、胆管结石、急性胆管炎、胰腺癌等疾病。骨肿瘤可有酸性磷酸酶异常。

44．C。血栓闭塞性脉管炎患者护理时肢体保暖，但不可使用热疗，热疗一方面可增加组织需氧量，加重病情，另一方面由于患者对热的敏感性降低，热疗易导致烫伤。烟碱可使血管收缩，应绝对禁烟。疼痛严重者可适当使用吗啡或哌替啶止痛。

指导患者做伯格运动，以促进侧支循环的建立。

45．B。细菌感染者白细胞计数和中性粒细胞比例增高，核左移。病毒感染者白细胞计数正常或偏低，中性粒细胞比例降低，淋巴细胞比例增高。

46．B。正常血液的pH为7.35～7.45，pH＜7.35为酸中毒，发生代谢性酸中毒时血pH↓，HCO$_3^-$丢失，导致二氧化碳结合力↓。

47．E。支气管扩张的痰液特点是大量脓痰，静置后可分3层，上层为泡沫，中层为浑浊黏液，下层为脓性黏液和坏死组织沉淀物，伴有厌氧菌感染时，呼吸和痰液均有恶臭味。肝性脑病常呈肝臭味。糖尿病酮症酸中毒呈烂苹果味。有机磷中毒呈大蒜味。

48．E。对结核性腹膜炎有确诊价值的检查是腹腔镜活组织检查。腹腔镜检查一般适用于有游离腹水的患者，可窥见腹膜、网膜、内脏表面有散在或集聚的灰白色结节，浆膜失去正常光泽，呈浑浊粗糙样，取其活检组织进行病理检查有确诊价值。

49．E。对于胎盘、胎膜残留引起的产后出血患者，应行钳刮术或刮宫术，以防止产后出血过多，引起失血性休克。

50．D。宫颈刮片细胞学检查用于筛查子宫颈癌，是早期发现的主要方法。其结果采用巴氏分级：Ⅰ级正常；Ⅱ级炎症；Ⅲ级可疑癌；Ⅳ级高度可疑癌；Ⅴ级癌细胞阳性。经宫颈刮片细胞学检查后为Ⅲ级可疑癌者，应行宫颈和宫颈管活组织检查进行确诊。

51．D。患者自控镇痛不包括肌内患者自控镇痛。患者自控镇痛（PCA）是在持续镇痛基础上，允许患者根据自身对疼痛的感受，触发释放一定量的药物。该电子泵系统可在预先设定的时间内对患者的第二次要求不作出反应，可防止药物过量。PCA首选患者自控静脉镇痛，以阿片类药物为主；其次是患者自控硬膜外镇痛，以局麻药为主；皮下PCA是药物注入皮下；神经干旁阻滞镇痛以局麻药为主。

52．A。粪便培养出痢疾杆菌是确诊的最直接依据。送检标本应注意做到尽早、新鲜，选取黏液脓血部分多次送检。

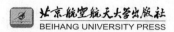

53．D。正常人排尿后膀胱内没有或仅有极少残余尿（5ml 以下），如残余尿超过 50ml 时，则提示膀胱逼尿肌已处于失代偿状态。

54．A。吸入麻醉药能够抑制缺氧性肺血管收缩，在胸内手术单肺通气给予吸入麻醉药时，有可能导致或加重低氧血症。因此对吸入麻醉患者的护理应特别警惕发生肺膨胀不全。

55．E。新生儿治疗脑水肿可用呋塞米（速尿）静脉推注，严重时给予 20% 甘露醇。

56．E。乳腺囊性增生病是乳腺组织的良性增生，治疗方法主要是观察和药物治疗，观察期间可用中医中药调理，也可选用激素类或维生素类药物联合治疗。手术治疗是乳腺癌最根本的治疗方法。乳腺纤维腺瘤发生癌变的可能性很小，但有肉瘤变可能，手术切除是唯一有效的方法。乳管内乳头状瘤诊断明确后以手术治疗为主。

57．A。脾切除术后 2 周内每天或隔天监测血小板计数。若血小板 > $600×10^9$/L 时，立即通知医生并遵医嘱应用肝素抗凝，以防静脉血栓形成。注意观察用药前后凝血时间的变化。

58．A。由于尿毒症使凝血功能发生障碍，肝病使凝血因子合成减少，透析时所用肝素影响，患者多有凝血障碍，出血时间延长。如果透析时间超过 24 小时可出现低凝状态，而为手术带来危险。

59．A。腹膜炎手术所遵循的原则是消除污染来源，清理感染病灶，探查病因，把腹腔内的渗液通过引流物排出体外，以防止发生腹腔脓肿。

60．E。病毒性脑膜炎、脑炎部分患儿病毒培养阳性及特异性抗体检测阳性。恢复期血清特异性抗体滴度高于急性期 4 倍以上有诊断价值。

61．C。早产者若无胎儿窘迫及胎膜早破，通过休息和药物治疗控制宫缩，尽量维持妊娠至足月，应多采取左侧卧位休息，慎做肛查及阴道检查。孕 34 周以内，应用糖皮质激素促进胎儿肺成熟。胎膜未破不必使用抗生素预防感染。

62．C。肾功能不全患者内生肌酐清除率明显下降，血尿素氮、血肌酐增高，肾衰竭患者可伴有尿酸增高。

63．E。防治中枢神经系统白血病可行药物鞘内注射，常用药物是甲氨蝶呤、阿糖胞苷，可同时加地塞米松。甲氨蝶呤是二氢叶酸还原酶抑制剂，可影响核酸生物合成，通常在白血病缓解后开始鞘内注射。羟基脲常用于慢性粒细胞性白血病、胃癌、肠癌、乳腺癌等。柔红霉素联合阿糖胞苷用于急性髓系白血病。环磷酰胺抗瘤谱广，为目前广泛应用的烷化剂，对急性淋巴细胞白血病、肺癌、乳腺癌、卵巢癌等均有一定疗效。三尖杉酯碱主要用于治疗急性粒细胞性白血病。

64．E。葡萄胎患者出院后随访最重要的项目是绒毛膜促性腺激素（hCG）定量测定。葡萄胎清宫后每周 1 次，直到连续 3 次阴性，随后每个月 1 次共 6 个月，再每 2 个月 1 次共 6 个月，自第 1 次阴性后共计 1 年。

65．B。基础体温测定是测定排卵简单易行的方法。将每天清晨醒后静息状态下的基础体温绘成曲线图，利用孕激素的致热作用，即排卵后体温上升 $0.3 \sim 0.5℃$。有排卵者的基础体温曲线呈双相型，无排卵者基础体温始终处于较低水平，呈单相型。

66．B。该患者面部有蝶形红斑，考虑发生了系统性红斑狼疮；系统性红斑狼疮最具特征性的皮肤损害是蝶形红斑，抗 Sm 抗体是系统性红斑狼疮的标志抗体之一，特异性高达 99%，有助于早期和不典型患者的诊断或回顾性诊断。抗核抗体是系统性红斑狼疮首选的筛选检查，但特异性低。

67．C。该患者宫颈癌Ⅰ B 期，最适宜的治疗方案为手术治疗。子宫颈癌采取以手术和放疗为主，化疗为辅的综合治疗。手术治疗主要用于Ⅰ A ~Ⅱ A（无宫旁浸润）的早期患者，其优点是年轻患者可保留卵巢及阴道功能。放射治疗适用于Ⅱ B 晚期、Ⅲ、Ⅳ期患者，或无法手术患者。

68．B。口服有机磷农药中毒者要用清水、生理盐水、2% 碳酸氢钠（敌百虫禁用）或 1∶5000 高锰酸钾（对硫磷、乐果禁用）反复洗胃，敌百虫遇碱变成毒性更大的敌敌畏，禁用 2% 碳酸氢钠洗胃。

69．A。再生障碍性贫血是由多种原因导致造血干细胞的数量减少、功能障碍所引起的一类贫血，又称骨髓造血功能衰竭症。临床主要表现为骨髓造血功能低下，进行性贫血、感染、出血和全血细胞减少。该患者血象均低于正常，符合再障的特点；急性再障的首发表现是感染、出血，慢性再障的表现是贫血为主，应考虑为急性再障。急性白血病的表现为贫血、发热、出血、白血病细胞浸润的表现，血象检查多数患者白细胞计数增多，少数白细胞正常或减少。特发性血小板减少性紫癜分为急性型和慢性型，急性型多见于儿童，全身皮肤现瘀点、紫癜及大小不等的瘀斑，好发于四肢，以下肢为多见；慢性型多见于育龄期妇女，患者常以月经过多为主，甚至是唯一症状，红细胞和血红蛋白下降，白细胞多正常。

70．C。该消化性溃疡患者突发剧烈腹痛，腹肌紧张呈板状腹，可考虑并发了穿孔。急性穿孔常见于十二指肠溃疡，典型表现为骤发刀割样剧烈腹痛，持续性或阵发性加重，初始位于上腹部，很快波及全腹，有时伴肩胛部牵涉痛，并发穿孔时可出现全腹压痛、反跳痛，腹肌紧张呈"木板样"强直等急性腹膜炎的体征。B超示腹腔有液性暗区。腹部立位X线检查见膈下新月状游离气体影最具特征性，是急性穿孔最重要的诊断依据。腹腔穿刺可抽出黄色浑浊液体或食物残渣。

71．D。该患者尿频、尿急、尿痛伴发热，可能发生了急性肾盂肾炎。急性肾盂肾炎最典型的症状为突发高热和膀胱刺激征，合并全身中毒症状，可有单侧或双侧腰痛、肾区叩击痛及脊肋角压痛。

72．D。维生素D缺乏导致血钙降低是引起惊厥、喉痉挛、手足抽搐的直接原因。血钙<1.75mmol/L时出现，以惊厥最常见，表现为双眼上翻，面肌颤动，四肢抽搐，意识丧失。发作时间数秒至数分钟，抽搐后意识恢复，精神萎靡而入睡，醒后活动如常。

73．A。支气管肺炎患儿一般抗生素用药时间持续到体温正常后5～7天，临床症状消失后3天。

74．E。张力性气胸表现为气管明显移向健侧，颈静脉怒张，皮下气肿明显，患侧胸部饱满，叩诊呈高度鼓音，听诊呼吸音消失，治疗应立即行胸腔穿刺排气。根据该患者表现，可诊断为张力性气胸。首要的急救措施应是行胸腔穿刺排气。

75．D。4：3：2溶液由4份0.9%氯化钠、3份5%～10%葡萄糖和2份1.4%碳酸氢钠溶液

组成，为2/3张，适用于中度、低渗性脱水。该患儿秋季腹泻且中度脱水，故补液应选生理盐水、5%葡萄糖和1.4%碳酸氢钠4：3：2液20ml/kg。1：1液由1份0.9%氯化钠和1份5%～10%葡萄糖组成，为1/2张，适用于轻、中度等渗性脱水。1：2液由1份0.9%氯化钠和2份5%～10%葡萄糖溶液组成，为1/3张，适用于高渗性脱水。1：4液由1份0.9%氯化钠和4份5%～10%葡萄糖溶液组成，为1/5张，适用于补充生理需要量。1：2：3溶液由2份0.9%氯化钠、3份5%～10%葡萄糖和2份1.4%碳酸氢钠组成，为1/2张，适用于中度、等渗性脱水。

76．C。该患者的血压、脉率测得的值是（60+100）－111＝49%。基础代谢率%＝（脉压＋脉率）－111。其正常值是±10%，+20%～+30%为轻度甲亢，+30%～+60%为中度甲亢，+60%以上为重度甲亢。测定应在禁食12小时、睡眠8小时以上、静卧空腹状态下进行。

77．A。石膏固定术后，该患者表现为小腿外侧疼痛，根据解剖位置判断，考虑损伤了腓总神经。

78．D。导尿试验是确定膀胱破裂简单有效的检查方法。膀胱损伤时，导尿管可顺利插入膀胱（尿道损伤常不易插入），但仅流出少量血尿或无尿液流出。经导尿管注入无菌生理盐水200ml，片刻后吸出，若液体进出量差异很大，提示膀胱破裂。

79．D。气性坏疽一旦确诊，应立即治疗，以挽救患者生命及降低截肢率。在积极抗休克和防治严重并发症的同时施行彻底清创术。病变区广泛、多处切开，清创范围达正常组织，切口敞开、不予缝合。若整个肢体已广泛感染、病变不能控制时，应果断进行截肢以挽救生命，残端不予缝合。

80．A。该产妇空腹血糖为8.2mmol/L≥5.1mmol/L，可诊断为妊娠合并糖尿病。胎头双顶径为两顶骨隆突间的距离，孕足月时均值约9.3cm，该产妇胎头双顶径为10cm>9.5cm（剖宫产指征），且合并糖尿病，应行剖宫产。

81．B。当腹腔内含一定量液体（游离腹水超过1000ml）时，可查得随体位不同而变动的浊音，称移动性浊音，见于肝硬化腹水、结核性腹膜炎等患者。

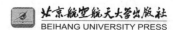

82．A。该患者骑跨伤导致外阴裂伤，有活动性出血，24小时内禁止热敷，局部用热可使血管扩张，加重出血、肿胀和疼痛。

83．B。该患者腹部不适，巩膜黄疸，B超可见胰头部有一3cm×2cm包块，可诊断为胰腺癌。行胰十二指肠切除术，术后宜进食高蛋白、高糖、低脂及富含脂溶性维生素的饮食；但合并术后高血糖者，应给予低糖饮食。

84．B。根据血气分析结果可把呼吸衰竭分为Ⅰ型和Ⅱ型呼吸衰竭。Ⅱ型呼衰的表现是缺氧伴二氧化碳潴留，即 $PaO_2 < 60mmHg$ 且 $PaCO_2 > 50mmHg$，多由于肺泡通气不足所致，如慢性阻塞性肺疾病。患者有慢性阻塞性肺病病史30年，血气分析结果为 $PaCO_2 75mmHg$，$PaO_2 50mmHg$，可诊断为Ⅱ型呼吸衰竭。

85．A。继发性气胸常继发于慢性阻塞性肺疾病、肺结核、支气管哮喘等肺部基础疾病。该患者有慢性阻塞性肺病病史30年，体检两肺闻及痰鸣音，可诊断为闭合性气胸。胸腔穿刺排气适用于少量气胸、呼吸困难较轻、心肺功能尚好的闭合性气胸患者。该气胸患者心肺功能较好，最恰当的处理为胸腔穿刺排气。

86．C。Ⅱ型呼吸衰竭患者给予低流量（1～2L/min）低浓度（<35%）持续吸氧。该患者嗜睡状态，配合操作，不必采用面罩吸氧。

87．B。该患者有慢性阻塞性肺病病史30年，根据该患者的血气分析结果，诊断为Ⅱ型呼吸衰竭（低氧血症伴高碳酸血症）。对于伴有高碳酸血症的急性呼吸衰竭，常需机械通气治疗，增加通气量、改善 CO_2 潴留。

88．A。因为继发性气胸常继发于慢性阻塞性肺疾病，在这些疾病的基础上形成的肺大疱破裂或病变直接损伤胸膜导致气胸。体检可发现患侧胸廓饱满，气管向健侧移位，语颤减弱，叩诊呈鼓音，听诊呼吸音减弱或消失。该患者有慢性阻塞性肺病病史30年，体征符合气胸的体征，考虑并发气胸。

89．A。此项检查称为腰大肌试验。腰大肌试验是阑尾炎患者诊断性试验，患者左侧卧位，使右大腿向后过伸，腰大肌紧张，引起右下腹疼痛者

为阳性。闭孔内肌试验：患者仰卧位，使右髋及右膝各屈曲90°，然后被动向内旋转，若引起右下腹疼痛者为阳性，提示靠近闭孔内肌的阑尾发炎。结肠充气试验：患者仰卧位，用右手压迫左下腹部，再用左手反复挤压近侧结肠，结肠内积气可传至盲肠和阑尾，引起右下腹疼痛者为阳性。波氏试验与曲氏试验用于周围血管疾病的检查。

90．C。腰大肌试验阳性，提示阑尾位置较深，炎症波及腰大肌。

91．B。单纯性耻骨联合分离且较轻者，可用骨盆兜悬吊固定。注意此法不宜用于来自侧方挤压力量所致的耻骨支横形骨折。

92．C。骨盆环双处骨折伴骨盆环断裂大都主张手术复位及内固定，必要时辅以外固定支架固定。

93．D。正常人肝浊音界位于右锁骨中线第5肋间水平至右肋弓下缘，肝浊音界缩小见于肝硬化、急性肝坏死患者。肝浊音界扩大见于肝癌、肝脓肿患者。

94．E。肝浊音界消失见于急性胃肠道穿孔患者。

95．B。癌细胞累及Cooper韧带，使其缩短而致皮肤表面凹陷，形成"酒窝征"，是乳腺癌的特征性体征。

96．C。癌细胞堵塞皮下淋巴管，导致局部淋巴回流障碍，出现"橘皮样"改变。

97．E。小儿"O"型腿是维生素D缺乏性佝偻病活动期（激期）的主要表现，多见于1岁以后患儿。

98．A。佝偻病初期（激期）多见于3～6个月患儿。此期的骨骼改变以内以颅骨软化为主，重者有压乒乓球样的感觉。

99．D。糖皮质激素为特发性血小板减少性紫癜的首选治疗药物，其作用机制为减少自身抗体生成及减轻抗原抗体反应，抑制单核-巨噬细胞系统对血小板的破坏，改善毛细血管通透性，刺激骨髓造血及血小板向外周血的释放等，常用泼尼松、地塞米松等。

100．E。对不适用异基因造血干细胞移植的重型再生障碍性贫血患者可采用免疫抑制治疗，常

用的免疫抑制药有抗胸腺细胞球蛋白、抗淋巴细胞球蛋白和环孢素。

专业知识

1．D。小儿腹泻时如果限制饮食过久，会导致营养不良，使抵抗力下降，致腹泻迁延不愈。故强调应继续饮食，满足生理需要，补充疾病消耗。小儿腹泻还应严格执行消毒隔离，防止交叉感染。观察腹泻和大便情况，发现异常及时采集送检。每次便后用温水清洗臀部并拭干，预防臀红。观察生命体征，出现异常应及时报告医生。观察水、电解质紊乱及酸碱失衡情况，及时发现脱水、低钾血症等。

2．B。骨折早期可引起重要的内脏器官损伤，如肝、脾破裂，肺、膀胱、尿道、直肠损伤，还可引起大出血导致休克。此外还有脂肪栓塞综合征、骨筋膜室综合征等。

3．A。膈下脓肿的脓肿部位可有持续钝痛，深呼吸时加重，疼痛常位于近中线的肋缘下或剑突下。脓肿刺激膈肌可引起呃逆。膈下感染可通过淋巴系统引起胸膜、肺反应，出现胸腔积液或盘状肺不张。脓肿穿破到胸腔发生脓胸，严重时出现局部皮肤凹陷性水肿，皮肤温度升高。X线透视可见患侧膈肌升高，随呼吸活动度受限或消失，肋膈角模糊，积液。

4．B。甲状腺功能亢进症可见程度不等的甲状腺肿大，呈弥漫性、对称性，质地中等，无压痛。甲状腺上下极可触及震颤，闻及血管杂音，为本病重要的体征。

5．B。肢体对称性弛缓性肌无力为急性炎症性脱髓鞘性多发性神经病首发症状，表现为自肢体远端开始呈上行性麻痹进展，由双下肢开始逐渐累及躯体肌、脑神经。

6．A。营养性缺铁性贫血患儿应给予高蛋白、高维生素、含铁丰富的饮食。含铁丰富的食物主要有动物肝、肾、血、瘦肉及蛋黄、海带、紫菜、木耳、豆类、香菇等，其中动物食物的铁更易吸收；谷类、蔬菜、水果含铁较低，乳类含铁最低。

7．A。肺炎患儿应取半卧位或抬高床头，减少活动，保证休息。保持室内空气清新，室温为

18～20℃，相对湿度为60%。给予高热量、高蛋白、高维生素、易消化的清淡流食或半流食，少食多餐，避免呛咳。嘱患儿多饮水，以稀释痰液。严密观察病情，应重点观察患儿的心率、呼吸的变化。

8．E。乳房肿块为乳腺癌最常见的症状，以乳房外上象限最常见。

9．E。心脏起搏器患者6周内应限制体力活动，植入侧手臂及肩部避免扩胸、剧烈牵拉、上举及提重物等活动，以免电极导线断裂和起搏器损害。避免剧烈咳嗽和深呼吸，以防电极移位或脱落。

10．E。心源性水肿的常见原因是右心衰竭。应严格限制水钠摄入，坚持"量入为出"的原则，防止水钠潴留。准确记录24小时出入量，定期测量体重，密切观察水肿消退情况。保持皮肤清洁干燥，防止压疮以及避免感染。严格控制输液速度（20～30滴/分），避免引起急性肺水肿，或诱发心力衰竭。年老体弱患者机体的敏感度降低，在使用热水袋保暖时应防止过烫，以防烫伤。

11．B。结核菌素试验常在前臂掌侧皮内注射5U（PPD），经48～72小时观察局部反应。

12．C。诊断颅底骨折最可靠的是有脑脊液漏的临床表现。

13．D。咳粉红色泡沫样痰是左心衰的主要表现。慢性肺源性心脏病心力衰竭以右心衰竭为主，表现为心悸、气短、恶心、腹胀等。体征表现为明显发绀、球结膜充血、水肿，严重时可视神经乳头水肿等颅内压增高的表现。因 CO_2 潴留可出现周围血管扩张的表现如皮肤潮红、多汗，腱反射减弱或消失。心力衰竭时可见肝大，颈静脉怒张，肝颈静脉反流征阳性，心率增快，心律失常，剑突出可闻及收缩期杂音，下肢或全身水肿，重者有腹水。

14．B。硝酸酯类药物是最有效、作用最快终止心绞痛发作的药物，可扩张冠状动脉，降低冠脉阻力，增加冠状动脉血流量，同时扩张外周静脉，减少静脉回流心脏的血量，减轻心脏容量负荷和需氧量，从而缓解心绞痛。硝酸甘油0.5mg，舌下含化，1～2分钟开始起效，30分钟后作用消失。硝酸异山梨酯（消心痛）舌下含化2～5分

钟起效,作用持续 2～3 小时。

15．C。直肠肛管疾病术前 3 天少渣饮食,并口服缓泻剂或肠道杀菌剂,预防感染,手术前 1 天流质饮食,术日晨禁食。

16．D。肾性水肿患者液体入量视水肿程度及尿量而定,若每天尿量达 1000ml 以上,一般不需严格限水,但不可过多饮水。护士应注意观察患者心理活动,建立信任的护患关系,以取得配合。可采取低量优质蛋白、低磷饮食,保证热量足够,充分补充维生素及矿物质。向其介绍慢性肾小球肾炎的病因、治疗和预防的相关知识,避免一切诱发因素,加强休息,延缓肾功能减退。

17．A。肺炎链球菌患者首选青霉素治疗,对青霉素过敏或耐药者,应用喹诺酮类或头孢菌素类抗生素。抗生素疗程一般为 5～7 天,或热退后 3 天停药,或由静脉用药改口服,维持数天。

18．A。现场抢救猝死患者首先要进行胸外按压。胸外心脏按压是心脏骤停后的急救处理的第一个步骤。有效的胸外心脏按压可产生 60～80mmHg 的动脉压,对成功复苏极为关键。

19．B。急性左心衰时应采取坐位,双腿下垂以减少静脉回流,降低心脏前负荷,减轻呼吸困难的症状。

20．A。抢救口服有机磷农药中毒患者的重要措施是清除未吸收物,因此洗胃应尽早、彻底、反复进行。洗胃后保留胃管 24 小时以上,注意洗出液体有无蒜臭味。

21．A。营养疗法的适应证包括:近期体重下降超过正常体重的 10%;血清白蛋白 < 30g/L。如患者虽然有营养疗法的适应证,但当患者处于体液失调、出血和凝血功能障碍以及休克时,应优先处理,暂不宜营养疗法。

22．E。为营养不良患儿肌注苯丙酸诺龙可明显促进蛋白质合成(同化作用),减少蛋白质分解(异化作用),增进食欲,从而治疗本病。每次肌注 10～25mg,每周 1～2 次,连续 2～3 周。

23．A。胃黏膜保护药应在餐前 1 小时及睡前嚼服。H_2 受体拮抗剂在餐中或餐后即刻 / 睡前用,与抗酸药需间隔 1 小时以上。

24．D。阿托品为竞争性拮抗 M 胆碱受体,可引起心动过速,加重甲状腺功能亢进的症状,对手术不利。对于甲亢严重者可遵医嘱先选用硫脲类药物治疗,待甲亢症状基本控制,再单独服用碘剂 1～2 周后行手术。通常用碘剂进行术前准备,每天 3 次,第 1 天每次 3 滴,第 2 天每次 4 滴,依此逐日每次增加 1 滴至每次 16 滴止,然后维持此剂量。对碘剂或硫脲类药物不耐受或无反应的患者,主张单用普萘洛尔或与碘剂合用做术前准备,最后 1 次须在术前 1～2 小时服用,术后继续口服 4～7 天。少数患者服碘剂 2 周后症状改善不明显,可加服硫脲类药物,待甲亢症状基本控制、停用硫脲类药物后再继续单独服用碘剂 1～2 周后手术。

25．D。肝硬化失代偿期主要表现为肝功能减退和门静脉高压引起的症状和体征。腹水是失代偿期最突出的临床表现。形成机制为门静脉压力增高、有效循环血容量不足、低蛋白血症、肝脏对醛固酮和抗利尿激素灭活作用减弱、肝淋巴液生成过多。

26．D。产钳助产术的适应证包括臀先露后胎头娩出困难者、需缩短第二产程者(如产妇患有心脏病、子痫前期)、子宫收缩乏力致第二产程延长或胎头拔露达半小时胎儿仍不能娩出者、不宜过分屏气加压者(如有剖宫产史或子宫有瘢痕)、胎头吸引术因阻力较大而失败者。

27．B。协调性宫缩乏力子宫收缩具有正常的节律性、对称性和极性,但子宫收缩力弱,持续时间短,间歇期长且不规律。产程延长,易引起产后出血、生殖道瘘、产褥感染、胎儿窘迫,甚至胎死宫内、新生儿窒息等,应加强宫缩,人工破膜,静脉滴注缩宫素。子宫收缩过强会导致产妇觉持续性腹痛。

28．D。肺癌癌肿引起支气管狭窄时,咳嗽加重,为持续性高调金属音或刺激性呛咳。

29．D。皮肤黏膜淋巴结综合征又称川崎病,是一种全身中、小动脉炎性病变为主要病理改变的急性发热出疹性疾病。发热为皮肤黏膜淋巴结综合征最早的症状。体温 38～40℃,呈稽留热或弛张热。

30．C。清理呼吸道是抢救新生儿窒息的首要措施。清理呼吸道后如仍无呼吸，可轻拍或轻弹足底，或摩擦背部以诱发自主呼吸。触觉刺激效果不佳，无自主呼吸建立或心率＜100次/分，立即用气囊面罩或气管插管正压通气。一般维持呼吸40～60次/分（胸外按压时为30次/分），吸呼之比为1：2。施加的压力不可过大，以胸廓起伏适中为宜，防止肺泡破裂。

31．D。特发性血小板减少性紫癜患者血小板≤20×10⁹/L以下时，应绝对卧床休息，避免严重出血或颅内出血。注意观察患者的情况，若出现嗜睡、头痛、呕吐、视物模糊、瞳孔不等大、昏迷等，提示可能有颅内出血。给予高热量、高蛋白、高维生素、少渣清淡饮食。做好心理护理，缓解其焦虑和恐惧情绪，以取得配合。

32．A。肿瘤化疗最常见的不良反应是造血功能障碍。

33．C。肠瘘患者开始进食时以低脂、适量蛋白质、高糖类、低渣饮食为主，随肠功能恢复，逐步增加蛋白质和脂肪量。

34．D。气性坏疽的血常规检查：可见红细胞计数和血红蛋白降低，白细胞计数增加。气性坏疽病情发展迅速，患者全身情况可在12～24小时内迅速恶化；潜伏期1～4天，最短6～8小时；患部肿胀明显，呈进行性加重；在积极抗休克和防治严重并发症的同时施行彻底清创术，积极治疗。

35．C。妊娠20周后或分娩期，正常位置的胎盘在胎儿娩出前，部分或全部从子宫壁剥离，称为胎盘早期剥离，简称胎盘早剥。胎盘早剥是妊娠晚期一种严重并发症，起病急，发展快，若处理不及时，可危及母儿生命。

36．A。提高妊娠率的方法包括性交前、中、后不能使用润滑剂或进行阴道灌洗，性交后不宜立即如厕，应当卧床，抬高臀部持续20～30分钟。掌握性知识，预测排卵期，排卵期适当增加性交次数。保持健康状态，如注重营养、减轻压力、增强体质、纠正营养不良和贫血、戒烟、戒毒、不酗酒。多与伴侣进行沟通，不要把性生活单纯看作为了妊娠而进行。

37．A。全麻清醒的可靠指征是能准确地回答问题。

38．B。T管拔管指征：术后10～14天试行夹闭T管1～2天，若无腹胀、腹痛、发热及黄疸等症状，可行T管造影，造影后继续引流24小时以上，如胆道通畅、无结石和其他病变，再次夹闭T管24～48小时，无不适症状方可拔管。

39．B。急性呼吸窘迫综合征治疗时要控制输液速度，合理限制液体入量。采用呼气末正压通气可改善肺泡通气功能，维持适当的气体交换。人工气道及各监测、治疗管道有关可引起感染，应控制感染。纠正酸碱平衡，以维持机体正常代谢、内环境稳定和各器官功能正常。

40．E。心包摩擦音是心包疾病的主要体征。病毒性心肌炎患者常有心律失常，以房性与室性期前收缩及房室传导阻滞最为多见，心率可增快且与体温不相称。听诊心尖部第一心音减弱，出现三心音或杂音。可有颈静脉怒张、肺部湿啰音、肝大、下肢水肿等心力衰竭的体征。

41．E。压力是个体对作用于自身的内外环境刺激做出认知评价后引起的一系列非特异性的生理及心理紧张性反应状态的过程。塞利压力理论全身适应综合征和局部适应证候群的反应过程分为3个阶段：警告期机体在压力源的刺激下，出现一系列以交感神经兴奋为主的改变，表现为血糖、血压升高、心跳加快、肌肉紧张度增加；抵抗期若压力源持续存在，所有警告期反应的特征已消失，但机体的抵抗力处于高于正常水平的状态；衰竭期由于压力源过强、过长时间侵袭机体，使机体的适应性资源被耗尽，最终导致个体抵抗力下降、衰竭、死亡。

42．A。泌尿系结石应嘱患者大量饮水，维持每天尿量＞2000ml，达到稀释尿液、延缓结石生成速度、冲洗尿路及预防感染的目的。鼓励患者做上下跳跃动作，辅助将结石排出体外。

43．B。肝性脑病是由严重肝病或门体分流引起的、以代谢紊乱为基础的中枢神经系统功能失调的综合征。治疗要点是及早识别和去除诱因。加强安全措施、合理饮食、密切观察病情变化是常规的护理措施。

44．C。上行感染是肾盂肾炎最常见的感染途径，应指导患者多饮水,督促患者2小时排尿1次以冲洗细菌和炎症物质,减少炎症对膀胱和尿道的刺激,这也是预防肾盂肾炎最简单的措施。尿路感染的病原体以革兰阴性杆菌为主,最常见的致病菌为大肠埃希菌,其次为副大肠埃希菌、变形杆菌、葡萄球菌、铜绿假单胞菌等,偶见厌氧菌、真菌、原虫及病毒等。

45.B。冠状动脉粥样硬化性心脏病术前3～5天停服抗凝药,以防止发生术中出血不止。β受体阻滞剂常见不良反应有胃肠道反应、过敏性皮疹、、低血压、液体潴留及心力衰竭恶化、窦性心动过缓、房室传导阻滞等,还可诱发哮喘。利尿药主要不良反应是低钠、低钾、低氯、低钙、低镁血症性碱中毒,长期大剂量应用可干扰糖和胆固醇代谢。钙通道阻滞剂常见不良反应有颜面潮红、头痛、眩晕、心悸、踝部及胫前水肿、牙龈增生等,重者出现低血压、心动过缓、房室传导阻滞及心功能抑制等。ACEI常见不良反应有首剂低血压、高钾血症、肾功能损害、无痰干咳、血管神经性水肿等。

46.E。急性肺水肿患者由于血浆渗入肺泡,临床上表现为咳粉红色泡沫样痰。咳大量脓痰见于支气管扩张症。白色黏稠拉丝痰见于真菌感染。铁锈色痰见于肺炎链球菌肺炎。血痰见于中央型肺癌。

47.C。产褥感染的途径主要包括内源性感染和外源性感染。内源性感染即寄生于正常孕妇生殖道或其他部位的病原体出现感染诱因时可致病。外源性感染即由外界的病原体侵入生殖道而引起的感染,常由被污染的衣物、用具、手术器械等途径感染。故预防产褥感染的措施中可加强孕期教育,增强抵抗力及时治疗贫血,禁止孕晚期性交,防止产后出血等。器械助产分娩容易产生外源性感染,不属于产褥感染的预防措施。

48.D。肝动脉栓塞术后最重要的护理措施是鼓励患者深呼吸、排痰、预防肺部感染。若发现精神错乱、行为异常等肝性脑病前驱症状时应向医生报告。术后禁食2～3天,从流质饮食开始,少量多餐。术后1周后,因肝缺血影响肝糖原储存和蛋白质合成,遵医嘱静脉补充白蛋白和葡萄糖液。术后取平卧位,术后24～48小时卧床休息。

49.C。胃溃疡患者疼痛节律为"进餐—餐后疼痛—空腹缓解",餐后30分钟至1小时出现,1～2小时后缓解,下次进餐后再重复上述规律。十二指肠溃疡的疼痛节律是"进餐—餐后缓解—空腹疼痛",餐后3～4小时出现。胆囊炎的典型症状是胆绞痛,在饱餐、进食油腻食物或睡眠中体位改变时发生右上腹或上腹阵发性绞痛,向右肩背部放射。

50.B。根据末次月经推算预产期,即末次月经第1天算起,月数减3(或加9),日数加7。若为阴历,月份仍减3(或加9),但日期加15。该孕妇末次月经为2012年3月14日,故预产期是2012年12月21日。

51.D。左胫骨上端恶性肿瘤高位截肢术后主要选用螺旋反折形法。螺旋反折形法用于周径不等部位,如前臂、小腿、大腿等。开始先做2周环行包扎,再做螺旋包扎,然后以一手拇指按住卷带上面正中处,另一手将卷带自该点反折向下,盖过前周1/3或2/3。

52.C。呕血与黑便是上消化道出血的特征性表现,其中黑便常呈柏油样。该患者排出大量柏油样便,可考虑患者发生了上消化道出血。

53.B。面部上唇周围和鼻部"危险三角区"的疖如被挤压或处理不当,病菌可沿内眦静脉和眼静脉向颅内扩散,引起化脓性海绵状静脉窦炎,眼部及其周围出现进行性肿胀。患者可有寒战、高热、头痛甚至昏迷等症状,病情严重,危及生命。

54.A。排除宫颈癌首选子宫颈刮片。宫颈刮片细胞学检查用于筛查子宫颈癌,是早期发现的主要方法。其结果采用巴氏分级:Ⅰ级正常;Ⅱ级炎症;Ⅲ级可疑癌;Ⅳ级高度可疑癌;Ⅴ级癌细胞阳性。子宫颈活体组织检查是确诊子宫颈癌最可靠的方法。阴道脱落细胞检查包括了子宫颈刮片检查,范围太广。宫腔镜检查用于异常子宫出血、不孕症以及各类影像学检查的辅助手段。

55.C。慢性肾衰竭患者水肿者应低盐饮食,以2～3g/d为宜。每天准确记录24小时液体出入量,每天液体入量应按前1天出液量加不显性失水500ml来计算,尿量在1000ml/d以上而又无水肿者,可不限制饮水。保持患者皮肤清洁、干燥,每天温水擦浴或淋浴,加强口腔护理,预防上呼吸道感染。

56．C。胎心突然增至160次/分，可判断该产妇发生了胎儿宫内窘迫。发生胎儿窘迫应协助产妇取左侧卧位，间断吸氧。严密监测胎心、胎动，每15分钟听1次胎心，必要时行胎盘功能检查。在妊娠接近足月或胎儿已成熟的情况下，胎盘功能减退者，应及时行剖宫产术终止妊娠而并非定时做阴道检查。协助医生做好终止妊娠的准备，如宫口开全、胎先露部已达坐骨棘平面以下3cm者，应尽快助产娩出胎儿，并做好新生儿窒息和复苏的抢救准备。

57．E。该患者存在的健康问题是尿潴留。由于分娩过程中膀胱受压导致其黏膜水肿、充血、肌张力下降，加上疲劳及伤口疼痛，容易发生尿潴留。尿潴留表现为短时间内不能排尿，膀胱迅速膨胀，下腹部叩诊呈鼓音。正常情况下，产后4～6小时内应排尿。

58．D。该患者60岁，有高血压病史，现突然出现口斜眼歪，偏瘫及意识障碍，考虑为脑出血。高血压并发细小动脉硬化为脑出血最常见的病因，多见于50岁以上男性患者，多于活动中或情绪激动时突然发生，无前驱症状。有肢体瘫痪、失语等局灶定位症状和颅内压增高表现，意识障碍出现迅速。

59．D。腹部立位X线检查见膈下新月状游离气体影是急性穿孔最重要的诊断依据。

60．B。孕激素有致热作用，正常情况下，女性未受精在排卵后体温可上升0.3～0.5℃，呈双相型，且高温持续14天。该患者基础体温呈双相型，且有流产史，月经周期缩短，高温区持续时间缩短至9～10天，可诊断为黄体功能不足。无排卵性异常子宫出血最常见的症状是子宫不规则出血，表现为月经周期紊乱、经期长短不一。子宫内膜不规则脱落表现为月经周期正常，经期延长，经量增多。

61．D。该患者头部外伤，昏迷，入院住ICU病房，肢体活动不是必须的病情观察。观察呼吸，血压，昏迷指数，可反映颅脑外伤的情况，监测尿量可反映组织灌注情况。

62．D。行闭式胸膜腔引流时，若引流管脱出胸腔，应立即用手捏住伤口周围皮肤，再用凡士林纱布封闭；若引流管连接处脱落，应立即用双钳夹闭并更换引流装置。正确安装引流装置，保证衔接处密封良好，在引流管周围用油纱布包盖皮肤，更换引流瓶或患者移动时，应先用止血钳夹闭引流管。保证水封瓶直立，低于胸部。

63．B。该患者面部有较严重蝶形红斑，是系统性红斑狼疮最具特征性的皮肤损害，提示与系统性红斑狼疮导致的血管炎性反应和药物不良反应有关，因此其首优的护理诊断为皮肤完整性受损。

64．A。化脓性脑膜炎常见并发症有硬脑膜积液、脑积水、面瘫等。脑积水患儿可表现为头围进行性增大，一般不伴有发热。结合病例，该患儿可能合并了脑积水。

65．C。膀胱镜检后，患者大多有肉眼血尿，鼓励患者多饮水，以增加尿量，起到冲洗作用，2～3天后可自愈。加强营养支持，密切观察生命体征，注意有无发热、血尿及尿潴留等。必要时留院观察、遵医嘱给予止痛药、止血药，输液及应用抗生素，或留置导尿及膀胱造瘘。

66．C。该患者呼吸时有烂苹果味，可考虑为酮症酸中毒。当出现酸中毒时，则表现为食欲减退、恶心，常伴头痛、嗜睡、烦躁、呼吸深快有烂苹果味（丙酮味）。

67．C。烧伤面积的口诀为：3、3、3（发、面、颈），5、6、7（双手、双前臂、双上臂），13、13、1（腹侧、背侧、会阴），5、7、13、21（双臀、双足、双小腿、双大腿）。所以该患者烧伤面积为5%＋7%＋13%＋21%=46%。

68．D。根据临床表现可考虑该患者发生了肺结核。其临床表现主要以发热最常见，多表现为长期午后低热，可伴有乏力、食欲缺乏、消瘦、盗汗，肺结核是临床引起咯血最常见的原因，护士应密切观察病情变化，避免血块阻塞气道引起窒息。

69．E。肺结核是临床引起咯血最常见的原因。咯血时禁止屏气，取患侧卧位，有利于健侧通气，并防止病灶扩散。咯血量多时采取患侧半卧位，保持气道通畅。

70．D。肺结核患者的潜在并发症有大咯血、窒息、呼吸衰竭以及胸腔积液。若患者如出现高热持续

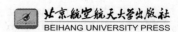

不退、呼吸急促、脉搏快速等症状，则考虑发生呼吸衰竭，应加强护理，避免继发感染。

71．D。根据该患者的临床表现可考虑急性肺水肿。主要症状为突发严重呼吸困难，呈端坐呼吸，强迫坐位，双臂支撑协助呼吸，呼吸频率增快，咳嗽频繁并咳出大量粉红色泡沫样血痰，烦躁不安，伴恐惧感。

72．C。该患者考虑为急性左心衰。应立即采取端坐位，双腿下垂以减少静脉回流，降低心脏前负荷。

73．E。急性肺水肿患者给予高流量氧气吸入，氧流量为 6 ~ 8L/min，使肺泡内压力增高，减少肺泡内毛细血管渗出液产生。同时可给予 20% ~ 30% 乙醇湿化，因乙醇能减低肺泡内泡沫的表面张力，使泡沫破裂消散，从而改善肺泡通气，迅速缓解缺氧症状。

74．D。破伤风患者发作期典型症状是在肌肉紧张性收缩（肌强直、发硬）的基础上，呈阵发性强烈痉挛。通常最先受影响的肌群是咀嚼肌，出现咀嚼不便、张口困难，甚至牙关紧闭，病情进一步加重出现苦笑面容、颈项强直、角弓反张。

75．A。破伤风患者的环境要求将患者安置于隔离病室，保持安静，减少一切刺激，遮光，防止噪音。温度 15℃~ 20℃，湿度约 60%。

76．E。破伤风的并发症包括骨折、尿潴留、严重者可致呼吸骤停甚至窒息、心力衰竭。患者死亡的主要原因为窒息、心力衰竭或肺部感染，主要是肺部并发症。

77．C。诊断明确而疼痛剧烈者，遵医嘱使用解痉、镇静和镇痛药，如哌替啶、阿托品肌内注射，但避免应用吗啡，以免胆道下端括约肌痉挛而致胆道梗阻加重。33% 硫酸镁可导泻。硝酸甘油可扩张静脉和冠脉，主要降低心脏的前负荷，常用于高血压急症伴急性心力衰竭或急性冠脉综合征时。654-2 为山莨菪碱，属 M 胆碱受体阻断剂，临床多用于感染性休克、内脏平滑肌绞痛。

78．E。胆道疾病患者若病情较轻，给予低脂、高糖、高维生素的易消化清淡饮食。病情严重，伴急性腹痛或恶心、呕吐者，应暂禁食，胃肠减压，提供静脉营养。

79．A。肥胖患儿多采用低脂肪、低糖类和高蛋白、高微量营养素、适量纤维素食谱。

80．C。肥胖患儿血压持续高于正常范围，鉴于患儿正处于生长发育阶段，故应建议患儿采用低盐饮食。

81．A。该患儿近来出现烦躁不安、多汗，头不能直立，常在睡眠中惊醒大哭，可诊断为维生素 D 缺乏性佝偻病。该患儿 4 个月，最可能出现的体征为颅骨软化。6 个月以上四肢出现手镯或足镯征。1 岁左右可见胸廓畸形，胸部骨骼出现肋骨串珠、郝氏沟。1 岁左右患儿由于行走负重，下肢弯曲，还可导致"O"形腿或"X"形腿。

82．C。维生素 D 缺乏性佝偻病是由维生素 D 摄入不足引起的，鱼肝油含维生素 D 最多，对该患儿家长进行健康教育的重点是教会服用鱼肝油。

83．C。该患儿可能发生了肺炎合并心力衰竭。肺炎合并心力衰竭时表现为：呼吸困难突然加重（呼吸 > 60/ 分），烦躁不安、面色苍白或发绀，不能以肺炎或其他合并症解释者。心率增快（婴儿心率 > 180/ 分，幼儿心率 > 160/ 分），不能以体温升高和呼吸困难解释者。出现心音低钝或奔马律。肝脏短期内迅速增大超过 2cm，或在肋下 3cm。下肢水肿、尿量减少。

84．D。该患儿诊断为肺炎合并心衰。治疗时应选用快速洋地黄制剂。洋地黄能增强心肌的收缩力，减慢心率，从而增加心搏出量，有效地改善心脏的功能。

85．C。肺炎球菌性肺炎痰液呈铁锈色痰，与肺泡内浆液渗出以及红细胞、白细胞渗出有关。

86．E。葡萄球菌肺炎痰液呈脓性、黄色乳状痰。

87．B。肝硬化门静脉高压的临床表现是腹水、侧支循环的建立和开放、脾大、脾功能亢进。

88．C。肝硬化合并糖皮质功能下降时，肾上腺皮质激素减少，常表现为面部和其他暴露部位皮肤色素沉着。肝硬化失代偿期内分泌失调表现为，雌激素增多（肝对雌激素的灭活功能减退）、雄激素减少，男性出现性欲减退、毛发脱落、不育及乳房发育；女性出现月经失调、闭经、不孕等。雌激素增多的突出体征有蜘蛛痣和肝掌。蜘蛛痣主要分布在面颈部、上胸、肩背和上肢等上腔静脉引流区域。肝掌表现为手掌大小鱼际和指端腹侧部位皮肤发红。醛固酮和抗利尿激素增多，导致腹水形成。

89．A。全麻患者完全清醒的标志是能正确回答问题。

90．B。全麻未清醒者，取平卧位，头偏向一侧，使口腔分泌物或呕吐物易于流出，避免误吸。

91．D。全麻未醒者，除平卧位、头偏向一侧外，还应及时清理呼吸道分泌物；以保持呼吸道通畅，如突然出现鼾声，提示舌后坠，此时应托其下颌、头部后仰，必要时置入口咽、鼻咽通气管。

92．D。肺癌癌肿引起支气管狭窄时，咳嗽加重，为持续性高调金属音或刺激性呛咳。

93．B。食管癌中晚期典型症状为进行性吞咽困难，继而逐渐消瘦、脱水、无力。当肿瘤侵袭邻近器官或远处转移时，可出现持续性胸背痛，肿瘤累及气管、支气管可出现刺激性咳嗽，侵及喉返神经出现声音嘶哑。

94．E。血栓闭塞性脉管炎临床分3期，分别为局部缺血期（早期）、营养障碍期（中期）和组织坏死期（晚期）。血栓闭塞性脉管炎组织坏死期（晚期）主要的病理变化是动脉完全闭塞。肢体由远端向近端逐渐发生干性坏疽，肢端发黑，形成经久不愈的溃疡。继发感染后成为湿性坏疽，疼痛剧烈。病情严重时可出现全身感染中毒症状。间歇性跛行是局部缺血期（早期）的典型表现。营养障碍期（中期）特征性表现为静息痛。

95．C。血栓闭塞性脉管炎临床分3期，分别为局部缺血期（早期）、营养障碍期（中期）和组织坏死期（晚期）。间歇性跛行是血栓闭塞性脉管炎局部缺血期（早期）的典型表现。少数患者可伴游走性浅静脉炎，表现为小静脉条索状炎性栓塞，局部红肿伴压痛。患肢足背动脉、胫后动脉搏动明显减弱。营养障碍期（中期）特征性表现为静息痛。组织坏死期（晚期）的特征性表现为患肢趾端出现坏疽。

96．E。会阴切开术式常用的有会阴后-侧切开和会阴正中切开两种。会阴后-侧切伤口于手术后5天拆线，正中切开术于术后第3天拆线。产

后切口愈合不良者，可提前拆线并换药。

97．D。剖宫产术腹部切口缝线一般于术后5～7天拆线。

98．D。护理惊厥患儿时应保持安静，因发作时患儿受刺激可使惊厥加重或持续时间延长，因此要避免对患儿的一切刺激，如声、光及触动等。

99．B。镇静药能抑制咳嗽反射和呼吸中枢，使痰液引流不畅，二氧化碳潴留加重。故呼吸衰竭患儿应慎用吗啡、哌替啶等镇静药，以免引起呼吸抑制。

100．A。静脉输液过快，血容量骤然增加，心肺负荷过重，可加重心力衰竭，严重者可导致心脏骤停。所以心力衰竭患儿不宜过量或过快输液。

专业实践能力

1．A。护理程序的五个步骤：评估、诊断、计划、实施、评价。

2．E。成人心肺复苏术中，胸外心脏按压频率和深度：按压频率100～120次/分，使胸骨下陷5～6cm。

3．D。异常气味的资料收集主要是通过嗅诊的方法来获取。

4．E。中暑患者降温灌肠时应选用大量不保留灌肠，其灌肠液的液面距肛门40～60cm，伤寒患者灌肠时液面距肛门<30cm。

5．B。服磺胺类药物后，应多饮水，避免尿少时析出结晶，堵塞肾小管。

6．C。伤寒患者灌肠时灌肠筒内液面距肛门<30cm，药液量<500ml。

7．A。食管阻塞、消化性溃疡、食管-胃底静脉曲张、胃癌等患者禁忌洗胃，防止加重病情。昏迷患者洗胃应谨慎，防止误吸。

8．A。冷疗可减慢神经冲动传导，降低神经末梢敏感性；减轻由于组织充血、水肿压迫神经末梢而导致的疼痛。常用于软组织损伤早期、牙痛和烫伤。

9．D。一级医院是提供社区初级卫生保健的主

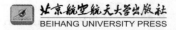

要机构。其主要承担者是社区卫生工作者。

10．D。臀中肌、臀小肌的血管、神经较少，且脂肪组织也较薄，故目前使用日趋广泛。定位法有三指法：即髂前上棘外侧3横指处（以患者自己手指宽度为标准）。二指法：即以示指尖和中指尖分别置于髂前上棘和髂嵴下缘处，这样髂嵴、示指、中指便构成了一个三角形，注射部位在示指和中指构成的内角内。

11．A。有效沟通的沟通者应做到不评论患者所谈到的内容。不随便打断别人所说的话。注意倾听，适当运用沟通技巧，语言表达协调。不要过早做出判断，应给予患者充分诉说的时间，从而更全面完整地了解情况。

12．D。19世纪中叶，南丁格尔首创了科学的护理专业，近代护理形成，同时也标志着现代护理学的开始。

13．D。社会环境中各种不完善的因素在间接或直接地影响着人类的健康，优良的社会环境是人类健康保障的决定因素。环境是人类赖以生存和发展的重要条件和基础，良好的环境可以帮助患者康复，促进健康。

14．C。资料类型分为主观资料和客观资料；其中客观资料是护士通过观察、体检、仪器检查或实验室检查获得的资料，如体温升高、血压下降、脉搏不规则、心脏杂音、黄疸加重等。

15．C。影响舒适的因素有身体、心理、社会、环境等方面。其中环境因素又包括物理环境（如病室内的温度、湿度、光线等）和医院的人际关系环境（如护患关系环境）。活动受限和身体不洁属于身体因素。角色改变属于社会因素。

16．D。压力源有生理适应、心理适应、社会适应、物理适应、化学适应、文化适应。其中心理适应是当人们经受心理压力时，通过调整自己的态度、情绪去认识情况和处理问题，以恢复心理上的平衡。该患者的家属从悲痛中解脱出来，开始新的生活，这是心理层次的适应，而非生理适应。

17．B。当氧浓度高于60%、持续时间超过24小时，可能出现氧疗不良反应。

18．A。冷疗可抑制细胞的活动，减慢神经冲动的传导，降低神经末梢的敏感性而减轻疼痛。

19．C。人是一个统一的整体、人是一个开放系统、人的基本目标是保持机体的平衡，也就是机体内部各次系统间及机体与环境间的平衡、人作为自然系统中的一个次系统，是一个开放系统，在不断地与其周围环境进行着物质、能量和信息交换。

20．E。长时间处于90dB以上高音量环境中，能导致耳鸣、血压升高、血管收缩、肌肉紧张，以及出现焦躁、易怒、头痛、失眠等症状。白天病区较理想的噪声强度为35～40dB。噪声强度在50～60dB时，即能产生相当的干扰。当其高达120dB以上，可造成高频率的听力损失，甚至永久性失聪。

21．D。舌下给药是将药片置于舌下，任其自然溶解，不可嚼碎吞下。告知患者不要将药片吞服；不要放在舌的上面（舌上给药），因为舌表面有舌苔和角质层，很难吸收药物。冠心病患者舌下给药时，最宜采取半卧位，因为半卧位时，可使回心血量减少，减轻心脏负担，使心肌供氧相对满足自身需要，从而缓解心绞痛。

22．C。取用无菌溶液时，应在瓶签处注意开瓶日期和时间，已开启的无菌溶液有效期为24小时，余液只可用于清洁操作。任何物品均不可直接伸入无菌溶液瓶中蘸取溶液。已经倒出的溶液不可再倒回瓶内。取用无菌溶液时首先应擦净瓶体灰尘，核对瓶签上的药名、浓度、剂量、有效期，检查瓶盖有无松动、瓶身有无裂缝，确定溶液有无浑浊、变色、沉淀或絮状物。撬开瓶盖，消毒瓶塞，待干后盖无菌纱布，打开瓶塞。注意手不可触及瓶口及瓶塞内面。手握溶液瓶的标签侧，先倒出少量溶液于弯盘内，冲洗瓶口，再由原处倒出所需溶液于无菌容器中。倒液后立即盖好瓶塞，必要时消毒后盖好。

23．C。股动脉采血拔针后，局部用无菌纱布加压止血5～10分钟。

24．B。舌下给药时，发挥药效的时间一般是2～5分钟。药物通过舌下口腔黏膜丰富的毛细血管吸收，经颈内静脉到达心脏或其他器官。不存在胃肠道吸收时的首过消除作用，也不存在药物被胃酸或消化酶破坏的危险。因而具有药物吸收迅速，生物利用度高的特点。

25．B。库存血在4℃的冰箱内可保存2～3周，

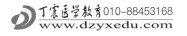

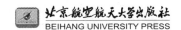

主要适用于各种原因引起的大出血。

26．E。疼痛患者的护理措施：减少或消除引起疼痛的原因、缓解或解除疼痛、心理护理、促进舒适、健康教育。其中缓解或解除患者疼痛的护理活动应安排在药物显效时限内，使患者容易接受。

27．C。正常呼吸是指成人安静状态下呼吸频率为 16 ～ 20 次 / 分，节律规则，频率与深度均匀平稳。成人呼吸频率 < 12 次 / 分称为呼吸过缓，常见于颅内压增高、巴比妥类等药物中毒的患者。

28．A。同时注射几种药液，注意配伍禁忌，刺激性弱的药物先注射，刺激性强的药物后注射。注射刺激性较强的药物时，针头宜粗长，且进针要深。

29．E。雾化治疗结束后，先取下雾化器，再关闭氧气开关，清理、消毒用物。做氧气雾化操作时，严禁接触烟火和易燃品，将药液稀释至 5ml 以内，注入雾化器。嘱患者漱口以清洁口腔。雾化器直接接流量表，不使用湿化瓶或湿化瓶内勿放水，以防药液被稀释。调节氧流量 6 ～ 8L/min。嘱患者手持雾化器，把喷气管加入口中，吸气时手指按住出气口，做深吸气动作，使药液充分到达支气管和肺内；呼气时，手松开出气口，防止药液丢失。时间 10 ～ 15 分钟。

30．E。要素饮食又称元素饮食，是一种化学精制食物，含有全部人体所需的易于吸收的营养成分。无需经过消化过程，可直接被肠道吸收，是营养全面的无渣饮食。在无菌环境下配制，4℃以下冰箱内冷藏暂存，24 小时内用完。其主要特点是由无渣小分子物质组成，不含纤维素，不需经过消化过程，可直接被肠道吸收，且营养全面，营养价值高。

31．C。小儿头皮静脉穿刺时，针头刺入后，如无回血则用注射器轻轻抽吸，仍无回血时试推少量液体，若通畅无阻，皮肤无隆起、无变色，说明穿刺成功；如皮肤变白、输液管内继续回血且呈深红色，表明进入小动脉，应立即拔出针头重新穿刺。

32．E。整体护理是以人为中心，以护理程序为基础，以现代护理观为指南，对人实施生理、心理和社会各方面的护理，从而使人达到最佳健康状态。

33．E。一般患者入院需经过卫生处置，如沐浴、更衣、修剪指（趾）甲等。但护士应根据患者病情及身体状况进行卫生处置，急、危重症患者及即将分娩者可酌情免浴，急性心肌梗死属于急重症，需立即抢救，可免浴。

34．B。护理工作方式有个案护理、功能制护理、小组制护理、责任制护理、综合护理。其中功能制护理是将工作以岗位分工，以各项护理活动为中心的护理模式，每个护士从事相对固定的护理活动。

35．D。休克患者脏器血流灌注不良，留置尿管可以通过监测肾小球滤过率，测尿量及比重，了解肾血流量情况和肾功能。

36．C。清洁灌肠可彻底清除滞留在结肠内的粪便，为直肠、结肠 X 线摄片检查和手术前作肠道准备。保胎孕妇灌肠易发生流产，应禁用。

37．D。果酱样便常见于肠套叠、阿米巴痢疾。柏油样便提示上消化道出血。暗红色便提示下消化道出血。粪便表面粘有鲜血见于痔或肛裂。白陶土色便提示胆管梗阻。白色"米泔水"样便常见于霍乱、副霍乱。

38．C。整体护理的概念是以人为中心，以护理程序为基础，以现代护理观为指导，实施系统、计划、全面的护理思想和护理实践活动，使护理对象达到恢复健康、增进健康的目的。其工作不再是单纯地针对患者的生活和疾病的护理，而是延伸到照顾和满足所有群体的生活、心理、社会方面的需要。护理服务的对象从患者扩展至健康人群，护理服务贯穿于人生命的整个过程。

39．B。直接输血法是将供血者血液抽出后，立即输给患者称直接输血法。常用于婴幼儿少量输血或无库存血而患者急需输血时；在准备好的无菌注射器内抽取一定量的抗凝剂（每 50ml 血中加 3.8% 枸橼酸钠溶液 5ml）；故 100ml 新鲜血液需加入 3.8% 枸橼酸钠溶液 10ml。

40．E。疼痛的原因有温度刺激、物理损伤、化学损伤、病理改变、心理因素。其中病理改变引起疼痛的原因是疾病造成的局部血管腔堵塞，组

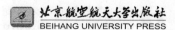

织缺血、缺氧；平滑肌痉挛或过度收缩；空腔脏器过度扩张和局部炎症等均可以引起疼痛。

41．A。死亡过程分 3 个阶段，即濒死期、临床死亡期、生物学死亡期。死亡过程的第二期是临床死亡期，此期中枢神经系统的抑制过程已由大脑皮质扩散到皮质下部位，延髓处于极度抑制状态。

42．A。卫生保护原则：健康是一项基本人权，人人享有获得卫生保护的权利。预防为主原则是指通过建立和改善有利于人们健康的生活和生产环境，促进健康，防止疾病的发生和流行。公平原则：合理分配卫生资源，协调卫生保健活动，使任何人在法律上都享有平等使用卫生资源的权利。保障社会健康原则：协调个人利益与社会健康利益的关系，个人在行使自己权利的同时，不得做出任何有损社会健康利益的行为。患者自主原则：患者有自己决定和处理卫生法所赋予的患者权利，如知情权、医治权、同意权、选择权、隐私权、申述权、赔偿请求权等。

43．D。腰椎穿刺后的患者脑压过低引起头痛的机制是腰椎穿刺时刺破硬脊膜和蛛网膜，脑脊液流失，颅内压下降，颅内血管扩张刺激牵张颅内静脉窦和脑膜所致。

44．A。肛管排气操作中，保留肛管不超过 20 分钟，因长时间留置肛管，会降低肛门括约肌的功能，甚至导致永久性松弛。排气完毕，拔出肛管置于弯盘内，清洁肛门。协助患者取舒适体位，询问患者腹胀减轻情况，整理床单位及用物并记录。必要时 2 ～ 3 小时后再行肛管排气法。

45．D。炎症早期用热，可促进炎性渗出物吸收与消散；炎症后期用热，可促进白细胞释放蛋白溶解酶，使炎症局限。适用于眼睑炎（麦粒肿）、乳腺炎等患者。

46．A。一般患者入院需经过卫生处置，如沐浴、更衣、修剪指（趾）甲等。护士应根据患者病情及身体状况进行卫生处置，急、危重症患者及即将分娩者可酌情免浴，因心力衰竭属于急重症，需立即救治，所以可免浴。

47．D。患者的家庭经济状况属于社会支持系统的范畴。患者的感受、对医护人员的期盼、自身对患病的态度及人格特点都属于自身的主观因素。

48．C。20% 甘露醇、25% 山梨醇属高渗溶液，其主要的作用有脱水利尿，降低颅内压、改善中枢神经系统的功能等。

49．C。影响舒适的因素有身体、心理、社会、环境等方面。其中环境因素又包括物理环境（如病室内的温度、湿度、光线等）和医院的护患关系环境，因此护患关系属于环境因素。体位不适、活动受限和身体不洁属于身体因素。角色冲突属于社会因素。

50．C。护理的最终目标不仅是维持和促进个体高水平的健康，而且更重要的是面向家庭、面向社区，最终达到提高整个人类社会的健康水平。

51．D。活动受限的原因有疼痛、神经系统损伤、肌肉关节和骨骼的器质性损伤、精神心理因素、治疗与护理需要。该患者需入传染科住院隔离治疗，限制其活动主要是由于治疗的需要，有利于患者康复。

52．D。ac 是 ante cibum 的缩写，中文含义是饭前。

53．B。马斯洛将人的基本需要有生理需要、安全需要、爱与归属的需要、自尊的需要、自我实现的需要。该患者活动受限的主要原因是治疗措施的需要，需满足个体的生存，才可以考虑其他的需要。

54．A。留置尿管应保持引流管通畅，固定妥当，防止受压、堵塞及扭曲；集尿袋应低于膀胱高度，避免挤压，以防尿液反流；保持尿道口清洁是预防尿路感染最重要的护理措施；集尿袋每周更换 1 ～ 2 次，如有尿液颜色改变，应立即更换；引流袋可不必每天倾倒。1~4 周更换 1 次导尿管。发现尿液浑浊、沉淀、有结晶时，可行膀胱冲洗。

55．C。提问是收集信息和核对信息的手段，是交谈最基本的方法。提问方式包括封闭式与开放式两种方法。开放式提问是指问题范围较广，不限制患者的回答，常以"为什么""能否"等提问词语。该护士询问患者"您对化疗有什么想法？"属于开放式提问。封闭式提问是将患者的应答限制在特定范围内的提问，患者回答问题的选择性很小，只要求回答"是"或"不是"，"有"

或"没有"，特别适用于收集患者资料。

56．E。该患者下蹲或腹部用力时，出现了不自主的排尿的现象，说明腹内压升高，使尿液不自主地少量流出，属于压力性尿失禁，往往与膀胱括约肌功能减退有关。

57．E。超声雾化吸入时水槽内加冷蒸馏水约250ml，液面3cm，应浸没雾化罐底的透声膜。将药液稀释至30～50ml倒入雾化罐。接通电源，开电源开关，预热3～5分钟，调整定时器至所需时间（一般为15～20分钟），打开雾化开关，调节雾量。将口含嘴放入患者口中，嘱患者紧闭口唇深吸气。雾化治疗结束后，取下口含嘴，先关雾化开关，再关电源开关。倒掉水槽内水并擦干，雾化罐、口含嘴及螺纹管浸泡消毒1小时，洗净晾干备用。

58．B。预防脑水肿，降低颅内压，应采取的体位是头高足低位，仰卧，枕横立于床尾，床头垫高15～30cm。

59．C。该患者静脉输血后出现头痛、四肢麻木、胸闷和腰背部剧烈疼痛，考虑发生了溶血反应。溶血反应为输血中最严重的反应，第一阶段时红细胞凝集成团阻塞小血管；出现头部胀痛、面色潮红、四肢麻木、腰背部剧烈疼痛、胸闷、恶心呕吐等缺血缺氧表现。

60．D。人体散热方式有辐射、蒸发、对流及传导4种。头枕冰袋降温的散热方式是传导。

61．C。实测体重与标准体重加减10%以内为正常范围。由男性标准体重（kg）＝身高（cm）－105计算，该男性的标准体重为75kg，实测体重为80kg，由实测体重占标准体重的百分数计算公式：（实测体重－标准体重）/标准体重×100%可计算出该患者体重范围属于正常。

62．E。该患者的临床表现符合血清病型反应。血清病型反应一般发生于用药后的7～12天，表现为皮肤发痒、荨麻疹、发热、关节肿痛、全身淋巴结肿大、腹痛等。

63．C。保留灌肠需臀部抬高20cm防药液溢出，使药液易于保留、吸收。

64．B。该患者出现大便失禁，容易出现肛门周围发红，甚至出现压疮、皮肤溃烂，因此对患者

的护理重点是保护肛周皮肤，防止压疮。

65．A。该患者腹痛、怕冷，此时可在腹部放置热水袋可达到保暖、解痉、镇痛、舒适的目的。热水袋水温成人60～70℃，昏迷、老人、婴幼儿、感觉迟钝、循环不良等患者，水温应低于50℃。放置在所需部位，袋口朝身体外侧。若皮肤潮红、疼痛，停止使用，并在局部涂凡士林以保护皮肤。

66．E。失眠是以入睡及睡眠维持困难为主要表现的一种最常见的睡眠障碍。护士应协助患者养成良好的睡眠习惯，如进行短时间阅读或听柔和音乐放松，缓解焦虑情绪。睡前避免饮用咖啡、茶、酒及其他刺激性饮料。睡前不宜大量活动，不易入睡。强迫入睡的心理暗示有时会适得其反。合理安排日间活动，白天应适当锻炼，晚上及时就寝，不熬夜。

67．C。便秘患者给予合理膳食，无需禁食油脂类食物。便秘患者的护理措施：协助患者采取适宜的排便姿势，床上排便时协助患者坐起或抬高床头。用手深按腹部，促进排便。多食用富含纤维素的食物，多饮水，每天液体摄入不少于2000ml。遵医嘱口服缓泻药，但不可长期应用。

68．C。该患者因肺源性心脏病急诊入院，平车运送过程中应避免导管脱落、受压或液体逆流，保持液体的通畅，不可停止输液、吸氧，以防耽误对患者的救治。

69．E。环氧乙烷熏蒸法适用于不耐高温、潮湿的光学仪器、电子诊疗器械、化纤织物、书籍文件等。羊绒衫不耐高温，遇高温易使纤维织物扭曲变形，故可直接排除压力蒸汽灭菌法和煮沸法。过氧乙酸对金属物品有腐蚀性，对纺织品有漂白作用。食醋熏蒸法常适用于空气消毒。

70．C。静脉注射完毕后应纵向按压皮肤及血管进针点，这样可以避免因为只按压进皮点未按压进血管点而出现的淤血。注射给药时严格执行"三查""七对"，注射做到两快一慢加均匀，即进针快、拔针快、推药缓慢而均匀。操作中再次核对药物，加强与患者的沟通，观察患者的反应，以发现不适，及时处理。

71．E。药物治疗时首先认真核对医嘱，严格执行"三查""七对"。其次进行检查药物及准备注

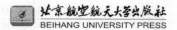

射用物,包括选择适合的注射器以及注射部位等。

72．A。根据患者临床表现和心电图检查可考虑为心绞痛。患者早期的心理反应为恐惧、担心、焦虑、震惊,与剧烈疼痛造成的濒死感有关。

73．B。客观资料是护士通过观察、体检、仪器检查或实验室检查获得的资料。咽部肿胀、充血属于客观资料。

74．C。开塞露治疗操作有使用前用屏风遮挡,拉好窗帘,解除患者顾虑,使用时剪去塑料容器封口端,先挤出少许药液润滑开口处。嘱患者采取左侧卧位,放松肛门括约肌,将开塞露前端开口处轻轻插入肛门后挤出全部药液入直肠内,使用后保留5～10分钟后再排便。

75．E。开塞露是由甘油或山梨醇制成,其作用机制为软化粪便,润滑肠壁,刺激肠蠕动,减少肠内水分被吸收,但不宜长期使用。

76．C。该患者当天体温最高时达39.6℃,最低时为37.8℃,判断其热型为弛张热。弛张热是指体温在39.0℃以上,但波动幅度大,24小时体温差＞1.0℃,最低体温仍高于正常水平。

77．D。弛张热常见于脓毒症、风湿热、严重的化脓性疾病等。

78．D。体温异常的患者护士应密切监测体温,一般每天4次,高热患者每隔4小时测量1次,体温恢复正常3天后,改为每天1～2次。必要时监测血压。

79．D。一般室温以18～22℃为宜;婴儿室、手术室、产房、老年病房等的室温以22～24℃为宜。

80．D。一般病室内的湿度应保持在50%～60%。湿度过高,机体水分蒸发减少,患者感到闷热,对心、肾疾病患者不利;湿度过低,空气干燥,机体水分蒸发增加,可导致口干舌燥、咽痛烦渴等,对气管切开、呼吸道感染和急性喉炎患者尤其不利。

81．E。病室内噪音的控制应低于45dB。噪声强度在50～60dB时,即能产生相当的干扰。当其高达120dB以上,可造成高频率的听力损失,甚至永久性失聪。长时间处于90dB以上高音量

环境中,能导致耳鸣、血压升高、血管收缩、肌肉紧张,以及出现焦躁、易怒、头痛、失眠等症状。

82．C。急性肺水肿主要与输液速度过快、输入液量过多有关。在输液过程中,突然出现呼吸困难、胸闷、咳嗽、咯粉红色泡沫样痰,两肺可闻及湿啰音,心率快且节律不齐。结合病例,患者有肺部疾病史,在输入大量液体后出现上述典型症状,可判断该患者发生了急性肺水肿。

83．E。急性肺水肿的紧急处理措施是要减少回心血量,改善缺氧,应立即停止输液,同时取端坐位,两腿下垂,以减少静脉回流,减轻心脏负担。

84．D。睡眠的时相为慢波睡眠(NREM)和快波睡眠(异相睡眠)。其中NREM的第Ⅳ时相为沉睡期,很难唤醒,可能出现遗尿和梦游。

85．E。NREM的第Ⅳ时相为沉睡期,很难唤醒。

86．E。社会评估的内容包括:评估患者的角色功能、文化特征、家庭以及患者的社会关系、社会经济状况、生活方式等方面。

87．A。心理评估的内容包括:评估患者的思想、情感、动机、精神状态、人格类型、应激水平等方面。

88．A。手术刀剪的消毒宜用压力蒸汽灭菌法。压力蒸汽灭菌法是物理灭菌法中应用最广、效果最可靠的首选灭菌方法。利用高压高温饱和蒸汽所释放的潜热杀灭所有微生物及其芽胞,适用于耐高温、耐高压、耐潮湿的物品,如各类器械、敷料、搪瓷、玻璃制品、橡胶及溶液的灭菌。煮沸法不可用于手术刀剪的消毒,会使其锋刃变钝。紫外线照射一般用于空气消毒。戊二醛浸泡法适用于不耐热的金属器械和精密仪器如内镜等。

89．A。手术敷料宜选用压力蒸汽灭菌法消毒。压力蒸汽灭菌法是物理灭菌法中应用最广、效果最可靠的首选灭菌方法,利用高压高温饱和蒸汽所释放的潜热杀灭所有微生物及其芽胞,适用于耐高温、耐高压、耐潮湿的物品,如各类器械、敷料、搪瓷、玻璃制品、橡胶及溶液的灭菌。煮沸法适用于耐高温、耐潮湿物品,如金属、搪瓷、玻璃、橡胶等。紫外线照射主要适用于空气、物品表面和液体的消毒。戊二醛浸泡,适用于不耐热的金属器械和精密仪器如内镜等。

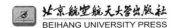

90．D。为服用巴比妥类药物中毒患者导泻应选择硫酸钠，起到高渗透作用。巴比妥类中毒时，选择的洗胃溶液是 1：15 000 ～ 1：20 000 高锰酸钾；禁用硫酸镁导泻，因硫酸镁对心血管和神经系统有抑制作用，会加重巴比妥类药物的中毒。

91．B。敌百虫（美曲磷酯）中毒时，选择的洗胃溶液是 1% 盐水或清水，1：15 000 ～ 1：20 000 高锰酸钾，禁用碳酸氢钠洗胃，因遇碱性药物可分解出毒性更强的敌敌畏。

92．D。可放在蓝色边标签药瓶内的药物是甘草片。甘草片属内服药，内服药贴蓝标签，外用药贴红标签，剧毒药和麻醉药贴黑标签。

93．A。易氧化和遇光变质的药物包括维生素 C、氨茶碱、盐酸肾上腺素等，应放入有色瓶或避光纸盒内，置于阴凉处。

94．E。新鲜血浆含正常量的所有凝血因子，是凝血因子缺乏者最适合输入的血液制品。

95．C。血浆是全血经分离出血细胞之后所得的液体部分，主要成分为血浆蛋白和凝血因子，无凝集原，故输注前不需要做交叉配血试验。保存血浆主要用于补充血容量和血浆蛋白，适用于血容量及血浆蛋白较低者。

96．D。新鲜血是指在 4℃冰箱冷藏保存不超过 1 周内的血液。基本保留了新鲜血的原有成分，可以补充各种血细胞、凝血因子和血小板，主要适用于血液病患者。

97．C。沟通有的基本层次有一般性沟通、事务性沟通、分享性沟通、情感性沟通、共鸣性沟通。其中一致性的沟通是沟通的最高层次，指沟通双方对语言和非语言性行为的理解一致，达到分享彼此感觉的最高境界，如护士和患者不用说话，就可了解对方的感觉和想表达的意思。

98．D。沟通有的基本层次有一般性沟通、事务性沟通、分享性沟通、情感性沟通、共鸣性沟通。其中事务性沟通（陈述事实的沟通）是一种不掺加个人意见、判断，不涉及人与人之间关系的一种客观性沟通。

99．C。交谈是收集主观资料最主要的方法。分为正式交谈和非正式交谈两种。非正式交谈是护士在日常工作中与患者进行的随意交谈。此方式可使人感到轻松、自然，有助于护士了解患者与疾病相关的隐性资料。

100．B。交谈是收集主观资料最主要的方法。分为正式交谈和非正式交谈两种。正式交谈的特点是护患双方按预先拟定的计划进行交谈，如病史采集。因此谈话主题明确。

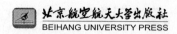

模拟试卷二答案与解析

基础知识

1．C。泌尿系梗阻引起的基本病理改变是梗阻以上的尿路扩张。膀胱以上梗阻，发生肾积水较快。膀胱以下梗阻，由于下尿道的缓冲作用，对肾的影响较慢，后期因输尿管膀胱连接部活瓣作用丧失，尿液自膀胱逆流至输尿管，可发生双侧肾积水。

2．C。有机磷农药能与体内胆碱酯酶迅速结合成稳定的磷酰化胆碱酯酶，使胆碱酯酶丧失分解能力，导致大量乙酰胆碱蓄积，引起毒蕈碱样、烟碱样和中枢神经系统症状和体征。

3．B。大多数慢性胃炎患者多无任何症状，有症状者的典型表现是上腹饱胀不适，钝痛、烧灼痛，餐后常加重，伴反酸、嗳气、食欲缺乏、恶心等消化不良的表现。体征不明显，可有上腹轻压痛。胃镜检查是慢性胃炎最可靠的诊断方法，胃镜下取活组织还可作出病理诊断。伴上消化道出血者大便隐血试验阳性。

4．A。上行感染是尿路感染（肾盂肾炎）最常见的感染途径，致病菌经尿道进入膀胱，甚至沿输尿管播散至肾脏。尿路感染的病原体以革兰阴性杆菌为主，最常见的致病菌为大肠埃希菌，其次为副大肠埃希菌、变形杆菌、葡萄球菌、铜绿假单胞菌等，偶见厌氧菌、真菌、原虫及病毒等。

5．D。我国慢性肺心病中继发于慢性阻塞性肺疾病患者约占 $80\% \sim 90\%$，是最常见的病因。慢性阻塞性肺疾病随疾病进展出现桶状胸，呼吸变浅、频率增快，严重者可有缩唇呼吸。双侧语颤减弱。叩诊呈过清音，心浊音界缩小，肺下界和肝浊音界下降。听诊两肺呼吸音减弱，呼气延长，部分患者可闻及湿啰音和（或）干啰音，心音遥远。如剑突下可见心脏搏动，且心音较心尖部增强，提示并发早期肺源性心脏病。

6．B。面部上唇周围和鼻部"危险三角区"的痈如被挤压或处理不当，病菌可沿内眦静脉和眼静脉向颅内扩散，引起化脓性海绵状静脉窦炎，眼部及其周围出现进行性肿胀。患者可有寒战、高热、头痛甚至昏迷等症状,病情严重,危及生命。

7．E。小儿身高：1 岁时 75cm。出生时平均为 50cm，6 个月达 65cm，2 周岁 87cm，$2 \sim 12$ 岁时，身高＝年龄 $\times 7 + 75$（cm）。

8．B。胎儿期处于相对缺氧状态，红细胞数和血红蛋白量较高，至 $2 \sim 3$ 个月时，红细胞数和血红蛋白量下降至 3×10^{12}/L，血红蛋白量降至 100g/L，出现轻度贫血，称为"生理性贫血"，3 个月以后，红细胞数和血红蛋白量逐渐升高，12 岁达成年人水平。

9．E。新生儿一旦发生窒息应立即按 ABCDE 步骤进行复苏，首要措施是清理呼吸道。具体内容为 A（清理呼吸道）、B（建立呼吸，增加通气）、C（维持正常循环）、D（药物治疗）、E（评价和保温）。

10．D。产力包括子宫收缩力、腹肌和膈肌收缩力及肛提肌收缩力，其中子宫收缩力是临产后的主要产力。

11．C。肝性脑病常见诱因包括上消化道出血（最常见）、高蛋白饮食、饮酒、便秘、感染、尿毒症、低血糖、严重创伤、外科手术、大量排钾利尿、过多过快放腹水、应用催眠镇静药和麻醉药等。低蛋白饮食为肝性脑病的护理措施。

12．D。妊娠后生殖系统发生变化包括子宫、输卵管、卵巢、阴道及外阴变化，其中子宫是妊娠期变化最大的器官。妊娠后，子宫体增大变软，妊娠 12 周超出盆腔，在耻骨联合上方可触及宫

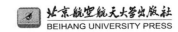

底。外阴充血,皮肤增厚,大、小阴唇着色,结缔组织松软,伸展性增加。阴道黏膜变软着色、皱襞增多,伸展性增加,阴道脱落细胞及分泌物增多。子宫颈在早期充血、水肿、变软,宫颈黏液分泌增多,形成黏液栓,保护宫腔免受外来致病菌侵袭。妊娠足月时,宫腔容积由非妊娠时5ml增大至约5000ml。

13．C。手术治疗是肺癌最重要和最有效的治疗手段。小细胞癌对放射治疗最敏感,其次为鳞癌,腺癌最低。小细胞癌亦可采取化学治疗,疗效较好,采用联合、间歇、短程用药。其他方法有靶向治疗、免疫治疗及中医中药治疗。

14．C。参与支气管哮喘过程的细胞不包括红细胞。支气管哮喘简称哮喘,是由多种细胞(如嗜酸性粒细胞、肥大细胞、T淋巴细胞、中性粒细胞、气道上皮细胞等)和细胞组分参与的气道慢性炎症性疾病。巨噬细胞和T淋巴细胞属于免疫细胞。

15．C。急性肾衰竭的水、电解质和酸碱平衡失调可表现为代谢性酸中毒、高钾血症、低钠血症、水过多等,以代谢性酸中毒和高钾血症最常见。高钾血症可致各种心律失常,严重者发生心室颤动或心脏骤停,是最主要的电解质紊乱和最危险的并发症,是少尿期的首位死因。

16．A。胎膜早破的病因包括营养因素(缺乏维生素C、锌及铜等)使胎膜抗张能力下降、下生殖道感染、羊膜腔压力增高(如多胎妊娠、羊水过多、巨大儿等)、胎膜受力不均或发育不良、宫颈内口松弛、机械性刺激(如创伤或晚期性交等),与妊娠早期性交无关。

17．E。约93%的新生儿在出生后24小时内,99%的新生儿在48小时内开始排尿。

18．E。恶性肿瘤的病理发展包括癌前期、原位癌和浸润癌三个阶段。原位癌变仅限于上皮层内,是未突破基膜的早期癌。

19．D。骨肉瘤是好发于长管状骨干骺端的恶性肿瘤,好发于青少年,X线检查可见Codman三角及"日光射线"现象。骨巨细胞瘤X线检查可见骨端偏心性、溶骨性破坏,无骨膜反应,呈肥皂泡样改变。骨软骨瘤X线表现为干骺端骨性突起。骨样骨瘤X线检查可见骨干皮质内,呈现小的圆形或椭圆形的放射透明巢。Ewing肉瘤X线检查可见渗透性或虫蚀样骨破坏伴洋葱样多层骨膜反应。

20．D。结核病可分为5型。血行播散型肺结核属于Ⅱ型肺结核。原发性肺结核属Ⅰ型肺结核。继发型肺结核属于Ⅲ型肺结核。结核性胸膜炎属于Ⅳ型肺结核。肺外结核属于Ⅴ型。

21．C。排卵多发生在下次月经来潮前14天左右。卵子排出到腹腔后,经输卵管伞部拾获输卵管,一般两侧卵巢轮流排卵,也可一侧卵巢连续排卵。

22．A。输入异型血易引起血管内溶血,于中间阶段出现黄疸和血红蛋白尿,其产生的机制为凝结的红细胞发生溶解,大量血红蛋白释放进入血浆而形成。溶血反应是指输入的红细胞或受血者的红细胞发生异常破坏或溶解,而引起的一系列临床症状,是最严重的输血反应。

23．D。白喉抗毒素治疗白喉的主要作用机制为中和游离毒素。

24．C。各种病因所致的甲状腺功能亢进中,以弥漫性甲状腺肿甲状腺功能亢进症(Graves)最为常见,属自身免疫性甲状腺疾病,血清中存在针对甲状腺细胞TSH受体的特异性自身抗体可导致甲状腺细胞增生和甲状腺激素合成、分泌增加,有遗传倾向。此外,细菌感染、性激素、应激、创伤、劳累、精神刺激和锂剂等环境因素对本病有促发作用。

25．B。开放性气胸胸膜腔内压几乎等于大气压。由于呼吸时两侧胸膜腔的压力发生变化,可出现吸气时纵隔向健侧移位,呼气时又移回患侧,导致纵隔位置随呼吸而左右摆动,称为纵隔扑动。

26．E。正常人体液保持动态平衡。体液中细胞内液男性占体重的40%,女性占35%。细胞外液占20%,细胞外液中组织间液为15%,血浆为5%。非功能性细胞外液为体重的1%～2%。

27．A。结核性脑膜炎为急性粟粒性肺结核的一部分,婴幼儿血-脑屏障功能不完善,中枢神经系统发育不成熟,免疫力低下,故结核菌易血行播散累及脑膜。

28．C。子宫肌瘤是女性生殖器最常见的良性肿瘤,30～50岁女性高发,绝经后肌瘤萎缩或消失,

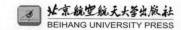

发病可能与雌、孕激素水平过高或长期刺激有关。

29．D。产褥期生殖系统的改变最显著，其中又以子宫变化最大。分娩后肌纤维不断缩复，子宫体逐渐缩小，产后10天子宫降至骨盆腔内，产后6周恢复至正常。子宫内膜再生，子宫颈复原，产后4周宫颈恢复至未孕形态。产后3周阴道黏膜皱襞复现。

30．B。门静脉正常压力在13～24cmH₂O（1.27～2.35kPa）之间，平均为18cmH₂O（1.76kPa）。

31．C。按骨折的程度及形态分类分为不完全骨折和完全骨折。不完全骨折指骨的完整性和连续性部分中断，按其形态又可分为裂缝骨折和青枝骨折。青枝骨折多见于儿童，主要表现为骨皮质和骨膜部分断裂，可有成角畸形，因与青嫩树枝被折断时相似而得名。裂缝骨折指骨质出现裂隙，无移位，像瓷器上的裂纹，多见于颅骨、肩胛骨等。完全骨折指骨的完整性和连续性全部中断。按骨折线的方向及其形态可分为横形骨折、斜形骨折、螺旋形骨折、粉碎性骨折、嵌插骨折、压缩骨折和骨骺损伤。

32．E。慢性心力衰竭主要表现为左心衰竭，其主要症状是不同程度的呼吸困难，是因为肺循环淤血和心排血量降低。

33．E。胆囊三角是由肝总管、肝下缘和胆囊管围成的三角区间隙。胆囊动脉、肝右动脉、胆囊淋巴结及副右肝管均在此三角区经过。

34．E。心脏瓣膜病在我国，以风湿性心脏病最为常见，与A组β（A族乙型）溶血性链球菌反复感染有关。其中，二尖瓣最常受累，其次为主动脉瓣。最常见的联合瓣膜病是二尖瓣狭窄合并主动脉瓣关闭不全。

35．A。系统性红斑狼疮（SLE）一种具有多系统、多脏器损害表现，有明显免疫紊乱的慢性自身免疫性结缔组织疾病，血清中存在以抗核抗体为代表的多种致病性自身抗体。

36．D。继发性闭经按生殖轴病变和功能失调的部分分为下丘脑性闭经、垂体性闭经、卵巢性闭经、子宫性闭经以及下生殖道发育异常性闭经，不包括输卵管性闭经。

37．A。缺铁性贫血的原因包括铁摄入不足，是妇女、小儿缺铁性贫血的主要原因。铁吸收不良多由胃酸分泌不足或肠道功能紊乱影响铁的吸收。慢性失血造成铁丢失过多，是成年人缺铁性贫血最常见和最重要的病因。

38．E。高血压的血流动力学特征主要是总外周阻力增高，心脏后负荷加重。高级神经中枢功能失调在高血压发病中占主导地位，机制为交感神经系统活动亢进，血浆儿茶酚胺浓度升高，阻力小动脉收缩增强而导致高血压。

39．B。小儿年龄时期可分为7个时期。婴儿期是指自出生到1周岁之前。胎儿期是指从受精卵形成至小儿出生为止，共40周。新生儿期是指从出生脐带结扎到生后满28天。幼儿期是指自1岁至满3周岁之前。学龄前期是指从3周岁到6～7岁的小儿。学龄期是指从入小学开始（6～7岁）到青春期前。青春期是指从第二性征出现到生殖功能基本发育成熟、身高停止增长的时期。

40．D。肛瘘主要的病因是直肠肛管周围脓肿，由脓肿自行破溃或脓肿切开后形成，脓腔周围肉芽组织和纤维组织增生形成管道。少数因结核、溃疡性结肠炎等特异性炎症、恶性肿瘤、肛管外伤感染等引起。

41．B。热衰竭发病机制为体液和钠盐丢失过多，外周血管扩张，血容量不足，好发于老年人、产妇、儿童和慢性病患者，表现为面色苍白、大汗淋漓、脉搏细速、血压下降、晕厥甚至休克。

42．C。急性肠梗阻大量呕吐导致消化液急性丧失。消化液为等渗，水、钠成比例丢失，易造成等渗性脱水。

43．C。感染是呼吸系统最常见的病因，常见病毒感染为鼻病毒、流感病毒、腺病毒及呼吸道合胞病毒等，常见细菌感染为肺炎球菌、流感嗜血杆菌和葡萄球菌等。

44．D。营养疗法的适应证包括：近期体重下降超过正常体重的10%；血清白蛋白＜30g/L；连续7天以上不能正常进食；已确诊为营养不良；可能发生高分解代谢的应激状态患者。

45．E。胎盘早剥多发生于子痫前期、慢性高血压及慢性肾脏疾病的孕妇，最常见于妊娠合并高

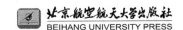

血压。这些疾病引起全身血管痉挛、硬化子宫底蜕膜也可发生螺旋小动脉痉挛或硬化，引起远端毛细血管缺血坏死而破裂出血，在底蜕膜层与胎盘之间形成血肿，导致胎盘从子宫壁剥离。

46. D。引起继发性腹膜炎的细菌主要是胃肠道内的常住菌群，其中以大肠埃希菌最为多见。其次为厌氧拟杆菌、链球菌、变形杆菌等。一般都是混合性感染，因此毒血症状严重。

47. B。慢性肺源性心脏病心功能失代偿期最突出的表现为呼吸困难加重，夜间尤甚，严重者出现神志恍惚、谵妄、嗜睡、躁动、抽搐等肺性脑病的表现，是肺心病死亡的首要原因。

48. A。根据小儿年龄、体重及生长速度估计每天所需要的热量，一般婴儿每天约需 460kJ/kg（110kcal/kg），以后每增加 3 岁减 42kJ/kg（10kcal/kg），到 15 岁时约为 250kJ/kg（60kcal/kg）。故 3 周岁小儿每天热量需 1500kcal。

49. B。胎盘是由胎儿部分的羊膜、叶状绒毛膜和母体部分的底蜕膜共同构成，是母体与胎儿间进行物质交换的重要器官，于妊娠 6～7 周至 12 周末形成。足月胎盘呈盘状，多为圆形或椭圆形，重 450g～650g，中央厚，边缘薄。可分为胎儿面和母体面，胎儿面上覆羊膜，灰蓝色，光滑半透明，中央或稍偏处有脐带附着，母体面呈暗红色，表面粗糙，有 20 个左右胎盘小叶。

50. A。透析膜孔径大小在一定的范围内，使得膜两侧溶液中的小分子溶质和水分子可自由通过，而大分子（多肽、蛋白质）和血细胞、细菌等则不能通过。

51. E。休克晚期，由于血压持续下降，脑灌注压和血流量下降，引起脑缺氧。缺氧和酸中毒引起毛细血管周围胶质细胞肿胀、血管通透性升高，可继发脑水肿并出现颅内压增高。肺泡上皮细胞损伤可使表面活性物质生成减少、肺泡表面张力升高；休克时儿茶酚胺、血管升压素和醛固酮分泌增加，引起肾血管收缩、血流量减少，使肾滤过率降低，尿量减少；肝 Kupffer 细胞可释放炎症介质。心肌微循环内血栓形成，可引起局灶性心肌坏死和心力衰竭。

52. E。急性心肌梗死患者的心肌严重而持久的急性缺血可导致不同程度的左心衰竭和血流动力学改变，包括心肌收缩力减弱，心排血量下降等，最终发生左心衰竭。

53. A。长期咳嗽和咳大量脓痰是支气管扩张最主要的症状，痰液收集于玻璃瓶中静置后分为 3 层，上层为泡沫，中层为浑浊黏液，下层为脓性黏液和坏死组织沉淀物。

54. D。小儿新陈代谢旺盛和交感神经兴奋性较高，故心率较快。随着年龄增长而逐渐减慢，平均每分钟心率：1 岁内 110～130 次 / 分。新生儿为 120～140 次 / 分。2～3 岁为 100～120 次 / 分。4～7 岁为 80～100 次 / 分。8～14 岁为 70～90 次 / 分。

55. A。免疫因素是特发性血小板减少性紫癜的重要原因，血小板自身抗体形成，单核巨噬细胞系统过度破坏血小板。其中肝、脾与骨髓是血小板被破坏的主要场所。近年来相关研究结果发现，自身抗体介导的巨核细胞数量和质量的异常，也是疾病发生与发展的重要机制之一。

56. C。前庭大腺炎以育龄妇女多见，幼女及绝经后妇女少见。

57. B。子宫韧带主要由结缔组织增厚而成，分别为阔韧带、圆韧带、主韧带和宫骶韧带。主韧带由结缔组织及少量肌纤维组成，与宫颈紧密相连，起固定宫颈的作用。圆韧带由结缔组织与平滑肌组成，其肌纤维与子宫肌纤维连接，可使子宫底维持在前倾位置。宫骶韧带短厚坚韧，牵引宫颈向后、向上、维持子宫于前倾位置。阔韧带为一对翼形的腹膜皱襞，由子宫两侧至骨盆壁，将骨盆分为前后两部分，维持子宫在盆腔的正中位置。

58. A。水痘患儿出皮疹时，皮肤病变局限于表皮棘细胞层，结痂脱落后不留痕迹。

59. C。新生儿胆红素代谢的特点有：肝脏酶系统功能不完善，胆红素生成较多，结合运送胆红素能力弱，肝脏对胆红素摄取能力，肝细胞内 Y、Z 蛋白含量低，肠肝循环的特殊性等。由于上述特点，新生儿摄取、结合、排泄胆红素的能力较低，故极易出现黄疸。

60. D。在病理情况下，当颅内压监护系统测

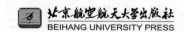

得的压力或腰椎穿刺测得的脑脊液压持续超过200mmH₂O（2.0kPa），即为颅内压增高。

61．E。蜘蛛痣是肝硬化患者常见的临床表现。肝硬化患者雌激素增多（肝对雌激素的灭活功能减退）、雄激素减少，男性出现性欲减退、毛发脱落、不育及乳房发育；女性出现月经失调、闭经、不孕等。雌激素增多的突出体征有蜘蛛痣和肝掌。蜘蛛痣主要分布在面颈部、上胸、肩背和上肢等上腔静脉引流区域。肝掌表现为手掌大小鱼际和指端腹侧部位皮肤发红。肾上腺皮质激素减少，常表现为面部和其他暴露部位皮肤色素沉着。醛固酮和抗利尿激素增多，导致腹水形成。

62．B。急性炎症性脱髓鞘性多发性神经病患者临床表现以肢体对称性弛缓性肌无力为首发症状。自肢体远端开始呈上行性麻痹进展，由双下肢开始逐渐累及躯体肌、脑神经。急性起病者在24小时内可因呼吸肌瘫痪导致呼吸困难，是本病死亡的主要原因。

63．C。导致局麻药中毒的常见原因有用药过量；误注入血管内；注射部位血液供应丰富或局麻药中未加入血管收缩药；患者全身情况差，对局麻药耐受能力降低等，不包括过敏体质。

64．C。婴儿出生时前囟约为1.5～2.0cm，1～1.5岁时应闭合。前囟迟闭、过大见于佝偻病、先天性甲状腺功能减低症等。前囟过小或早闭见于小头畸形。后囟出生时很小，最迟生后6～8周闭合。

65．B。挫伤属于闭合性损伤，伤后皮肤黏膜保持完整。开放性损伤，损伤部位皮肤或黏膜有破损，包括撕裂伤、切割伤、火器伤等。

66．C。慢性阻塞性肺疾病随疾病进展出现桶状胸，呼吸变浅、频率增快，严重者可有缩唇呼吸。双侧语颤减弱。叩诊呈过清音，心浊音界缩小，肺下界和肺肝音界下降。听诊两肺呼吸音减弱，呼气延长，部分患者可闻及湿啰音和（或）干啰音，心音遥远。如剑突下可见心脏搏动，且心音较心尖部增强，提示并发早期肺源性心脏病。

67．A。排卵后卵子可存活1～2天，而受精的最佳时间是排卵后24小时内。

68．B。男性前尿道损伤较后尿道损伤多见，多发生于球部，最常见的原因是骑跨所致的会阴部闭合性损伤。其次的损伤原因包括会阴部受到直接打击的闭合性损伤、性生活中海绵体折断、精神病人自残、枪伤、锐器伤等。反复插导尿管、进行尿道膀胱镜检也可引起前尿道损伤。

69．D。腰椎穿刺后，患者易发生头痛主要因腰椎穿刺时刺破硬脊膜和蛛网膜，致使脑脊液流失，颅内压下降，颅内血管扩张刺激所致。典型的头痛可发生在穿刺后6～12小时，疼痛常位于枕部、顶部或颞部，抬头或坐起时加重。

70．A。该患者有糖尿病病史，近日发生恶心呕吐，头痛，嗜睡，呼吸深快，呼气有烂苹果味，可考虑发生了酮症酸中毒。糖尿病酮症酸中毒（DKA）为最常见的糖尿病急症，可表现为疲乏、恶心、呕吐、头痛、嗜睡、呼吸深大（库斯莫呼吸），呼气中有烂苹果味（丙酮味）。

71．D。甲状腺危象也称为甲亢危象，表现为所有甲亢症状的急骤加重和恶化，多发生于较重甲亢未予治疗或治疗不充分，导致大量T_3、T_4释放入血的患者。

72．C。婴幼儿呼吸肌发育不全,胸廓运动幅度小,主要靠膈肌运动,多呈腹式呼吸。其呼吸次数的正常范围是40～44次/分,年龄越小,呼吸频率越快。

73．E。急性乳腺炎主要发病原因为乳汁淤积,乳头破损或皲裂导致细菌沿淋巴管入侵是感染的主要途径,主要致病菌为金黄色葡萄球菌。该患者产后出现右乳胀痛,高热、寒战,右侧腋窝下淋巴结肿大,白细胞计数、中性粒细胞计数偏高,可诊断为急性乳腺炎,其致病菌为金黄色葡萄球菌。

74．E。该患者尿蛋白（+++），即大量蛋白尿，导致血浆蛋白降低，诱发低蛋白血症，引起血浆胶体渗透压降低，发生下肢水肿。

75．E。护理是让服务对象处于接受自然作用的最佳环境，基础护理的宗旨是使千差万别的患者都能达到治疗和康复需要的最佳身心状态。

76．B。腹痛是急性胰腺炎主要表现和首发症状，多于暴饮暴食或酗酒后突然发作，疼痛剧烈而持续，可有阵发性加剧，腹痛多位于中、左上腹，

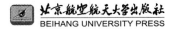

向腰背部呈带状放射，取弯腰屈膝侧卧位可减轻疼痛。根据患者的表现，可诊断为急性胰腺炎。急性胰腺炎呕吐频繁者出现代谢性碱中毒，重症者可有脱水和代谢性酸中毒，伴有低钾、低镁、低钙，血糖增高。严重低血钙可导致手足抽搐，提示预后不良。

77. B。鹅口疮又名雪口病，为白色念珠菌感染在口腔黏膜表面形成白色斑膜的疾病。表现为白色或灰白色乳凝块样物，不宜拭去，强行拭去可见充血性创面。结合病例，考虑该患儿为鹅口疮，其发病原因是感染了白色念珠菌。

78. B。消化性溃疡发生的基本机制是对胃和十二指肠黏膜有损害作用的侵袭因素与黏膜自身的防御修复因素之间失去平衡。胃溃疡的发生主要是防御修复因素减弱，十二指肠溃疡主要是侵袭因素增强。胃酸是消化性溃疡发生的决定性因素。进食后胃酸与食物相中和，可缓解疼痛。

79. D。该患者患有溃疡合并幽门梗阻。幽门梗阻严重呕吐或胃肠道手术后长期胃肠减压，丢失大量 H^+ 和 Cl^-，Cl^- 减少使肾近曲小管代偿性重吸收 HCO_3^-，加重碱中毒；胃液丢失时还常有 Na^+ 丢失，机体在保留 Na^+ 的代偿过程中，排出 K^+ 和 H^+，造成低钾性碱中毒。

80. D。根据题干，考虑患者发生了急性胰腺炎。急性胰腺炎主要和首发症状为腹痛，疼痛剧烈而持续，有阵发性加剧，向腰背部放射，可伴有恶心、呕吐。胆石症、胆道感染或胆道蛔虫是急性胰腺炎的主要病因，其中胆石症最多见。

81. A。根据该患者的临床表现可诊断为二尖瓣狭窄。其典型体征为"二尖瓣面容"，双颧绀红，口唇轻度发绀。出现右心衰竭时可有颈静脉怒张、肝颈静脉反流征阳性等体征。特征性的心脏杂音为心尖区舒张中晚期低调的隆隆样杂音，伴舒张期震颤。心尖区第一心音亢进，出现肺动脉高压时可有肺动脉瓣区第二心音（P_2）亢进、分裂。

82. C。心肺复苏时，按压频率 100～120 次/分，使胸骨下陷 5～6cm。

83. B。原发性肾病综合征是由各种肾疾病所致的，以大量蛋白尿（尿蛋白 > 3.5g/d）、低白蛋白血症（血浆白蛋白 < 30g/L）、水肿、高脂血症为临床表现的一组综合征。该患儿眼睑、双下肢水肿，尿蛋白（++++），可诊断为肾病综合征。

84. C。根据该患者的临床表现可考虑急性左心衰。主要症状为突发严重呼吸困难，呈端坐呼吸，强迫坐位，双臂支撑协助呼吸，呼吸频率增快，咳嗽频繁并咳出大量粉红色泡沫样血痰，烦躁不安，伴恐惧感。

85. B。根据该患者的临床表现可考虑急性左心衰。主要症状为突发严重呼吸困难，呈端坐呼吸，强迫坐位，双臂支撑协助呼吸，呼吸频率增快，咳嗽频繁并咳出大量粉红色泡沫样血痰，烦躁不安，伴恐惧感。应立即采取端坐位，双腿下垂以减少静脉回流，降低心脏前负荷。

86. C。根据该患者的临床表现可考虑发生了急性左心衰竭。推注氨茶碱静脉注射速度不宜过快，注射时间宜在 10 分钟以上，该药的血药浓度与中毒浓度接近，用量过大或静脉注射过快时，易引起严重心律失常，出现头晕、心悸、血压剧降、抽搐，严重者导致心脏骤停。呋塞米是急性心力衰竭患者的基础用药，先静脉推注，继而连续静脉滴注。除可减轻容量负荷，还具有扩张静脉的作用。硝普钠可扩张小动脉和小静脉，降低心脏后、前负荷。特别适合严重心衰、由心脏后负荷增加所导致的心力衰竭。吗啡静脉注射，可减少急性肺水肿患者的焦虑及呼吸困难引起的痛苦。给予高流量氧气吸入，氧流量为 6～8L/min，使肺泡内压力增高，减少肺泡内毛细血管渗出液产生，同时给予 20%～30% 乙醇湿化。因乙醇能减低肺泡内泡沫的表面张力，使泡沫破裂消散，从而改善肺泡通气，迅速缓解缺氧症状。

87. B。一氧化碳（CO）中毒后，血液携氧能力降低，妨碍氧合血红蛋白（HbO_2）氧释放，氧解离曲线左移，引起和加重组织细胞缺氧。此外，CO 可与肌球蛋白和线粒体还原型细胞色素氧化酶二价铁结合，抑制细胞呼吸，影响氧利用，直接引起细胞缺氧。

88. A。一氧化碳（CO）可与血红蛋白（Hb）结合，形成稳定的碳氧血红蛋白（COHb），CO 与 Hb 的亲和力比氧与 Hb 亲和力大 240 倍，COHb 不能携氧且不易解离，发生组织和细胞缺氧。

89. E。支气管扩张患者长期咳嗽和咳大量脓痰

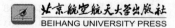

是最主要的症状，痰量与体位有关，常在晨起和夜间卧床时，由于体位改变致气管内痰液易流出而加重。

90．A。急性刺激性干咳常见的疾病有上呼吸道炎症、气管异物、胸膜炎等。长期晨间咳嗽主要见于支气管扩张、肺脓肿等疾病。哮喘患者常表现出哮鸣音。金属音咳嗽常见于纵隔肿瘤、主动脉瘤或支气管肺癌压迫气管等疾病。心包疾病患者常因变换体位而加重咳嗽，引起心前区疼痛。

91．D。肺癌患者咳嗽是其出现最早的症状，多为刺激性干咳或少量黏液痰。癌肿引起支气管狭窄时，咳嗽加重，为持续性高调金属音或刺激性呛咳，常表现为痰中带血或间断血痰。

92．A。腹股沟斜疝是腹内脏器或组织自腹股沟管深环(内环)，向内、向下、向前斜行经腹股沟管，穿出腹股沟管浅环（皮下环），突向阴囊或大阴唇者。

93．C。腹内脏器或组织自股环、经股管向股部卵圆窝突出形成的疝，称为股疝。疝块不大，多在腹股沟韧带下方卵圆窝处有一半球形的突起。

94．A。女性青春期第一性征的变化是在促性腺激素作用下，卵巢增大，卵泡开始发育和分泌雌激素，生殖器从幼稚型变为成人型。青春期通常始于8～10岁，此时中枢性负反馈抑制状态解除，促性腺激素释放激素开始呈脉冲式释放，继而引起促性腺激素和卵巢性激素水平升高、第二性征出现，并最终获得成熟的生殖功能。

95．B。卵巢功能成熟并有周期性性激素分泌及排卵的时期称为性成熟期，一般自18岁左右开始，历时约30年。在性成熟期，生殖器官及乳房在卵巢分泌的性激素作用下发生周期性变化，此阶段是妇女生育功能最旺盛的时期，亦称生育期。

96．D。妇女60岁以后机体逐渐老化，进入老年期。此期卵巢功能已完全衰竭，除整个机体发生衰老改变外，生殖器官进一步萎缩老化。主要表现为雌激素水平低落，不足以维持女性第二性征，易感染发生老年性阴道炎，骨代谢失常引起骨质疏松，易发生骨折。

97．E。葡萄胎指妊娠后胎盘绒毛滋养细胞增生，

间质水肿变性，形成大小不一的水泡，水泡间借蒂相连成串形如葡萄。侵蚀性葡萄胎大多继发于良性葡萄胎，葡萄胎组织侵入子宫肌层或转移至子宫以外。

98．B。葡萄胎指妊娠后胎盘绒毛滋养细胞增生，间质水肿变性，形成大小不一的水泡，水泡间借蒂相连成串形如葡萄。侵蚀性葡萄胎大多继发于良性葡萄胎，葡萄胎组织侵入子宫肌层或转移至子宫以外。大量绒毛膜促性腺激素刺激卵巢颗粒细胞及卵泡膜细胞，而形成卵巢黄素化囊肿。

99．D。侵蚀性葡萄胎易血行播散，常见部位有肺、阴道，转移至阴道可形成阴道紫蓝色结节。

100．A。卵巢黄素化囊肿多见于葡萄胎或绒毛膜癌，由于大量绒毛膜促性腺激素（hCG）刺激卵巢颗粒细胞及卵泡膜细胞而引起。囊壁光滑、壁薄，多房性，而且多是双侧卵巢都有。偶可发生急性扭转，黄素化囊肿在葡萄胎清除后，随着hCG水平下降，于2～4个月内自然消失。

相关专业知识

1．B。游离植皮根据所取皮片厚度不同，分为4类。中厚皮片又称断层皮片，含表皮及部分真皮层，用途最广，存活率高，愈合后功能好。表层皮片为表皮及少量真皮乳头层，成活率高，用于消灭肉芽创面；但因过薄，愈合后不耐磨，不宜植入面部、手掌、足底等处。全厚皮片包括全层皮肤，但不可含有皮下组织，需在新鲜创面上移植，愈合后功能好，取皮面积有限，应受到限制。点状植皮是用针挑起皮肤后削取，故皮片边缘薄而中央厚（含真皮），皮片面积小，很易存活，用于肉芽创面移植容易成功。

2．A。滴虫阴道炎多表现为大量稀薄泡沫状的阴道分泌物及外阴瘙痒，治疗应用酸性药液，如1%乳酸或0.1%～0.5%醋酸溶液冲洗阴道。

3．E。房性期前收缩通常不需要特殊治疗，室性期前收缩治疗以对症为主，药物可选用β受体阻滞剂、美西律、普罗帕酮等。利多卡因为钠通道阻滞剂，常用于治疗室性心律失常，如室性期前收缩。洋地黄属于正性肌力药，可显著缓解轻、中度心力衰竭患者的症状。异丙肾上腺素属于心

脏骤停的常用药物。阿托品属于抗胆碱能药,有增加心率,减少腺体分泌,解除平滑肌痉挛的作用,散大瞳孔的作用。

4．E。脉压增大(脉压＞40mmHg)主要见于主动脉瓣关闭不全,是由于主动脉瓣反流患者收缩压升高,舒张压降低,导致脉压增大,并出现周围血管征。其他还见于原发性高血压、主动脉粥样硬化、甲状腺功能亢进症等。脉压减小(脉压＜30mmHg)的疾病主要见于休克、缩窄性心包炎、心包积液、心力衰竭等。

5．C。癌细胞堵塞皮下淋巴管,导致局部淋巴回流障碍,可出现"橘皮样"改变。

6．C。支气管扩张患者痰量多,静置有分层特征,伴有恶臭味表明有厌氧菌感染,应加用甲硝唑、替硝唑治疗。青霉素常是肺炎链球菌肺炎的首选药。阿洛西林对于铜绿假单胞菌感染者作用强。阿奇霉素属大环内酯类抗生素,常用于支原体肺炎的治疗。链霉素用于肺结核的治疗。

7．D。脾功能亢进时,"三系"血细胞减少,白细胞计数＜3×10^9/L、血小板＜(70～80)×10^9/L。

8．C。Oddi 括约肌功能失调,蛔虫可钻入胆道,机械性刺激可引起 Oddi 括约肌痉挛,导致胆绞痛和诱发急性胰腺炎。

9．D。肝硬化失代偿期雌激素增多(肝对雌激素的灭活功能减退)、雄激素减少,男性出现性欲减退、毛发脱落、不育及乳房发育;女性出现月经失调、闭经、不孕等。雌激素增多的突出体征有蜘蛛痣和肝掌。蜘蛛痣主要分布在面颈部、上胸、肩背和上肢等上腔静脉引流区域。肝掌表现为手掌大小鱼际和指端腹侧部位皮肤发红。肾上腺皮质激素减少,常表现为面部和其他暴露部位皮肤色素沉着。醛固酮和抗利尿激素增多,导致腹水形成。

10．A。心肺复苏时,若单人施救,应首先从进行30次按压开始心肺复苏,之后再给予2次通气。每个周期5组,大约2分钟。成人不论两人施救还是单人施救,均为30:2。

11．E。糖皮质激素为特发性血小板减少性紫癜的首选治疗药物,其作用机制为减少自身抗体生成及减轻抗原抗体反应,抑制单核-巨噬细胞系统对血小板的破坏,改善毛细血管通透性,刺激骨髓造血及血小板向外周血的释放等。常用泼尼松、地塞米松等。

12．B。要素饮食是一种化学精制食物,含有全部人体所需要的易于吸收的营养成分,无需经过消化过程,可直接被肠道吸收,是营养全面的无渣饮食。在无菌环境下配制,4℃以下冰箱内冷藏暂存,24 小时内用完。

13．B。癌胚抗原测定对大肠癌的诊断和术后监测较有意义,但 CEA 用于诊断早期直肠癌价值不大,主要用于监测大肠癌的复发。

14．B。在 ICU 病房的患者共有的监护内容包括:持续心电图、心率、呼吸频率检测;给氧如面罩、鼻导管或人工气道、呼吸机等;保证有两条有效的静脉通路;留置导尿管,并观察每小时及24时尿量;安置好各种引流管及其他专科治疗装置;备好各种记录单及监测表;患者清醒,向患者介绍主管医生及护士,并向家属交待探视制度及联系方法。

15．B。小儿补液后眼睑水肿,提示补钠过多。故最大的可能是电解质溶液比例过高。

16．D。妊娠合并心脏病的患者,在第一产程时可遵医嘱预防性应用抗生素直至产后1周左右,无感染征象时停药。

17．E。24 小时尿蛋白含量持续超过 150mg,尿蛋白定性检查呈阳性称为蛋白尿。

18．D。痰菌阳性说明病灶是开放的,具有传染性,需隔离治疗。而痰结核菌检查由阳性转为阴性则不必进行呼吸道隔离。

19．E。肾盂肾炎患者表现为白细胞尿或脓尿,新鲜离心尿液每高倍视野白细胞＞5 个,或新鲜尿液白细胞计数＞40 万个。肾结核主可见酸性尿;肾结石可引起肾区疼痛伴肋脊角叩痛;肾肿瘤及肾囊肿可见血尿。

20．E。急性肾小球肾炎血液检查表现为轻、中度贫血,血沉增快。少尿期有轻度氮质血症,血肌酐、尿素氮可增高,肾小管功能正常。抗链球菌溶血素 O(ASO)多增高,其滴度高低与链球菌感染的严重性相关。总补体及补体 C_3 明显下降，起病后 8 周恢复正常。

21．C。胃镜检查是慢性胃炎最可靠的诊断方法，胃镜下取活组织还可作出病理诊断。

22．B。慢性支气管炎急性发作期患者应首先控制感染。根据病原菌及药敏结果选用抗生素，如 β 内酰胺类、大环内酯类或喹诺酮类。其次是给予祛痰、止咳、平喘类药物，低流量吸氧，避免吸入浓度过高引起二氧化碳潴留。

23．C。布鲁津斯基征、凯尔尼格征属于脑膜刺激征。生理反射分为浅反射（如角膜反射、腹壁反射、提睾反射）和深反射（如膝腱反射）巴宾斯基征属于病理性神经反射。

24．C。运动不宜在空腹时进行,防止低血糖发生。运动治疗能协助血糖控制，提高胰岛素敏感性但应因人而异，安排有规律的合适运动（如散步、游泳），循序渐进,长期坚持。每次 30 ～ 60 分钟，每天一次或每周 5 次，宜于餐后运动，运动时应随身携带糖果等，当出现低血糖症状时及时食用并暂停运动。

25．D。轻度烧伤的治疗主要为创面处理，应剃净创周毛发、清洁健康皮肤。在处理创面同时应取渗出液送细菌培养。

26．C。出现硫酸镁中毒时，可遵医嘱给予 10% 的葡萄糖酸钙 10ml 解救，在 5 ～ 10 分钟静脉缓慢推注完毕。

27．A。可促进心肌代谢的药物为辅酶 A，辅酶 A 对糖、脂肪及蛋白质的代谢起重要作用，其中对脂肪代谢的促进作用更加重要。它能激活体内的物质代谢,加强物质在体内的氧化并供给能量，可促进心肌代谢。胺碘酮是目前临床应用最广泛的抗心律失常药。米力农属磷酸二酯酶抑制剂，非洋地黄正性肌力药，可增强心肌收缩力。卡维地洛是兼有拮抗 α 受体的 β 受体阻滞剂，可用于原发性高血压、慢性心衰及心绞痛的治疗。螺内酯（安体舒通）属保钾利尿药，该药的利尿作用较弱，常与排钾利尿药合用以防止发生低钾血症。

28．E。诊刮适于病程较长的已婚育龄患者和更年期患者。孕激素适于血红蛋白大于 60 ～ 70g/L 的患者。雌激素适于青春期未婚患者及血红蛋白小于 60 ～ 70g/L 的患者。合成孕激素适于育

龄和更年期妇女。

29．B。不协调性宫缩乏力的处理原则是调节子宫收缩，恢复正常宫缩的节律性和极性。给予镇静药哌替啶、吗啡肌内注射或地西泮静脉注射，使宫缩恢复为协调性宫缩，严禁使用缩宫素。不协调性宫缩未能纠正，出现胎儿宫内窘迫、伴有头盆不称和胎位异常者，应行剖宫产。

30．D。难免流产一经确诊，流产已不可避免，应尽早使妊娠物完全排出，以防出血和感染。先兆流产应卧床休息，减少刺激，保胎治疗。不全流产确诊后立即行刮宫术，清除宫腔内残留组织。完全流产无感染征象时不需特殊处理。稽留流产应促使妊娠物尽早排出，并及时进行凝血功能检查。

31．E。冠状动脉造影可发现狭窄性病变的部位、程度及范围，是冠心病外科治疗的主要依据。

32．E。硫脲类抗甲状腺药物的不良反应有粒细胞减少、皮疹、皮肤瘙痒、中毒性肝病和血管炎等。粒细胞缺乏是最严重的不良反应。

33．B。新生儿颅内出血有颅内压增高时治疗应首选呋塞米。乙酰唑胺静注可以减轻脑水肿。10% 低分子右旋糖酐为抗凝及抗血小板聚集药物。

34．B。β_2 受体激动剂舒张气道平滑肌，减少肥大细胞等释放颗粒和介质，缓解哮喘症状，沙丁胺醇（舒喘灵）是轻度哮喘的首选。茶碱类药物主要是舒张支气管平滑肌，强心、利尿。异丙托溴铵（异丙阿托品）属于抗胆碱药，可与气道平滑肌上的 M_3 受体结合，舒张支气管采用吸入法，对夜间哮喘及痰多患者更有效。色甘酸钠属抗变态反应药，稳定肥大细胞膜，抑制过敏反应介质释放，主要预防运动及过敏性哮喘。甲泼尼龙属于糖皮质激素类药物，是目前控制哮喘最有效的抗炎药物，机制为抑制气道变态反应性炎症，降低气道的高反应性。

35．C。缺血性脑血管病以抗凝治疗为主，同时应用扩血管药、血液扩充剂以改善微循环。因此，服用阿司匹林抗血小板聚集。

36．A。大叶性肺炎患者肺实变时表现为患侧呼吸运动减弱，语颤增强，叩诊浊音，听诊呼吸音

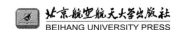

减低及胸膜摩擦音，消散期常有湿啰音。肺结核患者病变范围较大或干酪样坏死时，患侧呼吸运动减弱，语颤增强，叩诊浊音，听诊呼吸音减低。心包积液量大时叩诊可在左肩胛骨下出现浊音，听诊闻及支气管呼吸音，语颤增强。

37．E。临床上常以动脉血气分析结果作为诊断呼吸衰竭的重要依据。单纯 $PaO_2 < 60mmHg$（8.0kPa）为Ⅰ型呼吸衰竭（单纯低氧血症），若伴 $PaCO_2 > 50mmHg$（6.7kPa）为Ⅱ型呼吸衰竭（低氧血症伴高碳酸血症）。代偿性酸中毒或碱中毒时，pH 正常。失代偿性酸中毒时 pH < 7.35；失代偿性碱中毒时 pH > 7.45。

38．D。输卵管通液术是检查输卵管是否通畅的一种方法，并具有一定的治疗功效。输卵管通液检查禁忌用于内外生殖器急性炎症或慢性炎症急性或亚急性发作者、月经期或有不规则阴道流血者、可疑妊娠期者、严重的全身性疾病（如心、肺功能异常）、不能耐受手术者、体温高于37.5℃者。

39．D。吸气性呼吸困难表现为吸气费力，吸气时间显著延长，出现三凹征（即胸骨上窝、锁骨上窝和肋间隙或腹上角凹陷），由于上呼吸道部分梗阻所致，常见于喉头水肿、气管异物等患者。呼气性呼吸困难表现为呼气费力，呼气时间显著延长，由于下呼吸道部分梗阻所致；常见于支气管哮喘、慢性阻塞性肺疾病患者。

40．B。抗结核药物治疗是肠结核的关键。目前多主张早期、联合、适量、规律和短程化疗，疗程 6～9 个月，采用异烟肼加利福平。

41．E。人体通过体液中的缓冲系统和具有调节作用的脏器维持酸碱平衡。HCO_3^-/H_2CO_3 是最重要的缓冲系统，其比值决定血浆 pH，当 HCO_3/H_2CO_3 保持为 20∶1 时，血浆 pH 维持于 7.40。

42．B。一氧化碳中毒时应立即切断煤气来源，将患者迅速转移到空气新鲜处，保持呼吸道通畅。

43．A。优质低蛋白饮食可减轻肾小球内高压、高灌注及高滤过状态，延缓肾小球硬化和肾功能的减退。

44．D。硫酸镁过量会使呼吸及心肌收缩功能受到抑制甚至危及生命，中毒现象首先表现为膝反射减弱或消失，随着血镁浓度的增加可出现全身肌张力减弱及呼吸抑制，严重者心跳可突然停止。

45．A。十二指肠引流液是十二指肠液、胆总管液、胆囊液和肝胆管液的总称。检查十二指肠引流液可以协助诊断肝、胆、胰系统疾病，判断胆系运动功能。

46．D。Ⅱ度（中）营养不良患儿的体重低于正常均值25%～40%。Ⅰ度（轻）营养不良患儿的体重低于正常均值15%～25%。Ⅲ度（重）营养不良患儿的体重低于正常均值40%以上。

47．C。肘关节脱位表现为明显畸形，肘部弹性固定在半屈位，肘后三角关系失常。肱骨髁上骨折肘后三角关系正常。用肘后三点关系即可鉴别肱骨髁上骨折与肘关节脱位。

48．A。肺炎是麻疹患儿最常见的并发症和死亡的主要原因。

49．B。创伤修复过程的增生期在伤后6小时出现。成纤维细胞即沿网架增殖。24～48 小时后，内皮细胞亦然，而后逐渐形成新生毛细血管，三者构成肉芽组织。创伤后5～6天起，由成纤维细胞合成的胶原纤维开始增多并呈有序排列，伤口强度逐渐增大。

50．A。骨折早期可引起重要的内脏器官损伤，如肝、脾破裂，肺、膀胱、尿道、直肠损伤，还有脂肪栓塞综合征、骨筋膜室综合征、休克等。

51．E。预防缺铁性贫血应积极防治原发病，如消化及营养紊乱性疾病。纠正不良饮食习惯，提倡均衡饮食。婴幼儿宜母乳喂养，及时添加辅食，预防感染疾病。早产儿出生后 2 个月开始预防性补铁。妊娠期及哺乳期妇女多食含铁丰富的食物。补铁治疗首选口服铁剂。

52．D。妊娠诊断的辅助检查包括妊娠试验（绒毛膜促性腺激素阳性）、超声检查、宫颈黏液检查和基础体温测定。双相型基础体温的已婚妇女一般停经后高温持续 18 天不见下降，早期妊娠的可能性大。

53．B。新生儿收缩压为 60～70mmHg，1 岁为 70～80mmHg，舒张压为收缩压的2/3。收缩压高于此标准20mmHg为高血压，低于此准

20mmHg 为低血压。正常情况下，下肢血压较上肢约高 20mmHg。

54．D。脓性指头炎一旦出现跳痛、明显肿胀，及时切开减压和引流，以免发生指骨坏死和骨髓炎，不能等到波动出现后才手术。面部疖肿、急性蜂窝织炎出现脓肿时切开引流。

55．B。间断呼吸又称为毕奥呼吸（Biots 呼吸），其特点是有规律的呼吸几次后，突然停止呼吸，间隔一个短时间后又开始呼吸，如此呼吸和呼吸暂停反复交替，其产生的机制与潮式呼吸相同，但更加严重，是病情危急的表现，常见于濒死患者。深度呼吸又称为库斯莫呼吸（Kussmaul 呼吸），常见于糖尿病、尿毒症等引起的代谢性酸中毒的患者。浅快呼吸表现为呼吸浅表而不规则，有时呈叹息样，多见于肺炎、胸膜炎、肋骨骨折等患者，也可见于濒死患者。潮式呼吸又称陈 - 施呼吸，其特点是呼吸由浅慢逐渐加快，达高潮后逐渐变浅、变慢，经过一段时间的暂停（5～20 秒）后又出现如上的周期性呼吸，形如潮水起伏，常见于中枢神经系统疾病，如颅内压增高、脑炎、酸中毒、巴比妥类药物中毒等患者。呼吸过缓常见于颅内压增高、巴比妥类等药物中毒的患者。

56．B。急性心肌梗死出现最早升高的酶是肌酸激酶同工酶。肌酸激酶同工酶（CK-MB）发生急性心梗后，CK-MB 升高较早（4～6 小时），恢复也较快（3～4 天），对判断心肌坏死的临床特异性也较高。

57．E。补充血容量是纠正组织低灌注和缺氧的关键，迅速建立 2 条以上静脉通路。一般先补充扩容迅速的晶体液，再补充扩容作用持久的胶体液。

58．E。手术区备皮是手术前的准备，不属于麻醉前准备。麻醉前准备包括麻醉前病情评估、患者准备（心理、身体准备）、麻醉设备、用具及药物的准备、知情同意、麻醉前用药。

59．A。乳糜尿呈乳白色，主要见于丝虫病。胆红素尿呈深黄色或黄褐色，主要见于阻塞性黄疸及肝细胞性黄疸。血尿呈红色或棕色，含红细胞量多时呈洗肉水色，主要见于急性肾小球肾炎、泌尿系统结石、肿瘤、结核及感染等。血红蛋白

尿呈浓茶色或酱油色，主要见于血型不合输血后的溶血、恶性疟疾等。

60．A。B 超检查是一种无创、快速、简便和经济的检查方法，是检查胆道疾病的首选方法。对诊断常见胆道疾病具有较高的敏感性和特异性。CT、MRI 可显示急性胆管炎的梗阻部位、程度及结石大小、数量等。经内镜逆行胆胰管造影适用于低位胆管梗阻的诊断。经皮肝穿胆道造影迅速显影，但易引起较多并发症。

61．E。夜尿量增多而尿比重正常为肾浓缩功能受损的早期临床表现，是评价肾脏浓缩 - 稀释功能的良好指标，且其测定简单，成本低廉。酚红排泄试验可作为肾小管排泌功能检测。内生肌酐清除率是评价肾小球滤过功能最常用的方法。血肌酐与血尿素氮浓度与肾小球滤过率并不具有很好的相关性，只能在一定程度上反映肾小球的滤过功能。

62．A。子宫肌瘤小、无症状者一般不需治疗，特别是近绝经期患者，每 3～6 个月随访 1 次即可。

63．B。该患者膀胱残余尿量为 40ml，未出现过急性尿潴留，可用药物治疗。常用 α_1 受体阻滞剂（特拉唑嗪、哌唑嗪等）、5α 还原酶抑制剂（非那雄胺）及植物类药等。前列腺增生导致梗阻严重、残余尿量较多（> 60ml）、症状明显而药物治疗无效时应采用手术治疗。

64．D。甲亢首选的治疗药物为咪唑类药物（甲巯咪唑即他巴唑、卡比马唑）或硫脲类药物（丙硫氧嘧啶），作用机制为通过抑制甲状腺内过氧化物酶系及碘离子转化为新生态碘或活性碘，从而阻断甲状腺激素的合成。因丙硫氧嘧啶肝毒性较强，故更倾向于优先选择甲巯咪唑。β 受体阻滞剂主要的作用机制是从受体部位阻断儿茶酚胺的作用，减轻甲状腺毒症的症状，抑制外周组织 T_4 转换为 T_3，阻断甲状腺激素对心肌的直接作用，常用的药物有普萘洛尔、美托洛尔等。

65．D。膀胱注水试验是诊断膀胱破裂简单有效的方法。膀胱损伤时，导尿管可顺利插入膀胱（尿道损伤常不易插入），但仅流出少量血尿或无尿液流出。经导尿管注入无菌生理盐水 200ml，片刻后吸出，若液体进出量差异很大，提示膀胱

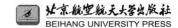

破裂。

66．A。患者上腹部隐痛4年，突发上腹部剧痛半小时，有明显的腹膜刺激征。可初步诊断为胃、十二指肠穿孔。腹部立位X线检查见膈下新月状游离气体影是急性穿孔最重要的诊断依据。

67．C。急性穿孔常见于十二指肠溃疡，表现为全腹压痛、反跳痛，腹肌紧张呈"木板样"强直等急性腹膜炎的体征。叩诊肝浊音界缩小或消失，移动性浊音阳性。听诊肠鸣音减弱或消失。B超示腹腔有液性暗区。腹部立位X线检查见膈下新月状游离气体影最具特征性，是急性穿孔最重要的诊断依据。

68．B。该患者目前处于氮质血症期。慢性肾衰竭肾功能失代偿期也称氮质血症期，表现为肌酐清除率25～50ml/min,血肌酐178～450μmol/L。

69．D。急腹症患者应严格执行四禁，即禁食、禁用镇痛药、禁服泻药、禁止灌肠。诊断未明确时，禁用吗啡、哌替啶等强镇痛药，以免掩盖病情。对诊断明确的单纯性胆绞痛、肾绞痛，或已决定手术的患者，可适当应用解痉药和镇痛药。异丙嗪属H_1受体拮抗剂，可用于晕动病、放射病等引起的呕吐、皮肤黏膜过敏、人工冬眠等。地西泮属镇静催眠药，是目前治疗癫痫持续状态的首选药。异烟肼是治疗结核病的主要药物。苯巴比妥属抗癫痫药，有较强的抗惊厥及抗癫痫作用，临床主要用于癫痫大发作的治疗。

70．E。急性脓胸行胸腔穿刺抽出脓液可确立诊断。

71．B。产妇于产后6周（42天）携婴儿进行产后健康检查。

72．D。维生素D缺乏性手足搐搦症是由于维生素D缺乏、血钙降低，而出现惊厥、喉痉挛或手足抽搐等神经肌肉兴奋性增高症状。多见于6个月以内的婴幼儿。主要为惊厥、喉痉挛和手足抽搐，并有程度不等的活动期佝偻病表现。本例发生的原因在于开始使用维生素D治疗时，骨脱钙减少，肠吸收钙相对不足，而骨骼已加速钙化，大量钙沉着于骨而致血钙暂时下降而发生手足搐搦。

73．A。正常情况下胎盘娩出后，宫底平脐或脐

下一横指，子宫收缩呈球状、质硬，子宫收缩乏力时，宫底升高，子宫质软、轮廓不清，阴道流血多，该患者可诊断为子宫收缩乏力引起的产后出血。子宫收缩乏力引起的产后出血加强宫缩能迅速止血。

74．D。该患者面部有蝶形红斑，考虑发生了系统性红斑狼疮；系统性红斑狼疮最具特征性的皮肤损害是蝶形红斑，抗Sm抗体是系统性红斑狼疮的标志抗体之一，特异性高达99%，有助于早期和不典型患者的诊断或回顾性诊断。抗核抗体是系统性红斑狼疮首选的筛选检查,但特异性低。

75．C。对有肢体障碍等后遗症的患儿，应鼓励其进行功能训练，而不是减少活动。应给予高热量、高蛋白、高维生素的流质、半流质饮食。遵医嘱使用脱水药、利尿药或糖皮质激素等。高热患儿应卧床休息，及时监测体温。指导患儿家属出院后不适随诊。

76．C。中毒性痢疾以儿童多见，有高热、惊厥、意识障碍及呼吸、循环衰竭，起病时胃肠道症状轻微，甚至无腹痛、腹泻，常需盐水灌肠或肛拭子行粪便检查，即可诊断。

77．C。伤后昏迷有中间清醒期为硬膜外血肿典型表现。该患者术后清醒后又出现意识障碍，CT检查见右颞顶不规则阴影，考虑出现了硬膜外血肿。颅内感染可有体温增高和脑膜刺激征等表现。脑脓肿早期出现全身和颅内急性化脓性感染症状，脓肿形成后可出现局部脑受压和颅内压增高或加剧症状，严重者可致脑疝。皮下血肿体积小，常局限，有时因周围肿胀中央反而凹陷。帽状腱膜下血肿大，易蔓延，甚至可充满全头部。

78．A。发生酸中毒时积极治疗腹泻、缺氧、等组织低灌注等原发病，轻度代谢性酸中毒多可自行纠正，不必使用碱性药物。重症酸中毒患者首选5%碳酸氢钠，加5%葡萄糖稀释为1.4%碳酸氢钠。5%碳酸氢钠注射液属碱性溶液，可纠正酸中毒，调节酸碱平衡。

79．A。子宫脱垂轻度患者或不能耐受手术者，进行盆底肌肉锻炼和放置子宫托，对脱垂超出处女膜的有症状的患者可考虑手术治疗。

80．D。有反跳痛、腹肌紧张、肠鸣音减弱或消

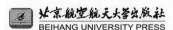

失等,是壁层腹膜受炎症刺激出现的防卫性反应。一般而言腹膜刺激征的程度、范围与阑尾炎症程度相平行。

81.D。甲胎蛋白(AFP)是诊断肝癌的特异性指标,是肝癌的定性检查,有助于诊断早期肝癌,广泛用于普查、诊断、判断治疗效果及预测复发。血清 AFP > 400μg/L,并能排除妊娠、活动性肝病、生殖腺胚胎瘤等,即可考虑肝癌的诊断。

82.A。脊麻时可因脊神经被阻滞,麻醉区域血管扩张,回心血量减少,心排血量降低导致血压下降。血压下降,先加快输液速度,增加血容量;必要时用麻黄碱静脉注射。

83.C。麻黄碱 15 ~ 20mg 静脉注射,以收缩血管、维持血压。

84.B。根据该患者的血气分析结果,可诊断为Ⅱ型呼吸衰竭。单纯 PaO_2 < 60mmHg(8.0kPa)为Ⅰ型呼吸衰竭(单纯低氧血症),若伴 $PaCO_2$ > 50mmHg(6.7kPa)为Ⅱ型呼吸衰竭(低氧血症伴高碳酸血症)。代偿性酸中毒或碱中毒时,pH 正常;失代偿性酸中毒时,pH < 7.35;失代偿性碱中毒时,pH > 7.45。临床上常以动脉血气分析结果作为诊断呼吸衰竭的重要依据。

85.C。根据该患者的临床表现,可诊断为急性呼吸衰竭。患者自主呼吸停止,应立即给予气管插管或气管切开,并使用人工机械呼吸机辅助呼吸,可以迅速缓解低氧血症,增加通气量、改善 CO_2 潴留。

86.B。排便习惯和粪便性状改变是结肠癌首发症状,表现为大便次数增多,血便、腹泻、便秘等,其中以血便为突出表现。故采集病史时询问排便情况最为重要。

87.A。纤维结肠镜加病理可确诊,是结肠癌最可靠的检查方法。

88.B。尿路感染急性期血常规检查可见血白细胞计数增高,中性粒细胞核左移,血沉增快。

89.A。病毒感染者白细胞计数正常或偏低,中性粒细胞比例降低,淋巴细胞比例增高。细菌感染者白细胞计数和中性粒细胞比例增高,核左移。

90.A。肝硬化肝功能检查表现为代偿期正常或

轻度异常,失代偿期转氨酶常有轻、中度增高,肝细胞受损时多以丙氨酸氨基转移酶(ALT)增高较显著,但肝细胞严重坏死时天冬氨酸氨基转移酶(AST)增高会比 ALT 明显。白蛋白降低,球蛋白增高,白蛋白/球蛋白比值降低或倒置。

91.E。急性胰腺炎患者由于胰腺破坏,胰高糖素被释放,可出现高血糖症状。持续空腹血糖> 10mmol/L 提示胰腺坏死,预后不良。

92.A。慢性粒细胞性白血病着重于慢性期早期治疗,避免疾病转化,力争细胞遗传学和分子生物学水平的缓解。分子靶向治疗首选伊马替尼,需终身服用;化疗药物首选羟基脲,其次为白消安(马利兰)。

93.D。苯丁酸氮芥为烷化剂类的口服免疫抑制药,对淋巴组织有较高的选择性抑制作用,为治疗慢性淋巴细胞白血病最常用的药物。

94.D。基础体温测定是测定排卵简单易行的方法。孕激素有致热作用,即排卵后体温上升 0.3 ~ 0.5℃,有排卵者的基础体温曲线呈双相型,无排卵者基础体温始终处于较低水平,呈单相型。妊娠试验测定 hCG、超声检查、黄体酮试验均为早期妊娠的辅助检查,不能判定是否排卵。

95.A。超声检查是诊断早期妊娠快速准确的方法。最早在停经 5 周时,宫腔内见到圆形或椭圆形妊娠囊。妊娠 6 周时,可见到胚芽和原始心管搏动。妊娠试验通常在受精后 8 ~ 10 天即可在孕妇血清中检测到 hCG 升高,可用于协助诊断。黄体酮试验是利用孕激素在体内突然撤退可以引起子宫出血的原理,来判定是否早孕。基础体温测定具有双向型体温的妇女,停经后高温持续 18 天不降者提示早孕的可能性大。

96.E。婴幼儿及儿童进行人工心脏按压至少 100 次/分。新生儿胸外按压频率 120 次/分。

97.C。应用洋地黄类药物,年长儿 < 60 ~ 70 次/分,婴幼儿 < 80 ~ 90 次/分时,应暂停用药并通知医生。

98.A。心力衰竭临床诊断指标:安静时心率增快,婴儿 > 180 次/分,幼儿 > 160 次/分。

99.A。纤维食管镜检查合并病理学检查,有确诊价值。

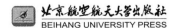

100．C。食管脱落细胞学检查为我国首创，适用于食管癌的普查。

专业知识

1．E。脑震荡是指头部受到撞击后，立即发生一过性脑功能障碍，无肉眼可见的神经病理改变，但在显微镜下可见神经组织结构紊乱。

2．D。妊娠合并心脏病产妇胎儿娩出后，立即腹部放置沙袋24小时，以防腹压骤减诱发心力衰竭。

3．B。腹部固定压痛、反跳痛和腹肌紧张，称为腹膜刺激征。

4．E。结核性胸膜炎可伴有高热、头痛、腹胀、胸痛以及胸膜摩擦音等症状。胸痛为结核性胸膜炎的首发症状。

5．B。前囟早闭、头围小提示脑发育不良、小头畸形。前囟迟闭、过大见于佝偻病、甲状腺功能减退症等。前囟张力增加常示颅内压增高，而前囟凹陷则见于极度消瘦或脱水者。

6．C。急性排斥反应最常见，但是发生的时间各版教材的说法不是很统一。人卫社护理学（师）应试指导P369的描述为急性排斥反应在移植后1~2周内即可出现。人卫社临床八年制第3版教材外科学（上册）P231的描述为急性排斥反应多发生于术后5～15天。人卫社护理本科6版教材外科护理学P186的描述为急性排斥反应多发生在术后5天~6个月内。综合几版教材的观点，本题答案选1周左右。

7．A。心肺复苏时，按压和放松时间比例为1：1，心排血量最大。

8．D。由于腰椎穿刺时刺破硬脊膜和蛛网膜，致使脑脊液流失，颅内压下降，颅内血管扩张刺激会出现疼痛。典型的头痛可发生在穿刺后6～12小时，疼痛常位于枕部、顶部或颞部，抬头或坐起时加重。手术后应让患者去枕平卧，防止因脑脊液外漏致头痛。

9．B。肝性脑病为肝癌终末期最严重的并发症，约1/3的患者因此死亡；上消化道出血多因食管-胃底静脉曲张破裂出血所致，约占肝癌死亡原

因的15%；因肝癌结节破裂出血而死亡患者约占10%。因此肝性脑病在肝癌终末期并发症中死亡率最高。

10．A。慢性阻塞性肺疾病的常见并发症是自发性气胸，其发病机制是在原有肺部疾病基础上形成肺气肿、气肿性肺大疱破裂或直接胸膜损伤所致。典型临床表现为突然加剧的呼吸困难，可伴有明显的胸痛、发绀，叩诊患侧胸部呈鼓音，听诊呼吸音减弱或消失。

11．D。妊娠妇女的正常生理变化包括停经、早孕反应（恶心、呕吐）、尿频、乳房增大等。出现寒战、高热提示有感染迹象。阴道流血、腹部疼痛为先兆流产的征象。头晕、眼花、胸闷为血压升高、先兆子痫的征象。当出现这几种情况时应立即就诊。胎心音计数是孕妇自我监护胎儿宫内情况的一种重要手段。胎动＜10次/12小时或逐日下降超过50%，提示胎儿缺氧，需立即就诊。

12．E。肠道准备是直肠癌根治术前重要的特殊护理，一般通过控制饮食、口服肠道抗菌药物如新霉素或甲硝唑、多次清洁灌肠来实现。输血可作为血容量不足、各型贫血等疾病的治疗手段，不属于术前肠道准备。

13．E。乳腺癌患侧上肢肿胀系患侧腋窝淋巴结切除、头静脉被结扎、腋静脉栓塞、局部积液或感染等因素导致上肢淋巴回流不畅、静脉回流障碍所致。术后上肢功能锻炼可增强肌肉力量，预防粘连，最大程度地恢复关节的活动范围。

14．A。早期胃癌无明显症状，首发症状多为上腹部不适、食欲减退等非特异性症状。进展期胃癌最早期的临床表现是上腹部隐痛。

15．A。有机磷农药中毒者多汗流涎，是因为副交感神经末梢过度兴奋引起平滑肌痉挛，属于毒蕈碱样症状。烟碱样症状是由横纹肌运动神经过度兴奋所致，可出现颜面、眼睑、舌肌、四肢和全身肌纤维颤动，甚至强直性痉挛，患者常有全身紧缩和压迫感，后期可发生肌力减退和瘫痪，呼吸肌麻痹时常引起呼吸衰竭。

16．C。当骨折患者有危及生命的并发症时应先抢救生命，对休克患者先抗休克治疗，然后处理

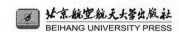

骨折。开放性骨折伴动脉出血患者,应立即止血,防止失血性休克发生。

17．B。慢性肾衰竭患者应限制蛋白质的摄入,且饮食中 50% 以上的蛋白质为优质蛋白,如鸡蛋、牛奶、瘦肉、鱼等,由于植物蛋白中含非必需氨基酸多,应尽量减少摄入,如豆制品。

18．A。门体分流术是指将肝门静脉系和腔静脉系的主要血管进行手术吻合,使肝门静脉血转流入腔静脉,降低门静脉压力,防止出血。但术后肠道吸收的氨部分或全部不通过肝解毒,直接影响大脑的能量代谢,故肝性脑病发生率高,易引起肝衰竭。

19．E。嵌顿性疝的疝环较小,腹内压突然增高时使疝内容物强行扩张囊颈而进入疝囊,因疝囊颈的弹性收缩,将内容物卡住,使其不能回纳,会出现腹痛和消化道梗阻等表现,但尚未发生血运障碍,若不能及时解除嵌顿,终将发展成为绞窄性疝。绞窄性疝是由于嵌顿时间过久,肠管及其系膜受压程度不断加重导致动脉血流减少,甚至完全阻断,疝内容物缺血坏死所致。故绞窄性疝和嵌顿性疝的区别最主要是在于疝内容物有无血液循环障碍。

20．A。腰椎间盘突出症的特征性症状以腰痛和坐骨神经痛最多见,常表现为腰痛伴一侧坐骨神经痛。

21．B。由于人体利用葡萄糖的能力有限,约 $5mg/(kg \cdot min)$,在应激状态下其利用率降低,过量或过快输入均可导致糖代谢紊乱,且多余的糖将化为脂肪沉积在器官,造成肝脂肪浸润。

22．E。原发性肾病综合征的并发症有感染、血栓及栓塞、急性肾衰竭、蛋白质和脂肪代谢紊乱。水肿为原发性肾病综合征的临床表现,不属于并发症。

23．D。清洁伤口通常指无菌手术切口。意外损伤的伤口经过清创处理后使其污染减少,甚至变为清洁伤口,可获一期愈合。

24．B。急性心肌梗死患者入院后应立即吸氧,改善心肌缺氧,减轻疼痛,绝对卧床,减少心肌耗氧量,避免诱发心律失常和心力衰竭应由担架车护送。

25．A。营养性巨幼细胞性贫血患儿应补充维生素 B_{12} 和叶酸。维生素 B_{12} 的吸收部位在回肠末端。

26．B。甲亢患者的胃肠蠕动增快,食欲亢进,消瘦,排便频繁,其最主要的护理诊断为营养失调低于机体需要量,与基础代谢率增高、消化不良性腹泻及吸收差有关。

27．C。一氧化碳轻度中毒表现为搏动性剧烈头痛,头晕,恶心,呕吐,无力,心悸。一氧化碳中度中毒表现为面色潮红,口唇樱桃红色,脉快,多汗,意识模糊或浅昏迷。一氧化碳重度中毒表现为深昏迷,呼吸抑制,休克,肺水肿,心律失常或心衰。

28．A。大咯血者窒息时,首要的护理措施是维持呼吸道通畅。一旦发现窒息征象,立即取头低足高 45° 俯卧位,面向一侧,轻拍背部排出血块,或刺激咽部以咳出血块,或用吸痰管进行负压吸引,必要时在气管插管或气管镜下吸取血块。

29．B。二尖瓣狭窄的典型体征为"二尖瓣面容",双颧绀红,口唇轻度发绀。出现右心衰竭时可有颈静脉怒张、肝颈静脉反流征阳性等体征。特征性的心脏杂音为心尖区舒张中晚期低调的隆隆样杂音,伴舒张期震颤。心尖区第一心音亢进,出现肺动脉高压时可有肺动脉瓣区第二心音（P_2）亢进、分裂。

30．B。围绝经期妇女体内的雌激素水平降低,促性腺激素水平升高。绝经过渡期仍有排卵的妇女,其 FSH 在多数周期中升高,LH 在正常范围。绝经后,FSH、LH 明显升高,FSH 升高更为显著,FSH/LH ＞ 1。自然绝经 1 年内,FSH 能上升 13 倍,而 LH 仅上升 3 倍。绝经 2 ～ 3 年内,FSH/LH 达最高水平,以后随年龄增长渐下降,但仍在较高水平。

31．C。急性脓胸多为继发性感染,最主要的原发病灶是肺部。少数是胸内和纵隔内其他脏器或身体其他部位感染病灶。

32．E。胎盘、胎膜残留是晚期产后出血最常见的病因,胎盘、胎膜残留者,表现为恶露持续时间延长,反复阴道出血或突然大量流血,妇科检查子宫大而软,宫口松弛,有时可触及残留组织,多发生于产后 10 天左右。

33．E。新生儿重度缺血缺氧性脑病以抑制症状为主，表现为昏迷，肌张力低下，呼吸暂停，惊厥频繁，拥抱反射、吸吮反射消失，病死率高，存活者多有后遗症。轻度表现为兴奋、激惹，肌张力正常，生后24小时内症状明显，72小时内消失。中度表现为嗜睡，肌张力减低，症状在14天内消失，可有后遗症。

34．B。急性肺水肿患者取坐位，双腿下垂以减少静脉回流，降低心脏前负荷。应保持氧饱和度≥95%，高流量氧气吸入，氧流量为6～8L/min，同时给予20%～30%乙醇湿化，减低肺泡内泡沫的表面张力，缓解缺氧症状。利尿药可减轻容量负荷，还具有扩张静脉的作用。阿片类药物如吗啡静脉注射，可减少急性肺水肿患者的焦虑及呼吸困难引起的痛苦，此类药物还具有扩血管的功能，主要降低心脏前负荷，同时降低交感系统兴奋性。

35．D。诊断未明确时，禁用吗啡、哌替啶等强镇痛药，以免掩盖病情，对诊断明确的单纯性胆绞痛、肾绞痛，或已决定手术的患者，可适当应用解痉药和镇痛药。

36．B。急性感染性多发性神经炎的首发症状多数为双下肢无力，然后向上肢发展。随病情发展，可出现吞咽困难、复视、大小便障碍。

37．C。慢性肺源性心脏病失代偿期最突出的表现为呼吸困难加重，夜间尤甚，严重者出现谵妄、嗜睡、躁动、抽搐等肺性脑病的表现，是肺心病死亡的首要原因。明显发绀，球结膜充血、水肿，严重时可视神经乳头水肿等颅内压增高的表现。因CO_2潴留可出现周围血管扩张的表现如皮肤潮红、多汗，腱反射减弱或消失。心力衰竭时可见肝大，颈静脉怒张，肝颈静脉反流征阳性，心率增快，心律失常，剑突下可闻及收缩期杂音，下肢或全身水肿，重者有腹水。失代偿期应主要纠正缺氧和减轻CO_2潴留，控制和纠正心力衰竭，减轻体循环淤血，从而减轻呼吸困难。

38．B。维生素D缺乏性佝偻病是维生素D不足引起钙、磷代谢失常，产生的一种以骨骼病变为特征的全身慢性营养性疾病。临床上分四期。初期（早期）多见于6个月内，特别是3个月以内，主要为神经兴奋性增高的表现，如易激惹、烦躁，汗多刺激头皮，致婴儿摇头擦枕，出现枕秃。活动期（激期）：主要为骨骼改变和运动功能及智力发育迟缓，如方颅、鸡胸、"O"型腿或"X"形腿。恢复期：临床症状和体征逐渐减轻或消失。后遗症期：多见于2岁以后小儿。遗留不同程度的骨骼畸形，临床症状消失，血生化正常，X线检查骨骼干骺端病变消失。

39．D。麻疹患儿在出疹期不宜用药物或物理方法强行降温，禁用冷敷及乙醇拭浴，以免末梢循环障碍影响出疹。体温＞40℃时，可用小剂量解热药或温水拭浴，防止高热惊厥。

40．D。宫内节育器放置的时间为月经干净后3～7天（无性生活）、产后42天（恶露已净，会阴伤口愈合，子宫恢复正常）、剖宫产后半年、人工流产术后（宫腔深度＜10cm）及哺乳期排除早孕者。

41．D。择期手术术前的胃肠道准备目的是减少麻醉引起的呕吐及误吸，也可以预防消化道手术中的污染。禁食禁饮，必要时胃肠减压。择期手术患者术前8～12小时禁食，4小时开始禁水。

42．B。淀粉酶测定是胰腺炎早期最常用和最有价值的检查方法。3P实验用于辅助诊断DIC。CEA即癌胚抗原，对预测某些癌症复发有较好的作用。胆红素升高可见于胆道疾病、肝硬化、新生儿黄疸、胆红素脑病等疾病。白细胞计数升高多见于炎症性病变。

43．D。长期大剂量输入化疗性药物或反复静脉穿刺等机械、物理、化学等因素可造成的静脉血管壁纤维组织增生、内皮细胞破坏、血管壁不同程度的炎性改变，护士应制定静脉使用计划，如左、右臂交替使用，有利于患者的长期治疗。

44．A。心力衰竭的护理问题首先是气体交换受损 与左心衰竭所致肺循环淤血有关。其次是体液过多 与右心衰竭所致体循环淤血、水钠潴留有关。活动无耐力 与心排血量下降有关。潜在并发症：洋地黄中毒。

45．B。躯体疼痛的特点是定位准确，感觉敏锐。

46．C。肝硬化失代偿期患者常采取平卧位卧床休息，有利于增加肝、肾血流量，改善肝细胞营养，提高肾小球滤过率，减少肝代谢负担，利于

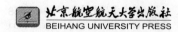

肝细胞的恢复。

47．A。流产合并盆腔感染的治疗原则为迅速控制感染，尽快清除宫内残留物，避免交叉感染。应取半卧位，以促进炎症局限。保证足够营养摄入，但不能给予高胆固醇食物。严格无菌操作，每天消毒会阴2次，保持会阴部清洁并遵医嘱给予抗生素治疗。监测体温、血象及阴道分泌物的颜色、性状和气味。

48．E。消化性溃疡最常见的并发症是上消化道出血，消化性溃疡也是上消化道出血最常见的病因。急性穿孔常见于十二指肠溃疡。溃疡引起幽门梗阻的原因为痉挛、水肿和瘢痕，十二指肠球后溃疡更易引起梗阻。少数胃溃疡可发生癌变，十二指肠溃疡则一般不会癌变。贫血不属于消化性溃疡的并发症。

49．D。缺血性脑血管病以抗凝治疗为主，同时应用扩血管药、血液扩充剂以改善微循环。脑血栓发病6小时内可作溶栓治疗。

50．B。类风湿关节炎患者在关节疼痛明显时应卧床休息，限制受累关节活动，勿长时间维持抬高头部和膝部的姿势，以免屈曲姿势造成关节挛缩致残。待病情恢复后应及早进行功能锻炼，以防止关节僵硬和肌肉萎缩。锻炼过程中应循序渐进，由被动运动过渡到主动运动，同时注意训练手的灵活性和协调性，练习手部抓握、搓揉动作，伸腰、踢腿及其他全身性伸展运动等。

51．E。血液病高热患者首选物理降温，可在颈部、腋下及腹股沟等大血管处放置冰袋。禁用乙醇或温水拭浴，以免局部血管扩张造成皮下出血。

52．B。扁平骨盆是指骨盆入口平面前后径短而横径长，骨盆外测量相当于骨盆入口前后径的是骶耻外径。

53．D。呼吸困难和窒息是甲状腺大部切除术后最危急的并发症，患者主要表现为烦躁，颈部肿胀，进行性呼吸困难，发绀，甚至窒息。应立即剪开缝线，敞开伤口，迅速除去血肿，结扎出血的血管，必要时行气管切开、给氧。

54．C。金黄色葡萄球菌肺炎常采用甲氧西林或万古霉素治疗，一般抗生素用药时间持续到体温正常后2～3周，总疗程≥6周。

55．E。该患者呕吐咖啡渣样内容物，可考虑发生了上消化道出血。内镜检查是诊断上消化道出血病因、部位和出血情况的首选检查方法。一般在上消化道出血后24～48小时进行胃镜或结肠镜检查，可直接观察病灶情况，明确病因，并进行紧急止血治疗。

56．C。原发性肺结核由结核杆菌初次侵入肺部后发生的原发感染，是小儿肺结核的主要类型。典型的原发综合征呈"双极"（亚铃形）病变，即一端为原发病灶，一端为肿大的肺门淋巴结、纵隔淋巴结。结合病例，该患儿可诊断为原发性肺结核。

57．B。该患者有糖尿病病史，近一周发生尿频、尿急、尿痛、腰痛、低热，考虑可能发生了肾盂肾炎。急性肾盂肾炎最典型的症状为突发高热和膀胱刺激征，合并全身中毒症状，可有单侧或双侧腰痛、肾区叩击痛及脊肋角压痛，糖尿病为其诱发因素。急、慢性肾小球肾炎可见水肿、蛋白尿等症状。肾结石可引起肾区疼痛伴肋脊角叩痛。肾结核主要表现为尿频、尿急、尿痛，检查可见酸性尿。

58．A。重度急性胰腺炎常发生低血压或休克，患者表现为烦躁不安、皮肤苍白、湿冷、脉搏细弱。其发生的主要为效循环血量不足，常见于血液和血浆大量渗出、频繁呕吐丢失体液和电解质、血中缓激肽增多，血管扩张和血管通透性增加、并发消化道出血。

59．B。细菌性肝脓肿主要表现为寒战、高热、肝区疼痛和肝大，其中寒战高热是肝脓肿最常见的早期症状，反复发作。该患者肝区隐痛伴发热1个月，巩膜无黄染，肝大，质硬，表面高低不平，有压痛，可考虑为细菌性肝脓肿。慢性胆囊炎症状常不典型，多有胆绞痛病史，常在饱餐、进油腻食物后出现消化道症状。阿米巴性肝脓肿有阿米巴痢疾病史。血吸虫性肝硬化多有反复或长期感染血吸虫病史。原发性肝癌最常见的病因是乙型肝炎及其导致的肝硬化。

60．B。肾挫伤患者症状轻微，可自愈，该患者腰部被撞后，左腰部压痛、叩击痛，血压、脉搏正常，考虑发生了肾挫伤。肾损伤患者大多有血尿，但血尿与损伤程度不成比例。肾部分裂伤可见肾周血肿。肾全层裂伤症状严重，常有肾周血肿、严重的血尿，需手术治疗。肾蒂损伤少见但最严重，肾蒂或肾段血管部分或完全撕裂可引起大出血、休克，常来不及就诊即死亡。

61．A。心肌同工酶主要适用于急性心肌梗死的辅助检查，对于心肌炎患者的诊断无实际意义。诊断心肌炎的金标准为心内膜心肌活检。

62．B。急性呼吸窘迫综合征最早出现的症状是呼吸加快，呼吸困难进行性加重，呼吸深快、呼吸费力，发绀明显，不能用氧疗法改善，也不能用其他原发心肺疾病解释。根据该患者的表现，判断发生了急性呼吸窘迫综合征。

63．C。前列腺增生导致梗阻严重、残余尿量较多（＞60ml）、症状明显而药物治疗无效时应采用手术治疗。

64．E。该患者对周围事物无兴趣，进入嗜睡状态，此时心理反应是属于接受期。接受期为临终的最后阶段。患者喜欢独处，睡眠时间增加，静等死亡的到来。否认期是临终患者心理反应的第一期，极力否认患病的事实，心存侥幸，四处求医，希望是误诊。愤怒期的患者常怨天尤人，或迁怒于家属、医护人员，对医院的住院制度及治疗护理百般挑剔。协议期的患者易接受他人的劝慰，有良好的遵医行为。忧郁期（抑郁期）出现悲伤、情绪低落、抑郁和绝望，希望家人、朋友能够时常陪伴在身旁，逐渐对周围事物失去兴趣，少言寡语，反应迟钝。

65．D。子宫全切除术后2周，适宜的活动是进行一般的生活料理，以不感到劳累为主，不可做幅度较大的运动，如骑车、瑜伽等。避免提取重物及久坐。全子宫切除术后7～14天，阴道可有少量粉红色分泌物，这是阴道残端肠线溶化所致，为正常现象，不需处理。如阴道出血量多如月经量，应及时就诊。伤口拆线后可淋浴。

66．E。生理性腹泻患儿多见于6个月以内婴儿，出生不久出现腹泻，大便次数增多，无腹痛，外观虚胖，常见湿疹，小儿食欲、精神好，体重增长正常，无水电解质紊乱，大便检查无特殊。结合病例，该患儿为生理性腹泻。

67．D。颌下急性蜂窝织炎可发生喉头水肿和气管受压，引起呼吸困难，甚至窒息。该患儿颈部出现急性蜂窝织炎，护理过程中，应特别警惕患者出现呼吸困难。

68．A。采用物理降温或药物降温处理后，应在30分钟后复测体温，观察降温效果及体温变化。

69．E。当白细胞＜$4×10^9$/L，或血小板＜$80×10^9$/L时，应立即暂停化疗，预防感染。白细胞＜$1×10^9$/L，实行保护隔离。血小板＜$20×10^9$/L，绝对卧床休息，协助做好生活护理。

70．D。根据该患者的临床表现可考虑为慢性气管炎、肺气肿、肺心病、心力衰竭。慢性支气管炎并发肺气肿的临床表现为双肺呼吸音粗，可闻及不固定、散在的干啰音和粗、中湿啰音。肺心病表现为右心室肥厚时三尖瓣区有收缩期杂音，剑突下可见心脏搏动增强。部分患者可出现颈静脉充盈甚至怒张。心力衰竭时可见肝大、颈静脉怒张，肝颈静脉反流征阳性，心率增快，心律失常，剑突出可闻及收缩期杂音，下肢或全身水肿，重者有腹水。

71．B。呼吸道感染是心力衰竭最常见、最重要的诱因。应首先控制感染，保持呼吸道通畅，维持有效呼吸。

72．E。室颤患者常表现为意识丧失、发绀、抽搐、呼吸停止，甚至死亡。查体心音消失，脉搏触不到，血压测不到。

73．A。室颤是最严重的心律失常，应立即除颤。直流同步电复律适用于室颤和室扑以外的快速心律失常，如室上速、持续性房颤等，同步装置可使放电时电流正好与R波同步。直流非同步电复律适用于室颤和室扑，有时快速的室速或预激综合征伴快速房颤时会有宽大的QRS波，同步模式下无法识别，也可用非同步电除颤。

74．E。该患者呕血约1000ml，提示发生了上消化道出血。神志恍惚、四肢厥冷、无尿，脉搏120次／分，血压80/50mmHg，可能并发失血性休克。

75．D。上消化道大出血时患者应绝对卧床休息，取平卧位并将下肢略抬高，以保证脑部供血。呕血时头偏向一侧，防止误吸，保持呼吸道通畅，必要时吸氧。

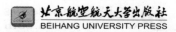

76．B。该患者为28岁女性，双手掌指关节及近端指关节呈对称性、持续性疼痛6个月，关节肿胀呈梭形，伴有晨僵及畸形，检查可见类风湿因子（+），C反应蛋白增高，考虑患者发生了类风湿关节炎。其基本病理改变是滑膜炎和血管炎，滑膜炎是关节表现的基础，血管炎是关节外表现的基础，炎症破坏软骨和骨质，最终可致关节畸形和功能丧失。

77．A。类风湿关节炎患者关节肿胀是由关节腔内积液、关节周围软组织炎症或滑膜肥厚引起，与关节痛部位相同，常呈对称性，与本病的活动性无关。晨僵、类风湿结节、C反应蛋白增高、类风湿因子（+）均可提示本病处于活动期。

78．E。糖皮质激素具有强大的抗炎作用，适用于活动期关节外症状或关节炎明显而非甾体抗炎药无效者，应用小剂量、短疗程治疗。活动期发热或关节疼痛明显者应卧床休息，限制受累关节活动，保持正确的体位，但不宜绝对卧床。当病变发展至关节强直时，应保持关节功能位，以保持肢体生理功能。病情缓解后，鼓励患者及早进行功能锻炼，运动量要适当，循序渐进，由被动运动过渡到主动运动，防止关节僵硬和肌肉萎缩。

79．B。腹股沟斜疝经腹股沟管突出，可进入阴囊，疝块外形为椭圆或梨形，上部呈蒂柄状，较多发生嵌顿，该患儿所述肿物可降入阴囊，可还纳，考虑为腹股沟斜疝。腹股沟直疝常见于年老体弱者，由直疝三角突出，不进入阴囊，疝块外形为半球形，极少发生嵌顿。股疝多见于40岁以上妇女。

80．D。腹壁强度降低和腹内压力增高是腹外疝的两个主要原因。便秘、受凉、哭闹、腹泻均可使腹内压力增高，加重病情。若患儿出现休克或肾脏疾病时，可着重观察尿量。

81．B。胆道蛔虫病的腹痛特点为突发上腹剑突下钻顶样绞痛，阵发性加剧，向右肩胛或背部放射，常伴恶心、呕吐，甚至吐出蛔虫。该患者有右上腹及剑突下钻顶样疼痛，可诊断为胆道蛔虫病。胆道蛔虫病首选B超检查，可显示蛔虫体影。

82．E。多数胆道蛔虫病患者经非手术治疗可治愈。若症状未缓解，合并胆管结石或有急性重症胆管炎、肝脓肿、重症胰腺炎者，可行胆总管切开探查、T管引流术。术后仍需驱虫治疗，以防复发。非手术治疗方法包括：解痉镇痛、利胆驱虫、抗感染治疗、十二指肠镜取虫。

83．E。急性肾炎小儿尿红细胞减少、血沉正常方可上学，但仍需避免体育运动。1～2个月内应限制活动量，3个月内避免剧烈活动。起病2周内应严格卧床休息，待水肿消退、血压恢复正常、肉眼血尿消失后，可下床轻微活动或户外散步。Addis计数正常后恢复正常生活及活动。

84．D。急性肾炎患儿应给予高糖、高维生素、低盐饮食。尿少、水肿时，应限制钠盐，摄入量 < 60mg/（kg·d）。严重水肿或高血压者宜给予无盐饮食。

85．B。该患儿主诉头晕，头痛，恶心，一过性眼花，可能出现的并发症是高血压脑病。高血压脑病以儿童多见，常发生于病程早期。

86．D。Ⅱ型呼吸衰竭患者给予低浓度（< 35%）持续吸氧，防止高浓度吸氧，以免引起呼吸中枢抑制，加重缺氧和二氧化碳潴留。Ⅰ型呼吸衰竭患者给予较高浓度（> 35%）吸氧，增加通气量。

87．C。成人肺炎球菌肺炎患者给予氧气吸入，流量2～4L/min，浓度为29%～37%，以改善呼吸。

88．C。肝性脑病急性期患者发作首日应禁食蛋白质，以减少蛋白质分解而产生的氨，清醒后可逐渐增加蛋白质饮食。

89．E。腹水是肝硬化失代偿期最突出的临床表现，应限制患者钠盐摄入量为1.2～2.0g/d，24小时液体入量 < 1000ml，若合并低钠血症，应限制在500ml以内。

90．B。消化性溃疡如有少量出血者，可给予温牛奶、米汤等温凉、清淡流质饮食，以中和胃酸，利于黏膜恢复。如合并大出血、穿孔、幽门梗阻者应禁食。

91．D。心排血量是指每分钟心脏的射血量，由心脏每搏排出量 × 心率而得，是监测左心功能的最重要指标，正常值为5～6L/min。

92．E。肺动脉楔压能比较准确地反映整个循环情况，有助于判定左心室功能，反映血容量是否充足。

93．B。肠扭转多见于青壮年，常因饱食后剧烈运动而发病。

94．A。粘连性肠梗阻可由腹腔内手术、炎症、创伤、出血、异物等引起。

95．D。腹股沟斜疝是最多见的腹外疝，多见于男性。行走、咳嗽、强力劳动或排便等腹内压骤增是其主要原因。习惯性便秘的老年人可因腹内压增高而发生腹外疝，且易嵌顿。

96．C。肠套叠是指肠的一段套入其相连的肠管腔内，为婴幼儿时期最常见的急腹症之一，小儿多见。肠扭转多见于青壮年。

97．B。尿道结石典型表现为排尿困难、点滴状排尿及尿痛，甚至造成急性尿潴留。膀胱结石的典型症状为排尿突然中断，疼痛伴排尿困难和膀胱刺激症状，改变排尿姿势后能缓解疼痛并继续排尿。肾结石多有腰肋部的深在性疼痛，血尿，可有绞痛。膀胱炎主要表现为尿频、尿急、尿痛等膀胱刺激症状。尿失禁表现为尿液不受控制自行流出。

98．A。膀胱结石的典型症状表现为排尿突然中断，疼痛放射至远端尿道和阴茎头部，伴排尿困难和膀胱刺激症状，改变排尿姿势后能缓解疼痛并继续排尿。尿道结石典型表现为排尿困难，呈点滴状，伴尿痛。肾结石的主要症状是与活动有关的疼痛和血尿。急性细菌性膀胱炎主要表现为尿频、尿急、尿痛等膀胱刺激症状。尿失禁主要表现为尿不能控制而自行排出。

99．E。新生儿缺血缺氧性脑病根据病情可分为3度。重度表现为以抑制症状为主，表现为昏迷，肌张力低下，呼吸暂停，惊厥频繁，拥抱反射、吸吮反射消失，病死率高，存活者多有后遗症。轻度表现为兴奋、激惹，肌张力正常，生后24小时内症状明显，72小时内消失。中度表现为嗜睡，肌张力减低，症状在14天内消失，可有后遗症。

100．C。新生儿肺透明膜病又称新生儿呼吸窘迫综合征多见于早产儿，由于缺乏肺表面活性物质所致，是新生儿期重要的呼吸系统疾病。临床表现为出生后不久出现进行性加重的呼吸窘迫和呼吸衰竭。

专业实践能力

1．E。无菌包应定期灭菌，有效期为7天；已开包未被污染的无菌包，包内物品的有效期为24小时。

2．E。急腹症、消化道出血、妊娠、严重心血管疾病等禁忌灌肠。

3．D。资料类型分为主观资料和客观资料。其中主观资料是患者的主诉或主观感觉，是患者对自己健康状况的认知和体验，如头晕、乏力、瘙痒、恶心、疼痛等。护士主要通过交谈而获得，也可由患者亲属的代诉获得，无法被具体地观察或测量。

4．C。采集粪便标本查寄生虫虫卵时，应留取不同部位的粪便，以提高检出率。若患者服用驱虫药或作血吸虫孵化检查应留取全部粪便。

5．B。充足睡眠是促进休息最基本的先决条件。睡眠是休息的一种重要形式，睡眠的数量和质量是影响休息的重要因素，通过睡眠可以使人的精力和体力得到恢复，可以保持良好的觉醒状态，这样人才能精力充沛地从事劳动或其他活动。

6．A。潜血试验饮食在试验前3天应禁食肉类、动物肝脏、血、含铁丰富的食物或药物、绿色蔬菜，以免造成假阳性。可食豆制品，土豆、冬瓜等非绿色蔬菜，米饭，馒头等。

7．C。护理立法的意义包括促进护理管理法制化，提高护理质量；促进护理教育及护理学科的发展；维护护士的权益；保证护理人员具有良好的护理道德；有利于维护服务对象的正当权利。

8．C。静脉留置针进行输液时，应在穿刺点上方约10cm处扎止血带，常规皮肤消毒法消毒皮肤。

9．A。塞利认为压力反应的过程分为警告期、抵抗期和衰竭期3个阶段：警告期、抵抗期、衰竭期。其中警告期表现为机体在压力源的刺激下，出现一系列以交感神经兴奋为主的改变，表现为

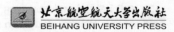

血糖、血压升高、心跳加快、肌肉紧张度增加。

10．E。服磺胺类药物后，应多饮水，避免尿少时析出结晶，堵塞肾小管。

11．C。床上擦浴的操作事项包括关好门窗，水温为 50～52℃。按顺序擦拭脸、颈、全身，耳廓、耳后及颈部皮肤皱褶处，要仔细擦洗。注意及时遮盖患者，防止受凉。必要时，擦洗后用 50% 的乙醇按摩受压部位或涂抹爽身粉。

12．C。二部分陈述（PE）：多用于潜在的护理诊断（"有…危险"），因为危险尚未发生，故无症状和体征，例如"有感染的危险　与高血糖、营养不良、微循环障碍等有关"。

13．C。眼睑不能自行闭合的患者，可涂金霉素眼膏或盖凡士林纱布保护角膜，防止角膜长时间暴露、干裂引起溃疡。

14．A。护理学的任务可以简单地概括为 4 个相关健康问题：促进健康、预防疾病、恢复健康和减轻痛苦。其中不包括治疗疾病。

15．D。肌内注射进针后抽吸发现有回血，应拔出针头后重新进针，因此时已误入血管，必须拔出针头重新选择注射部位，注射时切勿将针梗全部刺入，防止针头从根部衔接处折断。

16．C。环氧乙烷气体易燃、易爆，要远离火源、静电，不需放于冰箱保存。75% 乙醇消毒体温计要求浸没 30 分钟。苯扎溴铵（新洁尔灭）是阳离子表面活性剂，与肥皂、碱、碘酊同用时效力会减弱。碘酊的成分中含乙醇，有刺激性，不可用于黏膜及敏感部位皮肤的消毒，皮肤过敏者禁用。过氧化氢对金属物品有腐蚀性，对纺织品有漂白作用，故可去掉陈旧性血迹。

17．E。护理评估是护理程序的第一步，却贯穿于护理程序的全过程。护士对住院患者的评估应是患者自入院开始到出院为止进行。

18．E。注射器由空筒和活塞两部分组成。其中空筒内壁、乳头、活塞须保持无菌，不得用手触碰。针头由针尖、针梗、针栓三部分组成，除针栓外壁以外，其余部分须保持无菌，不得用手接触。

19．E。宗教需要不属于人的基本需要。人的基本需要层次包括：生理的需要、安全的需要、爱

与归属的需要、尊重的需要和自我实现的需要 5 个方面的内容。

20．D。北美护理诊断协会（NANDA）认为人的自我概念由身体心象、角色表现、自我特征和自尊 4 部分组成。其中身体心象指个体对自己身体的感觉和看法。

21．E。水槽内的蒸馏水量应足够，无水时不可开机。水温超过 50℃ 时，应关机更换冷蒸馏水，以免损坏雾化器。

22．C。用雾化装置将药液变成细微的气雾，经口、鼻吸入，以达到湿化呼吸道、减轻呼吸道炎症和水肿、解除支气管痉挛、镇咳及祛痰、治疗肺癌等作用。没有供氧的作用。

23．E。清洁区包括医务人员的值班室、消毒间、卫生间、男女更衣室、药房、浴室以及储物间、配餐间等。潜在污染区也称半污染区，是指位于清洁区与污染区之间，有可能被患者血液、体液和病原微生物等物质污染的区域，包括医务人员的办公室、治疗室、护士站、患者用后的物品和医疗器械等的处理室、化验室、内走廊等。污染区包括病室、分诊处、患者卫生间及浴室、处置室、污物间、外走廊以及患者入院和出院处理室等。

24．A。该产妇分娩后 4 小时未排尿，主诉下腹胀痛难忍，查体发现膀胱高度膨胀，可知发生了尿潴留。尿潴留患者的护理措施包括诱导排尿，如听细细的流水声，或用温水冲洗会阴；热敷下腹部，用手按摩下腹部；协助其坐起排尿。经上述处理仍不能解除尿潴留，可遵医嘱行导尿术。

25．C。心脏骤停的典型三联症包括突发意识丧失、呼吸停止和大动脉搏动消失。

26．D。冰冻血浆应在 −30℃ 保存，新鲜冰冻血浆的有效期为 1 年，普通冰冻血浆的有效期为 5 年；使用时须在 37℃ 温水中融化，6 小时内输入；主要适用于凝血因子缺乏者。

27．D。输血时血液内不得随意加入其他药品，如钙剂、酸性或碱性药物、高渗或低渗溶液，以防血液变质。输血前首先应采集血标本，填写输血申请单和备血单，做血型鉴定和交叉配血试验。凭取血单与血库人员共同做好"三查八对"。根据配血单采集血标本，每次为一位患者采集，禁

止同时采集两位患者的血标本，以避免发生差错。按静脉输液法建立输血通道，先输入生理盐水少许。输血前以手腕旋转血袋，将血液轻轻摇匀。但应避免剧烈振荡，以免红细胞大量破坏引起溶血。不能将血液加温，防止血浆蛋白凝固变性而引起反应，应在室温下放置15～20分钟后再输入。输血过程中应加强巡视，尤其是开始输血的10～15分钟。

28．B。静脉穿刺时应选择合适的静脉，在穿刺点上方6cm处扎止血带，常规皮肤消毒法消毒局部皮肤。

29．B。每个人的发展都有其独特的个性，是按自己独特的方式和速度通过各发展阶段的，这是由个人特有的遗传基因及与环境的互动所决定的。人的成长与发展是按持续的、有顺序的、有规律的和可预测的方式进行的。每个人都要经过相同的各个发展阶段。每个发展阶段都具有一定的特点，并都有一定的发展任务。每个人基本的态度、气质、生活方式和行为等都会受到婴幼儿期发展的影响。

30．E。维生素 B_{12} 能提高叶酸利用率，促进红细胞发育和成熟。维生素A参与黏多糖合成，促进基底细胞分泌黏蛋白，维持上皮组织结构的完整，还可参与体内的许多氧化过程，促进生长发育，还可对抗糖皮质激素的免疫抑制作用，增强免疫力。维生素 B_1 在体内形成焦磷酸硫胺素，参与糖代谢中 α-酮酸的氧化脱羧反应，同时，维生素 B_1 还可抑制胆碱酯酶活性，维持胆碱能神经系统、消化系统、心血管系统的功能，常作为多种疾病的辅助用药等。维生素 B_2 为黄素酶类的辅酶，参与细胞的氧化还原反应，维持正常视觉功能，还参与血红蛋白的合成，主要用于预防和治疗维生素 B_2 缺乏症等。维生素PP参与人体代谢，维持皮肤与神经的健康稳定。

31．C。红细胞悬液经提取血浆后的红细胞加入等量红细胞保养液制成，适用于战地急救及中小手术者。

32．A。墨菲滴管内液面自行下降说明内外气压相当，最可能与上端输液管和滴管内有漏气或裂隙有关，必要时更换输液器。

33．A。冷疗可减慢神经冲动传导，降低神经末梢敏感性；减轻由于组织充血、水肿压迫神经末梢而导致的疼痛。常用于软组织损伤早期、牙痛和烫伤。

34．D。该患者心脏骤停，单人施救时，应首先从进行30次按压开始心肺复苏，之后再给予2次通气。每个周期5组，大约2分钟。成人不论两人施救还是单人施救，胸外心脏按压与人工呼吸的比例为均为30∶2。

35．C。《医疗事故处理条例》规定，发生重大医疗事故时，其医疗机构应在12小时内向所在地卫生行政部门报告。

36．C。循环障碍者（休克、微循环障碍、周围血管疾病、神经病变、水肿等）禁忌冷疗，冷可使血管收缩，加重血液循环障碍，导致局部组织缺血、缺氧而坏死。冷疗的禁忌证还包括有慢性炎症或深部化脓病灶者、对冷过敏者。

37．D。达到分享感觉的最高境界的沟通层次是一致性的沟通。

38．A。软质饮食要求为营养均衡，以软、烂、碎为原则，如软饭、面条等。

39．C。煮沸法适用于耐高温、耐潮湿物品，如金属、搪瓷、玻璃、橡胶等，但不能用于外科手术器械的灭菌。水沸后开始计时，5～10分钟可杀灭细菌繁殖体，15分钟可将多数芽胞杀灭。加入碳酸氢钠达到1%～2%浓度时，水的沸点可达105℃，既可增强杀菌效果，又可去污、防锈。煮沸前先将物品刷洗干净，完全浸没水中。物品体积不应超过容器的2/3。玻璃类物品应在冷水或温水时放入；橡胶类应在水沸后放入；空腔导管应预先在腔内充满水；大小相同的碗、盆不可叠放。若中途加入物品，则应从再次水沸后重新计时。海拔每增高300m，消毒时间延长2分钟。

40．E。碘酊属于高效类消毒剂，能杀灭细菌繁殖体、真菌、病毒，并对大多数芽胞有显著杀灭作用。过氧乙酸属于灭菌剂；乙醇属于中效类消毒剂；氯己定（洗必泰）、苯扎溴铵（新洁尔灭）属于低效类消毒剂。

41．D。佩皮劳人际关系模式的重点是护患关系（人际关系），其核心思想也是人际间关系。护患关系贯穿于整个治疗性工作的始终，尊重、理解患者，使双方尽可能达到生理、心理满足的状态。

42．E。无菌持物钳不可夹取油纱布或换药、消毒皮肤。如有污染或可疑污染应重新灭菌。无菌持物钳的取放时，应将钳端闭合，防止触及其他物品被污染。取放无菌持物钳时，钳端应闭合向下，防止触及其他物品被污染。采用干燥法保存的无菌持物钳，每4小时更换1次。如需到远处夹取无菌物品，应将无菌持物钳与容器一同搬移，就地取出使用，防止无菌持物钳在空气中暴露过久而被污染。采用干燥法保存的无菌持物钳，每4小时更换1次。采用消毒液浸泡法保存时，无菌持物钳及其浸泡容器每周清洁、灭菌2次，同时更换消毒液。使用频率高的门诊换药室、注射室、手术室等，无菌持物钳应每天清洁、灭菌。

43．E。社会评估的内容包括：评估患者的角色功能、文化特征、家庭以及患者的社会关系、社会经济状况、生活方式等方面。

44．B。病情平稳时，应尽早协助患者进行被动肢体运动，每天2～3次，轮流将患者的肢体进行伸屈、内收、外展、内旋、外旋等活动，并同时做按摩，以促进血液循环，增加肌肉张力，帮助恢复功能，预防肌腱、韧带退化、肌肉萎缩、关节僵直、静脉血栓形成和足下垂的发生。其中不包括预防便秘的目的。

45．A。护士角色是指护士应具有的与职业相适应的社会行为模式，一般护理人员所扮演多重角色包括护理者、计划者、管理者、教育者、协调者、咨询者、维护者、研究者和改革者。其中维护者是指护士有责任帮助患者理解从其他健康服务者那里获得的信息，并维护患者的利益不受侵犯或损害。同时，护士还需评估有碍全民健康的问题和事件，为医院或卫生行政部门决策作参考。

46．E。痰液黏稠做超声波雾化吸入时首选的药物是 α-糜蛋白酶、乙酰半胱氨酸（痰易净）。抗感染常用药物是庆大霉素、卡那霉素。解除支气管痉挛的常用药物是氨茶碱、沙丁胺醇。减轻呼吸道黏膜水肿的常用药物是地塞米松。

47．D。膀胱刺激征主要表现为尿频、尿急、尿痛，每次尿量减，见于膀胱及尿路感染的患者。

48．A。维生素A缺乏可导致夜盲、贫血、早产、胎儿唇腭裂等，因此维生素A与维持视觉正常功能最为密切。

49．A。护理学最基本的四个概念是人、健康、环境和护理。人是护理服务的对象，也是护理学研究的对象，对人的本质认识是护理理论、护理实践的核心和基础，影响整个护理概念的发展。

50．A。社区卫生服务具有广泛性、综合性、连续性和实用性的特点。

51．E。酸性中毒时，应选择镁乳，牛奶，蛋清水，禁止强酸药物洗胃。

52．D。泛影葡胺应用时必须在静脉注射造影剂前，先作皮内注射，然后再行静脉注射，结果阴性时方可进行碘剂造影。

53．C。大量输血是指在24小时内紧急输血量相当于或大于患者总血容量的血液。因大量输血随之输入大量枸橼酸钠，使枸橼酸钠尚未氧化即和血中游离钙结合而使血钙下降，出现手足抽搐、出血倾向、血压下降、心率缓慢、心室颤动等症状。

54．A。护理程序的五个步骤：评估、诊断、计划、实施、评价。

55．E。青霉素发生过敏性休克时，应立即协助患者平卧，头稍低，注意保暖，给予氧气吸入，遵医嘱立即皮下或静脉注射0.1%肾上腺素0.5～1ml，必要时重复注射。

56．E。口腔护理的用物准备包括：治疗碗、弯盘、弯止血钳、压舌板、水杯、吸水管、棉签、液体石蜡、手电筒、纱布、治疗巾、口腔护理液、手消毒液、开口器、口腔外用药、生活垃圾桶、医用垃圾桶。无需准备舌钳。

57．D。血容量不足时，需要补充胶体溶液，胶体溶液的分子量大，在血管内存留时间长，维持血浆胶体渗透压，增加血容量、升高血压的效果好，可有效改善微循环。常用溶液有右旋糖酐类药物，中分子提高血浆胶体渗透压，扩充血容量。低分子降低血液黏稠度，减少红细胞聚集，防止血栓形成，改善微循环，增加组织灌注。

58．A。患者如果认为自己患病是一种惩罚，并且认为患的是为社会所不能接受的疾病，如性病、精神病等，则可能产生羞辱感和罪恶感。这种心理会影响患者对疾病的态度，甚至有潜在的暴力行为的可能。

59．A。尿培养标本的采集方法：用试管夹夹住无菌试管，在酒精灯上消毒试管口，嘱患者排尿，弃去前段尿，留取中段尿5～10ml。昏迷或尿潴留患者，可采用导尿术留取。

60．B。根据该患者常常观察或检验护士的可信任度可知，护患关系处于初始期。护患关系的发展过程包括初始期、工作期、结束期。其中初始期也称熟悉期，是护士和患者的初识阶段，是护患之间开始建立信任关系的时期，此期工作重点是建立信任关系，确认患者的需要，护士通过询问病史、体格检查、翻阅病历等方式来了解患者，患者通过护士的主动介绍、仪表举止了解护士。

61．E。外文缩写qid，中文译意是每天4次。外文缩写qh，中文译意是每1小时1次。外文缩写bid，中文译意是每天2次。外文缩写qn，中文译意是每晚1次。

62．D。患者在输液时出现全身发冷，输血部位的皮温正常，考虑发生了输血反应中的发热反应。发热反应是输血中最常见的反应，多在输血中或输血后发生，有畏寒或寒战、发热，伴有皮肤潮红、头痛、恶心、呕吐等表现。反应轻者，减慢滴数可使症状减轻；严重者停止输血，密切观察生命体征，给予对症处理，并通知医生。

63．D。急性肺水肿的紧急处理措施是要减少回心血量，改善缺氧，应立即停止输液，同时取端坐位，两腿下垂，以减少静脉回流，减轻心脏负担。

64．B。原发性失眠症是一种综合征，即失眠症，包括难以入睡、睡眠中多醒或早醒。

65．B。果酱样便见于肠套叠、阿米巴痢疾，检查阿米巴原虫时应将便盆加温至接近人的体温，标本在30分钟内连同便盆及时送检，其目的是保持阿米巴原虫的活动状态，防止阿米巴原虫死亡。

66．C。胃肠胀气，腹痛的患者应采取俯卧位。俯卧位可使腹腔容积增大，缓解疼痛。

67．E。该患者Ⅲ度烧伤面积达60%，属大面积烧伤，极易发生感染，甚至更严重的并发症，需采取保护性隔离。保护性隔离又称为反向隔离，是基于保护易感人群的隔离；适用于抵抗力特别低下的患者，如血液病、大面积烧伤、器官移植、艾滋病、早产儿等。

68．E。该患者出现肉眼血尿，眼睑水肿，临床见于急慢性肾衰。肾病患者应食低胆固醇、无盐饮食。

69．D。压力蒸汽灭菌法是物理灭菌法中应用最广、效果最可靠的首选灭菌方法；适用于耐高温、耐高压、耐潮湿的物品，如各类器械、敷料、搪瓷、玻璃制品、橡胶及溶液的灭菌。贵重器械及锐利刀剪不宜采用燃烧法，以免损坏或使锋刃变钝。

70．C。甲型肝炎属传染性疾病，应采取肠道隔离。经消化道粪－口传播，污染的水和食物可导致流行，日常生活接触多为散发性发病。所以，对患者的钱币应用甲醛熏蒸消毒。甲醛熏蒸法既能保证消毒效果，又适合纸质物品的消毒。钱币是纸质物件不宜采用浸泡擦拭和日光曝晒的方法，而紫外线照射的穿透力弱，主要适用于空气、物品表面和液体的消毒。

71．E。疼痛是由于个体的身心防御功能被破坏所致。如果不能采取有效的护理，则将对患者身体和心理造成不良影响和严重的后果。疼痛是个体受到侵害的危险警告，常伴有生理、心理、行为和情绪反应而对血液中的生化物质改变不明显。

72．D。马斯洛将人的基本需要有生理需要、安全需要、爱与归属的需要、自尊的需要、自我实现的需要。该患儿收入传染科治疗，治疗期间没有小朋友与其玩耍，而产生失落感和孤独感，说明该患儿没有满足爱与归属的需要。

73．A。该患儿5岁，此期为学龄前期(3～5岁)，主要的危机和转机是主动－内疚。艾瑞克森的心理社会发展全过程分8个阶段：相信－不相信发展的危机和转机出现在婴儿期(出生～18个月)。自主－羞愧发展的危机和转机出现在幼儿期(18个月～3岁)。主动－内疚发展的危机和转机出现在学龄前期(3～5岁)。勤奋－自卑发展的危机和转机出现在学龄期(6～12岁)。自我认同－角色紊乱发展的危机和转机出现在青春期(12～18岁)。亲密－孤独发展的危机和转机出现在青年期(18～45岁)。繁殖－停滞发展的危机和转机出现在成年期（45～65 岁）。完善 - 失望发展的危机和转机出现在老年期（65 岁以上）。

74．A。根据艾瑞克森理论可知，该患儿 5 岁，此期为学龄前期（3～5 岁），主要的危机和转机是主动 - 内疚，若不及时进行干预，可能会使患儿缺乏自信、消极、过于限制自己的活动，不利于该患儿的成长。应主动引导患儿探索性活动，增强患儿的主动感，满足患儿的合理要求，倾听感受、及时回答患儿的提问。

75．A。止咳糖浆对呼吸道具有安抚作用，服后不宜饮水，以确保药液在咽喉部停留的时间和浓度。

76．D。过敏试验液皮内注入 0.1ml 含青霉素 20 或 50U，即 200 或 500U/ml。

77．A。患者在青霉素过敏试验 15 分钟后，皮肤红肿伴痒感，硬结＞ 2cm，属于青霉素皮肤过敏反应。患者皮肤局部红、肿、热，属于皮肤过敏反应。

78．B。该患者入院当日体温最高达 39.4℃，最低时为 37.6℃，判断该热型为弛张热。弛张热是指体温在 39.0℃ 以上，但波动幅度大，24 小时体温差＞ 1.0℃，最低体温仍高于正常水平。

79．E。弛张热常见于脓毒症、风湿热、严重的化脓性疾病等。

80．B。为发热患者测体温，一般每天 4 次，高热患者每隔 4 小时测量 1 次，体温恢复正常 3 天后，改为每天 1～2 次。

81．E。该急性细菌性肠炎患者，行静脉补液的主要目的是补充水电解质，维持水电解质平衡；由于患者 1 天未进食，需静脉补充营养。生理盐水可以及时补充电解质，葡萄糖溶液可以及时补充水分及热量，患者在未进食时需要补充水分电解质与热量。

82．A。茂菲滴管内液面过高时取下输液瓶，倾斜瓶身，使插入瓶内的针头露出于液面上，待溶液下降至滴管露出液面，再将输液瓶挂回输液架，继续滴注。如滴管侧壁有调节孔，可夹闭滴管以上输液管，打开调节孔，使液面下降至滴管露出液面（茂菲管达 1/2～2/3 满时为宜）而不是拔出液体瓶内的针头暴露在空气中。在静脉输液过

程中应严格执行无菌操作，按照先盐后糖、先快后慢、先浓后稀的原则补液，注意在输注氯化钾过程中出现疼痛时减慢输液速度。

83．E。开塞露是由甘油或山梨醇制成，其作用机制为软化粪便，润滑肠壁，刺激肠蠕动，减少肠内水分被吸收，但不宜长期使用。开塞露治疗操作有使用前用屏风遮挡，拉好窗帘，解除患者顾虑，使用时剪去塑料容器封口端，先挤出少许药液润滑开口处。嘱患者采取左侧卧位，放松肛门括约肌，将开塞露前端开口处轻轻插入肛门后挤出全部药液人直肠内，使用后保留 5～10 分钟后再排便。

84．C。患者使用开塞露等简易通便药，其作用机制为软化粪便，润滑肠壁，刺激肠蠕动，但不宜长期使用。

85．D。依据"中国高血压防治指南 2010"，高血压定义为在未使用降压药物的情况下，非同日 3 次测量血压，均有收缩压≥ 140mmHg 和（或）舒张压≥ 90mmHg。患者既往有高血压史，目前正在使用降压药物，血压虽然低于 140/90mmHg，也诊断为高血压。

86．E。患者有剧烈活动或情绪激动时，应休息 30 分钟再测量。体位为肱动脉与心脏位于同一水平，坐位时手臂平第 4 肋软骨；仰卧位平腋中线。驱尽袖带内空气，平整缠绕于上臂中部，下缘距肘窝 2～3cm，松紧以能塞入 1 根手指为宜。缓慢、均匀放气，汞柱下降的速度以 4mmHg/s 为宜。

87．A。低盐饮食适用于急慢性肾炎、心脏病伴水肿、肝硬化腹水、重度高血压等患者。

88．E。肝性脑病昏迷期患者应禁食蛋白质，病情好转后逐渐增加摄入量，并以植物蛋白为主。

89．D。大量出血者暂禁食，消化性溃疡病伴小量出血给予温凉流质饮食。

90．C。光学仪器的消毒灭菌最好用环氧乙烷灭菌。环氧乙烷熏蒸法适用于不耐高温、潮湿的光学仪器、电子诊疗器械、化纤织物、书籍文件等。

91．C。肝炎患者用过的毛织品消毒应选用环氧乙烷灭菌。肝炎患者的物品消毒需要强效消毒剂，

环氧乙烷属灭菌剂，可杀灭包括细菌芽胞在内的一切微生物，适用于不耐高温、潮湿的光学仪器、电子诊疗器械、化纤织物、书籍文件等。

92．B。外文缩写hs，中文译意是临睡前。外文缩写st，中文译意是立即。外文缩写qrn，中文译意是需要时（长期）。外文缩写sos，中文译意是需要时（限用1次，12小时有效）。外文缩写qn，中文译意是每晚1次。

93．E。外文缩写qn，中文译意是每晚1次。外文缩写hs，中文译意是临睡前。外文缩写st，中文译意是立即。外文缩写qrn，中文译意是需要时（长期）。外文缩写sos,中文译意是需要时（限用1次，12小时有效）。

94．A。艾瑞克森将人格发展分为婴儿期（口感期）、幼儿期（肛-肌期）、学龄前期（生殖运动期）、学龄期（潜在期）、青春期、青年期、成年期、老年期八期。婴儿期（口感期）的危机为相信—不信，解决好信任对不信任的危机应在口感期。

95．C。艾瑞克森将人格发展分为婴儿期（口感期）、幼儿期（肛-肌期）、学龄前期（生殖运动期）、学龄期（潜在期）、青春期、青年期、成年期、老年期八期。学龄前期（生殖运动期）的危

机为主动—内疚，解决好主动对内疚的危机应在生殖-运动期。

96．B。不保留灌肠的肛管插入肛门深度位7～10cm。

97．D。肛管排气时，肛管插入直肠的深度为15～18cm。

98．A。急性心肌梗死患者发病12小时内绝对卧床休息，保持环境安静，谢绝探视，解除焦虑。休息可降低心肌耗氧量和交感神经兴奋性。如无并发症，可根据病情卧床1～3天，病情不稳定及高危患者可适当延长卧床时间。一般第2天可允许使用便器坐在床旁大便，第3天可在病房内活动，第4～5天逐步增加活动，直至每天3次步行100～150m。

99．B。急性心肌梗死患者发病12小时内绝对卧床休息，保持环境安静，谢绝探视，解除焦虑。休息可降低心肌耗氧量和交感神经兴奋性。病情严重者应绝对卧床1周，如无并发症，第2周可根据病情在床上活动，预防下肢静脉血栓形成。

100．C。急性心肌梗死患者入院第3周可坐起在床边活动。

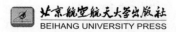

模拟试卷三答案与解析

基础知识

1．D。腰椎间盘突出症好发部位为脊柱活动大，承重较大或活动较多处，以腰 4～5 和腰 5 至骶 1 最易发生。

2．C。肝硬化患者肝合成凝血因子减少、毛细血管脆性增加，食管 - 胃底静脉曲张容易发生破裂出血，使肠道产氨增多，导致大脑的能量代谢干扰，阻碍脑细胞的三羧酸循环，使大脑细胞能量供应不足，进而诱发肝性脑病。

3．E。慢性阻塞性肺疾病的个体因素包括遗传因素（α_1- 抗胰蛋白酶缺乏），免疫功能紊乱，气道高反应性，年龄增大等。慢性阻塞性肺疾病多由慢性支气管炎发展而来，属于慢性感染性疾病，吸烟是重要的环境发病因素，还包括大气污染。

4．A。肺部疾病是诱发心力衰竭的重要因素，呼吸道感染也是诱发心力衰竭的重要诱因。引起呼吸衰竭的病因很多，参与肺通气和肺换气的任何一个环节的严重病变，都可导致呼吸衰竭，包括气道阻塞性病变，如慢性阻塞性肺疾病、重症哮喘等；肺组织病变，如严重肺结核、肺水肿等；肺血管疾病，如肺栓塞；胸廓与胸膜病变，如胸外伤造成的连枷胸、胸廓畸形、广泛胸膜增厚、气胸等；神经肌肉病变，如脑血管疾病、脊髓颈段或高位胸段损伤、重症肌无力等。

5．D。昏迷未补充液体可致高渗性脱水。低渗性缺水的常见病因有消化液持续性丢失致钠盐丢失过多，如反复呕吐、长期胃肠减压或慢性肠梗阻等；大创面的慢性渗液；严重腹泻也可致低渗性脱水。

6．D。新生儿正常尿量每小时为 1～3ml/kg，正常婴儿每天排尿量为 400～500ml。幼儿每天排尿量为 500～600ml。学龄前小儿每天排尿量

为 600～800ml。学龄期小儿每天排尿量为 800～1400ml。

7．A。系统性红斑狼疮是一种具有多系统、多脏器损害表现，有明显免疫紊乱的慢性自身免疫性结缔组织疾病，血清中存在以抗核抗体为代表的多种致病性自身抗体。发病机制主要为免疫复合物的形成及沉积。

8．E。该患者后穹窿穿刺抽出不凝血，尿妊娠试验（+），考虑为异位妊娠。异位妊娠以输卵管妊娠最常见，而输卵管炎症是引起输卵管妊娠的主要原因。炎症使黏膜皱襞粘连，管腔变窄，或纤毛功能受损，管壁与邻近器官粘连，致使输卵管扭曲，受精卵运行受阻而发生异位妊娠。临床表现为 6～8 周停经史，下腹撕裂样疼痛，不规则阴道流血，量少呈点滴状等症状。

9．A。子宫位于坐骨棘以上，盆腔中央，呈倒置梨形，长约 7～8cm，宽 4～5cm，厚 2～3cm。子宫上部较宽，称子宫体。下部较窄，呈圆柱状，称子宫颈。宫体与宫颈之比婴儿期为 1：2，成年期为 2：1。子宫颈内腔呈梭形，称子宫颈管，成年妇女长约 2.5～3cm。

10．E。维生素 D 缺乏性佝偻病是维生素 D 不足引起钙、磷代谢失常，产生的一种以骨骼病变为特征的全身慢性营养性疾病，日照不足是主要的致病因素。还包括围生期维生素 D 不足，维生素 D 摄入不足，疾病及药物影响，甲状旁腺反应迟缓不是维生素 D 缺乏性佝偻病的病因。

11．A。支气管扩张症是继发于急、慢性呼吸道感染和支气管阻塞后，由于反复发作支气管炎症，致使支气管壁结构破坏，引起支气管异常和持久性扩张。常见的病因有细菌、真菌、分枝杆菌和病毒，如儿童期的麻疹和百日咳感染。

12．D。毒蕈碱样症状又称 M 样症状，由副交

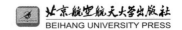

感神经末梢过度兴奋引起，出现最早，主要表现为平滑肌痉挛、腺体分泌增加、气道分泌物增多、括约肌松弛。

13．D。引起继发性腹膜炎的细菌主要是胃肠道内的常住菌群，其中以大肠埃希菌最为多见。其次为厌氧拟杆菌、链球菌、变形杆菌等。一般都是混合性感染，因此毒血症状严重。

14．C。脑疝是颅内压增高的严重后果，是颅内压增高的危象和引起死亡的主要原因，移位的脑组织压迫脑的重要结构或生命中枢，如不及时救治常危及患者生命。

15．C。机械性肠梗阻最常见，是由于机械性因素导致肠腔狭小，肠内容物不能通过所致。

16．C。妊娠20周后或分娩期，正常位置的胎盘在胎儿娩出前，部分或全部从子宫壁剥离，称为胎盘早期剥离，简称胎盘早剥。胎盘早剥是妊娠晚期一种严重并发症，起病急，发展快，若处理不及时，可危及母儿生命。

17．D。慢性肾衰患者并发心衰的原因包括循环负荷过重、严重高血压、贫血、尿毒症性心脏病变、动脉粥样硬化等。消化道出血为消化系统表现。

18．C。食管癌以鳞癌为主，好发于胸中段食管，下段次之，上段较少。

19．E。在ICU工作的护士不需要有在有急诊科室临床工作经验。ICU护士应具备以下条件：从事临床护理工作2年以上或经过ICU培训的执业护士；具有独立工作和处理应急问题的能力；掌握非语言沟通的技巧，对失去语言能力的患者除能通过望、触、听、嗅觉直接观察病情外，还能从患者的手势、表情、体态、眼神中会意患者的需求；熟练掌握各种仪器的使用方法、故障排除及保管方法，掌握心肺脑复苏及监测技术，并能识别正常和常见的异常心电图，诊断及处理一般心律失常等。

20．C。直肠肛管周围脓肿以肛门周围皮下脓肿最常见，肛门周围皮下脓肿发病部位以肛门周围皮下脓肿多见，位置多表浅，以局部症状为主。

21．C。出生时存在，数月消失的神经反射有觅食反射，吸吮反射，拥抱反射，握持反射。出生时存在，终身不消失的神经反射有角膜反射，瞳孔反射，结膜反射，吞咽反射。出生时不存在，出现后永不消失的神经反射有腹壁反射，提睾反射及各种腱反射。

22．E。心脏瓣膜病在我国，以风湿性心脏病最为常见，与A组β（A族乙型）溶血性链球菌反复感染有关。其中，二尖瓣最常受累，其次为主动脉瓣。最常见的联合瓣膜病是二尖瓣狭窄合并主动脉瓣关闭不全。

23．A。丹毒由A组β溶血性链球菌经体表小伤口或足癣病灶处侵入所致，好发于下肢和面部。

24．C。少数交界性肿瘤形态上属良性，但常浸润性生长，切除后易复发，甚至可出现转移。在生物学行为上介于良性与恶性之间，故称交界性或临界性肿瘤。

25．D。最易诱发冠心病患者心绞痛发作的天气是寒冷。寒冷、劳累、激动等可使心脏负荷增加，心肌耗氧增加，而动脉供血不能相应增加，因而诱发心绞痛。

26．E。小儿出生时即具有觅食、吸吮、握持、拥抱等原始反射，这些反射会随年龄增长而消失，否则会影响动作发育，拥抱反射、握持反射、吸吮反射、觅食反射应于3～4个月消失，颈肢反射在5～6月后会消失。

27．A。胆囊颈是位于胆囊体与胆囊管之间的狭窄部分，呈漏斗状，其起始部膨大，又称Hartmann囊，当结石嵌顿于胆囊颈部或并发胆囊炎时出现胆绞痛。

28．B。子宫内膜癌是女性生殖器三大恶性肿瘤之一，其发病原因尚不明确，可能与无孕激素拮抗的雌激素长期刺激和遗传因素有关。肥胖、高血压、糖尿病、不孕不育及绝经延迟是常见的高危因素。多育是子宫颈癌的高危因素之一。

29．B。小儿生长发育一般遵循由上到下，由近到远，由粗到细，由简单到复杂，由低级到高级的顺序或规律。

30．C。完全性葡萄胎的病因包括地区因素（与种族有关）、营养状况和社会经济因素（如维生素A、胡萝卜素和动物脂肪缺乏等）、年龄因素（＞35岁或＜20岁妊娠妇女多见）、既往葡萄胎史、遗传因素（染色体核型为二倍体，均来自父系）、

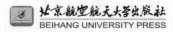

其他（流产和不孕史等，部分性葡萄胎可能与不规则月经和口服避孕药有关）。尚无与体腔上皮化生有关的相关证明。

31．E。肾盂肾炎发病机制为细菌细菌侵入肾脏，血液循环和肾脏感染局部均可产生抗体，与细菌结合，引起免疫反应，因此机体抵抗力降低是诱发肾盂肾炎的主要因素，而糖尿病或长期应用肾上腺皮质激素的患者常伴有抵抗力降低。

32．C。急性疱疹性咽峡炎多由柯萨奇病毒A引起。好发于夏、秋季，儿童多见。秋季小儿腹泻的病原体为轮状病毒。急性咽-结合膜热病原体主要为腺病毒。病毒性脑膜炎的病原体为埃可病毒。支气管肺炎的病原体为呼吸道合胞病毒。

33．C。急性再生障碍性贫血主要表现为进行性贫血，面色苍白、乏力、头昏、心悸和气短症状随病情进展而进行性加重，继而可出现出血、感染，但肝、脾、淋巴结多无肿大。

34．A。胚胎发育2～8周为心脏形成的关键期。原始心脏于胚胎第2周开始形成，第8周房室中隔形成，成为具有四腔的心脏。

35．B。心脏骤停后10秒意识丧失、突然倒地，大小便失禁；20～30秒断续或无效呼吸；60秒自主呼吸逐渐停止，瞳孔散大；3分钟开始出现脑水肿；超过4～6分钟大脑即可发生不可逆的损害。因此，要求心肺脑复苏应在呼吸、心脏骤停后4～6分钟实施，避免脑细胞死亡。

36．A。由于结石形成机制未完全明了，所以对多数结石尚无十分理想的预防方法，治疗后复发率高。上尿路（肾、输尿管）结石发病率明显高于下尿路（膀胱、尿道）结石。上尿路结石指肾结石和输尿管结石，以单侧多见，双侧占约10%。膀胱结石仅占尿路结石的5%以下。尿路结石在肾和膀胱内形成。绝大多数输尿管结石和尿道结石是结石排出过程中停留在该处所致。尿路结石可直接损伤泌尿系统，并引起梗阻、感染和恶性变。尿路结石的病因主要包括年龄、性别、种族、职业、饮食、水分摄入等。

37．B。足月儿生后2～3天出现黄疸，4～5天达高峰，5～7天消退，最迟不超过2周。早产儿可延迟至3～4周，小儿一般情况良好，食欲正常。

38．A。甲状腺危的诱因包括应激状态（感染、手术、放射性碘治疗等）、严重躯体疾病（心力衰竭、低血糖症、败血症、脑卒中、急腹症等）、口服过量TH制剂、严重精神创伤、手术中过度挤压甲状腺。

39．D。产力包括子宫收缩力、腹肌和膈肌收缩力及肛提肌收缩力。子宫收缩力贯穿于分娩的全程，是临产后的主要产力，又称宫缩，具有节律性、对称性、极性及缩复作用。

40．B。支气管哮喘是气道的一种慢性变态反应性炎症性疾病。哮喘主要由接触变应原触发或引起，本质是免疫介导的气道慢性炎症，气道慢性炎症反应是由多种炎症细胞、炎症介质和细胞因子共同参与、相互作用的结果，也是导致哮喘患者气道高反应性和气道弥漫性、可逆性阻塞的病理基础。

41．B。6～14岁小儿的血红蛋白＜120g/L可诊断为贫血。新生儿血红蛋白＜145g/L；1～4个月血红蛋白＜90g/L；4～6个月血红蛋白＜100g/L；6个月至6岁血红蛋白＜110g/L为贫血。

42．B。营养疗法的适应证包括：近期体重下降超过正常体重的10%；血清白蛋白＜30g/L；连续7天以上不能正常进食；已确诊为营养不良；可能发生高分解代谢的应激状态患者。

43．A。自发性气胸常继发于慢性阻塞性肺疾病、肺结核、支气管哮喘等肺部基础疾病，在这些疾病的基础上形成的肺大疱破裂或病变直接损伤胸膜导致气胸。一般肺炎不会发生气胸。

44．E。小儿高热惊厥没有神经系统异常体征，热退后1周做脑电图正常。发病年龄通常为6个月至5岁。体温在38.5℃以上时突然出现惊厥，多发生在高热开始后12小时内。惊厥持续时间短暂，少于10分钟。发作后意识恢复快，神经系统检查阴性，少有惊厥持续状态。

45．C。清创时间越早越好，伤后6～8小时是最佳时间，此时清创一般可达到一期缝合，所以不宜晚于伤后6～8小时。

46．D。2岁时小儿标准体重12kg，2～12岁身高＝年龄×7＋75（cm）。故2岁小儿身高

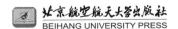

89cm，头围48cm。

47．A。幽门螺杆菌感染是慢性胃炎最主要的病因，其引起慢性胃炎的主要机制是产生的毒素直接损伤胃黏膜上皮细胞、诱发炎症反应及免疫反应。

48．D。尿潴留的原因很多，可分为机械性和动力性两类。其中以机械性梗阻最常见，如前列腺增生、尿道损伤等。动力性梗阻可有中枢或周围神经系统病变。

49．A。急性炎症性脱髓鞘性多发性神经病是一种自身免疫介导的周围神经病，主要损害多数脊神经根和周围神经，也常累及脑神经。

50．E。充满在羊膜腔内的液体称羊水。妊娠早期的羊水，主要是母体血清经胎膜进入羊膜腔的透析液。妊娠中期以后，胎儿尿液是羊水的重要来源。

51．D。结核性腹膜炎的腹部触诊表现是：腹壁柔韧感即"揉面感"，系腹膜遭受轻度刺激或有慢性炎症的一种表现，是结核性腹膜炎的典型体征。重症急性胰腺炎压痛明显，并有肌紧张和反跳痛，移动性浊音阳性，肠鸣音减弱或消失。腹部压痛、反跳痛和腹肌紧张是腹膜炎的标志性体征。肝硬化腹水时，腹部膨隆，呈蛙状腹，腹壁紧张发亮，叩诊有移动性浊音。

52．E。经常性的体育锻炼不会引起原发性高血压，每天坚持做适合自己的体育锻炼可以防止高血压。原发性高血压的病因为多因素，尤其是遗传和环境因素交互作用的结果。其主要相关因素为遗传、高盐低钾、高蛋白质、饮酒、缺乏叶酸等、精神应激、吸烟、肥胖等。

53．D。内脏痛是由内脏神经感觉纤维传入的疼痛，感受胃肠道膨胀等机械和化学刺激。其特点为疼痛定位模糊，范围大，不准确。对切、刺、割、灼等刺激迟钝，对牵拉、膨胀、痉挛、缺血及炎症刺激敏感。常伴有恶心、呕吐等消化道症状。

54．B。轮状病毒肠炎又称秋季腹泻，是秋、冬季腹泻最常见的类型，6个月～2岁婴幼儿多见，粪－口传播为主。起病较急，常伴有发热、呕吐、上呼吸道感染症状，一般无明显中毒症状。大便次数多、水分多，黄色水样或蛋花样便，带少量

黏液，无腥臭味。本病有自限性，病程约3～8天。也可长达20天左右。

55．D。电解质紊乱不会引起弥散性血管内凝血（DIC）。DIC的原因包括严重感染、恶性肿瘤、手术及创伤、产科意外、严重中毒或免疫反应、严重疾病、中毒等。

56．E。溃疡性结肠炎的主要发病因素不包括饮食中的亚硝胺类物质。溃疡性结肠炎是环境因素作用于遗传易感者，在肠道菌群的参与下，启动了难以停止的、发作与缓解交替的肠道天然免疫及获得性免疫反应，导致肠黏膜屏障损伤、溃疡经久不愈、炎性增生等病理改变。

57．C。胃癌的癌前疾病是指一些使胃癌发病危险性增高的良性胃疾病，如慢性萎缩性胃炎、胃息肉、胃溃疡、残胃炎等。

58．B。慢性肾小球肾炎多数起病即为慢性，少数由急性肾小球肾炎发展所致，发病的起始因素主要是免疫介导的炎症。

59．C。母乳喂养者6个月以上应及时添加换乳食品，为断奶作准备。断奶以春、秋两季最合适，循序渐进，若遇夏季炎热或婴儿体弱多病时，可推迟断乳时间。

60．B。乳腺囊性增生病表现为周期性乳房胀痛，月经前疼痛加重，月经来潮后减轻或消失。乳头溢血可见于乳腺癌、乳管内乳头状瘤等疾病。乳内孤立肿块可见于乳腺结核，乳腺结核初起时多为孤立结节，逐渐形成一个至数个肿块，易与皮肤粘连。乳腺癌可有乳房橘皮样改变。

61．B。宫内节育器放置术后休息3天，取出术后休息1天。1周内避免重体力劳动，2周内禁止性生活及盆浴，3个月内月经或排便时注意有无节育器排出。放置术后若有腹痛、发热、出血多等情况随时就诊。放置术后分别于1、3、6、12个月复查1次，以后每年1次，复查在月经干净后进行。不同类型的宫内节育器按规定时间到期应取出更换。

62．E。排卵多发生在下次月经来潮前14天左右。月经周期为33天，则排卵日期约在月经周期的第19天。

63．A。停经是妊娠最早、最重要的症状，但不

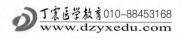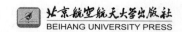

是特有症状。孕龄期有性生活史的健康妇女，平时月经周期规则，一旦月经过期，应考虑妊娠。

64．A。发生损伤性血气胸时，胸膜腔内有积血和积气，随着血液和气体的积聚和压力的增高，迫使肺萎陷，并将纵隔推向健侧，与外界气体交换量减少，因而严重影响呼吸和循环功能。

65．A。与特发性血小板减少性紫癜（ITP）血小板减少无关的是营养不良使血小板生成减少。特发性血小板减少性紫癜主要由于血小板受到免疫性破坏。导致外周血中血小板数目减少原因包括：ITP患者的血浆及血小板表面可检测到血小板特异性自身抗体；自身抗体致敏的血小板被单核吞噬细胞系统过度吞噬，促使血小板破坏增多而导致血小板数目的减少；自身抗体介导的巨核细胞数量和质量的异常，也是疾病发生与发展的重要机制之一；肝、脾也是血小板被破坏的主要场所。

66．B。中凹卧位适用于休克患者，抬高头胸部有利于保持呼吸道通畅，改善通气功能而缓解缺氧症状；抬高下肢有利于静脉血回流，增加心排血量而使休克症状缓解。

67．A。骨折愈合需要三个先决条件，即要有足够的接触面、牢固的固定、充分的血供。影响骨折愈合的全身性因素包括年老、体弱、营养不良、各种代谢障碍性疾病等使得愈合迟缓或不愈合。局部性因素包括骨折的部位、类型、程度，治疗与护理不当，骨折端血供不良与周围组织情况差，骨折局部有感染均愈合迟缓或不愈合。

68．D。水痘患者是唯一的传染源，主要经呼吸道空气传播，也可直接接触传播或通过接触被污染的用具传播。

69．B。呼吸道感染是慢性心力衰竭最常见、最重要的诱因，其次为感染性心内膜炎。心房颤动是器质性心脏病最常见的心律失常，也是心衰最重要的诱因。

70．B。前腹壁静脉曲张血流方向是以脐为界，脐以上的腹壁静脉血流方向向上，脐以下的腹壁静脉血流方向向下。当门静脉高压时，静脉曲张以脐为中心，曲张静脉的血流方向与正常相同。如上腔静脉回流受阻，则脐上、脐下的腹壁

静脉的血流方向均向下；如下腔静脉回流受阻，则均向上。

71．B。孕妇突感有较多液体自阴道流出，可判断该患者发生了胎盘早破。胎膜早破时阴道检查有索条状物脱出宫颈，脐带脱出于宫颈口外，降至阴道内甚至露于外阴，称为脐带脱垂。脐带受压在胎先露与骨盆之间时，可致胎儿缺氧、胎心消失，脐带血液循环阻断超过7～8分钟，即可胎死宫内。

72．E。急性心肌梗死患者多数会在发病1～2天内出现心律失常，尤其是24小时内，以室性心律失常最多见。如频发室早（每分钟5次以上）、成对期前收缩、短阵室速、多源性室早或RonT室早，为室颤的先兆。室颤常是急性心梗早期，特别是入院前患者死亡最主要的原因，半数患者在发病1小时内死于院外。

73．C。胎盘娩出后，子宫圆且硬，宫底脐下1指，产后第1天稍上升平脐，以后每天下降1～2cm，产后10天降入骨盆腔内，于耻骨联合上方不能扪及。

74．E。单纯性突眼与甲状腺毒症所致的交感神经兴奋性增高有关，致眼外肌和上睑肌张力增高。表现为眼球轻度突出，眼裂增宽，瞬目减少。

75．B。该患者为诊断为外阴阴道假丝酵母菌病，病原菌为假丝酵母菌。外阴阴道假丝酵母菌病主要表现为外阴瘙痒（奇痒）、灼痛、性交痛，伴尿频、尿痛，典型阴道分泌物呈白色稠厚凝乳状或豆渣样。妇科检查可见外阴红斑、水肿，常伴抓痕，阴道黏膜、小阴唇内侧附有白色块状物，擦除后露出红肿黏膜面。

76．C。精神紧张不是局麻药中毒的原因。局麻药中毒的原因包括局麻药过量；单位时间内药物吸收过快；机体对局麻药的耐受性降低；药物间的相互作用，如同时使用两种局麻药而不减量。

77．C。该患者尿蛋白（++），考虑发生了肾小球硬化。微血管病变是糖尿病的特异性并发症，以肾脏和视网膜病变最为严重，糖尿病肾病表现为蛋白尿，眼睑或下肢水肿，高血压，肾功能减退，肾衰竭，血尿素氮和肌酐升高等。该患者没有青光眼、白内障等视神经病变，可排除。大血

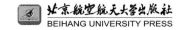

管病变是糖尿病最严重和突出的并发症，表现为动脉粥样硬化、冠心病、高血压等症状。周围神经病变最常见的类型是远端对称性多发性神经病变，呈手套或袜套式分布，患者可出现肢端感觉异常，有时伴有痛觉过敏。

78．D。该患者发生了中暑，但其体温体温37.5℃，不适合进行头及四肢冰敷，容易造成体温过低。收缩压＜90mmHg、脉压＜20mmHg提示休克，该患者收缩压92mmHg，脉压为36mmHg，虽然未发生休克，但是有发生休克的危险，可将患者移至阴凉处平卧，口服清凉饮料，建立静脉通路，补充血容量。

79．B。根据患者的临床表现可知呕血的原因为食管 - 胃底静脉曲张破裂出血。上消化道出血多由食管 - 胃底静脉曲张破裂所致，是肝硬化最常见的并发症。表现为突发大量呕血或柏油样便，易导致出血性休克或肝性脑病。

80．C。心肌梗死的基本病因是冠状动脉在粥样斑块的基础上形成血栓，出现固定狭窄或部分闭塞。极少数情况下虽无严重粥样硬化，但痉挛也可使管腔闭塞。

81．B。急性心梗患者发病12小时内绝对卧床休息，保持环境安静，谢绝探视，解除焦虑。休息可降低心肌耗氧量和交感神经兴奋性。对疑有心肌梗死的入院患者，应尽可能减少相关性不大的辅助检查（如X线检查），以免加重患者心脏负担。

82．D。心脏复苏的按压部位是胸骨下段，即胸骨下1/3处，乳头连线与胸骨交界处。

83．C。心肺复苏时，使胸骨下陷5～6cm。

84．D。喂乳后应竖抱婴儿，轻拍背部，排出空气，并以右侧卧位为宜，防止溢乳。

85．A。喂乳后应竖抱婴儿，轻拍背部，排出空气，并以右侧卧位为宜，防止溢乳。

86．B。成人窦性心率＜60次/分，称窦性心动过缓。无症状时，一般无需治疗，若心率过慢，出现心排出量不足，可出现胸闷、头晕、甚至晕厥等，可使用阿托品等药物治疗。心率为50～60次/分时多无不适感。

87．A。三度房室传导阻滞又称为完全性房室传导阻滞。其症状的严重程度取决于心室率的快慢，常见的症状有疲倦、乏力、头晕、晕厥、心绞痛、心衰等，因心室率过慢或出现长停搏，可引起阿-斯综合征，容易发生猝死。

88．D。阵发性室上性心动过速最常见的是房室结内折返性心动过速。临床表现为突发突止，持续时间长短不等。发作时有心悸、胸闷、乏力、头痛等。晕厥、心绞痛、心力衰竭少见。听诊第一心音强度恒定，心律绝对规则。

89．A。糖尿病以周围神经病变最为常见，呈对称性，下肢较上肢严重，表现为四肢麻木、刺痛感、蚁走感、袜套样感，感觉过敏或消失。

90．B。脑先天畸形可使运动神经元损害，导致肌力下降或丧失而产生瘫痪。

91．E。相邻多根、多处肋骨骨折使局部胸壁失去完整肋骨的支撑而软化，可导致连枷胸，是最严重的肋骨骨折。患者常发生吸气时软化区胸壁内陷，呼气时外突，这种现象称为反常呼吸运动。

92．D。张力性气胸是可迅速致死的危急重症。气管明显移向健侧，颈静脉怒张，皮下气肿明显，患侧胸部饱满，叩诊呈高度鼓音，听诊呼吸音消失。

93．D。机械性肠梗阻是最常见的肠梗阻，是由于机械性因素导致肠腔狭小，肠内容物不能通过所致。肠外有粘连、肿瘤压迫等；肠壁有肠套叠、肠扭转等；肠腔内有蛔虫、异物、粪石堵塞等。

94．A。麻痹性肠梗阻多见于腹部手术、创伤或弥漫性腹膜炎后，常与低钾血症有关。

95．B。脊髓型颈椎病是最严重的颈椎病，早期表现为四肢麻木无力，步态不稳，足尖拖地，踩棉花感，双手握力减弱，精细动作笨拙。病情加重可出现自下而上的上运动神经元性瘫痪。后期常有大小便功能障碍。查体可见四肢反射亢进，肌张力减退，躯体有感觉障碍平面，腹部反射、提睾反射和肛门反射减弱或消失。

96．A。神经根型颈椎病是最常见的颈椎病。查体常有颈部压痛、活动受限，上肢相应神经根性感觉异常，腱反射减弱或消失，臂丛牵拉试验阳性，压头试验阳性。

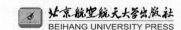

97．C。椎动脉型颈椎病是由椎动脉供血不足所致。眩晕为最常见的症状，转头和姿势改变时眩晕加重，出现一过性脑缺血。常伴有头痛，视物模糊，耳鸣，听力下降，发音不清，共济失调，甚至猝倒。猝倒为特有的症状，站起来后可继续正常活动。

98．B。婴儿出生时前囟为 1.5～2.0cm，1～1.5 岁时应闭合。

99．D。乳牙共 20 颗，出生后 4～10 个月开始萌出，2 岁至 2 岁半出齐。

100．A。自出生到 1 周岁之前为婴儿期。此期为小儿体格、动作和认知能力生长发育最迅速的时期，对营养的需求量相对较高，但此时各系统器官还未发育成熟完善，故易发生消化道功能紊乱及革兰阴性细菌感染。

相关专业知识

1．E。支链氨基酸制剂可竞争性抑制芳香族氨基酸进入大脑，从而减少假神经递质的形成。谷氨酸钾可与游离氨结合形成谷氨酰胺，从而降低血氨。生理盐水、乳果糖灌肠可减少肠内毒物的生成和吸收。减少蛋白质饮食可减少氨的生成。

2．E。反酸属于消化道疾病的常见症状，不是手术指征。胃、十二指肠溃疡手术治疗的适应证包括：抗 Hp 措施在内的严格内科治疗 3 个月以上仍不愈合的顽固性溃疡，或愈合后短期内又复发者；发生急性大出血、瘢痕性幽门梗阻、溃疡穿孔及溃疡穿透至胃壁外者；溃疡巨大（直径＞2.5cm）或高位溃疡；胃十二指肠复合性溃疡；胃溃疡癌变或不能排除癌变者。

3．C。输卵管因素和排卵障碍是不孕症两个主要因素，其中最主要因素为输卵管因素。不孕症的辅助检查中，输卵管功能检查常用的有子宫输卵管通液术、子宫输卵管碘油造影等，是最有价值的不孕症检查项目。内分泌检查和超声检查可以了解卵巢排卵和内分泌功能。宫腔镜可以明确子宫内的病变。

4．B。肝后型门静脉高压症病因主要包括各种原因导致主要肝静脉流出道（包括肝静脉、下腔静脉甚至右心）被阻塞而引起，如巴德－吉亚利综合征（布加综合征）、缩窄性心包炎、严重右心衰竭等。

5．E。肝硬化肝功能检查表现为代偿期正常或轻度异常，失代偿期转氨酶常有轻、中度增高，肝细胞受损时多以丙氨酸氨基转移酶（ALT）增高较显著，但肝细胞严重坏死时天冬氨酸氨基转移酶（AST）增高会比 ALT 明显。白蛋白降低，球蛋白增高，白蛋白 / 球蛋白比值降低或倒置。

6．D。蛋白尿指 24 小时尿蛋白持续超过 150mg。蛋白尿常见于各种肾小球疾病（如慢性肾小球肾炎、肾淤血、肾盂肾炎、原发性肾病综合征等）。也可见于妊娠期高血压疾病（如妊娠期中毒、子痫等）、过敏性紫癜、糖尿病综合征等疾病。

7．B。甲亢时主要药物有咪唑类的甲巯咪唑（他巴唑）和硫氧嘧啶类的丙硫氧嘧啶，优先选择甲巯咪唑，因丙硫氧嘧啶肝毒性较强。但是本题中没有甲巯咪唑，所以答案应选择丙基硫氧嘧啶。氢化可的松用于严重的支气管哮喘疾病。心得安即普萘洛尔用于高血压、心绞痛等疾病。

8．A。B 超检查是一种无创、快速、简便和经济的检查方法，是检查胆道疾病的首选方法。对诊断常见胆道疾病具有较高的敏感性和特异性。

9．B。类风湿关节炎的基本病理改变是滑膜炎和血管炎，滑膜炎是关节表现的基础，血管炎是关节外表现的基础，炎症破坏软骨和骨质，最终可致关节畸形和功能丧失。该患者有风湿关节炎 30 年病史，双手多数掌指关节均已出现向尺侧偏斜呈鹰爪样，双手指运动困难，考虑发生了关节畸形，可能与滑膜炎有关。

10．D。滴虫阴道炎患者治疗后检查滴虫阴性，再于月经后复查 3 次阴道分泌物，均阴性者方为治愈。

11．B。胆道蛔虫病的腹痛特点为突发上腹剑突下钻顶样绞痛，阵发性加剧，向右肩胛或背部放射，常伴恶心、呕吐，甚至吐出蛔虫。疼痛反复发作，持续时间不一，可突然自行缓解，发作间歇期可全无症状。

12．C。肾功能不全的患者可有内生肌酐清除率下降，血尿素氮、血肌酐增高。

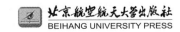

13．C。甲状旁腺被误伤可引起甲状旁腺功能低下、血钙浓度下降，多数患者仅有面部、唇部或手足部的针刺感、麻木感或强直感，经 2～3 周后症状可消失；重者可出现面肌和手足伴有疼痛的持续性痉挛，甚至窒息死亡。

14．D。羊水卵磷脂/鞘磷脂（L/S）值可反映胎儿肺成熟度，大于 2 提示胎儿肺成熟。血肌酐和血尿素氮测定有助于判断肾功能损害的程度。乳酸脱氢酶不用于测定胎儿肺成熟度。胆红素用于新生儿黄疸的测定。

15．D。丙氨酸氨基转移酶（ALT）在肝功能检测中最为常用，是判断肝细胞损害的重要指标，ALT 增高首先应考虑是肝炎。血清胆红素＞ 17μmol/L，尿胆红素阳性对病毒性肝炎有诊断意义。

16．E。行会阴缝合术应在阴道内放置带尾纱布，缝合完毕后取出带尾纱布，并行肛门指诊，了解有无肠线穿过直肠黏膜及有无阴道后壁血肿。会阴切开术式常用的有会阴后 - 侧切开和会阴正中切开两种。会阴后 - 侧切伤口于手术后 5 天拆线，正中切开术于术后第 3 天拆线。会阴切开可充分扩张阴道，便于头部较大胎儿娩出，防止会阴撕裂，临床多选用会阴左后 - 侧切开。

17．C。足月儿出现生理性黄疸，血清胆红素值最高不超过 221μmol/L（12mg/dl），早产儿出现生理性黄疸，血清胆红素值最高不超过 256μmol/L。

18．D。护理 ARDS 患者时，主要措施为保持呼吸道通畅。具体方法包括指导并协助患者进行有效的咳嗽、咳痰。吸痰时严格执行无菌操作，避免呼吸道交叉感染，每小时吸痰可损伤呼吸道黏膜，加重病情。湿化气道可保持呼吸道通畅，减少黏膜损伤。在吸痰前、后适当提高吸入氧的浓度，避免吸痰引起低氧血症。定时胸部理疗可使分泌物排出体外。

19．D。室性期前收缩常选用胺碘酮、美西律（慢心律）。急性心绞痛首选药物硝酸甘油。高血压急症首选硝普钠。窦性心动过速一般无器质性心脏病者可暂不治疗。

20．A。静脉补钾原则为：见尿补钾，尿量＞ 40ml/h 方可补钾。静滴浓度＜ 0.3%。禁止静脉推注补钾。滴速＜ 60 滴。总量不要超过 6～8g/d。因此静脉输液补钾的先决条件是尿量在 40ml/h 以上。

21．D。急性中毒是指有毒的化学物质短时间内或一次超量进入人体而造成组织、器官器质性或功能性损害。急性中毒患者首先应立即脱离中毒现场，终止接触毒物。

22．E。细菌感染者白细胞计数和中性粒细胞比例增高，核左移。病毒感染者白细胞计数正常或偏低，中性粒细胞比例降低，淋巴细胞比例增高。

23．D。鹅口疮又名雪口病，为白色念珠菌感染在口腔黏膜表面形成白色斑膜的疾病。治疗鹅口疮不能随便加大抗生素剂量，应遵医嘱用药。鹅口疮患儿应保持口腔清洁，哺乳前后用 2% 碳酸氢钠溶液清洁口腔。局部用药，可涂抹 10 万～20 万 U/ml 制霉菌素鱼肝油混悬溶液或龙胆紫。

24．E。心绞痛发作期可见 ST 段压低≥ 0.1mV，T 波倒置。心肌梗死心电图的特征性改变是在面向透壁心肌坏死区的导联上出现宽而深的 Q 波（病理性 Q 波），ST 段弓背向上抬高，T 波倒置。而在背向梗死区的导联上出现 R 波增高，ST 段压低，T 波直立并增高。多数患者 T 波倒置和病理性 Q 波永久存在。

25．B。产后 3～4 天因乳房血管、淋巴管极度充盈，乳房胀大，可有 37.8～39℃发热，称为泌乳热。一般持续 4～16 小时。

26．A。现场抢救猝死患者首先要进行胸外按压。胸外心脏按压是心脏骤停后的急救处理的第一个步骤。有效的胸外心脏按压可产生 60～80mmHg 的动脉压，对成功复苏极为关键。

27．B。血红蛋白尿呈浓茶色或酱油色，由大量红细胞被破坏所致，主要见于血型不合输血后的溶血、恶性疟疾等。

28．E。急性肠梗阻早期无明显全身表现，主要表现为阵发性腹部绞痛、呕吐、腹胀等。发生绞窄时可使大量血浆和血液丢失，血容量下降，严重时会出现低血容量性休克。

29．E。肺功能检查是判断气流受限的主要客观

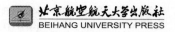

指标，对诊断慢性阻塞性肺疾病，评价严重程度、疾病进展、预后及治疗效果等有重要意义。慢性阻塞性肺疾病时，残气容积增加，残气容积 / 肺总量＞ 45%。吸入支气管扩张药后的第 1 秒用力呼气量 / 肺活量（FEV_1/FVC）＜ 70%、第 1 秒用力呼气容积占预计值百分比（FEV_1 预计值）＜ 80%，可确定为不能完全可逆的气流受限。

30．B。腰椎穿刺可直接测出颅内压。有明显颅内压增高者禁止腰穿，以免引起枕骨大孔疝。

31．B。肛裂常有肛管后正中线溃疡裂隙，因此肛裂患者严禁直肠指检或直肠镜检查。

32．B。化脓性骨髓炎是化脓性细菌感染引起的骨膜、骨皮质和骨髓组织的炎症。急性血源性骨髓炎早期 X 线检查早期无异常，起病 2 周后才有所表现。X 线表现为层状骨膜反应和干骺端稀疏，继之出现干骺端散在虫蚀样骨质破坏，骨皮质表面形成葱皮状、花边状或放射状致密影。

33．C。前置胎盘首选的最安全、有效的检查为超声检查，可清楚显示子宫壁、胎头、宫颈及胎盘的位置，确定前置胎盘的类型。禁做肛查，减少刺激以免诱发出血。阴道内诊检查一般不主张采用，阴道检查有可能扩大前置胎盘剥离面导致阴道大出血，危及生命。前置胎盘发生于宫腔内，不需要作腹腔镜。基础体温测定用于卵巢排卵功能的检测，不适用于前置胎盘的辅助检查。

34．B。水痘患儿注射丙种球蛋白主要作用是防止继发感染。

35．A。淋巴转移为乳腺癌主要的转移方式，最易累及患侧腋窝淋巴结。

36．B。呼吸过缓是指成人呼吸频率＜ 12 次 / 分。常见于颅内压增高、巴比妥类等药物中毒的患者。甲亢、高热、疼痛、心功能不全见于呼吸过速，指成人安静状态下呼吸频率＞ 24 次 / 分。

37．D。肾小球病变后，蛋白质、细胞及其碎片在肾小管内凝聚成管型尿，若尿中见白细胞（或红细胞）管型，提示肾实质有活动性感染，对肾盂肾炎有诊断价值。原发性肾病综合征可见大量蛋白尿。膀胱炎主要表现为尿频、尿急、尿痛等膀胱刺激症状，甚至数分钟排尿一次，并有排尿不尽感。尿管炎表现为膀胱刺激征。肾结核可见

尿频、尿急、尿痛、血尿、脓尿等症状。

38．C。渗出液颜色不一，以草黄色多见，可有凝块，所以黏蛋白试验阳性。漏出液透明清亮，静置不凝。

39．B。急性感染性多发性神经炎患者脑脊液检查典型的脑脊液检查为细胞数正常而蛋白质明显增高，称蛋白 - 细胞分离现象。

40．D。成人每天上消化道出血 5 ～ 10ml，粪便隐血试验常可出现阳性；每天出血量 50 ～ 100ml 可出现黑便；胃内积血达 250 ～ 300ml 时可引起呕血；日出血量＞ 400 ～ 500ml 时，可出现全身症状，如头昏、心慌、乏力等。短时间内出血量＞ 1000ml，可出现周围循环衰竭表现。该患者出现了呕血，提示该患者胃内积血达 250 ～ 300ml。

41．C。病理检查是确定肿瘤直接而可靠的方法，包括细胞学检查和组织学检查。细胞学检查多数情况下仅能作细胞学定性诊断；病理组织学检查有促使恶性肿瘤扩散的潜在可能。X 线、B 超、造影、放射性核素扫描、CT 等各种检查方法可明确有无肿块，肿块部位、形态、大小等性状，有助于肿瘤的诊断及其性质的判断。

42．E。β_2 受体激动剂常用的药物是沙丁胺醇（舒喘灵）和特布他林，可舒张气道平滑肌，减少肥大细胞等释放颗粒和介质，缓解哮喘症状，吸入法为首选，无效时可给予静脉给药。哮喘治疗药物分为控制性药物（需长期使用的药物）和缓解性药物（按需使用的药物）。β_2 受体激动剂为缓解性药物，是对疾病发作时的紧急缓解性治疗。糖皮质激素是长期控制哮喘症状的有效抗炎药，对于哮喘来讲主要是控制疾病的症状，是一个长期的慢性过程。

43．B。X 线检查对骨折的诊断和治疗具有重要价值，是最常用的检查方法。X 线检查可明确诊断并明确骨折类型及移位情况，检查必须包括正、侧位及邻近关节，并加健侧以便对照。

44．A。手术切除机会最多的是鳞癌。鳞癌大多起源于较多的支气管，常为中央型肺癌，生长缓慢，病程较长，故手术切除机会最多。

45．C。分段诊断性刮宫是子宫内膜癌早期确诊

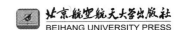

高会导致血液回流增快，加速毒素的吸收。入院后用3%过氧化氢反复冲洗伤口，清除残留的毒液及污物；伤口湿纱布覆盖可减轻疼痛；用普鲁卡因加地塞米松伤肢环状阻滞可能够降解蛇毒；肌注扑尔敏可减轻皮肤瘙痒。

72．B。根据该患者的临床表现和辅助检查可诊断为病毒性心肌炎。多数病毒性心肌炎患者发病前有1～3周有病毒感染的前驱症状，如发热、全身倦怠感和肌肉酸痛，或者恶心、呕吐等消化道症状，随后可有心悸、胸痛、呼吸困难、水肿甚至猝死等。胸部X线检查可见心影扩大，实验室检查常表现为血清心肌酶增高，病毒中和抗体效价测定恢复期较急性期增高4倍，白细胞计数增高、红细胞沉降率增快、C反应蛋白增高。心电图检查常表现为各种心律失常均可出现，特别是房室传导阻滞、室性期前收缩。可有ST-T改变，R波降低，少数可出现病理性Q波。

73．C。去除病因是根治贫血，防止复发的关键环节。此外还可采用铁剂治疗，如硫酸亚铁、富马酸亚铁等。

74．E。术后发生尿潴留的主要原因为麻醉反应。因支配膀胱的副交感神经恢复较晚，或者下腹部、肛门或会阴部手术后切口疼痛、手术刺激膀胱或患者不习惯床上排尿所致。

75．B。该患儿在清晨突然出现头晕、出冷汗、面色苍白、神志不清等低血糖表现，需立即静脉注射25%～50%葡萄糖溶液。

76．B。蛛网膜下腔出血患者应立即行手术止血。

77．D。糖皮质激素抑制免疫炎症反应，减少醛固酮和抗利尿激素分泌，是原发性肾病综合征首选的治疗药物，强的松是糖皮质激素之一。

78．B。急性一氧化碳中毒患者清醒后应休息2周，警惕迟发性脑病的发生。约3%～10%重度一氧化碳中毒患者经过2～60天"假愈期"可发生迟发性脑病，即出现精神症状（如人格改变等）、锥体系（如单侧或双侧瘫痪等）或锥体外系神经损害和癫痫发作等。

79．D。急性穿孔典型表现为骤发刀割样剧烈腹痛，出现全腹压痛、反跳痛，腹肌紧张呈"木板样"强直等急性腹膜炎的体征，叩诊肝浊音界缩

小或消失，移动性浊音阳性。该患者反复发作性上腹痛5年，餐后突然剧烈腹痛，遍及全腹，腹肌紧张，压痛，反跳痛，肝浊音界缩小，可考虑诊断为十二指肠球部溃疡穿孔。转移性右下腹痛是急性阑尾炎的典型症状。胃肠炎可有上腹饱胀不适、反酸、嗳气、食欲缺乏、腹泻等表现。急性胆囊炎的典型体征是Murphy征（墨菲征）阳性。

80．E。患者发病迅速，应给予紧急治疗，口服中药药效慢，不能作为紧急处理的方法。诊断未明确时，禁用吗啡、哌替啶等强镇痛药，以免掩盖病情，对诊断明确的单纯性胆绞痛、肾绞痛，或已决定手术的患者，可适当应用解痉药和镇痛药。补液、抗感染可纠正电解质紊乱，控制炎症扩散。禁食、胃肠减压是治疗急腹症的重要措施之一。

81．D。导尿可以缓解患者疼痛，也可取尿液做检查，辅助诊断。外科急腹症应严格执行"四禁"，即禁食禁饮、禁忌灌肠、禁用泻药、禁用吗啡等镇痛药物。

82．B。根据该患者的临床表现和血气分析结果，可诊断为Ⅱ型呼吸衰竭。单纯$PaO_2 < 60mmHg$（8.0kPa）为Ⅰ型呼吸衰竭（单纯低氧血症），若伴$PaCO_2 > 50mmHg$（6.7kPa）为Ⅱ型呼吸衰竭（低氧血症伴高碳酸血症）。代偿性酸中毒或碱中毒时，pH正常；失代偿性酸中毒时，pH＜7.35；失代偿性碱中毒时，pH＞7.45。临床上常以动脉血气分析结果作为诊断呼吸衰竭的重要依据。

83．C。根据该患者的血气分析结果，可诊断为Ⅱ型呼吸衰竭。Ⅱ型呼吸衰竭患者给予低浓度（＜35%）持续吸氧，防止高浓度吸氧，以免引起呼吸中枢抑制，加重缺氧和二氧化碳潴留。Ⅰ型呼吸衰竭患者给予较高浓度（＞35%）吸氧。护士考试命题中所出现的Ⅱ型呼吸衰竭一般都指低浓度（25%～29%）、低流量（1～2L/min）吸氧，但实际上并非如此，只有慢性肺源性心脏病和慢性阻塞性肺疾病采用这个具体的氧疗数值，但吸氧时间不同，前者为24小时不间断吸氧，后者为持续吸氧＞15小时。考生应在掌握正确的基础上兼顾考试。

84．B。根据该患者的血气分析结果，可诊断为

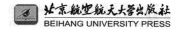

Ⅱ型呼吸衰竭。Ⅱ型呼吸衰竭表现为低氧血症伴高碳酸血症，该患者吸氧无效并伴精神意识障碍应立即增加通气量。对于伴有高碳酸血症的急性呼吸衰竭，常需机械通气治疗，以增加通气量，改善 CO_2 潴留。

85．C。烧伤面积的口诀为：3、3、3（发、面、颈），5、6、7（双手、双前臂、双上臂），13、13、1（腹侧、背侧、会阴），5、7、13、21（双臀、双足、双小腿、双大腿）。该患者面部、双上肢、双足烧伤，面积为 3% + 18% + 7%=28%。

86．B。伤后第一个 24 小时补液量=体重（kg）× Ⅱ、Ⅲ 度烧伤面积（%）×1.5ml（小儿 1.8ml，婴儿 2ml）＋生理日需水量 2000ml。该患者烧伤面积为 3% + 18% + 7% = 28%。伤后第一个 24 小时补液量 = 60×28×1.5 + 2000 = 4520ml。

87．D。肝性脑病可口服乳果糖或乳梨醇酸化肠道，有利于不产尿素酶的乳酸杆菌生长，使肠道细菌产氨减少。同时肠道的酸性环境可减少氨的吸收，促进血液中的氨渗入肠道并排出体外。

88．E。支链氨基酸制剂可竞争性抑制芳香族氨基酸进入大脑，从而减少假神经递质的形成。

89．B。对氨基水杨酸的不良反应主要是胃肠道反应，其次是变态反应，长期大剂量使用可出现肝功能损害。

90．D。利福平主要不良反应见于肝功能损害、胃肠道不适和过敏反应。

91．E。链霉素具有耳毒性和肾毒性，主要不良反应是听力障碍、眩晕、肾功能损害及口周麻木。

92．C。缺铁性贫血是体内贮存铁缺乏，导致血红蛋白合成减少而引起的一种小细胞低色素性贫血，是最常见的贫血。血红蛋白降低较红细胞更明显，白细胞、血小板正常或减低。

93．A。再生障碍性贫血的血象检查呈正细胞正色素性贫血，全血细胞减少，但三系细胞减少的程度不同。网织红细胞绝对值低于正常。白细胞计数减少，以中性粒细胞减少为主。血小板减少。

94．D。特发性血小板减少性紫癜的血象显示为：血小板减少，功能一般正常，红细胞和血红蛋白

下降，白细胞多正常。

95．E。急性白血病的血象检查多数患者白细胞计数增多，少数白细胞数正常或减少，血涂片检查数量不等的原始和幼稚细胞是血象检查的主要特点。有不同程度的正常细胞性贫血。早期血小板轻度减少或正常，晚期极度减少。

96．A。从胎儿娩出后到胎盘娩出，约需 5 ～ 15 分钟，一般不超过 30 分钟。胎儿娩出后 10 分钟，胎盘未娩出，阴道有活动性出血，量多表明有产后出血，子宫收缩乏力是最常见原因，应当使用宫缩药加强宫缩。

97．E。从胎儿娩出后到胎盘娩出，约需 5 ～ 15 分钟，一般不超过 30 分钟。胎儿娩出后 15 分钟，胎盘未娩出，阴道无活动性出血，属于正常现象，应密切观察，等待胎盘自然娩出。

98．B。从胎儿娩出后到胎盘娩出，约需 5 ～ 15 分钟，一般不超过 30 分钟。胎盘剥离后排出如有副胎盘、胎盘残留或大部分胎膜残留，应在无菌操作下徒手入宫腔取出。

99．D。结肠损伤发病率较小肠为低。结肠内容物液体成分少而细菌含量多，因此腹膜炎出现的较晚，但较严重。

100．E。腹部立位 X 线检查见膈下新月状游离气体影是胃肠道穿孔破裂最重要的诊断依据。失血性休克症状常见于肝脾破裂。呕血，黑便常见于上消化道出血。

专业知识

1．C。脓胸患者宜取半坐卧位，以利于呼吸和引流。有支气管胸膜瘘者取患侧卧位，以免脓液流向健侧或发生窒息。

2．A。呼吸衰竭时心血管系统常表现为 CO_2 过多可引起体表小静脉扩张，皮肤充血，颜面潮红，球结膜水肿，四肢及皮肤温暖潮湿。缺氧的早期表现注意力分散、智力和视力轻度减退，缺氧加重可出现为搏动性头痛、烦躁不安、定向力和记忆力障碍、精神错乱、嗜睡甚至昏迷。CO_2 潴留先兴奋、后抑制，兴奋表现为失眠、躁动、昼睡夜醒，严重潴留时抑制神经中枢，可出现神

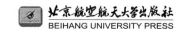

志淡漠、嗜睡、昏迷、抽搐、扑翼样震颤、腱反射减弱或消失等肺性脑病的表现。呼吸困难是最早、最突出的症状，表现为呼吸费力伴呼气延长，严重者可有浅快呼吸。CO_2 潴留严重时，可出现 CO_2 麻醉现象，呼吸由浅快转为浅慢，甚至潮式呼吸。

3．C。食欲减退是肾功能衰竭最早期和最常见的症状，还可出现恶心、呕吐、腹胀、腹泻、消化道出血，尿毒症晚期因唾液中的尿素被分解成氨，呼气有尿臭味。

4．A。切口感染是阑尾切除术后最常见的并发症，常见于化脓性或穿孔性阑尾炎术后，表现为术后 2～3 天体温升高，切口红肿、跳痛。

5．E。胎膜早破对母体早期可引发感染、胎盘早剥、羊水减少等。对胎儿可能导致早产、脐带脱垂。早期胎膜早破可致胎儿发育不良，骨骼异常、胎体粘连等。

6．D。妊娠合并心脏病患者在产程中应不断评估心功能，尽量减少肛查次数，以防刺激诱发心力衰竭。在妊娠期，应少食多餐，多食水果蔬菜，防止便秘，妊娠 16 周后限盐，＜5g/ 天。重点评估心功能和胎儿情况，发现早期心力衰竭表现应立即住院。分娩期应取左侧半卧位休息，吸氧。产后出血多时，遵医嘱应用缩宫素，以减少出血。

7．D。病毒性脑炎患儿表现为发热，反复惊厥发作，不同程度的意识障碍和颅内压增高。病毒性脑膜炎婴儿则易激惹、烦躁不安，少有意识障碍和惊厥发作，可有脑膜刺激征和颈项强直。故病毒性脑膜炎与脑炎的不同点是无局限性神经系统体征。

8．C。弥漫性毒性甲状腺肿患者有不同程度的甲状腺肿大，常为弥漫性、对称性肿大，质地中等、无压痛，随吞咽上下移动。肿大程度与甲亢病情轻重无明显关系。

9．A。葡萄胎清宫后每周 1 次，直到连续 3 次阴性，随后每个月 1 次共 6 个月，再每 2 个月 1 次共 6 个月，自第 1 次阴性后共计 1 年。

10．E。消化性溃疡以慢性、周期性发作、节律性上腹部疼痛为特点，伴反酸、嗳气、烧心、恶心、食欲减退等消化不良症状，但缺乏特异性。部分患者无症状。十二指肠溃疡比胃溃疡更多见，周期性和节律性更明显，秋冬和冬春之交更易发病，常可被进食或服用抗酸药所缓解。

11．D。丹毒是皮肤淋巴管网受乙型溶血性链球菌侵袭感染所致的急性非化脓性炎症。好发于下肢与面部，发病后常累及引流区淋巴结，局部很少有组织坏死或化脓，但全身炎症反应明显，易治愈但常有复发。多数不需手术切开。

12．D。护士在导尿操作过程中发现手套破损或可疑污染，应立即更换，无其他选择。

13．D。在血红蛋白恢复正常后，铁剂治疗仍需继续 3～6 月，待铁蛋白恢复后再停药，以补充体内应有的铁储备。

14．E。高血压脑病急症患者常采用脱水治疗，减轻脑水肿，以起到降低颅内压的作用。常用高渗性脱水药 20% 的甘露醇 250ml，15～30 分钟静脉滴注完毕，若同时使用利尿性脱水药如呋塞米，降颅压效果好，同时也起到降低血压的作用。

15．C。股疝易嵌顿，主要是因为股管解剖特点。股疝是由于股环较窄小而周围组织坚韧，且疝块沿股管垂直而下，至卵圆窝处向前转折成锐角，所以股疝是最易嵌顿和绞窄的腹外疝。

16．E。合适的饮食不仅可以减轻肾脏疾病对人体的影响，还可以避免加重肾脏负担、延缓肾脏病进展。

17．C。胺碘酮是目前临床应用最广泛的抗心律失常药，用于治疗对心肺复苏、除颤和血管加压药物无反应的室颤或无脉性室速，胺碘酮可抑制多种离子通道，主要用于抗心律失常，具有舒张血管平滑肌、扩张冠状动脉、降低心肌耗氧量的作用。肾上腺素是心脏复苏的首选药物，可升高血压，加快心率，使心排血量增加；阿托品是抗胆碱药，使心率加快；激素具有较强的糖代谢和抗炎作用；碳酸氢钠可纠正酸中毒。

18．E。分流术后 48 小时内，需制动平卧或低坡半卧位（＜15°），2～3 天后改半卧位。不宜早期下床活动，一般术后需卧床 1 周，防止血管吻合口破裂出血，保持大小便通畅。

19．B。麻疹患儿在第二磨牙相对的颊黏膜上有直径约 0.5～1mm 的灰白色小点，周围有红晕，

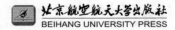

出疹后逐渐消失，为口腔麻疹黏膜斑（柯氏斑），是早期的特异性体征，有诊断价值。

20．A。腹水是肝硬化失代偿期最突出的临床表现。当腹腔内含有一定量液体（游离腹水超过 1000ml）时，可查得随体位不同而变动的浊音，称移动性浊音，常见于肝硬化腹水、结核性腹膜炎等患者。肝硬化腹水形成的机制主要为门静脉压力增高（为决定性因素）、有效循环血容量不足、低蛋白血症、肝脏对醛固酮和抗利尿激素灭活作用减弱、肝淋巴液生成过多。腹水出现前，常有餐后腹胀。大量腹水时，腹部膨隆，呈蛙状腹，腹壁紧张发亮，叩诊有移动性浊音，出现呼吸困难、心悸等。

21．D。热痉挛患者首先补充氯化钠，可静滴生理盐水或葡萄糖盐水。若痉挛性疼痛反复发作，在补钠的基础上缓慢静脉注射 10% 葡萄糖酸钙。

22．C。慢性阻塞性肺疾病随疾病进展出现桶状胸，呼吸变浅、频率增快，严重者可有缩唇呼吸。双侧语颤减弱。叩诊呈过清音，心浊音界缩小，肺下界和肝浊音界下降。听诊两肺呼吸音减弱，呼气延长，部分患者可闻及湿啰音和（或）干啰音，心音遥远。

23．C。根据解剖位置可知妇科患者常见的临床症状不包括上腹部疼痛。常见临床表现有白带异常、阴道流血、下腹部疼痛、腹部包块等。

24．A。伤后昏迷有中间清醒期为硬膜外血肿典型表现。硬膜下血肿有畸形、亚急性、慢性之分，是临床最常见的颅内血肿类型，无中间清醒期。脑内血肿表现为进行性加重的意识障碍，若血肿累及重要脑功能区，可出现偏瘫、失语、癫痫等症状。意识障碍是脑挫裂伤最突出的表现。脑震荡表现为伤后立即出现短暂的意识障碍，一般不超过半小时，清醒后大多出现逆行性遗忘。

25．D。主动脉瓣关闭不全的特征性体征为主动脉第二听诊区（胸骨左缘第 3、4 肋间）可闻及高调叹气样舒张期杂音，轻度反流者只有坐位前倾、呼气末才能听到；严重主动脉瓣反流患者收缩压升高、舒张压降低、脉压增大，出现周围血管征，如点头征、水冲脉、毛细血管搏动征、股动脉枪击音等。动脉导管未闭患儿也可出现周围血管体征，由于主动脉血液不断流入肺动脉，使

外周动脉舒张压下降。

26．C。晨僵多持续时间常超过 1 小时，活动后缓解，是类风湿关节炎的突出症状，是观察本病活动性的重要指标。关节疼痛、肿胀，梭状指均与类风湿关节炎活动性无关。

27．E。心力衰竭患者的心脏体征常表现为左心室扩大，可闻及舒张早期奔马律，肺动脉瓣区第二心音亢进。心尖部可闻及收缩期杂音是左心室扩大引起相对性二尖瓣关闭不全所致。交替脉是左心衰竭的重要体征，常见于高血压、冠心病引起的心衰。

28．E。水肿是肾病综合征患者最常见体征，严重水肿的患者还可出现胸腔、腹腔、心包积液，因此首要护理问题是体液过多，与低蛋白血症引起血浆胶体渗透压下降有关。

29．D。急性心肌梗死患者的全身症状常表现为发热，一般出现在梗死后 24 ～ 48 小时，一般 38℃左右，持续 1 周，由心肌坏死组织被吸收引起。

30．C。急性肾衰竭患者在少尿期 3 天以内，不宜摄入蛋白质，严禁含钾食物。

31．C。该患者进行的是大隐静脉瓣膜功能试验。浅静脉瓣膜功能试验又称曲氏试验，包括大隐静脉瓣膜功能试验和小隐静脉瓣膜功能试验，用于检查大小隐静脉瓣膜功能。方法为嘱患者平卧，抬高下肢使静脉虚空后，在腹股沟下方缚扎止血带压迫大隐静脉。再嘱患者站立，释放止血带后 10 秒内如静脉曲张自上而下出现，提示大隐静脉瓣膜功能不全。同法，在腘窝处缚扎止血带，可检测小隐静脉瓣膜的功能，即小隐静脉瓣功能试验。

32．C。阿托品化表现为瞳孔扩大、神志清楚或模糊、心率快而有力（≤120 次 / 分）、颜面潮红、皮肤干燥、体温正常或轻度升、高肺部啰音消失。

33．D。长春新碱为微管蛋白活性抑制剂，可抑制蛋白质合成和功能，主要不良反应为外周神经毒性，静脉炎，轻度骨髓抑制。绝大多数化疗药均有不同程度的骨髓抑制作用，使白细胞和血小板减少。消化道反应为化疗药最常见的毒性反应，如甲氨蝶呤不良反应可见口腔炎。环磷酰胺为烷

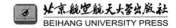

化剂，可引起出血性膀胱炎、脱发。

34．A。肺淤血达到一定程度，患者不能平卧，因平卧位会使回心血量增多，肺静脉压力增高，可使膈肌抬高，而引起呼吸困难。应采取半坐位，可使回心血量减少，减轻肺淤血，降低心脏负荷且可使膈肌下降，增加肺活量，从而减轻呼吸困难。

35．D。足月新生儿生后2～3天出现黄疸，5～7天消退，最迟不超过2周。指导产妇于产后6周（42天）携婴儿进行产后健康检查。提倡母婴同室，早开奶，并坚持纯母乳喂养4～6个月。一般哺乳者宜选择工具避孕，不哺乳者可药物避孕。产妇产后6周（42天）内禁止性生活。

36．B。异烟肼主要的不良反应为周围神经炎、肝损害（ALT升高），大剂量可引起四肢远端感觉异常及感觉减退。

37．C。高钾血症不属于洋地黄中毒的原因。使用洋地黄药物时应补钾。K^+可阻止强心苷与心肌细胞膜Na^+-K^+-ATP酶结合，减轻强心苷中毒，由于细胞内K^+浓度降低，成为强心苷容易中毒的重要原因。老年人、房室传导阻滞、心肌疾病、肝肾功能不全都是导致洋地黄中毒的原因。

38．D。哺乳宜采取坐位，斜抱婴儿，使其头、肩部枕于母亲哺乳侧肘弯部。婴儿口含住乳头及大部分乳晕，喂奶后将婴儿抱直，头部靠在母亲肩上，轻拍背部，使空气排出，然后将婴儿保持右侧卧位，以防呕吐。

39．A。肝动脉栓塞术后患者应暂时禁食2～3天，待肠蠕动恢复后开始进流质饮食，以减轻恶心、呕吐。因术后肝缺血可影响蛋白质合成，应密切监测血浆蛋白，如少于25g/L应静脉补充白蛋白，同时注意维持水、电解质平衡。术后48小时内遵医嘱可给予镇痛药，以减轻腹痛。低热为术后正常反应，但对高热者应采取降温措施。

40．E。吸痰是专业护理技术，应由医务人员为患儿实施操作。不必对家长进行指导。支气管肺炎患儿的健康指导有：向家长介绍支气管肺炎的病因、治疗、护理和预防的相关知识。定期通风换气，保持室内空气流通。教会患儿家属药物的使用方法及注意观察药物的疗效和不良反应。加

强患儿营养，多做户外活动，增强体质。

41．C。休克代偿期患者表现为精神紧张、烦躁不安、面色苍白、四肢湿冷、脉搏加快、呼吸增快、血压变化不大，但脉压缩小，尿量正常或减少。

42．B。初期（早期）多见于6个月内，特别是3个月以内，主要为神经兴奋性增高的表现，如易激惹、烦躁，汗多刺激头皮，致婴儿摇头擦枕，出现枕秃。此期并无明显骨骼改变以颅骨软化为主，骨骼X线可正常或钙化带稍模糊。

43．A。该患者下腹阵痛，阴道出血多于月经量，子宫如孕2个月大小，子宫颈口开大，考虑为难免流产。难免流产表现为阴道流血增多，阵发性下腹痛加剧，或出现胎膜破裂，查体子宫大小与孕周相符或略小，宫颈口已扩张，有时可见胎囊或胚胎组织堵塞于宫颈口内。超声检查仅见胚囊而无胚胎，或有胚胎而无心管搏动。流产已不可避免。先兆流产表现为停经后阴道少量流血，常有暗红色或血性白带，流血后数小时至数天可出现轻微下腹痛或腰骶部胀痛，宫颈口未开，无妊娠物排出，子宫大小与停经时间相符。完全流产有流产的症状，妊娠物已全部排出，随后流血逐渐停止，腹痛逐渐消失，检查见宫颈口关闭，子宫接近正常大小。稽留流产表现为正常的早孕反应，有先兆流产的症状或无任何症状，随着停经时间延长，子宫不再增大或反而缩小，子宫小于停经时间，宫颈口未开，质地不软。

44．C。挫伤是由钝器直接作用于人体软组织而发生的损伤。患者手指被石块砸伤，手指部肿胀，皮肤青紫，压痛明显，X线检查未见异常，符合挫伤的表现，考虑为挫伤。

45．E。该患者骨折后局部皮下淤血，手指呈屈曲状，肤色苍白，活动受限可判断发生了骨筋膜室综合征。骨筋膜室综合征是由骨筋膜室内压力增高，使软组织血循障碍，肌肉、神经急性缺血而出现的一系列早期症状和体征，常见于前臂和小腿骨折。主要表现为肢体剧痛、肿胀、指（趾）呈屈曲状活动受限、局部肤色苍白或发绀，常由骨折血肿、组织水肿或石膏管过紧引起。

46．B。乳腺癌TNM分期法中，T表示原发癌肿，N表示区域淋巴结，M表示远处转移。T_x：原发肿瘤无法评估；T_0：无原发肿瘤的证据；Tis：

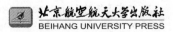

原位癌；T_1：癌瘤长径≤2cm；T_2：癌瘤长径＞2cm，≤5cm；T_3：癌瘤长径＞5cm；T_4：不论肿瘤大小，直接侵犯胸壁或皮肤；N_x：区域淋巴结无法评估；N_0：同侧腋窝无肿大淋巴结；N_1：同侧腋窝有肿大淋巴结转移，可活动；N_2：同侧腋窝肿大淋巴结彼此融合，或与周围组织粘连；N_3：有同侧胸骨旁淋巴结转移，同侧锁骨上淋巴结转移；M_0：无远处转移；M_1：有远处转移。根据 TNM 分期情况组合，可把乳腺癌分为 5 期。0 期：$TisN_0M_0$；Ⅰ期：$T_1N_0M_0$；Ⅱ期：$T_{0\sim1}N_1M_0$，$T_2N_{0\sim1}M_0$，$T_3N_0M_0$；Ⅲ期：$T_{0\sim2}N_2M_0$，$T_3N_{1\sim2}M_0$，T_4任何NM_0，任何TN_3M_0；Ⅳ期：包括M_1的任何 TN。该患者的 TNM 分期为 $T_2N_1M_0$，属于Ⅱ期乳腺癌。

47．A。脑出血患者应绝对卧床休息，发病 24～48 小时内避免搬动患者，患者侧卧位，头部稍抬高，以免颅内静脉回流，从而减轻脑水肿。急性脑出血患者在发病 24 小时内禁食，24 小时后如病情平稳，无颅内压增高症状，无上消化道出血者可行鼻饲流质饮食。

48．B。该患者注射普通胰岛素后 1 小时出现头昏、心悸、多汗、饥饿感，可考虑患者发生了低血糖。患者在服用胰岛素促泌剂和注射胰岛素等药物后，通常在没有进餐的情况下，可出现心悸、疲乏、饥饿感、出冷汗、脉速、恶心、呕吐，重者抽搐、昏迷，甚至死亡等低血糖反应。

49．E。根据该患者的临床表现可诊断为膀胱破裂。膀胱损伤时，导尿管可顺利插入膀胱（尿道损伤常不易插入），但仅流出少量血尿或无尿液流出。经导尿管注入无菌生理盐水 200ml，片刻后吸出，若液体进出量差异很大，提示膀胱破裂。

50．C。该患者绝经后 11 年出现阴道流血，首先考虑子宫内膜癌。阴道流血是子宫内膜癌最常见症状和就诊的主要原因，典型表现为绝经后出现阴道流血，晚期患者子宫增大，质软，饱满。宫颈癌主要表现为接触性阴道流血。子宫肌瘤表现为月经改变，子宫异常增大，凹凸不平。老年性阴道炎表现为外阴灼热、瘙痒及阴道分泌物增多，阴道分泌物稀薄，呈淡黄色。外阴癌最常见的症状是外阴瘙痒。

51．C。大肠癌术后 2～3 天肠蠕动恢复后开放

造口，取左侧卧位（造口侧卧位），并用塑料薄膜隔开腹部切口与造口，防止流出的粪便污染腹部切口。

52．C。逆行胰胆管造影（ERCP）有诱发急性胰腺炎和胆管炎的可能，当患者出现上腹疼痛、血淀粉酶升高时即可诊断。

53．D。该患者腰部扭伤，疼痛向左下肢放射，直腿抬高试验阳性，表现为坐骨神经痛，可诊断为腰椎间突出症。腰椎间盘突出症患者行非手术治疗时应绝对卧硬板床 3 周，抬高床头 20°。卧位时椎间盘承受的压力较立位时减少 50%，因此，卧位可减轻对神经的压迫，缓解疼痛。

54．E。产妇处于哺乳期，应避免用药物避孕，宜采用工具避孕。阴茎套避孕可阻止精子进入宫腔，且能防止性疾病传播。

55．D。该患儿血小板为 20×10^9/L，应绝对卧床休息。特发性血小板减少性紫癜患儿，血小板计数≤20×10^9/L 时，应绝对卧床，避免严重出血或颅内出血；血小板计数＞50×10^9/L 者，可适当活动，避免外伤；血小板≤50×10^9/L 以下者，减少活动，增加卧床休息时间。避免外伤，积极预防和控制感染，忌用抑制血小板功能的药物如阿司匹林及抗组胺药等。局部出血者压迫止血。

56．C。切下已阻断血液供应的器官后，在 35～37℃温度下短期内即趋向失去活力。因此，为保证供体器官的功能和移植后的存活率，缩短热缺血和冷缺血时间、低温保存、避免细胞肿胀和生化极为重要。用特制的器官灌洗液（0～4℃）快速灌洗器官，尽可能将血液冲洗干净。

57．B。该产妇产后 8 小时宫底下方触及一囊性物，首先考虑为尿潴留。由于分娩过程中膀胱受压导致其黏膜水肿、充血、肌张力下降，加上疲劳及伤口疼痛，容易发生尿潴留。尿潴留表现为短时间内不能排尿，膀胱迅速膨胀。正常情况下，产后 4～6 小时内应排尿。

58．C。椎管内麻醉者，若无恶心、呕吐，术后 3～6 小时可进食。体表或肢体的手术，全身反应较轻者，术后即可进食。手术范围较大，全身反应明显者，待反应消失后方可进食。局部麻醉者，若无任何不适，术后即可进食。全身麻醉者，

应待麻醉清醒，无恶心、呕吐后方可进食。一般先给予流质，以后逐步过渡到半流质或普食。

59．B。放疗皮肤反应分3度。Ⅱ度：充血、水肿，水疱形成；局部糜烂，有渗出物，称湿性皮炎。该患者局部充血、水肿、水疱，因此皮肤反应是Ⅱ度。Ⅰ度：局部红斑，表现为充血、潮红、烧灼和刺痒感；逐渐变成暗红，表皮脱屑，称干性皮炎。Ⅲ度：放射性溃疡，表现为灰白色坏死组织覆盖，边界清，底部较光滑，呈火山口形凹陷，痂下有溃疡，剧痛。

60．E。急性胰腺患者应禁食3～5天，明显腹胀者行胃肠减压。待疼痛减轻、发热消退、白细胞计数和血、尿淀粉酶降至正常后，方可给予少量无脂流食，以免脂肪食物引起胰液分泌增加再次复发；病情好转后，可补充少量优质蛋白质。

61．C。良性前列腺增生患者术后1周逐渐离床活动，避免增加腹压的活动和操作，术后早期禁止灌肠或肛管排气，以免造成前列腺窝出血。

62．A。呼吸困难和窒息是甲状腺大部切除术后最危急的并发症，多由切口内出血引起，也可由喉头水肿，气管塌陷，双侧喉返神经损伤所致。

63．A。粟粒型肺结核起病2～3周后胸部X线摄片可见大小一致、分布均匀的粟粒状阴影，密布于两侧肺野。

64．B。低渗性脱水的病因包括消化液持续丢失，长期胃肠减压失钠；限盐的肾脏、心脏疾病反复利尿；大面积烧伤慢性渗液；等渗性脱水补水过多等。严重者表现为抽搐、昏迷、尿比重低等。该患者大面积烧伤后，创面上有大量体液渗出，心率快，血压下降，烦躁不安，尿少，尿比重低，应考虑是低渗性脱水。高渗性脱水表现为尿比重高。

65．E。腹部损伤后应绝对卧床休息，不随便搬动伤者，防止病情恶化及加重患者不适。病情稳定者取半卧位，有利于引流和呼吸，病情不稳定时取平卧或休克卧位。该患者出现了休克症状，应立即建立静脉通路，补充血容量，必要时输血，完善各项检查，做好急诊手术前的准备。

66．C。体循环阻力增高或血流增多时，主动脉压增高，主动脉瓣关闭有力，振动大，以致主动

脉瓣第二心音（A₂）增强或亢进，可呈高调金属撞击音，常见于高血压、动脉粥样硬化。同样，肺循环阻力增高或血流增多时肺动脉压增高，肺动脉关闭有力，肺动脉瓣第二心音（P₂）亢进，常见于肺源性心脏病、左向右分流的先天性心脏病（如房间隔缺损、室间隔缺损、动脉导管未闭等）、二尖瓣狭窄伴肺动脉高压等。二尖瓣狭窄、肺源性心脏病右心衰竭时也会出现P₂亢进，但其本质还是肺动脉高压。

67．E。该患者考虑为慢性肺源性心脏病。代偿期典型临床体征表现为右心室肥厚时三尖瓣区有收缩期杂音，剑突下可见心脏搏动增强。部分患者可出现颈静脉充盈甚至怒张。失代偿期表现为呼吸困难加重，夜间尤甚，白天嗜睡，夜间兴奋，神志恍惚，心悸气促、发绀，颈静脉怒张，心率增快，心律失常，剑突出可闻及收缩期杂音，下肢或全身水肿，重者有腹水等。

68．B。考虑该患者发生了肺性脑病。失代偿期最突出的表现表现是呼吸困难加重，夜间尤甚，严重者出现谵妄、嗜睡、躁动、抽搐等肺性脑病的表现，是肺心病死亡的首要原因。

69．C。该患者发生了肺性脑病。应维持呼吸道通畅，合理氧疗，采用低浓度、低流量持续给氧，氧流量1～2L/min，24小时持续不间断地吸氧。保持PaO₂在60mmHg以上，防止高浓度吸氧抑制呼吸，加重缺氧和二氧化碳潴留。同时，应给予扩张支气管、祛痰等治疗，必要时给予无创正压通气或气管插管有创正压通气治疗。

70．E。心绞痛患者的疼痛特点为压迫、发闷、紧缩感，也可有烧灼感，偶伴濒死、恐惧感。急性穿孔和胆道蛔虫病常有刀割样疼痛，脓性指头炎、食管癌、三叉神经痛常表现为针刺样痛。

71．A。心绞痛的疼痛部位主要在胸骨体上、中段之后及心前区。范围有手掌大小，多至左肩，沿左臂尺侧达无名指和小指，向上可达颈、咽部和下颌部。

72．D。心绞痛患者疼痛逐步加重，然后逐渐消失，一般持续3～5分钟，休息后缓解。好发时段是清晨和上午，与晨间痛阈低、交感神经兴奋性增高等昼夜节律变化有关。心肌梗死患者常发生于安静时，程度更加剧烈，持续时间10～20分钟

以上，经休息和含服硝酸甘油不能完全缓解。患者常伴有大汗、呼吸困难、恐惧和濒死感。

73．A。血钾浓度＞5.5mmol/L为高钾血症，该患者血钾高达7.8mmol/L，而选项中橘汁含钾最丰富，应避免饮用。

74．C。透析治疗的目的包括尽早清除体内过多的水分和尿毒症毒素；纠正高钾血症和代谢性酸中毒以稳定机体的内环境；有助于液体、热量、蛋白质及其他营养物质的补充；有利于肾损伤细胞的修复和再生。腹膜透析可因超滤过多引起低血压。

75．E。该患者头部外伤，出现瞳孔等大等圆，对光反射消失，提示脑疝形成。首要的治疗措施为脱水降颅压，输入脱水药物，维持呼吸道通畅。

76．D。脑疝患者宜控制液体摄入量，不能进食者，每天静脉入量在1500～2000ml，每天尿量不少于600ml。持续低流量吸氧，改善脑缺氧，使脑血管收缩，减少脑血流量。神志清醒者给予普通饮食，但需适当限盐。床头抬高15°～30°，以利于颅内静脉回流，减轻脑水肿。

77．B。腹腔脓肿一般继发于急性腹膜炎或腹腔内手术。发生在盆腔的脓肿由于刺激直肠，可有大便次数增多，混有黏液，伴里急后重。该患者阑尾切除术后，出现体温复升、排便次数增多、里急后重，考虑为阑尾切除术后并发盆腔脓肿。膈下脓肿的脓肿部位可有持续的钝痛，深呼吸时加重。肠间脓肿如脓肿周围广泛粘连，可发生不同程度的粘连性肠梗阻。

78．D。直肠指检最简便有效。可发现肛管括约肌松弛，在直肠前壁触及直肠腔内膨出，有触痛，有时有波动感。

79．A。患者未经胃肠道行手术，术后不需禁食，术后饮食从流质开始逐步过渡到半流-软食-普食。盆腔脓肿较小或未形成时，可以采用非手术治疗。应用抗生素，辅以热水坐浴、中药煎服或灌肠，温热水灌肠及物理透热等疗法。有些病例经过上述治疗，脓液可自行完全吸收。脓肿较大者，须手术治疗。

80．B。该患者为下腹部撞伤，挤压试验阳性，膀胱充盈，表明发生了尿潴留。血压69/45mmHg，

心率133次/分，有失血性休克的征象，护士应密切观察生命体征变化了解出血情况。建立输血补液途径，尽早静脉补液或输血，因下腹部受伤，不适宜在受伤部位深静脉置管。立即导尿，观察尿量、尿色，有无膀胱损伤。若有腹部疼痛，行诊断性腹腔穿刺，进一步明确有无腹内脏器损伤。

81．D。该患者下腹部受伤，查体耻骨联合处压痛，挤压试验阳性，膀胱充盈，可疑有骨盆骨折。为患者进行导尿，无尿液流出，导尿管尖端见血迹提示尿道断裂。

82．A。失血性休克的护理措施为积极纠正休克，补充血容量，应迅速输血以补充同等血量。

83．A。该患者大量流血约800ml，子宫质软、轮廓不清，且胎盘完整娩出，最可能的出血原因应为子宫收缩乏力。胎盘因素引起的产后出血表现为胎儿娩出后数分钟阴道流血，色暗红，且检查胎盘或胎膜不完整。软产道裂伤引起的产后出血表现为胎儿娩出后立即阴道流血，色鲜红。凝血功能障碍引起的产后出血表现为胎儿娩出后阴道持续流血，且血液不凝。

84．A。子宫收缩乏力引起的产后出血应当加强宫缩。按摩子宫是此种原因产后出血的简单有效的处理方法，应首选按摩子宫。

85．E。开放性气胸急救时应立即将开放性气胸转变为闭合性气胸，可用无菌敷料或清洁器材等在患者呼气末封盖伤口。

86．B。张力性气胸应立即行胸腔穿刺排气。

87．A。白消安（马利兰）在大分子水平上直接破坏DNA的双链，影响蛋白质的合成，能杀灭处于增殖周期各时相的癌细胞，用于治疗慢性粒细胞白细胞。

88．E。雄激素为治疗非重型再障的首选药物，其作用机制是刺激肾产生促红细胞生成素，对骨髓有直接刺激红细胞生成的作用。常用的药物有司坦唑醇、十一酸睾酮和丙酸睾酮等。疗效判断指标为网织红细胞或血红蛋白升高。

89．C。缺铁性贫血是体内贮存铁缺乏，导致血红蛋白合成减少而引起的一种小细胞低色素性贫血。去除病因是防止缺铁性贫血复发关键环节，首选口服铁剂，如硫酸亚铁、富马酸亚铁等，是

红细胞成熟阶段合成血红蛋白必不可少的原料。

90．B。泼尼松为糖皮质激素。小剂量糖皮质激素主要抑制细胞免疫，大剂量则可抑制由B细胞转化成浆细胞的过程，使抗体生成减少，干扰体液免疫，为特发性血小板减少性紫癜首选药物。

91．D。伤面脓液量多而稀薄用 0.02% 呋喃西林溶液纱布湿敷。

92．A。10% 鱼石脂软膏用于炎症早期,消炎退肿。

93．C。肉芽水肿表现为创面淡红、表面光滑,质地松软,触之不易出血,宜用 3% ～ 5% 高渗氯化钠液湿敷,并注意患者全身营养状况。

94．E。伤面脓液稠厚且坏死组织多用硼酸溶液湿敷。优琐主要成分为硼酸。

95．A。腹腔抽到不凝血,提示系实质性器官破裂所致内出血,因腹膜的去纤维作用而使血液不凝。

96．E。结核性腹膜炎腹腔穿刺液为草绿色或草黄色透明腹水。胃十二指肠急性穿孔为黄色、浑浊、含胆汁、无臭味的抽出液,急性重症胰腺炎时抽出液为血性、胰淀粉酶含量高,绞窄性肠梗阻时抽出液为血性、臭味重。

97．E。桡骨远端伸直型骨折（Colles 骨折）可有局部疼痛、肿胀,出现典型畸形姿势,侧面观呈 "餐叉样" 畸形,正面观呈 "枪刺样" 畸形。

98．D。肱骨髁上骨折除骨折的一般体征外,可有肘部肿胀、疼痛、皮下瘀斑、肘后凸起、功能障碍,肘后三点关系正常。若肱动脉挫伤或受压,出现血管痉挛致前臂缺血,可表现为局部剧痛,皮肤苍白、发凉,桡动脉搏动减弱或消失等。

99．B。小儿上呼吸道感染最常见的致病菌是溶血性链球菌。年长儿受溶血性链球菌感染,可引起急性肾小球肾炎和风湿热。

100．D。小儿上呼吸道感染时炎症向邻近器官蔓延可引起中耳炎、鼻窦炎、咽后壁脓肿、颌下淋巴结炎、支气管炎、肺炎等。

专业实践能力

1．B。罗伊根据适应模式将护理的工作方法分为一级评估、二级评估、护理诊断、制定目标、干预和评价。其中二级评估指对影响服务对象行为的 3 种刺激因素的评估,通过二级评估,帮助护士明确引发患者无效反应的原因。

2．A。舒适是一种主观的自我感受,是身心健康、满意、没有疼痛、没有焦虑的轻松自在的感觉;因此该题描述的概念是舒适。

3．C。一人协助翻身法适用于体重较轻患者。具体方法为:轻推患者转向对侧使其背对护士的手法是一手扶肩,一手扶膝。

4．A。因紫外线的穿透力弱,在使用时应避免遮蔽物品,建立使用登记卡,定期监测灭菌效果,灯管使用时间超过 1000 小时、强度低于 $70\mu W/cm^2$ 时应更换。需定期进行空气细菌培养。保持紫外线灯管清洁,每 2 周用无水乙醇纱布擦拭 1 次。

5．A。护患之间常用的沟通技巧包括:倾听、核实、提问、阐释、移情、沉默、鼓励、反应。可促进有效沟通的行为是不评论患者所谈到的内容。倾听时,护士不要急于作出判断,应给予患者充分诉说的时间,从而更全面完整地了解情况。

6．C。无菌物品一旦取出即使未用也不可放回,应重新消毒灭菌。无菌包应定期灭菌,有效期为 7 天;已开包未被污染的无菌包,包内物品的有效期为 24 小时。使用无菌容器时,首先打开容器盖,平移离开容器上方,内面翻转向上置于稳妥处或拿在手中,取物后立即将容器盖翻转,内面向下,由近向远、由一侧盖向另一侧,盖严。手持无菌容器时,应托住容器底部,手指不可触及其边缘及内面。

7．C。当个人面对强度过大的压力,无法减轻压力造成的影响,容易患身心疾病时,必须及时寻求医护人员帮助,由医护人员提供有针对性的治疗和护理,如药物治疗、手术治疗、物理疗法、心理治疗等,并给予必要的健康咨询和教育来提高患者的应对能力,以利于身心康复。

8．D。乙醇拭浴属全身冷疗,是通过乙醇的蒸发和传导作用来增加散热,达到全身降温的目的。乙醇是一种挥发性液体,拭浴时在皮肤上迅速蒸发,吸收和带走机体大量的热,同时乙醇又可刺激皮肤血管扩张，因此散热效果较强。

9．A。奥伦指出护士应根据患者的自理需要和自理能力的不同而分别采取三种不同的护理系统：全补偿系统、部分补偿系统和支持-教育系统。其中部分补偿护理系统指服务对象有能力来满足自己的一部分需要，但另一部分仍需护士来满足，如协助如厕、帮助更换敷料等。

10．B。护理诊断的陈述主要有3种陈述方式。一部分陈述（P）：多用于健康的护理诊断，例如"母乳喂养有效"。二部分陈述（PE）：多用于潜在的护理诊断（"有…的危险"），因为危险尚未发生，故无症状和体征，例如"有感染的危险 与高血糖、营养不良、微循环障碍等有关"。三部分陈述（PES）：多用于现存的护理诊断，即PES公式，例如"气体交换受损：呼吸困难，咳粉红色泡沫样痰 与急性肺水肿、肺淤血有关"。一个护理诊断只针对一个健康问题，并随病情变化而发展。

11．C。高流量氧气吸入，氧流量为6～8L/min，使肺泡内压力增高，减少肺泡内毛细血管渗出液产生。

12．A。制定目标的原则是：目标的主语必须是护理对象或护理对象的一部分；目标必须现实、可行；目标必须是可测量的、好评价的，行为目标应尽量具体，避免含糊；目标应是通过护理措施可达到的；一个目标只能包括一个行为动词；应让护理对象也参与目标的制订，可增强护理对象对自身健康的责任感；对潜在并发症的目标，护士的重点是监测其发生、发展，并积极配合抢救。

13．B。不可采用滥用药物的方法来预防医院内感染，因药物可导致患者正常菌群失调，耐药菌株增加，使内源性感染的机率增加。控制医院内感染的措施包括：控制传染源、切断传播途径、保护易感人群、严格消毒灭菌、无菌操作技术等。

14．A。卡利斯塔·罗伊（Sister Callista Roy），美国护理理论家，提出了被广泛应用于临床护理实践的适应模式。

15．E。周围静脉营养养主要适用于时间短、部分营养支持或中心静脉置管困难的患者，疗程一

般在15天内。

16．D。留置尿管的一个感染途径就是尿液的逆行感染，故定期更换尿管的目的是防止逆行感染。

17．B。正常人尿比重为1.015～1.025，尿比重持续固定在1.010左右，提示肾浓缩功能严重损害。

18．A。无菌物品一经取出，即使未用，也不可放回无菌容器内。无菌操作前30分钟停止清扫，减少走动。进行无菌操作时，应首先明确无菌区、非无菌区、无菌物品的概念。无菌物品必须与非无菌物品分开放置，并且要有明显标志。取用无菌物品时，应该使用无菌持物钳。避免面对无菌区谈笑、咳嗽、打喷嚏；如用物疑有污染或已经被污染，应予更换并重新灭菌；非无菌物品应远离无菌区。

19．B。预期目标是经过护理活动后，期望患者在功能、认知、行为、情绪情感等方面的改变。制定目标的原则：目标的主语必须是护理对象或护理对象的一部分；目标必须现实、可行；目标必须是可测量的、好评价的，行为目标应尽量具体，避免含糊；目标应是通过护理措施可达到的；一个目标只能包括一个行为动词；应让护理对象也参与目标的制订，可增强护理对象对自身健康的责任感；对潜在并发症的目标，护士的重点是监测其发生、发展，并积极配合抢救。1周内教会患者为自己注射胰岛素目标较为具体、现实、可行。可增强患者对自身健康的责任感。

20．C。长期卧床对心血管系统的影响主要有体位性低血压及深静脉血栓形成。

21．D。角色分类有角色行为缺如、角色行为冲突、角色行为强化、角色行为消退。其中角色行为强化指患者安于患者角色，对自我能力表示怀疑，产生退缩和依赖心理，以老年人或慢性患者多见。

22．C。奥伦指出护士应根据患者的自理需要和自理能力的不同而分别采取三种不同的护理系统：全补偿系统、部分补偿系统和支持-教育系统。其中部分补偿系统指服务对象有能力来满足自己的一部分需要，但另一部分仍需护士来满足。护士和患者共同承担他的自理活动，在满足自理

需要方面都能起主要作用。适用于手术后服务对象,尽管他能满足大部分自理需要,但需护士提供一定的帮助,如协助如厕、帮助更换敷料等。

23．B。化学制冷袋可代替冰袋,维持时间2小时。

24．A。库存血是指在4℃冰箱冷藏保存2～3周的血液。成分虽与新鲜血相同,但白细胞、血小板、凝血酶原破坏较快,基本失去治疗作用,仅红细胞的破坏较慢,故主要用于各种原因所致的大出血患者。血液内不得随意加入其他药品,如钙剂、酸性或碱性药物、高渗或低渗溶液,以防血液变质。输血前以手腕旋转血袋,将血液轻轻摇匀。但应避免剧烈振荡,以免红细胞大量破坏引起溶血。冷藏血制品不可加热,防止血浆蛋白遇热凝固变性。应自然复温,在室温下放置15～20分钟再输入。

25．E。北美护理诊断协会(NANDA)认为人的自我概念由身体心象、角色表现、自我特征和自尊4部分组成。其中不包括自重。

26．C。房室传导阻滞症状的严重程度取决于心室率的快慢,常见的症状有疲倦、乏力、头晕、晕厥、心绞痛、心衰等。因心室率过慢或出现长停搏,可引起阿-斯综合征,容易发生猝死。

27．E。肛管排气操作中,保留肛管不超过20分钟,因长时间留置肛管,会降低肛门括约肌的功能,甚至导致永久性松弛。排气完毕,拔出肛管置于弯盘内,清洁肛门。协助患者取舒适体位,询问患者腹胀减轻情况,整理床单位及用物并记录。必要时2～3小时后再行肛管排气法。

28．B。优质蛋白质主要来源于动物类食物,植物类食物中大豆蛋白质最接近动物蛋白,故也称其为优质蛋白。

29．C。沟通有的基本层次有一般性沟通、事务性沟通、分享性沟通、情感性沟通、共鸣性沟通。其中一致性的沟通是沟通的最高层次,指沟通双方对语言和非语言性行为的理解一致,达到分享彼此感觉的最高境界,如护士和患者不用说话,就可了解对方的感觉和想表达的意思。

30．D。卫生服务策略中健康新视野的实施内容包括生命的培育、生命的保护以及晚年的生活质量。

31．E。护患关系是一种帮助与被帮助的关系。护患关系是一种专业性的互动关系。护患关系是一种治疗性的工作关系。护患关系是一种多方面、多层次的关系。以患者为中心的护患关系模式,是目前临床护患关系的主要模式。

32．C。病危面容表现为面容枯槁,面色灰白或铅灰,表情淡漠,眼眶深陷,皮肤湿冷;常见于严重脱水、大出血、重度休克、急性腹膜炎等患者。

33．C。超声雾化吸入法的特点是雾滴小而均匀,可随呼吸达终末支气管或肺泡。

34．C。影响舒适的因素有身体、心理、社会、环境等方面。其中影响舒适心理方面的包括焦虑与恐惧、自尊受损、面对压力等。环境因素包括物理环境和医院的人际关系环境,护患关系属于人际关系环境,是环境方面的因素。

35．D。内服药贴蓝标签,外用药贴红标签,剧毒药和麻醉药贴黑标签。

36．B。要素饮食的护理有保持溶液温度,要素饮食口服温度是37℃,鼻饲或造瘘管滴入液温度41～42℃为宜。配制要素饮食时,应严格遵守无菌操作原则,配制用物均需灭菌后方可使用。注意管喂前后应用温开水或生理盐水冲洗管腔,防止食物滞留在管腔而腐败变质或堵塞管腔。配制液需要保存在4℃,以下冰箱内冷藏,24小时配制1次,放置时间过长容易变质。准确记录24小时液体出入量。

37．C。住院处的护理包括办理住院手续、实施卫生处置、通知病区接受患者、护送患者入病区。介绍入院须知不属于住院处护士的工作范畴。患者进入病区后,病区护士应向患者介绍病区环境、作息时间及医院有关规章制度、常规标本留取方法及注意事项等。

38．E。在奥伦的自理模式中,健康是生理、心理和社会的完好适应状态。护理是一种助人的方式,是克服自发缺陷的发展性活动。环境是人以外所有因素的总称,希望每个人通过学习都能适应环境,学会自我管理,达到自我照顾的目的。

39．B。炎症早期用热疗可促进炎性渗出物吸收消散;炎症后期可促进白细胞释放蛋白溶解酶,有助于坏死组织的清除和组织修复,使炎症局限。

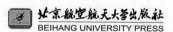

如软组织损伤 48 小时后，用热湿敷促进组织淤血吸收、水肿消散。

40．D。采集粪便标本查寄生虫虫卵时，应留取不同部位的粪便，以提高检出率。若患者服用驱虫药或作血吸虫孵化检查应留取全部粪便。

41．B。铺好的无菌盘有效期是 4 小时，不能维持 24 小时有效。已开包未被污染的无菌包，包内物品的有效期为 24 小时。已开启的无菌溶液有效期为 24 小时，余液只可用于清洁操作。需 24 小时连续输液者，应每天更换输液器。集尿袋每周更换 1～2 次，如有尿液颜色改变，应立即更换；导尿管 1～4 周更换 1 次，普通导尿管为 1 周，硅胶导尿管为 4 周，更换导尿管有逆行感染的危险。

42．A。忌碘饮食适用于甲状腺功能亢进或甲状腺功能减退的患者，协助同位素检查，属于试验饮食，而不属于治疗饮食。

43．E。采集全血标本时需使用抗凝试管，测定血沉、血常规和血液中某些物质，如血糖、尿素氮、肌酐、尿酸、肌酸等。

44．C。睡眠时相包括慢波睡眠（正相睡眠）和快波睡眠（异相睡眠），慢波睡眠有利于促进生长和体力恢复。分为 4 个时期，Ⅰ期很容易被唤醒，生理活动速度开始降低，生命体征与新陈代谢逐渐减慢；Ⅱ期仍然容易被唤醒，身体功能活动继续减慢，肌肉逐渐放松；Ⅲ期很难被唤醒，肌肉完全放松；Ⅳ期极难被唤醒，腺垂体分泌生长激素，人体组织愈合加快。快波睡眠有利于建立新的突触联系、促进学习记忆和精力恢复、舒缓精神压力和平衡情绪，此期身体各种感觉进一步减退，唤醒阈提高，肌肉几乎完全松弛。

45．B。复苏成功的标志是神志出现眼球运动、对光反射、手足抽动、发出呻吟等意识恢复表现。面色及口唇颜色：由发绀转为红润。大动脉搏动：若停止按压，脉搏依然存在，说明患者已恢复自主心跳。瞳孔：缩小。自主呼吸恢复：出现较强的自主呼吸。血压维持在 60mmHg 以上。脑复苏后的理想血压为 80～90/50～60mmHg。

46．E。该患者静脉输液的溶液不滴，挤压时有阻力，松手时无回血，考虑其液体不滴的原因是

针头阻塞。针头阻塞，即药液不滴，抽吸无回血，轻轻挤压输液管有阻力，松手又无回血；应更换针头重新穿刺，禁忌强行冲注针头，防止血栓进入血管内。

47．B。维生素 A 缺乏可导致夜盲、贫血、早产、胎儿唇腭裂等，因此维生素 A 与维持视觉正常功能最为密切。

48．C。紫外线灯消毒时，开始计时的时间一般为灯亮后 5～7 分钟；关灯后如需重新开启，应间隔 3～4 分钟，冷却后再开。

49．C。胆红素尿呈深黄色或黄褐色，振荡后泡沫亦成黄色，主要见于阻塞性黄疸及肝细胞性黄疸。血尿呈红色或棕色，含红细胞量多时呈洗肉水色，主要见于急性肾小球肾炎，泌尿系统结石、肿瘤、结核及感染等。血红蛋白尿呈浓茶色或酱油色，由大量红细胞被破坏所致，主要见于血型不合输血后的溶血、恶性疟疾等。乳糜尿呈乳白色，由于尿液中有淋巴液，主要见于丝虫病。

50．D。医疗事故的构成要件包括：主体是医疗机构及其医务人员。行为具有违法性。过失造成了患者人身损害。过失行为与后果之间存在因果关系。

51．C。要素饮食原则上应由低浓度、少剂量、慢速度开始，逐渐增加，待患者可以耐受未出现不良反应后再稳定配餐标准、用量及速度。浓度开始以 5% 为宜，逐渐调到 20%～25%，应用于小儿时浓度应低于 12.5%。

52．A。患者将患病看作是一种惩罚，社会不能接受自己，其错误观念得不到纠正，易产生羞愧、内疚或罪恶感等心理反应，属于心理性压力源的范畴。

53．A。1952 年，佩皮劳出版了《护理人际关系》一书，在此书中她列出了人际关系形成过程的各个时期在护理情境中的作用。

54．B。24 小时尿量 < 400ml 或每小时尿量 < 17ml 者为少尿，主要见于心脏、肾脏疾病及休克等患者。正常成人 24 小时尿量 < 100ml 或 12 小时无尿者为无尿或尿闭，可见于严重的心脏、肾脏疾病及休克、药物中毒等患者。正常 24 小时尿量为 1000～2000ml，平均 1500ml。

成人24小时尿量＞2500ml者为多尿，见于糖尿病、尿崩症或急性肾衰竭的多尿期等患者。

55．B。血培养标本使用血培养瓶。主要是检测血液中的病原体。

56．E。马斯洛将人的基本需要有生理需要、安全需要、爱与归属的需要、自尊的需要、自我实现的需要。该患者因担心到期的工程图不能如期上报而违反医嘱不配合治疗，变得焦虑，暗自叹气，说明没有满足自我实现的需要。

57．B。该患者静脉输入库存血后出现头痛、四肢麻木、胸闷和腰背部剧烈疼痛，考虑发生了溶血反应。溶血反应为输血中最严重的反应，开始阶段主要表现为头胀痛、四肢麻木、腰背部剧烈疼痛和胸闷；中间阶段出现黄疸和血红蛋白尿；后期可阻塞肾小管，出现急性肾功衰。结合病例，该患者与溶血反应的症状相符。

58．B。该患者意识清，能配合，应采用口服催吐法。口服催吐法适用于病情较轻、清醒且能合作的患者；液体温度25～38℃，每次饮液量300～500ml，用压舌板刺激舌根催吐。

59．A。该患儿出现三凹征，判断是吸气性呼吸困难。吸气性呼吸困难表现为吸气费力，吸气时间显著延长，出现三凹征（即胸骨上窝、锁骨上窝和肋间隙或腹上角凹陷），由于上呼吸道部分梗阻所致。常见于喉头水肿、气管异物等患者。呼气性呼吸困难表现为呼气费力，呼气时间显著延长，由于下呼吸道部分梗阻所致。常见于支气管哮喘、慢性阻塞性肺疾病患者。混合性呼吸困难表现为吸气和呼气均感费力，呼吸表浅、频率增加。常见于重症肺炎、胸腔积液、大面积肺不张等。

60．A。留置导尿管的护理措施有：保持引流管通畅，固定妥当，防止受压、堵塞、扭曲和逆行感染。保持尿道口清洁，每天擦拭尿道口1～2次。每周更换集尿袋1～2次，若有尿液性状、颜色改变，需及时更换。定期更换尿管，尿管的更换频率通常根据导尿管的材质决定，一般为1～4周更换1次。留置导尿期间嘱患者多饮水。注意患者的主诉并观察尿液情况，发现尿液浑浊、沉淀、有结晶时，应及时处理，每周检查尿常规1次。

61．D。正常成人24小时尿量＜100ml或12小时无尿为无尿或尿闭，可见于严重的心脏、肾脏疾病及休克、药物中毒等患者。24小时尿量为1000～2000ml，平均1500ml。成人24小时尿量＞2500ml者为多尿，见于糖尿病、尿崩症或急性肾衰竭的多尿期等患者。24小时尿量＜400ml或每小时尿量＜17ml者为少尿，主要见于心脏、肾脏疾病及休克等患者。

62．C。该患者在母亲去世后的几天，带着悲痛情绪着手处理母亲的后事，此时处于安格乐理论的恢复期。根据安格乐理论，丧亲者的心理反应可分4个阶段，即震惊与不相信、觉察、恢复期、释怀。恢复期是指家属带着悲痛的情绪着手处理死者的后事，准备丧礼。

63．A。该患者车祸后，四肢瘫痪，呼吸困难，此时护士与其沟通时应注意说话的方式，主要以转移患者注意力，教会患者放松技巧，同情、理解并安慰患者，鼓励其表达内心感受，耐心解答患者疑问，介绍治疗成功的病例增强其信心，指导家属加强情感支持。避免向患者介绍脊髓损伤的手术并发症，这样只会增强患者的心理负担，不利于患者的病情恢复。

64．D。勤奋-自卑发展的危机和转机出现在学龄期（6～12岁），该患儿因考试不及格经常被同学嘲笑，长期下去，负性影响是会导致自卑心理。艾瑞克森的心理社会发展全过程分8个阶段：相信-不相信发展的危机和转机出现在婴儿期（出生～18个月）。自主-羞愧发展的危机和转机出现在幼儿期（18个月～3岁）。主动-内疚发展的危机和转机出现在学龄前期（3～5岁）。勤奋-自卑发展的危机和转机出现在学龄期（6～12岁）。自我认同-角色紊乱发展的危机和转机出现在青春期（12～18岁）。亲密-孤独发展的危机和转机出现在青年期（18～45岁）。繁殖-停滞发展的危机和转机出现在成年期（45～65岁）。完善-失望发展的危机和转机出现在老年期（65岁以上）。

65．B。按公式：每分钟滴数＝[液体总量（ml）×滴系数（滴/ml）]/输液时间（分）计算，患者的液体总量为250ml，输液总时间为25分钟。[250（ml）×15滴/ml]/25（分）＝150滴/分。

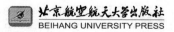

66．A。洗胃过程应密切观察患者生命体征、面色、意识变化及抽出液的性质和有无腹痛等。如灌洗引出液体呈血性或血压下降，应立即停止洗胃，通知医生，协助紧急处理。

67．B。该患者脑出血后不易唤醒，压迫眶上神经可唤醒，醒后答非所问继而又入睡，判断该患者的意识状态程度是昏睡。昏睡的患者处于熟睡状态，不易被唤醒。压迫眶上神经、摇动身体等强刺激可被唤醒，醒后答话含糊或答非所问，停止刺激后又很快进入熟睡状态。

68．D。该患者未婚，宫外孕，护士在收集资料是采取合理有效沟通，创造良好的沟通环境，不侵犯患者隐私，学会有效地倾听，重视沟通细节的处理。考虑接收者的观点和立场，避免一味说教。对于该患者的沟通中，要注意为患者保密，因此应该选择一个单独的房间交谈。

69．C。结合病例，患者发生了静脉炎。静脉炎表现为沿静脉走行出现条索状红线，局部组织表现为红、肿、热、痛，有时伴畏寒、发热等。发生静脉炎时应停止发生静脉炎部位的输液，此时应更换注射部位。患肢抬高制动，局部使用50%硫酸镁或95%乙醇湿热敷；超短波理疗，15～20分钟/次；合并感染时遵医嘱给予抗生素治疗。

70．A。石膏固定的患者容易出现压疮，主要是由于石膏对局部组织的压迫，使局部组织出现缺血缺氧的情况，持续时间过长就会出现压疮。因此包扎石膏前应在骨突处加衬垫，包扎石膏时避免手指按压或向石膏内塞垫。

71．E。该烧伤患儿由于烧伤面积大，导致抵抗力低下、极易感染，因此对他的护理中要加强保护性隔离措施，降低感染的概率。保护性隔离又称为反向隔离，是基于保护易感人群的隔离，适用于抵抗力特别低下的患者，如血液病、大面积烧伤、器官移植、艾滋病、早产儿等。

72．B。患者在输血过程中出现头部胀痛、四肢麻木、腰背部剧痛、黄疸、血压下降等症状，判断发生了输血反应中的溶血反应。溶血反应是指输入的红细胞或受血者的红细胞发生异常破坏或溶解，而引起的一系列临床症状，是最严重的输血反应。发生溶血反应后，凝集的红细胞溶解，大量血红蛋白释放到血浆中，形成血红蛋白尿，所以尿液中含有血红蛋白。

73．E。患者发生溶血反应时，因大量红细胞在血管内发生溶解，血红蛋白释放进入血浆，形成血红蛋白尿，所以尿液呈浓红茶色或酱油色。

74．A。该患儿应用青霉素一段时间后出现发热、荨麻疹、皮肤瘙痒、关节肿痛、淋巴结肿大、腹痛等症状，考虑出现了血清病型反应。血清病型反应一般于用药后7～12天发生症状，临床表现和血清病相似，有发热、关节肿痛、皮肤发痒、荨麻疹、全身淋巴结肿大、腹痛等。只要停用药物，多能自行缓解，必要时可用抗组胺类药。

75．D。血清病型反应一般于用青霉素治疗后7～12天发生症状，只要停用药物，多能自行缓解，必要时可用抗组胺类药。

76．D。洗胃是清除毒物的有效方法，洗胃液的温度和量要适宜，根据不同的毒物选择合适的洗胃液，如在洗胃过程中发现患者流出血性液体，应立即停止，报告医生，避免损伤。

77．A。敌百虫（美曲磷酯）中毒时，可用1∶15 000～1∶20 000高锰酸钾洗胃。禁忌碳酸氢钠洗胃，以免敌百虫遇碱性药物分解出毒性更强的敌敌畏。

78．A。由该患者的症状可知患者发生了尿潴留。口服利尿药只会加重尿潴留，尿潴留是膀胱里的尿液排不出来，而不是需要利尿药促进肾脏分泌尿液。尿潴留患者的护理措施包括诱导排尿，如听细细的流水声，或用温水冲洗会阴；热敷下腹部，用手按摩下腹部；经上述处理仍不能解除尿潴留，可遵医嘱行导尿术。

79．D。在插入无菌导尿管时，应用无菌纱布包裹并提起阴茎，使其与腹壁呈60°角，其目的是使耻骨前弯消失。

80．C。对膀胱高度充盈且极度虚弱的患者，第1次导尿量不超过1000ml，以防虚脱和血尿。虚脱是由于大量放尿致腹压突然降低，大量血液滞留在腹腔血管内，引起血压下降所致；血尿是由于膀胱突然减压，导致膀胱黏膜急剧充血所致。

81．D。实测体重与标准体重在±10%以内为正常范围；增加10%～20%为超重；超过20%为肥胖；减少10%～20%为消瘦；低于20%以上为明显消瘦。

82．B。实测体重与标准体重增加 10% ～ 20% 为超重。由女性标准体重（kg）＝身高（cm）－ 105 － 2.5 计算，该女性的标准体重为 57.5kg，由实测体重占标准体重的百分数计算公式：（实测体重－标准体重）/ 标准体重 ×100% 可计算出该患者体重范围属于超重。

83．E。冠状动脉粥样硬化患者最典型的表现是心前区压榨性疼痛，是诊断的主要依据。

84．A。护理诊断的首要问题应当是直接威胁患者生命，需要立即行动去解决的问题。该患者心肌梗死首要的护理诊断应是心前区疼痛，以降低心肌耗氧量，减少心肌受损程度。

85．B。患者口腔有异味，去除口臭宜选用的含漱液是朵贝尔溶液，朵贝尔溶液又称复方硼砂溶液，有轻微抑菌、除臭的功效。生理盐水可清洁口腔，预防感染。0.1% 醋酸溶液可用于铜绿假单胞菌感染。2% ～ 3% 硼酸溶液属酸性防腐剂，可抑菌。1% ～ 4% 碳酸氢钠溶液碱性溶液，用于真菌感染。

86．C。禁忌冷疗的部位包括枕后、耳廓、阴囊处、心前区、腹部、腹痛、足底。足底禁用冷是为防止反射性末梢血管收缩而阻碍散热，引起一过性冠状动脉收缩。腹部禁用冷是为防止腹泻腹痛。

87．B。社会评估主要是为了了解患者的社会关系、社会经济状况、生活方式等方面，通过交谈和观察的方式，便于收集患者的资料。

88．A。身体评估是护士系统地运用视、触、叩、听、嗅等体格检查手段和技术对护理对象进行检查和收集资料的方法。护士做的身体评估是为确定护理诊断和制订护理计划提供依据。

89．C。禁止静脉注射的药物是 10% 氯化钾。10% 氯化钾，不可静脉直接推注，一般稀释为 0.2% 的浓度静脉滴注，最高浓度不超过 0.3%。氯化钾是禁忌静脉推注的药物，以防浓度过高出现心律失常。

90．A。患者出现荨麻疹时，可静脉推注的药物是 10% 葡萄糖酸钙，葡萄糖酸钙可缓解过敏症状。

91．C。压力源有生理性压力源、心理性压力源、社会性压力源、物理性压力源、化学性压力源、文化性压力源。其中社会性压力源的表现有孤独、人际关系紧张、学习成绩不理想、工作表现欠佳等。

92．A。生理性压力源主要包括饥饿、疲劳、疼痛、生病等。

93．B。心理性压力源主要包括焦虑、恐惧、生气、不详的预感、挫折等。

94．C。低蛋白饮食适用于需要限制蛋白质摄入的患者，如急性肾炎、尿毒症、肝昏迷、肝性脑病等。

95．A。高热量饮食适用于热能消耗较高的患者，如甲状腺功能亢进症、高热、烧伤、结核病及产妇。

96．C。濒死患者的呼吸呈浮浅性呼吸。浅快呼吸是呼吸浅表而不规则，有时呈叹息样。多见于肺炎、胸膜炎、肋骨骨折等患者，也可见于濒死患者。

97．E。昏迷患者的呼吸呈鼾声呼吸。鼾声呼吸是指呼气时发出粗大的鼾声，由于气管或支气管内有较多分泌物积蓄所致。多见于深昏迷、睡眠呼吸暂停综合征患者。

98．B。血红蛋白尿呈浓茶色或酱油色，由大量红细胞被破坏所致，主要见于血型不合输血后的溶血、恶性疟疾等。

99．C。胆红素尿呈深黄色或黄褐色，振荡后泡沫亦成黄色，主要见于阻塞性黄疸及肝细胞性黄疸。

100．D。乳糜尿呈乳白色，由于尿液中有淋巴液，主要见于丝虫病。血尿呈红色或棕色，含红细胞量多时呈洗肉水色，主要见于急性肾小球肾炎、泌尿系统结石、肿瘤、结核及感染等。

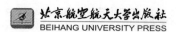

模拟试卷四答案与解析

基础知识

1．B。再生障碍性贫血是一种由多类病因和发病机制引起的骨髓造血功能衰竭征，主要表现为骨髓有核细胞增生低下、全血细胞减少及贫血、出血和感染。

2．D。最易诱发冠心病患者心绞痛发作的天气是寒冷。寒冷、劳累、激动等可使心脏负荷增加，心肌耗氧增加，而动脉供血不能相应增加，因而诱发心绞痛。

3．B。系统性红斑狼疮（SLE）是一种慢性自身免疫性结缔组织疾病，女性患者比例明显高于男性，推测是由于女性体内雌激素与淋巴细胞受体结合，增进淋巴细胞的活化及生存，因此延长了免疫反应的持续时间。

4．A。软产道是由子宫下段、子宫颈、阴道及骨盆底软组织组成的弯曲通道。子宫下段形成生理缩复环，自腹部不易见到。宫颈管消失，宫口扩张。阴道外口开向前上方，腔道加宽，肛提肌变薄，分娩时如会阴保护不当，容易造成裂伤。

5．B。高血压并发细小动脉硬化为脑出血最常见的病因。高血压脑出血好发部位为基底节区，此处豆纹动脉从大脑中动脉近端呈直角发出，受高压血流冲击最大，最易破裂出血。

6．B。母乳中含铁量与母体摄入的饮食有关，食用含铁丰富的食物可使母乳中的含铁量升高。母乳中含有多种免疫活性细胞和丰富的免疫球蛋白。免疫活性细胞有巨噬细胞、淋巴细胞等。免疫球蛋白包括分泌型免疫球蛋白、乳铁蛋白、溶菌酶、纤维结合蛋白、双歧因子等。通过母乳喂养可预防婴儿腹泻、呼吸道和皮肤感染。乳白蛋白是由乳腺腺泡上皮合成的特殊蛋白质，广泛存在于哺乳动物和人的乳汁中。

7．E。ICU主要收治经过严密监测、积极治疗和加强护理后有可能恢复的各类重危患者，不包括晚期癌症患者。ICU的收治对象包括：严重创伤、大手术及器官移植术后需要监测器官功能者；各种原因引起的循环功能失代偿，需要以药物或特殊设备支持者；有可能发生呼吸衰竭，需要严密监测呼吸功能，或需用呼吸机治疗者；严重水、电解质紊乱及酸碱平衡失调者；麻醉意外、心脏停搏复苏后需要继续治疗和护理的患者等。

8．E。人体内维生素D的主要来源为皮肤下7-脱氢胆固醇经紫外线照射生成。

9．C。最严重的心源性呼吸困难是急性肺水肿，其是左心衰竭呼吸困难最严重的情况。劳力性呼吸困难是左心衰竭最早出现的症状。夜间阵发性呼吸困难是心源性呼吸困难最典型的表现，端坐呼吸是肺淤血达到一定程度，患者不能平卧，因平卧位会使回心血量增多，肺静脉压力增高，加重肺水肿，也可使膈肌抬高，而引起呼吸困难。

10．E。受精卵在子宫体腔以外着床发育称异位妊娠，习称宫外孕。根据受精卵种植部位的不同，可分为输卵管妊娠、卵巢妊娠、腹腔妊娠、阔韧带妊娠及宫颈妊娠，以输卵管妊娠最常见。

11．D。子宫收缩乏力是产后出血最常见的病因，占产后出血总数的70%～80%。

12．D。小儿在1岁时头围与胸围几乎相等，约为46cm。

13．D。随抗生素的广泛应用，现今脓胸常见的致病菌主要为金黄色葡萄球菌和革兰阴性杆菌；结核分枝杆菌和真菌略少见，但亦较以前增多。

14．D。尿潴留的原因很多，可分为机械性和动力性两类。其中以机械性梗阻最常见，如前列腺增生、尿道损伤等。动力性梗阻可有中枢或周围神经系统病变。

15．B。急性心力衰竭的发生多有诱发因素，主要是急性感染、输液或输血过量或过速、体力活动过度、情绪变化、手术、严重失血及各种原因造成的心律失常等。

16．B。根据肿瘤的形态及肿瘤对机体的影响，即肿瘤的生物学行为，肿瘤可分为良性肿瘤、恶性肿瘤、介于良恶性肿瘤之间的交界性肿瘤。主要鉴别方式是分化程度。细胞的分化程度越高，其预后越好，分化程度越低，恶性程度越重。

17．C。消化性溃疡最常见的并发症是上消化道出血，消化性溃疡也是上消化道出血最常见的病因。其出血量的多少与被溃疡侵蚀的血管大小有关。

18．B。雌激素（雌酮和雌二醇）对乳腺癌的发病有直接关系。绝经期前后女性易患乳腺癌，可能与年老者雌酮含量升高有关。

19．A。雌激素可促使乳腺管增生，乳头、乳晕着色，促进其他第二性征的发育。孕激素能促进乳腺腺泡发育。生长激素可促进骨和软组织生长，分泌缺乏可致侏儒症（儿童期发病），分泌亢进可致巨人症（儿童期发病）或肢端肥大症（成年期发病）。卵泡刺激素是卵泡发育必需的激素。黄体生成激素的生理作用包括：在卵泡期刺激卵泡膜细胞合成雄激素，为雌二醇的合成提供底物；排卵前促使卵母细胞最终成熟及排卵；在黄体期维持黄体功能，促进孕激素、雌二醇和抑制素A的合成与分泌。

20．A。妊娠试验通常在受精后8～10天即可在孕妇血清或尿液中检测到hCG升高，是诊断早孕的敏感方法。临床多用简便快速的试纸法进行定性检测，结果阳性时结合临床表现综合分析，可明确诊断。

21．B。正常人体液含量约占体重的60%，细胞内液约占体重的40%，细胞外液约占体重的20%。细胞外液中，血浆约占体重的5%，细胞间液约占体重的15%。

22．A。胎心音多在孕妇腹壁的胎背侧听得最清楚。胎儿枕左前位时可在脐下方左侧听见胎心。胎儿枕右前位时可在脐下方右侧听见胎心；胎儿骶右前位时可在脐上方右侧听见胎心；胎儿骶左前位时可在脐上方左侧听见胎心；胎儿横位时可在脐部听见胎心。

23．C。人体在正常生理条件下，皮肤和呼吸蒸发的水分每天约850ml，因为是不显的，又称为不显性失水。

24．B。单纯性甲状腺肿的病因不包括甲状腺素原料过多。其病因主要包括甲状腺素原料（碘）缺乏、甲状腺素需要量增高、甲状腺合成和分泌障碍。

25．E。猩红热的病理变化包括：溶血性链球菌从呼吸道侵入咽、扁桃体，引起局部炎症，表现为咽峡及扁桃体急性充血、水肿，可为卡他性、脓性或膜性，并可向邻近组织器官扩散，亦可通过血源散播。炎症病灶处溶血性链球菌产生红斑毒素，可引起真皮层毛细血管充血、水肿、炎症细胞浸润等，形成猩红热皮疹。部分患儿于2～3周后出现变态反应，主要表现为肾小球肾炎或风湿热。

26．E。继发性下肢静脉曲张最常见的病因、病理是下肢深静脉的病变，如下肢深静脉瓣膜功能不全、深静脉阻塞、深静脉血栓形成后综合征、先天性深静脉瓣膜缺如综合征等。多继发于深静脉外的病变，如盆腔内肿瘤及妊娠子宫等压迫髂外静脉等均可引起下肢静脉曲张。先天性动静脉瘘也可引起下肢静脉曲张。

27．C。宫颈糜烂曾被认为是慢性子宫颈炎最常见的病理改变。但目前已明确子宫颈糜烂样改变只是一个临床征象，可为生理性改变，也可为病理性改变。

28．A。患者取仰卧位，检查者一手保持患者膝关节伸直，一手托其足跟，缓慢抬高患肢，至60°以内出现放射痛则为直腿抬高试验阳性。

29．D。足月儿黄疸在2周内消退，早产儿黄疸在3～4周内消退。

30．C。体重为各器官、组织和体液的总重量，在体格生长指标中最易波动，是最易获得的反映儿童生长和营养状况的重要指标，常用于计算临床给药量和输液量。

31．C。腰腹部绞痛伴血尿是输尿管结石的特征

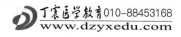

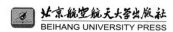

性表现。由于结石在输尿管内移动,引起输尿管绞痛,致黏膜损伤,出现肉眼或镜下血尿。

32．D。肝外胆管结石分为原发性结石和继发性结石。原发性结石多为棕色胆色素类结石。继发性结石主要是胆囊结石排进胆管并停留在胆管内,为胆固醇类结石或黑色素结石。

33．B。腹泻是溃疡性结肠炎最主要的症状,黏液脓血便是本病活动期的重要表现。轻者每天排便2～4次,粪便成糊状,便血轻或无便血。重者每天排便达10次以上,大量脓血,甚至呈稀水样血便。多有轻或中度腹痛,为左下腹或下腹的阵痛,亦可波及全腹。有疼痛—便意—便后缓解的规律,大多伴有里急后重,为直肠炎症刺激所致。

34．B。在婴幼儿时期,因骨缝和囟门未完全闭合可缓冲颅内压力,故脑膜刺激征可不明显或出现较晚。

35．E。原发性自发性气胸多见于瘦高体形的男性青壮年。常规X线检查除可发现胸膜下大疱外,肺部无显著病变。可能与吸烟、瘦高体形、非特异性炎症瘢痕或先天性弹力纤维发育不良有关。

36．A。吸入性全身麻醉前应用抗胆碱能药,主要作用为抑制涎腺、呼吸道腺体分泌,利于保持呼吸道通畅。如阿托品、东莨菪碱麻醉前皮下或肌内注射。咪达唑仑、硫喷妥钠巴比妥类药物,是脉麻醉过程中的使用药物。哌替啶、吗啡属镇痛药,有提高痛阈、镇静、镇痛的作用。

37．C。红细胞进入血液循环后的平均寿命约120天,中性粒细胞平均寿命2～3天,嗜酸性粒细胞8～12天,嗜碱性粒细胞12～15天,血小板7～14天。

38．B。轻、中度缺钠者,一般补充5%葡萄糖盐溶液。重度缺钠者,先输晶体溶液,后输胶体溶液,然后再静脉滴注高渗盐水,如5%氯化钠溶液,以进一步恢复细胞外液的渗透压。氯化钠为等渗等张溶液,用于补充水分和电解质,维持渗透压平衡。乳酸钠溶液需要在有氧条件下经肝脏代谢为HCO_3^-才有纠酸作用,奏效较慢,在休克、缺氧、肝功能不全、新生儿等情况下不宜选用。中分子右旋糖酐可提高血浆胶体渗透压,

扩充血容量;低分子右旋糖酐可降低血液黏稠度,防止血栓形成,改善微循环。

39．D。卵巢黄素化囊肿多见于葡萄胎或绒毛膜癌,由于大量绒毛膜促性腺激素(hCG)刺激卵巢颗粒细胞及卵泡膜细胞而引起。囊壁光滑、壁薄,多房性,而且多是双侧卵巢都有。偶可发生急性扭转,黄素化囊肿在葡萄胎清除后,随着hCG水平下降,于2～4个月内自然消失。

40．C。脑疝初期由于患侧动眼神经受刺激导致患侧瞳孔缩小,随着脑疝进行性恶化,脑干血供受影响,动眼神经麻痹致患侧瞳孔散大,直接、间接对光反应消失,伴眼睑下垂及眼球外斜。临终患者双侧瞳孔散大,对光反射消失,眼球固定。双侧瞳孔缩小常见于有机磷农药、巴比妥类、吗啡等药物中毒。

41．A。婴幼儿少尿期是指尿量<200ml/天。学龄前期少尿期是指尿量<300ml/天。学龄期少尿期是指尿量<400ml/天。

42．B。大叶性(肺泡性)肺炎常见病原体为肺炎链球菌,主要表现为肺实质炎症。

43．C。早期胃癌是指癌组织浸润仅限于黏膜或黏膜下层,进展期胃癌是指癌组织浸润深度已超过黏膜下层到达肌层或更远。淋巴转移是胃癌主要转移途径。早期胃癌无明显症状,首发症状多为上腹部不适、食欲减退等非特异性症状,进展期胃癌最早期的临床表现是上腹部隐痛。早期胃癌中癌灶直径10mm以下称小胃癌,5mm以下称微小胃癌。

44．D。电解质紊乱不是弥散性血管内凝血的原因。DIC是以微血管体系损伤为病理基础,凝血及纤溶系统被激活,导致机体弥散性微血栓形成、凝血因子大量消耗并继发纤溶亢进,从而引起全身性出血和微循环障碍的临床综合征。其病因与发病机制包括严重感染、恶性肿瘤、手术及创伤、严重中毒或免疫反应、严重疾病、中毒等,以严重感染最多见。

45．C。子宫胎盘循环结束后,大量血液从子宫进入产妇的体循环,加之妊娠期滞留在组织中的液体亦进入母体血液循环中,导致产后72小时内,产妇血液循环量增加15%～25%,因此产

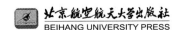

后 72 小时内心脏负担明显加重，应注意预防心衰的发生。

46．C。护士应当慎重对待口头医嘱，在急诊抢救等特殊情况，必须执行口头医嘱时，护士须向医生重复一遍医嘱，确认无误后方可执行，执行完医嘱后，应及时记录医嘱的时间、内容、患者当时的情况等，并让医生及时补上书面医嘱。

47．A。二尖瓣狭窄患者易出现心房颤动导致栓子形成，可引起血栓栓塞，其中以脑栓塞最多见。栓子多来自于扩大的左心房伴心房颤动者。右心房血栓脱落可导致肺栓塞。

48．E。慢性肾小球肾炎患者呈慢性进行性损害，感染、劳累、妊娠、血压升高、肾毒性药物、预防接种及高蛋白、高脂或高磷饮食可诱发肾功能急剧恶化，去除诱因后肾功能可有一定程度的缓解。

49．A。高血压脑病指血压极度升高突破了脑血流自动调节范围，导致脑血管痉挛或脑血管充血扩张而致脑水肿，出现以脑病的症状与体征为特点的临床表现。脑血栓形成、脑血管破裂、短暂性脑缺血发作、腔隙性脑梗死等属于高血压脑血管的常见疾病。

50．E。类风湿关节炎是以慢性侵蚀性、对称性多关节炎为主要表现的异质性、全身性自身免疫性疾病，是导致成年人丧失劳动力及致残的主要病因之一。可发生在任何年龄，以 35～50 岁女性最常见。

51．C。急性上呼吸道感染由各种病毒和细菌引起，但 90% 以上为病毒，如鼻病毒、呼吸道合胞病毒、流感病毒等。急性上呼吸道感染的临床表现包括：普通感冒成年人、年长儿以鼻部症状为主，婴幼儿则以发热等全身症状为主。急性咽 - 扁桃体炎查体可见咽部明显充血，扁桃体肿大、充血，表面有黄色脓性分泌物，颌下淋巴结肿大伴压痛。急性咽炎表现为咽痒、烧灼感，咽痛不明显，咳嗽少见。急性喉炎以犬吠样咳嗽、声嘶、喉鸣和吸气性呼吸困难为特征。

52．E。冠状动脉粥样硬化性心脏病是指冠状动脉粥样硬化后造成血管腔狭窄、阻塞，导致心肌缺血、缺氧或坏死引起的心脏病，简称冠心病，又称为缺血性心脏病。主要是由于心肌劳损程度、范围不同而将其划分为慢性心肌缺血综合征和急性冠状动脉综合征两大类。

53．A。急性腹膜炎患者通常采取半卧位，盆腔处于腹腔的最低位，腹腔内炎性渗出物或脓液易积聚于此而形成盆腔脓肿。

54．E。氨主要在结肠部位以非离子型（NH_3）弥散入肠黏膜内而被吸收，游离的 NH_3 有毒性，能透过血 - 脑屏障而使机体发生中毒，是肝性脑病的重要病理基础之一。肝功能衰竭时，食物中的芳香族氨基酸不能被肝脏清除而进入大脑，形成的假性神经递质被脑细胞摄取并取代正常递质，使神经传导发生障碍，造成机体意识障碍甚至昏迷。弥散入大脑的氨可上调脑星形胶质细胞 BZ 受体表达，γ- 氨基丁酸 / 苯二氮䓬（GABA/BZ）复合体被激活，促使氯离子内流而抑制神经传导。低蛋白饮食为肝性脑病患者的护理措施，不是病理基础。

55．B。门静脉系与腔静脉系之间有 4 个主要交通支：胃底 - 食管下段交通支，直肠下端 - 肛管交通支，前腹壁交通支，腹膜后交通支。

56．E。多器官功能障碍综合征是指急性疾病过程中，同时或序贯发生两个或两个以上重要器官或系统的急性功能障碍。最常见的器官是肺脏。其次是肾、肝、心，中枢神经系统，胃肠，免疫系统以及凝血系统。

57．E。左心衰竭主要表现为肺循环淤血和心排血量降低。不同程度的呼吸困难是左心衰竭最主要的症状。右心衰竭主要表现为体循环静脉淤血，其呼吸困难继发于左心衰。

58．E。法洛四联症是小儿最常见的青紫型先心病。包括肺动脉狭窄、室间隔缺损、主动脉骑跨、右心室肥厚四种畸形。

59．B。浅 Ⅱ 度烧伤伤及真皮浅层（乳头层），部分表皮生发层（基底层）健在。

60．D。足月新生儿体内液体总量占其体重的78%。年龄越小，体液总量相对越多，主要是间质液的比例较高。与成人相比，小儿对缺水的耐受力差，容易发生脱水。

61．B。成熟畸胎瘤又称皮样囊肿，为最常见的

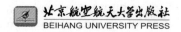

卵巢生殖细胞良性肿瘤，占卵巢肿瘤的 10%～20%，生殖细胞肿瘤的 85%～97%。纤维瘤为较常见的卵巢良性肿瘤，占卵巢良性肿瘤的 2%～5%。黏液性囊腺瘤和浆液性囊腺瘤属于卵巢上皮性肿瘤，均为良性，前者占卵巢良性肿瘤的 20%，后者占 25%。

62．C。细菌感染、性激素、应激、创伤、劳累、精神刺激和锂剂等环境因素对甲状腺功能亢进症有促发作用。

63．B。肝的显微结构为肝小叶，是肝结构和功能的基本单位。

64．C。新生儿出生数天内，因失水较多和胎粪排出导致体重下降，生后 3～4 天最低，但不超过 10%（一般 3%～9%），生后 10 天左右恢复出生体重。

65．C。骨盆外测量包括髂棘间径、髂嵴间径、骶耻外径、坐骨结节间径、出口后矢状径和耻骨弓角度。骶耻外径为第 5 腰椎棘突下至耻骨联合上缘中点的距离，正常值为 18～20cm，间接反映骨盆入口前后径的长度。髂棘间径为两髂前上棘外缘的距离，正常值为 23～26cm。髂嵴间径为两髂嵴外缘的最宽距离，正常值为 25～28cm。坐骨结节间径（出口横径）为两坐骨结节内侧缘的距离，正常值为 8.5～9.5cm。出口后矢状径为坐骨结节间径中点至骶骨尖端的长度，正常值为 8～9cm。耻骨弓角度反映骨盆出口横径的宽度，正常值为 90°，小于 80°为异常。坐骨棘间径为骨盆内测量的内容，即两坐骨棘间的距离，为中骨盆最短径线，正常值约为 10cm。

66．D。婴儿服用未经加热的鲜牛乳，可因蛋白过敏或患有肠息肉、膈疝、钩虫病等均可引起小量肠出血导致铁丢失。

67．E。疝内容物是进入疝囊的腹内脏器或组织，以小肠最多见，其次是大网膜。

68．B。有机磷农药的主要中毒机制是抑制体内胆碱酯酶的活性。有机磷农药能与体内胆碱酯酶迅速结合成稳定的磷酰化胆碱酯酶，使胆碱酯酶丧失分解能力，导致大量乙酰胆碱蓄积，引起毒蕈碱样、烟碱样和中枢神经系统症状和体征，严重者可因呼吸衰竭而死亡。

69．A。宫内节育器是我国妇女最常用的避孕方法，但月经频发、月经过多或不规则阴道流血为宫内节育器的禁忌证，该患者不适宜。短效口服避孕药和避孕针同样不适宜月经异常的患者。故应选择阴茎套避孕。

70．A。该患者主要是接触宠物的毛屑，吸入过敏原引发的哮喘。支气管哮喘是气道的一种慢性变态反应性炎症性疾病。哮喘是与多基因遗传有关的疾病，同时受遗传因素和环境因素的双重影响。环境是哮喘的激发因素，包括变应原性因素和非变应原性因素。变应原性因素包括室内变应原如尘螨、家养宠物的毛、蟑螂，室外变应原如花粉等。

71．B。要素饮食适用于胃肠功能紊乱者，是一种化学精制食物，含有全部人体所需要的易于吸收的营养成分，无需经过消化过程，可直接被肠道吸收，是营养全面的无渣饮食。该患者消化功能丧失，应采用要素饮食。深浅静脉营养疗法适用于没有吸收能力的患者。流食所含热量及营养素不足，不适用于该患者。

72．A。根据该患者的临床表现和辅助检查诊断为肝硬化，其出血的原因是血小板减少。蜘蛛痣是肝硬化的突出体征。出血倾向和贫血与肝合成凝血因子减少、脾功能亢进和毛细血管脆性增加有关，常表现为鼻出血，牙龈出血，皮肤黏膜瘀点、瘀斑。肝硬化患者脾因长期淤血而肿大，继而出现脾功能亢进，表现为白细胞、红细胞、血小板等全血细胞减少，易并发感染和出血。

73．D。该患者诊断为急性白血病，白血病细胞增殖浸润可表现淋巴结和肝脾肿大.浸润皮肤时，可见呈蓝灰色斑丘疹或皮肤粒细胞肉瘤。贫血为骨髓造血功能抑制的表现。

74．D。根据该患者的临床表现可考虑为肺气肿。吸烟是最重要的环境发病因素。肺气肿患者随疾病进展出现桶状胸，呼吸变浅、频率增快，严重者可有缩唇呼吸。双侧语颤减弱。叩诊呈过清音，心浊音界缩小，肺下界和肝浊音界下降。听诊两肺呼吸音减弱，呼气延长，部分患者可闻及湿啰音和（或）干啰音，心音遥远。

75．D。单纯母乳喂养且未及时添加辅食，其饮食中缺乏肉类、动物肝、肾及蔬菜，可致维生素

B₁₂和叶酸缺乏。

76．B。肠梗阻时，吸收功能出现障碍，胃肠道分泌的液体不能被吸收返回全身循环而积存在肠腔，同时肠壁继续有液体向肠腔内渗出，导致体液在第三间隙丢失。高位肠梗阻出现的大量呕吐更易出现脱水。因此出现的最早和最主要的病理生理改变是体液紊乱。

77．B。创伤性骨折按病因分类可分为直接暴力、间接暴力、疲劳性骨折。间接暴力是指暴力通过传导、杠杆、旋转和肌肉收缩等方式使受力点以外的部位发生骨折，如跌倒时以手掌撑地，致桡骨远端骨折或肱骨髁上骨折。直接暴力指暴力直接作用使受伤部位发生骨折，常伴不同程度的软组织损伤，如小腿受撞击发生胫腓骨骨干骨折。疲劳性骨折指骨质持续受到长期、反复、轻度劳损引起的骨折，如远距离行军致第2、3跖骨骨折及腓骨下1/3骨干骨折，也称应力性骨折。骨髓炎、骨肿瘤等疾病导致骨质破坏，在轻微外力作用下即发生的骨折，称为病理性骨折。

78．D。该患者有肝硬化病史，其全血细胞减少，导致机体抵抗力下降，中性粒细胞减少，易引发泌尿系统感染。

79．E。患儿有中指外伤史，今见右中指红肿明显，原刺伤部位中间发白，手指无法弯曲，符合脓性指头炎的表现。脓性指头炎早期表现为指头发红、轻度肿胀、针刺样疼痛，继而肿胀加重、疼痛剧烈；感染进一步加重时，局部组织缺血坏死，神经末梢因受压和营养障碍而麻痹，指头疼痛反而减轻，皮色由红转白。

80．B。十二指肠溃疡主要是侵袭因素增强。高浓度胃酸和能水解蛋白质的胃蛋白酶是主要的侵袭因素，在消化性溃疡尤其是十二指肠溃疡的发病机制中起主导作用，而胃蛋白酶的活性又受胃酸制约，故胃酸是消化性溃疡发生的决定性因素。

81．C。幽门螺杆菌感染是消化性溃疡的主要原因。幽门螺杆菌一方面损害黏膜防御修复，破坏胃、十二指肠的黏膜屏障；另一方面增强侵袭因素，引起高胃泌素血症，使胃酸和胃蛋白酶分泌增加，促使胃、十二指肠黏膜损害，形成溃疡。

82．D。联合应用多种药物治疗，可有效根治幽

门螺杆菌。标准三联疗法为质子泵抑制剂＋克拉霉素＋阿莫西林或甲硝唑（二选一）。经典四联疗法为质子泵抑制剂＋铋剂＋四环素＋甲硝唑。四联疗法中的两种抗生素还可以选择阿莫西林、克拉霉素、呋喃唑酮、左氧氟沙星等药物。

83．B。该患者胸壁撞伤后出现胸闷、胸痛、呼吸困难、发绀缺氧等表现，且胸廓挤压试验阳性，可诊断为肋骨骨折。胸部X线和CT检查可见肋骨骨折断裂线、断端错位及血气胸等，但不能显示前胸肋软骨骨折。

84．E。引流瓶低于胸腔引流口60～100cm，定时更换引流瓶及外接的引流管，保持引流口处敷料干燥、清洁。

85．D。更换引流瓶或患者移动时，应先用止血钳夹闭引流管。

86．A。硫糖铝主要是保护胃黏膜，刺激内源性前列腺素合成，增加黏膜血流量。氢氧化铝属于弱碱抗酸药，可使胃内酸度降低。西咪替丁和雷尼替丁属于H₂受体拮抗剂，阻止组胺与H₂受体相结合，抑制胃酸分泌。奥美拉唑属于质子泵抑制剂，抑制H⁺-K⁺-ATP酶，是最强的抑制胃酸分泌药。

87．E。奥美拉唑属于质子泵抑制剂，抑制H⁺-K⁺-ATP酶，是最强的抑制胃酸分泌药。硫糖铝主要是保护胃黏膜，刺激内源性前列腺素合成，增加黏膜血流量。氢氧化铝属于弱碱抗酸药，可使胃内酸度降低。西咪替丁和雷尼替丁属于H₂受体拮抗剂，阻止组胺与H₂受体相结合，抑制胃酸分泌。

88．E。微循环扩张期表现为：若休克未及时纠正，病情发展，流经毛细血管的血流量继续减少，组织因严重缺氧而处于无氧代谢状态，产生大量酸性代谢产物，同时释放舒张血管的组胺、缓激肽等介质。这些物质可使毛细血管前括约肌松弛，而后括约肌因敏感性低，处于相对收缩状态。

89．B。微循环衰竭期表现为当休克进入不可逆阶段的时候，由于血液浓缩、黏稠度增加，加之酸性环境中的血液高凝状态，红细胞与血小板发生凝集而在血管内形成微血栓，甚至发生弥散性血管内凝血。

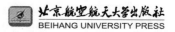

90．A。机械性肠梗阻最常见，是由于机械性因素导致肠腔狭小，肠内容物不能通过所致。如肠外有粘连、肿瘤压迫等；肠壁有肠套叠、肠扭转等；肠腔内有蛔虫、异物、粪石堵塞等。肠扭转多见于青壮年，常因饱食后剧烈运动而发病。

91．C。麻痹性肠梗阻多见于腹部手术、创伤或弥漫性腹膜炎后，常与低钾血症有关。

92．D。痉挛性肠梗阻少见，可发生于急性肠炎、肠道功能紊乱或慢性铅中毒患者。

93．C。胎头有四条径线，分别为双顶径、枕额径、枕颏径和枕下前囟径。双顶径为两顶骨隆突间的距离，是胎头最大横径，胎头最短径线。足月胎儿平均值约为9.3cm。临床以B超检测此值判断胎儿大小。

94．D。胎头有四条径线，分别为双顶径、枕额径、枕颏径和枕下前囟径。枕颏径又称大斜径，为颏骨下方中央至后囟顶部间的距离，足月胎儿平均值约为13.3cm。

95．A。胎头有四条径线，分别为双顶径、枕额径、枕颏径和枕下前囟径。枕下前囟径又称小斜径，为前囟中央至枕骨隆突下方的距离。胎头俯屈后以此径线通过产道，足月胎儿平均值为9.5cm。

96．D。小儿添加辅食的顺序为：7～9个月宜添加末状食物稀（软）饭、烂面、饼干、肝泥、肉末等。2周至3个月应添加流质食物，如鱼肝油制剂、水果汁等。4～6个月可添加泥状食物，如米汤、蛋黄（补铁）、鱼泥、水果泥等。10～12个月可添加碎食物，如软饭、挂面、面包、碎肉等。

97．A。小儿添加辅食的顺序为：2周至3个月应添加流质食物，如鱼肝油制剂、水果汁等。4～6个月可添加泥状食物，如米汤、蛋黄（补铁）、鱼泥、水果泥等。7～9个月宜添加末状食物稀（软）饭、烂面、饼干、肝泥、肉末等。10～12个月可添加碎食物，如软饭、挂面、面包、碎肉等。

98．C。窦性心动过缓是指成人窦性心率＜60次／分，见于健康的青年人、运动员、睡眠状态。某些病理状态如颅内压增高、严重缺氧、高钾血症、窦房结病变、急性下壁心肌梗死、甲状腺功能减退、阻塞性黄疸等。应用某些药物如β受体阻滞剂、洋地黄中毒等也可引起。

99．B。速脉常见于甲状腺功能亢进和发热患者。甲状腺功能亢进心血管系统主要表现为心悸气短、心动过速、第一心音亢进。心律失常以房性期前收缩较常见。合并甲状腺毒症心脏病时，心律失常则以心房颤动多见。

100．D。血栓栓塞可并发于心房颤动者。血栓栓塞以脑栓塞最多见。栓子多来自于扩大的左心房伴心房颤动者。

相关专业知识

1．D。全膝关节结核15岁以下的患者只做病灶清除术，15岁以上关节破坏严重时，在病灶清除术后，同时行膝关节加压融合术。

2．E。妊娠合并病毒性肝炎的辅助检查包括肝功能检查、血清病原学肝炎病毒检测、凝血功能及胎盘功能检查。血hCG检测是诊断早孕的辅助检测方法，不用于检查妊娠合并病毒性肝炎。

3．A。胆碱酯酶复能剂常用碘解磷定和氯解磷定，其作用机制是与磷酰化胆碱酯酶中的磷形成结合物，使其与胆碱酯酶酶解部位分离，恢复胆碱酯酶活性，对缓解烟碱样症状作用明显，但对解除毒蕈碱样症状效果差，不能对抗呼吸中枢的抑制，应与阿托品合用。

4．B。属于烷化剂类的抗肿瘤药包括氮芥、环磷酰胺、白消安。抗代谢类药包括甲氨蝶呤、阿糖胞苷。高三尖杉碱属于干扰核蛋白体功能药。柔红霉素属于阻止RNA合成药。

5．E。色甘酸钠属于抗变态反应药，可稳定肥大细胞膜，抑制过敏反应介质释放，临床上常用于预防运动及过敏性哮喘发作。氨茶碱可舒张支气管平滑肌，强心、利尿等，口服时适用于夜间哮喘，静脉给药时适用于危重症哮喘。异丙托溴铵属于抗胆碱药，可与气道平滑肌上的M_3受体结合，舒张支气管常采用吸入法，对夜间哮喘及痰多患者更有效。沙丁胺醇属于β_2受体激动剂，可舒张气道平滑肌，减少肥大细胞等释放颗粒和介质，缓解哮喘症状，是轻度哮喘的首选药。乙胺丁醇属于抗结核药物。

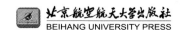

6. C。卵巢肿瘤一经确诊，首选手术治疗。卵巢良性肿瘤可行腹腔镜下手术，而恶性肿瘤一般采用经腹手术。

7. E。生长抑素、奥曲肽可抑制生长激素释放，还可抑制胃酸、胰腺内分泌（胰岛素和胰高血糖素）及外分泌（胰酶），对胰腺有保护作用。抑肽酶可抑制胰酶活性。糖皮质激素具有抗炎和抑制变态反应的作用。抗生素可进行抗感染治疗。抗胆碱药可解痉止痛。

8. D。开放性创伤早期为污染伤口，采用清创术，对伤口进行清洗、扩创、缝合等处理，以将污染伤口变为清洁伤口，为组织愈合创造良好条件。清创时间越早越好，伤后6～8小时是最佳时间，此时清创一般可达到一期缝合。

9. D。补充血容量是纠正组织低灌注和缺氧的关键，迅速建立2条以上静脉通路。诊断未明确前，禁用镇痛药，诊断明确者，使用镇痛药可减轻疼痛，防止神经源性休克。手术探查在出血性休克的治疗中也十分重要，可以及早处理原发疾病，但补充血容量更为紧要，也是进行手术治疗的基础。应用升压药物应在血容量充足的情况下进行。禁食是非手术治疗的处理措施，也是基础的术前准备。

10. B。对于下肢浅静脉曲张者，手术是治疗下肢静脉曲张的根本方法。由于传统的方法浅静脉高位结扎加曲张静脉分离剥脱术需由深静脉回流，因此深静脉阻塞者禁忌手术治疗。

11. D。主动脉瓣关闭不全的体征为面色苍白，头随心搏摆动。特征性体征为主动脉第二听诊区（胸骨左缘第3、4肋间）可闻及高调叹气样舒张期杂音，轻度反流者只有坐位前倾、呼气末才能听到。严重主动脉瓣反流患者收缩压升高、舒张压降低、脉压增大，出现周围血管征，如点头征、水冲脉、毛细血管搏动征、股动脉枪击音等。

12. D。绒毛膜癌可继发于葡萄胎妊娠，也可继发于非葡萄胎妊娠。可突向宫腔或穿破浆膜，恶性程度极高，发生转移早而广泛。早期就可以通过血液转移至全身各个组织器官，引起出血坏死。最常见的转移部位依次为肺、阴道、脑及肝等。脑转移是绒毛膜癌最主要的死亡原因，可经历瘤栓期、脑瘤期和脑疝期。绒毛膜癌患者采取以化疗为主，手术和放疗为辅的综合治疗。

13. C。在同一单位时间内脉率少于心率，称细脉或脉搏短绌。常见于心房颤动患者，是由于心肌收缩强弱不等，较弱的搏动只可产生心音，而不能引起周围血管搏动，导致脉率少于心率。

14. B。抗Sm抗体是系统性红斑狼疮的标志抗体之一，特异性高达99%，有助于早期和不典型患者的诊断或回顾性诊断。抗核抗体是系统性红斑狼疮首选的筛选检查，但特异性低。

15. E。交替脉指节律正常但强弱交替出现的脉搏，由于心室收缩强弱交替出现所致，是心肌受损的表现，也是左心衰竭的重要体征。常见于高血压性心脏病、急性心肌梗死的患者。

16. B。再生障碍性贫血的发病机制为多种原因引起的骨髓造血功能衰竭，继而全血细胞。检查可见网织红细胞绝对值低于正常，白细胞、血小板减少，是血小板减少常见的疾病。缺铁性贫血是体内贮存铁缺乏，导致血红蛋白合成减少而引起的一种小细胞低色素性贫血，血液检查见血小板正常。

17. E。结核菌素试验局部出现硬结外伴有水泡和坏死，其结果应表示为（++++）。阴性（－）指硬结直径＜5mm。阳性（+）指硬结直径5～9mm。中度阳性（++）指硬结直径10～19mm，提示有结核菌感染。强阳性（+++）指硬结直径≥20mm，提示有活动性结核病的可能。

18. A。尿细胞学检查应连续3天留取新鲜尿进行沉渣涂片检查，其阳性率可达70%～80%，阳性结果提示可能有泌尿系移行细胞肿瘤。

19. D。意识是判断病情进展的重要指标，反映大脑皮质和脑干的功能状态，小脑幕切迹疝呈进行性意识障碍。一侧瞳孔先缩小继之进行性散大，伴对光反射减弱或消失是小脑幕切迹疝的眼征。小脑幕切迹疝病变对侧肢体肌力减弱或瘫痪，病理征阳性。枕骨大孔疝生命体征紊乱出现早，意识障碍出现较晚。

20. D。水痘为自限性疾病，10天左右自愈，全身症状较轻。

21. C。对热射病患者应迅速采取各种降温措施，

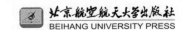

应在1小时内将直肠温度降至38.0℃左右，可使用冰袋冷敷，冷水或乙醇拭浴，按摩四肢及躯干皮肤，促进血液循环，加速散热体内降温。热射病伴休克时最适宜的降温措施是动脉快速推注4℃的5%葡萄糖盐水，也可用冰盐水注入胃内或灌肠等药物降温，使用解热镇痛药无效时，常用氯丙嗪、山莨菪碱和人工冬眠疗法。先兆中暑与轻症中暑者可口服淡盐水或含盐清凉饮料。

22．A。大量输入库存血可引起代谢性碱中毒，碱性环境可促进机体对氨的吸收，加重肝性脑病。新鲜血主要适用于血液病患者。白蛋白制剂用于提高血浆蛋白和胶体渗透压，可用于肝硬化、烧伤及肾病综合征患者。新鲜血浆是凝血因子缺乏者最适合输入的血液制品。血小板浓缩悬液常用于血小板减少或血小板功能障碍性出血的患者。

23．D。肝硬化肝功能检查表现为代偿期正常或轻度异常，失代偿期转氨酶常有轻、中度增高，肝细胞受损时多以丙氨酸氨基转移酶（ALT）增高较显著，但肝细胞严重坏死时天冬氨酸氨基转移酶（AST）增高会比ALT明显。白蛋白降低，球蛋白增高，白蛋白/球蛋白比值降低或倒置。

24．A。一旦发生局麻药毒性反应，立即停药、尽早给氧、加强通气。遵医嘱予地西泮5～10mg静脉或肌内注射；抽搐、惊厥者还加用2.5%硫喷妥钠缓慢静脉注射。

25．B。肢体导联包括标准肢体导联Ⅰ、Ⅱ、Ⅲ及加压肢体导联aVR、aVL、aVF。肢体导联Ⅰ、Ⅱ、Ⅲ的电极主要放置于右上肢、左上肢、左下肢。

26．A。产褥期感染严重时应选用广谱抗生素，青霉素及甲硝唑联合应用为首选，头孢菌素类抗生素抗菌谱广，抗菌作用强，肾毒性小，也属首选之列。中毒症状严重者，同时短期给予肾上腺皮质激素，提高机体应激能力。

27．D。网织红细胞的增减可反映骨髓造血功能的盛衰。正常成人的网织红细胞在外周血中占0.2%～1.5%。网织红细胞增多可见于溶血性贫血、急性失血性贫血或贫血的有效治疗后。网织红细胞减少，表示骨髓造血功能低下，常见于再生障碍性贫血。

28．C。急性心肌梗死患者发生室性心律失常，首选治疗药物为胺碘酮。胺碘酮是目前临床应用最广泛的抗心律失常药，对心房扑动、心房颤动、室上性心动过速和室性心动过速都有效。维拉帕米对治疗室上性和房室结折返引起的心律失常效果好，为阵发性室上性心动过速首选药。普罗帕酮长期口服用于维持室上性心动过速（包括心房颤动）的窦性心律，也用于室性心律失常，但作用较弱。阿托品具有多种药理作用，临床应用其中一种作用时，其他的作用则成为不良反应，阿托品在循环系统中可减弱心肌迷走神经反射，提高窦房结的兴奋性，促进房室传导，对心动过缓有较好疗效。地塞米松用于过敏性与自身免疫性炎症性疾病。

29．E。深部脓肿表面一般没有明显的局部症状，需穿刺抽出脓液才可诊断。

30．A。低钾血症最早出现的临床表现是肌无力，一般先出现四肢软弱无力，后延及躯干和呼吸肌。患者出现吞咽困难，累及呼吸肌时致呼吸困难或窒息，严重者出现软瘫、腱反射减弱或消失。

31．B。单纯性肠梗阻早期变化不明显，随着病情发展，由于失水和血液浓缩，尿比重、白细胞计数、血红蛋白和血细胞比容都可增高。

32．E。新生儿肺透明膜病X线检查早期两肺野普遍透明度降低，内有散在的细小颗粒和网状阴影，以后出现支气管充气征，重者可整个肺野不充气呈"白肺"应随访X线的改变。

33．E。如患者虽然有营养疗法的适应证，但当患者处于体液失调、出血和凝血功能障碍以及休克时，应优先处理，暂不宜营养疗法。凡不能或不宜经口摄食超过5～7天的患者都是肠外营养的适应证，包括骨髓移植、急性胰腺炎、多脏器功能衰竭、大面积烧伤。

34．D。直疝三角又称海氏三角，其外侧边是腹壁下动脉，内侧边为腹直肌外侧缘，底边是腹股沟韧带。此处腹壁缺乏完整的腹肌覆盖，且腹横筋膜又比周围部分薄，因此易发生疝。腹股沟直疝即在此由后向前突出，故称直疝三角。腹股沟直疝多见于老年男性或体弱者，是腹内脏器或组织经腹壁下动脉内侧的直疝三角区突出而形成的疝，精索在疝囊前外方，疝囊颈在腹壁下动脉内侧。

35．E。急性子宫颈炎主要采取抗生素治疗。慢性子宫颈炎以局部治疗为主，物理治疗是最常用的有效治疗方法。糜烂样改变无症状者无需治疗，常规做细胞学检查即可。糜烂样改变伴有分泌物增多、乳头状增生或接触性出血者，可给予激光、冷冻、微波等物理治疗。

36．D。血红蛋白尿其尿液呈酱油色，见于急性溶血、恶性疟疾和输血反应等。胆红素尿多见于阻塞性黄疸及肝细胞性黄疸。

37．B。输尿管结石的典型表现为绞痛和镜下血尿。表现为疼痛剧烈难忍，位于腰部或上腹部，阵发性发作，辗转不安，大汗，恶心，呕吐。疼痛可向下腹部和会阴部放散。

38．E。对于心搏呼吸骤停的患儿，首要抢救措施是胸外心脏按压。胸外心脏按压是心脏骤停后的急救处理的第一个步骤。有效的胸外心脏按压可产生 60 ～ 80mmHg 的动脉压，对成功复苏极为关键。口对口鼻人工呼吸是心肺复苏接下来的步骤，注射复苏药物是复苏成功之后的措施。拍打足底是新生儿窒息的措施。

39．B。营养性缺铁性贫血铁摄入不足是妇女、小儿缺铁性贫血的主要原因。多见于婴幼儿、青少年、妊娠期和哺乳期妇女。

40．C。早期风湿性关节炎 X 线检查可见关节周围软组织肿胀、骨质稀疏，关节间隙增宽，以后可出现关节间隙狭窄，关节边缘不规则破坏，关节面下有不规则透亮影；晚期可见关节明显狭窄、普遍性骨质疏松，甚至发生关节脱位和强直。

41．D。急性喉炎患儿，烦躁不安者可用镇静剂异丙嗪，有镇静和减轻喉头水肿的作用。不宜使用氯丙嗪和吗啡，以免加重呼吸困难。

42．E。肱骨干骨折除骨折的一般体征外，因肱骨干中下 1/3 段后外侧有桡神经沟，此处骨折易合并桡神经损伤，出现垂腕畸形，掌指关节不能背伸，拇指不能伸直，前臂旋后障碍等，手背桡侧皮肤感觉减退或消失。

43．E。风湿热是由咽喉部 A 组 β 溶血性链球菌感染后反复发作的全身结缔组织炎症，主要累及关节、心脏、皮肤和皮下组织。控制小儿风湿热复发首选的药物是长效青霉素，坚持每月肌内注射 120 万单位，至少持续 5 年，最好坚持到 25 岁。有严重心脏炎者，宜终身药物预防。

44．B。急性呼吸窘迫综合征 X 线胸片类似肺水肿的特点，快速多变。早期无异常，肺纹理可增多；进展期 X 线胸片有广泛性点、片状阴影。

45．D。急性大出血严重程度的估计最有价值的标准是血容量减少所导致周围循环衰竭的临床表现，而出血速度可作为是评估上消化道出血严重性的最关键指标。呕血与黑便的频度与量对出血量的估计有一定帮助。

46．E。2：1 等张含钠液由 2 份 0.9% 氯化钠和 1 份 1.4% 碳酸氢钠组成。适用于低渗或重度脱水，常用于扩容。

47．C。吗啡属于镇痛药，可促进内源性组胺释放而使脑血管扩张，颅内压增高时会加重病情，应避免使用。降低颅内压是脑出血急性期处理的重要环节，常用 20% 甘露醇 125 ～ 250ml 静脉滴注。地西泮（安定）、氟西泮、艾司唑仑属于苯二氮䓬类药物，有镇静催眠作用，可缓解中枢或局部病变引起的肌张力增强或肌肉痉挛，较大剂量可降低血压，可治疗脑血管意外。

48．D。消化性溃疡泛指胃肠道黏膜在某种情况下被胃酸 / 胃蛋白酶自身消化而造成的溃疡。消化性溃疡的发生是由于对胃十二指肠黏膜有损害作用的侵袭因素与黏膜自身防御 / 修复因素之间失去平衡的结果。胃溃疡的发生主要是防御修复因素减弱，十二指肠溃疡主要是侵袭因素增强。高浓度胃酸和能水解蛋白质的胃蛋白酶是主要的侵袭因素，在消化性溃疡尤其是十二指肠溃疡的发病机制中起主导作用，而胃蛋白酶的活性又受胃酸制约，故胃酸是消化性溃疡发生的决定性因素。

49．C。白血病细胞大量增殖后，正常骨髓造血功能受抑制，骨髓中白细胞、血小板和红细胞的生成减少，从而引起相关表现，如发热、出血、贫血。其中贫血是首发症状，呈进行性加重。

50．C。小细胞癌对放射治疗最敏感，其次为鳞癌，腺癌最低。

51．D。慢性肾盂肾炎常为复杂性尿路感染，其治疗关键是积极寻找并去除易感因素。应用抗菌

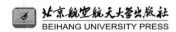

药物治疗时首选对革兰阴性杆菌有效的药物，如喹诺酮类（氧氟沙星等）、青霉素及头孢菌素类。一般疗程为10～14天，尿检阴性后再用药3～5天。如尿菌仍阳性，则应参考药敏试验结果选用敏感性药物继续治疗4～6周。治愈后不提倡长期应用抗菌药物，以免诱发耐药。

52．E。垂体后叶素内含缩宫素及抗利尿激素二种成分，临床用于治疗尿崩症及咯血、食管及胃底静脉曲张破裂出血。该药有收缩血管和子宫平滑肌的作用，禁用于妊娠期咯血。维生素K作为辅酶，在肝内参与凝血因子Ⅱ、Ⅶ、Ⅸ、Ⅹ的合成，不良反应较少，可用于孕妇，还被用于预防新生儿颅内出血。

53．B。高钾血症心电图检查表现为T波高而尖、PR间期延长、P波下降或消失，QRS波群增宽，ST段升高。低钾血症表现为QT间期延长，ST段下降、T波低平、增宽、双相、倒置或出现u波等。

54．A。血液透析能部分替代肾功能，清除血液中蓄积的毒素，纠正体内水、电解质紊乱，维持酸碱平衡，是尿毒症最有效的治疗方法。

55．B。用药护理是术前用于降低基础代谢率的重要环节，可提高患者对手术的耐受性，预防术后并发症，也是甲亢术前最重要的护理措施。

56．B。T_3和FT_3是判定甲状腺功能的基本试验，FT_3对甲状腺功能亢进症的诊断较为敏感。

57．D。控制慢性肾小球肾炎高血压症状的首选药物为血管紧张素转换酶抑制剂（ACEI）或血管紧张素Ⅱ受体拮抗剂（ARB），既可降低血压，又能减少蛋白尿，保护肾脏功能。卡托普利为血管紧张素转换酶抑制剂，有降压的作用。水肿较明显者可选用氢氯噻嗪、呋塞米等利尿药。钙通道阻滞剂和β受体阻滞剂均有降低血压的作用，普萘洛尔属于β受体阻滞剂，可减慢心率，减少心输出量，使血压略降。硝苯地平和维拉帕米属于钙通道阻滞剂，扩张外周血管作用很强，可有效降低血压。

58．A。膀胱镜下取活组织做病理检查是膀胱肿瘤最直接和重要的检查手段，是最可靠的检查方法。膀胱镜能直接观察肿瘤位置、大小、数目、形态、浸润范围等，并可取活组织检查，进行病理分级和分期，有助于确定诊断和治疗方案。膀胱镜禁忌用于尿道狭窄、急性膀胱炎和膀胱容量小于50ml者。适用于观察后尿道及膀胱病变、取活体组织做病理检查、输尿管插管以收集双侧肾盂尿标本或作逆行肾盂造影。

59．C。妊娠晚期或临产时发生无诱因、无痛性反复阴道出血考虑为前置胎盘。应进行腹部B超检查，是最安全、有效的首选检查，可清楚显示子宫壁、胎头、宫颈及胎盘的位置，确定前置胎盘的类型。阴道检查有可能扩大前置胎盘剥离面导致阴道大出血，危及生命，应减少刺激，尽量避免肛查和阴道检查。基础体温测定是测定排卵的方法。超声多普勒可反映血流信息不适宜作为前置胎盘的辅助检查。

60．A。慢性支气管炎患者缓解期应劝导患者加强锻炼，增强体质，不主张预防性的应用抗生素，重者考虑用糖皮质激素治疗。急性发作期以抗感染治疗为主，喘息明显应给予祛痰、平喘类药物，缓解期应用药物以预防和减轻症状，痰液黏稠者给予雾化吸入，并鼓励患者多饮水，以稀释痰液，减轻呼吸困难。

61．C。发生咯血的患者应遵医嘱使用血管加压素（垂体后叶素）静脉滴注，以收缩小动脉，减少肺血流量，从而减轻咯血，防止低血压性休克和窒息。

62．E。肛门周围皮下脓肿局部表现为肛周持续性跳痛，局部红肿，有压痛，脓肿形成可有波动感。直肠肛管周围脓肿若有脓肿形成应尽早切开引流。该患者3天前出现肛周肿胀，持续性跳痛，局部红肿、触痛，肿物质软，有波动感，可诊断为肛门周围皮下脓肿，治疗应手术切开排脓。

63．D。烧伤面积的口诀为：3、3、3（发、面、颈），5、6、7（双手、双前臂、双上臂），13、13、1（腹侧、背侧、会阴），5、7、13、21（双臀、双足、双小腿、双大腿）。该患者面部、颈部、双手、双前臂、双足及双小腿烧伤，面积为3%＋3%＋5%＋6%＋7%＋13%=37%。

64．B。血培养检查可查找血液中的致病菌，是诊断菌血症和感染性心内膜炎最重要、最有价值的实验室方法。

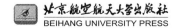

65．C。该产妇子宫底于脐上 1 指可估计孕周为 24 周末。妊娠满 12 周时，手测宫底高度在耻骨联合上 2～3 横指；满 16 周时，宫底在脐耻之间；满 20 周时，宫底在脐下 1 横指；满 24 周时，宫底在脐上 1 横指；满 28 周时，宫底在脐上 3 横指；满 32 周时，宫底在脐与剑突之间；满 36 周时，宫底在剑突下 2 横指；满 40 周时，宫底在脐与剑突之间或略高。

66．B。该患儿体重 15kg，故该患儿诊断为重度肥胖。9 个月小儿体重的计算 6+9×0.25=8.25kg。临床上根据患儿体重增长情况，将儿童肥胖症分为 3 度。以同性别、同身高（长）正常小儿体重均值为标准，体重超过均值 20%～29% 者为轻度肥胖。超过 30%～49% 者为中度肥胖。超过 50% 者为重度肥胖。

67．E。全身严重水肿、胸腹腔积液者，易引起呼吸困难，需绝对卧床休息，取半卧位，以增加肾血流量，从而增加尿量。

68．B。为防止便秘，可口服硫酸镁溶液导泻或酸性液灌肠，但禁用肥皂水。肥皂水为碱性，易导致产氨增加，引发肝性脑病。

69．C。该患者有糖尿病病史，呼吸深大而快，且有烂苹果气味，尿酮体（+），血糖 12.6mmol/L，血酮增高，可考虑发生了酮症酸中毒。糖尿病酮症酸中毒（DKA）为最常见的糖尿病急症，可表现为疲乏、恶心、呕吐、头痛、嗜睡、呼吸深大（库斯莫呼吸），呼气中有烂苹果味（丙酮味），后期严重失水，尿少，血压下降、心率加快，血酮体多在 3.0mmol/L 以上。

70．B。肺炎链球菌肺炎控制感染首选青霉素，对青霉素过敏或耐药者，应用喹诺酮类或头孢菌素类抗生素，抗生素疗程一般为 5～7 天，或热退后 3 天停药。头孢类抗生素可用于感染急性加重期。多柔比星（阿霉素）为抗肿瘤药物。泼尼松（强的松）属糖皮质激素类，是目前控制哮喘最有效的抗炎药物。阿司匹林为非甾体抗炎药，属解热镇痛药。

71．E。输出段梗阻多因粘连、大网膜水肿或炎性肿块压迫等所致，表现为上腹饱胀，呕吐物含食物和胆汁。该患者术后 1 周进食后出现呕吐，呕吐物含食物和胆汁，考虑为输出段梗阻。慢性不完全性输入段梗阻表现为餐后半小时上腹胀痛或绞痛，随即突然喷射性呕吐出大量不含食物的胆汁样液体，吐后症状立即缓解。急性完全性梗阻表现为上腹部剧烈腹痛伴频繁呕吐，量少不含胆汁，呕吐后症状不缓解。

72．D。产妇处于哺乳期，应避免采用药物避孕，最适宜工具避孕，宫内节育器安全、有效、简便、经济、可逆，是我国妇女的主要避孕方法，于产后 42 天，顺产后 3 个月，剖宫产后 6 个月即可放置。

73．B。B 超检查是一种无创、快速、简便和经济的检查方法，是检查胆道疾病的首选方法。对诊断常见胆道疾病具有较高的敏感性和特异性。该患者反复出现右季肋部胀痛，并伴寒战、高热，怀疑胆道疾病病变，辅助检查首选 B 超。

74．B。该患者呼吸道感染，常为其选用的药物是庆大霉素、卡那霉素抗感染。痰液黏稠者做超声波雾化吸入时首选的药物是 α- 糜蛋白酶、乙酰半胱氨酸（痰易净）。解除支气管痉挛的常用药物是氨茶碱、沙丁胺醇。减轻呼吸道黏膜水肿的常用药物是地塞米松。

75．B。正常产妇产后生命体征在正常范围。24 小时内体温略有升高，但一般不超过 38℃，这可能与产程延长或过度疲劳有关。正常情况呼吸频率为 16～20 次 / 分，脉率为 60～100 次 / 分，血压收缩压在 90～120mmHg 之间，舒张压在 60～90mmHg 之间。该产妇脉率 109 次 / 分大于正常范围，应立即报告医生。

76．B。肝性脑病患者术前 2～3 天口服肠道抗菌药，预防术后肝性脑病。术前 1 天晚用酸性溶液清洁灌肠，避免手术后肠胀气压迫血管吻合口，但禁用肥皂水等碱性溶液灌肠，以免胃肠道的血液被分解产生氨，导致肝性脑病。

77．E。会阴侧切术应选择健侧卧位，保持会阴清洁，每天进行会阴冲洗 2 次，排便后及时清洁外阴，保持会阴部清洁、干燥。会阴水肿明显可选用 95% 乙醇或 50% 硫酸镁湿热敷。注意观察会阴切口有无渗血、红肿、硬结和脓性分泌物，若有异常及时通知医师处理。

78．C。该患者尿 hCG（+），子宫内膜病理检

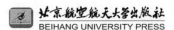

查结果为蜕膜组织，最可能的诊断为异位妊娠。异位妊娠未破裂前表现为一侧下腹隐痛或酸胀感。宫腔内容物病理检查仅见蜕膜未见绒毛，尿hCG（+），可诊断异位妊娠。葡萄胎表现为不规则阴道流血，B超呈落雪状改变。无排卵性异常子宫出血全身及内外生殖器官无明显器质性病变。先兆流产无子宫内膜病理性改变。前置胎盘表现为无诱因、无痛性反复阴道出血。

79．C。该患者可考虑为青春期无排卵性异常子宫出血。其主要症状是子宫不规则出血，表现为月经周期紊乱、经期长短不一、流血量时多时少，甚至大量出血。无排卵异常子宫出血的一线治疗是药物治疗。青春期及生育期治疗以止血、调整周期为原则。该患者出血量多，时间长，宜使用大剂量雌激素治疗，而后调整周期。使用大剂量雌激素可迅速促使子宫内膜生长，短期内修复创面而止血，也称"子宫内膜修复法"，适用于急性大量出血患者。应用性激素血止后，必须调整月经周期，恢复正常的内分泌功能，以建立正常月经周期。

80．B。患者子宫体积明显大于正常孕周，多处有胎动，考虑为多胎妊娠。其临床表现为早孕反应重，体重增加迅速，子宫大于妊娠孕周，下肢及腹壁水肿，下肢及外阴阴道静脉曲张，伴有呼吸困难，在子宫不同部位闻及频率相差10次/分以上的胎心音等症状。巨大胎儿与多胎妊娠不同之处是查体时胎体、胎头大，宫底明显升高，先露部高浮，听诊胎心正常有力但位置稍高，且没有在子宫不同部位闻及频率相差10次/分以上的胎心音。而羊水过多查体可见子宫明显大于妊娠周数，胎位不清，胎心遥远或听不清。胎盘早剥表现为突发性持续性腹部疼痛，伴或不伴阴道出血。肝腹水则属于外科疾病，与患者所表现的症状无关系。

81．E。该患者长期咳嗽、咳痰，痰液静置分3层，可诊断为支气管扩张。支气管扩张最主要的症状是长期咳嗽和咳大量脓痰，多数患者可发生咯血，反复肺感染。痰液收集于玻璃瓶中静置后分为3层，上层为泡沫，中层为浑浊黏液，下层为脓性黏液和坏死组织沉淀物。X线检查可见囊状支气管扩张的气道表现为显著的囊腔，腔内可存在气液平面，典型者可见蜂窝状透亮阴影或沿支气管的卷发状阴影。纵切面可显示"双轨征"，横切面显示"环形阴影"，并可见气道壁增厚。

82．B。闭合性单根或多根单处肋骨骨折重点是镇痛、固定胸廓和防治并发症。可采用多头胸带或弹性胸带固定胸廓。

83．B。急性化脓性骨髓炎患者的患肢局部皮肤温度可升高，当脓肿进入骨膜下时，局部有明显压痛，脓肿穿至皮下时，局部红、肿、热、痛明显。

84．C。化脓性骨髓炎局部行分层穿刺，抽出脓液可以确诊。

85．C。根据患者的临床表现及"疼痛－进食－缓解"的疼痛特点可诊断为十二指肠溃疡，出现黑便提示上消化道出血。胃镜检查是消化性溃疡最可靠的首选诊断方法，也是最可靠和最有价值的检查方法。胃镜下可直接观察溃疡部位、病变大小、性质，取活组织还可作出病理诊断。消化性溃疡出血24～48小时内行急诊纤维胃镜检查，可判断溃疡的性质、出血的原因，确定出血部位，还可以在内镜下进行止血治疗。

86．A。临床上常用抑酸药有 H_2 受体拮抗剂（西咪替丁、雷尼替丁、法莫替丁等）和质子泵抑制剂（奥美拉唑、兰索拉唑等），其中质子泵抑制剂抑制可抑制 H^+-K^+-ATP 酶，是最强的抑制胃酸分泌药。消化性溃疡禁止服用阿司匹林，因其属于解热镇痛药，可损伤胃黏膜，甚至加重溃疡引起出血。

87．B。该患儿可能发生了脓气胸，主要是由于肺脏边缘脓肿破裂与肺泡或小支气管相通造成。临床表现为咳嗽剧烈、烦躁不安、呼吸困难、面色青紫，胸部叩诊在积液上方为鼓音，下方为浊音，呼吸音明显减弱或消失。

88．C。脓气胸患儿脓液增长快、黏稠而不易抽出，胸腔穿刺后积液又迅速生成，应行患侧胸腔闭式引流排放。

89．D。在脑血管疾病诊断方面CT能够作出早期诊断，准确的鉴别诊断，并能直接显示出病变部位、范围和出血数量。目前CT成为诊断急性脑血管病（除蛛网膜下腔出血外）首选的检查项目。脑出血在CT图像上呈高密度影，脑缺血造成脑组织水肿和坏死，在CT图像上呈低密度影。

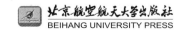

90．B。脑电图是诊断癫痫最重要的检查方法，对发作性症状的诊断有很大价值，有助于明确癫痫的诊断、分型和确定特殊综合征。

91．A。急性炎症性脱髓鞘性多发性神经病典型的脑脊液检查为细胞数正常而蛋白质明显增高，称蛋白-细胞分离现象。

92．B。糖耐量试验（OGTT）即4次测量值中2项或2项以上达到或超过正常值为妊娠期糖尿病，1项异常为糖耐量受损。

93．A。糖耐量试验（OGTT）即4次测量值中2项或2项以上达到或超过正常值为妊娠期糖尿病，1项异常为糖耐量受损。

94．C。糖筛查试验在妊娠24～28周用于筛查妊娠期糖尿病。方法为50g葡萄糖溶于200ml水中，5分钟内口服完，服后1小时测血糖≥7.8mmol/L（140mg/dl）为异常。异常者应行糖耐量试验进行确诊。

95．B。痔切除术主要用于Ⅱ、Ⅲ、Ⅳ度内痔和混合痔的治疗。注射疗法适用于Ⅰ、Ⅱ期出血性内痔。胶圈套扎法适用于Ⅰ～Ⅲ期内痔。血栓外痔剥离术用于治疗血栓性外痔。局部热敷、坐浴为一般治疗措施。

96．E。单纯性外痔症状轻微，只需增加纤维性食物，改变不良的大便习惯，保持大便通畅，防治便秘和腹泻。

97．A。非二氢吡啶类的维拉帕米属于钙通道阻滞剂，药理作用的主要机制是阻止Ca^{2+}由细胞外流入细胞内，达到舒张血管的作用，主要舒张动脉。同时也具有负性肌力、负性频率、负性传导作用，使心肌兴奋收缩。

98．D。乙胺碘呋酮（胺碘酮）属第Ⅲ类抗心律失常药。可抑制心脏多种离子通道，降低窦房结、浦肯野纤维的自律性和传导性，明显延长心肌细胞动作电位时程和有效不应期，具有舒张血管平滑肌的作用，能扩张冠状动脉、增加冠脉流量和降低心肌耗氧量的作用。临床上属于广谱抗心律失常药物，对房扑、房颤、室上性心动过数和室性心动过速有效。

99．B。胰腺癌患者实验室检查可见血清中CEA、CA19-9等肿瘤标记物可能升高，其中CA19-9最常用于辅助诊断胰腺癌的疗效判断、监测复发和评估预后。

100．C。血清淀粉酶测定是胰腺炎早期最常用和最有价值的检查方法。血清淀粉酶在发病后数小时开始升高，8～12小时标本最有价值，24小时达高峰，持续4～5天后恢复正常，血清淀粉酶超过正常值3倍即可诊断。

专业知识

1．C。急性乳腺炎是乳腺的急性化脓性感染，常见于产后哺乳期妇女，以初产妇居多。

2．D。青霉素过敏性休克是最严重的一种反应。呼吸道症状和皮肤瘙痒为最早出现的表现。

3．A。支气管扩张的痰液特点是大量脓痰，静置后可分3层，上层为泡沫，中层为浑浊黏液，下层为脓性黏液和坏死组织沉淀物。

4．A。缩唇呼吸是指患者闭嘴，经鼻吸气，缩唇（吹口哨样）缓慢呼气，同时收缩腹部，以能将距面前15～20cm处、与口唇等高水平的蜡烛火焰吹摇动而不灭为宜。缩唇缓慢呼气可提高支气管内压，防止呼气时小气道过早塌陷，利于肺泡气排出。

5．E。肾源性水肿患者应给予优质蛋白质饮食，即富含必需氨基酸的动物蛋白，以减轻肾小球高灌注、高压力和高滤过状态，延缓肾小球硬化和肾功能减退。高蛋白饮食可致尿蛋白增多而加重病情。

6．D。颈椎病患者经颈前路手术的患者，术前要推移气管和食管训练，以适应术中牵拉气管和食管。经后路手术的患者，术前进行俯卧训练，以适应术中长时间俯卧。

7．B。尿道损伤后会有尿道出血、受损处疼痛，尤以排尿时为甚。因疼痛而致括约肌痉挛，可出现排尿困难，甚至发生尿潴留。由于尿道损伤，可形成尿瘘、尿外渗或尿路狭窄。尿瘘、尿外渗未及时引流，感染后可形成尿道周围脓肿。性生活致海绵体折断可导致阳痿。

8．B。斜疝术后1～2天卧床期间，鼓励床上翻身及活动肢体，一般术后3～5天可下床活动，

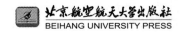

早期下床活动会增加腹壁张力，使疝复发。预防阴囊血肿最主要的护理措施是在斜疝修补术后，伤口部位压沙袋 12～24 小时，用丁字带或阴囊托托起阴囊，减轻渗血，促进淋巴回流和吸收。保持切口敷料清洁干燥，及时更换污染或脱落的敷料，预防切口感染。保持排便通畅，便秘者遵医嘱适当应用通便药物，避免用力排便，预防腹内压增高。

9．C。消化道溃疡出血患者应卧位休息，保持呼吸道通畅，必要时吸氧，活动性出血期间禁食。补充血容量，立即配血。消化性溃疡患者呕血常用 H_2 受体拮抗剂或质子泵抑制剂（如西咪替丁、奥美拉唑等），抑制胃酸分泌，大出血时静脉给药。常用血管活性药物，如生长抑素、奥曲肽及血管加压素（垂体后叶素），减少门静脉血流量，降低门静脉压而控制出血。双腔气囊压迫止血在药物治疗无效的大出血时暂时使用，因患者痛苦、并发症多、早期再出血率高，不可长期使用率，不推荐为首选措施。

10．D。肺癌肿瘤压迫上腔静脉发生上腔静脉压迫综合征，表现为面部、颈部、上肢及前胸部静脉怒张。

11．C。肠梗阻是结核性腹膜炎的常见并发症，表现为呕吐、腹胀，停止排便，肠鸣音亢进。

12．C。食欲减退是肾功能衰竭最早期和最常见的症状，还可出现恶心、呕吐、腹胀、腹泻、消化道出血，尿毒症晚期因唾液中的尿素被分解成氨，呼气有尿臭味。

13．C。高血压患者治疗基本原则是大多数患者需长期、甚至终生坚持治疗，定期测量血压，规范治疗，尽可能坚持长期平稳有效地控制血压。从小剂量开始，优先选择长效制剂，联合 2 种或 2 种以上药物，个体化治疗。教育患者服药剂量必须遵医嘱执行，按时按量，不可随意增减药量或突然撤换药物，不可漏服或补服上次漏下的剂量。注意观察药物不良反应，若不适应及时就诊。

14．C。张力性气胸的胸膜腔内压高于大气压。较大的肺泡或支气管破裂、肺裂伤等形成的裂口所产生的单向活瓣与胸膜腔相通，吸气时开启，呼气时关闭，使胸膜腔内积气不断增加、患侧胸膜腔内压力进行性增高，患侧肺严重萎陷，从而

使呼吸和循环功能发生严重障碍，同时也会造成皮下气肿。

15．C。肺结核患者应指导患者遵医嘱正确用药，强调坚持规律、全程、合理用药的重要性。

16．D。月经期妇女、阴道流血者、孕妇、产后 7 天内，禁止坐浴，以防感染。经期还应注意清洁卫生，每天清洗外阴，勤换内裤，禁止性生活。

17．D。吲哚美辛属于非甾体抗炎药，主要通过抑制环氧化酶活性，减少前列腺素合成而具有抗炎、止痛、退热作用，是临床常用的类风湿关节炎治疗药物。慢作用抗风湿药发挥作用慢，大约在用药 4～12 周后起效，是治疗类风湿关节炎的基础药物，包括甲氨蝶呤、硫唑嘌呤、环磷酰胺、青霉胺（现已少用）。

18．A。位于体表或浅在的肿瘤，肿块常是第一表现，相应的可见扩张或增大增粗的静脉。肿块的膨胀性生长、破溃或感染等使末梢神经或神经干受刺激或压迫，可出现局部疼痛。肿瘤若生长过快，可因血供不足而继发坏死，或因继发感染而形成溃烂。体表及与体外相交通的肿瘤，发生破溃、血管破裂可致出血。

19．C。静脉推注高浓度钾迅速造成高钾血症，可抑制心传导，最严重的表现为心搏骤停。

20．B。水痘患儿发热持续 1～2 天后出现皮疹。首发于躯干、头面部，四肢较少，呈向心性分布，伴明显痒感。

21．D。流行性感冒的流行特征为突然发生、迅速传播、发病率高和流行过程短。起病较急，全身中毒症状较重，呼吸道症状轻，可伴或不伴流涕。前驱期可出现乏力、高热、寒战、头痛、肌痛、关节痛等症状，感染后获得对同型病毒免疫力，但持续时间短，各型及亚型之间无交叉免疫性，可反复发病。

22．B。梗阻性黄疸是胰腺癌最突出的症状，呈进行性加重，伴皮肤瘙痒、茶色尿及白陶土色大便。

23．E。病理性黄疸在生后 24 小时出现，持续时间长，应重点观察皮肤黄染程度。

24．B。纽约心脏协会心功能评估主要是根据患

者活动耐力的受限程度为主要依据来划分功能分级。Ⅰ级体力活不受限；Ⅱ级体力活动轻度受限，休息时无症状，日常活动（一般活动）会出现气促、乏力和心悸；Ⅲ级体力活动明显受限，稍事活动或轻于日常活动（一般活动）即引起显著气促、乏力或心悸；Ⅳ级体力活动重度受限，休息时也有气促、乏力或心悸。

25．B。呼吸困难是呼吸衰竭最早、最突出的症状。表现为呼吸费力伴呼气延长，严重者可有浅快呼吸。CO_2潴留严重时，可出现CO_2麻醉现象，呼吸由浅快转为浅慢，甚至潮式呼吸。

26．B。急性心肌梗死患者入院后应立即吸氧，改善心肌缺氧，减轻疼痛，绝对卧床，减少心肌耗氧量，避免诱发心律失常和心力衰竭应由担架车护送。

27．D。佝偻病患儿服用维生素D以口服为主，每天 2000 ～ 5000U，持续 4 ～ 6 周。之后小于1 岁的婴儿改为 400U/d，大于 1 岁的幼儿改为600U/d。

28．D。螺旋反折法用于周径不等部位，如前臂、小腿、大腿等。开始先做 2 周环行包扎，再做螺旋包扎，然后以一手拇指按住卷带上面正中处，另一手将卷带自该点反折向下，盖过前周 1/3 或2/3。

29．A。产妇用药原则为单一、少量、有效用药，不能将抗生素作为乳腺炎的预防措施，药物可对婴儿造成影响。急性乳腺炎的预防措施包括保持乳头清洁，纠正乳头内陷，妊娠期和哺乳期每天挤捏、提拉乳头。避免乳汁淤积是预防乳腺炎的关键，养成良好的哺乳习惯，定时哺乳，每次尽量将乳汁吸净，有淤积时用吸乳器或按摩排空乳汁。避免婴儿含乳头睡眠，注意婴儿口腔卫生。及时处理乳头破损，乳头皲裂或破损时应暂停哺乳，用吸乳器吸出乳汁喂养婴儿。局部用温水清洗后使用抗生素软膏，待愈合后再行哺乳。

30．D。胆总管用器械探查后，其下端的 Oddi括约肌会发生暂时性的水肿或者痉挛。这就使胆汁的流动受到一定的障碍，放置 T 管后，T 管一端通向肝管，一端通向十二指肠，由腹壁戳口穿出体外并接引流袋，胆汁得到引流，可降低胆总管内的压力。

31．A。术后切口疼痛护理措施包括尽可能满足患者对舒适的需要，如协助变换体位，减少压迫等。观察患者疼痛的时间、部位、性质和规律。遵医嘱给予镇静、止痛药，如地西泮、布桂嗪（强痛定）、哌替啶等。补充血容量、使用止吐药不能止痛。保持环境安静，缓解患者精神紧张。

32．A。真菌性阴道炎如外阴阴道假丝酵母菌病治疗可用 2% ～ 4% 碳酸氢钠液冲洗阴道或坐浴。

33．B。颅内压增高的患者宜控制液体摄入量，不能进食者，每天静脉入量在 1500 ～ 2000ml，每天尿量不少于 600ml。避免剧烈咳嗽和用力排便，防止颅内压骤然升高，可改善饮食和合理使用缓泻剂治疗便秘。脑室引流引流管开口高于侧脑室平面 10 ～ 15cm，以维持正常的颅内压。甘露醇为高渗性脱水药，滴注后 10 ～ 20 分钟颅内压开始下降，约维持 4 ～ 6 小时，可重复使用。神志清醒者给予普通饮食，但需适当限盐。

34．D。心力衰竭患者应少食多餐，限制总热量，避免增加心脏负担。进食低盐、低脂、易消化、高维生素、高纤维素、高蛋白质、不胀气的食物，戒烟。严重消瘦者应给予营养支持。保持大便通畅，大便时勿用力，必要时遵医嘱使用缓泻药，但禁忌大剂量灌肠，以免增加心脏负担。

35．B。甲胎蛋白（AFP）是诊断肝癌的特异性指标，是肝癌的定性检查，有助于诊断早期肝癌，广泛用于普查、诊断、判断治疗效果及预测复发。B 超检查是肝癌筛查和早期定位的首选检查。CT 和 MRI 具有较高的分辨率，可提高直径＜ 1.0cm 小肝癌的检出率，是诊断及确定治疗策略的重要手段。肝功生化反映肝脏代谢功能状态的相关指标及反映肝损伤的相关指标。

36．C。门静脉高压症术后不宜早期下床活动，术后一般需卧床 1 周，防止血管吻合口破裂出血。

37．C。休克早期由于机体代偿，外周血管收缩，故舒张压升高，回心血量不减少，心排血量正常，故收缩压正常，脉压差缩小。

38．B。蛛网膜下腔出血患者绝对卧床 4 ～ 6 周，抬高床头 15° ～ 20°，改变体位或转头时动作缓慢，避免搬动和过早下床活动。

39．E。急性肾小球肾炎典型临床表现为水肿、

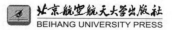

少尿、血尿、蛋白尿和高血压。

40．E。清洁伤口一般在缝合后第3天换药1次；肉芽组织生长健康、分泌物少的伤口，每天或隔天更换1次；脓肿切开引流次日可不换药；感染重、脓液多时，1天需更换多次。换药的操作方法为：去除伤口敷料，用手揭去外层敷料，用无菌镊除去内层敷料。处理伤口应用双手执镊操作。以生理盐水棉球蘸吸除去伤口内的分泌物及脓液，拭净分泌物、脓液及其他异物。

41．D。腹水是肝硬化失代偿期最突出的临床表现。当腹腔内含有一定量液体（游离腹水超过1000ml）时，可查得随体位不同而变动的浊音，称移动性浊音，常见于肝硬化腹水、结核性腹膜炎等患者。肝硬化腹水形成的机制主要为门静脉压力增高（为决定性因素）、有效循环血容量不足、低蛋白血症、肝脏对醛固酮和抗利尿激素灭活作用减弱、肝淋巴液生成过多。腹水出现前，常有餐后腹胀。大量腹水时，腹部膨隆，呈蛙状腹，腹壁紧张发亮，叩诊有移动性浊音，出现呼吸困难、心悸等。

42．E。反酸属于消化道疾病的常见症状，不是手术指征。胃、十二指肠溃疡手术治疗的适应证包括：抗 Hp 措施在内的严格内科治疗3个月以上仍不愈合的顽固性溃疡，或愈合后短期内又复发者；发生急性大出血、瘢痕性幽门梗阻、溃疡穿孔及溃疡穿透至胃壁外者；溃疡巨大（直径>2.5cm）或高位溃疡；胃十二指肠复合性溃疡；胃溃疡癌变或不能排除癌变者。

43．C。胎盘剥离的征象有宫底上升至脐上，子宫变硬呈球形。阴道少量流血。阴道口外露的脐带自行延长。在耻骨联合上方轻压子宫下段时，宫体上升而外露的脐带不回缩。

44．B。避免高钾血症的措施有：禁止输入库存血，因其含钾丰富。限制含钾食物的摄入。服用碱性药物可碱化尿液，治疗高尿酸血症。彻底清创，清除坏死组织，控制感染。

45．E。去除病因是根治贫血，防止复发的关键环节。此外还可采用铁剂治疗，如硫酸亚铁、富马酸亚铁等。

46．B。肛裂常有肛管后正中线溃疡裂隙，因此肛裂患者严禁直肠指检或直肠镜检查。

47．E。预防上感患儿发生惊厥的主要措施是积极控制体温，每4小时测量体温一次，并准确记录，如为超高热或有热性惊厥史者须1～2小时测量一次。退热处置1小时后复测体温，并随时注意有无新的症状或体征出现，以防惊厥发生或体温骤降。其次应密切观察及时发现惊厥前兆。按医嘱应用抗生素、糖皮质激素及镇静药。保持病室安静、减少刺激。

48．A。侵蚀性葡萄胎全部继发于葡萄胎，绒毛膜癌可继发于葡萄胎妊娠，也可继发于非葡萄胎妊娠，因此侵蚀性葡萄胎与绒毛膜癌均可发生于葡萄胎排空后。

49．E。伤后昏迷有中间清醒期为硬膜外血肿典型表现。该患者头受伤后当即昏迷约30分钟，醒后头痛恶心，50分钟后再次昏迷，为典型的"中间清醒期"，可诊断为硬膜外血肿。脑震荡伤后立即出现短暂的意识障碍，一般不超过半小时，清醒后大多出现逆行性遗忘。意识障碍是脑挫裂伤最突出的表现，伤后立即出现，绝大多数在半小时以上，重症者可长期持续昏迷。脑内血肿表现为进行性加重的意识障碍，若血肿累及重要脑功能区，可出现偏瘫、失语、癫痫等症状。

50．D。根据该患者的临床表现可诊断为二尖瓣狭窄。征性的心脏杂音为心尖区舒张中晚期低调的隆隆样杂音，伴舒张期震颤。预防风湿性心瓣膜病最根本的措施是积极防治 A 组 β 溶血性链球菌感染，控制病情进展，改善心功能，防治并发症。应避免重体力活动，预防感染性心内膜炎，出现心力衰竭、心律失常等并发症时，给予相应治疗。

51．E。该产妇心功能Ⅱ级，妊娠合并心脏病患者在产褥期应用抗生素直至产后1周左右，无感染征象时停药。心功能Ⅰ～Ⅱ级、胎儿不大、胎位正常、宫颈条件良好者，可在严密监护下，给予阴道助产；第一产程开始应用镇静药和预防性使用抗生素；第二产程避免用力屏气；第三产程胎儿娩出后按摩子宫同时注射缩宫素以减少出血，但禁用麦角新碱，以免静脉压升高。

52．D。甲状腺危象（甲亢危象）多发生于较重甲亢未予治疗或治疗不充分，导致大量 T_3、T_4

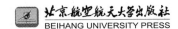
丁震医学教育 010-88453168
www.dzyxedu.com
北京航空航天大学出版社
BEIHANG UNIVERSITY PRESS

释放入血。

53．B。该患儿可诊断为脑性瘫痪。脑性瘫痪简称脑瘫，是指小儿从出生前到出生后1个月内，由多种原因引起的非进行性脑损伤。患儿坐位时两下肢向前伸直困难，站立位、行走时足尖着地，足跟悬空，两腿交叉呈剪刀步态。腱反射亢进、活跃，踝阵挛呈阳性，2岁后巴宾斯基征仍阳性。

54．D。该患者发生了中暑，但其体温37.5℃，不适合进行头及四肢冰敷，容易造成体温过低。收缩压<90mmHg、脉压<20mmHg提示休克，该患者收缩压92mmHg，脉压为36mmHg，虽然未发生休克，但是有发生休克的危险，可将患者移至阴凉处平卧，口服清凉饮料，建立静脉通路，补充血容量。

55．E。双下肢大隐静脉高位结扎加剥脱术属于局麻下的小手术，术后即可进食。术后应抬高患肢30°，指导患者做足背伸屈运动，以促进静脉血回流。术后24小时应鼓励患者下床活动。注意伤口有无渗血及感染，预防血栓性静脉炎。保持弹力绷带松紧合适，以能扪及足背动脉搏动和保持足部正常皮肤温度为宜。弹力绷带一般需维持1～3个月方可拆除。

56．D。血液疾病患者禁用乙醇拭浴，以免引起局部血管扩张造成皮下出血。

57．D。该患者皮下注射胰岛素1小时后，出现乏力、冷汗，双手颤抖，强烈饥饿感，考虑发生了低血糖反应。注射胰岛素等药物后，通常在没有进餐的情况下，可出现心悸、疲乏、饥饿感、出冷汗、抽搐等。高血糖反应、酮症酸中毒都是糖尿病急症的并发症。胰岛素过敏可表现为局部注射部位可发生红肿、痛痒、皮疹；全身反应包括皮疹、血管神经性水肿，甚至发生过敏性休克。

58．B。加大局麻药剂量可加重病情。该患者麻醉后出现胸闷、气促、心率增快，应立即停药。支持循环和呼吸功能，给氧。遵医嘱给予地西泮控制抽搐或惊厥可用2.5%硫喷妥钠。

59．D。高热惊厥患儿出院时指导患者家长掌握惊厥的急救措施，告知热性惊厥的预防方法，教会家长观察病情的方法，注意预防感染，避免中毒和感冒。出院后应加强患儿营养，定期随访。

同时做好家长的心理安抚工作。

60．C。前列腺切除术后1周患者可逐渐离床活动，其早期的护理重点是观察和防治出血，常采用禁止肛管排气或灌肠的护理措施，避免腹内压增高造成前列腺窝出血。

61．D。发现心脏骤停患者应立即心肺复苏，胸外心脏按压是心脏骤停后急救处理的第一步。现场采取的措施为叩击心前区及胸外心脏按压。

62．A。患者月经正常，无不适主诉，考虑卵巢黄体囊肿。直径<5cm，壁薄，可作观察，2～3个月内应自行消失，即3个月复查。若持续存在或长大，应考虑为卵巢肿瘤。

63．B。该患者表现为毒蕈碱样症状，毒蕈碱样症状又称M样症状由副交感神经末梢过度兴奋引起，出现最早，主要表现为平滑肌痉挛，如瞳孔缩小、腹痛、腹泻等；腺体分泌增加，如多汗、全身湿冷、流泪和流涎；气道分泌物增多，如咳嗽、气促、呼吸困难、肺水肿等；括约肌松弛，如大小便失禁。

64．E。因为糖皮质激素可影响蛋白质的代谢，增加了钙、磷的排泄，所以对于该患儿而言，长期使用糖皮质激素时最应该注意有无骨质疏松，防止发生佝偻病及骨骼改变。

65．A。先天性心脏病以室间隔缺损、房间隔缺损、动脉导管未闭、法洛四联症为主要临床表现。胸骨左缘第2肋间连续性机器样杂音是动脉导管未闭的特征性表现。结合病例，该患儿最可能诊断为动脉导管未闭。室间隔缺损的特征性表现为胸骨左缘3、4肋间粗糙全收缩期杂音。房间隔缺损的特征性表现为胸骨左缘2、3肋间收缩期喷射性杂音。法洛四联症的特征性表现为胸骨左缘2～4肋间喷射性收缩期杂音。

66．A。该患者为异位妊娠，应立即去枕平卧，吸氧，开放静脉通路。配血、输血或输液，维持血容量。监测并记录生命体征、液体出入量及出血量，并按妇科腹部手术做好急诊手术准备。

67．D。该患者考虑为胎膜早破。胎膜早破者应立即取左侧卧位并抬高臀部或取头低足高位，防止脐带脱垂引起胎儿缺氧或宫内窒迫。

68．B。该患者手掌凹陷消失，疼痛剧烈，中指、

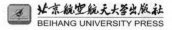

环指、小指半屈状，拉直疼痛，考虑该患者为掌中间隙感染。掌中间隙感染是指手掌心的正常凹陷消失、隆起、皮肤紧张、发白，压痛明显；中指、无名指和小指处于半屈曲位，被动伸指可引起剧痛。手背部水肿严重，伴有全身症状，如高热、头痛、脉搏快、白细胞计数增加等。

69．D。急性阑尾炎发生门静脉炎时，阑尾静脉中的感染性血栓，可沿肠系膜上静脉至门静脉，导致门静脉炎症，临床表现为寒战、高热、轻度黄疸、肝大、剑突下压痛等。该患者患急性阑尾炎1周后，出现黄疸，肝区压痛，可考虑为门静脉炎。

70．B。根据该患者的临床诊断和辅助检查可诊断为肺结核。主要的临床表现为发热最常见，多表现为长期午后低热。可伴有乏力、食欲缺乏、消瘦、盗汗，浸润型肺结核课件咳嗽轻微，干咳或仅有少量黏液痰。病变范围较大或干酪样坏死者，患侧呼吸运动减弱，语颤增强，叩诊浊音，听诊呼吸音减低，X线可有浸润型阴影。

71．C。根据该患者的临床诊断和辅助检查可诊断为肺结核。阴性除提示无结核菌感染外，还见于初染结核菌4～8周、应用糖皮质激素、营养不良、严重结核病、HIV感染或老年人等。阳性患者可表示曾有结核感染，或初感染。弱阳性可提示卡介苗交叉反应。3岁以下呈强阳性，提示新近感染的活动性结核病。有免疫抑制的患者PPD结果常会受一定的影响。

72．E。根据该患者的临床表现可诊断为急性左心衰竭，是由于肺循环压力突然升高，引起急性肺淤血、肺水肿。典型症状为突发严重呼吸困难，呈端坐呼吸，强迫坐位，咳嗽频繁并咳出大量粉红色泡沫样血痰或白色浆液性泡沫样痰，烦躁不安，伴恐惧感。心率和脉率增快，第一心音减弱，两肺布满湿啰音和哮鸣音，心尖区可闻及舒张期奔马律。

73．C。该患者有长期高血压史，突然发生剧烈头痛伴喷射性呕吐，应考虑为高血压脑病。高血压脑病患者血压急剧增高，导致脑血管痉挛或脑血管充血扩张而致脑水肿，临床表现为剧烈头痛、恶心呕吐，视物模糊或一过性失明，严重者出现惊厥、昏迷。

74．B。该患者血红蛋白76g/L，尿比重1.010、蛋白（+）、蜡样管型（++），血尿素氮25mmol/L，血肌酐450μmol/L，考虑患者发生了慢性肾衰竭。尿比重测定是判断肾功能最简单的方法，严重者尿比重固定在1.010～1.012，蜡样管型对诊断本病也有意义，肾功能检查可见血肌酐、尿素氮、尿酸增高。该患者下肢凹陷性水肿，提示体液过多，可能与低蛋白血症引起血浆胶体渗透压下降有关。

75．D。慢性肾衰竭患者可给予优质低蛋白质饮食，控制液体摄入量，每日液体入量应按前1天出液量加不显性失水500ml来计算。尿量在1000ml/d以上而又无水肿者，可不限制饮水。有高血压水肿及尿少者应限盐。每天准确记录24小时液体出入量。密切监测患者生命体征及意识状态，每天定时测量体重，注意有无并发症的表现。

76．A。低渗性缺水，水和钠同时丢失，但失钠多于失水，常见病因有慢性肠梗阻引起钠丢失等。根据缺钠程度将低渗性缺水分为3度,轻度缺钠：血清钠低于135mmol/L；中度缺钠：血清钠低于130mmol/L；重度缺钠：血清钠低于120mmol/L。重度缺钠常发生休克。患者神志不清，昏迷或四肢痉挛性抽搐，腱反射减弱或消失。重度缺钠者，先输晶体溶液，后输胶体溶液，以补足血容量；然后再静脉滴注高渗盐水，以进一步恢复细胞外液的渗透压。

77．D。重度缺钠者，补足血容量后再静脉滴注高渗盐水，以进一步恢复细胞外液的渗透压。

78．B。吻合口梗阻多在术后由流食改为半流食时出现，常由于吻合口过小或吻合时内翻过多、术后吻合口水肿所致。表现为进食后上腹饱胀，溢出性呕吐。呕吐物为食物，含或不含胆汁。该患者术后进食时恶心、呕吐，且呕吐物为胃内容物，不含胆汁，考虑为吻合口梗阻。吻合口破裂可有高热、脉速、腹痛以及弥漫性腹膜炎的表现。早期倾倒综合征主要表现为进食半小时内出现上腹胀满、腹泻、心悸、大汗、头晕、乏力、面色苍白甚至晕厥等。晚期倾倒综合征又称低血糖综合征，表现为患者出现心慌、无力、眩晕、出汗、手颤等。

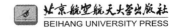

79．D。洗胃可加重梗阻症状，不宜采用。该患者术后并发吻合口梗阻，处理方法是胃肠减压、消除水肿，禁食、静脉补充营养、调理饮食，可改善症状，供给机体能量和提高免疫力。

80．C。从规律宫缩开始到宫口开全（10cm）为第一产程。该产妇第一产程结束，即将进入第二产程。

81．D。该初产妇宫口开大 10cm 已开全，应上产床做好接生准备。初产妇宫口开全应护送产妇上产床待产。经产妇宫口扩张 4cm，应护送产妇上产床待产。

82．D。正常情况初产妇第二产程应为 1～2 小时，该产妇进入第二产程已达 2 小时，胎膜已破，宫缩减弱应尽快结束第二产程，给予阴道助产，行会阴侧切术。胎头棘下 2cm 位置较低，第二产程延长，应行胎头吸引术。

83．E。该产妇行胎头吸引术应抽吸胎头吸引器内空气使之成为负压，一般牵引负压应控制在 280～350mmHg，即 37～46.5kPa（1mmHg≈0.133kPa）。具体方法为将胎头吸引器置于胎头，形成一定负压后吸住胎头，按分娩机制沿产轴方向缓慢牵引，协助胎儿娩出。在操作中，需胎头吸引的时间不应超过 20 分钟，胎头娩出阴道口时解除负压取下吸引器。

84．A。法洛四联症 X 线检查表现为右心室肥厚，心尖圆钝上翘，肺动脉凹陷，肺野清晰，呈靴状心影。肺门血管影缩小，右心室明显增大，肺透亮度增强。

85．C。法洛四联症患儿血液黏稠度高，发热、出汗、吐泻时，体液量减少，加重血液浓缩易形成血栓，因此要注意供给充足液体，必要时可静脉输液。

86．D。法洛四联症患儿出现蹲踞位时，不可强行拉起，应让其自然起立。缺氧发作时，立即置于膝胸卧位，吸氧，遵医嘱给予普萘洛尔或吗啡治疗。

87．B。急性心肌梗死患者发病 12 小时内绝对卧床休息，保持环境安静，谢绝探视，解除焦虑。如无并发症，可根据病情卧床 1～3 天，病情不稳定及高危患者可适当延长卧床时间。一般第 2

天可允许使用便器坐在床旁大便，第 3 天可在病房内活动，第 4～5 天逐步增加活动。

88．A。心功能分 Ⅳ 级。心功能 Ⅰ 级患者应注意休息，不限制一般的体力活动，适当锻炼，但应避免剧烈运动和重体力劳动。心功能 Ⅱ 级：适当限制体力活动，可从事轻体力活动和家务劳动，增加午睡时间，劳逸结合。心功能 Ⅲ 级：限制日常体力活动，以卧床休息为主，鼓励或协助患者自理日常生活。心功能 Ⅳ 级：应绝对卧床休息，日常生活由他人照顾完成。

89．B。甲状腺激素是体内唯一储存在细胞外的内分泌激素，能促进机体的新陈代谢和生长发育，特别对脑和骨骼的正常发育和功能有重要的作用。甲状腺激素分泌不足可引起婴幼儿的呆小症、成人的黏液性水肿，分泌过多可致甲状腺功能亢进。

90．C。库欣综合征是各种原因引起肾上腺皮质分泌过多糖皮质激素（主要是皮质醇）所致病症的总称。以垂体促肾上腺皮质激素（ACTH）分泌亢进最多见，简称库欣病。

91．B。意识障碍是脑挫裂伤最突出的表现。伤后立即出现，绝大多数在半小时以上，重症者可长期持续昏迷。

92．D。伤后昏迷有中间清醒期为硬膜外血肿典型表现，原发性脑损伤最初短时昏迷，之后中间意识清醒，后因脑疝形成继之昏迷。脑震荡伤后立即出现短暂的意识障碍，一般不超过半小时，清醒后大多出现逆行性遗忘。硬脑膜下血肿有急性、亚急性、慢性之分，急性和亚急性硬脑膜下血肿症状类似硬脑膜外血肿，少有"中间清醒期"，慢性硬脑膜下血肿有慢性颅内压增高、偏瘫、失语、脑供血不足、脑萎缩等表现。脑内血肿表现为进行性加重的意识障碍，若血肿累及重要脑功能区，可出现偏瘫、失语、癫痫等症状。

93．B。高位肠梗阻早期便发生呕吐且频繁，主要为胃及十二指肠内容物等，腹胀较轻。低位肠梗阻呕吐出现较迟而少，呕吐物可呈粪样，腹胀明显。

94．C。绞窄性肠梗阻发病急骤，发展迅速，腹痛呈持续性剧烈绞痛，腹胀不对称，有局部隆起

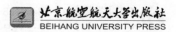

的肿块，腹膜刺激征明显，全身有中毒症状及感染性休克。

95．E。妊娠达到或超过 42 周（≥ 294 天）分娩者为过期产。

96．D。妊娠不足 28 周，胎儿体重不足 1000g 而终止妊娠者，称为流产。发生在妊娠 12 周前者为早期流产。发生在 12 周至不足 28 周者为晚期流产。

97．C。妊娠满 28 周至不足 37 周之间分娩者或新生儿出生体重 1000 ～ 2499g 为早产。

98．B。妊娠满 37 周至不满 42 足周期间分娩称为足月产。

99．D。原发性肾病综合征血液检查胆固醇明显增多，应高于 5.7mmol/L。

100．B。原发性肾病综合征是由各种肾疾病所致的，以大量蛋白尿（尿蛋白 > 3.5g/d）、低白蛋白血症（血浆白蛋白 < 30g/L）、水肿、高脂血症为临床表现的一组综合征。

专业实践能力

1．D。静脉补钾的原则有：先盐后糖，先晶后胶，先快后慢，液种交替。钾的浓度 < 0.3%，现有 1000ml 液体，最多需钾 1000×0.003=3g，可用 10% 氯化钾配置，需要 3÷10%=30ml，故最多可加入 10% 的氯化钾 30ml。

2．D。护理诊断的陈述的方式有 3 种。其中二部分陈述法即只有护理诊断名称（P）+ 相关因素（E），没有症状和体征，多用于"有……危险"的护理诊断。

3．C。要素饮食原则上应由低浓度、少剂量、慢速度开始，逐渐增加，待患者可以耐受未出现不良反应后再稳定配餐标准、用量及速度。浓度开始以 5% 为宜，逐渐调到 20% ～ 25%，应用于小儿时浓度应低于 12.5%。

4．C。有效沟通的技巧应该是适当地参与可促进谈话的进程。不随便打断别人所说的话。不要过早做出判断。注意非语言性沟通等。适当点头或轻声说"是"，这可以传递给患者的是有在倾听，

鼓励患者说下去。

5．D。成人心肺复苏术中，胸外心脏按压频率和深度：按压频率 100 ～ 120 次 / 分，使胸骨下陷 5 ～ 6cm。

6．C。肌力锻炼不应该引起明显疼痛。疼痛常为损伤的信号，且反射性地引起前角细胞抑制，妨碍肌肉收缩，无法取得锻炼效果。

7．C。世界卫生组织（WHO）对健康的定义是：健康不仅是没有疾病和身体缺陷，还要有完整的生理、心理状态和良好的社会适应能力。健康是一个连续的、动态的过程，随着内、外环境的变化而不断变化。健康和疾病是生命连续体中的一对矛盾，没有明显的界限，是相对而言的，在一定条件下可以相互转换。

8．E。评分法测量用数字评分法：数字代替文字表示疼痛程度；将一条直线等分 10 段，一端为"0"代表无痛，另一端为"10"代表剧烈疼痛。

9．D。使用冰帽和冰槽降温时，应每 30 分钟测量生命体征 1 次，维持肛温在 33℃ 左右，不低于 30℃，防止低温诱发寒颤、室颤等心律失常。

10．D。墨菲滴管内液面自行下降说明内外气压相当，最可能与上端输液管和滴管内有漏气或裂隙有关，必要时更换输液器。

11．C。罗伊适应模式的内容涉及对 5 个基本要素的描述，包括人、护理目标、护理活动、健康和环境，护理的目标是促进人在 4 个适应层面上的适应性反应。

12．C。护理程序的理论基础来源为系统论、控制论、压力与适应理论、成长与发展理论、需要层次论、信息交流论、解决问题论等。其中以一般系统论作为基本理论框架。

13．C。临床护理服务的对象是患者，包括基础护理和专科护理。其中专科护理是以护理学及相关学科理论为基础，结合各专科患者的特点及诊疗要求，为患者提供护理（如各专科患者的护理、急救护理等）。

14．C。弗洛伊德的人格结构理论中，人格由 3 部分组成，本我处于潜意识深处，是人格最主要的部分。自我大部分存在于意识中，是人格中理

 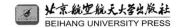

智且符合现实的部分。超我大部分存在意识中，是人格中最具理性的部分，属良心和道德范畴。

15．A。溶血反应是指输入的红细胞或受血者的红细胞发生异常破坏或溶解，而引起的一系列临床症状，是最严重的输血反应。一旦发生立即停止输血，报告医生。

16．E。淋浴时应关闭门窗，调节室温24℃（22～26℃），水温40～45℃。淋浴时应保护患者安全，防止发生滑倒。身体衰弱、创伤、患心脏病需卧床的患者不宜淋浴或盆浴，妊娠7个月以上的孕妇禁止盆浴。饭后1小时才可进行沐浴，以免影响消化。患者进浴室后浴室外应挂牌提示有人，浴室不闩门，以便发生意外时及时进入。

17．D。抵抗线是由支持基本结构和正常防线的一系列已知和未知因素组成，主要功能是保护基本结构，防御应激源的一些内部因素。

18．E。人体的睡眠中枢位于脑干尾端。

19．A。新生儿经胎盘获得的感染来源于母亲的感染，不属于医院感染的范畴。医院内感染是指住院患者、医院工作人员在医院内获得的感染。包括患者住院期间发生的感染和在医院内获得而出院后发生的感染，不包括入院前已经感染或入院时已处于潜伏期的感染。

20．C。压力蒸汽灭菌法是物理灭菌法中应用最广、效果最可靠的首选灭菌方法。利用高压高温饱和蒸汽所释放的潜热杀灭所有微生物及其芽胞。适用于耐高温、耐高压、耐潮湿的物品，如各类器械、敷料、搪瓷、玻璃制品、橡胶及溶液的灭菌。

21．D。长期留置导尿管的患者应每周检查1次尿常规，发现尿液有浑浊、沉淀及结晶，应及时给予膀胱冲洗，防止泌尿系感染。

22．B。空气栓塞机制是空气随血流经右心房进入右心室。如空气量少，可经肺循环毛细血管吸收，损害较小；如空气量大，可在右心室内阻塞肺动脉入口，使血液不能进入肺内，气体交换发生障碍，引起机体严重缺氧而危及生命。

23．D。热湿敷属湿热法，主要作用是消炎，消肿，解痉，镇痛。护士为患者热湿敷时，应注意观察患者皮肤颜色，防止烫伤。开放性伤口应按无菌原则操作，以防发生感染。

24．D。任何药物均不可放置在阳光直射处保存，药柜应置于光线明亮处，避免受潮。药物应分类放置，按内服、外用、注射、剧毒等分类放置，按有效期先后顺序排列和有计划地使用；麻醉药、剧毒药及贵重药物专人负责；定期检查药物有无超过有效期，或有无浑浊、沉淀、变色、发霉、潮解、异味等。

25．A。保留灌肠注入溶液的量＜200ml，温度为38℃。

26．B。结核分枝杆菌对紫外线敏感，直接日光曝晒数小时可被杀死。氯己定（洗必泰）适用于皮肤黏膜、创面消毒及口腔感染治疗，对结核杆菌无效。

27．D。20%甘露醇、山梨醇属渗透性利尿药（脱水药），可通过提高血浆胶体渗透压，产生组织脱水的作用；通过肾脏时，不易被重吸收，使水在髓袢升支和近曲小管重吸收减少，肾排水增加，产生渗透性利尿作用，故在使用过程中应严密监测尿量。氯化钙注射液可用于抽搐的治疗。毛花苷C（西地兰）属强心药，适用于急性心力衰竭或慢性心力衰竭加重时。氨茶碱属茶碱类药物，主要用于支气管哮喘的治疗。5%碳酸氢钠可用于纠正酸中毒。

28．A。护理学的临床实践范畴主要包括临床护理、社区护理、护理管理、护理研究和护理教育5个内容。其中不包括整体护理。

29．C。乙醇是中效消毒剂，达不到灭菌的作用；乙醇还具有刺激性，长时间浸泡硅胶制品会使硅胶管老化变硬。高压蒸汽法适用于耐高温、耐高压、耐潮湿的物品，如各类器械、敷料、搪瓷、玻璃制品、橡胶及溶液的灭菌。煮沸法适用于耐高温、耐潮湿物品，如金属、搪瓷、玻璃、橡胶等。过氧乙酸浸泡法和环氧乙烷熏蒸法均可用于硅胶管的消毒。

30．B。40%甲醛溶液（福尔马林）进行熏蒸消毒时，需加入的氧化剂是高锰酸钾，柜内熏蒸，需密闭6～12小时。

31．D。防止交叉感染，具有针对性的措施是在操作过程中注意无菌原则，一套无菌物品仅供给

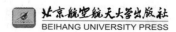

一位患者使用。

32．E。做肌酐试验时，禁食肉类、禽类、鱼类等高蛋白食物，禁饮茶与咖啡。

33．B。自安瓿内吸取药液时应严格执行查对制度和无菌原则。吸取药液时先将安瓿顶端药液弹至体部，用砂轮在安瓿颈部凹陷处划一痕迹，用75%乙醇棉签消毒后，用无菌棉球或纱布按住颈部，折断安瓿，若安瓿颈部有蓝点标记，则为易折安瓿，无须划痕。吸药时将针头斜面向下放入安瓿内的液面下吸取，手不可碰触针柄，以免污染针头及药液。

34．D。活动受限的原因有疼痛、神经系统损伤、肌肉关节和骨骼的器质性损伤、精神心理因素、治疗与护理需要。乙型肝炎患者被要求入传染科隔离治疗，并限制其活动，是利于患者康复的措施，属于治疗措施的需要。

35．D。乙醇拭浴属全身冷疗，是通过乙醇的蒸发和传导作用来增加散热，达到全身降温的目的。乙醇是一种挥发性液体，拭浴时在皮肤上迅速蒸发，吸收和带走机体大量的热，同时乙醇又可刺激皮肤血管扩张，因此散热效果较强。

36．D。输血时血液内不得随意加入其他药品，如钙剂、酸性或碱性药物、高渗或低渗溶液，以防血液变质。输血前应备血，并填写输血申请单，采血送血库做血型鉴定和交叉配血试验。取血间接输血法凭取血单与血库人员共同做好"三查""八对"取血后不能将血液加温，防止血浆蛋白凝固变性而引起反应，应在室温下放置15～20分钟后再输入。输血前、后及输入两袋血液之间均须输入少量生理盐水。输血前的目的是冲洗管道，输血后的目的是保证输血器的血液全部输入，输入两袋血液之间的目的是避免两袋血液发生反应。

37．A。一氧化碳中毒患者应输入浓缩红细胞，缓解组织和细胞缺氧。一氧化碳（CO）可与血红蛋白（Hb）结合，形成稳定的碳氧血红蛋白（COHb），CO与Hb的亲和力比氧与Hb亲和力大240倍，COHb不能携氧且不易解离，发生组织和细胞缺氧。

38．D。测血压时患者肱动脉与心脏应位于同一水平，坐位时手臂平第4肋软骨；仰卧位平腋中线。护士应驱尽袖带内空气，平整缠绕于上臂中部，下缘距肘窝2～3cm，松紧以能塞入1根手指为宜。听诊器胸件置于肱动脉搏动最明显处，不可塞于袖带内。充气至动脉搏动音消失再升高20～30mmHg，然后缓慢、均匀放气，汞柱下降的速度以4mmHg每秒为宜。

39．C。煮沸消毒时，海拔每增高300m，消毒时间延长2分钟。

40．A。1977年5月，世界卫生组织在瑞士日内瓦召开第30届世界卫生大会决定，到2000年人人享有卫生保健，且卫生保健起始于社会、家庭、学校和工厂等。

41．D。Ⅱ型呼衰是指缺氧伴二氧化碳潴留，即$PaO_2 < 60mmHg$且$PaCO_2 > 50mmHg$，多由于肺泡通气不足所致。如缺氧同时有二氧化碳潴留者，可用鼻导管或鼻塞法给氧。如果患者$PaO_2 < 60mmHg$，$PaCO_2$在50mmHg以上时应持续低流量（1～2L/min）低浓度（25%～29%）持续给氧，以防纠正缺氧过快，抑制呼吸中枢，加重二氧化碳潴留。应了解氧疗效果，密切监测血气分析指标的变化，以防止氧中毒和二氧化碳麻醉的发生。

42．E。昏迷患者当胃管插入15cm（会厌部）时，将患者的头部托起，使下颌靠近胸骨柄，以增大咽喉部通道弧度，便于胃管通过会厌后壁进入食管。

43．C。用过的布类用品若污染严重，尤其是恶性肿瘤患者手术用过的布类，需先放入专用污物池，用消毒剂浸泡30分钟后，再洗涤。

44．B。煮沸时在水中加入1%～2%碳酸氢钠，沸点可达105℃，除增强杀菌作用外，还有去污、防锈的作用。

45．D。客观资料是护士通过观察、体检、仪器检查或实验室检查获得的资料。记录时应遵循全面、客观、准确、及时的原则，不可遗漏，不能涂改。每天饮开水5次，每次200ml，可以很客观、清楚地了解患者的饮水量。

46．D。人际沟通的两种形式包括语言沟通和非语言沟通。非语言性沟通是指不使用语言或文字

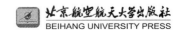

进行的沟通，而是通过躯体姿势和运动、面部表情、空间、声音和触觉等来进行信息的沟通。其中，反应时间不包含在内。

47．A。纽曼的健康系统模式分为三级。其中一级预防主要适用于护理对象系统对压力源没有反应时，即怀疑或发现压力源确实存在而压力反应尚未发生时，一级预防便可开始，目的是防止压力源侵入正常防线。

48．D。晶状体后纤维组织增生仅见于新生儿，以早产儿多见。由于视网膜血管收缩、视网膜纤维化，最后出现不可逆转的失明，因此应控制氧浓度和吸氧时间。

49．A。因紫外线灯管的穿透力弱，主要适用于空气、物品表面和液体的消毒。物品表面消毒有效照射距离为 25 ～ 60cm，消毒时间为 20 ～ 30 分钟。

50．B。护理诊断排序时注意事项有最常依据马斯洛需要层次论排列优先顺序，即优先满足患者生理需要，再考虑其他层次的需要。排序时，还要考虑护理对象对解决问题顺序的意愿，尊重患者的选择。分析和判断的顺序应随患者病情的变化而变化，不是一成不变的。"有……危险"和"潜在并发症"的护理诊断，虽尚未发生，但可能威胁十分大，常被列为首优问题而需立即采取措施解决。排序时也应注意从护理的角度，如安全性、可利用资源等方面去判断。护理过程中，不是在前一个护理问题完全解决后，才解决后一个问题，常是同时解决几个问题，但重点是首优问题。

51．A。进行造影检查有无胆囊、胆管疾病的患者检查前 1 天午餐进高脂肪饮食，以刺激胆囊收缩和排空，有助于造影剂进入胆囊。所以高脂饮食可用于试验饮食。

52．B。马斯洛的需要层次理论中先满足低层次需要，再考虑较高层次需要，各层次需要互相依赖，彼此重叠。各需要层次间可相互影响。个体的基本需要满足的程度和健康状况成正比。个体满足生理需要的方式类似。

53．B。炎症早期进行冷疗可使局部血管收缩，血流减少，细胞的新陈代谢和细菌的活力降低，从而限制炎症的扩散。

54．C。胸外心脏按压是心脏骤停后的急救处理的第一个步骤；有效的胸外心脏按压可产生 60 ～ 80mmHg 的动脉压，对成功复苏极为关键。开放气道：解开患者衣领、皮带，清除口鼻分泌物、呕吐物及义齿。人工呼吸：非窒息性心脏骤停后的最初几分钟，通气并不重要，不能因为给予通气而延误或中断心脏按压。

55．D。做胆囊造影检查前一天中午进食高脂肪餐，以刺激肠患者产生胆囊收缩素，引起胆囊收缩和排空，有助于显影剂进入胆囊。晚餐进无脂肪、低蛋白、高糖类的清淡饮食，晚餐后口服造影剂，禁食水、禁烟至次日上午。检查日晨禁食，第一次摄片后如胆囊显影良好，进食脂肪餐，脂肪量 25 ～ 50g，30 分钟后再次摄片观察。

56．B。护士收集资料一般对象是患者本人，当护理对象是婴幼儿、病情危重或神志不清的人时，其家属和关系密切的人便成为资料的主要来源。

57．D。急性肾炎患者应给予高糖、高维生素、低盐饮食。尿少、水肿时，应限制钠盐，摄入量 < 60mg/（kg·d），严重水肿或高血压者宜给予无盐饮食。氮质血症者应限制蛋白质，给优质动物蛋白 0.5g/（kg·d）。除非严重少尿或循环充血，一般不严格限水。

58．B。实测体重与标准体重增加 10% ～ 20% 为超重。由男性标准体重（kg）＝身高（cm）－ 105 计算，该男性的标准体重为 75kg，实测体重为 90kg，由实测体重占标准体重的百分数计算公式：（实测体重－标准体重）/ 标准体重 ×100% 可计算出该患者体重范围属于超重。

59．C。一般机体的活动能力可分 5 度：0 度完全独立，可自由活动。1 度需要使用设备或器械（如拐杖、轮椅）。2 度需要他人的帮助、监护和教育。3 度既需要他人的帮助，也需要设备或器械。4 度完全不能独立，不能参加活动。

60．B。护士通过实施护理措施来帮助患者解决健康问题，满足患者需要，并鼓励患者参与，充分发挥患者的主观能动性，减少其对护理的依赖，可判断此时护士与患者关系处于工作期。护患关系的发展过程包括初始期、工作期、结束期。其中工作期也称合作期，是护士为患者实施治疗护理的阶段，也是护士完成各项护理任务的最主要

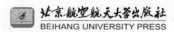

时期，此期工作重点是通过护士高尚的医德、熟练的护理技术和良好的服务态度，取得患者的信任，获得患者的配合，满足患者的需要，此阶段护士的知识、能力和态度是保证良好护患关系的基础。

61．C。留取 24 小时的尿标本中，应加 5～10ml 的浓盐酸。使尿液在酸性环境中，防止尿中激素被氧化。

62．E。人工心脏起搏器是通过导线和电极的传导刺激心肌，使之兴奋和收缩。使用心脏起搏器的患者应远离强磁场和高电压，如微波炉、磁疗健身器械等，嘱患者正确使用电器，不可做核磁共振检查。

63．D。该患者在输液过程中出现发热、寒战、体温升高，考虑发生了输液反应中的发热反应。发热反应是最常见的输液反应，多发生于输液后数分钟到 1 小时，主要表现为发冷、寒战和发热。轻者体温在 38℃，停止输液后数小时可自行恢复正常；重者体温可达 41℃，伴恶心、呕吐、头痛、脉速等症状。

64．C。发生心绞痛时，给予硝酸甘油最佳的途径是舌下含化，1～2 分钟开始起效。

65．D。继发性失眠是由心理、生理或环境的因素引起的短暂失眠。

66．C。沟通有的基本层次有一般性沟通、事务性沟通、分享性沟通、情感性沟通、共鸣性沟通。其中分享性沟通，这一层次的沟通比陈述事实的沟通高一层次，患者对护士表达自己的想法，表示护患之间已建立起信任感，如患者向护士表达其对治疗的要求等，此时，护士应注意理解患者，不要随意反对患者。

67．B。严重感染是白血病患者主要的死亡原因，可应用白细胞浓缩悬液，该物质是新鲜全血经离心后取其白膜层的白细胞，用于粒细胞缺乏伴严重感染的患者。

68．C。该患者术后呈持续睡眠状态，能唤醒，可回答问题，判断患者意识障碍程度是嗜睡。嗜睡是最轻度的意识障碍。患者处于持续睡眠状态，但能被言语或轻度刺激唤醒，醒后能正确、简单而缓慢地回答问题，但反应迟钝，刺激去除后又

很快入睡。

69．D。急性阑尾炎术前要插导尿管，患者害羞不愿意配合，护士在操作中要耐心解释导尿管目的，提供隐蔽的环境，注意用屏风遮挡，保护患者的自尊。

70．E。疼痛的生理病理反应有面色苍白、呼吸急促、血压升高、瞳孔散大、出汗、骨骼肌收缩、恶心呕吐、休克等；情绪反应有紧张、焦虑、恐惧等；行为反应有烦躁不安、呻吟、哭闹、皱眉等。而退缩、抑郁、愤怒、依赖不属于疼痛的反应。

71．B。肌力程度一般分为 6 级。0 级：完全瘫痪、肌力完全丧失。1 级：可见肌肉轻微收缩但无肢体运动。2 级：肢体可移动位置但不能抬起。3 级：肢体能抬离床面但不能对抗阻力。4 级：能做对抗阻力的运动，但肌力减弱。5 级：肌力正常。

72．C。艾滋病患者应采取血液 - 体液隔离。血液 - 体液隔离适用于艾滋病、乙型肝炎、丙型肝炎、梅毒等通过直接或间接接触血液、体液传播的疾病。艾滋病患者的床头应贴隔离标识卡。艾滋病病毒主要通过母婴垂直传播、性传播、血液传播，礼节性的拥吻，共同进餐，交谈是不会传染艾滋病的。

73．C。艾滋病病毒感染患者应进行血液 - 体液隔离。为该患者更换被血液污染的床单时必须戴手套，即使铺干净的床单也需戴手套，并在操作前后认真洗手。

74．E。针头或锐器在使用地即被扔进耐刺、无渗漏的锐器收集器中。严格执行医疗废物管理制度，严禁将锐器和针头与普通垃圾混放。执行有可能接触患者血液、体液的治疗和护理操作时，必须戴手套。禁止双手分离污染的针头和注射器，或双手回套针帽。

75．C。大量不保留灌肠溶液温度一般为 39～41℃，降温时用 28～32℃，中暑时用 4℃ 的 0.9% 氯化钠溶液。

76．B。伤寒患者灌肠时灌肠筒内液面距肛门 < 30cm，药液量 < 500ml。

77．E。眼睑不能自行闭合的患者，可涂金霉素眼膏或盖凡士林纱布（油纱布）保护角膜，防止角膜长时间暴露、干裂引起溃疡。

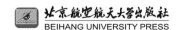

78．C。氧浓度与流量的换算法为,吸氧浓度(%)＝21＋4×氧流量（L/min）。该患者需吸入的氧浓度为2L/min，根据计算公式，故吸氧浓度为29%。

79．A。颈外静脉的穿刺部位为下颌角和锁骨上缘中点连线之上1/3处，颈外静脉外缘。

80．D。青霉素要求现抽现用不可放置过久，试验液放置过久使药物效价降低，还可以分解产生各种致敏物质（青霉噻唑酸和青霉烯酸），导致过敏反应发生；配制的试验液浓度与注射剂量要准确，保证结果判断正确。

81．E。为患者准备青霉素时应认真查对青霉素的试验结果，检查核对注射用物有无过期、漏气等；药物应现用现配，放置过久易产生致敏降解物质；在操作过程中严格执行无菌操作原则。

82．D。注射后均需嘱患者继续观察30分钟，不可马上离开，如无不良反应再离开，以免患者在途中发生意外，造成救治困难。注射青霉素时应严格遵医嘱执行，不可随意增减剂量；注射时要掌握合适的进针角度和深度，避免过深过浅；选择合适的注射部位，不能在化脓感染、硬结、瘢痕及患皮肤病处进针。

83．A。该患者宫外孕大出血，表现为血压下降、四肢厥冷、呼吸增快，面色苍白，输入血液的目的是补充血容量，避免发生低血容量性休克。

84．C。患者出现血压下降、面色苍白、皮肤湿冷等低血容量性休克的表现，应立即配合医生进行抢救首先协助患者平卧，给氧并注意保暖；迅速建立静脉通路，遵医嘱补充液体、血浆或全血。

85．A。该患者在输液过程中全身发痒，有荨麻疹，判断发生了过敏反应。过敏反应多在输血后出现，其主要表现为皮肤瘙痒，荨麻疹，眼睑、口唇水肿，与该患者的情况相符。

86．C。患者活动受限的原因是肌肉、关节和骨髓的器质性损伤，如挫伤、扭伤、骨折等，会引起受伤组织活动受限。

87．A。关节活动范围练习分为主动运动和被动运动。主动运动指个体可以独立开始并完成关节活动范围练习；被动运动指个体需要依靠护士或家属协助完成关节活动范围练习。该患者趾关节

强直，不能背跖屈，应采取被动运动的形式。

88．D。纽曼的健康系统模式分为三级。其中一级预防是个体系统在应激反应产生之前就进行干预，其目的在于控制和减少应激源以及加强弹性防御线的功能。

89．C。纽曼的健康系统模式分为三级。其中二级预防是在应激源穿过正常防御线导致机体发生应激反应时进行的干预，其目的在于加强内部抵抗线，保护基本结构，即通过早发现、早诊断、早治疗，以控制和降低应激反应的强度，促进个体系统稳定性的恢复。

90．B。保留灌肠药液量应＜200ml，药液量太大，患者无法保留足够的时间。

91．E。为伤寒患者灌肠时灌肠筒内液面＜肛门30cm，药液量＜500ml。

92．A。采用干燥法保存的无菌持物钳，每4小时更换1次。采用消毒液浸泡法保存时，无菌持物钳及其浸泡容器每周清洁、灭菌2次，同时更换消毒液。使用频率高的门诊换药室、注射室、手术室等，无菌持物钳应每天清洁、灭菌。

93．C。开启的无菌溶液有效期为24小时，余液只可用于清洁操作。

94．A。空气栓塞易引起右心室肺动脉入口阻塞，使血液不能进入肺内，应立即取左侧、头低足高位，使气体浮向右心室心尖部，避开肺动脉入口。

95．C。腰椎穿刺术后为预防由于腰穿引起颅内压下降，牵张颅内静脉窦和脑膜组织引起的头痛，患者应采用去枕平卧位。

96．D。甲型病毒性肝炎应采取肠道隔离。肠道隔离适用于通过粪便、消化道分泌物直接或间接传播的疾病，如细菌性痢疾、伤寒、病毒性肠炎、甲型肝炎、戊型肝炎、脊髓灰质炎等。

97．C。乙型病毒性肝炎应采取血液-体液隔离。血液-体液隔离适用于乙型肝炎、丙型肝炎、艾滋病、梅毒等通过直接或间接接触血液、体液传播的疾病。

98．D。患者有多个健康问题，护士按先后顺序排列时，先处理首优问题，然后是中优问题，其次是次优问题。其中首优解决的问题是指威胁患

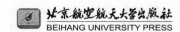

者生命，需要立即行动去解决的问题。该患者可能出现了下腹痛及镜下血尿，可考虑为肾损伤而引起排尿的异常，因此首先要解决的护理问题是排尿异常。

99．A。骨盆骨折会导致大失血而危及生命，故其首要护理问题为潜在并发症：休克。

100．C。患者对其疾病一无所知，他对自己如何防护保健也不知道，因此首要护理诊断是缺乏保健知识。

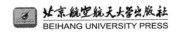

模拟试卷五答案与解析

基础知识

1．D。胃溃疡的发生主要是防御修复因素减弱，十二指肠溃疡主要是侵袭因素增强。高浓度胃酸和能水解蛋白质的胃蛋白酶是主要的侵袭因素，在消化性溃疡尤其是十二指肠溃疡的发病机制中起主导作用，而胃蛋白酶的活性又受胃酸制约，故胃酸是消化性溃疡发生的决定性因素。

2．C。该病理类型属于病理肾结核。病理肾结核指结核分歧杆菌经血行播散进入肾，主要在双侧肾皮质的肾小球周围毛细血管丛内，形成多发性微小结核病灶。该处血液循环丰富，修复能力较强，患者若免疫状况良好，感染的细菌数量少或毒力小，这种微小的结核病可自行愈合，临床上常不出现症状，但尿检中可检测到结核杆菌。

3．E。慢性阻塞性肺气肿患者主要是由于肺泡通气不足所致的缺氧伴缺氧伴二氧化碳潴留，而引起Ⅱ型呼吸衰竭。其他并发症包括自发性气胸、慢性肺心病等。

4．C。腹壁强度降低和腹内压力增高是腹外疝的两个主要原因。

5．C。空肠和回肠血液供应来自肠系膜上动脉，静脉分布与动脉相似，最后汇合成肠系膜上静脉，其与肠系膜上动脉并行，在胰颈的后方与脾静脉汇合形成门静脉。

6．B。小儿间质液占体重的25%，成人间质液占体重的10%～15%。小儿血浆占体重的5%，成人血浆占体重的5%。小儿细胞内液占体重的40%，成人细胞内液占体重的40%～45%。因此小儿体液的分布与成人不同之处是间质液的比例较高。

7．C。心绞痛的病因是冠状动脉发生粥样硬化、痉挛或小动脉病变，使冠状动脉出现固定狭窄或部分闭塞。心脏对机械性刺激并不敏感，但心肌缺血缺氧则引起疼痛。在体力劳动、情绪激动、饱餐、寒冷、吸烟等因素诱发下，心脏负荷突然增加，心肌耗氧量增加，而冠状动脉的供血却不能相应增加，以满足心肌对血液的需求时，即可引起心绞痛。

8．A。妊娠期肾脏略增大，肾脏负担加重，肾血流量比非孕时约增加35%，肾小球滤过率约增加50%。右侧输尿管受右侧妊娠子宫压迫，可致右侧肾盂积水更明显，易患肾盂肾炎。受体位影响，孕妇仰卧位尿量增加，故夜尿量多于日尿量。妊娠期受增大子宫压迫，排尿次数增多。

9．D。肾病综合征的临床表现为大量蛋白尿、低白蛋白血症、水肿、（最常见和最突出的体征）、高脂血症。大量蛋白尿是由于肾小球滤过膜屏障功能受损，导致原尿中蛋白含量增多，是肾病综合征的起病根源。低白蛋白血症是由于大量蛋白从尿中丢失所致。低白蛋白血症导致血浆胶体渗透压下降是水肿的主要原因。高脂血症的发生与低白蛋白血症刺激肝合成脂蛋白增加和脂蛋白分解减少有关。

10．E。在我国，以肝炎后肝硬化导致的肝内型门静脉高压症最常见。

11．B。多器官功能障碍综合征是指急性疾病过程中，同时或序贯发生两个或两个以上重要器官或系统的急性功能障碍。最常见的器官是肺脏，其次是肾、肝、心、中枢神经系统、胃肠、免疫系统以及凝血系统。

12．C。在造血组织中网状细胞及网状纤维构成网架，网孔中充满着不同发育阶段的各种血细胞及少量的巨噬细胞、脂肪细胞、纤维细胞。不同发育阶段的血细胞，在造血组织中的分布呈规律性，使不同部位的造血组织具有不同的微环境，

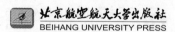

继而诱导各种血细胞向特定方向分化。

13．E。孕激素通常是在雌激素作用的基础上发挥效应的，可使增生期子宫内膜转化为分泌期内膜，为受精卵着床做好准备。雌激素可促进子宫肌细胞增生和肥大，使肌层增厚，增进血运，促使和维持子宫发育，增加子宫平滑肌对缩宫素的敏感性；促使乳腺管增生，乳头、乳晕着色，促进其他第二性征的发育；使宫颈口松弛、扩张，宫颈黏液分泌增加，性状变稀薄，富有弹性，易拉成丝状；使阴道上皮细胞增生和角化，黏膜变厚，并增加细胞内糖原含量，使阴道维持酸性环境。

14．B。钙的生理功能包括：构成骨骼和牙齿的重要成分；调节心脏和神经的传导以及肌肉的收缩；参与凝血过程；是多种酶的激活剂；降低毛细血管和细胞膜的通透性。

15．D。原发性肝癌按大体病理类型可分为结节型、巨块型和弥漫型 3 类，以结节型多见。

16．C。有效循环血容量锐减和组织灌注不足，以及由此引起的代谢改变、炎症介质释放与继发性损害是各类休克的共同病理生理基础。

17．E。正常人体液保持动态平衡。体液中细胞内液男性占体重的 40%，女性占 35%。细胞外液占 20%，细胞外液中组织间液为 15%，血浆为 5%。非功能性细胞外液为体重的 1% ～ 2%。

18．E。胃窦部腺体的 G 细胞，分泌促胃液素。胰腺的外分泌结构主要由腺泡和导管系统组成。胰腺的分泌物为胰液，主要成分为碳酸氢钠和消化酶。胰液中的消化酶主要包括胰淀粉酶、胰脂肪酶和胰蛋白酶，还包括糜蛋白酶、弹力蛋白酶、羧基肽酶、胰磷脂酶、胰麦芽糖酶、核糖核酸酶和去氧核糖核酸酶等。

19．B。婴儿 3 ～ 4 个月涎液分泌开始增多，口底浅，不能吞咽所分泌的全部唾液，常发生生理性流涎。

20．C。心脏的血液供应来自左、右冠状动脉，灌流主要在心脏舒张期，故当心室舒张期延长时能使冠状动脉血流量增多。

21．D。心绞痛、心肌梗死是引起心前区疼痛最常见的原因，梗阻性肥厚型心肌病、急性主动脉夹层动脉瘤、心包炎、胸膜炎等均可引起疼痛，心血管神经症亦可引起心前区疼痛，但与精神刺激和环境因素密切相关。所以心前区疼痛的机制是各种原因刺激支配心脏、主动脉或肋间神经的传入纤维。

22．A。类风湿关节炎是以慢性侵蚀性、对称性多关节炎为主要表现的异质性、全身性自身免疫性疾病。其基本病理改变是滑膜炎和血管炎，滑膜炎是关节表现的基础，血管炎是关节外表现的基础，炎症破坏软骨和骨质，最终可致关节畸形和功能丧失。

23．B。肿瘤可分为良性肿瘤和恶性肿瘤两大类。良性肿瘤一般称为"瘤"，恶性肿瘤来自上皮组织称为"癌"，来自间叶组织称为"肉瘤"。

24．A。营养性缺铁性贫血铁摄入不足是妇女、小儿缺铁性贫血的主要原因。多见于婴幼儿、青少年、妊娠期和哺乳期妇女。

25．B。组织烧伤后的立即反应是体液渗出，伤后 2 ～ 3 小时最为急剧，8 小时达高峰，随后逐渐减缓，至 48 小时渐趋稳定并开始回吸收。此期为急性体液渗出期。

26．B。甲状腺激素是体内唯一储存在细胞外的内分泌激素，能促进机体的新陈代谢和生长发育，特别对脑和骨骼的正常发育和功能有重要的作用。甲状腺激素分泌不足可引起婴幼儿的呆小症、成人的黏液性水肿，分泌过多可致甲状腺功能亢进。

27．E。上消化道大出血时，由于循环血容量急剧减少，静脉回心血量不足，导致心排血量降低，常发生急性周围循环衰竭，因此消化道大出血引起的休克属于低血容量性休克。早期患者可出现头昏、乏力、心悸、晕厥、口渴、黑矇及出汗等组织缺血的表现。呈休克状态时，表现为血压下降、脉压变小、不同程度的意识障碍、心率加快、呼吸急促、口唇发绀、面色苍白、四肢湿冷、尿量减少等。

28．A。肺炎球菌患者常有上呼吸道感染的前驱症状。典型表现为急性起病，寒战、高热、咳嗽、咳痰、呼吸急促和胸痛。体温高峰在下午或傍晚，多呈稽留热，伴头痛和全身肌肉酸痛。咳嗽，早

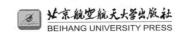

期干咳，继之出现脓痰，呈铁锈色。胸痛常见，可放射至肩部或下腹部，深呼吸或咳嗽时加剧。食欲明显减退，伴有恶心、呕吐、腹胀、腹泻等表现。

29．D。肺动脉高压形成是慢性肺心病发病的关键环节。呼吸性酸中毒、高碳酸血症、肺气肿、慢性缺氧与肺动脉高压形成有关。其中，缺氧是肺动脉高压形成的最主要因素。缺氧可直接使肺血管平滑肌细胞膜对 Ca^{2+} 的通透性增高，使 Ca^{2+} 内流增加，肌肉兴奋 - 收缩耦联效应增强，引起肺血管收缩，导致肺血管的病理性改变。

30．E。阿托品属于抗胆碱药，不可预防局麻药中毒。局麻药液中加肾上腺素，可使局部血管收缩，延长局麻药吸收，预防局麻药中毒。阿托品能阻断 M 胆碱能受体，抑制腺体分泌，减少呼吸道和口腔分泌物，解除平滑肌痉挛及迷走神经兴奋对心脏的抑制作用。由于可使心率加快，所以心动过速者不宜应用。成人肌内注射剂量为 0.5mg。

31．A。系统性红斑狼疮（SLE）发病机制主要为免疫复合物的形成及沉积。外来抗原促发异常的免疫应答，持续产生大量的免疫复合物和致病性自身抗体，造成组织损伤。

32．A。胎儿时期神经系统发育最早，尤其是脑的发育最为迅速。

33．A。急性胰腺炎是由多种病因导致胰酶在胰腺内被激活，引起胰腺及其周围组织水肿、出血甚至坏死等炎性损伤。在我国，胆道疾病是最常见的病因。胆道疾病包括胆石症、胆道感染或胆道蛔虫，其中以胆石症最多见。急性胰腺炎在西方国家多由大量饮酒导致，大量饮酒和暴饮暴食引起胰液分泌增加，并刺激 Oddi 括约肌痉挛，造成胰管内压增高，损伤腺泡细胞，是急性胰腺炎的第二位病因和重要诱因，也是导致其反复发作的主要原因。

34．C。结核病是指由结核分枝杆菌引起的慢性感染性疾病，以肺结核最为常见，传染源为痰中带菌的肺结核患者，以呼吸道传播为主，也可通过消化道传播、母婴传播或经皮肤伤口感染等。

35．D。十二指肠及空肠上段是铁的主要吸收部位。胃肠功能（如胃酸水平等）、体内铁贮存量、骨髓造血功能及某些药物（如维生素 C）等是影响铁吸收的主要因素。

36．B。脑出血最常见病因为高血压合并细、小动脉硬化。其他病因包括脑动脉粥样硬化、颅内动脉瘤和动静脉畸形、脑动脉炎、血液病、梗死后出血、脑淀粉样血管病、脑底异常血管网病、抗凝及溶栓治疗等。

37．D。破伤风患者的治疗、护理等各项操作尽量集中，可在使用镇静剂 30 分钟内进行，以免刺激打扰患者引起抽搐。

38．E。在我国，肝癌最常见的病因是乙型肝炎及其导致的肝硬化。肝癌患者常有乙型肝炎病毒感染→慢性肝炎→肝硬化→肝癌的病史。此外还有黄曲霉毒素、亚硝胺类化合物、饮酒、饮水污染等病因，但不是最常见的病因。

39．A。心脏瓣膜病在我国，以风湿性心脏病最为常见，与 A 组 β（A 族乙型）溶血性链球菌反复感染有关。其中，二尖瓣最常受累，其次为主动脉瓣。最常见的联合瓣膜病是二尖瓣狭窄合并主动脉瓣关闭不全。

40．C。母乳是婴儿最理想的天然食品。初乳为产后 4～5 天内的乳汁，量少，脂肪含量少而蛋白质较多（主要为免疫球蛋白）。过渡乳为 5～14 天的乳汁，含脂肪量高而蛋白质和矿物质逐渐减少。成熟乳为 14 天至 9 个月的乳汁，营养成分适当。晚乳为 10 个月以后的乳汁，总量和营养成分均减少。

41．E。服用避孕药物的不良反应有类早孕反应、阴道流血、停经或月经过少、体重增加、色素沉着、头痛、乳房胀痛、食欲增强、皮疹、瘙痒等。不包括腰酸、腹胀。

42．E。甲状腺功能减退症常见于窦性行动过缓。窦性心动过速是指成人窦性心率＞100 次/分，称窦性心动过速。频率大多在 100～150 次/分，偶可高达 200 次/分。可见于健康人吸烟、饮酒、饮用含咖啡因的饮料或茶、剧烈运动、情绪激动等。某些病理状态如发热、贫血、甲状腺功能亢进等，应用某些药物如阿托品、肾上腺素也可引起。

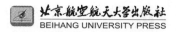

43．A。1岁半正常小儿乳牙数目为月龄减4（或6），故该小儿的乳牙有12～14个。小儿出生后4～10个月，乳牙开始萌出，2岁半乳牙出齐。

44．D。急性毛细支气管炎是2岁以下的婴幼儿特有的下呼吸道感染。以呼吸道合胞病毒感染最常见，也可由副流感病毒、腺病毒、流感病毒、肺炎支原体所致。

45．E。临床上常用利尿药治疗原发性高血压，降压的机制为促进体内电解质（Na^+、Cl^-、K^+、Ca^{2+}、Mg^{2+}、HCO_3^-）排出，增加尿量，减少血容量，从而降低血压。

46．C。中心静脉压可通过颈外静脉穿刺置管方法进行监测。操作方法为：患者仰卧，选好插管部位，常规消毒皮肤，打开无菌穿刺包，戴无菌手套，铺无菌洞巾；下颌角和锁骨上缘中点连线的上1/3处，颈外静脉外侧缘为穿刺点；穿刺针与皮肤呈45°角进针，进入皮肤后改为25°角沿颈外静脉方向穿刺；穿刺完毕每天常规消毒穿刺点与导管，观察局部有无红肿，更换导管外纱布。

47．A。肢体对称性、弛缓性、肌无力为急性感染性多发性神经根神经炎首发症状。自肢体远端开始呈上行性麻痹进展，由双下肢开始逐渐累及躯体肌、脑神经。

48．C。颈椎病可分为4种类型，分别为神经根型颈椎病、脊髓型颈椎病、椎动脉型颈椎病和交感神经型颈椎病。神经根型颈椎病最常见，典型表现为颈肩痛和僵硬。脊髓型颈椎病最严重，早期表现为四肢麻木无力，步态不稳，病情加重可出现自下而上的上运动神经源性瘫痪。椎动脉型颈椎病是由椎动脉供血不足所致，眩晕为最常见的症状。交感神经型颈椎病中年妇女多见，常有明确神经定位体征。

49．A。呼吸道以环状软骨为界，分为上、下呼吸道。气管隆突的位置相当于胸骨角水平，气管在隆突处分为左右两主支气管，是支气管镜检时判断气管分叉的重要定位标记。脏、壁胸膜相互移行，围成的封闭腔为胸膜腔。

50．D。水肿是急性肾小球肾炎最常见和最早出现的症状。水肿主要为肾小球滤过率降低，引起尿少和水钠潴留，多表现为晨起眼睑、面部水肿，可伴有双下肢水肿，重者全身水肿。

51．B。乳头疼痛、皲裂多由哺乳姿势不当、婴儿含接姿势不正确造成。为预防乳头皲裂，应当保持正确的哺乳姿势。若出现乳头皲裂，轻者可继续哺乳，嘱产妇取舒适体位，哺乳前湿热敷乳房3～5分钟，挤出少许乳汁使乳晕变软，让乳头和大部分乳晕含吮在婴儿口中。

52．E。胎儿身体纵轴与母体身体纵轴之间的关系称胎产式。两轴平行者称纵产式，占妊娠足月分娩产式总数的99.75%。两轴垂直者称横产式，仅占妊娠足月分娩总数的0.25%。两轴交叉者称斜产式，属暂时的，在分娩过程中转为纵产式，偶尔转为横产式。

53．A。产力包括子宫收缩力、腹肌和膈肌收缩力及肛提肌收缩力。子宫收缩力贯穿于分娩的全程，是临产后的主要产力。腹肌和膈肌收缩力是第二产程娩出胎儿时的重要辅助力量。肛提肌收缩力协助胎先露在骨盆腔内完成内旋转及仰伸，有利于胎儿娩出。

54．A。新生儿上腭中线和牙龈切缘上常有黄白色、米粒大小的斑点，是上皮细胞堆积或黏液腺分泌物积留所致，称为"马牙"，为新生儿特殊的生理状态，生后数周自行消退。不必处理。

55．B。骨盆入口平面有4条径线，即入口前后径、入口横径和左右各一的入口斜径。入口前后径又称真结合径，从耻骨联合上缘中点骶岬上缘正中间的距离，正常值平均为11cm。入口横径为左右髂耻缘间的最大距离，平均为13cm。入口斜径即左骶髂关节至右髂耻隆突间的距离为左斜径，右骶髂关节至左髂耻隆突间的距离为右斜径，平均值约为12.75cm。

56．D。动脉导管到出生后1年在解剖学上应完全关闭。

57．E。1型糖尿病是指由于胰岛B细胞破坏和胰岛素绝对缺乏所引起的糖尿病，但不包括已阐明病因的B细胞破坏所致的糖尿病类型。1型糖尿病病因和发病机制尚未完全阐明，目前认为与遗传因素、环境因素及自身免疫因素均有关。

58．E。护理时应严格执行无菌操作，及时清理

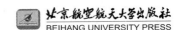

针孔处的分泌物，定期酒精消毒，保护牵引针处的血痂，防止感染。保持肢体纵轴与牵引力一致，保证牵引的有效性，正确体位，注意反牵引。

59．A。梅毒是由梅毒螺旋体（苍白螺旋体）引起的侵犯多系统的慢性性传播疾病。

60．B。妊娠期高血压的基本病变为全身小动脉痉挛，硫酸镁是控制抽搐的首选药物，药理作用为 Mg^{2+} 在人体中抑制神经末梢释放乙酰胆碱而使骨骼肌松弛，Mg^{2+} 还可竞争性拮抗 Ca^{2+}，产生与 Ca^{2+} 相反的生理作用，使骨骼肌、心肌和血管平滑肌松弛，发挥解痉的作用。

61．B。慢性肾衰竭简称慢性肾衰，是各种慢性肾疾病进行性发展的最终结局，以肾功能减退，代谢产物潴留，水、电解质紊乱及酸碱平衡失调和全身各系统症状为主要表现的临床综合征。在我国以原发性慢性肾小球肾炎最多见。

62．A。分娩损伤为子宫脱垂的最主要病因。在分娩过程中，特别是阴道助产或第二产程延长者，盆底肌、筋膜以及子宫韧带均过度拉伸，张力降低甚至撕裂。其他还包括长期腹压增加，如慢性咳嗽，习惯性便秘，经常蹲位或举重、盆底组织发育不良或退行性变、医源性原因等。

63．B。严重腹泻的患者，可引起钾丧失过多，出现低钾血症，出现肌无力、消化道功能障碍、代谢性碱中毒等临床表现。

64．D。硫喷妥钠为常用的超短效巴比妥类静脉麻醉药，有较强的中枢性呼吸抑制作用，可抑制交感神经而使副交感神经作用相对增强，使咽喉及支气管的敏感性增加，易发生喉痉挛及支气管痉挛。

65．A。门静脉系与腔静脉系之间有4个主要交通支：胃底 - 食管下段交通支，直肠下端 - 肛管交通支，前腹壁交通支，腹膜后交通支。

66．E。经鼻胃管注入亚甲蓝，仔细观察创口或引流管，及时记录亚甲蓝的排出时间及排出量，可初步估计瘘口大小和部位，此检查适用于肠瘘形成初期。

67．C。脓胸多为继发性感染，致病菌侵入胸膜腔并引起感染的途径有：直接由化脓病灶侵入或破入胸膜腔，如肺脓肿或邻近组织的脓肿破裂；外伤、异物存留、手术污染、食管或支气管胸膜瘘或血肿引起继发感染；膈下脓肿、肝脓肿、纵隔脓肿、化脓性心包炎等，通过淋巴管侵犯胸膜腔；血源性播散，如在败血症或脓毒血症时，致病菌可经血液循环进入胸膜腔。

68．B。小儿添加辅食的顺序为：4～6个月可添加泥状食物，如米汤、蛋黄（补铁）、鱼泥、水果泥等。2 至 3 个月应添加流质食物，如鱼肝油制剂、水果汁等。7～9 个月宜添加末状食物稀（软）饭、烂面、饼干、肝泥、肉末等。10～12 个月可添加碎食物，如软饭、挂面、面包、碎肉等。

69．D。吸烟是原发性支气管肺癌最重要的危险因素。烟草中含有苯并芘、尼古丁和亚硝胺等致癌物质，开始吸烟年龄越早，吸烟时间越长，吸烟量越大，肺癌的发病率越高。原发性支气管肺癌发病的诱因还包括遗传因素、病毒感染、真菌感染、某些慢性肺部疾病等。

70．A。一氧化碳中毒时，一氧化碳（CO）可与血红蛋白（Hb）结合，形成稳定的碳氧血红蛋白（COHb）。CO 与 Hb 的亲和力比氧与 Hb 亲和力大 240 倍，COHb 不能携氧且不易解离，发生组织和细胞缺氧。

71．A。新生儿肺透明膜病又称新生儿呼吸窘迫综合征多见于早产儿，由于缺乏肺表面活性物质所致，是新生儿期重要的呼吸系统疾病。

72．B。绒毛膜癌的病理特点为增生的滋养细胞大片地侵犯子宫肌层及血管，并常伴有远处转移。显微镜下检查显示典型的病变为滋养细胞极度不规则增生，增生与分化不良的滋养细胞，排列成片状，侵入子宫内膜和肌层，并伴有大量出血和坏死，绒毛结构消失。

73．C。甲状腺癌发病早期多无明显症状，腺体内单发肿块，固定、质硬、表面高低不平、边界不清，增长较快，吞咽时上下活动度降低。根据该患者病史及临床表现，应首先考虑为甲状腺癌。甲亢可有甲状腺毒症、甲状腺肿、突眼征及甲状腺危象的表现。甲状腺腺瘤多见于 40 岁以下妇女，呈圆形或椭圆形，质地较稍硬，表面光滑，无压痛，随吞咽上下移动，生长缓慢，大部分患者无任何症状。甲状腺炎分为亚急性甲状腺炎和

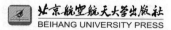

慢性淋巴细胞性甲状腺炎，亚急性甲状腺炎表现为甲状腺肿胀、质地较硬、有压痛，疼痛常波及至患侧耳、颞枕部；慢性淋巴细胞性甲状腺炎表现为甲状腺弥漫性增大、对称、表面平滑、质地较硬，甲状腺功能多减退。单纯甲状腺肿一般无明显症状，可见甲状腺轻、中度肿大，表面平滑，质地较软，重度肿大可引起压迫症状。

74．C。该患者出现体循环静脉淤血的表现，如下肢水肿、颈静脉怒张及肝脏增大，直接的原因是右心室后负荷加重。在心脏舒张时，左心房的血液经由二尖瓣进入左心室，由于二尖瓣狭窄，导致左心房的容量负荷（前负荷）过重，肺静脉回流至左心房的血液受阻，肺静脉压力增高，出现肺循环淤血等左心衰竭的表现。肺淤血继而导致肺动脉的压力被动升高，而长期肺动脉高压引起肺小动脉痉挛，最终导致肺小动脉硬化，更加重肺动脉高压。肺动脉高压增加右心室后负荷加重，引起右心室肥厚扩张，终致右心衰竭。

75．C。动脉栓塞的栓子主要来源有心源性、血管源性和医源性，其中以心源性最常见。

76．C。癌细胞累及Cooper韧带，使其缩短而致皮肤表面凹陷，形成"酒窝征"，是乳腺癌的特征性体征。

77．D。妊娠合并心脏病的患者能否继续怀孕主要根据心功能分级、心脏病种类、病变程度等决定能否妊娠，其中最主要的决定因素为心功能分级。心功能Ⅰ～Ⅱ级、既往无心力衰竭史者可以妊娠。心功能Ⅲ～Ⅳ级、既往有心衰史、肺动脉高压、先心病、严重心律失常、年龄35岁以上等，妊娠期极易发生心力衰竭，不宜妊娠。

78．B。颅前窝骨折可出现鼻漏、眶周、球结膜下瘀斑（熊猫眼）。该患者头部撞伤后出现眼睑青紫，眼结膜下出血，嗅觉丧失，有淡红色液体从鼻腔流出，符合颅前窝骨折的临床表现，可诊断为颅前窝骨折。眼外伤、面部软组织损伤不会出现鼻漏的表现。颅中窝骨折出现鼻漏、耳漏、乳突区瘀斑。颅后窝骨折没有脑脊液漏，可出现乳突区、枕下部、咽后壁瘀斑。

79．C。当骨折患者有危及生命的并发症时应先抢救生命，对休克患者先抗休克治疗，然后处理骨折。该患者骨折合并腹腔内脏损伤，导致失血性休克，应迅速建立2条以上静脉通路，补充血容量，纠正组织低灌注和缺氧。

80．A。胎盘娩出后阴道流血较多，宫底升高，子宫质软、轮廓不清应考虑子宫收缩乏力。

81．B。B超检查可诊断肝、脾、胰、肾的损伤，能根据脏器的形状和大小提示损伤的有无、部位和程度，以及周围积血、积液情况。X线检查可辨别有无空腔脏器损伤，脏器的大小、位置，有无骨折等。CT检查在实质脏器损伤诊断上比B超更准确，但需搬动患者，因此仅适用于病情稳定而又需明确诊断者。

82．B。根据题干，可考虑患者发生了急性胰腺炎。急性胰腺炎主要和首发症状为腹痛，疼痛剧烈而持续，有阵发性加剧，向腰背部放射，可有腹部压痛、肌紧张和反跳痛体征。坏死型胰腺炎可有血糖升高。在我国，胆道疾病（胆道梗阻）是急性胰腺炎最常见的病因，且该患者有胆总管结石病史，其发病最可能的原因为胆道下端梗阻。

83．D。急性胰腺炎患者的脂肪被消化分解为甘油和脂肪酸，脂肪酸可与钙结合为不溶性的脂肪酸钙，因而体内血清钙下降。血钙降低程度与急性胰腺炎的病情严重程度呈正比，＜1.5mmol/L提示预后不良。

84．E。淀粉酶测定是胰腺炎早期最常用和最有价值的检查方法，血清淀粉酶在发病后数小时开始升高，8～12小时标本最有价值，24小时达高峰，持续4～5天后恢复正常，血清淀粉酶超过正常值3倍即可诊断。

85．C。阑尾管腔阻塞是急性阑尾炎最常见的病因。引起阻塞的主要原因是淋巴滤泡增生，其次是粪石，异物、炎性狭窄、蛔虫、食物残渣等原因较少见。

86．A。阑尾的神经由交感神经纤维经腹腔丛和内脏小神经传入，由于其传入的脊髓节段在第10、11胸节，所以在急性阑尾炎发病初期，常表现为该脊神经所分布的脐周牵涉痛，由内脏神经反射所致。

87．C。躯体性疼痛是指由躯体神经痛觉纤维传入的疼痛，感受壁层和脏腹膜的刺激，其特点为感觉敏锐、定位准确。内脏性疼痛是指由内脏神

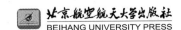

经感觉纤维传入的疼痛，其特点为疼痛定位模糊，范围大，不准确，对切、刺、割、灼等刺激迟钝，对牵拉、膨胀、痉挛、缺血及炎症刺激敏感。疼痛发源于中枢神经系统时，称之为中枢性疼痛。牵涉痛又称放射痛，是指内脏病变产生的感觉信号被定位于远离该内脏的身体其他部位而引起疼痛。

88．C。肝性脑病常见诱因包括上消化道出血（最常见）、高蛋白饮食、饮酒、便秘、感染、尿毒症、低血糖、严重创伤、外科手术、大量排钾利尿、过多过快放腹水、应用催眠镇静药和麻醉药等。

89．A。进食被微生物和（或）其毒素污染的不洁食物以及普通肠道病毒感染可引起急性胃肠炎，以肠道炎症为主。

90．B。食管-胃底静脉曲张者避免食用粗纤维多和坚硬、粗糙的食物，以免曲张静脉破裂出血，也是上消化道大出血的诱因。

91．D。浅Ⅱ度的损伤部位为真皮浅层（乳头层），部分表皮生发层（基底层）健在。创面红润潮湿，疼痛剧烈，大小不一的水疱，疱壁较薄，含黄色澄清液体，2周左右愈合，有色素沉着，无瘢痕。

92．C。深Ⅱ度的损伤真皮乳头层以下，仍残留部分网状层。痛觉迟钝，有拔毛痛，创面苍白与潮红相间，有水疱，疱壁较厚，3～4周愈合，留有瘢痕。

93．E。闭合性气胸多并发于肋骨骨折，由于肋骨断端刺破肺，空气进入胸膜腔所致。

94．A。张力性气胸主要是由较大的肺泡破裂、较深较大的肺裂伤或支气管破裂所致。

95．C。Ⅱ期内痔表现为便血加重，严重时呈喷射状，排便时有痔脱出，便后可自行回纳。Ⅰ期：排便时无痛性出血，便后出血可自行停止，无痔脱出。Ⅲ期：偶有便血，排便、久站、咳嗽、劳累、负重时痔脱出不能自行回纳，需用手托回。Ⅳ期：偶有便血，痔块长期脱出于肛门外或回纳后又即脱出。

96．A。混合痔因直肠上下静脉丛互相吻合导致曲张而形成，内痔和外痔症状可同时存在。

97．D。正常枕先露的分娩机制步骤为衔接、下降、

俯屈、内旋转、仰伸、复位和外旋转。内旋转表现为胎头为适应中骨盆，枕部向前旋转45°，使矢状缝与中骨盆及骨盆出口前后径相一致，于第一产程末完成。

98．C。正常枕先露的分娩机制步骤为衔接、下降、俯屈、内旋转、仰伸、复位和外旋转。俯屈表现为胎头遇到肛提肌的阻力，由枕额径变成枕下前囟径。

99．B。腹壁反射，提睾反射及各种腱反射，出生时不存在，出现后永不消失。出生时不存在，以后逐渐出现的反射有腹壁反射，提睾反射及各种腱反射。

100．A。拥抱反射、握持反射、觅食反射、吸吮反射，出生时存在，2～7个月消失。出生时存在，终身不消失的反射有角膜反射，瞳孔反射，结膜反射，吞咽反射。出生时不存在，出现后永不消失的反射有腹壁反射，提睾反射及各种腱反射。从出生至人的一生中均存在的反射为角膜反射，瞳孔反射，结膜反射，吞咽反射。

相关专业知识

1．D。该产妇血压160/110mmHg（收缩压≥160mmHg或舒张压≥110mmHg为子痫），出现抽搐，可判断为妊娠期高血压子痫发作。子痫发生后，立即吸氧，用开口器或将缠好纱布的压舌板置于上下白齿间，用舌钳固定，取头低侧卧位，以防窒息或吸入性肺炎。昏迷未清醒时，暂禁食，防止误吸。必要时气管插管及负压吸引以保持呼吸道通畅。

2．D。跟骨牵引重量一般为4～6kg。颅骨牵引一般为6～8kg，不超过15kg。

3．A。淀粉酶测定是胰腺炎早期最常用和最有价值的检查方法。血清淀粉酶在发病后数小时开始升高，8～12小时标本最有价值，24小时达高峰，持续4～5天后恢复正常。血清淀粉酶超过正常值3倍即可诊断。

4．B。肝硬化患者腹水检测时一般为漏出液；若合并自发性腹膜炎时，可呈渗出液；若短期内病情迅速恶化，肝脏进行性增大，表面凹凸不平，持续性肝区疼痛，腹水增多且为血性，有不明原

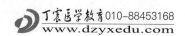
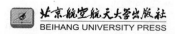

因的发热、消瘦等，应怀疑并发原发性肝癌。

5．B。单纯性甲状腺肿手术治疗适用于出现压迫症状、药物治疗无好转或疑有甲状腺结节癌变者。胸骨后甲状腺肿可引起上腔静脉回流受阻，出现面部青紫、肿胀、颈胸部浅静脉扩张等。

6．B。继发性闭经包括中枢神经 - 下丘脑性闭经、垂体性闭经、卵巢性闭经、子宫性闭经以及雄激素增高的疾病（包括多囊卵巢综合征、先天性肾上腺皮质增生症等）。基础体温测定可以了解卵巢排卵功能，基础体温双相型说明内分泌调节功能未受损，多为子宫内的病变。

7．D。下肢静脉曲张手术（浅静脉高位结扎加曲张静脉分离剥脱术）后 24 小时应鼓励患者下床活动，防止深静脉血栓再次形成。

8．E。该患者抗 Sm 抗体阳性，考虑发生了系统性红斑狼疮；抗 Sm 抗体是系统性红斑狼疮的标志抗体之一，特异性高达 99%，有助于早期和不典型患者的诊断或回顾性诊断。抗核抗体是系统性红斑狼疮首选的筛选检查，但特异性低。

9．D。腰椎间盘突出症患者行非手术治疗时应绝对卧硬板床 3 周，抬高床头 20°。卧位时椎间盘承受的压力较立位时减少 50%，因此，卧位可减轻对神经的压迫，缓解疼痛。

10．B。脑复苏中脱水治疗选用 20% 甘露醇。甘露醇溶液为高渗溶液，静注后，由于不易由毛细血管渗入组织，提高胶体渗透压，导致组织细胞内水分向细胞外转运，从而使组织脱水，减轻水肿。10% 葡萄糖液属晶体溶液，可补充水分和热能。50% 葡萄糖液可用于低血糖患者的治疗。10% 氯化钠属高渗溶液。呋塞米属排钾利尿药，通过增加尿量，从而降低水肿。

11．C。肿瘤患者心理变化可分为以下 5 期：震惊否认期、愤怒期、磋商期、抑郁期、接受期，不包括恐惧期。

12．D。张力性气胸急救时，应立即行胸腔穿刺排气。进一步处理包括胸腔闭式引流，应用抗生素预防感染，对症处理等。

13．E。胎盘早期剥离的治疗原则是纠正休克、及时终止妊娠、防治并发症。轻型患者如无胎儿宫内窘迫，短时间可结束分娩者经阴道分娩。

重型胎盘早剥患者一旦确诊，应及时终止妊娠，采用剖宫产。

14．B。无痰干咳是血管紧张素转化酶抑制剂（ACEI）较常见的不良反应，也是被迫停药的主要原因。出现血管神经性水肿应立即停药。此外，ACEI 还有低血糖，引起胎儿畸形，皮疹，白细胞减少及恶心、呕吐等消化道反应和头晕、头痛等中枢神经系统反应。钙通道阻滞药的主要不良反应是面红、头晕、口唇麻木等，一般无需停药。钙通道阻滞剂常见不良反应为颜面潮红、头痛、眩晕、心悸、踝部及胫前水肿、牙龈增生等，踝部及胫前水肿非由水钠潴留，而是由毛细血管扩张所致。β 受体拮抗药可引起低血压、液体潴留及心衰恶化、窦性心动过缓、房室传导阻滞等，还可诱发哮喘。长期应用还可影响脂肪代谢和糖代谢，血脂异常及糖尿病患者慎用。α 受体拮抗药主要为消化道反应。α 受体激动药主要不良反应是心悸、烦躁不安、焦虑、面色苍白、头痛、震颤等。

15．C。X 线检查见肺内云絮状、模糊、边缘不清的阴影为急性渗出性炎症表现，多为各种类型的肺炎。一般肺炎患者 X 线早期仅见肺纹理增粗，实变期可见斑片状或大片状均匀一致的浸润阴影。

16．C。门静脉高压典型的病理变化包括 3 方面，有脾大、脾功能亢进，静脉交通支扩张和腹水。腹水是肝功能严重损害的表现，常有腹胀、食欲减退、移动性浊音。

17．B。利多卡因不属于血管扩张药，其是目前应用最多的局麻药，属中效局麻药，该药起效快，作用强而持久，能穿透黏膜，穿透力强，安全范围较大，可用于各种局麻，有全能局麻药之称，还可用于治疗心律失常，但毒性较大，已较少使用。硝普钠主要扩张小动脉和小静脉，降低心脏后、前负荷。硝酸甘油主要扩张小静脉，降低心脏前负荷。酚妥拉明可阻断血管平滑肌 α 受体和直接松弛血管平滑肌，使血管舒张，肺动脉压和外周阻力降低，血压下降。尼莫地平属于双氢吡啶类钙通阻滞剂，主要舒张动脉，扩张外周血管的作用较强，在降压的同时还可以改善脑血流量。

18．E。小儿心搏呼吸骤停的临床诊断：患儿突然昏迷，部分有一过性抽搐，呼吸停止，而不是持续昏迷。大动脉（颈动脉、股动脉）搏动消失，心音消失。意识丧失，双侧瞳孔散大，对光反射消失。颈动脉、桡动脉搏动消失，血压测不到，脉搏摸不到。做心电图检查可见等电位线、电机械分离或心室颤动等。

19．D。癫痫发作时应取头低侧卧或平卧头侧位，松开领带、衣扣和裤带，防止过紧压迫呼吸。将压舌板或筷子、纱布、手绢、小布卷等置于患者口腔一侧上下白齿之间，防止舌、口唇和颊部咬伤，勿用力按压抽搐肢体，防止骨折及关节脱位。密切监测患者生命体征，按医嘱给予抗惊厥药。

20．D。强心苷的治疗剂量与中毒剂量接近，易发生中毒。中毒的严重表现为心脏毒性，最常见的心脏毒性表现为期前收缩二联律。已经发生强心苷中毒是强心苷类药物的绝对禁忌证。

21．C。甲胎蛋白（AFP）是诊断肝癌的特异性指标，是肝癌的定性检查，有助于诊断早期肝癌，广泛用于普查、诊断、判断治疗效果及预测复发。

22．C。病原菌明确后，若为脑膜炎双球菌应首选青霉素（此处青霉素是指其本身，因脑膜炎时，血脑屏障对青霉素的通透性增加，大剂量的青霉素 G 治疗有效）。青霉素耐药可选用氨苄西林或第三代头孢。抗生素使用疗程为脑膜炎双球菌 1 周，肺炎链球菌和流感嗜血杆菌 2 周，金黄色葡萄球菌和革兰阴性杆菌 3 周以上。

23．A。枸橼酸铋钾属铋剂，形成胃黏膜保护屏障，兼有抗幽门螺杆菌的作用。法莫替丁和雷尼替丁属于 H_2 受体拮抗剂，阻止组胺与 H_2 受体相结合，抑制胃酸分泌。阿托品属于抗胆碱药，可与气道平滑肌上的 M_3 受体结合，舒张支气管常采用吸入法，对夜间哮喘及痰多患者更有效。西沙必利为 $5-HT_4$ 受体激动剂，可增强胃、十二指肠的收缩与蠕动，因其不增加胃酸分泌，可用于上消化道不适者。

24．D。妊娠 12 周可用多普勒胎心仪经孕妇腹壁探测到胎心音。妊娠 18 ～ 20 周用听诊器经孕妇腹壁可听到胎心音。胎心音呈双音，每分钟 110 ～ 160 次。胎心＞160 次 / 分或＜110 次 / 分均为异常。

25．B。躯体痛是由躯体神经痛觉纤维传入的疼痛，其特点为感觉敏锐、定位准确。牵涉痛又称放射痛，是指内脏病变产生的感觉信号被定位于远离该内脏的身体其他部位而引起疼痛。

26．B。头、面和颈部手术的拆线时间为 4 ～ 5 天。四肢手术 10 ～ 12 天拆线，其他部位于术 7 ～ 8 天拆线，减张缝合需 14 天拆线。年老体弱或营养不良者，应适当推迟拆线时间。

27．D。再生障碍性贫血是一种由多种原因引起的骨髓造血功能衰竭征，其骨髓象可见巨核细胞明显减少或缺如，典型血象呈正细胞正色素性贫血、全血细胞减少，但三系细胞减少的程度不同，是诊断再生障碍性贫血最有力的证据。

28．D。肠内营养的供食要点包括：患者取 30°～ 40° 半卧位有助于防止营养液反流和误吸。口服温度一般为 37℃ 左右，鼻饲及经造瘘口注入时的温度宜为 41 ～ 42℃。长期鼻饲患者应每天进行口腔护理，并定期更换胃管。大剂量推注速度不宜过快。经鼻胃管或胃造口途径肠内营养，管饲结束用水冲洗管道。

29．C。若拔除 T 管，应在术后 10 ～ 14 天试行夹闭 T 管 1 ～ 2 天。无腹胀、腹痛、发热及黄疸等症状，可行 T 管造影，造影后继续引流 24 小时以上。如胆道通畅、无结石和其他病变，再次夹闭 T 管 24 ～ 48 小时，无不适症状方可拔管。

30．C。乳牙共 20 个，出生后 4 ～ 10 个月乳牙开始萌出。2 岁半乳牙出齐。

31．B。钙与钾有对抗作用，为高钾血症患者静脉注射 10% 葡萄糖酸钙能缓解 K^+ 对心肌的毒性作用，以对抗心律失常。静脉注射 10% 葡萄糖酸钙是高钾血症的急救措施。

32．D。该患者出现吞咽困难 2 个月余，可初步考虑为食管癌。食管癌可作纤维食管镜检查，合并病理学检查，有确诊价值。

33．D。急性白血病分为急性髓系白血病和急性淋巴细胞白血病两大类。化学药物治疗是目前白血病治疗最主要的方法，也是造血干细胞移植的基础，可分为诱导缓解及缓解后治疗两个阶段。急性髓系白血病最常用的是去甲氧柔红霉素（IDA）、阿糖胞苷（A）组成的 IA 方案和柔红霉

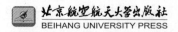

素（DNR）、阿糖胞苷（A）组成的 DA 方案。

34．D。冰帽和冰槽属局部冷疗，具有头部降温，防止脑水肿，减轻脑细胞损害的作用。使用时每 30 分钟测量生命体征 1 次，维持肛温在 33℃左右，不低于 30℃，防止低温诱发房颤、室颤等心律失常。

35．C。2002 年 WHO 推荐的低渗性配方含氯化钠 2.6g，枸橼酸钠 2.9g，氯化钾 1.5g，葡萄糖 13.5g，加水至 1000ml，总渗透压 245mmol/L，电解质渗透压 170mmol/L，1/2 张。ORS 液用于治疗轻、中度脱水，无严重呕吐者。

36．E。慢性支气管炎患者的主要症状为咳嗽、咳痰，或伴有喘息。治疗措施主要有合理吸氧，根据血气分析，调整吸氧的方式和氧浓度。缓解期应常规服用抗生素预防感染；急性发作期要控制感染；多饮水可稀释痰液；有气喘者可加用解痉平喘药控制气喘。

37．D。邻近器官炎症直接蔓延如阑尾炎、腹膜炎等蔓延至盆腔，病原体以大肠埃希菌为主。

38．E。柯氏斑为麻疹的特征性表现。猩红热皮疹的特征性体征是帕氏线、杨梅舌、口周苍白圈、手套状脱皮。

39．B。控制并解除痉挛是破伤风最重要的治疗环节。目的是使患者镇静，降低其对外界刺激的敏感性，控制或减轻痉挛。

40．E。风湿热是由咽喉部 A 组 β 溶血性链球菌感染后反复发作的全身结缔组织炎症，可用青霉素控制链球菌感染，持续用药 2～3 周。预防药物首选长效青霉素（如苄星青霉素），坚持每月肌内注射 120 万单位，至少持续 5 年。单纯关节受累，首选阿司匹林抗风湿治疗，疗程 4～8 周。发生心脏炎者，常用糖皮质激素较快地控制症状，疗程至少 12 周。罗红霉素主要用于耐青霉素金黄色葡萄球菌引起的严重感染等情况，具有抗菌作用。甲硝唑为抗厌氧菌和抗原虫药。

41．C。诊断颅底骨折最可靠的是有脑脊液漏的临床表现。

42．B。膀胱镜检查是膀胱结石最可靠的诊断方法，可以直接观察结石的大小、数目和形状，同时也可观察有无其他病变，如前列腺增生、膀胱

颈纤维化等。

43．C。面部上唇周围和鼻部"危险三角区"的疖如被挤压或处理不当，病菌可沿内眦静脉和眼静脉向颅内扩散，引起化脓性海绵状静脉窦炎。

44．C。术前辅助检查不包含 3P 实验，3P 试验为凝血功能检查，可辅助诊断 DIC。肾移植除术前常规实验室检查、各种培养（尿、咽拭子和血液等）及影像学检查外，还应评估供、受者间相关的免疫学检查情况，如供、受者血型是否相符、HLA 配型相容程度、淋巴细胞毒交叉配合试验及 PRA 检测结果。

45．D。碱性磷酸酶一般用于肝病和骨病的血清学辅助检查。发生急性心梗后，肌酸激酶同工酶（升高较早（4～6 小时)，恢复也较快（3～4 天)，对判断心肌坏死的临床特异性也较高。肌酸磷酸激酶（CPK）、乳酸脱氢酶（LDH）、天冬氨酸氨基转移酶（AST）等特异性和敏感性较肌酸激酶同工酶均较差，已较少应用于临床。

46．D。小细胞癌恶性程度最高，对化学治疗和放射治疗最为敏感，效果较好。非小细胞癌（鳞癌、腺癌、大细胞癌）采取以手术治疗为主，辅以化学治疗和放射治疗的综合治疗。

47．D。急性肾衰患儿透析治疗时因丢失大量蛋白质，所以不需要限制蛋白质入量。长期透析时可输血浆、水解蛋白、氨基酸等在少尿期 3 天以内，不宜摄入蛋白质，严禁含钾食物，如橘子、榨菜、紫菜、菠菜、香蕉、香菇、薯类、山药、坚果等。少尿期 3～4 天之后，给予低蛋白、高热量、高维生素的清淡流质或半流质饮食，严格禁止摄入含钾食物或药物等。限制蛋白质 0.8g/（kg·d），以优质蛋白（肉类、蛋类、奶类）为宜。不能进食者可鼻饲或静脉营养，尽量减少钠、钾、氯的摄入量。

48．D。儿童急性支气管炎一般不使用镇咳药或镇静药。咳嗽重而痰液黏稠者，可用雾化吸入。喘息严重者可加用泼尼松。

49．E。发生胎膜早破的患者应绝对卧床休息，取左侧卧位并抬高臀部或取头低足高位，防止脐带脱垂引起胎儿缺氧或宫内窘迫。

50．E。宫颈刮片细胞学检查用于筛查子宫颈癌，

是早期发现的主要方法。其结果采用巴氏分级：Ⅰ级正常；Ⅱ级炎症；Ⅲ级可疑癌；Ⅳ级高度可疑癌；Ⅴ级癌细胞阳性。子宫颈活体组织检查是确诊子宫颈癌最可靠的方法。碘试验用于宫颈活组织取材部位的选取，在碘不染色区取行活检，可提高诊断率。巴氏Ⅱ级以上、TBS分类上皮细胞异常，均应在阴道镜下观察宫颈表面病变状况，选择可疑癌变区行活组织检查，提高诊断准确率。

51．E。临产开始的标志是有规律且逐渐增强的宫缩，持续时间30秒以上，间歇5～6分钟，伴进行性宫颈管消失、宫口扩张和胎先露下降。见红为正式临产前24～48小时，经阴道排出少量血性分泌物，是即将临产最可靠的征象。

52．C。尿糖阳性是诊断糖尿病的重要线索，但只提示血糖值超过肾糖阈（大约10mmol/L），尿糖阴性也不能排除糖尿病可能。患者有糖尿病症状加空腹血糖≥7.0mmol/L，或随机血糖≥11.1mmol/L，或OGTT、餐后2小时血糖≥11.1mmol/L为诊断糖尿病的标准。口服葡萄糖耐量试验（OGTT）适用于血糖高于正常范围而又未达到诊断糖尿病标准者。

53．E。一侧脑干病变可引起交叉瘫，表现为病变侧脑神经麻痹和对侧肢体瘫痪。

54．D。正常成人的网织红细胞在外周血中占0.2%～1.5%。网织红细胞增多可见于溶血性贫血、急性失血性贫血或贫血的有效治疗后。网织红细胞减少，表示骨髓造血功能低下，常见于再生障碍性贫血。

55．C。关节痛是最早出现的症状，表现为对称性、持续性多关节炎，时轻时重，伴有压痛，常累及小关节，以近端指间关节、掌指关节及腕关节最常见，大关节也可受累。

56．A。阿托品属毒蕈碱胆碱能神经受体拮抗剂，能竞争性地与毒蕈碱胆碱受体结合，阻断乙酰胆碱（ACh）与副交感神经和中枢神经系统的毒蕈碱胆碱受体结合，能有效缓解毒蕈碱样症状和呼吸中枢抑制，但对烟碱样症状（肌纤维颤动）无明显作用。

57．B。中、重度中、重度子宫内膜异位症患者血清CA125值可能会升高，但一般均为轻度升高，多低于100U/L。

58．B。血肌酐和尿素氮用于判断肾功能，当肾实质损害时，体内蛋白质产物潴留，血肌酐和血尿素氮增高，其增高的程度与肾损害程度成正比，故可用于判断病情和预后。血尿素氮受分解代谢、饮食和消化道出血等多种因素影响，不如血肌酐精确。内生肌酐清除率用于测定肾小球滤过率。酚红排泄试验反映肾小管的排泄功能。肾功能检查不包括红细胞排泄率。

59．E。对于临床上怀疑败血症的新生儿，不必等待血培养结果即应使用抗生素。早期、联合、足量、静脉应用抗生素，疗程要足，一般应10～14天，有并发症者应治疗3周以上。病原菌已明确者可按药敏试验用药。病原菌尚未明确前，结合当地菌种流行病学特点和耐药菌株情况选择两种抗生素联合使用。但经抗生素治疗后病情好转时应继续治疗5～7天。

60．B。出现胎儿宫内窘迫时，行胎盘功能检查多次检查尿雌三醇＜10mg/24h或者急剧减少30%～40%。

61．A。急性胰腺炎患者早期即可出现恶心、呕吐，且宜禁食3～5天，以减少胃酸分泌，从而降低胰液分泌，减轻自身消化，减轻腹胀，降低腹内压。因多出少入，血容量可减少，易发生低血容量性休克。早期以低血容量性休克为主，后期合并感染性休克。

62．C。该患儿两年之内由阴转阳，反应强度从原直径＜10mm增至＞10mm，且增加的幅度为6mm以上，表示新近有感染或可能有活动性病灶。

63．B。血钾＞5.5mmol/L为高血钾症，该患者血钾7.2mmol/L，判断患者发生了高钾血症，最有效的方法是透析治疗，但当血钾超过6.5mmol/L、心电图表现异常变化时，应在透析治疗前予以紧急处理：10%葡萄糖酸钙10～10ml稀释后缓慢静注（不少于5分钟），以拮抗钾离子对心肌的毒性作用；5%碳酸氢钠100～200ml静滴，以纠正酸中毒并促使钾离子向细胞内转移；50%葡萄糖液50ml加普通胰岛素10U缓慢静注，以促进糖原合成，使钾离子向细胞内转移。

64．D。该患者因闭合性腹部损伤出现休克症状，腹腔抽出不凝固血液，提示出现了实质性器官或血管破裂所致的内出血。治疗应抗休克同时剖腹探查，明确病因，有效止血和治疗疾病。诊断未明确前，禁用镇痛药。补充血容量、应用利尿药、禁饮食、胃肠减压可作为基础性处理措施和术前准备，不能从根本上治疗疾病。

65．D。支气管哮喘发作时可有嗜酸性粒细胞增高，并发感染时白细胞计数和中性粒细胞比例增高。

66．A。该患者不安，烦躁，很快呼吸急促，脉快，考虑该患者为局麻药毒性反应。中毒反应一旦发生，应立即停药、尽早给氧、加强通气。遵医嘱予地西泮 5～10mg 静脉或肌内注射。抽搐、惊厥者还加用 2.5% 硫喷妥钠缓慢静脉注射。停止再用麻药是紧急处理措施的第一步。

67．B。Ⅱ期内痔表现为便血加重，严重时呈喷射状，排便时有痔脱出，便后可自行回纳。该患者排便时有鲜血滴出，有肿物脱出，便后自行还纳，可考虑为内痔Ⅱ期。内痔其他各期的临床特点：Ⅰ期：排便时无痛性出血，便后出血可自行停止，无痔脱出。Ⅲ期：偶有便血，排便、久站、咳嗽、劳累、负重时痔脱出不能自行回纳，需用手托回。Ⅳ期：偶有便血，痔块长期脱出于肛门外或回纳后又即脱出。外痔主要表现为肛门不适，潮湿，有时伴局部瘙痒，若发生血栓形成及皮下血肿则有剧痛，肛周可见暗紫色椭圆形肿物，触痛明显，排便、咳嗽时疼痛加剧。

68．C。直径不超过 2mm 称瘀点（出血点）。直径在 3～5mm 之间称紫癜。直径在 5mm 以上称瘀斑。片状出血伴局部皮肤隆起者称为血肿。蜘蛛痣压迫痣中心，其辐射状小血管网即消失，压力解除后，蜘蛛痣又出现。

69．A。肛门排气、胃肠减压引流量减少后，拔除胃管。

70．C。缺铁性贫血的患儿给予高蛋白、高维生素、含铁丰富的饮食。含铁丰富的食物主要有动物肝、肾、血、瘦肉及蛋黄、海带、紫菜、木耳、豆类、香菇等，其中动物食物的铁更易吸收。富含铁的食物和铁剂不与浓茶、牛奶、咖啡等同服。

71．E。判断慢性肾盂肾炎，除反复发作尿路感染病史之外，尚需结合影像学检查。慢性肾盂肾炎患者肾外形凹凸不平，且双肾大小不等，静脉肾盂造影可见肾盂肾盏变形、缩窄。

72．C。脉压增大（脉压＞ 40mmHg）主要见于主动脉瓣关闭不全，是由于主动脉瓣反流患者收缩压升高，舒张压降低，导致脉压增大，并出现周围血管征。其他还见于原发性高血压、主动脉粥样硬化、甲状腺功能亢进症等。脉压减小（脉压＜ 30mmHg）的疾病主要见于休克、缩窄性心包炎、心包积液、心力衰竭等。

73．E。尿潴留患者的护理措施包括心理护理、提供隐蔽的排尿环境、调整体位和姿势、诱导排尿、热敷、按摩、健康教育、必要时根据医嘱肌内注射卡巴可等。经上述处理仍不能解除尿潴留时，可采用导尿术。

74．E。腹膜炎是腹膜透析的主要并发症，其处理方法为用 2000ml 透析液连续腹腔冲洗 3～4 次，向腹膜透析液内加入抗生素及肝素，也可全身应用抗生素。若治疗后感染仍无法控制，应考虑拔除透析管。

75．B。正常人血糖值为 3.9～6.1mmol/L，糖耐量试验（OGTT）即 4 次测量值中 2 项或 2 项以上达到或超过正常值为妊娠期糖尿病，1 项异常为糖耐量受损。该患者三项异常可诊断为妊娠期糖尿病。

76．D。急性穿孔最具特征性、最重要的诊断依据为腹部立位 X 线检查见膈下新月状游离气体影。

77．A。急性穿孔最重要的护理措施是禁食和胃肠减压。胃肠减压可抽出胃肠道内容物和气体，减少消化道内容物继续流入腹腔，减少胃肠内积液、积气，减少胃酸、胰液等消化液分泌，改善肠壁血运。

78．C。全麻未清醒患者应去枕平卧，使头偏向一侧至清醒，以防止口腔分泌物和呕吐物误吸，引起窒息或肺部并发症。

79．E。该患者为休克状态，应取中凹卧位，即抬高头胸 10°～20°，抬高下肢 20°～30°。抬高头胸部有利于保持呼吸道通畅，改善通气功

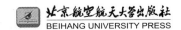

能而缓解缺氧症状;抬高下肢有利于静脉血回流,增加心排血量而使休克症状缓解。

80．C。对疑有腹部损伤的患者,诊断性腹腔穿刺是最有意义的检查。通过观察穿刺抽出液体的性状可判断受损脏器。抽到不凝血,提示为实质性器官或血管破裂所致的内出血。抽到血液迅速凝固,提示误入血管或血肿。穿刺液中淀粉酶含量增高,提示胰腺或胃十二指肠受损。

81．E。该患者受伤位置为左季肋部,伤后出现休克体征,腹肌紧张不明显,可初步诊断为脾破裂。腹腔穿刺抽到不凝血,提示为实质性器官或血管破裂所致的内出血。

82．C。脾破裂的处理原则是"抢救生命第一,保脾第二"。治疗应快速输血补液,同时紧急手术。脾破裂应首先进行手术止血,升压药、抗生素可作为后续治疗手段。

83．C。消瘦和脱水者可全腹凹陷,严重时前腹壁凹陷几乎贴近脊柱,肋弓、髂嵴和耻骨联合显露,使腹外形如舟状,称舟状腹,也可见于恶病质,如结核病、恶性肿瘤等慢性消耗疾病。

84．A。急性胃肠穿孔患者由于腹腔内容物增加,腹部张力增大,腹膜刺激而引起腹肌痉挛、腹壁明显紧张,甚至强直,硬如木板,称为板状腹。

85．E。结核性腹膜炎的典型体征为腹壁柔韧感,即松软腹,系腹膜遭受轻度刺激或有慢性炎症的一种表现,但不常见,缺乏特异性。

86．C。消瘦和脱水者可全腹凹陷,严重时前腹壁凹陷几乎贴近脊柱,肋弓、髂嵴和耻骨联合显露,使腹外形如舟状,称舟状腹,也可见于恶病质,如结核病、恶性肿瘤等慢性消耗疾病。

87．C。淀粉酶测定是胰腺炎早期最常用和最有价值的检查方法,血清淀粉酶在发病后数小时开始升高,8～12小时标本最有价值,24小时达高峰,持续4～5天后恢复正常,血清淀粉酶超过正常值3倍即可诊断。血清脂肪酶常在发病后24～72小时开始升高,持续7～10天,脂肪酶超过正常值3倍即可诊断。

88．A。甲胎蛋白(AFP)是诊断肝癌的特异性指标,是肝癌的定性检查,有助于诊断早期肝癌,广泛用于普查、诊断、判断治疗效果及预测复发。

血清AFP＞400μg/L,并能排除妊娠、活动性肝病、生殖腺胚胎瘤等疾病,即可考虑肝癌的诊断。

89．B。营养性巨幼红细胞性贫血多由维生素B_{12}、叶酸缺乏所致。应主要补充叶酸和维生素B_{12}。

90．C。铁摄入不足是妇女、小儿缺铁性贫血的主要原因,所以营养性缺铁性贫血应主要补充铁剂。

91．E。Swan-Ganz气囊漂浮导管属于循环系统监测指标。

92．A。血尿素氮属于泌尿系统监测指标。血尿素氮为蛋白质代谢产物,主要经肾小球滤过排出,因此目前临床上多测定尿素氮,粗略观察肾小球的滤过功能。

93．D。血气分析属于呼吸功能监测指标,血气分析可测定的有动脉氧分压、动脉二氧化碳分压、动脉氢离子浓度,从而判断肺换气功能指标及酸碱平衡情况。

94．B。胆囊穿孔应行急症手术并做好腹腔引流,可防止炎症扩散,有效缓解病情。

95．A。治疗急性梗阻性化脓性胆管炎,应边抗休克边紧急手术解除胆道梗阻并引流。

96．E。未伴结石的慢性胆囊炎患者可行非手术治疗。方法包括禁食、解痉止痛、输液、抗感染、营养支持、纠正水电解质及酸碱代谢失调等。

97．A。急性冠状动脉综合征的最早出现的症状为心前区不适。心前区痛休息即止见于心绞痛,疼痛时间一般持续3～5分钟,不超过30分钟。发作时,患者往往不自觉地停止原来的活动,一般会在原来诱发疼痛的活动停止后缓解。急性心肌梗死常发生于安静时,程度更加剧烈,持续时间10～20分钟以上,经休息和含服硝酸甘油不能完全缓解。患者常伴有大汗、呼吸困难、恐惧和濒死感。

98．E。主动脉瓣关闭不全的特征性体征为主动脉第二听诊区(胸骨左缘第3、4肋间)可闻及高调叹气样舒张期杂音,轻度反流者只有坐位前倾、呼气末才能听到。严重主动脉瓣反流患者收缩压升高、舒张压降低、脉压增大,出现周围血

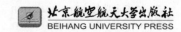

管征，如点头征、水冲脉、毛细血管搏动征、股动脉枪击音等。动脉导管未闭患儿也可出现周围血管体征，由于主动脉血液不断流入肺动脉，使外周动脉舒张压下降。

99．C。二尖瓣狭窄最常见的早期症状是呼吸困难，特征性的心脏杂音为心尖区舒张中晚期低调的隆隆样杂音，伴舒张期震颤。二尖瓣关闭不全患者心尖部全收缩期吹风样杂音是典型体征，在心尖区最响，伴有震颤，第一心音减弱或不能闻及。主动脉瓣关闭不全的特征性体征为主动脉第二听诊区（胸骨左缘第3、4肋间）可闻及高调叹气样舒张期杂音。

100．B。急性冠状动脉综合征的最早出现的症状为心前区不适。发生急性心梗后，查血肌酸激酶同工酶（CK-MB）升高较早（4～6小时），恢复也较快（3～4天），对判断心肌坏死的临床特异性也较高。但血清心肌坏死标志物是诊断心肌梗死的敏感指标。

专业知识

1．B。新生儿穿衣、包裹棉被、室温维持在24℃，便可达到中性温度的要求。由于其体温调节中枢功能发育不够完善，汗腺发育不良，排汗散热能力差，若室温过高，或保暖太过，易出现发热，应首先检查婴儿室的温度，如果室内温度高于25℃应适当降低，同时减少婴儿的衣服，松开包被以增加散热。如体温上升超过39℃，可采用物理降温。

2．D。呕血与黑便是上消化道出血的特征性表现。其中黑便常呈柏油样，黏稠而发亮，由血红蛋白中的铁与肠内硫化物作用形成黑色的硫化铁所致。出血量大时，粪便可呈暗红或鲜红色。

3．C。猩红热患儿呼吸道隔离至连续3次咽拭子培养阴性，隔离期限不少于7天，对接触者应严密观察7天。急性期应卧床休息2～3周。猩红热首选青霉素治疗，连用5～7天。饮食方面给予高营养、高维生素、易消化的流质或半流质饮食，多饮水。

4．C。颅内压增高时床头抬高15～30°，以利于颅内静脉回流，减轻脑水肿。

5．D。急性白血病、再生障碍性贫血、淋巴瘤等血液病可使白细胞数减少和功能缺陷，容易引起机体发生继发性感染，感染部位以口腔、牙龈、咽峡最常见，其次为呼吸系统、皮肤、泌尿系统、消化系统等，严重者可发生败血症。

6．C。控制和解除肌痉挛是治疗破伤风的重要环节，目的是使患者镇静，降低其对外界刺激的敏感性，控制或减轻痉挛。预防并发症是降低破伤风患者病死率的重要措施。中和血中的游离毒素、处理伤口都是早期的处理措施。严格消毒隔离是隔离制度，不是治疗措施。

7．C。该患者呼吸中有烂苹果味，可考虑为酮症酸中毒。当出现酸中毒时，则表现为食欲减退、恶心，常伴头痛、嗜睡、烦躁、呼吸深快有烂苹果味（丙酮味）。

8．B。截瘫患者早期留置尿管持续引流并记录尿量，2～3周后改成每4～6小时开放1次。脊髓完全性损伤者应进行排尿功能训练。鼓励患者每天饮水3000ml以上，引流袋低于膀胱，预防感染和结石，必要时做膀胱冲洗。

9．A。黑痣恶变的临床表现为生长活跃或溃破，疼痛，体积增大，扁平、色素较深。发炎和出血等常是恶变的象征。

10．B。浅昏迷的患者意识大部分丧失，无自主运动，对声、光刺激无反应，对压迫眶上缘等疼痛刺激可有痛苦表情及躲避反应，瞳孔对光反射、角膜反射、眼球运动、吞咽反射、咳嗽反射等可存在。

11．B。深Ⅱ度烧伤表现为痛觉迟钝，有拔毛痛，创面苍白与潮红相间，有水疱，疱壁较厚。

12．A。颅脑手术后患者应严格卧床休息，床头抬高15°～30°，利于颅内静脉回流，减轻脑水肿。

13．A。服用地高辛等强心苷药物时应严格遵医嘱用药，用药前应先测量心率。静脉给药时务必稀释后缓慢静注，观察患者用药后的反应，同时监测心律、脉率、心电图及血压变化。当患者脉搏节律由规则变为不规则（如长期心房颤动患者使用洋地黄后心律变得规则），心率或脉搏＜60次/分，应暂停用药并通知医生。

14．E。瘢痕性幽门梗阻以手术治疗为主，最常用的术式是胃大部切除术。呕吐是幽门梗阻最为突出的症状，呕吐物为发酵隔夜食物，且量很大，有大量黏液，不含胆汁，有腐败酸臭味，呕吐后自觉腹胀明显缓解。患者常有低氯、低钾性碱中毒，严重时还可出现低镁血症、酮症、脱水及营养不良。典型体征为上腹可见胃型及自左肋下向右腹的蠕动波、晃动上腹部时可闻及振水声。

15．B。感染性休克的并发症不包括肺水肿。休克进入不可逆阶段之后，由于血液浓缩、黏稠度增加，加之酸性环境中的血液高凝状态，红细胞与血小板发生凝集而在血管内形成微血栓，甚至发生弥散性血管内凝血。低灌注和缺氧可损伤肺毛细血管和肺泡上皮细胞，患者出现进行性呼吸困难和缺氧，称为急性呼吸窘迫综合征。休克时儿茶酚胺、血管升压素和醛固酮分泌增加，引起肾血管收缩，致肾小管上皮细胞大量坏死，引起急性肾衰竭。休克加重后，冠状动脉血流量明显减少，心肌因缺血缺氧而受损。

16．C。局麻药可加入少量肾上腺素的适应证是发热患者。局麻药液中加肾上腺素，可使局部血管收缩，延长局麻药吸收，减少局麻药用量。但手指、足趾和阴茎等处的局麻手术或甲亢、心律失常、高血压及周围血管疾病等患者，不应加肾上腺素。

17．E。高血压患者应合理安排休息、工作与活动，根据年龄及身体状况选择运动，持之以恒循序渐进。给予低盐、低脂、低胆固醇饮食，限制动物脂肪、内脏、甲壳类食物的摄入，补充适量蛋白质，多吃新鲜蔬菜、水果，指导患者将钠盐摄入量逐步降至＜6g/d，减少每天总热量摄入，控制体重，坚持长期的饮食、运动、药物治疗。家庭血压监测一般在每天早晨服用降压药物之前或晚上测量。教育患者服药剂量必须遵医嘱执行，按时按量，不可随意增减药量或突然撤换药物，不可漏服或补服上次漏下的剂量。

18．B。优质低蛋白饮食可减轻肾小球内高压、高灌注及高滤过状态，延缓肾小球硬化和肾功能的减退。

19．A。血栓闭塞性脉管炎组织坏死期（晚期）主要的病理变化是动脉完全闭塞，肢体由远端向近端逐渐发生干性坏疽，肢端发黑，形成经久不愈的溃疡。继发感染后可成为湿性坏疽，疼痛剧烈。病情严重时可出现全身感染中毒症状。间歇性跛行是血栓闭塞性脉管炎局部缺血期（早期）的典型表现。营养障碍期（中期）特征性表现为出现静息痛。

20．E。月经期、妊娠期、产后或人工流产术后子宫颈内口未闭、阴道流血者禁忌行阴道灌洗，以免引起上行性感染。子宫颈癌患者有活动性出血者，为防止大出血，禁止灌洗。某些产后10天后或妇产科手术2周后的患者，合并有阴道分泌物、浑浊、有臭味、阴道伤口愈合不良、黏膜感染坏死等情况时，可采用低位阴道灌洗，灌洗筒距床面的高度一般不超过30cm，避免阴道分泌物进入子宫腔或损伤阴道残端伤口。

21．C。骨科牵引的目的和作用包括骨折、关节脱位的复位和固定、挛缩畸形的预防和矫形治疗、肢体制动和抬高（减轻疼痛）、骨和关节疾病治疗前准备、预防病理性骨折。

22．E。根据关节症状与全身症状分为不同类型，多关节型女孩多见，发病最初6个月受累关节≥5个，多为对称性，大小关节均可受累，颞颌关节受累时导致张口困难，小颌畸形，晨僵是本型的特点，反复发作者关节发生强直变形，最终一半以上患儿关节发生强直变形影响关节功能。

23．D。胸腔穿刺时，抽液不宜过多过快是为了防止纵隔复位太快，可刺激纵隔与肺门部位的神经，并可使大血管扭曲，影响血液流回心脏，引起循环功能严重障碍。

24．D。全面强直-阵挛发作旧称大发作，为最常见的癫痫发作类型之一，以意识丧失和全身对称性抽搐为特征。

25．D。T管拔管指征：T管一般放置2周左右，术后10～14天试行夹闭T管1～2天，若无腹胀、腹痛、发热及黄疸等症状，可行T管造影，造影后继续引流24小时以上，如胆道通畅、无结石和其他病变，再次夹闭T管24～48小时，无不适症状方可拔管。T管应妥善固定，防止脱落。保持引流通畅，避免引流管压迫、折叠、扭曲。若T管不慎脱出，立即报告医生，禁止自行重新插回，以防逆行感染。

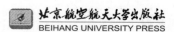

26．A。产后出血导致失血性休克时的补血原则是出多少，补多少，即补充同等失血量。

27．C。外阴血肿患者应保持外阴部清洁干燥，每天外阴冲洗 3 次，大便后也应及时冲洗。24 小时内冷敷，降低局部血流速度及局部神经敏感性，减轻患者疼痛和不适感。24 小时以后热敷以促进血肿的吸收。采取正确体位，避免血肿受压。

28．E。基础体温测定是测定排卵简单易行的方法。将每天清晨醒后静息状态下未进行任何活动的口腔温度绘成曲线图，一般连续测量 3 个月经周期，可用于测定孕激素的分泌情况，判断有无排卵。

29．A。肿瘤患者化疗时，白细胞＜1×10^9/L，应实行保护隔离。一化疗时体位无特殊要求，病室温度应保持在 18 ～ 22℃之间。一旦发现药物外渗，应立即停止给药，保留针头接注射器回抽后，注入解毒药再拔针。无需沙袋压迫。

30．E。子宫颈炎多数患者无症状。有症状者可表现为阴道分泌物增多，呈乳白色黏液状、淡黄色脓性或血性。

31．C。肥皂水刷手法主要用消毒毛刷蘸取消毒肥皂液刷洗双手及手臂，范围从指尖至肘上 10cm。

32．C。体位引流应在早晨清醒后立即进行效果最好，或餐后 1 ～ 2 小时进行，每次引流 15 ～ 20 分钟。高血压、呼吸衰竭和（或）心力衰竭、高龄及危重患者禁止体位引流。

33．E。慢性阻塞性肺气肿常见的并发症有肺部感染、慢性呼吸衰竭、自发性气胸、慢性肺心病等。左心衰竭主要是由肺循环淤血和心排出量减少导致。

34．B。法洛四联症患儿血液黏稠度高，发热、出汗、吐泻时，体液量减少，加重血液浓缩易形成血栓，因此要注意供给充足液体，必要时可静脉输液。

35．A。氨中毒是肝性脑病的重要发病机制，可使用降氨药（如鸟氨酸）来降低体内的氨水平。含氮药可增加体内氨的合成，应避免使用。肝性脑病患者还应避免应用催眠镇静药（包括安眠药）、麻醉药和对肝脏有毒性作用的药物。

36．E。新生儿沐浴前，室温应调节至 26 ～ 28℃，水温调至 39 ～ 41℃，注意保暖。

37．C。肾输尿管结石血尿常发生在患者活动或肾绞痛后，所致黏膜损伤，出现肉眼或镜下血尿。

38．E。直肠肛管周围脓肿发病早期给予抗生素控制感染，选择对革兰阴性杆菌、革兰阳性细菌和厌氧菌有效的广谱抗生素，宜联合用药。脓肿形成后尽早切开引流。肛门周围皮下脓肿是最常见的直肠肛管周围脓肿，全身症状不明显，肛周持续性跳痛，局部红肿，有压痛，脓肿形成可有波动感。骨盆直肠间隙脓肿较少见，全身症状严重，持续性高热、头痛，局部表现不明显，位置深，空间大，可触及隆起肿块，深压痛和波动感，伴有直肠坠胀感，便意不尽，排尿困难。脓肿自行破溃或手术切开后易形成肛瘘，肛瘘主要的病因是直肠肛管周围脓肿。

39．B。监测尿量是判断血容量是否充足的简便而可靠的指标，也是调整输液速度最有效的观察指标；成年人每小时尿量 40ml 以上，方可补钾；补钾时不宜过快，以免血钾突然升高致心搏骤停。

40．D。小脑幕切迹疝患者瞳孔主要表现为一侧瞳孔进行性散大。脑疝初期由于患侧动眼神经受刺激导致患侧瞳孔缩小，随着脑疝进行性恶化，脑干血供受影响，动眼神经麻痹致患侧瞳孔散大，直接、间接对光反应消失。

41．B。一侧肺叶切除者，采取健侧卧位，但呼吸功能较差者，宜选平卧位，避免健侧肺受压而影响通气。一侧全肺切除术者，避免过度侧卧，采取 1/4 侧卧位，防止纵隔移位和压迫健侧肺。

42．C。系统性红斑狼疮患者最具特征性的皮肤黏膜损害是蝶形红斑，好发于鼻梁和双颧颊部。紫癜可见于特发性血小板减少性紫癜。玫瑰疹可见于伤寒。荨麻疹可见于血清病。红色斑丘疹可见于麻疹疾病。

43．D。脑复苏后的主要治疗和护理措施包括，为了防治并发症，预防感染，复苏后应常规使用抗生素。确保有效循环稳定应使维持血压为 80 ～ 90/50 ～ 60mmHg。常规吸氧维持良好的呼吸功能。纠正体液失衡、改善电解质紊乱。

44．E。急性肠梗阻早期无明显全身表现，主要表现为阵发性腹部绞痛、呕吐、腹胀等。发生绞窄时可使大量血浆和血液丢失，血容量下降，严重时会出现低血容量性休克。

45．A。风湿性心脏病患者心房颤动是最常见的心律失常，也是相对早期的常见并发症，可能是患者就诊的首发症状，易发生脑栓塞。

46．E。当血钾＞6.5mmol/L，应配合医生紧急处理，透析治疗是治疗高钾血症最有效的方法，可用10%葡萄糖酸钙10～20ml稀释后缓慢静脉推注（不少于5分钟），以拮抗钾离子对心肌的抑制作用。在急性肾衰竭少尿期3天以内，不宜摄入蛋白质，严禁含钾食物，少尿期3～4天之后，给予低蛋白、高热量、高维生素的清淡流质或半流质饮食。恢复期患者，注意多饮水和及时补充钾、钠。大量输注库存血可引起高钾血症，应避免使用。

47．C。脊髓灰质炎减毒活疫苗糖丸分别在生后2、3、4个月口服。初次口服的月龄是2个月。

48．B。应用抗菌药物治疗急性肾盂肾炎时，首选对革兰阴性杆菌有效的药物，如喹诺酮类（氧氟沙星等）、青霉素及头孢菌素类。一般疗程为10～14天，尿检阴性后再用药3～5天。如尿菌仍阳性，则应参考药敏试验结果选用敏感性药物继续治疗4～6周。

49．C。急性肾衰患者，每天补充液量＝前1天总排出量＋500ml。该患者今天的补液量＝200＋250＋500＝950ml，约为1000ml。

50．B。根据该患者的临床表现可考虑为十二指肠溃疡并发上消化道出血。消化性溃疡最常见的并发症是上消化道出血，消化性溃疡也是上消化道出血最常见的病因。十二指肠溃疡出血的发生率比胃溃疡高，出血量的多少主要与被溃疡侵蚀基底血管的大小有关。十二指肠溃疡出血多位于球部后壁，胃溃疡出血多位于胃小弯。轻者仅表现为排柏油样便，重者可出现呕血甚至低血容量性休克。出血前常有腹痛加重现象，出血后疼痛多缓解。肠腔内积血刺激肠蠕动增加，肠鸣音增强。

51．E。上腹腹痛、不适是胰腺癌最常见的首发症状。梗阻性黄疸是最突出的症状，呈进行性加重，伴皮肤瘙痒、茶色尿及白陶土色大便。该患者上腹部不适2个月，巩膜明显黄染，皮肤有抓痕，腹软，胆囊可触及，可诊断为胰头癌。肝细胞性黄疸主要见于消化系统疾病，如肝炎、肝硬化、胆道阻塞等。病毒性肝炎表现为黄疸、腹水、出血、肝性脑病、肝肾综合征等。胆囊癌发病隐匿，早期无特异性症状，当肿瘤侵犯浆膜层或胆囊床时，出现右上腹痛，胆囊管梗阻时可触及肿大的胆囊，晚期可在右上腹触及肿块，并出现腹胀、体重减轻或消瘦、贫血、黄疸、腹水及全身衰竭等。胆囊炎、胆石症可有胆绞痛、墨菲征阳性等表现。

52．C。根据该患者的临床表现，可考虑发生了肺性脑病。主要表现是CO_2潴留先兴奋、后抑制，兴奋表现为失眠、躁动、昼睡夜醒。严重潴留时，抑制神经中枢，可出现神志淡漠、嗜睡、昏迷、抽搐、扑翼样震颤、腱反射减弱或消失等症状。

53．E。再生障碍性贫血患者血小板减少，有出血的危险，一旦发生头痛、呕吐、烦躁不安，提示可能为颅内出血。该患者有再生障碍性贫血病史，现出现头痛、头晕、视物模糊、呼吸急促，考虑患者发生了颅内出血。

54．C。张力性气胸是可迅速致死的危急重症。患者有严重或极度的呼吸困难，大汗淋漓、发绀、烦躁不安、意识障碍，严重者出现休克或窒息，气管明显移向健侧，颈静脉怒张，皮下气肿明显，患侧胸部饱满，叩诊呈高度鼓音，听诊呼吸音消失，胸膜腔穿刺有高压气体外推针筒活塞。根据该患者表现，可诊断为张力性气胸。闭合性气胸根据胸膜腔内积气的量与速度有不同表现，小量气胸（肺萎陷30%以下）患者可无症状；中量、大量气胸（肺萎陷超过30%）患者有明显呼吸困难。开放性气胸患者可出现胸部吸吮伤口，气管、心脏向健侧移位，患侧胸壁叩诊呈鼓音，听诊呼吸音减弱或消失。相邻多根、多处肋骨骨折使局部胸壁失去完整肋骨的支撑而软化，可导致连枷胸。

55．C。支气管哮喘的典型表现为反复发作性伴哮鸣音的呼气性呼吸困难，气急、胸闷、干咳或咳大量白色泡沫痰。发作严重时，表现为张口抬肩、大汗、喘气费力、烦躁不安，甚至发绀，患者常被迫坐起或端坐呼吸。

56．C。该患儿最可能诊断为心力衰竭。小儿肺炎合并心力衰竭的典型临床表现为：极度烦躁不安，明显发绀。呼吸困难加重，呼吸突然加快＞60次/分。心率突然增快＞180次/分，心音低钝、奔马律。颈静脉怒张，肝大，少尿或无尿。

57．B。该产妇宫口开大4cm，2小时后检查宫口扩张无进展，考虑为活跃期停滞。从子宫口开大3cm至子宫颈口开全为活跃期，产妇进入活跃期后，宫口不再扩张超过2小时称活跃期停滞。活跃期延长为活跃期时长超过8小时。

58．B。腹外疝患者出院时，护士应做好出院指导，重点应对活动进行指导。出院后逐渐增加活动量，3个月内应避免重体力劳动或提举重物。指导患者注意避免剧烈咳嗽、用力排便等腹内压增高的因素。积极治疗引起腹内压增高的原发病，定期门诊复查。若出现腹外疝复发征象，应及时就诊。

59．A。晨僵是类风湿关节炎的突出症状，是观察本病活动性的重要指标，持续时间常超过1小时，活动后缓解。关节畸形、疼痛肿胀、有无痛结节、胸腔积液与本病的活动性无关。但类风湿结节为类风湿关节炎最常见的特异性皮肤表现，可提示处于活动期。

60．E。该患儿口腔黏膜出现小片状白色乳凝块样物，可诊断为鹅口疮。鹅口疮又名雪口病，为白色念珠菌感染在口腔黏膜表面形成白色斑膜的疾病。多见于新生儿、营养不良、腹泻、长期应用广谱抗生素或激素的患儿，新生儿多由产道感染，或因哺乳时奶头不洁及使用污染的奶具而感染。

61．B。软组织损伤早期（48小时内）、扁桃体切除术后、鼻出血等，使用冷疗可使血管通透性降低，血液黏稠度增加，减轻充血和水肿，使血液易于凝固，而达到减轻局部充血和出血的目的。软组织损伤早期48小时内禁忌热敷，热敷可因局部血管扩张而加重出血、肿胀和疼痛。

62．A。体液过多　与肾小球滤过率下降、水钠潴留有关。应准确记录24小时出入量。

63．D。子痫发生后，首要护理措施为保持呼吸道通畅，立即吸氧，用开口器或将缠好纱布的压舌板置于上下白齿间，用舌钳固定。然后取头低侧卧位，以防窒息或吸入性肺炎。严密监测胎心、胎动和宫缩等情况。将患者安排于单间暗室，保持绝对安静，治疗、护理活动尽量集中，避免噪声、强光等一切不必要的刺激。并留置导尿测定24小时尿蛋白。

64．D。感染严重、脓肿引流后或并发乳瘘者终止乳汁分泌，可肌内注射苯甲酸雌二醇，或口服溴隐亭、乙烯雌酚。乳房脓肿为炎症性病变，治疗应以抗感染为主，可使用抗生素进行治疗。乳房脓肿可做放射状切口，乳晕下脓肿可沿乳晕边缘做弧形切口，深部脓肿或乳房后脓肿可沿乳房下缘作弧形切口，避免损伤乳管引起乳瘘。脓腔较大时，脓腔最低部位放引流条，引流条位置宜深，防止引流不净。

65．D。根据该患者心电图结果可诊断为急性下壁心肌梗死。下壁急性心肌梗常表现为 II、III、aVF 导联ST段抬高。下壁间急性心肌梗死心电图常表现为 V_1、V_2、V_3、II、III、aVF 异常。前间壁急性心肌梗死心电图表现为 V_1、V_2、V_3 异常。广泛前壁心肌梗死心电图常表现为 $V_1 \sim V_5$ 异常。

66．B。肝硬化患者由于肝合成凝血因子减少、毛细血管脆性增加，食管-胃底静脉曲张容易发生破裂出血，表现为突发大量呕血或柏油样便，是肝硬化最常见的并发症，易导致出血性休克或肝性脑病。

67．E。妊娠合并病毒性肝炎的患者应正确应用缩宫素，预防产后出血。为预防DIC，于分娩前1周肌注维生素 K_1，并在产前配备好新鲜血液等抢救物品，产时密切观察产妇有无口鼻黏膜出血倾向以及产程进展，第二产程给予阴道助产缩短产程，避免滞产。

68．D。门静脉高压的患者一般都有食管-胃底静脉曲张，放置胃管可损伤食管壁的静脉丛，导致曲张静脉破裂，引起大出血，因此术前一般不放置胃管，若必须放置，应选择细、软胃管，插入动作应轻柔。

69．B。口服有机磷农药中毒洗净胃后应保留胃管24小时以上，以防洗胃不彻底。

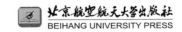

70．B。根据该患者的临床表现可诊断为脓胸并发脓气胸。大量气胸时，患侧胸部隆起，气管向健侧移位，呼吸运动和触觉语颤减弱，叩诊呈过清音或鼓音并发脓胸时可为浊音，心浊音界缩小、肝浊音界下移甚至消失，听诊呼吸音减弱或消失。

71．E。金黄色葡萄球菌肺炎易并发气胸、脓胸、脓气胸等。该患儿胸腔积液为黏稠黄色液体，最可能的致病菌为金黄色葡萄球菌。

72．D。根据患者疼痛特点及临床表现可诊断为十二指肠溃疡并发幽门梗阻。十二指肠溃疡有"进餐—餐后缓解－空腹疼痛"的规律，并发幽门梗阻时呕吐是最为突出的症状，呕吐物为发酵隔夜食物，且量很大，有大量黏液，不含胆汁，有腐败酸臭味。

73．A。消化性溃疡并发幽门梗阻患者应禁食、胃肠减压。密切观察呕吐物，防止上消化道出血，观察疼痛性质，避免穿孔，准确记录出入量，维持电解质平衡。

74．C。胃镜检查是消化性溃疡最可靠的首选诊断方法，也是最可靠和最有价值的检查方法。胃镜下可直接观察溃疡部位、病变大小、性质，取活组织还可作出病理诊断。消化性溃疡出血24～48 小时内行急诊纤维胃镜检查，可判断溃疡的性质、出血的原因，确定出血部位，还可以在内镜下进行止血治疗。

75．D。铁剂治疗最常见的不良反应是恶心、呕吐、胃部不适和黑便等胃肠道反应，应从小剂量开始，于餐中或餐后服用。可与维生素 C 或各种果汁同服，但避免与茶、咖啡、牛奶、植酸盐等同服，以免影响铁吸收。口服液体铁剂使用吸管，服后漱口，避免牙齿染黑。在血红蛋白恢复正常后，铁剂治疗仍需继续，待铁蛋白恢复后再停药，以补充体内应有的铁储备。

76．C。胃大部切除或胃空肠吻合术后，由于胃酸缺乏、肠道功能紊乱、小肠黏膜病变等，可导致铁吸收不良。

77．C。该患者因溺水导致心跳呼吸停止，此时应立即抢救，开放气道，保持呼吸道通畅。溺水患者呼吸道通畅是实施心肺复苏的前提。

78．C。该患者因溺水导致心跳呼吸停止，呼吸

道通畅后应立即进行心肺复苏，以挽救患者生命。

79．E。自发性气胸起病急骤，多数于日常活动或休息时发作，常见的临床表现为突感一侧胸痛，呈刀割样或针刺样，气管向健侧移位，呼吸运动和触觉语颤减弱，叩诊呈过清音或鼓音，听诊呼吸音减弱或消失。根据该患者表现，可考虑诊断为自发性气胸。心绞痛表现为在胸骨体上、中段之后及心前区有发作性胸痛和胸部不适。肺炎多有上呼吸道感染的前驱症状，典型表现为急性起病、寒战、高热、咳嗽、咳痰、呼吸急促等。肋骨骨折表现为局部疼痛，咳嗽、深呼吸或变换体位时加重，多根多处肋骨骨折时，伤侧胸壁可见反常呼吸运动，导致纵隔扑动。

80．B。促进患侧肺复张是自发性气胸的首要治疗目标，应立即行胸腔穿刺排气。

81．D。肠瘘的主要临床表现是腹壁有一个或多个瘘口，有肠液、胆汁、气体或食物排出。该患者术后腹部切口处持续黄绿色液体和气体渗出切口周围皮肤潮红、水肿明显，可考虑为肠瘘。十二指肠残端破裂是毕Ⅱ式胃大部切除术后近期最严重的并发症，表现为右上腹突发剧痛、发热、腹膜刺激征，腹腔穿刺可有胆汁样液体。早期倾倒综合征主要表现为进食半小时内出现上腹胀满、腹泻、心悸、大汗、头晕、乏力、面色苍白甚至晕厥等。晚期倾倒综合征表现为患者出现心慌、无力、眩晕、出汗、手颤等。

82．D。经鼻胃管注入亚甲蓝，仔细观察创口或引流管，及时记录亚甲蓝的排出时间及排出量，可初步估计瘘口大小和部位，此检查适用于肠瘘形成初期。

83．E。该产妇下腹部隆起，叩诊鼓音，结合病史无其他异常，首先考虑为尿潴留。由于分娩过程中膀胱受压导致其黏膜水肿、充血、肌张力下降，加上疲劳及伤口疼痛，容易发生尿潴留。尿潴留表现为短时间内不能排尿，膀胱迅速膨胀，下腹部叩诊呈鼓音。正常情况下，产后4～6小时内应排尿。

84．A。该产妇发生了尿潴留，应鼓励产妇坐起排尿，用温开水冲洗外阴、听流水声音及按摩下腹部等方式诱导排尿，必要时肌内注射新斯的明等药物治疗。采取以上方法均无效时可施行导

尿术。

85．E。该患者 hCG 测定（+），突发下腹痛，并伴恶心，呕吐，最可能的诊断为异位妊娠。当发生异位妊娠流产或破裂时，突感一侧下腹部撕裂样疼痛，常伴有恶心、呕吐。若血液局限于病变区，主要表现为下腹部疼痛。当血液积聚于直肠子宫陷凹时，可出现肛门坠胀感。阴道流血不规则，暗红色，量少呈点滴状，淋漓不净。由于腹腔内出血及剧烈腹痛，轻者出现晕厥，严重者可出现失血性休克。

86．D。异位妊娠的辅助检查包括超声检查、妊娠试验、腹腔镜检查和子宫内膜病理检查。使用超声检查，宫腔内无妊娠产物，宫旁有低回声区，内有胚囊或胎心搏动，可确诊异位妊娠。

87．C。该患者为异位妊娠患者，应立即去枕平卧，吸氧，开放静脉通路。配血、输血或输液，维持血容量。监测并记录生命体征、液体出入量及出血量，并按妇科腹部手术做好急诊手术准备。

88．A。美托洛尔（倍他乐克）属于 β 受体阻滞剂。β 受体阻滞剂通过拮抗交感系统活性，避免心肌细胞坏死，从而抑制心肌重构，降低心肌耗氧量。长期应用可明显改善心功能、降低病死率，而其还有明显的抗心律失常和抗心肌缺血的作用，也是能够显著降低心衰患者病死率的原因。

89．E。硝酸酯类药物是最有效、作用最快终止心绞痛发作的药物，可扩张冠状动脉，降低冠脉阻力，增加冠状动脉血流量，同时扩张外周静脉，减少静脉回流心脏的血量，减轻心脏容量负荷和需氧量，从而缓解心绞痛。

90．B。硝苯地平属于钙通道阻滞剂，可抑制心肌收缩，减少心肌耗氧，扩张冠状动脉，增加冠脉血流量，缓解心绞痛。

91．B。糖皮质激素是目前治疗重症系统性红斑狼疮的首选药，具有显著抑制炎症反应和抗免疫作用；在炎症急性期可减轻充血、水肿和渗出，减少炎症介质释放，改善红、肿、热、痛等症状；在炎症慢性期可防止组织粘连和瘢痕，减轻炎症后遗症；一般给予泼尼松（强的松）规律用药，病情稳定后 2 周或疗程 6 周内，缓慢减量。症状轻微，无重要脏器损害、发热及关节痛的系统

性红斑狼疮者可用非甾体抗炎药（阿司匹林等）。以皮肤损害为主的轻型系统性红斑狼疮者可用抗疟药（氯喹）。免疫抑制药（环磷酰胺）有助于更好地控制系统性红斑狼疮活动，减少复发、减少长期激素的需要量和不良反应，但长春新碱不常用。

92．B。糖皮质激素是目前治疗重症系统性红斑狼疮的首选药，具有显著抑制炎症反应和抗免疫作用。在炎症急性期可减轻充血、水肿和渗出，减少炎症介质释放，改善红、肿、热、痛等症状；在炎症慢性期可防止组织粘连和瘢痕，减轻炎症后遗症。一般给予泼尼松（强的松）规律用药，病情稳定后 2 周或疗程 6 周内，缓慢减量。对症状轻微，无重要脏器损害、发热及关节痛的系统性红斑狼疮者可用非甾体抗炎药（阿司匹林等）。以皮肤损害为主的轻型系狼疮者可用抗疟药（氯喹）。免疫抑制药（环磷酰胺）有助于更好地控制系统性红斑狼疮活动，减少复发，减少长期激素的需要量和不良反应，但长春新碱不常用。

93．B。单侧喉返神经损伤引起声音嘶哑，可由健侧声带向患侧过度内收而代偿。双侧喉返神经损伤可引起两侧声带麻痹、失声或呼吸困难，甚至窒息，需立即行气管切开。

94．C。喉上神经损伤多在处理甲状腺上极时损伤喉上神经所致。若损伤内支，则使喉部黏膜感觉丧失，患者饮水时易发生误咽或呛咳。

95．A。直肠肛管疾病术后 24 小时内卧床，可在床上适当活动四肢、翻身。取侧卧位或平卧位，臀部垫气圈，以防伤口受压。24 小时后可适当下床活动，避免久站或久坐。

96．E。截石位适用于肛门、会阴部位的检查、治疗或手术。蹲位适用于内痔脱出、直肠脱垂的检查。膝胸卧位适用于肛门、直肠、乙状结肠镜检查和治疗、矫正胎位不正或子宫后倾、促进产后子宫复原、法洛四联症患儿缺氧发作时。

97．A。妊娠合并糖尿病患者分娩后 24 小时内胰岛素减至原用量的 1/2，48 小时减少到原用量的 1/3。

98．B。妊娠合并糖尿病患者分娩后 24 小时内胰岛素减至原用量的 1/2，48 小时减少到原用量

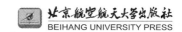

的1/3。

99．C。急性炎症性脱髓鞘性多发性神经病患者出现呼吸肌麻痹时应及时气管切开或气管插管，必要时使用机械通气以保证有效的通气和换气，以维持呼吸功能。

100．B。脑性瘫痪简称脑瘫，是指小儿从出生前到出生后1个月内，由多种原因引起的非进行性脑损伤。临床以中枢性运动障碍和姿势异常为主要特征，可伴有癫痫、智力低下，视觉、听觉或语言功能障碍等。对脑性瘫痪者，应早期发现，及时治疗以减轻躯体功能性障碍，重点进行的康复治疗为功能训练。

专业实践能力

1．A。护士角色是指护士应具有的与职业相适应的社会行为模式，一般护理人员所扮演多重角色包括护理者、计划者、管理者、教育者、协调者、咨询者、维护者、研究者和改革者。照顾患者，为患者提供直接的护理服务，满足患者生理、心理和社会各方面的需要，是护士的首要职责，照顾也是护理的核心和永恒的主题。

2．D。急救物品管理做到"五定"，即定数量品种、定点安置、定人保管、定期消毒灭菌和定期检查维修，是为了急救药品、器材准备完好率要求达到100%。

3．D。为伤寒患者灌肠时灌肠筒内液面＜肛门30cm，药液量＜500ml。

4．B。处理医嘱的原则就是应先执行即刻医嘱，即刻医嘱往往是针对危重患者或需立即抢救的患者下的，因此需要首先执行。

5．C。尿潴留患者第一次放尿时导尿量不超1000ml，以防虚脱和血尿。

6．B。人类基本需要层次原则：生理的需要、安全的需要、爱与归属的需要、尊重的需要、自我实现的需要。护理人员应首先满足患者的基本生理需要（氧和循环）、进一步再向高级需要递进，如活动和锻炼、免受伤害、良好的护患关系、赞扬患者的进步等。

7．A。DDT、666中毒时，选择的洗胃溶液是温开水或生理盐水；导泻选用硫酸镁；禁用油性泻药。

8．E。血液中营养素的含量属于患者身体状况的评估而非饮食状况的评估。饮食评估的内容包括一般饮食型态，如进食方式、食欲状况、饮食规律等；补充品的使用，如摄食种类、剂量、服用时间等；既往饮食调配成功或不成功的经验。

9．A。热水坐浴可达到消炎、消肿、止痛的目的，用于会阴部、肛门疾病及手术后。女性患者经期、妊娠后期、产后2周内、阴道流血和盆腔急性炎症不宜坐浴，以免引起感染。

10．A。护理学的发展主要依靠护理研究，其主要运用科学的方法，促进护理理论、知识、技能的进步，推动护理学的发展，直接或间接地指导护理实践。

11．D。忌碘饮食是用来协助检查甲状腺功能的试验饮食，检测前2周应忌用含碘高的食物，如紫菜、海带、海蜇、海米、鱼、虾、卷心菜、加碘食盐等。

12．D。主观资料是患者的主诉或主观感觉，是患者对自己健康状况的认知和体验，如头晕、乏力、瘙痒、恶心、疼痛等。护士主要通过交谈而获得，也可由患者亲属的代诉获得，无法被具体地观察或测量。

13．E。心肺复苏术时应在按压、吹气间隙换人，保证心肺复苏的继续进行。

14．A。输血时发生溶血反应后最典型的症状为四肢麻木、腰酸背痛、黄疸和血红蛋白尿。

15．C。弗洛伊德认为意识是有层次的，分为意识、前意识和潜意识。其中潜意识是人们没有意识到的深层的心理活动部分，潜意识的心理活动是一切意识活动的基础。潜意识中潜伏的心理矛盾、心理冲突等常常是导致个体产生焦虑不适乃至于心理障碍的症结。

16．C。为肢体偏瘫的患者更衣，应先脱近侧，后脱远侧，如有外伤，先脱健肢，后脱患肢；先穿远侧，后穿近侧，或先穿患肢，后穿健肢。

17．D。沟通的基本层次有一般性沟通、事务性沟通、分享性沟通、情感性沟通、共鸣性沟通。

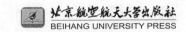

其中共鸣性沟通是沟通的最高层次，指沟通双方对语言和非语言性行为的理解一致，达到分享彼此感觉的最高境界。

18．A。湿度过低，空气干燥，机体水分蒸发增加，可导致口干舌燥、咽痛烦渴等，对气管切开、呼吸道感染和急性喉炎患者尤其不利。

19．D。减轻患者疼痛的护理措施包括减少或消除引起疼痛的原因、缓解或解除疼痛、实施心理护理、促进患者舒适等。而尊重患者对疼痛的反应不能达到减轻疼痛的目的。

20．A。沟通类型有语言沟通和非语言沟通。语言沟通是指沟通者通过语言或文字的形式与接收者进行信息的传递与交流。倾诉是语言沟通的一种方式，是双方或多方以口头语言为载体，进行思想、感情、观点和信息交流的过程，是最基本、最常用的语言沟通方式。

21．B。护患关系是在护理服务过程中，护理人员与患者自然形成的一种帮助与被帮助的人际关系。与一般人际关系不同，在护患关系中，护士作为专业帮助者处于主导地位，并以患者的需要为中心。护士通过实施护理程序来满足患者的需要，从而建立治疗性的人际关系。护理人员的素质、专业知识和专业技术水平等会影响护患关系的建立。护士在患者吃饭前与其进行交谈，影响患者吃饭时间以及吃饭心情，因此与患者无法进行深入的有效沟通，导致沟通失败。

22．B。肾病综合征最根本的病理生理改变为大量蛋白尿，对机体的影响也最大，因此肾病综合征患者饮食应以蛋白质为重点。由于机体丢失大量蛋白，需从外部补充蛋白质。另一方面大量蛋白对肾小球滤过膜有损伤作用，因此不可大量补充蛋白，应选用正常量优质蛋白饮食。

23．A。严密隔离适用于经飞沫、空气、分泌物、排泄物直接或间接传播的鼠疫、霍乱、肺炭疽、重症急性呼吸综合征（SARS，传染性非典型肺炎）等通过甲类或传染性极强的乙类传染病。流脑需采取呼吸道隔离。破伤风需采取接触隔离。艾滋病需采取血液 - 体液隔离。严重烧伤需采取保护性隔离。

24．B。提问属于语言性沟通技巧。非语言沟通技巧包括目光接触、面部表情、运用肢体语言、保持适当的空间距离、触摸。

25．D。收集患者有关的输出性行为是罗伊护理工作方法中的一级评估。罗伊根据适应模式的发展，将护理的工作方法分为六个步骤，包括一级评估、二级评估、诊断、制订目标、干预和评价；其中一级评估是指收集与生理功能、自我概念、角色功能和相互依赖四个方面有关的输出性行为，故又称行为估计；通过一级评估，护士可确定患者的行为反应是适应性反应还是无效反应。

26．C。使用无菌溶液时应擦净瓶体灰尘，核对瓶签上的药名、浓度、剂量、有效期，检查瓶盖有无松动、瓶身有无裂缝，确定溶液有无浑浊、变色、沉淀或絮状物。

27．C。死亡是指个体生命活动和新陈代谢的不可逆终止。死亡的诊断依据是脑死亡，脑死亡即全脑死亡。诊断脑死亡有 4 个标准：不可逆的深度昏迷，自主呼吸停止，脑干反射消失，脑电波消失，其中不包括心电图平坦。

28．C。奥伦根据患者的自理需要和自理能力以及护士提供的帮助将护理系统分为三类：全补偿护理系统、部分补偿护理系统和支持 - 教育系统。其中奥伦的自理理论中部分补偿护理系统是指患者有部分自理能力，尚不能完全满足其自理需要，需要护士提供部分护理照顾以弥补其不足，根据护士为术后患者提供帮助如厕，协助更换敷料等，属于部分补偿护理系统内容。

29．C。嗜睡是最轻度的意识障碍。患者处于持续睡眠状态，但能被言语或轻度刺激唤醒，醒后能正确、简单而缓慢地回答问题，但反应迟钝，刺激去除后又很快入睡。

30．D。潜在污染区也称半污染区，是指位于清洁区与污染区之间，有可能被患者血液、体液和病原微生物等物质污染的区域，包括医务人员的办公室、治疗室、消毒室、护士站、化验室、患者用后的物品和医疗器械等的处理室、化验室、内走廊等。库房、医务人员的浴室、配餐室属于清洁区。病室、患者浴室属于污染区。

31．E。护士能够促进与患者有效沟通应在交谈过程中，保持良好的目光接触，用30% ～ 60%

的时间注视患者的面部，并面带微笑，避免分散注意力的动作。在倾听时，护士不要急于作出判断，应给予患者充分诉说的时间，从而更全面完整地了解情况。护士避免随意插话或打断患者的话题，待患者诉说完后再说明自己的观点。

32．D。年龄是影响疼痛的重要因素之一。婴幼儿对疼痛的敏感性不如成年人，随着年龄的增长对疼痛的敏感性逐渐增加，老年人对疼痛的敏感性逐渐下降。所以对疼痛患者选择疼痛评估工具时主要根据患者的年龄和认知水平。

33．C。20%甘露醇属利尿脱水药，可迅速提高血浆渗透压，利尿脱水，降低颅内压，长期大剂量使用可引起肾小管损害，应注意观察尿量。硫酸镁注射液用于治疗早产，可有潮热、出汗、暂时性肌腱反射消失。西地兰用于急性心力衰竭或慢性心力衰竭加重时，过量可致恶心、食欲缺乏、黄视。静脉注射高渗25%～50%葡萄糖注射液可迅速提高血浆渗透压，但作用不持久。5%碳酸氢钠为高张液，用于纠正酸中毒。

34．B。纤维支气管镜属于不耐热的精密仪器，不宜用高压和煮沸消毒灭菌，只能选择戊二醛浸泡。苯扎溴铵（新洁尔灭）适用于手、黏膜、环境及物品表面的消毒，不可用于膀胱镜、眼科器械、橡胶及铝制品的消毒。过氧乙酸对金属物品有腐蚀性，对纺织品有漂白作用。压力蒸汽灭菌法适用于耐高温、耐高压、耐潮湿的物品，如各类器械、敷料、搪瓷、玻璃制品、橡胶及溶液的灭菌。煮沸法适用于耐高温、耐潮湿物品，如金属、搪瓷、玻璃、橡胶等，但不能用于外科手术器械的灭菌。

35．C。具体运思期（7～11岁），此期儿童摆脱了自我为中心，能同时考虑问题的两个方面或更多方面，如能接受物体数目、长度、面积、体积和重量的改变；想法较具体，开始具有逻辑思维能力。皮亚杰一般是将认知发展划分为4阶段：感觉运动期（0～2岁），此期思维的特点是婴幼儿通过其身体的动作与感觉来认识周围的世界。前运思期（2～7岁），此期儿童的思维发展到了使用符号的水平，即开始使用语言来表达自己的需要，但思维尚缺乏系统性和逻辑性，以自我为中心，观察事物时只能集中于问题的一个方面而不能持久和分类。具体运思期（7～11岁），

此期儿童摆脱了自我为中心，能同时考虑问题的两个方面或更多方面，如能接受物体数目、长度、面积、体积和重量的改变；想法较具体，开始具有逻辑思维能力。形式运思期（12岁以后），此期青年人思维迅速发展，进入纯粹抽象和假设的领域；他们能单独在心中整理自己的思想，并能按所有的可能性作推测和判断。

36．B。护理程序的理论基础来源为系统论、控制论、压力与适应理论、成长与发展理论、需要层次论、信息交流论、解决问题论等。其中以一般系统论作为基本理论框架。

37．A。脂溶性维生素有维生素A、维生素D、维生素E、维生素K。

38．C。食用低盐饮食的患者，每天食用食盐不应超过2g。

39．C。伤寒患者灌肠时灌肠筒内液面距肛门＜30cm，药液量＜500ml。

40．C。面部表情疼痛测量图可按面部表情确定患者的疼痛程度，分为6级，适合评估儿童疼痛程度。

41．E。消毒是指用物理或化学方法清除或杀灭芽胞以外的所有病原微生物。灭菌是指杀灭所有微生物，包括细菌芽胞和真菌孢子。消毒只能杀灭致病微生物不能杀死细菌芽胞，而灭菌能杀死致病微生物还能杀灭芽胞，这也是两者的区别。

42．B。护理是让服务对象处于接受自然作用的最佳环境，照顾是护理的核心和永恒的主题。

43．E。佩皮劳将人际关系（护患关系）主要分为认识期、确认期、开拓期和解决期4个连续的阶段。

44．B。护理人员应做到四轻，即说话轻、走路轻、操作轻、开关门轻。医护人员做到四轻的目的是为患者营造一个安静的环境。

45．A。在给药过程中，除动、静脉给药是直接进入血液循环，其他药物均有一个吸收过程，吸收顺序依次为：气雾吸入＞舌下含服＞直肠给药＞肌内注射＞皮下注射＞口服给药＞皮肤给药。舌下片通过舌下口腔黏膜丰富的毛细血管吸收，可避免胃肠刺激、吸收不全和首过消除作用，而

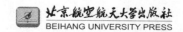

且生效快，而包衣片、缓释片、糖衣片、咀嚼片均属于口服给药，吸收速度较慢。

46．A。患者不慎咬破体温计，应立即清除玻璃碎屑，随即口服蛋清液或牛奶以延缓汞的吸收，病情允许者可给予高纤维食物（如韭菜、芹菜），促进汞的排泄。

47．A。罗伊适应模式的内容不包括护理诊断。罗伊适应模式是围绕人的适应行为而组织的，其内容涉及对5个基本要素的描述，包括人、护理目标、护理活动、健康和环境。

48．D。尿糖定量检查需留24小时尿标本；常规标本留取晨尿100ml，如不需测尿比重只需留取30～50ml；尿培养常弃去前段尿，留取中段尿5～10ml。

49．C。不舒适是指个体身心不健全或有缺陷，周围环境有不良刺激，对生活不满，身心负荷过重的一种感觉，发现和去除不舒适的原因是心理护理的基础。护患合作是促进舒适的必要条件，应加强护士与患者、家属之间建立互相合作与信任的关系，尽量采取不作评论的倾听方式，使患者能够述说内心的苦闷，宣泄压抑，通过护士与患者有效的沟通、积极合作，调节患者的情绪。

50．D。对留置导尿的患者应注意观察尿液性质，每周检查1次尿常规。发现尿液有浑浊、沉淀及结晶，应及时给予膀胱冲洗。

51．E。沟通的基本层次有一般性沟通、事务性沟通、分享性沟通、情感性沟通、共鸣性沟通（一致性沟通）。其中一致性的沟通是沟通的最高层次，指沟通双方对语言和非语言性行为的理解一致，达到分享彼此感觉的最高境界，如护士和患者不用说话，就可了解对方的感觉和想表达的意思。

52．D。医嘱给予10％水合氯醛10ml保留灌肠，液面与肛门距离不超过30cm，灌肠速度不可过快，压力宜低。

53．A。根据我国法律，过失犯罪是指应当预见自己的行为可能会发生危害的结果，因疏忽大意而没有预见，或虽有预见而轻信能够避免，以致发生不良结果，如护士在为患者进行注射时，因自信药物不会出错而没有进行严格查对，导致将

错误的药物注入患者体内，造成患者死亡。

54．C。该患者因乳腺癌住院，经常哭泣，要求家属日夜陪护，考虑此时处于临终患者的心理反应中的忧郁期。忧郁期又称抑郁期。患者的身体更虚弱，病情恶化，内心被强烈的失落感所占据。"好吧，那就是我！"出现悲伤、情绪低落、抑郁和绝望，希望家人、朋友能够时常陪伴在身旁。逐渐对周围事物失去兴趣，少言寡语，反应迟钝。

55．B。灌肠过程中密切观察患者病情变化，若出现脉速、心慌气急、面色苍白、出冷汗、剧烈腹痛，应立即停止灌肠，及时通知医生采取急救措施。

56．A。腹痛的急性胃肠炎患者，可给热水袋局部保暖。

57．B。做细菌培养或细菌敏感试的验尿标本采集的方法是护士用试管夹夹住无菌试管，在酒精灯上消毒试管口，嘱患者排尿，弃去前段尿，留取中段尿5～10ml。

58．B。护患关系的发展过程包括三个时期，分别是初始期、工作期、结束期。初始期也称熟悉期，是护士和患者的初识阶段，是护患之间开始建立信任关系的时期。此期工作重点是建立信任关系，确认患者的需要。护士通过询问病史、体格检查、翻阅病历等方式来了解患者，患者通过护士的主动介绍、仪表举止了解护士。该患者常常以观察或用语言检验护士的可信任度，该患者和护士之间的关系处于护患关系过程的初始期。

59．D。患者在输入大量库存血后出现心率缓慢、手足抽搐、血压下降，考虑发生了血钙降低。血钙降低表现为手足抽搐，出血倾向，血压下降，心率缓慢，甚至心脏骤停。大量输血是指在24小时内紧急输血量相当于或大于患者总血容量的血液。枸橼酸钠常用作抗凝剂。大量输血，如患者肝功能不全，枸橼酸钠尚未氧化即与血中游离钙结合，使血钙下降。

60．D。静脉输液时溶液不滴，挤压输液管有阻力无回血，考虑其液体不滴的原因是针头阻塞。针头阻塞时应更换针头重新穿刺，禁忌强行冲注针头，防止血栓进入血管内。针头（尖）斜面未

完全进入血管内，即针头斜面部分在血管内，部分尚在皮下，表现为可抽吸到回血，但推注药液可有局部隆起、疼痛。针头滑出血管外，即液体进入皮下组织，局部有肿胀、疼痛，抽吸无回血。应另选血管重新穿刺。针头斜面紧贴血管壁，即液体滴入不畅或不滴，抽吸有回血。可调整针头位置或适当变换肢体位置，直到滴注通畅为止。静脉痉挛，即滴液不畅，抽吸有回血。可局部热敷，以缓解静脉痉挛。

61．B。破伤风抗毒素皮试药液浓度是150U/ml；皮试液含量每0.1ml含破伤风抗毒素15U。

62．C。犯罪可根据行为人主观意向的不同而分为故意犯罪和过失犯罪。过失犯罪是指应当预见自己的行为可能会发生危害的结果，因疏忽大意而没有预见，或虽有预见而轻信能够避免，以致发生不良结果。护士在为患者进行注射时，因自信药物不会出错而没有进行严格查对，导致将错误的药物注入患者体内，造成患者死亡，则属过失犯罪。

63．B。地高辛属洋地黄药物，该药的治疗剂量和中毒剂量接近，易发生中毒，使用后应重点观察其中毒反应。用药时严格遵医嘱用药，用药前应先测量心率。静脉给药时务必稀释后缓慢静注，观察患者用药后的反应，同时监测心律、脉率、心电图及血压变化。

64．B。肌力程度一般分为6级。0级：完全瘫痪、肌力完全丧失。1级：可见肌肉轻微收缩但无肢体运动。2级：肢体可移动位置但不能抬起。3级：肢体能抬离床面但不能对抗阻力。4级：能做对抗阻力的运动，但肌力减弱。5级：肌力正常。

65．C。测血压时患者肱动脉与心脏应位于同一水平，坐位时手臂平第4肋软骨；仰卧位于腋中线。护士应驱尽袖带内空气，平整缠绕于上臂中部，下缘距肘窝2～3cm，松紧以能塞入1根手指为宜。听诊器胸件置于肱动脉搏动最明显处，不可塞入袖带内。充气至动脉搏动音消失再升高20～30mmHg，然后缓慢、均匀放气，汞柱下降的速度以4mmHg每秒为宜。

66．D。患者意识丧失，大动脉搏动消失，出现心搏骤停。应立即给予心肺复苏，胸外心脏按压是心脏骤停后的急救处理的第一个步骤，之后开放气道，人工呼吸。

67．B。患者因呼吸困难，不能平卧，来医院就诊，因病情紧急，此时门诊护士应安排患者提前就诊。门诊护士应随时观察候诊患者病情变化，如遇高热、剧痛、呼吸困难、出血、休克等患者，应立即采取措施，安排提前就诊或送急诊室处理，必要时配合医生实施抢救。

68．D。外文缩写ac，中文译意是餐前。外文缩写qd，中文译意是每日1次，给药时间是8:00。外文缩写qn，中文译意是每晚1次，给药时间是20:00。外文缩写hs，中文译意是临睡前。外文缩写prn，中文译意是需要时（长期）。

69．C。冷疗可减轻局部充血和出血，可使血管通透性降低，血液黏稠度增加，减轻充血和水肿，使血液易于凝固。常用于软组织损伤早期（48小时内）、扁桃体切除术后、鼻出血等。

70．A。强酸、强碱等强腐蚀性毒物中毒禁忌洗胃，以免导致胃穿孔。酸性物中毒时，应选择镁乳，牛奶，蛋清水，禁止强酸药物洗胃。

71．A。该患者在输液过程中出现呼吸困难，胸闷，咳粉红色泡沫样痰，判断发生了急性肺水肿。急性肺水肿主要与输液速度过快、输入液量过多有关。咳粉红色泡沫样痰是急性肺水肿的表现，是由于血浆渗入肺泡所致。

72．B。对急性肺水肿患者应立即取端坐位，两腿下垂，以减少静脉回流，减轻心脏负担。高流量氧气吸入，使肺泡内压力增高，减少肺泡内毛细血管渗出液的产生；同时给予20%～30%乙醇溶液湿化吸氧，因乙醇能降低肺泡内泡沫的表面张力，使泡沫破裂消散，从而改善肺部气体交换，迅速缓解缺氧症状。选用镇静、平喘、强心、利尿、扩血管药物。做好患者的心理护理。

73．C。为男性患者导尿时，护士一手用无菌纱布裹住阴茎，提起使之与腹部成60°，使耻骨前弯消失；嘱患者张口呼吸，用另一把镊子夹持导尿管对准尿道口轻轻插入尿道20～22cm，见尿液流出再插入1～2cm，将尿液引流到集尿袋内。

74．D。留置导尿管后预防尿路感染的措施：保持引流管通畅，固定妥当，防止受压、堵塞及扭曲；

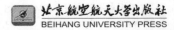

集尿袋应低于膀胱高度，避免挤压，以防尿液反流；保持尿道口清洁是预防尿路感染最重要的护理措施，每天1～2次；集尿袋每周更换1～2次，如有尿液颜色改变，应立即更换；每周检查1次尿常规。发现尿液有浑浊、沉淀及结晶，应及时给予膀胱冲洗。

75．B。留置导尿患者，为了重建患者正常的排尿功能，护士应做到指导患者做骨盆底部肌肉锻炼。

76．B。该患者得知病情后感到恐惧和绝望，怨恨医务人员不尽力，向家属发脾气，此时的心理反应属于愤怒期。愤怒期的患者常表现为气愤、怨恨和嫉妒的情绪，心理反应常表现为"为什么是我？老天太不公平！我怎么这么倒霉？"。怨天尤人，或迁怒于家属、医护人员，对医院的住院制度及治疗护理百般挑剔。

77．B。对愤怒期的患者护士应具有足够的耐心和爱心，倾听患者的内心感受，理解患者的痛苦，一定程度上应允许患者的迁怒，适度的情绪宣泄是正常的适应性心理反应。对其不合作行为耐心劝导，加以安抚和疏导，同时防止意外发生。做好患者家属的心理工作，给予患者理解、宽容和关爱，而不是试着说服教育患者。

78．A。患者扭伤致局部肿胀、疼痛，此时应局部用冰块冷敷。冷疗常用于软组织损伤早期（48小时内）、扁桃体切除术后、鼻出血等。软组织损伤早期48小时内禁忌用热疗，热疗可因局部血管扩张而加重出血、肿胀和疼痛。

79．C。使用局部冷敷可使血管通透性降低，血液黏稠度增加，减轻充血和水肿，使血液易于凝固。常用于软组织损伤早期（48小时内）、扁桃体切除术后、鼻出血等。

80．C。人的基本需要层次：生理的需要、安全的需要、爱与归属的需要、尊重的需要和自我实现的需要。其中爱与归属的需要是指个体对家庭、朋友、伙伴的需要，希望得到他人的爱和给予他人爱的需要。若无法满足，会产生孤独、空虚、被遗忘等痛苦。

81．A。人的基本需要层次：生理的需要、安全的需要、爱与归属的需要、尊重的需要和自我实

现的需要。心肌缺血患者生理需要得到满足之后，个体才得以生存，才可以考虑其他的需要。

82．B。马斯洛的需要层次理论中人的基本需要层次有，生理的需要、安全的需要、爱与归属的需要、尊重的需要和自我实现的需要。其中安全的需要是指安全感、避免危险、生活稳定有保障。患病时，患者的安全感会降低，担心自己的健康没有保障，怕得不到良好的治疗和护理，医务人员告知患者的病情稳定，且床位离护士站近，主要是满足患者安全需要。

83．B。客观资料是护士通过观察、体检、仪器检查或实验室检查获得的资料，如体温升高、血压下降、脉搏不规则、心脏杂音、黄疸加重、咽部充血等。主观资料是患者的主诉或主观感觉，是患者对自己健康状况的认知和体验，如头晕、乏力、瘙痒、恶心、疼痛等。

84．E。问诊是护理人员通过与患者及有关人员的交谈、询问，以获取其所患疾病的发生、发展情况、诊治经过、既往身心健康状况等健康史的过程，是了解病情的主要方法，也是获得诊断依据的重要手段。该患者身体不适症状较为明显，现阶段的重点应是了解患者的生活状况和自理程度，以便制订和实施相关的护理措施。

85．D。该患者被锐利物品划伤，出现说话受限、咀嚼困难、苦笑面容，可判断为破伤风梭菌导致的破伤风。破伤风梭菌具有传染性，应严格执行接触隔离制度，所有器械、敷料均需专用，使用后灭菌处理，敷料应焚烧。

86．C。被破伤风梭菌污染过的被服，可经过与患者体表或伤口直接或间接接触而导致破伤风梭菌传播。已知破伤风梭菌感染的患者，应执行接触隔离，其接触过的一切物品，如床单、被套、衣物、换药器械等均应先灭菌，再进行清洁最后进行清洁、消毒、灭菌。

87．C。保留灌肠是将药液灌入到直肠或结肠内，通过肠黏膜吸收达到治疗肠道感染目的，肛管插入肛门的长度为15～20cm。

88．A。留取粪培养标本时，若患者无便意，可用长无菌棉签蘸无菌生理盐水，由肛门插入6～7cm，顺一方向轻轻旋转后退出，将棉签置于培

养管内。

89．A。采用干燥法保存的无菌持物钳，每4小时更换1次；采用消毒液浸泡法保存时，无菌持物钳及其浸泡容器每周清洁、灭菌2次，同时更换消毒液。使用频率高的门诊换药室、注射室、手术室等，无菌持物钳应每天清洁、灭菌。本题没有说明是何种保存方法，现临床多采用干燥保存法保存无菌持物钳，因此手术室的无菌持物钳的有效期为4小时。

90．A。采用干燥法保存的无菌持物钳，每4小时更换1次；采用消毒液浸泡法保存时，无菌持物钳及其浸泡容器每周清洁、灭菌2次，同时更换消毒液。使用频率高的门诊换药室、注射室、手术室等，无菌持物钳应每天清洁、灭菌。本题没有说明是何种保存方法，现临床多采用干燥保存法保存无菌持物钳，因此手术室的无菌持物钳的有效期为4小时。

91．B。面及颈部手术后患者取半坐卧位，可减少局部出血。

92．D。十二指肠引流，取头低足高位有利于胆汁排出。

93．D。患者角色适应可分为角色行为缺如、角色行为冲突、角色行为强化、角色行为消退。角色行为消退指患者适应患者角色后，由于某种原因，又重新承担起本应免除的社会角色的责任而放弃患者角色。

94．B。患者角色适应可分为：角色行为缺如、角色行为冲突、角色行为强化、角色行为消退。其中角色行为冲突指患者在适应患者角色过程中，与其患病前的各种角色发生心理冲突而引起

行为的矛盾，患者不能很好接受患者角色，出现烦躁不安、焦虑紧张等情绪改变。

95．A。青霉素过敏试验液的剂量以每ml含200～500U的青霉素G生理盐水溶液为标准。皮内注入0.1ml含青霉素20～50U，20分钟后观察试验结果。

96．B。破伤风抗毒素皮试药液浓度是150U/ml；0.1ml皮试液含破伤风抗毒素15U。

97．A。奥伦指出护士应根据患者的自理需要和自理能力的不同而分别采取三种不同的护理系统：全补偿系统、部分补偿系统和支持-教育系统。其中全补偿护理系统是指患者完全没有自理能力，需要护士给予全面的照顾。适用于在神志上和体力上均无法满足自理需要的患者，如昏迷患者、全身麻醉患者或植物人；神志虽然清醒，但在体力上无法满足自理需要的患者，如高位截瘫的患者或医嘱限制其活动的患者；体力上虽能满足其自理需求，但存在严重的智力缺陷或精神障碍的患者，如老年痴呆以及精神分裂症患者等。

98．C。奥伦指出护士应根据患者的自理需要和自理能力的不同而分别采取三种不同的护理系统，即全补偿系统、部分补偿系统和支持-教育系统。其中支持-教育系统是指患者能够满足自理需要，但需要护士提供支持、教育以及指导等服务才能够完成，如乳腺癌术后恢复期进行患肢的功能锻炼、糖尿病患者的胰岛素注射等。

99．E。双人心肺复苏时，按压通气比为30：2。

100．A。心肺复苏时，按压和放松时间比例为1：1时，心排血量最大。

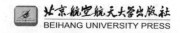

丁震医学教育
www.dzyxedu.com

2018 丁震

护师急救包（下册）

模拟试卷一

北京航空航天大学出版社
BEIHANG UNIVERSITY PRESS

基础知识

一、以下每一道考题下面有 A、B、C、D、E 五个备选答案，请从中选择一个最佳答案。并在答题卡上将相应题号的相应字母所属的方框涂黑。

1．小儿营养不良的病因应除外
   A．消化系统发育畸形
   B．长期喂养不当
   C．食物中纤维素过少
   D．长期摄入营养不足
   E．早产儿需要营养量过大

2．稳定性好、不易脱位的关节是
   A．手关节
   B．颞下颌关节
   C．寰枢关节
   D．膝关节
   E．髋关节

3．冠心病的危险因素是
   A．血清甘油三酯下降
   B．血清高密度脂蛋白胆固醇增高
   C．血清肌酸磷酸激酶降低
   D．载脂蛋白 A 升高
   E．血清低密度脂蛋白胆固醇增高

4．判断小儿体格发育的常用主要指标有
   A．感知觉发育水平
   B．认知能力发育程度
   C．情绪情感的发展
   D．对外界反应能力
   E．体重、身高、头围、胸围

5．原发性肾病综合征患者水肿的主要原因是
   A．蛋白质合成障碍
   B．低白蛋白血症
   C．高脂血症
   D．循环血容量不足
   E．肾小管重吸收蛋白障碍

6．鹅口疮的病原体为
   A．大肠埃希菌
   B．铜绿假单胞菌
   C．肺炎链球菌
   D．白色念珠菌
   E．溶血性链球菌

7．心脏传导系统中心脏冲动的起源部位是
   A．结间束
   B．房室结
   C．窦房结
   D．左右束支
   E．浦肯野纤维

8．慢性肺源性心脏病早期可出现
   A．主动脉瓣关闭不全
   B．左心室肥大
   C．右心室肥大
   D．左心房肥大
   E．二尖瓣关闭不全

9．妊娠期母体血容量增加达到高峰的孕周是
   A．20～24 周
   B．24～28 周
   C．28～32 周
   D．32～34 周
   E．34～36 周

10．肾小球滤过膜损伤、通透性增加时可发生
   A．多尿

 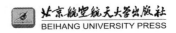

B. 少尿
C. 夜尿多
D. 蛋白尿
E. 尿频

11. 慢性肾功能衰竭酸碱平衡障碍易发生
   A. 呼吸性酸中毒
   B. 呼吸性碱中毒
   C. 代谢性酸中毒
   D. 代谢性碱中毒
   E. 呼吸性酸中毒并代谢性碱中毒

12. 护士安排严重颅脑外伤昏迷患者优先就诊检查，所遵循的原则是
   A. 自主原则
   B. 知情同意原则
   C. 双重效成原则
   D. 公正原则
   E. 效用原则

13. 破伤风梭菌产生的毒素最先侵犯的肌群是
   A. 面肌
   B. 四肢肌群
   C. 膈肌
   D. 颈项肌
   E. 咀嚼肌

14. 导致小儿骨髓外造血的原因是
   A. 缺乏红骨髓
   B. 肝、脾、淋巴结发育不全
   C. 骨髓造血器官功能抑制
   D. 缺乏黄骨髓，造血代偿潜力很低
   E. 红骨髓过多，造血代偿潜力过高

15. 下列胎心电子监护中正常的是
   A. FHR118 次 / 分
   B. NST 无反应
   C. CST 阴性
   D. OCT 阳性
   E. 晚期减速

16. 高血压脑病指的是
   A. 脑毛细血管压力过高致脑水肿

B. 血液黏稠致脑血栓形成
C. 脑血管内压高而破裂
D. 脑肿瘤
E. 外来血栓堵塞脑动脉

17. 精子排出后，经子宫颈部、子宫腔，到达受精部位与卵子结合形成受精卵，正常受精部位为
   A. 子宫体部
   B. 子宫底部
   C. 输卵管间质部
   D. 输卵管峡部
   E. 输卵管壶腹部

18. 腰椎穿刺后，患者易发生颅内压过低性头痛，其机制是
   A. 脑脊液循环障碍
   B. 脑脊液外渗
   C. 脑部缺血、缺氧
   D. 牵张颅内静脉窦和脑膜
   E. 牵张脑神经

19. 不会引起颅内压增高的是
   A. 脑水肿
   B. 颅内肿瘤
   C. 皮下血肿
   D. 颅内脓肿
   E. 凹陷性骨折

20. 原尿与血浆的成分不同的是
   A. K^+的含量
   B. Na^+的含量
   C. 葡萄糖的含量
   D. 蛋白质的含量
   E. 尿素的含量

21. 消化性溃疡发病相关的损害性因素中，占主导的是
   A. 幽门螺杆菌感染
   B. 饮食失调
   C. 吸烟
   D. 精神因素
   E. 胃酸、胃蛋白酶

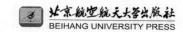

22. 临床上最常见甲状腺功能亢进为
    A. 原发性甲亢
    B. 继发性甲亢
    C. 高功能腺瘤
    D. 单纯甲状腺肿
    E. 甲状腺腺瘤

23. 成人急性上呼吸道感染最常见的病因是
    A. 中毒
    B. 病毒
    C. 化学药物
    D. 变态反应
    E. 吸烟

24. 我国采用的围生期规定是
    A. 孕满 28 周至出生后 1 周
    B. 孕满 30 周至出生后 1 周
    C. 孕满 28 周至出生后 2 周
    D. 孕满 30 周至出生后 2 周
    E. 从胚胎形成至出生后 1 周

25. 患者，女，26 岁，G_1P_1。产后第 1 天，自己在腹部触及子宫，呈球型，质硬，询问护士是否正常，护士在讲解关于子宫复旧过程时正确的是
    A. 产后第 1 天宫底在脐上 2 横指
    B. 产后第 1 天宫底在脐上 1 横指
    C. 产后第 1 天宫底脐平
    D. 产后第 1 天宫底在脐下 1 横指
    E. 产后第 1 天宫底在脐下 2 横指

26. 与子宫肌瘤发生和生长密切相关的是
    A. 与生活习惯、运动减少有关
    B. 环境污染有关
    C. 体内雄激素水平过低有关
    D. 早婚早育、性生活紊乱
    E. 体内雌激素水平过高

27. 急产指整个分娩过程在几小时内完成
    A. 3 小时内
    B. 4 小时内
    C. 6 小时内
    D. 8 小时内

    E. 10 小时内

28. 护士在突发公共卫生事件中，与护理伦理规范<u>不符</u>的是
    A. 奉献精神
    B. 自身安全为重
    C. 协作精神
    D. 敬业精神
    E. 科学精神

29. 原发性癫痫的发生有关的因素是
    A. 脑膜炎
    B. 脑肿瘤
    C. 脑血管病
    D. 颅脑外伤
    E. 遗传因素

30. 甲状腺功能亢进的诱因<u>不包括</u>
    A. 感染
    B. 创伤
    C. 精神刺激
    D. 过度劳累
    E. 饮酒过量

31. 关于钾盐代谢的叙述，<u>不正确</u>的是
    A. 可维持神经 - 肌肉组织的正常功能
    B. 临床补钾，需尿液在 40ml/h 以上
    C. 成年人每天需钾盐 3 ～ 5g
    D. 高血钾可导致心搏骤停
    E. 钾盐由肾脏排出

32. 为保证脑复苏成功，紧急心肺复苏开始时间<u>最好不超过</u>
    A. 6 分钟
    B. 8 分钟
    C. 12 分钟
    D. 15 分钟
    E. 20 分钟

33. 导致女方不孕最常见的因素是
    A. 排卵障碍
    B. 输卵管因素
    C. 子宫因素

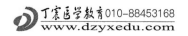

D. 宫颈因素

E. 阴道因素

34. 肛裂的好发部位是

A. 前正中线

B. 后正中线

C. 左侧

D. 右侧

E. 任何部位

35. 原发性肝癌的常见并发症<u>不包括</u>

A. 肝性脑病

B. 癌旁综合征

C. 消化道出血

D. 急性胰腺炎

E. 感染

36. 新生儿窒息的治疗护理过程中要注意保暖，
应维持患儿肛温在

A. 36.0℃～36.4℃

B. 36.5℃～37.0℃

C. 37.1℃～37.4℃

D. 37.5℃～37.7℃

E. 37.8℃～38.0℃

37. 与1型糖尿病发病<u>无关</u>的病毒是

A. 流感病毒

B. 柯萨奇病毒

C. 巨细胞病毒

D. 风疹病毒

E. ECHO病毒

38. 心力衰竭最常见的诱因是

A. 呼吸道感染

B. 输液过多过快

C. 情绪激动

D. 贫血

E. 分娩

39. 呼吸衰竭的最常见诱因是

A. 肺部感染

B. 高热

C. 心率加快

D. 血压升高

E. 进食过多

40. 与腹膜强大的吸收能力<u>无关</u>的解剖特点是

A. 腹膜有很多皱襞

B. 腹膜是双向半透膜

C. 含有血管丰富的结缔组织

D. 腹膜腔可分为大、小腹腔两部分

E. 面积大致与全身皮肤面积相等

41. 肾单位的组成是

A. 肾小球、肾小体

B. 肾小体、髓襻

C. 肾小球、肾小管

D. 肾小体、肾小管

E. 皮质、髓质

42. 小儿生长发育规律<u>不包括</u>

A. 生长发育的连续性

B. 生长发育的阶段性

C. 各系统器官发育的平衡性

D. 生长发育的个体差异

E. 生长发育的顺序性

43. 系统性红斑狼疮患者用药治疗过程中需定期
查眼底的药物是

A. 阿司匹林

B. 强的松

C. 氯喹

D. 环磷酰胺

E. 长春新碱

44. 幽门梗阻患者因长期呕吐最易引起

A. 低钾低氯性代谢性碱中毒

B. 低钾高氯性代谢性酸中毒

C. 高钾低氯性呼吸性碱中毒

D. 低钾低氯性代谢性酸中毒

E. 高钾低氯性代谢性碱中毒

45. 由子宫两侧至骨盆壁、将骨盆分为前、后两
部分并维持子宫在盆腔的正中位置韧带是

A. 圆韧带

B. 阔韧带

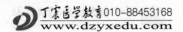
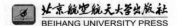

C. 主韧带
D. 宫骶韧带
E. 骨盆漏斗韧带

B. 脐旁与腹壁上浅静脉交通支
C. 脐旁与腹壁下深静脉交通支
D. 前腹壁交通支
E. 直肠下端与肛管静脉交通支

46. 心脏容量负荷过重见于
    A. 高血压
    B. 肺动脉高压
    C. 主动脉瓣狭窄
    D. 肺动脉瓣狭窄
    E. 二尖瓣关闭不全

52. 使子宫内膜出现增生期变化的激素是
    A. 绒毛膜促性腺激素
    B. 雌激素
    C. 生乳素
    D. 孕激素
    E. 雄激素

47. 小儿初次感染结核菌,在多长时间内结核菌素试验呈阴性反应
    A. 1～2 个月
    B. 3～4 个月
    C. 5～6 个月
    D. 7～8 个月
    E. 9～10 个月

53. 急性肾衰竭少尿期最危险的并发症是
    A. 出血倾向
    B. 血镁升高、低血钙、高血磷
    C. 代谢性酸中毒
    D. 水钠潴留导致水中毒
    E. 高钾血症

48. 根据小儿生长发育特点,幼儿期是指
    A. 1 周岁后到满 3 周岁
    B. 3～4 岁
    C. 4～5 岁
    D. 5～6 岁
    E. 6～7 岁

54. 消化性溃疡患者出现黑便,估计其每日出血量至少为
    A. 30ml
    B. 40ml
    C. 50ml
    D. 60ml
    E. 70ml

49. 对放射治疗高度敏感的肺癌类型是
    A. 类癌
    B. 腺癌
    C. 大细胞癌
    D. 小细胞癌
    E. 透明细胞癌

55. 特发性血小板减少性紫癜发病的相关因素不包括
    A. 贫血
    B. 上呼吸道感染
    C. 雌激素作用
    D. 体内产生抗血小板抗体
    E. 肝、脾对血小板的破坏增加

50. 正常 1 岁小儿每分钟呼吸频率范围是
    A. 16～20 次
    B. 20～25 次
    C. 30～40 次
    D. 40～50 次
    E. 55～65 次

56. 护士为患急性乳腺炎的产妇讲解该病的主要病因是
    A. 营养不良
    B. 乳汁淤积
    C. 乳头过小或内陷
    D. 哺乳经验不足
    E. 乳汁分泌障碍

51. 门静脉高压症患者的门静脉交通支开放曲张,其中最危险的是
    A. 胃底与食管下段静脉交通支

57. 护士在社区进行防治慢性肺疾病的讲座中，介绍阻塞性肺气肿的病因及发病机制，但**不包括**
    A. 由慢性支气管炎演变而来
    B. 病毒感染
    C. 冷空气刺激
    D. 长期吸烟
    E. 抗胰蛋白增多

58. 热衰竭的发生机制是
    A. 体温调节功能障碍
    B. 大量出汗致血容量不足
    C. 散热不足致体内热蓄积
    D. 烈日曝晒致脑组织充血水肿
    E. 大量出汗后饮水过多而盐补充不足

59. 麻疹患儿死亡最常见的原因是
    A. 喉炎
    B. 心肌炎
    C. 麻疹脑炎
    D. 支气管肺炎
    E. 结核病恶化

60. 关于急性骨髓炎的叙述，正确的是
    A. 常见于青壮年人
    B. 多发生于长骨干骺端
    C. 有低热、乏力、盗汗、消瘦等表现
    D. 患肢疼痛不明显
    E. 术后闭式灌洗引流时，冲洗液滴注速度应由慢逐渐加快

61. 可诱发急性心肌梗死的因素是
    A. 血胆红素降低
    B. 血清甘油三酯下降
    C. 血清胆固醇增加
    D. 高密度脂蛋白增高
    E. 低密度脂蛋白下降

62. 肾病综合征水肿的主要原因是
    A. 高钠血症
    B. 高钾血症
    C. 氮质血症
    D. 高胆固醇血症
    E. 低蛋白血症

63. 酒精性肝硬化的病理机制是
    A. 引起肝门静脉扩张
    B. 直接损伤肝细胞
    C. 干扰酶的合成
    D. 收缩肝内血管
    E. 阻碍胆汁分泌

64. 卡介苗初种年龄是
    A. 出生后2～3天
    B. 1个月以上
    C. 4个月以上
    D. 6个月以上
    E. 8个月以上

65. 植皮术中最常用的皮片是
    A. 刃厚皮片
    B. 中厚皮片
    C. 点状皮片
    D. 全厚皮片
    E. 含真皮下血管网皮片

66. 患者，男，42岁。某日参加酒宴饮酒过量，突感上腹部剧烈疼痛，伴有恶心呕吐，急诊入院。该病的发病机制为
    A. 暴饮暴食
    B. 消化酶分泌增多
    C. 大肠埃希菌感染
    D. 自体免疫
    E. 自体消化

67. 患者，女，29岁。外伤发生大出血，患者出现休克表现。下列关于各种休克的共同病理生理改变，正确的是
    A. 血压下降
    B. 舒张压升高
    C. 心排血量下降
    D. 外周血管收缩
    E. 有效循环血量锐减

68. 患者，男，30岁。高热，右上腹痛3天，B超检查提示肝脓肿，曾有胆囊炎病史。其感染来源最可能的是
    A. 胆道感染

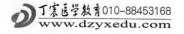 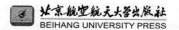

B. 阑尾炎
C. 右膈下脓肿
D. 脓毒血症
E. 急性胰腺炎

69. 初产妇，产后第2天起，持续3天体温在38.0℃左右。查体：子宫收缩好，会阴切口红肿，恶露淡红色，有腥味，双乳软，无硬结。判断体温升高最可能的原因是
　　A. 会阴伤口感染
　　B. 乳腺炎
　　C. 产褥感染
　　D. 阴道炎
　　E. 子宫内膜炎

70. 患儿，7岁。家长诉该儿3天前出现发热，曾达39.6℃，并伴刺激性干咳。护士查体发现呼吸音增粗。X线胸片示大片密度增高影。血清冷凝集试验呈阳性。最可能引起该患儿肺部病变的病原体是
　　A. 肺炎链球菌
　　B. 肺炎支原体
　　C. 流感嗜血杆菌
　　D. 金黄色葡萄球菌
　　E. 流感病毒

71. 患者，男，27岁。转移性右下腹痛24小时来诊。查体：体温38.6℃，右下腹有固定压痛，明显肌紧张和反跳痛，白细胞$15×10^9/L$，中性粒细胞90%。该患者的病情应判断为
　　A. 急性单纯性阑尾炎并局限性腹膜炎
　　B. 急性化脓性阑尾炎并局限性腹膜炎
　　C. 急性化脓性阑尾炎并弥漫性腹膜炎
　　D. 急性坏疽性阑尾炎并门静脉炎
　　E. 急性化脓性阑尾炎并阑尾脓肿

72. 患者，女，32岁。1年来经期延长至9～10天，经量增多，月经周期正常。盆腔检查无异常，基础体温呈双相型，但下降缓慢。诊断为排卵障碍性异常子宫出血，其发生的原因可能是
　　A. 下丘脑 - 垂体 - 卵巢轴发育不完善
　　B. 先天性卵巢发育异常
　　C. 黄体萎缩不全

D. 黄体发育不全
E. 卵巢功能衰退

73. 患者，女，38岁。患慢性肾小球肾炎，可加重肾损害的因素<u>不包括</u>
　　A. 妊娠
　　B. 劳累
　　C. 感染
　　D. 预防接种
　　E. 心脏早搏

74. 患者，男，29岁。1年来排尿次数增多，排尿急、尿痛。夜间有低热、盗汗，尿检查：酸性尿，镜下见大量红细胞及白细胞，尿抗酸杆菌培养阴性，该致病菌是
　　A. 大肠埃希菌
　　B. 破伤风梭菌
　　C. 真菌
　　D. 结核杆菌
　　E. 铜绿假单胞菌

75. 患者，男，57岁。胃大部切除术后出现头晕、乏力。查血红蛋白80g/L。其贫血的原因是
　　A. 铁摄入不足
　　B. 铁损失过多
　　C. 铁利用障碍
　　D. 铁吸收不良
　　E. 铁需要量增加

76. 患者，男，37岁。平素体健。淋雨后突发寒战、高热、咳嗽、咳铁锈色痰。X胸片示右肺中叶呈均匀一致的致密阴影，引发患者肺部病变最可能的病原体是
　　A. 病毒
　　B. 细菌
　　C. 真菌
　　D. 衣原体
　　E. 支原体

77. 患者，女，62岁。十二指肠溃疡，行毕Ⅱ式胃切除术，术后10天进食后出现呕吐，呕吐物含有食物和胆汁，其原因是
　　A. 胃壁缺血

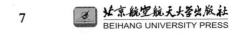

B. 胃排空障碍
C. 十二指肠切除过多
D. 吻合口梗阻
E. 输出段梗阻

78. 患者，女，25岁。车祸导致胸部损伤，多根肋骨多处骨折，急诊入院。查体：吸气时，胸壁内陷；呼气时，该区胸壁向外鼓出的原因是
    A. 胸壁软化
    B. 肺气肿
    C. 血胸
    D. 肋间神经损伤
    E. 肋骨骨折处刺破胸腔

79. 患者，男，43岁。朋友聚会饮大量白酒，餐后上腹剧烈疼痛，恶心、呕吐，确诊为急性胰腺炎。本病的基本病理改变是
    A. 大肠埃希菌引起的感染性炎症
    B. 免疫性抗体引起的变态反应
    C. 内分泌失调引起的胰岛功能紊乱
    D. 胆汁反流引起的胰胆管阻塞
    E. 自体消化引起的化学性炎症

80. 患儿，女，10个月。面色苍黄，不喜动2个月。查体：神情呆滞，面色苍黄、头发稀疏黄软，心尖可闻及Ⅰ级收缩期杂音，肝肋下0.5cm，脾未触及。实验室检查：红细胞 $2.8×10^{12}$/L，血红蛋白 80g/L，MCV95fl，MCH35pg，MCHC0.35，网织红细胞 0.015。首先应给予的治疗是
    A. 铁剂
    B. 叶酸和（或）维生素 B_{12}
    C. 合理喂养，纠正偏食
    D. 输血
    E. 维生素 C

81. 患儿，女，12岁。背部有一脓肿，切开后，脓液稠厚、黄色、无臭味，感染的细菌可能是
    A. 大肠埃希菌
    B. 金黄色葡萄球菌
    C. 溶血性链球菌
    D. 铜绿假单胞菌
    E. 变形杆菌

82. 孕妇，妊娠28周。近日自感头晕、头痛，产检时发现血压 158/110mmHg、尿蛋白（++）、水肿（++），该病基本的病理变化时
    A. 水肿
    B. 蛋白尿
    C. 高血压
    D. 全身小动脉痉挛
    E. 宫腔内张力过高

83. 患者，女，35岁。误服敌敌畏 150ml，出现呼吸困难，瞳孔缩小，视物模糊，肌肉颤动，其中毒机制是
    A. 乙酰胆碱增多
    B. 肾上腺素过多
    C. 胆碱酯酶失活
    D. 血氧饱和度下降
    E. 谷丙转氨酶过多

二、以下提供若干个案例，每个案例下设若干个考题。请根据各考题题干所提供的信息，在每题下面的 A、B、C、D、E 五个备选答案中选择一个最佳答案，并在答题卡上将相应字母所属的方框涂黑。

(84~85 题共用题干)
    患者，男，19岁。冒雨踢球后突然寒战、高热、体温 39.8℃，咳嗽，胸痛已 3 小时。查体：右上肺部叩诊浊音，听诊有湿啰音，支气管呼吸音及胸膜摩擦音。胸透右上肺有云絮状阴影，诊断为肺炎球菌性肺炎。

84. 问题1：胸痛的原因是
    A. 咳嗽引起
    B. 外伤
    C. 肺炎累及胸膜
    D. 肋骨骨折
    E. 肋软骨炎

85. 问题2：为及时发现休克型肺炎的发生，应密切观察患者有无出现
    A. 胃肠不适
    B. 烦躁、抽搐
    C. 高热不退

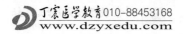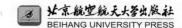

D. 呼吸困难

E. 无尿或少尿

(86~88 题共用题干)

患儿，男，7 岁。因发热 2 天、鼻腔牙龈出血 1 天入院。查体：体温 39.0℃，全身皮肤瘀斑、腋下淋巴结肿大，胸骨下压痛，肝大、脾大。骨髓象结果：有核细胞增生活跃，正常幼红细胞和巨核细胞减少。

86. 问题 1：该患者最有可能发生的问题是

A. 急性非淋巴细胞白血病

B. 慢性粒细胞白血病

C. 急性淋巴细胞白血病

D. ITP 急性发作

E. 脾功能亢进

87. 问题 2：遵医嘱给予患者别嘌醇治疗，护士向患者解释该药的作用是

A. 减少血病细胞的破坏

B. 降低白细胞

C. 预防原症状复发

D. 预防尿酸性肾病

E. 预防免疫疾病

88. 问题 3：经治疗患者症状缓解，今日突然出现头痛、头晕、昏迷，急查脑脊液压力增高，白细胞计数增加，葡萄糖定量减少；血常规示：血小板 65×10^9/L。则患者最有可能发生了

A. 脑梗死

B. 颅内出血

C. 继发中枢神经系统感染

D. 中枢神经系统白血病

E. 弥散性血管内凝血

三、以下提供若干组考题，每组考题共同在考题前列出的 A、B、C、D、E 五个备选答案。请从中选择一个与考题关系最密切的答案，并在答题卡上将相应字母所属的方框涂黑。每个备选答案可能被选择一次，多次或不被选择。

(89~91 题共用备选答案)

A. 伤侧胸部叩诊呈鼓

B. 皮下气肿

C. 伤侧肺部叩诊呈过清音

D. 呼吸时可闻及吸吮样音

E. 气管向患侧偏移

89. 高压性气胸患者独有的体征是

90. 开放性气胸患者特有的体征是

91. 损伤性气胸患者共同的体征是

(92~94 题共用备选答案)

A. 神经根型颈椎病

B. 脊髓型颈椎病

C. 椎动脉型颈椎病

D. 交感神经型颈椎病

E. 复合型颈椎病

92. 随病情加重，可发生自下而上的上运动神经元性瘫痪见于

93. 压头试验阳性体征见于

94. 一过性脑缺血表现为

(95~97 题共用备选答案)

A. 妊娠、流产情况

B. 疾病主要症状

C. 父母身体状况

D. 初潮年龄

E. 个人特殊嗜好

95. 采集个人史应询问

96. 采集婚育史应询问

97. 采集月经史应包括

(98~100 题共用备选答案)

A. 孕母贫血

B. 用未加热的牛奶喂养

C. 青春期的少年缺铁

D. 饮食不均衡

E. 婴幼儿长期大便次数过多

98. 儿童生长发育快可导致

99. 先天性铁储存不足见于

100. 婴幼儿铁丢失过多见于

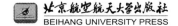

相关专业知识

一、以下每一道考题下面有 A、B、C、D、E 五个备选答案，请从中选择一个最佳答案。并在答题卡上将相应题号的相应字母所属的方框涂黑。

1. 缓解类风湿病患儿早期症状的主要药物是
   A. 类固醇激素
   B. 非甾体类抗炎药
   C. 营养药
   D. 慢作用抗炎药
   E. 维生素

2. 慢性肝炎与肝硬化的血液检查特征是
   A. 血清转氨酶升高
   B. 血清碱性磷酸酶升高
   C. 白蛋白与球蛋白比例倒置
   D. 血清总胆红素升高
   E. 血沉加快

3. 急性阑尾炎腹痛起始于脐周或上腹的机制是
   A. 胃肠功能紊乱
   B. 内脏神经反射
   C. 躯体神经反射
   D. 阑尾位置不固定
   E. 阑尾管壁痉挛

4. 哮喘患者哮喘发作时，血象发生变化的是
   A. 白细胞计数
   B. 嗜碱性粒细胞
   C. 单核细胞
   D. 血红蛋白
   E. 嗜酸性粒细胞

5. 新鲜关节脱位应界定为伤后
   A. 3 天内
   B. 1 周内
   C. 2 周内
   D. 3 周内
   E. 4 周内

6. 患者咳脓臭痰，提示有
   A. 金黄色葡萄球菌感染
   B. 念珠菌感染
   C. 病毒感染
   D. 厌氧菌感染
   E. 铜绿假单胞菌感染

7. 肾病综合征有确诊价值的尿液检查结果是
   A. 憋尿
   B. 肉眼血尿
   C. 管型尿
   D. 24 小时尿蛋白定量＞3.5g
   E. 镜下血尿

8. 应立即手术的颅脑损伤是
   A. 脑震荡
   B. 脑挫裂伤
   C. 硬脑膜外血肿
   D. 蛛网膜下腔出血
   E. 颅底骨折伴脑脊液漏

9. 急性肾小球肾炎最常见的病因是
   A. A 组 β 溶血性链球菌感染
   B. B 组 β 溶血性链球菌感染
   C. 支原体感染
   D. 病毒感染
   E. 真菌感染

10. 治疗脑水肿的脱水剂中，应用最广泛、疗效较好的是

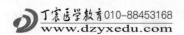

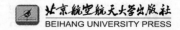

A. 呋塞米

B. 20% 甘露醇

C. 25% 山梨醇

D. 地塞米松

E. 50% 葡萄糖

11. 脑血管病首选的检查是

　　A. MRI

　　B. CT

　　C. B 超

　　D. X 线

　　E. 血清学检查

12. 心导管检查术的目的<u>不包括</u>

　　A. 发现心内畸形

　　B. 心血管造影术

　　C. 描记心外心电图

　　D. 测量心脏各部分的压力

　　E. 测量心脏各部分的氧饱和度

13. 脓肿形成后首要的处理是

　　A. 全身支持

　　B. 理疗热敷

　　C. 切开引流

　　D. 外敷消炎膏

　　E. 应用抗生素

14. 洋地黄中毒，心率 50 次 / 分，首选的治疗药物是

　　A. 苯妥英钠

　　B. 利多卡因

　　C. 氯化钾

　　D. 阿托品

　　E. 其他药物

15. 冠状动脉粥样硬化性心脏病确诊的依据是

　　A. 心电图

　　B. 心脏彩超

　　C. X 线检查

　　D. 动态心电图

　　E. 冠状动脉造影

16. 化验检查结果属于冠心病危险因素的是

A. 血清总胆固醇下降

B. 血清三酰甘油下降

C. 血清高密度脂蛋白胆固醇增高

D. 血清低密度脂蛋白胆固醇增高

E. 血清肌酸磷酸激酶降低

17. 符合低张性子宫收缩乏力特征的是

　　A. 可出现胎儿宫内窘迫

　　B. 宫缩间歇期子宫壁不能完全松弛

　　C. 宫缩节律不协调

　　D. 使产妇自觉宫缩强，持续腹痛

　　E. 子宫收缩有正常节律性、极性及对称性，仅收缩力弱

18. 呼吸衰竭的主要判断依据是

　　A. 原发病史

　　B. 呼吸困难、发绀、动脉血氧饱和度低

　　C. 血气分析

　　D. X 线检查

　　E. 缺氧和（或）二氧化碳潴留的体征

19. 类风湿关节炎患者进行关节功能锻炼的最佳时期是

　　A. 恢复期

　　B. 急性期

　　C. 症状前期

　　D. 病变后期

　　E. 晨僵期

20. 原发性肝癌最有效的治疗方法是

　　A. TACD

　　B. 免疫治疗

　　C. 放射性治疗

　　D. 冷冻治疗

　　E. 手术治疗

21. 新生儿窒息复苏步骤<u>不包括</u>

　　A. 清理呼吸道、建立呼吸

　　B. 维持正常循环

　　C. 药物治疗

　　D. 评价

　　E. 预防感染

22. 2 型糖尿病患者，肥胖，"三多一少"症状

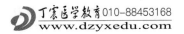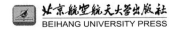

不明显，长期采用饮食控制、口服降血糖药，但血糖仍高。最恰当的处理是

A. 改用胰岛素治疗

B. 增加运动疗法

C. 合并降脂药物

D. 加大降糖药剂量

E. 更换降糖药种类

23. 能对肾功能进行监测的是

A. 血尿素氮

B. 黄疸指数

C. 中心静脉压

D. 凝血酶原时间

E. 3P 试验

24. 提示病情最危重的呼吸是

A. 呼吸每分钟 28 次

B. 呼吸每分钟 12 次

C. 呼吸加深且频率稍快

D. 潮式呼吸

E. 间断呼吸

25. 抗结核的首选药物是

A. 乙胺丁醇

B. 异烟肼

C. 卡那霉素

D. 乙硫异烟胺

E. 吡嗪酰胺

26. 硫酸镁中毒的解毒药首选

A. 甘露醇静滴

B. 口服卡托普利

C. 注射肾上腺素

D. 注射地塞米松

E. 注射 10% 葡萄糖酸钙

27. 脓尿是指每个高倍视野脓细胞数达到

A. 1个

B. 2个

C. 3个

D. 4个

E. 5个

28. 原发性肝癌最有效的治疗方法是

A. 化学疗法

B. 放射疗法

C. 肝切除法

D. 肝移植法

E. 肝动脉结扎术

29. 问诊时避免使用的词

A. 里急后重

B. 大便带血

C. 咳嗽

D. 头痛

E. 心慌

30. 肝破裂的腹腔穿刺液性质为

A. 黄色浑浊液体

B. 有粪臭味的血性渗液

C. 棕褐色脓液

D. 稀薄白色脓性液

E. 不凝固血液

31. 青春期异常子宫出血，止血首选药物是

A. 雌激素

B. 孕激素

C. 雄激素

D. 绒毛膜促性腺激素

E. 三合激素

32. 利于铁剂吸收的药物是

A. 维生素 B_1

B. 维生素 B_6

C. 维生素 C

D. 维生素 D

E. 维生素 E

33. 属于正常胎位的是

A. 肩左前

B. 骶右后

C. 骶左前

D. 枕左前

E. 枕右后

34. 急性感染性多发性神经根神经炎患者脑脊液的典型改变是

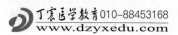 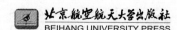

A. 压力增高

B. 均匀血性

C. 氯化物减少

D. 糖明显增多

E. 蛋白细胞分离

35. 血中白蛋白／球蛋白正常比例为

A. 1～2：1

B. 1.5～2：1

C. 1.5～3：1

D. 1.5～2.5：1

E. 1.5～3.5：1

36. 烧伤面积的计算，中国九分法头颈面积为

A. 9%

B. 7%

C. 8%

D. 11%

E. 4%

37. 急性梗阻性化脓性胆管炎的临床表现<u>不包括</u>

A. 胆囊肿大疼痛

B. 上腹部顶胀痛或绞痛

C. 可发生急性呼吸衰竭

D. 神经精神症状

E. 恶心、呕吐

38. 可用于治疗窦性心动过缓患者的是

A. 异丙肾上腺素

B. 洋地黄

C. 碳酸氢钠

D. 氯化钙

E. 利多卡因

39. 营养不良导致代谢异常<u>不包括</u>

A. 血糖偏低

B. 血清胆固醇降低

C. 血清白蛋白降低

D. 血钠、血钾偏低

E. 白细胞降低

40. 关于阻塞性肺气肿肺功能的改变，正确的是

A. 肺活量增加，残气量也增加

B. 时间肺活量增大

C. 残气量／肺总量之比值增加

D. 血氧分压增加，二氧化碳分压减少

E. 每分钟最大通气量增加

41. 未婚女性盆腔检查采取的方法是

A. 肛查

B. 双合诊

C. 三合诊

D. 阴道检查

E. 直肠 - 腹部诊

42. 治疗休克的最基本措施是

A. 扩容

B. 抗感染

C. 利尿

D. 治疗原发病

E. 升高血压

43. 诊断结肠癌相关的指标是

A. 癌胚抗原

B. 甲胎蛋白

C. 碱性磷酸酶

D. 酸性磷酸酶

E. 乳酸脱氢酶

44. 对血栓闭塞性脉管炎患者的一般处理，<u>错误</u>的是

A. 及时止痛

B. 严禁吸烟

C. 局部热敷

D. 注意保暖

E. 患肢锻炼

45. 血常规检查发现粒细胞核左移，提示患者

A. 过敏性休克

B. 感染严重

C. 贫血

D. 营养不良

E. 碱中毒

46. 代谢性酸中毒时，患者的主要化验改变是

A. 血 pH ↓，二氧化碳结合力 ↑

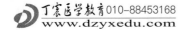
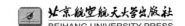

B. 血 pH ↓，二氧化碳结合力↓
C. 血 pH ↑，二氧化碳结合力↑
D. 血 pH ↑，二氧化碳结合力↓
E. 血 pH ↓，二氧化碳结合力无变化

47. 呼吸呈恶臭味可见于
    A. 肝性脑病
    B. 尿毒症
    C. 糖尿病酮症酸中毒
    D. 有机磷农药中毒
    E. 支气管扩张

48. 对结核性腹膜炎有确诊价值的检查是
    A. 腹水生化检查
    B. 结核菌素试验
    C. 胃肠 X 线检查
    D. 红细胞沉降率测定
    E. 腹腔镜活组织检查

49. 对疑有胎盘胎膜残留的产妇，首选的措施是
    A. 应用宫缩药
    B. 按摩腹部
    C. 加强营养和休息，增强机体抵抗力
    D. 开腹探查
    E. 行刮宫术

50. 宫颈重度糜烂的患者，行宫颈刮片为巴氏Ⅲ级，下一步处理是
    A. 激光治疗
    B. 宫颈锥形切除
    C. 3 个月后复查宫颈刮片
    D. 取宫颈活体组织送检
    E. 正常改变，不用处理

51. 患者自控镇痛（PCA）不包括
    A. 患者自控静脉镇痛
    B. 患者自控硬膜外镇痛
    C. 皮下患者自控镇痛
    D. 肌内患者自控镇痛
    E. 神经干旁阻滞镇痛

52. 中毒型细菌性痢疾最有诊断意义的检查是
    A. 粪便细菌培养
    B. 周围血红细胞、白细胞计数

C. 粪便镜检
D. 尿培养
E. 脑脊液特异性抗体检查

53. 膀胱逼尿肌处于失代偿状态时，残余尿超过
    A. 20ml
    B. 30ml
    C. 40ml
    D. 50ml
    E. 60ml

54. 吸入麻醉患者的护理，应特别警惕发生
    A. 肺膨胀不全
    B. 肺气肿
    C. 胸膜渗出
    D. 支气管扩张
    E. 咯血

55. 新生儿缺氧缺血性脑病及脑水肿严重时应选用
    A. 25% 葡萄糖
    B. 10% 氯化钠
    C. 呋塞米
    D. 地塞米松
    E. 20% 甘露醇

56. 以非手术治疗为主的乳房疾病是
    A. Ⅰ 期乳癌
    B. Ⅱ 期乳癌
    C. 乳腺纤维腺瘤
    D. 乳管内乳头状瘤
    E. 乳腺囊性增生病

57. 门静脉高压症，脾切除术后，定期监测血小板计数，目的是
    A. 防止血栓形成
    B. 观察有无出血倾向
    C. 观察有无再生障碍性贫血
    D. 观察有无急性白血病
    E. 观察有无缺铁性贫血

58. 肾移植术前最后一次血液透析距手术时间不应超过
    A. 24 小时

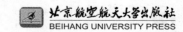

B. 20 小时
C. 32 小时
D. 72 小时
E. 10 天

59. 腹膜炎手术原则<u>不正确</u>的是
    A. 缓解疼痛
    B. 探察明确病因
    C. 处理原发病灶
    D. 清除腹腔污染物
    E. 引流腹腔

60. 病毒性脑膜炎、脑炎患儿血清特异性抗体滴度恢复期高于急性期
    A. 0.5 倍
    B. 1 倍
    C. 2 倍
    D. 3 倍
    E. 4 倍

61. 对于胎膜未破，无胎儿窘迫者，早产的治疗原则<u>不包括</u>
    A. 药物控制宫缩
    B. 慎做阴道检查
    C. 应用抗生素预防感染
    D. 卧床休息
    E. 应用糖皮质激素

62. 血肌酐增高应考虑
    A. 肺功能不全
    B. 心功能不全
    C. 肾功能不全
    D. 甲亢
    E. 类风湿关节炎

63. 治疗中枢神经系统白血病的常用药物是
    A. 羟基脲
    B. 柔红霉素
    C. 环磷酰胺
    D. 三尖杉酯碱
    E. 甲氨蝶呤

64. 葡萄胎患者健康指导，最关键的是按时复查
    A. 盆腔 B 超

B. X 线胸片
C. 肝功能
D. 阴道检查
E. 绒毛膜促性腺激素

65. 女性了解卵巢功能最简便的方法是
    A. 阴道镜检查
    B. 基础体温测定
    C. 子宫颈黏液检查
    D. 阴道脱落细胞检查
    E. 刮取子宫内膜作检查

66. 患者，女，23 岁。发热、多处关节炎、疲倦乏力、鼻梁及双侧面颊有蝶形红斑，能帮助诊断的特异性检查结果是
    A. 红细胞沉降率加快
    B. 抗 Sm 抗体（+）
    C. 抗核抗体（+）
    D. 尿蛋白（+++）
    E. 抗 RNP 抗体（+）

67. 患者，女，32 岁。接触性出血 2 年，阴道排液半个月，妇科检查发现宫颈有菜花样肿物，活检病理提示宫颈中分化鳞癌Ⅰ B 期。该患者的主要治疗方式为
    A. 宫颈局部用药
    B. 放射疗法
    C. 手术治疗
    D. 宫颈物理治疗
    E. 全身化学治疗

68. 患者，男，50 岁。在田间劳动是不慎敌百虫农药中毒，立即被送急诊，抢救室<u>禁用</u>的措施为
    A. 清水洗胃
    B. 2% 碳酸氢钠洗胃
    C. 1：5000 高锰酸钾洗胃
    D. 1% 盐水洗胃
    E. 硫酸钠导泻

69. 患者，男，18 岁。因牙龈及全身皮肤出血而就医。化验血红蛋白 100g/L，红细胞 3.2×10^{12}/L，白细胞 3.0×10^9/L，血小板 20×10^9/L，增生不良。应考虑

A. 急性再生障碍性贫血

B. 慢性再生障碍性贫血

C. 急性白血病

D. 特发性血小板减少性紫癜

E. 脾功能亢进

70. 患者,男,50岁。消化性溃疡病反复发作多年,突然出现剧烈腹痛,腹肌紧张呈板状腹,最可能的原因是

A. 急性胆囊炎

B. 急性胰腺炎

C. 胃或十二指肠穿孔

D. 脾破裂

E. 急性阑尾炎

71. 患者,女,32岁。尿频、尿急、尿痛3天,伴发热、腰酸痛。查体:体温39℃,双肾叩击痛(++)。最可能的诊断为

A. 肾结核

B. 急性肾炎

C. 急性膀胱炎

D. 急性肾盂肾炎

E. 慢性肾盂肾炎

72. 患儿,男,4个月。人工喂养,睡眠时常烦躁哭闹,难以入眠。查体:体重6kg,体温37.9℃,有枕秃及颅骨软化,诊断为"佝偻病"。给予维生素 D_3 30万 IU 肌内注射后突然发生全身抽搐3次,每次20～60秒,发作停止后精神如常。查血清离子钙为1.0mmol/L,血清总钙为1.8mmol/L。该患儿发生抽搐的原因是

A. 酸中毒

B. 热性惊厥

C. 癫痫发作

D. 血清钙减少

E. 缺乏维生素D

73. 患儿,女,6个月。高热,中毒症状明显。呻吟,双肺有中细湿啰音,诊断为支气管肺炎,其抗生素应用至体温正常后

A. 1周

B. 2周

C. 3周

D. 4周

E. 5周

74. 患者,男,20岁。车祸后呼吸窘迫,来医院急诊。查体:右胸部饱满,呼吸音消失,叩诊呈鼓音,右胸部有骨擦音、皮下气肿。首要的急救措施是

A. 输血、输液抗休克

B. 镇静、吸氧抗感染

C. 闭式胸腔引流

D. 剖胸探查

E. 胸腔穿刺排气减压

75. 患儿,11个月。腹泻4天,粪便为蛋花汤样带黏液,有霉臭味。无尿8小时,眼窝凹陷,四肢厥冷,诊断为秋季腹泻。补液首选

A. 生理盐水和5%葡萄糖 1：1 液 20ml/kg

B. 生理盐水和5%葡萄糖 1：2 液 20ml/kg

C. 生理盐水和5%葡萄糖 1：4 液 20ml/kg

D. 生理盐水、5%葡萄糖和1.4%碳酸氢钠 4：3：2 液 20ml/kg

E. 生理盐水、5%葡萄糖和1.4%碳酸氢钠 2：3：1 液 20ml/kg

76. 患者,女,40岁。甲状腺功能亢进2年,拟手术治疗昨日住院,今晨测得血压155/95mmHg,脉搏100次/分,经计算该患者的基础代谢率是

A. 19%

B. 39%

C. 49%

D. 79%

E. 89%

77. 患者,男,25岁。车祸致小腿骨折。行石膏固定后,诉小腿外侧疼痛,足背麻木。考虑受损组织为

A. 腓总神经

B. 腘神经

C. 腘静脉

D. 股神经

E. 小隐静脉

78. 患者,男,35岁。下腹外伤,可疑膀胱破裂,简单有效的检查方法是

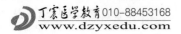
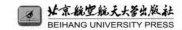

A．耻骨上膀胱穿刺
B．下腹部 X 线平片
C．膀胱造影
D．导尿试验
E．腹穿

79．患者，女，21 岁。因车祸导致左小腿严重外伤后，发生气性坏疽，住院治疗。首先采取的措施是
A．消毒隔离
B．高压氧治疗
C．大剂量使用抗生素
D．手术
E．营养支持

80．某产妇，33 岁，妊娠 39 周。不规律宫缩 3 小时。B 超检查：胎头双顶径为 10cm，该孕妇空腹血糖为 8.2mmol/L。该孕妇最适合的分娩方式是
A．剖宫产
B．自然分娩
C．胎头吸引
D．产钳助产
E．会阴侧切

81．慢性肝炎患者，腹围逐渐增大，判断有无腹水的腹部检查是
A．听诊有振水音
B．叩诊有移动性浊音
C．视诊肚脐突出
D．视诊如蛙腹
E．听诊肠鸣音消失

82．患者，女，32 岁。因骑跨伤导致外阴裂伤，左右侧大阴唇裂口分别长约 2cm、3cm，有活动性出血，处理不正确的是
A．24 小时内可用热敷缓解疼痛
B．给予止血镇痛药物
C．对患者表示理解，鼓励其面对现实，积极配合治疗
D．密切观察生命体征及尿量
E．阴道塞纱止血

83．患者，男，53 岁。巩膜轻度黄染 1 周。近 2 个月来感觉上腹部不适及隐痛，食欲减退和消瘦明显。血清胆红素 368μmmol/L，碱性磷酸酶升高；B 超示胰头部有一 3cm×2cm 包块，胆总管轻度扩张；CT 示胰头部占位。经充分术前准备行胰十二指肠切除术。术后护理措施错误的是
A．保持各种引流管通畅，观察引流液的量和颜色
B．给予高蛋白、高糖、高维生素、低脂饮食
C．密切观察腹部体征变化，防止吻合口瘘
D．持续氧气吸入，鼓励患者腹式呼吸
E．严格记录出入量，维持水电平衡

二、以下提供若干个案例，每个案例下设若干个考题。请根据各考题题干所提供的信息，在每题下面的 A、B、C、D、E 五个备选答案中选择一个最佳答案，并在答题卡上将相应字母所属的方框涂黑。

(84～88 题共用题干)
患者，女，80 岁。感冒后痰多、气急 1 周。慢性阻塞性肺病病史 30 年。查体：嗜睡状态，口唇明显发绀，两肺闻及痰鸣音。白细胞 18.6×10⁹/L，中性 0.90，动脉血气分析：pH7.20，PaCO₂75mmHg，PaO₂50mmHg。

84．问题 1：最可能的诊断是
A．Ⅰ型呼吸衰竭
B．Ⅱ型呼吸衰竭
C．急性呼吸窘迫综合征
D．支气管哮喘急性发作
E．脑血管意外

85．问题 2：最恰当的处理为
A．胸腔穿刺排气
B．加大氧流量
C．应用大量利尿药
D．应用气管解痉剂
E．胸腔穿刺排液

86．问题 3：保持呼吸道通畅的同时，应采取的吸氧方式是
A．高浓度间断吸氧
B．高浓度面罩吸氧
C．持续低流量吸氧

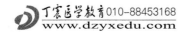
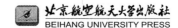

D. 持续高流量吸氧

E. 低流量面罩吸氧

87. 问题4：上述吸氧无效，且呼吸困难及意识障碍加重，应立即给予

　　A. 人工呼吸

　　B. 机械辅助通气

　　C. 提高吸氧流量

　　D. 降低吸氧流量

　　E. 给予呼吸兴奋剂

88. 问题5：突然出现氧饱和度下降，气道压升高。体检：左肺呼吸音减低，叩诊鼓音。应考虑并发

　　A. 气胸

　　B. 肺不张

　　C. 肺水肿

　　D. 气道阻塞

　　E. 胸腔积液

（89-90 题共用题干）

　　患者，男，30 岁。诊断急性阑尾炎，医生检查时让患者取左侧卧位后，使其右下肢向后过伸，引起右下腹疼痛。

89. 问题1：此项检查称为

　　A. 腰大肌试验

　　B. 闭孔内肌试验

　　C. 结肠充气试验

　　D. 波氏试验

　　E. 曲氏试验

90. 问题2：此项检查为阳性表明阑尾位置

　　A. 较低

　　B. 较高

　　C. 较深

　　D. 较浅

　　E. 位于盆腔

　　三、以下提供若干组考题，每组考题共同在考题前列出的 A、B、C、D、E 五个备选答案。请从中选择一个与考题关系最密切的答案，并在答题卡上将相应字母所属的方框涂黑。每个备选答案可能被选择一次，多次或不被选择。

（91-92 题共用备选答案）

　　A. 卧床休息 3～4 周

　　B. 骨盆兜悬吊牵引

　　C. 骨外固定架固定术

　　D. 钢板内固定术

　　E. 石膏固定

91. 骨盆骨折较轻者的处理是

92. 骨盆环两处断裂骨折的处理是

（93-94 题共用备选答案）

　　A. 肝浊音界上移

　　B. 肝浊音界下移

　　C. 肝浊音界变大

　　D. 肝浊音界缩小

　　E. 肝浊音界消失

93. 肝硬化体检

94. 急性胃穿孔体检

（95-96 题共用备选答案）

　　A. 乳头内陷

　　B. 酒窝征

　　C. 皮肤"橘皮样"改变

　　D. 乳头湿疹样改变

　　E. 乳头抬高

95. 癌肿侵及 Cooper 韧带，出现

96. 皮内或皮下淋巴管被癌细胞堵塞，出现

（97-98 题共用备选答案）

　　A. 3～6 个月

　　B. 7～8 个月

　　C. 8～9 个月

　　D. 9～10 个月

　　E. 1 岁以后

97. 维生素 D 缺乏性佝偻病"O"型腿常见于

98. 维生素 D 缺乏性佝偻病颅骨软化常见于

（99-100 题共用备选答案）

　　A. 输血

　　B. 脾切除

　　C. 雄激素治疗

　　D. 糖皮质激素治疗

　　E. 免疫抑制药治疗

99. 特发性血小板减少性紫癜治疗首选

100. 重型再生障碍性贫血患者治疗首选

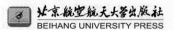

专业知识

一、以下每一道考题下面有 A、B、C、D、E 五个备选答案，请从中选择一个最佳答案。并在答题卡上将相应题号的相应字母所属的方框涂黑。

1. 小儿腹泻护理措施不包括
   A. 消化道隔离，防止交叉感染
   B. 观察记录排便次数，收集粪便送检
   C. 每次便后清洗臀部，预防臀红
   D. 为防止腹泻加重，给予禁食护理
   E. 密切观察病情变化并记录

2. 骨折的早期可引起
   A. 畸形愈合
   B. 内脏损伤
   C. 关节僵硬
   D. 创伤性关节炎
   E. 缺血性骨坏死

3. 膈下脓肿的临床表现不包括
   A. 间歇性钝痛，深呼吸时加重
   B. 可引起呃逆
   C. 可出现盘状肺不张
   D. 季肋区叩痛，严重时出现皮肤局部凹陷性水肿
   E. X 线检查可见患侧膈肌升高，季肋角模糊

4. 甲亢患者特征性体征是
   A. 多冷汗
   B. 甲状腺震颤
   C. 体重增加
   D. 四肢无力
   E. 心动过缓

5. 急性炎症性脱髓鞘性多发性神经病在发病的第 1 周内最主要的表现是
   A. 感觉障碍重于运动障碍
   B. 四肢对称性弛缓性瘫痪
   C. 植物神经功能明显障碍
   D. 括约肌功能明显障碍
   E. 伴有颅神经损害

6. 饮食中含铁量最少的食物是
   A. 奶类
   B. 海带
   C. 木耳
   D. 香菇
   E. 瘦肉

7. 关于肺炎患儿护理要点，不正确的是
   A. 卧床休息，平卧位
   B. 室温 18～20℃，相对湿度 60%
   C. 适当补充水分，防止痰液黏稠
   D. 给予营养丰富、易消化饮食
   E. 严密观察呼吸频率、意识状态等

8. 乳癌最好发的部位是
   A. 乳头
   B. 内上象限
   C. 外下象限
   D. 内下象限
   E. 外上象限

9. 心脏起搏器安置术后指导患者限制体力活动应
   A. 2 周
   B. 3 周
   C. 4 周
   D. 5 周

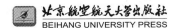

E. 6 周

10. 护理心源性水肿患者时，**不妥**的是
    A. 定期测体重
    B. 保持皮肤干燥清洁
    C. 补液滴速 20 ~ 30 滴 / 分
    D. 使用热水袋保暖防烫伤
    E. 严格限制水分为 500ml/d

11. 结核菌素试验后正确的看结果的时间为
    A. 24 ~ 48 小时
    B. 48 ~ 72 小时
    C. 3 ~ 7 天
    D. 1 ~ 3 周
    E. 20 分

12. 颅底骨折诊断的主要依据是
    A. 颅脑外伤史
    B. 查找骨折音
    C. 临床表现
    D. X 线
    E. B 超

13. 慢性肺心病出现心衰时，临床表现**不包括**
    A. 颈静脉怒张
    B. 心律失常
    C. 腹部移动性音（+）
    D. 咳粉红色泡沫痰
    E. 下肢水肿

14. 快速终止心绞痛发作的药物是
    A. 美托洛尔（倍他乐克）
    B. 硝酸异山梨醇酯（消心痛）
    C. 硝苯地平（心痛定）
    D. 阿司匹林
    E. 卡托普利（开搏通）

15. 直肠肛管疾病术前肠道准备正确的是
    A. 术前 1 天口服肠道杀菌剂
    B. 术前 1 天行清洁灌肠
    C. 术前 3 天口服缓泻剂
    D. 术前 3 天进流质饮食
    E. 术前 5 天进少渣饮食

16. 关于慢性肾小球肾炎患者的护理措施，**不正确**的是
    A. 消除疑虑，配合治疗
    B. 合理膳食、保证足够营养
    C. 让患者了解有关的防治知识
    D. 多饮水，保证尿量在 2500ml
    E. 多休息，减轻肾脏负担

17. 治疗肺炎球菌肺炎，停用抗生素的指标一般是
    A. 体温降至正常后 3 天
    B. 体温降至正常后 1 周
    C. 体温降至正常后 2 周
    D. 症状、体征完全消失
    E. X 线示炎症阴影完全消失

18. 现场抢救猝死患者首先进行
    A. 胸外心脏按压
    B. 口对鼻吹气法
    C. 口对口吹气法
    D. 俯卧压背法
    E. 简易呼吸器法

19. 急性左心衰发生时，患者应需采取
    A. 半卧位
    B. 坐位、两腿下垂
    C. 头低脚高位
    D. 平卧位
    E. 俯卧位

20. 抢救口服有机磷农药中毒的患者，能否成功的关键是
    A. 洗胃是否彻底
    B. 导泻是否充分
    C. 心功能是否恢复
    D. 解磷定剂量是否足够
    E. 血压是否恢复正常

21. **不宜**应用营养疗法的患者是
    A. 休克
    B. 上消化道大出血
    C. 急性肾衰竭
    D. 食管癌晚期

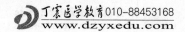
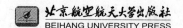

E．严重消瘦

22．给营养不良患儿肌内注射苯丙酸诺龙的目的是
  A．预防感染
  B．改善心肾功能
  C．促进糖异生
  D．促进营养物质消化吸收
  E．促进体内蛋白质的合成

23．服用胃黏膜保护药的最佳时间是
  A．餐前1小时
  B．进餐时
  C．餐后半小时
  D．餐后1小时
  E．餐后2小时

24．甲亢术前药物护理不正确的是
  A．先用硫脲类药物，待甲亢症状得到基本控制后停药，改服2周碘剂，再行手术
  B．碘剂的用法是3次／日，从3滴／次开始，逐日每次增加1滴，至16滴止，至手术
  C．用普萘洛尔做准备时，最后1次服药应在术前1～2小时
  D．术前用阿托品
  E．少数患者服碘剂2周后症状改善不明显，可加服硫脲类药物

25．肝硬化门静脉高压最突出的临床表现为
  A．厌油腻
  B．消瘦乏力
  C．牙龈出血
  D．腹水
  E．黄疸

26．臀位分娩后胎头娩出困难者宜采取
  A．会阴正中切开术
  B．剖宫产术
  C．胎头吸引术
  D．产钳助产术
  E．缩宫素引产术

27．关于协调性宫缩乏力，正确的是
  A．多数产妇觉持续性腹痛，且产程延长
  B．宫缩对称性、极性正常，仅收缩力弱
  C．不易发生胎儿窘迫
  D．不宜静脉滴注催产素
  E．宫缩对称性、极性异常，收缩力弱

28．金属音调咳嗽提示的疾病是
  A．支气管哮喘
  B．慢性支气管炎
  C．肺气肿
  D．肺癌
  E．心脏病

29．川崎病最早出现的症状是
  A．球结膜充血
  B．向心性多形性皮疹
  C．口腔黏膜弥漫性充血
  D．发热
  E．淋巴结肿大

30．新生儿窒息的首要护理措施是
  A．拍打足底刺激呼吸
  B．快速刺激背部皮肤
  C．保证呼吸道通畅
  D．面罩正压给氧
  E．胸外心脏按压

31．关于急性特发性血小板减少性紫癜的护理措施错误的是
  A．注意观察出血情况
  B．加强心理护理
  C．做好症状护理
  D．血小板计数 $< 100 \times 10^9/L$ 应警惕脑出血发生
  E．给富含高蛋白、高维生素、少渣饮食

32．肿瘤化疗最常见的不良反应是
  A．造血功能障碍
  B．恶心、呕吐
  C．静脉炎
  D．免疫抑制
  E．脱发、皮肤着色

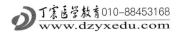
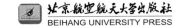

33. 肠瘘患者开始进食时，应注意饮食特点为
    A. 低脂、低蛋白、低糖、低渣
    B. 低脂、高蛋白、高糖、低渣
    C. 低脂、适量蛋白、高糖、低渣
    D. 低脂、适量蛋白、低糖、低渣
    E. 高脂、低蛋白、低糖、低渣

34. 关于气性坏疽的说法，不正确的是
    A. 潜伏期为伤后 1～4 天
    B. 局部肿胀与创伤程度不成比例
    C. 全身状况在 12～24 小时全面恶化
    D. 周围血白细胞极度增高
    E. 一经确诊立即手术

35. 胎盘早剥正确的是
    A. 胎盘早剥多发生于妊娠 24 周后
    B. 前置胎盘在胎儿娩出后从子宫壁剥离
    C. 正常位置胎盘在胎儿娩出前从子宫壁剥离
    D. 分娩期不会发生胎盘早剥
    E. 胎盘早剥对孕妇无影响

36. 下列提高妊娠率的措施中错误的是
    A. 性交前行阴道灌洗
    B. 性交后勿立即如厕
    C. 性交后适当抬高臀部
    D. 排卵期增加性交次数
    E. 注重营养，增强体质

37. 全麻后，患者清醒的标志是
    A. 能正确答问
    B. 出现躁动
    C. 已睁眼
    D. 轻推有反应
    E. 能说话

38. 胆道手术 T 管拔管前应试行夹管，此时注意观察的关键内容是
    A. 胆汁引流量
    B. 腹痛、发热、黄疸
    C. 胆汁颜色
    D. 生命体征
    E. 引流口有无渗液

39. 治疗急性呼吸窘迫综合征采用的措施错误的是
    A. 纠正酸碱失衡
    B. 加快输液速度
    C. 预防感染
    D. 选用呼气终末正压通气
    E. 维持有效循环

40. 病毒性心肌炎的主要体征不包括
    A. 第一心音低钝
    B. 奇脉
    C. 收缩期吹风样杂音
    D. 颈静脉怒张
    E. 心包摩擦音

41. 关于塞利压力理论，正确的描述是
    A. 压力是人体应对环境刺激而产生的特异性反应
    B. 抵抗期机体出现一系列以交感神经兴奋为主的改变
    C. 警告期出现一系列以迷走神经兴奋为主的改变
    D. 衰竭期所有警告期反应的特征已消失
    E. 若压力源持续存在，机体进入抵抗期

42. 为促进非手术治疗尿路结石患者排出结石，最适宜的运动方式是
    A. 跳跃
    B. 散步
    C. 气功
    D. 游泳
    E. 长跑

43. 肝性脑病的护理措施中，最重要的环节是
    A. 加强安全措施
    B. 去除和避免一切诱发因素
    C. 注意休息
    D. 合理饮食
    E. 密切观察病情变化

44. 预防肾盂肾炎最简单的措施是
    A. 保持外阴清洁
    B. 隔天 1 次抗生素

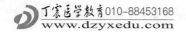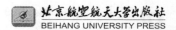

C. 多饮水，勤排尿
D. 每天尿道消毒
E. 每次尿后冲洗膀胱

45. 冠状动脉粥样硬化性心脏病手术患者，为防止术中出血，术前应停用的药物是
    A. β 受体阻滞剂
    B. 抗凝药
    C. 利尿药
    D. 钙通道阻滞剂
    E. ACEI

46. 急性肺水肿咳痰为
    A. 大量脓性痰
    B. 少量白色黏痰
    C. 铁锈色痰
    D. 血痰
    E. 粉红色泡沫痰

47. 以下预防产褥感染的措施中，错误的是
    A. 加强孕期教育
    B. 孕晚期禁性交
    C. 器械助产分娩
    D. 防止产后出血
    E. 及时治疗贫血

48. 患者，女，56 岁。确诊原发性肝癌 1 年，昨天入院行常规肝动脉栓塞化疗。患者神志清楚，消瘦，食欲缺乏；血白细胞计数 $3.0×10^9$/L。对患者的健康指导，最重要的一项是
    A. 进食流质，少量多餐，避免过饱
    B. 饮食应营养丰富，易消化
    C. 适当补充蛋白质
    D. 鼓励其深呼吸、排痰
    E. 卧床休息，减少活动

49. 患者，男，42 岁。每次进食后 30 ～ 60 分钟上腹部有烧灼感，持续 1 ～ 2 小时，此腹痛特点符合
    A. 急性胃炎
    B. 慢性肠炎
    C. 胃溃疡
    D. 十二指肠溃疡

E. 胆囊炎

50. 某孕妇，28 岁。月经周期为 30 天，末次月经为 2012 年 3 月 14 日，预产期是
    A. 2012 年 11 月 21 日
    B. 2012 年 12 月 21 日
    C. 2012 年 12 月 14 日
    D. 2012 年 11 月 28 日
    E. 2012 年 12 月 28 日

51. 患者，男，29 岁。左胫骨上端恶性肿瘤高位截肢术后，残肢端的包扎主要选用
    A. 螺旋形法
    B. 反折形法
    C. "8" 字形法
    D. 螺旋反折形法
    E. 蛇形法

52. 患者，男，26 岁。间断上腹痛，进食可缓解，多在秋冬季发作，上午突感上腹疼痛，有便意，排出大量柏油便，自觉头晕、面苍白，出冷汗，四肢乏力，血压 80/50mmHg（10.6/6.7kPa）。应考虑发生了
    A. 急性胰腺炎
    B. 急性胃肠穿孔
    C. 上消化道出血
    D. 急性肠梗阻
    E. 肠系膜动脉栓塞

53. 患者，男，20 岁。面部危险三角区疖已 4 天入院，在护理过程中，护士应特别警惕的病情进展是
    A. 呼吸困难
    B. 颅内化脓性海绵状静脉窦炎
    C. 脓毒症
    D. 休克
    E. 接触性传染

54. 患者，女，45 岁。主诉阴道接触性出血，重度宫颈糜烂，排除宫颈癌首选
    A. 子宫颈刮片
    B. 子宫颈活检
    C. 子宫颈黏液检查

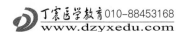
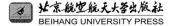

D. 阴道脱落细胞检查

E. 宫腔镜检查

55. 患者，男，38岁。慢性肾衰竭伴严重水肿，不妥的护理措施是

    A. 准确记录24小时的出入量

    B. 控制水的摄入

    C. 食盐摄入量< 1g/d

    D. 注意皮肤、口腔、外阴的护理

    E. 防止上呼吸道感染

56. 初产妇，33岁。孕37^{+2}周，胎儿生长受限入院，胎心率160次/分，B超示胎盘功能减退，护士根据该产妇的情况而采取的护理措施不包括

    A. 做好抢救新生儿窒息的准备

    B. 取左侧卧位

    C. 定时做阴道检查

    D. 严密监测胎心变化

    E. 协助做好分娩准备

57. 患者，女，30岁。妊娠40周，于3点30分正常分娩。7点40分患者主诉下腹胀痛。视诊：下腹膀胱区隆起；叩诊：耻骨联合上鼓音。患者存在的健康问题是

    A. 分娩后疼痛

    B. 膀胱炎

    C. 有子宫内膜感染的可能

    D. 肠梗阻

    E. 尿潴留

58. 患者，女，60岁。高血压25年。近1周来出现心慌、气短，咳粉红色泡沫痰，双肺满布湿啰音，坐位时呼吸困难减轻，现住院。如患者突然出现口斜眼歪，偏瘫及意识障碍，应考虑是

    A. 脑血栓形成

    B. 脑梗死

    C. 脑膜炎

    D. 脑出血

    E. 一过性脑缺血

59. 患者，男，18岁。急腹症。腹部X线检查显示膈下有游离气体，提示腹腔内的病变是

    A. 坏疽性

    B. 梗阻性

    C. 缺血性

    D. 穿孔性

    E. 绞窄性

60. 患者，女，38岁。G_2P_1，半年前因流产后月经周期开始缩短，为24～25天，经期、经量尚正常，基础体温呈双相型，高温区持续9～10天。最可能为

    A. 无排卵性异常子宫出血

    B. 黄体功能不足

    C. 子宫内膜不规则脱落

    D. 妊娠

    E. 正常月经

61. 患者，女，29岁。遭遇交通事故，头部外伤，昏迷，入院住ICU病房，在以下观察中非必须的是

    A. 呼吸

    B. 血压

    C. 尿量

    D. 肢体活动

    E. 昏迷指数

62. 患者，女，59岁。损伤性血胸入院，行闭式胸膜腔引流。以下护理措施不当的是

    A. 随时检查引流装置是否密闭

    B. 引流管周围用油纱布包盖严密

    C. 搬动患者时，需双重关闭引流管

    D. 引流管连接处脱落，应立即连接引流管，无需更换引流装置

    E. 水封瓶长玻璃管始终保持直立

63. 患者，女，24岁。未婚。患系统性红斑狼疮3年，面部有较严重蝶形红斑，且长期不规则低热。其首优护理诊断

    A. 体温过高

    B. 皮肤完整性受损

    C. 有感染的危险

    D. 相关知识缺乏

    E. 思维过程改变

64. 患儿，6个月。诊断化脓性脑膜炎。经正规

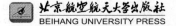

治疗后，脑脊液正常，但头围进行性增大。该患儿可能合并了

  A. 脑积水

  B. 脑出血

  C. 脑室管膜炎

  D. 中毒性脑病

  E. 慢性脑膜炎

65. 患者，女，26岁。行膀胱镜检查后出现血尿和疼痛。为患者采取的护理措施<u>不包括</u>

  A. 镇静止痛

  B. 应用止血药

  C. 嘱少饮水，减少排尿

  D. 加强营养支持

  E. 应用抗生素

66. 昏迷患者由警察送来急诊，故无法询问病史，但患者呼吸时有烂苹果味，考虑患者发生了

  A. 酒醉

  B. 有机磷农药中毒

  C. 糖尿病酮症酸中毒

  D. 脑动脉梗阻

  E. 癔症

67. 患者，女，36岁。开水烫伤双下肢，烫伤的面积是

  A. 30%

  B. 36%

  C. 46%

  D. 50%

  E. 55%

二、以下提供若干个案例，每个案例下设若干个考题。请根据各考题题干所提供的信息，在每题下面的A、B、C、D、E五个备选答案中选择一个最佳答案，并在答题卡上将相应字母所属的方框涂黑。

(68-70题共用题干)

患者，男，57岁。干咳伴午后低热2个月，今上午突然咯血300ml来院急诊。

68. 问题1：对此患者的病情观察，尤其要密切

注意

  A. 体温变化

  B. 有无呼吸困难表现

  C. 心率变化

  D. 有无窒息先兆

  E. 有无休克早期表现

69. 问题2：咯血时，患者应取的体位是

  A. 端坐位

  B. 半卧位

  C. 站位

  D. 健侧卧位

  E. 患侧卧位

70. 问题3：病情观察中，可提示病情严重的表现是

  A. 低热盗汗

  B. 活动无耐力

  C. 睡眠障碍

  D. 高热持续不退，呼吸急促，脉搏快速

  E. 胸闷、胸痛、咳嗽

(71-73题共用题干)

患者，男，65岁。患原发性高血压病已30年，昨夜睡眠中突感胸闷、气急、大汗、咳嗽、咳大量粉红色泡沫痰，端坐呼吸，心率110次/分，血压207/109mmHg（27.6/14.5kPa）。

71. 问题1：病情发生的改变是

  A. 肺梗死

  B. 高血压危象

  C. 高血压脑病

  D. 急性肺水肿

  E. 支气管哮喘

72. 问题2：立即采取的有效措施是

  A. 低流量氧气吸入

  B. 继续观察血压

  C. 双腿下垂端坐位

  D. 专人护理患者

  E. 详作护理记录

73. 问题3：吸氧时酒精加入湿化瓶的作用是

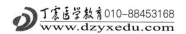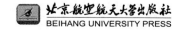

A．镇静解痉祛痰
B．缓解呼吸困难
C．兴奋呼吸中枢
D．避免呼吸道感染
E．降低肺泡内泡沫的表面张力

(74-76题共用题干)

患者，男，20岁。足底刺伤后发生破伤风，频繁抽搐。

74．问题1：破伤风最早出现的肌肉痉挛表现是
A．角弓反张
B．呼吸困难
C．苦笑面容
D．牙关紧闭
E．颈项强直

75．问题2：护理中，病室的温度要求是
A．15℃～20℃
B．20℃～25℃
C．25℃～30℃
D．30℃～35℃
E．没有特殊要求

76．问题3：破伤风致死的主要原因是
A．脱水
B．惊厥
C．代谢性酸中毒
D．肺炎、肺不张
E．呼吸困难、窒息

(77-78题共用题干)

患者，女，65岁。因右上腹疼痛10年之久，时轻时重，5天来疼痛加剧伴发热而入院。既往曾因胆囊炎多次住院保守治疗。

77．问题1：患者在胆绞痛发作时<u>禁止</u>单独使用的药物
A．33%硫酸镁
B．硝酸甘油
C．吗啡
D．阿托品
E．654-2

78．问题2：对患者的饮食护理，<u>错误</u>的是
A．病情较重者应暂禁食
B．当前不需静脉营养疗法
C．肝功能好者可给富含蛋白质饮食
D．禁食时，注意静脉补液
E．急性期给低脂、低糖、高维生素易消化的饮食

(79-80题共用题干)

患儿，12岁。身高165cm，体重98kg，属肥胖症。医生建议控制饮食减轻体重。

79．问题1：护士为患者制订的饮食应该是
A．低脂饮食
B．高糖饮食
C．无盐饮食
D．低维生素饮食
E．流质饮食

80．问题2：为患者体检时发现血压明显高于正常，而且观察1周始终仍然高于正常范围，此时护士建议患儿的饮食应该是
A．低糖饮食
B．高蛋白质饮食
C．低盐饮食
D．无钠饮食
E．低纤维素饮食

(81-82题共用题干)

患儿，男，4个月。足月顺产，单纯牛奶喂养，近来出现烦躁不安、多汗，头不能直立，常在睡眠中惊醒大哭，吃奶尚好。

81．问题1：该患儿还可能存在的体征是
A．颅骨软化
B．肋骨串珠
C．O型腿
D．手镯征
E．郝氏沟

82．问题2：对该患儿家长进行健康教育的重点是
A．提倡母乳喂养
B．指导坐卧训练

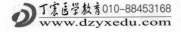
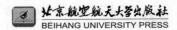

C. 教会服用鱼肝油

D. 示范肌肉按摩法

E. 介绍肢体约束法

（83~84题共用题干）

患儿，女，9个月。诊断为支气管肺炎。今天突然烦躁，哭闹，面色苍白，呼吸68次/分，心音低钝，心率172次/分，肝肋下2.5cm，体温37.6℃。

83. 问题1：患儿出现了

A. 心肌炎

B. 呼吸衰竭

C. 心力衰竭

D. 中毒性脑病

E. 脑水肿

84. 问题2：此时最有效的治疗是

A. 少量补液

B. 应用镇静药

C. 吸氧

D. 应用快速洋地黄制剂

E. 应用抗生素

三、以下提供若干组考题，每组考题共同在考题前列出的A、B、C、D、E五个备选答案。请从中选择一个与考题关系最密切的答案，并在答题卡上将相应字母所属的方框涂黑。每个备选答案可能被选择一次，多次或不被选择。

（85~86题共用备选答案）

A. 血性泡沫痰

B. 少量白色黏痰

C. 铁锈色痰

D. 胶冻状痰

E. 脓性、黄色乳状痰

85. 肺炎球菌性肺炎，其痰液的性质是

86. 葡萄球菌肺炎，其痰液的性质是

（87~88题共用备选答案）

A. 蜘蛛痣

B. 脾肿大

C. 皮肤色素沉着

D. 扑翼样震颤

E. 出血倾向

87. 肝硬化出现门静脉高压时会出现

88. 门静脉性肝硬化合并糖皮质功能下降时会出现

（89~91题共用备选答案）

A. 正确回答问题

B. 去枕平卧，头偏向一侧

C. 睫毛反射恢复

D. 舌后坠

E. 防止意外损伤

89. 判断全麻患者完全清醒的标志是

90. 全麻患者清醒前最重要的护理是

91. 全麻术后出现鼾声可能出现

（92~93题共用备选答案）

A. 持续性胸背痛

B. 进行性吞咽困难

C. 声音嘶哑

D. 刺激性干咳

E. 有杵状指（趾）

92. 早期中心型肺癌引起支气管狭窄时，可出现

93. 食管癌的典型症状是

（94~95题共用备选答案）

A. 患肢酸胀、乏力

B. 患肢肿胀、剧烈疼痛

C. 间歇性跛行

D. 沿血管走向出现条索状红线

E. 患肢趾端发生坏死

94. 血栓闭塞性脉管炎晚期的典型症状是

95. 血栓闭塞性脉管炎早期的典型症状是

（96~97题共用备选答案）

A. 3天拆线

B. 4天拆线

C. 10天拆线

D. 7天拆线

E. 提前拆线

96. 会阴切口有感染时，其缝线应

97. 剖宫产术后腹部切口应

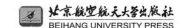

（98~100题共用备选答案）

　　A. 心力衰竭患儿
　　B. 呼吸衰竭患儿
　　C. 肺结核患儿
　　D. 惊厥患儿
　　E. 支气管哮喘患儿

98. 护理中，不宜大声呼唤及摇晃、搬动的患儿是

99. 护理中过量或过频使用镇静药<u>不包括</u>

100. 护理中<u>不宜</u>过量或过快输液的是

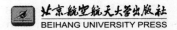

专业实践能力

一、以下每一道考题下面有 A、B、C、D、E 五个备选答案，请从中选择一个最佳答案。并在答题卡上将相应题号的相应字母所属的方框涂黑。

1. 护理程序的第一步是
   A. 护理评估
   B. 护理诊断
   C. 护理计划
   D. 护理措施
   E. 护理评价

2. 成人心肺复苏术中，胸外心脏按压深度与按压频率正确的是
   A. 1～2cm，100 次/分
   B. 2～3cm，120 次/分
   C. 2～3cm，80 次/分
   D. 3～4cm，120 次/分
   E. 5～6cm，100 次/分

3. 护士在收集患者异常气味的信息时取得资料的方法是
   A. 视觉观察
   B. 触觉观察
   C. 听觉观察
   D. 嗅觉观察
   E. 味觉观察

4. 为中暑患者灌肠降温其措施错误的是
   A. 肛管插入直肠 7～10cm
   B. 药液温度为 4℃
   C. 药液量为 500ml
   D. 患者采用左侧卧位
   E. 液面距肛门 30cm

5. 服磺胺药需多次饮水的目的是
   A. 减轻服药引起的消化道症状
   B. 避免结晶析出堵塞肾小管
   C. 避免头晕头痛等中枢神经系统反应
   D. 增强药物疗效
   E. 避免影响造血功能

6. 为伤寒患者实施大量不保留灌肠的溶液量和液面距肛门的高度分别是
   A. ＜200ml，＜50cm
   B. ＜300ml，＜40cm
   C. ＜500ml，＜30cm
   D. ＜800ml，＜20cm
   E. ＜1000ml，＜10cm

7. 慎重采用洗胃法的疾病是
   A. 昏迷
   B. 消化性溃疡
   C. 食管静脉曲张
   D. 胃癌
   E. 食管阻塞

8. 应用冷疗达到减轻疼痛的目的是因为其
   A. 降低神经末梢敏感性
   B. 减轻深部组织的充血
   C. 增加毛细血管的通透性
   D. 使毛细血管扩张
   E. 加速血液循环

9. 主要承担初级卫生保健工作的人员为
   A. 综合性医院的医生和护士
   B. 职业病防治医院的医生、护士
   C. 专科医院的工作者
   D. 社区卫生工作者
   E. 卫生行政部门的工作者

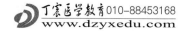 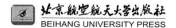

10. 臀中小肌注射定位法正确的是
    A. 髂嵴外侧 3 横指处
    B. 髂后上棘外侧 3 横指处
    C. 髂前上棘下面 3 横指处
    D. 髂前上棘外侧 3 横指处
    E. 髂脊下面 3 横指处

11. 可促进护患有效沟通的行为是
    A. 不评论患者所谈到的内容
    B. 及时陈述自己的观点和看法
    C. 对患者的问题迅速做出解答
    D. 当患者叙述过多时及时打断叙述
    E. 患者担心疾病预后时，应立即做出保证

12. 近代护理形成的时间为
    A. 17 世纪中叶
    B. 18 世纪初
    C. 18 世纪中叶
    D. 19 世纪中叶
    E. 20 世纪初

13. 对人类健康保障起决定作用的因素是优良的
    A. 生理环境
    B. 心理环境
    C. 自然环境
    D. 社会环境
    E. 治疗性环境

14. 收集患者资料时，关于客观资料的记录正确的是
    A. 每天排尿 4～5 次，量中等
    B. 咳嗽剧烈，咳出大量泡沫痰
    C. 每天饮开水 5 次，每次 200ml
    D. 每餐主食 1 碗米饭，1 天 3 餐
    E. 发热已经 2 天，午后发热明显

15. 影响舒适的因素属于人际关系环境的是
    A. 环境陌生
    B. 活动受限
    C. 护患关系
    D. 角色改变
    E. 身体不洁

16. 家属亲人去世后，家属从悲痛中解脱出来，开始新的生活，这属于
    A. 文化层次
    B. 社会层次
    C. 专业层次
    D. 心理层次
    E. 技术层次

17. 可出现氧疗不良反应的氧浓度、吸氧持续时间分别是
    A. 40%；2 天
    B. 60%；24 小时
    C. 70%；12 小时
    D. 80%；24 小时
    E. 80%；2 天

18. 冷疗的作用机制是
    A. 降低神经末梢敏感性
    B. 减轻深部组织的充血
    C. 增加毛细血管通透性
    D. 促进炎症的消散
    E. 促进血液循环

19. 关于对"人"的理解，不正确的是
    A. 人是一个开放系统
    B. 人的基本目标是保持机体的平衡
    C. 人是自然系统中的一个超系统
    D. 护理中人的范围不仅包括个体的人
    E. 人是一个统一的整体

20. 导致人体产生耳鸣、血压升高的噪声值是超过
    A. 50dB
    B. 60dB
    C. 70dB
    D. 80dB
    E. 90dB

21. 关于舌下给药的叙述，错误的是
    A. 具有药物吸收迅速，生物利用度高的特点
    B. 将药片置于舌下，任其自然溶解
    C. 不可将药片吞服

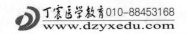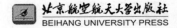

D. 可以将药片嚼碎吞下

E. 冠心病患者舌下给药时宜取半坐卧位

22. 取用无菌溶液时错误的是

    A. 必须核对瓶签

    B. 检查溶液有无沉淀、浑浊、变色

    C. 必要时可将无菌棉签伸入瓶内蘸取

    D. 手不可触及瓶口及盖的内面

    E. 倾倒溶液时，标签朝上

23. 股动脉注射拔针后局部需按压

    A. 1 ～ 3 分钟

    B. 3 ～ 5 分钟

    C. 5 ～ 10 分钟

    D. 10 ～ 15 分钟

    E. 15 ～ 20 分钟

24. 舌下给药时，发挥药效的时间一般是

    A. 0.5 ～ 1 分钟

    B. 2 ～ 5 分钟

    C. 6 ～ 8 分钟

    D. 9 ～ 12 分钟

    E. 13 ～ 15 分钟

25. 在 4℃ 的环境内库存血可保存的时间为

    A. 1 ～ 2 周

    B. 2 ～ 3 周

    C. 3 ～ 4 周

    D. 48 小时

    E. 72 小时

26. 缓解或解除患者疼痛的正确护理措施是

    A. 诊断已经明确后不得使用镇痛药物

    B. 尽量在疼痛发作后以给药控制疼痛

    C. 疼痛缓解后用药物维持以稳定症状

    D. 轻度疼痛患者选择阿片类药物治疗

    E. 护理活动应安排在药物显效时间内

27. 成年人呼吸 < 10 次 / 分常见于

    A. 甲状腺功能亢进症

    B. 高热

    C. 颅内压升高

    D. 休克

E. 心功能不全

28. 需混合注射几种药物时，首先应注意的是

    A. 药物配伍禁忌

    B. 药物的有效期

    C. 安瓿上的剂量

    D. 药物的刺激性

    E. 各种药物浓度

29. 氧气雾化吸入法注意事项错误的是

    A. 雾化器内的药液须浸没弯管的底部

    B. 湿化瓶内勿放水

    C. 患者在吸入的同时应作深吸气

    D. 操作时严禁接触烟火

    E. 吸入毕，关闭氧气开关，再取出雾化器

30. 要素饮食所含营养成分不包括

    A. 脂肪酸

    B. 糖类

    C. 氨基酸、多肽类

    D. 微量元素和维生素

    E. 大量食用盐类

31. 为小儿头皮静脉输液，误入动脉时，其局部表现是

    A. 局部由红润变青紫

    B. 局部组织苍白，水肿

    C. 血管呈树枝状分布且皮肤苍白

    D. 局部红肿、疼痛

    E. 局部发绀

32. 整体护理是以人为中心,以护理程序为基础,以现代护理观为指南，对人实施生理、心理和社会各方面的护理，从而使人达到

    A. 生理健康状态

    B. 心理健康状态

    C. 最好亚健康状态

    D. 完全健康状态

    E. 最佳健康状态

33. 入院时可免浴的患者是

    A. 慢性支气管炎

    B. 糖尿病

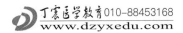
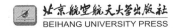

C. 慢性胆囊炎待手术
D. 急性扁桃体炎
E. 急性心肌梗死

B. 10ml
C. 15ml
D. 20ml
E. 25ml

34. 以工作为导向，按工作内容分配护理工作的护理工作方式是
    A. 个案护理
    B. 功能制护理
    C. 小组制护理
    D. 责任制护理
    E. 综合护理

35. 休克患者留置导尿的主要目的是
    A. 预防压疮
    B. 促进有毒物质的排泄
    C. 收集尿标本，做细菌培养
    D. 测尿量及比重，了解肾血流灌注情况
    E. 预防尿潴留

36. 清洁灌肠的适应证不包括
    A. 钡剂灌肠造影前
    B. 直肠肿瘤切除术前
    C. 保胎孕妇
    D. 结肠镜检查前
    E. 习惯性便秘

37. 肠套叠患儿的粪便呈
    A. 陶土色便
    B. 柏油样便
    C. 暗红色便
    D. 果酱样便
    E. 鲜红色便

38. 关于整体护理的描述，正确的是
    A. 服务对象是生病的人
    B. 为患者提供疾病预防服务
    C. 贯穿于人生命的全过程
    D. 为患者提供生理、心理问题的健康照顾
    E. 护理人员只重视疾病的护理

39. 直接输新鲜血 100ml 需加入 3.8% 枸橼酸钠溶液的量是
    A. 5ml

40. 属于病理改变原因引起疼痛的是
    A. 过高温度接触体表损伤组织
    B. 强酸损伤组织释放化学物质
    C. 组织受到牵拉刺激神经末梢
    D. 过度悲痛引起局部血管收缩
    E. 空腔脏器过度扩张局部炎症

41. 死亡过程的第二期是
    A. 临床死亡期
    B. 临终状态期
    C. 濒死期
    D. 生物学死亡期
    E. 脑死亡期

42. 关于医疗卫生法规的基本原则，描述不当的是
    A. 在制定卫生法规时，个人健康利益高于社会健康利益
    B. 公平原则，任何人平等使用卫生资源
    C. 卫生保护原则，人人享有获得卫生保护的权利
    D. 患者自主原则，患者有自己决定和处理卫生法所赋予的患者权利
    E. 预防为主原则，改善生产生活环境，防止疾病的发生和流行

43. 腰椎穿刺后的患者脑压过低引起头痛的机制是
    A. 脑部血液循环障碍
    B. 脑代谢障碍
    C. 脑部缺血、缺氧
    D. 牵张颅内静脉窦和脑膜
    E. 脑膜受刺激

44. 关于肛管排气的操作，不妥的是
    A. 肛管保留 1 小时以上
    B. 如患者仍感腹胀，2 ～ 3 小时可再次进行肛管排气

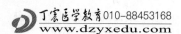
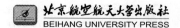

C. 肛管插入肛门深度为 15 ~ 18cm
D. 协助患者按摩腹部以利于排气
E. 橡胶管一端插入玻璃瓶内的水中,以防止空气进入直肠内加重腹胀

45. 在浅表性炎症后期用热的目的是
A. 收缩毛细血管,减轻充血和出血
B. 减少脑细胞耗氧,利于脑细胞功能恢复
C. 放松肌肉、韧带等组织,解除疼痛
D. 促使白细胞释放蛋白溶解酶,溶解坏死组织
E. 降低毛细血管通透性,减轻组织对神经末梢的压迫

46. 在住院处办理完入院手续后,可免去沐浴的患者是
A. 左心衰竭
B. 风湿性关节炎
C. 高血压 1 级
D. 慢性支气管炎
E. 胆结石待手术

47. 属于患者社会状况的资料是
A. 患者对疾病的感受
B. 患者对医护人员的期望
C. 患者对患病的态度
D. 患者的家庭经济状况
E. 患者的人格特点

48. 有利尿脱水作用的溶液是
A. 0.9% 氯化钠注射液
B. 林格液
C. 20% 甘露醇注射液
D. 5% 碳酸氢钠注射液
E. 低分子右旋糖酐

49. 影响舒适的人际关系环境因素是
A. 体位不适
B. 活动受限
C. 护患关系
D. 角色冲突
E. 身体不洁

50. 对于"人与护理"的阐述不包括
A. 人是统一整体,各要素之间相互作用,互为影响
B. 人既能影响环境同时又受到环境的影响
C. 护理的主要功能是帮助个体的人维持机体各系统或各器官功能的协调平衡
D. 护理的服务对象是整个全人类
E. 护理的最终目标是提高整个人类社会的健康水平

51. 患者,男,40 岁。因肺结核入传染科住院隔离治疗,限制其活动。该患者活动受限属于
A. 心理需要
B. 安全需要
C. 社会因素需要
D. 治疗措施需要
E. 疾病影响机体活动

52. 患者,男,36 岁。尿糖(++),血糖 11.1mol/L,医嘱普通胰岛素 8U 中午饭前 30 分钟皮下注射,饭前的外文缩写是
A. an
B. pm
C. pc
D. ac
E. hs

53. 患者,男,22 岁。因急性暴发性肝炎入传染病房住院隔离治疗,该患者住院后活动受限的原因是
A. 活动无耐力的需要
B. 治疗措施需要
C. 安全因素的需要
D. 社会因素的需要
E. 心理因素的需要

54. 患者,女,25 岁。因行子宫肌瘤切除术,术前需留置导尿管。为防止逆行感染对留置尿管护理正确的是
A. 贮尿袋引流管位置低于耻骨联合
B. 每天倾倒 1 次引流袋
C. 每周更换 1 次引流管
D. 每周进行 1 次膀胱冲洗

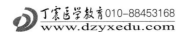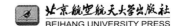

E．每天更换 1 次导尿管

55．患者，女，56 岁。乳腺癌术后，拟行化疗。护士询问"您对化疗有什么想法？"该提问方式属于

A．启发式提问
B．直观式提问
C．开放式提问
D．闭合式提问
E．诱导式提问

56．患者，女，60 岁。腹胀、腹痛、嗳气近日下蹲或腹部用力时，出现不由自主的排尿。对新出现症状正确的护理诊断是

A．功能性尿失禁　与膀胱过度充盈有关
B．功能性尿失禁　与腹压升高有关
C．有反射性尿失禁　与膀胱收缩有关
D．完全性尿失禁　与神经传导功能减退有关
E．压迫性尿失禁　与膀胱括约肌功能减退有关

57．患儿，男，6 岁。因肺炎，发热、咳嗽、咳痰入院，遵医嘱予超声雾化吸入治疗，<u>不正确</u>的操作方法是

A．治疗完毕，先关雾化开关，再关电源开关，避免损坏电子管
B．连续使用雾化器，中间应间隔 30 分钟
C．调节定时开关至 15 ～ 20 分钟
D．稀释药物至 50ml，放入雾化罐内，浸没透声膜
E．水槽内放温蒸馏水 250ml

58．患者，女，40 岁。车祸时头部受伤，出现头痛、呕吐而急诊入院。为预防脑水肿，降低颅内压，应采取的体位是

A．端坐卧位
B．头高足低位
C．半坐卧位
D．头低足高位
E．中凹卧位

59．患者，男，45 岁。因胃溃疡大出血而入

院。患者较虚弱，血红蛋白为 78g/L，医嘱输血 200ml。当输血 15ml 左右时，患者诉说头胀痛、四肢麻木、腰背部剧痛。出现以上症状的原因是

A．抗原和抗体的相互作用
B．血红蛋白变成结晶体，阻塞肾小管
C．红细胞凝结成团，阻塞部分小血管
D．肾小管内皮细胞坏死脱落
E．大量血红蛋白释放进入血浆

60．患者，男，60 岁。高热持续 39 ～ 39.5℃ 2 天，咳嗽，无痰，白细胞 $4×10^9$/L，给患者头枕冰袋降温。其散热方式是

A．辐射
B．对流
C．蒸发
D．传导
E．流通

61．患者，男，32 岁。身高 180cm，体重 80kg。其体重属于

A．较重
B．过重
C．正常范围
D．较瘦
E．明显消瘦

62．患者，女，45 岁。因上呼吸道感染使用青霉素治疗，在用药后 1 周，出现发热、皮肤瘙痒、关节肿胀、淋巴结肿大、腹痛等现象，根据症状该患者可能是

A．细胞毒型过敏反应
B．呼吸道过敏反应
C．消化道过敏反应
D．迟发型过敏反应
E．血清病型反应

63．患者，女，52 岁。需肠道抗感染治疗，护士遵医嘱给其行保留灌肠，下列正确的是

A．晚上睡觉前灌肠为宜
B．阿米巴痢疾取左侧卧位
C．臀部抬高 20cm 防药液溢出
D．肛管插入直肠长度 20 ～ 25cm
E．液面距离肛门高度 40 ～ 60cm

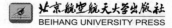

64. 患者，女，55岁。因外伤入院。患者不能控制排便，多次将大便排在床上。对该患者的护理重点是
   A. 定时开窗通风，消除不良气味
   B. 保护肛周皮肤，防止压疮
   C. 尊重患者，消除心理压力
   D. 观察粪便性质、颜色与量
   E. 保证每天摄入足量的液体

65. 患者，女，23岁。急性胃肠炎，腹痛，怕冷，可以在患者腹部
   A. 放置热水袋
   B. 湿热敷
   C. 红外线照射
   D. 湿冷敷
   E. 乙醇按摩

66. 患者，男，42岁。近2个月持续入睡困难，夜间多梦、易醒，醒后仍觉疲倦，急躁易怒。正确的做法是
   A. 饮酒以促进睡眠
   B. 睡前大量剧烈活动
   C. 尽早休息，迫使自己入睡
   D. 夜间睡眠不够，白天补足
   E. 进行短时间阅读或听柔和音乐放松

67. 患者，男，58岁。长期卧床。护士为预防其发生便秘而制定如下护理计划，其中不妥的措施是
   A. 每天液体摄入量不少于2000ml
   B. 排便时可提高床头
   C. 禁食油脂类食物
   D. 排便时可配合做腹部按摩
   E. 如需泻药应选择作用缓和的药物

68. 患者，男，55岁。因肺源性心脏病急诊入院，急诊室给予静脉输入抗生素、吸氧，现准备用平车送入病区，护送途中错误的是
   A. 注意保暖
   B. 注意安全
   C. 暂停输液、吸氧
   D. 安置合适卧位
   E. 注意病情观察

69. 患者，男，39岁。因细菌性痢疾住院治疗，其羊绒衫最适合的消毒方法是
   A. 压力蒸汽灭菌法
   B. 过氧乙酸浸泡法
   C. 煮沸法
   D. 食醋熏蒸法
   E. 环氧乙烷熏蒸

二、以下提供若干个案例，每个案例下设若干个考题。请根据各考题题干所提供的信息，在每题下面的A、B、C、D、E五个备选答案中选择一个最佳答案，并在答题卡上将相应字母所属的方框涂黑。

(70~71题共用题干)
患者，男，70岁。脑血栓，医嘱静脉注射10%葡萄糖酸钙10ml，st。

70. 问题1：静脉注射后，操作错误的是
   A. 注射后再次核对药物
   B. 注射后快速拔出针头
   C. 拔针后横向按压皮肤进针点
   D. 拔针后纵向按压血管进针点
   E. 注射后再次询问患者有无不适

71. 问题2：注射前首先应
   A. 检查药瓶的标签
   B. 选择合适的注射器
   C. 准备其他物品
   D. 选择合适的血管
   E. 认真核对医嘱

(72~73题共用题干)
患者，男，56岁。冠心病史1年。近日患者胸部不适、活动时心悸、气促，1小时前突发胸骨后绞痛，伴恶心、胸闷、出冷汗。心电图检查：窦性心律、ST段下降。住急诊观察室观察。

72. 问题1：患者最早出现的心理反应可能是
   A. 焦虑与震惊
   B. 否认和怀疑
   C. 退缩与茫然
   D. 绝望和依赖

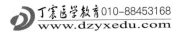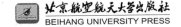

E. 羞辱和罪恶感

73. 问题2：护士收集、整理患者的健康资料，属于客观资料的是
    A. 胸部很痛、憋闷
    B. 咽部肿胀、充血
    C. 入睡困难、易醒
    D. 没有食欲
    E. 全身感觉欠佳

（74~75题共用题干）

患者，女，58岁。有冠心病、心绞痛，入院4天没有排便，饮食正常，但现食欲不佳。

74. 问题1：遵医嘱给予开塞露治疗，操作<u>不正确</u>的是
    A. 顶端剪去，先挤出药液少许润滑开口处
    B. 患者取左侧卧位
    C. 嘱患者无须保留，可立即排便
    D. 用屏风遮挡，拉好窗帘
    E. 轻插入肛门后将药液全部挤入，忍耐5~10分钟

75. 问题2：进行开塞露治疗的作用机制是
    A. 使黏液渗透压增加，使电解质和水向肠腔渗透
    B. 刺激和促进肠分泌肠液及蠕动
    C. 在肠道内持续高渗透压，阻止肠内吸收功能下降
    D. 在肠道内吸水膨胀后，增大肠的容积
    E. 润滑软化粪便，减少肠内水分被吸收

（76~78题共用题干）

患者，女，15岁。1个月前曾患扁桃体炎，因自觉心悸、气促、疲乏，伴发热3日入院，入院当天体温最高时达39.6℃，最低时为37.8℃。

76. 问题1：患者发热的热型是
    A. 间歇热
    B. 稽留热
    C. 弛张热
    D. 不规则热
    E. 回归热

77. 问题2：该热型提示可能的疾病为
    A. 大叶性肺炎
    B. 癌性发热
    C. 疟疾
    D. 风湿热
    E. 流行性脑脊膜炎

78. 问题3：患者测量体温的间隔时间合适的是
    A. 10小时
    B. 8小时
    C. 6小时
    D. 4小时
    E. 1小时

（79~81题共用题干）

患者，男，70岁。因患有急性炎症性脱髓鞘性多发性神经病引起呼吸肌麻痹行气管切开，护士在护理该患者时应注意。

79. 问题1：病房温度应保持在
    A. 12℃~14℃
    B. 15℃~17℃
    C. 18℃~20℃
    D. 22℃~24℃
    E. 25℃~27℃

80. 问题2：病房湿度应保持在
    A. 10%~20%
    B. 25%~30%
    C. 35%~40%
    D. 50%~60%
    E. 65%~70%

81. 问题3：病房内噪音应<u>低于</u>
    A. 120dB
    B. 90dB
    C. 65dB
    D. 50dB
    E. 45dB

（82~83题共用题干）

患者，男性，75岁。因慢性阻塞性肺疾病感染加重住院治疗。当日上午9时起开始静脉

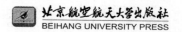

输入 5% 葡萄糖溶液 500ml 及 0.9% 氯化钠溶液 500ml。10 时左右，当护士来巡房时，发现患者咳嗽、咳粉红色泡沫样痰，呼吸急促，大汗淋漓。

82. 问题 1：根据患者的临床表现可能出现了
   A. 发热反应
   B. 过敏反应
   C. 急性肺水肿
   D. 空气栓塞
   E. 细菌污染反应

83. 问题 2：护士应立即采取的措施是
   A. 立即通知医生
   B. 给患者吸氧
   C. 安慰患者
   D. 改换其它液体输入
   E. 协助患者取端坐卧位，两腿下垂

(84-85 题共用题干)

患者，男，70 岁。因经常夜间睡眠时离床到院子里活动，醒后对所发生的事情不能回忆，诊断为梦游症。

84. 问题 1：该患者夜晚出来活动可能发生于
   A. NREM 第Ⅰ时相
   B. NREM 第Ⅱ时相
   C. NREM 第Ⅲ时相
   D. NREM 第Ⅳ时相
   E. 异相睡眠

85. 问题 2：该患者梦游所处睡眠分期的特点是
   A. 睡眠最浅
   B. 易被唤醒
   C. 难以唤醒
   D. 很难唤醒
   E. 极难唤醒

三、以下提供若干组考题，每组考题共同在考题前列出的 A、B、C、D、E 五个备选答案。请从中选择一个与考题关系最密切的答案，并在答题卡上将相应字母所属的方框涂黑。每个备选答案可能被选择一次，多次或不被选择。

(86-87 题共用备选答案)
   A. 心理评估
   B. 生理评估
   C. 感觉评估
   D. 生活评估
   E. 社会评估

86. 对患者进行人际关系、经济状况、生活方式的评估属于

87. 对患者进行思想、情感、动机、精神状态、人格类型、应激水平的评估属于

(88-89 题共用备选答案)
   A. 压力蒸汽灭菌
   B. 煮沸
   C. 紫外线照射
   D. 流动蒸汽
   E. 戊二醛浸泡

88. 手术刀剪的消毒宜用

89. 手术敷料的消毒宜用

(90-91 题共用备选答案)
   A. 高锰酸钾
   B. 碳酸氢钠
   C. 硫酸镁
   D. 硫酸钠
   E. 硫酸铜

90. 巴比妥类药物中毒宜用的导泻药是

91. 敌百虫中毒**禁用**的洗胃液是

(92-93 题共用备选答案)
   A. 维生素 C 注射液
   B. 乙醇
   C. 乙肝疫苗
   D. 甘草片
   E. 乙醚

92. 可放在蓝色边标签药瓶内的药物是

93. 易氧化和遇光变质的药物是

(94-96 题共用备选答案)
   A. 库存血
   B. 白细胞浓缩悬液
   C. 保存血浆
   D. 新鲜血

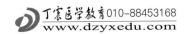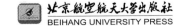

E．新鲜血浆

94．适用于凝血因子缺乏者的血液制品是

95．适用于血容量及血浆蛋白较低者的血液制品是

96．适用于血液病患者的血液制品是

（97-98 题共用备选答案）

A．分享感觉

B．一般性沟通

C．一致性沟通

D．陈述事实的沟通

E．分享个人的想法

97．基本层次中最高层次的沟通是

98．基本层次中不掺杂个人意见的客观性沟通属于

（99-100 题共用备选答案）

A．谈话环境安静

B．谈话主题明确

C．交谈气氛轻松、自然

D．语句表达随意、开放

E．交流信息可靠、随机

99．护士和患者非正式交谈的主要特点是

100．护士和患者正式交谈的主要特点是

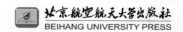

2018 丁嬛

护师急救包（下册）

模拟试卷二

北京航空航天大学出版社
BEIHANG UNIVERSITY PRESS

基础知识

一、以下每一道考题下面有 A、B、C、D、E 五个备选答案，请从中选择一个最佳答案。并在答题卡上将相应题号的相应字母所属的方框涂黑。

1. 泌尿系统梗阻的早期病理改变是
   A. 肾实质病变
   B. 肾盂积水
   C. 梗阻以上的尿路扩张
   D. 肾功能损害
   E. 继发感染菌血症

2. 有机磷农药中毒的机制为
   A. 直接抑制呼吸中枢
   B. 使胆碱酯酶活性增加
   C. 使乙酰胆碱在体内蓄积
   D. 间接抑制血红素合成酶
   E. 抑制延脑中枢引起呼吸循环衰竭

3. 关于急性糜烂性胃炎的叙述中，下列错误的是
   A. 上消化道出血是本病的主要表现
   B. 起病前多有明显胃部不适
   C. 上腹部压痛为常见体征
   D. 急诊胃镜检查对本病具有确诊价值
   E. 大便潜血试验阳性

4. 引起肾盂肾炎最常见的致病菌是
   A. 大肠埃希菌
   B. 变形杆菌
   C. 葡萄球菌
   D. 铜绿假单胞菌
   E. 厌氧菌

5. 慢性呼吸衰竭最常见的病因是

A. 干酪样肺结核
B. 重症肌无力
C. 严重胸廓畸形
D. 慢性阻塞性肺疾病
E. 病毒性肺炎

6. 易引起颅内感染的是
   A. 小腿丹毒
   B. 唇痈
   C. 气性坏疽
   D. 破伤风
   E. 急性淋巴管炎

7. 小儿，男，1 岁。系统查体示体格发育正常，其身高应约为
   A. 45cm
   B. 57cm
   C. 59cm
   D. 60cm
   E. 75cm

8. 关于小儿生理性贫血，正确的描述是
   A. 出生后 5 个月发生
   B. 与红细胞生成素不足有关
   C. 营养不良是主要原因
   D. 为大细胞性贫血
   E. 与维生素 K 储存不足有关

9. 新生儿窒息紧急处理首先应
   A. 口对口呼吸
   B. 用乙醇擦胸部
   C. 脐静脉注入三联药物
   D. 氧气吸入
   E. 清理呼吸道

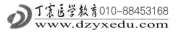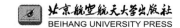

10. 临产后的主要产力是
    A. 腹肌收缩力
    B. 膈肌收缩力
    C. 肛提肌收缩力
    D. 子宫收缩力
    E. 阴道收缩力

11. 肝性脑病的诱因不包括
    A. 上消化道出血
    B. 感染
    C. 低蛋白饮食
    D. 大量放腹水
    E. 便秘

12. 妊娠期母体生殖系统的生理变化是
    A. 外阴变薄，弹性增加
    B. 阴道皱襞减少
    C. 子宫颈分泌物减少
    D. 子宫体明显变软
    E. 足月时子宫容积可达 1000ml

13. 肺癌的综合治疗中，主要的治疗方法是
    A. 化学治疗
    B. 放射治疗
    C. 手术治疗
    D. 中医中药
    E. 免疫治疗

14. 支气管哮喘的发生与气道的变态反应性炎症有关，参与此过程的细胞不包括
    A. 肥大细胞
    B. 嗜酸性粒细胞
    C. 红细胞
    D. 中性粒细胞
    E. 巨噬细胞

15. 急性肾衰竭少尿期危害最大的电解质改变是
    A. 低血磷
    B. 低血钙
    C. 高血钾
    D. 低血镁
    E. 高血钠

16. 胎膜早破发生无关的是
    A. 妊娠早期性交
    B. 羊膜腔内压力增加
    C. 子宫颈内口松弛
    D. 胎膜菲薄脆弱
    E. 下生殖道感染

17. 正常新生儿出生后第一次排尿不应晚于
    A. 8 小时
    B. 10 小时
    C. 24 小时
    D. 32 小时
    E. 48 小时

18. 原位癌变的范围是
    A. 到达肌层
    B. 到达浆膜层
    C. 突破基膜
    D. 突破浆膜
    E. 局限于上皮层内

19. Codman 三角常见于
    A. 骨巨细胞瘤
    B. 骨软骨瘤
    C. 骨样骨瘤
    D. 骨肉瘤
    E. Ewing 肉瘤

20. 肺结核分型不正确的是
    A. 原发性肺结核：I 型肺结核
    B. 继发型肺结核：III 型肺结核
    C. 肺外结核：V 型
    D. 干酪性肺炎：II 型肺结核
    E. 结核性胸膜炎：IV 型肺结核

21. 排卵多发生在下次月经来临前
    A. 8 天左右
    B. 11 天左右
    C. 14 天左右
    D. 17 天左右
    E. 20 天左右

22. 将 B 型血误输入 A 型血患者体内，会产生

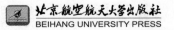

黄疸和血红蛋白尿，其机制是

    A．凝集的红细胞发生溶解，血红蛋白释放入血浆

    B．肝细胞功能损坏，不能结合溶解的血红蛋白

    C．肾发生梗死，梗死区域进一步溶血产生血红蛋白尿

    D．肾小管内皮缺血，致血红蛋白不能回收

    E．红细胞凝集成团，阻塞部分小血管

23．白喉抗毒素治疗白喉的作用机制是

    A．解除气管痉挛

    B．减少并发症发生

    C．使机体产生免疫力

    D．中和血液中的游离毒素

    E．杀灭白喉杆菌

24．弥漫性甲状腺肿甲状腺功能亢进症的发病的主要因素是

    A．遗传因素

    B．环境因素

    C．自身免疫

    D．病毒感染

    E．应激因素

25．开放性气胸的主要病理生理变化是

    A．反常呼吸运动

    B．纵隔摆动

    C．进行性伤侧肺压缩

    D．血液循环障碍

    E．低氧血症

26．有关体液平衡的叙述，错误的是

    A．成年男性细胞内液约为体重的 40%

    B．成年男女细胞外液均为体重的 20%

    C．血浆约为体重的 5%

    D．无功能性细胞外液为体重的 1%～2%

    E．它们之间是非动态平衡

27．最易发展为结核性脑膜炎的情况是

    A．肺部粟粒型结核经血行传播

    B．脑膜结核干酪病变破溃

    C．结核性胸膜炎

    D．脑实质结核灶

    E．干酪性肺炎

28．子宫肌瘤发生的相关因素是

    A．早婚早育、性生活紊乱

    B．高血压、糖尿病、肥胖

    C．体内雌激素水平过高

    D．饮食因素

    E．环境因素

29．产褥期变化最大的器官是

    A．乳房

    B．外阴

    C．阴道

    D．子宫

    E．输卵管

30．门静脉正常压力为

    A．6～12cmH$_2$O

    B．13～24cmH$_2$O

    C．25～35cmH$_2$O

    D．36～50cmH$_2$O

    E．60～80cmH$_2$O

31．属于不完全性骨折的是

    A．凹陷性骨折

    B．压缩性骨折

    C．青枝性骨折

    D．斜行骨折

    E．横断性骨折

32．慢性心功能不全所致呼吸困难是由于

    A．上腔静脉淤血

    B．体静脉淤血

    C．门静脉淤血

    D．下腔静脉淤血

    E．肺循环淤血

33．胆囊三角内的重要结构包括

    A．肝动脉和胆囊动脉

    B．肝门静脉和副肝管

    C．胆囊动脉和肝门静脉

    D．肝门静脉和肝动脉

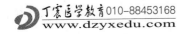 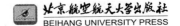

E．胆囊动脉和副肝管

34．导致风湿性心瓣膜病的最常见的细菌为
　　A．葡萄球菌
　　B．大肠埃希菌
　　C．流感嗜血杆菌
　　D．肺炎球菌
　　E．A 组 β 溶血性链球菌

35．系统性红斑狼疮属于
　　A．自身免疫性疾病
　　B．变态反应性疾病
　　C．细菌感染性疾病
　　D．病毒感染性疾病
　　E．支原体感染性疾病

36．继发性闭经不包括
　　A．下丘脑性闭经
　　B．垂体性闭经
　　C．卵巢性闭经
　　D．输卵管性闭经
　　E．子宫性闭经

37．缺铁性贫血最常见的病因是
　　A．需要量增加而摄入不足
　　B．铁吸收不良
　　C．慢性失血
　　D．理化因素
　　E．生物因素

38．高血压主要的发病机制是
　　A．血脂异常
　　B．葡萄糖耐量异常
　　C．摄入钠盐过多
　　D．心理压力过强
　　E．高级神经中枢功能失调

39．婴儿期是指
　　A．自出生到满 3 岁
　　B．自出生后到满 1 周岁之前
　　C．自生后 28 天至 3 周岁之前
　　D．自出生后到满 3 个月
　　E．自孕 28 周开始至满 1 周岁

40．肛瘘形成的相关因素是
　　A．肛裂
　　B．内痔
　　C．外痔
　　D．直肠肛管周围脓肿
　　E．直肠脱垂

41．对热衰竭发生机制描述正确的是
　　A．体温调节中枢受损
　　B．大量出汗致血容量不足
　　C．散热不足
　　D．脑组织充血水肿
　　E．电解质紊乱

42．急性肠梗阻易导致
　　A．水中毒
　　B．低渗性脱水
　　C．等渗性脱水
　　D．高钠血症
　　E．低钠血症

43．呼吸系统疾病最常见的病因是
　　A．吸烟
　　B．肿瘤
　　C．感染
　　D．吸入性变应原增加
　　E．大气污染

44．有关营养疗法的适应证，不正确的是
　　A．近期体重下降超过正常体重的 10%
　　B．持续 7 天以上不能正常进食
　　C．已确诊为营养不良
　　D．血清白蛋白大于 40g/L
　　E．可能发生高分解代谢的应激状态的患者

45．胎盘早剥常见于妊娠合并
　　A．心脏病
　　B．贫血
　　C．肝炎
　　D．糖尿病
　　E．妊娠期高血压疾病

46．继发性腹膜炎最常见的致病菌是

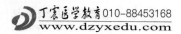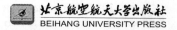

A. 白色念珠菌

B. 拟杆菌

C. 溶血性链球菌

D. 大肠埃希菌

E. 铜绿假单胞菌

47. 慢性肺源性心脏病患者的最常见死亡原因是

A. 右心衰竭

B. 肺性脑病

C. 弥散性血管内凝血

D. 严重感染

E. 呼吸衰竭

48. 小儿，女，3岁。15kg，咨询合理喂养，护士告知每天热量需

A. 1500kcal

B. 1200kcal

C. 1000kcal

D. 800kcal

E. 600kcal

49. 对胎盘的描述，错误的是

A. 妊娠12周基本形成

B. 胎盘重600～1000g

C. 母面暗红而粗糙

D. 子面光滑，呈灰白色，表面为羊膜

E. 由羊膜、叶状绒毛膜和底蜕膜组成

50. 血液透析不能通过半透膜的是

A. 蛋白质

B. 钾离子

C. 钙离子

D. 尿素氮

E. 肌酐

51. 失血性休克时，内脏器官的继发性损害不包括

A. 肺表面活性物质减少

B. 肾小球滤过率明显下降

C. 心肌局灶性缺血

D. 肝Kupffer细胞释放炎症介质

E. 脑缺血、缺氧，颅内压降低

52. 临床上急性心肌梗死患者会发生左心衰竭，其主要原因是

A. 肺部感染

B. 心脏前负荷加重

C. 房室传导阻滞

D. 不良因素刺激

E. 心肌收缩力减弱和不协调

53. 咳大量浓痰静置后分3层的疾病是

A. 支气管扩张

B. 肺结核

C. 肺炎链球菌肺炎

D. 渗出性胸膜炎

E. 支气管哮喘

54. 1岁以内小儿正常心率为

A. 60～80次/分

B. 70～90次/分

C. 90～110次/分

D. 110～130次/分

E. 130～150次/分

55. 与特发性血小板减少性紫癜血小板减少无关的是

A. 营养不良使血小板生成减少

B. 病理性免疫产生抗血小板抗体

C. 脾产生血小板特异性IgG

D. 血小板在脾脏遭到破坏

E. 免疫抗体影响巨核细胞成熟

56. 前庭大腺炎多见于

A. 学龄期妇女

B. 青春期妇女

C. 生育期妇女

D. 绝经前期妇女

E. 绝经后期妇女

57. 固定子宫颈于正常位置的子宫韧带是

A. 宫骶韧带

B. 主韧带

C. 阔韧带

D. 圆韧带

E. 骶结节韧带

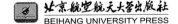

58．水痘患儿出皮疹时，其皮肤病变仅限于
 A．表皮
 B．真皮
 C．黏膜层
 D．皮下结缔组织及脂肪组织
 E．肌层

59．新生儿胆红素代谢特点是
 A．肝细胞将结合胆红素排到肠道的能力
   较强
 B．胆红素生成较少
 C．肝脏酶系统发育不完善
 D．肝细胞 Y、Z 蛋白含量多
 E．联结的胆红素量多

60．成人颅内压增高是指颅内压持续高于
 A．0.4kPa
 B．0.7kPa
 C．1.0kPa
 D．2.0kPa
 E．3.0kPa

61．蜘蛛痣形成的原因是
 A．严重感染
 B．血小板减少
 C．过敏性紫癜
 D．出血性疾病
 E．雌激素过多

62．急性炎症性脱髓鞘性多发性神经病危及生命
的原因是
 A．吞咽困难
 B．呼吸肌麻痹
 C．面神经麻痹
 D．水电解质紊乱
 E．肢体感觉异常

63．引起局麻药中毒的原因不包括
 A．药物浓度过大
 B．麻药中未加入血管收缩药
 C．过敏体质
 D．年老体弱
 E．麻药直接注入血管内

64．造成小儿前囟晚闭最常见的病因为
 A．重度脱水
 B．脑积水
 C．佝偻病
 D．极度消瘦
 E．呆小症

65．开放性损伤不包括
 A．裂伤
 B．挫伤
 C．撕脱伤
 D．砍伤
 E．火器伤

66．慢性阻塞性肺疾病（COPD）随着病情的发展，
最终会导致
 A．自发性气胸
 B．Ⅱ型呼吸衰竭
 C．慢性肺源性心脏病
 D．支气管扩张
 E．肺结核

67．受精的最佳时间是
 A．0～1天
 B．3～4天
 C．5～6天
 D．7～8天
 E．9～10天

68．尿道球部损伤的常见原因是
 A．骨盆骨折
 B．会阴部骑跨伤
 C．下腹部撞击
 D．高处跌下
 E．腹部挤压

69．脊髓腔穿刺后，患者颅内压过低引起头痛的
机制是
 A．脊髓腔感染
 B．脑血供减少
 C．脑部缺血、缺氧
 D．脑压过低牵张颅内静脉窦和脑膜
 E．脑膜受刺激

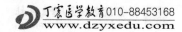
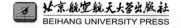

70. 患者，男，24岁。患1型糖尿病已3年，近日发生恶心呕吐，头痛，嗜睡，呼吸深快，呼气有烂苹果味，其原因是
    A. 酮症酸中毒
    B. 呼吸衰竭
    C. 短暂脑缺血
    D. 低血糖
    E. 脑血栓形成

71. 患者，女，27岁。1年来经常出现怕热、多汗、心率快，可达115次/分，食量大，但渐瘦。经查FT_4及FT_3增高。24小时前起突然体温达40℃，心率155次/分，恶心、呕吐、腹泻，大汗持续而昏睡，急诊为甲状腺功能亢进伴甲状腺危象，其原因是
    A. 甲状腺大量破坏
    B. 机体消耗大量甲状腺素
    C. 交感肾上腺系统敏感
    D. 大量甲状腺素释放入血
    E. 下丘脑功能降低

72. 某产妇，30岁。正常阴道分娩。查房时护士告知新生儿呼吸次数的正常范围是
    A. 70～80次/分
    B. 60～70次/分
    C. 40～44次/分
    D. 30～40次/分
    E. 20～30次/分

73. 患者，女，28岁。产后3周，母乳喂养。2天前出现右乳胀痛，高热、寒战，右侧腋窝下淋巴结肿大。白细胞计数为$18×10^9/L$，中性粒细胞0.75。导致该疾病的致病菌最可能是
    A. 白色念珠菌
    B. 草绿色链球菌
    C. 铜绿假单胞菌
    D. 幽门螺杆菌
    E. 金黄色葡萄球菌

74. 患者，女，34岁。因血压升高，双下肢水肿2周入院，尿检：尿蛋白（+++）。导致其水肿最主要的因素是
    A. 肾小球滤过率下降
    B. 心功能不全
    C. 肝功能不全
    D. 抗利尿激素增多
    E. 低蛋白血症引起的血浆胶体渗透压下降

75. 基础护理的宗旨是为患者创造一个
    A. 最舒适的环境
    B. 花钱最少的方法
    C. 恢复最快的训练方法
    D. 最直接的医患沟通平台
    E. 接受治疗的最佳身心状态

76. 患者，女，44岁。胆石症患者。今餐后1小时突发恶心、呕吐、腹痛、抽搐。腹痛位于上腹正中，为持续性刀割样，阵发性加剧，向腰背部呈带状放射性疼痛，弯腰抱膝可使疼痛减轻。查血淀粉酶680U/L。患者抽搐的原因最可能是
    A. 低血糖
    B. 低血钙
    C. 高血糖
    D. 高血钾
    E. 低血氯

77. 患儿，女。出生后15天口腔黏膜出现点状或小片状白色乳凝块样物，不易擦拭，周围黏膜正常。进食、精神尚可，无哭闹。其发病原因是感染了
    A. 单纯疱疹病毒
    B. 白色念珠菌
    C. 金黄色葡萄球菌
    D. 乙型溶血性链球菌
    E. 麻疹病毒

78. 患者，男，50岁。夜间上腹烧灼痛发作2月余。进食或服阿托品后迅速缓解，诊断为十二指肠溃疡。进食后疼痛缓解的机制是
    A. 交感神经兴奋
    B. 胃酸被中和
    C. 胃酸增多
    D. 平滑肌松弛
    E. 迷走神经张力增加

79. 患者，男，43岁。胃十二指肠溃疡病多年，

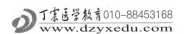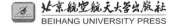

合并瘢痕性幽门梗阻，其主要的病理生理改变是

    A．低钾低氯性酸中毒

    B．高钾低氯性酸中毒

    C．高钾低氯性碱中毒

    D．低钾低氯性碱中毒

    E．低钾高氯性碱中毒

80．患者，男，42岁。饱餐后出现上腹持续性疼痛并向左肩、腰背部放射，伴恶心呕吐。入院后收集的资料中与其疾病相关的是

    A．父亲因冠心病去世

    B．平时喜食素食

    C．不嗜烟酒

    D．有胆绞痛史

    E．24岁时做过阑尾炎手术

81．患者，女，30岁。有风湿性心脏病史6年，护理体检：双颊紫红，口唇发绀，心尖部闻及舒张期隆隆样杂音。考虑该患者为

    A．二尖瓣狭窄

    B．二尖瓣关闭不全

    C．主动脉瓣狭窄

    D．主动脉瓣关闭不全

    E．联合瓣膜病变

82．患者，男，41岁。维修家电时不慎触电，心搏、呼吸骤停来院急诊，需迅速心肺复苏。心脏复苏时，应使胸骨下陷

    A．1～2cm

    B．2～3cm

    C．至少5cm

    D．6～8cm

    E．9cm

83．患儿，男，4岁。因眼睑、双下肢水肿2天入院。尿蛋白（++++），血清白蛋白28g/L，血胆固醇6.2mmol/L。最可能的诊断是

    A．急性肾炎

    B．肾病综合征

    C．泌尿道感染

    D．贫血

    E．过敏性紫癜

二、以下提供若干个案例，每个案例下设若干个考题。请根据各考题题干所提供的信息，在每题下面的A、B、C、D、E五个备选答案中选择一个最佳答案，并在答题卡上将相应字母所属的方框涂黑。

（84-86题共用题干）

患者，男，60岁。高血压病史10年，昨夜睡眠中突然感到极度胸闷、气急、大汗、咳嗽、咳泡沫样血痰，端坐呼吸血压200/110mmHg（26.6/14.7kPa），心率110次/分。

84．问题1：估计该患者可能发生了

    A．高血压危象

    B．肺梗死

    C．急性肺水肿

    D．高血压性心脏病

    E．高血压脑病

85．问题2：对该患者的护理，应立即采取的有效措施是

    A．安慰患者

    B．双腿下垂端坐位

    C．观察血压变化

    D．详细护理记录

    E．高浓度吸氧

86．问题3：配合抢救患者时，用药护理<u>不妥</u>的是

    A．静推呋塞米可利尿

    B．缓慢静注硝普钠可扩血管

    C．氨茶碱静脉快推可扩气管

    D．注射吗啡可扩张小动脉

    E．酒精湿化氧气可减低肺泡张力

（87-88题共用题干）

患者，男，30岁。天冷，生煤炉取暖，出现恶心呕吐，意识模糊，来院经医生诊断为急性一氧化碳中毒。

87．问题1：一氧化碳在体内抑制的是

    A．氧合血红蛋白

    B．细胞色素氧化酶

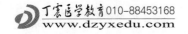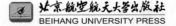

C. 碳氧血红蛋白

D. 嗜酸性粒细胞

E. 抑制代谢物质氧化

88. 问题2：其发病机制是

A. 碳氧血红蛋白不能携氧

B. 血红蛋白不能携氧

C. 脑细胞中毒

D. 气道痉挛受阻

E. 呼吸中枢抑制

三、以下提供若干组考题，每组考题共同在考题前列出的A、B、C、D、E五个备选答案。请从中选择一个与考题关系最密切的答案，并在答题卡上将相应字母所属的方框涂黑。每个备选答案可能被选择一次，多次或不被选择。

(89-91题共用备选答案)

A. 急性刺激性干咳

B. 长期晨间咳嗽

C. 带喉音的咳嗽

D. 带金属音的咳嗽

E. 变换体位时咳嗽

89. 支气管扩张患者常出现

90. 上呼吸道炎症常出现

91. 支气管肺癌引起支气管狭窄时可出现

(92-93题共用备选答案)

A. 腹股沟斜疝

B. 腹股沟直疝

C. 股疝

D. 脐疝

E. 白线疝

92. 经腹股沟管突出可进入阴囊的是

93. 经卵圆窝突出的是

(94-96题共用备选答案)

A. 青春期

B. 性成熟期

C. 围绝经期

D. 老年期

E. 儿童期

94. 女性卵巢功能从幼稚向成熟转变应处于

95. 女性生殖功能最旺盛，卵巢周期排卵应处于

96. 女性生殖器官萎缩，卵巢分泌功能消失应处于

(97-100题共用备选答案)

A. 大量绒毛膜促性腺激素刺激卵巢颗粒细胞及卵泡膜细胞形成

B. 妊娠后胎盘绒毛滋养细胞增生，绒毛呈水泡状

C. 卵巢黄体直径超过3cm以上者

D. 侵蚀性葡萄胎阴道转移症状

E. 葡萄胎组织侵入子宫肌层或转移至子宫以外者

97. 关于侵蚀性葡萄胎的描述，正确的是

98. 葡萄胎

99. 紫蓝色结节

100. 卵巢黄素化囊肿

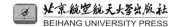

相关专业知识

一、以下每一道考题下面有 A、B、C、D、E 五个备选答案，请从中选择一个最佳答案。并在答题卡上将相应题号的相应字母所属的方框涂黑。

1. 植皮术中应用最广的皮片是
   A. 刃厚皮片
   B. 断层皮片
   C. 点状皮片
   D. 全厚皮片
   E. 保留真皮下血管的皮片

2. 患者，女，39岁。已婚，白带增多，外阴瘙痒伴灼热感 1 周。检查：阴道黏膜充血（++），有散在红色斑点，白带呈泡沫状，灰白色有腥臭味。该患者阴道灌洗可选择的溶液是
   A. 0.5% 醋酸
   B. 4% 碳酸氢钠
   C. 1：2000 新洁尔灭
   D. 1：2000 高锰酸钾
   E. 1：1000 呋喃西林

3. 期前收缩首选的治疗药物是
   A. 洋地黄
   B. 异丙肾上腺素
   C. 麻黄素
   D. 阿托品
   E. 利多卡因

4. 成年人脉压增大最常见的疾病是
   A. 心包积液
   B. 二尖瓣狭窄
   C. 甲状腺功能减退
   D. 肺动脉瓣狭窄
   E. 主动脉瓣关闭不全

5. 乳腺癌患者皮肤呈"橘皮样"改变，是由于癌细胞浸润了
   A. 乳腺小叶
   B. 乳腺导管
   C. 淋巴管
   D. 血管
   E. Cooper 韧带

6. 支气管扩张患者痰量多，静置分层，且有恶臭味，宜选用
   A. 青霉素
   B. 阿洛西林
   C. 甲硝唑
   D. 链霉素
   E. 阿奇霉素

7. 门静脉高压症患者，脾大、脾功能亢进，其外周血常规改变是
   A. 白细胞↑，血小板↑
   B. 白细胞无改变，血小板↓
   C. 白细胞无改变，血小板↑
   D. 血小板↓，白细胞↓
   E. 白细胞↑，血小板无改变

8. 胆道蛔虫症引起腹部剧痛时，蛔虫常在
   A. 十二指肠
   B. 胰腺管
   C. 胆总管内
   D. 胆囊内
   E. 胆囊管内

9. 皮肤出现蜘蛛痣见于
   A. 肺炎
   B. 再生障碍性贫血
   C. 缺铁性贫血

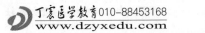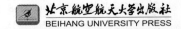

D．严重肝硬化

E．肾盂肾炎

10．心肺复苏时，人工循环与人工呼吸次数比正确的是

    A．30：2

    B．15：3

    C．15：4

    D．15：5

    E．15：6

11．特发性血小板减少性紫癜的首选治疗药物是

    A．免疫抑制药

    B．全血

    C．血小板

    D．大剂量免疫球蛋白

    E．糖皮质激素

12．关于要素饮食的叙述，正确的是

    A．属有渣饮食

    B．含有各种分子水平的营养成分

    C．适用于胃肠消化功能与吸收功能正常者

    D．配制后常温下保存

    E．配制后 48 小时内用完

13．预测直肠癌预后及监测复发的免疫学检查是

    A．甲胎蛋白（AFP）测定

    B．癌胚抗原（CEA）测定

    C．癌抗原 125（CA125）测定

    D．组织多肽抗原（TPA）测定

    E．癌抗原 -50（CA-50）测定

14．属于 ICU 基础监护的内容是

    A．瞳孔大小，对光反射

    B．持续心电图、心率、呼吸

    C．血气分析

    D．出凝血时间

    E．血尿素氮测定

15．小儿腹泻伴脱水，补液后出现眼睑水肿，最大的可能是

    A．碳酸氢钠溶液比例过高

    B．电解质溶液比例过高

    C．葡萄糖溶液比例过高

    D．溶液中钾的比例过高

    E．溶液中钙的比例过高

16．初产妇，既往有心脏病史，产后无感染征象时应用抗生素的天数为

    A．4 天

    B．5 天

    C．6 天

    D．7 天

    E．8 天

17．蛋白尿是指尿蛋白 24 小时超过

    A．40mg

    B．80mg

    C．100mg

    D．120mg

    E．150mg

18．痰结核菌检查由阳性转为阴性表示患者

    A．痊愈

    B．可以出院静养

    C．可以下床活动

    D．不必呼吸道隔离

    E．可停用抗结核药物

19．尿常规检查白细胞满视野提示

    A．肾结核

    B．肾结石

    C．肾肿瘤

    D．肾囊肿

    E．肾盂肾炎

20．患儿，男，7 岁。患急性肾小球肾炎，一般情况下血清总补体恢复正常的时间是

    A．起病后 1～2 周

    B．起病后 2～3 周

    C．起病后 3～4 周

    D．起病后 4～6 周

    E．起病后 6～8 周

21．慢性胃炎首选的诊断方法是

    A．血清学检查

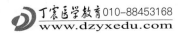
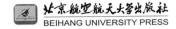

B. 胃肠钡剂造影

C. 纤维胃镜检查

D. 幽门螺杆菌检测

E. 胃液分析

22. 慢性支气管炎急性发作期患者的主要治疗是

　　A. 吸氧

　　B. 控制感染

　　C. 解痉、平喘

　　D. 祛痰

　　E. 镇咳

23. 神经反射检查的不包括

　　A. 巴宾斯基征

　　B. 膝腱反射

　　C. 布鲁津斯基征

　　D. 腹壁反射

　　E. 提睾反射

24. 对糖尿病患者进行运动疗法指导，不正确的是

　　A. 要因人而异，循序渐进

　　B. 患者可选择散步、游泳等方式

　　C. 患者可空腹运动

　　D. 外出运动要带糖果

　　E. 每天坚持 0.5 ～ 1 小时

25. 小面积烧伤的处理主要是

　　A. 不需任何处理

　　B. 植皮

　　C. 抗休克治疗

　　D. 创面处理

　　E. 全身疗法

26. 当患者发生硫酸镁中毒时应

　　A. 尽快使患者仰卧

　　B. 立刻吸氧

　　C. 立刻注射 10% 葡萄糖酸钙

　　D. 立刻注射毛花苷 C（西地兰）

　　E. 立刻注射肾上腺素

27. 可促进心肌代谢的药物为

　　A. 辅酶 A

B. 胺碘酮

C. 米力农

D. 卡维地洛

E. 螺内酯（安体舒通）

28. 更年期异常子宫出血治疗不恰当的是

　　A. 可用雄激素治疗

　　B. 可进行刮宫止血

　　C. 配合补血药

　　D. 合成孕激素治疗

　　E. 大量雌激素治疗

29. 处理不协调性子宫收缩乏力的首要措施是

　　A. 应用缩宫素

　　B. 肌内注射哌替啶

　　C. 肥皂水灌肠

　　D. 人工破膜

　　E. 即刻剖宫产

30. 难免流产一旦确诊，应采取的正确措施是

　　A. 卧床休息、减少刺激

　　B. 应用危害小的镇静药

　　C. 清除宫腔残留组织

　　D. 促使胚胎及胎盘组织完全排出

　　E. 及时进行凝血功能检查

31. 冠心病外科治疗前必须进行的辅助检查是

　　A. 心脏 CT

　　B. 心血管造影

　　C. 心导管检查

　　D. 心脏彩色 B 超

　　E. 选择性冠状动脉造影

32. 抗甲状腺药物的不良反应主要是

　　A. 皮肤瘙痒

　　B. 剥脱性皮炎

　　C. 中毒性肝炎

　　D. 心绞痛

　　E. 粒细胞减少

33. 新生儿颅内出血有颅内压增高时治疗应首选

　　A. 乙酰唑胺静注

　　B. 呋塞米静脉注射

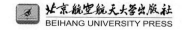

C. 50% 葡萄糖液静滴

D. 地塞米松静滴

E. 10% 低分子右旋糖酐静滴

34. 缓解支气管痉挛的药物中，其作用机制为兴奋 β_2 肾上腺素能受体的是

    A. 氨茶碱

    B. 沙丁胺醇

    C. 异丙托溴铵（异丙阿托品）

    D. 色甘酸钠

    E. 甲泼尼龙

35. 短暂性脑缺血发作患者服阿司匹林的目的是

    A. 减轻头痛

    B. 退热降温

    C. 防止血小板凝集

    D. 控制感染

    E. 降低纤维蛋白含量

36. 语颤增强见于

    A. 大叶性肺炎

    B. 阻塞性肺不张

    C. 肺气肿

    D. 气胸

    E. 大量胸腔腔积液

37. 诊断呼吸衰竭最主要的依据是

    A. 原发病史

    B. 呼吸困难的临床症状

    C. 缺氧和二氧化碳潴留的体征

    D. 排除引起呼吸困难的有关疾病

    E. 血气分析

38. 输卵管通液检查禁忌证是

    A. 不孕症检查

    B. 月经干净 5 天

    C. 术前体温 37℃

    D. 阴道炎治疗中

    E. 高血压病史

39. 三凹征常出现在

    A. 劳力性呼吸困难

    B. 严重呼气性呼吸困难

C. 混合性呼吸困难

D. 严重吸气性呼吸困难

E. 夜间阵发性呼吸困难

40. 临床治疗肠结核，多采用的方案为

    A. 长程标准化疗，疗程 1 ～ 1.5 年（异烟肼 + 链霉素 + 利福平）

    B. 短程化疗，疗程 6 ～ 9 个月（异烟肼 + 利福平）

    C. 单药长程化疗

    D. 三药联合化疗（异烟肼 + 利福平 + 链霉素）

    E. 两种抑菌剂联合化疗（乙胺丁醇 + 吡嗪酰胺）

41. 维持代谢性酸碱平衡的主要缓冲系统是

    A. 血浆蛋白

    B. 磷酸盐 / 磷酸

    C. 氧合血红蛋白

    D. 血红蛋白

    E. HCO_3^-/H_2CO_3

42. 抢救一氧化碳中毒者首选措施是

    A. 给予吸氧气

    B. 将其转移到空气新鲜处

    C. 使其平卧

    D. 给予脱水治疗

    E. 打开其气道

43. 慢性肾小球肾炎患者采用优质低蛋白饮食的目的是

    A. 缓解肾功能减退

    B. 消除水肿

    C. 降低血压

    D. 增加血肌酐

    E. 增加血尿素氮

44. 硫酸镁治疗妊娠期高血压疾病，用量过大时最先出现的毒性反应是

    A. 头晕、血压过低

    B. 呼吸减慢

    C. 心率减慢

    D. 膝反射减弱或消失

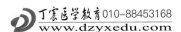
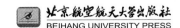

E. 尿量过少

45. 十二指肠引流液包括
    A. 十二指肠液、胆总管液、胆囊液和肝胆管液
    B. 十二指肠液、胆总管液、胃液和肝胆管液
    C. 十二指肠液、胰液、胆总管液和胆囊液
    D. 十二指肠液、胆总管液、胰液、肝胆管液
    E. 十二指肠液、胆囊液、胰液和肝胆管液

46. Ⅱ度营养不良患儿的体重低于正常均值的
    A. 5%～10%
    B. 10%～20%
    C. 25%～35%
    D. 25%～40%
    E. 50%以上

47. 鉴别肱骨髁上骨折与肘关节脱位，主要检查
    A. 有无出血
    B. 有无异常活动
    C. 肘后三点关系是否正常
    D. 有无肱动静脉损伤
    E. 有无尺神经损伤

48. 麻疹最常见的并发症是
    A. 肺炎
    B. 喉炎
    C. 心肌炎
    D. 脑炎
    E. 扁桃体炎

49. 有关创伤修复增生期的描述，不正确的是
    A. 成纤维细胞生成
    B. 血浆纤维蛋白生成
    C. 胶原纤维合成
    D. 肉芽组织生成
    E. 成骨细胞增生

50. 骨折早期并发症是
    A. 脂肪栓塞
    B. 关节僵硬

C. 畸形愈合
D. 创伤性关节炎
E. 缺血性骨坏死

51. 关于预防缺铁性贫血的描述，不正确的是
    A. 预防感染性疾病
    B. 预防消化及营养紊乱性疾病
    C. 合理喂养，及时添加辅助食品
    D. 对早产儿和双胎宜早期给予铁剂
    E. 铁剂主要通过注射铁补充

52. 基础体温测定，停经后体温升高多少天不见下降，早孕的可能性大
    A. 7天
    B. 10天
    C. 14天
    D. 18天
    E. 30天

53. 判断小儿高血压的标准是
    A. 收缩压高于标准血压15mmHg
    B. 收缩压高于标准血压20mmHg
    C. 舒张压高于标准血压15mmHg
    D. 收缩压高于标准血压25mmHg
    E. 舒张压高于标准血压30mmHg

54. 软组织急性化脓性感染，在出现波动前需早期切开引流的是
    A. 疖
    B. 面部疖肿
    C. 转移性脓肿
    D. 脓性指头炎
    E. 急性蜂窝织炎

55. 病情最危险的呼吸是
    A. 呼吸深大
    B. 间停呼吸
    C. 呼吸浅快
    D. 潮式呼吸
    E. 呼吸缓慢

56. 急性心肌梗死出现最早升高的酶是
    A. 胆碱酯酶

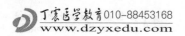 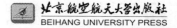

B．肌酸激酶同工酶

C．转肽酶

D．丙氨酸氨基转移酶

E．乳腺脱氢酶

57．肝脾破裂出血导致低血容量性休克，遵医嘱应快速输入

 A．营养液

 B．利尿药

 C．镇静剂

 D．强心剂

 E．晶体胶体液

58．麻醉前准备<u>不包括</u>

 A．进行心理护理

 B．了解患者各系统功能

 C．纠正患者生理功能紊乱

 D．麻醉用具及药物的准备

 E．手术区备皮

59．有关尿液颜色的描述，正确的是

 A．乳糜尿呈乳白色

 B．阻塞性黄疸尿液呈酱油色

 C．丝虫病尿液呈黄褐色

 D．急性肾炎尿液呈黄褐色

 E．溶血反应的尿液呈红色

60．用于胆道疾病检查的首选方法是

 A．B超

 B．CT

 C．MRI（磁共振）

 D．PTC（经皮肝穿胆道造影）

 E．ERCP（逆行胆胰管造影）

61．提示肾衰竭早期的化验是

 A．酚红排泄试验

 B．内生肌酐清除率

 C．血尿素氮测定

 D．血肌酐测定

 E．夜尿量测定

62．子宫肌瘤小，无症状或已接近绝经期的患者应

A．随访观察

B．全子宫切除术

C．放疗

D．化疗

E．全子宫及双附件切除术

63．患者，男，61岁。良性前列腺增生，夜尿2～3次/晚，排尿迟缓、尿后滴沥、尿线细，B超检查示膀胱残余尿量为40ml。既往未出现过急性尿潴留。目前主要的治疗是

 A．观察，定期门诊复查

 B．药物治疗

 C．手术治疗

 D．激光治疗

 E．放置前列腺尿道支架

64．患者，女，23岁。诊断为甲状腺功能亢进，首选的治疗药物是

 A．甲硫氧嘧啶

 B．丙硫氧嘧啶

 C．碘化钾

 D．甲巯咪唑

 E．普萘洛尔（心得安）

65．患者，男，35岁。下腹外伤，可疑膀胱破裂，简单有效的检查方法是

 A．耻骨上膀胱穿刺

 B．下腹部X光平片

 C．膀胱造影

 D．膀胱注水试验

 E．腹穿

66．患者，男，30岁。上腹部隐痛4年，突发上腹部剧痛半小时。体检：上腹部压痛、反跳痛，腹肌紧张。应做的检查是

 A．腹部立位X线平片

 B．胃肠钡餐造影

 C．腹腔穿刺

 D．急查血淀粉酶

 E．腹部B超

67．患者，男，28岁。因突发腹痛，持续加重来院就诊，查体：上腹部腹膜刺激征明显，腹部

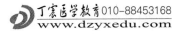 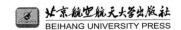

立位 X 线平片可见膈下游离气体，初步诊断为
- A. 急性胰腺炎
- B. 胆石症
- C. 胃穿孔
- D. 肠梗阻
- E. 阑尾炎穿孔

68. 患者，女，38 岁。慢性肾小球肾炎 5 年。实验室检查：内生肌酐清除率 28ml/min，血肌酐 425μmol/L，血尿素氮 18mmol/L。此患者目前的肾功能状况属于
- A. 肾功能正常
- B. 氮质血症期
- C. 肾功能不全代偿期
- D. 肾衰竭期
- E. 尿毒症期

69. 患者，男，25 岁。汽车撞伤 1 小时急诊。查体：右上腹剧痛，剑突下压痛明显，呼吸 36 次 / 分，脉搏 100 次 / 分，血压 90/65mmHg。诊断不明时，患者**禁用**
- A. 异丙嗪（非那根）
- B. 地西泮（安定）
- C. 异烟肼
- D. 吗啡
- E. 苯巴比妥（鲁米那）

70. 患者，女，57 岁。可疑急性脓胸，明确诊断的支持点是
- A. 血常规检查白细胞计数升高
- B. B 超显示胸腔积液
- C. 乏力、高热
- D. X 线片示大片浓密阴影
- E. 胸腔抽出脓液

71. 经产妇，顺产后第 3 天出院，其产后复查的时间应为
- A. 产后 8 周
- B. 产后 6 周
- C. 产后 4 周
- D. 产后 2 周
- E. 产后 1 周

72. 女婴，4 个月，人工喂养，因枕部颅骨软化，肌内注射维生素 D_3，2 天后清晨突然惊厥，应考虑
- A. 低血糖症
- B. 镁低血症
- C. 婴儿痉挛症
- D. 手足搐搦症
- E. 甲状旁腺功能减退

73. 某产妇，34 岁。妊娠足月临产，胎儿胎盘娩出后，出现间歇性阴道流血，量较多，血液凝固，检查子宫体柔软。进一步的处理原则是
- A. 加强宫缩
- B. 防治感染
- C. 补充凝血因子
- D. 清除残留胎盘
- E. 缝合软产道裂伤

74. 患者，女，21 岁。发热、多处关节炎、面部有蝶形红斑。诊断为系统性红斑狼疮，特异性高的检查结果是
- A. 红细胞花环形成
- B. 类风湿因子（+）
- C. 抗核抗体（+）
- D. 抗 Sm 抗体（+）
- E. 血沉快

75. 患儿，3 岁。以病毒性脑膜脑炎入院。经积极治疗，临床症状明显好转，但右侧肢体仍活动不利，患儿家长要求回家休养，护士进行出院指导时不妥的是
- A. 指导出院后不适随诊
- B. 指导遵医嘱用药及注意事项
- C. 患侧肢体尽量减少活动
- D. 保证患儿充足睡眠
- E. 给予高热量、高蛋白、高维生素饮食

76. 患儿，4 岁。高热 3 小时，抽搐 4 次，神志不清，于 6 月 17 日入院。初步诊断为"中毒性痢疾"，应首先做的检查是
- A. 颅部 X 线
- B. 血常规
- C. 灌肠或肛门拭子检查粪常规

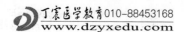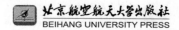

D. 钡剂

E. 脑电图检查

77. 患者，女，36 岁。重型颅脑损伤行"血肿清除术"后 20 小时，患者清醒后，继而出现呕吐，意识障碍，GCS 评分 11 分。急诊 CT 检查，见右颞顶不规则阴影。患者可能出现了

A. 颅内感染

B. 颅内急性脓肿

C. 颅内血肿

D. 皮下血肿

E. 帽状腱膜血肿

78. 患者，女，57 岁，因肠梗阻、呼吸深快、面部潮红拟急诊手术。实验室检查示 pH7.20，CO_2CP 降低，诊断代谢性酸中毒，应采用的治疗药物是

A. 5% 碳酸氢钠

B. 1.2% 乳酸钠

C. 3.6% 羟甲基氨基甲烷

D. 平衡盐溶液

E. 林格液

79. 患者，女，60 岁。慢性支气管炎 30 年。自感外阴有物脱出多年，妇科检查见宫颈糜烂且脱出于阴道口外，宫体仍在阴道内，双附件未触及异常。治疗时应首选

A. 手术治疗

B. 使用子宫托

C. 改善全身情况

D. 加强盆底肌肉锻炼

E. 积极治疗慢性咳嗽

80. 患者，男，25 岁。诊断为化脓性阑尾炎。查体：腹肌紧张。说明炎症刺激了

A. 阑尾肌层

B. 阑尾腔黏膜

C. 脏层腹膜

D. 壁层腹膜

E. 腹肌

81. 患者，女，55 岁。2 天前，B 超检查发现肝右叶实质性占位，肝功能正常，诊断原发性肝癌

最重要的实验室检查是

A. γ-GT

B. 抗 SSA 抗体

C. CPK

D. AFP

E. CRP

二、以下提供若干个案例，每个案例下设若干个考题。请根据各考题题干所提供的信息，在每题下面的 A、B、C、D、E 五个备选答案中选择一个最佳答案，并在答题卡上将相应字母所属的方框涂黑。

(82-83 题共用题干)

患者，男，34 岁。在蛛网膜下腔阻滞麻醉下行半月板切除术。手术开始 3 分钟患者出现血压下降。

82. 问题 1：应立即给予的药物是

A. 麻黄碱

B. 苯巴比妥钠

C. 硫喷妥钠

D. 氟哌利多

E. 阿托品

83. 问题 2：该药的常用剂量是

A. 0.4 ～ 0.6mg

B. 0.1 ～ 0.2g

C. 10 ～ 20mg

D. 30 ～ 45mg

E. 0.8mg

(84-85 题共用题干)

患者，男，76 岁。慢性咳嗽、咳痰病史 20 余年。近 4 年出现活动后气促。1 周前受凉后出现痰多、头痛、气促症状加重。近 2 天发绀、意识障碍、球结膜充血、水肿、嗜睡、扑翼样震颤。实验室检查：白细胞 $18.6 \times 10^9/L$，中性 0.9，动脉血 pH7.29，$PaCO_2$ 10.8kPa（80mmHg），PaO_2 6.4kPa（48mmHg）。

84. 问题 1：护士收集完患者资料后，根据收集的资料和实验室检查结果，可考虑患者为

A. Ⅰ型呼吸衰竭

B. Ⅱ型呼吸衰竭

C. 肺结核

D. 支气管哮喘急性发作

E. 肺炎

85. 问题2：经原发病治疗、控制感染、纠正酸碱及电解质紊乱等措施，效果不显著。若患者自主呼吸停止，应立即给予的处置是

A. 气管切开

B. 经口气管插管

C. 气管插管＋人工气道

D. 人工气道

E. 体外心脏按压

（86~87题共用题干）

患者，男，58岁。进行性贫血，消瘦，乏力半年，有时右腹有隐痛，无腹泻，查体：贫血貌，右中腹可触及肿块，肠鸣音活跃，疑为结肠癌。

86. 问题1：采集病史时，要重点询问

A. 有无恶心、呕吐

B. 排便情况

C. 既往史

D. 家族史

E. 腹痛情况

87. 问题2：为明确诊断，应进行的检查是

A. 纤维结肠镜检查

B. MRI

C. CT检查

D. B超检查

E. X线钡剂灌肠检查

三、以下提供若干组考题，每组考题共同在考题前列出的A、B、C、D、E五个备选答案。请从中选择一个与考题关系最密切的答案，并在答题卡上将相应字母所属的方框涂黑。每个备选答案可能被选择一次，多次或不被选择。

（88~89题共用备选答案）

A. 白细胞减少

B. 白细胞增多

C. 血小板减少

D. 全血细胞减少

E. 原始细胞增多

88. 急性肾盂肾炎血象检查可出现

89. 病毒性上呼吸道感染血象检查可出现

（90~91题共用备选答案）

A. 肝硬化患者

B. 急性糜烂性胃炎患者

C. 结核性腹膜炎患者

D. 慢性胆囊炎患者

E. 出血坏死型胰腺炎患者

90. 血清白蛋白降低见于

91. 血糖升高见于

（92~93题共用备选答案）

A. 马利兰

B. 长春新碱

C. 高三尖杉酯碱

D. 苯丁酸氮芥

E. 糖皮质激素

92. 治疗慢性粒细胞白血病首选的药物是

93. 治疗慢性淋巴细胞白血病首选的药物是

（94~95题共用备选答案）

A. B超

B. 妊娠试验

C. 黄体酮试验

D. 基础体温测定

E. 女性激素测定

94. 有无排卵简单易行的方法是

95. 早期妊娠快速、准确的方法是

（96~98题共用备选答案）

A. 180次/分

B. 160次/分

C. 80次/分

D. 60次/分

E. 100次/分

96. 婴儿进行人工心脏按压的频率为

97. 婴幼儿用洋地黄时停药的标准为心率小于

98. 诊断婴儿心力衰竭时的心率标准是大于

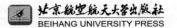

(99–100 题共用备选答案)

A. 食管镜

B. MRI

C. 食管拉网脱落细胞学检查

D. 食管吞钡 X 线双重造影检查

E. CT

99. 患者，男，30 岁。近期出现吞咽困难，为排除食管癌的可能，采用的诊断性检查是

100. 社区护士讲解食管癌的科普知识时，介绍简便易行的普查筛选方法是

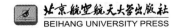

专业知识

一、以下每一道考题下面有 A、B、C、D、E 五个备选答案，请从中选择一个最佳答案。并在答题卡上将相应题号的相应字母所属的方框涂黑。

1. 颅内无明显器质性改变的是
   A. 脑挫裂伤
   B. 硬脑膜外血肿
   C. 硬脑膜下血肿
   D. 脑内血肿
   E. 脑震荡

2. 妊娠合并心脏病产妇，胎儿娩出后，腹部需加 1～2kg 重沙袋持续的时间是
   A. 6 小时
   B. 8 小时
   C. 12 小时
   D. 24 小时
   E. 36 小时

3. 腹膜刺激征是指
   A. 腹胀、腹部压痛、反跳痛
   B. 腹部压痛、反跳痛、腹肌紧张
   C. 腹痛、反跳痛、腹肌紧张
   D. 腹胀、反跳痛、腹肌紧张
   E. 恶心、腹痛、腹肌紧张

4. 结核性胸膜炎的首发症状是
   A. 低热
   B. 盗汗
   C. 咯血
   D. 咳痰
   E. 胸痛

5. 前囟早闭或过小见于

   A. 佝偻病
   B. 小头畸形
   C. 呆小病
   D. 脑积水
   E. 脑膜炎

6. 肾移植急性排异反应一般发生于手术后
   A. 24 小时内
   B. 2～3 天
   C. 1 周左右
   D. 6～60 天
   E. 61 天～6 个月

7. 进行胸外心脏按压时，按压和放松的时间比为
   A. 1：1
   B. 1：2
   C. 1：5
   D. 2：3
   E. 3：2

8. 腰麻后去枕平卧旨在避免
   A. 血压波动
   B. 头晕
   C. 呕吐误吸
   D. 头痛
   E. 脑水肿

9. 肝癌终末期死亡率极高的并发症是
   A. 上消化道出血
   B. 肝性脑病
   C. 继发感染
   D. 下消化道出血
   E. 循环衰竭

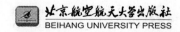

10. 慢性支气管炎并发慢性阻塞性肺疾病的最常见的并发症是
    A. 自发性气胸
    B. Ⅰ型呼吸衰竭
    C. 慢性肺源性心脏病
    D. 呼吸衰竭
    E. 胸腔积液

11. 妊娠妇女不需要立即就诊的症状是
    A. 寒战发热
    B. 阴道流血
    C. 腹部疼痛
    D. 胎动计数突然增加
    E. 头痛、眼花、胸闷

12. 大肠癌术前肠道准备不包括
    A. 纠正水电解质紊乱
    B. 控制饮食
    C. 应用肠道制菌剂
    D. 清洁肠道
    E. 少量多次输血

13. 关于引起乳腺癌术后患侧上肢水肿的原因，不正确的是
    A. 淋巴回流不畅
    B. 头静脉被结扎
    C. 腋静脉栓塞
    D. 局部积液或感染
    E. 早期上肢功能锻炼

14. 胃癌可表现为
    A. 类似慢性胃炎及溃疡病表现
    B. 持续上腹痛、胀满
    C. 腹泻、便秘交替
    D. 黑便、呕血
    E. 食欲减退、体重减轻

15. 有机磷农药中毒的烟碱样症状不包括
    A. 多汗流涎
    B. 肌力减退
    C. 肌纤维颤动
    D. 呼吸肌麻痹
    E. 全身紧束感

16. 开放性骨折伴动脉出血时，预防出血性休克的首先措施是
    A. 镇痛
    B. 静脉补液
    C. 止血
    D. 骨折复位
    E. 快速转运

17. 慢性肾衰竭患者应少吃的低生物效价蛋白食物是
    A. 瘦肉
    B. 豆腐
    C. 牛奶
    D. 鸡蛋
    E. 鱼

18. 门静脉高压征容易诱发肝性脑病（肝昏迷）的治疗方法是
    A. 分流术后
    B. 断流术后
    C. 放腹水后
    D. 腹腔-静脉转流术后
    E. 肝移植后

19. 嵌顿性疝和绞窄性疝的区别主要在于
    A. 疝环大小
    B. 疝内容物能否回纳
    C. 疝内容物多少
    D. 有无肠梗阻表现
    E. 疝内容物有无血运障碍

20. 腰椎间盘突出症的特征性症状是
    A. 腰痛伴一侧坐骨神经痛
    B. 脊柱后凸
    C. 腰部活动受限
    D. 腱反射减弱或消失
    E. 大、小便异常

21. TPN（肠外营养）葡萄糖的输入速度应小于
    A. 3mg/（kg·min）
    B. 5mg/（kg·min）
    C. 7mg/（kg·min）
    D. 10mg/（kg·min）

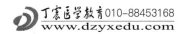
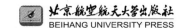

E. 12mg/（kg·min）

22. 原发性肾病综合征的并发症**不包括**
    A. 感染
    B. 血栓、栓塞
    C. 蛋白质和脂肪代谢紊乱
    D. 肾功能不全
    E. 水肿

23. 清洁伤口是指
    A. 清创后的伤口
    B. 无任何污物的伤口
    C. 有致病菌入侵，但未化脓的伤口
    D. 没有致病菌污染的伤口
    E. 外伤后6～8小时的伤口

24. 急性心肌梗死患者由急诊室送到心电监护室应采用的方式是
    A. 由护士陪同步行
    B. 由担架车护送
    C. 患者自己快步行进
    D. 患者自己慢步行进
    E. 由家人搀扶步行

25. 维生素 B_{12} 的吸收部位在
    A. 回肠末端
    B. 胃内
    C. 肝脏
    D. 肾脏
    E. 骨髓

26. 甲状腺功能亢进患者首要的健康问题是
    A. 知识缺乏
    B. 营养失调
    C. 自我形象紊乱
    D. 贫血
    E. 睡眠形态紊乱

27. 属于一氧化碳中毒的临床表现是
    A. 面色苍白、大汗、四肢湿冷
    B. 头部温度高，体温基本正常
    C. 面色潮红、多汗、口唇呈樱桃红色
    D. 早期多汗，体温可达40℃以上，继而

无汗干热
    E. 皮肤苍白、出冷汗、血压下降、体温基本正常

28. 大咯血窒息首要抢救措施是
    A. 清除呼吸道内积血
    B. 立即切开支气管
    C. 加压湿化吸氧
    D. 用呼吸中枢兴奋药
    E. 平卧头偏向一侧

29. 二尖瓣狭窄最重要的体征是
    A. 心尖部第一心音减弱
    B. 心尖区舒张期杂音
    C. 细迟脉
    D. 脉压增大
    E. 心尖区收缩期杂音

30. 围绝经期妇女体内的 FSH 水平是
    A. 不变
    B. 升高
    C. 骤然降低
    D. 逐渐降低
    E. 变化不定

31. 急性脓胸最常继发于
    A. 脓毒症
    B. 膈下脓肿
    C. 肺内感染
    D. 胸膜腔积液
    E. 开胸手术污染胸膜腔

32. 由于胎盘、胎膜残留引起的晚期产后出血叙述正确的是
    A. 多发生在产后1周之内
    B. 不是最常见的原因
    C. 血性恶露持续时间缩短
    D. 阴道持续出血
    E. 子宫复旧不全，宫口松弛

33. 新生儿重度缺血缺氧性脑病的表现特点是
    A. 拥抱反射活跃
    B. 鼻翼扇动、发绀

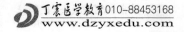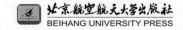

C．进行性呼吸困难

D．烦躁不安、易激惹

E．意识不清，肌张力低下

C．猩红热

D．麻疹

E．荨麻疹

34．有关急性肺水肿的护理措施，不妥的是

A．指导患者取坐位或半卧位，双腿下垂

B．给予持续低流量吸氧

C．遵医嘱给予西地兰缓慢静脉注射

D．皮下注射或静推吗啡

E．遵医嘱应用利尿药推注

40．妇女放置宫内节育器的正确时间是

A．月经来潮前 1 天

B．月经来潮前 1 周

C．月经干净后 1 天

D．月经干净后 3 ～ 7 天

E．剖宫产后 3 个月

35．外科急腹症患者在未明确诊断前应

A．禁食

B．禁用腹泻药

C．禁止灌肠

D．禁用镇痛药

E．禁用抗生素

41．择期手术术前禁食 12 小时，禁饮 4 小时最主要的目的是

A．减少术中污染

B．便于手术操作

C．减少排便排尿

D．防止呕吐而致窒息

E．减轻腹胀

36．急性感染性多发性神经炎首发症状多数为

A．大、小便失禁

B．双侧下肢无力

C．一侧肢体感觉障碍

D．一侧肢体抽搐

E．复视

42．对诊断胰腺炎最有价值的检查是

A．3P 试验

B．血清淀粉酶

C．CEA

D．血胆红素

E．白细胞计数

37．慢性肺源性心脏病肺心功能失代偿期的护理中心环节是

A．做呼吸操

B．预防上呼吸道感染

C．纠正缺氧和二氧化碳潴留

D．低盐饮食

E．注意神志变化

43．白血病治疗时保护静脉的目的是

A．避免败血症

B．避免出血

C．防止血管充盈不佳

D．利于长期静脉注射

E．避免静脉炎

38．小儿佝偻病初期的主要临床表现是

A．运动发育迟缓

B．神经精神症状

C．肌肉松弛

D．骨骼改变

E．手足搐搦

44．心力衰竭肺淤血的护理问题是

A．气体交换受损

B．活动无耐力

C．组织灌注不良

D．营养失调

E．皮肤完整性受损

39．出疹期采用物理方法降温不包括

A．药物疹

B．幼儿急疹

45．躯体性疼痛的特点是

A．痛觉迟钝，痛感弥散

B．定位正确，感觉敏锐

C. 过程缓慢而持久
D. 伴有焦虑不安
E. 对张力、压力性刺激敏感

46. 关于肝硬化失代偿期强调卧床休息的益处，<u>不正确</u>的是
    A. 增加肝血流
    B. 减少肝代谢负担
    C. 减少肝糖原合成
    D. 改善肝细胞营养
    E. 有利肝细胞修复

47. 流产合并盆腔感染正确的处理是
    A. 避免交叉感染
    B. 取侧卧位
    C. 每天测呼吸 4 次
    D. 给高蛋白、高胆固醇饮食
    E. 会阴冲洗每天 2 次

48. 消化性溃疡并发症<u>不包括</u>
    A. 出血
    B. 穿孔
    C. 幽门梗阻
    D. 癌变
    E. 贫血

49. 脑血栓溶栓治疗的黄金时间为发病后
    A. 1 小时内
    B. 2 小时内
    C. 4 小时内
    D. 6 小时内
    E. 12 小时内

50. 类风湿关节炎缓解期最重要的护理措施是
    A. 休息
    B. 关节疼痛减轻后即时进行活动
    C. 限制活动
    D. 抬高头部
    E. 抬高膝部

51. 血液病高热患者首选的降温措施是
    A. 肌内注射退热药
    B. 口服退热药

C. 乙醇拭浴
D. 静脉输液
E. 冰袋至头部及大血管处，或温水拭浴

52. 孕妇，24 岁。单纯扁平骨盆，小于正常值的径线是
    A. 骶耻内径
    B. 骶耻外径
    C. 髂棘间径
    D. 坐骨棘间径
    E. 耻骨弓角度

53. 患者，女，36 岁。因重度甲亢行甲状腺大部切除术，术后 5 小时出现呼吸困难，逐渐加重，并出现烦躁、发绀。首要的处理措施是
    A. 人工呼吸
    B. 大剂量激素治疗
    C. 立即进行气管插管
    D. 立即剪开伤口缝线进行探查
    E. 立即送手术室进行检查处理

54. 患儿，女，6 个月。高热，中毒症状明显。呻吟，双肺有中细湿啰音，皮肤有少量猩红热样疹，诊断为金黄色葡萄球菌肺炎，其抗生素应用至体温正常后
    A. 5 天
    B. 10 天
    C. 3 周
    D. 6 周
    E. 8 周

55. 患者，男，35 岁。服用吲哚美辛胃痛，今晨呕吐咖啡渣样胃内容物约 250ml 来就诊，既往无胃病史。首选的检查是
    A. 胃液分析
    B. X 线钡餐检查
    C. 幽门螺杆菌检查
    D. 血清胃泌素测定
    E. 急诊胃镜

56. 患儿，男，1 岁。近 1 个月来低热、食欲缺乏，X 线胸片呈哑铃"双极影"，可能的诊断为
    A. 大叶性肺炎

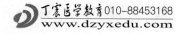
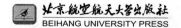

B. 麻疹
C. 原发性肺结核
D. 亚急性坏死性淋巴结炎
E. 急性粟粒型肺结核

57. 患者，男，70岁。有2型糖尿病，但未认真治疗，近一周来发现尿频、尿急，尿痛，伴腰痛、低热。引发原因是
A. 急性肾小球肾炎
B. 肾盂肾炎
C. 慢性肾小球肾炎
D. 肾结石
E. 肾结核

58. 患者，女，61岁。暴饮后突发急性胰腺炎入院，护士观察时要警惕该患者可能发生的最常见并发症是
A. 休克
B. 化脓感染
C. 肾衰
D. 中毒性脑病
E. 胰腺假性囊肿

59. 患者，女，50岁。右季肋下隐痛伴发热1个月，巩膜无黄染，肝右肋下6.2cm，质硬，表面高低不平，有压痛。首先应考虑为
A. 慢性胆囊炎
B. 细菌性肝脓肿
C. 阿米巴性肝脓肿
D. 血吸虫性肝硬化
E. 原发性肝癌

60. 患者，男，45岁。左腰部被重物击伤后来诊，自诉左腰部疼痛。查体：血压、脉搏正常，左腰部压痛、叩击痛。尿液镜检红细胞10～15个/高倍视野。应考虑
A. 腰部挫伤
B. 肾挫伤
C. 肾部分裂伤
D. 肾全层裂伤
E. 肾蒂裂伤

61. 患儿，男，4岁。上呼吸道感染1周后出现乏力、

心悸、畏食。查体：面色苍白、心律不齐，诊断为病毒性心肌炎。下列化验诊断中<u>不必要</u>的是
A. 心肌同工酶
B. 磷酸激酶
C. 乳酸脱氢酶
D. 谷草转氨酶
E. 碱性磷酸酶

62. 患者，男，50岁。休克已9小时，出现进行性呼吸困难和缺氧，以此判断发生了
A. 急性肾损伤
B. 急性呼吸窘迫综合征
C. 内毒素血症
D. 脑水肿
E. 心功能衰竭

63. 患者，男，60岁。尿频，进行性排尿困难1年余，诊断为良性前列腺增生。手术治疗的指征是
A. 轻度梗阻
B. 急性尿潴留
C. 残余尿量超过60ml
D. 肾功能好
E. 没有发生感染

64. 患者，男，66岁。肝癌晚期，肝痛剧烈，身体极度衰竭，对周围事物无兴趣，进入嗜睡状态，患者此时心理反应是属于
A. 否认期
B. 愤怒期
C. 协议期
D. 忧郁期
E. 接受期

65. 患者，女，45岁。子宫肌瘤，全子宫切除术后。术后2周，适宜患者的活动是
A. 骑自行车郊游
B. 在电脑前工作
C. 在家人协助下提重物
D. 一般生活料理
E. 形体训练

66. 患儿，男，4个月。因"腹泻3月余"就诊。

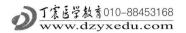 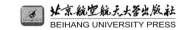

患儿足月顺产，出生体重3.5kg，母乳喂养，大便4～5次/天，呈稀水或糊状便，食欲好。查体：体重6kg，精神好，发育正常，面部及耳廓可见大量湿疹，皮肤光滑有弹性，心肺（－）。大便镜检未见异常。考虑为

A. 迁延性腹泻
B. 慢性腹泻
C. 急性轻型腹泻
D. 急性重型腹泻
E. 生理性腹泻

67. 患儿，女，12岁。颈部出现急性蜂窝织炎，在护理过程中，应特别警惕患者发生的病情是

A. 颅内感染
B. 菌血症
C. 脓血症
D. 呼吸困难
E. 败血症

68. 患儿，女，2岁。诊断为化脓性脑膜炎，体温39℃，降温处理后测体温的时间是

A. 30分钟
B. 40分钟
C. 80分钟
D. 100分钟
E. 180分钟

69. 患者，男，50岁。肺癌术后化疗，化疗期间，白细胞降至$3×10^9/L$（3000/mm³）时，首要的处理是

A. 加强营养
B. 减少化疗药量
C. 少量输血
D. 服生血药
E. 暂停化疗

二、以下提供若干个案例，每个案例下设若干个考题。请根据各考题题干所提供的信息，在每题下面的A、B、C、D、E五个备选答案中选择一个最佳答案，并在答题卡上将相应字母所属的方框涂黑。

（70-71题共用题干）
患者，女，56岁。咳嗽、咳痰10余年，气

急5年，2天前受凉后发热，咳嗽、咳痰加重，咳黄痰。查体：口唇发绀，颈静脉怒张，双下肢水肿，双肺干、湿啰音，三尖瓣区收缩期杂音，心率120次/分，肝肿大肋下3cm，肝颈静脉回流征阳性。

70. 问题1：此患者应考虑诊断为
A. 慢性支气管炎
B. 慢性支气管炎、肺气肿
C. 慢性支气管炎、肺气肿、肺心病、呼吸衰竭
D. 慢性支气管炎、肺气肿、肺心病、心力衰竭
E. 慢性支气管炎、肺气肿、肺心病、心肺功能代偿期

71. 问题2：该患者病情加重的主要原因是
A. 严重缺氧
B. 呼吸道感染
C. 气候骤变
D. 心动过速
E. 肺功能进行性降低

（72-73题共用题干）
患者，男，28岁。反复心悸、晕厥5年，以心源性晕厥收入院。入院后给予心电监护，监护过程中再次晕厥，心电监护显示心室颤动。

72. 问题1：此时触摸患者的脉搏，其特点是
A. 快而规则
B. 快而不规则
C. 慢而规则
D. 慢而不规则
E. 消失而摸不到

73. 问题2：对该患者首选的措施是
A. 心脏电除颤
B. 人工呼吸
C. 静脉推注胺碘酮
D. 静脉推注肾上腺素
E. 给予氧气吸入

（74-75题共用题干）
患者，女，44岁。肝硬化病史12年，进

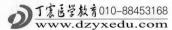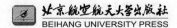

食辛辣食物后突然呕血约 1000ml。查体：神志恍惚、四肢厥冷、无尿，脉搏 120 次 / 分，血压 80/50mmHg。

74．问题 1：考虑患者发生了
　　A．肝破裂
　　B．胃穿孔
　　C．脾栓塞
　　D．肝性脑病
　　E．失血性休克

75．问题 2：此时患者应取的体位是
　　A．半卧位
　　B．头高足低位
　　C．平卧位，双下肢下垂
　　D．平卧位，下肢略抬高
　　E．侧卧位，下肢略抬高

（76-78 题共用题干）
　　患者，女，28 岁。头晕、乏力 1 年，双手掌指关节及近端指关节呈对称性、持续性疼痛 6 个月。疼痛时轻时重，有压痛。查体：关节肿胀呈梭形，左手第 4、5 手指偏向尺侧，伴晨僵。实验室检查：类风湿因子（+），C 反应蛋白增高。

76．问题 1：该患者所患疾病的基础病变为
　　A．软骨炎
　　B．滑膜炎
　　C．骨质疏松
　　D．末梢神经炎
　　E．骨膜炎

77．问题 2：可提示该疾病活动的表现<u>不包括</u>
　　A．关节梭形肿胀
　　B．晨起病变关节僵硬、活动受限
　　C．出现类风湿结节
　　D．C 反应蛋白增高
　　E．类风湿因子（+）

78．问题 3：采取的治疗和护理措施<u>不正确</u>的是
　　A．适当卧床休息
　　B．保持关节功能位
　　C．高蛋白质、高维生素饮食

　　D．恢复期进行适当的关节功能锻炼
　　E．长期大量应用糖皮质激素

（79-80 题共用题干）
　　患儿，男，8 个月。由于长期哭闹，左侧阴囊出现肿物，可还纳入腹腔。还纳后压住内环口，腹压增加肿物不再出现。

79．问题 1：该患儿的诊断是
　　A．鞘膜积液
　　B．左腹股沟斜疝
　　C．左侧股疝
　　D．左腹股沟直疝
　　E．隐睾

80．问题 2：该患儿护理中<u>错误</u>的是
　　A．防止便秘
　　B．防止受凉
　　C．避免哭闹
　　D．注意尿量
　　E．防止腹泻

（81-82 题共用题干）
　　患者，男，30 岁。因进食油腻食物后 4 小时，感右上腹及剑突下钻顶样疼痛急诊入院。

81．问题 1：为明确诊断，该患者首选的检查
　　A．X 线照射
　　B．B 超
　　C．CT
　　D．MRI
　　E．ERCP

82．问题 2：对该患者治疗原则，<u>不正确</u>的是
　　A．解痉
　　B．镇痛
　　C．驱虫
　　D．抗感染治疗
　　E．立即手术治疗

（83-85 题共用题干）
　　患儿，男，8 岁。3 天来眼睑水肿，每天尿量 < 400ml。肉眼血尿、血压高。以急性肾炎收入院。

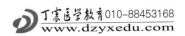 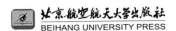

83. 问题1：家长询问患儿何时可以上学，正确的指导是
    A. 水肿消退
    B. 肉眼血尿消失
    C. 血压正常
    D. Addis计数正常
    E. 症状消失两周后，且血沉正常

84. 问题2：为配合治疗，护士对患儿及其家长的饮食指导是
    A. 随意进食
    B. 普食
    C. 高脂饮食
    D. 低盐饮食
    E. 高蛋白饮食

85. 问题3：如患儿主诉头晕，头痛，恶心，一过性眼花，可能出现的并发症的是
    A. 水钠潴留加重
    B. 高血压脑病
    C. 急性肾功能衰竭
    D. 药物不良反应
    E. 严重循环充血

三、以下提供若干组考题，每组考题共同在考题前列出的A、B、C、D、E五个备选答案。请从中选择一个与考题关系最密切的答案，并在答题卡上将相应字母所属的方框涂黑。每个备选答案可能被选择一次，多次或不被选择。

(86-87题共用备选答案)
    A. 面罩高流量吸氧
    B. 经酒精湿化高流量吸氧
    C. 2～4L/min鼻导管吸氧
    D. 低浓度持续吸氧
    E. 低流量间歇鼻导管吸氧
86. Ⅱ型呼吸衰竭患者应给予
87. 肺炎球菌肺炎患者应给予

(88-90题共用备选答案)
88. 肝性脑病昏迷期患者应
    A. 暂禁食
    B. 温凉流质饮食

    C. 禁蛋白饮食
    D. 低蛋白饮食
    E. 低盐饮食
89. 肝硬化并伴有腹水患者
90. 消化性溃疡患者伴有小量出血，此时的饮食护理为

(91-92题共用备选答案)
    A. 平均动脉压
    B. 平均肺动脉压
    C. 中心静脉压
    D. 心排血量
    E. 肺动脉楔压
91. 监测左心功能的最重要指标是
92. 准确反映血容量变化的指标是

(93-95题共用备选答案)
    A. 粘连性肠梗阻
    B. 肠扭转
    C. 肠套叠
    D. 嵌顿疝
    E. 蛔虫性肠梗阻
93. 饱食后剧烈运动易引起
94. 腹腔内多次手术易引起
95. 习惯性便秘的老年人易发生
96. 婴幼儿的肠梗阻多为

(97-98题共用备选答案)
    A. 膀胱结石的典型症状
    B. 尿道结石的主要症状
    C. 肾结石的主要症状
    D. 膀胱炎的主要表现
    E. 尿失禁的主要表现
97. 排尿困难、排尿痛是
98. 排尿中断是

(99-100题共用备选答案)
    A. 拥抱反射活跃
    B. 鼻翼扇动、发绀
    C. 进行性呼吸困难
    D. 烦躁不安、易激惹
    E. 意识不清，肌张力低下
99. 新生儿重度缺血缺氧性脑病的表现特点是
100. 新生儿肺透明膜病的表现特点是

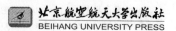

专业实践能力

一、以下每一道考题下面有 A、B、C、D、E 五个备选答案，请从中选择一个最佳答案。并在答题卡上将相应题号的相应字母所属的方框涂黑。

1. 无菌包内的物品一次未用完按原折痕包好系带后其包内物品有效使用期是
   A. 4 小时
   B. 8 小时
   C. 10 小时
   D. 12 小时
   E. 24 小时

2. 不宜做大量不保留灌肠的是
   A. 严重便秘
   B. 分娩准备
   C. 中暑患者
   D. 肝性脑病患者
   E. 急腹症患者

3. 患者主观资料的记录，正确的是
   A. 患者希望得到良好的关心和照顾
   B. 家属希望能为患者提供良好的治疗药物
   C. 家属说："只要有利于康复，所有治疗建议我们都愿考虑"
   D. 患者说"记忆力差，阅读书籍常常读了后 5 行，忘了前 5 行"
   E. 查体后感到：患者精神好，疼痛消失

4. 检查粪便中的寄生虫卵应
   A. 取中间部位的粪便
   B. 取边缘部位的粪便
   C. 取不同部位的粪便
   D. 随机取少许粪便
   E. 留取全部粪便

5. 促进休息最基本的先决条件是
   A. 心理放松
   B. 充足睡眠
   C. 生理上舒适
   D. 物理环境良好
   E. 适时健康教育

6. 用联苯胺蓝法进行隐血试验，试验前三天禁食的食物是
   A. 动物肝脏
   B. 豆制品
   C. 菜花
   D. 牛奶
   E. 白萝卜

7. 关于护理立法意义的阐述应除外
   A. 有利于维护服务对象的正当权利
   B. 提高护理质量
   C. 有利于促进全民健康
   D. 维护护士的权益
   E. 促进护理教育及护理学科的发展

8. 使用静脉留置针进行输液时，止血带应扎在穿刺点上方
   A. 20cm
   B. 15cm
   C. 10cm
   D. 8cm
   E. 6cm

9. 根据塞利压力理论，遇到压力源时，人体以交感神经兴奋为主的改变是发生在
   A. 警告期
   B. 潜伏期
   C. 抵抗期

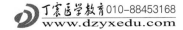

D. 冲突期

E. 衰竭期

10. 服用后需多饮水的药物是

    A. 铁剂

    B. 止咳糖浆

    C. 助消化药

    D. 健胃药

    E. 磺胺类药

11. 床上擦浴操作错误的是

    A. 关闭门窗

    B. 注意及时遮盖患者

    C. 水温为 40 ～ 45℃

    D. 按顺序擦拭脸、颈、全身

    E. 用 50% 乙醇按摩骨隆突处

12. 关于危险的健康问题的护理诊断，正确的陈述方式是

    A. 潜在的…并发症　与……有关

    B. 有………并发症　由……引起

    C. 有………的危险　与……有关

    D. 潜在的　有……危险

    E. 潜在的　有……可能

13. 昏迷患者眼睑不能闭合时应

    A. 热敷眼部

    B. 按摩眼睑

    C. 盖油性纱布

    D. 滴眼药水

    E. 用消毒巾覆盖

14. 护理学的任务不包括

    A. 治疗疾病

    B. 促进健康

    C. 维持健康

    D. 恢复健康

    E. 减轻痛苦

15. 肌内注射进针后抽吸发现有回血，应做出的处理是

    A. 将针头刺入更深

    B. 将针头向外拔出

C. 直接推注药物

D. 拔出针头后重新进针

E. 等待医生处理

16. 关于化学消毒剂的使用，不正确的是

    A. 体温计可用 75% 乙醇浸泡 30 分钟消毒

    B. 新洁尔灭不能与肥皂合用

    C. 环氧乙烷应置于无火源、阴凉处，最好存入冰箱中

    D. 皮肤过敏者禁用碘酊

    E. 过氧化氢溶液可除掉陈旧血迹

17. 护士对住院患者的评估应在

    A. 患者入院时进行

    B. 医嘱要求时进行

    C. 患者要求时进行

    D. 患者出院时进行

    E. 自入院开始到患者出院为止进行

18. 使用注射器时手可以接触灭菌注射器和针头的

    A. 针尖

    B. 活塞

    C. 乳头

    D. 针梗

    E. 针栓

19. 关于人的基本需要的描述，不正确的是

    A. 呼吸、排泄、睡眠等需要属于生理性需要

    B. 沟通交流、朋友交往等属于社会性需要

    C. 表达自身所体验到的喜、怒、哀、乐的需要属于情绪性需要

    D. 学习、探究事物真相、思考问题等属于知识性需要

    E. 祈祷、烧香拜佛等属于宗教性需要

20. 个体对自己身体的感觉和看法其概念指的是

    A. 自尊

    B. 自我特征

    C. 角色表现

    D. 身体心象

    E. 自我概念

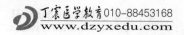 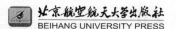

21．超声雾化吸入，提示水槽内须换水的水温是
    A．30℃
    B．35℃
    C．40℃
    D．45℃
    E．50℃

22．超声雾化吸入的目的不包括
    A．湿化气道，改善通气功能
    B．解除支气管痉挛
    C．增加吸入氧浓度
    D．祛痰，消炎
    E．间歇吸入抗癌药物治疗肺癌

23．属于清洁区的是
    A．医护办公室
    B．分诊处
    C．检验室
    D．走廊
    E．消毒间

24．孕妇，30 岁。于 23:00 顺利分娩 1 女婴，至次晨 3:00 未排尿，主诉下腹胀痛难忍，查体发现膀胱高度膨胀。对该产妇的护理不妥的是
    A．立即施行导尿术
    B．协助其坐起排尿
    C．用温水冲会阴
    D．用手轻轻按摩下腹部
    E．让其听流水声

25．确诊心脏骤停的主要征象是
    A．面色苍白
    B．心音消失
    C．颈动脉搏动消失
    D．瞳孔散大
    E．大小便失禁

26．正确使用冰冻血浆的方法是
    A．置热源上加温融化后使
    B．加入 200ml 蒸馏水溶解后用
    C．加入生理盐水稀释后用
    D．放在 37℃温水中融化后用
    E．加入等量 3.84% 枸橼酸钠后用

27．下列输血操作中，不妥的是
    A．输血时须两人核对无误后，方可输入
    B．输血开始时速度宜慢，观察 15 分钟无不良反应，再根据病情调节滴速
    C．切勿剧烈震荡血袋
    D．输注的血液，可根据需要加入药品
    E．根据医嘱采集血标本，要求每次只为一位患者采集

28．静脉穿刺时止血带应扎在穿刺部位上方约
    A．3cm
    B．6cm
    C．9cm
    D．12cm
    E．15cm

29．有关成长发展规律的描述，不正确的是
    A．成长和发展是一个连续的过程
    B．每个人成长发展的速度基本相同
    C．每个人都要经历相同的发展过程
    D．人的成长和发展遵循一些预期的特定顺序
    E．人格的各部分分别是在发展的各阶段形成的

30．提高叶酸利用率，促进红细胞发育和成熟的维生素是
    A．维生素 A
    B．维生素 B_1
    C．维生素 B_2
    D．维生素 PP
    E．维生素 B_{12}

31．适用于战地急救的成分血是
    A．浓集红细胞
    B．洗涤红细胞
    C．红细胞悬液
    D．白细胞浓缩悬液
    E．血小板浓缩悬液

32．护士巡视病房时发现某输液患者墨菲滴管内液面自行下降，其原因是
    A．滴管有裂隙

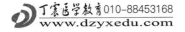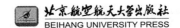

B．患者肢体位置不当

C．液体挂得太高，压力过大

D．输液调节器损坏

E．输液速度过快

33．冷疗法减轻疼痛的机制是通过降低

A．神经末梢的敏感性

B．痛觉神经的兴奋性

C．细胞的新陈代谢率

D．局部免疫功能

E．细菌的活力

34．为溺水患者进行心肺复苏时，人工循环与人工呼吸次数比应为

A．15：1

B．15：2

C．30：1

D．30：2

E．40：1

35．《医疗事故处理条例》规定，发生重大医疗事故时，其医疗机构应报告所在地卫生行政部门的时间不超过

A．48 小时

B．24 小时

C．12 小时

D．6 小时

E．3 小时

36．属于冷疗禁忌证的是

A．牙痛

B．鼻出血

C．全身微循环障碍

D．扁桃体摘除术后

E．软组织扭伤初期

37．达到分享感觉的最高境界的沟通层次是

A．一般性沟通

B．分享感觉

C．分享个人的想法

D．一致性的沟通

E．陈述事实的沟通

38．软质饮食要求的食物是

A．原汤面条

B．糖醋排骨

C．油炸里脊

D．肉炒韭菜

E．麻婆豆腐

39．煮沸消毒法的叙述，不正确的是

A．煮沸消毒前先将物品刷洗干净

B．物品不宜放置过多，要保证各部分与水相接触

C．从放入物品开始计消毒时间

D．水的沸点受气压影响，海拔高的地区气压低，水的沸点也低

E．将 1%～2% 的碳酸氢钠加入水中，除增强杀菌效果外，还有去污渍的作用

40．属于高效化学消毒剂的是

A．乙醇

B．过氧乙酸

C．苯扎溴铵（新洁尔灭）

D．氯己定（洗必泰）

E．碘酊

41．由佩皮劳提出并强调护患关系在护理中作用的理论是

A．人际沟通理论

B．系统理论

C．自护理论

D．人际间关系模式

E．需要层次论

42．无菌持物钳的使用，错误的是

A．取放无菌持物钳时使钳端闭合

B．使用无菌持物钳时保持钳端向下

C．到远处取物时，应将持物钳和容器一起移至操作处

D．使用频率较高的部门应每天清洁、灭菌，更换消毒液

E．无菌持物钳可以夹取任何无菌物品

43．对患者进行社会关系、社会经济状况、生活方式的评估属于

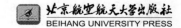

A. 心理评估

B. 病理评估

C. 认识评估

D. 感知评估

E. 社会评估

44. 为患者进行肢体被动锻炼的目的**不包括**

A. 促进血液循环

B. 预防便秘

C. 防止肌肉萎缩、关节僵直

D. 预防静脉血栓形成

E. 预防肌腱、韧带退化

45. 护士的专业角色中包括了护士是患者健康的

A. 维护者

B. 替代者

C. 督导者

D. 照顾者

E. 说服者

46. 痰液黏稠做超声波雾化吸入时首选的药物是

A. 氨茶碱

B. 青霉素

C. 沙丁胺醇

D. 地塞米松

E. α-糜蛋白酶

47. 膀胱刺激征的表现为

A. 尿急、腰痛、尿频

B. 尿频、尿急、尿多

C. 尿频、尿多、尿痛

D. 尿急、尿痛、尿频

E. 尿多、尿急、尿痛

48. 会导致夜盲症的是

A. 维生素 A 缺乏

B. 维生素 C 缺乏

C. 维生素 D 缺乏

D. 维生素 E 缺乏

E. 维生素 K 缺乏

49. 护理理论四个基本概念的核心是

A. 人

B. 健康

C. 康复

D. 环境

E. 护理

50. **不属于**社区卫生服务特点的是

A. 针对性

B. 综合性

C. 连续性

D. 广泛性

E. 实用性

51. 酸性物中毒的患者应

A. 尽快用碳酸氢钠洗胃

B. 尽快用高锰酸钾洗胃

C. 尽快用白醋洗胃

D. 谨慎洗胃

E. 尽快饮用牛奶或蛋清水

52. 下列药物在使用前需要做过敏试验的是

A. 红霉素

B. 庆大霉素

C. 利多卡因

D. 泛影葡胺

E. 丁胺卡那霉素

53. 大量输血引起枸橼酸钠中毒反应的表现是

A. 皮肤潮红、头痛、恶心、呕吐

B. 四肢麻木、腰酸背痛，黄疸和血红蛋白尿

C. 手足抽搐、心率缓慢、出血倾向

D. 呼吸困难、咳粉红色泡沫样痰

E. 血管神经性水肿伴呼吸困难

54. 护理程序的步骤排列顺序，正确的是

A. 评估—诊断—计划—实施—评价

B. 评价—诊断—计划—实施—评估

C. 评估—实施—计划—诊断—评价

D. 评估—计划—诊断—实施—评价

E. 评估—诊断—计划—评价—实施

55. 患者，女，45 岁。在做青霉素皮试过程中出现胸闷、气急、面色苍白、出冷汗、四肢湿冷。

首选的抢救措施是

    A．平卧、吸氧、保暖、注射抗过敏药

    B．平卧、吸氧、保暖、地塞米松

    C．平卧、测血压、吸氧、保暖

    D．平卧、吸氧、注射间羟胺

    E．平卧、吸氧、注射盐酸肾上腺素

56．患者，男，65岁。肝昏迷，护士为其进行口腔护理时，**不需**准备的用物是

    A．开口器

    B．止血钳

    C．吸水管

    D．手电筒

    E．舌钳

57．患者，男，33岁。因呕血、黑粪来院就诊，神志清楚，面色苍白，血压80/50mmHg（10.7/6.6kPa）。考虑患者血容量不足，应输入的溶液是

    A．10%葡萄糖

    B．脂肪乳

    C．20%甘露醇

    D．中分子右旋糖酐

    E．浓缩白蛋白

58．患者，男，22岁。刚刚诊断为艾滋病，该患者认为自己患病是一种惩罚，并且认为患的是为社会所不能接受的疾病，甚至产生潜在的暴力行为，此种对疾病的心理反应属于

    A．罪恶感

    B．卑微感

    C．孤独感

    D．恐慌感

    E．焦虑心理

59．患者，男，40岁。近期出现尿色黄，尿液浑浊，医嘱予尿培养检查，患者神志清醒，配合程度好。护士留取尿标本的方法是

    A．留取中段尿

    B．导尿术

    C．留取末段尿

    D．用无菌培养瓶留取15ml

    E．留取始段尿

60．患者，女，63岁。诊断为肺癌，入院4天，常常观察或检验护士的可信任度。该患者和护士之间的关系处于护患关系过程的

    A．建设期

    B．初始期

    C．工作期

    D．发展期

    E．结束期

61．患者，男，36岁。患肠内阿米巴痢疾，医嘱为口服硫酸巴龙霉素40～60万U，qid，连服5天，其中"qid"译成中文的正确含义是

    A．每小时1次

    B．每晚1次

    C．每天2次

    D．每天3次

    E．每天4次

62．患者，男，55岁。因上消化道大出血导致出现失血性休克急诊入院，遵医嘱大量输入库存血800ml，患者出现全身发冷，输血静脉周围局部皮温正常。护士首先应

    A．拔针后另外穿刺，继续输血

    B．热敷患者穿刺局部

    C．使用恒温器加热血液

    D．轻者减慢输血速度，继续观察，重者立即停止输血

    E．给予吸氧

63．患者，男，70岁。静脉输液中出现气促、剧咳、白色泡沫痰。护士立即停止输液，其后应给予最简便、有效的措施是

    A．高流量给氧

    B．测量血压、呼吸

    C．四肢轮流用止血带结扎

    D．使患者端坐位，两腿下垂

    E．静脉缓慢注射强心药

64．患者，女，30岁。多年来难以入睡且睡眠不深或早醒。该患者出现的睡眠障碍属于

    A．继发性失眠症

    B．原发性失眠症

    C．阵发性失眠症

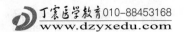
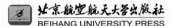

D. 依赖性失眠症

E. 药物性失眠症

65. 患者，男，30岁。某天在外地出差。因饮食不慎，腹泻多次，粪便呈果酱样，入院治疗。须留粪便标本检查，应选用的容器是

A. 蜡纸盒

B. 加温容器

C. 便盆

D. 无菌容器

E. 透明胶带

66. 患者，男，30岁。因胃肠胀气导致腹痛，此时宜取

A. 半卧位

B. 端坐位

C. 俯卧位

D. 站立位

E. 侧卧位

67. 患者，男，30岁。炼钢工人，工作中不慎被烧伤，Ⅲ度烧伤面积达60%，应采用

A. 接触隔离

B. 严密隔离

C. 消化道隔离

D. 呼吸道隔离

E. 保护性隔离

68. 患者，男，18岁。近日出现肉眼血尿，眼睑水肿，血压16kPa/12kPa（120mmHg/90mmHg），实验室检查：镜下血尿，血BUN、Cr升高，其最佳饮食是

A. 高热量、无盐

B. 低蛋白、低盐

C. 高蛋白、低盐

D. 高热量、无钠

E. 低胆固醇、无盐

69. 患者，男，26岁。腿部外伤后发展为气性坏疽，为其换药用的剪刀最佳消毒方法是

A. 75%乙醇浸泡

B. 燃烧

C. 微波消毒灭菌

D. 高压蒸汽灭菌

E. 煮沸

70. 患者，男，30岁。因疲乏无力、食欲缺乏、厌油就诊。查血清丙氨酸氨基转移酶（ALT）升高，诊断为甲型肝炎，收住院治疗。护士代患者购买日常用品，人民币的消毒应选用

A. 氯己定浸泡

B. 日光曝晒

C. 甲醛熏蒸

D. 过氧乙酸擦拭

E. 紫外线照射

71. 患者的疼痛可能会导致多方面的反应，下列<u>不是</u>由疼痛所引起的反应是

A. 皱眉、哭泣、呻吟、尖叫

B. 退缩、抑郁、愤怒、依赖

C. 胃肠道紊乱、骨髓肌紧张、内分泌改变

D. 血压升高、心率加快、手掌出汗、面色苍白

E. 血钙升高、血糖升高、血钾降低、血氯降低

二、以下提供若干个案例，每个案例下设若干个考题。请根据各考题题干所提供的信息，在每题下面的A、B、C、D、E五个备选答案中选择一个最佳答案，并在答题卡上将相应字母所属的方框涂黑。

(72~74题共用题干)

患儿，女，5岁。因患猩红热收入传染科，经治疗后病情好转，但因住院期间孤单，没有小朋友和他一起玩耍而闷闷不乐。

72. 问题1：该时患儿没有得到满足的是

A. 生理的需要

B. 安全的需要

C. 关怀照顾需要

D. 爱与归属的需要

E. 沟通的需要

73. 问题2：根据艾瑞克森的心理社会发展学说，该患儿主要需要解决的危机是

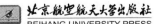

A．主动对内疚
B．亲密对孤独
C．完善对失望
D．相信对不相信
E．自我认同对角色紊乱

74．问题3：如患儿危机处理不佳，可能导致的人格障碍是
A．缺乏自信、消极、过于限制自己的活动
B．纵容自己、自私、缺乏责任心与兴趣
C．难以建立正确的道德观念
D．对自己失望、逃避责任
E．缺乏自我意识或自以为是

（75–77题共用题干）

患儿，8岁。支气管炎，咳嗽、咳脓痰，肺部有哮鸣音。医嘱：静脉滴注青霉素240万U，超声雾化吸入，小儿止咳糖浆口服。

75．问题1：小儿止咳糖浆的服用方法是
A．服后不饮水
B．饭后服用
C．饭前服用
D．睡前服用
E．服用后多喝水

76．问题2：输液前行青霉素皮肤过敏试验，过敏试验液的浓度宜为
A．10U/ml
B．50U/ml
C．100U/ml
D．500U/ml
E．2500U/ml

77．问题3：行青霉素皮肤过敏试验15分钟后观察：局部皮肤红肿伴痒感，硬结＞2cm，患者反应属于
A．皮肤过敏反应
B．延迟过敏反应
C．Ⅳ变态反应
D．血清型反应
E．过敏性休克先兆

（78–80题共用题干）

患者，男，22岁。近日来感觉身体极度不适，伴发热，逐入院治疗。入院当天体温最高时达39.4℃，最低时为37.6℃。

78．问题1：发热的热型为
A．稽留热
B．弛张热
C．间歇热
D．回归热
E．不规则热

79．问题2：该热型常见的疾病是
A．肺炎球菌性肺炎
B．伤寒
C．癌症
D．疟疾
E．风湿热

80．问题3：护士为该患者测量体温的间隔时间是
A．2小时
B．4小时
C．6小时
D．8小时
E．12小时

（81–82题共用题干）

患者，男，27岁。急性细菌性肠炎1天未进食，医嘱静脉输液：5%葡萄糖1000ml、0.9%氯化钠500ml、抗生素、维生素 B_6、维生素C、氯化钾。

81．问题1：该患者静脉输液的最主要目的是
A．治疗与补充血容量
B．治疗与纠正酸中毒
C．治疗与补充水分、电解质
D．补充血容量与纠正渗透压
E．供给热量与补充电解质

82．问题2：输液的注意事项中，不正确的是
A．茂菲管液面过高，拔出液体瓶内针头降液面

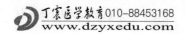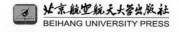

B. 茂菲管内液面保持 1/2 ～ 2/3 滴

C. 氯化钾输入出现疼痛时减慢滴速

D. 更换液体时严格无菌操作

E. 按照先盐后糖的顺序

(83~84 题共用题干)

患者，男，59 岁。患者在家时排便正常，但入院 4 天没有排便，饮食正常。

83. 问题 1：遵医嘱给予开塞露治疗，<u>不正确</u>的是

A. 为保护患者隐私，用屏风遮挡，拉好窗帘

B. 剪去封口后，先挤出少许液体润滑开口处

C. 患者取左侧卧位

D. 轻插入肛门后将药液全部挤入直肠

E. 嘱患者无须保留，可立即排便

84. 问题 2：开塞露的作用机制是

A. 在肠道内吸水膨胀后，增多肠内容物的容积

B. 在肠腔维持高渗透压，阻止肠内盐和水分的吸收

C. 润滑软化粪便，减少肠内水分被吸收

D. 使黏液透析性增加，使电解质和水向肠腔渗透

E. 刺激十二指肠分泌缩胆囊肽，促进肠分泌肠液和蠕动

(85~86 题共用题干)

患者，男，35 岁。一次体检中发现收缩压在 160mmHg（21.3kPa），连续监测 1 周，血压始终搏动在此数值之上。

85. 问题 1：患者血压数值符合的诊断是

A. 异常血压

B. 临界高血压

C. 临时高血压

D. 高血压

E. 偶尔高血压

86. 问题 2：有关测量血压的描述<u>错误</u>的是

A. 测量血压前患者休息 10 分钟

B. 患者取坐位或卧位

C. 测量时使肱动脉与心脏在同一水平

D. 袖带松紧度以放进 1 指为宜

E. 充气后以每秒 5kPa 的速度放气

三、以下提供若干组考题，每组考题共同在考题前列出的 A、B、C、D、E 五个备选答案。请从中选择一个与考题关系最密切的答案，并在答题卡上将相应字母所属的方框涂黑。每个备选答案可能被选择一次，多次或不被选择。

(87~89 题共用备选答案)

A. 肝硬化腹水患者

B. 甲亢患者

C. 糖尿病患者

D. 溃疡病伴小量出血患者

E. 肝性脑病昏迷期患者

87. 低盐饮食适合

88. 禁蛋白饮食适合

89. 温凉流质适合

(90~91 题共用备选答案)

A. 过氧乙酸溶液浸泡

B. 过氧化氢溶液熏蒸

C. 环氧乙烷灭菌

D. 紫外线消毒

E. 氯胺溶液浸泡

90. 光学仪器的消毒灭菌最好用

91. 毛织品被肝炎患者用后最好用

(92~93 题共用备选答案)

A. st

B. hs

C. prn

D. sos

E. qn

92. 临睡前的外文缩写是

93. 每晚 1 次的外文缩写是

(94~95 题共用备选答案)

A. 口感期

B. 肛 - 肌期

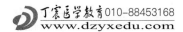
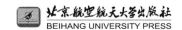

C．生殖 - 运动期

D．潜在期

E．青春期

94．按爱瑞克森心理社会发展学说解决好信任对不信任的危机应在

95．按爱瑞克森心理社会发展学说解决好主动对内疚的危机应在

（96-97 题共用备选答案）

A．5 ～ 7cm

B．7 ～ 10cm

C．10 ～ 15cm

D．15 ～ 18cm

E．18 ～ 20cm

96．不保留灌肠时，肛管插入直肠的深度为

97．肛管排气时，肛管插入直肠的深度为

（98-100 题共用备选答案）

A．卧床休息，限制探视

B．可在床上活动

C．可坐起在床边活动

D．可生活自理，去厕所大小便

E．可上下楼，外出购物

98．急性心肌梗死患者 1 周内应

99．急性心肌梗死第 2 周内

100．急性心肌梗死第 3 周内

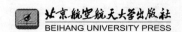

2018 丁霞

护师急救包（下册）

模拟试卷三

北京航空航天大学出版社
BEIHANG UNIVERSITY PRESS

基础知识

一、以下每一道考题下面有 A、B、C、D、E 五个备选答案，请从中选择一个最佳答案。并在答题卡上将相应题号的相应字母所属的方框涂黑。

1．腰椎间盘突出症最易发生的部位是
　　A．腰 1 ~ 2 间隙
　　B．腰 2 ~ 3 间隙
　　C．腰 3 ~ 4 间隙
　　D．腰 4 ~ 5 间隙
　　E．骶 1 ~ 2 间隙

2．护士在为肝炎、肝硬化患者进行健康宣讲，关于诱发肝性脑病最主要的因素，正确的是
　　A．吃富含维生素 C 的新鲜水果
　　B．限制蛋白摄入
　　C．上消化道出血
　　D．保持排便通畅
　　E．饮食应细软

3．关于阻塞性肺气肿的病因及发病机制，不正确的是
　　A．由慢支演变
　　B．慢性感染
　　C．大气污染
　　D．长期吸烟
　　E．抗胰蛋白增多

4．呼吸衰竭的常见诱因
　　A．肺部感染
　　B．高热
　　C．心率加快
　　D．血压升高
　　E．进食过多

5．低渗性脱水的病因不包括
　　A．频繁呕吐
　　B．严重腹泻
　　C．长期胃肠减压
　　D．昏迷未补充液体
　　E．创面大量渗液

6．正常婴儿每日尿量为
　　A．100 ~ 200ml
　　B．200 ~ 300ml
　　C．300 ~ 400ml
　　D．400 ~ 500ml
　　E．500 ~ 600ml

7．系统性红斑狼疮的发病机制是
　　A．自身免疫
　　B．烈日曝晒
　　C．烟酒过多
　　D．劳累过度
　　E．药物过敏

8．患者，女，34 岁，主诉停经 50 天，阴道不规则出血 12 天，左下腹痛 1 天，妇科检查：后穹窿穿刺抽出不凝血 4ml，尿妊娠试验（+），其可能的病因是
　　A．子宫肌炎
　　B．子宫内膜炎
　　C．阴道炎
　　D．宫颈炎
　　E．输卵管炎

9．正常成人子宫解剖特点是
　　A．子宫长约 7 ~ 8cm，宽 4 ~ 5cm，厚 2 ~ 3cm
　　B．子宫位于骨盆腔中央，坐骨棘以下

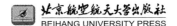

C. 严重贫血
D. 肝、脾大
E. 毛发枯干

34. 胚胎发育过程中，心脏形成的关键期为
   A. 2～8周
   B. 4～8周
   C. 6～8周
   D. 8～10周
   E. 10～12周

35. 常温下大脑缺血缺氧造成不可逆性伤害的时间是
   A. 1～3分钟
   B. 4～6分钟
   C. 7～9分钟
   D. 10～12分钟
   E. 13～15分钟

36. 关于尿路结石的说法不正确的是
   A. 膀胱尿道结石发病率高于肾、输尿管结石
   B. 治疗后复发率高
   C. 尿路结石可引起梗阻、感染和恶性变
   D. 尿路结石在肾和膀胱内形成
   E. 年龄、性别、职业均可影响尿路结石的形成

37. 新生儿生理性黄疸常出现在出生后的
   A. 1～2天
   B. 2～3天
   C. 2～4天
   D. 4～6天
   E. 6～8天

38. 甲状腺危象的诱因是
   A. 感染
   B. 多食
   C. 多饮水
   D. 过劳
   E. 多饮酒

39. 分娩最主要依靠

A. 盆底肌肉收缩
B. 膈肌收缩
C. 肛提肌收缩
D. 子宫肌收缩
E. 腹压

40. 支气管哮喘的发病机制是
   A. 基因突变
   B. 气道变态反应
   C. 呼吸道感染
   D. 肺淤血
   E. 肺动脉栓塞

41. 正常12岁小儿的血红蛋白不应低于
   A. 110g/L
   B. 120g/L
   C. 130g/L
   D. 140g/L
   E. 150g/L

42. 实施营养疗法的适应证是当近期体重下降超过正常值的
   A. 50%
   B. 10%
   C. 15%
   D. 20%
   E. 25%

43. 自发性气胸常见病因不包括
   A. 急性肺炎
   B. 肺结核
   C. 阻塞性肺气肿
   D. 肺癌
   E. 肺大疱

44. 关于高热惊厥，下列描述不正确的是
   A. 主要发生在6个月至三岁小儿
   B. 多发生在高热开始后12小时内
   C. 发作时间短
   D. 发作后意识恢复
   E. 发作时脑电图异常

45. 清创术是处理开放性损伤的重要措施，而且

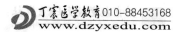
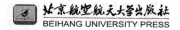

愈早愈好，应尽可能在伤后
    A. 1 ～ 2 小时
    B. 3 ～ 5 小时
    C. 6 ～ 8 小时
    D. 9 ～ 10 小时
    E. 48 ～ 72 小时

46. 2 岁小儿标准体重（kg）、身高（cm）、头围（cm）分别是
    A. 9、60、40
    B. 10、80、46
    C. 11、84、46
    D. 12、89、48
    E. 14、97、48

47. 慢性胃炎最主要的病因是
    A. 幽门螺杆菌感染
    B. 自身免疫反应
    C. 理化因素影响
    D. 黏膜退行性变
    E. 黏膜营养因子缺乏

48. 老年男性尿潴留最常见的原因是
    A. 尿道狭窄
    B. 膀胱结石
    C. 膀胱肿瘤
    D. 良性前列腺增生
    E. 膀胱结核

49. 有关急性炎症性脱髓鞘性多发性神经病的描述，正确的是
    A. 周围神经脱髓鞘性疾病
    B. 中枢神经脱髓鞘性疾病
    C. 脊髓变性病
    D. 中枢神经感染性疾病
    E. 神经肌肉接头疾病

50. 妊娠晚期羊水的最主要来源是
    A. 母体血液
    B. 母体血清
    C. 胎儿血清
    D. 胎儿血液
    E. 胎儿尿液

51. 腹部揉面感提示
    A. 急性胃扩张
    B. 急性腹膜炎
    C. 急性胰腺炎
    D. 结核性腹膜炎
    E. 肝硬化腹水

52. 高血压的主要危险因素除外
    A. 高盐饮食
    B. 吸烟
    C. 高胆固醇血症
    D. 高血压的 1 级亲属
    E. 经常性的体育锻炼

53. 内脏性疼痛的特点为
    A. 对牵拉、痉挛、缺血等压力性刺激不敏感
    B. 对刺、割、灼刺激敏感
    C. 突发性绞痛，呈间歇性
    D. 痛感弥散，定位不准确
    E. 常伴有牵涉性疼痛

54. 引起秋季婴儿腹泻最常见的感染性病原体
    A. 柯萨奇病毒
    B. 轮状病毒
    C. 幽门螺杆菌
    D. 大肠埃希菌
    E. 沙门菌

55. DIC 常见病因不包括
    A. 细菌性败血症
    B. 严重车祸后
    C. 严重肝功能障碍
    D. 电解质紊乱
    E. 休克晚期

56. 溃疡性结肠炎的主要发病因素不包括
    A. 肠道感染
    B. 体液免疫异常
    C. 精神因素
    D. 遗传因素
    E. 饮食中的亚硝胺类物质

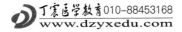 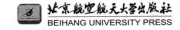

57. 胃癌最可能的前期疾病是
    A. 单纯性胃炎
    B. 急性糜烂性胃炎
    C. 慢性萎缩性胃炎
    D. 慢性胃窦炎
    E. 十二指肠溃疡

58. 慢性肾小球肾炎发病的起始因素是
    A. 病毒直接损害
    B. 免疫介导炎症
    C. 超量蛋白饮食
    D. 慢性肾盂肾炎
    E. 体循环衰竭

59. 小儿断奶宜选择的季节是
    A. 冬季
    B. 夏季
    C. 春、秋季
    D. 夏、秋季
    E. 冬、春季

60. 乳腺囊性增生症的特点是
    A. 乳头溢血
    B. 乳房周期性胀痛
    C. 乳房内有孤立肿块
    D. 乳房呈橘皮样改变
    E. 乳房持续性疼痛

61. 置（取）宫内节育器的健康指导<u>不正确</u>的是
    A. 放置术后休息 3 天
    B. 取出术后休息 3 天
    C. 1 周内避免重体力劳动
    D. 2 周内禁止性生活
    E. 术后分别于 1、3、6 个月，1 年到医院
       复查

62. 月经周期 33 天的妇女，其排卵日期约在月
    经周期的第
    A. 14 天
    B. 15 天
    C. 16 天
    D. 18 天
    E. 19 天

63. 早期妊娠最重要的症状是
    A. 停经
    B. 恶心、厌油腻
    C. 嗜睡
    D. 乳头刺痛
    E. 乏力

64. 损伤性血气胸呼吸困难的主要原因是
    A. 气体交换量减少
    B. 有效循环血量减少
    C. 心脏收缩力下降
    D. 肺泡表面张力增大
    E. 肺弥散功能障碍

65. 与特发性血小板减少性紫癜血小板减少<u>无关</u>
    的是
    A. 营养不良使血小板生成减少
    B. 病理性免疫产生血小板抗体
    C. 脾产生血小板特异性 IgG
    D. 血小板在脾脏遭到破坏
    E. 免疫抗体影响巨核细胞成熟

66. 休克患者应采取的体位是
    A. 侧卧位
    B. 头部及下肢适当抬高
    C. 平卧位
    D. 头低位
    E. 俯卧位

67. 导致骨折延迟愈合的因素<u>除外</u>
    A. 血浆胆固醇过高
    B. 骨折处血液供应差
    C. 局部固定不良
    D. 患者有糖尿病
    E. 年龄大

68. 患儿，女孩，4 岁。在幼儿园染上水痘，其
    最可能的传播途径是
    A. 水源传播
    B. 体液传播
    C. 血液传播
    D. 呼吸道传播
    E. 消化道传播

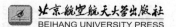

69. 患者，女，35 岁。有风湿性心脏病史多年，近日出现胸闷、气促伴下肢水肿，诊断为慢性心力衰竭。引起慢性心力衰竭最常见的诱因是
    A. 严重脱水
    B. 呼吸道感染
    C. 严重心律失常
    D. 输液过多过快
    E. 精神过度紧张

70. 患者，男，50 岁。腹壁静脉曲张，体格检查：脐以上的腹壁静脉血流方向由下向上，脐以下亦由下向上。最可能的原因是
    A. 门静脉高压
    B. 下腔静脉回流受阻
    C. 肝大
    D. 上腔静脉回流受阻
    E. 肝血管瘤

71. 患者，女，34 岁。妊娠 35 周，晚饭后散步时孕妇突感有较多液体自阴道流出，立即平卧急救车送院，检查胎心 80 ～ 90 次 / 分，阴道检查有索条状物脱出宫颈 3cm，胎心异常的原因是
    A. 脐带绕颈
    B. 脐带脱垂
    C. 脐带打结
    D. 脐带过短
    E. 脐带过长

72. 患者，男，58 岁。心前区压榨样疼痛 4 小时余，伴冷汗、恐惧入院，诊断为广泛前壁心肌梗死。患者最易发生的心律失常是
    A. 窦性心动过速
    B. 室上性心动过速
    C. 心房颤动
    D. 房室传导阻滞
    E. 快速室性心律失常

73. 患者，女，G_1P_1。产后 1 天，自己触及腹部的子宫，质硬，呈球型，询问护士是否正常。护士讲解子宫复旧过程是产后 1 天宫底在
    A. 脐上 2 横指
    B. 脐上 1 横指
    C. 平脐

D. 脐下 2 横指
E. 脐下 3 横指

74. 患者，女，32 岁。甲亢患者。近 2 周来，眼球突出，眼裂增宽，瞬目减少，突眼度 18mm，辐射反射减弱，双眼闭合不良。出现上述表现的原因最可能是
    A. 眶内继发肿瘤
    B. 球后组织水肿
    C. 球后淋巴细胞浸润
    D. 上、下睑肌麻痹
    E. 眼外肌和上睑肌张力增高

75. 患者，女，30 岁。感外阴、阴道奇痒，还伴有尿痛、尿频到医院就诊。妇科检查：阴道分泌物豆渣样，阴道黏膜红肿并附着白色块状薄膜，容易剥离。患者阴道感染的病原菌为
    A. 葡萄球菌
    B. 假丝酵母菌
    C. 沙眼衣原体
    D. 乳头瘤病毒
    E. 阴道毛滴虫

76. 患者，女，73 岁。局部麻醉下行体表脂肪瘤切除术。注入麻醉药后 8 分钟，患者出现中毒表现，其中毒原因<u>不包括</u>
    A. 麻醉药用量过大
    B. 局麻药中未加入肾上腺素
    C. 患者精神紧张
    D. 局部血供丰富，而局麻药未减量
    E. 高龄，机体耐受力差

77. 患者，女，28 岁。糖尿病史 10 年，身高 160cm，体重 45kg，护理体检：下肢水肿，查血糖 12mmol/L，尿糖（+++），尿蛋白（++），血尿素氮和肌酐正常。患者可能已并发
    A. 冠心病
    B. 冠状动脉粥样硬化
    C. 肾小球硬化
    D. 周围神经病变
    E. 视网膜变

78. 患者，男，47 岁。在高温车间劳动约 3 小

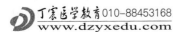
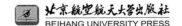

时，出现胸闷口渴、面色苍白、冷汗淋漓、体温37.5℃，血压为血压86/50mmHg（11.4/6.6kPa），护理**不妥**的是

    A．移至阴凉通风处

    B．取平卧位休息

    C．建立静脉通路

    D．头置冰帽，用冰水擦四肢

    E．给清凉含盐饮料

79．患者，男，50岁。有肝炎病史15年，今晨突然呕大量暗红色血，确诊为肝炎后肝硬化，呕血原因是

    A．十二指肠溃疡出血

    B．食管及胃底曲张静脉破裂

    C．胃溃疡穿孔

    D．胃癌出血

    E．慢性萎缩性胃炎出血

二、以下提供若干个案例，每个案例下设若干个考题。请根据各考题题干所提供的信息，在每题下面的A、B、C、D、E五个备选答案中选择一个最佳答案，并在答题卡上将相应字母所属的方框涂黑。

（80–81题共用题干）

    患者，男，67岁。因劳累心绞痛发作持续1小时，含硝酸甘油无效。心电图提示Ⅱ、Ⅲ、aVF导联呈弓背抬高，V_1～V_3导联、ST段压低，诊断为急性心肌梗死。

80．问题1：发生心肌梗死的主要病理基础是

    A．心肌需血量增加

    B．冠状动脉供血不足

    C．冠状动脉严重狭窄

    D．血氧供给不足

    E．劳累

81．问题2：本患者需要卧床休息，但患者不予配合，护士应解释卧床休息的目的是

    A．可增加心肌收缩力

    B．可降低心肌耗氧量

    C．可减少进食量

    D．防止意外发生

    E．减少并发症

（82–83题共用题干）

    患者，男，32岁。电工，操作时不慎触电，心跳呼吸骤停来院急诊，迅速心肺复苏。

82．问题1：心脏复苏按压的部位是

    A．胸骨柄

    B．胸骨上段

    C．胸骨中段

    D．胸骨下段

    E．胸骨剑突

83．问题2：心脏复苏时，使按压部位下陷

    A．1～2cm

    B．3～4cm

    C．5～6cm

    D．7～8cm

    E．9cm

（84–85题共用题干）

    足月新生儿，出生体重3000g，身长50cm，母乳喂养。

84．问题1：哺乳后竖抱起婴儿并轻拍其背是为了

    A．增强食欲

    B．促进消化

    C．安慰婴儿

    D．防止溢乳

    E．亲子接触

85．问题2：喂奶后婴儿应采取的卧位是

    A．右侧卧位

    B．左侧卧位

    C．仰卧位

    D．俯卧位

    E．半坐卧位

三、以下提供若干组考题，每组考题共同在考题前列出的A、B、C、D、E五个备选答案。请从中选择一个与考题关系最密切的答案，并在答题卡上将相应字母所属的方框涂黑。每个备选

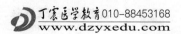

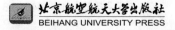

答案可能被选择一次，多次或不被选择。

(86-88题共用备选答案)

    A．心率30～40次/分，常有昏厥

    B．心率50～60次/分，自觉无不适

    C．心率120～150次/分，律齐

    D．心率160～220次/分，律齐，突发突止

    E．心律不齐，有心音脱漏现象

86．窦性心动过缓

87．三度房室传导阻滞

88．阵发性室上性心动过速

(89-90题共用备选答案)

    A．糖尿病

    B．脑先天畸形

    C．高血压

    D．肾衰竭

    E．中暑高热

89．属于感觉障碍的原因的是

90．属于瘫痪的原因的是

(91-92题共用备选答案)

    A．血气胸

    B．单根单处肋骨骨折

    C．开放性肋骨骨折

    D．张力性气胸

    E．多根多处肋骨骨折

91．可导致反常呼吸运动的损伤是

92．可导致皮下气肿的损伤是

(93-94题共用备选答案)

    A．急性弥漫性腹膜炎

    B．肠道功能紊乱

    C．肠系膜血管受压

    D．肠腔内巨大肿瘤

    E．肠壁肌肉异常收缩

93．可发生机械性肠梗阻的情况是

94．可发生麻痹性肠梗阻的情况是

(95-97题共用备选答案)

    A．神经根型颈椎病

    B．脊髓型颈椎病

    C．椎动脉型颈椎病

    D．交感神经型颈椎病

    E．复合型颈椎病

95．随病情加重，可发生自下而上的上神经运动元性瘫痪见于

96．压头试验阳性体征见于

97．一过性脑缺血表现见于

(98-100题共用备选答案)

    A．出生后，生长发育最快的阶段

    B．前囟闭合时间

    C．想象能力萌芽阶段

    D．乳牙出齐最晚的年龄

    E．意外创伤最易发生的阶段

98．1岁至1岁半的年龄阶段是

99．2岁半是

100．出生到1岁的年龄阶段是

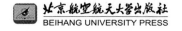

相关专业知识

一、以下每一道考题下面有 A、B、C、D、E 五个备选答案，请从中选择一个最佳答案。并在答题卡上将相应题号的相应字母所属的方框涂黑。

1. 减少肝性昏迷患者大脑中假神经递质的形成，首选的治疗是
   - A. 静滴谷氨酸钾
   - B. 生理盐水灌肠
   - C. 减少蛋白质饮食
   - D. 乳果糖灌肠
   - E. 静滴氨基酸混合液

2. 胃及十二指肠溃疡手术治疗的适应证<u>不包括</u>
   - A. 急性穿孔
   - B. 药物治疗无效者
   - C. 并发瘢痕性幽门梗阻
   - D. 恶性变
   - E. 经常反酸

3. 生殖器官不孕病因的检查中，下列最有诊断价值的项目是
   - A. 超声检查
   - B. 内分泌检查
   - C. 子宫输卵管碘油造影
   - D. 宫腔镜腹腔镜联合检查
   - E. 腹腔镜检查

4. 肝后型门静脉高压症的病因包括
   - A. 先天性畸形
   - B. 布加综合征
   - C. 肝门区肿瘤压迫
   - D. 肝外门静脉血栓形成
   - E. 肝炎后肝硬化

5. 最有助于肝硬化诊断的检查是
   - A. 血清转氨酶测定
   - B. 凝血酶原时间测定
   - C. 血清碱性磷酸酶测定
   - D. 血清直接胆红素测定
   - E. 白蛋白与球蛋白比值测定

6. 蛋白尿是指 24 小时尿液蛋白含量超过
   - A. 60mg
   - B. 85mg
   - C. 100mg
   - D. 150mg
   - E. 180mg

7. 甲亢时，首选的治疗药物是
   - A. 甲基硫氧嘧啶
   - B. 丙基硫氧嘧啶
   - C. 磷化钠
   - D. 氢化可的松
   - E. 心得安

8. 胆道疾病的首选的检查方法是
   - A. B 超
   - B. X 线
   - C. MRI（磁共振成像）
   - D. 静脉法胆道造影
   - E. MRCP（磁共振胆胰管造影）

9. 患者，男，50 岁。患类风湿关节炎已 30 年，双手多数掌指关节均已出现向尺侧偏斜呈鹰爪样，双手指运动困难，并仍有晨僵现象，患者因此到医院就诊，咨询病因，护士告知其发生此症状的主要原因是
   - A. 关节囊炎症
   - B. 滑膜炎症

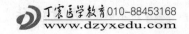
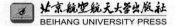

C．肌腱和腱鞘炎

D．关节面软骨破坏

E．关节上下端肌萎缩

10．滴虫性阴道炎的治愈标准是

    A．分泌物涂片复查阴性

    B．连续 2 次复查白带阴性

    C．连续 3 次复查白带阴性

    D．月经干净后复查白带连续 3 个月阴性

    E．月经干净后复查白带连续 2 个月阴性

11．对临床诊断胆道蛔虫病最有价值的是

    A．腹痛、高热、黄疸

    B．上腹部阵发性"钻顶样"剧痛、剑突下轻度深压痛

    C．十二指肠引流液镜检有蛔虫卵

    D．钡餐检查发现十二指肠内有条索状虫影

    E．静脉胆道造影显示胆总管内虫体阴影

12．血肌酐增高提示

    A．肺功能不全

    B．心功能不全

    C．肾功能不全

    D．肝功能不全

    E．中枢神经功能不全

13．甲状腺大部分切除术后患者面部有针刺样麻木感，可能损伤了

    A．单侧喉返神经

    B．喉上神经内侧支

    C．甲状旁腺

    D．喉上神经外侧支

    E．双侧喉返神经

14．羊水生化测定，反映胎儿肺成熟度的指标是

    A．肌酐测定

    B．胆红素测定

    C．乳酸脱氢酶测定

    D．卵磷脂 / 鞘磷脂的比值

    E．尿素氮测定

15．丙氨酸氨基转移酶增高者首先考虑是

    A．心肌炎

B．肝硬化

C．肝癌

D．肝炎

E．胆结石

16．对会阴切开术描述，错误的是

    A．分正中切开与侧斜切开两种

    B．会阴正中切开 3 天拆线

    C．会阴侧斜切开可充分扩张阴道

    D．会阴侧斜切临床较常用

    E．两种切开缝合后，必要时可做肛门检查

17．新生儿出现生理性黄疸，血清胆红素值最高不超过

    A．85.5μmol/L（5mg/dl）

    B．171μmol/L（10mg/dl）

    C．221μmol/L（12mg/dl）

    D．256.5μmol/L（15mg/dl）

    E．342μmol/L（20mg/dl）

18．对 ARDS 患者的气道管理，错误的做法是

    A．严格无菌操作

    B．加强气道湿化

    C．吸痰前充分供氧

    D．每小时吸痰

    E．定时胸部理疗

19．首选胺碘酮治疗的疾病是

    A．急性心绞痛

    B．高血压

    C．窦性心动过速

    D．室早二联律

    E．肺源性心脏病

20．静脉输液补钾的先决条件是

    A．尿量在 40ml/h 以上

    B．浓度在 0.3% 以上

    C．速度在 60 滴 / 分以下

    D．总量在 4 ～ 5g/d 以下

    E．最多不要超过 6 ～ 8g/d

21．急性中毒患者应立即采取的处理措施是

    A．清除体内未被吸收的毒物

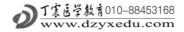

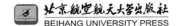

B. 应用特殊解毒药

C. 清除体内已被吸收的毒物

D. 终止接触毒物

E. 对症处理

22. 复查血象见白细胞核左移，应考虑是

A. 正常表现

B. 病已痊愈

C. 急性粒细胞白血病

D. 缺氧严重

E. 炎症严重

23. 鹅口疮的治疗，错误的是

A. 2% 碳酸氢钠液清洗口腔

B. 积极治疗原发病

C. 局部涂龙胆紫

D. 加大抗生素剂量

E. 局部涂制霉菌素液

24. 心肌梗死的典型心电图异常不包括

A. 病理性 Q 波

B. ST 段升高

C. T 波倒置

D. 高耸状 T 波

E. ST 段水平压低

25. 泌乳热一般仅持续数小时，最多不超过

A. 10 小时

B. 16 小时

C. 24 小时

D. 36 小时

E. 48 小时

26. 现场抢救猝死患者首先要进行

A. 胸外按压

B. 口对口人工呼吸

C. 拨打 120 电话求救

D. 紧急送至医院

E. 简易呼吸器加压人工呼吸

27. 尿液呈酱油色见于

A. 输液过多

B. 输异型血溶血

C. 高热尿浓缩

D. 尿中胆红素增加

E. 尿道感染出血

28. 对急性肠梗阻病情观察时，在没有绞窄时表现为

A. 腹胀不对称

B. 有明显腹膜刺激征

C. 肛门排出物为血性

D. 呕吐剧烈频繁

E. 没有明显休克

29. 慢性阻塞性肺气肿的诊断中最有价值的是

A. 肺活量低于正常

B. 潮气量低于正常

C. PaO_2 下降

D. $PaCO_2$ 升高

E. 残气量占肺总量百分比增加

30. 颅内压增高明显的患者应避免进行的检查是

A. 头颅 X 线

B. 腰椎穿刺

C. 磁共振（MRI）

D. 数字减影血管造影（DSA）

E. 电子计算机断层扫描（CT）

31. 禁做直肠指检的疾病是

A. 肛瘘

B. 肛裂

C. 直肠肛管周围脓肿

D. 直肠息肉

E. 直肠癌

32. 急性血源性骨髓炎 X 线检查出现异常，最少要在发病后

A. 1 周

B. 2 周

C. 8 周

D. 7 周

E. 6 周

33. 某孕妇，孕 3 产 0。现妊娠 37 周。自诉阴道无痛无诱因出血 3 天。在检查项目中能协助确诊的检查是

A. 肛查

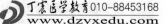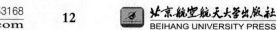

B. 妇科内诊

C. B超检查

D. 腹腔镜

E. 基础体温测定

34. 水痘患儿注射丙种球蛋白的主要作用是

　　A. 缩短病程

　　B. 防止继发感染

　　C. 预防后遗症

　　D. 防止复发

　　E. 防止并发症

35. 乳癌淋巴转移的最常见部位是

　　A. 患侧腋窝

　　B. 锁骨下

　　C. 锁骨上

　　D. 胸骨旁

　　E. 肝脏部位

36. 呼吸缓慢多见于

　　A. 甲亢

　　B. 颅内压增高

　　C. 高热

　　D. 疼痛

　　E. 心功能不全

37. 出现大量管型尿的疾病是

　　A. 肾病综合征

　　B. 膀胱炎

　　C. 输尿管炎

　　D. 肾盂肾炎

　　E. 肾结核

38. 渗出液与漏出液的区别是渗出液中

　　A. 白细胞少

　　B. 白蛋白少

　　C. 黏蛋白试验（+）

　　D. 化脓细菌（一）

　　E. 抽出后不自凝

39. 对急性炎症性脱髓鞘性多发性神经病最具有诊断意义的表现是

　　A. 可出现手套或袜套状感觉减退

B. 脑脊液蛋白 - 细胞分离

C. 有上呼吸道或消化道感染症状

D. 迅速出现四肢瘫痪

E. 瘫痪重于感觉障碍

40. 出现呕血时，说明胃内储血量至少为

　　A. 50ml 以上

　　B. 100ml 以上

　　C. 200～250ml

　　D. 250～300ml

　　E. 300～400ml

41. 对肿瘤诊断有定位意义的检查不包括

　　A. X线

　　B. B超

　　C. 病理

　　D. 内镜

　　E. 核素扫描

42. 特布他林等 β_2 受体激动剂的首选给药方式为

　　A. 肌内注射法

　　B. 静脉滴注法

　　C. 口服法

　　D. 舌下含化法

　　E. 吸入法

43. 一般骨折患者不可缺少的检查是

　　A. 血常规检查

　　B. X线检查

　　C. 磁共振检查

　　D. 局部穿刺

　　E. 尿常规检查

44. 手术切除机会最多的是

　　A. 鳞癌

　　B. 腺鳞癌

　　C. 小细胞未分化癌

　　D. 类癌

　　E. 多型性癌

45. 目前不属于子宫内膜癌常用的辅助检查方法有

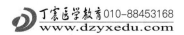
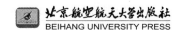

A. 细胞学检查
B. B 型超声检查
C. 阴道镜检查
D. 宫腔镜检查
E. 分段诊断性刮宫

46. 治疗轻度溃疡性结肠炎的首选药是
    A. 青霉素
    B. 柳氮磺吡啶
    C. 头孢匹胺（先锋利胺）
    D. 地塞米松
    E. 硫唑嘌呤

47. 脓毒症做血的细菌培养最佳取血时间是
    A. 用过抗生素后
    B. 无寒战高热时
    C. 出现新的转移脓肿时
    D. 在无新的转移脓肿时
    E. 寒战高热时

48. 关于绞窄性疝的处理原则，正确的是
    A. 试行手法复位
    B. 消除引起腹内压增高的因素
    C. 纠正电解质、酸碱平衡紊乱
    D. 立即手术探查
    E. 抗感染治疗

49. 肾功能不全的早期表现是
    A. 氮质血症
    B. 血肌酐 > 106μmol/L
    C. 红细胞排泄率 < 50%
    D. 尿比重低而固定
    E. 少尿

50. 诊断输卵管妊娠的辅助检查方法中，最简单可靠的是
    A. B 超检查
    B. 宫腔镜检查
    C. 腹腔镜检查
    D. 阴道后穹窿穿刺
    E. 血绒毛膜促性腺激素（hCG）测定

51. 重度甲状腺功能亢进的基础代谢率是

A. +10% 以下
B. +10% ～ +15%
C. +25% ～ +35%
D. +40% ～ +60%
E. +60% 以上

52. 治疗营养性缺铁性贫血，铁剂服用的时间是
    A. 血红蛋白正常后停药
    B. 血红蛋白正常 2 周后停药
    C. 血红蛋白正常 1 个月停药
    D. 血红蛋白正常后 2 个月停药
    E. 血红蛋白正常后 3 个月停药

53. 膀胱镜检查不适用于
    A. 急性膀胱炎
    B. 膀胱结石
    C. 膀胱肿瘤
    D. 膀胱结核
    E. 前列腺肥大

54. 患儿，女，3 岁。出生时曾接种卡介苗，最近 PPD 试验局部皮肤红肿，硬结直径为 21mm。下列情况可能性较大的是
    A. 卡介苗接种后反应
    B. 曾经有结核感染
    C. 有活动性结核
    D. 皮肤局部感染
    E. 皮肤激惹反应

55. 患者，女，34 岁。因持续高热 4 天、食欲下降，未能进食，自述口干、尿少色黄。查体：皮肤弹性下降，眼窝凹陷，尿比重 1.030，血清钠浓度为 159mmol/L。应首先给予
    A. 20% 甘露醇
    B. 5% 碳酸氢钠
    C. 等渗盐水
    D. 10% 氯化钾
    E. 5% 葡萄糖溶液

56. 患者，女，30 岁。孕 39^{+6} 周时临产，第一产程破膜后宫缩仍乏力，遵医嘱给予催产素 2.5U+5%GS500ml 静脉滴注，于第二产程患者突然出现烦躁不安、气促、呼吸困难、发颤，医生考虑是羊水栓塞。此时最佳处理是

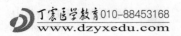
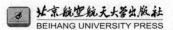

A. 行鼻导管给氧

B. 停止滴注催产素

C. 剖宫产结束分娩

D. 安抚患者稳定情绪

E. 向家属解释患者病情

57. 患者，男，40岁。腰麻下行疝修补术，术后 3 小时出现尿潴留，最主要原因是

    A. 麻醉反应

    B. 腹部手术排尿疼痛

    C. 不习惯在床上排尿

    D. 不习惯在病房排尿

    E. 饮水过多

58. 患者，女，38岁，停经 3 个月，突然剧烈下腹疼 2 小时，腹腔内出血、休克入院。即开腹探查，见子宫角破口有水泡状物，送检镜下见子宫肌壁深层及浆膜下有增生活跃的滋养层细胞，并见绒毛结构，最可能的诊断是

    A. 葡萄胎

    B. 宫角妊娠

    C. 绒毛膜癌

    D. 子宫内膜癌

    E. 侵蚀性葡萄胎

59. 某孕妇，32岁。现妊娠 36 周，既往有心脏病史，日常活动即感到胸闷、憋气，休息时无不适。护理措施<u>不正确</u>的是

    A. 严密监护

    B. 预防感染贫血等诱发心力衰竭因素

    C. 宜剖宫产结束妊娠

    D. 产后 1 周内行绝育术

    E. 产后应用广谱抗生素 2 周

60. 患者，男，37岁。因支气管扩张合并感染入院，昨日出现大咯血，提示患者 24 小时咯血量超过

    A. 100ml

    B. 300ml

    C. 500ml

    D. 700ml

    E. 1000ml

61. 患者，男，68岁。患心脏瓣膜病、房颤 20 年，服用地高辛 5 年。近 3 天突然出现恶心、呕吐，同时伴有心悸、头痛、头晕、视物模糊。心电图示室性早搏二联律。患者可能出现了

    A. 消化性溃疡

    B. 心力衰竭

    C. 低血压

    D. 高血压

    E. 洋地黄类药物中毒

62. 患者，女，38岁。患慢性特发性血小板减少性紫癜，经常出血不止，经强的松治疗 6 个月后症状无好转，最近出血加重。应选择的治疗措施是

    A. 改用地塞米松治疗

    B. 输血小板悬液

    C. 应用免疫抑制药治疗

    D. 大量血浆置换

    E. 脾切除

63. 患者，女，48岁。近 2 年来月经无规律，近 2 个月未行经，突然阴道出血量多，考虑为无排卵性异常子宫出血，诊断性刮宫后内膜病理检查报告应是

    A. 增生过长

    B. 正常分泌期

    C. 分泌不良

    D. 不规则脱落

    E. 内膜萎缩

64. 患者，男，28岁。上呼吸道感染后 2 天，高热不退，急诊入院后患者咳嗽加剧，咳铁锈色痰，胸痛明显，测血压为 75/50mmHg，诊断为休克型肺炎。医嘱予抗生素和补液治疗。提示患者病情好转的体征<u>不包括</u>

    A. 心率 120 次 / 分

    B. 脉搏有力

    C. 每小时尿量 > 30ml

    D. 收缩压 > 90mmHg

    E. 神志清醒

65. 患者，男，69岁。排尿困难 5 年，1 天前因受凉感冒出现下腹胀痛，不能排尿，直肠指诊前列腺肥大，该患者首要的处理措施是

    A. 应用 5α- 还原酶抑制药使前列腺缩小

    B. 急诊前列腺切除术

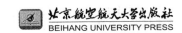

C. 给予排钾利尿药

D. 导尿

E. 急诊耻骨上膀胱造口术

66. 患者，男，50岁。机关干部。身高175cm，体重80kg，2型糖尿病史3年。该患者的标准体重应是

A. 50±5kg

B. 60±6kg

C. 70±7kg

D. 80±8kg

E. 90±9kg

67. 患者，女，24岁。已婚。既往月经规律，此次月经过期9天。确诊怀孕优选的检查是

A. B超

B. 免疫法测定hCG

C. 阴道B超

D. 双合诊

E. 宫颈黏液涂片镜检

68. 初产妇，26岁。足月临产，宫缩具有正常的节律性、对称性和极性，但宫缩30秒/5～10分钟，产程进展缓慢，胎心音135次/分。应首先考虑为

A. 产道异常

B. 协调性宫缩乏力

C. 协调性宫缩过强

D. 不协调性宫缩乏力

E. 胎头未入盆

69. 患者，男，45岁。突发剧烈腹痛，恶心、呕吐，体温38.8℃，以"急性化脓性腹膜炎"收入院。入院后急查血白细胞18×10⁹/L，患者出现里急后重感，B超检查发现盆腔有较大的脓肿。应采取的治疗措施为

A. 持续胃肠减压

B. 应用抗生素治疗

C. 热水坐浴

D. 物理透热治疗

E. 手术治疗

70. 患者，女，18岁。3小时前因骑自行车不慎跌倒后外阴部疼痛来诊，检查外阴皮肤完整，皮

下血肿约3cm×3cm，其处理措施错误的是

A. 取平卧位两腿稍分开

B. 保持外阴清洁

C. 给予热敷

D. 止血药

E. 镇痛药

71. 患者，女，20岁。不慎被毒蛇咬伤，小腿伤口红肿疼痛后因伤口渗血性液不止，来院处理，不正确的是

A. 将伤口初步排毒后冲洗、湿敷

B. 用普鲁卡因加地塞米松伤肢环状阻滞

C. 患肢抬高

D. 伤口湿纱布覆盖

E. 肌注扑尔敏

72. 患者，女，20岁。2周前发热，体温38.6℃，伴咽痛，流涕，治疗好转。2天来感活动后心悸，胸闷，气促伴心前区不适。查体：心界扩大、体温36.5℃、脉搏108次/分。心电图示普遍导联ST-T波改变，三度房室传导阻滞；化验血沉增快，C反应蛋白阳性，CPK增高。其原因最可能是

A. 缩窄性心包炎

B. 病毒性心肌炎

C. 急性心肌梗死

D. 扩张型心肌病

E. 心脏神经官能症

73. 患者，女，27岁。月经增多6个月，以缺铁性贫血收入院。最主要的治疗措施是

A. 铁剂治疗

B. 止血药物治疗

C. 病因治疗

D. 输血输液，补充血容量

E. 富铁食物饮食治疗

74. 患者，男，34岁。腰麻下行阑尾切除术，术后发生尿潴留，其主要原因是

A. 手术部位疼痛

B. 不习惯病室排尿

C. 不习惯卧床排尿

D. 精神紧张

E. 麻醉反应

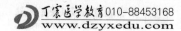
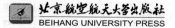

75. 患儿，男，2岁。重度营养不良，清晨起床后突然大汗，面色苍白，体温下降，神志不清，脉搏减慢。对其进行急救处理应选择静脉推注

    A. 生理盐水

    B. 葡萄糖

    C. 甘露醇

    D. 葡萄糖酸钙

    E. 肾上腺素

76. 患者，女，40岁。突然出现剧烈头痛，伴喷射样呕吐，很快出现意识模糊，且脑膜刺激征阳性，诊断蛛网膜下腔出血，主要治疗措施为

    A. 降低颅内压，使用甘露醇

    B. 紧急手术治疗

    C. 抗凝治疗

    D. 止血治疗

    E. 营养治疗

77. 患儿，男，5岁。单纯性肾病诱导缓解首选药物是

    A. 抗生素

    B. 利尿药

    C. 低分子右旋糖酐

    D. 强的松

    E. 环磷酰胺

78. 患者，女，28岁。因一氧化碳中毒送入院，护士观察病情时，应特别警惕的并发症是

    A. 水电解质紊乱

    B. 迟发性脑病

    C. 昏迷

    D. 脑水肿

    E. 肺水肿

二、以下提供若干个案例，每个案例下设若干个考题。请根据各考题题干所提供的信息，在每题下面的A、B、C、D、E五个备选答案中选择一个最佳答案，并在答题卡上将相应字母所属的方框涂黑。

(79-81题共用题干)

    患者，男，25岁。反复发作性上腹痛5年。午饭后突然剧烈腹痛，迅速遍及全腹。查体：腹肌紧张，压痛，反跳痛，肝浊音界缩小。

79. 问题1：最可能的诊断是

    A. 慢性阑尾炎急性发作

    B. 慢性胃肠炎

    C. 急性胃肠炎

    D. 十二指肠球部溃疡穿孔

    E. 慢性胆囊炎急性发作

80. 问题2：处理措施错误的是

    A. 解痉止痛

    B. 补液

    C. 抗感染

    D. 胃肠减压

    E. 口服中药

81. 问题3：护理措施错误的是

    A. 禁食

    B. 禁止使用麻醉镇痛药

    C. 禁止灌肠

    D. 禁止导尿

    E. 禁止口服导泻药物

(82-84题共用题干)

    患者，女，80岁。感冒后痰多、气急1周。慢性阻塞性肺疾病病史30年。查体：嗜睡状态，口唇明显发绀，两肺闻及痰鸣音。血白细胞 18.6×10^9/L，中性0.90，动脉血气分析：pH7.20，$PaCO_2$75mmHg，$PaO_2$50mmHg。

82. 问题1：最可能的诊断

    A. I型呼吸衰竭

    B. II型呼吸衰竭

    C. 急性呼吸窘迫综合征

    D. 支气管哮喘急性发作

    E. 脑血管意外

83. 问题2：在保持呼吸道通畅的同时，应采取的吸氧方式是

    A. 高浓度间断吸氧

    B. 高浓度面罩吸氧

    C. 持续低流量吸氧

    D. 持续高流量吸氧

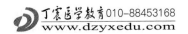
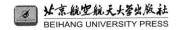

E. 低流量面罩吸氧

84. 问题3: 经上述吸氧无效, 且呼吸困难及意识障碍加重, 应立即给予
    A. 人工呼吸
    B. 机械辅助通气
    C. 提高吸氧流量
    D. 降低吸氧流量
    E. 给予呼吸兴奋剂

(85~86题共用题干)

患者, 男, 22岁。体重60kg, 面部、双上肢、双足Ⅱ至Ⅲ度烧伤。

85. 问题1: 其烧伤总面积为
    A. 18%
    B. 20%
    C. 28%
    D. 33%
    E. 38%

86. 问题2: 第一个24小时患者的补液量为(每天生理需要量=2000ml)
    A. 3680ml
    B. 4520ml
    C. 4550ml
    D. 4920ml
    E. 5150ml

三、以下提供若干组考题, 每组考题共同在考题前列出的A、B、C、D、E五个备选答案。请从中选择一个与考题关系最密切的答案, 并在答题卡上将相应字母所属的方框涂黑。每个备选答案可能被选择一次, 多次或不被选择。

(87~88题共用备选答案)
    A. 抑制肠内细菌生长, 促进乳酸杆菌繁殖
    B. 与游离氨结合, 从而降低血氨
    C. 与氨合成尿素和鸟氨酸, 从而降低血氨
    D. 被细菌分解成乳酸和醋酸, 使肠内呈酸性
    E. 纠正氨基酸代谢不平衡, 抑制假神经递质形成
87. 乳果糖治疗肝性脑病的机制是

88. 支链氨基酸治疗肝性脑病的机制是

(89~91题共用备选答案)
    A. 末梢神经炎
    B. 胃肠道不适
    C. 球后视神经炎
    D. 肝损害
    E. 听力障碍
89. 对氨基水杨酸的主要不良反应为
90. 利福平主要不良反应为
91. 链霉素主要不良反应为

(92~95题共用备选答案)
    A. 全血细胞减少
    B. 红细胞及血小板正常
    C. 红细胞及血红蛋白均减少
    D. 血小板减少
    E. 周围血含大量原始和幼稚白细胞
92. 缺铁性贫血表现为
93. 再生障碍性贫血
94. 特发性血小板减少性紫癜
95. 急性白血病的血象检查正确的是

(96~98题共用备选答案)
    A. 静脉注射催产素
    B. 用手剥离胎盘后取出
    C. 刮宫
    D. 行子宫切除术
    E. 等待胎盘自然娩出
96. 胎儿娩出后10分钟, 胎盘未娩出, 阴道有活动性出血, 量多。应如何处理
97. 胎儿娩出后15分钟, 胎盘未娩出, 阴道无活动性出血, 应如何处理
98. 胎盘剥离后排出, 检查发现胎盘不完整, 应立即

(99~100题共用备选答案)
    A. 失血性休克症状
    B. 呕血、黑粪
    C. 腹膜后积气
    D. 早期症状轻
    E. 膈下游离气体
99. 结肠破裂可见
100. 胃破裂可见

 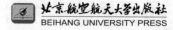

专业知识

一、以下每一道考题下面有 A、B、C、D、E 五个备选答案，请从中选择一个最佳答案。并在答题卡上将相应题号的相应字母所属的方框涂黑。

1. 脓胸并发支气管胸膜瘘患者宜采用的体位是
   A. 健侧卧位
   B. 中凹位
   C. 患侧卧位
   D. 头高足低位
   E. 端坐位

2. 慢性呼衰时不可能出现
   A. 皮肤干燥
   B. 头痛头晕
   C. 球结膜水肿
   D. 精神神经症状
   E. 呼吸浅快

3. 肾功能衰竭最早最突出的临床表现为
   A. 心血管症状
   B. 贫血出血倾向
   C. 恶心、食欲减退
   D. 肾性骨病
   E. 水、电解质酸碱平衡紊乱

4. 急性阑尾炎术后最易发生的并发症是
   A. 切口感染
   B. 腹腔感染
   C. 粘连性肠梗阻
   D. 阑尾残株炎
   E. 盆腔脓肿

5. 胎膜早破不会引起的并发症是
   A. 早产

B. 感染
   C. 胎儿畸形
   D. 脐带脱垂
   E. 羊水污染

6. 对妊娠合并心脏病孕妇的护理，不正确的是
   A. 限制食盐摄入
   B. 左侧卧位
   C. 严密监测心功能
   D. 产程中增加产科检查次数
   E. 产后出血多时，可用缩宫素

7. 病毒性脑膜炎与脑炎的不同点是
   A. 头痛程度较轻
   B. 全身中毒症状较轻
   C. 颅内高压表现较重
   D. 无局限性神经系统体征
   E. 脑脊液检查糖含量正常

8. 弥漫性毒性甲状腺肿患者甲状腺肿大的描述，错误的是
   A. 柔软
   B. 双侧对称
   C. 压痛明显
   D. 可有震颤
   E. 能随吞咽运动

9. 葡萄胎清宫术后随访时间至少为
   A. 1 年
   B. 2 年
   C. 3 年
   D. 4 年
   E. 5 年

10. 消化性溃疡的特征性表现是

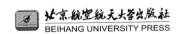

A. 自主神经功能紊乱
B. 贫血
C. 体重减轻
D. 反酸、嗳气
E. 节律性上腹痛

11. 关于丹毒特点的描述，正确的是
    A. 无全身症状
    B. 是一种病毒感染
    C. 好发于上肢
    D. 不化脓
    E. 多数需手术切开

12. 护士在导尿过程中发现手套破损，此时应
    A. 无需处理
    B. 用胶布粘贴破损处
    C. 加戴一副手套
    D. 立即更换手套
    E. 更换护士继续操作

13. 服用铁剂治疗缺铁性贫血时，血红蛋白恢复正常后还需服用铁剂多长时间
    A. 1～2周
    B. 3～4周
    C. 5～8周
    D. 3～6个月
    E. 12个月

14. 对高血压脑病患者紧急处理措施中最重要的是
    A. 限制钠盐的摄入
    B. 给予镇静剂
    C. 迅速降低血压
    D. 绝对卧床休息
    E. 给予脱水剂，减轻脑水肿

15. 股疝易嵌顿，主要是因为
    A. 患者年龄大
    B. 患者肥胖
    C. 股管解剖特点
    D. 患者多为经产妇
    E. 骨盆宽大

16. 肾脏疾病注重饮食护理的好处是
    A. 适当增加营养
    B. 减少水钠潴留
    C. 避免对肾有害食物
    D. 控制蛋白质
    E. 减轻肾脏负担

17. 在心肺复苏中抗心律失常首选的药物是
    A. 肾上腺素
    B. 阿托品
    C. 胺碘酮
    D. 碳酸氢钠
    E. 激素

18. 门静脉高压症，分流术后患者要
    A. 制动12小时，并卧床3天
    B. 制动12小时，并卧床4天
    C. 制动24小时，并卧床6天
    D. 制动20小时，并卧床1周
    E. 制动48小时，并卧床1周

19. 麻疹早期有诊断价值的表现是
    A. 发热
    B. 柯氏斑
    C. 耳后出疹
    D. 结膜充血
    E. 淋巴结肿大

20. 肝硬化失代偿期最突出的临床表现是
    A. 腹水
    B. 蜘蛛痣及肝掌
    C. 水肿
    D. 贫血
    E. 不规则低热

21. 热痉挛患者应首先补充
    A. 维生素
    B. 水
    C. 矿物质
    D. 盐
    E. 糖

22. 慢性阻塞性肺气肿的体征不包括

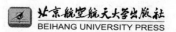

A. 桶状胸
B. 有干、湿啰音
C. 语颤增强
D. 叩诊过清音
E. 肝浊音界下移

23．妇科患者常见的临床症状**不包括**
A. 阴道出血
B. 白带异常
C. 上腹部疼痛
D. 下腹部疼痛
E. 腹部包块

24．颅脑外伤的患者出现中间清醒期，应首先考虑是
A. 硬脑膜外血肿
B. 硬脑膜下血肿
C. 脑内血肿
D. 脑挫伤
E. 脑震荡

25．周围血管体征可见于
A. 三尖瓣关闭不全
B. 肺动脉瓣关闭不全
C. 主动脉瓣狭窄
D. 主动脉瓣关闭不全
E. 三尖瓣狭窄

26．类风湿关节炎活动期的标志表现是
A. 游走性疼痛
B. 梭状指
C. 晨僵
D. 压痛
E. 关节肿胀

27．判定心力衰竭最有意义的心脏体征是
A. 心界扩大
B. 心前区震颤
C. 心杂音强
D. 心率变慢
E. 舒张期奔马律

28．原发性肾病综合征首要的护理诊断是

A. 知识缺乏
B. 有感染的危险
C. 焦虑
D. 皮肤完整性受损
E. 体液过多

29．急性心梗发病后发热，多在1周内恢复正常，发热原因是
A. 体温调节中枢紊乱
B. 继发泌尿系感染
C. 肺部感染
D. 心肌坏死组织吸收
E. 体温调节中枢供血不足

30．急性肾衰禁止摄入蛋白质的时间是少尿期开始的
A. 1天之内
B. 2天之内
C. 3天之内
D. 4天之内
E. 7天之内

31．为下肢静脉曲张患者检查时，嘱患者平卧，下肢抬高排空曲张静脉，在大腿根部扎止血带，再让患者站立，若曲张静脉迅速充盈，提示
A. 深静脉正常
B. 深静脉异常
C. 大隐静脉瓣功能异常
D. 穿通静脉瓣功能正常
E. 穿通静脉瓣功能异常

32．"阿托品化"的临床表现**不包括**
A. 口干
B. 颜面潮红
C. 皮肤湿冷
D. 心率加快
E. 肺部湿啰音减少

33．有关化疗药物的不良反应，说法**错误**的是
A. 骨髓受抑制致血细胞下降
B. 环磷酰胺可引起脱发及出血性膀胱炎
C. 易出现胃肠道反应
D. 长春新碱可引起心肌及心脏传导损害

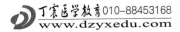
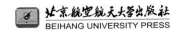

E. 甲氨蝶呤可引起口腔黏膜溃疡

34. 呼吸困难最适宜的体位是
    A. 半坐位
    B. 平卧位
    C. 右侧卧位
    D. 左侧卧位
    E. 俯卧位

35. 对产妇正确的出院指导是
    A. 产后60天复查
    B. 坚持母乳喂养3个月
    C. 哺乳期间可用避孕药
    D. 新生儿生理性黄疸持续1周左右
    E. 性生活在产后2周后恢复

36. 异烟肼的不良反应是
    A. 听神经损害
    B. 周围神经炎
    C. 面部潮红
    D. 肾功能损害
    E. 肝功能损害

37. 易致洋地黄中毒的因素不包括
    A. 老年人
    B. 房室传导阻滞
    C. 高钾血症
    D. 心肌缺氧缺血
    E. 肝肾功能不全

38. 正确的哺乳姿势不包括
    A. 坐位或卧位
    B. 母婴稍分开，以免婴儿鼻部受压
    C. 婴儿口含乳头和部分乳晕
    D. 婴儿头与双肩朝向乳房，嘴处于乳头相同水平
    E. 哺乳结束，将婴儿竖抱，轻拍其背部，驱出胃内气体减少溢乳

39. 肝动脉栓塞术后护理，正确的护理措施是
    A. 术后禁食2～3天
    B. 术后严格限制水分摄入
    C. 术后48小时内禁止给予止痛药
    D. 发现患者术后低热应立即报告医生处理
    E. 血浆蛋白低于25g/L时应静脉补充球蛋白

40. 患儿，女，7岁。发热、咳嗽、咳痰5天。查体：体温38.4℃，呼吸23次/分，肺部听诊有少量湿啰音。痰液黏稠，不易咳出。对该患儿及家长进行健康指导不正确的是
    A. 介绍本病的原因
    B. 指导要保持室内空气流通
    C. 解释药物的使用方法、不良反应
    D. 指导补充营养丰富、易消化饮食
    E. 指导吸痰的方法

41. 患者，男，25岁。肝破裂修补术后回病房不久发生休克，生命体征很可能表现为
    A. 血压升高，脉搏增加，呼吸加速
    B. 血压升高，脉搏减少，呼吸加速
    C. 血压下降，脉搏增加，呼吸加速
    D. 血压下降，脉搏减少，呼吸加速
    E. 血压下降，脉搏减少，呼吸减慢

42. 患儿，女，3个月。睡眠不安、夜间啼哭，多汗，枕秃，查体可见颅骨软化，护士判断此患儿是
    A. 先天性佝偻病
    B. 佝偻病初期
    C. 佝偻病后遗症期
    D. 佝偻病激期
    E. 佝偻病恢复期

43. 患者，女，26岁。停经65天，下腹阵痛，阴道出血多于月经量，妇科检查：子宫如孕2个月大小，子宫颈口开大，尿妊娠试验（+），应考虑的诊断是
    A. 难免流产
    B. 习惯性流产
    C. 先兆流产
    D. 过期流产
    E. 完全流产

44. 患者，男，20岁。手指被石块砸伤3小时，手指部肿胀，皮肤青紫，压痛明显，X线检查未见异常，考虑是

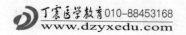
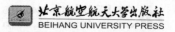

A. 裂伤

B. 擦伤

C. 挫伤

D. 扭伤

E. 刺伤

45. 患者，女，30 岁。前臂闭合性骨折 24 小时，疼痛剧烈，肿胀明显，局部皮下淤血，手指呈屈曲状，肤色苍白，活动受限。可能的并发症是

A. 血管栓塞

B. 神经损伤

C. 关节僵硬

D. 缺血性肌挛缩

E. 骨筋膜室综合征

46. 患者，女，56 岁。体检发现乳房外上象限有一直径 4cm 大小的肿块，质硬，表面不光滑，活动度差，乳头内陷，同侧腋窝淋巴结可触及 2 个小肿块，考虑患者情况为

A. 乳腺癌Ⅰ期

B. 乳腺癌Ⅱ期

C. 乳腺早期浸润性导管癌

D. 乳腺癌Ⅲ期

E. 急性乳腺炎

47. 患者，女，71 岁。高血压病史 25 年。晚餐时患者突然昏倒，伴呕吐。查体：颜面潮红，呼吸深，脉搏 60 次 / 分，血压 200/110mmHg（26.6/14.6kPa），颈软，右上、下肢体不能活动，对疼痛刺激无反应，尿失禁。采取的护理措施不正确的是

A. 转至放射科行 CT 检查

B. 保持呼吸道通畅

C. 心电监测

D. 病情稳定后可鼻饲

E. 抽搐时保护好患者，防止自伤

48. 某糖尿病患者注射普通胰岛素后 1 小时进餐，此时患者出现头昏、心悸、多汗、饥饿感，应考虑患者发生

A. 胰岛素过敏

B. 低血糖反应

C. 冠心病心绞痛

D. 酮症酸中毒早期

E. 高渗性昏迷先兆

49. 患者，男，35 岁。因车祸伤 10 小时入院。入院后予留置尿管，引流出暗红色小便 20 时，经导尿管注入生理盐水 200ml，5 分钟后用力抽出，仅能抽出 100ml，此现象提示该患者

A. 骨盆骨折

B. 失血性休克

C. 上尿路损伤

D. 尿道损伤

E. 膀胱破裂

50. 患者，女，62 岁。绝经后 11 年出现阴道流血。妇科检查：宫颈光滑，子宫增大，质软，两侧附件（一）。首先要考虑的医疗诊断是

A. 子宫颈癌

B. 子宫肌瘤

C. 子宫内膜癌

D. 老年性阴道炎

E. 外阴癌

51. 患者，男，55 岁。直肠癌根治术后，开放结肠造口时，患者的体位是

A. 仰卧位

B. 右侧卧位

C. 左侧卧位

D. 半卧位

E. 坐位

52. 患者，男，35 岁。行 ERCP 检查后，出现上腹部疼痛，恶心、呕吐，血淀粉酶升高，护士此时首先考虑患者出现

A. 急性梗阻性化脓性胆管炎

B. 腹膜炎

C. 胰腺炎

D. 门静脉炎

E. 肝脓肿

53. 患者，女，50 岁。3 天前腰部扭伤后疼痛加剧并向左下肢放射。直腿抬高试验阳性。首选的处理方法是

A. 手术

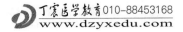
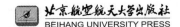

B. 热敷
C. 加强活动强度
D. 卧硬板床
E. 使用止痛药

54．某产妇，顺产后8周，母乳喂养，其适宜的避孕方法为
  A. 长效口服避孕药
  B. 宫内节育器
  C. 探亲避孕药
  D. 基础体温测量
  E. 避孕套

55．患儿，女，7个月。感冒后出现全身皮肤、黏膜散在出血点，多为针尖大小，分布不均以四肢为多，并有鼻出血。血化验：血小板为 $20 \times 10^9/L$，红细胞及白细胞正常，诊断为特发性血小板减少性紫癜。该患儿护理措施中错误的是
  A. 给予肾上腺皮质激素治疗
  B. 密切观察患儿呼吸、脉搏、神志等
  C. 忌服阿司匹林药物
  D. 鼓励患儿多运动
  E. 禁食尖锐、多刺的食物

56．患者，女，30岁。工作中不慎将左手拇指完全离断，离断肢体的冷藏温度为
  A. － 2℃
  B. － 1℃
  C. 4℃
  D. 6℃
  E. 8℃

57．某产妇，足月妊娠，G_1P_1，因滞产行会阴侧切＋产钳术。产后8小时宫底上升达脐上，在宫底下方触及一囊性物，首先考虑是
  A. 宫腔内积血
  B. 尿潴留
  C. 胎盘残留
  D. 胎膜残留
  E. 卵巢囊肿

58．患者，男，32岁。蛛网膜下腔阻滞麻醉下

行阑尾切除术，术后无恶心、呕吐，护士告知患者可饮水的时间是术后
  A. 2～3小时
  B. 5小时
  C. 3～6小时
  D. 7小时
  E. 8～9小时

59．患者，男，64岁。鼻咽癌，放射治疗。观察发现，患者照射野局部皮肤充血、水肿，有水疱形成。判断该患者的皮肤反应是
  A. Ⅰ～Ⅱ度
  B. Ⅱ度
  C. Ⅱ～Ⅲ度
  D. 急性湿疹
  E. 慢性皮肤反应

60．患者，女，63岁。急性胰腺炎入院。经10天治疗后，患者症状基本消失，护士可开始给予患者的饮食为
  A. 少渣半流质
  B. 低脂高蛋白半流质
  C. 高脂高蛋白流质
  D. 高脂低蛋白流质
  E. 无脂低蛋白流质

61．患者，男，58岁。因前列腺增生，行前列腺切除术，术后禁止肛管排气及灌肠的时间是
  A. 4天内
  B. 6天内
  C. 7天内
  D. 14天内
  E. 20天内

62．患者，女，37岁。甲亢行甲状腺大部切除术，术后3小时突然窒息，面部青紫，颈部切口下肿胀，其原因是
  A. 出血
  B. 黏痰堵塞咽喉部
  C. 分泌物堵塞气管
  D. 气管塌陷
  E. 喉返神经损伤

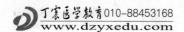
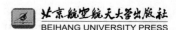

63．患儿，4岁。近5天来发热，体温39.5℃，咳嗽、气急、发绀，双肺呼吸音粗，结核菌素试验阳性，诊断为急性粟粒型肺结核。其X线胸片的特点是

    A．双肺均匀分布大小一致的点状阴影

    B．双肺均匀分布毛玻璃状阴影

    C．炎性浸润阴影

    D．肺纹理增加

    E．两肺透亮度增加

64．患者，男，35岁。大面积烧伤后第一天，创面上有大量体液渗出，心率快，血压下降，烦躁不安，尿少，尿比重低。此情况应考虑为

    A．高渗性脱水

    B．低渗性脱水

    C．等渗性脱水

    D．水中毒

    E．低钾血症

65．患者，女，40岁。被汽车撞后2小时，自感腹痛、胸闷。查体：脉搏120次/分，血压70/50mmHg，面色苍白，四肢湿冷，全腹压痛、反跳痛及肌紧张，但以左上腹为显著，移动性浊音（+），肠鸣音减弱。处理措施<u>不正确</u>的是

    A．让患者平卧位

    B．立即建立静脉通路

    C．补充血容量，必要时输血

    D．做好急诊手术前的准备

    E．可送患者去放射科检查，进一步明确诊断

66．患者，女，61岁。咳嗽，咳痰15年。近1年来劳动时出现气促，偶有踝部水肿，诊断为慢性支气管炎合并慢性阻塞性肺疾病。若该患者病情反复发作，且肺动脉瓣第二心音亢进，则提示该患者有

    A．右心衰竭

    B．左心衰竭

    C．肺动脉高压

    D．二尖瓣狭窄

    E．主动脉瓣关闭不全

二、以下提供若干个案例，每个案例下设若干个考题。请根据各考题题干所提供的信息，在每题下面的A、B、C、D、E五个备选答案中选择一个最佳答案，并在答题卡上将相应字母所属的方框涂黑。

（67-69题共用题干）

    患者，女，66岁。主诉咳嗽、咳痰8年，心悸气促1年，2天前受凉后咳嗽、咳痰加重，咳脓性痰，头痛，发热，乏力，呼吸困难不能平卧。查体：神志恍惚，嗜睡，明显发绀，颈静脉充盈，桶状胸，双下肢轻度水肿，双肺广泛湿啰音，剑突下闻及收缩期杂音。血气分析：pH7.6，$PaCO_2$ 62mmHg，PaO_2 45mmHg。

67．问题1：此患者最可能的诊断是

    A．COPD

    B．风湿性心脏病

    C．支气管扩张

    D．支气管哮喘

    E．慢性肺源性心脏病

68．问题2：此时患者已出现的并发症是

    A．休克

    B．肺性脑病

    C．呼吸衰竭

    D．SARS

    E．弥散性血管内凝血

69．问题3：目前最重要的护理措施是

    A．注重患者的营养摄入

    B．注意休息

    C．改善通气和低流量吸氧

    D．止咳祛痰

    E．控制心力衰竭

（70-72题共用题干）

    患者，女，62岁。肥胖，有高血脂及高血压病史4年。近日心前区发生疼痛。如考虑为心绞痛。

70．问题1：胸痛性质应是

    A．持续隐痛

    B．休息后可缓解

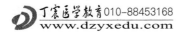
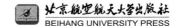

C. 刀割样痛

D. 阵发针刺样痛

E. 压迫、发闷或紧缩感

71. 问题2：疼痛部位应是

A. 胸骨体上段或中段之后方

B. 整个心前区

C. 剑突下稍偏左

D. 胸骨体下段

E. 心尖区

72. 问题3：疼痛持续时间应是

A. 1分钟以内

B. 5～10分钟

C. 超过30分钟

D. 3～5分钟

E. 15～20分钟

（73–74题共用题干）

患者，男，25岁。慢性肾小球肾炎继发慢性肾衰竭入院。水肿、虚弱、乏力，血压：180/105mmHg，血细胞比容：19%，血尿素氮：58.9mmol/L（165mg/100ml），血肌酐：1414.4μmol/L（16mg/100ml），血钾：7.8mmol/L，排尿少于100ml/24h。

73. 问题1：护士应指导避免饮用的饮料是

A. 橘汁

B. 葡萄汁

C. 番石榴汁

D. 菠萝汁

E. 猕猴桃汁

74. 问题2：腹膜透析的目的不包括

A. 排出代谢产物

B. 维持酸碱平衡

C. 调节血压

D. 排出过多水分

E. 纠正电解质平衡

（75–76题共用题干）

患者，男，36岁。头部外伤15小时，深昏迷，脉搏65次/分，血压18.6/9.8kPa（140/75mmHg），呼吸深慢，节律规整，双侧瞳孔等大等圆，对光反应迟钝。

75. 问题1：当前首要的处理是

A. 密切监测各项生命体征

B. 行腰穿

C. 紧急手术

D. 保持呼吸道通畅，高流量吸氧

E. 应用脱水药

76. 问题2：正确的护理措施是

A. 持续高流量给氧

B. 不需要限制钠盐摄入

C. 每天输液量控制在1500ml以内

D. 保持每天尿量不少于600ml

E. 保持头低足高位

（77–79题共用题干）

患者，男，22岁。因急性阑尾炎行阑尾切除术，术后4天出现下腹坠胀、里急后重、排便次数增多但量减少、体温复升等症状。

77. 问题1：该患者的可能诊断

A. 膈下脓肿

B. 盆腔脓肿

C. 切口感染

D. 肠间脓肿

E. 肠粘连

78. 问题2：为帮助确诊，最简便有效的方法

A. 腹部B超

B. 腹部X片

C. 诊断性腹穿刺

D. 直肠指诊

E. 大便常规检查

79. 问题3：对其治疗手段不包括

A. 禁饮食

B. 热水坐浴

C. 温盐水保留灌肠

D. 应用抗生素

E. 手术切开引流

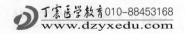

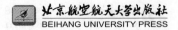

北京航空航天大学出版社 BEIHANG UNIVERSITY PRESS

(80-81题共用题干)

患者,男,45岁。车祸伤撞伤下腹部6小时,未排尿。入院后神志清楚,精神差,面色苍白,四肢冰凉,血压69/45mmHg,心率133次/分,查体:耻骨联合处压痛,挤压试验阳性,膀胱充盈。

80. 问题1:护士为该患者采取的护理措施应除外
    A. 严密观察生命体征
    B. 为快速补液,可建立股静脉深静脉置管
    C. 应立即导尿,观察尿量
    D. 立即建立静脉通路
    E. 观察患者意识状态

81. 问题2:护士为该患者行导尿术,导尿管已经插入一定深度,但是未见尿液流出,且在导尿管尖端见血迹。该护士应考虑可能的原因是
    A. 导尿管插入方法不对
    B. 导尿管前段没有润滑
    C. 尿路梗阻
    D. 骨盆骨折合并尿道断裂
    E. 骨盆骨折合并膀胱血肿

(82-84题共用题干)

患者,女,28岁。G_1P_0。40周妊娠临产,因持续性右枕后位、第二产程延长,行会阴侧切+胎头吸引术助产,胎盘完整娩出8分钟后,打哈欠、恶心,阴道间歇性大流血约800ml,色暗红,查子宫软且轮廓不清,挤压宫底有大量血块流出,诊断为产后出血。

82. 问题1:为防治失血性休克,最具原则性的护理措施是
    A. 迅速输血以补充同等血量
    B. 保持患者平卧,保暖、吸氧
    C. 严密观察生命体征、宫缩及恶露
    D. 观察会阴伤口,严格会阴护理
    E. 遵医嘱给抗生素防治感染

83. 问题2:最可能的原因是
    A. 子宫收缩乏力
    B. 胎盘因素
    C. 软产道裂伤

D. 凝血功能障碍
E. 子宫内翻

84. 问题3:最常用且便捷的止血措施是
    A. 按摩子宫
    B. 应用宫缩药
    C. 无菌纱布条填塞宫腔
    D. 结扎子宫动脉
    E. 子宫次全切除术

三、以下提供若干组考题,每组考题共同在考题前列出的A、B、C、D、E五个备选答案。请从中选择一个与考题关系最密切的答案,并在答题卡上将相应字母所属的方框涂黑。每个备选答案可能被选择一次,多次或不被选择。

(85-86题共用备选答案)
    A. 胸膜腔闭式引流
    B. 胸膜腔穿刺排气减压
    C. 输血、输液
    D. 开胸探查修补裂口
    E. 封闭胸壁伤口,加压包扎
85. 开放性气胸急救时采用
86. 张力性气胸急救时采用

(87-90题共用备选答案)
    A. 马利兰
    B. 泼尼松
    C. 硫酸亚铁
    D. 叶酸
    E. 丙酸睾酮
87. 慢性粒细胞白血病治疗首选
88. 慢性再生障碍性贫血治疗首选
89. 缺铁性贫血治疗首选
90. 特发性血小板减少性紫癜治疗首选

(91-94题共用备选答案)
    A. 炎症早期,消炎退肿
    B. 会阴部消毒
    C. 肉芽水肿创面
    D. 感染创面湿敷
    E. 防腐除臭,溶解坏死组织
91. 0.02% 呋喃西林用于

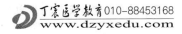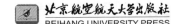

92. 10%鱼石脂软膏用于
93. 3%氯化钠用于
94. 优琐用于

(95-96题共用备选答案)
   A. 腹穿有不凝固血液
   B. 黄色浑浊有食物残渣
   C. 腹穿液有粪臭味
   D. 胰淀粉酶含量高
   E. 草绿色透明腹水
95. 肝脾破裂
96. 结核性腹膜炎

(97-98题共用备选答案)
   A. 股骨干骨折
   B. 胫腓骨骨折

   C. 股骨颈骨折
   D. 肱骨髁上骨折
   E. 桡骨远端伸直型骨折
97. 出现枪刺样畸形的骨折是
98. 易出现缺血坏死的骨折是

(99-100题共用备选答案)
   A. 败血症
   B. 风湿热
   C. 胃肠炎
   D. 咽后壁脓肿
   E. 支气管肺炎
99. 小儿患上感后,可引起的变态反应性疾病是
100. 小儿上呼吸道感染时炎症向邻近器官蔓延易患

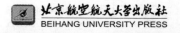

专业实践能力

一、以下每一道考题下面有 A、B、C、D、E 五个备选答案，请从中选择一个最佳答案。并在答题卡上将相应题号的相应字母所属的方框涂黑。

1. 帮助护士明确引发患者无效反应的原因是罗伊适应模式指导护理工作步骤的
   A. 一级评估
   B. 二级评估
   C. 护理诊断
   D. 制定目标
   E. 干预评价

2. 一种宁静、安详、无焦虑及无拘无束状态的描述是指
   A. 舒适
   B. 休息
   C. 睡眠
   D. 活动
   E. 放松

3. 一位护士为患者翻身时要轻推患者转向对侧使其背对护士的手法是
   A. 一手扶头，一手扶腰
   B. 一手扶颈，一手扶腰
   C. 一手扶肩，一手扶膝
   D. 一手扶背，一手扶臀
   E. 一手扶背，一手扶膝

4. 关于紫外线消毒方法，不正确的是
   A. 灯管使用不能超过 2000 小时
   B. 被消毒的物品不可有任何遮蔽
   C. 灯管要保持清洁透亮
   D. 照射前病室应先做好清洁工作
   E. 需定期进行空气细菌培养

5. 可促进护患有效沟通的行为是
   A. 不评论患者所谈到的内容
   B. 及时陈述自己的观点和看法
   C. 对患者的问题迅速做出解答
   D. 当患者叙述过多时及时打断叙述
   E. 患者担心疾病预后时，应立即做出保证

6. 无菌容器的使用错误的是
   A. 容器盖打开后，内面朝上稳妥放好
   B. 取出物品后要立即盖严
   C. 取出的物品未使用，应立即放回去
   D. 持无菌容器应托底部
   E. 无菌容器每周消毒灭菌一次

7. 发生疾病时个体的第三线防卫是
   A. 正确对待问题
   B. 向朋友寻求帮助
   C. 寻求医护人员的帮助
   D. 自我救助
   E. 减少压力的影响

8. 乙醇拭浴的主要散热方式是
   A. 辐射
   B. 对流
   C. 传导
   D. 蒸发
   E. 发散

9. 奥伦自我护理结构中，根据护士需要帮助患者属于
   A. 部分补偿系统中的护士活动
   B. 部分补偿系统中护士和患者的共同活动
   C. 全补偿系统中护士的活动
   D. 部分补偿系统中患者的活动
   E. 支持 - 教育系统中的护士和患者的共同

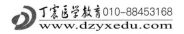 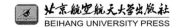

活动

10. 护理诊断描述正确的是
    A. 护理诊断的决策者是护士和患者
    B. 健康的护理诊断常用 P 公式进行陈述
    C. 一个护理诊断可以针对多个健康问题
    D. 护理诊断在患者疾病发展过程中可保持相对稳定
    E. 明确护理诊断的症状和体征，陈述方式为"与……有关"

11. 为急性心力衰竭患者进行高流量吸氧的主要目的是
    A. 降低动脉血氧分压增加毛细血管渗出
    B. 增加肺泡内泡沫的表面张力
    C. 使肺泡内压力增高减少肺泡毛细血管渗液
    D. 降低肺泡表面张力改善肺部气体交换
    E. 增加肺泡毛细血管渗出液的产生

12. 符合患者目标制定原则的是
    A. 目标必须可测量、可评价
    B. 目标陈述的主语是护士或患者
    C. 目标陈述的是护理活动的过程
    D. 一个目标可以针对多个护理诊断
    E. 一个目标可以包括两个行为动词

13. 医院感染控制的关键环节不包括
    A. 控制传染源
    B. 加强预防性用药
    C. 保护易感人群
    D. 切断传播途径
    E. 严格消毒灭菌和无菌操作技术

14. 适应模式的提出者是护理理论家
    A. 罗伊
    B. 纽曼
    C. 奥伦
    D. 佩皮劳
    E. 塞尔耶

15. 通过周围静脉进行全胃肠外营养的时间一般不应超过

A. 2 天
B. 4 天
C. 6 天
D. 8 天
E. 15 天

16. 长期留置导尿的患者，需要定期更换导尿管的主要目的是
    A. 训练膀胱反射功能
    B. 使膀胱暂时休息
    C. 防止导尿管老化
    D. 防止逆行感染
    E. 保持尿液引流通畅

17. 正常成人尿比重的波动范围是
    A. 1.010 ～ 1.015
    B. 1.015 ～ 1.025
    C. 1.020 ～ 1.035
    D. 1.030 ～ 1.035
    E. 1.035 ～ 1.045

18. 无菌技术操作的叙述，错误的是
    A. 无菌物品取出来后未被污染，可再放回无菌容器中备用
    B. 取用无菌物品应使用无菌持物钳
    C. 无菌操作前半小时应停止清扫
    D. 无菌物品与非无菌物品应分开放置
    E. 无菌物品应有明显标志

19. 患者目标的制定正确的是
    A. 出院前教会产妇给新生儿洗澡
    B. 1 周内患者学会为自己注射胰岛素
    C. 每小时为患者翻身 1 次以免形成压疮
    D. 2 天内患者了解哪些属于高胆固醇食物
    E. 肠梗阻术后次日患者独自行走 100 米

20. 卧床患者长期不活动心血管系易出现
    A. 血压升高
    B. 血容量过多
    C. 深静脉血栓
    D. 血液黏稠度降低
    E. 静脉血液流速增快

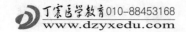
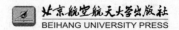

21．术后康复期患者需开始自我康复训练，但患者怀疑自身能力，有退缩和依赖心理，属于角色行为的
　　A．适应
　　B．免除
　　C．缺如
　　D．强化
　　E．消退

22．用奥伦自理理论护理一位左下肢骨折的患者，为满足患者的需要应选择的系统是
　　A．自我护理系统
　　B．治疗性自理系统
　　C．部分补偿系统
　　D．支持 - 教育系统
　　E．完全补偿系统

23．化学制冷袋致冷维持的时间为
　　A．1 小时
　　B．2 小时
　　C．3 小时
　　D．4 小时
　　E．5 小时

24．输血前导致红细胞破坏的因素不包括
　　A．血液冷藏保存 2 周
　　B．冰箱温度大于 4℃
　　C．血袋受到剧烈振荡
　　D．血液中加入高渗药物
　　E．血液在室内加温 2 小时输入

25．北美护理诊断协会（NANDA）认为自我概念由 4 部分组成，不符合的一项是
　　A．身体心象
　　B．角色表现
　　C．自我特征
　　D．自尊
　　E．自重

26．能够引起心源性心脏骤停的原因是
　　A．溺水
　　B．洋地黄中毒
　　C．传导阻滞

D．高血钾
E．心脏直视手术

27．肛管排气操作中，不恰当的一项是
　　A．肛管插入深度为 15 ～ 18cm
　　B．与肛管相连的橡胶管插入盛水瓶中
　　C．在患者腹部沿顺时针方向作环形按摩
　　D．帮助患者更换体位
　　E．肛管保留 1 小时以上

28．属于优质蛋白质的食物是
　　A．面条
　　B．豆腐
　　C．土豆
　　D．梨子
　　E．冬瓜

29．护士和患者不用说话，就可了解对方的感觉和想表达意思的沟通层次是
　　A．情感性沟通
　　B．事务性沟通
　　C．一致性的沟通
　　D．超理智的沟通
　　E．分享性沟通

30．健康新视野的实施包括
　　A．提供基本药物
　　B．合理治疗
　　C．知识的培育
　　D．生命的保护
　　E．青年的生活质量

31．有关护患关系的描述，错误的是
　　A．是一种人际关系
　　B．是一种治疗性关系
　　C．是一种专业性关系
　　D．护患之间的互动关系
　　E．以护患双方的需要为中心

32．面容枯槁，面色灰白或发绀，表情淡漠，眼眶凹陷是
　　A．贫血病容
　　B．结核病病容

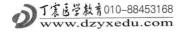
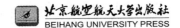

C. 危重病容
D. 甲状腺功能减退症病容
E. 甲状腺功能亢进症病容

33. 超声雾化吸入疗效好，是因为药液的气雾可以达到
　A. 支气管
　B. 段支气管
　C. 肺泡
　D. 气管
　E. 叶支气管

34. 影响舒适的心理方面因素**不包括**
　A. 环境陌生
　B. 紧张
　C. 护患关系
　D. 角色冲突
　E. 自尊受损

35. **不恰当**的药瓶标签是
　A. 内服药用蓝色边
　B. 外用药用红色边
　C. 剧毒药用黑色边
　D. 麻醉药用黄色边
　E. 瓶签上可涂蜡保护

36. 在营养疗法中，关于要素饮食护理要点的叙述，**不正确**的是
　A. 配制时无菌操作
　B. 滴注肠内的营养液温度应保持在 20 ～ 22℃
　C. 经胃管滴注者，每次滴注完要进行封管
　D. 营养液现用现配
　E. 详记 24 小时出入量

37. **不属于**住院处工作的是
　A. 办理入院手续
　B. 进行卫生处置
　C. 介绍入院须知
　D. 通知病区接受患者
　E. 护送患者去病房

38. 奥伦的自理模式中，对护理学基本概念的阐述，**不正确**的是
　A. 护理是一种服务和助人的方式
　B. 护理是克服自理缺陷发展的活动
　C. 环境是人以外的所有因素，社会希望人能自我管理
　D. 人是有能力通过学习行为来达到自我照顾需要的
　E. 健康是指人的生理和心理两方面的完好状态

39. 炎症早期用热的目的是
　A. 降低神经兴奋性
　B. 促进渗出物吸收
　C. 解除肌肉痉挛
　D. 使血管扩张充血
　E. 溶解坏死组织

40. 做血吸虫孵化检查时，应留取粪便的
　A. 中央部分
　B. 黏液部分
　C. 脓血部分
　D. 全部粪便
　E. 不同部位

41. 经启用后**不能**维持 24 小时内有效的物品是
　A. 开启过的无菌包
　B. 铺好的无菌盘
　C. 打开过的无菌溶液瓶
　D. 持续进行静脉输液的输液器
　E. 持续使用的留置导尿引流装置

42. 治疗膳食**不包括**
　A. 忌碘膳食
　B. 低盐膳食
　C. 无盐膳食
　D. 低脂膳食
　E. 低蛋白质膳食

43. 下列检查，需采集全血标本的是
　A. 肝功能
　B. 血清酶
　C. 血脂
　D. 电解质

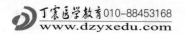 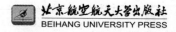

E．血肌酐

44．机体进入深睡期，极难唤醒，体内分泌大量激素，组织愈合加快，发生在睡眠的
   A．慢波睡眠Ⅱ期
   B．慢波睡眠Ⅲ期
   C．慢波睡眠Ⅳ期
   D．快速眼球运动期
   E．快波睡眠

45．心肺复苏的有效指标不正确的是
   A．自主呼吸恢复
   B．收缩压在80mmHg以上
   C．皮肤、黏膜红润
   D．大动脉可扪及搏动
   E．昏迷变浅，神经反射出现

46．护士巡视病房，发现患者静脉输液的溶液不滴，挤压时感觉输液管有阻力，松手时无回血，此种情况是
   A．压力过低
   B．针头滑出血管外
   C．针头斜面紧贴血管壁
   D．输液管扭曲
   E．针头阻塞

47．与维持视觉正常功能关系最密切的维生素是
   A．维生素B_1
   B．维生素A
   C．维生素PP
   D．维生素C
   E．维生素D

48．紫外线灯消毒时，开始计时的时间一般为灯亮后
   A．1～2分钟
   B．3～4分钟
   C．5～7分钟
   D．8～9分钟
   E．10～12分钟

49．尿的颜色与疾病相符的一项是
   A．急性肾小球肾炎患者的尿呈浓茶色

B．恶性疟疾患者的尿呈白色浑浊
   C．阻塞性黄疸患者的尿呈黄褐色
   D．丝虫病患者的尿呈洗肉水色
   E．尿道化脓性炎症患者的尿呈乳白色

50．医疗事故的构成要件不包括
   A．主体是医疗机构及其医务人员
   B．行为具有违法性
   C．过失造成了患者人身损害
   D．行为造成对患者身心损害
   E．过失行为与后果之间存在因果关系

51．小儿使用要素饮食时最大的浓度是
   A．0.1
   B．0.115
   C．0.125
   D．0.25
   E．0.3

52．患者，男，22岁。患有性病，认为自己患病是一种惩罚，并且认为患的是为社会所不能接受的疾病，甚至产生潜在的暴力行为，此种对疾病的心理反应属于
   A．罪恶感
   B．卑微感
   C．孤独感
   D．否认心理
   E．恐惧心理

53．提出人际间关系模式的是
   A．佩皮劳
   B．贝蒂·纽曼
   C．罗伊
   D．奥伦
   E．汉斯·席尔

54．休克患者24小时从尿管引出尿液300ml属于
   A．正常
   B．少尿
   C．无尿
   D．多尿
   E．尿潴留

丁震医学教育 010-88453168 www.dzyxedu.com　北京航空航天大学出版社 BEIHANG UNIVERSITY PRESS

55. 患者，男，25 岁。体温 39.5℃～39.9℃ 1 周，脉搏 102 次 / 分，呼吸 28 次 / 分，怀疑为败血症，需做血培养，其目的是
    A. 测定血清酶
    B. 查找致病菌
    C. 测定非蛋白氮含量
    D. 测定电解质
    E. 测定肝功能

56. 患者，男，32 岁。某项目总负责人，突发急性心肌缺血收住心内科病室，因担心到期的工程图不能如期上报而违反医嘱不配合治疗，焦虑，暗自叹气，究其原因他目前未满足的需要是
    A. 生理需要
    B. 自尊需要
    C. 事业需要
    D. 情感需要
    E. 自我实现需要

57. 患者，男，39 岁。因车祸内脏破裂大出血而欲行急诊手术治疗。去手术室之前，护士遵医嘱迅速为患者建立了静脉通道并进行输血治疗。因时间紧迫，护士从血库取回血后，为了尽早将血输给患者，便将血袋放在热水中提温，5 分钟后为患者输入。当输入 10 分钟后，患者感到头部胀痛，并出现恶心呕吐，腹背部剧痛。此患者最可能出现了
    A. 过敏反应
    B. 溶血反应
    C. 高钾血症
    D. 酸中毒
    E. 低血钙

58. 患者，女，18 岁。从田里干完农活回家，误将装在饮料瓶里的敌敌畏喝了两口，患者意识清楚，立即来门诊求治，首选的治疗方法是
    A. 漏斗洗胃
    B. 口服催吐
    C. 口服白醋
    D. 洗胃机洗胃
    E. 口服牛奶

59. 患儿，男，3 岁。不慎将花生米误吸入气管，出现三凹征，其呼吸困难为
    A. 吸气性呼吸困难
    B. 呼吸性呼吸困难
    C. 混合性呼吸困难
    D. 浅表性呼吸困难
    E. 节律性呼吸困难

60. 患者，女，35 岁。车祸昏迷 1 年余，因尿失禁留置尿管。对留置尿管的护理，正确的是
    A. 保持尿管通畅，防止逆行感染
    B. 每天更换 1 次尿管
    C. 每天更换 1 次引流袋
    D. 每 2 天消毒 1 次尿道口
    E. 每周进行 1 次膀胱冲洗

61. 患者，男，45 岁。患中毒性肺炎休克 2 天，血压 75/56mmHg，24 小时尿量约 70ml，估计其排尿状况为
    A. 正常
    B. 尿量偏少
    C. 少尿
    D. 无尿
    E. 尿潴留

62. 患者，女，28 岁。其母因突发心肌梗死死亡。几天后带着悲痛的情绪着手处理后事和准备丧礼。根据安格尔理论，此患者的心理反应阶段处于
    A. 觉察
    B. 释怀
    C. 恢复期
    D. 震惊
    E. 不相信

63. 患者，女，50 岁。体重 68kg，车祸导致颈椎骨折，现四肢瘫痪，呼吸困难。护士的以下行为会给患者心理造成不良影响的是
    A. 向患者介绍脊髓损伤的手术并发症
    B. 转移患者注意力，教其放松技巧
    C. 安排康复较好的患者与其交流
    D. 建议家属多陪伴、安慰患者
    E. 尽力开导患者

64．患儿，男，7岁。在学校的历次考试中均不及格，常受伙伴的嘲笑和家长的责骂，按照艾瑞克森学说，长此以往患儿将出现的负性社会心理发展结果是
    A．鄙视他人
    B．攻击他人
    C．纵容自己
    D．自卑失望退缩
    E．过于依从别人

65．患者，女，57岁。因脑水肿入院，医嘱：20%甘露醇250ml静脉滴注，要求在25分内滴完。如所用输液器的滴系数为15滴/ml，滴速应为
    A．160滴/分
    B．150滴/分
    C．140滴/分
    D．130滴/分
    E．120滴/分

66．患者在洗胃过程中，感觉腹痛，有血性液体流出时正确的做法是
    A．立即停止洗胃
    B．边观察边洗胃
    C．继续缓慢洗胃
    D．休息片刻，继续洗胃
    E．快速洗胃

67．患者，男，75岁。脑出血入院3天。患者不易唤醒，压迫眶上神经可唤醒，醒后答非所问继而又入睡。此患者意识障碍程度是
    A．意识模糊
    B．昏睡
    C．嗜睡
    D．浅昏迷
    E．深昏迷

68．患者，女，22岁。未婚，宫外孕10周入院，护士在收集资料时刻促进有效沟通的措施是
    A．在大病房内进行提问，不必回避任何人
    B．告诉患者自己对婚前性行为的看法
    C．当患者谈话离题是立即打断患者
    D．选择在没有其他人员的房间内进行交流
    E．用亲密距离进行交流

69．患者静脉输液后沿静脉走向出现条索状红线，并有肿胀、疼痛，正确的护理措施是
    A．放低患肢
    B．75%乙醇
    C．更换注射部位
    D．患肢活动增加
    E．33%硫酸镁热湿敷

70．患者，女，39岁。不慎从楼梯摔落致左侧胫骨骨折。经石膏固定1周后，发现患部出现压疮，导致压疮发生的最主要原因是
    A．石膏对局部组织产生的压力
    B．石膏内不平整对皮肤产生的摩擦力
    C．石膏透气性差，患部出汗过多刺激皮肤
    D．患者卧床时间太久
    E．石膏固定时间太久

71．患儿，3岁。不慎被热油烫伤，三度烧伤面积达60%，应采用
    A．接触隔离
    B．严密隔离
    C．昆虫隔离
    D．血液隔离
    E．保护性隔离

二、以下提供若干个案例，每个案例下设若干个考题。请根据各考题题干所提供的信息，在每题下面的A、B、C、D、E五个备选答案中选择一个最佳答案，并在答题卡上将相应字母所属的方框涂黑。

(72-73题共用题干)
    患者，男，30岁。重度贫血。输血治疗中出现头胀、四肢麻木、腰背部剧痛、黄疸、血压下降等症状。

72．问题1：患者尿液异常，其内可能含有
    A．淋巴液
    B．血红蛋白
    C．胆红素
    D．红细胞
    E．大量白细胞

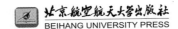

73. 问题2：患者的尿液颜色应该为
    A. 乳白色
    B. 黄褐色
    C. 红色
    D. 黄色
    E. 酱油色

（74-75 题共用题干）

患儿，男，12 岁。急性肺炎，青霉素治疗一段时间后，出现发热、荨麻疹、皮肤瘙痒、关节肿痛、淋巴结肿大、腹痛等症状。

74. 问题1：此时考虑该患儿最可能的情况是
    A. 血清病型反应
    B. 皮炎
    C. 风湿热
    D. 淋巴结炎
    E. 过敏性紫癜

75. 问题2：该情况常出现在青霉素治疗的
    A. 1 ~ 3 天
    B. 3 ~ 5 天
    C. 5 ~ 10 天
    D. 7 ~ 12 天
    E. 14 ~ 17 天

（76-77 题共用题干）

患者，女，30 岁。与邻居发生冲突后服用美曲膦酯（敌百虫）农药自杀，出现中毒症状，被发现后，急送入院，医护人员立即给予洗胃。

76. 问题1：洗胃过程中，护士发现有血性液体流出，下列做法正确的是
    A. 加快速度洗胃，减少洗胃时间
    B. 减慢速度洗胃，减少刺激
    C. 休息片刻，再继续洗胃
    D. 立即停止洗胃
    E. 在洗胃同时，密切观察

77. 问题2：以下洗胃溶液选择正确的是
    A. 1 : 15 000 ~ 1 : 20 000 高锰酸钾溶液
    B. 5% 醋酸

C. 2% ~ 4% 碳酸氢钠
    D. 镁乳
    E. 牛奶

（78-80 题共用题干）

患者，男，56 岁。主诉：下腹部胀痛，尿液无法排出。查体见耻骨上膨隆，扪及一囊样包块，有压痛，叩诊呈实音。

78. 问题1：下列处理措施不妥的是
    A. 口服利尿药
    B. 按摩患者下腹部
    C. 用温水冲洗会阴
    D. 提供隐蔽的排尿环境
    E. 利用流水声诱导排尿

79. 问题2：如需为患者导尿，在插入无菌导尿管时，应用无菌纱布包裹并提起阴茎，使其与腹壁呈 60° 角，其目的是
    A. 使尿道膜部扩大
    B. 使耻骨下弯扩大
    C. 使耻骨下弯消失
    D. 使耻骨前弯消失
    E. 使耻骨前弯扩大

80. 问题3：第 1 次放尿量不可超过
    A. 1500ml
    B. 1200ml
    C. 1000ml
    D. 800ml
    E. 600ml

（81-82 题共用题干）

患者，女，33 岁。身高 165cm，1 年前体重 65kg，今年患甲状腺机能亢进后体重减少，呈消瘦状态。

81. 问题1：此患者目前消瘦，是指实测体重与标准体重相比减少的范围是
    A. 5% ~ 10%
    B. 10% ~ 15%
    C. 15% ~ 20%
    D. 10% ~ 20%

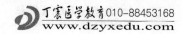

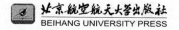

E. 20%～25%

82. 问题2：此患者1年前的体重形态是
   A. 正常
   B. 过重
   C. 肥胖
   D. 消瘦
   E. 明显消瘦

(83-84题共用题干)

患者，男，60岁。心绞痛史5年，未规律用药。2小时前劳累时出现心前区压榨性疼痛，伴濒死感，舌下含化硝酸甘油，疼痛未缓解，诊断为急性心肌梗死。给予吸氧，重症监护，绝对卧床休息等措施，3小时后病情稳定。

83. 问题1：该护理诊断的主要依据是
   A. 有濒死感
   B. 心肌缺血缺氧
   C. 未规律用药
   D. 绝对卧床休息
   E. 心前区压榨性疼痛

84. 问题2：首要的护理诊断是
   A. 疼痛
   B. 恐惧
   C. 知识缺乏
   D. 自理缺陷
   E. 活动无耐力

(85-86题共用题干)

患者，女，40岁。以"高热待查"入院治疗，患者口唇干裂，口腔温度40℃，脉搏120次/分。

85. 问题1：患者口腔有异味，去除口臭宜选用的含漱液是
   A. 生理盐水
   B. 朵贝尔液
   C. 0.1% 醋酸
   D. 2%～3% 硼酸溶液
   E. 1%～4% 碳酸氢钠溶液

86. 问题2：为患者进行乙醇擦浴，禁擦部位是

A. 头部、四肢
B. 腋窝、腹股沟
C. 足底、腹部
D. 手掌、腋下
E. 两侧肾区

三、以下提供若干组考题，每组考题共同在考题前列出的A、B、C、D、E五个备选答案。请从中选择一个与考题关系最密切的答案，并在答题卡上将相应字母所属的方框涂黑。每个备选答案可能被选择一次，多次或不被选择。

(87-89题共用备选答案)
   A. 体格检查
   B. 交谈和观察
   C. 查阅资料
   D. 心理测试
   E. 使用评估工具

87. 护士对患者进行社会评估采用的最主要方法是

88. 护士为患者进行身体评估最主要的方法是

(89-90题共用备选答案)
   A. 10% 葡萄糖酸钙
   B. 地塞米松
   C. 10% 氯化钾
   D. 10% 葡萄糖
   E. 毛花苷丙

89. 禁忌静脉推注的药物是

90. 患者出现荨麻疹时，可静脉推注的药物是

(91-93题共用备选答案)
   A. 疼痛
   B. 焦虑
   C. 人际关系紧张
   D. 噪音
   E. 水污染

91. 属于社会性压力源的是
92. 属于生理性压力源的是
93. 属于心理性压力源的是

(94-95题共用备选答案)
   A. 高热量饮食

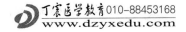
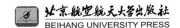

B. 高蛋白饮食

C. 低蛋白饮食

D. 低脂肪饮食

E. 低胆固醇饮食

94. 肝性脑病患者适宜的饮食是

95. 甲状腺功能亢进患者适宜的饮食是

(96-97题共用备选答案)

A. 间歇呼吸

B. 深度呼吸

C. 浅快呼吸

D. 蝉鸣样呼吸

E. 鼾声呼吸

96. 濒死患者的呼吸呈

97. 昏迷患者的呼吸呈

(98-100题共用备选答案)

A. 洗肉水样

B. 浓茶色

C. 深黄色

D. 乳白色

E. 鲜黄色

98. 恶性疟疾患者尿液颜色呈

99. 黄疸型肝炎患者尿液颜色呈

100. 丝虫病患者尿液颜色呈

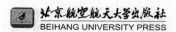

2018 丁震

护师急救包（下册）

模拟试卷四

北京航空航天大学出版社
BEIHANG UNIVERSITY PRESS

2018 下半

分析检查化（下册）

模拟试卷四

北京航空航天大学出版社
BEIHANG UNIVERSITY PRESS

基础知识

一、以下每一道考题下面有 A、B、C、D、E 五个备选答案，请从中选择一个最佳答案。并在答题卡上将相应题号的相应字母所属的方框涂黑。

1. 再生障碍性贫血的发病机制是
   A. 营养缺乏
   B. 骨髓造血功能低下
   C. 失血过多
   D. 严重感染
   E. 溶血导致红细胞破坏增加

2. 最易诱发冠心病患者心绞痛发作的天气是
   A. 暴雨
   B. 气压低
   C. 大风
   D. 寒冷
   E. 湿热

3. 系统性红斑狼疮发病可能有关的是
   A. 甲状旁腺素
   B. 性激素
   C. 生长激素
   D. 肾素
   E. 肾上腺素

4. 以下不属于软产道的是
   A. 子宫底
   B. 子宫颈
   C. 盆底软组织
   D. 子宫下段
   E. 会阴体

5. 脑出血最常见的原因是
   A. 病毒性心肌病

   B. 高血压
   C. 先天性脑静脉畸形
   D. 脑动脉瘤
   E. 风湿性心瓣膜病

6. 关于母乳成分，不正确的描述是
   A. 含溶菌酶
   B. 含铁量丰富
   C. 含有巨噬细胞
   D. 含有转铁蛋白
   E. 含乳白蛋白较多

7. ICU 收治患者的指征不包括
   A. 器官移植术后
   B. 呼吸衰竭
   C. 酸碱平衡失调
   D. 心肺复苏术后
   E. 晚期癌症

8. 人类维生素 D 的主要来源为
   A. 母乳中的维生素 D
   B. 蘑菇中的维生素 D
   C. 动物肝脏中的维生素 D
   D. 蛋类中的维生素 D
   E. 皮肤中的 7- 脱氢胆固醇

9. 最严重的心源性呼吸困难是
   A. 端坐呼吸
   B. 心源性哮喘
   C. 急性肺水肿
   D. 劳力性呼吸困难
   E. 阵发性夜间呼吸困难

10. 异位妊娠发生的部位最常见于
    A. 宫颈

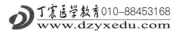 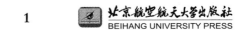

B. 子宫残角

C. 腹腔

D. 卵巢

E. 输卵管

11. 导致产后出血最主要的原因是

   A. 凝血功能障碍

   B. 胎盘残留

   C. 胎膜残留

   D. 宫缩乏力

   E. 软产道裂伤

12. 头围与胸围几乎相等的月龄是

   A. 6个月

   B. 8个月

   C. 10个月

   D. 12个月

   E. 18个月

13. 急性脓胸最常见的致病菌是

   A. 厌氧菌

   B. 大肠埃希菌

   C. 肺炎球菌

   D. 金黄色葡萄球菌

   E. 溶血性链球菌

14. 男性尿潴留最常见的原因是

   A. 尿道狭窄

   B. 膀胱结石

   C. 膀胱肿瘤

   D. 良性前列腺增生

   E. 膀胱结核

15. 急性充血性心力衰竭的常见诱因是

   A. 机体能量缺乏

   B. 输液速度过快

   C. 周围血管扩张

   D. 周围静脉淤血

   E. 心肌收缩力减弱

16. 良性、恶性肿瘤的根本区别是

   A. 活动度

   B. 细胞分化程度

C. 肿块大小

D. 表面光滑程度

E. 有无外包膜

17. 引起上消化道出血的上消化道疾病中，最为常见的是

   A. 食管静脉曲张破裂

   B. 急性胃炎

   C. 消化性溃疡

   D. 胃癌

   E. 食管癌

18. 绝经期前后女性易患乳腺癌的主要原因是

   A. 免疫力低下

   B. 性激素变化

   C. 肥胖

   D. 精神因素

   E. 癌前病变

19. 刺激乳腺管增生的激素是

   A. 雌激素

   B. 孕激素

   C. 生长激素

   D. 卵泡刺激素

   E. 黄体生成素

20. 诊断早孕的敏感方法需测定孕妇血、尿中胎盘分泌的激素是

   A. 绒毛膜促性腺激素（hCG）

   B. 胎盘生乳素（HPL）

   C. 雌激素（E）

   D. 孕激素（P）

   E. 妊娠特异性 β_1 糖蛋白（PSβ_1G）

21. 正常血浆量约占体重的

   A. 3%

   B. 5%

   C. 10%

   D. 30%

   E. 60%

22. 枕左前位，胎心音的听诊部位是

   A. 脐下左侧

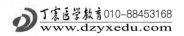
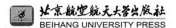

B. 脐下右侧
C. 脐中
D. 脐上三指
E. 脐周

23. 正常生理条件下,人体每天无形失水量约为
    A. 300ml
    B. 500ml
    C. 850ml
    D. 1000ml
    E. 1250ml

24. 单纯性甲状腺肿的病因<u>不包括</u>
    A. 合成甲状腺激素原料缺乏
    B. 甲状腺素原料过多
    C. 甲状腺素需要增加
    D. 甲状腺素合成障碍,血中甲状腺激素的减少
    E. 甲状腺素分泌障碍,血中甲状腺激素的增加

25. 猩红热的病理变化<u>不包括</u>
    A. 化脓性炎性反应
    B. 皮肤、黏膜血管的充血、水肿
    C. 上皮细胞的增殖和白细胞浸润
    D. 变态反应性病变
    E. 血管壁坏死和灶性出血

26. 继发性下肢静脉曲张的最常见原因是
    A. 腹内压增高
    B. 静脉壁薄弱
    C. 静脉压力增高
    D. 下肢浅静脉瓣膜发育不良
    E. 下肢深静脉病变

27. 临床最常见的慢性子宫颈炎症的病理类型为
    A. 宫颈黏膜炎
    B. 宫颈腺体囊肿
    C. 宫颈糜烂
    D. 宫颈水肿
    E. 宫颈息肉

28. 直腿抬高试验阳性时,患者下肢抬高的度数

是在
    A. 60°以内
    B. 65°以内
    C. 70°以内
    D. 75°以内
    E. 80°以内

29. 新生儿生理性黄疸消退的时间是生后
    A. 1～2 天
    B. 3～4 天
    C. 5～7 天
    D. 10～14 天
    E. 15～18 天

30. 最能反映小儿体格生长,尤其是营养状况的指标是
    A. 身长
    B. 头围
    C. 体重
    D. 胸围
    E. 皮下脂肪

31. 肾输尿管结石血尿常发生在
    A. 大量饮水后
    B. 并发感染时
    C. 绞痛后
    D. 夜尿
    E. 呕吐后

32. 肝外胆管结石多位于
    A. 胆囊内
    B. 胰腺管内
    C. 胆囊管内
    D. 胆总管内
    E. 十二指肠

33. 溃疡性结肠炎患者腹泻的特点是
    A. 呈糊状,不含黏液、脓血,常有里急后重感
    B. 呈黏液脓血便,甚至血便,常有里急后重感
    C. 柏油样便,不伴有里急后重感
    D. 米泔水样便,常有里急后重感

E. 白陶土样便，不伴有里急后重感

34. 新生儿化脓性脑膜炎，脑膜刺激征出现不明显的原因是
   A. 新生儿机体敏感性差
   B. 囟门未闭所起的缓冲作用
   C. 颈部肌肉不发达
   D. 新生儿神经系统发育不完善
   E. 脑膜炎症反应不明显

35. 原发性气胸多见于
   A. 瘦弱老年人
   B. 瘦弱育龄期女性
   C. 胖矮体型女性青年
   D. 肥胖体型男性儿童
   E. 瘦高体型男性青壮年

36. 吸入性全身麻醉，应使用的麻醉前用药是
   A. 阿托品
   B. 咪达唑仑
   C. 哌替啶
   D. 硫喷妥钠
   E. 吗啡

37. 红细胞进入血液循环后的寿命约为
   A. 100 天
   B. 110 天
   C. 120 天
   D. 130 天
   E. 140 天

38. 严重低渗性脱水时，首先为患者输入的液体是
   A. 5% 葡萄糖盐水
   B. 3% ～ 5% 氯化钠注射液
   C. 5% 葡萄糖盐溶液
   D. 11.2% 乳酸钠液
   E. 右旋糖酐溶液

39. 对卵巢黄素化囊肿错误的描述是
   A. 多为双侧
   B. 多房性
   C. 可自行消退

D. 囊肿壁厚
E. 一般临床无症状

40. 小脑幕切迹疝时的瞳孔变化是
   A. 逐渐散大
   B. 逐渐缩小
   C. 先缩小后散大
   D. 先散大后缩小
   E. 无明显变化

41. 婴幼儿急性肾功能衰竭时少尿的诊断是 24 小时尿量少于
   A. 200ml
   B. 300ml
   C. 400ml
   D. 500ml
   E. 600ml

42. 大叶性肺炎常见的致病菌是
   A. 金黄色葡萄球菌
   B. 肺炎球菌
   C. 大肠埃希菌
   D. 铜绿假单胞菌
   E. 克雷伯杆菌

43. 早期胃癌的表现是
   A. 无淋巴结转移
   B. 上腹部隐痛
   C. 局限于黏膜或黏膜下层
   D. 病变直径超过 1cm
   E. 尚未侵入浆膜层

44. 关于 DIC 常见病因错误的是
   A. 感染
   B. 创伤
   C. 恶性肿瘤
   D. 电解质紊乱
   E. 休克晚期

45. 产后 72 小时内，原患有心脏病的产妇易发生心力衰竭，原因是
   A. 回心血量增加 5% ～ 10%
   B. 回心血量增加 10% ～ 15%

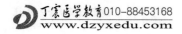
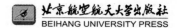

C．回心血量增加 15% ～ 25%

D．回心血量增加 25% ～ 35%

E．回心血量增加 35% ～ 45%

46．以下行为中违反了法律法规的职业要求的是

A．抢救时独立执行医嘱

B．遵医嘱给患者服药

C．替医师书写口头医嘱

D．患者病情紧急时先行处置

E．对突发大出血患者先建立静脉通路

47．二尖瓣狭窄伴心房颤动的患者，其左心房血栓脱落时，最常栓塞的部位是

A．脑

B．肾

C．冠状动脉

D．脾

E．肠系膜动脉

48．关于慢性肾炎患者肾功能状况的描述，<u>不正确</u>的是

A．呈慢性进行性损害

B．感染劳累可使肾功能急剧恶化

C．高血压对肾功能有影响

D．一些药物可加重肾功能损害

E．肾功能损害是不可逆转的

49．关于高血压脑病的病理特点正确的是

A．脑小动脉严重痉挛致脑水肿

B．血黏稠致脑血栓形成

C．脑血管内压高而破裂

D．腔隙性脑梗死

E．短暂性脑缺血发作

50．关于类风湿关节炎描述正确的是

A．多数急性起病

B．多累及大关节，愈后不留畸形

C．肾脏损害多见

D．男性发病多于女性

E．是一种自身免疫性疾病

51．急性上呼吸道感染是呼吸道最常见的传染病，发病率高，以下关于急性上呼吸道感染的描述，

<u>错误</u>的是

A．急性病毒性咽炎以咽部发痒和烧灼感为主

B．急性病毒性喉炎以声音嘶哑为主

C．急性上呼吸道感染有 70% ～ 80% 由细菌引起

D．细菌性咽、扁桃体炎时扁桃体常有黄色渗出物

E．普通感冒以鼻咽部症状为主

52．WHO 冠心病分型（1979）的依据是

A．无症状性心肌缺血

B．心肌梗死

C．缺血性心肌病

D．猝死

E．心肌劳损

53．急性腹膜炎后最常见的残余脓肿为

A．盆腔脓肿

B．膈下脓肿

C．肝脏肿

D．肾脓肿

E．脾周围脓肿

54．肝性脑病的病理基础<u>不包括</u>

A．含氮物质代谢障碍

B．假性神经递质积聚

C．GABA 血浓度增高

D．芳香族氨基酸增多而支链氨基酸减少

E．低蛋白饮食

55．门 - 腔静脉之间交通支<u>不包括</u>

A．食管胃底静脉丛

B．脾肾静脉交通支

C．脐旁静脉丛

D．肛管直肠静脉丛

E．腹膜后静脉

56．机体发生多系统器官功能障碍时，最易受损的器官是

A．肠

B．胃

C．肾

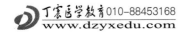
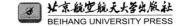

D. 心脏

E. 肺

57. 左心功能不全所致呼吸困难是由于

    A. 上腔静脉淤血

    B. 体静脉淤血

    C. 门静脉淤血

    D. 下腔静脉淤血

    E. 肺循环淤血

58. 小儿中最常见的青紫型先天性心脏病是

    A. 室间隔缺损

    B. 房间隔缺损

    C. 肺动脉狭窄

    D. 大血管错位

    E. 法洛四联症

59. 浅Ⅱ度烧伤的深处可达

    A. 表皮

    B. 真皮浅层

    C. 真皮深层

    D. 皮肤全层

    E. 皮下脂肪层

60. 新生儿体内液体总量占其体重的

    A. 35%

    B. 45%

    C. 55%

    D. 80%

    E. 90%

61. 最常见的卵巢生殖细胞良性肿瘤是

    A. 纤维瘤

    B. 成熟畸胎瘤

    C. 浆液性囊腺瘤

    D. 黏液性囊腺瘤

    E. 卵泡膜细胞瘤

62. 弥漫性甲状腺肿的诱发因素<u>不包括</u>

    A. 感染

    B. 创伤

    C. 贫血

    D. 精神刺激

    E. 劳累

63. 肝脏基本的结构功能单位是

    A. 肝细胞

    B. 肝小叶

    C. 肝窦

    D. 肝段

    E. 肝叶

64. 新生儿生理性体重下降的恢复时间是

    A. 4 天左右

    B. 6 天左右

    C. 10 天左右

    D. 14 天左右

    E. 20 天左右

65. 于骨盆外测量正常范围是

    A. 坐骨棘间径 10～12.5cm

    B. 髂嵴间径 25～26cm

    C. 骶耻外径 18～20cm

    D. 坐骨结节间径 9.5～10.5cm

    E. 耻骨弓角度小于 80°

66. 长期食用未加热牛奶，婴儿可能发生

    A. 免疫力下降

    B. 铁丢失过多

    C. 消化不良

    D. 铁摄入不足

    E. 铁吸收减少

67. 腹外疝的疝内容物最常见的是

    A. 大网膜

    B. 膀胱

    C. 盲肠

    D. 结肠

    E. 小肠

68. 患者，男，48 岁。误服敌敌畏约 100ml，出现呼吸困难，面肌细颤的原因是

    A. 肾上腺素过多

    B. 胆碱酯酶活性降低

    C. 胰淀粉酶不足

    D. 乙酰胆碱失活性

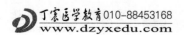 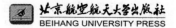

E. 去甲肾上腺素过多

69. 患者，女，48 岁。2 年来月经周期不规则，持续时间长，经量增加。咨询避孕措施，应指导其选用
A. 阴茎套
B. 长效避孕针
C. 宫内节育器
D. 安全期避孕
E. 短效口服避孕药

70. 患儿，男，8 岁。每次和宠物犬一起玩耍后即出现咳嗽伴喘息发作，诊断为过敏性哮喘。引起该患者哮喘发作最可能的过敏原是
A. 毛屑
B. 真菌
C. 鱼虾
D. 柳絮
E. 粉尘

71. 患者，男，51 岁。因严重疾病导致胃肠消化功能丧失，但吸收能力尚好，欲短期营养疗法，应采用
A. 液化饮食
B. 要素饮食
C. 浅静脉营养疗法
D. 深静脉营养疗法
E. 流食

72. 患者，女，87 岁。牙龈反复出血 1 周。查体：面色晦暗，巩膜无黄染，前胸有蜘蛛痣。实验室检查：丙氨酸氨基转移酶＞40U/L，白细胞 $4.0×10^9$/L，血小板 $20×10^9$/L，血红蛋白 80g/L，白蛋白 36g/L，球蛋白 35g/L。其牙龈出血的原因是
A. 血小板减少
B. 骨髓抑制
C. 药物过敏
D. 营养不良
E. 红细胞被破坏

73. 患者，女，23 岁。因出现进行性疲乏，低热去医院就诊，经血及骨髓检查诊断为急性白血病。可能引起患者弥漫性斑丘疹、淋巴结肿大的情况是
A. 变态反应
B. 组织细胞浸润
C. 贫血
D. 白血病细胞浸润
E. 结核

74. 患者，男，62 岁。吸烟史长达 40 多年，长期咳嗽。查体：胸呈桶状。原因是
A. 慢性支气管炎
B. 老年缺钙胸畸形
C. 长期咳嗽所致
D. 阻塞性肺气肿
E. 肺纤维化

75. 患儿，8 个月。单纯母乳喂养。诊断为营养性巨幼红细胞性贫血。其主要病因是
A. 锌摄入不足
B. 锌摄入不足
C. 食物中缺少维生素 C
D. 维生素 B_{12} 及叶酸供给不足
E. 葡萄糖 -6- 磷酸脱氢酶缺乏

76. 患者，女，38 岁。入院诊断机械性肠梗阻，该患者出现的最早和最主要的病理生理改变是
A. 感染
B. 体液紊乱
C. 中毒
D. 休克
E. 出血

77. 患者，女，50 岁。跌倒时手掌着地致肱骨髁上骨折。导致骨折的原因是
A. 直接暴力
B. 间接暴力
C. 肌拉力
D. 疲劳性骨折
E. 病理性骨折

78. 患者，女，65 岁。患肝硬化已 3 年，近日发现牙龈出血，皮肤有许多出血点，且有尿频、尿急、腰痛，经检查后确认为肝硬化、脾功能亢

进、全血细胞减少，伴泌尿系统感染。泌尿系感染是由于

- A. 血红蛋白减少
- B. 血小板减少
- C. 嗜酸性粒细胞减少
- D. 嗜中性粒细胞减少
- E. 嗜碱性粒细胞减少

79．患儿，男，7岁。3天前右中指被竹签刺伤，今诉手指疼痛。检查见右中指红肿明显，原刺伤部位中间发白，手指无法弯曲，患儿体温38℃。最可能的诊断是

- A. 蜂窝织炎
- B. 痈
- C. 疖
- D. 甲沟炎
- E. 指头炎

二、以下提供若干个案例，每个案例下设若干个考题。请根据各考题题干所提供的信息，在每题下面的A、B、C、D、E五个备选答案中选择一个最佳答案，并在答题卡上将相应字母所属的方框涂黑。

(80–82题共用题干)

患者，女，38岁。上腹部疼痛2个月。腹痛多于餐后3～4小时发生，进食后可缓解。过去2年每到秋冬季均有发作，经胃镜检查确诊为十二指肠溃疡。

80．问题1：引发本病的主要因素是
- A. 促胃液素过高
- B. 胃酸过高
- C. 促胰液素过高
- D. 胆汁反流
- E. 促胰酶素过高

81．问题2：本病主要的致病菌是
- A. 溶血性链球菌
- B. 葡萄球菌
- C. 幽门螺杆菌
- D. 伤寒杆菌
- E. 大肠埃希菌

82．问题3：采用三（四）联疗法进行治疗，其主要目的是
- A. 减少胃痉挛
- B. 促进溃疡的愈合
- C. 减少胃酸分泌
- D. 消灭幽门螺杆菌
- E. 减轻疼痛

(83–85题共用题干)

患者，男，35岁。左胸壁撞伤2小时，胸闷、胸痛，呼吸困难，发绀缺氧。听诊：左肺呼吸音消失。叩诊：鼓音。胸廓挤压试验（+）。

83．问题1：对确诊最有价值的辅助检查是
- A. B超
- B. 胸部X线透视或平片
- C. 心电图
- D. MRI
- E. 血常规

84．问题2：做胸腔闭式引流时，引流瓶放置位置应低于胸腔引流管出口至少为
- A. 20cm
- B. 30cm
- C. 40cm
- D. 50cm
- E. 60cm

85．问题3：若需搬动患者或更换水封瓶，正确的做法是
- A. 让患者屏气
- B. 患者取平卧位
- C. 患者做深呼吸或有效咳嗽
- D. 血管钳夹闭引流管
- E. 引流管沙袋压迫

三、以下提供若干组考题，每组考题共同在考题前列出的A、B、C、D、E五个备选答案。请从中选择一个与考题关系最密切的答案，并在答题卡上将相应字母所属的方框涂黑。每个备选答案可能被选择一次，多次或不被选择。

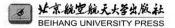

(86-87 题共用备选答案)

    A．硫糖铝

    B．氢氧化铝

    C．西咪替丁

    D．雷尼替丁

    E．奥美拉唑

86．在消化性溃疡的治疗药物中，属于保护黏膜的药物是

87．在消化性溃疡的治疗中，目前认为最强的胃酸分泌抑制剂是

(88-89 题共用备选答案)

    A．微动脉、微静脉收缩

    B．血液处于高凝状态

    C．静脉回心血量增加

    D．组织灌注量增加

    E．毛细血管后括约肌收缩

88．微循环扩张期表现为

89．微循环衰竭期表现为

(90-92 题共用备选答案)

    A．机械性绞窄性肠梗阻

    B．机械性单纯性肠梗阻

    C．麻痹性肠梗阻

    D．痉挛性肠梗阻

    E．血运性肠梗阻

90．肠扭转引起的肠梗阻属于

91．腹膜炎引起的肠梗阻属于

92．铅中毒引起的肠梗阻属于

(93-95 题共用备选答案)

    A．胎头前后径最短的径线

    B．鼻根至枕骨隆突的距离，胎头以此径衔接

    C．胎头最短的径线

    D．胎头最大的前后径是

    E．两顶骨间颅缝

93．双顶径

94．枕额径

95．枕下前囟径

(96-97 题共用备选答案)

    A．2～3 个月

    B．3～4 个月

    C．5～6 个月

    D．7～9 个月

    E．10～12 个月

96．添加肉末的月龄是

97．添加鱼肝油的月龄是

(98-100 题共用备选答案)

    A．房室传导阻滞

    B．窦性心动过速

    C．窦性心动过缓

    D．心房颤动

    E．室性期前收缩

98．符合运动员心率和心律特点的是

99．甲状腺功能亢进症患者行心电图检查，最可能的是

100．血栓栓塞可并发于

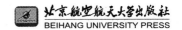

相关专业知识

一、以下每一道考题下面有 A、B、C、D、E 五个备选答案，请从中选择一个最佳答案。并在答题卡上将相应题号的相应字母所属的方框涂黑。

1. 全膝关节结核，行关节融合术的年龄为
   A. 2 岁以上
   B. 5 岁以上
   C. 10 岁以上
   D. 15 岁以上
   E. 18 岁以上

2. 妊娠合并病毒性肝炎的辅助检查<u>不包括</u>
   A. 肝功检查
   B. 肝炎病毒检测
   C. 凝血功能检查
   D. 胎盘功能
   E. 血 hCG 检测

3. 胆碱酯酶复能剂解除有机磷农药毒性的机制是
   A. 缓解烟碱样作用
   B. 拮抗毒蕈样作用
   C. 增加血氧饱和度
   D. 减轻中枢神经系统症状
   E. 抑制体温调节中枢

4. 属于烷化类的抗肿瘤药物是
   A. 甲氨蝶呤
   B. 氮芥
   C. 阿糖胞苷
   D. 高三尖杉碱
   E. 柔红霉素

5. 预防运动和过敏原诱发的哮喘最有效的药物是
   A. 氨茶碱
   B. 异丙托溴铵
   C. 沙丁胺醇
   D. 乙胺丁醇
   E. 色甘酸钠

6. 卵巢良性肿瘤的治疗原则为
   A. 化学治疗
   B. 放射治疗
   C. 手术治疗
   D. 中药治疗
   E. 饮食治疗

7. 能有效抑制胰腺分泌的药物是
   A. 抑肽酶
   B. 糖皮质激素
   C. 抗生素
   D. 抗胆碱药
   E. 生长抑素

8. 开放性损伤需在伤后一定时间内进行清创术，一般<u>不得超过</u>伤后
   A. 2 ～ 3 小时
   B. 3 ～ 4 小时
   C. 4 ～ 5 小时
   D. 6 ～ 8 小时
   E. 9 ～ 10 小时

9. 腹部损伤并发出血性休克时，最重要的处理原则是
   A. 镇痛
   B. 及时手术探查
   C. 应用升压药物
   D. 补充血容量

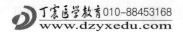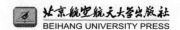

E．禁食

10．下肢静脉曲张患者，做高位结扎及剥脱术的**禁忌证**是
  A．穿通支瓣膜闭锁不全
  B．深静脉阻塞
  C．小腿有慢性溃疡
  D．大隐静脉瓣膜闭锁不全
  E．足靴区有淤滞性皮炎

11．发生周围血管体征的风湿性瓣膜病变是
  A．二尖瓣关闭不全
  B．肺动脉瓣关闭不全
  C．主动脉瓣狭窄
  D．主动脉瓣关闭不全
  E．二尖瓣狭窄

12．对绒毛膜癌**不正确**的描述是
  A．50% 继发于葡萄胎后
  B．常见的转移部位是肺
  C．常见的死亡原因是脑转移
  D．主要经淋巴转移
  E．以化疗为主

13．脉搏短绌常见的情况是
  A．甲状腺功能亢进症患者
  B．主动脉狭窄患者
  C．心房颤动患者
  D．洋地黄中毒患者
  E．高热患者

14．系统性红斑狼疮患者血液中的标志性抗体是
  A．核抗体
  B．抗 Sm 抗体
  C．抗双链 DNA 抗体
  D．抗核抗体（ANA）
  E．类风湿因子（RF）

15．交替脉提示
  A．右心衰竭
  B．风心病
  C．心包炎
  D．甲亢性心脏病

E．高血压性心脏病

16．患者血常规检查示血小板减少，考虑患者发生了
  A．缺铁性贫血
  B．再生障碍性贫血
  C．急性一氧化碳中毒
  D．病毒性肝炎
  E．肺癌

17．结核菌素试验后 72 小时，局部出现硬结外伴有水泡和坏死，其结果应表示为
  A．±
  B．+
  C．++
  D．+++
  E．++++

18．下列对尿细胞学检查描述正确的是
  A．连续 3 天留取新鲜尿
  B．阳性率可达 95% 以上
  C．阳性结果可排除泌尿系肿瘤
  D．食物种类可影响检查结果
  E．应用抗生素可影响检查结果

19．小脑幕切迹疝的临床表现，**错误**的是
  A．进行性意识障碍
  B．瞳孔先缩小后散大
  C．对光反射迟钝
  D．意识障碍出现较晚
  E．对侧肢体瘫痪

20．水痘为自限性疾病，其病程一般是
  A．4 天
  B．6 天
  C．8 天
  D．10 天
  E．15 天

21．热射病患者正确的处理是
  A．静脉补液
  B．口服含盐饮料
  C．头部冰袋或冷水湿敷

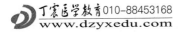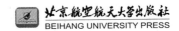

D. 药物降温

E. 人工冬眠

22. 肝性脑病患者并发上消化道出血时，应避免输入的血液制品为

A. 库存血

B. 新鲜血

C. 白蛋白

D. 血浆

E. 血小板

23. 白蛋白显著降低提示

A. 胃溃疡

B. 胰腺炎

C. 肾癌

D. 肝硬化

E. 胃癌

24. 局麻药中毒出现严重惊厥，处理时应首选的药物是

A. 硫喷妥钠

B. 地西泮（安定）

C. 哌替啶

D. 异丙嗪

E. 苯巴比妥钠

25. 标准 I 导联探查电极（正极）连接的位置是

A. 左上肢

B. 右上肢

C. 左下肢

D. 右上肢

E. 胸骨右缘第四肋间

26. 产褥期感染严重的患者。选用光谱高效抗生素治疗。必要时可短期选用

A. 肾上腺糖皮质激素

B. 肝素

C. 子宫收缩药

D. 肾上腺素

E. 麦角新碱

27. 反映骨髓造血功能的化验是

A. 血红蛋白量

B. 红细胞计数

C. 血小板计数

D. 网织红细胞计数

E. 白细胞计数

28. 急性心肌梗死患者发生室性心律失常，首选治疗药物为

A. 阿托品

B. 维拉帕米

C. 胺碘酮

D. 地塞米松

E. 普罗帕酮

29. 深部脓肿诊断的可靠方法是

A. 红肿

B. 乏力

C. 高热

D. 有波动

E. 穿刺

30. 低钾血症早期表现的是

A. 肌肉软弱无力

B. 心电图改变

C. 腹胀、呕吐、肠鸣音减弱或消失

D. 血钾在 3.0mmol/L 以下

E. 神志淡漠或嗜睡

31. 肠梗阻患者进行实验室检查时不会出现

A. 血红蛋白升高

B. 血细胞比容降低

C. 尿比重增高

D. 白细胞增加

E. 中性粒细胞增加

32. 新生儿肺透明膜病 X 线的特征性改变不包括

A. 两肺普遍透光度降低

B. 肺野有均匀颗粒网状阴影

C. 有支气管充气征

D. 重者可呈现"白肺"

E. 肺野内可见云雾状阴影

33. 营养疗法的适应证不包括

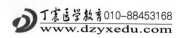
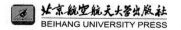

A．大面积烧伤

B．重症胰腺炎

C．骨髓移植

D．多系统器官功能衰竭

E．休克

34．关于直疝三角，叙述<u>不正确</u>的是

A．多见于老年人

B．半球形，基底较宽

C．精索在疝囊前外方

D．腹股沟斜疝由此突出

E．内边为腹直肌外侧缘

35．关于子宫颈炎的治疗，<u>不合适</u>的方法是

A．电治疗

B．冷冻治疗

C．激光治疗

D．局部上药

E．全身应用大剂量的抗生素

36．尿液呈酱油色见于

A．肝细胞性黄疸

B．阻塞性黄疸

C．环磷酰胺不良反应

D．溶血反应

E．脱水致尿浓缩

37．输尿管结石的典型特点为

A．肉眼血尿＋白细胞计数增高

B．肾绞痛＋镜下血尿

C．发热

D．腰部肿块

E．尿频、尿急、尿痛

38．对于心搏呼吸骤停的患儿，首要抢救措施是

A．注射复苏药物

B．心脏叩击

C．拍打足底

D．口对口鼻人工呼吸

E．胸外心脏按压

39．小儿缺铁性贫血最主要的原因是

A．铁吸收障碍

B．铁摄入量不足

C．先天储铁不足

D．生长发育因素

E．铁丢失过多

40．检查手指关节间隙变窄或半脱位可确诊为

A．骨关节病

B．风湿性关节炎

C．类风湿关节炎

D．系统性红斑狼疮

E．急性风湿热

41．急性喉炎患儿，烦躁不安时可给予

A．氯丙嗪

B．地西泮

C．复方氯丙嗪

D．异丙嗪

E．水合氯醛

42．肱骨干骨折有可能致

A．闭孔损伤

B．股神经损伤

C．正中神经损伤或尺神经损伤

D．坐骨神经损伤

E．桡神经损伤

43．控制小儿风湿热复发首选的药物是

A．红霉素

B．氯霉素

C．链霉素

D．阿司匹林

E．长效青霉素

44．早期的 ARDS 患者其肺部 X 线检查结果是

A．完全正常

B．无明显改变

C．呈条状阴影

D．双肺致密阴影

E．双肺部分斑片状阴影

45．评估上消化道出血患者病情的严重性，最为关键的是

A．呕血的同时是否有黑便

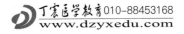
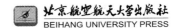

B. 出血量的多少

C. 呕血的颜色

D. 出血的速度

E. 原发病本身

46. 治疗脱水伴休克时能迅速补充血容量的液体是

A. 10% 葡萄糖

B. 5% 葡萄糖盐水

C. 4：3：2液

D. 3：2：1液

E. 2：1等张含钠液

47. 出血性脑血管疾病患者头痛剧烈时应**禁用**

A. 20% 甘露醇

B. 安定

C. 吗啡

D. 艾司唑仑

E. 氟西泮

48. 胃十二指肠溃疡形成的最终原因是

A. 饮食不调

B. 胃十二指肠运动异常

C. 幽门螺杆菌感染

D. 胃酸/胃蛋白酶的自身消化作用

E. 精神神经因素

49. 急性白血病患者引起贫血最主要的原因是

A. 造血原料缺乏

B. 出血

C. 红细胞成熟度受干扰

D. 红细胞寿命缩短

E. 红细胞功能低下

50. 放射疗法最敏感的肺癌类型是

A. 鳞癌

B. 腺癌

C. 小细胞癌

D. 大细胞癌

E. 腺鳞癌

51. 慢性肾盂肾炎的治疗，正确的叙述是

A. 常规使用长程抑菌37法

B. 长期使用足量的抗生素

C. 抗生素使用至尿常规转阴性时停药

D. 寻找易感因素，提高机体免疫力

E. 缓解症状是判断治疗成功与否的关键

52. 妊娠期妇女咯血时**不能**选用的止血药是

A. 卡巴克洛（安络血）

B. 酚磺乙胺（止血敏）

C. 维生素 K

D. 氨甲苯酸（止血芳酸）

E. 垂体后叶素

53. 高血钾症患者典型的心电图表现是

A. P 波高尖

B. T 波高尖

C. u 波突出

D. ST 段降低

E. PR 间期缩短

54. 尿毒症最有效的治疗方法是

A. 血液透析

B. 输入 $NaHCO_3$ 纠正酸中毒

C. 输入钙剂

D. 输入高渗葡萄糖加胰岛素

E. 口服钠型阳离子交换树脂

55. 甲亢患者术前准备最重要的环节是

A. 心电图检查

B. 降低基础代谢率

C. 同位素检查

D. 声带检查

E. 颈部 X 线检查

56. 可确诊甲状腺功能亢进的辅助检查是

A. 淀粉酶增高

B. 三碘甲状腺原氨酸增高

C. AFP 增高

D. 肌酸磷酸激酶增高

E. 谷丙转氨酶增高

57. 治疗慢性肾炎所致的容量依赖性高血压首选的药物是

A. 氢氯噻嗪

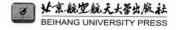

B. 普萘洛尔

C. 硝苯地平

D. 卡托普利

E. 维拉帕米

B. 热水坐浴

C. 局部理疗

D. 局部涂止痛膏

E. 手术切开排脓

58. 患者，男，47岁。膀胱肿块，拟行膀胱镜检，膀胱镜检查的禁忌证<u>不包括</u>

A. 膀胱肿瘤早期

B. 膀胱容量＜50ml

C. 严重高血压

D. 肾功能严重减退

E. 尿道内结石嵌顿

59. 患者，女，G_3P_0。孕妇37周。阴道出血3天，无腹痛，出血量似月经量。为明确出血原因，入院后应立即行的检查是

A. 肛门检查

B. 阴道内诊检查

C. B超检查

D. 超声多普勒

E. 基础体温测定

60. 患者，男，68岁。慢性支气管炎多年。对该患者采取的治疗措施<u>不包括</u>

A. 缓解期应常规服用抗生素预防感染

B. 急性发作期以抗感染治疗为主

C. 喘息明显者应给予解痉、平喘药物

D. 急性发作严重时可应用糖皮质激素

E. 痰液黏稠者可采用雾化吸入

61. 患者，男，64岁。咳嗽3个月，以干咳为主，有午后低热，今晨突然咯血350ml来院急诊，急诊处理首选

A. 立即输入新鲜血液

B. 建立人工气道

C. 垂体后叶素

D. 肌注维生素K

E. 云南白药＋卡巴克洛

62. 患者，女，28岁。3天前出现肛周肿胀，持续性跳痛。查体：局部红肿、触痛，肿物质软，有波动感。首选的治疗方法是

A. 抗生素治疗

63. 患者，男，30岁。被火烧伤，面部、颈部、双手、双前臂、双足及双小腿均为水疱，该患者烧伤面积为

A. 24%

B. 30%

C. 40%

D. 37%

E. 47%

64. 患者，女，29岁。高热9天，拟诊菌血症，医嘱做血培养，其目的是

A. 测定细菌的内毒素

B. 查找血液中的致病菌

C. 测定非蛋白氮含量

D. 测定血液酸碱度

E. 测定肾功能

65. 某孕妇，29岁。第一胎产后未复经，哺乳期妊娠。产科检查：子宫底于脐上1指。护士估计孕周为

A. 12周末

B. 18周末

C. 24周末

D. 28周末

E. 30周末

66. 患儿，女，9个月。体重15kg，活动后气促，呼吸浅快。其诊断可能为

A. 极度肥胖

B. 重度肥胖

C. 中度肥胖

D. 轻度肥胖

E. 超重

67. 患儿，女，5岁。肾病综合征，表现有水肿、蛋白尿，目前无感染迹象。减轻患儿眼睑水肿，最佳的方法是

A. 抬高患儿床头

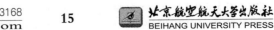

B. 用浓盐水湿敷患儿眼睑
C. 使用脱水药
D. 限制液体入量
E. 建议患儿多卧床休息

68. 患者，男，45岁。患门静脉高压症多年，拟行分流术，术前灌肠禁用肥皂水，是防止
    A. 碱中毒
    B. 肝性脑病
    C. 肝衰竭
    D. 术后腹胀
    E. 术后腹泻

69. 患者，女，32岁。糖尿病11年，呼吸深大而快，且有烂苹果气味。化验：尿糖（＋＋＋），尿酮体（＋），血糖12.6mmol/L，血酮增高。初步诊断为
    A. 右心衰竭
    B. 慢性肾功能衰竭
    C. 酮症酸中毒
    D. 周围神经病变
    E. 植物神经病变

70. 患者，男，28岁。因发热、咳嗽、咳痰就诊，经X线检查和痰培养确诊为肺炎链球菌肺炎，首选的治疗药物是
    A. 头孢菌素
    B. 青霉素
    C. 多柔比星（阿霉素）
    D. 泼尼松（强的松）
    E. 阿司匹林

71. 患者，男，50岁。十二指肠溃疡，毕Ⅱ式胃大部切除术，术后1周进食后出现呕吐，呕吐物含有食物和胆汁，其原因是
    A. 胃切除过多
    B. 胃切除过少
    C. 十二指肠切除过多
    D. 输入段梗阻
    E. 输出段梗阻

72. 某产妇，30岁，自然分娩后半年，现哺乳，已行经，要求避孕。护士建议最适宜的避孕方式是

A. 安全期避孕
B. 带孕酮的宫内节育器
C. 安全套避孕
D. 宫内节育器
E. 口服避孕药

73. 患者，男，28岁。反复出现右季肋部胀痛，并伴寒战、高热，为明确诊断首选的检查是
    A. CT
    B. B超
    C. 血、尿淀粉酶
    D. 白细胞计数
    E. 胃酸游离度

74. 患者，女，20岁。呼吸道感染，咳嗽、咳痰。护士为其进行雾化吸入，可选择的祛痰药是
    A. 地塞米松
    B. 庆大霉素
    C. α-糜蛋白酶
    D. 氨茶碱
    E. 舒喘灵

75. 经产妇，32岁。顺产一健康新生儿后第2天，护士如果观察到该产妇的下述临床表现时，应立即报告医生
    A. 口腔温度为36.8℃正常生命体征
    B. 脉率109次/分
    C. 汗液分泌增多
    D. 血压120/80mmHg
    E. 呼吸频率20次/分

76. 患者，男，45岁。患肝硬化3年，近三日来未排便，出现嗜睡与幻觉。在给予灌肠时，<u>不宜</u>采取的灌肠液是
    A. 生理盐水
    B. 肥皂水
    C. 清水
    D. 温水
    E. 生理盐水加醋

77. 某产妇，28岁。24小时前行会阴侧切术分娩一男婴，会阴水肿明显。护理措施<u>错误</u>的是
    A. 会阴冲洗

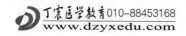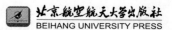

B. 评估会阴切口

C. 95% 乙醇湿热敷

D. 50% 硫酸镁湿热敷

E. 会阴切口患侧卧位

78. 患者，女，26 岁。停经 42 天，阴道流血 3 天，左下腹轻度疼痛，尿 hCG（+），子宫内膜病理检查结果为蜕膜组织，最可能的诊断是

A. 葡萄胎

B. 无排卵性异常子宫出血

C. 异位妊娠

D. 先兆流产

E. 前置胎盘

79. 患者，女，16 岁。行经 10 余天未止，量多。月经周期 6～7 天 /20～25 天，基础体温单相型。该患者最佳的治疗方案是

A. 宫腔镜下止血

B. 孕激素＋雌激素

C. 雌激素＋周期治疗

D. 雄激素＋孕激素

E. 三合激素

80. 某孕妇，35 岁。妊娠 32 周，早孕反应重，有呼吸困难。检查子宫体积明显大于正常孕周，下肢水肿，阴道静脉曲张。在子宫不同部位闻及频率相差 10 次 / 分以上的胎心音。符合该孕妇的诊断为

A. 巨大胎儿

B. 多胎妊娠

C. 羊水过多

D. 胎盘早剥

E. 肝腹水

81. 患者，女，38 岁。咳嗽、咳痰 5 年余。近 1 个月来咳嗽、咳痰加重，伴有多次咯血，咳嗽在晨起或夜间卧床时加重，痰量多时可达 400ml，静置后可分为 3 层。该患者典型的 X 线表现为

A. 两肺透亮度增加

B. 肺纹理增多、紊乱

C. 边界毛糙的结节状阴影

D. 肺段或肺叶淡薄、均匀阴影

E. 不规则蜂窝状透亮阴影或沿支气管的卷

发状阴影

82. 患者，男，22 岁。被电动自行车撞伤后导致左侧第 5 肋骨闭合性骨折，治疗的重点是

A. 骨折对线

B. 固定胸廓

C. 牵引疗法

D. 石膏托固定

E. 手法复位

二、以下提供若干个案例，每个案例下设若干个考题。请根据各考题题干所提供的信息，在每题下面的 A、B、C、D、E 五个备选答案中选择一个最佳答案，并在答题卡上将相应字母所属的方框涂黑。

（83-84 题共用题干）

患儿，男，10 岁。右股部下端疼痛伴高热 39℃一天，怀疑右股骨下端急性化脓性骨髓炎。

83. 问题 1：查体时不会出现的表现是

A. 右股部下段皮温升高

B. 右股骨下端深压痛

C. 右股部下段肿胀

D. 右股部下段浅表静脉怒张

E. 右膝关节活动受限

84. 问题 2：最有价值的辅助检查是

A. X 线摄片

B. MRI

C. 右股骨下端分层穿刺

D. 血培养

E. 血常规检查

（85-86 题共用题干）

患者，女，50 岁。上腹烧灼样疼痛 8 年，疼痛多于饥饿时发生，进食后缓解，近 3 天出现黑便，头晕。查体：脐部偏右上方有明显压痛。

85. 问题 1：有助于明确诊断的检查是

A. 粪便常规检查

B. X 线检查

C. 胃镜检查

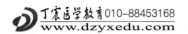
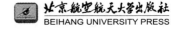

D．血常规检查

E．幽门螺杆检查

86．问题2：抑酸效果最好的药物是

A．奥美拉唑

B．多酶片

C．双嘧达莫（潘生丁）

D．阿司匹林

E．枸橼酸铋钾

（87-88题共用题干）

患儿，2岁半。诊断为脓胸，住院第3天发生呼吸困难、喘憋、烦躁、心率快、右下肺叩诊浊音，右上肺叩诊鼓音。

87．问题1：该患儿最可能的情况是

A．气胸

B．脓气胸

C．呼吸衰竭

D．左心衰竭

E．支气管扩张

88．问题2：最佳治疗是

A．应用平喘药

B．胸腔穿刺抽脓

C．患侧胸腔闭式引流

D．减轻心脏负荷

E．更换抗生素

三、以下提供若干组考题，每组考题共同在考题前列出的A、B、C、D、E五个备选答案。请从中选择一个与考题关系最密切的答案，并在答题卡上将相应字母所属的方框涂黑。每个备选答案可能被选择一次，多次或不被选择。

（89-91题共用备选答案）

A．脑脊液检查

B．脑电图

C．经颅多普勒

D．颅脑 CT

E．颅脑 MRI

89．临床疑诊脑出血应首选的检查是

90．诊断癫痫最有效的辅助检查是

91．诊断急性炎症性脱髓鞘性多发性神经病应选用的检查是

（92-94题共用备选答案）

A．口服糖耐量试验仅一项高于正常值

B．口服糖耐量试验其中任何两项超过正常值

C．糖筛查试验血糖≥7.8mmol/L

D．空腹血糖＞5.8mmol/L

E．随机血糖测定＞11.2mmol/L

92．可确诊妊娠期糖尿病的是

93．可诊断糖耐量异常的情况是

94．需进一步作糖耐量试验的是

（95-96题共用备选答案）

A．注射疗法

B．痔核切除术

C．胶圈套扎法

D．血栓摘除术

E．局部热敷、坐浴

95．Ⅱ期或Ⅲ期内痔行

96．单纯性外痔行

（97-98题共用备选答案）

A．钙通道阻滞剂

B．β受体阻滞剂

C．膜稳定作用为主的药物

D．延长动作电位时程为主的药物

E．兴奋迷走神经药物

97．维拉帕米抗心律失常的作用机制是

98．乙胺碘呋酮抗心律失常的作用机制是

（99-100题共用备选答案）

A．肝癌

B．胰腺癌

C．急性胰腺炎

D．溃疡性结肠炎

E．急性胆囊炎

99．CA19-9 检查结果异常提示的疾病可能为

100．血淀粉酶检查结果异常提示的疾病可能为

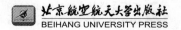

专业知识

一、以下每一道考题下面有 A、B、C、D、E 五个备选答案，请从中选择一个最佳答案。并在答题卡上将相应题号的相应字母所属的方框涂黑。

1. 急性乳腺炎多发生于
   A. 妊娠中期
   B. 月经期
   C. 初产妇产后哺乳期
   D. 围绝经期
   E. 经产妇产后哺乳期

2. 提示发生青霉素过敏休克的最早临床表现是
   A. 关节肿痛、淋巴结肿大
   B. 面色苍白、血压下降
   C. 意识丧失、抽搐
   D. 皮肤瘙痒、呼吸道症状
   E. 腹痛、便血

3. 咳大量脓痰静置后分 3 层的疾病是
   A. 支气管扩张
   B. 肺癌
   C. 衣原体肺炎
   D. 肺源性心脏病
   E. 肺结核

4. 慢性阻塞性肺疾病（COPD）患者进行缩唇呼吸的目的是
   A. 避免小气道塌陷
   B. 减低呼吸阻力
   C. 增加肺泡通气量
   D. 提高呼吸效率
   E. 降低呼吸运动的效率

5. 适合肾性水肿患者摄入的蛋白质是
   A. 任意蛋白
   B. 以植物蛋白为主
   C. 以动物蛋白为主
   D. 高蛋白
   E. 优质低蛋白

6. 脊髓型颈椎病患者，拟行前路手术，护士在术前协助患者进行的最重要的练习是
   A. 床上大小便
   B. 上下肢功能锻炼方法
   C. 手术体位训练
   D. 推移气管
   E. 深呼吸、有效咳嗽、排痰

7. 尿道损伤后<u>不可能</u>出现
   A. 尿瘘
   B. 尿失禁
   C. 尿道狭窄
   D. 阳痿
   E. 慢性尿道周围脓肿

8. 斜疝术后护理<u>错误</u>的是
   A. 切口处沙袋压迫
   B. 早期下床
   C. 阴囊托起
   D. 伤口处勿污染
   E. 防止腹压增加

9. 消化道溃疡患者发生呕血时，护理措施<u>不正确</u>的是
   A. 急性期有呕吐者禁食
   B. 静脉滴注西咪替丁（甲氰咪胍）
   C. 双气囊压迫
   D. 适量垂体后叶素静推
   E. 胃镜直视下止血

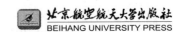

10. 晚期肺癌患者出现面部、颈部、上肢静脉怒张，考虑癌肿压迫
    A. 锁骨下静脉
    B. 颈内静脉
    C. 颈外静脉
    D. 上腔静脉
    E. 下腔静脉

11. 结核性腹膜炎最常见的并发症是
    A. 肠瘘
    B. 急性肠穿孔
    C. 肠梗阻
    D. 中毒性巨结肠
    E. 下消化道出血

12. 慢性肾衰竭首发症状是
    A. 高血压
    B. 贫血
    C. 食欲缺乏
    D. 水肿
    E. 肾性骨营养不良症

13. 原发性高血压患者服药方式错误的是
    A. 小剂量开始，可联合用药
    B. 不得自行增减和撤换药物
    C. 血压高时服药，血压不高时可暂不服药
    D. 遵医嘱调整剂量
    E. 需长期服药

14. 引起胸腔内压力不断增加的是
    A. 闭合性气胸
    B. 开放性气胸
    C. 张力性气胸
    D. 脓胸
    E. 多根肋骨双处骨折

15. 为了彻底治愈肺结核，针对患者健康教育中最重要的是
    A. 保证充分的休息和营养
    B. 戒烟和戒酒
    C. 坚持规则全程化疗
    D. 定期监测病情
    E. 消毒隔离

16. 经期卫生保健不正确的是
    A. 经期易发生感染
    B. 做好经期保健教育可预防妇科病
    C. 经期要劳逸结合，避免精神紧张
    D. 保持外阴清洁，1：5000 高锰酸钾水坐浴
    E. 经期应选择淋浴

17. 慢作用抗风湿药不包括
    A. 甲氨蝶呤
    B. 青霉胺
    C. 环磷酰胺
    D. 吲哚美辛
    E. 硫唑嘌呤

18. 体表或浅在的肿瘤第一表现是
    A. 肿块
    B. 出血
    C. 溃疡
    D. 疼痛
    E. 功能障碍

19. 静脉推注高浓度钾最危险的是
    A. 偏瘫
    B. 呼吸麻痹
    C. 心搏骤停
    D. 肌无力
    E. 腹胀

20. 水痘患儿出现皮疹的时间是
    A. 发热前 3 天
    B. 发热第 1 天
    C. 发热第 4 天
    D. 发热第 6 天
    E. 发热消退后

21. 流行性感冒的描述，不正确的是
    A. 常有明显流行
    B. 起病急
    C. 有高热，全身酸痛等全身症状
    D. 鼻咽部症状较重
    E. 病后不能获得永久性免疫

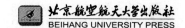

22．胰头癌最主要的临床表现是
    A．呃逆
    B．进行性黄疸
    C．恶心呕吐
    D．乏力消瘦
    E．腹泻

23．新生儿病理性黄疸最重要的护理措施是
    A．观察尿量变化
    B．观察粪便颜色
    C．观察患儿的哭声
    D．维持正常体温
    E．观察皮肤黄染程度

24．心功能评估的依据是
    A．病程长短
    B．活动耐力
    C．有无合并症
    D．心脏体征
    E．辅助检查资料

25．呼吸衰竭患者症状和体征中最早、最突出的是
    A．躁狂
    B．呼吸困难
    C．血压下降
    D．心律失常
    E．肝肾功能损害

26．护送急性心肌梗死患者由急诊室送到心电监护室的方式是
    A．患者自己慢步行进
    B．由担架车护送
    C．家属平车推入
    D．由护士陪同步行
    E．由家人搀扶步行

27．婴儿预防佝偻病，每天服维生素 D 的剂量是
    A．150 ～ 250U
    B．300 ～ 400U
    C．1200 ～ 1400U
    D．400 ～ 800U

    E．1500 ～ 2000U

28．绷带包扎时，螺旋反折法适用于
    A．头部
    B．颈部
    C．手指
    D．小腿
    E．手部

29．急性乳腺炎的预防措施不包括
    A．产后用抗生素
    B．哺乳期保持乳头清洁，避免损伤
    C．避免乳汁淤积
    D．乳头破损，暂停授乳，及时治疗乳头皲裂
    E．增强局部皮肤抵抗力，预防乳头皲裂

30．放置 T 管的适应证是
    A．胆囊切除术后
    B．胆囊造瘘术后
    C．胆道蛔虫病
    D．胆总管探查术后
    E．胆道结石患者

31．术后切口疼痛的主要护理措施是
    A．安置舒适体位
    B．肌内注射哌替啶
    C．补充血容量
    D．使用止吐药
    E．保持环境安静

32．真菌性阴道炎患者阴道冲洗液应选择
    A．2 ～ 4% 的碳酸氢钠溶液
    B．1% 的乳酸
    C．1% 的醋酸
    D．0.9% 的氯化钠溶液
    E．50% 的三氯醋酸溶液

33．关于颅内压增高患者的护理描述，正确的是
    A．便秘者无需处理
    B．成人保持每天尿量不少于 600ml
    C．脑室引流引流管开口高于侧脑室平面 15 ～ 20cm

D. 20% 甘露醇不可重复使用

E. 不需要限制钠盐摄入

C. 水肿、少尿、蛋白尿、氮质血症

D. 氮质血症、少尿、高血压、蛋白尿

E. 水肿、少尿、血尿、高血压

34. 关于心力衰竭患者保持大便通畅的叙述，<u>不</u>正确的是

A. 遵医嘱长期服用缓泻剂

B. 用力排便可诱发和加重心衰

C. 用力排便可诱发严重心律失常

D. 便秘时可采用大量不保留灌肠以导泻

E. 指导患者饮食中增加粗纤维食物

35. 诊断肝癌首选的检查方法是

A. 肝功生化

B. AFP

C. B超

D. CT

E. MRI

36. 门脉高压分流术后患者，绝对卧床休息时间应是

A. 1～2 天

B. 3～5 天

C. 1 周

D. 2 周

E. 1 个月

37. 休克代偿期血压的变化是

A. 收缩压下降，脉压正常

B. 收缩压升高，脉压大

C. 收缩压正常，脉压小

D. 收缩压正常，脉压大

E. 血压无变化

38. 蛛网膜下腔出血患者需绝对卧床休息

A. 1～3 周

B. 4～6 周

C. 7～9 周

D. 10～12 周

E. 13～15 周

39. 急性肾小球肾炎典型的临床表现是

A. 少尿、氮质血症、高血压

B. 水肿、少尿、氮质血症、高血压

40. 有关伤口换药叙述<u>不</u>正确的是

A. 用手揭去外层敷料

B. 应用双手执镊法

C. 引流物应深至脓腔深处

D. 清洁伤口，去除坏死组织

E. 无论何种伤口，每天换药 1 次

41. 提示肝硬化进入肝功能失代偿期的表现是

A. 食欲差

B. 消化功能下降

C. 恶心、呕吐

D. 腹部移动浊音（+）

E. 肝掌

42. 胃十二指肠溃疡手术治疗的适应证<u>不</u>包括

A. 急性穿孔

B. 并发大出血

C. 并发瘢痕性幽门梗阻

D. 癌变

E. 经常反酸

43. 胎盘剥离征象表现为

A. 子宫底下降

B. 阴道大量出血

C. 阴道口外露的脐带自行下降延伸

D. 手按压子宫下段，阴道口外露的脐带回缩

E. 子宫小于孕周

44. 急性肾衰竭少尿或无尿期，避免高钾血症的措施<u>不</u>包括

A. 纠正酸中毒

B. 可以输入库存血

C. 严格摄入含钾药物及食物

D. 彻底清创，清除坏死组织

E. 控制感染

45. 缺铁性贫血治疗最重要的是

A. 补充铁剂

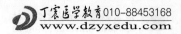
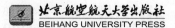

B．脾切除
C．输血治疗
D．肌内注射维生素 B_{12}
E．病因治疗

46．**禁忌**做直肠指诊的是
    A．肛瘘
    B．肛裂
    C．内痔
    D．外痔
    E．直肠脱垂

47．预防上感患儿发生惊厥的主要措施是
    A．密切观察及时发现惊厥前兆
    B．按医嘱应用抗生素
    C．按医嘱应用镇静药
    D．保持安静、减少刺激
    E．积极控制体温

48．侵蚀性葡萄胎与绒毛膜癌均可发生于
    A．葡萄胎排空后
    B．输卵管妊娠后
    C．足月分娩后
    D．人工流产后
    E．自然流产后

49．患者，男，35 岁。走路不慎滑倒，头部触地，当即昏迷约 30 分钟，醒后头痛，恶心，50 分钟后，再次昏迷，该患者最可能是
    A．脑震荡
    B．脑挫伤
    C．脑裂伤
    D．脑内血肿
    E．硬脑膜外血肿

50．患者，男，16 岁。平素体健，学校体检时心率 80 次 / 分，律齐，心尖区闻及舒张期隆隆样杂音，心界增大不明显，较宜的处理是
    A．卧床休息
    B．应用洋地黄
    C．口服利尿药
    D．避免重体力劳动，预防感染
    E．如常人活动

51．心脏病孕妇，32 岁，37^{+3} 周，因有规律宫缩入院。检查：心率 130 次 / 分，心功能 Ⅱ 级，骨盆、胎位正常，宫口开大 4cm，先露坐骨下棘 1cm。对该孕妇的处理正确的是
    A．立即进行剖宫产尽快终止妊娠
    B．在第二产程鼓励产妇屏气用力
    C．胎儿娩出后用麦角新碱防出血
    D．在宫口开全之前可静推缩宫素
    E．产褥期需使用抗生素预防感染

52．患者，女，45 岁。已有数年怕热，多汗，心率 110 次 / 分，食量大，但渐瘦。经查 FT_4 及 FT_3 增高，昨天突然体温达 40℃，心率 150 次 / 分，恶心，呕吐，腹泻，大汗持续而昏睡，急诊为甲状腺功能亢进伴甲状腺危象。其原因是
    A．甲状腺大量破坏
    B．机体消耗大量甲状腺素
    C．垂体功能亢进
    D．大量甲状腺素释放入血
    E．下丘脑功能亢进

53．患儿，女，2 岁。运动发育落后，自主运动不协调，下肢肌张力增高，抱起时双腿交叉呈剪刀样。最可能的诊断是
    A．癫痫局限性发作
    B．脑性瘫痪
    C．癫痫小发作
    D．注意力缺陷多动症
    E．癫痫大发作

54．患者，男，38 岁。因长时间在高温环境中工作，出现胸闷、口渴、面色苍白、出冷汗，体温 37.5℃，血压 92/50mmHg，护理措施**错误**的是
    A．患者移至阴凉处
    B．患者取平卧位
    C．建立静脉通路
    D．头及四肢冰敷
    E．口服清凉饮料

55．患者，女，55 岁。今天在全麻下行双下肢大隐静脉高位结扎加剥脱术，该患者护理措施**不当**的是

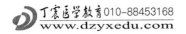
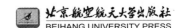

A. 抬高患肢
B. 患肢使用弹力绷带加压包扎
C. 观察腹股沟区伤口是否渗血
D. 下床活动
E. 6小时后可进食

B. 5天内
C. 7天内
D. 15天内
E. 30天内

56. 患者，男，34岁。急性粒细胞白血病，发热39.5℃，对该患者的降温措施，错误的是
A. 温水拭浴
B. 腋下放置冰袋
C. 服用退热药物
D. 乙醇拭浴
E. 给予热饮料，促进排汗

57. 患者，女，20岁，糖尿病患者，皮下注射胰岛素1小时后，出现乏力、冷汗，双手颤抖，强烈饥饿感。其最可能的原因是
A. 胃肠道反应
B. 高血糖反应
C. 胰岛素过敏
D. 低血糖反应
E. 酮症酸中毒

58. 患者，女，30岁。在局麻下行右乳房纤维腺瘤切除术，麻醉后患者出现胸闷、气促、心率增快。处理措施不正确的是
A. 吸氧
B. 加大局麻药剂量
C. 静脉输液
D. 监测血压
E. 应用镇静剂

59. 患儿，女，10个月。因高热惊厥入院，经治疗后准备出院，对其家长健康指导的重点是
A. 物理降温的方法
B. 体格锻炼的方法
C. 合理喂养的方法
D. 惊厥的预防及急救
E. 按时预防接种

60. 患者，男，63岁。因前列腺增生，行前列腺切除术，术后禁止肛管排气及灌肠的时间是
A. 3天内

61. 患者，男，45岁。原有心绞痛，且常有便秘，昨夜用力排便时突然心脏骤停。现场应采取的措施是
A. 通知医生速来抢救
B. 立即给高浓度吸氧
C. 迅速建立静脉通路
D. 叩击心前区及胸外心脏按压
E. 安装临时心脏起搏器

62. 患者，女，29岁。妇科普查时发现卵巢囊性肿物直径3cm，月经正常，无不适主诉，恰当的处理措施为
A. 1个月后复查1次
B. 行患侧卵巢切除术
C. 预防性化疗
D. 腹腔镜探查
E. 服用激素类药物

63. 患者，女，45岁。误服有机磷农药约100ml，不久出现昏迷，双瞳缩小，呼吸困难，满肺湿啰音。原因是
A. 动眼神经兴奋
B. 副交感神经持久兴奋
C. 急性气管炎
D. 急性胃炎
E. 急性肺炎

64. 患儿，女，6岁。因面部及双下肢凹陷性水肿及大量蛋白尿诊断为"原发性肾病综合征"，给予肾上腺糖皮质激素治疗半年，出现水肿减轻、食欲增加、双下肢疼痛，最应关注的药物不良反应是
A. 高血压
B. 胃肠道反应
C. 血糖升高
D. 诱发或加重感染
E. 骨质疏松

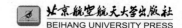

65．患儿，男，2 岁。体检发现胸骨左缘第 2 肋间有响亮的连续性机器样杂音，伴震颤，传导广泛，P₂ 亢进，周围血管征阳性。该患儿最可能是

A．动脉导管未闭

B．室间隔缺损

C．肺动脉狭窄

D．房间隔缺损

E．法洛四联症

66．患者，女。急诊入院，面色苍白，急性失血性病容。查：血压 80/50mmHg，腹部有明显压痛及反跳痛，叩诊有明显移动性浊音，初步诊断为异位妊娠，准备做剖腹探查，根据患者情况，术前护理不妥的是

A．立即将患者取半卧位

B．立即给氧吸入并保暖

C．迅速输液

D．做好输血准备

E．按急诊手术要求做好手术前准备

67．初产妇，妊娠 39 周。臀位，30 分钟前阴道流水，量较多。此时急诊护士最恰当的处理是

A．请患者坐下，详细询问流水的情况

B．立即用 PH 试纸检查是否破膜

C．立即阴道检查是否破膜

D．嘱患者左侧卧位，抬高臀部，听胎心

E．立即行羊膜镜检查

68．患者，女，27 岁。工作中刺伤手掌，伤后 4 天手掌凹陷消失，疼痛剧烈，中指、环指、小指半屈状，拉直疼痛，应考虑是

A．鱼际间隙感染

B．掌中间隙感染

C．化脓性腱鞘炎

D．脓性指头炎

E．甲沟炎

69．患者，女，43 岁。急性阑尾炎已 1 周，经抗菌药物治疗，今日突然高热，黄疸，肝区下方压痛，血白细胞明显增高，患者很可能出现了

A．急性腹膜炎

B．阑尾周围脓肿

C．腹腔脓肿

D．门静脉炎

E．败血症

二、以下提供若干个案例，每个案例下设若干个考题。请根据各考题题干所提供的信息，在每题下面的 A、B、C、D、E 五个备选答案中选择一个最佳答案，并在答题卡上将相应字母所属的方框涂黑。

(70~71 题共用题干)

患者，男，50 岁。发热 2 周伴咳嗽、咳痰少量带血丝，乏力，食欲缺乏，体重下降。查体：右上肺部闻及少许湿啰音。胸片示：右肺上野及中野密度较淡浸润影。已做 PPD 试验。实验室检查：白细胞 9.2×10^9/L。

70．问题 1：该患者最可能的诊断是

A．金葡菌肺炎

B．肺结核

C．肺癌

D．肺脓肿

E．支气管扩张

71．问题 2：对该患者 PPD 试验结果的解释错误的是

A．阳性表示曾有结核感染

B．弱阳性提示卡介苗交叉反应

C．阴性可排除结核病

D．强阳性提示活动性结核病

E．免疫抑制者诊断价值受影响

(72~73 题共用题干)

患者，女，69 岁。高血压病史 20 年。近 1 周时感心悸、气短，咳嗽、咳粉红色泡沫痰。听诊双肺满布湿啰音，端坐位时呼吸困难减轻。

72．问题 1：判断该患者的可能情况是

A．支气管哮喘

B．支气管扩张

C．肺源性心脏病

D．急性肺不张

E．急性肺淤血

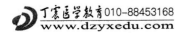

73．问题2：若患者突然剧烈头痛伴喷射样呕吐，应考虑病为
  A．急性胃肠炎
  B．上呼吸道感染
  C．高血压脑病
  D．脑炎
  E．脑血栓形成

（74-75题共用题干）

　　患者，男，36岁。头晕、乏力伴恶心呕吐10天。查体：血压160/100mmHg，下肢凹陷性水肿。血红蛋白76g/L，尿比重1.010、蛋白（+）、蜡样管型（++），血尿素氮25mmol/L，血肌酐450μmol/L，二氧化碳结合力12mmol/L。

74．问题1：首优护理诊断是
  A．焦虑
  B．体液过多
  C．营养失调
  D．有感染的危险
  E．有皮肤完整性受损的危险

75．问题2：护理措施不妥的是
  A．每天测量体重
  B．低盐低蛋白饮食
  C．定时测量生命体征
  D．控制入水量为2500ml/d
  E．准确记录24小时出入液量

（76-77题共用题干）

　　患者，男，30岁。肠梗阻已半年，近日来恶心、呕吐加重，视力模糊，双下肢肌肉踌躇频繁。体检神志欠清，脉细速，血压75/30mmHg，血清钠119mmol/L，血钾3.6mmol/L。

76．问题1：应先尽快给予
  A．胶体溶液和晶体溶液
  B．10%葡萄糖溶液
  C．10%葡萄糖酸钙溶液
  D．升压药和5%葡萄糖溶液
  E．生理盐水

77．问题2：接下来应静脉滴注

  A．5%碳酸氢钠
  B．多巴胺
  C．氢化可的松
  D．5%氯化钠溶液200～300ml
  E．氯化钾

（78-79题共用题干）

　　患者，女，50岁。5天前行毕Ⅰ式胃大部切除手术，近日每当进食时出现上腹胀满，恶心，呕吐，呕吐物为胃内容物，不含胆汁。

78．问题1：患者可能发生了
  A．胃肠吻合口破裂
  B．吻合口梗阻
  C．倾倒综合征
  D．低血糖综合征
  E．消化不良

79．问题2：该患者不宜采取的处理措施是
  A．禁食
  B．胃肠减压
  C．静脉补充营养
  D．洗胃
  E．调理饮食

（80-81题共用题干）

　　初产妇，33岁。足月入院待产，查体宫缩规律，宫口开大10cm，胎心140次/分。

80．问题1：该产妇即将进入第几产程
  A．第一产程潜伏期
  B．第一产程活跃期
  C．进入第二产程
  D．进入第三产程
  E．先兆临产

81．问题2：该产程护理措施正确的是
  A．灌肠
  B．导尿
  C．协助产妇淋浴
  D．协助产妇上产床做好接生准备
  E．每1小时听胎心1次

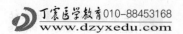
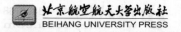

(82-83 题共用题干)

初产妇,孕 39^{+2} 周后临产,现宫口开全 2 小时,胎头棘下 2cm,宫缩较前减弱,胎膜已破,胎心 120 次 / 分,产妇一般情况较好。

82. 问题 1:此时应采取的分娩方式是
    A. 会阴侧切术
    B. 剖宫产
    C. 自然分娩
    D. 会阴侧切+胎头吸引术
    E. 会阴侧切+产钳术

83. 问题 2:操作中应避免的错误是
    A. 胎头吸引的时间不应超过 20 分钟
    B. 放置吸引器
    C. 沿产轴方向牵拉
    D. 胎头即将娩出时应解除负压
    E. 抽成 20 ~ 30kPa 的负压

(84-86 题共用题干)

患儿,女,3 岁。体格瘦小,平常鼻尖、甲床、口唇等部位发绀,活动、哭闹时加重。活动时有蹲踞现象,入院诊断为法洛四联症。

84. 问题 1:患儿胸部 X 线检查,可见
    A. 靴形心
    B. 肺门血管影扩大
    C. 左心室明显增大
    D. 右心房明显增大
    E. 肺透亮度减弱

85. 问题 2:护理此患儿要注意保证液体入量,其原因是
    A. 避免发生脱水
    B. 避免发生感染
    C. 避免发生血栓栓塞
    D. 避免发生心力衰竭
    E. 避免发生酸中毒

86. 问题 3:患儿如突然出现呼吸困难、发绀加重,应首先采取的体位是
    A. 右侧卧位
    B. 端坐位

C. 截石位
D. 膝胸卧位
E. 头高足低位

三、以下提供若干组考题,每组考题共同在考题前列出的 A、B、C、D、E 五个备选答案。请从中选择一个与考题关系最密切的答案,并在答题卡上将相应字母所属的方框涂黑。每个备选答案可能被选择一次,多次或不被选择。

(87-88 题共用备选答案)
    A. 可照常活动,但应避免体力劳动和重体力劳动
    B. 限制活动,多卧床休息
    C. 加强锻炼,提高耐力
    D. 绝对卧床休息,限制探望
    E. 逐步离床,在室内缓步走动
87. 急性心肌梗死第 1 周内患者应
88. 心功能 I 级患者

(89-90 题共用备选答案)
    A. 席汉综合征
    B. 黏液性水肿
    C. 库欣综合征
    D. 艾迪生病
    E. 华 - 佛综合征
89. 甲状腺功能减退可导致
90. 皮质醇增多症可导致

(91-92 题共用备选答案)
    A. 脑震荡
    B. 脑挫裂伤
    C. 硬脑膜下血肿
    D. 硬脑膜外血肿
    E. 脑内血肿
91. 脑损伤后,表现为意识障碍,昏迷时间超过 30 分钟的是
92. 脑损伤后,表现为意识障碍,昏迷后有"中间清醒期"的是

(93-94 题共用备选答案)
    A. 腹胀明显,呕吐物为粪样物
    B. 呕吐出现早并严重,腹胀轻

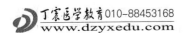 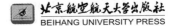

C. 持续性腹痛伴阵发性加重，并有腹膜刺激征

D. 阵发性剧烈腹痛，呕吐呈溢出性

E. 持续性胀痛，肠鸣音减弱，呕吐物无胆汁

93. 高位肠梗阻的症状

94. 绞窄性肠梗阻的症状

（95-98 题共用备选答案）

A. 妊娠 12 周以前妊娠终止

B. 妊娠满 37 周不满 42 足周分娩

C. 妊娠满 28 周不满 37 足周分娩

D. 妊娠 12 周后 28 周以前终止

E. 妊娠 42 周以后分娩

95. 过期产

96. 晚期流产

97. 早产

98. 足月产

（99-100 题共用备选答案）

A. 50g/L

B. 30g/L

C. 50mg/kg

D. 5.7mmol/L

E. 4.6mmol/L

99. 肾病综合征患者的胆固醇应高于

100. 血浆白蛋白应低于

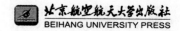

专业实践能力

一、以下每一道考题下面有 A、B、C、D、E 五个备选答案，请从中选择一个最佳答案。并在答题卡上将相应题号的相应字母所属的方框涂黑。

1. 静脉补钾时，5% 的葡萄糖溶液 1000ml 中加入 10% 氯化钾<u>不超过</u>
   A. 10ml
   B. 15ml
   C. 20ml
   D. 30ml
   E. 40ml

2. 危险的护理诊断常用的陈述方式是
   A. P 公式
   B. PS 公式
   C. SE 公式
   D. PE 公式
   E. PSE 公式

3. 小儿使用要素饮食时最大浓度<u>不超过</u>
   A. 0.09
   B. 0.11
   C. 0.125
   D. 0.135
   E. 0.15

4. 与患者交谈的正确方法是
   A. 不要与患者有眼神的交流
   B. 及时纠正患者叙述的内容
   C. 适当点头或轻声说"是"
   D. 对患者谈话及时做出是非判断
   E. 不断提问引导谈话的进行

5. 胸外心脏按压的频率是

   A. 40 ～ 60 次 / 分
   B. 60 ～ 80 次 / 分
   C. 80 ～ 100 次 / 分
   D. 100 ～ 120 次 / 分
   E. 120 ～ 140 次 / 分

6. 护士指导患者进行肌肉锻炼，<u>不正确</u>的是
   A. 运动前后应做准备及放松运动
   B. 使患者充分理解、合作并掌握运动的要领
   C. 运动时如有明显的疼痛，应鼓励患者坚持锻炼
   D. 应协助患者进行室外活动
   E. 每次运动达到肌肉的适度疲劳，运动后有适当的间歇

7. 护理学中有关"健康"这一概念的描述正确的是
   A. 健康就是没有疾病或不适
   B. 健康和疾病具有清晰的界限
   C. 健康是一个动态、连续的过程
   D. 人的健康观念受某一单独因素的影响
   E. 健康主要是指机体内部各系统的协调和稳定

8. 用数字评分法测评疼痛的程度，10 表示
   A. 无痛
   B. 微痛
   C. 轻度疼痛
   D. 中度疼痛
   E. 剧烈疼痛

9. 为防止脑水肿，用冰槽降温时患者的肛温维持在
   A. 25℃

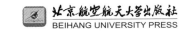

B. 28℃

C. 30℃

D. 33℃

E. 35℃

10. 造成茂菲滴管内液面自行下降的原因是

    A. 输液管管径粗

    B. 患者肢体位置不当

    C. 输液速度过快

    D. 滴管有裂缝

    E. 压力过大

11. 罗伊认为护理的目标是

    A. 提高患者的自理能力

    B. 改变环境

    C. 增进患者的适应性反应

    D. 减轻患者的压力反应

    E. 消除压力源

12. 程序的理论框架是

    A. 基本需要层次论

    B. 沟通理论

    C. 一般系统论

    D. 应激与适应理论

    E. Roy 的适应理论

13. 属于专科护理范畴的是

    A. 排泄护理

    B. 饮食护理

    C. 急救护理

    D. 社区护理

    E. 临终护理

14. 弗洛伊德的人格结构理论中，将人格分为三部分，最主要的部分是

    A. 自我

    B. 超我

    C. 本我

    D. 他律

    E. 自律

15. 输血过程中发生溶血反应，护士首先应

    A. 立即停止输血

B. 通知医生

C. 测量血压

D. 静脉注射碳酸氢钠

E. 皮下注射肾上腺素

16. 关于淋浴法的叙述，正确的是

    A. 浴室温度在 20℃左右

    B. 水温调节在 38～40℃

    C. 应在餐后半小时进行

    D. 浴室应门门以保证安全

    E. 创伤患者不宜淋浴

17. 纽曼指出护理对象的抵抗线是

    A. 护理对象系统的第一道防御机制

    B. 护理对象系统的第二道防御机制

    C. 可以保护正常防御线免受应激源的破坏

    D. 防御应激源的一些内部因素

    E. 可在短期内急速变化

18. 人体的睡眠中枢位于

    A. 大脑皮层

    B. 丘脑下部

    C. 背侧丘脑

    D. 小脑前叶

    E. 脑干尾端

19. 医院感染不包括

    A. 新生儿经胎盘获得的感染

    B. 传染科护士护理患者获得的感染

    C. 新生儿脐带发炎

    D. 患者住院 10 天后，出现上呼吸道感染

    E. 静脉内置管后，发生的菌血症

20. 最有效最可靠的物理灭菌法是

    A. 燃烧法

    B. 煮沸法

    C. 高压蒸汽灭菌法

    D. 干烤灭菌法

    E. 微波消毒灭菌法

21. 长期留置导尿管的患者，出现尿液浑浊、沉淀或结晶时应

    A. 经常清洁尿道口 24 小时

B. 膀胱内用药
C. 热敷下腹部
D. 进行膀胱冲洗
E. 经常更换卧位

22. 中心静脉输液时引起空气栓塞导致死亡的原因是气栓阻塞了
  A. 肺静脉入口
  B. 肺动脉入口
  C. 上腔静脉入口
  D. 下腔静脉入口
  E. 主动脉入口

23. 对伤口进行湿热敷时，应注意的主要问题是
  A. 防止弄湿床单
  B. 周边涂抹凡士林
  C. 水温要适度
  D. 严格进行无菌操作
  E. 热敷时间不要超过 30 分钟

24. 不符合药物管理原则的是
  A. 按内服、外用、注射、剧毒等分类保管
  B. 定期检查，如有异样，应立即停止使用
  C. 按易挥发、易氧化、易燃易爆等分类保存
  D. 药柜置于光线明亮、阳光直射处，保持整洁
  E. 患者个人用药单独存放，并证明床号、姓名

25. 保留灌肠，注入溶液的量和溶液的温度分别是
  A. ＜ 200ml，38℃
  B. ＜ 200ml，39 ～ 41℃
  C. ＜ 500ml，38℃
  D. ＜ 500ml，39 ～ 41℃
  E. ＜ 200ml，32℃

26. 可杀灭结核分枝杆菌的条件是
  A. 紫外线灯管照射 30 分钟
  B. 烈日曝晒 2 小时
  C. 氯己定（洗必泰）消毒液浸泡 30 分钟
  D. 加热 60℃ 15 分钟

E. 放在阴凉干燥处 24 小时

27. 使用时需要严密观察尿量的药物是
  A. 氯化钙注射液
  B. 毛花苷 C（西地兰）
  C. 氨茶碱
  D. 20% 甘露醇溶液
  E. 5% 碳酸氢钠溶液

28. 护理学的实践范畴不包括
  A. 整体护理
  B. 社区护理
  C. 护理教育
  D. 护理管理
  E. 护理科研

29. 硅胶管消毒灭菌，不宜选用
  A. 高压蒸汽法
  B. 煮沸法
  C. 乙醇浸泡法
  D. 过氧乙酸浸泡法
  E. 环氧乙烷熏蒸法

30. 用甲醛溶液（福尔马林）进行熏蒸消毒时，需加的氧化剂是
  A. 碳酸氢钠
  B. 高锰酸钾
  C. 乳酸钠
  D. 氯化镁
  E. 氯化钾

31. 为了防止交叉感染，必须做到
  A. 无菌物品应放在清洁、干燥的地方
  B. 治疗室每日紫外线消毒 1 次
  C. 取无菌物品，用无菌持物钳
  D. 一份无菌物品只能一个人使用
  E. 无菌物品和有菌物品分别放置

32. 做肌酐试验时，试验期 3 天间禁忌饮食是
  A. 蔬菜
  B. 水果
  C. 藕粉
  D. 植物油

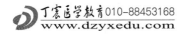
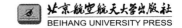

E. 咖啡和茶

33. 自安瓿内吸取药液，操作**不妥**的是
    A. 吸药时不能用手碰触针柄
    B. 用砂轮在颈部划一锯痕，直接折断安瓿
    C. 严格执行无菌操作原则
    D. 严格执行查对制度
    E. 将针头斜面向下放入安瓿内的液面下吸药

34. 患者，女，30岁。因乙型肝炎入传染科住院隔离治疗，限制其活动。该患者活动受限是属于
    A. 焦虑造成活动无力
    B. 运动系统功能受损
    C. 社会因素的需要
    D. 治疗措施需要
    E. 疾病影响机体活动

35. 乙醇拭浴时主要的散热方式为
    A. 发散
    B. 对流
    C. 传导
    D. 蒸发
    E. 传递

36. 护士为患者输血前的准备工作**错误**的是
    A. 做血型鉴定及交叉配血试验
    B. 血制品不能加温，需自然复温
    C. 与血库人员共同做好"三查八对"
    D. 先输入复方氯化钠溶液
    E. 血液从血库取出后勿剧烈振荡

37. 一氧化碳中毒患者需输注的血液
    A. 浓缩红细胞
    B. 洗涤红细胞
    C. 白细胞浓缩悬液
    D. 血小板浓缩悬液
    E. 纤维蛋白原

38. 测量血压操作错误的是
    A. 测量前患者需休息20～30分钟
    B. 袖带松紧以能放入一指为宜

C. 袖带下缘应距肘窝2～3cm
D. 听诊器胸件置于肘横纹下2cm处
E. 以每秒钟4mmHg的速度放气

39. 煮沸消毒时，海拔每增加300m，消毒时间应延长
    A. 1分钟
    B. 5分钟
    C. 2分钟
    D. 8分钟
    E. 4分钟

40. 卫生组织决定提出"2000年人享有卫生保健"的时间是
    A. 1977年
    B. 1978年
    C. 1981年
    D. 1994年
    E. 1995年

41. 给Ⅱ型呼吸衰竭的患者高浓度吸氧可引起
    A. 恶心、呕吐
    B. 烦躁不安
    C. 进行性呼吸困难
    D. 二氧化碳麻醉
    E. 面色苍白

42. 昏迷患者插胃管，为了提高成功率，当胃管插至15cm时将患者头部托起，使下颌靠近胸骨柄，其目的是增大
    A. 食管通过膈肌弧度
    B. 环状软骨水平弧度
    C. 食管通过气管分叉处
    D. 贲门口水平处弧度
    E. 咽喉部通道的弧度

43. 恶性肿瘤患者手术用过的布类，需先放入专用污物池，用消毒剂浸泡
    A. 10分钟
    B. 20分钟
    C. 30分钟
    D. 40分钟
    E. 50分钟

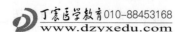 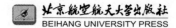

44. 煮沸灭菌时，在水中加入碳酸氢钠制成2%溶液，可使沸点提高到
    A. 101℃
    B. 105℃
    C. 106℃
    D. 108℃
    E. 110℃

45. 记录患者客观资料的表述，恰当的是
    A. 餐后2小时血糖10.5mmol/L，半年内体重下降明显
    B. 低热3个月，测白细胞量低于正常值
    C. 用药后，患者体温下降至正常范围
    D. 每天饮开水5次，每次200ml
    E. 呕吐剧烈，呕出大量血性物质

46. 不属于非语言性沟通的形式是
    A. 面部表情
    B. 手势
    C. 交流的空间距离
    D. 反应时间
    E. 健康宣教资料

47. 当怀疑或发现压力源存在而压力反应尚未发生时，应采取的预防级别是
    A. 一级预防
    B. 二级预防
    C. 三级预防
    D. 四级预防
    E. 五级预防

48. 仅见于新生儿氧疗的不良反应是
    A. 氧中毒
    B. 肺不张
    C. 呼吸道分泌物干燥
    D. 晶状体后纤维组织增生
    E. 呼吸抑制

49. 紫外线灯消毒物品时其有效距离和消毒时间分别是
    A. 25～60cm、20～30分钟
    B. 25～60cm、10～20分钟
    C. 25～60mm、20～30分钟
    D. 25～60mm、10～20分钟
    E. 25～60mm、5～10分钟

50. 关于护理诊断排列顺序的描述，正确的是
    A. 一个患者首优的护理诊断只能有一个
    B. 护士可参照马斯洛的需要层次论对护理诊断进行排序
    C. 首优的护理诊断解决之后再解决中优问题
    D. 现存的护理诊断应排在"有……危险"的护理诊断之前
    E. 对于某个患者来说，护理诊断的先后次序常常是固定不变的

51. 可用于试验饮食的是
    A. 高脂肪饮食
    B. 要素饮食
    C. 流质饮食
    D. 低盐饮食
    E. 高蛋白饮食

52. 人类基本需要层次，对各层次间关系的理解，不正确的是
    A. 先满足低层次需要，再考虑较高层次需要
    B. 不同层次需要不会重叠
    C. 各需要层次间可相互影响
    D. 个体的基本需要满足的程度和健康状况成正比
    E. 个体满足生理需要的方式类似

53. 在炎症早期用冷疗法的作用是
    A. 增加组织的新陈代谢
    B. 降低细胞新陈代谢和微生物的活力
    C. 促进炎性分泌物的吸收和消散
    D. 物理作用使体内的热通过传导发散
    E. 增强白细胞的吞噬功能

54. 对猝死患者进行心肺复苏时，其基本生命支持的内容是
    A. 人工呼吸，人工循环，药物治疗
    B. 病情估计，人工呼吸，人工循环
    C. 胸外心脏按压，开放气道，人工呼吸

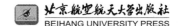

D. 人工呼吸，人工循环，脑复苏

E. 开放气道，人工呼吸，心脏除颤

55. 患者，男，36岁。右上腹隐痛，腹胀，嗳气，准备做胆囊造影，检查前1天午餐应进食

A. 低蛋白饮食

B. 无脂肪饮食

C. 高蛋白饮食

D. 高脂肪饮食

E. 低脂肪饮食

56. 患儿，男，4岁。因发热、咳嗽3天入院。护士收集该患儿资料的主要对象是

A. 患儿本人

B. 患儿的父母

C. 患儿的主治医生

D. 患儿的幼儿园老师

E. 患儿的门诊病历

57. 患者，男，15岁。诊断为急性肾炎。为配合治疗，适宜的饮食为

A. 高蛋白、低脂肪饮食

B. 高蛋白、低盐饮食

C. 低蛋白、低脂肪饮食

D. 低蛋白、低盐饮食

E. 低蛋白、低胆固醇饮食

58. 患者，男，48岁。身高180cm，体重90kg，其体重范围属于

A. 正常

B. 过重

C. 肥胖

D. 消瘦

E. 明显消瘦

59. 患者，男，62岁。3个月前行左膝关节半月板置换术，目前左下肢关节活动需他人及器械协助进行。此时左下肢膝关节的活动能力是

A. 0度

B. 1度

C. 3度

D. 5度

E. 6度

60. 患者，女，59岁。糖尿病患者。护士通过实施护理措施来帮助患者解决健康问题，满足患者需要，并鼓励患者参与，充分发挥患者的主观能动性，减少其对护理的依赖，此时护士与患者处于护患关系发展时期的

A. 计划期

B. 工作期

C. 初始期

D. 评估期

E. 结束期

61. 患者，女，35岁。临床表现为向心性肥胖、痤疮、高血压，疑为皮质醇增多症，遵医嘱行尿17-羟皮质类固醇检测。为防尿中激素被氧化，24小时尿中应加入浓盐酸

A. 1～2ml

B. 4～5ml

C. 5～10ml

D. 12～15ml

E. 20～25ml

62. 患者，男，72岁。因为在看电视时突然出现头晕，一过性昏厥，心率36次/分，多种检查后给患者安装了起搏器，该患者应避免接触

A. 电话机

B. 吹风机

C. 加湿器

D. 电暖气

E. 微波炉

63. 患者，男，36岁。因左上腹疼痛伴恶心、呕吐，来院就诊。患者自述昨晚聚餐饮酒，午夜出现左上腹隐痛，2小时后疼痛加剧，持续性呈刀割样并向左腰背部放射，诊断为急性水肿型胰腺炎。输液过程中患者出现发冷、寒战、体温39℃，患者最可能的情况是

A. 药物过敏反应

B. 循环负荷过重

C. 空气栓塞

D. 发热反应

E. 静脉炎

64. 患者，男，45岁。因高血压入院治疗，在

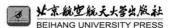

医院花园散步时，突然发作心绞痛，给予硝酸甘油的最佳途径是
- A．皮下注射
- B．肌内注射
- C．舌下含化
- D．静脉输注
- E．口服

65．患者，女，50 岁。因外伤导致右侧胫骨中段骨折，手术复位后进行石膏固定，局部剧烈疼痛，难以入睡，入睡后睡眠不深。患者出现的睡眠障碍属于
- A．继发性失眠
- B．异常性睡眠
- C．原发性失眠
- D．继发性睡眠
- E．异常性失眠

66．患者，女，50 岁。清晨对护士讲："我昨天晚上没睡好，现在头有点痛，心情糟糕透了，我想吃点药"。判断护患双方沟通层次是
- A．一般性沟通
- B．陈述事实的沟通
- C．分享性沟通
- D．情感性沟通
- E．一致性的沟通

67．患者，男，26 岁。因患白血病住院治疗，为增加其机体抵抗力，可给予输入的血液制品是
- A．洗涤红细胞
- B．白细胞浓缩悬液
- C．血小板浓缩悬液
- D．库存血
- E．新鲜血

68．患者，男，67 岁。胶质瘤术后 2 天，呈持续睡眠状态，但能够唤醒，回答问题反应迟钝。患者意识障碍程度是
- A．意识模糊
- B．昏睡
- C．嗜睡
- D．浅昏迷
- E．深昏迷

69．患者，女，21 岁。急性阑尾炎术前插导尿管时，患者表现很害羞，不愿配合。针对这种情况的主要处理办法是
- A．请家属协助劝说
- B．让患者自行排尿
- C．向患者说明留置导尿管时间
- D．向患者解释留置导尿管目的，床边用屏风遮挡
- E．请示医生是否可以不插管

70．患者，男，48 岁。因晚期肝癌疼痛多天，导致多方面的反应，由疼痛所引起的反应<u>不包括</u>
- A．血压升高、手掌出汗、面色苍白
- B．血钙升高、血糖升高、血钠降低
- C．胃肠功能紊乱
- D．皱眉、哭泣、呻吟
- E．退缩、抑郁、愤怒、依赖

71．患者，男，72 岁。1 周前早餐起床发现半身肢体瘫痪，现病情稳定准备进行康复功能训练，训练前对患者进行患肢肌力程度检测为 1 级，该肌力程度的表现是
- A．完全瘫痪，肌力完全丧失
- B．可见肌肉轻微收缩，但无肢体运动
- C．肢体可移动位置，但不能抬起
- D．肢体能抬离床面，但不能对抗阻力
- E．肢体能作对抗阻力运动，但肌力减弱

二、以下提供若干个案例，每个案例下设若干个考题。请根据各考题题干所提供的信息，在每题下面的 A、B、C、D、E 五个备选答案中选择一个最佳答案，并在答题卡上将相应字母所属的方框涂黑。

（72～74 题共用题干）

患者，女，37 岁。胃大部分切除术后第 1 天，护士查看切口发现有少量渗血，患者为艾滋病病毒感染 2 年。

72．问题1：护士对该患者的护理措施，正确的是
- A．禁止陪护及探视
- B．告诉其他患者不要同该患者交谈

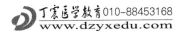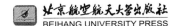

C. 在患者床头卡贴隔离标识

D. 告知患者应履行"防止感染他人"的义务

E. 向患者询问感染的原因并行道德宣教

73. 问题2：护士更换被血液污染的床单时应注意

　　A. 只要手不接触血迹，可不戴手套

　　B. 血液污染面积少时，可不戴手套

　　C. 戴手套操作，脱手套后认真洗手

　　D. 铺干净床单时可不需要戴手套

　　E. 只要操作时戴手套，操作后不需洗手

74. 问题3：对于采血后注射器的处理，最合适的方法是

　　A. 毁形

　　B. 分离针头

　　C. 回套针帽

　　D. 直接丢弃入病区垃圾桶

　　E. 置入锐器盒

（75—76题共用题干）

　　患者，男，30岁。因伤寒入院，体温持续在39℃～41℃，需灌肠降温。

75. 问题1：灌肠液的温度是

　　A. 39℃～41℃

　　B. 34℃～38℃

　　C. 28℃～32℃

　　D. 4℃

　　E. 0℃

76. 问题2：灌肠筒内液面距肛门<u>不超过</u>

　　A. 20cm

　　B. 30cm

　　C. 40cm

　　D. 50cm

　　E. 60cm

（77—79题共用题干）

　　患者，男，30岁。因脑血管意外昏迷而入院，眼睑不能闭合，给予吸氧和输液治疗。

77. 问题1：眼部护理的首选措施是

　　A. 按摩双眼睑

　　B. 热敷眼部

　　C. 消毒纱布遮盖

　　D. 滴眼药水

　　E. 盖油纱布

78. 问题2：给患者持续低流量吸氧，氧流量2L/min，其氧浓度是

　　A. 21%

　　B. 25%

　　C. 29%

　　D. 33%

　　E. 37%

79. 问题3：患者需行颈外静脉穿刺输液，其穿刺点为

　　A. 下颌角与锁骨上缘中点联线的上1/3处

　　B. 下颌角与锁骨上缘中点联线的上1/2处

　　C. 下颌角与锁骨上缘中点联线的下1/3处

　　D. 下颌角与锁骨下缘中点联线的上1/3处

　　E. 下颌角与锁骨下缘中点联线的下1/3处

（80—82题共用题干）

　　患者，男，38岁。肛周脓肿，青霉素过敏试验阴性，肌内注射160万U青霉素。

80. 问题1：青霉素过敏试验液使用时需现配制，其主要目的是

　　A. 防止药物失效

　　B. 防止药物污染

　　C. 防止效价降低

　　D. 减少青霉烯酸产生

　　E. 减少青霉噻唑蛋白产生

81. 问题2：为患者准备药物时，<u>不正确</u>的做法是

　　A. 认真查对青霉素的试验结果

　　B. 认真检查一次性输液器、注射器

　　C. 药物应充分溶解并抽吸干净

　　D. 严格执行无菌操作原则

　　E. 在患者来门诊前抽好药物备用

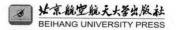

82．问题3：有关肌内注射青霉素的叙述，<u>错误</u>的是

    A．可在双侧臀部交替注射

    B．避免在有硬结的部位注射

    C．勿将针梗全部刺入

    D．注射后患者可立刻回家

    E．不可随意加大使用剂量

(83—85题共用题干)

    患者，女，35岁。因宫外孕大出血。查体：血压80/50mmHg，脉搏110次/分，呼吸112次/分，脸色苍白，四肢发冷，需输血400ml。

83．问题1：输血的目的是

    A．补充血容量

    B．增加白蛋白

    C．补充抗体

    D．控制感染

    E．补充热量

84．问题2：应选用的血液及血液制品类型是

    A．浓缩血小板悬液

    B．白蛋白

    C．全血

    D．血浆

    E．洗涤红细胞

85．问题3：输血过程中，患者全身发痒，有荨麻疹出现，可能发生的情况是

    A．过敏反应

    B．中毒反应

    C．溶血反应

    D．发热反应

    E．空气栓塞

(86—87题共用题干)

    患者，女，60岁。左脚踏外翻矫正术后半年。体检：趾关节强直，不能背面屈，跛行。

86．问题1：造成患者运动障碍的主要原因是

    A．心理因素

    B．疼痛

    C．关节骨骼损伤

    D．运动神经功能受损

    E．治疗措施不当

87．问题2：对患者脚趾关节首先进行的运动形式是

    A．被动运动

    B．协助性主动运动

    C．阻力运动

    D．弹性运动

    E．主动运动

    三、以下提供若干组考题，每组考题共同在考题前列出的A、B、C、D、E五个备选答案。请从中选择一个与考题关系最密切的答案，并在答题卡上将相应字母所属的方框涂黑。每个备选答案可能被选择一次，多次或不被选择。

(88—89题共用备选答案)

    A．基本预防

    B．三级预防

    C．二级预防

    D．一级预防

    E．初级预防

88．按纽曼的健康系统模式，防止压力源侵入正常防线，减少或避免与压力源接触、巩固弹性防线和正常防线的预防措施属于

89．按纽曼健康系统模式，个体出现疾病的症状体征后，进行的恢复个体稳定性，促使其恢复到康强状态的预防措施属于

(90—91题共用备选答案)

    A．＜100ml

    B．＜200ml

    C．＜300ml

    D．＜400ml

    E．＜500ml

90．保留灌肠时，药液量应

91．大量不保留灌肠时，伤寒患者每次药液量为

(92—93题共用备选答案)

    A．4小时

    B．12小时

    C．24小时

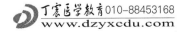
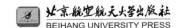

D．7 天

E．14 天

92．干燥存放的无菌持物钳有效期是

93．无菌溶液打开后未用完，其有效期是

（94~95 题共用备选答案）

A．左侧头低足高位

B．左侧头高足低位

C．去枕平卧位

D．端坐位

E．中凹卧位

94．输液时发生空气栓塞，应立即协助患者取

95．腰椎穿刺术后应协助患者取

（96~97 题共用备选答案）

A．严密隔离

B．接触隔离

C．血液—体液隔离

D．肠道隔离

E．呼吸道隔离

96．甲型病毒性肝炎应采取的隔离种类是

97．乙型病毒性肝炎应采取的隔离种类是

（98~100 题共用备选答案）

A．潜在并发症：休克

B．有感染的危险　与损伤部位积血尿外渗有关

C．缺乏保健知识

D．排尿异常　与损伤有关

E．焦虑　与排尿不适有关

98．患者搬动重物后突然左侧下腹痛，放射至大腿内侧、会阴部，有镜下血尿。此患者当时排在首位的护理诊断是

99．一患者在工地上作业时被重物挤压下腹部造成骨折、尿道损伤。此患者当时排在首位的护理诊断是

100．一体检发现肾结石患者，其结石直径小于 1cm，无并发症，宜行非手术治疗，患者对此疾病一无所知。此患者当时排在首位的护理诊断是

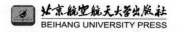

2018 丁震

护师急救包（下册）

模拟试卷五

北京航空航天大学出版社
BEIHANG UNIVERSITY PRESS

基础知识

一、以下每一道考题下面有 A、B、C、D、E 五个备选答案，请从中选择一个最佳答案。并在答题卡上将相应题号的相应字母所属的方框涂黑。

1．十二指肠溃疡发病的最主要因素是
　　A．胃蛋白酶的水解作用
　　B．遗传因素
　　C．免疫因素
　　D．胃酸分泌过多
　　E．饮食不当

2．结核杆菌感染人体，进入肾皮质形成小病灶，患者免疫力较强使病灶愈合，未出现症状。此病理类型是
　　A．肾小球结核
　　B．肾小管结核
　　C．病理肾结核
　　D．临床结核
　　E．肾盂结核

3．慢性阻塞性肺气肿主要引起
　　A．左心衰
　　B．心肌炎
　　C．Ⅰ型呼衰
　　D．心包炎
　　E．Ⅱ型呼衰

4．引起腹外疝的两个主要原因是
　　A．妊娠和体力劳动
　　B．腹水和便秘
　　C．腹壁强度低和腹内压增高
　　D．外伤和感染造成的腹壁缺损
　　E．腹股沟管和股管宽大

5．空肠、回肠的静脉血最终汇入
　　A．下腔静脉
　　B．肠系膜上静脉
　　C．门静脉
　　D．肠系膜下静脉
　　E．肠系膜上静脉

6．小儿体液的分布与成人不同之处是
　　A．血浆的比例较高
　　B．间质液的比例较高
　　C．细胞内液比例较高
　　D．血浆与间质液均高
　　E．间质液与细胞内液均高

7．冠状动脉粥样硬化性心脏病发生心绞痛的原因是
　　A．坏死心肌刺激
　　B．酶的活性增高
　　C．心肌缺氧
　　D．低血压
　　E．神经功能失调

8．妊娠期泌尿系统生理变化不包括
　　A．妊娠后肾脏负担未加重
　　B．肾小球滤过率增加
　　C．孕妇易患急性肾盂肾炎，以右侧多见
　　D．夜尿量多于日尿量
　　E．孕晚期出现尿频

9．原发性肾病综合征主要的病理生理表现不正确的是
　　A．高脂血症
　　B．大量蛋白尿
　　C．水肿
　　D．动脉粥样硬化

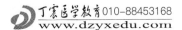
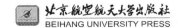

E. 低蛋白血症

10. 在我国，门静脉高压症的主要原因是
    A. 门静脉血栓
    B. 先天性门静脉狭窄
    C. 血吸虫病
    D. 胰腺肿瘤压迫
    E. 肝炎后肝硬化

11. 多器官功能障碍中最常见的器官是
    A. 心脏
    B. 肺脏
    C. 肾脏
    D. 肝脏
    E. 中枢神经系统

12. 构成骨髓微环境的细胞是
    A. 浆细胞
    B. 巨核细胞
    C. 巨噬细胞
    D. 单核细胞
    E. 造血干细胞

13. 有关孕激素的作用，正确的是
    A. 促进子宫发育
    B. 促使乳腺管增生
    C. 使宫颈黏液变稀薄
    D. 促进阴道上皮增生角化
    E. 使子宫内膜转化为分泌期

14. 社区护士对老年人做健康饮食讲座，介绍微量元素对人体的影响，其中能降低毛细血管和细胞膜通透性的元素是
    A. 铁
    B. 钙
    C. 镁
    D. 锰
    E. 锌

15. 最常见的原发性肝癌的病理大体形态分型为
    A. 弥散型
    B. 菜花型
    C. 巨块型

D. 结节型
E. 脓肿型

16. 不同种休克的共同病理改变是
    A. 血压下降
    B. 脉压缩小
    C. 有效循环血量锐减
    D. 中心静脉压下降
    E. 血管张力降低

17. 关于体液平衡的描述，不正确的是
    A. 女性细胞内液约为体重的35%
    B. 细胞外液约为体重的20%
    C. 血浆约为体重的5%
    D. 无功能性细胞外液占体重的1%～2%
    E. 各种体液之间是非动态平衡

18. 胰腺外分泌产生的消化物质不包括
    A. 胰酶
    B. 脂肪酶
    C. 胰蛋白酶
    D. 糜蛋白酶
    E. 促胃液素

19. 婴儿生理性流涎常发生在生后
    A. 1～2个月
    B. 3～4个月
    C. 5～6个月
    D. 7～8个月
    E. 9～10个月

20. 能使冠状动脉血流量增多的因素是
    A. 主动脉舒张压降低
    B. 心室收缩压下降
    C. 心室舒张期延长
    D. 左心室收缩力降低
    E. 冠状动脉痉挛

21. 发生心前区疼痛的机制为
    A. 心肌细胞受炎性刺激
    B. 各种原因刺激引起交感神经张力亢进
    C. 各种原因刺激引起迷走神经功能亢进
    D. 各种原因刺激支配心脏、主动脉或肋间

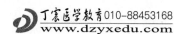
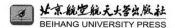

神经的传入纤维

E. 各种原因引起胸膜炎症

22. 类风湿关节炎最基本的病理损害是关节的
   A. 滑膜炎症
   B. 软骨炎症
   C. 骨质疏松
   D. 腔隙增大
   E. 腔隙变窄

23. 来源于间叶组织的恶性肿瘤称
   A. 癌
   B. 肉瘤
   C. 白血病
   D. 母细胞瘤
   E. 霍奇金病

24. 营养性缺铁性贫血，最常见的病因是
   A. 铁摄入不足
   B. 铁吸收不良
   C. 慢性失血
   D. 慢性腹泻
   E. 肝脏疾病

25. 烧伤后的体液渗出达到高峰的时间是
   A. 2 小时
   B. 8 小时
   C. 12 小时
   D. 24 小时
   E. 36 小时

26. 内分泌腺中与婴幼儿智力发育关系最密切的是
   A. 下丘脑
   B. 甲状腺
   C. 肾上腺
   D. 腺垂体
   E. 甲状旁腺

27. 消化道大出血引起的休克属于
   A. 神经性休克
   B. 中毒性休克
   C. 心源性休克

D. 创伤性休克

E. 低血容量性休克

28. 肺炎球菌肺炎患者的热型常为
   A. 稽留热
   B. 弛张热
   C. 间歇热
   D. 波状热
   E. 不规则热

29. 慢性肺源性心脏病形成最关键的病理基础是
   A. 气道不畅
   B. 肺组织弹性下降
   C. 右心室肥大
   D. 肺动脉高压
   E. 右心房肥大

30. 阿托品作为麻醉前用药，错误的是
   A. 可松弛平滑肌
   B. 可抑制涎腺、呼吸道腺体分泌
   C. 可行皮下或肌内注射
   D. 心动过速者不宜应用
   E. 可预防局麻药中毒

31. 系统性红斑狼疮的发病机制是
   A. 自身免疫
   B. 精神压力过大
   C. 对阳光过敏
   D. 劳累过度
   E. 对药物过敏

32. 机体发育较早的系统是
   A. 神经系统
   B. 呼吸系统
   C. 循环系统
   D. 消化系统
   E. 生殖系统

33. 在我国急性胰腺炎最常见的病因是
   A. 胆道疾病
   B. 胰管梗阻
   C. 暴饮暴食
   D. 酗酒

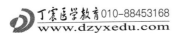
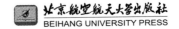

E. 外伤

34. 小儿结核病的主要传播途径是
    A. 虫媒
    B. 皮肤
    C. 呼吸道
    D. 消化道
    E. 血液

35. 铁丧失过多可见于
    A. 慢性肠炎
    B. 腹泻
    C. 慢性痢疾
    D. 十二指肠溃疡
    E. 慢性胃炎

36. 脑出血最常见的病因是
    A. 肺心病
    B. 高血压
    C. 心肌炎
    D. 风心病
    E. 冠心病

37. 破伤风患者在应用镇静药后集中采取护理措施的目的是
    A. 提高工作效率
    B. 增强治疗护理效果
    C. 减少播散机会
    D. 减少刺激引起的抽搐
    E. 防止交叉感染

38. 与原发性肝癌的病因最有关的是
    A. 饮用水污染
    B. 黄曲霉素
    C. 亚硝胺类物质
    D. 硒缺乏
    E. 乙型肝炎、肝硬化

39. 导致风湿性心脏瓣膜病反复感染的细菌是
    A. 溶血性链球菌
    B. 流感嗜血杆菌
    C. 铜绿假单胞菌
    D. 肺炎球菌

E. 葡萄球菌

40. 初乳中含量较多的成分是
    A. 糖类
    B. 脂肪
    C. 蛋白质
    D. 酶
    E. 矿物质

41. 健康妇女服用短效口服避孕药物的不良反应不包括
    A. 类早孕反应
    B. 月经改变
    C. 体重增加
    D. 色素沉着
    E. 腰酸、腹胀

42. 窦性心动过速不包括
    A. 发热
    B. 甲状腺功能亢进症
    C. 妊娠
    D. 心肌缺血
    E. 甲状腺功能减退症

43. 1 岁半正常小儿乳牙的平均个数为
    A. 12 ～ 14 个
    B. 14 ～ 16 个
    C. 16 ～ 18 个
    D. 18 ～ 20 个
    E. 20 ～ 22 个

44. 毛细支气管炎的主要病原菌是
    A. 冠状病毒
    B. 流感副病毒
    C. 支原体
    D. 呼吸道合胞病毒
    E. 腺病毒

45. 临床上常用利尿药治疗原发性高血压，其降低血压的主要机制是
    A. 降低心排血量
    B. 阻断 β 受体
    C. 降低血管平滑肌对血管收缩物质的反

应性

    D．减少体内总钠含量

    E．减少血容量

46．护士为患者测中心静脉压时，叙述错误的是

    A．穿刺部位为颈外静脉外侧缘

    B．穿刺针与皮肤呈 45°角

    C．操作时无需带无菌手套，洗手即可

    D．常规消毒皮肤

    E．术后注意观察观察局部的皮肤

47．急性感染性多发性神经根神经炎肢体瘫痪主要为

    A．急性、对称性、弛缓性

    B．慢性、对称性、弛缓性

    C．急性、不对称性、弛缓性

    D．慢性、不对称性、弛缓性

    E．慢性、对称性、非弛缓性

48．最常见的颈椎病类型是

    A．中央型

    B．交感神经型

    C．脊神经根型

    D．脊髓型

    E．副交感神经型

49．呼吸系统结构的描述，不正确的是

    A．呼吸道以喉为界分为上、下呼吸道

    B．气管在隆突处分为左右主支气管

    C．直径小于 2mm 的细支气管为小气道

    D．肺泡是气体交换的场所

    E．胸膜腔为潜在的密闭腔隙

50．急性肾小球肾炎引起水肿的主要机制是

    A．抗利尿激素分泌过多

    B．循环充血引起急性心力衰竭

    C．低蛋白血症所致

    D．肾小球滤过率下降

    E．肾素、醛固酮分泌增多

51．产妇乳头皲裂的主要原因是

    A．母亲体位不佳

    B．婴儿含接姿势不良

    C．细菌感染

    D．乳房胀痛

    E．出汗增多

52．胎儿身体纵轴与母体身体纵轴平行者，占妊娠足月分娩总数

    A．0.25%

    B．5%

    C．95%

    D．97.75%

    E．99.75%

53．分娩的主要产力是

    A．子宫收缩力

    B．腹肌收缩力

    C．膈肌收缩力

    D．肛提肌收缩力

    E．坐骨海绵体肌收缩力

54．护士发现新生儿口腔黏膜腭中线和齿根切缘处有黄白色小斑点，正确的护理措施是

    A．不必处理

    B．用力擦净

    C．手术切除

    D．涂制霉菌素

    E．用无菌针头挑破

55．骨盆入口平面前后径平均值是

    A．10cm

    B．11cm

    C．12cm

    D．13cm

    E．13.5cm

56．多数小儿动脉导管解剖闭合的时间是

    A．出生后 2 个月

    B．出生后 4 个月

    C．出生后 8 个月

    D．出生后 12 个月

    E．出生后 18 个月

57．1 型糖尿病的发病机制是

    A．细菌感染

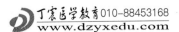 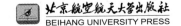

B. 摄糖过多
C. 代谢不良
D. 供血不足
E. 自身免疫

58. 施行骨牵引时，护理措施错误的是
 A. 保持肢体纵轴与牵引力一致
 B. 正确体位，注意反牵引
 C. 保持有效牵引
 D. 牵引针孔定时酒精消毒
 E. 及时清除牵引针孔处血痂

59. 女性患者因性交感染苍白螺旋体，会导致的疾病是
 A. 梅毒
 B. 艾滋病
 C. 滴虫阴道炎
 D. 尖锐湿疣
 E. 性病性淋巴肉芽肿

60. 硫酸镁治疗重度妊娠期高血压疾病的药理作用是
 A. 降压
 B. 解痉
 C. 利尿
 D. 镇静
 E. 扩容

61. 在我国，慢性肾衰竭最常见的病因是
 A. 慢性肾盂肾炎
 B. 原发性慢性肾小球肾炎
 C. 肾结核
 D. 肾小动脉硬化
 E. 慢性尿路梗阻

62. 导致子宫脱垂最主要的原因是
 A. 分娩损伤
 B. 宫底组织薄弱
 C. 长期慢性咳嗽
 D. 长期便秘
 E. 长期重体力劳动

63. 严重腹泻的患者，缺乏可能引起严重后果的

电解质是
 A. Mg^{2+}
 B. K^+
 C. Na^+
 D. HCO_3^-
 E. Cl^-

64. 最易引起喉痉挛的麻醉方法是
 A. 丁卡因表面麻醉
 B. 布比卡因蛛网膜下腔麻醉
 C. 丙泊酚静脉麻醉
 D. 硫喷妥钠静脉麻醉
 E. 氧化亚氮吸入麻醉

65. 门静脉与腔静脉之间的交通支不包括
 A. 胃 - 脾静脉
 B. 前腹壁交通支
 C. 腹膜后交通支
 D. 胃底、食管下段交通支
 E. 直肠下端、肛管交通支

66. 证明肠瘘存在的最重要的检查方法是
 A. BUS
 B. X线
 C. CT
 D. MRI
 E. 口服或胃管滴入亚甲蓝

67. 对脓胸的病因描述，错误的是
 A. 血胸继发感染
 B. 肺脓肿破裂侵入胸膜腔
 C. 纵隔脓肿直接侵入胸膜腔
 D. 肝脓肿时致病菌经淋巴管侵入胸膜腔
 E. 败血症时致病菌经血液循环进入胸膜腔

68. 添加蛋黄的月龄是
 A. 1～2个月
 B. 3～4个月
 C. 5～6个月
 D. 7～9个月
 E. 10～12个月

69. 肺癌最重要的危险因素是

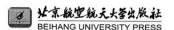

A. 基因突变

B. α- 抗胰蛋白酶缺乏

C. 反复感染

D. 吸烟

E. 遗传因素

70. 一氧化碳与血红蛋白的亲和力要比氧与血红蛋白的亲和力大

    A. 200 ～ 300 倍

    B. 350 ～ 400 倍

    C. 450 ～ 500 倍

    D. 550 ～ 600 倍

    E. 1000 倍以上

71. 有关新生儿肺透明膜病的发病机制，正确的是

    A. 肺泡表面活性物质减少

    B. 肺泡壁表面张力降低

    C. 肺泡充气过度

    D. 出现呼吸性碱中毒

    E. 肺泡内黏液增多形成透明膜

72. 绒毛膜癌是一种高度恶性的滋养细胞肿瘤，关于其病理改变的描述正确的是

    A. 为蜕膜组织，未见绒毛结构

    B. 滋养细胞极度不规则增生，未见绒毛结构

    C. 滋养细胞增生呈片状，侵入子宫肌层，可见绒毛结构

    D. 腺体增生，并有不典型细胞

    E. 滋养细胞显著增生呈团块状，可见变性或完好的绒毛结构

73. 患者，男，55 岁。甲状腺肿大 3 个月，质硬，表面高低不平，声音嘶哑，吞咽困难，应首先考虑

    A. 甲状腺功能亢进

    B. 甲状腺腺瘤

    C. 甲状腺癌

    D. 甲状腺炎

    E. 单纯甲状腺肿

74. 患者，女，45 岁。风湿性心脏病二尖瓣狭

窄 2 年。1 周前出现食欲下降，恶心、腹胀。查体：颈静脉怒张，肝大、压痛明显，下肢水肿。患者出现上述表现的原因最主要是

    A. 原发性心肌损害

    B. 左心室前负荷加重

    C. 右心室后负荷加重

    D. 左心室后负荷加重

    E. 左、右心室前负荷加重

75. 患者，男，60 岁。突发左下肢动脉栓塞，该栓子最可能来源于

    A. 大动脉

    B. 大静脉

    C. 心脏

    D. 小动脉

    E. 小静脉

76. 患者，女，60 岁。乳癌患者，其乳房皮肤出现酒窝征，是因为

    A. 癌瘤与皮肤粘连

    B. 癌瘤与胸肌粘连

    C. 癌瘤侵犯 Cooper 韧带

    D. 癌瘤侵犯筋膜

    E. 癌瘤堵塞淋巴管

77. 患者，女，28 岁。已婚，患有先天性心脏病，是否可以妊娠的主要依据是

    A. 营养状况

    B. 家族史

    C. 心脏病的种类

    D. 心功能分级

    E. 运动情况

78. 患者，女，26 岁。头部撞伤疼痛 15 小时。神志清，眼睑青紫，眼结膜下出血，嗅觉丧失，有淡红色液体从鼻腔流出。最可能的诊断是

    A. 眼外伤

    B. 颅前窝骨折

    C. 颅中窝骨折

    D. 颅后窝骨折

    E. 面部软组织损伤

79. 患者，女，26 岁。过马路时被机动车撞伤

导致骨盆骨折合并腹腔内脏损伤，紧急送入医院后出现休克征象。护士应首先给予

  A. 吸氧以改善缺氧

  B. 准备骨盆兜，行悬吊牵引

  C. 迅速建立静脉通道

  D. 密切观察生命体征和尿量

  E. 准备骨牵引器材

80. 初产妇，胎盘娩出后阴道大量出血，宫体软，轮廓不清，该情况属于

  A. 子宫收缩乏力

  B. 软产道裂伤

  C. 子宫胎盘卒中

  D. 凝血功能障碍

  E. 胎盘剥离不全

81. 患者，女，30岁。因车祸腹部受伤，左季肋部、左上腹剧痛，面色苍白，出冷汗，血压下降，疑为脾破裂。影像学检查准确率较高的是

  A. X线透视

  B. B超

  C. CT

  D. 腹腔穿刺

  E. 查血象

二、以下提供若干个案例，每个案例下设若干个考题。请根据各考题题干所提供的信息，在每题下面的A、B、C、D、E五个备选答案中选择一个最佳答案，并在答题卡上将相应字母所属的方框涂黑。

(82-84题共用题干)

患者，男，40岁。左上腹部疼痛6小时，呈持续性，向腰背部放射伴恶心呕吐，有胆总管结石病史。查体：体温39℃，脉搏100次/分，血压90/75mmHg，巩膜轻度黄染，全腹压痛，反跳痛和肌紧张，以上腹为主。Murphy征（-），腹腔穿刺抽出淡血性液体，尿胆红素（-），血糖13.9mmol/L。

82. 问题1：该患者的发病原因是

  A. 暴饮暴食

  B. 胆道下端梗阻

  C. 特异性感染

  D. 精神因素

  E. 高脂血症

83. 问题2：提示病情严重，预后不良化验结果是

  A. 血白细胞

  B. 尿胆红素

  C. 血钾

  D. 血钙

  E. 血糖

84. 问题3：发病后2小时血液中升高的酶是

  A. 糜蛋白酶

  B. 弹力纤维酶

  C. 磷脂酶A

  D. 脂肪酶

  E. 淀粉酶

(85-87题共用题干)

患者，男，30岁。转移性右下腹疼痛。

85. 问题1：最主要的发病原因是

  A. 急性胃肠炎

  B. 阑尾无侧支循环

  C. 阑尾管腔梗阻

  D. 饮食不卫生

  E. 抵抗力下降

86. 问题2：早期上腹部及脐周疼痛是由于

  A. 内脏神经反射

  B. 胃肠功能紊乱

  C. 躯体神经反射

  D. 弥漫性腹膜炎

  E. 合并胃肠炎

87. 问题3：患者出现右下腹疼痛，其疼痛性质为

  A. 内脏性疼痛

  B. 牵涉性疼痛

  C. 躯体性疼痛

  D. 放射性疼痛

  E. 中枢性疼痛

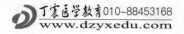
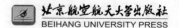

三、以下提供若干组考题，每组考题共同在考题前列出的 A、B、C、D、E 五个备选答案。请从中选择一个与考题关系最密切的答案，并在答题卡上将相应字母所属的方框涂黑。每个备选答案可能被选择一次，多次或不被选择。

(88-90 题共用备选答案)

    A．不洁食物

    B．坚硬食物

    C．高蛋白饮食

    D．低热量饮食

    E．半流质饮食

88．关于肝性脑病的诱因，正确的是

89．关于急性胃肠炎的诱因正确的是

90．关于上消化道大出血的诱因，正确的是

(91-92 题共用备选答案)

    A．3～7 天愈合，不留瘢痕

    B．伤及表皮层，皮肤灼红，无水疱

    C．3～4 周愈合，留瘢痕

    D．伤及表皮的生发层和真皮浅层

    E．伤及皮肤全层，创面无水疱

91．浅 Ⅱ 度烧伤的特点为

92．深 Ⅱ 度烧伤的特点为

(93-94 题共用备选答案)

    A．支气管破裂

    B．小肺泡破裂

    C．肺部刀伤

    D．弹片击中胸部

    E．肋骨骨折刺破肺部表面

93．引起闭合性气胸的是

94．引起张力性气胸的是

(95-96 题共用备选答案)

    A．分布在齿状线上下的痔块

    B．排便时痔块不能脱出肛门，便时滴血

    C．排便时痔块能脱出肛门，便后可自行还纳

    D．排便时痔核脱出肛门，便后需手推还纳

    E．肛门处剧痛，暗紫色圆形肿块，伴触痛

95．Ⅱ 期内痔表现为

96．混合痔表现为

(97-98 题共用备选答案)

    A．衔接

    B．下降

    C．俯屈

    D．内旋转

    E．复位

97．胎头的矢状缝和中骨盆及出口后径一致的动作是

98．枕额径变为枕下前囟径的动作是

(99-100 题共用备选答案)

    A．出生时存在，以后逐渐消失的反射

    B．出生时不存在，以后逐渐出现的反射

    C．从出生至人的一生中均存在的反射

    D．在浅昏迷状态下仍存在的反射

    E．正常时等大等圆，出现脑疝时两侧不对称的反射

99．腹壁反射是

100．拥抱反射是

相关专业知识

一、以下每一道考题下面有 A、B、C、D、E 五个备选答案，请从中选择一个最佳答案。并在答题卡上将相应题号的相应字母所属的方框涂黑。

1. 某孕妇，26 岁，G_1P_0，孕 38 周，血压 160/110mmHg（21.3/14.6kPa），尿蛋白（+++），待产过程中发生抽搐，首要的护理措施是
A. 加床挡，防止外伤
B. 置于暗光的单人房间
C. 留置导尿
D. 用舌钳固定舌头，防止舌咬伤，保持呼吸道通畅
E. 建立护理记录单

2. 跟骨牵引的牵引重量为
A. 2～3kg
B. 2～4kg
C. 3～5kg
D. 4～6kg
E. 7～8kg

3. 急性胰腺炎最有意义的检查是
A. 血、尿淀粉酶
B. B 超
C. 甲胎蛋白
D. CT
E. 碱性磷酸酶

4. 肝硬化患者，出现血性腹水，应首先怀疑的情况是
A. 败血症
B. 肝癌
C. 肝肾综合征
D. 门静脉血栓形成
E. 肝血管瘤破裂

5. 单纯性甲状腺肿行手术治疗的适应证是
A. 青少年患者
B. 胸骨后甲状腺肿
C. 甲状腺明显肿胀者
D. 不能坚持长期服药者
E. 药物治疗 6 个月无效者

6. 基础体温双相型的闭经患者，引起闭经的原因多在
A. 垂体
B. 子宫
C. 卵巢
D. 下丘脑
E. 肾上腺

7. 大隐静脉曲张术后早期活动的主要目的是防止
A. 患肢淤血
B. 患肢僵硬
C. 术后复发
D. 血栓形成
E. 血管痉挛

8. 对系统性红斑狼疮最具有特异性的检查是
A. 血沉增快
B. 抗核抗体阳性
C. 血或骨髓中发现狼疮细胞
D. C_3 补体显著升高
E. 抗 Sm 抗体阳性

9. 关于腰椎间盘突出症的治疗，早期主要方法是
A. 热敷

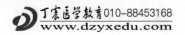 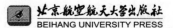

B．止痛药

C．牵引治疗

D．绝对卧床休息

E．增强体育锻炼

10．脑复苏中首选的脱水药为

A．10% 葡萄糖液

B．20% 甘露醇

C．50% 葡萄糖液

D．10% 氯化钠

E．呋塞米

11．肿瘤患者的心理变化不包括

A．震惊期

B．愤怒期

C．恐惧期

D．忧郁期

E．接受期

12．对张力性气胸现场抢救，首先应行

A．厚敷料加压包扎

B．闭式胸膜腔引流

C．人工呼吸

D．胸腔穿刺排气

E．快速输液、吸氧

13．确诊胎盘早剥后，应及时采取的治疗措施是

A．期待疗法

B．了解患者贫血程度

C．必须剖宫产

D．应用硫酸镁抑制宫缩

E．终止妊娠

14．不良反应主要表现为干咳的药物是

A．钙通道阻滞药

B．血管紧张素转化酶抑制药

C．β 受体拮抗药

D．α 受体拮抗药

E．α 受体激动药

15．肺部 X 线显示云絮状阴影提示

A．肺癌

B．肺气肿

C．肺炎

D．矽肺

E．肺脓肿

16．肝硬化伴门脉高压症最突出的临床表现是

A．黄疸

B．侧支循环建立

C．腹水

D．腹痛

E．上消化道出血

17．血管扩张药不包括

A．硝普钠

B．利多卡因

C．硝酸甘油

D．酚妥拉明

E．尼莫地平

18．小儿心搏骤停的依据不包括

A．心音消失

B．意识丧失、瞳孔散大

C．颈动脉、桡动脉搏动消失，血压测不到

D．心电图示心室颤动或心电活动消失

E．持续昏迷

19．癫痫患者强直阵挛性发作时，不妥的护理措施是

A．将患者就地平卧，揭开领口和裤带，用软物垫在患者头下

B．移走身边危险物品

C．纱布包裹压舌板放于患者上、下臼齿之间，防止舌咬伤

D．肢体抽搐时应用力按压

E．密切观察病情，及时执行医嘱给予药物治疗

20．使用强心药的指征不包括

A．心电图显示 T 波倒置

B．心率小于 100 次 / 分

C．心电图显示 ST 段下移

D．心电图显示室性期前收缩

E．心电图显示病理性 Q 波

21. 对原发性肝癌最有意义的检测是
   A. 血浆蛋白
   B. 肝功能
   C. 甲胎蛋白
   D. 癌胚抗原
   E. 粪便隐血

22. 治疗小儿化脓性脑膜炎，病原菌明确后，使用敏感性抗生素的时间至少是
   A. 5～7天
   B. 8～9天
   C. 2～3周
   D. 4～5周
   E. 6～7周

23. 可保护胃黏膜、杀灭幽门螺杆菌的药物是
   A. 枸橼酸铋钾
   B. 雷尼替丁
   C. 阿托品
   D. 法莫替丁
   E. 西沙必利

24. 正常的胎心率是
   A. 60～80次/分
   B. 80～100次/分
   C. 100～120次/分
   D. 120～160次/分
   E. 160～180次/分

25. 肌腱、关节、筋膜等组织受损所引起的深部疼痛属于
   A. 肌肉疼痛
   B. 躯体疼痛
   C. 局部疼痛
   D. 放射痛
   E. 牵涉性疼痛

26. 一般头面部手术切口拆线的时间
   A. 1～2天
   B. 4～5天
   C. 7～8天
   D. 10～12天
   E. 14天

27. 再生障碍性贫血诊断最有力的证据是
   A. 有贫血、出血和感染
   B. 血象三系减低
   C. 网织红细胞减少
   D. 骨髓涂片呈增生不良、巨核细胞缺如
   E. 肝脾淋巴结不肿大

28. 肠内营养护理不正确的是
   A. 鼻胃管每周更换一次
   B. 大剂量推注速度不宜过快
   C. 营养液温度控制在37℃左右
   D. 患者取15°～30°卧位，以免发生误吸
   E. 管饲结束用水冲洗管道

29. 胆总管探查术后，拔除T管的时间至少术后
   A. 3天
   B. 7天
   C. 14天
   D. 21天
   E. 28天

30. 正常小儿20颗乳牙出齐的年龄阶段
   A. 1岁
   B. 1岁半
   C. 2岁半
   D. 3岁
   E. 3岁半

31. 为高钾血症患者应用葡萄糖酸钙的目的是
   A. 防止低钙
   B. 对抗钾对心肌的抑制作用
   C. 防止手足抽搐
   D. 减低毛细血管通透性
   E. 防止腹泻

32. 一患者吞咽困难2个月余，首选的辅助检查项目是
   A. 腹腔穿刺
   B. 纤维结肠镜
   C. 核素扫描
   D. 纤维食管镜
   E. 磁共振

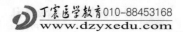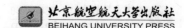

33．对急性非淋巴细胞性白血病目前常用标准的化疗诱导缓解方案是
　　A．CMP 方案
　　B．CDP 方案
　　C．VDP 方案
　　D．DA 方案
　　E．VDP 方案

34．高热患者体温达 39.8℃，为其降温的最佳措施是
　　A．足底置冰袋
　　B．大血管处置冰袋
　　C．胸前置冰袋
　　D．乙醇拭浴
　　E．使用抗生素

35．口服补液盐治疗腹泻适用于
　　A．意识清楚者
　　B．口渴明显者
　　C．轻、中度脱水者
　　D．新生儿腹泻
　　E．极重度脱水者

36．慢性支气管炎患者治疗措施，不正确的是
　　A．缓解期应常规服用抗生素预防感染
　　B．急性发作期以抗感染治疗为主
　　C．喘息明显者应给予解痉、平喘药物
　　D．多饮水，以稀释痰液
　　E．缺氧明显都可给予低流量吸氧

37．由于盆腔内邻近器官炎症经过直接蔓延导致盆腔炎的病原体主要是
　　A．淋病奈瑟菌
　　B．沙眼衣原体
　　C．梅毒螺旋体
　　D．大肠埃希菌
　　E．结核杆菌

38．猩红热临床特征不包括
　　A．帕氏线
　　B．口周苍白圈
　　C．杨梅舌
　　D．手套状脱皮
　　E．柯氏斑

39．治疗破伤风的中心环节是
　　A．中和游离毒素
　　B．控制痉挛
　　C．纠正水、电解质失衡
　　D．保持呼吸道通畅
　　E．预防并发症

40．控制小儿风湿热复发首选的药物是
　　A．罗红霉素
　　B．甲硝唑
　　C．肾上腺皮质激素
　　D．阿司匹林
　　E．长效青霉素

41．诊断颅底骨折的主要依据是
　　A．意识障碍
　　B．骨擦感
　　C．临床表现
　　D．X 线
　　E．血常规

42．对膀胱结石的诊断最可靠的是
　　A．有血尿
　　B．膀胱镜检
　　C．尿路刺激征
　　D．膀胱区 B 超检查
　　E．排泄性尿路造影

43．鼻疖、上唇疖挤压或处理不当可引起
　　A．败血症
　　B．脓毒血症
　　C．颅内感染
　　D．急性蜂窝组织炎
　　E．淋巴管炎或淋巴结炎

44．肾移植术前，组织配型检查项目不含
　　A．ABO 血型
　　B．HLA 抗原
　　C．3P 试验
　　D．混合淋巴细胞培养
　　E．淋巴细胞毒性试验

45．在诊断心肌梗死时，**不属于**血清酶辅助诊断的是

    A．肌酸磷酸激酶

    B．天冬氨酸氨基转移酶

    C．乳酸脱氢酶

    D．碱性磷酸酶

    E．肌酸激酶同工酶

46．关于肺癌的治疗，**不正确**的是

    A．小细胞肺癌以化疗为主

    B．非小细胞肺癌应尽可能切除肿瘤病灶

    C．早期采用以手术为主的综合治疗

    D．腺癌对化疗最敏感

    E．放疗对小细胞肺癌效果优于鳞癌和腺癌

47．急性肾衰患儿饮食护理中**不正确**的是

    A．早期只给糖类

    B．少尿期限水的入量

    C．给与富含维生素的食物

    D．透析治疗时限制蛋白质的入量

    E．供给足够的热量

48．儿童急性支气管炎治疗中一般**不用**的药物是

    A．祛痰药

    B．氨茶碱

    C．氯化铵

    D．镇咳药

    E．止咳糖浆

49．胎膜早破的孕妇最好采取的体位是

    A．端坐位

    B．膝胸位

    C．右侧卧位

    D．头高足低位

    E．头低足高位

50．普查中筛选宫颈癌的首选方法为

    A．碘试验

    B．阴道镜检查

    C．宫颈多点活检

    D．妇科三合诊检查

    E．子宫颈刮片细胞学检查

51．临产诊断**不包括**

    A．规律性子宫收缩

    B．进行性子宫颈管消失

    C．宫颈口扩张

    D．胎先露下降

    E．见红

52．关于糖尿病诊断标准，**不正确**的是

    A．连续两次空腹血糖 ≥ 7.0mmol/L

    B．明显症状伴随机血糖 ≥ 11.1mmol/L

    C．24 小时尿糖定量阳性

    D．餐后 2 小时血糖 11.1mmol/L

    E．葡萄糖耐量试验阳性

53．一侧脑干病变引起的瘫痪表现为

    A．单瘫

    B．偏瘫

    C．截瘫

    D．四肢瘫

    E．交叉瘫

54．成人网织红细胞的正常值为

    A．5% ～ 15%

    B．3% ～ 6%

    C．6% ～ 8%

    D．0.2% ～ 1.5%

    E．2% ～ 3%

55．类风湿关节炎患者最早出现的关节表现是

    A．关节晨僵

    B．关节肿

    C．关节痛

    D．关节压痛

    E．关节畸形

56．阿托品解除有机磷农药毒性的机制是

    A．拮抗毒蕈碱样作用

    B．缓解烟碱样作用

    C．解除肌束颤动

    D．增加血氧饱和度

    E．抑制体温调节中枢

57．中、重度子宫内膜异位症的患者，血清中可

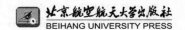

能升高的是
- A．CA50
- B．CA125
- C．CA153
- D．CA199
- E．CA242

58．对肾功能初步评估的检查是
- A．血尿素氮测定
- B．血肌酐测定
- C．内生肌酐清除率
- D．酚红试验
- E．红细胞排泄率

59．患儿，女，2天。体温38.1℃，吃奶好，精神萎靡。血常规：白细胞 $25×10^9/L$，诊断为新生儿败血症。对于该患儿的治疗正确的是
- A．做血培养，等待结果，然后选用抗生素
- B．选用一种抗生素，避免发生菌群失调
- C．血培养阴性，病情好转即可停药
- D．血培养阳性，疗程至少需要 5～7 天
- E．若患儿出现并发症，则需治疗 3 周以上

60．在妊娠末期出现胎儿窘迫，其24小时尿雌三醇值测定一般低于
- A．5mg
- B．10mg
- C．15mg
- D．20mg
- E．25mg

61．患者，男，57岁。暴饮后突发急性胰腺炎入院，观察时要警惕该患者可能发生的最常见并发症是
- A．休克
- B．胰瘘
- C．上消化道大出血
- D．腹腔脓肿
- E．胰腺假性囊肿

62．患儿，3岁半。出生时曾接种卡介苗，2岁半时 PPD 试验为 7mm×7mm，最近 PPD 试验为 16mm×16mm。可能性最大的是
- A．卡介苗接种后变态反应
- B．曾经有结核感染
- C．新近有结核感染
- D．假阳性反应
- E．近 1 年来免疫力低下

63．患者，男，25岁。慢性肾炎病史 7 年，近日来恶心、呕吐、气喘，血压 175/100mmHg，颈静脉怒张，双肺底闻及湿啰音。血尿素氮 30mmol/L，血肌酐 752μmol/L，血钾 7.2mmol/L。最宜采用
- A．5% 碳酸氢钠静滴
- B．葡萄糖酸钙静推
- C．血液透析
- D．硝普钠静滴
- E．50% 葡萄糖静滴

64．患者，男，18岁。闭合性腹部损伤 2 小时，腹痛，呕吐。患者精神紧张，面色苍白，四肢湿冷，无尿。血压 70/50mmHg，脉搏 120 次 / 分，腹腔抽出不凝固血液。其最根本的处理原则是
- A．镇静止痛
- B．补充血容量
- C．应用利尿药
- D．抗休克同时剖腹探查
- E．禁饮食，持续胃肠减压

65．患者，女，32岁。常有夜间突发呼气性呼吸困难，两肺满布哮鸣音，诊断为支气管哮喘。辅助检查的特点为
- A．淋巴细胞增加
- B．嗜碱性粒细胞增加
- C．单核细胞增加
- D．嗜酸性粒细胞增加
- E．中性粒细胞增加

66．患者，男，23岁。局部麻醉下行腰部纤维瘤切除术，手术开始 9 分钟，患者出现不安，烦躁，很快呼吸急促，脉快，紧急处理是
- A．停止再用麻醉药
- B．快速补液
- C．注射镇静药
- D．给予硫喷妥钠
- E．高流量吸氧

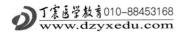
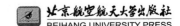

67．患者，男，30岁。患有肛门疾病，自诉每当排便时有鲜血滴出，并有肿物脱出，便后自行还纳，无疼痛。考虑是
  A．Ⅰ期内痔
  B．Ⅱ期内痔
  C．Ⅲ期内痔
  D．血栓性外痔
  E．普通外痔

68．患者，男，50岁。皮肤黏膜均有散在性小红点，不高出皮肤表面，直径约1～2mm，加压时不退色，称之为
  A．小红痣
  B．瘀斑
  C．出血点
  D．蜘蛛痣
  E．皮疹

69．患者，男，35岁。因胃穿孔行胃大部切除术后5天，拔除胃管的指征是
  A．肛门排气
  B．腹痛消失
  C．腹胀消失
  D．肠鸣音恢复
  E．胃管引流量减少

70．患儿，5岁。诊断为缺铁性贫血，血红蛋白为75g/L。护士为家长饮食指导，告知含铁最丰富的一组食物是
  A．蔬菜、水果
  B．高脂肪及高糖饮食
  C．动物肝脏及高蛋白饮食
  D．白菜及高蛋白饮食
  E．瓜类菜及低蛋白饮食

71．患者，女，60岁。近1年来反复出现低热、乏力，多次尿细菌培养阳性，怀疑慢性肾盂肾炎，为明确诊断应进一步做
  A．肾功能检查
  B．腹部X线平片
  C．肾脏B超
  D．肾脏放射性核素检查
  E．静脉肾盂造影

72．患者，男，51岁。去医院体检时发现脉压增大。常见的疾病是
  A．缩窄性心包炎
  B．心包积液
  C．主动脉瓣关闭不全
  D．低血压
  E．主动脉瓣狭窄

73．患者，女，30岁。在硬膜外麻醉下行腹股沟疝修补术后4小时。查体：耻骨上膨隆，扪及囊样包块，听诊呈实音。处置不妥的是
  A．协助患者取适当体位
  B．听流水声
  C．温水冲洗会阴
  D．针刺三阴交穴
  E．立即行导尿术

74．患者，男，46岁。腹膜透析3年，最近出现腹部不适、腹透透出液浑浊，考虑为腹膜炎，护理措施不正确的是
  A．用透析液2000ml连续冲洗3～4次
  B．全身应用抗生素
  C．腹膜透析液内加抗生素
  D．若应用抗生素2～4周，仍不能控制，宜拔除腹膜透析管
  E．应用抗生素后，暂时不行腹膜冲洗

75．某孕妇，29岁。孕1产0，孕26周，糖筛查试验血糖值为9.8mmol/L，葡萄糖耐量试验结果，血糖值为：空腹5.2mmol/L，1小时11.2mmol/L，2小时8.4mmol/L，3小时7.6mmol/L，考虑此孕妇临床诊断为
  A．妊娠期糖耐量异常
  B．妊娠期糖尿病
  C．妊娠期血糖异常
  D．隐性糖尿病
  E．糖尿病酮症酸中毒

二、以下提供若干个案例，每个案例下设若干个考题。请根据各考题题干所提供的信息，在每题下面的A、B、C、D、E五个备选答案中选择一个最佳答案，并在答题卡上将相应字母所属的方框涂黑。

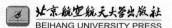

(76-79 题共用题干)

患者，男，40 岁。多年溃疡病史，今出现饱食并少量饮酒后突然腹痛，从上腹迅速扩大全腹，刀割样痛，诊断为溃疡并穿孔、急性腹膜炎。

76．问题 1：为进一步确诊，最简单的检查是
    A．B 超
    B．腹腔穿刺
    C．CT
    D．立位腹部 X 光透视
    E．胃镜检查

77．问题 2：直接有利于穿孔愈合的处理是
    A．胃肠减压
    B．输液
    C．输血
    D．应用抗生素
    E．半卧位

78．问题 3：该患者经非手术治疗无效，改为全麻下手术治疗，术后回 ICU 病房，尚未清醒前的卧位是
    A．仰卧位
    B．半卧位
    C．去枕仰卧头偏向一侧
    D．俯卧位
    E．中凹卧位

79．问题 4：患者清醒后，血压低，休克状态，采取的卧位是
    A．仰卧位
    B．半卧位
    C．侧卧位
    D．俯卧位
    E．中凹卧位

(80-82 题共用题干)

患者，男，42 岁。左季肋部撞伤 8 小时，血压 68/45mmHg（9.1/6kPa），脉搏 120 次 / 分，左侧腹部明显压痛，腹肌紧张不明显，腹部移动浊音阳性。

80．问题 1：为明确诊断，最有意义的检查是

    A．腹部平片
    B．尿常规
    C．腹腔穿刺
    D．血生化检查
    E．超声波检查

81．问题 2：最可能的检查结果是
    A．腹部轻度反跳痛
    B．血尿
    C．腹腔内有少量液体
    D．血清淀粉酶明显增高
    E．腹腔穿刺抽出不凝固血液

82．问题 3：采取的主要措施是
    A．手术
    B．快速输血输液
    C．快速输血补液，同时紧急手术
    D．应用升压药物
    E．应用抗生素

三、以下提供若干组考题，每组考题共同在考题前列出的 A、B、C、D、E 五个备选答案。请从中选择一个与考题关系最密切的答案，并在答题卡上将相应字母所属的方框涂黑。每个备选答案可能被选择一次，多次或不被选择。

(83-86 题共用备选答案)
    A．板状腹
    B．蛙状腹
    C．舟状腹
    D．柔韧感腹
    E．松软腹
83．恶病质者呈
84．急性胃穿孔呈
85．结核性腹膜炎呈
86．严重脱水呈

(87-88 题共用备选答案)
    A．甲胎蛋白增高
    B．癌胚抗原增高
    C．淀粉酶增高
    D．碱性磷酸酶增高
    E．酸性磷酸酶增高

87. 急性胰腺炎主要有意义的化验检查是
88. 原发性肝癌最有意义的化验检查是

(89-90题共用备选答案)
    A. 钾盐
    B. 叶酸
    C. 铁剂
    D. 钙剂
    E. 蛋白质
89. 营养性巨幼细胞性贫血应主要补充
90. 营养性缺铁性贫血应主要补充

(91-93题共用备选答案)
    A. 泌尿系统监测指标
    B. 肝功能监测指标
    C. 凝血功能监测指标
    D. 呼吸功能监测指标
    E. 循环系统监测指标
91. Swan-Ganz 气囊漂浮导管属于
92. 血尿素氮属于
93. 血气分析属于

(94-96题共用备选答案)
    A. 急症手术引流胆总管
    B. 急症手术引流腹腔
    C. 抗感染
    D. 胆肠内引流
    E. 给予解痉止痛
94. 胆囊炎发生胆囊坏疽穿孔,病情危重需要
95. 急性梗阻性化脓性胆管炎需要
96. 未伴结石的慢性胆囊炎需要

(97-100题共用备选答案)
    A. 心绞痛
    B. 急性心肌梗死
    C. 二尖瓣狭窄
    D. 二尖瓣关闭不全
    E. 主动脉瓣关闭不全
97. 心前区痛休息即止见于
98. 周围血管征（+）
99. 心尖区舒张期杂音见于
100. 心前区不适,查血肌酸激酶同工酶（CK-MB）增高见于

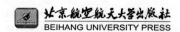

专业知识

一、以下每一道考题下面有 A、B、C、D、E 五个备选答案，请从中选择一个最佳答案。并在答题卡上将相应题号的相应字母所属的方框涂黑。

1. 新生儿体温过高时首选的护理措施是
   A. 温水拭浴
   B. 松开包被
   C. 冰块敷大血管处
   D. 小量保留灌肠
   E. 按医嘱给予抗生素

2. 患者有进食后上腹痛史，每年冬季加剧，近一周出现柏油便提示
   A. 慢性消化不良
   B. 服用铁剂药物
   C. 吃绿色蔬菜过多
   D. 上消化道出血
   E. 胰腺炎症

3. 有关猩红热的护理措施，不正确的是
   A. 急性期绝对卧床休息 2～3 周以减少并发症
   B. 青霉素 G 为首选的药物，疗程为 7～10 天
   C. 隔离患儿至症状消失后 2 周
   D. 对密切接触者需医学观察 1 周
   E. 给予高维生素流质或半流质饮食

4. 颅内压增高时应采取的体位是
   A. 平卧位
   B. 头肩抬高 15°～20°
   C. 头肩抬高 15°～30°
   D. 头低足高位 15°～25°
   E. 半坐卧位

5. 血液病易发生感染的部位不包括
   A. 口腔
   B. 呼吸道
   C. 消化道
   D. 脑膜
   E. 泌尿道

6. 治疗破伤风的中心环节是
   A. 清除毒素来源
   B. 中和游离毒素
   C. 控制痉挛
   D. 预防并发症
   E. 加强营养

7. 某昏迷患者急诊入院，呼吸中有烂苹果味，可拟诊为
   A. 酒精中毒
   B. 有机磷农药中毒
   C. 糖尿病酮症酸中毒
   D. 脑动脉梗阻
   E. 肝性脑病

8. 关于截瘫患者留置导尿的护理，错误的是
   A. 早期留置尿管持续引流
   B. 3～4 周后定时开放
   C. 每 4～6 小时开放一次，平时夹闭
   D. 引流袋位置低于膀胱
   E. 多喝水可预防泌尿系统感染

9. 黑痣恶变的临床表现不包括
   A. 色素减退
   B. 色素加深
   C. 瘙痒不适
   D. 区域淋巴结肿大
   E. 周围出现色素环

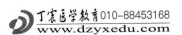
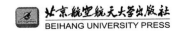

10. 能唤醒，醒后很快入睡，答非所问的神志状态是
    A. 谵妄
    B. 浅昏迷
    C. 深昏迷
    D. 意识模糊
    E. 昏睡

11. 深Ⅱ度烧伤特点，<u>不包括</u>
    A. 痛觉迟钝
    B. 剧痛、水疱大、明显水肿
    C. 基底苍白与潮红相间
    D. 小水疱、壁厚
    E. 3～4周愈合，有瘢痕

12. 开颅手术后常采取的体位是
    A. 头高足低位
    B. 半卧位
    C. 侧卧位
    D. 1/4侧卧位
    E. 仰卧屈膝位

13. 护士协助患者服用地高辛前应首先评估
    A. 1分钟心率
    B. 肾功能
    C. 心电图
    D. 心功能
    E. 脉搏

14. 胃十二指肠溃疡并发瘢痕性幽门梗阻的描述，<u>不正确</u>的是
    A. 腹痛与反复呕吐为主要表现
    B. 呕吐物含大量宿食
    C. 上腹可闻及振水音
    D. 易发生低钾低氯性碱中毒
    E. 一般非手术疗法可愈

15. 感染性休克常见的并发症<u>不包括</u>
    A. 呼吸窘迫综合征
    B. 肺水肿
    C. 心功能障碍
    D. 肾功能障碍
    E. 弥散性血管内凝血

16. 在局麻药中加入少量肾上腺素的适应证是
    A. 高血压患者
    B. 指或趾末端手术
    C. 发热患者
    D. 甲亢患者
    E. 心脏病患者

17. 对原发性高血压患者做健康宣教指导时，<u>不正确</u>的是
    A. 注意休息、避免过劳
    B. 缓解期适当运动，控制体重
    C. 定期测量血压
    D. 宜低盐、低脂、低胆固醇、低热量饮食
    E. 血压高时服药，血压不高时可暂不服药

18. 慢性肾小球肾炎患者饮食应注意的是
    A. 高蛋白
    B. 优质低蛋白
    C. 低脂
    D. 高糖
    E. 低糖

19. 血栓闭塞性脉管炎晚期特有的临床表现是
    A. 趾端坏死
    B. 间歇性跛行
    C. 游走性静脉炎
    D. 趾甲增厚
    E. 足背动脉搏动减弱

20. 适用于阴道灌洗的时期是
    A. 月经期
    B. 剖宫产术后
    C. 人工流产术后
    D. 妊娠期
    E. 排卵期

21. 骨科牵引术的作用<u>不包括</u>
    A. 骨折复位作用
    B. 肢体制动
    C. 防止骨质脱钙
    D. 脱位的固定
    E. 减轻疼痛

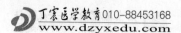
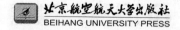

22．儿童类风湿关节炎，多关节型病变的特征是
　　A．游走性疼痛
　　B．关节红、肿
　　C．大关节受损
　　D．愈后不留畸形
　　E．进行性多发性关节炎

23．胸腔穿刺时，抽液<u>不宜</u>过多过快是为了防止
　　A．自发性气胸
　　B．呼吸频率加快
　　C．频繁咳嗽
　　D．纵隔复位太快
　　E．电解质紊乱

24．癫痫大发作的临床特征是
　　A．局部肌肉节律性抽搐
　　B．牙关紧闭
　　C．突发突止的意识障碍
　　D．意识丧失、全身抽搐
　　E．大小便失禁

25．T 管引流的护理，<u>不正确</u>的是
　　A．妥善固定，防止 T 管脱落
　　B．避免受压、折叠
　　C．术后 2 周以上，患者一般状况良好可考虑拔管
　　D．拔管前夹管 1 周
　　E．T 管不慎脱出，不可自行插回

26．产后出血导致失血性休克时的补血原则是
　　A．补充同等失血量
　　B．补充 1/2 失血量
　　C．补充 1/3 失血量
　　D．补充 1 倍失血量
　　E．补充 2 倍失血量

27．外阴小血肿保守治疗患者的护理<u>不包括</u>
　　A．保持外阴部清洁、干燥
　　B．24 小时内冷敷，24 小时以后热敷
　　C．24 小时内热敷，24 小时以后冷敷
　　D．嘱患者采取正确体位，避免血肿受压
　　E．每天行外阴冲洗，大便后及时清洗外阴

28．基础体温测定正确的是
　　A．基础体温是指人日常的平均体温
　　B．常用于测定雌激素的分泌情况
　　C．一般连续测 1 个月经周期以上
　　D．晚上临睡前测体温
　　E．经过 6 ～ 8 小时睡眠醒来后，未进行任何活动测得的体温

29．针对妇科癌症化疗患者护理，措施正确的是
　　A．白细胞过低者要实行保护性隔离
　　B．室温应保持在 25℃
　　C．腹腔化疗时，体位应保持不变
　　D．经动脉化疗，拔管后沙袋压迫 72 小时
　　E．一旦发现药物外渗，应立即热敷

30．子宫颈炎的主要症状是
　　A．不孕
　　B．外阴瘙痒
　　C．下腹坠痛
　　D．外阴灼热感
　　E．阴道分泌物增多

31．外科洗手法要求洗手范围从指尖到肘上
　　A．6cm
　　B．8cm
　　C．10cm
　　D．12cm
　　E．15cm

32．体位引流时间<u>不宜</u>安排在
　　A．晨起
　　B．睡前
　　C．饭后
　　D．饭前
　　E．活动后

33．慢性阻塞性肺气肿的并发症<u>不包括</u>
　　A．自发性胸腔
　　B．肺部急性感染
　　C．慢性肺源性心脏病
　　D．呼吸衰竭
　　E．急性左心衰竭

34. 护理法洛四联症患儿，要注意保证入量，防止脱水。其目的是
    A. 防止感染
    B. 防止血栓栓塞
    C. 防止脱水热
    D. 防止休克
    E. 防止循环衰竭

35. 肝性脑病患者应使用
    A. 降氨药
    B. 安眠药
    C. 镇静药
    D. 含氮药
    E. 麻醉药

36. 新生儿沐浴前，室温应调节在
    A. 18℃～20℃
    B. 20℃～22℃
    C. 22℃～24℃
    D. 24℃～26℃
    E. 26℃～28℃

37. 肾输尿管结石血尿常发生在
    A. 早晨第1次尿
    B. 卧床休息时
    C. 绞痛后
    D. 夜尿
    E. 导尿时

38. 关于直肠肛管周围脓肿的叙述，不正确的是
    A. 肛门周围脓肿，局部红肿热痛明显，全身症状较轻
    B. 骨盆直肠间隙脓肿，全身中毒重，局部症状不明显
    C. 有一部分患者最后形成肛瘘
    D. 脓肿形成前抗菌消炎为主
    E. 脓肿形成后穿刺抽脓，注入抗生素

39. 静脉滴入氯化钾溶液时，临床观察应注意的是
    A. 肠鸣音
    B. 尿量
    C. 呼吸

D. 心率
E. 神志

40. 小脑幕切迹疝的病变侧瞳孔变化是
    A. 立即缩小
    B. 先缩小、后散大、再缩小
    C. 先散大、后缩小、再散大
    D. 先缩小、后散大
    E. 立即散大

41. 肺癌患者一侧肺叶切除术后，最适宜采取的体位是
    A. 斜坡卧位
    B. 高半坐卧位
    C. 低半坐卧位
    D. 平卧位
    E. 仰卧位

42. 系统性红斑狼疮的特征性皮肤损害是
    A. 紫癜
    B. 玫瑰疹
    C. 蝶形红斑
    D. 荨麻疹
    E. 红色丘疹

43. 心肺复苏后处理，不恰当的是
    A. 常规吸氧
    B. 纠正低血压
    C. 纠正体液失衡
    D. 不用抗生素
    E. 纠正酸中毒

44. 护士对急性肠梗阻患者进行病情观察时，在未出现肠绞窄时表现为
    A. 持续性疼痛阵发性加剧
    B. 有明显腹膜刺激征
    C. 呕吐物为血性
    D. 可有少量果酱样大便
    E. 没有明显休克

45. 风湿性心脏瓣膜病最常见的心律失常是
    A. 心房颤动
    B. 期前收缩

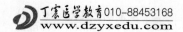
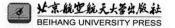

C. 窦性心动过速

D. 室性心动过速

E. 房室传导阻滞

46. 关于急性肾衰竭少尿期的治疗，正确的是

A. 早期可不必限制蛋白

B. 不必限制钾、钠摄入

C. 严重贫血者可补充库血红细胞

D. 高钾血症者可给 20% 葡萄糖酸钙 10ml 静注

E. 血钾大于 6.5mmol/L 应给予透析治疗

47. 脊髓灰质炎减毒活疫苗糖丸初次口服的月龄是

A. 生后 2 天

B. 1 个月

C. 2 个月

D. 3 个月

E. 6 个月

48. 指导急性肾盂肾炎患者用药时，应告知其尿检阴性后仍要继续服药

A. 1 天～2 天

B. 3 天～5 天

C. 1 周～2 周

D. 3 周～4 周

E. 1 月～2 月

49. 患者，男，41 岁。因外伤大出血而致急性肾衰竭，前一天尿量为 200ml，胃肠引流 250ml，护士计算其今天的补液量约为

A. 1500ml

B. 3000ml

C. 1000ml

D. 600ml

E. 500ml

50. 患者，男，30 岁。夜间发作性上腹烧灼痛 2 月余，进食后迅速缓解。昨起排柏油样便 2 次，今晨起床时晕倒而就诊。体检：体温 37℃，脉搏 120 次/分，呼吸 24 次/分，血压 80/60mmHg（10.7/6.6kPa），神志恍惚，皮肤苍白，四肢厥冷，考虑出血原因是

A. 胃小弯溃疡

B. 十二指肠球部溃疡

C. 胃底静脉曲张

D. 应激性溃疡

E. 胃癌

51. 患者，男，56 岁。上腹部不适 2 个月，自觉消瘦。查体：巩膜明显黄染，皮肤有抓痕，腹软，胆囊可触及。B 超示肝内外胆管扩张，胆囊胀大，胰管稍扩张。最合适的诊断是

A. 肝细胞性黄疸

B. 病毒性肝炎

C. 胆囊癌

D. 胆囊炎、胆石症

E. 胰头癌

52. 患者，男，62 岁。咳嗽、咳痰已 30 年，近日呼吸困难加重，头痛，神志恍惚，白天嗜睡，夜间兴奋，有时肌肉抽搐，球结膜充血，可能是

A. 慢性气管炎

B. 阻塞性肺气肿

C. 肺性脑病

D. 慢性肺心病

E. Ⅰ型呼吸衰竭

53. 患者，女，48 岁。患再生障碍性贫血 4 年。今晨突然出现头痛、头晕、恶心、视物模糊、呼吸急促。此时患者可能出现了

A. 短暂性脑缺血发作（TIA）

B. 高血压危象

C. 高血压脑病

D. 蛛网膜下腔出血

E. 颅内出血

54. 患者，男，35 岁。被汽车从胸部压过送来急诊。查体：极度呼吸困难，大汗淋漓，口唇发绀，意识模糊，血压 80/60mmHg（10.4/7.8kPa），胸穿时有高压气体冲出。对该患者的诊断是

A. 闭合性气胸

B. 开放性气胸

C. 张力性气胸

D. 肺挫裂伤

E. 连枷胸

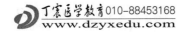

55. 患者，女，45 岁。诊断为支气管哮喘，一旦出现呼吸困难。其描述恰当的是
   A. 胸闷、烦躁、喜平卧
   B. 张口呼吸、口唇发绀、吸气费力
   C. 胸闷、口唇发绀、呼气费力
   D. 呼吸频率快而表浅、吸气费力
   E. 三凹征、吸气和呼气均费力

56. 患儿，女，6 个月。患肺炎 7 天，突然出现呼吸困难，面色苍白。查体：心率 240 次 / 分，心音低钝，肝脏肋下 3cm，尿少，下肢水肿。患儿最可能是
   A. Ⅰ型呼吸衰竭
   B. Ⅱ型呼吸衰竭
   C. 心力衰竭
   D. 心源性休克
   E. 急性肾衰竭

57. 初产妇，足月临产 10 小时，胎心 140 次 / 分，宫口开大 4cm，2 小时后再次肛查宫口扩张无进展，诊断是
   A. 第一产程停滞
   B. 活跃期停滞
   C. 第一产程延长
   D. 活跃期延长
   E. 潜伏期停滞

58. 患者，男，52 岁。腹股沟斜疝术后 10 天，恢复顺利，拟出院，护士应指导其
   A. 定期随访
   B. 3 个月内不参加重体力劳动
   C. 多饮水
   D. 多食蔬菜水果
   E. 防止受凉，避免咳嗽

59. 患者，女，40 岁。关节肿痛 3 年，加重 1 月。查体：手指关节向尺侧偏向畸形，提示该病处于活动期的表现是
   A. 晨僵
   B. 关节畸形
   C. 胸腔积液
   D. 关节疼痛和肿胀
   E. 腕关节处有无痛结节

60. 患儿，男。生后第 10 天发现口腔黏膜出现小片状白色乳凝块样物，不易擦拭，周围黏膜正常。进食、精神尚可。引起该病的病原微生物是
   A. 单纯疱疹病毒
   B. 链球菌
   C. 金黄色葡萄球菌
   D. 肺炎链球菌
   E. 白色念珠菌

61. 患者，女，26 岁。下楼梯时右脚踝关节不慎扭伤，24 小时之内的正确处理是
   A. 热敷
   B. 冷敷
   C. 先热敷 30 分钟，再冷敷 30 分钟
   D. 先冷敷 12 小时，再热敷 12 小时
   E. 热敷和冷敷交替进行

62. 患儿，女，6 岁。以急性肾小球肾炎收入院，护理评估发现有轻度水肿，患儿全天的尿量约 500ml，主要护理问题"体液过多"，针对此问题，应采取的主要措施是
   A. 准确记录 24 小时出入量
   B. 监测 24 小时尿蛋白定量
   C. 不限制正常活动
   D. 每周测量体重一次
   E. 严格限制水、蛋白质的摄入

63. 某孕妇，33 岁。孕 1 产 0，孕 39 周。血压 165/105mmHg，尿蛋白（++），待产过程中发生抽搐。首要的护理措施是
   A. 加床档，防止外伤
   B. 置于暗光的单人房间
   C. 24 小时尿蛋白测定
   D. 保持呼吸道通畅，防止舌咬伤
   E. 家属专人陪护

64. 某产妇，33 岁。产后 3 周，左乳红肿热痛，局部有波动感，诊断为乳房脓肿。处理措施错误的是
   A. 乳房脓肿切口呈放射状
   B. 乳晕下脓肿弧形切口
   C. 乳房后脓肿弧形切口
   D. 乳房脓肿处注射雌二醇

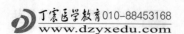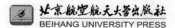

E. 引流条要深入放置

65. 患者,男,68 岁。突发心前区闷痛 3 小时入院。查体:血压 120/60mmHg,心率 58 次 / 分,心尖部可闻及 4/6 级收缩期吹风样杂音。心电图提示:Ⅱ、Ⅲ、aVF 导联 ST 段抬高,出现异常 Q 波,最可能的诊断为
 A. 急性下间壁心肌梗死
 B. 急性前壁心肌梗死
 C. 急性前间壁心肌梗死
 D. 急性下壁心肌梗死
 E. 急性广泛前壁心肌梗死

66. 患者年轻时患肝炎未治疗,20 年后突然呕大量暗红色血,经医院确诊为肝炎后肝硬化,呕血原因是
 A. 胃溃疡出血
 B. 食管及胃底曲张静脉破裂
 C. 急性表浅性胃炎出血
 D. 胃癌出血
 E. 慢性萎缩性胃炎出血

67. 孕妇合并乙型病毒性肝炎,为了防止发生产后出血,下列护理措施错误的是
 A. 产前肌内注射维生素 K
 B. 产前备好抢救物品
 C. 产时缩短第二产程
 D. 产时密切观察,避免滞产
 E. 胎儿娩出后尽量不使用缩宫素,因为肝脏损害

68. 患者,女,65 岁。门静脉高压症入院,拟行手术治疗,患者术前一般不放胃管,是为了
 A. 减少插管的痛苦
 B. 以免影响进食
 C. 以免引起胃穿孔
 D. 防止出血
 E. 防止胃液丢失

69. 患者,女,25 岁。失恋后口服敌敌畏,发生有机磷农药中毒急诊入院,护士向家属解释洗净胃后保留胃管的原因是
 A. 以便胃肠减压

B. 防洗胃不彻底
C. 以便灌注流质
D. 以便胃内给药
E. 以便抽取胃液化验

二、以下提供若干个案例,每个案例下设若干个考题。请根据各考题题干所提供的信息,在每题下面的 A、B、C、D、E 五个备选答案中选择一个最佳答案,并在答题卡上将相应字母所属的方框涂黑。

(70-71 题共用题干)
 患儿,男,3 岁。诊断为脓胸,住院第 2 天发生呼吸困难,喘憋,烦躁,心率快,右下肺叩浊音,右上肺叩鼓音。

70. 问题 1:最可能发生了
 A. 气胸
 B. 脓气胸
 C. 呼吸衰竭
 D. 心力衰竭
 E. 支气管胸膜瘘

71. 问题 2:若胸腔积液为黏稠黄色液体,最可能的致病菌为
 A. 铜绿假单胞菌
 B. 大肠埃希菌
 C. 肺炎链球菌
 D. 流感嗜血杆菌
 E. 金黄色葡萄球菌

(72-74 题共用题干)
 患者,男,38 岁。饥饿性上腹痛 3 年,持续上腹痛 1 个月,伴频繁呕吐。查体:痛苦面容,轻度脱水征。腹软,右上腹部压痛,无反跳痛。

72. 问题 1:该患者最可能的临床诊断是
 A. 慢性胃炎
 B. 胃溃疡活动期
 C. 十二指肠溃疡活动期
 D. 消化性溃疡并发幽门梗阻
 E. 消化性溃疡并发癌变

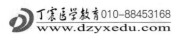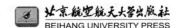

73. 问题2：对该患者的护理措施<u>不正确</u>的是
    A. 进食清淡、易消化饮食
    B. 胃肠减压
    C. 做好呕吐的观察与处理
    D. 观察疼痛的性质
    E. 准确记录出入量

74. 问题3：为明确诊断，首先应采取的检查是
    A. 胆囊造影
    B. 胃液分析
    C. 胃镜检查
    D. X线钡餐检查
    E. 幽门螺杆菌检测

(75-76题共用题干)
    患者，男，30岁。头晕、心悸半年，伴体力下降。2年前因胃溃疡行"胃切除术"。诊断为缺铁性贫血。

75. 问题1：给口服硫酸亚铁和稀盐酸治疗，<u>不正确</u>的使用方法是
    A. 禁饮茶
    B. 需用吸管服用
    C. 宜于进餐时或进餐后服用
    D. 如有消化道反应，可与牛奶同服
    E. 血红蛋白正常后，仍应坚持治疗数月

76. 问题2：该患者贫血的原因可能是
    A. 铁不能利用
    B. 铁消耗过多
    C. 铁吸收不良
    D. 铁摄入不足
    E. 铁需要量增加

(77-78题共用题干)
    患者，男，22岁。患者学习游泳溺水。抢救出水时心搏、呼吸已停。

77. 问题1：现场立即采取的措施是
    A. 现场呼救
    B. 打电话120
    C. 立即抢救，控水，使呼吸道通畅
    D. 立即口对口人工呼吸

    E. 立即胸外心脏按压

78. 问题2：进一步处理是
    A. 打电话120
    B. 送往医院
    C. 立即心肺复苏
    D. 联系患者家属
    E. 等待医生来处理

(79-80题共用题干)
    患者，男，20岁。学生，晨跑后突感左侧胸闷、胀痛，气促出冷汗。查体：面色苍白，唇发绀，呼吸30次/分，左上肺叩诊呈鼓音，呼吸音消失，心率116次/分，心律齐。

79. 问题1：该患者可能的诊断为
    A. 心绞痛
    B. 肺炎
    C. 肋骨骨折
    D. 肋间神经痛
    E. 自发性气胸

80. 问题2：首要的护理措施为
    A. 高流量间断给氧
    B. 协助进行排气治疗
    C. 剖腹探查
    D. 指导患者绝对卧床休息
    E. 静脉补液

(81-82题共用题干)
    患者，男，62岁。行十二指肠切除术后7天，已进食，腹部切口处持续黄绿色液体和气体渗出。切口周围皮肤潮红、水肿明显。

81. 问题1：该患者最可能的并发症
    A. 十二指肠残端破裂
    B. 倾倒综合征
    C. 切口脂肪液化
    D. 肠瘘
    E. 切口感染

82. 问题2：目前需证实该诊断，最简便的方法是

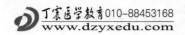 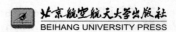

A. 腹部 X 片

B. 腹部 B 超

C. 腹部 CT

D. 嘱患者口服亚甲蓝

E. 伤口采样化验

(83~84 题共用题干)

某产妇，29 岁。8 点整顺产一男婴，12 点 30 分产妇自觉下腹胀痛，有尿意，但不能排出。查体：下腹部隆起，叩诊呈鼓音。

83．问题 1：该产妇的发生的情况是

A. 尿路感染

B. 膀胱刺激征

C. 子宫内膜感染

D. 体液过多

E. 尿潴留

84．问题 2：护士采取的措施，<u>不妥</u>的是

A. 立即施行导尿术

B. 用温水冲会阴

C. 让其听流水声

D. 摇高床头，让其坐起排尿

E. 用手轻轻按摩下腹部协助排尿

(85~87 题共用题干)

患者，女，32 岁。停经 48 天，阴道淋漓出血 7 天，今天突发下腹痛，并伴恶心，呕吐而就诊。检查体温 36.7℃，脉搏 120 次 / 分，血压 80/50mmHg（11/7kPa），尿绒毛膜促性腺激素（hCG）测定(+)，内诊后穹窿饱满，宫颈举痛明显，子宫稍大，右侧宫旁触到触痛明显包块。

85．问题 1：根据患者情况，可能的诊断是

A. 卵巢囊肿破裂

B. 黄体破裂

C. 不全流产

D. 阑尾炎

E. 异位妊娠

86．问题 2：进一步确诊的最佳方法是

A. 心电图检查

B. 腰大肌试验

C. 诊断性刮宫

D. 超声诊断

E. 阴道镜检查

87．问题 3：入院后首选的护理措施是

A. 采集病史，书写护理病历

B. 做手术前准备

C. 去枕平卧，开放静脉通路

D. 进行入院教育

E. 保暖

三、以下提供若干组考题，每组考题共同在考题前列出的 A、B、C、D、E 五个备选答案。请从中选择一个与考题关系最密切的答案，并在答题卡上将相应字母所属的方框涂黑。每个备选答案可能被选择一次，多次或不被选择。

(88~90 题共用备选答案)

A. 减慢心率、降低心肌收缩力、减少心肌耗氧量

B. 通过抑制钙离子进入冠脉、周围血管壁平滑肌细胞内而扩张冠脉及周围血管

C. 抑制血小板聚集

D. 改善心肌营养与代谢

E. 扩张冠脉及外周血管，减轻心脏负担

88．倍他乐克治疗心绞痛作用原理

89．消心痛治疗心绞痛作用原理

90．硝苯地平治疗心绞痛作用原理

(91~92 题共用备选答案)

A. 阿司匹林

B. 强的松

C. 氯喹

D. 环磷酰胺

E. 长春新碱

91．系统性红斑狼疮伴有脏器损害时选用

92．系统性红斑狼疮患者治疗首选药物

(93~94 题共用备选答案)

A. 呼吸困难

B. 声音嘶哑

C. 进食呛咳

D. 手足抽搐

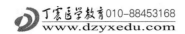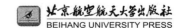

E．大汗、烦躁不安

93．甲状腺术后单侧喉返神经损伤会出现

94．甲状腺术后喉上神经内侧支损伤会出现

（95-96 题共用备选答案）

    A．平卧位

    B．半卧位

    C．蹲位

    D．膝胸位

    E．截石位

95．肛门直肠术后卧位是

96．适用于肛门手术的体位是

（97-98 题共用备选答案）

    A．1/2

    B．1/3

    C．1/4

    D．1/5

    E．1/6

97．妊娠合并糖尿病使用胰岛素治疗者，分娩后 24 小时胰岛素用量应减至原用量的

98．妊娠期糖尿病的产妇，孕期使用胰岛素者，分娩后 48 小时应减少胰岛素的用量到原用量的

（99-100 题共用备选答案）

    A．卧床休息

    B．功能训练

    C．呼吸功能维持

    D．预防感染

    E．用药护理

99．急性炎症性脱髓鞘性多发性神经病患儿出现呼吸肌麻痹时，护理措施中最重要的是

100．脑瘫患儿应重点进行的康复治疗是

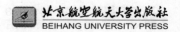

专业实践能力

一、以下每一道考题下面有 A、B、C、D、E 五个备选答案，请从中选择一个最佳答案。并在答题卡上将相应题号的相应字母所属的方框涂黑。

1. 护士的首要职责是
   A. 提供健康照顾
   B. 协调护理工作
   C. 传授健康知识
   D. 护理研究工作
   E. 进行沟通交流

2. 急救物品管理要求做到"五定"，其主要目的是
   A. 节约时间
   B. 责任到人
   C. 便于管理
   D. 急救物品准备完好率要求达到 100%
   E. 防止遗失

3. 护士为伤寒患者进行大量不保留灌肠时，灌入的液量应<u>不超过</u>
   A. 200ml
   B. 300ml
   C. 400ml
   D. 500ml
   E. 600ml

4. 处理医嘱应先执行
   A. 临时备用医嘱
   B. 即刻医嘱
   C. 马上到期的临时备用医嘱
   D. 新开的长期备用医嘱
   E. 停止医嘱

5. 尿潴留患者第一次放尿时，放尿量<u>不超过</u>
   A. 100ml
   B. 500ml
   C. 1000ml
   D. 1500ml
   E. 2000ml

6. 按照人类基本需要层次原则，护理人员满足患者下列需要，由先到后的顺序是
   A. 活动锻炼、氧和循环、免受伤害、赞扬患者的进步、良好的护患关系
   B. 氧和循环、活动和锻炼、免受伤害、良好的护患关系、赞扬患者的进步
   C. 良好的护患关系、活动和锻炼、氧和循环、免受伤害、赞扬患者的进步
   D. 活动和锻炼、免受伤害、氧和循环、赞扬患者的进步、良好的护患关系
   E. 氧和循环、活动和锻炼、免受伤害、赞扬患者的进步、良好的护患关系

7. 可以使用 50% 硫酸镁导泻的情况是
   A. DDT 中毒
   B. 敌敌畏中毒
   C. 巴比妥类药物中毒
   D. 敌百虫中毒
   E. 氰化物中毒

8. 护士对患者进行饮食评估的内容<u>不包括</u>
   A. 一般饮食形态
   B. 补品使用情况
   C. 饮食习惯与民族
   D. 家庭的经济状况
   E. 血液中营养素含量

9. <u>不宜</u>热水坐浴的患者是

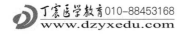
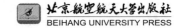

A. 急性盆腔炎患者

B. 痔患者

C. 外阴炎患者

D. 阴道炎患者

E. 肛门脓肿患者

10. 护理学的发展主要依靠

　　A. 护理科研

　　B. 临床护理的发展

　　C. 护理管理

　　D. 社区护理的完善

　　E. 护理教育

11. 进行甲状腺功能检查前需要禁食海带、紫菜等富碘食物的时间是

　　A. 3天

　　B. 7天

　　C. 5天

　　D. 14天

　　E. 2天

12. 属于主观资料的是

　　A. 血压 130/80mmHg

　　B. 骶尾部皮肤破损 2cm×2cm

　　C. 肌张力三级

　　D. 头昏脑胀

　　E. 膝关节红肿、压痛

13. 关于行心肺复苏术时中途换人的叙述，正确的是

　　A. 抢救中断时间不得超过 2～3 秒

　　B. 随时可换人

　　C. 吹气间隙换人

　　D. 心脏按压间隙换人

　　E. 按压、吹气间隙换人

14. 为患者输血时，引起溶血反应的典型症状是

　　A. 四肢麻木，腰背酸痛

　　B. 寒战，发热，头痛

　　C. 手足抽搐，心悸

　　D. 荨麻疹，胸闷

　　E. 咯粉红色泡沫样血痰

15. 弗洛伊德认为其心理活动是一切意识活动的基础的是

　　A. 意识

　　B. 前意识

　　C. 潜意识

　　D. 自我

　　E. 超我

16. 为偏瘫患者更衣时，正确顺序的是

　　A. 先穿近侧肢体

　　B. 先穿健肢

　　C. 先脱健肢

　　D. 先脱近侧肢体

　　E. 先脱远侧肢体

17. 达到分享感觉的最高境界的沟通层次是

　　A. 一般性沟通

　　B. 分享感觉

　　C. 分享个人的想法

　　D. 一致性的沟通

　　E. 陈述事实的沟通

18. 湿度过低时，患者可表现为

　　A. 呼吸道黏膜干燥、咽痛

　　B. 憋气、闷热

　　C. 肌肉紧张

　　D. 食欲缺乏、耳鸣

　　E. 尿量增多

19. 通过采用分散注意力来减轻患者疼痛的护理措施不包括

　　A. 听音乐

　　B. 指导患者有节奏地深呼吸

　　C. 想象某一快乐的情景

　　D. 尊重患者对疼痛的反应

　　E. 有节律地按摩患者的疼痛部位

20. 属于语言交流技巧的是

　　A. 倾诉

　　B. 倾听

　　C. 点头

　　D. 微笑

　　E. 抚摸

21．小陈是患者严某的责任护士，但第一次交谈就失败，请分析造成其失败的原因是
　　A．表情沉着、从容
　　B．在患者吃晚饭前进行交谈
　　C．热情介绍自己
　　D．选择一个安静环境进行交谈
　　E．仪表大方、整洁

22．肾病综合征患者应首先选用的饮食是
　　A．高热量饮食
　　B．优质蛋白饮食
　　C．低蛋白饮食
　　D．低脂肪饮食
　　E．低盐饮食

23．适用于严密隔离的疾病是
　　A．非典型肺炎
　　B．流脑
　　C．破伤风
　　D．艾滋病
　　E．严重烧伤

24．非语言性沟通技巧<u>不包括</u>
　　A．倾听
　　B．提问
　　C．沉默
　　D．触摸
　　E．眼神交流

25．收集患者有关的输出性行为是罗伊护理工作方法中的
　　A．评价
　　B．护理诊断
　　C．制定目标
　　D．一级评估
　　E．二级评估

26．使用无菌溶液时应先核对
　　A．瓶盖有无松动
　　B．瓶体有无裂痕
　　C．瓶签各项内容
　　D．溶液有无变色
　　E．溶液有无絮状物

27．1968 年美国哈佛大学提出的脑死亡标准<u>不包括</u>的是
　　A．无感受性和反应性
　　B．脑电波平坦
　　C．心电图波平坦
　　D．无反射
　　E．无运动、无呼吸

28．护士为术后患者提供帮助如厕，协助更换敷料等自护方面的不足属于奥伦护理系统结构的
　　A．全补偿系统中的护士活动
　　B．支持 - 教育系统的护士活动
　　C．部分补偿系统中的护士活动
　　D．自我管理系统中的患者活动
　　E．健康教育系统中的护士活动

29．意识障碍中，属最轻度的是
　　A．烦躁
　　B．昏睡
　　C．嗜睡
　　D．浅昏迷
　　E．意识模糊

30．传染病区的半污染区是
　　A．库房
　　B．浴室
　　C．配餐室
　　D．化验室
　　E．病室

31．护士能够促进与患者有效沟通的一般技巧是
　　A．急于陈述观点
　　B．表达个人判断
　　C．迅速做出解答
　　D．突然改变话题
　　E．避免分心动作

32．对疼痛患者选择疼痛评估工具时主要根据患者的
　　A．情绪和疼痛部位
　　B．病情和疾病性质
　　C．性别和心理特征
　　D．年龄和认知水平

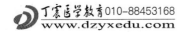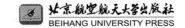

E. 心理和以往经历

33. 使用时需要观察尿量的药物是
    A. 硫酸镁注射液
    B. 西地兰
    C. 20% 甘露醇
    D. 50% 葡萄糖
    E. 5% 碳酸氢钠

34. 纤维支气管镜的消毒灭菌宜用
    A. 苯扎溴铵浸泡法
    B. 戊二醛浸泡法
    C. 过氧乙酸擦拭
    D. 压力蒸汽灭菌法
    E. 煮沸法

35. 根据皮亚杰关于人的智力发展 4 个阶段学说，7 ~ 11 岁儿童处于
    A. 感觉运动期
    B. 前运动期
    C. 具体运思期
    D. 形式运思期
    E. 运思期

36. 构成护理程序理论框架的是
    A. 人际关系模式理论
    B. 系统论
    C. 成长与发展理论
    D. 压力适应理论
    E. 保健系统模式理论

37. 属于脂溶性的维生素是
    A. 维生素 K
    B. 维生素 C
    C. 维生素 B_1
    D. 维生素 PP
    E. 维生素 B_6

38. 食用低盐饮食的患者，每天食用食盐不超过
    A. 4g
    B. 3g
    C. 2g
    D. 0.8g

E. 0.7g

39. 伤寒患者灌肠时，液体量和高度分别是
    A. 300ml，< 30cm
    B. 400ml，< 30cm
    C. 500ml，< 30cm
    D. 600ml，< 20cm
    E. 700ml，< 20cm

40. 对 4 岁儿童评估疼痛的程度时，应选择的最佳工具是
    A. 数字疼痛评估工具
    B. 主诉疼痛程度分级工具
    C. 面部表情疼痛测量图
    D. 疼痛阈式评估工具
    E. 文字式评估工具

41. 关于无菌技术的观念，错误的是
    A. 消毒能杀灭病微生物
    B. 消毒不能杀死细菌芽胞
    C. 灭菌能杀死致病微生物
    D. 灭菌能杀灭芽胞
    E. 消毒与灭菌都能杀灭细菌的芽胞

42. 护理的核心和永恒的主题是
    A. 教育
    B. 照顾
    C. 计划
    D. 管理
    E. 协调

43. 佩皮劳护患关系行程过程不包括
    A. 解决期
    B. 认识期
    C. 开拓期
    D. 确认期
    E. 理解期

44. 医院内工作人员做到"四轻"，是为了给患者
    A. 创造良好的社会环境
    B. 创造安静的环境
    C. 建立良好的护患关系

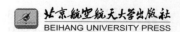

D. 创造安全的环境

E. 树立良好的职业形象

45. 可以产生速效作用的片剂是

A. 舌下片

B. 包衣片

C. 缓释片

D. 糖衣片

E. 咀嚼片

46. 患者不慎咬破体温计，处理措施错误的是

A. 禁服粗纤维食物

B. 口服蛋清水

C. 保持室内通风

D. 清除玻璃碎屑

E. 口服牛奶

47. 罗伊适应模式的内容不包括

A. 护理诊断

B. 护理目标

C. 护理活动

D. 护理目标

E. 健康

48. 为糖尿病患者留尿做尿糖定量检查，采集尿标本的方法是

A. 留清晨第1次尿

B. 随时留尿

C. 饭前留尿

D. 留24小时尿

E. 留取中段尿

49. 发现和去除不舒适的原因，促进舒适的有效渠道及必要条件是

A. 采取舒适卧位

B. 保持身体清洁

C. 护患合作

D. 解除疼痛

E. 建立良好休养环境

50. 发现留置导尿的患者出现尿液浑浊、沉淀时应

A. 经常清洁尿道口

B. 拔出导尿管

C. 进行膀胱功能训练

D. 进行膀胱冲洗

E. 经常更换卧位

51. 最高层次的沟通指

A. 精神性沟通

B. 语言性沟通

C. 分享感觉的沟通

D. 分享想法的沟通

E. 一致性的沟通

52. 某患儿因高热惊厥，医嘱给予10%水合氯醛10ml保留灌肠，错误的操作是

A. 嘱患者先排便

B. 左侧卧位

C. 抬高患者臀部10cm

D. 液面距肛门不超过40cm

E. 保留时间1小时以上

53. 一护士在给王姓患者输液时，因查对不严格，错把李姓患者的青霉素给了王姓患者，导致王姓患者因过敏性休克而死亡，该护士的行为属于

A. 过失犯罪

B. 渎职罪

C. 侵权行为

D. 蓄意犯罪

E. 护理差错

54. 患者，女，36岁。白血病病情不断恶化，患者悲伤，时常哭泣，要求丈夫日夜守护。此患者的心理变化处于的阶段是

A. 接受期

B. 否认期

C. 忧郁期

D. 愤怒期

E. 协议期

55. 患者，女，52岁。术前医嘱：清洁大量不保留灌肠，在灌肠过程中出现面色苍白、出冷汗、剧烈腹痛、脉速、心慌气急，护士应该采取的措施是

A. 嘱患者张口呼吸，减轻腹压

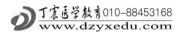
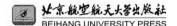

B. 立即停止灌肠并通知医生

C. 分散患者的注意力

D. 减慢灌肠的流速

E. 降低灌肠筒高度减轻压力

56. 患者，女，23岁。急性胃肠炎，腹痛，怕冷，可以在患者腹部

    A. 放置热水袋

    B. 湿热敷

    C. 红外线照射

    D. 湿冷敷

    E. 乙醇按摩

57. 患者，女，45岁。因尿路感染医嘱尿培养及药物敏感试验，患者神志清醒，一般情况好。护士留取尿标本的方法是

    A. 导尿术

    B. 留取中段尿

    C. 24小时尿液采集法

    D. 6小时尿液采集法

    E. 晨尿防腐法（加40%甲醛）

58. 患者，男，55岁。肾病综合征，入院3天，常常以观察或用语言检验护士的可信任度。该患者和护士之间的关系处于护患关系过程的

    A. 开拓期

    B. 初始期

    C. 工作期

    D. 解决期

    E. 结束期

59. 患者，男，35岁。车祸外伤后输入大量库存血后，出现心率缓慢、手足搐搦，血压下降、伤口渗血，出现以上症状的有关因素是

    A. 高血钾

    B. 低血钾

    C. 高血钙

    D. 低血钙

    E. 低血钠

60. 静脉输液时，发现溶液不滴，轻轻挤压近针头端输液管，感觉有阻力，且无回血，分析原因是

    A. 针头斜面紧贴血管壁

    B. 针头滑出血管外

    C. 输液瓶位置过低

    D. 针头阻塞

    E. 静脉痉挛

61. 患者，女，23岁。在工厂干活时手部被锈铁钉刺伤，急诊予3%过氧化氢冲洗伤口，为中和游离毒素，医嘱予破伤风抗毒素注射，破伤风抗毒素皮试药液浓度是

    A. 250U/ml

    B. 150U/ml

    C. 50U/ml

    D. 25U/ml

    E. 15U/ml

62. 患者，男，5岁。低钙抽搐需用钙剂治疗，护士从固定位置取出10%葡萄糖酸钙，凭经验不会错而未查对药物，该患儿接受静脉推注中死亡，经查实推注的竟是10%氯化钾。此行为属于

    A. 侵权行为

    B. 故意犯罪

    C. 过失犯罪

    D. 侵犯行为

    E. 渎职罪

63. 患者，男，66岁。慢性心功能不全。医嘱地高辛0.25mg，qd，护士发药前应首先

    A. 了解心理反应

    B. 测脉率（心率）及脉律（心律）

    C. 观察意识状态

    D. 测量血压

    E. 检查瞳孔

64. 患者，女，67岁。因脑梗死而致右侧肢体活动障碍，右腿可以在床上移动位置，但不能抬起离开床面，右腿的肌力应是

    A. 1级

    B. 2级

    C. 3级

    D. 4级

    E. 5级

65. 护士为患者测量血压，方法正确的是

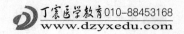
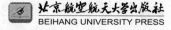

A．患者仰卧，使肱动脉平腋后线

B．患者取坐位，使肱动脉平第 5 肋间

C．患者仰卧，使肱动脉平腋中线

D．患者取坐位，使肱动脉平第 2 肋间

E．患者仰卧，使肱动脉平腋前线

66．患者，男，63 岁。晨起取牛奶的路上突然摔倒，意识丧失，大动脉搏动消失。此时恰巧被张护士遇到，请问对该患者应立即采取的措施是

A．呼叫医生迅速来抢救

B．呼叫 120 或 999 来抢救

C．立即送回医院实施抢救

D．先胸外按压，再开放气道、人工呼吸

E．先人工呼吸、人工循环，再畅通气道

67．患者，男，82 岁。因呼吸困难，不能平卧，家属给患者吸氧后前来就诊。门诊护士应

A．安排患者到隔离门诊就诊

B．安排患者提前就诊

C．让患者按挂号顺序就诊

D．观察患者生命体征

E．做好卫生宣教

68．患者，男，46 岁。糖尿病，医嘱皮下注射胰岛素 8U，ac，30 分，ac 的执行时间是

A．早上 8:00

B．晚上 8:00

C．临睡前

D．饭前

E．必要时

69．患者，女，20 岁。踝关节扭伤 12 小时，经检查局部肿胀、疼痛明显，需进行冷敷，其目的是

A．减轻深部组织充血

B．促进炎症局限

C．减轻局部出血、疼痛

D．使局部血管扩张减轻充血

E．促进末梢循环

70．患者误服硫酸后，需保护胃黏膜时可选用的溶液是

A．镁乳

B．白醋

C．高锰酸钾

D．过氧化氢

E．碳酸氢钠

二、以下提供若干个案例，每个案例下设若干个考题。请根据各考题题干所提供的信息，在每题下面的 A、B、C、D、E 五个备选答案中选择一个最佳答案，并在答题卡上将相应字母所属的方框涂黑。

（71~72 题共用题干）

患者，男，66 岁。因胃溃疡住院，既往有慢性心力衰竭病史，输液治疗过程中患者突然出现呼吸困难、气促、咳嗽、咳粉红色泡沫样痰。

71．问题 1：患者发生的情况是

A．急性肺水肿

B．空气栓塞

C．肺气肿

D．支气管哮喘

E．药物过敏反应

72．问题 2：采取的急救措施，正确的是

A．继续输液

B．给予强心药

C．给予血管收缩药

D．35% 乙醇湿化给氧

E．协助患者取左侧头低足高位

（73~75 题共用题干）

患者，男，28 岁。因外伤瘫痪致尿失禁。需行留置导尿。

73．问题 1：为患者插导尿管错误的是

A．插导尿管时阴茎与腹壁应成 60°角

B．插管动作应轻慢

C．插管长度为 18cm ~ 20cm

D．注意尿道的 2 个生理性弯曲

E．注意尿道的 3 个狭窄部位

74．问题 2：预防尿路感染的措施正确的是

A．每周消毒尿道口龟头及包皮 1 ~ 2 次

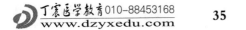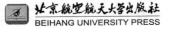

B. 定时挤压集尿袋以防引流不畅

C. 每天更换导尿管

D. 定时进行膀胱冲洗

E. 每天行尿常规检查 1 次

75. 问题 3：为了重建患者正常的排尿功能，护士应做到

    A. 给患者听流水声，刺激排尿

    B. 指导患者做骨盆底部肌肉锻炼

    C. 初起每 2 小时～ 3 小时为患者提供一次便器

    D. 使用便器时避免按压膀胱

    E. 适当控制患者饮水量

（76–77 题共用题干）

患者，男，45 岁。体检时发现患肝癌。入院了解到病情后，感到恐惧和绝望，常抱怨医护人员不尽力，并向其家属发脾气，进而发展到不愿配合治疗。

76. 问题 1：该患者的心理反应阶段属于

    A. 否认期

    B. 愤怒期

    C. 协议期

    D. 忧郁期

    E. 接受期

77. 问题 2：对处于此心理反应阶段的患者，护士做法不妥当的是

    A. 允许患者发怒

    B. 说服教育，使患者理智面对病情

    C. 耐心倾听患者的感受

    D. 理解忍让，陪伴患者

    E. 注意预防意外事件

（78–79 题共用题干）

患者，男，25 岁。登山时右踝部扭伤，导致局部肿胀、疼痛，遂来医院就诊。

78. 问题 1：处理措施正确的是

    A. 局部用冰块冷敷

    B. 冷热敷交替使用

    C. 按摩患处

D. 热湿敷

E. 局部用热水袋热敷

79. 问题 2：采取以上措施止痛的原因是

    A. 改善血液循环

    B. 增大淋巴细胞的能动性

    C. 使血管收缩，解除压迫而止痛

    D. 降低痛觉神经兴奋性

    E. 使肌肉松弛，增强结缔组织伸展性

（80–82 题共用题干）

患者，男，50 岁。2 小时前因突感胸闷，胸骨后疼痛就诊，心电图显示有急性前壁心肌缺血，收入院治疗。护理体检：神志清，合作，心率 108 次 / 分，律齐。

80. 问题 1：在住院过程中，床边摆满了亲朋好友送来的鲜花，使他得到了

    A. 生理的需要

    B. 安全的需要

    C. 爱与归属的需要

    D. 尊重的需要

    E. 自我实现的需要

81. 问题 2：目前满足的需要是

    A. 生理的需要

    B. 安全的需要

    C. 爱与归属的需要

    D. 尊重的需要

    E. 自我实现的需要

82. 问题 3：护士将患者安置在离治疗室距离较近的床位，告诉其生命体征正常，一切都在监测之中，请患者安心休息，这是为了满足患者的

    A. 生理的需要

    B. 安全的需要

    C. 爱与归属的需要

    D. 尊重的需要

    E. 自我实现的需要

（83–84 题共用题干）

患者，男，50 岁。主诉头痛、发热、乏力、全身酸疼、恶心。面色潮红、皮肤干燥、发烫，

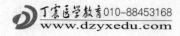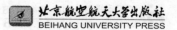

呼吸音粗糙, 体温 38.5℃。

83. 问题 1: 客观资料的信息是
    A. 头疼
    B. 体温 38.5℃
    C. 乏力
    D. 全身酸痛
    E. 恶心

84. 问题 2: 此病的护理问诊重点是
    A. 患者的文化程度和职业
    B. 患者的既往病史和家族史
    C. 此次发病的诱因和症状
    D. 患者的生活状况和自理程度
    E. 心理和社会状况

(85-86 题共用题干)

患者, 女, 30 岁。5 天前脚趾被玻璃划伤, 近两天发热、厌食、说话受限、咀嚼困难、呈苦笑面容, 急诊入院。

85. 问题 1: 护士对患者应施行的隔离方式是
    A. 严密隔离
    B. 消化道隔离
    C. 呼吸道隔离
    D. 接触性隔离
    E. 保护性隔离

86. 问题 2: 患者使用过的被服, 正确的处置是
    A. 先消毒, 后清洗
    B. 先清洗, 后消毒
    C. 先灭菌, 再清洗
    D. 先清洗, 再放日光下曝晒
    E. 先放日光下曝晒, 然后清洗

三、以下提供若干组考题, 每组考题共同在考题前列出的 A、B、C、D、E 五个备选答案。请从中选择一个与考题关系最密切的答案, 并在答题卡上将相应字母所属的方框涂黑。每个备选答案可能被选择一次, 多次或不被选择。

(87-88 题共用备选答案)
    A. 6 ～ 7cm
    B. 8 ～ 9cm
    C. 15 ～ 20cm
    D. 16 ～ 18cm
    E. 19 ～ 22cm

87. 用抗生素溶液灌肠治疗肠道感染时, 应将肛管插入肛门
88. 用无菌长棉签取粪培养标本时应插入肛门

(89-90 题共用备选答案)
    A. 4 小时
    B. 24 小时
    C. 12 小时
    D. 7 天
    E. 14 天

89. 手术室的无菌持物钳的有效期为
90. 治疗室无菌持物钳的更换时间是

(91-92 题共用备选答案)
    A. 中凹卧位
    B. 半坐卧位
    C. 端坐位
    D. 头低足高位
    E. 头高足低位

91. 面及颈部手术后患者可取的卧位是
92. 十二指肠引流时可取的卧位是

(93-94 题共用备选答案)
    A. 角色行为缺如
    B. 角色行为冲突
    C. 角色行为强化
    D. 角色行为消退
    E. 角色行为社会化

93. 一位需继续医治的母亲因孩子需要照顾而毅然出院, 担负起照顾孩子的责任。属于
94. 一位中学生因为车祸骨折而住院, 担心其学习受到影响而出现沮丧。焦虑, 不能安静休息, 这属于

(95-96 题共用备选答案)
    A. 200U
    B. 150U
    C. 2000U
    D. 2500U

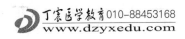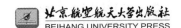

E. 5000U

95. 青霉素皮试液每毫升含

96. 破伤风抗毒素皮肤试液每毫升含

(97-98题共用备选答案)

　　A. 全补偿系统

　　B. 部分补偿系统

　　C. 支持-教育系统

　　D. 预防系统

　　E. 帮助系统

97. 奥伦自理模式理论，对昏迷患者进行护理时应采用

98. 奥伦自理模式理论，对糖尿病患者进行护理时应采用

(99-100题共用备选答案)

　　A. 1：1

　　B. 1：0.5

　　C. 1：15

　　D. 2：15

　　E. 2：30

99. 双人心肺复苏时，人工呼吸与胸外心脏按压之比为

100. 胸外心脏按压时，按压与放松时间比为

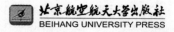

丁震医学教育 www.dzyxedu.com 系列考试丛书

2018

丁震
护师急救包

中 章节练习

DINGZHEN HUSHI JIJIUBAO ZHANGJIE LIANXI

丁 震 编著

北京航空航天大学出版社
BEIHANG UNIVERSITY PRESS

内 容 简 介

本书是 2018 年全国护师资格考试的复习参考书,为全国护考经典培训教材《丁震护考急救包》的姊妹篇,全书包括应试指导、章节练习、模拟试卷三册纸质图书和一张网络学习卡。上册应试指导教材分为基础护理学、内科护理学、外科护理学、妇产科护理学及儿科护理学 5 篇,是在分析了 2002 ~ 2017 年共 16 年考试真题的基础上编写而成,全书有表格 177 个,附图 19 幅,采用双色印刷,重要内容用绿字标识,帮助考生在充分理解考点内在联系的基础上,牢固掌握考试重点。中册章节练习精选试题 2018 道,与上册应试指导同步对应,便于考生边读教材边对照做题,巩固对考点的理解。下册模拟试卷有 5 套,共 2000 题,从难度、题型、学科比例等多个角度与真卷高度相似。网络学习卡中提供在线做题、上网听课等线上内容,有 10 套人机对话试卷和近 100 个学时的视频培训课程,课程均为 2018 版全新录制,重点章节由作者本人承担,并邀请全国经验丰富的一线护理教师共同讲解。中、下册及网络学习卡共包括试题 6000 余道,每道试题均配有作者的原创解析,对有干扰价值的选项逐项对比解析,帮助考生深刻掌握考试重点。本书在编写过程中,参考了大量新版护理和临床医学相关学科主流教材、专著及部分临床疾病诊治指南,使内容更加权威、准确。

图书在版编目(CIP)数据

2018 丁震护师急救包 / 丁震编著 . —北京:北京航空航天大学出版社,2017.10

ISBN 978-7-5124-2538-5

Ⅰ . ① 2… Ⅱ . ①丁… Ⅲ . ①护理学 - 资格考试 - 自学参考资料 Ⅳ . ① R47

中国版本图书馆 CIP 数据核字(2017)第 248688 号

2018 丁震护师急救包

丁 震 编 著

责任编辑:李 荣

*

北京航空航天大学出版社出版发行

北京市海淀区学院路 37 号(邮编 100191)　　http://www.buaapress.com.cn

发行部电话:(010)82317024　　传真:(010)82328026

读者信箱:yxbook@buaacm.com.cn　　邮购电话:(010)82316936

三河市华骏印务包装有限公司印装　　各地书店经销

*

开本:787×1092　1/16　印张:82.5　字数:2210 千字

2017 年 10 月第 1 版　2017 年 10 月第 1 次印刷

ISBN 978-7-5124-2538-5　定价:500.00 元

全国卫生专业技术资格（中初级）以考代评工作从2001年开始正式实施，参加并通过考试是单位评聘相应技术职称的必要依据。目前，除原初级护士并轨、独立为全国护士执业资格考试外，全国卫生专业技术资格（中初级）考试涵盖了医、护、药、技、中医等118个专业。考试涉及的知识范围广，有一定难度，考生对应考复习资料的需求较强烈。

2009年由我提出策划方案、组织全国数百名作者参与编写的全国卫生专业技术资格考试及护士执业资格考试丛书在人民军医出版社出版，共50余本，涵盖护士、护师、护理中级、药学、检验、临床医学内外妇儿及其亚专业等上百个考试专业。由于应试指导教材精练、准确；模拟试卷贴近考试方向、命中率高，已连续畅销9年，深受全国考生认可。

在图书畅销的同时，我和编写本套丛书的作者团队却感到深深的无奈，因为我们发现，市场上有相当比例的同类考试书和一些培训机构的网上试题都在抄袭我们的创作成果，有些抄袭的试题顺序都没有变。而市场上盗印、冒用"军医版"图书的情况更加严重，由我策划编著的"护考急救包"、"单科一次过"等经典考试图书目前已有多个冒用版本在销售，使考生难辨李逵和李鬼。这些侵权、盗印、冒用出版物的质量粗劣，欺骗、误导考生，使原创作者和读者两方的利益都受到严重侵害！

因此，请考生一定认清，丁震是原人民军医出版社考试中心主任，原军医版的护士、护师、护理中级及药学、检验、临床等职称考试图书均为丁震策划编写。人民军医出版社已从2017年后停止出版护理类及医学职称考试图书，丁震与原班作者队伍继续修订和出版本套考试图书，只有丁震编著的护理类或担任总主编的职称考试图书为原军医版的合法延续，目前市场上其他众多的"军医版"、"护考急救包"及"单科一次过"等考试图书均属冒用、盗印或侵权行为，我和我的作者团队将保留追究其法律责任的权利！

为了使本套考试书已经形成的出版价值得到进一步延续和提升，更好地为全国考生服务，2018年，由我编著的24本护理类考试图书和我担任总主编的31本卫生专业技术资格（中初级）考试图书全部授权北京航空航天大学出版社独家出版。

24本护理类考试图书包括护士考试7本、护师考试10本、护理中级考试7本，延续了原军医版图书精练、准确及命中率高的特点，但较原军医版的质量有了巨大提升，主要体现在以下四个方面：

一是急救包、应试指导、单科一次过等教材，归纳总结了大量表格，帮助考生强化考点对比，加深理解，便于掌握和记忆；教材采用双色印刷，重要内容用绿色字标识，重点突出。

二是试卷类图书，严格按照真题重新组卷，做到了对试题的全解析，即每道试题都配有解析；且根据近几年考试情况，删除了部分不常考的老题，增加了部分新题，尤其是护士考试新增了图形题。

三是网上学习卡，《护考急救包》和《护师急救包》的视频课程均为2018年度全新录制，重点章节由我承担，并邀请全国经验丰富的护理教师共同讲解；优化了"丁震医学教育"APP，网上做题更加流畅。

四是考生答疑，丁震医学教育开通了QQ客服、微信、微博等多种网络媒介，有一支专业的助教团队负责全程回答考生提出的专业问题和上网技术问题。

在护理类考试图书编写中，我始终坚持两个基本原则，一是做考试原创内容的理念，所有的考点总结和试题解析思路均为原创；二是年年修订，每本图书每年的修订比例高达30%以上，经过修订，考点总结更准确，试题解析清晰，只有经过不断修订，才能出精品图书。

经过十余年的不断积累，我已建成了由数万道试题构成的护理考试题库。为了向考生提供质量更高的的考试用书，我从不同角度对题库作了分析，总结历年考试的规律和变化趋势，从而提前预测考试可能考到的重点。在图书编写过程中，查阅了大量教材等参考资料，以学术研究的态度对待每一个考点、每一道试题，使内容更加权威、准确。

由于编写和出版的时间紧、任务重，书中如仍有不足，请考生批评指正。

丁　震

2017年10月于北京

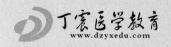

第一篇

基础护理学

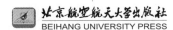

1. 以人的健康为中心的护理特点是
   - A. 护理从属于医疗
   - B. 护士是医生的助手
   - C. 护理方法是执行医嘱和护理常规
   - D. 护理任务扩展到所有人、生命周期所有阶段
   - E. 应用护理程序，对患者实施全方位的整体护理

2. 近代护理形成的时间为
   - A. 17 世纪中叶
   - B. 18 世纪初
   - C. 18 世纪中叶
   - D. 19 世纪中叶
   - E. 20 世纪初

3. 世界上第一所护士学校创办于
   - A. 1836 年，法国
   - B. 1860 年，英国
   - C. 1884 年，美国
   - D. 1888 年，德国
   - E. 1826 年，澳门

4. 我国第一所正式护校创办于
   - A. 1836 年
   - B. 1860 年
   - C. 1884 年
   - D. 1888 年
   - E. 1891 年

5. 为加强国际交流，促进护理学科的发展，1985 年我国在北京成立了
   - A. 卫生部国际护理交流中心
   - B. 卫生部国际护理中心
   - C. 卫生部护理中心
   - D. 卫生部护理教育中心
   - E. 卫生部护理宣传中心

6. 我国将护士教育列为中等专业教育是在
   - A. 1909 年
   - B. 1918 年
   - C. 1950 年
   - D. 1954 年
   - E. 1983 年

7. 全国范围举行首届护士执业考试的时间是
   - A. 1954 年 6 月
   - B. 1980 年 6 月
   - C. 1993 年 6 月
   - D. 1995 年 6 月
   - E. 1998 年 6 月

8. 护理学的任务<u>不包括</u>
   - A. 治疗疾病
   - B. 促进健康
   - C. 维持健康
   - D. 恢复健康
   - E. 减轻痛苦

9. 护理义务论分为行为义务论和
   - A. 理论义务论
   - B. 实践义务论
   - C. 职业义务论
   - D. 规则义务论
   - E. 执行义务论

10. 护理学的实践范畴<u>不包括</u>
    - A. 整体护理
    - B. 社区护理
    - C. 护理教育
    - D. 护理管理
    - E. 护理科研

11. 属于专科护理范畴的是
    - A. 排泄护理
    - B. 饮食护理
    - C. 急救护理
    - D. 社区护理
    - E. 临终护理

12. 医院内的临床护理工作主要包括基础护理和
    - A. 护理科研
    - B. 社区护理
    - C. 护理管理
    - D. 专科护理

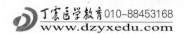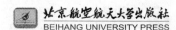

E. 护理教育

13. 患者住院期间由一名护士实行 8 小时在岗，24 小时负责的护理工作方式为
    A. 个案护理
    B. 综合护理
    C. 功能制护理
    D. 责任制护理
    E. 小组制护理

14. 视服务对象为一个功能整体，在进行护理服务时，应提供生理、心理、社会、精神、文化等方面的全面帮助和照顾，这种护理工作方式是
    A. 功能制护理
    B. 责任制护理
    C. 整体护理
    D. 个案护理
    E. 小组制护理

15. 不属于护士心理素质的是
    A. 乐观、开朗
    B. 良好的自我控制力
    C. 较强的适应能力
    D. 较强的实践技能
    E. 高度的责任心

16. 良好的护士应具备的心理素质中不包括
    A. 较强的适应能力
    B. 乐观开朗、宽容豁达
    C. 良好的忍耐力和自我控制力
    D. 高度的责任心、爱心
    E. 较强的实践技能

17. 乐观、开朗、稳定的情绪，宽容豁达的胸怀，建立良好的人际关系，属于护士素质中的
    A. 思想素质
    B. 文化素质
    C. 专业素质
    D. 心理素质
    E. 体态素质

18. 不属于心理素质的是
    A. 自尊、自爱、自律
    B. 有较强的适应能力
    C. 有事业心和进取心
    D. 胸怀宽容豁达
    E. 乐观、情绪稳定

19. 护士的思想道德素质不包括
    A. 热爱护理事业
    B. 自爱、自尊、自信、自强
    C. 有较高的慎独修养
    D. 忠于职守，救死扶伤
    E. 心理健康，情绪稳定

20. 护士的心理素质不包括
    A. 稳定的情绪
    B. 良好的忍耐力
    C. 较强的适应能力
    D. 较强的实践技能
    E. 高度的同情心

21. 有关护士仪表的叙述，不正确的是
    A. 护士的衣服应体现护士的职业特征
    B. 衣服的样式应简洁、大方
    C. 淡妆可以增加护士的自信心
    D. 护士的姿态应体现护士的高傲品质
    E. 护士的步速快、步幅小而均匀

22. 护士在突发公共卫生事件中，与护理伦理规范不符的是
    A. 奉献精神
    B. 自身安全为重
    C. 协作精神
    D. 敬业精神
    E. 科学精神

23. 考虑患者的诊断依据中属于认知方面的是
    A. 坐立不安
    B. 失去控制
    C. 思维中断
    D. 不能放松
    E. 缺乏信心

24. 关于人的成长与发展，正确的是
    A. 人基本的态度、气质、生活方式不会受到婴幼儿期心理社会发展的影响
    B. 成长与发展中，生理的发展先于心理的发展
    C. 遗传和环境因素是影响成长与发展的两个最基本因素
    D. 人的成长发展是一个连续、匀速进行的过程
    E. 发展是生命中不可预期的改变

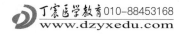

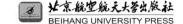

25. 有关成长发展规律的描述，<u>不正确</u>的是
　　A. 成长和发展是一个连续的过程
　　B. 每个人成长发展的速度基本相同
　　C. 每个人都要经历相同的发展过程
　　D. 人的成长和发展遵循一些预期的特定顺序
　　E. 人格的各部分分别是在发展的各阶段形成的

26. 对自我的评价属于自我概念中的
　　A. 自我认知
　　B. 身体心象
　　C. 角色表现
　　D. 自我特征
　　E. 自尊

27. 护理学的四个基本概念指的是
　　A. 预防、治疗、护理、环境
　　B. 患者、健康、社会、护理
　　C. 人、环境、健康、预防
　　D. 患者、预防、治疗、护理
　　E. 人、环境、健康、护理

28. 对健康定义的说法是除无躯体疾病外还要有
　　A. 完整心理状态和良好社会适应能力
　　B. 良好的生理、心理及适应环境的动态平衡状态
　　C. 人和环境协调一致和良好的社会适应能力
　　D. 完整的生理、心理状态和良好的社会适应能力
　　E. 良好的心理状态和适应复杂环境变化能力

29. 健康模式强调的是
　　A. 促进健康与预防疾病
　　B. 治疗疾病与康复护理
　　C. 恢复健康与减轻痛苦
　　D. 维持健康与预防疾病
　　E. 治疗疾病与减轻不适

30. 最佳健康模式的提出者是
　　A. 纽曼
　　B. 邓恩
　　C. 席尔
　　D. 奥伦

E. 佩皮劳

31. 健康 - 疾病连续体模式认为健康与疾病的关系是
　　A. 呈动态变化
　　B. 可人为控制
　　C. 彼此相适应
　　D. 由环境决定
　　E. 可自身调节

32. 20 世纪 80 年代以来，影响健康的最主要因素是
　　A. 环境因素
　　B. 遗传因素
　　C. 生物学因素
　　D. 生活方式
　　E. 医疗保健服务

33. 世界卫生组织（WHO）提出当今人们广为接受的"健康"定义是在
　　A. 1945 年
　　B. 1948 年
　　C. 1957 年
　　D. 1965 年
　　E. 1977 年

34. 医院内工作人员做到"四轻"，是为了给患者
　　A. 创造良好的社会环境
　　B. 创造安静的环境
　　C. 建立良好的护患关系
　　D. 创造安全的环境
　　E. 树立良好的职业形象

35. 湿度过低时，患者可表现为
　　A. 呼吸道黏膜干燥、咽痛
　　B. 憋气、闷热
　　C. 肌肉紧张
　　D. 食欲缺乏、耳鸣
　　E. 尿量增多

36. 须考虑舒适和安全两个主要因素的环境是
　　A. 人文环境
　　B. 社会环境
　　C. 外环境
　　D. 治疗性环境
　　E. 医院物理环境

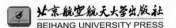

37．病区护理管理的核心是
　　A．护理质量管理
　　B．患者管理
　　C．病区环境管理
　　D．探视的管理
　　E．陪护的指导与管理

38．病室的社会环境是指
　　A．建立良好的群体关系
　　B．建立良好的病区环境
　　C．建立预防院内感染机制
　　D．不建立良好的护患关系
　　E．医院园林化病房家庭化

39．人的内环境与护理的叙述，不正确的是
　　A．人的内环境是指机体各器官功能与调节机制的运转状态
　　B．人的内环境相对稳定，一般不会随外界环境的变化而变化
　　C．社会环境是人们为了满足物质和精神文化生活的需要而创设的环境
　　D．治疗性环境是适合患者恢复身心健康的环境
　　E．舒适和安全是创设治疗性环境要考虑的主要因素

40．护理的核心和永恒的主题是
　　A．教育
　　B．照顾
　　C．计划
　　D．管理
　　E．协调

41．基础护理的宗旨是
　　A．为患者创造一个花钱最少的方法
　　B．为患者创造一个恢复最快的训练方法
　　C．为患者创造一个接受治疗的最佳身心状态
　　D．为患者创造一个最舒适的环境
　　E．为患者创造一个最直接的医患沟通平台

42．"医乃至精至微之事"所蕴含的医疗卫生职业的内在要求是
　　A．严谨求实，精益求精
　　B．廉洁自律，恪守医德
　　C．爱岗敬业，团结协作

　　D．优质服务，医患和谐
　　E．乐于奉献，热心公益

43．对整体护理的正确理解是
　　A．服务对象是生病的人
　　B．贯穿于人生命的全过程
　　C．为患者提供健康促进服务
　　D．为患者提供全面帮助的照顾
　　E．把患者看作统一的功能整体

44．护理的描述，不正确的是
　　A．人是生理、心理、社会、精神、文化的统一整体
　　B．人是一个开放系统
　　C．护理的主要功能是帮助个体的人维持机体各系统或各器官功能的协调平衡
　　D．护理中的人包括个人、家庭、社区和社会四个层面
　　E．护理的最终目标是提高整个人类社会的健康水平

45．关于系统的基本属性不妥的是
　　A．系统的整体功能大于系统各要素功能的总和
　　B．系统各要素之间相互联系、相互制约
　　C．系统随时间的变化而变化，是动态的
　　D．任何系统都有自身特定的目的
　　E．任何系统都有层次，高层次是系统的基础结构

46．系统论的提出者是
　　A．佩皮劳
　　B．奥伦
　　C．纽曼
　　D．马斯洛
　　E．贝塔朗菲

47．弗洛伊德人格结构理论"本我"指的是
　　A．考虑现实
　　B．遵循唯实原则
　　C．受快乐原则支配
　　D．是良心道德范畴
　　E．受权威形象影响

48．弗洛伊德的人格发展理论中，鼓励孩子追求知识，认真学习和积极锻炼的阶段是
　　A．口欲期

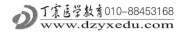 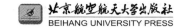

B. 肛门期
C. 性蕾期
D. 潜伏期
E. 生殖期

49. 弗洛伊德的人格结构理论中，将人格分为三部分，最主要的部分是
    A. 自我
    B. 超我
    C. 本我
    D. 他律
    E. 自律

50. 被誉为"现代心理学之父"的是
    A. 贝塔朗菲
    B. 弗洛伊德
    C. 艾瑞克森
    D. 皮亚杰
    E. 马斯洛

51. 艾瑞克森的心理社会发展学说，青春期的危机是
    A. 相信 - 不相信
    B. 主动 - 内疚
    C. 勤奋 - 自卑
    D. 自我认同 - 角色紊乱
    E. 亲密 - 孤独

52. 艾瑞克森（Erikson）认为解决自我认同和角色紊乱危机应在
    A. 婴儿期
    B. 幼儿期
    C. 学龄期
    D. 青春期
    E. 成年期

53. 艾瑞克森的心理发展社会学说中，学龄期的主要危机是
    A. 相信 - 不相信
    B. 勤奋 - 自卑
    C. 主动 - 内疚
    D. 繁殖 - 停滞
    E. 亲密 - 孤独

54. 根据皮亚杰关于人的智力发展 4 个阶段学说，7 ～ 11 岁儿童处于
    A. 感觉运动期

B. 前运动期
C. 具体运思期
D. 形式运思期
E. 运思期

55. 马斯洛将人的基本需要分为五个层次，由低到高依次是
    A. 生理、爱与归属、安全、尊重、自我实现
    B. 生理、安全、爱与归属、尊重、自我实现
    C. 安全、生理、爱与归属、尊重、自我实现
    D. 安全、生理、尊重、爱与归属、自我实现
    E. 生理、安全、尊重、爱与归属、自我实现

56. 人类基本需要的特性是指
    A. 它不受外界因素的影响
    B. 是人生理上较高层次的需要
    C. 人类的基本需要大致相同
    D. 每种需要的重要性不因人而异
    E. 各种需要不是相互联系、相互作用

57. 患者，女，35 岁。因车祸丈夫突然去世后出现活动受限，生活不能自理等。其主要原因是
    A. 神经系统功能受损
    B. 心理因素
    C. 全身乏力
    D. 生理因素
    E. 严重疾病

58. 在压力理论中不祥的预感属于
    A. 生理性压力源
    B. 心理性压力源
    C. 社会性压力源
    D. 物理性压力源
    E. 文化性压力源

59. 丧偶引起情绪悲哀，身体不适属于
    A. 心理性压力源
    B. 生理性压力源
    C. 社会性压力源
    D. 文化性压力源
    E. 生物性压力源

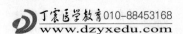 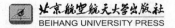

60. 压力学之父是
   A. Selye
   B. Lazarus
   C. Maslow
   D. Erikson
   E. Bertalanffy

61. 塞利的压力理论主要从
   A. 生理角度描述人体对压力的反应
   B. 心理角度描述人体对压力的反应
   C. 社会角度描述人体对压力的反应
   D. 环境角度描述人体对压力的反应
   E. 病理角度描述人体对压力的反应

62. 在临床护理工作中对针对某一护理措施的效果进行观察、分析、研究，此时其角色是
   A. 协调者
   B. 计划者
   C. 管理者
   D. 研究者
   E. 咨询者

63. 护士向糖尿病患者讲解有关的营养知识，此时护士的角色是
   A. 护理者
   B. 管理者
   C. 协调者
   D. 教育者
   E. 咨询者

64. 护士的首要职责是
   A. 提供健康照顾
   B. 协调护理工作
   C. 传授健康知识
   D. 护理研究工作
   E. 进行沟通交流

65. 纽曼保健系统模式认为当应激源穿过正常防御线引起症状后，对患者的护理干预应采取
   A. 健康宣教
   B. 早期检查
   C. 早期治疗
   D. 康复锻炼
   E. 预防并发症

66. 纽曼指出护理对象的抵抗线是
   A. 护理对象系统的第一道防御机制
   B. 护理对象系统的第二道防御机制
   C. 可以保护正常防御线免受应激源的破坏
   D. 防御应激源的一些内部因素
   E. 可在短期内急速变化

67. 重点叙述与环境互动的人、压力源、面对压力源人体作出的反应以及预防的护理理论是
   A. 纽曼健康系统模式
   B. 奥伦自理理论
   C. 罗伊适应模式
   D. 佩皮劳人际关系模式
   E. 马斯洛的需要层次理论

68. 提出保健系统模式的是
   A. 佩皮劳
   B. 汉斯·塞利
   C. 奥伦
   D. 纽曼
   E. 雷宁格

69. 最佳健康模式的提出者是
   A. Neuman
   B. Dunn
   C. Henderson
   D. Orlando
   E. Oram

70. 奥伦理论的核心部分是
   A. 自我护理结构
   B. 自理发展结构
   C. 自理缺陷结构
   D. 自我管理结构
   E. 护理系统结构

71. 全补偿护理系统适用于
   A. 步行新入院的患者
   B. 术后意识清醒行动自如的患者
   C. 治愈准备出院的患者
   D. 普通感冒的门诊患者
   E. 昏迷患者

72. 提出自我照顾模式的是
   A. 纽曼
   B. 汉斯
   C. 奥伦
   D. 佩皮劳
   E. 罗伊

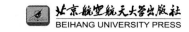

73. 适应模式的提出者是护理理论家
    A. 罗伊
    B. 纽曼
    C. 奥伦
    D. 佩皮劳
    E. 塞尔耶

74. 关于罗伊的适应模式，以下阐述<u>不正确</u>的是
    A. 人是一个适应系统，具有生物、心理和社会属性
    B. 健康是适应的一种反映
    C. 人的行为是适应系统的输出
    D. 护理的目标是促进人在生理功能上的适应
    E. 环境是围绕并影响个人或群体发展与行为的所有情况、事件及因素

75. 罗伊适应模式中，一级评估是
    A. 影响因素评估
    B. 将各种刺激分类
    C. 一般背景资料的评估
    D. 收集输出性性行为资料
    E. 明确引发无效反应的原因

76. 罗伊适应模式的内容涉及对护理学 4 个基本概念的阐述，正确的是
    A. 人是通过生物调节维持内环境稳定达到适应
    B. 环境是个体或群体生存成长繁衍的空间
    C. 人是一个适应系统，具有生物、心理和社会属性
    D. 护理的目标是促进人在医院中达到各方面的功能适应
    E. 健康是一种完整的适应状态

77. 关于压力源的心理社会因素<u>不包括</u>
    A. 丧亲
    B. 水灾
    C. 离婚
    D. 发热
    E. 调动

78. 罗伊适应模式中对"人"的阐述<u>不正确</u>的是
    A. 人是一个适应系统
    B. 包括个体、家庭、群体、社区人群
    C. 人不断调整自己去适应变化的环境

D. 人体的生理调节器和认知调节器构成了适应的过程
    E. 人的适应性反应体现在生理功能和角色功能保持平衡状态

79. 佩皮劳将人际关系分为 4 个连续的阶段，其中<u>不包括</u>
    A. 认识期
    B. 确认期
    C. 工作期
    D. 开拓期
    E. 解决期

80. 有关护理理论以下说法正确的是
    A. 佩皮劳认为护患关系在护理过程中起关键作用
    B. 纽曼认为自我照顾的需要是护理的重点
    C. 奥伦认为护理干预是通过三级预防来完成的
    D. 系统论不是护理程序的理论框架
    E. 艾瑞克森将人的心理社会发展分为 5 个时期

81. 由佩皮劳提出的是
    A. 护理活动是要促进人的适应性反应
    B. 健康是系统各部分相互和谐的状态
    C. 自我照顾的需要是护理工作的重点
    D. 通过护理干预维持机体系统的平衡
    E. 护患关系在护理过程中起关键性作用

82. 美国护理学家佩皮劳提出了
    A. 健康系统模式
    B. 人际关系模式
    C. 适应模式
    D. 自理模式
    E. 环境模式

83. 人际关系模式的提出人是
    A. 纽曼
    B. 罗伊
    C. 奥伦
    D. 马斯洛
    E. 佩皮劳

84. 关于医院的任务，<u>错误</u>的是
    A. 指导基层和计划生育的技术工作
    B. 保证教学和科研任务的完成

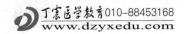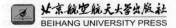

C．以医疗为中心

D．做好扩大预防

E．卫生科研为主

85．三级医院的中心工作是

　　A．医疗

　　B．教学

　　C．科学研究

　　D．预防和社区医疗

　　E．指导一、二级医院的业务

86．社区卫生服务的原则<u>不包括</u>

　　A．为人民服务的宗旨

　　B．经济效益放在首位

　　C．因地制宜量力而行

　　D．坚持把社会效益放在首位的原则

　　E．执行结构调整政策

87．社区卫生服务的特点<u>不包括</u>

　　A．连续性

　　B．间接性

　　C．广泛性

　　D．综合性

　　E．实用性

88．社区卫生服务的目的是

　　A．提供社会救护服务

　　B．提供专科服务

　　C．提供健康教育指导

　　D．满足基本卫生服务需求

　　E．解决所有患者的健康问题

89．根据《阿拉木图宣言》初级卫生保健工作<u>不包括</u>

　　A．促进健康

　　B．预防保健

　　C．合理治疗

　　D．社区康复

　　E．卫生防疫

90．初级卫生保健的承担者是

　　A．基层医院

　　B．社区卫生工作者

　　C．卫生行政部门

　　D．综合性医院的医生

　　E．综合性医院的医生和护士

91．1994年建立的"健康新视野"战略框架指出未来工作方向的侧重点是

　　A．生命的培育

　　B．高质量的生活环境

　　C．从疾病转向健康促进方面

　　D．个体全面发展和健康的生活方式

　　E．保持身体、精神和社会的适应能力

92．提出推行初级卫生保健是实现"2000年人人享有卫生保健"战略目标的基本策略和基本途径的宣言是

　　A．《阿拉木图宣言》

　　B．《日内瓦宣言》

　　C．《莫斯科宣言》

　　D．《里约热内卢宣言》

　　E．《汉堡宣言》

93．卫生组织决定提出"2000年人享有卫生保健"的时间是

　　A．1977年

　　B．1978年

　　C．1981年

　　D．1994年

　　E．1995年

94．在建立护患关系初期，护患关系发展的主要任务是

　　A．对患者收集资料

　　B．确定患者的健康问题

　　C．为患者制定护理计划

　　D．与患者建立信任关系

　　E．为患者解决健康问题

95．小陈是患者严某的责任护士，但第一次交谈就失败，请分析造成其失败的原因是

　　A．表情沉着、从容

　　B．在患者吃晚饭前进行交谈

　　C．热情介绍自己

　　D．选择一个安静环境进行交谈

　　E．仪表大方、整洁

96．在建立护患关系初期，护患关系发展的主要任务是

　　A．对患者收集资料

　　B．确定患者的健康问题

　　C．为患者制定护理计划

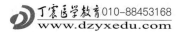
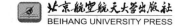

D. 与患者建立信任关系

E. 为患者解决健康问题

97. 患者，男，45 岁。患 2 型糖尿病，多食、多饮、多尿、消瘦。护士通过收集资料了解到该患者存在知识缺乏，并为其制订护理计划，此时护士与患者处于护患关系发展时期的

 A. 熟悉期

 B. 工作期

 C. 初始期

 D. 解决期

 E. 结束期

98. 分享感觉的最高境界的沟通层次是

 A. 一般性沟通

 B. 分享感觉

 C. 分享个人的想法

 D. 共鸣性的沟通

 E. 陈述事实的沟通

99. 患者因发热待查住院。作体检、多项化验及特殊检查时，患者极不耐烦。能使患者与医护合作最重要的方法是

 A. 着装整洁

 B. 谦虚礼貌

 C. 态度和蔼

 D. 语调温和

 E. 耐心倾听

100. "您回到家要注意休息，按时服药并在规定的时间来复查。您慢走"，属于

 A. 招呼用语

 B. 介绍用语

 C. 电话用语

 D. 安慰用语

 E. 迎送用语

101. 不属于非语言性沟通的形式是

 A. 面部表情

 B. 手势

 C. 交流的空间距离

 D. 反应时间

 E. 健康宣教资料

102. 倾听是非语言交流技巧之一，其正确方法是

 A. 患者叙述时，护士要思考问题

 B. 避免眼神的接触

C. 用心倾听，表示对所谈话题有兴趣

D. 避免看清对方表情

E. 说话声音宜大，避免听不清楚

103. 护士安排严重颅脑外伤昏迷患者优先就诊检查，所遵循的原则是

 A. 自主原则

 B. 知情同意原则

 C. 双重效成原则

 D. 公正原则

 E. 效用原则

104. 医疗卫生法规的基本原则不包括

 A. 卫生保护原则，承认健康是一项基本人权

 B. 预防为主原则，防止疾病的发生和流行

 C. 在制定卫生法规时，个人健康利益高于社会健康利益

 D. 公平原则，合理分配卫生资源

 E. 患者自主原则，患者有自己决定和处理卫生法所赋予的患者权利

105. 护理人员在未取得执业证书期间可以做的

 A. 与患者沟通观察病情

 B. 静脉穿刺

 C. 肌内注射

 D. 过敏试验

 E. 给患者服药

106. 门诊发现传染患者时应立即采取的措施是

 A. 安排患者提前就诊

 B. 进行卫生宣教与候诊教育

 C. 将患者隔离诊治

 D. 转急诊室处理

 E. 消毒候诊环境

107. 医疗卫生法的基本原则不包括

 A. 公平原则

 B. 保护弱者原则

 C. 预防为主原则

 D. 卫生保护原则

 E. 患者自主原则

108. 护理立法的意义不包括

 A. 有利于维护服务对象的正当权利

 B. 促进护理管理法制化

 C. 有利于促进全民健康

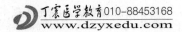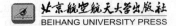

D. 维护护士的权益

E. 保证护理人员具有良好的护理道德

109. 护士执业注册后才能独立从事护理工作，每次注册的有效期限为

A. 注册后 2 年内有效

B. 注册后 3 年内有效

C. 注册后 4 年内有效

D. 注册后 5 年内有效

E. 注册后 6 年内有效

110. 在抢救患者的工作中，护士<u>不正确</u>的护理或操作是

A. 口头医嘱复诵后再执行

B. 用完的空安瓿应及时扔掉

C. 抢救后应及时请医生补写医嘱

D. 抢救记录字迹清晰及时准确

E. 医生未到时可先建立静脉通道

111. 对口头医嘱处理正确的是

A. 任何时候只执行书面医嘱

B. 任何情况均应执行口头医嘱

C. 医生提出口头医嘱应立即执行

D. 护士向医生复述一遍即可执行口头医嘱

E. 抢救完毕，应让医生及时补上书面医嘱

112. 护士执行医嘱时正确的是

A. 一般情况下可执行口头医嘱

B. 医嘱须经医生签字方为有效

C. 医嘱须隔天仔细核对一次

D. 需下一班执行的医嘱书面注明即可

E. 各种通知单次日早晨集中送有关科室

113. 为患者行导尿术时未用屏风遮挡，导致患者不满而投诉，护士的行为应视为

A. 侵权

B. 过失犯罪

C. 故意犯罪

D. 渎职罪

E. 疏忽大意

114. 医疗文件具有法律效应，因抢救患者未能及时书写的，应在抢救结束后据实补记，补记的时间<u>限制</u>是

A. 2 小时内

B. 4 小时内

C. 6 小时内

D. 8 小时内

E. 10 小时内

115. 医疗事故的构成要件<u>不包括</u>

A. 主体是医疗机构及其医务人员

B. 行为具有违法性

C. 过失造成了患者人身损害

D. 行为造成对患者身心损害

E. 过失行为与后果之间存在因果关系

116. 患者，男，35 岁。因严重贫血需输血治疗，<u>不利于</u>防范医疗事故的操作是

A. 对供血者血液按规定进行严格抗原抗体检测

B. 输血前查血型并进行交叉配血实验

C. 输血前与患者签订输血协议

D. 输血时严格查对制度

E. 输血后马上整理用物，输血袋与输血器按医疗垃圾处理

117. 《医疗事故处理条例》规定，发生重大医疗事故时，其医疗机构应报告所在地卫生行政部门的时间<u>不超过</u>

A. 48 小时

B. 24 小时

C. 12 小时

D. 6 小时

E. 3 小时

118. 对疑似输血导致不良后果的，医患双方应现场共同封存实物，其保管者为

A. 患者家属保管

B. 医疗机构保管

C. 医患共同委托的第三方保管

D. 医疗事故委员会统一保管

E. 医疗机构所在地的卫生行政部门保管

119. 下列情形中属于医疗事故的是

A. 青霉素皮内试验阴性，但患者用药过程中突发过敏性休克而死亡

B. 因输液液体中絮状物未被及时发现，致患者发生严重霉菌感染

C. 为一心脏骤停患者行心肺复苏成功后，检查发现患者出现肋骨骨折

D. 护士严格按输血规程给一患者输血，但患者 1 个月后发生乙型肝炎

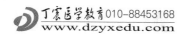 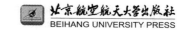

E. 因护士及时巡视,导致一呼吸衰竭患者窒息而死

120. 护士执行医嘱的行为属违法行为的是
    A. 紧急抢救时,执行口头医嘱
    B. 常规情况下,不执行电话医嘱
    C. 发现医嘱有错误时,对其进行修改
    D. 发现医嘱有错误时,拒绝执行,并向医生提出质疑
    E. 患者对医嘱提出质疑时,对医嘱的准确性进行核实

121. 违反了护理操作工作制度及操作规程的是
    A. 加压输液时守护患者
    B. 因值班医生离岗,自己根据经验在无医嘱情况下用药
    C. 严格执行医嘱查对制度
    D. 严格执行交接班制度
    E. 进行各种注射时严格执行无菌操作

122. 护理程序的步骤排列顺序,正确的是
    A. 评估—诊断—计划—实施—评价
    B. 评价—诊断—计划—实施—评估
    C. 评估—实施—计划—诊断—评价
    D. 评估—计划—诊断—实施—评价
    E. 评估—诊断—计划—评价—实施

123. 关于护理程序的描述,不正确的是
    A. 体现了以人为中心的护理理念
    B. 护理程序的各个步骤是相对固定的
    C. 能鼓励患者主动参与护理
    D. 具有组织性和计划性
    E. 以系统论、基本需要层次论等理论为依据

124. 关于护理程序的论述,错误的是
    A. 是一个循环的、动态的过程
    B. 贯穿以服务对象为中心的观念
    C. 以系统论、基本需要层次论、信息交流论等科学理论为依据
    D. 基本需要层次论是护理程序的理论框架
    E. 包括评估、护理诊断、计划、实施、评价

125. 护理程序的核心思想是
    A. 以护理工作为中心
    B. 以医护人员的利益为中心
    C. 以护理的服务对象为中心
    D. 以医院管理的重点任务为中心
    E. 以执行医嘱为中心

126. 健康资料收集时提供病史最可靠的是
    A. 家属
    B. 转诊资料
    C. 同来者
    D. 患者自己
    E. 单位领导

127. 问诊时避免使用的词
    A. 里急后重
    B. 大便带血
    C. 咳嗽
    D. 头痛
    E. 心慌

128. 属于患者社会状况的资料是
    A. 患者对疾病的感受
    B. 患者对医护人员的期望
    C. 患者对患病的态度
    D. 患者的家庭经济状况
    E. 患者的人格特点

129. 护士在收集患者异常气味的信息时取得资料的方法是
    A. 视觉观察
    B. 触觉观察
    C. 听觉观察
    D. 嗅觉观察
    E. 味觉观察

130. 属于患者主观资料内容的是
    A. 心率110次/分
    B. 头晕、体温38℃
    C. 头痛、心悸、疲乏
    D. 呼吸困难、口唇发绀
    E. 呼吸浅快、血压升高

131. 对于护理评估中的客观资料的记录,正确的是
    A. 全天排尿少于10次,量中等
    B. 咳嗽剧烈,咳出大量泡沫痰
    C. 每天饮开水5次,每次200ml
    D. 足部明显水肿
    E. 呼吸频率快,呼吸音异常

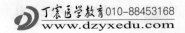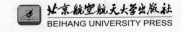

132. 对一位成年患者，可忽略的健康资料是
    A. 既往患病史
    B. 免疫接种史
    C. 过敏史
    D. 家族病史
    E. 婚育史

133. 关于危险的健康问题的护理诊断，正确的陈述方式是
    A. 潜在的……并发症　与……有关
    B. 有……并发症　由……引起
    C. 有……的危险　与……有关
    D. 潜在的　有……危险
    E. 潜在的　有……可能

134. 在护理诊断陈述的 PES 公式中"P"表示
    A. 分类
    B. 诊断名称
    C. 相关因素
    D. 临床表现
    E. 实验室报告

135. 患者，男，70 岁。患者胸闷、气短、烦躁不安，呼吸 30 次/分，鼻翼扇动，面色发绀，此时患者主要的护理问题是
    A. 清理呼吸道无效
    B. 气体交换受损
    C. 活动无耐力
    D. 身体移动障碍
    E. 自理能力缺陷

136. 护理计划主要的制度依据是
    A. 检验报告
    B. 既往病史
    C. 医疗诊断
    D. 护理查体
    E. 护理诊断

137. 符合患者目标制定原则的是
    A. 目标必须可测量、可评价
    B. 目标陈述的主语是护士或患者
    C. 目标陈述的是护理活动的过程
    D. 一个目标可以针对多个护理诊断
    E. 一个目标可以包括两个行为动词

138. 护理目标的书写正确的是
    A. 定期翻身，不使患者发生皮肤损伤
    B. 使患者维持良好的睡眠
    C. 通过康复训练，护士辅助截瘫患者三个月内下地行走 10 米
    D. 患者每天在室内活动适当时间，呼吸、脉搏、血压维持在正常范围内
    E. 患者能在 2 天内说出已熟悉病房的环境和同病房的病友

139. 护理目标是经过护理活动后
    A. 需要进一步落实护理措施
    B. 进一步提高护理质量要求
    C. 患者期望达到的护理效果
    D. 能够达到疾病痊愈的指标
    E. 期望患者达到的健康状态

140. 患者目标的制定正确的是
    A. 出院前教会产妇给新生儿洗澡
    B. 1 周内患者学会为自己注射胰岛素
    C. 每小时为患者翻身 1 次以免形成压疮
    D. 2 天内患者了解哪些属于高胆固醇食物
    E. 肠梗阻术后次日患者独自行走 100 米

141. 护理程序中计划阶段的内容是
    A. 分析资料
    B. 确定护理诊断
    C. 确定护理目标
    D. 实施护理措施
    E. 评价患者反映

142. 针对护理计划的实施过程，描述正确的是
    A. 对有疑问的医嘱应先澄清后执行
    B. 实施计划应根据患者病情随意改变
    C. 运用知识技术技巧去实施护理措施
    D. 应严格执行护理计划，不可有任何改变
    E. 应考虑患者的心理及习惯等，尽量满足其要求

143. 护理技术操作前解释的内容不包括
    A. 操作的目的、方法
    B. 患者需做的准备
    C. 操作过程
    D. 给予心理上的安慰
    E. 感谢患者的合作

144. 关于护理评价的描述，正确的是
    A. 是护理程序的结束阶段
    B. 在患者出院时评价

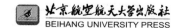

C. 评价贯穿于护理程序的各步骤

D. 不需要患者的参与

E. 主要评价患者的生理情况

145. 有关"护理评价"的描述，错误的是

    A. 评价相当于护理程序中的反馈

    B. 进入评价阶段即意味着护理程序的结束

    C. 通过评价可发现新问题，做出新诊断和新计划

    D. 通过评价可对以往的护理计划进行相应的修改

    E. 评价是将患者的健康状态与预定目标进行比较并做出判断的过程

146. 舒适的身体方面的因素不包括

    A. 焦虑

    B. 体位不当

    C. 活动受限

    D. 身体不洁

    E. 机体不适

147. 帮助患者坐轮椅时正确的操作方法是

    A. 将椅背与床头平齐

    B. 打开车闸固定车轮

    C. 推轮椅时患者手扶扶手

    D. 尽量使患者身体向前坐

    E. 患者坐稳后翻起脚踏板

148. 使昏迷患者平卧头偏向一侧的目的是

    A. 保持颈部活动灵活

    B. 预防枕后压疮

    C. 引流分泌物，保持呼吸道通畅

    D. 避免颈部肌肉受伤

    E. 利于观察病情

149. 协助患者肺下叶引流的体位是

    A. 半坐位

    B. 头低足高位

    C. 俯卧位

    D. 仰卧位

    E. 头高足低位

150. 对4岁儿童评估疼痛的程度时，应选择的最佳工具是

    A. 数字疼痛评估工具

    B. 主诉疼痛程度分级工具

    C. 面部表情疼痛测量图

D. 疼痛阈式评估工具

E. 文字式评估工具

151. 疼痛阈是指

    A. 人体能够忍受的疼痛强度

    B. 人体能够感觉到的最大疼痛

    C. 人体能够感觉到的最小疼痛

    D. 人体能够忍受疼痛持续时间

    E. 人体不能感觉到的疼痛反应

152. 根据 WHO 建议的三阶梯止痛疗法，不属于第一阶段药物的是

    A. 布洛芬

    B. 可待因

    C. 阿司匹林

    D. 对乙酰氨基酚

    E. 消炎痛

153. 慢性疼痛指的是

    A. 持续 1 个月以上的疼痛

    B. 持续 2 个月以上的疼痛

    C. 持续 3 个月以上的疼痛

    D. 持续 6 个月以上的疼痛

    E. 持续 1 年以上的疼痛

154. 用数字评分法测评疼痛的程度，10 表示

    A. 无痛

    B. 微痛

    C. 轻度疼痛

    D. 中度疼痛

    E. 剧烈疼痛

155. 脊髓腔穿刺后，患者脑压过低引起头痛的机制是

    A. 脑部血液循环障碍

    B. 脑代谢障碍

    C. 脑部缺血、缺氧

    D. 牵张颅内静脉窦和脑膜

    E. 脑膜受刺激

156. 能分泌大量激素，促进组织愈合的睡眠期是

    A. 第 I 时相

    B. 第 II 时相

    C. 第 III 时相

    D. 第 IV 时相

    E. 异相睡眠

157. 人体的睡眠中枢位于
　　A．大脑皮层
　　B．丘脑下部
　　C．背侧丘脑
　　D．小脑前叶
　　E．脑干尾端

158. 遗尿一般发生在睡眠周期的阶段是
　　A．慢波睡眠的第Ⅰ期
　　B．慢波睡眠的第Ⅱ期
　　C．慢波睡眠第Ⅲ期
　　D．慢波睡眠的第Ⅳ期
　　E．快波睡眠阶段

159. 与幼儿神经系统成熟有关的是
　　A．正相睡眠入睡期
　　B．正相睡眠浅睡期
　　C．正相睡眠中度睡眠期
　　D．正相睡眠深度睡眠期
　　E．异相睡眠

160. 患者，男，30岁。因工作压力大，处于精神紧张状态，长期难以入睡，且睡眠不深，患者出现的睡眠障碍属于
　　A．原发性睡眠障碍
　　B．原发性失眠
　　C．发作性睡眠
　　D．异常睡眠
　　E．继发性失眠

161. 关于肌肉的等长练习说法不正确的是
　　A．常用于患者受损伤后
　　B．伴有明显的关节运动
　　C．可在肢体被固定时早期应用
　　D．主要增加静态肌力
　　E．增加肌肉张力而不改变其长度

162. 当机体需要他人帮助、监护和教育时，其机体活动能力属于
　　A．1度
　　B．2度
　　C．3度
　　D．4度
　　E．5度

163. 保护骨隆突处，预防压疮不宜使用
　　A．海绵垫

B．气垫
C．软枕
D．水褥
E．橡胶气圈

164. 淤血红润期的压疮，主要表现是
　　A．局部受压的部位呈红色
　　B．局部有硬结
　　C．局部有水疱形成
　　D．局部有溃疡
　　E．局部组织发黑

165. 正常成年人体内，蛋白质所供热能占总热能的比例是
　　A．10%～14%
　　B．20%～24%
　　C．30%～44%
　　D．40%～54%
　　E．50%～64%

166. 能促进铁吸收的食物不包括
　　A．维生素C
　　B．果糖
　　C．肉末
　　D．牛奶
　　E．香菇

167. 属于常量元素的是
　　A．铜
　　B．镁
　　C．锌
　　D．碘
　　E．锰

168. 肠内营养支持治疗的适应证不包括
　　A．意识障碍和昏迷患者
　　B．吞咽和咀嚼困难者
　　C．慢性消耗性疾病
　　D．肠道感染患者
　　E．口腔疾患

169. 营养疗法的适应证是患者近期体重下降超过
　　A．5%
　　B．10%
　　C．15%
　　D．20%
　　E．25%

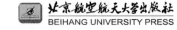

170. 人类维生素 D 的主要来源为
    A. 蛋黄中的维生素 D
    B. 牛奶中的维生素 D
    C. 动物肝脏中的维生素 D
    D. 植物食品中的维生素 D
    E. 皮肤中的 7- 脱氢胆固醇

171. 大脑活动能量的来源是
    A. 脂肪和糖类
    B. 蛋白质
    C. 糖类
    D. 脂肪
    E. 糖类和蛋白质

172. 含叶酸最丰富的食物是
    A. 绿叶蔬菜
    B. 豆类
    C. 整粒谷类
    D. 动物肝脏
    E. 酵母

173. 软质饮食要求的食物是
    A. 原汤面条
    B. 糖醋排骨
    C. 油炸里脊
    D. 肉炒韭菜
    E. 麻婆豆腐

174. 甲状腺摄 ^{131}I 测定前，应禁食的食物是
    A. 瘦肉
    B. 鳝鱼
    C. 牛肉
    D. 紫菜
    E. 猪肝

175. 关于胆囊造影患者的饮食，正确的是
    A. 检查前 1 天中午进低脂肪餐
    B. 前 1 天晚进高蛋白饮食
    C. 当天早晨进流质饮食
    D. 胆囊显影良好进低脂肪餐
    E. 检查完当天进低蛋白低脂肪餐

176. 属于试验饮食的是
    A. 忌碘饮食
    B. 低纤维素饮食
    C. 低糖饮食
    D. 低蛋白质饮食
    E. 低脂饮食

177. 饮食中含铁量最少的食物是
    A. 奶类
    B. 海带
    C. 木耳
    D. 香菇
    E. 瘦肉

178. 对患者的饮食护理工作中，以下做法不正确的是
    A. 双目失明者，可帮助他进食
    B. 治疗过程中应暂时中断治疗，保证进食
    C. 尊重患者对饮食的选择
    D. 需喂食者，可按其习惯行事
    E. 禁食的患者需要交班

179. 护理长期鼻饲患者时，不正确的操作是
    A. 每天进行 2 次口腔护理
    B. 两次喂食间隔时间不少于 2 小时
    C. 注入流质饮食或药物的前后应注入少量温开水
    D. 新鲜果汁鱼牛奶应分别灌入
    E. 胃管应每天更换，晚上拔出，次晨再由另一鼻孔插入

180. 给患者鼻饲饮食，下列叙述错误的是
    A. 一般成人插管长度为 45 ～ 55cm
    B. 胃管插入至 25cm 处嘱患者做吞咽动作
    C. 每次鼻饲量不应超过 200ml
    D. 每次鼻饲间隔时间不少于 2 小时
    E. 昏迷患者插管前，取去枕平卧位

181. 鼻饲患者灌注食物时，鼻饲液的适宜温度是
    A. 34 ～ 36℃
    B. 36 ～ 38℃
    C. 38 ～ 40℃
    D. 40 ～ 42℃
    E. 42 ～ 44℃

182. 关于要素饮食的叙述，正确的是
    A. 属有渣饮食
    B. 含有各种分子水平的营养成分
    C. 适用于胃肠消化功能与吸收功能正常者
    D. 配制后常温下保存
    E. 配制后 48 小时内用完

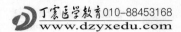 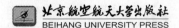

183. 对要素饮食的叙述，**不正确**的是
   A. 是一种化学精制食物
   B. 由无渣小分子物质组成
   C. 容易消化
   D. 营养价值高
   E. 营养全面

184. 长期行鼻饲饮食的患者应定期更换胃管，乳胶胃管更换的时限是
   A. 1次/天
   B. 1次/周
   C. 1次/月
   D. 2次/两月
   E. 1次/半年

185. 肾单位的组成是
   A. 肾小球、肾小体
   B. 肾小体、髓襻
   C. 肾小球、肾小管
   D. 肾小体、肾小管
   E. 皮质、髓质

186. 尿的颜色与疾病相符的一项是
   A. 急性肾小球肾炎患者的尿呈浓茶色
   B. 恶性疟疾患者的尿呈白色浑浊
   C. 阻塞性黄疸患者的尿呈黄褐色
   D. 丝虫病患者的尿呈洗肉水色
   E. 尿道化脓性炎症患者的尿呈乳白色

187. 膀胱刺激征的表现是
   A. 尿急、腰痛、尿频
   B. 尿频、尿急、尿多
   C. 尿频、尿多、尿痛
   D. 尿急、尿痛、尿频
   E. 尿多、尿急、尿痛

188. 少尿是指24小时尿量少于
   A. 100ml
   B. 200ml
   C. 300ml
   D. 400ml
   E. 500ml

189. 正常成人尿比重的波动范围是
   A. 1.010～1.015
   B. 1.015～1.025
   C. 1.020～1.035
   D. 1.030～1.035
   E. 1.035～1.045

190. 护士为患者进行密闭式膀胱冲洗时，应保持冲洗液的滴速在每分钟
   A. 20～30滴
   B. 30～50滴
   C. 60～80滴
   D. 70～90滴
   E. 100～120滴

191. 为女患者导尿插管时，首次消毒的顺序是
   A. 自上而下，由内向外
   B. 自上而下，由外向内
   C. 由左至右，由外向内
   D. 由右至左，由内向外
   E. 由左至右，由内向外

192. 为男性患者导尿时，使阴茎与腹壁成60°的目的是
   A. 使耻骨下弯消失
   B. 使尿管能顺利通过尿道膜部狭窄处
   C. 使尿管能顺利通过尿道内口狭窄处
   D. 使耻骨前弯消失
   E. 使尿管能顺利通过前列腺狭窄处

193. 为男患者导尿，导尿管插入的深度应为
   A. 4～6cm
   B. 7～10cm
   C. 12～15cm
   D. 16～18cm
   E. 20～22cm

194. 留24小时尿作尿糖定量，标本应加的防腐剂是
   A. 乙醇
   B. 甲醛
   C. 甲苯
   D. 石炭酸
   E. 稀盐酸

195. 留取24小时尿标本时加入甲醛的作用是
   A. 固定尿中有机成分
   B. 防止尿激素氧化
   C. 防止尿液被污染变质
   D. 保持尿液中的化学成分不变
   E. 杀灭尿液中的致病菌

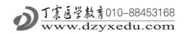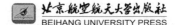

196. 镜下脓尿为离心沉淀后的尿沉渣在每高倍镜视野中见到的白细胞数是
    A. ＞3个
    B. ＞7个
    C. ＞5个
    D. ＞9个
    E. ＞1个

197. 大量不保留灌肠的注意事项中，描述错误的是
    A. 伤寒患者灌肠液量不得超过 500ml
    B. 急腹症、消化道出血等患者禁忌灌肠
    C. 肝昏迷患者可用肥皂水灌肠
    D. 中暑患者灌肠时可用 4℃生理盐水
    E. 心力衰竭患者禁用生理盐水灌肠

198. 灌肠时应采取右侧卧位的患者是
    A. 阿米巴痢疾
    B. 腹部手术前
    C. 产妇分娩前
    D. 伤寒患者降温
    E. 慢性细菌性痢疾

199. 某患儿因高热惊厥，医嘱给予 10% 水合氯醛 10ml 保留灌肠，错误的操作是
    A. 嘱患者先排便
    B. 左侧卧位
    C. 抬高患者臀部 10cm
    D. 液面距肛门不超过 40cm
    E. 保留时间 1 小时以上

200. 某患者因中暑需物理降温，灌肠液温度应是
    A. 39 ～ 41℃
    B. 28 ～ 32℃
    C. 18 ～ 20℃
    D. 4℃
    E. 0℃

201. 为腹胀患者进行肛管排气，肛管插入直肠的深度及保留时间为
    A. 7 ～ 10cm，不超过 20 分钟
    B. 7 ～ 10cm，不超过 30 分钟
    C. 10 ～ 15cm，不超过 1 小时
    D. 15 ～ 18cm，不超过 20 分钟
    E. 15 ～ 18cm，不超过 1 小时

202. 为解除患者便秘在进行大量不保留灌肠时，成人所需液体的量是
    A. 200 ～ 300ml
    B. 300 ～ 500ml
    C. 500 ～ 1000ml
    D. 1000 ～ 1200ml
    E. 1200 ～ 1500ml

203. 肠套叠患儿的大便呈
    A. 果酱样
    B. 柏油样
    C. 白陶土样
    D. 淡黄色
    E. 黄褐色

204. 大量不保留灌肠适应证不包括
    A. 为便秘者软化、清除粪便
    B. 为急腹症患者做肠道准备
    C. 腹腔手术前的准备
    D. 为分娩者做肠道准备
    E. 为高热患者降温

205. 肛管排气操作中，不恰当的一项是
    A. 肛管插入深度为 15 ～ 18cm
    B. 与肛管相连的橡胶管插入盛水瓶中
    C. 在患者腹部沿顺时针方向作环形按摩
    D. 帮助患者更换体位
    E. 肛管保留 1 小时以上

206. 灌肠前后分别排便一次在体温单上的记录方法是
    A. 2
    B. 2/E
    C. 1/E
    D. 1/2E
    E. 11/E

207. 医院感染的主要对象是
    A. 门诊患者
    B. 急诊患者
    C. 住院患者
    D. 探视者
    E. 陪护者

208. 菌尘的传播途径为
    A. 昆虫传播
    B. 空气传播
    C. 直接接触传播

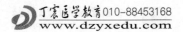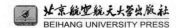

D. 水源传播

E. 呼吸道传播

209. 预防医院感染的关键措施<u>不包括</u>

A. 隔离传染病

B. 切断传播途径

C. 保护易感人群

D. 加强预防性用药

E. 定期进行消毒灭菌效果监测

210. 飞沫传播属于

A. 共同媒介传播

B. 空气传播

C. 接触传播

D. 生物媒介传播

E. 体液传播

211. <u>不符合</u>药物管理原则的是

A. 按内服、外用、注射、剧毒等分类保管

B. 定期检查，如有异样，应立即停止使用

C. 按易挥发、易氧化、易燃易爆等分类保存

D. 药柜置于光线明亮、阳光直射处，保持整洁

E. 患者个人用药单独存放，并证明床号、姓名

212. <u>不属于</u>医院内感染的是

A. 患者输血感染乙肝

B. 新生儿经胎盘获得的感染

C. 住院期间患者伤口感染

D. 新生儿脐带发炎

E. 护理上呼吸道感染患者时，护士获得的感染

213. 属于Ⅰ类环境的是

A. 新生儿室

B. 儿科病房

C. 透析室

D. 层流洁净病房

E. ICU 病房

214. 煮沸灭菌时，在水中加入碳酸氢钠制成2%溶液，可使沸点提高到

A. 103℃

B. 105℃

C. 107℃

D. 109℃

E. 111℃

215. 口腔护理时用于治疗铜绿假单胞菌感染的常用漱口溶液是

A. 1% 过氧化氢溶液

B. 2% 硼酸溶液

C. 4% 碳酸氢钠溶液

D. 0.02% 呋喃西林溶液

E. 0.1% 醋酸溶液

216. 对病毒性肝炎患者使用过的化纤织物，最好的消毒方法是

A. 环氧乙烷气体消毒

B. 紫外线照射

C. 氯胺喷雾

D. 过氧乙酸浸泡

E. 高压蒸汽灭菌

217. 对芽胞无效的化学消毒剂是

A. 环氧乙烷

B. 碘伏

C. 过氧乙酸

D. 甲醛

E. 戊二醛

218. 对油剂进行消毒灭菌的方法是

A. 煮沸

B. 干烤

C. 紫外线

D. 微波

E. 压力蒸汽

219. 紫外线灯消毒时，开始计时的时间一般为灯亮后

A. 1～2 分钟

B. 3～4 分钟

C. 5～7 分钟

D. 8～9 分钟

E. 10～12 分钟

220. 最有效最可靠的物理灭菌法是

A. 燃烧法

B. 煮沸法

C. 高压蒸汽灭菌法

D. 干烤灭菌法

E. 微波消毒灭菌法

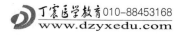
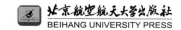

221. 刀剪的消毒应用
    A. 煮沸法
    B. 高压蒸汽灭菌
    C. 甲醛熏蒸
    D. 药液浸泡
    E. 燃烧法

222. 某传染病病室，长 5m、宽 4m、高 3m，用纯乳酸进行空气消毒，纯乳酸用量是
    A. 9.6ml
    B. 7.2ml
    C. 6.4ml
    D. 4.2ml
    E. 2.4ml

223. 属于灭菌剂的化学消毒剂是
    A. 氯己定（洗必泰）
    B. 碘伏
    C. 乙醇
    D. 甲醛
    E. 新洁尔灭

224. 紫外线杀菌的最佳波长是
    A. 260nm
    B. 150nm
    C. 400nm
    D. 200nm
    E. 500nm

225. 属于高效化学消毒剂的是
    A. 乙醇
    B. 过氧化氢
    C. 碘伏
    D. 氯己定
    E. 季铵盐类

226. 为气性坏疽患者换药后的敷料，首选的消毒灭菌方法是
    A. 煮沸法
    B. 燃烧法
    C. 干烤法
    D. 紫外线
    E. 压力蒸汽

227. 按医院用品危险性分类属于高危险性物品的是
    A. 体温计

B. 注射器
    C. 输液器
    D. 被服
    E. 口罩

228. 医院感染最简单有效的预防措施是
    A. 洗手
    B. 戴手套
    C. 环境消毒
    D. 隔离传染患者
    E. 合理应用抗生素

229. 关于手的消毒，错误的是
    A. 接触被病原微生物污染的物品后只需要进行卫生洗手
    B. 实施侵入性操作前应进行手的消毒
    C. 护理免疫力低下的新生儿前应进行手的消毒
    D. 接触血液、体液和分泌物后应进行手的消毒
    E. 接触传染患者后应进行手的消毒

230. 防止交叉感染，具有针对性的措施是
    A. 一份无菌物品只供一位患者使用
    B. 无菌物品应放在清洁、干燥、固定处
    C. 无菌物品与非无菌物品分开存放
    D. 无菌物品应定期检查有效使用期
    E. 用无菌钳夹取无菌物品

231. 关于无菌技术的观念，错误的是
    A. 消毒能杀灭致病微生物
    B. 消毒不能杀死细菌芽胞
    C. 灭菌能杀死致病微生物
    D. 灭菌能杀灭芽胞
    E. 消毒与灭菌都能杀灭细菌的芽胞

232. 取用无菌溶液时，正确的方法是
    A. 打开瓶盖后，立即倒入无菌容器中
    B. 可直接在溶液瓶中蘸取
    C. 可用敷料堵住瓶口，使溶液缓慢流出
    D. 剩余溶液应在开启后 24 小时内使用
    E. 溶液倒出后未使用，应及时倒回瓶中

233. 无菌持物钳的使用，错误的是
    A. 取放无菌持物钳时使钳端闭合
    B. 使用无菌持物钳时保持钳端向下
    C. 到远处取物时，应将持物钳和容器一

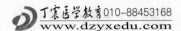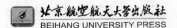

起移至操作处

D. 使用频率较高的部门应每天清洁、灭菌、更换消毒液

E. 无菌持物钳可以夹取任何无菌物品

234. 无菌操作时，正确的是
　　A. 可以偶尔背对无菌区
　　B. 手臂保持在腰部以下
　　C. 用持物钳夹取所有无菌物品
　　D. 应与无菌区保持一定的距离
　　E. 物品取出未用完应放回原处

235. 戴无菌手套时，正确的操作方法是
　　A. 为防止污染，戴好手套的手应放于较低处
　　B. 打开无菌手套袋后先检查灭菌日期
　　C. 戴好手套的手保持在腰以上水平视线范围
　　D. 脱下手套时用戴手套的手先捏住另一只手套的内面
　　E. 用戴好手套的手捏住另一只手套的内面

236. 无菌包被无菌生理盐水浸湿后，应
　　A. 晾干后使用
　　B. 烘干后使用
　　C. 立即将包内用物用完
　　D. 4小时内将包内用物用完
　　E. 重新灭菌

237. 无菌持物钳可用于
　　A. 夹取棉球消毒皮肤
　　B. 夹取无菌针头
　　C. 夹取无菌凡士林纱布
　　D. 避污纸
　　E. 换药

238. 用干燥容器存放的无菌持物钳，其有效期为
　　A. 4小时
　　B. 24小时
　　C. 12小时
　　D. 7天
　　E. 14天

239. 无菌持物钳的湿式保存法，消毒液应浸泡达到的深度为
　　A. 持物钳轴关节
　　B. 持物钳轴下2～3cm

C. 持物钳轴上2～3cm
D. 持物钳的1/2
E. 没过整钳

240. 使用无菌溶液时应先核对
　　A. 瓶盖有无松动
　　B. 瓶体有无裂痕
　　C. 瓶签各项内容
　　D. 溶液有无变色
　　E. 溶液有无絮状物

241. 传染病区的半污染区是
　　A. 库房
　　B. 浴室
　　C. 配餐室
　　D. 化验室
　　E. 病室

242. 属于清洁区的是
　　A. 医护值班室
　　B. 消毒室
　　C. 检验室
　　D. 病区走廊
　　E. 患者洗手间

243. 不需采取呼吸道隔离的疾病是
　　A. 麻疹
　　B. 水痘
　　C. 流行性脑脊髓膜炎
　　D. 流行性腮腺炎
　　E. 化脓性脑膜炎

244. 在传染病区内护士穿隔离衣的方法，正确的是
　　A. 隔离衣内面为污染面，外面为清洁面
　　B. 穿衣袖时，双手不可触及隔离衣的外面
　　C. 两手在背后捏住隔离衣的内外边缘，对齐折叠，系带
　　D. 穿好隔离衣后，可以进入清洁区，接触清洁物品
　　E. 隔离衣无需全部遮盖工作服

245. 避污纸的使用方法正确的是
　　A. 污染的手掀页撕取
　　B. 清洁的手掀页撕取
　　C. 污染手和清洁手均可从页面抓取
　　D. 污染的手方可从页面抓取

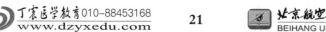
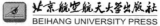

E. 清洁的手方可从页面抓取

246. 隔离衣使用的叙述，错误的是
   A. 隔离衣需全部遮盖工作服
   B. 衣领的内面为清洁面
   C. 隔离衣挂在病房里时应内面向外
   D. 隔离衣应每天更换一次
   E. 隔离衣潮湿后应立即更换

247. 为防潮解需装瓶密封保存的药物是
   A. 维生素 C
   B. 干酵母
   C. 硝酸甘油
   D. 甲硝唑
   E. 地西泮

248. "三查""七对"的内容不包括
   A. 床号、姓名
   B. 药名、浓度
   C. 剂量、用法、时间
   D. 用药后反应
   E. 操作前中后查对

249. 需加锁专人保管的药物是
   A. 毒毛花苷 K
   B. 咖啡因
   C. 吗啡、度冷丁
   D. 盐酸肾上腺素
   E. 硝酸甘油片

250. 遇光易变质的药物是
   A. 70% 乙醇
   B. 盐酸肾上腺素
   C. 胎盘球蛋白
   D. 干酵母片
   E. 复方氢氧化铝片

251. "黄体酮 20mg，im，biw"，biw 指
   A. 一天 1 次
   B. 一天 2 次
   C. 每周 2 次
   D. 每周 1 次
   E. 隔日 1 次

252. 两种药物同时应用比单独使用时效应增强，属于
   A. 拮抗作用
   B. 协同作用
   C. 累加作用
   D. 交叉作用
   E. 关联作用

253. "每小时 1 次"的外文缩写是
   A. dc
   B. qd
   C. qh
   D. ac
   E. qn

254. 应首先执行的医嘱是
   A. 长期医嘱
   B. 即刻医嘱
   C. 临时备用医嘱
   D. 长期备用医嘱
   E. 停止医嘱

255. 发药时如患者提出疑问应
   A. 重新核对无误后服用
   B. 弃去药物，重新配药
   C. 酌情使用
   D. 不能使用
   E. 报告医生

256. 口服给药的方法正确的是
   A. 刺激性药饭前服
   B. 刺激食欲健胃药餐前服
   C. 服磺胺类药少饮水
   D. 服止咳糖浆少饮水
   E. 服强心苷后 1 小时测心率

257. 服磺胺药需指导患者多饮水的目的为
   A. 避免听神经受损
   B. 减少药物对胃黏膜的刺激
   C. 避免肝功能受损
   D. 避免中枢神经系统不良反应
   E. 避免结晶析出堵塞肾小管

258. 超声雾化吸入法，雾化罐内药液应稀释至
   A. 20 ~ 30ml
   B. 30 ~ 50ml
   C. 50 ~ 60ml
   D. 60 ~ 80ml
   E. 80 ~ 100ml

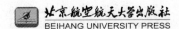

259. 超声雾化吸入的目的**不包括**
    A. 湿化气道，改善通气功能
    B. 解除支气管痉挛
    C. 增加吸入氧浓度
    D. 祛痰，消炎
    E. 间歇吸入抗癌药物治疗肺癌

260. 超声雾化吸入器需连续使用时，应间歇
    A. 20 分钟
    B. 30 分钟
    C. 1 小时
    D. 2 小时
    E. 3 小时

261. 氧气雾化吸入操作正确的是
    A. 药物应溶解于 10 ～ 15ml 蒸馏水内
    B. 治疗前患者需漱口清洁口腔
    C. 呼气时按住雾化器出气口，吸气时放开出气口
    D. 5 分钟内吸完药液
    E. 氧气流量 2 ～ 4L/min

262. 氧气雾化吸入时，调节氧流量为
    A. 2 ～ 3L/min
    B. 4 ～ 5L/min
    C. 6 ～ 8L/min
    D. 12 ～ 14L/min
    E. 15 ～ 17L/min

263. 超声雾化吸入疗效好，是因为药液的气雾可以达到
    A. 支气管
    B. 段支气管
    C. 肺泡
    D. 气管
    E. 叶支气管

264. 自安瓿内吸取药液，操作**不妥**的是
    A. 吸药时不能用手碰触针柄
    B. 用砂轮在颈部划一锯痕，直接折断安瓿
    C. 严格执行无菌操作原则
    D. 严格执行查对制度
    E. 将针头斜面向下放入安瓿内的液面下吸药

265. 抽吸油剂药液，**错误**的方法是
    A. 认真查对

B. 无菌操作
C. 密封瓶吸药先注等量空气
D. 可两手对搓药瓶后再抽吸
E. 应选用细长针头

266. 上臂肌内注射的部位是
    A. 三角肌下缘 2 ～ 3 横指
    B. 三角肌上缘 2 ～ 3 横指
    C. 上臂内侧肩峰下 2 ～ 3 横指
    D. 上臂外侧肩峰下 2 ～ 3 横指
    E. 肱二头肌下缘 2 ～ 3 横指

267. 1 岁零 8 个月的患儿肌内注射青霉素，其注射部位最好选用
    A. 臀大肌
    B. 臀中肌、臀小肌
    C. 上臂三角肌
    D. 前臂外侧肌
    E. 股外侧肌

268. 臀大肌的肌内注射区为髂前上棘与尾骨连线的
    A. 外上 1/3 处
    B. 外上 1/2 处
    C. 中点
    D. 前 1/2
    E. 后 1/2

269. 股动脉采血拔针后，局部用无菌纱布加压止血
    A. 3 ～ 5 分钟
    B. 5 ～ 10 分钟
    C. 5 ～ 8 分钟
    D. 8 ～ 10 分钟
    E. 10 ～ 15 分钟

270. **禁止**静脉注射的药物是
    A. 硝酸甘油
    B. 肾上腺素
    C. 硝普钠
    D. 10% 氯化钾
    E. 胰岛素

271. 需要采血清标本的是
    A. 测定血沉
    B. 测定血氨
    C. 测定血清酶

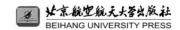

D. 检测血氧分压

E. 测定血尿素氮

272. 再次使用青霉素需重做皮肤过敏试验的要求是

A. 同一批号药品，两次使用间隔≥3天

B. 同一批号药品，两次使用间隔≥7天

C. 同一批号药品，两次使用间隔≥10天

D. 不同批号药品，两次使用间隔≥3天

E. 不同批号药品，两次使用间隔≥7天

273. 青霉素过敏试验液的剂量为

A. 200U～500U/ml

B. 20U～50U/ml

C. 2500U/ml

D. 150U/ml

E. 15U/ml

274. 抢救过敏性休克患者，错误的措施是

A. 立即停药，送抢救室抢救

B. 立即皮下注射盐酸肾上腺素

C. 氧气吸入，注意保暖

D. 根据医嘱给予抗过敏药

E. 观察生命体征、尿量等

275. 发生青霉素过敏性休克时，临床最早出现的症状常见的是

A. 烦躁不安、血压下降

B. 四肢麻木、头晕眼花

C. 腹痛、腹泻

D. 发绀、面色苍白

E. 皮肤瘙痒、呼吸道症状

276. 对链霉素过敏的患者，急救药物应选用

A. 溴化钙

B. 碳酸钙

C. 硫酸钙

D. 乳酸钙

E. 葡萄糖酸钙

277. 关于各种药物皮试液每0.1ml的含量，不正确的是

A. 青霉素 20U～50U

B. 破伤风抗毒素 15U

C. 链霉素 250U

D. 普鲁卡因 0.25 mg

E. 头孢菌素 0.5 mg

278. 下列药物在使用前需要做过敏试验的是

A. 红霉素

B. 庆大霉素

C. 利多卡因

D. 泛影葡胺

E. 丁胺卡那霉素

279. 耳部滴药前清洁外耳道选用

A. 70% 乙醇

B. 3% 过氧化氢溶液

C. 无菌生理盐水

D. 温开水

E. 0.1% 苯扎溴铵

280. 患者使用阴道栓剂后，应至少保持平卧15分钟，其主要原因是

A. 防止头晕

B. 利于药物扩散至整个阴道组织

C. 避免药物渗出阴道污染内裤

D. 保持充分休息

E. 防止脱出

281. 舌下给药时，发挥药效的时间一般是

A. 0.5～1 分钟

B. 2～5 分钟

C. 6～8 分钟

D. 9～12 分钟

E. 13～15 分钟

282. 对维持血浆胶体渗透压，增加血容量及提高血压有显著效果的溶液是

A. 生理盐水

B. 林格液

C. 5% 葡萄糖氯化钠

D. 中分子右旋糖酐

E. 水解蛋白注射液

283. 股静脉穿刺后特别应注意观察

A. 心跳有无加快

B. 局部有无疼痛

C. 有无发热

D. 穿刺侧下肢有无活动受限

E. 局部有无活动出血

284. 急性肺水肿的治疗措施不包括

A. 皮下注射吗啡

B. 高流量吸氧

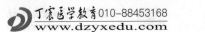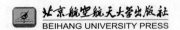

C. 取坐位，两腿下垂

D. 口服地高辛

E. 静脉滴注氨茶碱

285. 静脉补钾时，5% 的葡萄糖溶液 1000ml 中加入 10% 氯化钾<u>不超过</u>

A. 10ml

B. 15ml

C. 20ml

D. 30ml

E. 40ml

286. 静脉输液发生空气栓塞时，造成患者死亡的原因是空气阻塞了

A. 肺动脉入口

B. 肺静脉入口

C. 主动脉入口

D. 上腔静脉入口

E. 下腔静脉入口

287. 大量输注库存血时要防止发生

A. 碱中毒和低血钙

B. 碱中毒和高血钾

C. 低血钾和低血钙

D. 酸中毒和高血钙

E. 酸中毒和高血钾

288. 库存血在 4℃ 的环境内可保存

A. 1 天

B. 2 天

C. 3 天

D. 7 天

E. 14 ~ 21 天

289. 取血气分析标本时应注意

A. 空腹采血

B. 找粗、直有静脉窦处的静脉进针

C. 止血带应扎于穿刺点上方 5cm

D. 穿刺毕用无菌纱布加压止血 5 ~ 10 分钟

E. 常规消毒皮肤

290. 关于输血前的准备工作中，<u>错误</u>的是

A. 做血型鉴定和交叉配血试验

B. 需有两人进行"三查"、"八对"

C. 血液从血库取出后勿剧烈震荡

D. 不能将血液加温

E. 输血前先静脉滴入复方氯化钠溶液

291. 下列输血操作中，<u>不妥</u>的是

A. 输血时须两人核对无误后，方可输入

B. 输血开始时速度宜慢，观察 15 分钟无不良反应，再根据病情调节滴速

C. 切勿剧烈震荡血袋

D. 输注的血液，可根据需要加入药品

E. 根据医嘱采集血标本，要求每次只为一位患者采集

292. 直接输新鲜血 100ml 需加入 3.8% 枸橼酸钠溶液的量是

A. 5ml

B. 10ml

C. 15ml

D. 20ml

E. 25ml

293. 在输入库存血 1000ml 以上时，每输入库存血 1000ml，须静脉注射

A. 10% 葡萄糖酸钙 10ml

B. 10% 葡萄糖酸钙 20ml

C. 10% 氯化钙 20ml

D. 10% 硫酸镁 10ml

E. 10% 硫酸镁 20ml

294. 关于影响冷疗的叙述中，<u>不正确</u>的是

A. 在相同温度下，湿冷的效果优于干冷

B. 冷效应和用冷时间长短成正比

C. 用冷面积越大则效果越强

D. 皮肤较薄的区域对冷的敏感性强

E. 年老的人较青年人对冷刺激反应迟钝

295. 应用冷疗法抑制细胞活动，降低神经末梢敏感性适用于

A. 炎症早期患者

B. 鼻出血的患者

C. 阴囊水肿的患者

D. 脑部水肿的患者

E. 牙齿疼痛的患者

296. 高热患者行乙醇拭浴时其散热方式是

A. 辐射

B. 对流

C. 蒸发

D. 传导

E. 接触

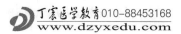
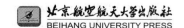

297. 应用冷疗的目的是
    A. 降低神经末梢敏感性
    B. 减轻深部组织的充血
    C. 增加毛细血管通透性
    D. 使毛细血管扩张
    E. 加速血液循环

298. 应用冷疗法控制炎症扩散的机制是
    A. 降低细菌的活力
    B. 增强白细胞的吞噬功能
    C. 增进局部免疫功能
    D. 降低神经的兴奋性
    E. 增强细胞的新陈代谢

299. 禁忌冷疗的部位是
    A. 头顶部
    B. 腹股沟
    C. 腋窝
    D. 足底
    E. 前额

300. 高热时不可使用乙醇擦浴的是
    A. 糖尿病患者
    B. 动脉硬化患者
    C. 脑炎患者
    D. 血液病患者
    E. 肺炎患者

301. 乙醇拭浴后，患者应取下头部冰袋时的体温是降至
    A. 37.5℃
    B. 38℃
    C. 38.5℃
    D. 39℃
    E. 39.5℃

302. 拭浴时所用乙醇的浓度为
    A. 55%～65%
    B. 45%～55%
    C. 40%～45%
    D. 35%～40%
    E. 25%～35%

303. 炎症后期应用热疗的主要目的是
    A. 缓解疼痛
    B. 促使白细胞释放蛋白溶解酶，使炎症局限

    C. 减轻炎性水肿
    D. 促进炎性渗出物吸收与消散
    E. 减轻深部组织的充血

304. 对伤口进行湿热敷时，应注意的主要问题是
    A. 防止弄湿床单
    B. 周边涂抹凡士林
    C. 水温要适度
    D. 严格进行无菌操作
    E. 热敷时间不要超过 30 分钟

305. 红外线烤灯的使用错误的是
    A. 暴露治疗部位
    B. 皮肤出现红斑为剂量合适
    C. 灯距为 20～30cm
    D. 时间为 20～30 分钟
    E. 照射后应休息 15 分钟后再离开

306. 热疗的作用描述正确的是
    A. 促进浅表炎症消退和局限
    B. 早期可防止炎症的扩散
    C. 减轻局部出血
    D. 传导发散体内的热
    E. 提高痛觉神经的兴奋性

307. 护士对患者进行病情观察的最佳途径是
    A. 进行交接班时
    B. 通过阅读病历
    C. 与患者日常接触中
    D. 加强医护间的联系
    E. 经常查看护理记录

308. 通过间接观察法得到的资料是
    A. 患者神志清，营养状况良好
    B. 听诊双肺呼吸音清
    C. 腹部叩诊呈浊音
    D. B超报告单：符合 12 周妊娠
    E. 患者的尿有烂苹果味

309. 单位时间内脉率少于心率被称为
    A. 水冲脉
    B. 奇脉
    C. 细脉
    D. 间歇脉
    E. 洪脉

310. 脉搏短绌正确的记录方式是

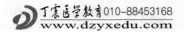 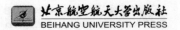

A．心率 / 脉率 / 分
B．脉率 / 心率 / 分
C．心率 / 脉率 / 秒
D．脉率 / 心率 / 秒
E．脉率 / 心率

311．测量肱动脉血压的方法及注意事项正确的是
　　A．袖带下缘距离肘横纹 2cm ～ 3cm
　　B．袖带缠的太紧测得血压值偏低
　　C．偏瘫的患者测量其患侧的肢体
　　D．袖带过窄测得的血压值偏高
　　E．以每秒 4mmHg（0.5kPa）速度放气

312．属于正常范围的一组生命体征测量值是
　　A．体温 35.8℃、脉搏 58 次 / 分、呼吸 16
　　　次 / 分、血压 14/8.5kPa
　　B．体温 36.5℃、脉搏 70 次 / 分、呼吸 18
　　　次 / 分、血压 19/13kPa
　　C．体温 36.8℃、脉搏 88 次 / 分、呼吸 20
　　　次 / 分、血压 17/11kPa
　　D．体温 37℃、脉搏 102 次 / 分、呼吸 22
　　　次 / 分、血压 16/10kPa
　　E．体温 38℃、脉搏 100 次 / 分、呼吸 24
　　　次 / 分、血压 15/8kPa

313．测量血压操作错误的是
　　A．测量前患者需休息 20 ～ 30 分钟
　　B．袖带松紧以能放入一指为宜
　　C．袖带下缘应距肘窝 2 ～ 3cm
　　D．听诊器胸件置于肘横纹下 2cm 处
　　E．以每秒钟 4mmHg 的速度放气

314．为仰卧位的患者测量血压时应使肱动脉
　　A．平第 4 肋软骨
　　B．高于第 4 肋软骨
　　C．与心脏在同一水平
　　D．高于心脏水平
　　E．低于心脏水平

315．伤寒患者常见的热型是
　　A．间歇热
　　B．不规则热
　　C．波状热
　　D．稽留热
　　E．弛张热

316．脉搏短绌常见于

A．甲状腺功能亢进的患者
B．甲状腺功能减退的患者
C．主动脉狭窄的患者
D．主动脉瓣关闭不全的患者
E．心房纤维性颤动的患者

317．双侧瞳孔缩小见于
　　A．阿托品中毒
　　B．颅内血肿
　　C．吗啡中毒
　　D．小脑幕裂孔疝早期
　　E．昏迷

318．常温下大脑缺血缺氧造成不可逆性伤害的
　　时间是
　　A．1 ～ 3 分钟
　　B．4 ～ 6 分钟
　　C．7 ～ 9 分钟
　　D．10 ～ 12 分钟
　　E．13 ～ 15 分钟

319．判断口对口人工呼吸有效的指标主要是
　　A．发绀减轻
　　B．瞳孔缩小
　　C．抽搐停止
　　D．心跳恢复
　　E．胸廓起伏

320．患者需吸入的氧气浓度为 41%，氧流量应
　　调节为每分钟
　　A．4L
　　B．5L
　　C．6L
　　D．7L
　　E．8L

321．胸外心脏按压的频率是
　　A．40 ～ 60 次 / 分
　　B．60 ～ 80 次 / 分
　　C．80 ～ 100 次 / 分
　　D．100 ～ 120 次 / 分
　　E．120 ～ 140 次 / 分

322．电动吸引器吸痰每次插入导管吸引时间不
　　应超过
　　A．5 秒
　　B．10 秒

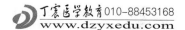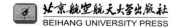

C. 15 秒

D. 20 秒

E. 25 秒

323. 关于电动吸引器吸痰，<u>错误</u>的是

A. 使用前检查吸引器性能

B. 昏迷者可用压舌板帮助张口

C. 吸痰时动作轻稳，左右旋转，上下提拉

D. 每次吸痰时间不超过 15 秒

E. 痰液黏稠时进行超声雾化吸入使痰液稀释

324. 下列毒物中毒后，<u>严禁</u>洗胃的是

A. 氰化物

B. 灭鼠药

C. 生物碱

D. 苯酚

E. 浓硫酸

325. 敌百虫中毒时<u>禁忌</u>的洗胃溶液是

A. 1:1000 食醋

B. 4% 碳酸氢钠

C. 1:15 000 高锰酸钾

D. 10% 盐水

E. 冷开水

326. 可以使用 50% 硫酸镁导泻的情况是

A. DDT 中毒

B. 敌敌畏中毒

C. 巴比妥类药物中毒

D. 敌百虫中毒

E. 氰化物中毒

327. 心肺复苏患者开放气道时行仰头提颏法的作用是

A. 防止颈部肌肉无力

B. 便于清除口腔异物

C. 防止假牙脱落

D. 减少痰液分泌

E. 解除呼吸道阻塞

328. 使用呼吸机时，过度通气患者可表现为

A. 烦躁不安、多汗等症状

B. 昏迷、抽搐等碱中毒症状

C. 血压升高、深大呼吸症状

D. 皮肤潮红、体温增高症状

E. 脉搏加速、呼吸浅快症状

329. 心脏复苏的首要指征是

A. 伤口不出血

B. 皮肤苍白或发绀

C. 心尖搏动及心音消失

D. 呼吸停止、瞳孔散大

E. 意识丧失、大动脉搏动消失

330. 危重患者眼睑不能闭合时应

A. 滴氯霉素眼药水

B. 滴生理盐水

C. 戴有色眼镜

D. 覆盖凡士林纱布

E. 覆盖无菌生理盐水纱布

331. 昏迷患者的口腔护理措施，<u>不正确</u>的是

A. 每次只能夹一个棉球

B. 操作前将患者的义齿取下，浸于冷开水中

C. 开口器从门齿处放入

D. 清点棉球个数

E. 禁止漱口

332. 急性心肌梗死患者需住院治疗，住院处护理人员首先

A. 进行卫生处置

B. 进行护理诊断

C. 协助患者办理入院手续

D. 给予氧气吸入，立即平车送入病区

E. 留尿便标本检验

333. 抢救室必需的设备<u>不包括</u>

A. 心电监护仪

B. 壁灯

C. 洗胃机

D. 电源插座

E. 木板块

334. 死亡后，随着生物学死亡期的进展尸体最先出现的现象是

A. 尸僵

B. 尸斑

C. 尸冷

D. 尸僵缓解

E. 尸体腐败

335. 临床死亡期的特征<u>不包括</u>

A. 呼吸停止

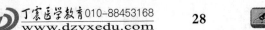 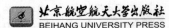

B．心跳停止

C．瞳孔散大

D．反射消失

E．组织细胞新陈代谢停止

336. 有关濒死期患者的护理措施，正确的是

A．撤去各种治疗性管道

B．摆好身体姿势

C．用棉花填塞孔道

D．继续进行治疗

E．劝其家属离开病室

337. 临终患者最后消失的感觉是

A．视觉

B．平衡觉

C．触觉

D．听觉

E．嗅觉

338. 临终患者最早出现的心理反应期一般是

A．否认期

B．愤怒期

C．协议期

D．忧郁期

E．接受期

339. 尸体料理时，使尸体仰卧，头下置一枕头，目的是

A．防止面部淤血变色

B．防止下颌下垂

C．便于护理操作

D．避免脸形改变

E．防止口腔液体外溢

340. 关于患者死亡后的护理，不符合要求的是

A．在体温单的 40 ～ 42℃之间填写死亡时间

B．按出院手续办理结账

C．注销各种执行单

D．若患者家属不在，由护士长清点保管患者遗物

E．非传染患者按一般出院患者处理床单位

341. 用尸单包裹尸体前一般将一张尸体识别卡系于尸体的

A．颈部

B．踝部

C．腰部

D．腕部

E．停尸屉外

342. 死亡后尸体温度逐渐降低，尸温与温度相同大约需要的时间是

A．6 小时

B．12 小时

C．24 小时

D．36 小时

E．48 小时

343. 根据安格乐理论，丧亲者的心理反应阶段一般不包括

A．震惊与不相信

B．觉察

C．忧郁

D．恢复

E．释怀

344. 在急性死亡事件中丧亲者最明显的心理反应是

A．震惊

B．觉察

C．悲痛

D．抑郁

E．释怀

345. 对于丧亲者的护理，不妥的是

A．认真进行尸体护理

B．鼓励家属宣泄感情

C．尽力提供经济支持

D．进行心理疏导

E．对丧亲者随访

346. 患者，男，40 岁。车祸伤及双腿，入院后医生立即给予伤口处理，骨折固定。护士给予吸氧，建立静脉通路，测量生命体征，配合医生实施救护，实施系统为整体护理。其特点属于的护理阶段是

A．以疾病为中心阶段

B．以患者为中心阶段

C．以医生为中心阶段

D．以"人"为中心阶段

E．以人的健康为中心阶段

347. 护理是一项最精细的艺术……"源于

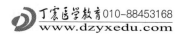
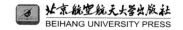

A. 希波克拉底

B. 南丁格尔

C. 胡佛兰德

D. 迈蒙尼提斯

E. 夏威夷宣言

348. 患者，男，7岁。在学校的历次考试中均不及格，常受伙伴的嘲笑和家长的责骂，按照艾瑞克森学说，长此以往患儿将出现的负性社会心理发展结果是

A. 鄙视他人

B. 攻击他人

C. 纵容自己

D. 自卑失望退缩

E. 过于依从别人

349. 急性白血病初期阶段，患者常表现为焦虑不安，此时，最佳的心理护理方法是

A. 坦率地告知患者，协助其正确对待自己的疾病

B. 适当隐瞒真实病情，稳定患者情绪

C. 科学地回答和解释患者提出的问题

D. 主动接近患者，以消除其孤独感

E. 耐心解释和安慰，增强患者抗病能力

350. 患者，女，35岁。心率106次/分，呼吸26次/分，表现为觉察力差，注意力略微难以集中，说话声音改变，可见肢体发抖，此时焦虑属于

A. 安康状态

B. 初发焦虑

C. 轻度焦虑

D. 中度焦虑

E. 重度焦虑

351. 患者，女，48岁。近来体检查出乳房肿块，消瘦，进一步检查了乳房癌，患者出现心理和行为异常。有利于患者应对的转机为

A. 患者以泪洗面时立即劝阻并告知是没有用的

B. 满足患者提出的所有要求

C. 请家属配合患者情绪和行为异常暂不予理睬

D. 出现愤怒时立即帮助患者解决问题

E. 出现迁怒行为不要将其个人化

352. 患者，女，25岁。肌腱炎，给予湿热敷。患者开始感觉敷布非常热，敷布温度降低后被及时更换，以同样的温度再接触到患部时，患者又不觉得敷布很热。这是由于机体发生了

A. 心理适应

B. 社会适应

C. 技术适应

D. 生理适应

E. 病理适应

353. 患者在直肠癌根治术后不接受造瘘口，经过护士的沟通鼓励后，患者积极主动参与到造瘘口的护理中，逐渐建立自我责任感，自信乐观。根据佩皮劳人际关系模式，患者现在这一阶段属于

A. 熟悉期

B. 认识期

C. 确认期

D. 开拓期

E. 解决期

354. 患者，男，45岁。2型糖尿病，多食、多饮、多尿、消瘦。护士通过收集资料了解到患者存在知识缺乏，并为其制订护理计划。此时护士与患者处于护患关系发展时期的

A. 认识期

B. 确认期

C. 开拓期

D. 解决期

E. 结束期

355. 患者，男，82岁。因呼吸困难，不能平卧，家属给患者吸氧后前来就诊。门诊护士应

A. 安排患者到隔离门诊就诊

B. 安排患者提前就诊

C. 让患者按挂号顺序就诊

D. 观察患者生命体征

E. 做好卫生宣教

356. 患者，男，50岁。司机，车祸后造成严重颅脑损伤，需随时观察、抢救，应给予的护理等级是

A. 特级护理

B. 四级护理

C. 三级护理

D. 二级护理

E. 一级护理

357. 患者，男，55 岁。肾病综合征，入院 3 天，常常以观察或用语言检验护士的可信任度。该患者和护士之间的关系处于护患关系过程的
   A. 开拓期
   B. 初始期
   C. 工作期
   D. 解决期
   E. 结束期

358. 患者，女，30 岁。因乳腺癌住院并准备手术治疗，住院后常暗自流泪，沉默寡言，焦虑万分，针对表现，最重要的护理措施是
   A. 报告主管医生
   B. 让家人陪伴
   C. 鼓励患者诉说并给予疏导
   D. 告知患者手术方式
   E. 给予抗焦虑治疗

359. 患者，女，50 岁。清晨对护士讲："我昨天晚上没睡好，现在头有点痛，心情糟糕透了，我想吃点药"。判断护患双方沟通层次是
   A. 一般性沟通
   B. 陈述事实的沟通
   C. 分享性沟通
   D. 情感性沟通
   E. 一致性的沟通

360. 新生儿病房为提高护理质量，设计了临床护理科研方案，需将住院的新生儿分为两个护理组，分别进行不同的护理措施，其中实验组要采用不同于新生儿护理常规的护理方案。在方案开始执行前护士必须要做的是
   A. 向护理部主任报告研究内容
   B. 向新生儿的父母说明情况
   C. 向新生儿的父母说明情况并征得同意
   D. 征得新生儿父母的同意并签知情同意书
   E. 因为新方法没有风险，不需告知患儿亲属

361. 护士单独值班，突然三间病房的床铃同时响起，该护士应选择先去照护的是
   A. 距离护士站最近的患者
   B. 平时护患关系融洽的患者
   C. 有重要社会地位的患者
   D. 与本院医生有关系的患者
   E. 最可能有紧急医疗需要的患者

362. 患者，男，30 岁。因高热肺部感染入院，责任护士在评估患者时发现患者有吸毒史，患者要求护士保密不要告诉别人。护士正确的做法是
   A. 保护患者隐私，不告诉任何人包括其他医务人员
   B. 保护患者隐私，不告诉患者的配偶和亲属
   C. 保护患者隐私，不告诉亲属而要告诉医师
   D. 保护患者隐私，告诉患者亲属不告诉医师
   E. 保护患者隐私，告诉患者的单位要求他们保密

363. 某护士在执行医嘱时，发现主治医生的处方有问题，该护士正确的做法是
   A. 继续执行医嘱
   B. 立刻告诉护士长
   C. 立刻告诉主治医生
   D. 立刻告诉患者
   E. 立刻告诉患者家属

364. 患儿，男，1 岁。住院期间因输液时查对不严，错输了药物，造成重度残疾，此类事故属于
   A. 五级医疗事故
   B. 四级医疗事故
   C. 三级医疗事故
   D. 二级医疗事故
   E. 一级医疗事故

365. 患者，男，25 岁。因发热、咳嗽、呼吸困难而住院，患者神志清楚。在收集资料的过程中属于主要来源的是
   A. 文献资料
   B. 心理医生
   C. 患者家属
   D. 患者本人
   E. 主治医生

366. 患者，女，60 岁。腹胀、腹痛、嗳气近日下蹲或腹部用力时，出现不由自主的排尿。对新出现症状正确的护理诊断是
   A. 功能性尿失禁：与膀胱过度充盈有关
   B. 功能性尿失禁：与腹压升高有关
   C. 有反射性尿失禁：与膀胱收缩有关

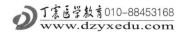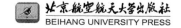

D. 完全性尿失禁：与神经传导功能减退有关

E. 压迫性尿失禁：与膀胱括约肌功能减退有关

367．患者，男，70岁。因严重脑外伤住院，意识不清，有痰鸣音。应优先解决的健康问题是
A. 营养失调：低于机体需要量
B. 清理呼吸道无效
C. 皮肤完整性受损
D. 语言沟通障碍
E. 便秘

368．患者，男，56岁。胃癌住院，主诉：腹部疼痛明显，不能忍受，睡眠受干扰并要求护士给他用镇痛药。根据世界卫生组织对疼痛程度的分级此时的疼痛属于
A. 0级
B. 1级
C. 2级
D. 3级
E. 4级

369．患者，女，20岁。左下肢膝关节因车祸进行手术治疗，术后3个月其左下肢的关节活动需要他人的帮助，也需要用器械进行。此时左下肢的关节活动能力是
A. 0级
B. 1级
C. 2级
D. 3级
E. 4级

370．患者，男，68岁。肝性脑病昏迷2个月，近期发现其骶尾部呈紫红色,皮下有硬结和水疱，患者的压疮处于
A. 淤血红润期
B. 炎性红润期
C. 炎性浸润期
D. 淤血浸润期
E. 坏死溃疡期

371．患者，男，50岁。不明原因消瘦，偶尔粪便呈咖啡色，欲行大便隐血试验，试验前3天应禁食的食物是
A. 白萝卜

B. 大白菜
C. 菠菜
D. 冬瓜
E. 豆腐

372．患者，男，26岁。慢性肾衰竭，饮食中每天蛋白含量不应超过
A. 20g
B. 3g
C. 40g
D. 5g
E. 60g

373．患者，男，18岁。近日出现肉眼血尿，眼睑水肿，血压16kPa/12kPa（120mmHg/90mmHg），实验室检查：镜下血尿，血 BUN、Cr 升高，其最佳饮食是
A. 高热量、无盐
B. 低蛋白、低盐
C. 高蛋白、低盐
D. 高热量、无钠
E. 低胆固醇、无盐

374．患者，男，52岁。有胃溃疡病史，近日来上腹部疼痛加剧，医嘱做粪便隐血试验，检查前3天能给患者食用的菜谱是
A. 卷心菜、五香牛肉
B. 菠菜、红烧青鱼
C. 土豆、冬瓜
D. 油豆腐、鸡血汤
E. 青菜、炒鸡肝

375．患者，男，28岁。身高175cm，体重76kg。其体重范围属于
A. 正常范围
B. 过重
C. 肥胖
D. 消瘦
E. 明显消瘦

376．患儿，3岁。诊断为缺铁性贫血，血红蛋白80g/L。为改善贫血症状，最佳食物是
A. 米粉、橙汁
B. 动物肝脏
C. 鱼、罐头、水果
D. 海带、紫菜

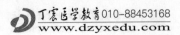
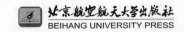

E．紫皮茄子、白菜

377．患者，男，15岁。诊断为急性肾炎。为配合治疗，适宜的饮食为
A．高蛋白、低脂肪饮食
B．高蛋白、低盐饮食
C．低蛋白、低脂肪饮食
D．低蛋白、低盐饮食
E．低蛋白、低胆固醇饮食

378．患者，男，45岁。患中毒性肺炎休克2天，血压75/56mmHg，24小时尿量约70ml，估计其排尿状况为
A．正常
B．尿量偏少
C．少尿
D．无尿
E．尿潴留

379．患者，女，60岁。咳嗽、下蹲或腹部用力时，出现不由自主的排尿。上述情况属于
A．功能性尿失禁
B．急迫性尿失禁
C．反射性尿失禁
D．完全性尿失禁
E．压力性尿失禁

380．患者，男，46岁。便秘，护士遵医嘱直肠插入甘油栓药，软化粪便。操作错误的是
A．患者取侧卧位，膝部弯曲，暴露肛门
B．护士戴上手套或指套，以避免污染手指
C．插入肛门，并用示指将栓剂沿直肠壁朝脐部方向进入6～7cm
D．操作后患者如有便意，即可上厕所
E．若栓剂滑脱出肛门外，应予重新插入

381．患者，男，71岁。白血病，口腔颊黏膜上有白色斑块，怀疑真菌感染。为该患者实施口腔护理时应选用的溶液是
A．生理盐水
B．朵贝尔液
C．0.02%呋喃西林
D．1%过氧化氢
E．2%碳酸氢钠

382．孕妇，尿潴留，护士准备为其行导尿术。

下列操作欠妥的是
A．戴口罩，帽子并清洗双手
B．关闭门窗，保护患者隐私
C．将无菌与非无菌物品分别放置
D．检查导尿包的名称及灭菌日期
E．用无菌持物镊夹取棉球消毒外阴

383．患者，男，28岁。因食用了苍蝇叮咬过的食物，一周后出现全身不适、体温39.0～40.0℃呈稽留热、脉搏60～70次/分、表情淡漠。病程第二周出现玫瑰疹。对患者采取的隔离种类是
A．严密隔离
B．接触隔离
C．昆虫隔离
D．肠道隔离
E．保护性隔离

384．患者，男，35岁。5天前在工地施工现场脚底被锈钉刺伤，近两天出现发热、厌食、说话张口受限、咀嚼吞咽困难，呈苦笑面容，急诊入院。患者应接受的隔离种类是
A．肠道隔离
B．血液、体液隔离
C．呼吸道隔离
D．昆虫隔离
E．接触性隔离

385．患儿，3岁。不慎被热油烫伤，三度烧伤面积达60%，应采用
A．接触隔离
B．严密隔离
C．昆虫隔离
D．血液隔离
E．保护性隔离

386．患儿，5岁。体温39℃，需服用布洛芬（美林）退热，护士应指导患儿家属
A．用吸管服用
B．服用后多饮水
C．服用后少饮水
D．饭前服
E．饭后服

387．患者，男，56岁。因慢性充血性心力衰竭住院，医嘱：地高辛0.25mg，po，qd，护士发药时应特别注意

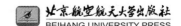

A. 嘱患者服药后多喝水
B. 待患者服下后再离开
C. 给药前应测量脉率
D. 服药后不宜多喝水
E. 应将药研碎再喂服

388. 患者，男，50岁。患有多种慢性病，需同时服用下列几种药物，宜饭前服用的药物是
A. 阿莫西林
B. 卡马西平
C. 保泰松
D. 健胃消食片
E. 法莫替丁

389. 患儿，男，6个月。因支气管炎住院治疗。护士帮助患儿服用止咳嗽药，正确的做法是
A. 先服止咳糖浆，后服维生素
B. 服止咳糖浆后，喂少量温水
C. 止咳糖浆与牛奶混匀后一起喂服
D. 最后喂服止咳糖浆，之后不宜立即喂水
E. 喂服止咳糖浆后立即喂奶

390. 患者，女，20岁。呼吸道感染，咳嗽、咳痰。护士为其进行雾化吸入，可选择的祛痰药是
A. 地塞米松
B. 庆大霉素
C. α-糜蛋白酶
D. 氨茶碱
E. 舒喘灵

391. 患者，男，69岁。慢性支气管炎，近几天因为天气寒冷咳嗽加剧，痰液黏稠，不易咳出，给该患者做雾化吸入首选的药物是
A. 沙丁胺醇
B. 舒喘灵
C. α-糜蛋白酶
D. 地塞米松
E. 庆大霉素

392. 患者，女，25岁。发热2周，伴进行性贫血，全身乏力而入院。体检：体温39.2℃，B超脾肿大，初诊亚急性细菌性心内膜炎，需做血培养进一步明确诊断，应取血
A. 2～3ml
B. 4～5ml
C. 6～8ml

D. 10～15ml
E. 18～20ml

393. 患者，男，25岁。患化脓性扁桃体炎，在注射青霉素数秒钟后出现胸闷、气促、面色苍白、出冷汗及濒危感，血压75/45mmHg。护士首先采取的急救措施是
A. 给予氧气吸入
B. 针刺人中、内关等穴位
C. 皮下注射0.1%盐酸肾上腺素1ml
D. 给予静脉输液
E. 报告医师

394. 患者，女，23岁。在工厂干活时手部被锈铁钉刺伤，急诊予3%过氧化氢冲洗伤口，为中和游离毒素，医嘱予破伤风抗毒素注射，破伤风抗毒素皮试药液浓度是
A. 250U/ml
B. 150U/ml
C. 50U/ml
D. 25U/ml
E. 15U/ml

395. 患者，女，65岁。老年性白内障术后第3天，为预防感染，需要滴眼药。护士在操作时，眼药的滴入部位应该是
A. 眼上部结膜囊
B. 眼下部结膜囊
C. 眼角膜
D. 上眼睑
E. 下眼睑

396. 冠心患者舌下含化硝酸甘油时最适宜采取的卧位是
A. 半卧位
B. 侧卧位
C. 中凹卧位
D. 去枕仰卧位
E. 头低脚高位

397. 患者，男，45岁。因高血压入院治疗，在医院花园散步时，突然发作心绞痛，给予硝酸甘油的最佳途径是
A. 皮下注射
B. 肌内注射
C. 舌下含化

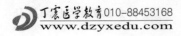
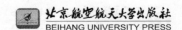

D. 静脉输注

E. 口服

398. 患者，男，14 岁。中毒性肺炎，休克，经抢救病情稳定，为维持血压，医嘱 10% 葡萄糖溶液 200ml 加多巴胺 20mg，20 滴 / 分钟，请计算液体可维持多长时间（每毫升按 15 滴计算）

    A. 2 小时 30 分钟

    B. 3 小时 30 分钟

    C. 4 小时 30 分钟

    D. 5 小时

    E. 6 小时

399. 患者，男，15 岁。诊断为白血病。为增加其机体抵抗力，应输入

    A. 纤维蛋白原

    B. 白蛋白液

    C. 血小板浓缩悬液

    D. 库存血

    E. 新鲜血

400. 患者，男，55 岁。因上消化道大出血导致出现失血性休克急诊入院，遵医嘱大量输入库存血 800ml，患者出现全身发冷，输血静脉周围局部皮温正常。护士首先应

    A. 拔针后另外穿刺，继续输血

    B. 热敷患者穿刺局部

    C. 使用恒温器加热血液

    D. 轻者减慢输血速度，继续观察，重者立即停止输血

    E. 给予吸氧

401. 患者，女，19 岁。因热水器漏气导致一氧化碳中毒入急诊室，护士给患者输注的血液应该是

    A. 浓缩红细胞

    B. 洗涤红细胞

    C. 新鲜血浆

    D. 血小板浓缩悬液

    E. 库存血

402. 患者，男，22 岁。腰背部肌肉拉伤，给予冷疗，护士向患者介绍如需反复使用冷疗，中间要间隔

    A. 20 分钟

    B. 30 分钟

    C. 50 分钟

    D. 1 小时

    E. 1.5 小时

403. 患者，女，25 岁。肌腱炎，给予湿热敷。患者开始感觉敷布很热。这是由于机体发生了

    A. 心理适应

    B. 社会适应

    C. 技术适应

    D. 生理效应

    E. 继发效应

404. 患者，男，18 岁。持续高热 39 ～ 40℃，医嘱给予冰袋物理降温，冰袋应置于患者的

    A. 腹部

    B. 足底

    C. 前额

    D. 胸前区

    E. 耳廓

405. 患者，男，36 岁。因脑外伤急诊入院已 3 天，呈睡眠状态，可以唤醒但随即入睡，可以回答问题但有时不正确。该患者的意识状态是

    A. 浅昏迷

    B. 昏睡

    C. 嗜睡

    D. 意识模糊

    E. 谵妄

406. 患者，男，76 岁。因呼吸困难，咳嗽、咳痰，给予吸入。因需进食停用氧气，应采取最佳措施是

    A. 先关流量开关，后拔管

    B. 先关总开关，后拔管

    C. 分离氧气管道，鼻导管保留

    D. 先拔出鼻导管再关流量开关

    E. 边进食边吸氧

407. 患者，男，50 岁。喉癌手术进行气管切开，患者痰液较多，为其吸痰时应避免的操作是

    A. 一根管吸净口腔痰液后再吸气管内痰液

    B. 插管时，关闭负压吸引

    C. 一次吸引不超过 15 秒

    D. 从深部向上提拉，左右旋转

    E. 痰液未吸净需休息 2 分钟后再吸

408. 患者，男，45 岁。因违反工作程序被电击伤，出现呼吸心跳骤停，进行现场抢救时，关键的措施是

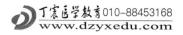
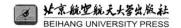

A. 触摸大动脉搏动

B. 呼叫患者

C. 找医生来抢救

D. 听心脏有无搏动

E. 胸外心脏按压

409. 患者，女，64岁。胰腺癌广泛转移，病情日趋恶化。为其提供的临终护理，其主要目的**不包括**

A. 让患者得到全面身心照顾

B. 维护患者的尊严和权利

C. 提高患者的生命质量

D. 延长患者的生存时间

E. 使患者平静地接受死亡

410. 患者，男，67岁。病情危重，为减轻感知觉改变对患者的影响，护士应采取的正确措施是

A. 环境要热闹一些，避免患者孤独

B. 光线可以暗一点，避免刺眼

C. 嘱咐家属不要窃窃私语，避免给患者心理压力

D. 可以用湿纱布覆盖双眼，防止角膜溃疡

E. 多与患者交谈，使其感受家人的温暖

（411~413题共用题干）

患者，男，70岁。因患有急性炎症性脱髓鞘性多发性神经病引起呼吸肌麻痹行气管切开。

411. 问题1：在护理该患者时，病室温度应保持在

A. 12℃～14℃

B. 15℃～17℃

C. 18℃～20℃

D. 22℃～24℃

E. 25℃～27℃

412. 问题2：病室湿度应保持在

A. 10%～20%

B. 25%～30%

C. 35%～40%

D. 50%～60%

E. 65%～70%

413. 问题3：病室内噪音的控制应低于

A. 120dB

B. 90dB

C. 65dB

D. 50dB

E. 45dB

（414~416题共用题干）

患者，女，27岁。面色苍白、无力、活动后心悸，血红蛋白8g/L，厌食动物性食品，每天摄入热量1000kcal。

414. 问题1：患者主要的健康问题是

A. 疲乏

B. 活动无耐力

C. 躯体移动障碍

D. 营养失调：低于机体需要量

E. 营养失调：潜在低机体需要量

415. 问题2：导致健康问题的直接病因是

A. 缺乏紫外线照射

B. 睡眠不足

C. 缺乏体力锻炼

D. 神经性厌食导致营养不良

E. 偏食

416. 问题3：制定护理措施的方向是

A. 加强锻炼，增加光照时间

B. 保证睡眠时间

C. 教育患者改善饮食习惯

D. 提高烹调技术

E. 加强用药指导

（417~418题共用题干）

患者，男，70岁。因经常夜间睡眠时离床到院子里活动，醒后对所发生的事情不能回忆，诊断为梦游症。

417. 问题1：该患者夜晚出来活动可能发生于

A. NREM 第Ⅰ时相

B. NREM 第Ⅱ时相

C. NREM 第Ⅲ时相

D. NREM 第Ⅳ时相

E. 异相睡眠

418. 问题2：该患者梦游所处睡眠分期的特点是

A. 睡眠最浅

B. 易被唤醒

C. 难以唤醒

D. 很难唤醒

E. 极难唤醒

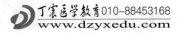 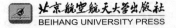

(419—420 题共用题干)

患者，女，60 岁。左脚踏外翻矫正术后半年。体检：踇趾关节强直，不能背面屈，跛行。

419. 问题 1：该患者运动障碍的主要原因是
　　A. 疼痛
　　B. 心理因素
　　C. 关节骨髓损伤
　　D. 治疗措施不当
　　E. 运动神经功能受损

420. 问题 2：对患者脚趾关节首先进行的运动形式是
　　A. 被动运动
　　B. 主动运动
　　C. 阻力运动
　　D. 弹性运动
　　E. 协助性主动运动

(421—422 题共用题干)

患者，男，55 岁。急性肾小球肾炎，轻度水肿。

421. 问题 1：患者每天的饮食中食盐的摄入应低于
　　A. 0.5g
　　B. 1g
　　C. 1.5g
　　D. 2g
　　E. 2.5g

422. 问题 2：患者每天的饮食中蛋白质的摄入应低于
　　A. 40g
　　B. 50g
　　C. 60g
　　D. 70g
　　E. 80g

(423—424 题共用题干)

患者，男，56 岁。胃癌晚期，病情危重，极度消瘦，不思饮食，需要插胃管补充营养。

423. 问题 1：检查胃管是否在胃内的首选方法是
　　A. 用注射器连接胃管末端抽吸，能抽出胃内容物
　　B. 用注射器向胃内注入 10ml 空气听气过水声

C. 用注射器向胃内注入 10ml 水听气过水声
D. 将胃管末端放入盛水碗中观察有无气泡溢出
E. 让患者晃动身体感觉是否在胃内

424. 问题 2：在给患者插胃管时操作错误的是
　　A. 向患者做解释
　　B. 协助患者取半坐卧位
　　C. 插入 15cm 时嘱患者做吞咽动作
　　D. 插管时患者有呛咳呼吸困难，嘱其张口做深呼吸
　　E. 插入约 50cm

(425—426 题共用题干)

患者，男，40 岁。因车祸导致脑外伤，出现昏迷。为保证营养的供给，需要长期鼻饲，取去枕平卧位，准备接受插胃管。

425. 问题 1：插胃管至 15cm 时，应采取的护理措施是
　　A. 使患者头后仰便于胃管插入
　　B. 让患者取右侧卧位使插管顺利
　　C. 将患者头托起，使下颌骨靠近胸骨柄
　　D. 将病床床头摇起，使患者呈半坐卧位
　　E. 使患者头偏向护士一侧方便胃管插入

426. 问题 2：更换的时间是
　　A. 乳胶胃管每天更换 1 次，硅胶胃管每周更换 1 次
　　B. 乳胶胃管每周更换 1 次，硅胶胃管每月更换 1 次
　　C. 乳胶胃管每周更换 1 次，硅胶胃管每月更换 2 次
　　D. 乳胶胃管每周更换 2 次，硅胶胃管每月更换 1 次
　　E. 乳胶胃管每天更换 1 次，硅胶胃管每月更换 2 次

(427—429 题共用题干)

患者，女，37 岁。胃大部切除术后第 1 天，护士查看切口发现有少量渗血，患者为艾滋病毒感染 2 年。

427. 问题 1：护士对该患者的护理措施，正确的是
　　A. 禁止陪护及探视
　　B. 告诉其他患者不要同该患者交谈

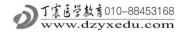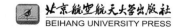

C. 在患者床头卡贴隔离标识

D. 告知患者应履行"防止感染他人"的义务

E. 向患者询问感染的原因并行道德宣教

428. 问题2：护士更换被血液污染的床单时应注意

A. 只要手不接触血迹，可不戴手套

B. 血液污染面积少时，可不戴手套

C. 戴手套操作，脱手套后认真洗手

D. 铺干净床单时可不需要戴手套

E. 只要操作时戴手套，操作后不需洗手

429. 问题3：对于采血后注射器的处理，最合适的方法是

A. 毁形

B. 分离针头

C. 回套针帽

D. 直接丢弃入病区垃圾桶

E. 置入锐器盒

(430-431 题共用题干)

患儿，男，12 岁。急性肺炎，青霉素治疗一段时间后，出现发热、荨麻疹、皮肤瘙痒、关节肿痛、淋巴结肿大、腹痛等症状。

430. 问题1：此时考虑该患儿最可能的情况是

A. 血清病型反应

B. 皮炎

C. 风湿热

D. 淋巴结炎

E. 过敏性紫癜

431. 问题2：该情况常出现在青霉素治疗的

A. 1～3 天

B. 3～5 天

C. 5～10 天

D. 7～12 天

E. 14～17 天

(432-433 题共用题干)

患者，男，59 岁。患者在家时排便正常，但入院 4 天没有排便，饮食正常。

432. 问题1：遵医嘱给予开塞露治疗，<u>不正确</u>的是

A. 为保护患者隐私，用屏风遮挡，拉好

窗帘

B. 剪去封口后，先挤出少许液体润滑开口处

C. 患者左侧卧位

D. 轻插入肛门后将药液全部挤入直肠

E. 嘱患者无须保留，可立即排便

433. 问题2：开塞露的作用机制是

A. 在肠道内吸水膨胀后，增加肠内容物的容积

B. 在肠腔维持高渗透压，阻止肠内盐和水分的吸收

C. 润滑软化粪便，减少肠内水分被吸收

D. 使黏膜通透性增加，使电解质和水向肠腔渗透

E. 刺激十二指肠分泌缩胆囊肽，促进肠分泌肠液和蠕动

(434-435 题共用题干)

患者，男，50 岁。胃癌术后刚回病房，尚未清醒，四肢冰凉，护士安置好患者用热水袋为其保暖。

434. 问题1：为患者的安置的体位是

A. 侧卧位

B. 中凹卧位

C. 去枕仰卧位

D. 屈膝仰卧位

E. 头低脚高位

435. 问题2：热水袋水温<u>不超过</u>

A. 50℃

B. 60℃

C. 70℃

D. 80℃

E. 90℃

(436-437 题共用题干)

患者，女，58 岁。因冠心病入院治疗。入院第 3 天护士测量生命体征时发现该患者心音强弱不等，心律不规则，心率 110 次/分，脉率 80 次/分。

436. 问题1：常出现绌脉的心律失常是

A. 心室纤颤

B. 心房纤颤

C. 室性心动过速

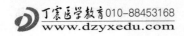

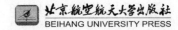

D. 房室传导阻滞

E. 心房扑动

437. 问题 2：护士为该患者测量脉搏的正确方法是

    A. 先测心率后测脉率，测 1 分钟

    B. 一人测心率和脉率，另一人计时

    C. 一人测脉率，另一人报告医生

    D. 一人发口令，另一人测心率和脉率，测 1 分钟

    E. 一人测心率并发起停口令，另一人测脉率，同时测 1 分钟

(438–440 题共用题干)

患儿，女，6 岁。在游泳馆嬉水时游泳圈漏气发生溺水窒息。

438. 问题 1：患儿被救后，首先要进行的急救处理是

    A. 口对口人工呼吸

    B. 揉搓肢体，保暖

    C. 清除呼吸道异物和分泌物

    D. 心前区叩击

    E. 加压给氧

439. 问题 2：为患儿实施心肺复苏术程序 CAB，其中"B"是指

    A. 开放气道

    B. 人工呼吸

    C. 心电监护

    D. 胸外心脏按压

    E. 脑复苏

440. 问题 3：若使用简易呼吸器辅助通气，一次挤压入肺的空气量应为

    A. 100ml

    B. 200ml

    C. 300ml

    D. 400ml

    E. 500ml

(441–442 题共用题干)

患者，男，60 岁。脑肿瘤术后昏迷，有痰鸣音，重度发绀。

441. 问题 1：吸出黏稠痰的关键方法是

    A. 上下移动导管反复抽吸

B. 加大负压固定一处抽吸

C. 缓慢滴入生理盐水叩拍胸背

D. 延长每次吸痰时间

E. 每次用生理盐水冲洗吸痰导管

442. 问题 2：为患者吸痰的负压值正确的是

    A. 15kPa

    B. 25kPa

    C. 35kPa

    D. 45kPa

    E. 55kPa

(443–444 题共用题干)

患者，女，26 岁。因跟男友吵架后服毒自杀，被家人发现后送入医院，患者意识清楚，但不配合治疗，不愿意说出服毒的种类。

443. 问题 1：对该患者首先应采取的抢救措施是

    A. 口服催吐

    B. 生理盐水洗胃

    C. 饮过氧化氢引吐

    D. 温开水洗胃

    E. 服蛋清中和

444. 问题 2：患者十分不配合，强行下漏斗胃管洗胃，首先应

    A. 动员患者告知毒物

    B. 从胃管吸取胃内容物送检

    C. 用温开水洗胃

    D. 灌入 1000ml 生理盐水

    E. 用 2% 碳酸氢钠洗胃

(445–446 题共用题干)

患者，男，45 岁。体检时发现患肝癌。入院了解到病情后，感到恐惧和绝望，常抱怨医护人员不尽力，并向其家属发脾气，进而发展到不愿配合治疗。

445. 问题 1：该患者的心理反应阶段属于

    A. 否认期

    B. 愤怒期

    C. 协议期

    D. 忧郁期

    E. 接受期

446. 问题 2：对处于此心理反应阶段的患者，护士做法<u>不妥当</u>的是

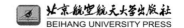

A．允许患者发怒

B．说服教育，使患者理智面对病情

C．耐心倾听患者的感受

D．理解忍让，陪伴患者

E．注意预防意外事件

（447-448 题共用备选答案）

A．食欲减退

B．肌肉紧张

C．气闷不适

D．头疼、失眠

E．口干、咽痛

447．病室内湿度过低易引起患者

448．病室内湿度过高易引起患者

（449-450 题共用备选答案）

A．弗洛伊德

B．荣格

C．艾瑞克森

D．皮亚杰

E．马斯洛

449．心性发展学说的创建者是

450．通过对儿童行为的详细观察发展了认知发展学说的是

（451-453 题共用备选答案）

A．生理的需要

B．安全的需要

C．爱与归属的需要

D．自尊的需要

E．自我实现的需要

451．护士与患者进行交流时，禁止用床号称呼患者，这一规定是为了满足患者的

452．居住环境进行空气监测是为了满足人的

453．为躁动的患者使用床挡是为了满足患者的

（454-456 题共用备选答案）

A．疼痛

B．焦虑

C．人际关系紧张

D．噪音

E．水污染

454．属于社会性压力源的是

455．属于生理性压力源的是

456．属于心理性压力源的是

（457-459 题共用备选答案）

A．在现实生活中的社会位置及相应的权利、义务和行为规范

B．没有进入患者角色，不承认自己是患者，不能很好地配合医疗和护理

C．患者与其患病前的各种角色发生心理冲突而引起行为的不协调

D．安于患者角色，对自我能力表示怀疑，产生退缩和依赖，心理

E．适应患者角色后，由于某种原因，又重新承担起本应免除的社会角色的责任

457．角色行为冲突指

458．角色行为强化指

459．角色行为缺如指

（460-461 题共用备选答案）

A．高级预防

B．一级预防

C．二级预防

D．三级预防

E．四级预防

460．按纽曼健康系统模式，当怀疑或发现压力源确实存在而压力反应尚未发生时，应采取的预防措施是

461．按纽曼健康系统模式，护士发现护理对象已出现疾病的症状和体征，应采取的预防措施是

（462-463 题共用备选答案）

A．摄入空气、水、食物

B．维持独处和社会交往的平衡

C．应对失去亲人的情况

D．患病后做出相应的生活方式改变

E．预防对健康有危害的因素

462．奥伦自理模式的内容，属于发展性的自理需求的是

463．奥伦自理模式的内容，属于健康偏离时的自理需求的是

（464-465 题共用备选答案）

A．全补偿系统

B．部分补偿系统

C．支持 - 教育系统

D．预防系统

E．帮助系统

464．自理模式理论，对昏迷患者进行护理时应

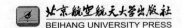

采用

465．自理模式理论，对糖尿病患者进行护理时应采用

（466-468 题共用备选答案）

　　A．到隔离门诊就诊
　　B．报告疫情
　　C．提前就诊
　　D．立即送抢救室抢救
　　E．按顺序就诊

466．护士在巡视候诊病房时。发现一患者面色及巩膜黄染，表情痛苦，对该患者应

467．患者，男，52 岁。因心慌，心前区不适前来就诊。护士巡视候诊患者时，发现其面色苍白、呼吸困难。护士上前询问，无应答。查：脉搏50 次 / 分，呼吸 24 次 / 分，正确的护理处置是

468．患者，男，82 岁。因呼吸困难，不能平卧，家属给予吸氧后送院门诊，接诊护士的正确处置是

（469-470 题共用备选答案）

　　A．亲密距离
　　B．个人距离
　　C．工作距离
　　D．公众距离
　　E．社会距离

469．护士为患者进行操作前解释时应使用的距离是

470．护士为患者进行静脉穿刺时应使用的距离是

（471-473 题共用备选答案）

　　A．既往患病情况
　　B．家族患病情况
　　C．排泄情况
　　D．预防接种情况
　　E．环境及化学物品的接触情况

471．为高血压患者采集病史应注意

472．为慢性病患者采集病史应注意

473．为血液病患者采集病史应注意

（474-475 题共用备选答案）

　　A．俯卧位
　　B．截石位
　　C．膝胸位
　　D．头低足高位
　　E．头高足低位

474．肠胀气所致的胃痛的患者应采用

475．胎膜早破者应采用

（476-477 题共用备选答案）

　　A．截石体位
　　B．膝胸卧位
　　C．屈膝仰卧位
　　D．头高足低位
　　E．头低足高位

476．膀胱镜检查时采取

477．乙状结肠镜检查和治疗时采取

（478-479 题共用备选答案）

　　A．钙
　　B．磷
　　C．碘
　　D．锌
　　E．铁

478．合成血红蛋白、肌红蛋白与细胞色素 A 的物质是

479．心脏和神经传导及肌肉收缩的物质是

（480-481 题共用备选答案）

　　A．无盐低钠饮食需控制摄入食物中自然存在的含钠量
　　B．高血压患者每天的食盐量
　　C．糖尿病患者每天的钠摄入量
　　D．低盐饮食成人每天进食盐量
　　E．肾小球肾炎患者每天的钠摄入量

480．每天含钠量＜ 0.5g，是指

481．每天进食盐量应＜ 2.0g，是指

（482-483 题共用备选答案）

　　A．接触传播
　　B．空气传播
　　C．饮食、饮水传播
　　D．生物媒介传播
　　E．输血、输液或注射传播

482．护士给乙型肝炎患者抽血时被针头刺伤，之后患上乙型肝炎。传播途径是

483．通过护士的手传播的医院感染，其传播途径是

（484-485 题共用备选答案）

　　A．0.2%
　　B．1%
　　C．2%

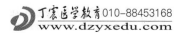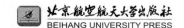

D. 5%

E. 10%

484. 浸泡消毒各种内镜时，戊二醛的浓度是

485. 浸泡消毒双手时，过氧乙酸的浓度是

（486-488 题共用备选答案）

    A. 严重大面积烧伤患者

    B. 肺结核患者

    C. 乙型肝炎患者

    D. 霍乱患者

    E. 流行性出血热患者

486. 需要进行血液 - 体液隔离的疾病是

487. 需要进行保护性隔离的患者是

488. 需要进行严密隔离的患者是

（489-490 题共用备选答案）

    A. 左侧卧位和头低足高位

    B. 右侧卧位和头低足高位

    C. 去枕平卧位

    D. 端坐位

    E. 俯卧位

489. 发生空气栓塞时，应立即使患者采取

490. 腰椎穿刺术后应使患者采取

（491-492 题共用备选答案）

    A. 新鲜血浆

    B. 白细胞浓缩悬液

    C. 红细胞悬液

    D. 洗涤红细胞

    E. 凝血酶原复合物

491. 免疫性溶血性贫血患者适宜输入的成分血是

492. 战地急救时适宜输入的成分血是

（493-494 题共用备选答案）

    A. 32 ～ 34℃

B. 38 ～ 39℃

C. 43 ～ 46℃

D. 50 ～ 60℃

E. 60 ～ 70℃

493. 进行热湿敷时水温应调节至

494. 进行温水浸泡时水温应调节至

（495-496 题共用备选答案）

    A. 鼻导管法

    B. 鼻塞法

    C. 面罩法

    D. 头罩法

    E. 氧气枕法

495. 可用于病情较重，氧分压明显下降者的吸氧方法是

496. 主要用于小儿的吸氧方法是

（497-498 题共用备选答案）

    A. 呼吸、心跳停止

    B. 各种反射均消失

    C. 延髓处于极度抑制状态

    D. 机体新陈代谢停止

    E. 循环衰竭、桡动脉搏动变弱

497. 濒死期机体变化包括

498. 生物学死亡期机体变化包括

（499-500 题共用备选答案）

    A. 1 ～ 3 小时

    B. 2 ～ 4 小时

    C. 12 ～ 16 小时

    D. 20 小时

    E. 24 小时

499. 尸僵出现的时间是患者死亡后

500. 尸体腐败出现的时间是患者死亡后

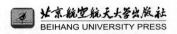

第二篇

内科护理学

第一章 绪 论

1. 呼吸由浅慢逐渐变为深快，达到最大程度后呼吸再由深快变为浅慢，继之呼吸暂停数秒钟，随后又重复上述节律，这样的呼吸称为
   - A. 库斯莫氏呼吸
   - B. 酸中毒大呼吸
   - C. 陈—施呼吸
   - D. 毕奥呼吸
   - E. 间断呼吸

2. 肺部实变体征不包括
   - A. 呼吸运动增强
   - B. 语颤增强
   - C. 叩诊浊音
   - D. 听诊支气管呼吸音
   - E. 听诊湿啰音

3. 患者出现奇脉提示
   - A. 心包积液
   - B. 胸腔积液
   - C. 气胸
   - D. 肺气肿
   - E. 脉压增大

4. 患者面容枯槁，面色灰白或发绀，表情淡漠为
   - A. 肝病面容
   - B. 肾病面容
   - C. 危重病容
   - D. 甲状腺功能亢进症病容
   - E. 二尖瓣病容

5. 胸廓呈桶状，前后径与横径约相等，肋间隙加宽是
   - A. 鸡胸
   - B. 漏斗胸
   - C. 桶状胸
   - D. 扁平胸
   - E. 正常胸廓

6. 瞳孔不等大见于
   - A. 视神经萎缩
   - B. 吗啡中毒
   - C. 阿托品中毒
   - D. 颅内病变
   - E. 农药中毒

7. 巴宾斯基征阳性的表现是
   - A. 腹壁肌立即收缩
   - B. 股四头肌收缩，小腿伸展
   - C. 患者仰卧位，一侧髋关节屈成直角，小腿抬高，膝关节伸达135°以内出现抵抗或疼痛
   - D. 足部蹬趾背伸，其余四趾呈扇形展开
   - E. 患者俯卧位，下肢自然伸直，托起患者头部前屈时，患者两下肢发生不自主的屈曲

8. 正常血浆量约占体重的
   - A. 3%
   - B. 5%
   - C. 10%
   - D. 30%
   - E. 60%

9. 男性红细胞的正常值是
   - A. $(3.0 \sim 3.5) \times 10^{12}/L$
   - B. $(4.0 \sim 5.5) \times 10^{12}/L$
   - C. $(5.5 \sim 6.0) \times 10^{12}/L$
   - D. $(6.0 \sim 7.0) \times 10^{12}/L$
   - E. $(7.0 \sim 8.0) \times 10^{12}/L$

10. 成人网织红细胞的正常值为
    - A. 5% ~ 15%
    - B. 3% ~ 6%
    - C. 6% ~ 8%
    - D. 0.2% ~ 1.5%

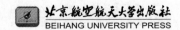

E. 2%～3%

11. 血中白蛋白／球蛋白正常比例为
   A. 1～2：1
   B. 1.5～2：1
   C. 1.5～3：1
   D. 1.5～2.5：1
   E. 1.5～3.5：1

12. 黄疸型肝炎的尿呈
   A. 红色
   B. 深黄色
   C. 乳白色
   D. 无色
   E. 酱油色

13. 镜检大量脓细胞提示
   A. 细菌性痢疾
   B. 肠胃炎
   C. 溃疡病
   D. 胰腺炎
   E. 肠炎

14. 大便隐血试验前 3 天可以摄取
   A. 动物血
   B. 大量绿叶蔬菜
   C. 牛奶
   D. 瘦肉
   E. 动物内脏

15. 与心室电活动无关的波段是
   A. P 波
   B. QRS 波
   C. T 波
   D. ST 段
   E. u 波

16. 心电图中 P 波代表
   A. 心房除极波
   B. 心室复极波
   C. 心室除极波
   D. 左心房除极波
   E. 右心房除极波

17. 关于钡灌肠检查中，准备工作不包括
   A. 检查前 1 天进少渣半流质饮食
   B. 检查前先抽出胃内容物

C. 检查前 1 天下午至晚间饮水 1000ml
   D. 检查当天禁早餐
   E. 检查前 2 小时做彻底清洁灌肠

18. 长期无保护地接触 X 线可引起
   A. 表皮灼伤
   B. 骨脱钙
   C. 骨髓受抑制
   D. 营养不良
   E. 肺结核

19. 患儿，男，6 岁。体温 36.5℃，呼吸 24 次／分，心率 100 次／分。护士告知家属
   A. 呼吸正常、心率正常、体温正常
   B. 呼吸慢、心率慢、体温过低
   C. 呼吸慢、心率快、体温正常
   D. 呼吸快、心率快、体温过低
   E. 呼吸快、心率慢、体温正常

20. 患者，女，38 岁。食欲缺乏、厌油、恶心、尿黄 7 天。实验室检查示丙氨酸氨基转移酶（ALT）显著增高，直接胆红素增高。根据表现最可能的诊断为
   A. 胆石症
   B. 脂肪肝
   C. 胆道梗阻
   D. 急性肝炎
   E. 胰腺炎

21. 患者，男，57 岁。拟行心导管检查，护士介绍其检查的目的，但应除外
   A. 计算心排血量
   B. 心血管造影术
   C. 描记心外心电图
   D. 测量心脏各部分的压力
   E. 采集血标本测量各部分的氧饱和度

22. 患者，男，28 岁。反复出现右季肋部胀痛，并伴寒战、高热，为明确诊断首选的检查是
   A. CT
   B. B 超
   C. 血、尿淀粉酶
   D. 白细胞计较
   E. 胃酸游离度

(23—25 题共用备选答案)
   A. 急性胃穿孔

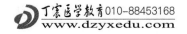
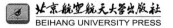

B. 肝硬化腹水
C. 严重脱水
D. 结核性腹膜炎
E. 肌无力

23. 板状腹见于
24. 柔韧感腹见于
25. 舟状腹见于

（26-28 题共用备选答案）

A. 酮症酸中毒

B. 泌尿系感染
C. 上消化道出血
D. 贫血
E. 肾脏疾病

26. 血红蛋白＜ 110g/L 见于
27. 尿酮体阳性见于
28. 尿中白细胞＞ 5 个／高倍视野见于

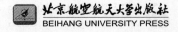

第二章 呼吸系统疾病

1. 呼吸系统疾病最常见的症状是
   A. 咳嗽、咳痰
   B. 呼吸困难
   C. 咯血
   D. 胸痛
   E. 水肿

2. 急性肺水肿咳痰为
   A. 大量脓性痰
   B. 少量白色黏痰
   C. 铁锈色痰
   D. 血痰
   E. 粉红色泡沫痰

3. 患者咳脓臭痰，提示有
   A. 金黄色葡萄球菌感染
   B. 念珠菌感染
   C. 病毒感染
   D. 厌氧菌感染
   E. 铜绿假单胞菌感染

4. 按吸气性呼吸困难的轻重，临床上将喉梗阻分为
   A. 2度
   B. 3度
   C. 4度
   D. 5度
   E. 6度

5. 发作性呼气性呼吸困难见于
   A. 支气管异物
   B. 自发性气胸
   C. 支气管哮喘
   D. 肺不张
   E. 急性喉炎

6. 感冒的主要临床表现是
   A. 喉炎症

   B. 肺泡炎症
   C. 胸膜炎症
   D. 支气管炎症
   E. 鼻咽部炎症

7. 成人急性上呼吸道感染最常见的病因是
   A. 中毒
   B. 病毒
   C. 化学药物
   D. 变态反应
   E. 吸烟

8. 细菌性扁桃体炎血象检查的表现为
   A. 嗜酸粒细胞增多
   B. 白细胞计数减少
   C. 嗜碱粒细胞增多
   D. 中性粒细胞增多
   E. 淋巴细胞比例偏低

9. 淋巴细胞增多见于
   A. 支气管哮喘
   B. 寄生虫病
   C. 病毒感染
   D. 皮肤病
   E. 化脓菌感染

10. 流行性感冒的描述，<u>不正确</u>的是
    A. 常有明显流行
    B. 起病急
    C. 有高热，全身酸痛等全身症状
    D. 鼻咽部症状较重
    E. 病后不能获得永久性免疫

11. 支气管哮喘患者为减轻痛苦常采取
    A. 被动体位
    B. 自动体位
    C. 强迫坐位
    D. 强迫卧位

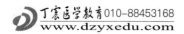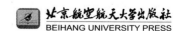

E. 强迫俯卧位

12. 重症哮喘是指经一般支气管扩张药治疗后仍有
    A. 大量黏脓痰
    B. 哮喘24小时以上
    C. 明显发绀
    D. 精神过度紧张
    E. 自发性气胸

13. 支气管哮喘最主要的激发因素是
    A. 过敏原
    B. 气候变化
    C. 感染
    D. 食物
    E. 剧烈运动

14. 外源性哮喘的特异性抗体是
    A. IgA
    B. IgC
    C. IgE
    D. IgF
    E. IgM

15. 慢性阻塞性肺气肿的并发症不包括
    A. 自发性胸腔
    B. 肺部急性感染
    C. 慢性肺源性心脏病
    D. 呼吸衰竭
    E. 急性左心衰竭

16. 慢性阻塞性肺气肿主要引起
    A. 左心衰
    B. 心肌炎
    C. Ⅰ型呼衰
    D. 心包炎
    E. Ⅱ型呼衰

17. 慢性阻塞性肺气肿的主要病因是
    A. 慢性支气管炎
    B. 急性支气管炎
    C. 慢性肺心病
    D. 支气管扩张
    E. 肺脓肿

18. 慢性阻塞性肺疾病的病理改变除外
    A. 细支气管管壁充血、水肿和炎性细胞浸润

B. 外观呈灰白或苍白，表面可有大小不等的大疱
    C. 肺血供增多
    D. 与细支气管伴行的肺小血管有炎性改变
    E. 弹性纤维网破坏

19. 关于肺源性心脏病抗生素治疗的原则，正确的是
    A. 长时间使用抗生素
    B. 大剂量联合用药
    C. 根据细菌培养及药物敏感试验用药
    D. 尽量选用好的抗生素
    E. 间断使用抗生素

20. 肺源性心脏病的治疗原则为
    A. 治肺为本，治心为辅
    B. 治心为主，治肺为辅
    C. 积极治心、治肺并重
    D. 以强心为主，利尿为辅
    E. 以利尿为主，强心为辅

21. 肺心病死亡的首要原因是
    A. 右心衰竭
    B. 肾功能衰竭
    C. 肺性脑病
    D. 心律失常
    E. 肺栓塞

22. 肺源性心脏病代偿期可出现
    A. 心包积液
    B. 左房肥大
    C. 右室肥大
    D. 左室肥大
    E. 全心肥大

23. 咳大量浓痰静置后分3层的疾病是
    A. 支气管扩张
    B. 肺结核
    C. 肺炎链球菌肺炎
    D. 渗出性胸膜炎
    E. 支气管哮喘

24. 肺叶支气管扩张患者，体位引流时应采取的体位是
    A. 平卧位
    B. 头低俯卧位
    C. 头低仰卧位

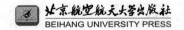

D. 头低左侧卧位

E. 头低右侧卧位

25. 支气管扩张症的主要病因是

　　A. 支气管阻塞

　　B. 婴幼儿期麻疹、百日咳

　　C. 肺纤维化

　　D. 肺脓肿

　　E. 重症肺炎

26. 呼吸呈恶臭味可见于

　　A. 肝性脑病

　　B. 尿毒症

　　C. 糖尿病酮症酸中毒

　　D. 有机磷农药中毒

　　E. 支气管扩张

27. 体位引流时间不宜安排在

　　A. 晨起

　　B. 睡前

　　C. 饭后

　　D. 饭前

　　E. 活动后

28. 肺炎患儿静脉给抗生素，用药时间应持续至
体温正常后

　　A. 1～2 天

　　B. 3～4 天

　　C. 3～5 天

　　D. 5～7 天

　　E. 8～10 天

29. 大叶性肺炎常见的致病菌是

　　A. 金黄色葡萄球菌

　　B. 肺炎球菌

　　C. 大肠埃希菌

　　D. 铜绿假单胞菌

　　E. 克雷伯杆菌

30. 社区获得性肺炎常见的病原体是

　　A. 支原体

　　B. 肺炎链球菌

　　C. 铜绿假单胞菌

　　D. 葡萄球菌

　　E. 流感病毒

31. 右上胸叩诊可呈实音的疾病为

A. 肺气肿

B. 肺部炎症

C. 胸腔积液

D. 支气管扩张

E. 正常

32. 血中白细胞增多的指标是

　　A. $> 6 \times 10^9/L$

　　B. $> 7 \times 10^9/L$

　　C. $> 8 \times 10^9/L$

　　D. $> 9 \times 10^9/L$

　　E. $> 10 \times 10^9/L$

33. 支气管肺炎区别于支气管炎的关键是

　　A. 咳嗽、气促

　　B. 发热、频咳

　　C. 呼吸音减弱

　　D. 白细胞增高

　　E. 两肺细湿啰音

34. 处理肺结核患者的痰，最简便有效的方法是

　　A. 煮沸

　　B. 焚烧

　　C. 1% 消毒灵浸泡

　　D. 2% 石炭酸浸泡

　　E. 2% 苏打水浸泡

35. 结核病传染的主要途径与方式是

　　A. 消化道传播

　　B. 吸入患者排出的带菌飞沫

　　C. 血液传播

　　D. 母婴传播

　　E. 体液传播

36. 可杀灭结核分枝杆菌的条件是

　　A. 放在阴湿处 2 小时

　　B. 烈日曝晒 2 小时

　　C. 60℃水浸泡数分钟

　　D. 放在通风处 2 小时

　　E. 放在阴凉干燥处 2 小时

37. 结核菌素（PPD）试验结果（+）局部反应是

　　A. 硬结直径 < 5mm

　　B. 硬结直径 5～9mm

　　C. 硬结直径 10～19mm

　　D. 硬结直径 < 3mm

　　E. 硬结直径 > 20mm 伴水疱及局部坏死

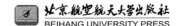

38. 抗结核的首选药物是
    A. 乙胺丁醇
    B. 异烟肼
    C. 卡那霉素
    D. 乙硫异烟胺
    E. 吡嗪酰胺

39. 结核菌素试验结果观察的时间是注射后
    A. 20 分钟
    B. 1 小时
    C. 6～12 小时
    D. 24～36 小时
    E. 48～72 小时

40. 抗结核标准化疗方案的疗程一般属
    A. 3～6 个月
    B. 6～8 个月
    C. 9～12 个月
    D. 12～18 个月
    E. 18～36 个月

41. 易引起第Ⅷ对脑神经损害的抗结核药物是
    A. 乙胺丁醇
    B. 异烟肼
    C. 链霉素
    D. 吡嗪酰胺
    E. 利福平

42. 关于气胸患者胸腔闭式引流的护理措施，下列不正确的是
    A. 伤口敷料每 1～2 天更换 1 次
    B. 放置引流管后鼓励患者适当深呼吸
    C. 引流瓶的位置必须高于胸腔
    D. 有大量气泡从水瓶液面逸出提示引流不畅
    E. 当引流管无气体逸出 1～2 天后，夹闭引流管观察 24 小时

43. 胸腔穿刺时，抽液不宜过多过快是为了防止
    A. 自发性气胸
    B. 呼吸频率加快
    C. 频繁咳嗽
    D. 纵隔复位太快
    E. 电解质紊乱

44. 自发性气胸常见病因不包括
    A. 急性肺炎
    B. 肺结核
    C. 阻塞性肺气肿
    D. 肺癌
    E. 肺大疱

45. 急性脓胸最主要的原发病灶是
    A. 肺脓肿
    B. 肝脓肿
    C. 膈下脓肿
    D. 纵隔脓肿
    E. 化脓性心包炎

46. 自发性气胸常继发于
    A. 大叶性肺炎
    B. 肺癌
    C. 肺结核
    D. 脓胸
    E. 肺脓肿

47. 自发性气胸典型的临床表现是
    A. 咳嗽、咳痰、咯血
    B. 胸痛、干咳、呼吸困难
    C. 胸痛、干咳、咯血
    D. 咳痰、咯血、呼吸困难
    E. 伴有哮鸣音音的呼气性呼吸困难

48. 原发性气胸多见于
    A. 瘦弱老年人
    B. 瘦弱育龄期女性
    C. 胖矮体型女性青年
    D. 肥胖体型男性儿童
    E. 瘦高体型男性青壮年

49. 肺癌的综合治疗中，主要的治疗方法是
    A. 化学治疗
    B. 放射治疗
    C. 手术治疗
    D. 中医中药
    E. 免疫治疗

50. 导致肺癌发生的最重要危险因素是
    A. 电离辐射
    B. 食物中毒
    C. 汽车尾气
    D. 吸烟
    E. 遗传因素

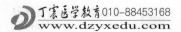 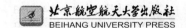

51. 肺癌多发生于
    A. 40 岁以上的男性
    B. 40 岁以上的女性
    C. 40 岁以下的男性
    D. 40 岁以下的女性
    E. 青年男女

52. 预后最差的肺癌类型是
    A. 腺癌
    B. 腺鳞癌
    C. 小细胞癌
    D. 大细胞癌
    E. 鳞状细胞癌

53. 关于 Homer（霍纳）综合征的表现，不包括
    A. 患侧瞳孔缩小
    B. 患侧上睑下垂
    C. 患侧眼球内陷
    D. 患侧面部无汗
    E. 对侧上肢麻木

54. 金属音调咳嗽提示的疾病是
    A. 支气管哮喘
    B. 慢性支气管炎
    C. 肺气肿
    D. 肺癌
    E. 心脏病

55. 肺癌最早出现的症状是
    A. 发绀
    B. 呼吸困难
    C. 精神反常
    D. 咳嗽
    E. 消化道出血

56. 呼吸衰竭时，引起低氧血症和高碳酸血症的主要原因是
    A. 通气不足
    B. 通气 / 血流比例失调
    C. 弥散障碍
    D. 氧耗量增加
    E. 呼吸性酸中毒

57. Ⅱ型呼吸衰竭最常见的诱因是
    A. 过度劳累
    B. 精神紧张
    C. 呼吸道感染

    D. 营养不良
    E. 消化道出血

58. 慢性呼吸衰竭对机体的影响不包括
    A. 肺性脑病
    B. 上消化道出血
    C. 心律失常
    D. 左心衰竭
    E. 脑水肿

59. 慢性呼吸衰竭患者吸氧浓度应控制在
    A. 25% ～ 30%
    B. 30% ～ 40%
    C. 40% ～ 50%
    D. 50% ～ 60%
    E. > 60%

60. 患者，男，50 岁。咯血 1 天，量约 500ml，色鲜红，体检：面色略苍白，心率 102 次 / 分，血压 98/75mmHg（13/10kPa），右肺闻及湿啰音，应首选的治疗是
    A. 输血
    B. 口服可待因
    C. 青霉素
    D. 肌注维生素 K
    E. 垂体后叶素

61. 患儿，男，2 岁。感冒后咳嗽伴咳痰 5 天，痰液黏稠，不易咳出，食欲差，肺部听诊有少量湿啰音，护士应首先采取的护理措施是
    A. 体位引流
    B. 使用镇咳药
    C. 保持病房内适宜温度、湿度
    D. 少量多餐
    E. 定时雾化吸入，排痰

62. 患者，男，42 岁。支气管哮喘突然发作，强迫端坐位，发绀明显，大汗淋漓，不能讲话，于一阵剧咳后突感一侧胸痛，气急加剧。检查发现疼痛侧胸部叩诊呈鼓音，听诊呼吸音消失。对该患者的处理措施中，首要的是
    A. 立即排气减压，以解除气急，使肺复张
    B. 使用糖皮质激素
    C. 静点氨茶碱
    D. 开放静脉通道
    E. 给予高浓度吸氧

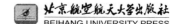

63．患者，男，56岁。老慢支病史5年，进入冬季上呼吸道感染后急性发作入院。患者咳嗽、咳痰，痰液黏稠。护士为其雾化吸入治疗，可选择的祛痰药是

    A．地塞米松

    B．α-糜蛋白酶

    C．卡那霉素

    D．利巴韦林

    E．沙丁胺醇

64．患者，男，29岁。宠物店老板。有哮喘病史3年。防止哮喘发作最有效的方法是

    A．脱敏治疗

    B．药物治疗

    C．免疫治疗

    D．加强运动，增强体质

    E．脱离变应原

65．患者，男，18岁。自儿童时期起哮喘即反复发作，昨天上午因受凉感冒而致哮喘再次发作，目前控制哮喘发作最有效的抗炎药是

    A．茶碱类

    B．色甘酸钠

    C．抗胆碱能药

    D．糖皮质激素

    E．β_2受体激动剂

66．患者，女，50岁。慢性咳嗽、咳痰史10年。近2年来，渐感呼吸急促，劳动和上楼时尤甚。查：肺部叩诊过清音；X线检查见肺野透亮度增加；肺功能测定FEV_1为50%。患者最可能的诊断是

    A．自发性气胸

    B．肺部感染

    C．慢性阻塞性肺疾病

    D．肺不张

    E．肺纤维化

67．某慢性阻塞性肺疾病患者，剧咳后突感右侧胸痛，气急加剧。检查：呼吸急促，口唇发绀，气管左偏，右胸叩诊鼓音，呼吸音消失。首先应

    A．取半卧位

    B．立即排气减压

    C．给予高流量氧气吸入

    D．适当应用镇静剂

    E．保持大便通畅

68．患者，男，67岁。咳嗽、咳痰已25年，近日呼吸困难加重，头痛，神志恍惚，白天嗜睡，夜间兴奋，可能是

    A．支气管扩张

    B．阻塞性肺气肿

    C．肺性脑病

    D．慢性肺源性心脏病

    E．Ⅱ型呼吸衰竭

69．患者，男，63岁。肺心病伴呼吸衰竭，表现呼吸困难并有神经、精神症状，给氧方法应为

    A．乙醇湿化给氧

    B．加压给氧

    C．低流量间断给氧

    D．低浓度、低流量持续给氧

    E．高浓度、高流量持续给氧

70．患者，男，37岁。因支气管扩张合并感染入院，昨日出现大咯血，提示患者24小时咯血量超过

    A．100ml

    B．300ml

    C．500ml

    D．700ml

    E．1000ml

71．患者，女，65岁。因支气管扩张合并感染入院，现患者高热、咳嗽、痰多不易咳出。该患者可能存在的体征是

    A．固定而持久的局限性湿啰音

    B．呼吸音减弱

    C．叩诊呈过清音

    D．语颤减弱

    E．两肺底满布湿啰音

72．患者，男，46岁。反复咳嗽、咳痰30年。突然咯血1天，量约400ml，胸CT显示右下肺支气管柱状扩张。处置中不妥的是

    A．应用广谱抗生素

    B．应用垂体后叶素

    C．患侧卧位

    D．体位引流

    E．纤维支气管镜直视下止血

73．患者，女，55岁。呼吸困难、咳嗽、咳痰，听诊右胸有胸膜摩擦音，可能的原因是

    A．急性上呼吸道感染

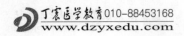 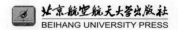

B．阻塞性肺气肿

C．胸膜受累发炎

D．支气管炎

E．胸腔积液

74．患者，男，26 岁。右侧咳嗽、胸痛 1 天。体检：胸部对称，右侧呼吸音减弱，气管居中，右肺语颤增强，叩诊浊音，闻及气管呼吸音及湿啰音。最大的可能为

A．右支气管扩张

B．右侧肺气肿

C．右侧肺炎

D．右侧气胸

E．右侧胸腔积液

75．患者，男，25 岁。突起寒战、高热（39.8℃），伴咳嗽、胸痛 1 天，胸片为右上肺大片状阴影，白细胞计数 $21×10^9/L$。神清，血压 86/52mmHg（11.5/6.9kPa），心率 100 次 / 分。最可能的诊断是

A．支原体肺炎

B．肺结核

C．肺脓肿

D．病毒性肺炎

E．肺炎球菌肺炎

76．患者，男，37 岁。平素体健。淋雨后突发寒战、高热、咳嗽、咳铁锈色痰。X 胸片示右肺中叶呈均匀一致的致密阴影，引发患者肺部病变最可能的病原体是

A．病毒

B．细菌

C．真菌

D．衣原体

E．支原体

77．患者，男，55 岁。慢性阻塞性肺疾病，近日咳嗽加剧，突然发生右侧胸痛，约 20 分钟后呼吸困难突然加剧，患侧胸壁叩呈鼓音，听诊呼吸音消失。可能发生的是

A．自发性气胸

B．肺透明病变

C．膈下脓肿

D．胸腔积液

E．肋骨骨折

78．患者，男，68 岁。长期咳痰，感呼吸困难的，动脉血气分析结果示：$PaO_2 < 60mmHg$（8.0kPa），$PaCO_2 > 50mmHg$（6.7kPa），应考虑该患者为

A．肺源性心脏病

B．支气管哮喘

C．Ⅱ型呼吸衰竭

D．Ⅰ型呼吸衰竭

E．阻塞性肺气肿

79．患者，男，48 岁。患慢性阻塞性肺气肿，已 20 年。近日因Ⅱ型呼吸衰竭入院，出现白天嗜睡，夜间失眠。应考虑是

A．肺性脑病

B．通气量不足

C．呼吸兴奋剂过量

D．呼吸性碱中毒

E．痰液阻塞

80．患者，男，51 岁。昏迷，因过度换气，肌肉抽搐，面颊潮红。血气分析示：$PaCO_2$ 31mmHg，CO_2CP 23%。最佳的护理措施是

A．给予呼吸兴奋药

B．低流量持续吸氧

C．高流量间断吸氧

D．用长筒袋罩住患者口鼻

E．低浓度二氧化碳吸入

（81－83 题共用题干）

患者，男，57 岁。干咳伴午后低热 2 个月，今上午突然咯血 300ml 来院急诊。

81．问题 1：对此患者的病情观察，尤其要密切注意

A．体温变化

B．有无呼吸困难表现

C．心率变化

D．有无窒息先兆

E．有无休克早期表现

82．问题 2：咯血时，患者应取的体位是

A．端坐位

B．半卧位

C．站位

D．健侧卧位

E．患侧卧位

83．问题 3：病情观察中，可提示病情严重的表

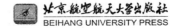

现是

    A. 低热盗汗

    B. 活动无耐力

    C. 睡眠障碍

    D. 高热持续不退，呼吸急促，脉搏快速

    E. 胸闷、胸痛、咳嗽

（84–85 题共用题干）

    患者，女，21 岁。2 天前出现咽痛、畏寒、发热，体温可达到 39℃以上。查体：咽部充血。血象检查示：血白细胞计数和中性粒细胞增多。

84. 问题 1：此患者最可能的临床诊断是

    A. 普通感冒

    B. 伤寒

    C. 细菌性咽炎

    D. 病毒性咽炎

    E. 病毒性喉炎

85. 问题 2：此患者感染的常见原因是

    A. 鼻病毒

    B. 流感病毒

    C. 肺炎链球菌

    D. 溶血性链球菌

    E. 葡萄球菌

（86–88 题共用题干）

    患者，男，24 岁。胸闷、干咳、气促 1 个多小时。发病前在公园游玩，出现鼻痒、打喷嚏。体查：呼吸 32 次/分，双肺哮鸣音。过去有类似发作史。

86. 问题 1：最可能的诊断是

    A. 内源性哮喘

    B. 外源性哮喘

    C. 混合性哮喘

    D. 过敏性肺炎

    E. 喘息型支气管炎

87. 问题 2：在病情控制后可进行的、更有利于明确病因的检查是

    A. 痰培养

    B. 胸部 X 线照片

    C. 肺功能

    D. 皮肤敏感试验

    E. 血气分析

88. 问题 3：须首先采取措施是

    A. 脱离过敏原

    B. 静脉注射地塞米松

    C. 立即吸氧，静脉滴注氨茶碱

    D. 抗生素 + 氨茶碱

    E. 抗生素 + 激素

（89–91 题共用题干）

    患者，男，45 岁。慢性咳嗽、咳痰 3 年多，冬重夏轻，3 天前咳嗽加重，咳黄痰。查体：双肺散在干、湿啰音，心脏正常。实验室检查：白细胞 11×10^9/L。胸片示：双肺中下肺野纹理增强。

89. 问题 1：此患者最可能的诊断是

    A. 支气管哮喘

    B. 慢性支气管炎

    C. 支气管扩张

    D. 细菌性肺炎

    E. 支气管肺癌

90. 问题 2：此患者目前最重要的护理措施是

    A. 有效控制呼吸道感染

    B. 合理用氧

    C. 协助患者呼吸训练

    D. 注重患者营养摄入

    E. 注意患者的心理护理

91. 问题 3：该病例最常发生的并发症是

    A. 呼吸功能衰竭

    B. 支气管扩张

    C. 慢性肺心病

    D. 阻塞性肺气肿

    E. 肺间质纤维化

（92–93 题共用题干）

    患者，女，66 岁。因肺炎住院，既往有慢性肺源性心脏疾病史，输液过程中突然出现呼吸困难、气促、咳嗽、咳出粉红色泡沫样痰。

92. 问题 1：发生的情况是

    A. 急性肺水肿

    B. 右心衰竭

    C. 肺气肿

    D. 支气管哮喘

    E. 肺不张

93. 问题 2：急救措施正确的是

    A. 继续输液

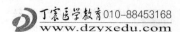 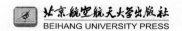

B．给予呼吸兴奋剂

C．给予血管收缩药

D．给予利尿药

E．采取左侧卧位和头低足高位

（94-95题共用题干）

患者，男，18岁。既往体健，突然感到右侧胸痛、胸闷，呼吸困难不能平卧。查体：口唇发绀，右侧胸部膨隆，肋间隙增宽，听诊呼吸音速减弱，叩诊呈鼓音，胸片示：右侧逆光度增强。

94．问题1：此患者应考虑诊断为

A．肺结核

B．自发性气胸

C．肺炎球菌肺炎

D．原发性支气管肺癌

E．慢性支气管炎急性发作期

95．问题2：该患者目前最重要的护理措施是

A．预防感染

B．持续低流量吸氧

C．遵医嘱使用镇痛药物

D．协助进行排气治疗

E．指导患者绝对卧床休息

（96-97题共用题干）

患者，女，60岁。咳嗽、咳痰2年，咳嗽呈高调金属音，痰中带血，食欲减退，体重下降。查体：心肺无明显异常。胸片示：右肺局限性小斑片状阴影，密度较淡。

96．问题1：此患者最可能的诊断是

A．肺结核

B．肺炎

C．慢性肺脓肿

D．肺癌

E．慢性支气管炎

97．问题2：该患者目前已存在的护理问题是

A．体液不足

B．营养失调

C．疼痛

D．恐惧或绝望

E．皮肤完整性受损

（98-99题共用题干）

患者，女，66岁。慢性支气管炎、肺气肿病史10余年。3天前患者出现呼吸困难并伴有头痛、嗜睡等症状，遂入院治疗。血气分析结果为：pH7.10，$PaO_2$50mmHg，$PaCO_2$60mmHg。

98．问题1：为缓解患者呼吸困难，采取的氧疗方法是

A．加压给氧

B．乙醇湿化给氧

C．高浓度、高流量持续给氧

D．低浓度、低流量持续给氧

E．低流量间断给氧

99．问题2：采取此种氧疗方法的原因是

A．高浓度给氧会使呼吸中枢过度兴奋

B．低浓度给氧会使呼吸中枢发生抑制

C．低流量给氧对患者呼吸道黏膜的刺激较小

D．可减低肺泡内泡沫的表面张力，使泡沫破裂消散

E．低流量给氧可维持缺氧对周围化学感受器的刺激作用

（100-101题共用备选答案）

A．白细胞减少

B．白细胞增多

C．血小板减少

D．全血细胞减少

E．原始细胞增多

100．急性肾盂肾炎血象检查可出现

101．病毒性上呼吸道感染血象检查可出现

（102-104题共用备选答案）

A．减轻体重适当运动及休息

B．改善心肌营养

C．抗肺部感染

D．抗心律失常

E．溶栓

102．慢性肺心病右心衰治疗原则

103．冠心病急性心肌梗死患者应立即

104．原发性高血压早期治疗原则

（105-107题共用备选答案）

A．急性刺激性干咳

B．长期晨间咳嗽

C．带喉音的咳嗽

D．带金属音的咳嗽

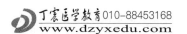
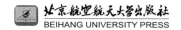

E．变换体位时咳嗽

105．支气管扩张患者常出现

106．上呼吸道炎症常出现

107．支气管肺癌引起支气管狭窄时可出现

（108～110题共用备选答案）

    A．痰结核菌检查

    B．胸部X线检查

    C．胸部CT检查

    D．结核菌素试验

    E．纤维支气管镜检查

108．可测定人体是否受过结核菌感染的检查是

109．可发现微小或隐蔽结核病灶的检查是

110．确诊肺结核最特异的方法是

（111～112题共用备选答案）

    A．鳞癌

    B．小细胞癌

    C．大细胞癌

    D．腺癌

    E．支气管肺泡癌

111．生长缓慢与吸烟关系密切的肺癌是

112．以周围型为主，需与结核球鉴别的肺癌是

（113～114题共用备选答案）

    A．肺癌

    B．肺性脑病

    C．支气管扩张

    D．慢性肺源性心脏病

    E．慢性阻塞性肺气肿

113．Ⅱ型呼吸衰竭可引起

114．慢性支气管炎可引起

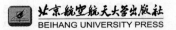

第三章 循环系统疾病

1. 能降低毛细血管和细胞膜通透性的物质是
   - A. 铁
   - B. 钙
   - C. 磷
   - D. 硫
   - E. 锌

2. 最严重的心源性呼吸困难是
   - A. 端坐呼吸
   - B. 心源性哮喘
   - C. 急性肺水肿
   - D. 劳力性呼吸困难
   - E. 阵发性夜间呼吸困难

3. 引起心前区疼痛最常见的病因是
   - A. 心脏神经官能症
   - B. 肺栓塞
   - C. 心绞痛、心肌梗死
   - D. 急性心包炎
   - E. 主动脉夹层动脉瘤

4. 发生心前区疼痛的机制为
   - A. 心肌细胞受炎性刺激
   - B. 各种原因刺激引起交感神经张力亢进
   - C. 各种原因刺激引起迷走神经功能亢进
   - D. 各种原因刺激支配心脏、主动脉或肋间神经的传入纤维
   - E. 各种原因引起胸膜炎症

5. 心源性水肿先出现在身体下垂部位，一般患者易出现在双下肢，其主要原因是
   - A. 有效循环血容量增多
   - B. 毛细血管血压增高
   - C. 组织液静水压降低
   - D. 组织液胶体渗透压升高
   - E. 静脉压降低

6. 心排血量突然下降而出现的晕厥称为
   - A. 病窦综合征
   - B. 脑卒中
   - C. 阿 - 斯综合征
   - D. 倾倒综合征
   - E. 心脏骤停

7. 关于心肌细胞动作电位的主要传导途径，描述正确的是
   - A. 窦房结→心房肌→房室束及左、右束支→房室交界→浦肯野纤维→心室肌
   - B. 心房肌→窦房结→房室交界→房室束及左、右束支→浦肯野纤维→心室肌
   - C. 窦房结→心房肌→浦肯野纤维→房室交界→房室束及左、右束支→心室肌
   - D. 浦肯野纤维→窦房结→心房肌→房室交界→房室束及左、右束支→心室肌
   - E. 窦房结→心房肌→房室交界→房室束及左、右束支→浦肯野纤维→心室肌

8. 高血钾症患者典型的心电图表现是
   - A. P 波高尖
   - B. T 波高尖
   - C. u 波突出
   - D. ST 段降低
   - E. PR 间期缩短

9. 具有降低血液黏稠度，改善微循环作用的药物是
   - A. 低分子右旋糖酐
   - B. 10% 葡萄糖
   - C. 白蛋白
   - D. 水解蛋白
   - E. 中分子右旋糖酐

10. 洋地黄中毒的主要表现不包括
   - A. 恶心、呕吐
   - B. 室性早搏

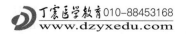 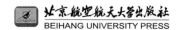

C. 水肿、蛋白尿
D. 黄视或绿视
E. 视力模糊

11. 扩张小动脉的药物是
    A. 阿拉明
    B. 多巴胺
    C. 卡托普利
    D. 硝酸甘油
    E. 地高辛

12. 最多见的导致心力衰竭加重的因素是
    A. 饮食量过多
    B. 呼吸道感染
    C. 输注液体过多过快
    D. 药物使用不当
    E. 体力活动过量

13. 期前收缩首选的治疗药物是
    A. 洋地黄
    B. 异丙肾上腺素
    C. 麻黄素
    D. 阿托品
    E. 利多卡因

14. 频发室性期前收缩至少每分钟超过
    A. 3 个
    B. 5 个
    C. 8 个
    D. 10 个
    E. 15 个

15. 首选胺碘酮治疗的疾病是
    A. 急性心绞痛
    B. 高血压
    C. 窦性心动过速
    D. 室早二联律
    E. 肺源性心脏病

16. 最危险的心律失常类型是
    A. 二度Ⅱ型房室传导阻滞
    B. 心室颤动
    C. 心房颤动
    D. 二度Ⅰ型房室传导阻滞
    E. 室上性心动过速

17. 房颤心电图的典型表现是

A. 大小形态及规律不一的 f 波替代窦性 P 波，QRS 波形态正常，RR 间隔不等
B. QRS 波群与 T 波消失，呈现完全不规律的波浪状曲线
C. QRS 波群与 T 波消失，呈现相对规律快速大幅波动
D. 规律的锯齿状 F 波消失，QRS 波形态正常
E. QRS 波提前出现，T 波与 QRS 波方向相反，随之出现完全代偿间歇

18. 有关心房颤动的心电图描述错误的是
    A. P 波消失
    B. f 波替代 P 波
    C. RR 间期绝对不等
    D. QRS 波群宽大畸形
    E. QRS 波群大小不一

19. 风湿性心脏病主动脉瓣关闭不全患者最主要的体征是
    A. 主动脉瓣区高调叹气样舒张期杂音
    B. 主动脉瓣区舒张期吹风样杂音
    C. 水冲脉
    D. 心尖区有抬举性搏动
    E. 脉压增大

20. 导致风湿性心瓣膜病的最常见的细菌为
    A. 葡萄球菌
    B. 大肠埃希菌
    C. 流感嗜血杆菌
    D. 肺炎球菌
    E. A 组 β 溶血性链球菌

21. 主动脉瓣关闭不全时
    A. 大肠埃希菌感染
    B. 呼吸浅慢渐深快再浅慢后暂停
    C. 呼吸与短暂呼吸停止相交替
    D. 水冲脉
    E. 全血细胞减少

22. 心绞痛作用最快、最有效的药物是
    A. 吗啡
    B. 哌替啶
    C. 硝酸甘油
    D. 普萘洛尔
    E. 硝苯地平

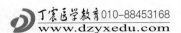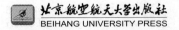

23. 冠心病最常见的病因是
    A. 重度主动脉瓣病变
    B. 冠状动脉栓塞
    C. 冠状动脉粥样硬化
    D. 肥厚型心肌病
    E. 冠脉痉挛

24. 可诱发急性心肌梗死的因素是
    A. 血胆红素降低
    B. 血清甘油三酯下降
    C. 血清胆固醇增加
    D. 高密度脂蛋白增高
    E. 低密度脂蛋白下降

25. 急性下壁心肌梗死易发生心律失常的类型是
    A. 室上性心动过速
    B. 快速室性心律失常
    C. 心房颤动
    D. 心室颤动
    E. 房室传导阻滞

26. 病毒性心肌炎最常见的病原体是
    A. 合胞病毒
    B. 麻疹病毒
    C. 风疹病毒
    D. 疱疹病毒
    E. 柯萨奇病毒

27. 病毒性心肌炎患儿急性期应卧床休息至
    A. 症状消除后 1 ～ 2 周
    B. 症状消除后 3 ～ 4 周
    C. 症状消除后 2 个月
    D. 症状消除后 6 个月
    E. 症状消除后 12 个月

28. 关于病毒性心肌炎患者心电图检查，不包括
    A. ST 段弓背样抬高
    B. 房室传导阻滞
    C. 室性期前收缩
    D. ST-T 改变
    E. 病理性 Q 波

29. 病毒性心肌炎体征不符的是
    A. 交替脉
    B. 心脏扩大
    C. 第一心音增强
    D. 舒张期奔马律

    E. 心动过速

30. 病毒性心肌炎的主要体征不包括
    A. 第三心音
    B. 心律失常
    C. 水肿
    D. 颈静脉怒张
    E. 心包摩擦音

31. 对心肌炎患者健康教育，较重要的是
    A. 低盐饮食
    B. 限制体力活动
    C. 戒烟酒
    D. 避免感染
    E. 抗心律失常治疗

32. 高血压脑病指的是
    A. 脑毛细血管压力过高致脑水肿
    B. 血液黏稠致脑血栓形成
    C. 脑血管内压高而破裂
    D. 脑肿瘤
    E. 外来血栓堵塞脑动脉

33. 高血压患者出现咳嗽，咳白色泡沫痰，端坐呼吸，应考虑
    A. 左心衰竭
    B. 阻塞性肺气肿
    C. 支气管炎
    D. 支气管哮喘
    E. 支气管扩张

34. 硝苯地平可降低血压，其药理作用是
    A. 减少水、钠潴留
    B. 抑制肾素释放
    C. 阻止钙离子进入心肌细胞
    D. 抑制血管紧张素 Ⅱ 产生
    E. 阻滞 β 受体

35. 高血压易导致脏器出现相关并发症，常累及的脏器是
    A. 心、脑、肾
    B. 心、肺、脑
    C. 心、肝、肾
    D. 肝、肾、脑
    E. 肝、肾、肺

36. 血管紧张素转化酶抑制药的不良反应是

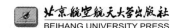

A. 干咳
B. 电解质紊乱
C. 尿量减少
D. 头晕、面红
E. 直立性低血压

37. 原发性高血压最严重的并发症是
   A. 脑出血
   B. 充血性心力衰竭
   C. 肾功能衰竭
   D. 冠心病
   E. 糖尿病

38. 患者，男，70岁。突发急性广泛心肌梗死，经治疗，疼痛有所好转，继而出现呼吸困难，咳嗽，发绀，咳大量粉红色泡沫痰，其咳痰的原因是
   A. 急性肺淤血
   B. 急性肺不张
   C. 急性肺水肿
   D. 急性肺炎
   E. 急性胸膜炎

39. 患者，女，28岁。患风湿性心脏病3年，心悸、气促加重1周。体温36.8℃，双下肺闻湿性啰音，双下肢水肿。诊断应考虑
   A. 风湿活动
   B. 急性心肌炎
   C. 上呼吸道感染
   D. 周围循环衰竭
   E. 充血性心力衰竭

40. 患者，女，35岁。因觉心悸到医院行心电图检查。心电图结果为窦性心律、心率125次/分。诊断为心律失常。此患者的心律失常为
   A. 窦性心动过缓
   B. 窦性心动过速
   C. 窦性心律不齐
   D. 室性期前收缩
   E. 房性期前收缩

41. 患者，女，45岁。下班后感到心慌，数脉搏发现每隔2个正常的搏动后出现1次过早的搏动，此脉搏是
   A. 二联律
   B. 三联律
   C. 脉律异常
   D. 间歇脉

E. 脉搏短绌

42. 患者，男，60岁。1周来因心源性晕厥发作2次来诊，最易引起此症状的心律失常是
   A. 心房纤颤
   B. Ⅲ度房室传导阻滞
   C. 左前分支阻滞合并右束支阻滞
   D. 阵发性室上性心动过速
   E. 频发性期前收缩

43. 患者，女，30岁。有风湿性心脏病6年。护理检查：双颊紫红，口唇发绀，心尖部闻及舒张期隆隆样杂音。考虑该患者为
   A. 二尖瓣狭窄
   B. 二尖瓣关闭不全
   C. 主动脉瓣狭窄
   D. 主动脉瓣关闭不全
   E. 联合瓣膜病变

44. 患者，男，65岁，无明显诱因心前区剧烈疼痛持续2小时，伴烦躁，大汗，休息及含硝酸甘油无效，应考虑为
   A. 胃溃疡穿孔
   B. 胆道蛔虫病
   C. 心脏压塞
   D. 心肌梗死
   E. 心绞痛

45. 患者，男，68岁。突发心前区闷痛3小时入院。查体：血压120/60mmHg，心率58次/分，心尖部可闻及4/6级收缩期吹风样杂音。心电图提示：Ⅱ、Ⅲ、aVF导联ST段抬高，出现异常Q波，最可能的诊断为
   A. 急性下间壁心肌梗死
   B. 急性前壁心肌梗死
   C. 急性前间壁心肌梗死
   D. 急性下壁心肌梗死
   E. 急性广泛前壁心肌梗死

46. 患者，男，65岁。患糖尿病5年，无吸烟史。血压150/90mmHg，胆固醇增高。其高血压危险度为
   A. 无危险
   B. 低危险层
   C. 中危险层
   D. 高危险层
   E. 极高危险层

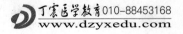
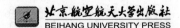

(47-48 题共用题干)

患者，女，27 岁。心慌气短 8 年，反复咯血 2 年，近 2 天又咯血不止就诊。查体：双颊紫红，唇发绀，呼吸困难，双肺底满布湿啰音，脉搏强弱交替，心率 120 次/分，心尖区有舒张期杂音，下肢不肿，肝脾不大。

47. 问题 1：患者不断咯血的原因是
   A. 肺结核
   B. 支气管扩张
   C. 肺炎
   D. 肺癌
   E. 肺淤血严重

48. 问题 2：双肺底湿啰音及脉搏交替强弱，说明有
   A. 全心衰竭
   B. 右室衰竭
   C. 右房衰竭
   D. 左心衰竭
   E. 心肌炎

(49-50 题共用题干)

患者，女，42 岁。发现心脏杂音 20 年，出现劳力性呼吸困难 10 年，加重伴咳嗽、咳痰 1 周入院。查体：口唇轻度发绀，面部两颧绀红，心尖部闻及舒张期隆隆样杂音，心电图示：房颤心律。

49. 问题 1：该患者最可能的诊断是
   A. 风心病
   B. 心肌病
   C. 冠心病
   D. 心肌炎
   E. 先心病

50. 问题 2：该患者首要的并发症是
   A. 栓塞
   B. 心律失常
   C. 肺部感染
   D. 充血性心力衰竭
   E. 亚急性感染性心内膜炎

(51-52 题共用题干)

患者，女，62 岁。肥胖，有高血脂及高血压病史 4 年。近日心前区发生疼痛。如考虑为心绞痛。

51. 问题 1：胸痛性质应是
   A. 持续隐痛
   B. 休息后可缓解
   C. 刀割样痛
   D. 阵发针刺样痛
   E. 压迫、发闷或紧缩感

52. 问题 2：疼痛部位应是
   A. 胸骨体上段或中段之后方
   B. 整个心前区
   C. 剑突下稍偏左
   D. 胸骨体下段
   E. 心尖区

(53-54 题共用题干)

患者，女，20 岁。半月前受凉感冒，未予特殊治疗。近日出现胸闷、心悸，心电图示：窦性心律，频发室早，脉搏 110 次/分。查体：体温 36.5℃，血压 100/60mmHg，听诊第一心音低钝，未闻及明显杂音。怀疑病毒性心肌炎收入院。

53. 问题 1：目前该患者应该
   A. 卧床休息
   B. 劳逸结合
   C. 增加活动
   D. 活动不受限制
   E. 多室外活动

54. 问题 2：该患者病情好转出院时应指导患者避免重体力劳动
   A. 1 年
   B. 2 年
   C. 3 年
   D. 4 年
   E. 5 年

(55-58 题共用题干)

患者，男，50 岁。收缩压 162mmHg（21.6kPa），舒张压 96mmHg（12.8kPa），血脂偏高，劳累后感到心前区疼痛，休息后可缓解，心电图检查 T 波低平。

55. 问题 1：有关患者病情描述**不正确**的是
   A. 患者血压为高血压
   B. 患者血压为临界高血压
   C. 患者脉压增大
   D. 患者多有动脉硬化

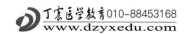
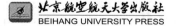

E. 心前区疼痛为心肌缺血所致

56. 问题2：患者对自己的血压情况有些紧张，护士在对患者进行健康指导时错误的是

    A. 嘱患者注意休息

    B. 避免情绪激动

    C. 低盐饮食

    D. 安慰患者

    E. 可少量饮酒

57. 问题3：血压计袖带下缘距肘横纹的距离是

    A. 0.5～1cm

    B. 1.5cm

    C. 2～3cm

    D. 4～5cm

    E. 6cm

58. 问题4：患者左上肢正在输液，护士为其测量右侧上肢血压，右上肢血压通常比左上肢高

    A. 7.5mmHg（1kPa）

    B. 10～20mmHg（1.3～2.6kPa）

    C. 21～23mmHg（2.8～3.1kPa）

    D. 24～30mmHg（3.2～4.0kPa）

    E. 31～40mmHg（4.1～5.0kPa）

（59-61题共用备选答案）

    A. 没有任何限制

    B. 卧床休息为主，允许慢慢下床排尿、排便

    C. 充分休息，增加睡眠

    D. 绝对卧床休息

    E. 避免重体力劳动

59. 心功能Ⅰ级应

60. 心功能Ⅱ级应

61. 心功能Ⅲ级应

（62-63题共用备选答案）

    A. 刺激性呛咳

    B. 粉红色泡沫样痰

    C. 肝颈静脉反流征阳性

    D. 肺部叩诊过清音

    E. 上肺闻及管状呼吸音

62. 右心功能不全的表现是

63. 左心功能不全的表现是

（64-65题共用备选答案）

    A. 钙通道阻滞剂

    B. β受体阻滞剂

    C. 膜稳定作用为主的药物

    D. 延长动作电位时程为主的药物

    E. 兴奋迷走神经药物

64. 维拉帕米抗心律失常的作用机制是

65. 乙胺碘呋酮抗心律失常的作用机制是

（66-67题共用备选答案）

    A. 右心室前负荷加重

    B. 右心室后负荷加重

    C. 左心室前负荷加重

    D. 左心室后负荷加重

    E. 两心室前负荷加重

66. 主动脉瓣关闭不全

67. 二尖瓣狭窄

（68-70题共用备选答案）

    A. 心尖区收缩期杂音

    B. 胸骨左缘3、4肋间舒张期杂音

    C. 胸骨左缘3、4肋间收缩期杂音

    D. 胸骨右缘第2肋间收缩期杂音

    E. 胸骨左缘第2肋间舒张期杂音

68. 二尖瓣关闭不全

69. 主动脉瓣关闭不全

70. 主动脉瓣狭窄

（71-73题共用备选答案）

    A. 减慢心率、降低心肌收缩力、减少心肌耗氧量

    B. 通过抑制钙离子进入冠脉、周围血管壁平滑肌细胞内而扩张冠脉及周围血管

    C. 抑制血小板聚集

    D. 改善心肌营养与代谢

    E. 扩张冠脉及外周血管，减轻心脏负担

71. 倍他乐克治疗心绞痛作用原理

72. 消心痛治疗心绞痛作用原理

73. 硝苯地平治疗心绞痛作用原理

（74-75题共用备选答案）

    A. 氨茶碱

    B. 米力农

    C. 硝苯地平

    D. 硝酸甘油

    E. 氢氯噻嗪

74. 主要扩张小动脉的药物是

75. 主要扩张小静脉的药物是

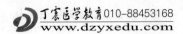

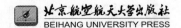

第四章 消化系统疾病

1. 对腹泻患者的护理，不恰当的是
  A. 给予易消化、纤维素丰富的饮食
  B. 准确记录出入量
  C. 鼓励多饮水
  D. 注意腹部保暖
  E. 注意保护肛周皮肤

2. 某消化性溃疡患者排出黑便，估计其每日出血量至少为
  A. 5ml
  B. 10～20ml
  C. 30～40ml
  D. 50～70ml
  E. 80～100ml

3. 柏油样便见于
  A. 直肠癌
  B. 上消化道出血
  C. 菌痢
  D. 肛瘘
  E. 直肠息肉

4. 护士为便秘患者进行健康指导，内容不妥的是
  A. 建立规律的排便习惯
  B. 选择食用富含纤维素的食物
  C. 定时使用简便通便法
  D. 进行增强腹肌和盆底肌肉的运动，促进排便
  E. 多饮水

5. 消化道手术患者，术前饮食要求为
  A. 普食
  B. 流质饮食 1 周
  C. 流质饮食 3 天
  D. 流质饮食 2 天
  E. 禁食 1 天

6. 急性单纯性胃炎的病因不包括

  A. 胆汁反流
  B. 创伤后急性应激
  C. 过冷过热食物刺激
  D. 误食强酸、强碱溶液
  E. 进食细菌污染的食物

7. 可导致急性糜烂性胃炎发生的因素是
  A. 长期服用抗生素
  B. 前列腺素
  C. 消化酶
  D. 非甾体抗炎药
  E. 胃肠动力药

8. 慢性胃窦炎的主要致病菌是
  A. 幽门螺杆菌
  B. 大肠埃希菌
  C. 变形杆菌
  D. 铜绿假单胞菌
  E. 金黄色葡萄球菌

9. 最易演变成胃癌的疾病是
  A. 胃息肉
  B. 慢性糜烂性胃炎
  C. 慢性萎缩性胃炎
  D. 慢性胃窦炎
  E. 慢性胃溃疡

10. 诊断慢性胃炎最可靠的方法是
  A. 病史及临床表现
  B. 胃肠钡餐造影
  C. 血清抗体测定
  D. 纤维胃镜检查
  E. 胃液酸度分析

11. 胃炎最常见的临床表现是
  A. 无症状
  B. 反复黑便
  C. 呕吐咖啡色液体

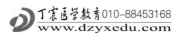
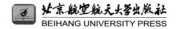

D. 饥饿感、夜间痛
E. 上腹饱胀不适、疼痛

12. 服用胃黏膜保护药的最佳时间是
    A. 餐前 1 小时
    B. 进餐时
    C. 餐后半小时
    D. 餐后 1 小时
    E. 餐后 2 小时

13. 胃炎患者,有少量出血,恰当的饮食是
    A. 高热量高纤维素饮食
    B. 无特别禁忌
    C. 牛奶、米汤等流质饮食
    D. 易消化、营养丰富饮食
    E. 少渣、半流质饮食

14. 保护胃黏膜的药物是
    A. 硫糖铝
    B. 氢氧化铝
    C. 西咪替丁
    D. 雷尼替丁
    E. 奥美拉唑

15. 胃、十二指肠溃疡大出血最好发的部位是
    A. 胃大弯
    B. 胃体
    C. 胃窦
    D. 胃小弯和十二指肠球部
    E. 胃底

16. 质子泵阻滞剂作用机制是
    A. 阻止组胺与其 H_2 受体相结合
    B. 抑制壁细胞分泌 H^+-K^+-ATP 酶
    C. 与盐酸作用形成盐和水
    D. 与溃疡面结合形成防酸屏障
    E. 可降低基础及刺激后胃酸分泌

17. 与溃疡性结肠炎的临床表现相似的细菌感染是
    A. 幽门螺杆菌
    B. 沙门菌
    C. 嗜盐菌
    D. 金黄色葡萄球菌
    E. 菌痢杆菌

18. 溃疡性结肠炎病变常见的累及部位是

A. 直肠和结肠
B. 回盲部
C. 盲肠
D. 结肠
E. 升结肠

19. 溃疡性结肠炎患者腹泻的特点是
    A. 呈糊状,不含黏液、脓血,常有里急后重感
    B. 呈黏液脓血便,甚至血便,常有里急后重感
    C. 柏油样便,不伴有里急后重感
    D. 米泔水样便,常有里急后重感
    E. 白陶土样便,不伴有里急后重感

20. 溃疡性结肠炎药物治疗首选
    A. 口服抗生素
    B. 硫唑嘌呤
    C. 乳酸杆菌制剂
    D. 糖皮质激素
    E. 柳氮磺吡啶

21. 溃疡性结肠炎患者如出现肠鸣音消失、腹痛加剧,应考虑为
    A. 药物中毒
    B. 结肠癌变
    C. 消化道出血
    D. 电解质紊乱
    E. 中毒性巨结肠

22. 溃疡性结肠炎急性发作期患者正确的饮食是
    A. 给予冷饮
    B. 给予牛乳等高蛋白饮食
    C. 给予富含纤维素的水果
    D. 给予富含纤维素的蔬菜
    E. 给予无渣流质或半流质饮食

23. 溃疡性结肠炎重症患者最严重的并发症是
    A. 肠梗阻
    B. 腹膜炎
    C. 中毒性巨结肠
    D. 肠穿孔
    E. 消化道出血

24. 溃疡性结肠炎最突出的消化系统症状是
    A. 腹泻
    B. 腹痛

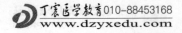

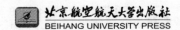

C．腹胀

D．食欲缺乏

E．恶心、呕吐

25．蜘蛛痣形成的原因是

A．深部组织出血

B．小动脉分支扩张

C．皮下出血

D．皮肤组织出血

E．毛细血管和小静脉同时扩张

26．在我国，门静脉高压症的主要原因是

A．门静脉血栓

B．先天性门静脉狭窄

C．血吸虫病

D．胰腺肿瘤压迫

E．肝炎后肝硬化

27．某肝硬化患者，某天参加晚宴后突然大量呕血，因抢救不及时而死亡。其出血原因可能是

A．溃疡急性穿孔

B．胃应激性溃疡

C．食管及胃底静脉破裂

D．食管破裂

E．溃疡癌变

28．肝硬化患者腹水形成的主要原因是

A．门静脉高压

B．血浆蛋白升高

C．肝淋巴液生成过少

D．肾小球滤过率增加

E．抗利尿激素减少

29．蜘蛛痣形成是由于

A．小动脉分支扩张

B．小静脉分支扩张

C．皮下出血

D．深部组织出血

E．毛细血管扩张

30．慢性肝炎与肝硬化的血液检查特征是

A．血清转氨酶升高

B．血清碱性磷酸酶升高

C．白蛋白与球蛋白比例倒置

D．血清总胆红素升高

E．血沉加快

31．对肝硬化具有确诊价值的检查是

A．X线检查

B．肝功能检查

C．免疫学检查

D．肝穿刺活检

E．血生化检查

32．肝硬化腹水患者每天进水量限制在

A．300ml

B．500ml

C．1000ml

D．1500ml

E．2000ml

33．肝硬化并发症最常见的是

A．感染

B．肝肾综合征

C．肝性脑病

D．肝肺综合征

E．上消化道出血

34．原发性肝癌发生早期转移最常见的部位是

A．脑

B．肝内

C．肾

D．胆囊

E．腹腔内种植

35．目前诊断小肝癌和微小肝癌的最佳检查方法是

A．AFP

B．MRI

C．CT

D．X线肝血管造影

E．超声断层扫描

36．肝癌患者的首发症状是

A．腹水

B．恶心呕吐

C．肝区疼痛

D．黄疸

E．腹壁静脉曲张

37．与原发性肝癌的发生关系最密切的是

A．胆道感染

B．肝炎后肝硬化

C．酒精性肝硬化

D．血吸虫性肝硬化

E. 肝脏良性肿瘤

38. 肝性脑病的所有体征中最具特征性的是
    A. 戈登征阳性
    B. 肌张力增加
    C. 腱反射亢进
    D. 踝阵挛
    E. 扑翼样震颤

39. 肝性脑病患者并发上消化道出血时，应避免输入的血液制品为
    A. 库存血
    B. 新鲜血
    C. 白蛋白
    D. 血浆
    E. 血小板

40. 能够降低体内氨水平的措施不包括
    A. 尽可能进食植物蛋白
    B. 口服乳果糖
    C. 用肠道不吸收的抗生素灌肠
    D. 适当补充有益菌
    E. 用白醋灌肠

41. 肝功能不全的患者做特殊口腔护理时发现患者出现肝臭味，提示
    A. 肝功能逐渐好转
    B. 患者出现消化不良
    C. 病情无变化
    D. 肝性脑病前兆
    E. 合并其他腹腔疾病

42. 急性胰腺炎发病的解剖基础是
    A. 胆石症与胆道疾病
    B. 两个器官同属迷走神经支配
    C. 大量饮酒和暴饮暴食
    D. 胰管与胆总管共同通道及开口
    E. Oddi 括约肌存在

43. 急性出血坏死性胰腺炎最常见的并发症是
    A. 化脓性感染
    B. 休克
    C. 急性肾功能衰竭
    D. 急性呼吸窘迫综合征
    E. 中毒性脑病

44. 急性胰腺炎主要的临床表现是

A. 发热
B. 腹胀
C. 腹痛
D. 抽搐
E. 恶心呕吐

45. 关于急性胰腺炎的处理措施，不正确的是
    A. 卧床休息
    B. 禁食、补充血容量
    C. 做好胃肠减压护理
    D. 严密观察病情，及时发现并发症
    E. 疼痛时可用吗啡止痛

46. 结核性腹膜炎最常见的感染途径是
    A. 粟粒性肺结核经血行播散
    B. 骨结核经血行播散
    C. 关节结核经血行播散
    D. 子宫内膜结核经淋巴播散
    E. 腹腔内或盆腔器官结核病灶直接蔓延

47. 对诊断结核性腹膜炎最有价值的指标是
    A. 结核菌素试验强阳性
    B. 血沉加快
    C. 腹部平片见散在钙化影
    D. 腹部 B 超发现中等量腹水
    E. 腹腔镜活组织检查发现结核杆菌

48. 临床治疗肠结核，多采用的方案为
    A. 长程标准化疗，疗程 1～1.5 年（异烟肼＋链霉素＋利福平）
    B. 短程化疗，疗程 6～9 个月（异烟肼＋利福平）
    C. 单药长程化疗
    D. 三药联合化疗（异烟肼＋利福平＋链霉素）
    E. 两种抑菌剂联合化疗（乙胺丁醇＋吡嗪酰胺）

49. 结核性腹膜炎最常见的并发症是
    A. 肠瘘
    B. 急性肠穿孔
    C. 肠梗阻
    D. 中毒性巨结肠
    E. 下消化道出血

50. 关于结核性腹膜炎的治疗原则，错误的是
    A. 合理、全程抗结核药物治疗

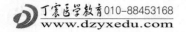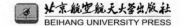

B．注意休息和营养
C．肾上腺皮质激素治疗
D．腹腔穿刺放腹水减轻症状
E．必要时手术治疗

51．结核性腹膜炎患者常见的护理问题**不包括**
　　A．体温过高
　　B．疼痛
　　C．有出血的危险
　　D．营养失调
　　E．腹泻

52．腹部揉面感提示
　　A．急性胃扩张
　　B．急性腹膜炎
　　C．急性胰腺炎
　　D．结核性腹膜炎
　　E．肝硬化腹水

53．结核性腹膜炎患者腹水呈现
　　A．草黄色，静止后凝固
　　B．草黄色，静止后不凝固
　　C．无色，静止后凝固
　　D．浅黄色，静止后凝固
　　E．浅黄色，静止后不凝固

54．导致上消化道大出血最常见的疾病是
　　A．萎缩性胃炎
　　B．胃癌
　　C．消化性溃疡
　　D．胆道结石
　　E．食管癌

55．上消化道大出血是指在数小时内失血量超过
　　A．100ml
　　B．200ml
　　C．500ml
　　D．800ml
　　E．1000ml

56．出现呕血时，说明胃内储血量**至少**为
　　A．50ml 以上
　　B．100ml 以上
　　C．200 ～ 250ml
　　D．250 ～ 300ml
　　E．300 ～ 400ml

57．消化道大出血后血中尿素氮浓度增高，称为肠氮质血症，血尿素氮多在出血后数小时上升，达到高峰值时间为
　　A．8 ～ 16 小时
　　B．16 ～ 20 小时
　　C．24 ～ 48 小时
　　D．60 ～ 70 小时
　　E．4 ～ 5 天

58．上消化道出血患者采用气囊管压迫止血，持续压迫时间最长**不超过**
　　A．6 小时
　　B．12 小时
　　C．24 小时
　　D．48 小时
　　E．36 小时

59．上消化道出血的特征性表现是
　　A．血象变化
　　B．呕血与黑便
　　C．氮质血症
　　D．发热
　　E．失血性周围循环衰竭

60．患者，女，23 岁。急性胃肠炎，腹痛，怕冷，可以在患者腹部
　　A．放置热水袋
　　B．湿热敷
　　C．红外线照射
　　D．湿冷敷
　　E．乙醇按摩

61．患者，男，50 岁。持续性剧烈腹痛 2 小时，伴恶心呕吐。触诊腹部有压痛、反跳痛和腹肌紧张。患者有脉率增快、呼吸急促等表现，腹部立位平片显示膈下新月形阴影。该患者可能发生了
　　A．脾破裂
　　B．胃穿孔
　　C．膀胱破裂
　　D．肝破裂
　　E．胰腺损伤

62．患者，男，50 岁。因黑便 2 天入院。患者上腹部烧灼痛 2 个月，多于进餐后半小时发生，持续 1 小时左右。入院后为明确诊断，最有价值的检查是

A. 胃镜检查
B. 血常规检查
C. 选择性动脉造影
D. X线检查
E. 胃液分析检查

63. 患者，男，45岁。十二指肠溃疡，突然发生呕吐，所吐物为昨天吃的食物。引发原因是
A. 反流性食管炎
B. 急性中毒
C. 胆石症
D. 幽门梗阻
E. 急性胰腺炎

64. 患者，男，57岁。肝硬化病史10年。近3天来大便不畅，逐渐出现嗜睡、幻觉。脑电图变现异常，节律变慢，出现P波。医生给予弱酸性溶液灌肠，其目的是
A. 减少氨的吸收
B. 减少血氨形成
C. 促进体内尿素形成
D. 减少肠道氨的形成
E. 取代脑中假性神经传导介质

65. 患者，男，58岁。肝癌晚期，用力后突然出现腹部剧痛、腹膜刺激征阳性，首先应考虑
A. 急性胆囊炎
B. 急性胰腺炎
C. 急性胃穿孔
D. 肝癌结节破裂
E. 肝癌侵犯横膈

66. 患者，男，45岁。因肝硬化腹水住院，近日有嗜睡现象，护士今晨巡视病房时发现患者呼之不应，压迫眶上神经仍有痛苦表情，该患者处于肝性脑病的
A. 前驱期
B. 昏迷前期
C. 昏睡期
D. 浅昏迷期
E. 深昏迷期

67. 患者，男，60岁。患肝硬化10年。近日病情恶化突发肝昏迷，临床表现为意识错乱、睡眠障碍、行为失常。为控制其症状，宜采用酸性溶液灌肠，禁用肥皂水灌肠的主要原因是

A. 引起电解质平衡失调
B. 易发生腹胀
C. 减少氨的产生和吸收
D. 导致腹泻
E. 对肠患者刺激性大

68. 患者，男，50岁。慢性胆囊炎，胆总管结石病史5年，今饱餐后半小时突发腹痛剧烈，向腰背部放射。疼痛持续并阵发性加重，伴有口周和指尖麻木针刺感、手足抽搐，查血淀粉酶800U/L，导致患者抽搐的原因为
A. 颅内压增高
B. 高热
C. 低血磷
D. 低血钙
E. 低血钾

69. 患者，男，30岁。剧烈左上腹刀割样疼痛伴呕吐、腹胀，入院后疑诊为急性胰腺炎。止痛最好选用
A. 阿托品
B. 654-2
C. 吗啡
D. 哌替啶
E. 氯丙嗪

70. 患者，女，35岁。既往有胆结石，今日晚餐后突然出现中上腹痛，阵发性加剧，频繁呕吐，呕吐物含胆汁，呕吐后腹痛未减轻，化验血淀粉酶为378U/L。鉴于目前该患者情况，治疗原则正确的是
A. 胃肠减压
B. 流质饮食
C. 应用吗啡镇痛
D. 禁用抑肽酶
E. 禁用解痉药物

71. 患者，女，30岁。腹胀、低热、盗汗6个月。查体：腹壁柔韧感、轻压痛，肝脾未触及，腹水征阳性。血癌胚抗原阴性，腹水呈渗出液，细胞数$630×10^6/L$，单核细胞79%。最可能的诊断是
A. 肝硬化腹水
B. 胃癌并腹腔转移
C. 结核性腹膜炎
D. 溃疡型肠结核
E. 巨大卵巢肿瘤

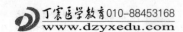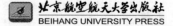

72. 患者，女，20 岁。因低热、腹痛诊断为结核性腹膜炎。近日来呕吐、腹胀，未解大便。查体：肠鸣音亢进。最可能的并发症是
  A. 肠梗阻
  B. 肠穿孔
  C. 中毒性肠麻痹
  D. 肠出血
  E. 腹腔脓肿

73. 患者，男，56 岁。胃溃疡病史 7 年，突然呕血 1500ml，血压 60/30mmHg，面色苍白，脉搏细数，心率 150 次 / 分。此时首先应采取的抢救措施是
  A. 给予冷流质饮食
  B. 胃肠减压
  C. 立即开放静脉补充血容量
  D. 准备给予止吐药物
  E. 准备予止血药物

74. 患者，男，26 岁。间断上腹痛，进食可缓解，多在秋冬季发作，上午突感上腹疼痛，有便意，排出大量柏油便，自觉头晕、面苍白，出冷汗，四肢乏力，血压 80/50mmHg（10.6/6.7kPa）。应考虑发生了
  A. 急性胰腺炎
  B. 急性胃肠穿孔
  C. 上消化道出血
  D. 急性肠梗阻
  E. 肠系膜动脉栓塞

(75-76 题共用题干)
  患者，男，27 岁。自去年冬季以来每天发生空腹痛，进食后疼痛缓解。平时伴有恶心、打嗝、反酸。查体：剑突右侧有局限压痛，无反跳痛。

75. 问题 1：该患者可能的诊断为
  A. 急性胃炎
  B. 慢性胃窦炎
  C. 胃溃疡
  D. 十二指肠溃疡
  E. 食管癌

76. 问题 2：感染的细菌是
  A. 链球菌
  B. 铜绿假单胞菌
  C. 肺炎球菌

  D. 化脓球菌
  E. 幽门螺杆菌

(77-78 题共用题干)
  患者，女，31 岁。因反复腹痛伴大便次数增加 2 个月入院。该患者自诉下腹阵发腹痛，大便次数增加至 7 ～ 8 次 / 天，粪便呈糊状、肉眼脓血便，伴里急后重感。查体：慢性病容，左下腹轻压痛，腹膜刺激征阴性，心率 123 次 / 分。实验室检查：红细胞沉降率增快，白细胞计数升高。结肠镜示：黏膜糜烂充血水肿。抗菌治疗效果不明显。

77. 问题 1：该患者最可能的诊断是
  A. 细菌性痢疾
  B. 溃疡性结肠炎
  C. 肠易激综合征
  D. 细菌性肠炎
  E. 结肠克罗恩病

78. 问题 2：该患者目前最有可能发生
  A. 焦虑
  B. 体液不足
  C. 肠穿孔
  D. 皮肤完整性受损
  E. 电解质平衡紊乱

(79-81 题共用题干)
  患者，男，50 岁。确诊乙型肝炎 20 年，长期需要家人照顾其生活起居。今日该患者因食欲缺乏、厌油、腹胀 3 个月，加重 1 个月入院。

79. 问题 1：该患者查体示：全身散在皮肤紫癜，腹部膨隆，叩诊移动性浊音阳性，肝脏触诊质硬有结节感，边缘较薄，无压痛。实验室检查：ALT（GPT）显著升高，AFP 正常。则该患者最可能的诊断是
  A. 酒精性肝病
  B. 肝硬化
  C. 原发性肝癌
  D. 结核性腹膜炎
  E. 腹腔内肿瘤

80. 问题 2：该患者腹水诊断明确，每日摄入的钠盐应控制在
  A. 1 ～ 2g/d
  B. 2 ～ 3g/d

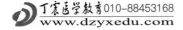
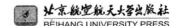

C. 3 ～ 4g/d
D. 4 ～ 5g/d
E. 5 ～ 6g/d

81. 问题3：该患者入院第三天早饭后感腹胀不适，并呕吐咖啡渣样液体，随即出现乏力、皮肤湿冷。测血压：80/50mmHg，心率138次/分。则该患者目前首要的护理问题是
A. 体液不足
B. 焦虑
C. 活动无耐力
D. 营养失调：低于机体需要量
E. 潜在并发症：休克

(82-83题共用题干)

患者，男，56岁。体检：B超发现右肝占位性病变约3cm×2cm，既往有乙肝病史，无其他阳性体征发现。

82. 问题1：对该患者肝癌诊断最有意义的检查结果是
A. AFP
B. CEA
C. CT
D. MRI
E. ERCP

83. 问题2：手术治疗前，护理措施<u>不妥</u>的是
A. 心理护理
B. 输入葡萄糖及氯化钾
C. 补充维生素 K_1
D. 术前晚灌肠
E. 术前1天禁食

(84-86题共用题干)

患者，男，40岁。晚间赴宴归来后突然上腹部持续剧烈疼痛，伴恶心，8小时后就诊。查体：体温38.5℃，脉搏102次/分，呼吸24次/分，血压10.7/6.6kPa（80/50mmHg），心肺（一），上腹部压痛及反跳痛，肠鸣音消失，血尿淀粉酶均升高，血白细胞15×10⁹/L，中性粒细胞比例0.9，血钙下降。

84. 问题1：所患疾病最可能为
A. 急性胃溃疡穿孔
B. 单纯性肠梗阻
C. 出血坏死型胰腺炎

D. 急性阑尾炎穿孔
E. 急性弥漫性腹膜炎

85. 问题2：患者的饮食要求为
A. 普食
B. 软食
C. 半流食
D. 流食
E. 禁食

86. 问题3：患者患病的可能诱因是
A. 胆道蛔虫感染
B. 十二指肠乳头病变
C. 急性消化道传染病
D. 暴饮暴食及酗酒
E. 胰管结石

(87-88题共用题干)

患者，男，45岁。半天来呕血3次，量约1200ml，黑便3次，伴头晕、心悸。入院查体：血压60/40mmHg，心率130次/分，巩膜黄染，腹部膨隆，移动性浊音阳性。诊断为肝硬化食管静脉曲张破裂出血。

87. 问题1：该患者目前首优护理诊断或合作性问题是
A. 恐惧
B. 活动无耐力
C. 有感染的危险
D. 组织灌注量不足
E. 营养失调：低于机体需要量

88. 问题2：对该患者应采取的护理措施<u>不妥</u>的是
A. 立即建立静脉通路
B. 严密检测病情变化
C. 准备库存血输血
D. 清除肠内积血
E. 准备三腔二囊管压迫止血

(89-91题共用备选答案)
A. 脓血便
B. 果酱样便
C. 米泔水样便
D. 柏油样便
E. 白陶土样便

89. 霍乱和副霍乱大便呈

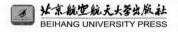

90．上消化道出血大便呈

91．阻塞性黄疸大便呈

（92-93 题共用备选答案）

  A．氢氧化铝凝胶

  B．多潘立酮

  C．枸橼酸铋钾

  D．克拉霉素

  E．溴丙胺太林（普鲁本辛）

92．发生胆汁反流的患者应选用

93．胃酸增高的患者应选用

（94-95 题共用备选答案）

  A．疼痛—进食—缓解

  B．疼痛—进食—疼痛

  C．进食—疼痛—缓解

  D．进食—疼痛—疼痛

  E．疼痛无规律性

94．十二指肠球部溃疡的疼痛特点是

95．胃溃疡的疼痛特点是

（96-97 题共用备选答案）

  A．枸橼酸铋钾

  B．法莫替丁

  C．吲哚美辛

  D．硫糖铝

  E．奥美拉唑

96．可保护胃黏膜、杀灭幽门螺杆菌的药物是

97．可破坏胃黏膜屏障的药物是

（98-99 题共用备选答案）

  A．硫酸镁

  B．谷氨酸钠

  C．谷氨酸钾

  D．左旋多巴

  E．γ- 氨酪酸

98．昏迷伴脑水肿时<u>禁用</u>的药物是

99．昏迷伴肾衰竭时<u>禁用</u>的药物是

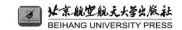

第五章　泌尿系统疾病

1. 影响肾脏滤过作用的因素<u>不包括</u>
   A. 肾小球滤过膜的通透性
   B. 肾小球毛细血管压的变化
   C. 血浆晶体渗透压
   D. 肾血流量
   E. 肾小管重吸收功能

2. 肾单位的组成是
   A. 肾小球和肾小囊
   B. 肾小体和集合管
   C. 肾小球和肾小管
   D. 肾小体和肾小管
   E. 皮质和髓质

3. 肾炎性水肿一般先发生的部位是
   A. 眼睑及面部
   B. 骶尾部
   C. 心包
   D. 胸腔
   E. 双下肢

4. 镜下血尿是指每个高倍视野红细胞数达到
   A. 1个
   B. 2个
   C. 3个
   D. 4个
   E. 5个

5. 可出现尿频、尿急、尿痛症状的是
   A. 膀胱造瘘
   B. 妊娠压迫
   C. 膀胱炎症
   D. 膀胱结核
   E. 急性肾盂肾炎

6. 严重肾性水肿患者，护士告知每天进水量应是
   A. 没有特别要求
   B. 前1天尿量＋500ml
   C. 每天2000ml
   D. 每天2500ml
   E. 每天不超过1000ml

7. 链球菌感染后引发的肾小球肾炎主要的致病菌是
   A. A组α溶血性链球菌
   B. B组α溶血性链球菌
   C. A组β溶血性链球菌
   D. B组β溶血性链球菌
   E. 草绿色链球菌

8. 慢性肾小球肾炎患者尿液最常见的管型是
   A. 上皮细胞管型
   B. 颗粒管型
   C. 红细胞管型
   D. 白细胞管型
   E. 类管型

9. 关于慢性肾小球肾炎的治疗措施，<u>不正确</u>的是
   A. 低蛋白低磷饮食
   B. 用大剂量激素治疗
   C. 水肿明显的患者，可给予利尿消肿
   D. 血管紧张素转换酶抑制剂可作为治疗高血压的首选药物
   E. 长期应用抗血小板药物，可延缓肾功能衰退

10. 肾病患者需特别注重饮食护理，其目的是
    A. 加强营养
    B. 消除水肿
    C. 避免对肾有害食物
    D. 控制蛋白质
    E. 减轻肾负担

11. 关于慢性肾小球肾炎患者健康指导的叙述，<u>错误</u>的是
    A. 进行适当锻炼

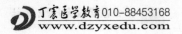
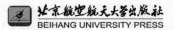

B．禁烟酒

C．注意保暖，预防感冒

D．为避免劳累，应停止工作

E．避免一切加重疾病或使其复发的因素

12．原发性肾病综合征水肿的主要原因是

A．低钠血症

B．低钾血症

C．氮质血症

D．高脂血症

E．低蛋白血症

13．可导致肾病综合征的疾病不包括

A．急性肾盂肾炎

B．糖尿病肾病

C．系统性红斑狼疮性肾炎

D．肾淀粉样变性

E．过敏性紫癜

14．肾病综合征的主要临床表现是

A．大量蛋白尿、水肿、高脂血症、高尿酸血症

B．血尿、水肿、蛋白尿、高血压

C．大量蛋白尿、低蛋白血症、水肿、高脂血症

D．肉眼血尿、水肿、高脂血症、高尿酸血症

E．大量蛋白尿、水肿、高脂血症、肾功能不全

15．肾病综合征典型的临床表现是

A．尿急、尿频、尿痛

B．大量蛋白尿

C．高白蛋白血症

D．管型尿

E．肉眼血尿

16．肾病综合征有确诊价值的尿液检查结果是

A．憋尿

B．肉眼血尿

C．管型尿

D．24 小时尿蛋白定量＞3.5g

E．镜下血尿

17．原发性肾病综合征患者最主要的并发症是

A．感染

B．出血

C．尿崩

D．血栓及栓塞

E．肾功能不全

18．指导急性肾盂肾炎患者用药时，应告知其尿检阴性后仍要继续服药

A．1 天～2 天

B．3 天～5 天

C．1 周～2 周

D．3 周～4 周

E．1 月～2 月

19．肾盂肾炎的主要感染途径是

A．血行感染

B．淋巴道感染

C．上行感染

D．直接感染

E．接触感染

20．对诊断肾盂肾炎有价值的检查结果是

A．白细胞＞2 个 /Hp

B．白细胞＞3 个 /Hp

C．白细胞＞4 个 /Hp

D．白细胞 0 ～3 个 /Hp

E．白细胞＞5 个 /Hp

21．急性肾盂肾炎的典型症状是

A．尿频、尿量多、夜尿多

B．畏寒、发热、尿频、尿急、尿痛

C．发热、腰疼、乏力、恶心、呕吐

D．眼睑水肿，尿量减少

E．低热、倦怠、乏力

22．预防肾盂肾炎最关键的措施是

A．保持外阴清洁

B．隔天 1 次抗生素

C．多补充维生素

D．每天尿道口消毒

E．定期检查

23．急性肾盂肾炎最常见的致病菌是

A．变性杆菌

B．大肠埃希菌

C．葡萄球菌

D．厌氧菌

E．溶血性链球菌

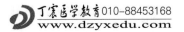
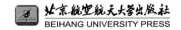

24. 在我国，慢性肾衰竭最常见的病因是
    A. 慢性肾盂肾炎
    B. 原发性慢性肾小球肾炎
    C. 肾结核
    D. 肾小动脉硬化
    E. 慢性尿路梗阻

25. 慢性肾衰竭患者发生贫血的主要原因是
    A. 营养不良
    B. 肾产生促红细胞生成素减少
    C. 缺乏维生素 B_{12}
    D. 骨髓抑制
    E. 红细胞破坏加速

26. 慢性肾功能不全时，导致继发甲状旁腺功能亢进的原因是
    A. 二氧化碳结合力降低
    B. 血肌酐升高
    C. 血磷升高，血钙降低
    D. BUN 升高
    E. 血钾升高

27. 慢性肾功能衰竭酸碱平衡障碍易发生
    A. 呼吸性酸中毒
    B. 呼吸性碱中毒
    C. 代谢性酸中毒
    D. 代谢性碱中毒
    E. 呼吸性酸中毒并代谢性碱中毒

28. 慢性肾衰伴发心力衰竭的原因不包括
    A. 水钠潴留
    B. 高血压
    C. 严重贫血
    D. 消化道出血
    E. 尿毒症性心肌病变

29. 肾功能不全的早期表现是
    A. 氮质血症
    B. 血肌酐 > 106μmol/L
    C. 红细胞排泄率 < 50%
    D. 尿比重低而固定
    E. 少尿

30. 尿毒症最有效的治疗方法是
    A. 血液透析
    B. 输入 $NaHCO_3$ 纠正酸中毒
    C. 输入钙剂

    D. 输入高渗葡萄糖加胰岛素
    E. 口服钠型阳离子交换树脂

31. 慢性肾功能衰竭少尿期的体液紊乱不包括
    A. 高钾
    B. 酸中毒
    C. 脱水
    D. 低钠
    E. 低镁

32. 有关腹膜透析的叙述，不正确的是
    A. 操作中要严格执行无菌原则
    B. 鼓励患者变动体位，增加肠蠕动
    C. 准确记录透析液进出量及时间，24 小时总结一次出入量
    D. 每天测量生命体征 1～3 次
    E. 透析液注入腹腔前要加温至 37℃，可以在水浴中加温，也可以干加温

33. 慢性肾功能衰竭尿毒症期的健康指导，正确的是
    A. 每天摄入钠盐 5g
    B. 皮肤瘙痒时用力搔抓
    C. 避免应用庆大霉素
    D. 每天摄入水 2500ml
    E. 高蛋白饮食

34. 患者，男，23 岁。全身高度水肿 4 周。实验室检查：血浆清蛋白降低，血脂增高，尿蛋白（+++），尿红细胞（+）。患者水肿最主要的原因是
    A. 继发醛固酮增多
    B. 抗利尿激素增多
    C. 全身毛细血管扩张
    D. 肾小球滤过率下降
    E. 血浆胶体渗透压降低

35. 患者，男，25 岁。慢性肾炎病史 7 年，近日来恶心、呕吐、气喘，血压 175/100mmHg，颈静脉怒张，双肺底闻及湿啰音。血尿素氮 30mmol/L，血肌肝 752μmol/L，血钾 7.2mmol/L。最宜采用
    A. 5% 碳酸氢钠静滴
    B. 葡萄糖酸钙静推
    C. 血液透析
    D. 硝普钠静滴

E．50% 葡萄糖静滴

36．患者，男，21 岁。肾病综合征患者，双下肢中度凹陷性水肿 1 周。与氢氯噻嗪联合应用，可增强利尿效果，防止发生低钾血症的药物是
A．速尿
B．布美他尼
C．安体舒通
D．氯化钾口服液
E．低分子右旋糖酐

37．患者，女，26 岁。因高热、腰痛、尿频、尿急来医院门诊，诊断为肾盂肾炎。中段尿培养的阳性标准是菌落计数大于
A．10^2/ml
B．10^3/ml
C．10^4/ml
D．10^5/ml
E．10^7/ml

38．患者，女，33 岁。有反复发作尿频、尿急、尿痛史，肾区叩击痛（+），对其进行保健指导内容不正确的是
A．多饮水
B．预防便秘
C．禁用盆浴
D．经常预防性服用抗菌药物
E．每天清洗外阴

（39-40 题共用题干）

患者，男，25 岁。慢性肾小球肾炎继发慢性肾衰竭入院。水肿、虚弱、乏力，血压：180/105mmHg，血细胞比容：19%，血尿素氮：58.9mmol/L（165mg/100ml），血肌酐：1414.4μmol/L（16mg/100ml），血钾：7.8mmol/L，排尿少于 100ml/24h。

39．问题 1：护士应指导避免饮用的饮料是
A．橘汁
B．葡萄汁
C．番石榴汁
D．菠萝汁
E．猕猴桃汁

40．问题 2：腹膜透析的目的不包括
A．排出代谢产物
B．维持酸碱平衡

C．调节血压
D．排出过多水分
E．纠正电解质平衡

（41-43 题共用题干）

患者，女，14 岁。近半月出现全身水肿，血压 110/70mmHg。检查：尿蛋白（+++），透明管型 2～3 个 /Hp，血红蛋白 110g/L，24 小时尿蛋白＞ 3.5g。

41．问题 1：可能的诊断是
A．急性肾炎
B．慢性肾衰
C．慢性肾炎
D．肾盂肾炎
E．肾病综合征

42．问题 2：为明确病变类型，应进行的辅助检查为
A．尿液检查
B．血液检查
C．肾功能检查
D．肾活检病理检查
E．肾 B 超检查

43．问题 3：泼尼松和环磷酰胺治疗后，尿蛋白仍为（+++），水肿无减轻，最好采用
A．加大泼尼松（强的松）剂量
B．换用地塞米松
C．输入血浆或低分子右旋糖酐
D．加用环孢素 A
E．加用吲哚美辛（消炎痛）

（44-45 题共用题干）

患者，女，58 岁。医生拟诊断为肾盂肾炎而要求其在门诊做中段尿培养及药敏试验。

44．问题 1：护士作采集标本的指导，要求患者复述，提示护士要重复讲解的是
A．按导尿术清洁消毒外阴、尿道外口
B．留取 30ml 中段尿液
C．然后将尿液排入无菌容器内
D．膀胱排空前停止采集尿液
E．标本立即送检

45．问题 2：患者确诊为肾盂肾炎，给予口服诺氟沙星并肌内注射庆大霉素。护士作用药指导，

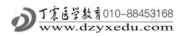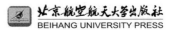

患者复述时提示护士需要再次讲解的是

 A. 治疗后复查菌尿转阴即为见效

 B. 用药后尿检（－）仍需用药 3～5 天

 C. 停药后再复查尿常规（－）即为痊愈

 D. 出现眩晕应立即停用庆大霉素

 E. 口服诺氟沙星可能出现头痛、头晕

（46–47 题共用题干）

 患者，男，24 岁。于 1 年前曾患慢性肾炎，近半年来常有颜面及眼睑水肿、贫血。经诊断为慢性肾衰竭。

46. 问题 1：氮质血症的发生机制是

 A. 蛋白质摄入过多

 B. 水钠潴留

 C. 血浓缩

 D. 肾小球滤过率降低

 E. 肾小管通透性增加

47. 问题 2：患者出现皮肤瘙痒，其原因是

 A. 尿素刺激

 B. 肌酐增高

 C. 血钾增高

 D. 尿酸刺激

 E. 弥漫水肿

（48–50 题共用备选答案）

 A. 血糖 11.1mmol/L

 B. 尿蛋白＞ 3.5g/ 天

 C. 尿沉渣大量脓细胞

 D. 尿沉渣大量蜡样管型

 E. 全血细胞减少

48. 骨髓造血功能受损可致

49. 尿路上行感染可致

50. 肾小球滤过膜通透性增加可致

（51–53 题共用备选答案）

 A. 袢利尿药

 B. 保钾利尿药

 C. 噻嗪类利尿药

 D. 渗透性利尿药

 E. 碳酸酐酶抑制剂

51. 低分子右旋糖酐

52. 螺内酯是

53. 速尿是

（54–55 题共用备选答案）

 A. 血尿

 B. 蛋白尿

 C. 乳糜尿

 D. 脓尿

 E. 少尿或无尿

54. 慢性肾衰竭常见的尿液特点为

55. 慢性肾小球肾炎常见的尿液特点为

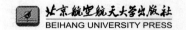

第六章　血液及造血系统疾病

1. 红细胞进入血液循环后的寿命约为
   A. 100 天
   B. 110 天
   C. 120 天
   D. 130 天
   E. 140 天

2. 贫血最重要的指标是
   A. 红细胞计数
   B. 血红蛋白定量
   C. 网织红细胞计数
   D. 红细胞沉降率
   E. 红细胞形态

3. 贫血最突出的表现是
   A. 发绀
   B. 血压降低
   C. 呼吸困难
   D. 心功能不全
   E. 皮肤黏膜苍白

4. 关于服用铁剂的描述，不正确的是
   A. 补充铁剂疗程为 2 ～ 3 个月
   B. 长期服用可致铁中毒
   C. 应从小剂量开始
   D. 可与维生素 C 同服
   E. 如出现黑便立即停药

5. 血液病高热患者首选的降温措施是
   A. 肌内注射退热药
   B. 口服退热药
   C. 乙醇拭浴
   D. 静脉输液
   E. 冰袋至头部及大血管处，或温水拭浴

6. 女性贫血患者行血常规检查，血红蛋白低于
   A. 70g/L
   B. 80g/L
   C. 100g/L
   D. 110g/L
   E. 120g/L

7. 小细胞低色素贫血见于
   A. 巨幼红细胞贫血
   B. 缺铁性贫血
   C. 溶血性贫血
   D. 失血性贫血
   E. 白血病

8. 确诊缺铁性贫血的化验项目是
   A. 网织红细胞
   B. 红细胞总数
   C. 血红蛋白
   D. 血清铁
   E. 血清铁蛋白

9. 引起再生障碍性贫血的常见药物是
   A. 氯丙嗪
   B. 氯霉素
   C. 利血平
   D. 环磷酰胺
   E. 阿司匹林

10. 再生障碍性贫血诊断最有力的证据是
    A. 有贫血、出血和感染
    B. 血象三系减低
    C. 网织红细胞减少
    D. 骨髓涂片呈增生不良、巨核细胞缺如
    E. 肝脾淋巴结不肿大

11. 慢性特发性血小板减少性紫癜最常见于
    A. 婴幼儿
    B. 青少年
    C. 青年女性
    D. 青年男性
    E. 中年人

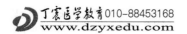
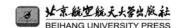

12. 急性特发性血小板减少性紫癜的血小板计数一般
    A. $< 20×10^9/L$
    B. $< 30×10^9/L$
    C. $< 40×10^9/L$
    D. $< 50×10^9/L$
    E. $< 60×10^9/L$

13. 特发性血小板减少性紫癜患者不宜使用的药物是
    A. 泼尼松
    B. 甲氨蝶呤
    C. 阿糖胞苷
    D. 阿司匹林
    E. 氢化可的松

14. 急性白血病患者发生贫血的最主要原因是
    A. 骨髓造血受白血病细胞干扰
    B. 脾功能亢进,红细胞破坏过多
    C. 化疗后胃肠功能紊乱,营养不良
    D. 严重皮肤黏膜及器官出血
    E. 产生抗红细胞抗体

15. 确诊白血病的检查项目是
    A. X 线检查
    B. CT 检查
    C. 磁共振检查
    D. 骨髓象检查
    E. 放射性核素检查

16. 对急性非淋巴细胞性白血病目前常用标准的化疗诱导缓解方案是
    A. CMP 方案
    B. CDP 方案
    C. VDP 方案
    D. DA 方案
    E. VDP 方案

17. 白血病护理观察最重要的是
    A. 口腔溃疡
    B. 脑出血
    C. 药物不良反应
    D. 尿道出血
    E. 心力衰竭

18. 有关化疗药物的不良反应,说法错误的是
    A. 骨髓受抑制致血细胞下降

B. 环磷酰胺可引起脱发及出血性膀胱炎
C. 易出现胃肠道反应
D. 长春新碱可引起心肌及心脏传导损害
E. 甲氨蝶呤可引起口腔黏膜溃疡

19. 白血病患者化疗静脉给药的处理措施,不妥的是
    A. 药物静脉滴注的速度要慢
    B. 血管要轮换使用
    C. 使用后用 0.9% 生理盐水冲洗静脉
    D. 对化疗药物引起的静脉炎应定时热敷
    E. 药物外溢皮下时及时用普鲁卡因封闭

20. 慢性白血病患者易感染的最主要原因是
    A. 缺少白蛋白
    B. 缺少红细胞
    C. 缺乏预防接种
    D. 缺乏成熟中性粒细胞
    E. 缺乏血小板

21. 为白血病患者进行口腔护理的主要目的是
    A. 去除异味
    B. 擦除血痂
    C. 增进食欲
    D. 预防感染
    E. 促进舒适

22. 患者,男,36 岁。突发高热,严重贫血及皮肤广泛瘀斑,最有助于确诊的检查是
    A. 大便潜血
    B. CT
    C. 尿化验
    D. 骨髓象
    E. B 超

23. 患者,女,31 岁。近日反复出现皮肤瘀点、鼻衄,月经过多,查血红蛋白90g/L,脾大,错误的护理措施是
    A. 适当限制活动
    B. 预防各种创伤
    C. 尽量减少肌内注射
    D. 保持鼻腔通畅,剥去鼻血痂
    E. 高蛋白、高维生素、易消化饮食

24. 患者,女,30 岁。主诉头晕 1 个月余。查血常规红细胞 $3.00×10^{12}/L$,血红蛋白78g/L,白细胞 $2.0×10^9/L$,血小板 $50×10^9/L$,应考虑是

A．化脓感染

B．再生障碍性贫血

C．缺铁性贫血

D．急性白血病

E．过敏性紫癜

25．患者，男，18岁。因牙龈及全身皮肤出血而就医。化验血红蛋白100g/L，红细胞$3.2×10^{12}$/L，白细胞$3.0×10^9$/L，血小板$20×10^9$/L，增生不良。应考虑

A．急性再生障碍性贫血

B．慢性再生障碍性贫血

C．急性白血病

D．特发性血小板减少性紫癜

E．脾功能亢进

26．患者，女，25岁。诊断为血小板减少性紫癜1个月，血小板$15×10^9$/L，首选的治疗措施是

A．糖皮质激素

B．脾切除

C．免疫抑制药

D．输注血小板悬液

E．输注丙种球蛋白

27．患儿，男，8岁。诊断为特发性血小板减少性紫癜。皮肤上有散在出血点，血常规显示血小板计数$15×10^9$/L，护理措施不正确的是

A．便秘时使用开塞露

B．首选药物为糖皮质激素

C．不可搔抓皮肤

D．剧咳者可用镇咳药

E．鼓励患者多运动

28．患者，男，35岁。头昏乏力、发热、皮肤出血点半个月，体检，贫血貌，心肺无异常，胸骨压痛。肝肋下1cm，脾肋下5cm。血象：血小板$20×10^9$/L。首先考虑的诊断是

A．血小板减少性紫癜

B．再生障碍性贫血

C．急性白血病

D．巨幼红细胞性贫血

E．溶血性贫血

29．患者，男，18岁。诊断为中枢神经系统白血病，该病最常用的药物是

A．柔红霉素

B．长春新碱

C．甲氨蝶呤

D．环磷酰胺

E．阿糖胞苷

(30-31题共用题干)

患者，女，28岁。进行性贫血，反复感染。查体：肝脾淋巴结无肿大。实验室检查：正细胞性贫血，网织红细胞低于正常。

30．问题1：该患者的贫血最有可能是

A．缺铁性贫血

B．地中海贫血

C．巨幼细胞性贫血

D．再生障碍性贫血

E．铁粒幼红细胞性贫血

31．问题2：若该患者检查结果示血红蛋白40g/L，则该患者贫血的程度是

A．轻度

B．中度

C．重度

D．极重度

E．危重度

(32-34题共用题干)

患者，女，29岁。于2月前发热，牙龈出血，头晕、心悸，月经过多，医务室给止血药，效果不佳，近1月来出血更多，昨天呕出咖啡样液体约500ml，急诊入院。查体：贫血貌，心肺肝脾均无异常。化验：白细胞$2.3×10^9$/L、红细胞$2.69×10^{12}$/L、血小板$33×10^9$/L、血红蛋白75g/L，网织红细胞低于正常，大便潜血强阳性，骨髓增生不良。

32．问题1：本病最可能的诊断是

A．急性白血病

B．慢性白血病

C．缺铁性贫血

D．再生障碍性贫血

E．血小板减少性紫癜

33．问题2：本病的临床特征不包括

A．肝脾大

B．进行性贫血

C．因感染而高热

D．各脏器出血

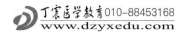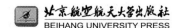

E. 血小板减少

34. 问题 3：本患者最严重的并发症是
A. 胃出血
B. 膀胱出血
C. 心力衰竭
D. 脑出血
E. 皮肤感染

（35-38 题共用备选答案）
A. 马利兰
B. 泼尼松
C. 硫酸亚铁
D. 叶酸
E. 丙酸睾酮

35. 慢性粒细胞白血病治疗首选
36. 慢性再生障碍性贫血治疗首选
37. 缺铁性贫血治疗首选
38. 特发性血小板减少性紫癜治疗首选

（39-40 题共用备选答案）
A. 雌激素
B. 雄激素
C. 甲状腺激素
D. 抗利尿激素
E. 肾上腺皮质激素

39. 特发性血小板减少性紫癜发病的相关因素是
40. 系统性红斑狼疮发病的相关因素是

（41-43 题共用备选答案）
A. 贫血
B. 出血
C. 发热
D. 脾大
E. 淋巴结肿大

41. 常见慢性淋巴细胞白血病首发体征是
42. 常为急性白血病患者的首发症状是
43. 慢性粒细胞白血病患者最显著的体征是

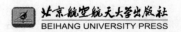

第七章　内分泌代谢性疾病

1. 婴幼儿时期甲状腺激素分泌不足会引起
   A. 侏儒症
   B. 呆小症
   C. 巨人症
   D. 艾迪生病
   E. 华 - 佛综合症

2. 抗甲状腺药物的不良反应主要是
   A. 皮肤瘙痒
   B. 剥脱性皮炎
   C. 中毒性肝炎
   D. 心绞痛
   E. 粒细胞减少

3. 内分泌腺中与婴幼儿智力发育关系最密切的是
   A. 下丘脑
   B. 甲状腺
   C. 肾上腺
   D. 腺垂体
   E. 甲状旁腺

4. 人体最重要的神经内分泌器官是
   A. 下丘脑
   B. 垂体
   C. 肾上腺
   D. 甲状腺
   E. 甲状旁腺

5. 肥胖一般是指体重超过标准体重的
   A. 10%
   B. 15%
   C. 20%
   D. 25%
   E. 30%

6. 诱发甲亢危象的因素不包括
   A. 充血性心衰
   B. 低血糖

   C. 放射性碘治疗
   D. 手术中过度挤压甲状腺
   E. 服用普萘洛尔

7. 硫脲类抗甲状腺药物的主要作用是
   A. 使体内甲状腺激素作用减弱
   B. 抑制碘的吸收
   C. 抑制甲状腺激素合成
   D. 抑制甲状腺激素的释放
   E. 抑制促甲状腺激素的作用

8. 鉴别甲亢与单纯性甲状腺肿最佳选择是
   A. 基础代谢率测定
   B. 甲状腺摄 ^{131}I 率
   C. 血清总 T_3、总 T_4 测定
   D. T_3 抑制试验
   E. 促甲状腺激素释放激素兴奋试验

9. 关于甲亢患者的甲状腺功能检查，正确的是
   A. $FT_3 \downarrow$，$FT_4 \downarrow$，TSH $\uparrow$
   B. $FT_3 \downarrow$，$FT_4 \uparrow$，TSH $\downarrow$
   C. $FT_3 \uparrow$，$FT_4 \uparrow$，TSH $\uparrow$
   D. $FT_3 \uparrow$，$FT_4 \uparrow$，TSH $\downarrow$
   E. $FT_3 \uparrow$，$FT_4 \uparrow$，TRH $\uparrow$

10. 甲状腺功能亢进患者应给予
    A. 高热量、高蛋白、高盐饮食
    B. 高热量、高蛋白、低盐饮食
    C. 低热量、低蛋白、低盐饮食
    D. 高热量、高蛋白、高维生素饮食
    E. 低热量、低蛋白、低维生素饮食

11. 甲亢时，首选的治疗药物是
    A. 甲基硫氧嘧啶
    B. 丙基硫氧嘧啶
    C. 磷化钠
    D. 氢化可的松
    E. 心得安

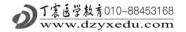
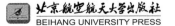

12. 甲状腺机能亢进患者，术后出现声音嘶哑是由于
   A. 喉头水肿
   B. 甲状腺切除过多
   C. 喉返神经损伤
   D. 喉上神经损伤
   E. 喉痉挛

13. 导致糖尿病死亡的慢性合并症主要是
   A. 心脑血管病变
   B. 感染
   C. 神经病变
   D. 糖尿病眼病
   E. 下肢坏疽

14. HbA1c 测定可反映患者近期的血糖水平，这段时间是取血前
   A. 2～3周
   B. 4～5周
   C. 6～7周
   D. 8～12周
   E. 13～17周

15. 糖尿病的最基本的治疗措施为
   A. 运动疗法
   B. 饮食治疗
   C. 降糖药物治疗
   D. 胰岛素替代治疗
   E. 病因治疗

16. 应与第一口主食同时嚼服的降糖药是
   A. 格列美脲
   B. 二甲双胍
   C. 吡格列酮
   D. 那格列奈
   E. 阿卡波糖

17. 患者，女，60岁。甲状腺肿大20年，与压迫邻近组织无关的症状是
   A. 呼吸困难
   B. 吞咽困难
   C. 头面部淤血
   D. 咳粉红色泡沫痰
   E. 声音嘶哑

18. 患者，女，45岁。已有数年怕热，多汗，心率110次/分，食量大，但渐瘦。经查 FT₄ 及 FT₃增高，昨天突然体温达40℃，心率150次/分，恶心，呕吐，腹泻，大汗持续而昏睡，急诊为甲状腺功能亢进伴甲状腺危象。其原因是
   A. 甲状腺大量破坏
   B. 机体消耗大量甲状腺素
   C. 垂体功能亢进
   D. 大量甲状腺素释放入血
   E. 下丘脑功能亢进

19. 患儿，女，9岁。多饮、多食、多尿、消瘦2个月，查空腹血糖13mmol/L，尿糖（++），尿酮（+）。该病的主要机制是
   A. 胰岛素绝对缺乏
   B. 胰岛素相对缺乏
   C. 胰岛素受体缺乏
   D. 胰岛素亲和力下降
   E. 胰岛素受体抗体产生

20. 患者，男，52岁。有糖尿病病史，注射胰岛素后出现强烈饥饿感、心悸、手颤、出汗等症状，考虑发生了
   A. 胃溃疡
   B. 糖尿病加重
   C. 高血压
   D. 低血糖
   E. 合并甲亢

21. 患者，男，68岁。糖尿病。服二甲双胍治疗，血糖控制在8～10mmol/L，血压160/95mmHg。近3日内受凉后出现咳嗽、咳痰，昨日神志不清，血压90/60mmHg，血糖28.9mmol/L，血钠140mmol/L，尿酮（++），诊断为
   A. 乳酸酸中毒
   B. 非酮症高渗性昏迷
   C. 低血糖昏迷
   D. 酮症酸中毒
   E. 脑血管意外

（22-24题共用题干）
   患者，男，60岁。数年来多尿多喝多吃，消瘦。来医院检查。尿糖（+++），尿蛋白（++），餐后2小时血糖14.5mmol/L。诊为2型糖尿病。

22. 问题1：糖尿病的病因不包括
   A. 遗传因素
   B. 运动过度

 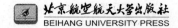

C. 自身免疫
D. 高热量饮食
E. 缺乏体育锻炼

23．问题2：糖尿病患者消瘦的机制是
A. 排尿过多
B. 消化不良
C. 吸收不良
D. 蛋白质消耗
E. 营养不足

24．问题3：多尿的机制是
A. 肾小球滤过过多
B. 高渗性利尿
C. 肾小管重吸收少
D. 肾毛细血管通透性大
E. 肾动脉供血多

（25-26题共用备选答案）
A. 色素沉着
B. 身材矮小
C. 身材高大
D. 消瘦
E. 肥胖
25．甲状腺功能减退症的患者常可出现
26．慢性肾上腺皮质功能减退症的患者常可出现

（27-29题共用备选答案）
A. 甲巯咪唑

B. 丙基硫氧嘧啶
C. ^{131}I治疗
D. 普奈洛尔
E. 手术

27．甲状腺巨大有压迫症状者应采取的治疗方式是
28．可致永久性甲状腺功能低下的是
29．妊娠合并甲亢时应首选

（30-31题共用备选答案）
A. －0.1
B. 0.1
C. +20%～+30%
D. +30%～+60%
E. ＞+60%
30．轻型甲亢基础代谢率是
31．重型甲亢基础代谢率是

（32-34题共用备选答案）
A. 格列美脲
B. 二甲双胍
C. 阿卡波糖
D. 瑞格列奈
E. 罗格列酮
32．属于非磺脲类胰岛素促分泌剂的是
33．属于葡萄糖苷酶抑制剂的是
34．属于胰岛素增敏剂的是

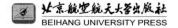

第八章　风湿性疾病

1. 关于风湿性疾病的共同特点<u>不包括</u>
   A. 病程进展缓慢
   B. 关节疼痛
   C. 部分患者可发生脏器功能损害
   D. 关节畸形
   E. 多器官受累

2. 系统性红斑狼疮的特征性病理改变是
   A. 滑膜炎
   B. 风湿小体
   C. 疣状小体
   D. "洋葱皮样"病变
   E. 苏木紫小体

3. 系统性红斑狼疮患者的机体免疫状态是
   A. 免疫功能紊乱
   B. 免疫功能缺陷
   C. 免疫功能低下
   D. 免疫功能稳定
   E. 免疫功能亢进

4. 系统性红斑狼疮患者用药治疗过程中需定期查眼底的药物是
   A. 阿司匹林
   B. 强的松
   C. 氯喹
   D. 环磷酰胺
   E. 长春新碱

5. 目前治疗系统性红斑狼疮首选药物是
   A. 非甾体抗炎药
   B. 糖皮质激素
   C. 免疫抑制药
   D. 抗疟药
   E. 慢性细胞毒性药物

6. 系统性红斑狼疮主要致死原因是
   A. 胸膜炎
   B. 心包填塞
   C. 肾脏衰竭
   D. 消化道出血
   E. 神经系统损害

7. 对系统性红斑狼疮有皮肤损害的患者,护理措施<u>不妥</u>的是
   A. 避免烈日下活动
   B. 用碱性肥皂清洗皮肤
   C. 可用30℃左右温水湿敷红斑处
   D. 晨起、睡前、餐后用消毒液漱口
   E. 脱发多时减少洗头次数

8. 关于类风湿关节炎病变的特点,正确的是
   A. 多累及大关节
   B. 游走性疼痛
   C. 多数不留关节畸形
   D. 对称性、多发性关节病变
   E. 没有晨僵现象

9. 类风湿关节炎最基本的病理损害是关节的
   A. 滑膜炎症
   B. 软骨炎症
   C. 骨质疏松
   D. 腔隙增大
   E. 腔隙变窄

10. 类风湿关节炎最常累及的关节是
   A. 肩关节
   B. 肘关节
   C. 髋关节
   D. 膝关节
   E. 四肢小关节

11. 治疗类风湿关节炎常用的药物<u>不包括</u>
   A. 吗啡
   B. 泼尼松
   C. 氯喹

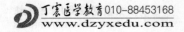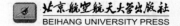

D. 甲氨蝶呤

E. 阿司匹林

12. 类风湿关节炎关节病变的特点是

    A. 大关节

    B. 关节畸形

    C. 游走性疼痛

    D. 对称性改变

    E. 关节肿胀

13. 类风湿关节炎活动期的标志表现是

    A. 游走性疼痛

    B. 梭状指

    C. 晨僵

    D. 压痛

    E. 关节肿胀

14. 类风湿关节炎患者出现皮下结节，说明患者处于

    A. 病情稳定

    B. 病情好转

    C. 病变活动

    D. 病变扩大

    E. 病变缩小

15. 慢作用抗风湿药<u>不包括</u>

    A. 甲氨蝶呤

    B. 青霉胺

    C. 环磷酰胺

    D. 吲哚美辛

    E. 硫唑嘌呤

16. 抗幼年类风湿关节炎治疗的主要药物是

    A. 青霉素

    B. 红霉素

    C. 乙酰水杨酸

    D. 维生素 C

    E. 维生素 D

17. 患者，女，30 岁。全身关节痛伴反复发热 3 月余。咽喉痛，口腔溃疡，肌无力，抗双链 DNA 抗体（+），尿蛋白（++）。最可能的诊断是

    A. 类风湿关节炎

    B. 系统性红斑狼疮

    C. 多发性肌炎

    D. 上呼吸道感染

    E. 风湿性关节炎

18. 患者，女，36 岁。因风湿性关节炎引起关节疼痛，在服用阿司匹林时，护士嘱其饭后服用的目的是

    A. 减少对消化道的刺激

    B. 提高药物的疗效

    C. 降低药物的毒性

    D. 减少对肝脏的损害

    E. 避免尿少时析出结晶

（19–21 题共用题干）

患者，女，27 岁。确诊系统性红斑狼疮 1 年，下肢及面部水肿 2 周。检查：尿中有蛋白（++），管型（+），血压 124/80mmHg，脉搏 88 次 / 分。

19. 问题 1：该患者应采用的饮食是

    A. 高维生素高钾低钠

    B. 高蛋白高维生素低盐

    C. 低蛋白高维生素低盐

    D. 低蛋白高维生素低热量

    E. 低蛋白高热量高维生素

20. 问题 2：护士对其健康指导，正确的是

    A. 可使用化妆品

    B. 育龄女性可用雌激素避孕

    C. 多晒阳光增加维生素吸收

    D. 避免预防接种

    E. 症状改善可间歇停药

21. 问题 3：考虑该患者并发

    A. 肾盂肾炎

    B. 输尿管炎

    C. 狼疮性肺炎

    D. 狼疮性肾炎

    E. 心力衰竭

（22–24 题共用题干）

患者，女，28 岁。头晕、乏力 1 年，双手掌指关节及近端指关节呈对称性、持续性疼痛 6 个月。疼痛时轻时重，有压痛。查体：关节肿胀呈梭形，左手第 4、5 手指偏向尺侧，伴晨僵。实验室检查：类风湿因子（+），C 反应蛋白增高。

22. 问题 1：该患者所患疾病的基础病变为

    A. 软骨炎

    B. 滑膜炎

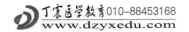
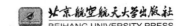

C. 骨质疏松

D. 末梢神经炎

E. 骨膜炎

23. 问题2：可提示该疾病活动的表现<u>不包括</u>

    A. 关节梭形肿胀

    B. 晨起病变关节僵硬、活动受限

    C. 出现类风湿结节

    D. C反应蛋白增高

    E. 类风湿因子（+）

24. 问题3：采取的治疗和护理措施<u>不正确</u>的是

    A. 适当卧床休息

    B. 保持关节功能位

    C. 高蛋白质、高维生素饮食

    D. 恢复期进行适当的关节功能锻炼

    E. 长期大量应用糖皮质激素

（25-26题共用备选答案）

    A. 远端指间关节

    B. 近端指间关节

    C. 第1跖趾关节

    D. 膝关节

    E. 髋关节

25. 类风湿关节炎常累及

26. 痛风常累及

（27-28题共用备选答案）

    A. 苏木紫小体

    B. 洋葱皮样病变

    C. 疣状心内膜炎

    D. 血管炎

    E. 盘状红斑

27. 系统性红斑狼疮和类风湿关节炎都具有的病理改变是

28. 系统性红斑狼疮患者脾中央动脉的病理改变是

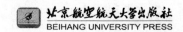

第九章　理化因素所致疾病

1. 二巯基丙醇作为金属解毒药其作用机制是
   A. 可吸附金属毒物
   B. 使金属毒物溶解于其中，利于排出
   C. 可与金属结合，形成稳定而可溶的金属螯合物排出体外
   D. 促进金属从肠道排出
   E. 能保护胃肠道黏膜

2. 当患者发生硫酸镁中毒时应
   A. 尽快使患者仰卧
   B. 立刻吸氧
   C. 立刻注射 10% 葡萄糖酸钙
   D. 立刻注射毛花苷 C（西地兰）
   E. 立刻注射肾上腺素

3. 急性中毒时洗胃清除毒物治疗不妥的是
   A. 洗胃宜尽早、彻底
   B. 6 小时内进行效果最好
   C. 6 小时外仍有必要
   D. 每次注入液体不宜超过 200ml
   E. 洗胃时根据患者情况选择合适卧位

4. 急性中毒患者应尽早洗胃，最好不超过中毒后
   A. 1 小时
   B. 3 小时
   C. 4 小时
   D. 6 小时
   E. 12 小时

5. 急性中毒患者应立即采取的处理措施是
   A. 清除体内未被吸收的毒物
   B. 应用特殊解毒药
   C. 清除体内已被吸收的毒物
   D. 终止接触毒物
   E. 对症处理

6. 预防中毒的最重要措施是
   A. 多人严守毒物
   B. 靠近毒物者严罚
   C. 严格遵守毒物管理制度
   D. 毒物放入保险箱
   E. 申请毒物保险

7. 毒物经皮肤黏膜吸收，处理措施不正确的是
   A. 用凉水冲洗
   B. 毒物污染眼睛可用清水反复冲洗至少 5 分钟
   C. 用生理盐水冲洗
   D. 有机磷农药中毒的患者，用肥皂水反复清洗
   E. 用乙醇擦洗

8. 毒蕈碱样症状的病理机制是
   A. 交感神经兴奋
   B. 乙酰胆碱持续存在
   C. 锥体束受损
   D. 抑制呼吸
   E. 损伤肝细胞

9. 胆碱酯酶复能剂解除有机磷农药毒性的机制是
   A. 缓解烟碱样作用
   B. 拮抗毒蕈样作用
   C. 增加血氧饱和度
   D. 减轻中枢神经系统症状
   E. 抑制体温调节中枢

10. 在碱性溶液中可使毒性增强的有机磷农药是
    A. 敌百虫
    B. 乐果
    C. 氧乐果
    D. 乙硫磷
    E. 敌敌畏

11. "阿托品化"的临床表现有
    A. 颜面紫红，皮肤干燥
    B. 颜面潮红、心率加快

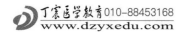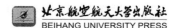

C. 心动过速

D. 瞳孔扩大、烦躁不安

E. 瞳孔缩小、意识模糊

12. 对有机磷农药中毒有诊断价值的检查是

A. 碳氧血红蛋白测定

B. 碱性磷酸酶测定

C. 氧合血红蛋白测定

D. 胆碱酯酶活力测定

E. 血淀粉酶测定

13. 出现呼吸困难和肺水肿的重度有机磷农药中毒患者，重要的抢救药物选用

A. 地西泮

B. 阿托品

C. 氨茶碱

D. 地塞米松

E. 毛花苷C（西地兰）

14. 结合成碳氧血红蛋白的两种物质是

A. 一氧化碳与白蛋白

B. 一氧化碳与球蛋白

C. 一氧化碳与血红蛋白

D. 二氧化碳与血红蛋白

E. 二氧化碳与球蛋白

15. 高压氧疗治疗一氧化碳中毒的主要机制是

A. 增加血液中溶解氧量使易向细胞内弥散

B. 促进血液中碳氧血红蛋白解离

C. 保护主要脏器供氧

D. 加速体内血液循环

E. 增加椎动脉血容量

16. 一氧化碳中毒最有价值的指标是

A. PaO_2 降低

B. COHb 升高

C. $PaCO_2$ 升高

D. CO_2CP 升高

E. SaO 降低

17. 一氧化碳中毒患者需输注的成分血是

A. 血小板浓缩悬液

B. 新鲜血

C. 红细胞悬液

D. 浓缩红细胞

E. 新鲜血浆

18. 重度一氧化碳中毒的表现有

A. 深昏迷

B. 意识模糊

C. 意识模糊

D. 口唇呈樱桃红色

E. 头晕、头痛

19. 护士为一氧化碳中毒重症患者采取氧疗，选择的最佳方法是

A. 持续高流量给氧

B. 间歇低流量给氧

C. 高压氧治疗

D. 间断高流量给氧

E. 经 20% ～ 30% 乙醇湿化后给氧

20. 急性一氧化碳（CO）中毒患者苏醒后，应该休息观察

A. 24 小时

B. 1 周

C. 2 周

D. 1 月

E. 2 月

21. 一氧化碳中毒患者皮肤最常见的颜色是

A. 深红色

B. 青紫色

C. 苍白色

D. 深黄色

E. 樱桃红色

22. 导致中暑的原因<u>不包括</u>

A. 对高温的耐受性降低者

B. 环境温度超过 35℃

C. 湿度超过 60%

D. 大量出汗

E. 空气流通不畅

23. 对热衰竭发生机制描述正确的是

A. 体温调节中枢受损

B. 大量出汗致血容量不足

C. 散热不足

D. 脑组织充血水肿

E. 电解质紊乱

24. 热衰竭患者的临床表现包括

A. 血压上升

B. 四肢温暖

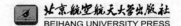

C．心率减慢

D．口渴

E．面色红润

25．热射病患者暂停降温治疗的指征是肛温降至

A．35℃

B．36℃

C．37℃

D．38℃

E．39℃

26．热射病治疗首选是

A．迅速降温

B．防止惊厥

C．补液

D．防治感染

E．纠正酸中毒

27．热痉挛患者需要补充的是

A．脂肪

B．水

C．蛋白

D．盐

E．糖

28．中暑患者时，病房的环境温度应降至

A．12℃～14℃

B．15℃～20℃

C．20℃～25℃

D．25℃～28℃

E．28℃～30℃

29．人体在高温下劳动，大量出汗饮水过多，而盐分不足，可能发生

A．中暑衰竭

B．日射病

C．中暑高热

D．中暑痉挛

E．高血压

30．患者，男，28岁。与女友争吵后服大量毒药，药名不详，立即急诊入院。胃管插入后第一步是

A．导泻

B．问患者服的是何种药物

C．抽取毒物立即送检

D．先灌入生理盐水

E．先催吐

31．患者，男，40岁。误服敌敌畏约200ml，出现呼吸困难，面肌细颤，其原因是

A．血氧饱和度下降

B．胆碱酯酶活性降低

C．胰岛素不足

D．乙酰胆碱失活性

E．5-羟色胺过多

32．患者，女，34岁。因与他人发生争吵后，口服敌敌畏约50ml，家属立即送医院救治，护士在作护理体检时患者特征性临床表现是

A．肢体瘫痪

B．呼吸有烂苹果味

C．双侧瞳孔缩小

D．满肺干啰音

E．血压降低

33．患者，女，28岁。因一氧化碳中毒送入院，护士观察病情时，应特别警惕的并发症是

A．水电解质紊乱

B．迟发性脑病

C．昏迷

D．脑水肿

E．肺水肿

34．患者，女，45岁。煤气中毒，发现时昏迷，大小便失禁，抢救时的首要措施是

A．现场心肺复苏

B．立即吸氧气

C．移离现场

D．就地人工呼吸

E．建立静脉通道

35．患者，男，30岁。高温下劳动，大量流汗喝了大量水后，感到乏力，突然腿痛不能走路，并有腹痛。最可能出现的情况是

A．中暑先兆

B．热射病

C．日射病

D．热痉挛

E．热衰竭

36．患者，女，68岁。身体虚弱，中暑后入院治疗，对患者预后有决定作用的措施为

A．脱离高温环境

B．测量体温

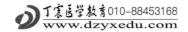
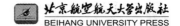

C. 冰袋冷敷
D. 补充体液
E. 保持呼吸道通畅

37. 患者，男，49岁。农民。中午在烈日下劳动，3小时后恶心、头晕、头痛、面色苍白、大汗、脉速、呼吸浅快、意识不清、血压79/49mmHg。应考虑的是
　　A. 中毒
　　B. 热衰竭
　　C. 热痉挛
　　D. 热射病
　　E. 日射病

(38~39题共用备选答案)
　　A. 乐果中毒

B. DOT中毒
C. 敌百虫中毒
D. 巴比妥类药物中毒
E. 灭鼠药中毒

38. 4%碳酸氢钠溶液洗胃用于
39. 水或清水洗胃用于

(40~41题共用备选答案)
　　A. 胆碱酯酶活性受抑制
　　B. 碳氧血红蛋白在体内蓄积
　　C. 高铁血红蛋白在体内蓄积
　　D. 交感神经过度兴奋
　　E. 迷走神经过度兴奋

40. CO中毒的机制是
41. 有机磷农药中毒的机制是

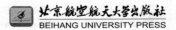

第十章　神经系统疾病

1. 腰椎穿刺后患者取去枕平卧位的主要目的是
   - A．由利于脑部血液循环
   - B．防止脑缺血、缺氧
   - C．减轻脑膜刺激症状
   - D．防止发生昏迷和休克
   - E．预防颅内压减低引起头痛

2. 对侧延髓中部病变最常见的表现是
   - A．三偏症
   - B．面部感觉障碍
   - C．末梢型感觉障碍
   - D．分离性感觉障碍
   - E．交叉性感觉障碍

3. 交叉瘫的病变部位是
   - A．大脑皮层
   - B．内囊
   - C．脊髓腰段
   - D．一侧脑干
   - E．脊髓前角

4. 关于对感觉障碍患者的护理措施，不妥的是
   - A．缓解患者紧张不安的情绪
   - B．避免患处重压，防止压疮
   - C．对感觉障碍的患肢，使用暖水袋保暖
   - D．避免搔抓患处，以防损伤造成感染
   - E．衣服应柔软宽松，以减少对皮肤的刺激

5. 椎体束病变时可出现的阳性体征是
   - A．凯尔尼格征
   - B．戈登征
   - C．布鲁津斯基征
   - D．霍夫曼征
   - E．巴宾斯基征

6. 浅昏迷特征是
   - A．可唤醒，不能正确回答
   - B．可唤醒，定向障碍
   - C．可唤醒，乱语躁动
   - D．不能唤醒，有浅反射
   - E．不能唤醒，无任何反射

7. 属于大脑占位性病变的是
   - A．三叉神经痛
   - B．脑震荡
   - C．脑肿瘤
   - D．癔症
   - E．休克

8. 意识障碍中，属最轻度的是
   - A．烦躁
   - B．昏睡
   - C．嗜睡
   - D．浅昏迷
   - E．意识模糊

9. 脑血管病在发作24小时内症状可完全消失的是
   - A．短暂性脑缺血发作
   - B．脑血栓形成
   - C．脑栓塞
   - D．脑出血
   - E．蛛网膜下腔出血

10. 双侧瞳孔表现为不等大的疾病是
   - A．昏迷
   - B．吗啡中毒
   - C．阿托品中毒
   - D．颅内病变
   - E．咯血窒息时

11. 患者口斜眼歪，肢体瘫痪，24小时未经治疗自愈。应考虑
   - A．脑膜炎
   - B．蛛网膜下腔出血
   - C．脑动脉血栓形成
   - D．短暂脑缺血发作

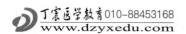
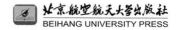

E. 脑溢血

12. 脑血管病首选的检查是
    A. MRI
    B. CT
    C. B 超
    D. X 线
    E. 血清学检查

13. 短暂性脑缺血发作患者服阿司匹林的目的是
    A. 减轻头痛
    B. 退热降温
    C. 防止血小板凝集
    D. 控制感染
    E. 降低纤维蛋白含量

14. 癫痫持续状态是指
    A. 局部抽搐持续数小时或数日
    B. 大发作持续 24 小时以上
    C. 大发作连续发生，间歇期仍有意识障碍
    D. 短期内小发作接连发生
    E. 癫痫大发作药物控制不良者

15. 控制癫痫持续状态最佳的给药方式是
    A. 静脉注射
    B. 口服
    C. 皮下注射
    D. 肌内注射
    E. 舌下含化

16. 癫痫发作类型中无意识障碍的是
    A. 单纯部分性发作
    B. 复杂部分性发作
    C. 失神发作
    D. 强直阵挛性发作
    E. 部分发作继发泛化

17. 对癫痫最有诊断价值的辅助检查是
    A. 脑 CT 检查
    B. 脑 MRI 检查
    C. 脑电图检查
    D. 脑血流图检查
    E. 脑脊液化验

18. 对癫痫发作患者的急救首要处置是
    A. 从速给药，控制发作
    B. 按压人中

C. 详细询问病史
D. 保持呼吸道通畅，防止窒息
E. 颅脑 CT，发现病因

19. 癫痫大发作的临床表现特征是
    A. 局部肌肉节律性抽搐
    B. 吸吮、咀嚼、流涎
    C. 突发突止的意识障碍
    D. 意识丧失、全身抽搐
    E. 无力吵闹、唱歌、脱衣

20. 癫痫发病特点的叙述，不正确的是
    A. 具有突发性与重复性的特点
    B. 癫痫持续状态是该病的特殊情况，死亡率 50%
    C. 是一组由于大脑神经元突然异常放电而造成短暂性大脑功能失常的临床综合征
    D. 大脑功能失常可表现为运动、感觉、意识、行为、自主神经等不同障碍
    E. 发病机制牵涉到神经系统的内在性质，迄今无全面、一致的了解

21. 癫痫大发作时，错误的护理措施是
    A. 使患者躺下，侧卧位
    B. 松解领扣、腰带
    C. 禁止喂水
    D. 牙垫塞入上、下门齿之间
    E. 不能强力按压肢体

22. 急性感染性多发性神经根神经炎可能的病因是
    A. 病毒感染
    B. 寄生虫
    C. 药物中毒
    D. 细菌感染
    E. 霉菌感染

23. 有关急性炎症性脱髓鞘性多发性神经病的描述，正确的是
    A. 周围神经脱髓鞘性疾病
    B. 中枢神经脱髓鞘性疾病
    C. 脊髓变性病
    D. 中枢神经感染性疾病
    E. 神经肌肉接头疾病

24. 感染性多发性神经根神经炎患者脑脊液特点是

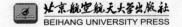

A．血性

B．脓性

C．压力增高

D．白细胞增高

E．蛋白细胞分离

25．感染性多发性神经根神经炎病情危重的标志性表现是

A．吞咽困难

B．血压升高

C．呼吸肌麻痹

D．手套样感觉消失

E．四肢末端肌肉瘫痪

26．急性炎症性脱髓鞘性多发性神经病在发病的第1周内最主要的表现是

A．感觉障碍重于运动障碍

B．四肢对称性弛缓性瘫痪

C．植物神经功能明显障碍

D．括约肌功能明显障碍

E．伴有颅神经损害

27．急性感染性多发性神经炎首发症状多数为

A．一侧肢体瘫痪

B．一侧肢体感觉障碍

C．吞咽困难

D．四肢无力

E．复视

28．急性感染性多发性神经炎患者出现痰液黏稠不易咳出、呼吸肌麻痹，应立即采取的抢救措施是

A．吸氧

B．气管扩张剂雾化吸入

C．吸痰

D．口对口人工呼吸

E．气管切开、吸痰、呼吸机辅助呼吸

29．患者，男，26岁。劳动中突然发生剧烈头痛，呕吐和意识不清，以蛛网膜下腔出血入院。护士体检中发现颈抵抗、颌胸距4横指，表示患者存在

A．浅反射迟钝

B．病理反射

C．颈项强直

D．深反射亢进

E．深反射迟钝

30．患者，男，72岁。突然跌倒，神志不清。

查体：一侧上下肢瘫痪，口斜眼歪，一侧瞳孔直径5mm，另一侧瞳孔直径3.5mm，其原因是

A．颅内压增高

B．脑动脉血栓形成

C．脑血管畸形

D．脑出血后脑疝

E．脑肿瘤

31．患儿，男，9岁。智力低下，既往有"癫痫"病史。发作时出现强烈的点头、屈体样动作，持续此姿势5～8秒，常摔伤头部，伴颜面青紫、瞳孔散大。该患儿的发作类型是

A．肌阵挛发作

B．强直性发作

C．复杂部分性发作

D．全面性强直-阵挛发作

E．发作性睡病

32．患者，男，30岁。突然意识丧失倒地，随即出现全身抽搐，牙关紧闭，眼球上翻。最可能是发生了

A．晕厥

B．脑出血

C．心脏骤停

D．癫痫发作

E．心源性脑缺血

33．患者，女，24岁。患急性炎症性脱髓鞘性多发性神经病。查体：双下肢无力，其下肢仅能在床上移动，但不能抬起。此时患者肌力为

A．1级肌力

B．2级肌力

C．3级肌力

D．4级肌力

E．5级肌力

34．患者，男，20岁。四肢无力4天，无尿便障碍，无发热。查四肢肌力Ⅲ级，四肢远端痛觉减退，腱反射弱，无病理反射，脑脊液正常。首先考虑的疾病是

A．重症肌无力

B．脊髓灰质炎

C．周期性麻痹

D．急性脊髓炎

E．急性炎症性脱髓鞘性多发性神经病

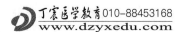
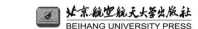

（35-36题共用题干）

患者，女，65岁。与儿子吵架后0.5小时突然剧烈头痛，面色苍白，并呕吐，继之倒地，呼之不应。急送医院就诊。查体：神志清楚，痛苦表情，对答切题，眼底正常，感觉正常，颈抵抗，凯尔尼格征阳性。

35. 问题1：该患者最可能的诊断是
    A. 脑栓塞
    B. 脑血栓形成
    C. 短暂性脑缺血发作
    D. 癫痫发作
    E. 蛛网膜下腔出血

36. 问题2：护士告诉患者绝对卧床的时间为
    A. 1～2周
    B. 3～4周
    C. 4～6周
    D. 5～6周
    E. 8～10周

（37-38题共用备选答案）
    A. 巴宾斯基征阳性
    B. 膝腱反射减弱
    C. 脑膜刺激征阳性
    D. 腹壁反射消失
    E. 膝腱反射消失

37. 脑出血时出现
38. 蛛网膜下腔出血时出现

（39-41题共用备选答案）
    A. 高血压病
    B. 脑静脉畸形
    C. 脑动脉瘤
    D. 长骨骨折
    E. 风湿性心脏病

39. 脑出血最常见的原因是
40. 脑栓塞最常见的原因是
41. 蛛网膜下腔出血最常见的原因是

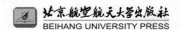

第三篇

外科护理学

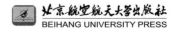

1. 无形失水是指
   A. 呼吸排出的水
   B. 皮肤蒸发的水
   C. 在常态下呼吸与皮肤排水之和
   D. 尿
   E. 粪中水

2. 维持细胞外液渗透压和容量的重要离子是
   A. Na^+
   B. K^+
   C. Mg^{2+}
   D. Ca^{2+}
   E. Cl^-

3. 血钾的正常值是
   A. 0.5～1.0mmol/L
   B. 1.5～2.0mmol/L
   C. 2.5～3.0mmol/L
   D. 3.5～5.5mmol/L
   E. 6.0～7.0mmol/L

4. 低钾血症常见的原因不包括
   A. 醛固酮增多症
   B. 代谢性酸中毒
   C. 持续呕吐
   D. 代谢性碱中毒
   E. 长期应用胰岛素和葡萄糖静脉滴注

5. 导致高钾血症的因素不包括
   A. 急性肾功能衰竭
   B. 大量输入库存血
   C. 严重组织损伤
   D. 酸中毒
   E. 碱中毒

6. 中心静脉压正常值是
   A. 0.20～0.29kPa（2～3cmH₂O）
   B. 0.29～0.39kPa（3～4cmH₂O）
   C. 0.39～0.49kPa（4～5cmH₂O）
   D. 0.49～1.18kPa（5～12cmH₂O）
   E. 1.18～1.47kPa（12～15cmH₂O）

7. 补液原则错误的是
   A. 先盐后糖
   B. 先胶后晶
   C. 先快后慢
   D. 尿畅补钾
   E. 缺什么补什么

8. 营养疗法的适应证不包括
   A. 大面积烧伤
   B. 重症胰腺炎
   C. 骨髓移植
   D. 多系统器官功能衰竭
   E. 休克

9. 在营养评价指标中血清白蛋白正常下限不应低于
   A. 35g/L
   B. 45g/L
   C. 55g/L
   D. 65g/L
   E. 80g/L

10. 人体在饥饿状态下最主要的供能物质是
    A. 脂肪
    B. 糖类
    C. 蛋白质
    D. 维生素
    E. 电解质

11. 有关肠内营养的护理措施，不正确的是
    A. 保证营养液及输注用具清洁无菌
    B. 对胃排空迟缓的患者取半卧位，防止反流而误吸
    C. 注意保持鼻胃管位置，不可上移
    D. 胃内残余量大于100ml应暂停输注
    E. 确定为误吸后应鼓励患者咳嗽

12. 在营养疗法中，有关要素饮食的护理要点，错误的是
    A. 无菌操作
    B. 滴注肠内的营养液温度应保持在20～22℃
    C. 鼻饲导管要保持通畅
    D. 保持口腔鼻腔或造瘘的清洁

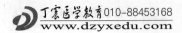
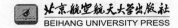

E. 详记 24 小时出入量

13. 肠内营养<u>不正确</u>的做法是
    A. 每次管饲前测量胃内残余量
    B. 患者取半卧位
    C. 营养液放于冰箱内，24 小时内用完
    D. 营养液温度控制在 37℃
    E. 营养液从少量、高浓度开始

14. 关于肠外营养的护理措施，<u>错误</u>的是
    A. 营养液在无菌环境下配制
    B. 穿刺置管处每天消毒
    C. 需快速输注
    D. 必须 24 小时内输完
    E. 营养液中严禁添加治疗药物

15. 由周围静脉实行全胃肠外营养，只适用于短期营养供给，一般<u>不超过</u>
    A. 3 天
    B. 6 天
    C. 10 天
    D. 14 天
    E. 20 天

16. 肿瘤化疗期间的患者应采取的最合理的营养方式是
    A. 少量、高浓度肠内营养
    B. 全量肠内营养
    C. 肠外营养
    D. 单纯葡萄糖输液
    E. 暂停营养制剂

17. TPN（肠外营养）葡萄糖的输入速度应小于
    A. 3mg/（kg·min）
    B. 5mg/（kg·min）
    C. 7mg/（kg·min）
    D. 10mg/（kg·min）
    E. 12mg/（kg·min）

18. 休克时反映器官血流灌注最重要的指标是
    A. 神志
    B. 血压
    C. 脉率
    D. 尿量
    E. 肢体温度

19. 对休克患者应用血管扩张药的前提是
    A. 与强心药同时使用

B. 舒张压不低于 70mmHg
C. 脉搏 100 次 / 分以下
D. 血容量补足
E. 收缩压不低于 90mmHg

20. 对于休克患者的首要处理措施是
    A. 处理原发病
    B. 快速补晶体
    C. 快速补胶体
    D. 应用升压药
    E. 纠正酸碱平衡失调

21. 休克代偿期血压的变化是
    A. 收缩压下降，脉压正常
    B. 收缩压升高，脉压大
    C. 收缩压正常，脉压小
    D. 收缩压正常，脉压大
    E. 血压无变化

22. 低血容量性休克患者首选补充
    A. 等渗盐水
    B. 全血
    C. 血浆
    D. 红细胞
    E. 碱性液

23. 测定中心静脉压，测压玻璃管的"0"点应对准
    A. 锁骨中点水平
    B. 左心房中点水平
    C. 左心室中点水平
    D. 右心房中点水平
    E. 右心室中点水平

24. 关于感染性休克，正确的是
    A. 以继发于革兰阳性杆菌的感染为主
    B. 治疗以抗感染为主，同时抗休克
    C. 又叫内毒素性休克
    D. 其发生的病理生理基础与低血容量性休克不同
    E. 应早期应用血管收缩药升高血压，保证重要器官灌注

25. 休克患者应采取的体位是
    A. 侧卧位
    B. 头部及下肢适当抬高
    C. 平卧位

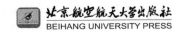

D. 头低位

E. 俯卧位

26. 测得某患者 CVP 为 14cmH$_2$O，血压 75/55 mmHg，此时应采取的措施是

　　A. 补充液体

　　B. 血管紧张药物

　　C. 强心利尿

　　D. 应用皮质激素

　　E. 改善微循环

27. 关于休克患者的护理措施<u>不正确</u>的是

　　A. 保持呼吸道通畅

　　B. 头和躯干抬高 10°～20°，下肢抬高 20°～30°

　　C. 严格无菌操作

　　D. 监测体温变化

　　E. 电热毯保温

28. 多系统器官功能衰竭，最常见的首发器官是

　　A. 肾

　　B. 心

　　C. 肝

　　D. 肺

　　E. 脑

29. 预防 MODS 的措施<u>不正确</u>的是

　　A. 严密监测病情变化

　　B. 积极纠正低血容量

　　C. 出现两个脏器衰竭积极处理

　　D. 防治感染

　　E. 加强营养支持

30. 关于 ARDS 的病理改变<u>不正确</u>的是

　　A. 肺间质和肺泡水肿

　　B. 肺顺应性增高

　　C. 功能残气量减少

　　D. 通气／血流比例失调

　　E. 肺内动静脉样分流增加和弥散障碍

31. 急性呼吸窘迫综合征最基本的病理改变是

　　A. 低氧血症

　　B. 酸中毒

　　C. 肺泡内及间质水肿

　　D. 血管通透性增高

　　E. 肺泡表面活性物质缺失

32. 帮助诊断早期急性呼吸窘迫综合征的 X 线检查是

　　A. 肺内哑铃状阴影

　　B. 双肺大片致密阴影

　　C. 肺纹理增多

　　D. 肺内斑点状阴影

　　E. 肺内网状阴影

33. 急性肾衰竭少尿期最危险的并发症是

　　A. 出血倾向

　　B. 高钾血症

　　C. 代谢性酸中毒

　　D. 水中毒

　　E. 尿毒症

34. DIC 表现最早的征兆是

　　A. 消化道出血

　　B. 血小板黏附性降低

　　C. 肌内注射部位出血

　　D. 抽出的静脉血不易凝固

　　E. 静脉血不易抽出、易凝固

35. 属于椎管内麻醉的是

　　A. 吸入麻醉

　　B. 基础麻醉

　　C. 蛛网膜下腔麻醉

　　D. 复合麻醉

　　E. 全麻

36. 最常引起喉痉挛的麻醉方法是

　　A. 布比卡因局部麻醉

　　B. 丁卡因蛛网膜下腔麻醉

　　C. 氯胺酮静脉麻醉

　　D. 硫喷妥钠静脉麻醉

　　E. 氟烷吸入麻醉

37. 静脉麻醉药物<u>不包括</u>

　　A. 芬太尼

　　B. 咪唑地西泮

　　C. 哌替啶

　　D. 异氟烷

　　E. 可待因

38. 麻醉前准备<u>不包括</u>

　　A. 进行心理护理

　　B. 了解患者各系统功能

　　C. 纠正患者生理功能紊乱

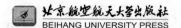

D. 麻醉用具及药物的准备

E. 手术区备皮

39. 全麻术后患者清醒的表现是

A. 肛门排气

B. 出现躁动不安

C. 出现幻觉

D. 出现肢体活动

E. 能正确答问

40. 蛛网膜下腔阻滞麻醉常用的穿刺部位是

A. 腰 3 ～ 4

B. 胸 12 ～腰 2

C. 腰 4 ～骶 1

D. 胸 10 ～ 11

E. 腰 5 ～骶 1

41. 硬膜外阻滞麻醉最危险的并发症是

A. 全脊髓麻醉

B. 脊神经根损伤

C. 硬膜外血肿

D. 硬膜外感染

E. 硬膜外导管折断

42. 蛛网膜下腔阻滞麻醉手术的患者，取去枕平卧位的目的是

A. 防止血压下降

B. 防止颅内压过低

C. 防止呕吐误吸

D. 防止头痛

E. 防止脑缺血

43. 局麻药中毒出现严重惊厥，处理时首选的药物是

A. 硫喷妥钠

B. 安定

C. 哌替啶

D. 氯丙嗪

E. 苯巴比妥钠

44. 在 100ml 的局麻药中应加入 0.1% 的肾上腺素的量为

A. 0.1ml

B. 0.3ml

C. 0.4ml

D. 0.7ml

E. 0.9ml

45. 在局麻药中加入少量肾上腺素，适用于的情况是

A. 高龄患者

B. 阴茎手术

C. 发热患者

D. 甲状腺功能亢进患者

E. 心脏病患者

46. 吸入性全身麻醉，应使用的麻醉前用药是

A. 阿托品

B. 咪达唑仑

C. 哌替啶

D. 硫喷妥钠

E. 吗啡

47. 阿托品作为麻醉前用药，错误的是

A. 可松弛平滑肌

B. 可抑制涎腺、呼吸道腺体分泌

C. 可行皮下或肌内注射

D. 心动过速者不宜应用

E. 可预防局麻药中毒

48. 术前用药不包括

A. 镇痛药

B. 降压药

C. 催眠药

D. 镇静药

E. 抗胆碱能药

49. 患者自控镇痛（PCA）不包括

A. 患者自控静脉镇痛

B. 患者自控硬膜外镇痛

C. 皮下患者自控镇痛

D. 肌内患者自控镇痛

E. 神经干旁阻滞镇痛

50. 自控镇痛治疗术后疼痛的并发症不包括

A. 恶心、呕吐

B. 呼吸抑制

C. 头痛、头晕

D. 皮肤瘙痒

E. 内脏运动减弱

51. 为减少患者术后镇痛过程中出现消化道反应，以下处理措施中不正确的是

A. 延长禁食时间

B. 吸氧

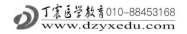
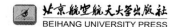

C. 补充血容量
D. 使用止吐药
E. 保持环境安静

52. 属于心跳骤停的临床类型是
　　A. 房性期前收缩
　　B. 室性期前收缩
　　C. 房性颤动
　　D. 室性纤颤
　　E. 室上性心动过速

53. BLS 的含义是
　　A. 加强生命支持
　　B. 基本生命支持
　　C. 进一步生命支持
　　D. 基本生命延续
　　E. 加强生命监测

54. 心搏骤停的诊断依据<u>不包括</u>
　　A. 面色苍白，发绀
　　B. 意识突然丧失
　　C. 颈动脉搏动消失
　　D. 呼吸停止
　　E. 两侧瞳孔不等大

55. 三期复苏的项目是
　　A. 除颤
　　B. 输血、输液
　　C. 降温和脱水治疗
　　D. 复苏药物治疗
　　E. 机械人工呼吸

56. 在对心室颤动患者进行心肺复苏时，首选药物是
　　A. 碳酸氢钠
　　B. 阿托品
　　C. 胺碘酮
　　D. 异丙肾上腺素
　　E. 氯化钙

57. 为避免大脑遭受不可逆损害，心肺复苏最佳开始的时间最好<u>不要超过</u>
　　A. 4～6 分钟
　　B. 8～10 分钟
　　C. 12 分钟
　　D. 15 分钟
　　E. 20 分钟

58. 心肺复苏时，人工循环与人工呼吸次数比正确的是
　　A. 30：2
　　B. 15：3
　　C. 15：4
　　D. 15：5
　　E. 15：6

59. 挤压呼吸气囊，每次可进入肺内的空气量是
　　A. 100～150ml
　　B. 200～300ml
　　C. 350～450ml
　　D. 500～1000ml
　　E. 1200～1500ml

60. 心跳呼吸骤停复苏成功后，观察期间应使
　　A. 血压维持略高水平，不必吸氧
　　B. 血压维持略高水平，常规吸氧
　　C. 血压维持略低水平，不必吸氧
　　D. 血压维持略低水平，常规吸氧
　　E. 血压不考虑，常规吸氧

61. 心肺复苏后处理，<u>不恰当</u>的是
　　A. 常规吸氧
　　B. 纠正低血压
　　C. 纠正体液失衡
　　D. 不用抗生素
　　E. 纠正酸中毒

62. 心肺复苏后，气管插管的时间<u>不得超过</u>
　　A. 24 小时
　　B. 72 小时
　　C. 18 小时
　　D. 40 小时
　　E. 36 小时

63. 某医院准备设置一综合性 ICU，目前已配备了多功能检测仪、心电图机、呼吸机、除颤器及急救用具，还需要配置的基本检测治疗设备是
　　A. 血气分析仪
　　B. B 超机
　　C. CT 机
　　D. MRI 机
　　E. 麻醉机

64. ICU 基础监护的内容应<u>不包括</u>
　　A. 血氧饱和度

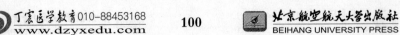

B. 持续心电图监护

C. 出入量

D. 血压

E. 测瞳孔，每 2 小时 1 次

65. 抢救室内抢救器械和药品管理的"五定" <u>不包括</u>

A. 定数量

B. 定期更换

C. 定人保管

D. 定点放置

E. 定期消毒灭菌

66. 非胃肠道手术，术前禁食的时间是

A. 2 小时

B. 4 小时

C. 6 小时

D. 12 小时

E. 14 小时

67. 乳癌根治术术前备皮范围，下列正确的是

A. 脐水平

B. 肋缘

C. 髂前上棘水平

D. 耻骨联合

E. 大腿上 1/3

68. 属于限期手术的疾病是

A. 肠扭转

B. 嵌顿疝

C. 胃癌

D. 甲状腺腺瘤

E. 溃疡病穿孔

69. 与术后切口裂开<u>无关</u>的因素是

A. 低蛋白血症

B. 切口感染

C. 缝合不良

D. 腹泻

E. 尿潴留

70. 预防术后肺部感染的<u>不利</u>因素是

A. 术前戒烟

B. 术后早期活动

C. 痰稠可给祛痰药

D. 鼓励患者深呼吸

E. 应用镇咳药

71. 外科洗手法要求洗手范围从指尖到肘上

A. 6cm

B. 8cm

C. 10cm

D. 12cm

E. 15cm

72. 手术室人员洗手、穿无菌衣和戴手套之后，双手应保持的姿势是

A. 手臂向上高举

B. 手臂自然下垂

C. 胸前拱手姿势

D. 夹在腋下

E. 放在背后

73. 手术区皮肤消毒<u>不可</u>使用碘伏的是

A. 胸部

B. 足部

C. 会阴部

D. 前臂

E. 腿部

74. 下腹手术备皮范围<u>不正确</u>的是

A. 上自乳头水平

B. 下至大腿上 1/3 前内侧的皮肤

C. 两侧至腋后线

D. 剔除阴毛

E. 以切口为中心周围 10～15cm

75. 器械护士和巡回护士的共同责任是

A. 静脉输液

B. 管理器械台

C. 传递器械

D. 核对患者姓名

E. 清点器械、敷料

76. 导致手术野污染的因素<u>不包括</u>

A. 手术器械

B. 麻醉器械

C. 手术人员的手臂

D. 感染病灶或腹内空腔脏器

E. 患者手术区皮肤

77. 穿好手术衣、戴好无菌手套后，无菌区域的范围是

A. 手术衣覆盖的部位

B. 上肢、胸及腹的前面

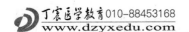 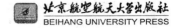

C. 腰以上的前胸腹部
D. 肩、上肢及腰以上的前胸腹部
E. 肩平面以下、腰水平以上的前胸腹、两侧及上肢

78. 特异性感染的致病菌包括
    A. 大肠埃希菌
    B. 白色念珠菌
    C. 铜绿假单胞菌
    D. 金黄色葡萄球菌
    E. 乙型溶血性链球菌

79. 慢性感染是指病程持续超过
    A. 1周
    B. 2周
    C. 3周
    D. 1个月
    E. 2个月

80. 面部"危险三角区"的疖若处理不当，可引起的严重后果是
    A. 急性蜂窝织炎
    B. 脓毒血症
    C. 颅内海绵状静脉窦炎
    D. 局部淋巴结肿痛
    E. 眼球后感染

81. 危害大的疖位于
    A. 颈部
    B. 上唇
    C. 前臂
    D. 腰部
    E. 腿部

82. 痈的临床表现特点是
    A. 易传染
    B. 好发于上肢
    C. 致病菌为白色念珠菌
    D. 病变区有多个脓栓
    E. 全身疼痛

83. 引起丹毒的最常见致病菌是
    A. 金黄色葡萄球菌
    B. β溶血性链球菌
    C. 产气荚膜梭菌
    D. 白色念珠菌
    E. 铜绿假单胞菌

84. 小指化脓性腱鞘炎感染扩散易引起
    A. 鱼际间隙感染
    B. 掌中间隙感染
    C. 尺侧滑囊炎
    D. 桡侧滑囊炎
    E. 手背蜂窝织炎

85. 脓性指头炎手术治疗的时机是
    A. 局部出现胀痛
    B. 局部红肿
    C. 全身高热
    D. 局部搏动性疼痛
    E. 局部出现波动

86. 泌尿道感染常见的致病菌是
    A. 革兰阳性球菌
    B. 革兰阴性杆菌
    C. 厌氧菌
    D. 真菌
    E. 支原体

87. 脓毒症的热型是
    A. 高热
    B. 间歇热
    C. 不规则热
    D. 稽留热
    E. 弛张热

88. TAT治疗破伤风的机制是
    A. 解痉
    B. 镇静
    C. 中和血中游离毒素
    D. 抗破伤风梭菌
    E. 抗化脓菌

89. 破伤风患者最早出现的表现是
    A. 高热
    B. 呼吸困难
    C. 苦笑面容
    D. 牙关紧闭
    E. 颈项强直

90. I期愈合是指
    A. 伤口无感染的愈合
    B. 伤口无瘢痕的愈合
    C. 所有无菌切口的愈合
    D. 虽无感染但是延期的愈合

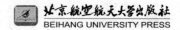

E．无感染且呈线状瘢痕的愈合

91．感染伤口的处理原则是
　　A．控制感染，加强换药
　　B．控制感染，立即缝合
　　C．彻底清创，择期植皮
　　D．控制感染，立即植皮
　　E．局部制动、理疗

92．肢体外伤上止血带的每次放松间隔时间是
　　A．0.5 小时
　　B．1 小时
　　C．1.5 小时
　　D．2 小时
　　E．2.5 小时

93．清创术是处理开放性损伤的重要措施，而且愈早愈好，应尽可能在伤后
　　A．1～2 小时
　　B．3～5 小时
　　C．6～8 小时
　　D．9～10 小时
　　E．48～72 小时

94．关于肉芽组织的描述，不正确的是
　　A．创面淡红、表面光滑，提示水肿
　　B．坚实呈颗粒组织，分泌物少
　　C．如有水肿，可用 5% 高渗盐水湿敷
　　D．若高出创缘宜剪平
　　E．健康肉芽色鲜红，质密，触之不易出血

95．换药的正确顺序应该是
　　A．清洁伤口、污染伤口、感染伤口
　　B．感染伤口、污染伤口、清洁伤口
　　C．污染伤口、清洁伤口、感染伤口
　　D．污染伤口、感染伤口、清洁伤口
　　E．清洁伤口、感染伤口、污染伤口

96．头面部烧伤，应特别警惕是否伴有
　　A．鼻部烧伤
　　B．唇部烧伤
　　C．头皮烧伤
　　D．呼吸道烧伤
　　E．颈部烧伤

97．烧伤后的体液渗出达到高峰的时间是
　　A．2 小时
　　B．8 小时

　　C．12 小时
　　D．24 小时
　　E．36 小时

98．烧伤患者体重 60kg，Ⅱ度烧伤面积为 40%，伤后第一个 24 小时应输入晶体和胶体的液量是
　　A．3000ml
　　B．2800ml
　　C．4000ml
　　D．5000ml
　　E．5600ml

99．移植方法中存活率最高的是
　　A．自体移植
　　B．结构移植
　　C．异种移植
　　D．同基因移植
　　E．同种异体移植

100．为防止发生超急性排斥反应，进行肾移植前无需检查的是
　　A．ABO 血型
　　B．HLA 配型相容程度
　　C．人类白细胞培养
　　D．混合淋巴细胞培养
　　E．交叉配合与细胞毒性试验

101．保存移植器官的灌注液最适宜的温度是
　　A．- 2℃
　　B．0℃
　　C．2℃
　　D．4℃
　　E．6℃

102．植皮术后的护理措施，不妥的是
　　A．皮片下积液不可引流
　　B．植皮的肢体制动，防止皮片移动
　　C．坏死皮片应及时剪去
　　D．保持包扎敷料清洁干燥
　　E．不可抓摸创面

103．中厚皮片包括
　　A．表皮
　　B．表皮及极少量真皮
　　C．表皮及部分真皮
　　D．表皮及全部真皮
　　E．表皮、真皮及少量皮下组织

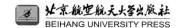

104. 植皮术中应用最广的皮片是
    A. 表层皮片
    B. 点状皮片
    C. 中厚皮片
    D. 全厚皮片
    E. 带蒂皮片

105. 原位癌变的范围是
    A. 到达肌层
    B. 到达浆膜层
    C. 突破基膜
    D. 突破浆膜
    E. 局限于上皮层内

106. 抗肿瘤药氟尿嘧啶的分类属于
    A. 细胞毒素类
    B. 生物碱类
    C. 抗生素类
    D. 抗代谢类
    E. 烷剂类

107. 良性肿瘤与恶性肿瘤的根本区别是
    A. 与周围组织粘连与否
    B. 细胞分化程度
    C. 有无包膜
    D. 表面光滑程度
    E. 活动程度

108. 属于三级预防的措施是
    A. 禁止吸烟，预防肺癌
    B. 乳房肿块自我检查
    C. 食管拉网实验普查
    D. 慎用激素类药物
    E. 乳癌术后功能锻炼

109. 黑痣恶变的表现不包括
    A. 体积增大
    B. 色素减退
    C. 出现疼痛
    D. 溃烂出血
    E. 色素加深

110. 护理肿瘤放疗患者，应每周检查一次白细胞和血小板，应暂停治疗时，白细胞的浓度小于
    A. 0.5×10^9/L
    B. 0.8×10^9/L
    C. 1×10^9/L

D. 2×10^9/L
E. 3.5×10^9/L

111. 静脉滴注肿瘤化疗药物应控制的时间是
    A. 2 ～ 4 小时
    B. 3 ～ 6 小时
    C. 4 ～ 8 小时
    D. 7 ～ 10 小时
    E. 10 ～ 14 小时

112. 某护士为一患淋巴肉瘤的患者静脉注射氮芥，患者感局部明显疼痛，肿胀，回抽无回血，立即拔出针头，但局部仍痛，处理正确的是
    A. 局部按摩
    B. 患肢下垂
    C. 麻醉镇痛
    D. 以 50% 硫酸镁湿热敷
    E. 局部冷敷，以稀硫代硫酸钠局部封闭

113. 颅内压增高患者代偿期的改变是
    A. 血压升高，脉搏加快，呼吸浅促
    B. 血压升高，脉搏减慢，呼吸深慢
    C. 血压升高，脉搏减慢，呼吸浅促
    D. 血压下降，脉搏加快，呼吸浅促
    E. 血压下降，脉搏加快，呼吸深慢

114. 颅内压增高患者死亡的主要原因是
    A. 窒息
    B. 猝倒
    C. 脑疝
    D. 呼吸衰竭
    E. 循环衰竭

115. 成人颅内压增高是指颅内压持续高于
    A. 70mmH₂O（0.7kPa）
    B. 100mmH₂O（0.98kPa）
    C. 150mmH₂O（1.47kPa）
    D. 200mmH₂O（2kPa）
    E. 230mmH₂O（2.25kPa）

116. 颅内压增高明显时，应避免
    A. CT 检查
    B. MRI 检查
    C. 腰椎穿刺
    D. 脑血管造影
    E. 颅脑多普勒检查

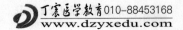

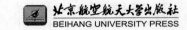

117. 小脑幕切迹疝的病变侧瞳孔变化是
    A. 立即缩小
    B. 先缩小、后散大、再缩小
    C. 先散大、后缩小、再散大
    D. 先缩小、后散大
    E. 立即散大

118. 小脑幕切迹脑疝与枕骨大孔疝的临床表现不同的是
    A. 头痛剧烈
    B. 呕吐频繁
    C. 意识障碍出现较早
    D. 血压升高，脉缓有力
    E. 呼吸骤停出现的时间不同

119. 颅内无明显器质性改变的是
    A. 脑积水
    B. 硬脑膜外血肿
    C. 蛛网膜下出血
    D. 脑脓肿
    E. 脑震荡

120. 应紧急手术治疗的脑外伤是
    A. 颅骨线性骨折
    B. 颅骨较浅的凹陷性骨折
    C. 颅盖骨折
    D. 颅底骨折伴脑脊液耳漏
    E. 硬脑膜外血肿

121. 硬膜外血肿典型的意识改变为
    A. 神志恍惚
    B. 持续浅昏迷
    C. 中间清醒期
    D. 持续深昏迷
    E. 谵妄昏睡

122. 格拉斯哥昏迷计分法中的运动反应最高得分为
    A. 3分
    B. 4分
    C. 5分
    D. 6分
    E. 7分

123. 甲状腺激素的作用<u>不包括</u>
    A. 增加全身组织的耗氧量
    B. 促进生长发育

C. 抑制组织分化
    D. 促进蛋白质、脂肪、糖类的分解
    E. 影响体内水的代谢

124. 甲亢行甲状腺大部切除术，术前准备应达到一定的标准，但<u>不要求</u>
    A. 情绪稳定
    B. 睡眠好转
    C. 体重下降
    D. 脉率稳定在90次/分以下
    E. 腺体变小变硬

125. 甲亢患者术前准备最重要的环节是
    A. 心电图检查
    B. 降低基础代谢率
    C. 同位素检查
    D. 声带检查
    E. 颈部X线检查

126. 甲状腺大部切除术后最危险的并发症是
    A. 喉上神经损伤
    B. 呼吸困难、窒息
    C. 甲状腺危象
    D. 甲状旁腺损伤
    E. 单侧喉返神经损伤

127. 单纯性甲状腺肿的病因<u>不包括</u>
    A. 合成甲状腺激素原料缺乏
    B. 甲状腺素原料过多
    C. 甲状腺素需要增加
    D. 甲状腺素合成障碍，血中甲状腺激素的减少
    E. 甲状腺素分泌障碍，血中甲状腺激素的增加

128. 甲状腺癌病理类型中，最常见而恶性程度最低的是
    A. 甲状腺瘤恶变
    B. 髓样癌
    C. 未分化癌
    D. 乳头状腺癌
    E. 滤泡状腺癌

129. 甲状腺肿瘤行颈淋巴结清扫术后，为纠正肩下垂采用的体位是
    A. 健侧高于患侧
    B. 患侧高于健侧

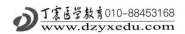
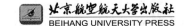

C. 端坐卧位
D. 半坐卧位
E. 平卧位

130. 最主要的乳房淋巴液的输出途径是
   A. 与腹直肌鞘和肝镰状韧带的淋巴管相通
   B. 经肋间淋巴管 - 胸骨旁淋巴结
   C. 经胸大肌外侧缘淋巴管 - 腋窝淋巴结
   D. 经胸大、小肌间淋巴结 - 锁骨下淋巴结
   E. 经皮下交通淋巴管 - 对侧

131. 关于乳腺解剖生理的说法，不正确的是
   A. 乳腺是许多内分泌器官的靶器官
   B. 乳腺的生理活动受腺垂体和卵巢分泌激素的影响
   C. 妊娠和哺乳期乳腺增生
   D. 育龄期妇女在月经各个阶段，乳腺生理状态处于相对静止状态
   E. 绝经后乳腺腺体逐渐萎缩

132. 急性乳腺炎细菌侵入的主要途径是
   A. 周围皮肤炎症蔓延
   B. 乳晕皮肤
   C. 淋巴系统
   D. 血液系统
   E. 破损乳头皮肤

133. 乳腺癌术后，患侧上肢活动原则错误的是
   A. 7 天内不要上举
   B. 10 天内不外展
   C. 上肢负重不宜太久
   D. 最后患肢能通过头顶触及对侧耳朵
   E. 术后 3 天开始活动患侧腕部

134. 乳腺癌患者进行自我检查时，最佳时间一般选择在
   A. 月经前 7 ～ 10 天
   B. 月经前 3 ～ 5 天
   C. 月经期
   D. 月经后 3 ～ 5 天
   E. 月经后 7 ～ 10 天

135. 乳腺癌术后进行健康指导，对预防复发有直接作用的是
   A. 加强营养
   B. 继续功能锻炼
   C. 5 年内避免妊娠

D. 参加体育活动
E. 定期复查

136. 乳腺癌常发生于乳房的
   A. 内下象限
   B. 内上象限
   C. 外下象限
   D. 外上象限
   E. 乳晕区

137. 乳癌淋巴转移主要途径是
   A. 同侧腋窝淋巴结
   B. 同侧胸骨旁淋巴结
   C. 颈部淋巴结
   D. 锁骨下淋巴结
   E. 纵隔淋巴结

138. 纵隔内的脏器不包括
   A. 食管
   B. 气管
   C. 肺
   D. 心脏
   E. 大血管

139. 易发生骨折的肋骨是
   A. 第 1 肋骨
   B. 第 3 肋骨
   C. 第 5 肋骨
   D. 第 8 肋骨
   E. 第 9 肋骨

140. 胸部损伤引起呼吸困难的机制，不包括
   A. 呼吸中枢受损
   B. 多根多处肋骨骨折所致的反常呼吸运动
   C. 疼痛所致的胸廓活动受限
   D. 血胸所致的气管向健侧移位
   E. 气胸所致的纵隔扑动

141. 张力性气胸的成因是
   A. 形成了血气胸
   B. 破裂口自动闭合
   C. 肺大疱破裂出血
   D. 破裂口呈单向活瓣
   E. 破裂口较大而持续开放

142. 张力性气胸患者，急救时首先要采取的措施是

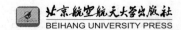

A. 闭式胸膜腔引流
B. 胸腔穿刺排气
C. 厚敷料加压包扎
D. 迅速补液
E. 人工辅助呼吸

143. 治疗进行性血胸的首选措施是
　　A. 行胸腔闭式引流术
　　B. 立即剖胸止血
　　C. 大剂量应用止血药物
　　D. 采取休克体位，静脉输液、输血
　　E. 立即加压包扎

144. 判断损伤性血胸的主要依据是
　　A. 胸部外伤史
　　B. 气管向健侧移位
　　C. 胸穿抽出不凝固血液
　　D. 气促、脉速
　　E. 伤侧呼吸音减弱

145. 对于闭式胸膜腔引流的叙述，错误的是
　　A. 水封瓶液面低于引流管胸腔出口平面60～80cm
　　B. 衔接紧密，防止漏气
　　C. 长玻璃管水柱随呼吸波动，提示引流通畅
　　D. 气胸引流管置于患侧第2肋间
　　E. 拔管时患者可自由呼吸

146. 有关闭式胸膜腔引流的拔管，不正确的是
　　A. 24小时引流液＜50ml，脓液＜10ml，即可拔管
　　B. 拔管后密切观察患者有无呼吸困难
　　C. 准备好凡士林纱布和敷料
　　D. 令患者深呼气后屏气
　　E. 迅速拔管封闭伤口

147. 急性脓胸最常继发于
　　A. 脓毒症
　　B. 膈下脓肿
　　C. 肺内感染
　　D. 胸膜腔积液
　　E. 开胸手术污染胸膜腔

148. 急性脓胸最常见的致病菌是
　　A. 需氧菌
　　B. 铜绿假单胞菌
　　C. 白色念珠菌
　　D. 金黄色葡萄球菌
　　E. 溶血性链球菌

149. 引起急性脓胸最主要的感染途径是
　　A. 肺脓肿破裂直接侵入胸膜腔
　　B. 外伤引起继发感染
　　C. 膈下脓肿通过淋巴管侵犯胸膜腔
　　D. 脓毒血症时致病菌经血液循环进入胸膜腔
　　E. 手术污染引起继发感染

150. 胸腔穿刺治疗急性脓胸时，每次抽脓量不超过
　　A. 400ml
　　B. 600ml
　　C. 1000ml
　　D. 1200ml
　　E. 1400ml

151. 关于慢性脓胸的描述，错误的是
　　A. 急性脓胸病程超过3个月
　　B. 在壁、脏胸膜之间形成脓腔壁
　　C. 肋间隙变窄
　　D. 纵隔向健侧移位
　　E. 可出现脊柱侧突

152. 慢性脓胸胸部X线检查示
　　A. 胸膜腔大片积液阴影
　　B. 纵隔向健侧移位
　　C. 患肺明显萎缩
　　D. 肺段或肺叶可见大片均匀致密阴影
　　E. 胸壁及肺表面有增厚阴影或钙化

153. 脓胸并发支气管胸膜瘘患者宜采用的体位是
　　A. 健侧卧位
　　B. 中凹位
　　C. 患侧卧位
　　D. 头高足低位
　　E. 端坐位

154. 肺癌的分布特点是
　　A. 左肺多于右肺，上叶多于下叶
　　B. 右肺多于左肺，上叶多于下叶
　　C. 左肺多于右肺，下叶多于上叶
　　D. 右肺多于左肺，下叶多于上叶
　　E. 上叶多于下叶，前段多于后段

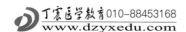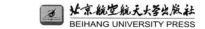

155. 全肺切除的患者输液速度宜控制在
  A. 15 ～ 20 滴 / 分
  B. 20 ～ 25 滴 / 分
  C. 20 ～ 30 滴 / 分
  D. 35 ～ 40 滴 / 分
  E. 40 ～ 45 滴 / 分

156. 食管术后易发生吻合口瘘的原因之一是食管缺乏
  A. 黏膜层
  B. 黏膜下层
  C. 肌层
  D. 浆膜层
  E. 外膜

157. 早期食管癌的症状有
  A. 恶心、呕吐
  B. 柏油样黑便
  C. 持续胸背痛
  D. 吞咽哽噎感
  E. 进行性吞咽困难

158. 食管癌食管明显梗阻的患者术前减轻食管黏膜水肿的措施是
  A. 术前禁食
  B. 营养支持
  C. 纠正水电解质酸碱失衡
  D. 加强口腔卫生
  E. 术前 1 天温盐水洗胃

159. 食管癌最好发的部位是
  A. 食管与胃交界处
  B. 胸部上段
  C. 胸部中段
  D. 胸部下段
  E. 食管中下段

160. 心导管检查术的目的不包括
  A. 发现心内畸形
  B. 心血管造影术
  C. 描记心外心电图
  D. 测量心脏各部分的压力
  E. 测量心脏各部分的氧饱和度

161. 心脏冲动的起源部位是
  A. 房室结
  B. 窦房结

C. 浦氏纤维
D. 心室
E. 心房

162. 冠状动脉造影术后错误的护理措施是
  A. 监测心率、血压变化
  B. 警惕有无过敏发生
  C. 穿刺处加压包扎
  D. 常规用抗生素
  E. 术后卧床 6 小时

163. 高密度脂蛋白降低可见于
  A. 心包炎
  B. 心肌炎
  C. 肺源性心脏病
  D. 风心病
  E. 冠心病

164. 解决瓣膜病变的根本办法是
  A. 服用抗生素
  B. 服用强心药
  C. 服用缩血管药物
  D. 手术
  E. 戒烟

165. 冠心病外科治疗前必须进行的辅助检查是
  A. 心脏 CT
  B. 心血管造影
  C. 心导管检查
  D. 心脏彩色 B 超
  E. 选择性冠状动脉造影

166. 冠状动脉旁路移植术前 3 ～ 5 天，应嘱咐患者停服抗凝血药，目的是
  A. 防止术中出血不止
  B. 改善心功能
  C. 减轻洋地黄毒性反应
  D. 防止心律失常
  E. 防止血液稀释

167. 人工心肺机的作用不包括
  A. 取代心脏进行循环
  B. 调节氧和二氧化碳的交换
  C. 调节血液温度
  D. 过滤血
  E. 防止血栓形成

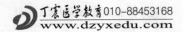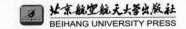

168. 行体外循环治疗的患者，术后使用带气囊的气管导管，对其护理正确的是
 A. 每 1～2 小时放气 1 次
 B. 每 2～3 小时放气 1 次
 C. 每 4～6 小时放气 1 次
 D. 每 8～10 小时放气 1 次
 E. 每 12～24 小时放气 1 次

169. 体外循环结束时，为中和肝素，应选择的药物是
 A. 维生素 K_1
 B. 鱼精蛋白
 C. 止血芳酸
 D. 酚磺乙胺
 E. 白蛋白

170. 腹外疝的疝内容物最常见的是
 A. 大网膜
 B. 膀胱
 C. 盲肠
 D. 结肠
 E. 小肠

171. 构成腹外疝疝环的结构是
 A. 腹壁薄弱处
 B. 壁腹膜
 C. 疝囊颈部
 D. 进入疝囊的腹内脏器和组织
 E. 疝囊外各层组织

172. 嵌顿性疝和绞窄性疝的主要区别是
 A. 有无疼痛
 B. 疝囊颈大小
 C. 疝块外形
 D. 有无肠梗阻表现
 E. 疝内容物有无血供障碍

173. 最多见的腹外疝是
 A. 股疝
 B. 脐疝
 C. 切口疝
 D. 腹股沟斜疝
 E. 腹股沟直疝

174. 关于腹股沟直疝的描述，错误的是
 A. 在耻骨结节外上方出现肿块
 B. 无疼痛

 C. 平卧后多能自行消失
 D. 不会进入阴囊
 E. 易嵌顿

175. 股疝的临床特点是
 A. 多发生于老年男性
 B. 在耻骨结节外上方出现肿块
 C. 可降至阴囊或大阴唇
 D. 不易嵌顿
 E. 常伴有急性机械性肠梗阻症状

176. 常发生于中年女性的腹外疝类型是
 A. 股疝
 B. 脐疝
 C. 切口疝
 D. 嵌顿性疝
 E. 绞窄性疝

177. 脐疝非手术治疗适应于
 A. 1 岁以下
 B. 2 岁以下
 C. 8 岁以下
 D. 7 岁以下
 E. 6 岁以下

178. 脐疝的手术指征是
 A. 满 1 岁，脐环直径大于 1cm
 B. 满 1 岁，脐环直径大于 1.5cm
 C. 满 2 岁，脐环直径大于 1cm
 D. 满 2 岁，脐环直径大于 1.5cm
 E. 满 2 岁，脐环直径大于 2cm

179. 关于脐疝的叙述，不正确的是
 A. 幼儿哭闹常诱发
 B. 婴儿多见
 C. 婴儿脐疝较成年人脐疝易嵌顿
 D. 成年人脐疝较少见
 E. 婴儿脐疝多见于先天性疾病

180. 关于腹外疝术后的护理，不正确的是
 A. 卧床期间鼓励床上活动
 B. 次日取半卧位
 C. 早期下床活动
 D. 术后当天可进流食
 E. 观察阴囊部有无出血、血肿

181. 关于腹膜腔的解剖生理，以下不正确的是

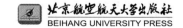

A. 腹膜腔是人体最大的体腔

B. 正常的腹膜腔有 70 ～ 100ml 的液体

C. 腹膜是单向的半透性膜

D. 腹膜的动脉来自肋间动脉和腹主动脉分支

E. 腹膜病变时，腹膜腔可容纳数升液体或气体

182. 与腹膜强大的吸收能力无关的解剖特点是

A. 腹膜有很多皱襞

B. 腹膜是双向半透膜

C. 含有血管丰富的结缔组织

D. 腹膜腔可分为大、小腹腔两部分

E. 面积大致与全身皮肤面积相等

183. 提示炎症累及壁层腹膜的体征是

A. 腹部压痛

B. 移动性浊音阳性

C. 腹部反跳痛

D. 腹式呼吸减弱或消失

E. 肠鸣音消失

184. 膈下脓肿一般不会引起

A. 脓胸

B. 肠瘘

C. 胆囊炎

D. 胸腔积液

E. 脓毒血症

185. 膈下脓肿的临床表现不包括

A. 间歇性钝痛，深呼吸时加重

B. 可引起呃逆

C. 可出现盘状肺不张

D. 季肋区叩痛，严重时出现皮肤局部凹陷性水肿

E. X 线检查可见患侧膈肌升高，季肋角模糊

186. 急性腹膜炎术后护理错误的是

A. 血压平稳取半卧位

B. 术后当天可进少量饮食

C. 继续输液

D. 抗感染

E. 注意腹腔引流的护理

187. 腹膜炎术后胃管拔除、开始进食的指征是

A. 腹痛减轻或消失

B. 血压平稳

C. 有饥饿感

D. 体温恢复正常

E. 肠鸣音恢复，肛门排气

188. 腹腔穿刺抽出不凝血，提示为

A. 胃溃疡穿孔

B. 胃溃疡出血

C. 肝破裂

D. 胆囊穿孔

E. 膀胱破裂

189. 腹膜刺激征是指

A. 腹痛、腹胀、肠鸣音亢进

B. 压痛、反跳痛、腹肌紧张

C. 腹胀、压痛、反跳痛

D. 恶心、呕吐、腹泻、压痛

E. 发热、腹痛、压痛

190. 腹部闭合性损伤常见的受损内脏依次为

A. 肝、小肠、胃、结肠、肠系膜

B. 肝、胃、小肠、结肠、肠系膜

C. 脾、肝、小肠、肾、肠系膜

D. 脾、肾、小肠、肝、肠系膜

E. 肾、肝、脾、小肠、肠系膜

191. 对严重腹部损伤，首要的急救措施是

A. 禁食，输液

B. 吸氧

C. 预防休克

D. 禁用吗啡类镇痛药

E. 物理降温

192. 腹部空腔脏器中最容易损伤的是

A. 胆囊

B. 胃

C. 小肠

D. 结肠

E. 大肠

193. 胃肠减压的目的不包括

A. 吸出胃肠道内液体

B. 降低胃肠道内压力

C. 改善胃肠壁血液循环

D. 胃肠损伤时，防止内容物漏出

E. 刺激肠蠕动

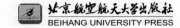

194. 十二指肠引流液包括
   A. 十二指肠液、胆总管液、胆囊液和肝胆管液
   B. 十二指肠液、胆总管液、胃液和肝胆管液
   C. 十二指肠液、胰液、胆总管液和胆囊液
   D. 十二指肠液、胆总管液、胰液、肝胆管液
   E. 十二指肠液、胆囊液、胰液和肝胆管液

195. 导致胃、十二指肠溃疡的病因是
   A. 病毒感染
   B. 大肠埃希菌感染
   C. 幽门螺杆菌感染
   D. 过度体力劳动
   E. 长期进食腌制食品

196. 胃、十二指肠溃疡大出血最好发的部位分别是
   A. 胃幽门和十二指肠球部前壁
   B. 胃大弯和十二指肠升部
   C. 胃窦和十二指肠球部前壁
   D. 胃小弯和十二指肠球部后壁
   E. 胃贲门和十二指肠球部

197. 胃十二指肠溃疡穿孔非手术治疗期间最关键的措施是
   A. 半卧位
   B. 胃肠减压
   C. 肠外营养
   D. 应用抗生素
   E. 应用药物止痛

198. 胃癌最好发部位是
   A. 贲门
   B. 胃底
   C. 胃体
   D. 胃窦
   E. 幽门

199. 胃癌最主要的转移途径是
   A. 直接蔓延
   B. 淋巴转移
   C. 血行转移

   D. 腹腔内种植
   E. 盆腔内种植

200. 空肠、回肠的静脉血最终汇入
   A. 下腔静脉
   B. 肠系膜上静脉
   C. 门静脉
   D. 肠系膜下静脉
   E. 肠系膜上静脉

201. 铁的吸收部位主要是
   A. 胃
   B. 十二指肠和小肠上部
   C. 小肠中下部
   D. 乙状结肠
   E. 回肠

202. 对急性阑尾炎患者，最重要的检查是
   A. 结肠充气试验
   B. 腰大肌试验
   C. 闭孔内肌试验
   D. 右下腹固定的压痛
   E. 肛门指诊

203. 一经确诊需及时手术治疗的肠梗阻是
   A. 肠套叠
   B. 肠扭转
   C. 麻痹性肠梗阻
   D. 粘连性肠梗阻
   E. 蛔虫性肠梗阻

204. 单纯性机械性肠梗阻的特点是
   A. 阵发性胀痛
   B. 持续性隐痛
   C. 阵发性绞痛伴肠鸣音亢进
   D. 持续性绞痛伴呕吐
   E. 持续钝痛，肠鸣音消失

205. 肠瘘患者开始进食时的饮食要求是
   A. 低脂、低蛋白、低糖、低渣
   B. 低脂、适量蛋白、低糖、低渣
   C. 低脂、高蛋白、低糖、低渣
   D. 低脂、低蛋白、高糖、低渣
   E. 低脂、适量蛋白、高糖、低渣

206. 对人工肛门护理不妥的是
   A. 结肠造口术后 1 天开放

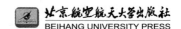

B. 开放时取左侧卧位

C. 保护好切口，防止感染

D. 术后 1 ～ 2 周定时经造瘘口注入等渗盐水

E. 少食或不食易产气或刺激性食物

207. 结肠癌最主要的扩散途径是

A. 血行

B. 直接浸润

C. 淋巴

D. 腹膜种植

E. 腹腔内其他器官

208. 最多见的肛管直肠周围脓肿是

A. 肛门周围脓肿

B. 坐骨肛管间隙脓肿

C. 骨盆直肠间隙脓肿

D. 直肠后间隙脓肿

E. 直肠黏膜下脓肿

209. 关于直肠肛管周围脓肿的叙述，不正确的是

A. 肛门周围脓肿，局部红肿热痛明显，全身症状较轻

B. 骨盆直肠间隙脓肿，全身中毒重，局部症状不明显

C. 有一部分患者最后形成肛瘘

D. 脓肿形成前抗菌消炎为主

E. 脓肿形成后穿刺抽脓，注入抗生素

210. 肛瘘形成的相关因素是

A. 肛裂

B. 内痔

C. 外痔

D. 直肠肛管周围脓肿

E. 直肠脱垂

211. 禁做直肠指检的疾病是

A. 肛瘘

B. 肛裂

C. 直肠肛管周围脓肿

D. 直肠息肉

E. 直肠癌

212. 直肠肛管疾病术前肠道准备正确的是

A. 术前 1 天口服肠道杀菌剂

B. 术前 1 天行清洁灌肠

C. 术前 3 天口服缓泻剂

D. 术前 3 天进流质饮食

E. 术前 5 天进少渣饮食

213. 肝脏的营养供应来源是

A. 肝动脉

B. 肝动脉和门静脉

C. 肝静脉

D. 门静脉

E. 下腔静脉

214. 门静脉与腔静脉之间的交通支不包括

A. 胃 - 脾静脉

B. 前腹壁交通支

C. 腹膜后交通支

D. 胃底、食管下段交通支

E. 直肠下端、肛管交通支

215. 门静脉高压症患者的门腔静脉交通支开放曲张，其中最有临床意义的是

A. 胃底与食管下段静脉交通支

B. 脐旁与腹壁上静脉交通支

C. 脐旁与腹壁下静脉交通支

D. 腹膜后静脉交通支

E. 直肠下端与肛管静脉交通支

216. 门静脉高压症患者分流术后的饮食护理是

A. 高脂、高蛋白、高热量、高维生素饮食

B. 低脂、高蛋白、高热量、高维生素饮食

C. 高脂、限蛋白、高热量、高维生素饮食

D. 低脂、限蛋白、高热量、高维生素饮食

E. 高脂、低蛋白、高热量、高维生素饮食

217. 在我国，门静脉高压症的主要原因是

A. 酒精肝

B. 布卡综合征

C. 门静脉海绵窦样变

D. 胰腺肿瘤压迫

E. 肝炎后肝硬化

218. 肝门 - 腔静脉吻合术的目的是

A. 减少腹水形成

B. 降低肝门静脉压力

C. 消除脾大

D. 改善肝功能

E. 减少交通支扩张

219. 门静脉高压最有特征的表现是

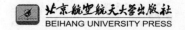

112

A. 脾增大

B. 腹部叩诊有移动性浊音

C. 侧支循环的建立及开放

D. 蜘蛛痣

E. 脾功能亢进表现

220. 门静脉高压症，分流术后患者要

A. 制动 12 小时，并卧床 3 天

B. 制动 12 小时，并卧床 4 天

C. 制动 24 小时，并卧床 6 天

D. 制动 20 小时，并卧床 1 周

E. 制动 48 小时，并卧床 1 周

221. 肝的基本结构和功能单位是

A. 肝窦

B. 肝细胞

C. 肝小叶

D. 肝叶

E. 肝蒂

222. 对原发性肝癌最有意义的检测是

A. 血浆蛋白

B. 肝功能

C. 甲胎蛋白

D. 癌胚抗原

E. 粪便隐血

223. 原发性肝癌最早、最常见的转移方式是

A. 淋巴转移

B. 肝内血行转移

C. 肝外胆道转移

D. 肝内胆道转移

E. 腹腔种植性转移

224. 原发性肝癌肝区疼痛特点是

A. 间歇性隐痛

B. 持续性胀痛

C. 阵发性绞痛

D. 刀割样疼痛

E. 烧灼样疼痛

225. 细菌性肝脓肿的主要表现是

A. 恶心呕吐

B. 黄疸

C. 右上腹肌紧张

D. 局部皮肤凹陷性水肿

E. 寒战、高热、肝区疼痛、肝肿大

226. 胆汁的 3 种主要脂类物质是

A. 胆固醇、胆色素、胆盐

B. 胆盐、钙盐、胆固醇

C. 胆固醇、磷脂、胆盐

D. 胆色素、胆盐、磷盐

E. 钙盐、磷脂、胆固醇

227. 胆汁的功能不包括

A. 排泄各种肝代谢产物

B. 中和胃酸

C. 抑制肠道内致病细菌的生长繁殖

D. 对雌激素和抗利尿激素有灭能作用

E. 刺激肠蠕动

228. 口服胆囊造影的护理，错误的是

A. 造影前 1 天晚餐应为低脂饮食

B. 晚餐后服造影剂

C. 服药前应行碘过敏试验

D. 检查前 1 天午餐应为高脂肪饮食

E. 造影时应携带高脂膳食一份

229. 胆囊或胰腺超声检查前应禁食

A. 3 小时

B. 6 小时

C. 12 小时

D. 7 小时

E. 10 小时

230. 胆总管内放置 T 管的目的是

A. 减少毒素吸收

B. 预防感染

C. 改善肝功能

D. 增加胆汁分泌

E. 引流胆汁进入肠道或分流至体外

231. T 管引流的注意事项不包括

A. 如无异常 14 天拔管

B. 拔管前先夹管 1～2 天

C. 每 3 天更换引流袋 1 次

D. 拔管后伤口堵塞 1～2 天

E. 拔管前后注意大便颜色

232. 能有效抑制胰腺分泌的药物是

A. 抑肽酶

B. 糖皮质激素

C. 抗生素

D. 抗胆碱药

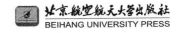

E．生长抑素

233．胰腺癌最常见的辅助诊断和随访项目是
    A．血尿淀粉酶
    B．糖类抗原19-9
    C．血清胆红素
    D．氨基转移酶
    E．血糖与尿糖值

234．壶腹部癌与胆总管结石鉴别，主要的依据是
    A．进行性黄疸
    B．肝功能改变
    C．淀粉酶改变
    D．胆囊肿大
    E．AFP升高

235．躯体性疼痛的特点是
    A．痛阈较高
    B．疼痛多呈间歇性
    C．定位正确，感觉敏锐
    D．不易出现肌紧张，反跳痛
    E．对压力、炎症、缺血、牵拉敏感

236．外科急腹症的特点，正确的是
    A．一般无发热
    B．脉搏变缓
    C．一般先有发热或呕吐，然后有腹痛
    D．常伴有肠功能亢进
    E．多有腹肌紧张、压痛固定

237．外科急腹症患者,在未明确诊断时应严格"四禁"。不属于"四禁"内容的是
    A．禁用吗啡类药镇痛
    B．禁饮食
    C．禁服泻药
    D．禁灌肠
    E．禁腹部透视

238．对急腹症患者的处理，错误的是
    A．禁饮食，按需要实施胃肠减压
    B．积极应用抗生素抗感染
    C．便秘者行低压灌肠
    D．禁用吗啡等强镇痛剂
    E．及时纠正体液失衡

239．急性腹痛在诊断不明时，错误的处理是
    A．禁食

B．持续胃肠减压
    C．半卧位
    D．用镇痛药
    E．补液维持水电解质平衡

240．急腹症手术后，预防肠粘连的护理措施是
    A．保持腹腔引流通畅
    B．遵医嘱使用抗生素
    C．保持有效的胃肠减压
    D．鼓励患者早期活动
    E．深呼吸和有效咳嗽

241．一位老年男性，骨科手术后，长时间卧床，出现左下肢水肿，疼痛，浅静脉怒张，诊断为左下肢深静脉血栓形成，行非手术治疗。在治疗和护理时错误的是
    A．卧床休息
    B．按摩患肢
    C．抗凝血治疗
    D．祛聚疗法
    E．病程在72小时之内可溶栓治疗

242．下肢深静脉回流是否通畅的检查试验是
    A．波氏试验
    B．曲氏试验Ⅰ
    C．曲氏试验Ⅱ
    D．下肢静脉测压
    E．直腿抬高试验

243．大隐静脉高位结扎剥脱术后护理，正确的是
    A．弹力绷带维持1周拆除
    B．患肢制动
    C．早期下床活动
    D．术后4～5天下床活动
    E．术后抬高患肢60°

244．血栓闭塞性脉管炎的病变部位
    A．下肢中小动静脉
    B．上肢中小动静脉
    C．髂-股深静脉
    D．上腔静脉
    E．下腔静脉

245．血栓闭塞性脉管炎的辅助检查，常用的试验是
    A．直腿抬高试验
    B．肢体抬高试验

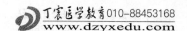 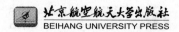

C．曲氏试验Ⅰ

D．曲氏试验Ⅱ

E．波氏试验

246．有关血栓闭塞性脉管炎的护理错误的是

A．防止患肢外伤

B．患肢每晚用40℃水热敷

C．绝对戒烟

D．适当保暖，避免受寒

E．保持患肢干燥

247．血栓闭塞性脉管炎局部缺血期的表现是

A．患肢持续性疼痛

B．趾端溃疡

C．休息痛

D．间歇性跛行

E．足背动脉波动消失

248．逆行肾盂造影的禁忌证是

A．妊娠

B．肝功能损害

C．尿道狭窄

D．肾功能损害

E．肾实质肿瘤

249．膀胱镜检查后给予的护理措施可除外

A．密切观察患者血尿出现情况

B．嘱患者多饮水

C．必要时可用抗生素预防感染

D．必要可使用止痛药

E．有明显血尿应减少饮水量

250．闭合性肾损伤使用抗生素的原则是

A．一般不使用

B．应常规早期使用

C．有膀胱刺激征时使用

D．有镜下血尿时使用

E．发现脓尿时使用

251．肾挫伤非手术治疗，需要绝对卧床的时间是

A．1周

B．2周

C．3周

D．4周

E．5周

252．提示膀胱损伤的表现是

A．排尿障碍而膀胱空虚

B．尿潴留

C．下腹部腹膜刺激征

D．排尿困难

E．脓尿

253．尿道球部损伤的常见原因是

A．骨盆骨折

B．会阴部骑跨伤

C．下腹部撞击

D．高处跌下

E．腹部挤压

254．尿道损伤的患者首选的检查是

A．B超

B．CT

C．MRI

D．彩超

E．逆行尿道造影

255．不属于尿路结石病因的是

A．尿液pH值改变

B．尿液中钙、草酸或尿酸排出增加

C．尿路梗阻

D．尿路损伤

E．饮食成分和结构

256．易在碱性尿液中形成的结石是

A．草酸钙结石

B．磷酸钙结石

C．尿酸钙结石

D．胱氨酸结石

E．混合性结石

257．适用于非手术治疗的结石直径应小于

A．0.6cm

B．1.0cm

C．1.5cm

D．2.0cm

E．2.5cm

258．可进行膀胱镜检查适用于

A．尿路急性感染

B．膀胱结石

C．膀胱容量过小

D．严重的心功能不全

E．尿道狭窄

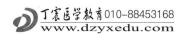 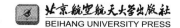

259. 对于后尿道的小结石和透X线结石，最适用的检查方法是
    A. X线检查
    B. 尿道造影
    C. B超
    D. 血生化检查
    E. CT

260. 尿道结石的主要症状是
    A. 排尿困难、排尿痛
    B. 运动后血尿
    C. 肾绞痛
    D. 排尿中断
    E. 全程血尿

261. 泌尿系草酸钙结石的患者不宜多吃的食物是
    A. 动物肝、肾
    B. 牛奶
    C. 紫菜
    D. 菠菜
    E. 啤酒

262. 为促进非手术治疗尿路结石患者排出结石，最适宜的运动方式是
    A. 跳跃
    B. 散步
    C. 气功
    D. 游泳
    E. 长跑

263. 肾结核的原发病灶一般发生在
    A. 肾脏
    B. 输尿管
    C. 膀胱
    D. 尿道
    E. 肺脏

264. 病变主要在肾脏，临床表现主要在膀胱的疾病是
    A. 肾肿瘤
    B. 肾结石
    C. 肾结核
    D. 急性肾盂肾炎
    E. 慢性肾盂肾炎

265. 肾结核的临床表现不包括
    A. 血尿
    B. 发热、盗汗
    C. 排尿困难、排尿中断
    D. 尿频、尿急、尿痛
    E. 脓尿

266. 可出现尿频、尿急、尿痛症状的患者是
    A. 膀胱造瘘
    B. 妊娠压迫
    C. 肾衰竭
    D. 膀胱结核
    E. 急性肾炎

267. 肾结核患者手术前抗结核治疗一般不少于
    A. 3天
    B. 5天
    C. 7天
    D. 10天
    E. 14天

268. 泌尿系梗阻的早期病理改变是
    A. 肾积水
    B. 梗阻以上的尿路扩张
    C. 肾实质萎缩
    D. 菌血症
    E. 肾功能损害

269. 泌尿系统梗阻的最严重后果是
    A. 肾结石
    B. 肾积水
    C. 肾功能损害
    D. 肾小球滤过率降低
    E. 肾衰竭

270. 泌尿系统梗阻最严重的后果是
    A. 肾结石
    B. 肾积水
    C. 肾功能损伤
    D. 肾小球滤过率下降
    E. 肾衰竭

271. 老年男性尿潴留最常见的原因是
    A. 尿道狭窄
    B. 膀胱结石
    C. 膀胱肿瘤
    D. 良性前列腺增生
    E. 膀胱结核

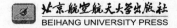

272. 前列腺增生患者最重要的症状是
　　A. 尿频
　　B. 排尿困难
　　C. 尿潴留
　　D. 血尿
　　E. 尿路刺激征

273. 动力性梗阻所致的急性尿潴留包括
　　A. 前列腺增生
　　B. 不习惯卧床排尿
　　C. 尿道狭窄
　　D. 膀胱结石
　　E. 膀胱尿道肿瘤

274. 急性尿潴留的护理措施错误的是
　　A. 保持大便通畅，预防便秘
　　B. 不能插入导尿管的，应直接行耻骨上膀胱造瘘术
　　C. 忌饮酒
　　D. 忌辛辣食物
　　E. 鼓励患者多饮水

275. 肾癌主要的治疗方式是
　　A. 手术治疗
　　B. 免疫治疗
　　C. 放射治疗
　　D. 化学治疗
　　E. 肾动脉栓塞术

276. 引起排尿困难的疾病，应除外
　　A. 肾肿瘤
　　B. 前列腺增生
　　C. 膀胱癌
　　D. 尿道结石
　　E. 包茎

277. 确诊膀胱癌最可靠的方法是
　　A. B 超检查
　　B. CT 检查
　　C. 膀胱触诊
　　D. MRI 检查
　　E. 膀胱镜检查

278. 关于膀胱癌的说法错误的是
　　A. 血尿间歇出现
　　B. 肿瘤多位于膀胱三角区和侧壁
　　C. 一般术后 10 天拔除盆腔引流管

　　D. 待新膀胱容量＞150ml 可拔除导尿管
　　E. 保留膀胱手术后，规律性膀胱内药物灌注治疗需持续 2 年

279. 施行骨牵引时，护理措施错误的是
　　A. 保持肢体纵轴与牵引力一致
　　B. 正确体位，注意反牵引
　　C. 保持有效牵引
　　D. 牵引针孔定时酒精消毒
　　E. 及时清除牵引针孔处血痂

280. 骨科牵引术不具有的作用是
　　A. 防止骨折断端移位
　　B. 固定骨折断端作用
　　C. 防止骨质脱钙
　　D. 防止神经、肌肉损伤
　　E. 解除肌肉痉挛

281. 浸石膏绷带适宜的水温是
　　A. 15℃～20℃
　　B. 25℃～30℃
　　C. 35℃～40℃
　　D. 45℃～50℃
　　E. 55℃～60℃

282. 小夹板固定患者的护理，不正确的是
　　A. 注意观察肢端的血供、感觉
　　B. 抬高患肢，减轻水肿
　　C. 剧痛患者应警惕筋膜间隔综合征
　　D. 夹板的束带以不能上下移动为宜
　　E. 可早期进行患肢功能锻炼

283. 关于功能锻炼的目的错误的是
　　A. 防止骨质脱钙、预防骨质疏松
　　B. 防止关节僵硬
　　C. 促进骨折痊愈
　　D. 缓解疼痛
　　E. 防止肌肉萎缩

284. 开放性骨折最重要的治疗措施是
　　A. 心理护理
　　B. 早期彻底清创，使用抗生素
　　C. 立即使用 TAT
　　D. 立即复位固定
　　E. 镇静止痛

285. 骨折和脱位共有的特殊体征是

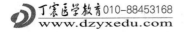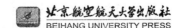

A. 弹性固定
B. 异常活动
C. 骨擦音
D. 畸形
E. 关节部位空虚

286. 不稳定性骨折包括
　　A. 青枝骨折
　　B. 螺旋骨折
　　C. 横骨折
　　D. 嵌插骨折
　　E. 裂缝骨折

287. 肌肉等长练习的正确描述是
　　A. 因肌肉长度改变而肢体运动
　　B. 伴有明显的关节运动
　　C. 增加肌肉的张力而不改变肌肉的长度
　　D. 增加肌肉的张力且改变肌肉的长度
　　E. 等长运动又称动力运动

288. 鉴别肱骨髁上骨折与肘关节脱位，主要检查
　　A. 有无肿胀
　　B. 有无畸形
　　C. 肘后三点关系是否正常
　　D. 有无肱动静脉损伤
　　E. 有无桡神经损伤

289. 脊髓半切征指
　　A. 损伤平面以下同侧肢体的运动和深感觉丧失，对侧肢体的痛觉和温度觉丧失
　　B. 损伤平面下同侧肢体的痛觉和温度觉丧失，对侧肢体的运动和深感觉丧失
　　C. 损伤平面以下的感觉、运动及反射功能部分丧失
　　D. 会阴皮肤鞍状感觉消失、括约肌功能及性功能障碍
　　E. 损伤平面以下的感觉、运动及反射功能完全丧失

290. 截瘫的并发症不包括
　　A. 肺部感染
　　B. 泌尿系感染
　　C. 高血压
　　D. 尿路结石
　　E. 压疮

291. 骨盆骨折的临床表现不包括

A. 患者有疼痛、活动障碍
B. 耻骨联合、腹股沟及会阴部有压痛和瘀斑
C. 骨盆分离试验阳性
D. 骨盆挤压试验阳性
E. 双下肢瘫痪

292. 诊断关节脱位最可靠的方法是
　　A. 外伤史
　　B. 疼痛
　　C. 局部压痛
　　D. 功能障碍
　　E. X线检查

293. 断离肢体的现场保护方法是
　　A. 无菌敷料包裹后冷冻
　　B. 无菌或清洁敷料包裹后干燥冷藏
　　C. 无菌生理盐水冲洗后用无菌敷料包扎冷藏
　　D. 肝素盐水灌注后用无菌敷料包裹冷冻
　　E. 无菌处理后浸润于4°左右的生理盐水中

294. 关于急性骨髓炎的叙述，正确的是
　　A. 常见于青壮年人
　　B. 多发生于长骨干骺端
　　C. 有低热、乏力、盗汗、消瘦等表现
　　D. 患肢疼痛不明显
　　E. 术后闭式灌洗引流时，冲洗液滴注速度应由慢逐渐加快

295. 急性骨髓炎为巩固疗效，停用抗生素的时间是
　　A. 1周内
　　B. 2周内
　　C. 3周内
　　D. 4周内
　　E. 5周内

296. 化脓性关节炎患者放置的引流管，其拔管指征为
　　A. 退热
　　B. 引流液细菌培养（一）后
　　C. 停用抗菌药滴注后几天内无引流液
　　D. 关节无压痛
　　E. 血常规正常

297. 为膝关节化脓性关节炎患者选择的固定位

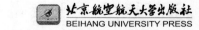

置为

A. 外展位

B. 功能位

C. 外旋位

D. 旋前位

E. 屈曲位

298. 骨关节结核患者应用抗结核药物的时间是

A. 术前至少1月，术后至少3月

B. 术前至少2周，术后至少3～4周

C. 术前至少3周，术后至少6月

D. 术前至少1周，术后至少3～4月

E. 术前至少2周，术后至少3～6月

299. 全膝关节结核，行关节融合术的年龄为

A. 2岁以上

B. 5岁以上

C. 10岁以上

D. 15岁以上

E. 18岁以上

300. 骨关节结核最常发生的部位是

A. 脊柱

B. 肩关节

C. 肘关节

D. 髋关节

E. 膝关节

301. 在骨肿瘤外科分期中代表肿瘤性质的是

A. T

B. N

C. M

D. G

E. H

302. 骨软骨瘤的临床特点是

A. 常见部位是手或足的管状骨

B. 局部红肿、疼痛

C. 多数无症状，无意中发现骨性肿块

D. X线显示骨破坏，膨胀改变

E. 肿瘤生长迅速

303. Codman三角常见于

A. 骨巨细胞瘤

B. 骨软骨瘤

C. 骨样骨瘤

D. 骨肉瘤

E. Ewing肉瘤

304. 患者，男，42岁。频繁腹泻3天，脱水、低钾血症。补液时家属自行调快补液速度，使血钾短时迅速升高，此时应选的药物是

A. 硫酸亚铁

B. 氯化钙

C. 碳酸氢钠

D. 乳酸钙

E. 葡萄糖酸钙

305. 患者，男，30岁。胸部以下大面积烧伤6小时入院，入院时CVP4cmH$_2$O，血压80/60mmHg，尿量20ml/h，四肢厥冷，呼吸急促。提示

A. 血容量不足

B. 心力衰竭

C. 肾衰竭

D. 呼吸衰竭

E. 输液量过多

306. 患者，男，31岁。因急性化脓性阑尾炎收入院，2小时后出现休克，患者休克属于

A. 失血性休克

B. 创伤性休克

C. 感染性休克

D. 心源性休克

E. 血管源性休克

307. 患者，女，38岁。因重度腹膜炎伴感染性休克入院，经处理后病情好转，下列复查结果中，异常指标是

A. 中心静脉压6cmH$_2$O

B. 血pH7.35

C. 尿比重为1.012

D. 血钠135～145mmol/L

E. PaCO$_2$30mmHg

308. 患者，男，39岁。因多发性肋骨骨折、肺挫伤导致急性呼吸窘迫综合征，医生查房听诊时双肺有中小水泡音，管状呼吸音，X线胸片检查示两肺有散在斑片状阴影，可见支气管充气征。提示患者处于

A. 初期

B. 稳定期

C. 进展期

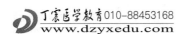
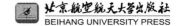

D. 进展期和末期

E. 末期

309. 患者，女，40岁。腰麻下行疝修补术，术后无恶心呕吐，术后可饮水的时间是

A. 1～2小时

B. 3小时

C. 4～6小时

D. 7小时

E. 8～10小时

310. 患者，女，41岁。局部麻醉下行脂肪瘤切除术。手术开始6分钟，患者出现兴奋，烦躁不安，呼吸、心率加快，血压升高，此时紧急处理是

A. 给予地西泮

B. 增大麻醉药剂量

C. 给氧吸入

D. 快速补液

E. 停止给麻醉药

311. 患者，男，30岁。建筑工地意外事故，头部外伤，昏迷，入院住ICU病房，在以下观察中不必要的是

A. 瞳孔

B. 呕吐

C. 尿量

D. 肢体活动

E. 昏迷指数

312. 患者，女，60岁。脑肿瘤切除术后，昏迷。给予鼻饲和留置导尿、翻身等处理，患者眼睑不能闭合，正确的护理措施为

A. 干纱布覆盖双眼

B. 油纱布覆盖双眼

C. 按揉眼睑使其闭合

D. 湿纱布覆盖双眼

E. 金霉素眼膏涂搽

313. 患者，女，36岁。手术区皮肤消毒范围应包括手术切口周围至少

A. 5cm

B. 10cm

C. 15cm

D. 20cm

E. 25cm

314. 患者，女，45岁。背部大片烫伤后感染，

创面脓液为绿色，特殊的甜腥臭味，感染的细菌可能是

A. 金黄色葡萄球菌

B. 溶血性链球菌

C. 大肠埃希菌

D. 铜绿假单胞菌

E. 变形杆菌

315. 患者，男，30岁。下肢急性蜂窝织炎伴全身化脓性感染，需抽血做血培养及抗生素敏感试验，最佳时间是

A. 用药前

B. 寒战时

C. 间歇期

D. 静脉滴注抗生素时

E. 抗生素输入后

316. 患儿，女，12岁。颈部出现急性蜂窝织炎，在护理过程中，应特别警惕患者发生的病情是

A. 颅内感染

B. 菌血症

C. 脓血症

D. 呼吸困难

E. 败血症

317. 患者，男，58岁。左足及小腿外侧大片皮肤鲜红，界限清楚，烧灼样疼痛，全身寒战，高热，初步考虑是

A. 急性蜂窝织炎

B. 疖病

C. 痈

D. 湿疹

E. 丹毒

318. 患儿，男，7岁。3天前右中指被竹签刺伤，今诉手指疼痛。检查见右中指红肿明显，原刺伤部位中间发白，手指无法弯曲，患儿体温38℃。最可能的诊断是

A. 蜂窝织炎

B. 痈

C. 疖

D. 甲沟炎

E. 指头炎

319. 患者，女，27岁。工作中刺伤手掌，伤后4天手掌凹陷消失，疼痛剧烈，中指、环指、小

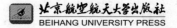

指半屈状，拉直疼痛，应考虑是

A．鱼际间隙感染

B．掌中间隙感染

C．化脓性腱鞘炎

D．脓性指头炎

E．甲沟炎

320．患者，女，29岁。高热9天，拟诊菌血症，医嘱做血培养，其目的是

A．测定细菌的内毒素

B．查找血液中的致病菌

C．测定非蛋白氮含量

D．测定血液酸碱度

E．测定肾功能

321．患者，女，26岁。患破伤风，抽搐频繁，引起肘关节脱位，呼吸道分泌物多，目前需立即采取的措施是

A．脱位整复

B．气管切开

C．给予大量青霉素

D．解痉

E．静脉补液

322．患儿，女，9岁。被开水烫伤后3小时送至急诊，患儿躯干前侧包括会阴部均为薄壁的大水疱，疼痛剧烈，双下肢红斑性改变。该患儿Ⅱ度烫伤面积是

A．10%

B．12%

C．14%

D．20%

E．36%

323．患者，女，45岁。因尿毒症需要肾移植，移植的肾源来自于患者的双胞胎姐姐。此患者的这种移植属于

A．自体移植

B．同质移植

C．同种异体移植

D．异种移植

E．异种异体移植

324．患者，女，45岁。肾移植术，术中肾血循环恢复14分钟后，移植的肾由红转为暗红，出现青紫、坏死，该患者出现的是

A．休克

B．超急性排斥反应

C．急性排斥反应

D．亚急性排斥反应

E．慢性排斥反应

325．患者，女，20岁。腰部肿物多年，生长慢，检查，左侧腰部皮下有1核桃大小肿物，质软，分叶状，可移动，不可压缩，正确的诊断是

A．纤维瘤

B．海绵状血管瘤

C．脂肪瘤

D．蔓状血管瘤

E．皮脂腺囊肿

326．患者，女，74岁。不慎跌倒后，神志不清，查体：一侧肢体瘫痪、口斜眼歪，一侧瞳孔直径5mm，另一侧瞳孔直径3.5mm。瞳孔不等大的原因是

A．颅内压增高

B．脑栓塞

C．脑动脉血栓形成

D．脑疝

E．脑震荡

327．患者，女，25岁。不慎滑倒，头部触地，当即昏迷约20分钟，醒后头痛，恶心，无其他不适，最可能的诊断是

A．脑震荡

B．皮下血肿

C．脑出血

D．脑内血肿

E．脑脓肿

328．患者，男，38岁。从10米高处坠落昏迷，CT检查未颅骨内板和脑表面之间有弓形密度增高影并伴有颅骨骨折和颅内积气。首要诊断应为

A．脑挫伤

B．脑裂伤

C．脑内血肿

D．硬脑膜外血肿

E．硬脑膜下血肿

329．患者，男，13岁。上学途中被车撞倒，右颞部着地，当时不省人事达20分钟，醒后头痛，四肢活动自如，次日感头痛加重，呕吐数次，嗜

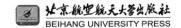

睡而来就诊。目前首要的处理是

    A. 镇痛、止呕

    B. 抗感染，休息

    C. 限盐、限水，进一步观察

    D. 脱水、利尿，进一步检查

    E. 急诊开颅探查

330. 患者，男，40岁。颅脑损伤后为预防脑水肿每天补液量是

    A. 500～800ml

    B. 1000～1300ml

    C. 1500～2000ml

    D. 2500～3000ml

    E. 3500～4000ml

331. 患者，女，37岁。近2年来急躁易激动，失眠多汗，多食但消瘦，脉率＞100次/分，甲状腺肿大，入院准备进行甲状腺大部分切除手术。护士为该患者行术前药物准备，该患者不能使用的药物是

    A. 地西泮

    B. 阿托品

    C. 普萘洛尔

    D. 复方碘化钾

    E. 苯巴比妥钠

332. 患者，男，38岁。因重度甲亢行甲状腺大部切除术，术后6小时出现呼吸困难，逐渐加重，并出现烦躁、发绀。首要的处理措施是

    A. 高流量吸氧

    B. 大剂量激素治疗

    C. 立即进行气管切开

    D. 立即剪开伤口缝线进行探查

    E. 立即送手术室进行检查处理

333. 患者，女，23岁。生长在高原缺碘地区。一年前发现颈前部节状肿物，现肿物变化不大，无不适。最可能的诊断是

    A. 甲状腺腺瘤

    B. 甲状腺癌

    C. 地方性甲状腺肿

    D. 甲状腺功能亢进

    E. 桥本甲状腺肿

334. 患儿，男，10岁。颈前肿物数年，查体：颈前正中舌骨下方一圆形囊性肿物，界限清楚，

表面光滑，伸舌时肿物上移，诊断为

    A. 甲状舌管囊肿

    B. 甲状腺腺瘤

    C. 甲状腺癌

    D. 颈淋巴结核

    E. 颈淋巴结炎

335. 患者，女，28岁。产后3周，母乳喂养。2天前出现右乳胀痛，高热、寒战，右侧腋窝下淋巴结肿大。白细胞计数为 18×10^9/L，中性粒细胞0.75。导致该疾病的致病菌最可能是

    A. 白色念珠菌

    B. 草绿色链球菌

    C. 铜绿假单胞菌

    D. 幽门螺杆菌

    E. 金黄色葡萄球菌

336. 患者，女，60岁。乳癌患者，其乳房皮肤出现酒窝征，是因为

    A. 癌瘤与皮肤粘连

    B. 癌瘤与胸肌粘连

    C. 癌瘤侵犯 Cooper 韧带

    D. 癌瘤侵犯筋膜

    E. 癌瘤堵塞淋巴管

337. 患者，女，46岁。右侧乳腺癌根治术后，护士协助其更换衣裤时应

    A. 先脱患侧，先穿健侧

    B. 先脱患侧，先穿患侧

    C. 先脱健侧，先穿患侧

    D. 先脱左侧，先穿左侧

    E. 先脱右侧，先穿左侧

338. 患者，男，56岁。损伤性血胸入院4小时，患者呼吸困难，血压低，行闭式胸膜腔引流已3小时，每小时引出血液均在200ml以上，目前胸膜腔内

    A. 继续出血

    B. 血液已凝固

    C. 血液已机化

    D. 出血完全停止

    E. 出血基本停止

339. 患儿，1岁。哭闹时腹股沟出现肿块，可回纳，以腹股沟斜疝收入院。拟采用非手术治疗，其原因是

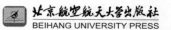

A．小儿耐受力差不宜手术
B．手术危险性高
C．麻醉易出现意外
D．有自愈的可能性
E．手术复发率高

340．患者，男，30岁。右腹股沟区逐渐增大、可复性肿块5年，肿块站立时出现，平卧后消失。查体：右外环口可容食指和中指尖，压迫内环口后肿块不再出现。最可能的诊断是
A．睾丸鞘膜积液
B．精索鞘膜积液
C．腹股沟斜疝
D．腹股沟直疝
E．白线疝

341．患者，男，47岁。因腹股沟斜疝行疝囊高位结扎和疝修补术，为防止术后出血，切口部位应使用沙袋压迫，压迫时间正确的是
A．3～4小时
B．4～5小时
C．9～11小时
D．12～24小时
E．48～72小时

342．患者，男，52岁。腹股沟斜疝术后10天，恢复顺利，拟出院，护士应指导其
A．定期随访
B．3个月内不参加重体力劳动
C．多饮水
D．多食蔬菜水果
E．防止受凉，避免咳嗽

343．患者，男，60岁。3年来走路、咳嗽或用力排便时反复出现右侧腹股沟肿块，呈椭圆形，平卧时肿块可消失。6小时前托举重物时肿块增大，局部剧痛，平卧和手推均不能回纳，肛门停止排便排气。诊断为腹外疝入院治疗。经治疗后即将出院，出院指导中<u>不正确</u>的是
A．出院后3个月内避免重体力劳动
B．定期随访，疝复发时可在家中观察
C．注意保暖，防止受凉咳嗽
D．定期门诊复查，不适随诊
E．注意避免增加腹内压的动作，如用力排便等

344．患者，男，18岁。闭合性腹部损伤2小时，腹痛，呕吐。患者精神紧张，面色苍白，四肢湿冷，无尿。血压70/50mmHg，脉搏120次/分，腹腔抽出不凝固血液。其最根本的处理原则是
A．镇静止痛
B．补充血容量
C．应用利尿药
D．抗休克同时剖腹探查
E．禁饮食，持续胃肠减压

345．患者，男，46岁。因车祸撞伤左上腹，出现腹痛、面色苍白、出冷汗、脉细速、血压下降，首先考虑损伤的脏器是
A．胃
B．脾
C．胰
D．胆囊
E．小肠

346．患者，女，36岁。车祸猛烈撞击左腹部，伴腹痛，胸闷、心悸、呼吸急促入院，出冷汗、烦躁不安。查体：脉细速，血压80/50mmHg。应为其安置的体位是
A．头高足低位
B．屈膝卧位
C．中凹卧位
D．半坐卧位
E．俯卧位

347．患者，男，27岁。转移性右下腹痛24小时来诊。查体：体温38.6℃，右下腹有固定压痛，明显肌紧张和反跳痛，白细胞15×10⁹/L，中性粒细胞90%。该患者的病情应判断为
A．急性单纯性阑尾炎并局限性腹膜炎
B．急性化脓性阑尾炎并局限性腹膜炎
C．急性化脓性阑尾炎并弥漫性腹膜炎
D．急性坏疽性阑尾炎并门静脉炎
E．急性化脓性阑尾炎并阑尾脓肿

348．患者，男，70岁。急性阑尾炎穿孔手术治疗后5天，持续腹胀，肛门无排气、排便，全腹有轻压痛及反跳痛，肠鸣音消失，腹部X线显示小肠，结肠胀气，可能的诊断为
A．粘连性肠梗阻
B．急性小肠不全性梗阻
C．麻痹性肠梗阻

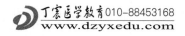

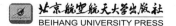

D. 急性小肠高位梗阻

E. 小肠低位梗阻

349. 患者，男，42岁。急性腹痛，腹胀，无排气排便，伴有呕吐，呕吐物为暗褐色液体，查潜血（+），诊断可能为

A. 单纯性机械性肠梗阻

B. 输尿管结石

C. 急性阑尾炎

D. 胆道蛔虫症

E. 绞窄性肠梗阻

350. 患者，女，28岁。长期以来排便时及便后肛门剧烈疼痛，少量血便，首先考虑是

A. 内痔

B. 肛裂

C. 外痔

D. 肛瘘

E. 肛门周围皮下脓肿

351. 患者，男，45岁。肛瘘切除术后。患者行温水坐浴和换药，正确的步骤是

A. 先换药，再大便，后坐浴

B. 先坐浴，再大便，后换药

C. 先大便，再换药，后坐浴

D. 先坐浴，再换药，后大便

E. 先大便，再坐浴，后换药

352. 患者，女，45岁。5年来时常便血，量少，或滴出，或附在粪便表面，无痛，经检查，诊为内痔，其扩大曲张的血管主要是

A. 直肠上静脉丛

B. 直肠下静脉丛

C. 直肠上下静脉丛

D. 直肠上动脉

E. 直肠下动脉

353. 患者，男，50岁。主诉排便时有鲜血滴出，并有肿物脱出，便后自行还纳，无疼痛。考虑患者可能的状况是

A. 血栓性内痔

B. Ⅱ期内痔

C. Ⅲ期内痔

D. Ⅳ期内痔

E. 混合痔

354. 患者，女，50岁。混合痔环切术后，为防

止出血，<u>禁止灌肠</u>的时间是术后

A. 1～2天内

B. 3～4天内

C. 5～6天内

D. 7～10天内

E. 15天内

355. 患者，女，53岁。肝硬化，近3天感腹胀、呼吸困难，B超示大量腹水，护士为患者采取的护理措施<u>不包括</u>

A. 安置患者平卧位

B. 严格限制水、盐摄入

C. 测体重、腹围

D. 避免用力排便

E. 协助放腹水

356. 患者，女，56岁。肝炎30年。近1个月来肝区疼痛，食欲减退，进行性消瘦，肝呈进行性增大，质硬，触诊有结节，面部有蜘蛛痣，腹膨隆。应首先考虑的是

A. 原发性肝癌

B. 急性胆囊炎

C. 肝硬化

D. 胰腺炎

E. 结核性腹膜炎

357. 患者，女，65岁。反复发作性上腹痛，伴寒战高热。尿液呈浓茶色，大便颜色为淡黄色，皮肤巩膜轻度黄染。采用保守治疗期间，重点观察的是

A. 体温

B. 腹部症状、体征

C. 粪便

D. 血白细胞

E. 尿量

358. 患者，女，48岁。胆石症多年，2天前因急腹痛、寒战、高热、黄疸门诊治疗，无好转，现神志不清，血压75/50mmHg（10/6.7kPa），应考虑为

A. 慢性胆囊炎

B. 急性胆囊炎

C. 暴发性肝炎

D. 肝总管结石

E. 急性梗阻性化脓性胆管炎

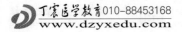 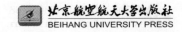

359. 患儿，女，8岁。因剑突下钻顶样疼痛伴恶心呕吐3小时就诊，患儿疼痛剧烈，哭闹不停，以"胆道蛔虫病"收治入院。经解痉止痛病情缓解后，医嘱予驱虫药左旋咪唑治疗，护士指导患儿正确服用驱虫药的时间为

A. 两餐间服用
B. 进餐时服用
C. 清晨空腹或晚上临睡前
D. 餐后半小时
E. 腹痛剧烈时

360. 患者，男，64岁。近1个月来腹部隐痛，食欲缺乏，消瘦，乏力，全身黄染，瘙痒。查体：腹软，右上腹轻压痛，可触及包块，肝肋下5cm，质中，胆囊及脾脏未触及。初步诊断应考虑是

A. 胃癌
B. 肝癌
C. 胆囊癌
D. 胰头及壶腹癌
E. 横结肠癌

361. 患者，男，53岁。巩膜轻度黄染1周。近2个月来感觉上腹部不适及隐痛，食欲减退和消瘦明显。血清胆红素368µmmol/L，碱性磷酸酶升高；B超示胰头部有一3cm×2cm包块，胆总管轻度扩张；CT示胰头部占位。经充分术前准备行胰十二指肠切除术。术后护理措施错误的是

A. 保持各种引流管通畅，观察引流液的量和颜色
B. 给予高蛋白、高糖、高维生素、低脂饮食
C. 密切观察腹部体征变化，防止吻合口瘘
D. 持续氧气吸入，鼓励患者腹式呼吸
E. 严格记录出入量，维持水电平衡

362. 患者，男，25岁。汽车撞伤1小时急诊。查体：右上腹剧痛，剑突下压痛明显，呼吸36次/分，脉搏100次/分，血压90/65mmHg。诊断不明时，患者禁用

A. 异丙嗪（非那根）
B. 地西泮（安定）
C. 异烟肼
D. 吗啡

E. 苯巴比妥（鲁米那）

363. 患者，男，41岁。膀胱肿块，逆行膀胱镜检查。为排除膀胱镜检查的禁忌证，护士收集健康资料可不包括的内容是

A. 有否膀胱肿瘤早期表现
B. 膀胱容量是否＜50ml
C. 有否合并心力衰竭
D. 有否肾功能严重减退的表现
E. 有否尿道内结石嵌顿的表现

364. 患者，男，45岁。左腰部被重物击伤后来诊，自诉左腰部疼痛。查体：血压、脉搏正常，左腰部压痛、叩击痛。尿液镜检红细胞10～15个/高倍视野。应考虑

A. 腰部挫伤
B. 肾挫伤
C. 肾部分裂伤
D. 肾全层裂伤
E. 肾蒂裂伤

365. 患者，男，30岁。下腹外伤，可疑膀胱破裂，简单有效的检查方法是

A. 耻骨上膀胱穿刺
B. 下腹部X光平片
C. 膀胱造影
D. 膀胱注水试验
E. 腹腔穿刺

366. 患者，男，26岁。交通车祸后出现腹痛、腹膜刺激征，有移动性浊音，且排尿困难，排出少量血尿。X线显示骨盆骨折。首先考虑为

A. 肾损伤
B. 肝破裂
C. 脾破裂
D. 膀胱损伤
E. 尿道损伤

367. 患者，男，32岁。拟行输尿管切开取石术，术前1小时拍摄腹部平片后应采取的体位是

A. 体位无特殊要求
B. 健侧卧位
C. 患侧卧位
D. 半卧位
E. 保持拍片时体位

368. 患者，女，62岁。既往有肺结核病史，近

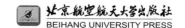

3 天来出现尿频、尿急，尿痛、血尿，伴盗汗、食欲减退等现象。可能的原因是

    A. 肾结石

    B. 肾小球肾炎

    C. 肾结核

    D. 肾盂肾炎

    E. 急性肾炎

369. 患者，女，51 岁。尿频 2 个月余，近日出现尿频加重，伴尿急、尿痛，有米汤样尿液和血尿史。曾应用抗生素治疗无好转。尿检查：尿呈酸性，伴有脓细胞，连查 3 次晨尿结核菌均为阳性，X 线示左肾钙化，逆行肾盂造影示左肾肾盏、肾盂不规则扩大、变形，有空洞形成。右肾肾脏无异常。口服抗结核药物 3 周后，现行左肾切除术。术后护理错误的是

    A. 继续口服抗结核药物 1 个月

    B. 及早下床活动

    C. 准确记录 24 小时尿量

    D. 观察第一次排尿的时间、尿量及颜色

    E. 保持引流通畅，观察引流液的性质及量

370. 患者，男，61 岁。良性前列腺增生，夜尿 2 ～ 3 次 / 晚，排尿迟缓、尿后滴沥、尿线细，B 超检查示膀胱残余尿量为 40ml。既往未出现过急性尿潴留。目前主要的治疗是

    A. 观察，定期门诊复查

    B. 药物治疗

    C. 手术治疗

    D. 激光治疗

    E. 放置前列腺尿道支架

371. 患者，男，71 岁。前列腺增生多年，逐年加重，拟手术治疗，昨天入院，今测得残余尿 70ml，护士告诉患者残余尿的正常值是

    A. ＜ 5ml

    B. 5 ～ 10ml

    C. 10 ～ 20ml

    D. 20 ～ 50ml

    E. 50 ～ 80ml

372. 患者，男性，55 岁。全程肉眼血尿 3 天，无疼痛感，间歇发生。首先考虑

    A. 肾癌

    B. 肾结石

    C. 肾结核

    D. 前列腺良性增生

    E. 急性肾盂肾炎

373. 患者，男，47 岁。膀胱肿块，拟行膀胱镜检，膀胱镜检查的禁忌证不包括

    A. 膀胱肿瘤早期

    B. 膀胱容量＜ 50ml

    C. 严重高血压

    D. 肾功能严重减退

    E. 尿道内结石嵌顿

374. 患者，女，56 岁。膀胱内的乳头状瘤，就诊时医生告诉患者，应尽早手术，因为易发生

    A. 扭转

    B. 结石

    C. 感染

    D. 梗阻

    E. 恶变

375. 患者，女，30 岁。汽车撞伤左大腿致股骨中段闭合性骨折，行骨牵引复位固定。为防止牵引过度应

    A. 将床尾抬高 15 ～ 30cm

    B. 保持有效牵引

    C. 坚持功能锻炼

    D. 定时测肢体长度

    E. 定时测肢体周径

376. 患儿，男，10 岁。胫骨中段骨折。拆除石膏绷带后发现小腿肌萎缩,膝关节屈伸范围减小，应考虑

    A. 骨化性肌炎

    B. 缺血性肌挛缩

    C. 关节僵硬

    D. 关节强直

    E. 神经损伤

377. 患者，女，70 岁。洗澡时不慎摔倒，造成单纯腰椎压缩性骨折，压缩程度在 1/3 以内。应采取的措施是

    A. 平卧硬板床，采用垂直悬吊牵引，双下肢垂直向上旋吊

    B. 平卧，骨折处垫枕，数天后腰背肌后伸锻炼

    C. 侧卧位，脊柱后垫软枕支撑

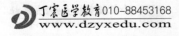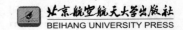

D. 牵引复位后用石膏固定

E. 手术复位后用石膏固定

378. 患者，女，30岁。左手腕受伤不慎离断，断指的保存方法是
A. 生理盐水浸泡
B. 10% 葡萄糖液浸泡
C. 伤口外用抗生素
D. 干燥，无菌敷料包裹，4℃左右冷藏
E. 0℃以下低温冷冻保存

379. 患者，男，40岁。农民，劳动中操作割草机不当，造成右手外伤性截肢。经专科医院断肢再植术，术后护理错误的是
A. 住单间病房
B. 专人护理，限制探视
C. 应用抗生素
D. 严禁患肢抬高，以免引起供血不足
E. 采取措施防止血管痉挛

380. 患儿，男，6岁。寒战高热，烦躁，惊厥1周，体温40℃，左膝关节上疼痛并有深压痛。X线检查：骨组织无异常改变。首先考虑可能的诊断是
A. 风湿性关节炎
B. 大骨节病
C. 骨肿瘤
D. 化脓性骨髓炎
E. 骨结核

381. 患儿，男，8岁。6天前突起左髋剧痛，左下肢活动受累，伴畏寒、高热、乏力及食欲缺乏等全身症状。查体：急性重病容，贫血，体温38.9℃，脉搏110次/分，左大腿近端肿胀，深压痛，外观无异常。最可能的诊断是
A. 左髋关节急性类风湿关节炎
B. 左髋关节急性化脓性关节炎
C. 急性化脓性骨髓炎
D. 左股骨近端恶性肿瘤
E. 左大腿软组织炎

382. 患者，女，26岁。右胫前有一鸡蛋大小隆起，质硬，边界欠清，局部剧痛，夜间痛尤甚，皮温高，X线片有骨膜反应。首先考虑为
A. 骨巨细胞瘤
B. 转移性骨肿瘤

C. 骨软骨瘤
D. 骨髓瘤
E. 骨肉瘤

(383-386题共用题干)
患者，男，52岁。大面积烧伤。入院3天诉口渴、无力，尿少。检查：呼吸28次/分，脉搏110次/分，血压90/60mmHg，皮肤弹性差，皮肤黏膜干燥，眼窝内陷。测血钠140mmol/L、血钾3.5mmol/L、CO$_2$CP15.2mmol/L（正常23～31mmol/L），尿比重1.025。

383. 问题1：该患者的代谢失衡类型及程度为
A. 中度高渗性脱水
B. 重度高渗性脱水
C. 中度低渗性脱水
D. 中度等渗性脱水
E. 轻度低渗性脱水

384. 问题2：下列对患者的电解质、酸碱失衡类型判断，正确的是
A. 低钾血症
B. 代谢性酸中毒
C. 高钾血症
D. 呼吸性酸中毒
E. 代谢性碱中毒

385. 问题3：该患者第1天的补液量计算方法为
A. 生理需要量＋1/2继续丧失量
B. 生理需要量－1/3累积丧失量
C. 生理需要量＋1/2累积丧失量
D. 生理需要量＋累积丧失量
E. 生理需要量＋1/3继续丧失量

386. 问题4：在输液中患者突然呼吸急促、咳粉红色泡沫样痰，护士应立即
A. 减慢或停止输液
B. 嘱患者更换体位，继续输液
C. 加快输液速度，并加用利尿药
D. 正常输液加用抗过敏药
E. 正常输液加用强心药

(387-389题共用题干)
患者，男，46岁。心脏冠状动脉旁路移植术后当天，呼吸机辅助呼吸，pH7.35，PaCO$_2$115mmHg，PaO$_2$30mmHg，BE7.2，钾3.21mmol/L，末梢循环良好，CVP9cm水柱。

 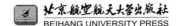

387. 问题1：该患者属于
A. 呼吸性酸中毒
B. 代谢性酸中毒
C. 呼吸性碱中毒
D. 代谢性碱中毒
E. 呼吸性酸中毒合并代谢性碱中毒

388. 问题2：应对呼吸机做的调整是
A. 减少潮气量
B. 增加潮气量
C. 加 PEEP
D. 增加呼吸频率
E. 减少呼吸频率

389. 问题3：高浓度补钾的原则错误的是
A. 深静脉补钾
B. 补钾速度≤20mmol/h
C. 补钾完毕后半小时复查血钾
D. 补多少配置多少
E. 可以用浅静脉

(390-392 题共用题干)
　　患者，男，45 岁。在建筑施工中因突然塌方，双下肢压伤长达 2 小时，经抢救解除压迫，双下肢有肿胀、疼痛，3 小时后突然尿少，尿比重低，尿中未见血液。

390. 问题1：该患者诊断为
A. 急性肾衰
B. 休克
C. 脱水
D. 膀胱损伤
E. 尿道损伤

391. 问题2：引起以上变化的原因是
A. 失血
B. 液体入量不足
C. 尿外渗
D. 挤压综合征
E. 腹部损伤

392. 问题3：当前重要的处理是
A. 碱化尿液
B. 大量补液
C. 输血
D. 紧急手术
E. 补钾

(393-394 题共用题干)
　　患者，男，42 岁。早期 DIC，应用肝素抗凝治疗。

393. 问题1：治疗期间应维持凝血时间大约在
A. 5 分钟
B. 10 分钟
C. 20 分钟
D. 30 分钟
E. 40 分钟

394. 问题2：肝素使用过量，应立即应用
A. 鱼精蛋白
B. 氨甲环酸
C. 酚磺乙酸
D. 维生素 K
E. 氨基己酸

(395-396 题共用题干)
　　患者，男，45 岁，电工。工作中触电被送来，心跳呼吸已停 10 分钟。

395. 问题1：现在首要处理是
A. 时间太长，放弃抢救
B. 迅速建立人工呼吸循环
C. 查心电图
D. 注射肾上腺素
E. 向上级报告

396. 问题2：在抢救过程中，进行除颤操作时，错误的是
A. 接好电源
B. 放好电极板
C. 极板与患者接触部位用盐水纱布垫好贴紧
D. 放电时工作人员防止触电
E. 不可重复应用

(397-398 题共用题干)
　　患者，男，30 岁。右小腿外伤 2 天，发热、伤肢沉重、疼痛加重 1 天。查体：体温 38.6℃；右小腿局部肿胀，周围皮肤发白，有浆液性渗出物。

397. 问题1：为避免发生气性坏疽，伤口局部的处置是
A. 用 0.9% 氯化钠冲洗，缝合伤口

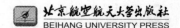

B．用 3% 过氧化氢冲洗，伤口敞开

C．用 1：1000 高锰酸钾冲洗，缝合伤口

D．青霉素稀释液冲洗，缝合伤口

E．切除局部坏死组织，伤口敞开

398．问题 2：护士采取的措施中，<u>不必要的</u>是

　　A．加强营养支持

　　B．急症清创

　　C．严格隔离消毒

　　D．应用大剂量青霉素

　　E．保持环境安静、避光

（399-400 题共用题干）

　　患者，男，42 岁。车祸后头痛、呕吐，但意识清醒，CT 检查发现颅内血肿。

399．问题 1：患者如出现黑便应停用

　　A．甘露醇

　　B．甲氰咪胍

　　C．云南白药

　　D．洛赛克

　　E．地塞米松

400．问题 2：护理体检时可出现的表现是

　　A．血压升高、脉细速、呼吸浅而快

　　B．血压升高、脉细速、呼吸深而快

　　C．血压升高、脉缓而有力、呼吸深而慢

　　D．血压下降、脉细速、呼吸浅而急促

　　E．血压下降、脉搏有力、呼吸浅速

（401-403 题共用题干）

　　患者，男，35 岁。高空坠落后送入急诊。患者颅骨凹陷性骨折，"熊猫眼征"，鼻腔内有血性的液体流出，但外耳道干燥。

401．问题 1：此患者颅骨骨折的部位是

　　A．颅前窝

　　B．颅中窝

　　C．颅后窝

　　D．颅盖骨折

　　E．颅顶骨折

402．问题 2：此患者 4 周后，鼻腔仍有血性的液体流出，应采取的治疗措施是

　　A．不予处理，继续观察

　　B．行 CT 检查，明确病因

　　C．行硬脑膜修补术

D．更换抗菌谱更广的抗生素

E．予以行腰椎穿刺

403．问题 3：护理措施<u>不正确</u>的是

　　A．每天 2 次清洁、消毒鼻前庭

　　B．在鼻前庭处放置干棉球

　　C．患侧卧位，床头抬高 30°

　　D．应用破伤风抗毒素

　　E．给予中等流量鼻导管吸氧

（404-405 题共用题干）

　　患者，男，36 岁。头部外伤 15 小时，深昏迷，脉搏 65 次 / 分，血压 18.6/9.8kPa（140/75mmHg），呼吸深慢，节律规整，双侧瞳孔等大等圆，对光反应迟钝。

404．问题 1：当前首要的处理是

　　A．密切监测各项生命体征

　　B．行腰穿

　　C．紧急手术

　　D．保持呼吸道通畅，高流量吸氧

　　E．应用脱水药

405．问题 2：正确的护理措施是

　　A．持续高流量给氧

　　B．不需要限制钠盐摄入

　　C．每天输液量控制在 1500ml 以内

　　D．保持每天尿量不少于 600ml

　　E．保持头低足高位

（406-407 题共用题干）

　　患者，女，30 岁。产后 2 天，测腋下体温 37.5℃。检查：子宫收缩好，无压痛，会阴切口愈合好，恶露无臭味。双乳房增大，发红，可触及硬结。

406．问题 1：发热原因最可能是

　　A．尿路感染

　　B．乳汁淤积

　　C．产褥感染

　　D．外阴炎

　　E．上呼吸道感染

407．问题 2：最好的护理方法是

　　A．物理降温

　　B．服用抗生素

　　C．按需哺乳，促进乳腺通畅

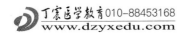
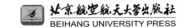

D. 会阴冲洗

E. 服用回奶药

（408-410题共用题干）

患者，女，34岁。胸部锐器伤后半小时，出现呼吸困难，伴烦躁，出冷汗入院急诊。查体：脉搏102次/分，血压85/55mmHg，口唇发绀，气管左移。右侧胸部的中部有一伤口，随呼吸有"嘶嘶"声，右胸叩诊鼓音，呼吸音消失。拟行清创术及闭式胸膜腔引流术。

408. 问题1：急诊护士应首先采取的急救措施是

A. 开通静脉通路

B. 封闭胸部伤口

C. 用敷料覆盖

D. 镇静、止痛

E. 胸腔穿刺抽气

409. 问题2：护士检查闭式胸膜腔引流的装置，错误的装置是

A. 水封瓶内放入定量的无菌生理盐水

B. 长玻璃管插入液面下3cm

C. 水封瓶的瓶口要密封好

D. 胸腔引流管与短玻璃管上端相接

E. 水封瓶低于胸腔出口60cm

410. 问题3：患者在行闭式胸膜腔引流期间，水封瓶不慎被打破，病区护士首先应

A. 嘱患者平卧

B. 重新更换水封瓶

C. 将胸腔导管反折捏紧

D. 立即用无菌纱布覆盖引流管

E. 拔除胸腔导管

（411-412题共用题干）

患儿，2岁半。诊断为脓胸，住院第3天发生呼吸困难、喘憋、烦躁、心率快、右下肺叩诊浊音，右上肺叩诊鼓音。

411. 问题1：该患儿最可能的情况是

A. 气胸

B. 脓气胸

C. 呼吸衰竭

D. 左心衰竭

E. 支气管扩张

412. 问题2：最佳治疗是

A. 应用平喘药

B. 胸腔穿刺抽脓

C. 患侧胸腔闭式引流

D. 减轻心脏负荷

E. 更换抗生素

（413-415题共用题干）

患者，男，67岁。咳嗽、痰中带血丝2个月，发热10天。胸片显示右肺上叶片状阴影，呈肺炎样征象。

413. 问题1：患者1个月后出现右侧面部无汗、瞳孔缩小、上眼睑下垂及眼球内陷。复查胸片显示右胸顶部致密块影。诊断最可能是

A. 转移性肺癌

B. 中央型肺癌

C. 粟粒性肺结核

D. 纵隔淋巴瘤

E. Pancoast肿瘤

414. 问题2：患者出现的以上症状，是由于病变损害了

A. 膈神经

B. 喉返神经

C. 臂丛神经

D. 迷走神经

E. 颈交感神经

415. 问题3：适宜的治疗方法是

A. 抗炎治疗

B. 抗结核治疗

C. 胸腔镜手术

D. 生物基因治疗

E. 放射治疗+化学药物治疗

（416-417题共用题干）

患者，女，58岁。诊断为右肺中央型肺癌，行右肺全肺切除术。

416. 问题1：患者术后的病理结果提示肿瘤对放射治疗非常敏感，最可能的病理类型是

A. 鳞癌

B. 腺癌

C. 小细胞癌

D. 大细胞癌

E. 细支气管肺泡肺癌

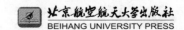

417. 问题2：术后护士为患者采取的护理措施<u>不包括</u>
   A. 采取 1/4 侧卧位
   B. 输液速度可控制在 40 ～ 60 滴 / 分
   C. 应控制钠盐摄入
   D. 胸腔闭式引流每次放液量不宜超过 100ml
   E. 记录出入水量，维持体液平衡

（418-420 题共用题干）

患者，男，22 岁。因急性阑尾炎行阑尾切除术，术后 4 天出现下腹坠胀、里急后重、排便次数增多但量减少、体温复升等症状。

418. 问题1：该患者的可能诊断
   A. 膈下脓肿
   B. 盆腔脓肿
   C. 切口感染
   D. 肠间脓肿
   E. 肠粘连

419. 问题2：为帮助确诊，最简便有效的方法
   A. 腹部 B 超
   B. 腹部 X 片
   C. 诊断性腹穿刺
   D. 直肠指诊
   E. 大便常规检查

420. 问题3：对其治疗手段<u>不包括</u>
   A. 禁饮食
   B. 热水坐浴
   C. 温盐水保留灌肠
   D. 应用抗生素
   E. 手术切开引流

（421-422 题共用题干）

患者，女，15 岁。为体操运动员，午餐后练习时翻高低杠折腹，突感上腹疼痛，两小时后疼痛加剧，疼痛主要位于右上腹，且有对应部位背部疼痛，曾有血性呕吐物，X 线见腹膜后有气体。

421. 问题1：考虑诊断应该
   A. 肝破裂
   B. 脾破裂
   C. 肠系膜血管破裂
   D. 肾破裂
   E. 十二指肠破裂

422. 问题2：首要处理措施应该
   A. 补液
   B. 使用止血药物
   C. 镇静止痛
   D. 及时手术探查
   E. 控制感染

（423-425 题共用题干）

患者，男，30 岁。饭后突感右上腹剧痛蔓延至全腹 6 小时。体检：心率 120 次 / 分，血压 90/60mmHg，压痛、反跳痛，全腹肌紧张，肝浊音界缩小，肠鸣音弱。血白细胞 16×10^9/L。

423. 问题1：患者可能的诊断是
   A. 肠扭转
   B. 十二指肠溃疡急性穿孔
   C. 急性胆囊炎伴穿孔
   D. 急性胰腺炎
   E. 阑尾炎穿孔

424. 问题2：为明确诊断首先要进行
   A. 血清淀粉酶测定
   B. 急诊钡餐造影
   C. 急诊胃镜
   D. 腹部立位平片
   E. 腹腔穿刺

425. 问题3：急诊手术前，采取措施<u>不正确</u>的是
   A. 口渴可饮水
   B. 胃肠减压
   C. 半卧位
   D. 应用抗生素
   E. 补液、输血

（426-427 题共用题干）

患者，男，42 岁。胃溃疡史 12 年。近两个月食欲下降，上腹部隐痛不适感加重，体重减轻 6 公斤。查体：上腹部深压痛，锁骨上淋巴结未扪及。目前初步考虑是胃溃疡恶变。

426. 问题1：为进一步明确诊断，应采取的检查
   A. 腹部 X 片
   B. 腹部 CT
   C. 胃镜取活检
   D. 钡餐试验
   E. 胃冲洗细胞学检查

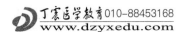 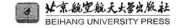

427. 问题2：确诊为胃癌后，首选治疗方法
    A. 放疗
    B. 化疗
    C. 手术治疗
    D. 免疫疗法
    E. 中医疗法

（428～429题共用题干）

患者，女，29岁。急性阑尾炎，医生检查时嘱患者取左侧卧位，并让其右下肢向后过伸，引起右下腹疼痛。

428. 问题1：此项检查称为
    A. 腰大肌试验
    B. 闭孔内肌试验
    C. 结肠充气试验
    D. Trendelenburg 试验
    E. Perthes 试验

429. 问题2：该检查阳性提示
    A. 低位阑尾
    B. 阑尾位于盆腔
    C. 阑尾位置较深
    D. 阑尾位置较浅
    E. 阑尾过短

（430～431题共用题干）

患者，男，46岁。因高位小肠瘘入院，为保护局部皮肤，遵医嘱在瘘口处放置持续负压吸引管和滴液管。

430. 问题1：每天等渗盐水的冲洗量为
    A. 1000～2000ml
    B. 1000～1500ml
    C. 2000～4000ml
    D. 4000～5000ml
    E. 5000ml 以上

431. 问题2：负压的压力应当为
    A. 3～3.6kPa
    B. 3.6～4kPa
    C. 4～6.6kPa
    D. 6.6～8kPa
    E. 10～20kPa

（432～433题共用题干）

患者，男，61岁。反复发生黏液稀便、腹泻、便秘4个月，脐周及下腹部隐痛不适，腹平软，无压痛及肿块，粪便隐血试验（+）。发病以来，体重下降5kg。

432. 问题1：需询问的重要病史是
    A. 腹痛情况
    B. 家族史
    C. 有无恶心、呕吐症状
    D. 排便情况
    E. 既往史

433. 问题2：能够帮助明确诊断的检查是
    A. B超检查
    B. 直肠指检
    C. 血清癌胚抗原
    D. CT检查
    E. 纤维结肠镜检查

（434～435题共用题干）

患者，女，67岁。早期肝癌，拟行肝叶切除术。

434. 问题1：护士为其术前肠道准备时应选择
    A. 术前2天口服番泻叶
    B. 术前2天碱性液灌肠
    C. 术前2天酸性液灌肠
    D. 术前3天碱性液灌肠
    E. 术前3天酸性液灌肠

435. 问题2：术后返回病房，病情平稳后应取
    A. 去枕平卧位，避免过早活动
    B. 左侧卧位，尽早活动
    C. 仰卧位，尽早活动
    D. 半卧位，避免过早活动
    E. 不限

（436～437题共用题干）

患者，女，30岁。3个月来畏寒、发热，体温38.9～39.4℃，伴盗汗、乏力，右上腹持续隐痛。查体：肝右肋下2cm，质中，表面欠光滑，触痛明显，脾肋下可及。化验：血红蛋白107g/L，白细胞$22×10^9$/L，红细胞沉降率111mm/h。B超示肝大，肝内多发低回声占位病变。

436. 问题1：该患者最可能的诊断是
    A. 细菌性肝脓肿
    B. 假小叶形成
    C. 肝囊肿

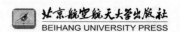

D. 酒精肝

E. 急性暴发性肝炎

437. 问题2：为明确诊断，首选的检查是

　　A. 乙肝五项

　　B. B超

　　C. B超引导下细针肝穿刺

　　D. B超引导下肝活检

　　E. 血清蛋白测定

(438-439 题共用题干)

　　患者，女，65 岁。因右上腹疼痛 10 年之久，时轻时重，5 天来疼痛加剧伴发热而入院。既往曾因胆囊炎多次住院保守治疗。

438. 问题1：患者在胆绞痛发作时<u>禁止</u>单独使用的药物

　　A. 33% 硫酸镁

　　B. 硝酸甘油

　　C. 吗啡

　　D. 阿托品

　　E. 654-2

439. 问题2：对患者的饮食护理，<u>错误</u>的是

　　A. 病情较重者应暂禁食

　　B. 当前不需静脉营养疗法

　　C. 肝功能好者可给富含蛋白质饮食

　　D. 禁食时，注意静脉补液

　　E. 急性期给低脂、低糖、高维生素易消化的饮食

(440-441 题共用题干)

　　患者，男，30 岁。因进食油腻食物后 4 小时，感右上腹及剑突下钻顶样疼痛急诊入院。

440. 问题1：为明确诊断，该患者首选的检查

　　A. X 线照射

　　B. B超

　　C. CT

　　D. MRI

　　E. ERCP

441. 问题2：对该患者治疗原则，<u>不正确</u>的是

　　A. 解痉

　　B. 镇痛

　　C. 驱虫

　　D. 抗感染治疗

　　E. 立即手术治疗

(442-444 题共用题干)

　　患者，男，32 岁。长期大量饮酒，甚至暴饮暴食，昨天于酗酒后上腹剧烈疼痛并向腰部放射，阵发加剧，体温 38.8℃，血压 80/50mmHg。

442. 问题1：如疑是急性胰腺炎可检查

　　A. 血清转氨酶

　　B. 血肌酐

　　C. 血清淀粉酶

　　D. 血磷酸肌酸激酶

　　E. 红细胞沉降率

443. 问题2：患者出现体温 38.8℃，血压 80/50mmHg 的原因是

　　A. 合并感染

　　B. 食管静脉破裂

　　C. 伴胃溃疡

　　D. 出血坏死

　　E. 上呼吸道感染

444. 问题3：禁食、禁饮水的原因是

　　A. 避免胃炎

　　B. 减少胃酸、胰液分泌

　　C. 减轻疼痛

　　D. 减轻腹胀

　　E. 避免腹水发生

(445-446 题共用题干)

　　患者，男，25 岁。骑自行车撞伤时，发生会阴部骑跨伤，伤后出现尿道口滴血，排尿困难，发生尿潴留。查体：会阴部、阴茎、阴囊肿胀、淤血明显，诊断为尿道球部断裂，急诊给予手术治疗。

445. 问题1：能够预防术后尿道狭窄的措施是

　　A. 应用抗生素

　　B. 留置导尿管 2 ～ 3 周

　　C. 后期应定期做尿道扩张

　　D. 多饮水

　　E. 定期进行膀胱冲洗

446. 问题2：术后 2 个月患者突然发生右下腹疼痛，随活动出现绞痛，无发热，询问病史得知既往有同样发作史。体检：腹平软，右下腹深压痛，无反跳痛、肌紧张，右肋脊角叩痛，尿镜检

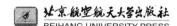

红细胞 10~15/HP，血白细胞 $9.6 \times 10^9/L$。可能的诊断是

    A. 急性阑尾炎

    B. 右侧斜疝

    C. 右侧肾结石

    D. 尿道结石

    E. 右肾癌

(447-449 题共用题干)

    患者，男，38 岁。运动后突然出现右上腹部剧痛，疼痛放射至右侧中下腹部、会阴部，同时伴有恶心、呕吐，尿液呈浓茶色。查体：腹软，右下腹部深压痛，右肾区叩击痛。

447. 问题 1：该患者最可能的诊断是

    A. 十二指肠溃疡

    B. 右输尿管结石

    C. 急性胆囊炎

    D. 急性阑尾炎

    E. 膀胱结石

448. 问题 2：为了确诊，首选的检查方法是

    A. 尿常规

    B. 血常规

    C. 胸部 X 线平片

    D. 腹部 X 线平片

    E. CT

449. 问题 3：急诊处理的重点是

    A. 胃肠减压

    B. 体外冲击波碎石

    C. 立即手术

    D. 药物解痉治疗

    E. 应用抗生素

(450-451 题共用题干)

    患者，男，52 岁。骑车外出穿越马路时，被汽车撞倒，右肩触地，疼痛，不敢活动，有"方肩"畸形，被人送来医院。

450. 问题 1：诊为右肩关节脱位其有力依据是

    A. 右肩疼痛

    B. 外伤时右肩触地

    C. 右肩不能活动

    D. "方肩"畸形

    E. 右肩压痛

451. 问题 2：为了进一步确诊，简单、可靠的检查是

    A. 拍肩部 X 线片

    B. 化验红细胞及血红蛋白

    C. 肩部 B 超

    D. 肩部 CT

    E. 肩部磁共振

(452-455 题共用题干)

    患者，男，50 岁。1 周前拾重物后腰痛，可放射至右下肢，腰部活动受损。体检：腰僵直，屈伸受限，直腿抬高 50°，加强试验阳性，膝踝反射正常，脚趾背屈力减弱。

452. 问题 1：患者受累的神经根是

    A. L_2

    B. L_3

    C. L_4

    D. L_5

    E. S_1

453. 问题 2：目前最主要的处理措施是

    A. 腰部理疗按摩

    B. 骨盆带持续牵引

    C. 绝对卧硬板床休息

    D. 硬膜外注射糖皮质激素

    E. 急诊手术摘除突出椎间盘

454. 问题 3：患者经 X 线证实腰椎间盘突出于神经根的外侧，其腰椎功能性改变是

    A. 凸向健侧

    B. 凸向患侧

    C. 前凸消失

    D. 前凸增加

    E. 无侧突变化

455. 问题 4：如果该患者反复发作 1 年，症状逐渐加重，其最佳的处理措施是

    A. 针灸理疗

    B. 牵引治疗

    C. 手术治疗

    D. 按摩治疗

    E. 腰背肌锻炼

(456-458 题共用备选答案)

    A. 血尿肌酐

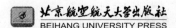

B．3P 试验

C．黄疸指数

D．血气分析

E．Swan-Ganz 气囊漂浮导管

456．呼吸系统监护测定选用

457．泌尿系统监护测定选用

458．循环系统监护测定选用

（459~462 题共用备选答案）

A．甲状腺危象

B．喉返神经损伤

C．喉上神经内支损伤

D．喉上神经外支损伤

E．甲状旁腺损伤

459．术后出现声音嘶哑、失音的原因是

460．术后出现手足抽搐的原因是

461．术后出现音调降低的原因是

462．术后出现饮水呛咳的原因是

（463~465 题共用备选答案）

A．病程短，乳房可扪及单个拳头大小的包块，边界清楚，胸透肺有实质阴影

B．病程短，乳房有单个包块，边界不清，活动不大，腋下淋巴结肿大

C．病程短，乳房可扪及肿块，表面充血、红、肿、热、胀痛、压痛

D．病程缓慢，乳房有单个包块，边界清楚，活动度好

E．周期性疼痛，乳房内有大小不等的结节、质韧、边界不清

463．乳腺纤维腺瘤

464．乳腺囊性增生

465．乳腺癌

（466~467 题共用备选答案）

A．用普通胸带固定胸部

B．用胶布固定胸部

C．采用牵引固定

D．绷带加压包扎固定

E．行胸膜腔闭式引流术

466．闭合性单处肋骨骨折时，治疗原则是

467．闭合性多根多处肋骨骨折出现反常呼吸时，治疗原则是

（468~469 题共用备选答案）

A．食管镜

B．MRI

C．食管拉网脱落细胞学检查

D．食管吞钡 X 线双重造影检查

E．CT

468．社区护士讲解食管癌的科普知识时，介绍简便易行的普查筛选方法是

469．患者，男，30 岁。近期出现吞咽困难，为排除食管癌的可能，采用的诊断性检查是

（470~471 题共用备选答案）

A．声音嘶哑

B．大量呕血

C．食管气管瘘

D．呛咳及肺部感染

E．食物反流

470．食管癌癌肿侵入气管形成

471．食管癌癌肿侵入主动脉，溃烂破裂，可引起

（472~473 题共用备选答案）

A．腹壁切口

B．浅环

C．股环

D．腹股沟三角

E．脐环

472．腹股沟斜疝疝环为

473．腹股沟直疝疝环为

（474~476 题共用备选答案）

A．草绿色、透明液体

B．不凝血

C．可凝血

D．黄色浑浊液、含胆汁

E．血性液、臭味重

474．腹穿针误入血管时，将抽出

475．绞窄性肠梗阻时，腹穿液为

476．胃十二指肠穿孔时，腹穿液为

（477~478 题共用备选答案）

A．甲胎蛋白阳性

B．血清总胆红素升高

C．腹部穿刺抽出不凝血

D．血肌酐升高

E．血清 PSA 增加

477．符合脾破裂的检验结果是

478．符合生殖腺胚胎性肿瘤的检验结果是

(479-481 题共用备选答案)

A. 粘连性肠梗阻

B. 肠扭转

C. 肠套叠

D. 蛔虫性肠梗阻

E. 麻痹性肠梗阻

479. 饱食后剧烈运动易引起

480. 婴幼儿肠功能紊乱易引起

481. 最易发生绞窄的是

(482-483 题共用备选答案)

A. 单纯脾切除术

B. 肝移植术

C. 脾 - 肾静脉分流术

D. 门 - 腔静脉分流术

E. 贲门周围血管离断术

482. 对门静脉高压症所致上消化道大出血首选的急诊手术方法是

483. 对门静脉高压症所致顽固性腹水效果较好的手术方法是

(484-485 题共用备选答案)

A. 胆固醇结石

B. 磷酸钙结石

C. 胆色素结石

D. 胱氨酸结石

E. 混合性结石

484. 结石好发生于胆囊内的是

485. 结石外观呈白黄色，剖面见放射状排列的条纹是

(486-487 题共用备选答案)

A. 胰岛素

B. 胰高血糖素

C. 生长抑素

D. 胰淀粉酶

E. 促胃液素

486. 胰腺的外分泌功能分泌的物质是

487. 由胰岛 B 细胞分泌的物质是

(488-490 题共用备选答案)

A. 肾脏

B. 输尿管

C. 膀胱颈部或尿道

D. 膀胱或其以上部位

E. 膀胱颈部、三角区或后尿道

488. 初始血尿提示病变部位多在

489. 全程血尿提示病变部位多在

490. 终末血尿提示病变部位多在

(491-493 题共用备选答案)

A. 排尿困难、点滴状排尿及尿痛

B. 尿急、尿频、尿痛

C. 阴茎、会阴和下腹壁青紫肿胀，排尿困难，尿道口滴血

D. 尿频、夜尿次数明显增加、进行性排尿困难、尿潴留

E. 无痛间歇性全程肉眼血尿、腰部隐痛

491. 符合膀胱结石临床表现的是

492. 符合前尿道损伤临床表现的是

493. 符合肾癌临床表现的是

(494-495 题共用备选答案)

A. 股骨干骨折

B. 胫腓骨骨折

C. 股骨颈骨折

D. 肱骨髁上骨折

E. 桡骨远端伸直型骨折

494. 出现枪刺样畸形的骨折是

495. 易出现缺血坏死的骨折是

(496-497 题共用备选答案)

A. 卧床休息 3～4 周

B. 骨盆兜悬吊牵引

C. 骨外固定架固定术

D. 钢板内固定术

E. 石膏固定

496. 骨盆骨折较轻者的处理是

497. 骨盆环两处断裂骨折的处理是

(498-500 题共用备选答案)

A. 神经根型颈椎病

B. 脊髓型颈椎病

C. 椎动脉型颈椎病

D. 交感神经型颈椎病

E. 复合型颈椎病

498. 随病情加重，可发生自上而下的上神经运动元性瘫痪见于

499. 压头试验阳性体征见于

500. 一过性脑缺血表现见于

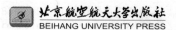

第四篇

妇产科护理学

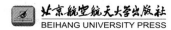

1. 固定子宫颈于正常位置的子宫韧带是
   A. 宫骶韧带
   B. 主韧带
   C. 阔韧带
   D. 圆韧带
   E. 骶结节韧带

2. 正常成人子宫解剖特点是
   A. 子宫长约 7 ~ 8cm，宽 4 ~ 5cm，厚 2 ~ 3cm
   B. 子宫位于骨盆腔中央，坐骨棘以下
   C. 宫体宫颈比例为 1：2
   D. 子宫颈管呈椭圆形
   E. 子宫下段长约 7cm

3. 关于月经周期调节激素的周期性变化，说法不正确的是
   A. FSH 在月经来潮前达到最低水平
   B. LH 在月经来潮前达到最低水平
   C. LH 在排卵 24 小时前达到高峰
   D. 雌激素在月经来潮前达到高峰
   E. 孕激素在月经来潮前降至最低水平

4. 自我监测胎儿安危最适宜的方法是
   A. 定期查尿妊娠试验
   B. 胎动计数
   C. 尿雌三醇测定
   D. 胎心电子监护
   E. 自测宫高和腹围

5. 妊娠晚期羊水的最主要来源是
   A. 母体血液
   B. 母体血清
   C. 胎儿血清
   D. 胎儿血液
   E. 胎儿尿液

6. 诊断早孕的敏感方法需测定孕妇血、尿中胎盘分泌的激素是
   A. 绒毛膜促性腺激素（hCG）
   B. 胎盘生乳素（HPL）
   C. 雌激素（E）

   D. 孕激素（P）
   E. 妊娠特异性 β_1 糖蛋白（$PS\beta_1G$）

7. 妇女循环血容量开始增加是于妊娠
   A. 4 周
   B. 6 周
   C. 8 周
   D. 10 周
   E. 12 周

8. 妊娠最早出现、最重要的症状是
   A. 尿频
   B. 呕吐
   C. 停经
   D. 乳头刺痛
   E. 乳房轻度胀痛

9. 正常的胎心率是
   A. 60 ~ 80 次 / 分
   B. 80 ~ 100 次 / 分
   C. 100 ~ 120 次 / 分
   D. 120 ~ 160 次 / 分
   E. 160 ~ 180 次 / 分

10. 预产期的推算方法是用末次月经
    A. 月数减 5，天数加 7
    B. 月数减 3，天数加 6
    C. 月数减 3，天数加 7
    D. 月数减 5，天数加 9
    E. 月数减 3，天数加 5

11. 妊娠期妇女咯血时不能选用的止血药是
    A. 卡巴克洛（安络血）
    B. 酚磺乙胺（止血敏）
    C. 维生素 K
    D. 氨甲苯酸（止血芳酸）
    E. 垂体后叶素

12. 妊娠妇女不需要立即就诊的症状是
    A. 寒战发热
    B. 阴道流血
    C. 腹部疼痛
    D. 胎动计数突然增加

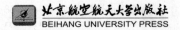

E．头痛、眼花、胸闷

13．分娩最主要依靠
A．盆底肌肉收缩
B．膈肌收缩
C．肛提肌收缩
D．子宫肌收缩
E．腹压

14．临产后正常的子宫收缩具有以下三个特点
A．对称性、节律性、缩复作用
B．对称性、节律性、间歇性
C．节律性、进行性、间歇性
D．节律性、进行性、缩复作用
E．对称性和极性、节律性、缩复作用

15．临产诊断不包括
A．规律性子宫收缩
B．进行性子宫颈管消失
C．宫颈口扩张
D．胎先露下降
E．见红

16．属于第一产程潜伏期临床表现的是
A．宫口扩大
B．破膜
C．见红
D．拨露
E．着冠

17．活跃期是指
A．宫口开大 1cm 到宫口开全
B．宫口开大 2cm 到宫口开全
C．宫口开大 3cm 到宫口开全
D．宫口开大 4cm 到宫口开全
E．宫口开大 5cm 到宫口开全

18．初产妇上产床待产应在宫口开大
A．3cm
B．4cm
C．6cm
D．8cm
E．10cm

19．分娩后产妇体内雌激素、孕激素水平降至未孕状态的时间是
A．产后 6 小时

B．产后 1 周
C．产后 4 周
D．产后 6 周
E．产后 8 周

20．关于母乳成分，不正确的描述是
A．含溶菌酶
B．含铁量丰富
C．含有巨噬细胞
D．含有转铁蛋白
E．含乳白蛋白较多

21．正常足月新生儿出现生理性黄疸的时间是出生
A．24 小时内
B．24～48 小时
C．2～3 天后
D．4 天后
E．5 天后

22．新生儿出生后体重下降，能恢复到出生时体重的时间是
A．2～3 天
B．4～6 天
C．7～10 天
D．11～14 天
E．15～21 天

23．对正常新生儿护理措施正确的是
A．沐浴应在喂哺后进行
B．脐部包扎的绷带 24 小时后取下
C．出生 24 小时后接种乙肝疫苗
D．出生 4 小时后喂母乳
E．每天沐浴前，用生理盐水棉球清洁双眼

24．产程中，胎儿窘迫的主要表现是
A．胎心异常
B．胎动频繁
C．羊水黄绿色
D．胎儿发育迟缓
E．胎心消失

25．Apgar 评分的判断项目包括
A．呼吸、心率、神经反射、皮肤温度、喉反射
B．呼吸、心率、肌张力、喉反射、皮肤颜色
C．呼吸、心率、肌张力、神经反射、皮肤

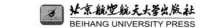

温度

D. 呼吸、心率、肌张力、喉反射、皮肤温度

E. 呼吸、心率、神经反射、皮肤颜色、四肢张力

26. 流产的概念是指

A. 妊娠＜37周，胎儿体重＜2500g而终止

B. 妊娠＜28周，胎儿体重＜1000g而终止

C. 妊娠＜24周，胎儿体重＜1500g而终止

D. 妊娠＜24周，胎儿体重＜1000g而终止

E. 妊娠＜20周，胎儿体重＜500g而终止

27. 输卵管妊娠最常见的原因是

A. 放置宫内节育器

B. 输卵管结扎术后

C. 受精卵游走

D. 输卵管炎症

E. 输卵管发育不良

28. 异位妊娠最常见的发生部位是

A. 阴道

B. 输卵管

C. 腹腔

D. 宫颈

E. 卵巢

29. 妊娠期高血压疾病应用硫酸镁治疗，出现中毒反应不包括

A. 呼吸减慢＜16次/分

B. 尿量减少＜400ml/24h

C. 膝腱反射消失

D. 膝腱反射亢进

E. 尿量减少＜25ml/h

30. 妊娠期高血压疾病的基本病理变化是

A. 全身小静脉痉挛

B. 全身小动脉痉挛

C. 血管通透性增加

D. 肾小球通透性增加

E. 肾小球滤过率下降

31. 治疗妊娠期高血压疾病时，硫酸镁治疗的主

要药理作用是

A. 降压

B. 解痉

C. 利尿

D. 改善肾功能

E. 消除水肿

32. 硫酸镁中毒的解毒药首选

A. 甘露醇静滴

B. 口服卡托普利

C. 注射肾上腺素

D. 注射地塞米松

E. 注射10%葡萄糖酸钙

33. 前置胎盘的病因不包括

A. 子宫内膜病变

B. 脐带过短

C. 多胎妊娠

D. 宫腔异常

E. 受精卵发育迟缓

34. 胎盘早剥的病因是

A. 妊娠期高血压疾病

B. 胎膜早破

C. 宫颈炎

D. 羊水过多

E. 子宫肌瘤

35. 胎盘早剥的主要病理变化是

A. 底蜕膜出血

B. 蜕膜静脉床淤血

C. 子宫肌纤维断裂

D. 子宫腔内压突然升高

E. 子宫胎盘卒中

36. 对于胎膜未破，无胎儿窘迫者，早产的治疗原则不包括

A. 药物控制宫缩

B. 慎做阴道检查

C. 应用抗生素预防感染

D. 卧床休息

E. 应用糖皮质激素

37. 妊娠晚期羊水过少是指羊水量

A. 少于100ml

B. 少于300ml

C. 少于500ml

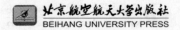

D．少于700ml

E．少于900ml

38．行羊膜腔穿刺术时，放羊水的量一次<u>不超过</u>

A．400ml

B．800ml

C．1200ml

D．1500ml

E．2000ml

39．妊娠合并心脏病的孕妇在妊娠期易发心力衰竭的时间是

A．16～18周

B．32～34周

C．20～24周

D．24～28周

E．36～40周

40．一般来讲，心脏病患者可以妊娠的情况是

A．心功能Ⅰ～Ⅱ级

B．风湿热活动期

C．心力衰竭病史

D．肺动脉高压史

E．围生期心肌病有心脏肥大

41．下列关于妊娠合并病毒性肝炎的处理，<u>错误</u>的是

A．低脂肪饮食

B．缩短第二产程

C．防止产后出血

D．预防产褥感染

E．雌激素回奶

42．妊娠合并病毒性肝炎，临近产期有出血倾向可用

A．缩宫素

B．维生素K

C．维生素C

D．卡巴克洛（安络血）

E．维生素D

43．妊娠合并病毒性肝炎的潜在并发症是

A．肝性脑病

B．心力衰竭

C．肝硬化

D．羊水栓塞

E．肝癌

44．糖尿病对妊娠的影响<u>不包括</u>

A．受孕率高

B．产后出血发生率高

C．巨大儿发生率高

D．胎儿畸形发生率高

E．早产儿发生率高

45．诊断妊娠期糖尿病的实验室指标是两次或两次以上空腹血糖值大于等于

A．3.8mmol/L

B．4.8mmol/L

C．5.8mmol/L

D．6.8mmol/L

E．7.8mmol/L

46．临床常见的产力异常为

A．宫缩节律性异常

B．不协调性宫缩过强

C．协调性宫缩乏力

D．不协调性宫缩乏力

E．宫缩节律性异常

47．妊娠末期发现跨耻征阳性，最大的可能是

A．骨盆出口狭窄

B．扁平骨盆

C．漏斗骨盆

D．中骨盆狭窄

E．骨盆过大

48．胎膜早破的孕妇最好采取的体位是

A．端坐位

B．膝胸位

C．右侧卧位

D．头高足低位

E．头低足高位

49．胎膜早破的表现<u>不包括</u>

A．腹压增加时，羊水即流出

B．宫缩时摸不到前羊膜囊

C．羊水涂片镜检可见羊齿状结晶

D．阴道排液酸碱试纸检查弱酸性

E．上推胎儿先露部可见到流液量增多

50．发生胎膜破裂时，孕妇应采取的体位是

A．半卧位

B．站位

C．俯卧位

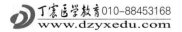
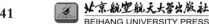

D. 侧卧位

E. 截石位

51. 居我国产妇死亡原因首位的是

    A. 妊娠合并心脏病

    B. 妊娠期高血压疾病

    C. 产后出血

    D. 产褥感染

    E. 羊水栓塞

52. 因子宫收缩乏力引起的产后出血，首选的止血措施为

    A. 按摩子宫

    B. 给与止血药

    C. 子宫次全切

    D. 结扎盆腔血管止血

    E. 无菌纱布条填塞宫腔

53. 产后出血是指胎儿娩出后 24 小时内，阴道出血量超过

    A. 300ml

    B. 600ml

    C. 400ml

    D. 700ml

    E. 500ml

54. 羊水栓塞是指羊水进入

    A. 胎儿体循环

    B. 胎儿肺循环

    C. 母体血液循环

    D. 母体和胎儿血液循环

    E. 胎盘血液循环

55. 发生羊水栓塞无关的因素是

    A. 急产

    B. 胎膜早破

    C. 催产素引产

    D. 活跃期延长

    E. 前置胎盘

56. 羊水栓塞的处理不包括

    A. 持续低流量给氧

    B. 半卧位

    C. 遵医嘱立即静脉注射地塞米松 20mg

    D. 如发生在第一产程，应立即剖宫产结束分娩

    E. 如正在滴注催产素应立即停止

57. 产褥感染最常见的病原体是

    A. 大肠埃希菌

    B. 葡萄球菌

    C. 厌氧链球菌

    D. 溶血性链球菌

    E. 产气荚膜杆菌

58. 晚期产后出血量大疑有胎盘胎膜残留时应首选

    A. 刮宫术

    B. 应用止血药

    C. 开腹探查术

    D. 子宫切除术

    E. 应用子宫收缩药

59. 剖宫产术后伤口裂开引起的晚期产后出血多发生在术后

    A. 1 ～ 2 周

    B. 2 ～ 3 周

    C. 3 ～ 4 周

    D. 4 ～ 5 周

    E. 5 ～ 6 周

60. 某患者，流产 2 次，无早产史，足月产 1 次，现有一女，可简写为

    A. 1-0-2-1

    B. 2-1-0-1

    C. 0-1-2-1

    D. 1-2-0-1

    E. 1-0-1-2

61. 妇科病史记录，其中"28 ～ 30"表示

    A. 月经持续时间

    B. 月经来潮时间

    C. 月经周期的天数

    D. 初潮的日期

    E. 初潮的年龄

62. 妇科检查描述正确的是

    A. 双合诊是指阴道和腹壁的联合检查

    B. 肛腹诊用于双合诊检查不明确时

    C. 对未婚者行三合诊检查

    D. 检查前必须导尿以排空膀胱

    E. 患者取平卧位

63. 导致女性生殖系统炎症的病原体通过血液循环播散的是

    A. 葡萄球菌

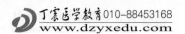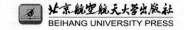

B. 结核杆菌

C. 沙眼衣原体

D. 链球菌

E. 大肠埃希菌

64. 前庭大腺炎多见于

A. 学龄期妇女

B. 青春期妇女

C. 生育期妇女

D. 绝经前期妇女

E. 绝经后期妇女

65. 用于坐浴的高锰酸钾溶液的浓度是

A. 1∶3000

B. 1∶6000

C. 1∶10 000

D. 1∶2000

E. 1∶5000

66. 患者，女，39 岁。已婚，白带增多，外阴瘙痒伴灼热感 1 周。检查：阴道黏膜充血（++），有散在红色斑点，白带呈泡沫状，灰白色有腥臭味。该患者阴道灌洗可选择的溶液是

A. 0.5% 醋酸

B. 4% 碳酸氢钠

C. 1∶2000 新洁尔灭

D. 1∶2000 高锰酸钾

E. 1∶1000 呋喃西林

67. 患滴虫性阴道炎，阴道分泌物的典型特征是

A. 白色，豆渣样

B. 稀薄，泡沫状

C. 呈黄水状

D. 乳白色、黏稠状

E. 血性分泌物

68. 老年性阴道炎的基本病因是

A. 假丝酵母菌

B. 雌激素水平降低

C. 宫颈裂伤

D. 人乳头状病毒

E. 阴道毛滴虫

69. 子宫颈糜烂物理治疗的最佳时机是

A. 月经期

B. 排卵期

C. 黄体期

D. 月经干净 3～7 天

E. 月经来潮后 6 小时内

70. 慢性盆腔炎最主要的病变部位是

A. 子宫附件

B. 子宫内膜

C. 子宫肌层

D. 子宫旁结缔组织、输卵管及卵巢

E. 盆腔腹膜和阴道黏膜

71. 治疗淋病最常用的药物是

A. 青霉素

B. 头孢曲松

C. 左氧氟沙星

D. 红霉素

E. 甲硝唑

72. 关于淋病健康指导的描述，错误的是

A. 主要通过性接触传播

B. 主要侵袭泌尿生殖道的鳞状上皮

C. 是目前发生率最高的性传播疾病

D. 一般消毒药与肥皂均能使淋球菌迅速灭活

E. 淋球菌在潮湿环境中可以生存较长时间

73. 女性患者因性交感染苍白螺旋体，会导致的疾病是

A. 梅毒

B. 艾滋病

C. 滴虫阴道炎

D. 尖锐湿疣

E. 性病性淋巴肉芽肿

74. 婴幼儿出现楔状齿、鞍鼻可能是感染了

A. 严重肝炎

B. 梅毒

C. 艾滋病

D. 结核

E. 淋病

75. 青春期异常子宫出血，止血首选药物是

A. 雌激素

B. 孕激素

C. 雄激素

D. 绒毛膜促性腺激素

E. 三合激素

76. 继发性闭经是指月经停止
    A. 至少 2 个月
    B. 至少 6 个月
    C. 至少 10 个月
    D. 至少 1 年
    E. 至少 18 个月

77. 下列属于原发性闭经的是
    A. 年龄 12 岁，第二性征未发育，无月经来潮
    B. 年龄 13 岁，第二性征未发育，无月经来潮
    C. 年龄 13 岁，第二性征已发育，无月经来潮
    D. 年龄 14 岁，第二性征已发育，无月经来潮
    E. 年龄 16 岁，第二性征已发育，无月经来潮

78. 围绝经期妇女体内的 FSH 水平是
    A. 不变
    B. 升高
    C. 骤然降低
    D. 逐渐降低
    E. 变化不定

79. 葡萄胎最主要的病理特点是
    A. 滋养细胞侵犯肌层
    B. 绒膜结构不完整
    C. 滋养细胞不同程度增生
    D. 滋养细胞大小不一
    E. 滋养细胞出血坏死

80. 侵蚀性葡萄胎发生转移时的主要途径为
    A. 淋巴转移
    B. 盆腔种植
    C. 经血行转移
    D. 直接浸润
    E. 骨骼转移

81. 侵蚀性葡萄胎与绒毛膜癌最主要的区别点是
    A. 病理检查有无绒毛结构
    B. 距葡萄胎排空后的时间长短
    C. 尿中 hCG 值的高低
    D. 子宫增大程度的不同
    E. 停经时间的不同

82. 绒毛膜癌最常见的死亡原因是
    A. 阴道转移
    B. 肺转移
    C. 脑转移
    D. 肾转移
    E. 骨转移

83. 绒毛膜癌发生转移，最常见的部位是
    A. 肺
    B. 脑
    C. 肾
    D. 骨骼
    E. 阴道

84. 对绒毛膜癌不正确的描述是
    A. 50% 继发于葡萄胎后
    B. 常见的转移部位是肺
    C. 常见的死亡原因是脑转移
    D. 主要经淋巴转移
    E. 以化疗为主

85. 下列对于化疗药物不良反应的描述，不正确的是
    A. 阿霉素可引起骨髓抑制，心脏损害
    B. 环磷酰胺可引起脱发及出血性膀胱炎
    C. 阿糖胞苷可引起口腔溃疡，胃肠道反应
    D. 长春新碱可引起心肌及心脏传导损害
    E. 甲氨蝶呤可引起口腔黏膜溃疡

86. 属于抗代谢药物的是
    A. 环磷酰胺
    B. 顺铂
    C. 阿霉素
    D. 长春新碱
    E. 甲氨蝶呤

87. 妇科癌症患者行静脉化疗期间，发生口腔溃疡，应选用的漱口液是
    A. 生理盐水
    B. 1% 硼酸溶液
    C. 1% 过氧化氢溶液
    D. 0.03% 丁卡因溶液
    E. 温开水

88. 妇科腹部手术备皮范围正确的是
    A. 上至剑突下，下至两大腿上 1/3，两侧至腋中线包括会阴部

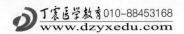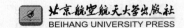

B．上至剑突下，下至两大腿上 1/3，两侧至腋中线不包括会阴部

C．上至乳头，下至两大腿上 1/3，两侧至腋中线包括会阴部

D．上至剑突下，下至两大腿上 1/2，两侧至腋中线包括会阴部

E．上至剑突下，下至两大腿上 1/2，两侧至腋中线不包括会阴部

89．与子宫颈癌发病相关的因素是
A．少产
B．宫颈糜烂
C．晚婚
D．晚育
E．单纯疱疹 I 型病毒

90．女性生殖器肿瘤中发病率占首位的是子宫颈癌，好发部位是
A．宫颈鳞 - 柱状上皮交界处
B．子宫颈内口
C．宫颈管
D．宫颈阴道上部
E．宫颈阴道部

91．子宫颈癌患者行宫颈癌根治术，按医嘱一般保留尿管时间是
A．24 小时
B．48 小时
C．72 小时
D．5 天
E．7 ～ 14 天

92．与子宫肌瘤发生和生长密切相关的是
A．与生活习惯、运动减少有关
B．环境污染有关
C．体内雄激素水平过低有关
D．早婚早育、性生活紊乱
E．体内雌激素水平过高

93．子宫内膜癌长期以来已公认的可能病因是
A．免疫功能低下
B．雌激素缺乏
C．孕激素的长期刺激
D．子宫内膜增生过长有关
E．下丘脑 - 垂体 - 卵巢调节功能下降

94．妇科恶性肿瘤中死亡率最高的是

A．卵巢癌
B．子宫颈癌
C．子宫内膜癌
D．前庭大腺癌
E．外阴癌

95．子宫内膜异位症最常见的被侵犯的部位依次为
A．卵巢、宫骶韧带、子宫直肠陷凹、阔韧带、直肠
B．宫骶韧带、子宫直肠陷凹、卵巢、阔韧带、直肠
C．阔韧带、子宫直肠陷凹、卵巢、宫骶韧带、直肠
D．子宫直肠陷凹、阔韧带、宫骶韧带、卵巢、直肠
E．宫骶韧带、直肠、卵巢、子宫直肠陷凹、阔韧带

96．子宫内膜异位症典型的临床表现为
A．不孕
B．性交痛
C．月经失调
D．自然流产率增加
E．继发性渐进性痛经

97．阴道前后壁修补术或盆底修补术患者，术后采取的适宜体位是
A．半卧位
B．平卧位
C．俯卧位
D．左侧卧位
E．右侧卧位

98．外阴小血肿保守治疗患者的护理不包括
A．保持外阴部清洁、干燥
B．24 小时内冷敷，24 小时以后热敷
C．24 小时内热敷，24 小时以后冷敷
D．嘱患者采取正确体位，避免血肿受压
E．每天行外阴冲洗，大便后及时清洗外阴

99．外阴癌最常发生的部位是
A．阴阜
B．阴蒂
C．阴道
D．大阴唇
E．小阴唇

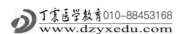
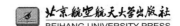

100. 外阴癌术后宜采取的体位是
    A. 平卧位屈膝外展
    B. 半卧位屈膝外展
    C. 侧卧位膝间垫软枕
    D. 俯卧位双膝分开
    E. 截石位臀下垫软枕

101. 导致子宫脱垂最主要的原因是
    A. 分娩损伤
    B. 宫底组织薄弱
    C. 长期慢性咳嗽
    D. 长期便秘
    E. 长期重体力劳动

102. 最常见的泌尿生殖瘘是
    A. 膀胱阴道瘘
    B. 膀胱宫颈瘘
    C. 尿道阴道瘘
    D. 输尿管阴道瘘
    E. 膀胱尿道阴道瘘

103. 某膀胱阴道瘘患者，漏孔在膀胱后底部，则尿瘘修补术后宜采取的体位是
    A. 仰卧位
    B. 俯卧位
    C. 左侧卧位
    D. 右侧卧位
    E. 半卧位

104. 生殖器官不孕病因的检查中，下列最有诊断价值的项目是
    A. 超声检查
    B. 内分泌检查
    C. 子宫输卵管碘油造影
    D. 宫腔镜腹腔镜联合检查
    E. 腹腔镜检查

105. 试管婴儿即
    A. 人工受精（AI）
    B. 体外受精与胚胎移植（IVF-ET）
    C. 配子输卵管内移植（GIFT）
    D. 配子宫腔内移植（GIUT）
    E. 配子经阴道输卵管内移植（TV-GIFT）

106. 供精者精液人工授精（AID）适合于
    A. 妻子排卵障碍者
    B. 丈夫精子质量问题的不孕者
    C. 妻子输卵管原因不孕者
    D. 夫妻双方性功能障碍者
    E. 夫妻双方原发性不孕症者

107. 婚后 5 年未孕，夫妇双方检查证实男方为无精症，女方一切正常，宜选择的治疗方案是
    A. 体外受精与胚胎移植
    B. 配子输卵管内移植
    C. 配子宫腔内移植
    D. 人工受精
    E. 促排卵治疗

108. 育龄妇女放置宫内节育器的时间，不恰当的是
    A. 月经干净 3 ～ 7 天
    B. 产后 42 天恶露已净
    C. 剖宫产术后 1 年
    D. 哺乳期排除早孕者
    E. 人工流产术后出血少、宫腔长度 9cm 者

109. 避孕药的作用正确的是
    A. 使子宫内膜发生无菌性炎症反应
    B. 使宫颈黏液变稀薄，不利于精子通过
    C. 影响精子获能
    D. 抑制排卵
    E. 改变宫腔内环境

110. 经腹输卵管结扎术的护理措施错误的是
    A. 术后密切观察体温、脉搏及有无腹痛
    B. 保持伤口敷料干燥清洁
    C. 鼓励早日下床活动
    D. 术后休息 1 周
    E. 术后禁止性生活 1 个月

111. 下列可以行经腹输卵管结扎术的是
    A. 严重神经功能症患者
    B. 血小板减少性紫癜患者
    C. 腹部皮肤感染患者
    D. 阴道炎患者
    E. 体温 37.2℃者

112. 围生期保健对象不包括
    A. 孕妇
    B. 产妇
    C. 孕前妇女
    D. 胎儿

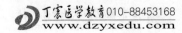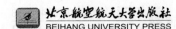

E．新生儿

113．妇产科举办妊娠期妇女的健康讲座，正确的是
A．妊娠后期如果出现下肢水肿，嘱孕妇平卧位
B．妊娠后期不用限制孕妇对盐的摄入
C．妊娠初 3 个月及末 3 个月出现尿频不必处理
D．妊娠前 2 个月及末 2 个月，应避免性生活
E．妊娠期间白带增多，孕妇应每天行阴道冲洗

114．会阴擦洗不适用于的人群为
A．产后
B．术后
C．会阴伤口
D．慢性子宫颈炎
E．留置导尿管

115．会阴擦洗患者宜采取的体位是
A．膀胱截石位
B．屈膝仰卧位
C．侧卧位
D．半卧位
E．头低足高位

116．用于会阴部皮肤消毒不包括
A．0.5% 氯己定
B．70% 乙醇
C．2.5% 碘酊
D．0.1% 苯扎溴铵
E．1% 碘伏

117．会阴热敷的护理要点正确的是
A．热敷温度为 39 ～ 41℃，热敷的面积应为病损范围的 2 倍
B．热敷温度为 39 ～ 41℃，热敷的面积应为病损范围的 1 倍
C．热敷温度为 48 ～ 50℃，热敷的面积应为病损范围的 1 倍
D．热敷温度为 41 ～ 48℃，热敷的面积应为病损范围的 2 倍
E．热敷温度为 41 ～ 48℃，热敷的面积应为病损范围的 1 倍

118．假丝酵母菌性阴道炎患者阴道上药常用的是
A．20% 硝酸银溶液
B．20% 铬酸溶液
C．制霉菌素
D．新霉素
E．氯霉素

119．阴道脱落细胞检查取材的方法，正确的是
A．阴道侧壁刮片法应从阴道侧壁上 1/2 处刮取分泌物
B．宫颈刮片法应以子宫颈外口为圆心，鳞柱状上皮交界处刮取一周
C．棉签采取法在阴道侧壁下 1/3 处取材
D．宫颈管吸引涂片法在子宫颈口吸取分泌物
E．子宫腔吸引涂片法在宫颈内口吸取分泌物

120．宫颈重度糜烂的患者，行宫颈刮片为巴氏 Ⅲ级，下一步处理是
A．激光治疗
B．宫颈锥形切除
C．3 个月后复查宫颈刮片
D．取宫颈活体组织送检
E．正常改变，不用处理

121．子宫颈活体组织检查，钳取宫颈组织部位不正确的是
A．碘不着色的可疑病灶区
B．宫颈外口鳞状上皮与柱状上皮交界处
C．宫颈外口上皮交界处的 3、6、9、12 点处
D．阴道镜下可疑部位
E．宫颈外口与宫颈内口之间区域

122．进行宫颈活组织检查正确的处理是
A．凡肉眼可疑者应行活检
B．取材部位在宫颈外口
C．阴道纱布 6 小时自行取出
D．取下标本立即用 10% 甲醛固定
E．已婚妇女的常规妇科检查项目

123．输卵管通液检查禁忌证是
A．不孕症检查
B．月经干净 5 天
C．术前体温 37℃

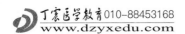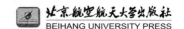

D. 阴道炎治疗中

E. 高血压病史

124. 进行输卵管通畅手术的时间一般选在月经干净后

　　A. 3～7 天

　　B. 5～10 天

　　C. 2～7 天

　　D. 7～10 天

　　E. 5～7 天

125. 协助诊断输卵管妊娠破裂内出血既简单又可靠的方法是

　　A. 腹腔镜检查

　　B. 宫腔镜检查

　　C. 阴道 B 超检查

　　D. 后穹窿穿刺

　　E. 尿妊娠试验

126. 腹腔镜检查术后,患者出现肩痛及上肢不适。其可能的原因是

　　A. 手术过程中损伤

　　B. 通气针进腹腔前充气

　　C. 充气过急,气体进入血管

　　D. 腹腔残留气体

　　E. 气体通过横膈裂孔进入纵隔

127. 一般情况下, 会阴伤口拆线时间为

　　A. 1～2 天

　　B. 3～5 天

　　C. 6～8 天

　　D. 7～10 天

　　E. 10～14 天

128. 会阴后侧切开缝合完毕, 最重要的是

　　A. 行肛门指诊

　　B. 行阴道检查

　　C. 清点器械纱布

　　D. 消毒皮肤黏膜

　　E. 给予抗生素预防感染

129. 胎头吸引术的适应证不包括

　　A. 产程达 2 个小时

　　B. 前置胎盘

　　C. 有剖宫产史

　　D. 产妇有心脏病

　　E. 持续性枕后位

130. 胎头牵引术助产过程中, 牵引次数一般不超过

　　A. 1 次

　　B. 2 次

　　C. 3 次

　　D. 4 次

　　E. 5 次

131. 臀位分娩后胎头娩出困难者宜采取

　　A. 会阴正中切开术

　　B. 剖宫产术

　　C. 胎头吸引术

　　D. 产钳助产术

　　E. 缩宫素引产术

132. 分娩时因产钳助产致新生儿头颅血肿, 护士采取的正确措施是

　　A. 教会家属按摩血肿促进吸收

　　B. 血肿大、发展快、给予热敷

　　C. 血肿大、发展快、给予冷敷

　　D. 细针穿刺抽吸血肿

　　E. 粗针穿刺抽吸血肿

133. 下列属于剖宫产术禁忌证的是

　　A. 死胎

　　B. 前置胎盘

　　C. 头盆不称

　　D. 胎儿宫内窘迫

　　E. 妊娠合并心脏病

134. 剖宫产术后的护理措施, 正确的是

　　A. 术后 4 周内禁止性生活

　　B. 鼓励早期下床活动, 减少并发症

　　C. 手术当天进牛奶、豆浆等流食

　　D. 手术后 12 小时拔除尿管

　　E. 阴道灌洗每天 2 次

135. 初产妇, 27 岁。常规产检发现胎儿前囟门位于母体骨盆右前方, 矢状缝和骨盆斜径一致, 胎位是

　　A. 横位

　　B. 额左前

　　C. 额右后

　　D. 枕右后

　　E. 枕右前

136. 孕妇, 28 岁。规律性子宫收缩 10 小时,

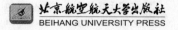

宫口开大 8cm，胎心 140 次 / 分，胎膜未破。首选的护理措施是

    A．肥皂水灌肠

    B．人工破膜

    C．立即内诊检查

    D．继续观察 4 小时

    E．做剖宫产术前准备

137．初产妇，足月临产 10 小时，胎心 140 次 / 分，宫口开大 4cm，2 小时后再次肛查宫口扩张无进展，诊断是

    A．第一产程停滞

    B．活跃期停滞

    C．第一产程延长

    D．活跃期延长

    E．潜伏期停滞

138．患者，女，28 岁。自然分娩一男婴，分娩时左侧会阴进行了侧切，护士指导产妇采取的最佳卧位是

    A．左侧卧位

    B．右侧卧位

    C．仰卧位

    D．俯卧位

    E．头高脚低位

139．某产妇，28 岁。自然分娩，询问有关母乳喂养的知识。正确的是

    A．婴儿吸吮时，口要含住全部乳头及大部分乳晕

    B．按需哺乳指每隔 1 小时喂哺一次

    C．婴儿睡眠期间无需喂养

    D．产后哺乳期不需避孕

    E．产后 1 小时即开始哺乳

140．初产妇，25 岁，孕 37^{+2} 周。妊娠期高血压疾病，临产 3 小时，出现胎儿窘迫，其原因为

    A．脐带血运受阻

    B．胎盘老化

    C．母体血氧含量不足

    D．胎儿先天性心脏病

    E．羊水栓塞

141．初产妇，33 岁。孕 37^{+2} 周，胎儿生长受限入院，胎心率 160 次 / 分，B 超示胎盘功能减退，护士根据该产妇的情况而采取的护理措施<u>不包括</u>

    A．做好抢救新生儿窒息的准备

    B．取左侧卧位

    C．定时做阴道检查

    D．严密监测胎心变化

    E．协助做好分娩准备

142．某新生女婴，出生时表现为：全身皮肤青紫，呼吸浅慢不规则，心率 100 次 / 分，喉反射存在，四肢稍屈。针对该新生儿首要的处理是

    A．不需处理

    B．立即断脐

    C．胸外按压

    D．清理呼吸道

    E．人工呼吸

143．患者，女，停经 9 周。少量阴道流血 3 天，无腹痛，子宫符合孕月，宫口未开。B 超检查：宫内妊娠，可见胎心搏动。入院后主要的治疗原则是

    A．保胎治疗

    B．尽快清宫

    C．止血补血

    D．间断吸氧

    E．预防感染

144．停经 60 天，少量阴道流血 2 天，加重伴阵发性下腹疼痛 3 小时，妇查：宫口开大 2cm，胚胎组织堵塞于宫口，子宫大小符合孕周。最可能的诊断是

    A．先兆流产

    B．难免流产

    C．完全流产

    D．不全流产

    E．过期流产

145．患者，女，26 岁。孕 28 周，发生无诱因、无痛性反复阴道流血。腹部检查：子宫大小与停经月份一致，胎方位清楚，胎心可正常。诊断可能性最大是

    A．先兆流产

    B．难免流产

    C．急产

    D．前置胎盘

    E．胎盘早剥

146．某孕妇，27 岁，妊娠 35^{+2} 周。今晨阴道少量出血，伴剧烈腹痛急诊入院。查体：子宫硬如

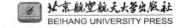

板状，压痛（+），胎心 116 次 / 分，胎位未触清。该患者最可能的情况是

    A．急产

    B．先兆早产

    C．前置胎盘

    D．先兆子宫破裂

    E．胎盘早剥

147．某经产妇，孕 32 周。胎心 146 次 / 分，无明显宫缩，阴道流液 1 天，无流血。检查：宫口开大 3cm，LOA 位，阴道流液测试呈碱性，下列措施中正确的是

    A．使用硫酸镁保胎

    B．立即进行剖宫产

    C．不需行任何处理

    D．滴注缩宫素引产

    E．抗炎的同时观察

148．某初孕妇，42^{+3} 周孕，胎心 135 次 / 分，无宫缩，阴道无流血流液，B 超显示胎盘成熟度为 Ⅲ 级，胎儿监护示 NST 为无反应性。检查：宫口未开，骨盆正常。应采取的措施是

    A．剖宫产终止妊娠

    B．滴注缩宫素引产

    C．观察等自然发作

    D．用药促宫颈成熟

    E．人工破膜后决定

149．孕妇合并乙型病毒性肝炎，为了防止发生产后出血，下列护理措施错误的是

    A．产前肌内注射维生素 K

    B．产前备好抢救物品

    C．产时缩短第二产程

    D．产时密切观察，避免滞产

    E．胎儿娩出后尽量不使用缩宫素，因为肝脏损害

150．某孕妇，29 岁。孕 1 产 0，孕 26 周，糖筛查试验血糖值为 9.8mmol/L，葡萄糖耐量试验结果，血糖值为：空腹 5.2mmol/L，1 小时 11.2mmol/L，2 小时 8.4mmol/L，3 小时 7.6mmol/L，考虑此孕妇临床诊断为

    A．妊娠期糖耐量异常

    B．妊娠期糖尿病

    C．妊娠期血糖异常

    D．隐性糖尿病

    E．糖尿病酮症酸中毒

151．某孕妇，27 岁。妊娠 36 周。感头晕、乏力、食欲缺乏 2 周。血常规：红细胞 $3×10^{12}$/L，血红蛋白 75g/L，血细胞比容 0.25，最恰当的诊断是

    A．巨幼红细胞贫血

    B．缺铁性贫血

    C．再生障碍性贫血

    D．感染性贫血

    E．ABO 溶血

152．某孕妇，29 岁。双胎妊娠 8 个月。近日面色苍白、倦怠乏力、心悸，伴有恶心。查体：重度贫血貌；心率 110 次 / 分，律齐，肝、脾触诊不满意，双下肢水肿。实验室检查：白细胞 $40×10^{9}$/L，血红蛋白 50g/L，血清铁蛋白 8μg/L，平均红细胞体积 70fl，平均红细胞血红蛋白浓度 27%。患者最佳的治疗方案是

    A．口服硫酸亚铁

    B．肌内注射右旋糖酐铁

    C．口服叶酸

    D．肌内注射维生素 B_{12}

    E．口服硫酸亚铁＋维生素 C

153．某初孕妇，38 周孕，进入第二产程后 3 小时，阴道口已见到胎发，但多次宫缩屏气时不见胎头继续顺利下降，可能的情况是

    A．臀先露

    B．持续性枕后位

    C．均小骨盆

    D．扁平骨盆

    E．胎儿脑积水

154．患者，女，32 岁。妊娠 33 周，突感有较多液体自阴道流出，胎心 70～80 次 / 分，阴道检查有索条状物脱出宫颈 2cm。其胎心异常的最可能原因是

    A．胎头受压

    B．脐带打结

    C．脐带脱垂

    D．脐带先露

    E．脐带绕颈

155．患者，女，28 岁。孕 38 周，经会阴侧切娩出一女婴，体重 4200g，胎盘胎膜完整。产后

 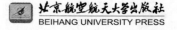

阴道流血增多，20 小时约 600ml，子宫轮廓不清，触不到宫底。治疗措施中**不恰当**的是

- A. 按摩子宫
- B. 应用缩宫素
- C. 可用无菌纱布填塞宫腔止血
- D. 如出血严重，可结扎盆腔血管
- E. 刮宫止血

156．某孕妇，35 岁。孕 28 周，孕 1 产 0。因"胎动感觉不清"合并重度妊娠高血压入院。经人工中止妊娠，娩出一死婴，即开始出现大量阴道出血，经人工剥离胎盘及使用宫缩药后仍出血不止，无凝血块。分析其可能的出血原因是

- A. 子宫腔内感染
- B. 子宫收缩乏力
- C. 凝血功能障碍
- D. 胎盘粘连
- E. 精神创伤

157．初产妇，产程延长行产钳助产，胎儿娩出后阴道持续不断流血，色鲜红。检查：胎盘完整，子宫底脐下 2 指，质硬，阴道不断有鲜红色血流出，有凝血块。首要的措施是

- A. 补充血容量
- B. 检查软产道
- C. 注射止血药
- D. 记录出血情况
- E. 静脉滴注缩宫素

158．初产妇，23 岁。第二产程破膜后突然呛咳，烦躁，呼吸困难，随即昏迷，血压 50/30mmHg。该产妇可能发生了

- A. 先兆子宫破裂
- B. 胎盘早剥
- C. 产时子痫
- D. 羊水栓塞
- E. 左心衰竭

159．某产妇，28 岁。胎膜早破，自然分娩后第 3 天。查体：体温 39℃，下腹疼痛，恶露血性、浑浊、有臭味，宫底平脐，宫体压痛，白细胞 $17×10^9$/L，中性粒细胞 80%。最主要的处理原则是

- A. 心理护理
- B. 加强营养
- C. 控制感染
- D. 高热护理

E. 严密观察

160．患者，女，30 岁。第一胎，1 周前妊娠 39 周因第二产程延长行钳产助手术分娩。近日该产妇表现为情绪低落，常常暗自流泪，不善交流，疲倦乏力，失眠。该产妇最大可能是

- A. 产后焦虑
- B. 产后沮丧
- C. 产后抑郁
- D. 产后精神病
- E. 产后角色适应不良

161．患者，女，18 岁。未婚。运动时突发下腹痛，可触及腹部包块，正确的妇科检查方法是

- A. 直肠 - 腹部诊
- B. 三合诊
- C. 双合诊
- D. 阴道窥器检查
- E. 阴道分泌物检查

162．患者，女，31 岁。白带增多伴痛痒 3 天，为黄绿色稀薄泡沫样，悬滴法查到滴虫。护士在指导患者自我护理、用药方法及切断传染途径的同时，还应告知在月经干净后，复查滴虫连续几次阴性为治愈标准

- A. 2 次
- B. 3 次
- C. 4 次
- D. 5 次
- E. 6 次

163．患者，女，45 岁。近 1 年来月经不规则，据上次月经 48 天后，发生阴道大出血。妇检：宫颈中度糜烂，子宫饱满，稍软，首选的方法是

- A. 阴道填塞止血
- B. 孕激素
- C. 雌激素
- D. 刮宫
- E. 口服补血药

164．患者，女，25 岁。已婚，有原发性痛经史，1 年内无生育计划，治疗其原发性痛经最好选用

- A. 口服镇静药
- B. 口服避孕药
- C. 口服雌激素
- D. 口服前列腺素合成酶抑制药

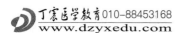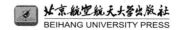

E. 口服促排卵药

165. 患者，女，20 岁。主诉经期腹痛剧烈，月经来潮时需服镇痛药并卧床休息。平时月经周期规律，基础体温呈双相。肛门检查：子宫前倾前屈、稍小、硬度正常，无压痛，两侧附件（－），分泌物白色透明。本病例最可能的诊断是

A. 子宫内膜炎
B. 子宫腺肌病
C. 输卵管炎
D. 子宫肌瘤
E. 痛经

166. 患者，女，57 岁。月经紊乱 6 个月，有多汗、尿失禁症状，1 个月前曾有桡骨骨折病史。应采用的治疗方法是

A. 子宫切除术
B. 小剂量雌激素
C. 刮宫术
D. 腹腔镜
E. 宫腔镜

167. 患者，女，38 岁，停经 3 个月，突然剧烈下腹疼 2 小时，腹腔内出血、休克入院。即开腹探查，见子宫角破口有水泡状物，送检镜下见子宫肌壁深层及浆膜下有增生活跃的滋养层细胞，并见绒毛结构，最可能的诊断是

A. 葡萄胎
B. 宫角妊娠
C. 绒毛膜癌
D. 子宫内膜癌
E. 侵蚀性葡萄胎

168. 患者，女，35 岁。诊断为侵蚀性葡萄胎，其治疗原则是

A. 定期随访
B. 子宫切除
C. 化疗为主
D. 放疗为主
E. 药物治疗

169. 患者，女，52 岁。子宫切除术后 2 天，体温正常，持续性腹腔正压引流通畅，引流液为血性液体。该患者腹腔引流管拔出的指征是

A. 24 小时引流量小于 10ml
B. 24 小时引流量小于 20ml

C. 24 小时引流量小于 30ml
D. 24 小时引流量小于 50ml
E. 24 小时引流量小于 60ml

170. 患者，女，56 岁。绝经 3 年，不规则阴道流血 1 个月。妇科检查：宫颈为菜花状，子宫前位，大小正常，活动差，三合诊两侧宫旁组织较硬，但与盆壁间有间隙。宫颈活检为鳞状上皮癌 Ⅱ级。该患者最佳治疗方案是

A. 放疗
B. 化疗
C. 广泛性子宫切除及双侧盆腔淋巴结清扫
D. 全子宫切除
E. 化疗后子宫全切除

171. 患者，女，43 岁。因月经量增多 2 年，发现下腹包块入院治疗，B 超示子宫增大，肌壁间多发中低回声，最大者直径 10cm，诊断为子宫肌瘤，合适的治疗方式为

A. 化疗
B. 激素治疗
C. 放射治疗
D. 手术治疗
E. 随访观察

172. 患者，女，35 岁。单位查体可疑子宫肌瘤，到医院就诊。妇科检查：子宫处可扪及有蒂与子宫相连球状物，质地较硬。此患者的子宫肌瘤最可能是

A. 肌壁间肌瘤
B. 黏膜下肌瘤
C. 浆膜下肌瘤
D. 子宫颈肌瘤
E. 阔韧带肌瘤

173. 患者，女，67 岁。绝经 9 年，阴道流出血水样分泌物 3 个月，有臭味，妇科检查：阴道黏膜充血，宫颈萎缩，子宫如孕 40 天大，质软，双附件正常，对确定诊断最有意义的检查是

A. 分段诊断性刮宫
B. B 超检查
C. 宫颈刮片细胞学检查
D. 宫颈活检
E. 腹腔镜检查

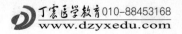 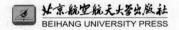

174. 患者，女，60 岁。绝经 10 年后出现阴道出血。妇科检查：宫颈表面光滑，子宫质软。最先考虑的诊断是
    A. 宫颈癌
    B. 卵巢癌
    C. 绒毛膜癌
    D. 葡萄胎
    E. 子宫内膜癌

175. 患者，女，36 岁。已婚，育有一子，3 年前出现痛经，进行性加重。妇科检查：子宫后倾固定，子宫直肠凹陷、宫骶韧带处触及多个痛型结节。首先考虑
    A. 盆腔结核
    B. 慢性盆腔炎
    C. 卵巢囊肿
    D. 浆膜下肌瘤
    E. 子宫内膜异位症

176. 患者，女，65 岁。行阴道子宫全切术加阴道前后壁修补术，术后护士采取的护理措施正确的是
    A. 术后 3 天行盆浴
    B. 术后半流质饮食 3 天
    C. 留置尿管 3～5 天
    D. 术后平卧位 1 天，次日起半卧位
    E. 术后阴道灌洗每天 2 次

177. 患者，女，48 岁。外阴菜花样肿物，经病理检查为外阴鳞状细胞癌 I 期，未见转移征象。该患者的治疗首选
    A. 手术治疗
    B. 化学药物治疗
    C. 放射治疗
    D. 手术＋放射治疗
    E. 手术＋化疗

178. 患者，女，32 岁。因骑跨伤导致外阴裂伤，左右侧大阴唇裂口分别长约 2cm、3cm，有活动性出血，处理不正确的是
    A. 24 小时内可用热敷缓解疼痛
    B. 给予止血镇痛药物
    C. 对患者表示理解，鼓励其面对现实，积极配合治疗
    D. 密切观察生命体征及尿量
    E. 阴道塞纱止血

179. 患者，女，60 岁。慢性支气管炎 30 年。自感外阴有物脱出多年，妇科检查见宫颈糜烂且脱出于阴道口外，宫体仍在阴道内，双附件未触及异常。治疗时应首选
    A. 手术治疗
    B. 使用子宫托
    C. 改善全身情况
    D. 加强盆底肌肉锻炼
    E. 积极治疗慢性咳嗽

180. 患者，女，32 岁。口服短效避孕药物进行避孕已 2 年，一次房事后当晚漏服，应告知补服时间为房事后
    A. 5 小时内
    B. 8 小时内
    C. 10 小时内
    D. 12 小时内
    E. 1 天内

181. 患者，女，29 岁，有剖宫产史，现孕 13 周要求终止妊娠，行人工流产钳刮术，术中突感下腹部撕裂样疼痛，术者探测宫腔有"无底"感，首先应考虑的是
    A. 漏吸
    B. 吸宫不全
    C. 子宫穿孔
    D. 羊水栓塞
    E. 人工流产综合征

182. 患者，女，42 岁。因接触性出血就诊，检查结果为重度宫颈糜烂。要排除宫颈癌，首选的检查是
    A. 子宫颈刮片
    B. 子宫颈活检
    C. 子宫颈黏液检查
    D. 阴道镜检查
    E. 诊断性刮宫

183. 某产妇，28 岁。24 小时前行会阴侧切术分娩一男婴，会阴水肿明显。护理措施错误的是
    A. 会阴冲洗
    B. 评估会阴切口
    C. 95% 乙醇湿热敷
    D. 50% 硫酸镁湿热敷
    E. 会阴切口患侧卧位

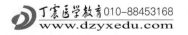
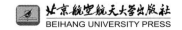

184. 初产妇，宫口开全 2 小时，胎头棘下 2cm，宫缩较前减弱，胎膜已破，胎心 120 次 / 分，产妇一般情况较好，主要应做的准备是
    A. 剖宫产
    B. 注意胎心变化，做好胎头吸引术准备
    C. 产钳助产
    D. 做好心理护理
    E. 准备缩宫素待用

185. 患者，女，29 岁。G_1P_1，30 分钟前经阴分娩一活女婴，胎盘尚未娩出，阴道有较多血液流出，现考虑采取的措施是
    A. 继续观察
    B. 会阴侧切术
    C. 剖宫取胎盘
    D. 人工剥离胎盘术
    E. 加大缩宫素用量

186. 孕妇，33 岁，妊娠 39 周。不规律宫缩 3 小时。B 超检查：胎头双顶径为 10cm。该孕妇最适合的分娩方式是
    A. 剖宫产
    B. 自然分娩
    C. 胎头吸引
    D. 产钳助产
    E. 会阴侧切

(187-188 题共用题干)
    患者，女，29 岁。停经 43 天，突感右下腹剧烈疼痛，并有少量阴道流血。妇科检查：右下腹压痛，宫颈举痛明显，阴道后穹窿饱满，怀疑输卵管妊娠破裂。

187. 问题 1：此症简单可靠的诊断方法是
    A. 阴道后穹窿穿刺
    B. B 超
    C. 尿妊娠试验
    D. 血 HCG 监测
    E. 腹腔镜检查

188. 问题 2：输卵管妊娠破裂确诊后，目前常采取的治疗措施是
    A. 药物治疗
    B. 手术治疗
    C. 补充血容量
    D. 腹腔镜治疗

    E. 宫腔镜治疗

(189-190 题共用题干)
    某孕妇，34 岁。孕 36^{+3} 周，头痛，视物不清 1 天，今晨头痛加剧，恶心，呕吐 2 次，随后剧烈抽搐约 1 分钟渐清醒，即测血压 180/120mmHg，胎心 120 次 / 分，有不规律子宫收缩，肛查：子宫口未开，骨产道正常。

189. 问题 1：最可能的诊断是
    A. 一过性脑缺血
    B. 高血压危象
    C. 子痫
    D. 先兆前期
    E. 心力衰竭

190. 问题 2：护理措施正确的是
    A. 安置于大病房
    B. 留置胃管
    C. 取半卧位
    D. 每天听胎心 1 次
    E. 留置尿管

(191-193 题共用题干)
    某孕妇，34 岁。初次怀孕，孕 16 周发慌、气短，经检查发现心功能属于 II 级。经过增加产前检查次数，严密监测孕期经过等，目前孕 37 周，自然临产。

191. 问题 1：该孕妇在分娩期应注意的问题中，描述错误的是
    A. 常规吸氧
    B. 胎盘娩出后腹部放置沙袋
    C. 采取产钳助产
    D. 注意补充营养
    E. 注意保暖

192. 问题 2：该孕妇的卧位最好是
    A. 平卧位
    B. 右侧卧位
    C. 左侧卧位
    D. 左侧半卧位
    E. 随意卧位

193. 问题 3：该孕妇的产褥期护理，正确的是
    A. 为避免菌群失调，不得使用抗生素治疗
    B. 产后的第 5 天，最容易发生心力衰竭

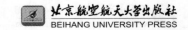

C. 为了早期母子感情的建立，不要让别人帮忙

D. 积极下床活动，防止便秘

E. 住院观察 10 天

（194-195 题共用题干）

某产妇，30 岁。孕 1 产 0，孕 39 周，临产后，产妇精神紧张、烦躁，持续性腹痛，胎先露下降缓慢、胎心率不规则，阴道检查可触及狭窄环。

194. 问题 1：此产妇正确的处理是
    A. 立即行剖宫产术
    B. 给予宫缩抑制药
    C. 使产妇充分休息
    D. 给予适当的镇静药
    E. 催产素点滴引产

195. 问题 2：此产妇可能的临床诊断为
    A. 协调性子宫收缩过强
    B. 强直性子宫收缩
    C. 子宫痉挛性狭窄环
    D. 不协调性子宫收缩乏力
    E. 协调性子宫收缩乏力

（196-197 题共用题干）

初孕妇，29 岁。妊娠 38^{+3} 周，规律腹痛 4 小时入院。单臀位，估计胎儿重 3000g，骨盆外测量正常。

196. 问题 1：处理原则<u>不正确</u>的是
    A. 胎方位为臀位的初产妇一律行剖宫产
    B. 可阴道手术助产
    C. 注意后出胎头的娩出
    D. 注意胎头双手上举
    E. 防止胎儿宫内窘迫

197. 问题 2：最易发生的并发症是
    A. 胎儿窘迫
    B. 胎膜早破、脐带脱垂
    C. 产后出血
    D. 会阴撕裂
    E. 子宫脱垂

（198-199 题共用题干）

患者，女，30 岁。阴道分泌物增多伴外阴瘙痒 1 周，检查见阴道黏膜红肿并附有白色膜状物，分泌物呈白色豆渣样。

198. 问题 1：阴道冲洗应选的药液是
    A. 0.5% 醋酸
    B. 0.2% 洗必泰
    C. 0.9% 氯化钠
    D. 1% ～ 5% 乳酸
    E. 2% ～ 4% 碳酸氢钠

199. 问题 2：确诊的方法为
    A. 宫颈刮片法
    B. 宫颈管涂片法
    C. 阴道侧壁刮片法
    D. 宫颈活体组织检查
    E. 阴道分泌物悬滴检查

（200-201 题共用题干）

患者，女，32 岁。性交后出血 1 个月就诊。妇科检查：宫颈重度糜烂乳突型，其他未见异常。宫颈刮片巴氏Ⅱ级。

200. 问题 1：该患者最佳治疗方法为
    A. 局部药物治疗
    B. 宫颈锥切术
    C. 子宫全切术
    D. 物理治疗
    E. 免疫疗法

201. 问题 2：重度糜烂乳突型表现除糜烂面为柱状上皮覆盖外，还有
    A. 伴间质显著增生，糜烂面占整个宫颈面积的 2/3 以上
    B. 伴间质显著增生，糜烂面占整个宫颈面积的 1/3 以上
    C. 伴间质中度增生，糜烂面占整个宫颈面积的 2/3 以上
    D. 伴间质显著增生，糜烂面占整个宫颈面积的 1/2 以上
    E. 伴间质中度增生，糜烂面占整个宫颈面积的 1/3 以上

（202-203 题共用题干）

患者，女，28 岁。流产后 3 周，因下腹持续性疼痛，活动后加重，阴道分泌物增多 3 天入院。查体，体温 39.5℃，脉搏 96 次 / 分，呼吸 20 次 / 分，血压 106/72mmHg。妇科检查：阴道黏膜充血，宫颈口少许脓性分泌物流出，宫颈举痛，宫体略大、压痛。

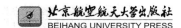

202. 问题1：其最可能的诊断是
    A. 急性宫颈炎
    B. 急性盆腔炎
    C. 急性腹膜炎
    D. 急性阑尾炎
    E. 细菌性阴道炎

203. 问题2：首选的治疗措施是
    A. 手术治疗
    B. 中药治疗
    C. 抗生素治疗
    D. 微波治疗
    E. 激光治疗

(204-205 题共用题干)

患者，女，26 岁。G_2P_0，24 周孕，发现外阴、阴道散在粉红色乳头状疣 2 周，质软，触之易出血，被诊断为尖锐湿疣。

204. 问题1：引起该病的病原体是
    A. 白色假丝酵母菌
    B. 人类免疫缺陷病毒
    C. 人乳头瘤病毒
    D. 淋病奈瑟菌
    E. 苍白螺旋体

205. 问题2：对其进行的指导措施，正确的是
    A. 治疗期间不必限制性生活
    B. 不会引起垂直传播
    C. 不必限制分娩方式
    D. 治愈后不会复发
    E. 污染的衣裤要及时消毒

(206-207 题共用题干)

患者，女，35 岁。静脉药瘾 3 年，现发现不明原因颈部及腋窝淋巴结肿大 2 个月，伴发热、乏力、咳嗽、胸痛及呼吸困难 3 周。

206. 问题1：首先应考虑的医疗诊断为
    A. 肺结核
    B. 肺炎
    C. 胸膜炎
    D. 支气管炎
    E. 获得性免疫缺陷综合征

207. 问题2：该病的潜伏期为
    A. 3～5 天

B. 7～10 天
    C. 2～4 周
    D. 5～8 周
    E. 3 个月～10 年

(208-210 题共用题干)

患者，女，28 岁。已婚，停经 3 个月，阴道不规则流血并有水泡状物排出，诊断为葡萄胎。

208. 问题1：最有诊断意义的是
    A. 停经史
    B. 阴道有水泡状物排出
    C. 尿妊娠试验阳性
    D. 子宫体增大
    E. 胸片有絮状阴影

209. 问题2：对该患者正确的处理是
    A. 立即预防性化疗
    B. 迅速清除子宫腔内容物
    C. 进食低蛋白食物
    D. 避孕 1 年
    E. 30 岁以上可行子宫切除

210. 问题3：该患者随访时间至少
    A. 0.5 年
    B. 1 年
    C. 1.5 年
    D. 2 年
    E. 3 年

(211-213 题共用题干)

患者，女，21 岁，未婚。月经干净 3 天，突发性右下腹痛 3 小时，呈持续性牵扯样加剧，伴恶心、呕吐，送来急诊。

211. 问题1：若经肛腹诊检查见子宫正常大小，右侧附件区有一拳头大小囊实性包块，明显紧张、压痛，初步考虑为卵巢肿瘤蒂扭转。为尽快明确临床诊断，最常用且诊断率较高的辅助检查是
    A. 尿妊娠实验
    B. 肿瘤标志物
    C. B 型超声显像
    D. 腹腔镜
    E. 宫腔镜

212. 问题2：采集病史时应特别注意询问发病时有无

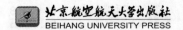

A．突然转身或连续旋转

B．阴道流血

C．晕厥

D．发热

E．尿频

213．问题 3：若采取急症手术，以下术前准备应<u>除外</u>

A．备皮

B．阴道冲洗并于宫颈及穹隆部涂甲紫

C．禁食、禁饮

D．置保留尿管

E．配血、皮试

(214－215 题共用题干)

患者，女，32 岁。婚后 6 年未孕，平素月经规律。前往妇科就诊，B 超检查提示右附件稍增厚，其余未见异常。

214．问题 1：为协助诊断，患者应行

A．排卵监测

B．腹腔镜检查

C．免疫学检查

D．诊断性刮宫

E．输卵管通液术

215．问题 2：检查的最佳时机是在

A．月经干净后 3 ～ 7 天

B．月经前 3 ～ 7 天

C．月经干净后 10 ～ 14 天

D．月经前 10 ～ 14 天

E．经期的任何时间

(216－218 题共用题干)

患者，女，42 岁。已婚，患滴虫性阴道炎，需阴道灌洗局部治疗。

216．问题 1：为该患者作阴道灌洗应选择的溶液是

A．1 ∶ 5000 高锰酸钾

B．生理盐水

C．5% 肥皂水

D．1% 碳酸氢钠

E．0.5% 醋酸

217．问题 2：阴道灌洗的水温是

A．20℃

B．30℃

C．40℃

D．50℃

E．60℃

218．问题 3：阴道灌洗治疗<u>不适用于</u>

A．慢性宫颈炎

B．阴道炎

C．全子宫切除术前

D．产后 1 周内

E．腔内放疗后

(219－221 题共用备选答案)

A．孕 8 周末

B．孕 16 周末

C．孕 20 周末

D．28 周末

E．36 周末

219．胎儿头为身体的 1/2，B 超有心搏的妊娠周数是

220．出生后能啼哭及吞咽但生命力弱的妊娠周数是

221．孕妇可感到胎动，B 超可辨男女的妊娠周数是

(222－223 题共用备选答案)

A．脐耻之间

B．脐上 1 横指

C．脐上 3 横指

D．脐与剑突之间

E．剑突下 2 横指

222．妊娠满 24 周手测子宫底高度是

223．妊娠满 32 周手测子宫底高度是

(224－225 题共用备选答案)

A．产后 10 天

B．产后 3 周

C．产后 3 ～ 4 周

D．产后 4 ～ 6 周

E．产后 6 周

224．除胎盘附着处外，子宫腔表面内膜修复所需时间为

225．子宫进入盆腔，在腹部摸不到宫底的时间为

(226－227 题共用备选答案)

A．妊娠晚期或临产时，发生无诱因、无

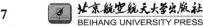

痛性反复阴道流血

    B. 妊娠晚期突然发生的腹部持续性疼痛，伴或不伴有阴道流血

    C. 停经 8 ～ 12 周，轻微下腹痛，伴少量阴道流血

    D. 停经 6 ～ 8 周出现不规则流血，伴有下腹撕裂性疼痛，随后遍及全腹

    E. 不规律宫缩，伴有阴道血性分泌物或出血

226. 前置胎盘的主要症状是

227. 胎盘早剥的临床特点是

(228–229 题共用备选答案)

    A. 妊娠 28 周以前分娩

    B. 妊娠满 28 周不满 37 周分娩

    C. 妊娠满 37 周不满 40 周分娩

    D. 妊娠满 37 周不满 42 周分娩

    E. 妊娠 42 周以后分娩

228. 过期产是指

229. 早产是指

(230–231 题共用备选答案)

    A. 1/2

    B. 1/3

    C. 1/4

    D. 1/5

    E. 1/6

230. 妊娠合并糖尿病使用胰岛素治疗者，分娩后 24 小时胰岛素用量应减至原用量的

231. 妊娠期糖尿病的产妇，孕期使用胰岛素者，

分娩后 48 小时应减少胰岛素的用量到原用量的

(232–234 题共用备选答案)

    A. 月经周期、经期、出血量均无规律

    B. 月经周期无规律

    C. 阴道突然大出血伴痛经

    D. 月经频发

    E. 周期正常、经期延长

232. 黄体功能不足的临床表现

233. 无排卵性异常子宫出血的临床表现

234. 子宫内膜不规则脱落的临床表现

(235–238 题共用备选答案)

    A. 子宫脱垂 I 度轻

    B. 子宫脱垂 I 度重

    C. 子宫脱垂 II 度轻

    D. 子宫脱垂 II 度重

    E. 子宫脱垂 III 度

235. 宫颈及部分宫体脱出阴道口外

236. 宫颈距处女膜缘小于 4cm

237. 宫颈已脱出阴道口外，宫体仍在阴道内

238. 子宫颈及子宫体部全部脱出阴道口外

(239–240 题共用备选答案)

    A. 孕 7 周内

    B. 孕 7 ～ 10 周

    C. 孕 11 ～ 14 周

    D. 孕 15 ～ 24 周

    E. 孕 25 ～ 28 周

239. 药物流产适用于

240. 流产钳刮术适用于

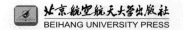

第五篇

儿科护理学

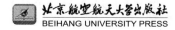

1. 在我国，围生期的时间应为
   A. 孕满 28 周至出生后 7 天
   B. 孕满 28 周至出生后 28 天
   C. 孕满 32 周至出生后 7 天
   D. 孕满 32 周至出生后 28 天
   E. 孕满 40 周至出生后 7 天

2. 根据小儿生长发育特点，幼儿期是指
   A. 1 周岁后到满 3 周岁
   B. 3～4 岁
   C. 4～5 岁
   D. 5～6 岁
   E. 6～7 岁

3. 小儿出生后生长发育最快的时期是
   A. 出生至 1 岁
   B. 2～3 岁
   C. 4～5 岁
   D. 6～7 岁
   E. 8～9 岁

4. 小儿生长发育的顺序规律为
   A. 各系统发育速度均衡
   B. 各年龄段发育速度均衡
   C. 每个人的生长发育轨迹相同
   D. 由低级到高级
   E. 由复杂到简单

5. 大多数婴儿会叫"爸爸"、"妈妈"的时期是
   A. 3～4 个月
   B. 5～6 个月
   C. 7～8 个月
   D. 10～12 个月
   E. 1.5 岁

6. 患儿，12 岁。喜食煤渣，最可能缺乏的营养素是
   A. 磷
   B. 铁
   C. 锌
   D. 氯
   E. 钠

7. 初乳中含量较多的成分是
   A. 糖类
   B. 脂肪
   C. 蛋白质
   D. 酶
   E. 矿物质

8. 属于被动免疫制剂的是
   A. 脊髓灰质炎疫苗
   B. 白喉类毒素
   C. 丙种球蛋白
   D. 麻疹疫苗
   E. 卡介苗

9. 婴儿接种卡介苗的最佳部位是
   A. 三角肌下缘
   B. 腹部
   C. 手臂前外侧
   D. 大腿前外侧
   E. 臀部外上 1/4

10. 极低出生体重儿是指出生体重不足
    A. 1000g
    B. 1250g
    C. 1500g
    D. 2000g
    E. 2500g

11. 出生时存在，数月消失的神经反射是
    A. 角膜反射
    B. 腹壁反射
    C. 握持反射
    D. 吞咽反射
    E. 膝腱反射

12. 新生儿通过胎盘从母体获得的免疫球蛋白是
    A. IgD
    B. IgG
    C. IgM
    D. 抗核抗体
    E. SIgA

13. 早产儿易出现体温降低的原因是

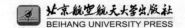

A. 保暖措施不当
B. 皮下脂肪多
C. 棕色脂肪少
D. 摄食过少
E. 缺氧

14. 早产儿的护理措施中，不正确的是
　　A. 合适的温、湿度
　　B. 尽早输液、输血
　　C. 合理喂养
　　D. 注意保暖
　　E. 预防感染

15. 新生儿窒息的首要护理措施是
　　A. 拍打足底刺激呼吸
　　B. 快速刺激背部皮肤
　　C. 保证呼吸道通畅
　　D. 面罩正压给氧
　　E. 胸外心脏按压

16. 新生儿窒息的治疗护理过程中要注意保暖，应维持患儿肛温在
　　A. 36.0℃～36.4℃
　　B. 36.5℃～37.0℃
　　C. 37.1℃～37.4℃
　　D. 37.5℃～37.7℃
　　E. 37.8℃～38.0℃

17. 新生儿颅内出血有颅内压增高时治疗应首选
　　A. 乙酰唑胺静注
　　B. 呋塞米静脉注射
　　C. 50% 葡萄糖液静滴
　　D. 地塞米松静滴
　　E. 10% 低分子右旋糖酐静滴

18. 关于新生儿颅内出血的描述，不正确的是
　　A. 临床表现与出血量及出血速度有关
　　B. 快速输注高渗液体可引起颅内出血
　　C. 产伤所致者出血部位以硬脑膜下多见
　　D. 有颅内压增高的表现时用呋塞米静注
　　E. 足月儿发病率高，早产儿发病率低

19. 足月儿生理性黄疸持续时间应小于
　　A. 2 周
　　B. 3 周
　　C. 4 周
　　D. 5 周

E. 6 周

20. 对产妇正确的出院指导是
　　A. 产后 60 天复查
　　B. 坚持母乳喂养 3 个月
　　C. 哺乳期间可用避孕药
　　D. 新生儿生理性黄疸持续 1 周左右
　　E. 性生活在产后 2 周后恢复

21. 新生儿肺透明膜病的主要病因是
　　A. 肺间质炎症
　　B. 肺实质炎症
　　C. 肺间质纤维化
　　D. 缺乏肺泡表面活性物质
　　E. 肺表面物质增多所致

22. 新生儿肺透明膜病 X 线的特征性改变不包括
　　A. 两肺普遍透光度降低
　　B. 肺野有均匀颗粒网状阴影
　　C. 有支气管充气征
　　D. 重者可呈现"白肺"
　　E. 肺野内可见云雾状阴影

23. 新生儿肺炎患儿进行超声雾化吸入时，每次不超过
　　A. 10 分钟
　　B. 20 分钟
　　C. 30 分钟
　　D. 40 分钟
　　E. 60 分钟

24. 婴幼儿胎粪吸入性肺炎 X 线显示
　　A. 两肺大片状阴影
　　B. 肺门哑铃状阴影
　　C. 两肺密布钙化点
　　D. 两肺肺气肿
　　E. 两肺肺不张

25. 新生儿肺炎的关键护理措施是
　　A. 适当休息
　　B. 注意保暖
　　C. 保持呼吸道通畅
　　D. 做好皮肤护理
　　E. 加强饮食护理

26. 引起新生儿败血症最常见的病原菌是
　　A. 大肺炎链球菌

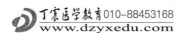 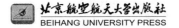

B. 葡萄球菌
C. 铜绿假单胞菌
D. 流感嗜血杆菌
E. 溶血性链球菌

27. 容易发生新生儿寒冷损伤综合征的情况应<u>除外</u>
   A. 早产低体重
   B. 新生儿败血症
   C. 母乳性黄疸
   D. 新生儿体温过低
   E. 新生儿窒息

28. 新生儿硬肿症最早出现硬肿的部位是
   A. 腹部
   B. 面颊
   C. 臀部
   D. 大腿
   E. 小腿

29. 新生儿硬肿症患儿的关键护理措施是
   A. 及时扩容
   B. 纠正酸中毒
   C. 观察病情
   D. 保证热量供应
   E. 逐渐复温

30. 新生儿破伤风的感染途径一般为
   A. 宫内
   B. 产道
   C. 脐带
   D. 呼吸道
   E. 消化道

31. 患儿，男，2岁。重度营养不良，清晨起床后突然大汗、面色苍白、体温下降、神志不清、脉搏减慢。对其进行急救处理应选择
   A. 快速静脉推注生理盐水
   B. 静脉推注 25% 葡萄糖
   C. 缓慢静脉推注 20% 甘露醇
   D. 缓慢静脉推注 10% 葡萄糖酸钙
   E. 给予糖水口服

32. 小儿营养不良<u>无关</u>的指标是
   A. 肌酐升高指数
   B. 血清蛋白
   C. 氮平衡
   D. 整体蛋白更新率

E. 肌酐清除率

33. 蛋白质 - 热能营养不良皮下脂肪消耗的顺序为
   A. 面颊→四肢→臀部→躯干→腹部
   B. 面颊→四肢→腹部→躯干→臀部
   C. 腹部→躯干→臀部→四肢→面颊
   D. 腹部→臀部→四肢→面颊→躯干
   E. 躯干→臀部→四肢→面颊→腹部

34. 营养不良患儿最初的表现是
   A. 体重减轻
   B. 体重不增
   C. 低血糖
   D. 心音低钝
   E. 体温降低

35. 肥胖患儿的饮食护理中，<u>不正确</u>的是
   A. 低脂、低糖、高蛋白饮食
   B. 高微量营养素
   C. 少量多餐，杜绝过饱
   D. 食品以蔬菜、水果、米饭、面食为主
   E. 食品以瘦肉、鱼、豆类为主

36. 佝偻病后遗症的主要表现是
   A. 枕秃
   B. 血钙降低
   C. 骨骼畸形
   D. 肌肉韧带松弛
   E. 蛙状腹、语言发育落后

37. 维生素 D 缺乏性手足搐搦症患儿使用钙剂时，静脉推注时间应
   A. 小于 10 分钟
   B. 大于 10 分钟
   C. 小于 5 分钟
   D. 大于 5 分钟
   E. 大于 3 分钟

38. 新生儿胃容量为
   A. 10 ～ 30ml
   B. 30 ～ 60ml
   C. 60 ～ 90ml
   D. 90 ～ 120ml
   E. 120 ～ 150ml

39. 下列对婴儿易发生溢乳的原因描述，正确的是
   A. 胃较垂直

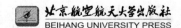

B. 幽门括约肌发育较差

C. 胃容量小

D. 贲门括约肌发育较好

E. 胃呈水平位，贲门发育差，幽门括约肌发育好

40. 小儿腹泻的易感因素主要是

　　A. 胃肠道防御功能差

　　B. 需要营养物质较多

　　C. 食物主要是流质

　　D. 肠蠕动力弱

　　E. 胃排空较慢

41. 口服补液盐治疗腹泻适用于

　　A. 意识清楚者

　　B. 口渴明显者

　　C. 轻、中度脱水者

　　D. 新生儿腹泻

　　E. 极重度脱水者

42. 1 份生理盐水与 4 份 10% 葡萄糖液，其混合液的张力是

　　A. 1/5 张

　　B. 1/3 张

　　C. 2/5 张

　　D. 1/2 张

　　E. 2/3 张

43. 小儿腹泻伴脱水，补液后出现眼睑水肿，最大的可能是

　　A. 碳酸氢钠溶液比例过高

　　B. 电解质溶液比例过高

　　C. 葡萄糖溶液比例过高

　　D. 溶液中钾的比例过高

　　E. 溶液中钙的比例过高

44. 小儿高渗性脱水时，补液应选择

　　A. 等张含钠溶液

　　B. 5% 碳酸氢钠溶液

　　C. 1/4 张含钠液

　　D. 1/3 张含钠液

　　E. 1/2 张含钠液

45. 10 ～ 12 个月婴儿每分钟呼吸次数为

　　A. 16 ～ 20 次

　　B. 20 ～ 24 次

　　C. 25 ～ 35 次

D. 30 ～ 40 次

E. 35 ～ 45 次

46. 小儿易患中耳炎的解剖生理基础是

　　A. 鼻窦口相对较大

　　B. 咽鼓管宽、短、直

　　C. 鼻腔相对小，无鼻毛，后鼻道狭窄

　　D. 喉部较长，呈漏斗状

　　E. 咽部狭窄且垂直

47. 婴幼儿易患呼吸道感染的免疫因素是

　　A. 呼吸道黏膜缺少分泌型 IgA

　　B. 呼吸道黏膜缺少分泌型 IgM

　　C. 呼吸道黏膜缺少 IgD

　　D. 呼吸道黏膜缺少巨噬细胞

　　E. 呼吸道黏膜缺少补体

48. 一母亲向护士咨询新生儿呼吸次数，护士正确答案是

　　A. 10 ～ 20 次 / 分

　　B. 15 ～ 25 次 / 分

　　C. 25 ～ 35 次 / 分

　　D. 35 ～ 45 次 / 分

　　E. 40 ～ 44 次 / 分

49. 咽 - 结合膜热的病原体是

　　A. 腺病毒

　　B. 柯萨奇病毒

　　C. 埃可病毒

　　D. 鼻病毒

　　E. 流感病毒

50. 急性上呼吸道感染是呼吸道最常见的传染病，发病率高，以下关于急性上呼吸道感染的描述，错误的是

　　A. 急性病毒性咽炎以咽部发痒和烧灼感为主

　　B. 急性病毒性喉炎以声音嘶哑为主

　　C. 急性上呼吸道感染有 70% ～ 80% 由细菌引起

　　D. 细菌性咽、扁桃体炎时扁桃体常有黄色渗出物

　　E. 普通感冒以鼻咽部症状为主

51. 婴幼儿患急性上呼吸道感染早期最易发生

　　A. 高热惊厥

　　B. 结膜炎

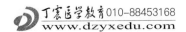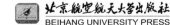

C. 中耳炎

D. 支气管炎

E. 咽后壁脓肿

52. 对急性感染性喉炎的治疗最佳的是

　　A. 原则上，不用广谱抗生素

　　B. 为避免水肿，可适当减少水分的摄入

　　C. 烦躁不安者给予镇静药氯丙嗪

　　D. 应用抗生素的同时给予肾上腺糖皮质激素

　　E. 有Ⅱ度喉梗阻者及时行气管切开

53. 急性喉炎患儿，烦躁不安时可给予

　　A. 氯丙嗪

　　B. 地西泮

　　C. 复方氯丙嗪

　　D. 异丙嗪

　　E. 水合氯醛

54. 毛细支气管炎的主要病原菌是

　　A. 冠状病毒

　　B. 流感副病毒

　　C. 支原体

　　D. 呼吸道合胞病毒

　　E. 腺病毒

55. 婴儿最常见的肺炎是

　　A. 支气管肺炎

　　B. 大叶性肺炎

　　C. 间质性肺炎

　　D. 轻症肺炎

　　E. 重症肺炎

56. 小儿肺炎合并心衰，最常用的药物是

　　A. 心得安

　　B. 地高辛

　　C. 地西泮

　　D. 硝酸甘油

　　E. 呋塞米

57. 5 岁小儿的正常血压为

　　A. 110/70mmHg

　　B. 100/65mmHg

　　C. 90/60mmHg

　　D. 90/55mmHg

　　E. 80/50mmHg

58. 正常新生儿心率为

　　A. 90 ～ 110 次 / 分

　　B. 120 ～ 140 次 / 分

　　C. 130 ～ 150 次 / 分

　　D. 140 ～ 160 次 / 分

　　E. 80 ～ 100 次 / 分

59. 关于小儿血压测量要点，正确的描述是

　　A. 小儿血压测量与成人差别较大

　　B. 袖带的宽度为上臂长度的 2/3

　　C. 袖带过松测得血压偏低

　　D. 学龄儿可用 4 ～ 6cm 袖带

　　E. 上肢血压比下肢血压高约 20mmHg

60. 最常见的青紫型先天性心脏病是

　　A. 室间隔缺损

　　B. 房间隔缺损

　　C. 肺动脉狭窄

　　D. 大血管错位

　　E. 法洛四联症

61. 小儿造血的两个阶段是

　　A. 中胚叶造血和骨髓造血

　　B. 肝（脾）造血和骨髓造血

　　C. 胚胎造血和骨髓外造血

　　D. 骨髓造血和骨髓外造血

　　E. 胚胎期造血和出生后造血

62. 生理性贫血的时期是

　　A. 生后 2 ～ 3 个月

　　B. 生后 4 ～ 5 个月

　　C. 生后 4 ～ 6 个月

　　D. 生后 8 ～ 9 个月

　　E. 生后 10 ～ 12 个月

63. 正常 12 岁小儿的血红蛋白<u>不应</u>低于

　　A. 110g/L

　　B. 120g/L

　　C. 130g/L

　　D. 140g/L

　　E. 150g/L

64. 儿童轻度贫血血红蛋白的诊断标准为

　　A. ＜ 145g/L

　　B. 120 ～ 90g/L

　　C. 90 ～ 60g/L

　　D. 60 ～ 30g/L

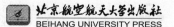

E．＜30g/L

65．婴幼儿最常见的贫血是
　　A．铅中毒性贫血
　　B．再生障碍性贫血
　　C．营养性混合性贫血
　　D．营养性缺铁性贫血
　　E．慢性溶血性贫血

66．巨幼细胞性贫血患儿的特征性表现是
　　A．面色苍白
　　B．毛发枯黄
　　C．头晕眼花
　　D．表情呆滞
　　E．肝脾增大

67．维生素 B_{12} 的吸收部位在
　　A．回肠末端
　　B．胃内
　　C．肝脏
　　D．肾脏
　　E．骨髓

68．女婴，7个月，足月顺产。护士在家访时，为预防小儿营养性缺铁性贫血，应重点指导家长
　　A．母乳喂养
　　B．混合喂养
　　C．及早服用铁剂
　　D．及时添加肝泥、肉末
　　E．及时添加谷物、水果

69．下列有关少尿的诊断标准，正确的是
　　A．婴幼儿每天尿量＜80ml
　　B．婴幼儿每天尿量＜150ml
　　C．学龄前儿童每天尿量＜240ml
　　D．学龄儿童每天尿量＜350ml
　　E．学龄儿童每天尿量＜400ml

70．正常婴儿每日尿量为
　　A．100～200ml
　　B．200～300ml
　　C．300～400ml
　　D．400～500ml
　　E．500～600ml

71．年长儿链球菌感染引起的上感可诱发
　　A．中耳炎
　　B．鼻窦炎
　　C．咽后壁脓肿
　　D．急性肾小球肾炎
　　E．泌尿系感染

72．急性肾小球肾炎最主要的临床表现是
　　A．血尿、氮质血症、高血压
　　B．少尿、血尿、高血压
　　C．水肿、血尿、蛋白尿、氮质血症
　　D．水肿、少尿、高血压、蛋白尿、血尿
　　E．血尿、少尿、高血压、氮质血症

73．引起原发性肾病综合征的原因是
　　A．内分泌因素
　　B．过敏因素
　　C．精神因素
　　D．免疫因素
　　E．遗传因素

74．出生时存在，且永不消失的神经反射是
　　A．吸吮反射
　　B．觅食反射
　　C．拥抱反射
　　D．握持反射
　　E．吞咽反射

75．小儿原始反射中消失最晚的反射是
　　A．吞咽反射
　　B．呼吸反射
　　C．瞳孔反射
　　D．吸吮反射
　　E．颈肢反射

76．化脓性脑膜炎治疗原则不包括
　　A．早期用药
　　B．联合用药
　　C．坚持用药
　　D．足量用药
　　E．突击用药

77．病毒性脑膜炎常见的病原体是
　　A．腺病毒
　　B．乙脑病毒
　　C．疱疹病毒
　　D．柯萨奇病毒
　　E．腮腺炎病毒

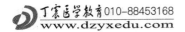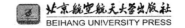

78. 急性感染性多发性神经根炎脑脊液检查的特征是
    A. 细胞数增高，糖降低
    B. 蛋白增高，细胞数正常
    C. 蛋白降低，细胞数增高
    D. 细胞数增高，糖增加
    E. 细胞数减少，细菌培养阴性

79. 病毒性脑膜炎与脑炎的不同点是
    A. 头痛程度较轻
    B. 全身中毒症状较轻
    C. 颅内高压表现较重
    D. 无局限性神经系统体征
    E. 脑脊液检查糖含量正常

80. 急性感染性多发性神经根神经炎，进行血清免疫球蛋白检测，下列指标显著增高的是
    A. IgB
    B. IgD
    C. IgC
    D. IgE
    E. IgM

81. 急性感染性多发性神经根神经炎肢体瘫痪主要为
    A. 急性、对称性、弛缓性
    B. 慢性、对称性、弛缓性
    C. 急性、不对称性、弛缓性
    D. 慢性、不对称性、弛缓性
    E. 慢性、对称性、非弛缓性

82. 脑性瘫痪最常见的类型是
    A. 痉挛型
    B. 手足徐动型
    C. 共济失调型
    D. 强直型
    E. 混合型

83. 预防脑性瘫痪应采取的护理措施不包括
    A. 做好产前保健
    B. 避免早产
    C. 避免小儿肥胖
    D. 避免新生儿败血症
    E. 预防新生儿缺氧

84. 治疗儿童多动症的主要药物是
    A. 氟哌啶醇

B. 哌甲酯
C. 氯酯醒
D. 托吡酯
E. 苯巴比妥

85. 注意缺陷多动障碍患儿的护理措施，下列不妥的是
    A. 详细了解患儿的家庭背景
    B. 实施心理护理时，需要家长、老师配合
    C. 鼓励患儿积极参加各项活动
    D. 密切注意药物的疗效以及不良反应
    E. 应该给予药物治疗，且用药越早，效果越好

86. 风湿热最严重的临床表现是
    A. 环形红斑
    B. 舞蹈病
    C. 腹痛
    D. 关节炎
    E. 心脏炎

87. 对风湿性心脏病患者做健康指导的关键点是
    A. 加强体育锻炼
    B. 积极防治链球菌感染
    C. 青龄女患者妊娠前应咨询医生
    D. 低盐饮食
    E. 绝对卧床休息

88. 儿童类风湿关节炎关节病变的特点是
    A. 双侧对称性发展
    B. 全身症状重
    C. 大关节发展到小关节
    D. 预后不留畸形
    E. 先游走后固定对称

89. 过敏性紫癜患儿病理基础主要是
    A. 毛细血管的变态反应性炎症
    B. 关节腔的变态反应性炎症
    C. 胃肠道的变态反应性损伤
    D. 肾小球的变态反应性损伤
    E. 皮肤的变态反应性损伤

90. 过敏性紫癜主要累及的部位不包括
    A. 皮肤
    B. 消化道
    C. 关节
    D. 肾脏

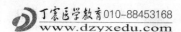
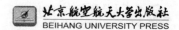

E. 心脏

91. 黏膜淋巴结综合征最早出现的症状是
　　A. 皮疹
　　B. 发热
　　C. 口腔黏膜弥漫性充血
　　D. 淋巴结肿大
　　E. 冠状动脉炎

92. 皮肤黏膜淋巴结综合征治疗时首选药物是
　　A. 青霉素
　　B. 阿司匹林
　　C. 丙球蛋白
　　D. 潘生丁
　　E. 辅酶 A

93. 对非典型肺炎患者采取的隔离属于
　　A. 昆虫隔离
　　B. 肠道隔离
　　C. 严密隔离
　　D. 血液隔离
　　E. 接触隔离

94. 构成传染过程必须具备的 3 个因素是
　　A. 传染源、传播途径、易感人群
　　B. 病原体、侵入途径，人体抵抗力
　　C. 病原体的数量、致病力、人体抵抗力
　　D. 病原体、感染途径、人体
　　E. 屏障作用、吞噬作用、体液作用

95. 甲类传染病是指
　　A. 鼠疫、霍乱
　　B. 霍乱、传染性非典型肺炎
　　C. 鼠疫、传染性非典型肺炎
　　D. 鼠疫、高致病性禽流感
　　E. 炭疽、狂犬病

96. 麻疹的隔离期是
　　A. 隔离至出疹后 5 天
　　B. 隔离至出疹后 10 天
　　C. 隔离至疹退后 5 天
　　D. 隔离至疹退后 10 天
　　E. 隔离至疹退后 14 天

97. 麻疹患儿死亡最常见的原因是
　　A. 喉炎
　　B. 心肌炎

C. 麻疹脑炎
D. 支气管肺炎
E. 结核病恶化

98. 典型麻疹皮疹最早出现于
　　A. 颈部
　　B. 面部
　　C. 耳后
　　D. 躯干
　　E. 四肢

99. 水痘患儿注射丙种球蛋白的主要作用是
　　A. 缩短病程
　　B. 防止继发感染
　　C. 预防后遗症
　　D. 防止复发
　　E. 防止并发症

100. 可由空气飞沫传播的传染病是
　　A. 流行性乙型脑炎
　　B. 脊髓灰质炎
　　C. 中毒性菌痢
　　D. 乙型肝炎
　　E. 水痘

101. 水痘为自限性疾病，其病程一般是
　　A. 4 天
　　B. 6 天
　　C. 8 天
　　D. 10 天
　　E. 15 天

102. 猩红热的主要传播途径是
　　A. 水源污染
　　B. 食物污染
　　C. 伤口分泌物
　　D. 产道恶露
　　E. 空气飞沫

103. 选用青霉素 G 治疗猩红热时，用药时间最少为
　　A. 3 天
　　B. 5 天
　　C. 7 天
　　D. 11 天
　　E. 14 天

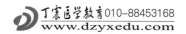 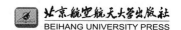

104. 猩红热患儿隔离期是
    A. 症状消失后 7 天，咽拭子培养 1 次阴性止
    B. 症状消失后 7 天，咽拭子培养 3 次阴性止
    C. 症状消失后 10 天，咽拭子培养 1 次阴性止
    D. 症状消失后 10 天，咽拭子培养 3 次阴性止
    E. 症状消失后 14 天，咽拭子培养 3 次阴性止

105. 流行性腮腺炎的传播途径是
    A. 呼吸道传播
    B. 粪 - 口传播
    C. 血液传播
    D. 直接接触传播
    E. 虫媒传播

106. 中毒型细菌性痢疾最有诊断意义的检查是
    A. 粪便细菌培养
    B. 周围血红细胞、白细胞计数
    C. 粪便镜检
    D. 尿培养
    E. 脑脊液特异性抗体检查

107. 中毒型菌痢应用抗生素治疗时，其疗程最短<u>不少于</u>
    A. 3 天
    B. 5 天
    C. 10 天
    D. 14 天
    E. 1 个月

108. 结核菌素试验注射部位在
    A. 前臂掌侧中、上 1/3 交界处皮内注射
    B. 前臂掌侧中、下 1/3 交界处皮内注射
    C. 前臂掌侧中、上 1/3 交界处皮下注射
    D. 前臂掌侧中、下 1/3 交界处皮下注射
    E. 前臂掌侧中、下 1/3 交界处肌内注射

109. PPD 试验结果（＋）局部反应是
    A. 硬结直径＜ 3mm
    B. 硬结直径 5 ～ 9mm
    C. 硬结直径 6 ～ 10mm
    D. 硬结直径 11 ～ 20mm
    E. 硬结直径＞ 20mm 或水疱及局部坏死

110. 小儿结核病的流行病学特点，描述<u>错误</u>的是
    A. 原发型肺结核最为常见
    B. 新生儿对结核菌非常易感
    C. 呼吸道为唯一传播途径
    D. 结核性脑膜炎是小儿结核病死亡的主要原因
    E. 居住拥挤、营养不良是人群结核病高发的群体之一

111. 原发综合征患儿胸部 X 线检查表现为
    A. 肺部斑片状致密影
    B. 两肺均匀分布的粟粒影
    C. 肺部哑铃形"双极影"
    D. 肺密度下降及"靴形心"
    E. 肺纹理增粗并有囊状影

112. 急性粟粒性肺结核常是原发综合征发展的结果，多见于婴幼儿初染后
    A. 3 ～ 6 个月内
    B. 7 ～ 8 个月内
    C. 9 ～ 10 个月内
    D. 11 ～ 12 个月内
    E. 12 ～ 14 个月内

113. 制订急性粟粒型肺结核治疗方案时，在强化治疗阶段应选择的抗结核药物是
    A. 异烟肼、链霉素
    B. 链霉素、吡嗪酰胺
    C. 异烟肼、利福平、吡嗪酰胺、链霉素
    D. 异烟肼、利福平、链霉素
    E. 异烟肼、利福平、链霉素、乙胺丁醇

114. 结核性脑膜炎脑脊液的典型改变是
    A. 外观透明或毛玻璃样
    B. 白细胞升高
    C. 白细胞分类以淋巴细胞为主
    D. 糖和氯化物同时降低
    E. 蛋白升高

115. 结核性脑膜炎前驱期患儿的主要临床表现是
    A. 性情改变
    B. 嗜睡
    C. 头痛
    D. 喷射性呕吐
    E. 昏迷

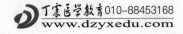 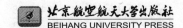

116. 高热惊厥常见的病因是
 A．颅内感染
 B．颅内占位性病变
 C．颅外感染
 D．低钙血症
 E．脱水

117. 颅内压增高时最早出现的体征是
 A．烦躁或嗜睡
 B．频繁喷射性呕吐
 C．前囟张力增高
 D．肌张力增高
 E．惊厥

118. 急性颅内压增高患儿呕吐的典型特征是
 A．呕吐频繁
 B．晨起明显
 C．饭后半小时内吐
 D．常伴有恶心
 E．多呈喷射性

119. 中枢性呼吸衰竭的突出症状是
 A．呼吸频率加快
 B．鼻翼扇动
 C．三凹征阳性
 D．呼吸节律紊乱
 E．呼吸表浅

120. 呼吸衰竭患儿气管插管时不正确的护理有
 A．1 小时吸痰 1 次
 B．每次吸痰不超过 1 分钟
 C．吸痰前先滴入 5ml 生理盐水
 D．经口腔插管持续时间不超过 2 天
 E．经鼻腔插管持续时间不超过 5 天

121. 治疗充血性心力衰竭药物中，具有改善心肌收缩功能的药物是
 A．速尿
 B．地西泮
 C．地高辛
 D．硝普钠
 E．卡托普利

122. 有关小儿心功能衰竭，错误的是
 A．感染、输液过速是常见的诱因
 B．先天性心脏病引起心衰者较常见
 C．心功能代偿期可出现明显症状

 D．心率增快超过一定限度时，心排血量反而减少
 E．心功能Ⅲ级是指活动稍多即出现症状，活动明显受限

123. 强心苷与钙剂应避免同时应用，如需要至少应间隔
 A．2 小时
 B．4 小时
 C．7 小时
 D．8 小时
 E．10 小时

124. 心力衰竭患儿应用强心苷类药物前，心律不应低于
 A．年长儿 60 次 / 分，婴幼儿 80 次 / 分
 B．年长儿 60 次 / 分，婴幼儿 100 次 / 分
 C．年长儿 60 次 / 分，婴幼儿 120 次 / 分
 D．年长儿 80 次 / 分，婴幼儿 100 次 / 分
 E．年长儿 80 次 / 分，婴幼儿 120 次 / 分

125. 易引起小儿肾衰竭常见的疾病是
 A．肾病综合征
 B．紫癜性肾炎
 C．肾结核
 D．急性肾小球肾炎
 E．输尿管狭窄

126. 急性肾衰患儿饮食护理中不正确的是
 A．早期只给糖类
 B．少尿期限水的入量
 C．给与富含维生素的食物
 D．透析治疗时限制蛋白质的入量
 E．供给足够的热量

127. 肾衰最常见的并发症是
 A．高血压
 B．心力衰竭
 C．高钾血症
 D．感染
 E．肺水肿

128. 小儿心肺复苏时，单人操作时人工循环与人工呼吸次数比正确的是
 A．30：2
 B．15：1
 C．15：2

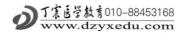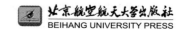

D. 15：5

E. 30：1

129. 与心肺复苏成功标志**不符**的是
   A. 扪到颈、肱、股动脉搏动
   B. 听到心音，心律失常转为窦性心律
   C. 自主呼吸恢复
   D. 瞳孔扩大
   E. 口唇、甲床颜色转红

130. 新生儿，胎龄 36 周，出生体重 2200g，该新生儿属于
   A. 过期产儿
   B. 足月小样儿
   C. 正常体重儿
   D. 低出生体重儿
   E. 超低出生体重儿

131. 新生儿娩出后 1 分钟内情况：四肢青紫，吸痰器清理呼吸道时患儿有恶心表现，四肢稍弯曲，心搏 90 次 / 分，呼吸浅、慢、不规则，新生儿评分应得
   A. 0 分
   B. 2 分
   C. 4 分
   D. 6 分
   E. 8 分

132. 患儿，男，生后 7 小时。因"生后哭闹不安 2 小时"入院。患儿足月顺产，羊水Ⅲ度污染，生后反应可。查体：足月新生儿貌，呼吸平稳，易激惹，心肺听诊无异常，拥抱反射活跃，四肢肌力、肌张力正常。颅脑 CT 无阳性发现，脑电图正常。最可能的诊断为
   A. 新生儿颅内出血
   B. 新生儿低钙血症
   C. 新生儿肺炎
   D. 新生儿败血症
   E. 新生儿缺氧缺血性脑病

133. 新生儿，日龄 2 天，有窒息史，烦躁不安，出现高声尖叫，伴有双眼凝视，前囟膨隆，应首先考虑
   A. 败血症
   B. 化脓性脑膜炎
   C. 颅内出血

D. 破伤风

E. 肺炎

134. 患儿，男。出生后 2 小时出现呼吸困难，呈进行性加重，出现鼻翼扇动、发绀、吸气时胸廓凹陷，伴呼气时呻吟，该患儿可能是
   A. 新生儿缺血缺氧性脑病
   B. 新生儿肺透明膜病
   C. 新生儿溶血症
   D. 新生儿肺炎
   E. 新生儿窒息

135. 患儿，女，2 天。体温 38.1℃，吃奶好，精神萎靡。血常规：白细胞 $25 \times 10^9/L$，诊断为新生儿败血症。对于该患儿的治疗正确的是
   A. 做血培养，等待结果，然后选用抗生素
   B. 选用一种抗生素，避免发生菌群失调
   C. 血培养阴性，病情好转即可停药
   D. 血培养阳性，疗程至少需要 5～7 天
   E. 若患儿出现并发症，则需治疗 3 周以上

136. 足月儿，出生后 10 天黄疸加重，体温不升，拒乳，不哭，精神萎靡，面色发灰，脐带脱落，见脐窝有少许脓性分泌物，肝肋下 2cm，质软，脾肋下 1cm，心肺未见异常，协助诊断最有价值的检查是
   A. 脑脊液检查
   B. 血清胆红素
   C. 血培养
   D. 腹部 CT
   E. 血常规

137. 早产儿，日龄 5 天。不吃、不哭、体温不升，呼吸浅表。下肢、臀部皮肤发硬，呈紫红色。此表现符合
   A. 新生儿败血症
   B. 新生儿硬肿症
   C. 新生儿破伤风
   D. 新生儿脑膜炎
   E. 新生儿颅内出血

138. 患儿，男，日龄 8 天。2 天前哭闹易惊，吮奶困难，继而面肌及全身肌肉阵发性痉挛，首先考虑为
   A. 新生儿败血症
   B. 新生儿颅内出血

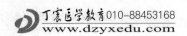
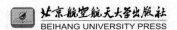

C．新生儿硬肿症

D．新生儿脑膜炎

E．新生儿破伤风

139．患儿，女，9个月。体重15kg，活动后气促，呼吸浅快。其诊断可能为

A．极度肥胖

B．重度肥胖

C．中度肥胖

D．轻度肥胖

E．超重

140．患儿，男，18个月。多汗、烦躁。查体：方颅、鸡胸、"O"型腿。实验室检查示血钙、磷均低。最可能的诊断是

A．佝偻病初期

B．佝偻病激期

C．佝偻病恢复期

D．佝偻病后遗症期

E．先天性佝偻病

141．患儿，男，20个月。其母主诉夜间多哭闹、多汗、易惊、近日频发手足肌肉痉挛成弓状，昨夜间突然意识不清、四肢抽动，两眼上翻，持续10秒左右。其处理措施，错误的是

A．补充维生素D

B．增加户外活动，多晒太阳

C．应用水合氯醛抗惊厥

D．静脉注射钙剂时需快速推注

E．保持呼吸道通畅

142．患儿，女，7个月。因"反复发作性抽搐2天"就诊。患儿系足月顺产，人工喂养，户外活动少。查体：神志清，精神可，体重8kg，前囟2×2cm，平软，颈无抵抗感，心肺无异常，四肢肌张力正常，无病理反射。实验室检查：血钙1.25mmol/L，血清25-(OH)$_2$D$_3$下降。最可能的诊断为

A．维生素D缺乏性佝偻病

B．癫痫

C．缺氧缺血性脑病

D．颅内感染

E．维生素D缺乏性手足搐搦症

143．小儿，3个月。母乳喂养。护士告知家属其正常粪便应为

A．粪便黏稠、深绿色、无臭

B．粪便稀糊状、淡黄色

C．粪便干结、淡黄色、有臭味

D．粪便较稀、黄绿色、每天4～5次

E．粪便均匀糊状、金黄色、无明显臭味

144．患儿，男，20天。口腔黏膜有白色乳凝状物附着，呈小片状。经检查诊断为"鹅口疮"，为患儿清洁口腔宜使用

A．白开水

B．生理盐水

C．0.1%利凡诺溶液

D．2%碳酸氢钠溶液

E．3%过氧化氢溶液

145．患儿，女，2岁。因"腹胀腹泻7天，便血呕血1天"就诊。查体：患儿精神萎靡，面色苍白发绀，呼吸浅快，腹胀明显，肠鸣音消失，心肺无异常。X线片显示肠管充气扩张，可见液平面。该患儿最有可能患有

A．急性重型腹泻

B．肠梗阻

C．轮状病毒肠炎

D．急性坏死性小肠结肠炎

E．细菌性痢疾

146．患儿，4岁。因家长在怀疑孩子扁桃体发炎，未到医院就医多次自行给予阿奇霉素、头孢克洛、罗红霉素等药物治疗。7天前出现发热、呕吐、腹泻，粪呈暗绿色，量多，混有黏液，伴中毒症状，诊为"金黄色葡萄球菌肠炎"入院。出院时护士对家长进行健康指导应特别强调

A．补充叶酸和维生素B$_{12}$

B．滥用抗生素的严重后果

C．不食生冷、不洁食物

D．保持患儿心情舒畅

E．增强患儿机体免疫力

147．患儿，女，1岁。因低热、流涕2天，咳嗽、烦躁1小时就诊。患儿呈犬吠样咳嗽、声音嘶哑、有喉鸣音。查体：体温38.5℃，咽部充血，三凹征明显，心肺无异常。最可能的诊断是

A．急性支气管炎

B．疱疹性咽峡炎

C．支气管哮喘

D．上感

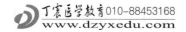

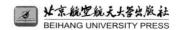

北京航空航天大学出版社
BEIHANG UNIVERSITY PRESS

E. 急性感染性喉炎

148. 患儿，女，6个月。高热，中毒症状明显。呻吟，双肺有中细湿啰音，诊断为支气管肺炎，其抗生素应用至体温正常后

    A. 1～2天

    B. 3～4天

    C. 5～7天

    D. 8～10天

    E. 11～14天

149. 患儿，女，3岁。因"间断发热伴阵发性咳嗽3天"入院。查体：体温37.8℃，一般情况可，咽充血，双肺呼吸音粗，可闻及不固定的粗湿啰音。胸片示双肺纹理增粗。最可能的诊断为

    A. 急性支气管炎

    B. 急性上呼吸道感染

    C. 急性感染性喉炎

    D. 急性支气管肺炎

    E. 慢性支气管肺炎

150. 患儿，女，5岁。发热、咳嗽、咳痰5天。查体：体温39.7℃，呼吸25次/分，肺部听诊有少量湿啰音。痰液黏稠，不易咳出。诊断为金黄色葡萄球菌肺炎。护理措施最<u>不合理</u>的是

    A. 物理降温

    B. 遵医嘱给予祛痰药

    C. 保持呼吸道通畅，更换体位，定时超声雾化

    D. 给予营养丰富流质饮食

    E. 给予镇咳药

151. 患儿，男，3个月。出生后3个月开始哭闹时有青紫，后逐渐加重，有昏厥史。最可能的诊断是

    A. 房间隔缺损

    B. 室间隔缺损

    C. 法洛四联症

    D. 肺动脉狭窄

    E. 动脉导管未闭

152. 患儿，男，2岁。体格瘦小，平日口唇、甲床青紫，活动、哭闹时加重。活动时喜蹲踞，有杵状指，听诊心脏收缩期杂音明显。护理该患儿要注意保证液体入量，其原因主要是避免发生

    A. 休克

B. 便秘

C. 血栓栓塞

D. 心力衰竭

E. 肾衰竭

153. 患儿，6个月。一直母乳喂养，从未添加辅食，现面色苍白，精神差，患儿最可能发生的疾病是

    A. 炎症性贫血

    B. 再生障碍性贫血

    C. 慢性肾病性贫血

    D. 失血性贫血

    E. 营养性缺铁性贫血

154. 患儿，女，10个月。面色苍黄，不喜动2个月。查体：神情呆滞，面色苍黄、头发稀疏黄软，心尖可闻及Ⅰ级收缩期杂音，肝肋下0.5cm，脾未触及。实验室检查：红细胞 2.8×10^{12}/L，血红蛋白 80g/L，MCV95fl，MCH35pg，MCHC0.35，网织红细胞 0.015。首先应给予的治疗是

    A. 铁剂

    B. 叶酸和（或）维生素 B_{12}

    C. 合理喂养，纠正偏食

    D. 输血

    E. 维生素 C

155. 患儿，女，7个月。感冒后出现全身皮肤、黏膜散在出血点，多为针尖大小，分布不均以四肢为多，并有鼻出血。血化验：血小板为 20×10^9/L，红细胞及白细胞正常，诊断为特发性血小板减少性紫癜。该患儿护理措施中<u>错误</u>的是

    A. 给予肾上腺皮质激素治疗

    B. 密切观察患儿呼吸、脉搏、神志等

    C. 忌服阿司匹林药物

    D. 鼓励患儿多运动

    E. 禁食尖锐、多刺的食物

156. 患儿，女，2岁。以急性泌尿系感染收入院，有发热、腹痛、尿痛、排尿时哭闹。对此患儿家长的健康教育正确的是

    A. 不穿开裆裤

    B. 从后向前擦洗会阴

    C. 穿紧身裤

    D. 经常用消毒液清洗会阴部

    E. 长时间使用糖皮质激素

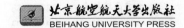

157. 患者，男，7个月。发热、咳嗽5天，呕吐21天，抽搐1天。嗜睡，前囟饱满，双肺少许细湿啰音，凯尔尼格征（－）、布鲁津斯基征（－）。血白细胞 $17×10^9/L$，中性粒细胞0.66，淋巴细胞0.34。脑脊液浑浊，白细胞 $1000×10^6/L$，中性粒细胞为多，蛋白质2g/L，糖2.3mmol/L，氧化物105mmol/L。最可能的诊断是

 A. 化脓性脑膜炎
 B. 病毒性脑膜炎
 C. 结核性脑膜炎
 D. 中毒性脑病
 E. 脑性瘫痪

158. 患儿，男，1岁。高热、呕吐10小时，体温40℃，嗜睡。查体：前囟隆起，颈软，咽部充血，心肺无异常，腹软，肝脾不大，无病理反射。实验室检查：血常规白细胞 $16×10^9/L$，N0.78，L0.22，脑脊液外观清亮，细胞数 $10×10^6/L$，蛋白质0.3g/L，糖3.6mmol/L，氯化物115mmol/L，最可能的诊断是

 A. 急性上呼吸道感染
 B. 中毒性痢疾
 C. 急性胃炎
 D. 瑞氏综合征
 E. 早期化脓性脑膜炎

159. 患儿，3岁。10天前受凉，咳嗽，4天来发热，呕吐，烦躁。体检：体温39.5℃，精神萎靡，脑膜刺激征阳性，为确诊需做腰椎穿刺术，护士配合腰椎穿刺术的措施<u>除外</u>

 A. 取侧卧位
 B. 背部齐床沿，头向前屈
 C. 勿过度弯曲以免影响患者呼吸
 D. 头部去枕使脊椎高于头位
 E. 双膝弯曲腹背呈弓形

160. 患儿，女，3个月。因发热、惊厥1天入院，查体：凯尔尼格征、布鲁津斯基征阳性，腰穿脑脊液外观透明，白细胞计数 $50×10^6/L$，以淋巴细胞为主，潘氏试验（－），糖54.0mol/L，氯化物120mol/L。最可能诊断为

 A. 病毒性脑膜炎
 B. 结核性脑膜炎
 C. 化脓性脑膜炎

 D. 流行性乙型脑炎
 E. 急性感染性多发性神经根炎

161. 患儿，男，5岁。肢体无力半月。查体：体温正常，神志清楚，心肺腹部无异常，四肢肌张力低，肌力Ⅲ级，腱反射减弱，四肢末梢感觉障碍。脑脊液显示：白细胞 $0.005×10^9/L$，淋巴细胞为主，蛋白0.8g/L，糖3.2mmol/L，氯化物121mmol/L。该患儿最可能的诊断是

 A. 重症肌无力
 B. 急性脊髓炎
 C. 格林 - 巴利综合征
 D. 脑性瘫痪
 E. 病毒性脑炎

162. 患儿，女，2岁。运动发育落后，自主运动不协调，下肢肌张力增高，抱起时双腿交叉呈剪刀样。最可能的诊断是

 A. 癫痫局限性发作
 B. 脑性瘫痪
 C. 癫痫小发作
 D. 注意力缺陷多动症
 E. 癫痫大发作

163. 患儿，男，5岁。幼儿园老师反映上课时不停摇椅，多跑动，不专心，不能完成手工作业，但智力正常。最可能的诊断是

 A. 脑性瘫痪
 B. 注意缺陷多动障碍
 C. 多发性神经根神经炎
 D. 癫痫小发作
 E. 大脑发育不全

164. 患儿，女，9岁。四肢不自主不协调抖动，时有挤眉弄眼伸舌，耸肩等动作，睡眠时症状消失。体温36.5℃，脉搏120次/分，扁桃体红肿，心前区可闻Ⅱ级收缩期杂音，红细胞沉降率加快，诊断为风湿性心肌炎伴舞蹈病。适合的用药组合为

 A. 青霉素、阿司匹林
 B. 镇静药、青霉素
 C. 阿司匹林、肾上腺皮质激素、镇静药
 D. 青霉素、阿司匹林、肾上腺皮质激素、镇静药
 E. 青霉素、阿司匹林、肾上腺皮质激素

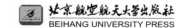

165. 患儿，女，6岁。今天突发双下肢、臀部紫红色斑，高出皮肤，压不褪色，发痒，伴低热、乏力、关节痛，2周前有上呼吸道感染史。判断患儿可能发生了
    A. 过敏性紫癜
    B. 系统性红斑狼疮
    C. 血友病
    D. 特发性血小板减少性紫癜
    E. 药物过敏

166. 患儿，5岁。因高热5天入院，口唇干燥、潮红、皲裂，咽部弥漫性充血，球结膜充血，四肢末端实性肿胀，颈部淋巴结肿大，心律不齐。最有可能的诊断是
    A. 咽炎
    B. 心脏病
    C. 扁桃体炎
    D. 川崎病
    E. 化脓性淋巴结炎

167. 患儿，男，8岁。食欲缺乏，8小时后右耳周围肿痛，同学中有类似患者。查体：肿大以有耳垂为中心，皮肤发热，触之坚韧有弹性，疼痛，张口及咀嚼时加重。最可能的诊断是
    A. 麻疹
    B. 化脓性中耳炎
    C. 急性淋巴结炎
    D. 流行性腮腺炎
    E. 急性上呼吸道感染

168. 患儿，7岁。发热3天伴腮腺肿大2天入院，诊断为流行性腮腺炎。实验室检查血清特异性抗体，会增高的检查项目是
    A. IgA
    B. IgD
    C. IgE
    D. IgG
    E. IgM

169. 患儿，男，4岁。突然出现高热，惊厥，面色苍白，四肢厥冷。患儿昨晚曾自食大量未洗的葡萄。其诊断可能为
    A. 急性上呼吸道感染
    B. 急性阑尾炎
    C. 急性细菌性痢疾
    D. 急性喉炎

    E. 急性颅内感染

170. 患儿，女，2岁。低热2个月。伴有咳嗽，精神欠佳，食欲差，夜间多汗，体温38℃，颈部淋巴肿大，质硬，无压痛，心、肺听诊无异常，最可能的疾病是
    A. 传染性单核细胞增多症
    B. 支气管肺炎
    C. 亚急性坏死性淋巴结炎
    D. 原发性肺结核
    E. 支原体肺炎

171. 患儿，4岁。3周前患麻疹，近1周来发热，体温39℃，咳嗽，气促，双肺呼吸音粗，未闻及啰音，结核菌素试验阳性。X线胸片：双肺均匀分布大小一致的点状阴影。该患儿最可能的诊断是
    A. 麻疹肺炎
    B. 支气管肺炎
    C. 急性粟粒型肺结核
    D. 继发性肺结核
    E. 肺炎链球菌肺炎

172. 患儿，女，3岁。一年前曾有结核感染史，近2周出现性情改变，精神呆滞，头痛、呕吐，并抽搐两次，诊断为结核性脑膜炎。下列治疗及护理过程中错误的是
    A. 注意潜在并发症如颅内高压
    B. 护理操作尽量集中进行，减少对患儿的刺激
    C. 及时清理口鼻咽喉分泌物
    D. 应用肾上腺皮质激素
    E. 甘露醇缓慢静脉滴入

173. 患儿，1岁。外伤致颅内出血，前囟隆起，喷射性呕吐，嗜睡，对光反应迟钝。观察中可提示脑疝发生的表现是
    A. 血压下降
    B. 四肢肌力减退
    C. 由嗜睡转为浅昏迷
    D. 双侧瞳孔不等大
    E. 自主活动减少或消失

174. 患儿，男。孕32周早产，生后3小时。突然出现面及全身青紫，心率95次/分，经皮测血氧饱和度65%，呼吸停止。下列抢救措施中

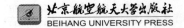

应首选
- A．建立呼吸
- B．胸外心脏按压
- C．心电监护
- D．应用复苏药物
- E．保持呼吸道通畅

(175－176 题共用题干)

婴儿，男。营养状况良好、能坐，见生人即哭，前囟 2cm×2cm，两个中切齿已萌出。

175．问题1：男婴最可能的月龄是
- A．5～6 月
- B．7～8 月
- C．8～9 月
- D．10～12 月
- E．13～14 月

176．问题2：此月龄婴儿平均身长约为
- A．65cm
- B．70cm
- C．75cm
- D．80cm
- E．85cm

(177－178 题共用题干)

小儿，胎龄 38 周。出生体重 2300g，身长 45cm，皮肤红润，胎毛少，足纹明显。

177．问题1：护士判断该小儿属于
- A．适于胎龄儿
- B．极低出生体重儿
- C．未成熟儿
- D．足月儿
- E．足月小样儿

178．问题2：护士为该小儿制定的主要护理措施除外
- A．做好预防接种
- B．加强体温检测，注意保暖
- C．入暖箱保暖
- D．严格执行消毒隔离制度，预防感染
- E．鼓励尽早吸吮母乳

(179－181 题共用题干)

患儿，女，生后 1 天，足月顺产，于生后 20 小时出现黄疸，肝脾不大，母亲血型为"O"型，

女儿为"A"型。患儿血清胆红素 222μmol/L （13mg/dl）。

179．问题1：最有可能的诊断为
- A．新生儿肝炎
- B．母乳性黄疸
- C．生理性黄疸
- D．Rh 溶血病
- E．ABO 血型不合溶血

180．问题2：本病最严重的并发症为
- A．贫血
- B．水肿
- C．硬肿
- D．核黄疸
- E．酸中毒

181．问题3：为患儿行蓝光疗法时应
- A．裸体
- B．裸体、戴眼罩
- C．穿单衣、系尿布
- D．穿单衣、系尿布、戴眼罩
- E．裸体、系尿布、戴眼罩

(182－183 题共用题干)

患儿，男，生后 5 天。因不吃、苦笑面容、抽搐数次入院。查体：体温 36.2℃，苦笑面容，刺激即出现频繁抽搐。该患儿在家中旧法接生，母乳喂养，生后第 4 天吸吮困难，诊断为新生儿破伤风。

182．问题1：该患儿关键的治疗原则是
- A．控制痉挛
- B．吸氧
- C．合理喂养
- D．预防感染
- E．保证水、电解质平衡

183．问题2：护理措施<u>不正确</u>的是
- A．遵医嘱静脉给予镇静药
- B．注意皮肤护理，每 30 分钟翻身一次
- C．用 3% 的过氧化氢清洗局部
- D．遵医嘱注射破伤风抗毒素
- E．保持呼吸道通畅

(184－185 题共用题干)

患儿，男，4 个月。足月顺产，单纯牛奶喂养，

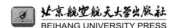

近来出现烦躁不安、多汗，头不能直立，常在睡眠中惊醒大哭，吃奶尚好。

184. 问题1：该患儿还可能存在的体征是
    A. 颅骨软化
    B. 肋骨串珠
    C. O型腿
    D. 手镯征
    E. 郝氏沟

185. 问题2：对该患儿家长进行健康教育的重点是
    A. 提倡母乳喂养
    B. 指导坐卧训练
    C. 教会服用鱼肝油
    D. 示范肌肉按摩法
    E. 介绍肢体约束法

(186-188题共用题干)
    患儿，9个月。因呕吐、腹泻4天入院。大便为蛋花汤样，每天10余次。体检：皮肤弹性差，前囟明显凹陷，心音稍钝。血清钠115mmol/L。大便镜检：脂肪球（++）。

186. 问题1：此患儿脱水性质和程度为
    A. 轻度等渗性脱水
    B. 中度等渗性脱水
    C. 重度等渗性脱水
    D. 轻度低渗性脱水
    E. 中度低渗性脱水

187. 问题2：给该患儿补充累计损失量时应选用的液体是
    A. 1/3张含钠液
    B. 2/3张含钠液
    C. 1/2张含钠液
    D. 1/4张含钠液
    E. 1/5张含钠液

188. 问题3：患儿在第二天补液中，先后惊厥2次，每次持续1～2分钟后自行缓解，神志清楚。为判断患儿惊厥原因，应首先做的检查是
    A. 脑脊液化验
    B. 血糖测定
    C. 血清钠测定
    D. 脑部CT检查
    E. 血清钙测定

(189-190题共用题干)
    患儿，男，2.5岁。因发现颜面、四肢皮肤出血点、瘀点1天入院。查体：面部、四肢较多针尖大小出血点和瘀斑，分布不均，压之不褪色。患儿1周前有上呼吸道感染史。

189. 问题1：该患儿可能的诊断是
    A. 急性特发性血小板减少性紫癜
    B. 过敏性紫癜
    C. 血友病甲
    D. 血友病乙
    E. 坏血病

190. 问题2：治疗应首选
    A. 大剂量丙种球蛋白
    B. 肾上腺皮质激素
    C. 免疫抑制药
    D. 止血药
    E. 输注血小板或凝血因子

(191-193题共用题干)
    患儿，女，7岁。4天来眼睑水肿，每天尿量不足400ml。肉眼血尿、血压高。以急性肾炎收入院。

191. 问题1：为配合治疗，护士对患儿及其家长的饮食指导是
    A. 无钠饮食
    B. 高糖类饮食
    C. 高脂饮食
    D. 低盐饮食
    E. 高蛋白、低纤维素饮食

192. 问题2：家长询问患儿何时可以上学，正确的指导是
    A. 尿量正常
    B. 症状消失
    C. 血压正常
    D. Addis计数正常
    E. 症状消失2周后，且红细胞沉降率正常

193. 问题3：如患儿主诉头晕，头痛，恶心，一过性眼花，可能出现的并发症的是
    A. 水钠潴留加重
    B. 高血压脑病
    C. 氮质血症

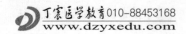
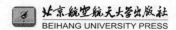

D．高钾血症

E．水中毒

（194~196 题共用题干）

患儿，男，5 岁。近段时间出现疲倦、厌食，晨起发现颜面水肿，凹陷性，尿量减少。尿蛋白（++++）。血压 85/56mmHg。

194．问题 1：可能的诊断是

A．急性肾炎

B．单纯性肾病

C．肾炎性肾病

D．紫癜性肾炎

E．乙肝相关性肾炎

195．问题 2：首选的治疗用药是

A．肾上腺皮质激素

B．维生素

C．抗生素

D．抗真菌药

E．电解质类药

196．问题 3：经治疗后患儿尿蛋白已消失，药物治疗开始减量，此时的护理不妥的是

A．给予适量蛋白饮食

B．适当活动，防止血栓形成

C．保护性隔离

D．多吃含钙丰富食物

E．少吃纤维素食物

（197~199 题共用题干）

患儿，男，10 个月。因发热 1 天来院就诊。在就诊过程中，突然发生双眼上翻，四肢强直，面色苍白，口周发绀体温 39.3℃。

197．问题 1：该患儿可能的诊断是

A．化脓性脑膜炎

B．癫痫

C．手足搐搦

D．高热惊厥

E．急性颅内压增高

198．问题 2：首选的止惊药为

A．苯巴比妥钠

B．口服 10% 水合氯醛

C．异丙嗪

D．苯妥英钠

E．地西泮

199．问题 3：对该患儿处理不正确的是

A．立即收住院抢救

B．针刺人中穴

C．就地抢救

D．立即给止惊药

E．平卧位，头偏向一侧

（200~201 题共用备选答案）

A．1~2 个月

B．4~6 个月

C．6~8 个月

D．10 个月

E．1 岁

200．小儿可添加蛋黄的月龄是

201．婴幼儿正常添加鱼肝油应在

（202~203 题共用备选答案）

A．卡介苗

B．流脑疫苗

C．麻疹减毒活疫苗

D．甲肝疫苗

E．风疹疫苗

202．新生儿期应注射的疫苗是

203．8 个月小儿应初种的疫苗是

（204~205 题共用备选答案）

A．拥抱反射活跃

B．鼻翼扇动、发绀

C．进行性呼吸困难

D．烦躁不安、易激惹

E．意识不清，肌张力低下

204．新生儿重度缺血缺氧性脑病的表现特点是

205．新生儿肺透明膜病的表现特点是

（206~207 题共用备选答案）

A．细菌

B．病毒

C．真菌

D．原虫

E．支原体

206．疱疹性口炎的病原体是

207．鹅口疮的病原体是

（208~209 题共用备选答案）

A．室间隔缺损

B．房间隔缺损

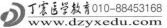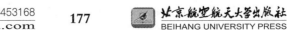

C. 法洛四联症

D. 主动脉缩窄

E. 动脉导管未闭

208．X 线检查可见"靴型心"，肺野清晰的先天性心脏病是

209．表现有脉压增大、毛细血管搏动征的先天性心脏病是

（210-211 题共用备选答案）

A. 钾盐

B. 叶酸

C. 铁剂

D. 钙剂

E. 蛋白质

210．营养性巨幼细胞性贫血应主要补充

211．营养性缺铁性贫血应主要补充

（212-214 题共用备选答案）

A. 长期高热 40℃以上伴皮疹

B. 低热，5 个关节受累，有晨僵现象

C. 全身症状轻，多侵犯大关节，少数患儿可伴有虹膜睫状体炎

D. 长期发热伴有舞蹈病

E. 游走性关节疼痛，但无关节破坏

212．儿童类风湿病多关节型的主要表现为

213．儿童类风湿病全身型的主要表现为

214．儿童类风湿病少关节型的主要表现为

（215-217 题共用备选答案）

A. 发热 3 ～ 4 天，发热后退疹

B. 发热当天出疹，之后伴有水疱疹

C. 发热 1 ～ 2 天后出现斑丘疹，枕后淋巴结肿大

D. 发热 3 ～ 4 后出现斑丘疹，疹退后米糠样脱屑，色素沉着

E. 发热后第 2 天出疹，全身皮肤充血，疹退后有大片脱皮

215．麻疹表现为

216．水痘表现为

217．猩红热表现为

（218-220 题共用备选答案）

A. 异烟肼

B. 链霉素

C. 乙胺丁醇

D. 利福喷丁

E. 吡嗪酰胺

218．抗结核病药物能在碱性环境中起作用的半效杀菌药是

219．抗结核病药物中属于杀菌类的药物是

220．抗结核病药物中属于抑菌类的药物是

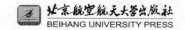

答案与解析

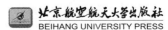
北京航空航天大学出版社
BEIHANG UNIVERSITY PRESS

第一篇 基础护理学

1．D。护理阶段主要分为3个阶段，其中以人的健康为中心阶段的主要特点是护理工作任务由患者扩展到了所有人、生命周期的所有阶段的护理，护理工作场所不再局限于医院，而是扩展到社区、家庭及各种机构，并以护理理论指导护理实践，护理工作方法与内容是按照护理程序实施以人为中心的整体护理。以疾病为中心阶段的主要特点是护理从属医疗，护士是医生的助手，协助医生治疗和诊断疾病。以患者为中心阶段的主要特点是应用护理程序对患者实施全方位的整体护理。

2．D。19世纪中叶，南丁格尔首创了科学的护理专业，近代护理形成，同时也标志着现代护理学的开始。

3．B。1860年，南丁格尔在英国圣·托马斯医院创办了世界上第一所正式的护士学校，为护理教育奠定了基础。

4．D。1888年，美国护士E. Johnson在福州开办了我国第一所护士学校。

5．C。1985年，卫生部护理中心在北京成立，进一步取得了世界卫生组织对我国护理学发展的支持，加强了国际交流。

6．C。1950年第一届全国卫生工作会议将护士教育列为中等专业教育，并作为培养护士的唯一途径，由卫生部制定教学计划和编写统一教材。

7．D。1995年6月首次举行全国范围的护士执业考试，考试合格获执业证书方可申请注册，护理管理工作开始走向标准化、法制化的管理轨道。

8．A。护理学的任务可以简单地概括为4个相关健康问题：促进健康、预防疾病、恢复健康和减轻痛苦。其中不包括治疗疾病。

9．D。护理义务论包括行为义务论和规则义务论两种类型。

10．A。护理学的临床实践范畴主要包括临床护理、社区护理、护理管理、护理研究和护理教育5个内容。其中不包括整体护理。

11．C。临床护理服务的对象是患者，包括基础护理和专科护理。其中专科护理是以护理学及相关学科理论为基础，结合各专科患者的特点及诊疗要求，为患者提供护理（如各专科患者的护理、急救护理等）。

12．D。临床护理工作主要包括基础护理和专科护理。基础护理是应用护理学的基本理论、基本知识和基本技能来满足患者的基本生活、心理、治疗和康复的需要，如膳食护理、排泄护理、病情观察、临终关怀等，基础护理是各专科护理的基础。专科护理以护理学及相关学科理论为基础，结合各专科患者的特点及诊疗要求，为患者提供护理，如各专科患者的护理、急救护理等。

13．D。临床上常用的护理工作方式包括护理工作模式有个案护理、功能制护理、小组护理、责任制护理、综合护理等。责任制护理是由责任护士和相应辅助护士对患者从入院到出院进行有计划、有目的的整体护理。责任制护理与小组护理相结合，明确分工责任，进行整体护理，是目前倡导的护理工作模式。

14．C。整体护理是护理学的模式也是一种理念，以护理程序为核心及理论框架，建立一套标准化治疗模式与治疗程序，制订从入院到出院最佳的、时间要求准确、工作顺序严格的整体诊疗计划，并将护理程序系统化，为患者提供一系列全方位的整体性护理。

15．D。较强的实践技能不属于心理素质，其属于专业素质的内容。护士的心理素质内容包括：

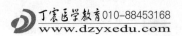
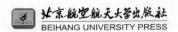

应具有较强的进取心，不断丰富、完善自己的理论知识与实践技能；保持心理健康，乐观、开朗、情绪稳定，胸怀宽容豁达；具有高度的责任心和同情心，有较强的适应能力，良好的忍耐力及自我控制力；同时还应具备良好的沟通交流能力，不仅可以减少护患矛盾，还有利于同事之间团结协助。

16．E。较强的实践技能不属于心理素质，其属于专业素质的内容。护士的心理素质内容包括：应具有较强的进取心，不断丰富、完善自己的理论知识与实践技能；保持心理健康，乐观、开朗、情绪稳定，胸怀宽容豁达；具有高度的责任心和同情心，有较强的适应能力，良好的忍耐力及自我控制力；同时还应具备良好的沟通交流能力，不仅可以减少护患矛盾，还有利于同事之间团结协助。

17．D。护士素质基本内容包括：思想道德素质、科学文化素质、专业素质、身体素质、心理素质4方面。其中，心理素质主要表现为护士应具有较强的进取心，不断丰富、完善自己的理论知识与实践技能，保持心理健康，乐观、开朗、情绪稳定，胸怀宽容豁达，具有高度的责任心和同情心，有较强的适应能力，良好的忍耐力及自我控制力，同时还应具备良好的沟通交流能力，不仅可以减少护患矛盾，还有利于同事之间团结协助。

18．A。自尊、自爱、自律不属于心理素质，其属于思想道德素质的内容。护士的心理素质内容包括：应具有较强的进取心，不断丰富、完善自己的理论知识与实践技能；保持心理健康，乐观、开朗、情绪稳定，胸怀宽容豁达；具有高度的责任心和同情心，有较强的适应能力，良好的忍耐力及自我控制力；同时还应具备良好的沟通交流能力，不仅可以减少护患矛盾，还有利于同事之间团结协助。

19．E。心理健康、情绪稳定不属于思想道德素质，其属于心理素质的内容。思想品德素质包括：热爱祖国和人民，热爱护理事业，有奉献精神，还应具有高尚的道德品质、较高的慎独修养、正确的道德行为，自爱、自尊、自强、自律，追求崇高理想，忠于职守，救死扶伤，廉洁奉公，实行人道主义。

20．D。较强的实践技能不属于心理素质，其属于专业素质的内容。护士的心理素质内容包括：应具有较强的进取心，不断丰富、完善自己的理论知识与实践技能；保持心理健康，乐观、开朗、情绪稳定，胸怀宽容豁达；具有高度的责任心和同情心，有较强的适应能力，良好的忍耐力及自我控制力；同时还应具备良好的沟通交流能力，不仅可以减少护患矛盾，还有利于同事之间团结协助。

21．D。护士的姿态应端庄、大方，体现护士良好的专业素质和道德修养。护士服是职业礼服，要与工作环境和谐统一，款式应简洁大方、美观合体、操作灵活。保持面部仪容自然、清新，在保持面部清洁的基础上，可适当化淡妆，使人更显容光焕发、精力充沛。行走时双脚尽量踩在一条线上。步幅适度，步速均匀，步履轻盈，具有节奏，行进无声。病室内不能以跑代走，只宜快步走。

22．B。突发公共卫生事件时，当患者生命处于危急时刻，护理人员可以行使护理自主权，但应选择有利于患者的护理安全措施，使患者的损失降低到最低限度，不能以自身安全为重。

23．C。认知是指智能、知识和理解能力，包括感知、判断、推理、记忆、思考与想象能力的发展。患者的诊断依据中属于认知方面的是思维中断。

24．C。遗传和环境因素是影响人成长与发展的2个最基本因素。人的成长与发展是按持续的、有顺序的、有规律的和可预测的方式进行的。每个人的发展都有其独特的个性，是按自己独特的方式和速度通过各发展阶段的，这是由个人特有的遗传基因及与环境的互动所决定的。发展是通过逐步的成熟和不断的学习而获得的。每个人基本的态度、气质、生活方式和行为等都会受到婴幼儿期发展的影响。

25．B。每个人的发展都有其独特的个性，是按自己独特的方式和速度通过各发展阶段的，这是由个人特有的遗传基因及与环境的互动所决定的。人的成长与发展是按持续的、有顺序的、有规律的和可预测的方式进行的。每个人都要经过相同的各个发展阶段。每个发展阶段都具有一定的特点，并都有一定的发展任务。每个人基本的

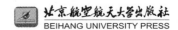

态度、气质、生活方式和行为等都会受到婴幼儿期发展的影响。

26．E。北美护理诊断协会（NANDA）认为人的自我概念由身体心象、角色表现、自我特征和自尊4部分组成。其中自尊是指个人对自我的评价。

27．E。护理学最基本的四个概念是人、健康、环境和护理。人是护理服务的对象，也是护理学研究的对象，对人的本质认识是护理理论、护理实践的核心和基础，影响整个护理概念的发展。

28．D。世界卫生组织（WHO）对健康的定义是：健康不仅是没有疾病和身体缺陷，还要有完整的生理、心理状态和良好的社会适应能力。

29．A。Dunn（邓恩）认为健康仅仅是"一种没有病的相对稳定状态，在这前提下，人和环境协调一致，达到一种恒定状态"。该模式特别强调促进健康与预防疾病。促进健康是帮助个体、家庭和社区获取在维持或增进健康时所需要的知识及资源。预防疾病是人们采取行动积极地控制不良行为和健康危险因素，以预防和对抗疾病的过程。

30．B。1961年Dunn（邓恩）提出最佳健康模式，该模式特别强调促进健康与预防疾病。

31．A。健康-疾病连续体模式认为人在不断地适应着内、外环境的变化，每个人的健康都维持在一个相对平衡的状态，健康是一个连续的、动态的过程。

32．D。影响健康的因素有生物学因素、心理因素、自然环境因素、生活方式、卫生保健设施因素、社会因素。随着改革开放的发展，人们的生活方式发生了较大变化，许多疾病与鼻梁的生活方式和生活习惯有关，生活方式也就成了影响健康的主要因素。

33．B。1948年WHO将健康定义为"健康不仅是没有疾病和身体缺陷，还要有完整的生理、心理状态和良好的社会适应能力"。

34．B。医院内工作人员做到"四轻"是，说话轻、走路轻、操作轻、关门轻，主要是为了减少噪声，创造安静的环境，使患者得到较好的休息环境，促进患者身心康复。

35．A。湿度过低，空气干燥，机体水分蒸发增加，可导致口干舌燥、咽痛烦渴等，对气管切开、呼吸道感染和急性喉炎患者尤其不利。

36．D。人的外环境有自然环境、社会环境、治疗性环境；其中治疗环境要考虑的因素是安全和舒适，舒适首先来自于医院良好的物理环境，包括温度、湿度、光线等物理环境和良好的护患关系；治疗性环境应关注患者的安全，这就要求医院在建筑设计、设施配置、治疗护理过程中，各部门相关人员均应有安全防护意识，以防意外事件的发生。

37．A。病区护理管理的核心是护理质量管理。护理质量管理的基本原则是以患者为中心，建立质量管理体系、进行质量教育、制定护理质量标准、进行全面质量控制和持续改进护理质量，为患者提供基础护理服务和护理专业技术服务，密切观察病情变化，正确实施各项治疗、护理措施，提供康复和健康指导。

38．A。病室的社会环境是指建立良好的群体关系和建立良好的护患关系。其内容包括机构政策、护理专业规范、人际关系、可利用资源等。

39．B。当外环境发生变化时，内环境就会自主地、最大限度地调节机体状态来适应外环境的变化，达到新的动态平衡，维持机体的健康状态。

40．B。护理是让服务对象处于接受自然作用的最佳环境，照顾是护理的核心和永恒的主题。

41．C。基础护理的宗旨是为患者创造一个接受治疗的最佳的身心状态。

42．A。"医乃至精至微之事"所蕴含的医疗卫生职业的内在要求是严谨求实，精益求精。南丁格尔指出"护理是一项最精细的艺术，使千差万别的患者都能达到治疗和康复需要的最佳身心状态"。

43．B。整体护理的概念是以人为中心，以护理程序为基础，以现代护理观为指导，实施系统、计划、全面的护理思想和护理实践活动，使护理对象达到恢复健康、增进健康的目的。其工作不再是单纯地针对患者的生活和疾病的护理，而是延伸到照顾和满足所有群体的生活、心理、社会方面的需要。护理服务的对象从患者扩展至健康人群，护理服务贯穿于人生命的整个过程。

44．C。护理的主要功能在于维护人们良好的状态，协助他们免于疾病，达到他们最高可能的健康水平，不能只关心机体各系统或器官功能的协调平衡，同时还应注意环境中的其他人、家庭、社区甚至更大的群体对机体的影响。

45．E。任何系统都是有层次的，高层次主导低层次，低层次是系统的基础结构。此外，系统的整体性决定了它的整体功能大于各要素功能的综合。系统的相关性决定了它们之间相互联系、相互制约。动态性决定了其随时间的变化而变化。目的性决定了其自身所特定的目的。

46．E。贝塔朗菲（Bertalanffy），美籍奥地利生物学家，1937 年提出"一般系统论"。

47．C。弗洛伊德的人格结构理论由本我、自我、超我三部分组成。本我是人格最主要的部分，是潜意识欲望的根源，包含遗传的各种内容，与生俱来。本我受快乐原则支配，目的在于争取最大的快乐和最小的痛苦。

48．D。弗洛伊德的人格发展理论从性心理发展的角度论述人格发展，他将性心理发展分为 5 个阶段：口欲期、肛门期、性蕾期、潜伏期、生殖期。其中潜伏期是兴趣转移到外界环境，这一时期儿童性欲倾向受到压抑，快感来源主要是对外部世界的兴趣，在此阶段，应鼓励小孩从外界环境获得愉快感，认真学习、追求知识和积极锻炼身体，获得人际交往经验，促进自我发展。

49．C。弗洛伊德的人格结构理论中，人格由 3 部分组成，本我处于潜意识深处，是人格最主要的部分。自我大部分存在于意识中，是人格中理智且符合现实的部分。超我大部分存在意识中，是人格中最具理性的部分，属良心和道德范畴。

50．B。弗洛伊德（Sigmund Freud，1856 ～ 1939）奥地利精神病学家，被誉为"现代心理学之父"。

51．D。艾瑞克森将人格发展分为婴儿期（口感期）、幼儿期（肛 - 肌期）、学龄前期（生殖运动期）、学龄期（潜在期）、青春期、青年期、成年期、老年期八期。青春期的危机是自我认同 - 角色紊乱。

52．D。自我认同 - 角色紊乱发展的危机和转机出现在青春期（12 ～ 18 岁）。艾瑞克森的心理社会发展全过程分 8 个阶段：相信 - 不相信发展的危机和转机出现在婴儿期（出生～ 18 个月）。自主 - 羞愧发展的危机和转机出现在幼儿期（18 个月～ 3 岁）。主动 - 内疚发展的危机和转机出现在学龄前期（3 ～ 5 岁）。勤奋 - 自卑发展的危机和转机出现在学龄期（6 ～ 12 岁）。自我认同 - 角色紊乱发展的危机和转机出现在青春期（12 ～ 18 岁）。亲密 - 孤独发展的危机和转机出现在青年期（18 ～ 45 岁）。繁殖 - 停滞发展的危机和转机出现在成年期（45 ～ 65 岁）。完善 - 失望发展的危机和转机出现在老年期（65 岁以上）。

53．B。勤奋 - 自卑发展的危机和转机出现在学龄期（6 ～ 12 岁）。艾瑞克森的心理社会发展全过程：相信 - 不相信发展的危机和转机出现在婴儿期（出生～ 18 个月）。自主 - 羞愧发展的危机和转机出现在幼儿期（18 个月～ 3 岁）。主动 - 内疚发展的危机和转机出现在学龄前期（3 ～ 5 岁）。勤奋 - 自卑发展的危机和转机出现在学龄期（6 ～ 12 岁）。自我认同 - 角色紊乱发展的危机和转机出现在青春期（12 ～ 18 岁）。亲密 - 孤独发展的危机和转机出现在青年期（18 ～ 45 岁）。繁殖 - 停滞发展的危机和转机出现在成年期（45 ～ 65 岁）。完善 - 失望发展的危机和转机出现在老年期（65 岁以上）。

54．C。具体运思期（7 ～ 11 岁），此期儿童摆脱了自我为中心，能同时考虑问题的两个方面或更多方面，如能接受物体数目、长度、面积、体积和重量的改变；想法较具体，开始具有逻辑思维能力。皮亚杰一般是将认知发展划分为 4 阶段：感觉运动期（0 ～ 2 岁），此期思维的特点是婴幼儿通过其身体的动作与感觉来认识周围的世界。前运思期（2 ～ 7 岁），此期儿童的思维发展到了使用符号的水平，即开始使用语言来表达自己的需要，但思维尚缺乏系统性和逻辑性，以自我为中心，观察事物时只能集中于问题的一个方面而不能持久和分类。具体运思期（7 ～ 11 岁），此期儿童摆脱了自我为中心，能同时考虑问题的两个方面或更多方面，如能接受物体数目、长度、面积、体积和重量的改变；想法较具体，开始具有逻辑思维能力。形式运思期（12 岁以后），此

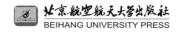

期青年人思维迅速发展，进入纯粹抽象和假设的领域；他们能单独在心中整理自己的思想，并能按所有的可能性作推测和判断。

55．B。马斯洛将人的基本需要分为五个层次，由低到高依次是生理的需要、安全的需要、爱与归属的需要、尊重的需要、自我实现的需要。

56．C。人类基本需要的特性是指人类的基本需要大致相同、每种需要的重要性因人而异、各种需要相互联系、相互作用。

57．B。患者在短期内承受丧夫之痛，心理无法及时调试，表现为躯体性焦虑。

58．B。压力源指任何能使人体产生压力反应的内外环境的刺激。常见的压力源有生理性压力源、心理性压力源、生物性压力源、物理性压力源、化学性压力源、社会文化性压力源。心理性压力源如焦虑、恐惧、生气、挫折、不祥的预感等。

59．C。凡是能够对身体施加影响而促发机体产生压力的因素均称为压力源。常见的有生理性压力源、心理性压力源、社会性压力源、物理性压力源、化学性压力源、文化性压力源。丧偶者引起的情绪悲哀主要是孤独的表现，其属于社会性压力源，常见的表现还有人际关系紧张、学习成绩不理想、工作表现欠佳等。

60．A。汉斯·塞利（Hans Selye），加拿大著名的心理、生理学家，代表作有《压力》又称《应激》，被称为"压力学之父"。

61．A。塞利认为压力是人体应对环境刺激而产生的非特异性反应。其主要从生理的角度描述了人体对压力的反应，把压力的生理反应分为了全身适应综合征（GAS）和局部适应综合征（LAS）两大类。

62．D。研究者和改革者是护士角色之一，指护士应积极参与护理研究工作，通过科学研究来解决护理实践、护理管理、护理教育、护理心理、护理伦理等各个领域中的问题，并在临床实践中应用和检验，改革护理服务方式，发展护理新技术。在临床护理工作中对针对某一护理措施的效果进行观察、分析、研究，此时其角色是研究者。

63．D。护士角色包括护理者、计划者、管理者、教育者、协调者、咨询者、维护者、研究者和改革者。其中教育者是每个护士都应依据护理对象的不同特点进行健康教育，向其传授日常生活的保健知识、疾病的预防和康复知识，以改善护理对象的健康态度和健康行为，从而获得良好的生活质量。

64．A。护士角色是指护士应具有的与职业相适应的社会行为模式，一般护理人员所扮演多重角色包括护理者、计划者、管理者、教育者、协调者、咨询者、维护者、研究者和改革者。照顾患者，为患者提供直接的护理服务，满足患者生理、心理和社会各方面的需要，是护士的首要职责，照顾也是护理的核心和永恒的主题。

65．A。纽曼认为，人是与环境持续互动的开放系统，称为服务对象系统。将其健康系统模式分为三级。其中二级预防适用于压力源已穿过正常防线后个体表现出压力反应，即开始的干预，目的是减轻和消除反应、恢复个体的稳定性并促使其恢复到原有的健康状态，主要对患者的护理干预是采取健康宣教的方式使人获得系统的稳定。

66．D。抵抗线是由支持基本结构和正常防线的一系列已知和未知因素组成，主要功能是保护基本结构，防御应激源的一些内部因素。

67．A。纽曼模式是围绕压力与系统而组织的，是一个综合的、动态的、以开放系统为基础的护理概论性框架。该模式主要分为人、压力源、人压力源的反应以及压力源的预防。

68．D。贝蒂·纽曼（Betty Neuman），美国著名的护理理论家，精神卫生领域的开拓者。20世纪60年代发展并逐步完善了健康系统模式，并于1970年正式提出。

69．A。贝蒂·纽曼（Betty Neuman），美国著名的护理理论家，精神卫生领域的开拓者，20世纪60年代发展并逐步完善了健康系统模式，于1970年正式提出。

70．C。自理缺陷理论着重阐述了个体什么时候需要护理，该部分是奥伦自理理论的核心内容。

71．E。奥伦根据患者的自理需要和自理能力以及护士提供的帮助将护理系统分为三类，包括全补偿护理系统、部分补偿护理系统和支持-教育系统。其中全补偿系统指患者完全没有自理能力，

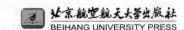

需要护士给予全面的照顾，适用于在神志上和体力上均无法满足自理需要的患者，如昏迷患者、全身麻醉患者或植物人；神志虽然清醒，但在体力上无法满足自理需要的患者，如高位截瘫的患者或医嘱限制其活动的患者；体力上虽能满足其自理需求，但存在严重的智力缺陷或精神障碍的患者，如老年痴呆以及精神分裂症患者等。

72．C。自我照顾模式即自理模式，是由美国著名的护理理论学家奥伦于 1971 年正式提出的。

73．A。卡利斯塔·罗伊（Sister Callista Roy），美国护理理论家，提出了被广泛应用于临床护理实践的适应模式。

74．D。罗伊适应模式的内容涉及对 5 个基本要素的描述，包括人、护理目标、护理活动、健康和环境。其中护理目标是促进人在 4 个适应层面上的适应性反应。适性反应是对健康有利的反应，它可使人得以生存、成长、繁衍、主宰及自我实现。

75．D。罗伊适应模式中，一级评估是收集输出性行为资料。罗伊根据适应模式的发展，将护理的工作方法分为六个步骤，包括一级评估、二级评估、诊断、制订目标、干预和评价。其中一级评估是指收集与生理功能、自我概念、角色功能和相互依赖四个方面有关的输出性行为，故又称行为估计。通过一级评估，护士可确定患者的行为反应是适应性反应还是无效反应。

76．C。罗伊适应模式的内容涉及对四个基本要素的描述，包括人、护理目标、健康和环境。人是具有生物、心理和社会属性的有机整体，是一个适应系统。护理的目标是促进人在 4 个适应层面上的适应性反应。健康是个体成为一个完整和全面的人的状态和过程，也是人的功能处于对刺激的持续适应状态。环境是围绕并影响个人或群体发展与行为的所有情况、事件及因素。

77．D。发热不属于压力源的心理社会因素，属于生理性压力源。属于心理性压力源有焦虑、恐惧、生气、挫折、不详的预感等。

78．E。罗伊认为人具有生物、心理和社会属性的有机整体，是一个适应系统，人的适应性反应体现在环境与系统间的信息、物质和能量的变化，是一个开放的系统。健康是个体"成为一个完整

和全面的人的状态和过程"。人作为护理的接受者，可以是个体，家庭、团体、社会或者社会人群。人是个适应系统的控制过程，人的内在机体包括生理调节及认知调节。

79．C。佩皮劳将护患关系的发展分为 4 个时期：认识期、确认期、开拓期、解决期。

80．A。佩皮劳认为护患关系在护理过程中起关键作用。纽曼认为人是与环境持续互动的开放系统，称为服务对象系统，护士应根据护理对象对压力源的反应采取不同水平的预防措施。系统论是护理程序的理论框架。艾瑞克森将人的心理社会发展分为 8 个时期。

81．E。佩皮劳人际关系模式的重点是护患关系，护患关系贯穿于整个治疗性工作的始终，尊重、理解患者，使双方尽可能达到生理、心理满足的状态。

82．B。佩皮劳是美国著名的护理学家，1952 年出版了《护理人际关系》一书，主要讲了人际关系的形成过程与终止过程。

83．E。佩皮劳是美国著名护理学家，1952 年出版了《护理人际关系》一书，详细地讲了人际关系的形成过程与终止过程。

84．E。医院的任务是以医疗工作为中心，在提高医疗质量的基础上，保证教学和科研任务的完成，并不断提高教学质量和科研水平，同时做好扩大预防、指导基层和计划生育的技术工作。

85．A。三级医院的中心工作是以医疗为中心，在提高医护质量的基础上，保证教学和科研任务的完成，并不断提高教学质量和科研水平。同时做好扩大预防、指导基层和计划生育的技术工作。

86．B。社区卫生服务的原则有坚持为人民服务的宗旨、坚持把社会效益放在首位的原则、坚持以社区人群需求为导向的原则、坚持因地制宜、量力而行的原则、坚持执行结构调整政策的原则。

87．B。社区护理的特点有广泛性、综合性、连续性、实用性。

88．D。社区卫生服务以健康为中心，以人群为主体，多部门合作提供服务，且有较高的自主权和独立性，是广泛性、综合性、实用性及连续性

的一系列整体护理，主要是为促进和满足社区居民的基本健康需求。

89．E。《阿拉木图宣言》初级卫生保健工作包括4个方面：促进健康、预防保健、合理治疗、卫生防疫。

90．B。一级医院是提供社区初级卫生保健的主要机构。其主要承担者是社区卫生工作者。

91．C。1994年WHO西太平洋地区办事处提出了"健康新视野"的战略框架。1995年发表《健康新视野》文献，明确指出：未来的工作方向必须将侧重点从疾病本身转向导致疾病的危险因素和促进健康方面。

92．A。提出推行初级卫生保健是实现"2000年人人享有卫生保健"战略目标的基本策略和基本途径的宣言是《阿拉木图宣言》。

93．A。1977年5月，世界卫生组织在瑞士日内瓦召开第30届世界卫生大会决定，到2000年人人享有卫生保健，且卫生保健起始于社会、家庭、学校和工厂等。

94．D。护患关系的发展过程包括三个时期，分别是初始期、工作期、结束期。初始期也称熟悉期，是护士和患者的初识阶段，是护患之间开始建立信任关系的时期。此期工作重点是建立信任关系，确认患者的需要。护士通过询问病史、体格检查、翻阅病历等方式来了解患者，患者通过护士的主动介绍、仪表举止了解护士。

95．B。护患关系是在护理服务过程中，护理人员与患者自然形成的一种帮助与被帮助的人际关系。与一般人际关系不同，在护患关系中，护士作为专业帮助者处于主导地位，并以患者的需要为中心。护士通过实施护理程序来满足患者的需要，从而建立治疗性的人际关系。护理人员的素质、专业知识和专业技术水平等会影响护患关系的建立。护士在患者吃饭前与其进行交谈，影响患者吃饭时间以及吃饭心情，因此与患者无法进行深入的有效沟通，导致沟通失败。

96．D。护患关系的发展过程为初始期、工作期、结束期。其中初始期也称熟悉期，是护士和患者的初识阶段，是护患之间开始建立信任关系的时期此期工作重点是建立信任关系，确认患者的需

要。护士通过询问病史、体格检查、翻阅病历等方式来了解患者，患者通过护士的主动介绍、仪表举止了解护士。

97．C。护患关系的发展过程为初始期、工作期、结束期。其中初始期也称熟悉期，是护士和患者的初识阶段，是护患之间开始建立信任关系的时期。此期工作重点是建立信任关系，确认患者的需要，护士通过询问病史、体格检查、翻阅病等方式来了解患者，患者通过护士的主动介绍、仪表举止了解护士。

98．D。沟通有的基本层次有一般性沟通、事务性沟通、分享性沟通、情感性沟通、共鸣性沟通。其中共鸣性沟通是沟通的最高层次，指沟通双方对语言和非语言性行为的理解一致，达到分享彼此感觉的最高境界。

99．E。常用沟通技巧有：倾听、反应、提问、重复、澄清和阐明、沉默、触摸。根据题中所诉患者不耐烦，护士要做到注意力集中，全神贯注，避免分心，耐心，不随意打断患者的谈话，不急于作判断，除关注患者的语言信息外还要关注患者的非语言信息，以了解患者真正要表达的意思。

100．E。日常护理用语包括招呼用语、介绍用语、电话用语、安慰用语和迎送用语。护士对于要出院的患者交待的话语，属于迎送用语。

101．D。人际沟通的两种形式包括语言沟通和非语言沟通。非语言性沟通是指不使用语言或文字进行的沟通，而是通过躯体姿势和运动、面部表情、空间、声音和触觉等来进行信息的沟通。其中，反应时间不包含在内。

102．C。倾听是非语言交流技巧之一。护士应耐心倾听，避免随意插话或打断患者的话题。在倾听时，护士不要急于作出判断，应给予患者充分诉说的时间，从而更全面完整地了解情况。交谈过程中，保持良好的目光接触。

103．E。医疗卫生法的基本原则有卫生保护原则、预防为主原则、公平原则、保障社会健康原则、患者自主原则。其中优先就诊属于卫生保护原则中的效用原则，强调实际效应所带来的价值。

104．C。卫生保护原则：健康是一项基本人权，人人享有获得卫生保护的权利。预防为主原则是

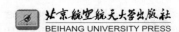

指通过建立和改善有利于人们健康的生活和生产环境，促进健康，防止疾病的发生和流行。公平原则：合理分配卫生资源，协调卫生保健活动，使任何人在法律上都享有平等使用卫生资源的权利。保障社会健康原则：协调个人利益与社会健康利益的关系，个人在行使自己权利的同时，不得做出任何有损社会健康利益的行为。患者自主原则：患者有自己决定和处理卫生法所赋予的患者权利，如知情权、医治权、同意权、选择权、隐私权、申述权、赔偿请求权等。

105．A。护理人员在未取得执业证书期间不可以做护理操作的工作，可与患者沟通并观察病情。护士执业考试合格即获得护士执业的基本资格，须再经由卫生行政机关进行护士执业注册后，才能成为具有法律意义上的护士。

106．C。门诊护士对传染病患者或疑似者，应严格执行消毒隔离措施，立即安排至隔离门诊就诊，并做好疫情报告。

107．B。医疗卫生法的基本原则有卫生保护原则、预防为主原则、公平原则、保障社会健康原则、患者自主原则。其中不包括保护弱者原则。

108．C。护理立法的意义有促进护理管理法制化，提高护理质量。促进护理教育及护理学科的发展。维护护士的权益。保证护理人员具有良好的护理道德。有利于维护服务对象的正当权利。

109．D。执业注册有效期为 5 年。有效期届满需要继续执业的，应当在有效期届满前 30 日，向执业地省、自治区、直辖市人民政府卫生主管部门申请延续注册。

110．B。护士应按照急诊流程与规范实施抢救，在医生到达现场前可进行的紧急处理有：保持呼吸道通畅、止血、洗胃、吸氧、配血、建立静脉通路、进行基本生命体征支持等。医生到达后，汇报处理情况，执行医嘱，观察病情变化。重点记录四个时间，即患者到达、医生到达、病情变化和抢救措施落实的时间，时间记录应精确到分钟；记录参加抢救的医务人员。医生下达的口头医嘱，护士须复述，经双方确认无误后再执行。抢救结束后，请医生在 6 小时内据实补记医嘱。各种急救药品的空药瓶、空安瓿须经两人核对无误后再弃去。输液瓶、输血袋等用后须集中放置。

111．E。医嘱必须经医生签名后方有效。护士一般不执行口头医嘱，在抢救、手术过程中医生向护士下达口头医嘱时，护士应将医嘱复诵一遍，双方确认无误后方可执行。抢救或手术结束后应及时据实补写医嘱。

112．B。医嘱必须经医生签名后方有效。护士一般不执行口头医嘱，在抢救、手术过程中医生向护士下达口头医嘱时，护士应将医嘱复诵一遍，双方确认无误后方可执行。抢救或手术结束后应及时据实补写医嘱。对有疑问的医嘱，护士不可盲目执行，必须核对清楚后再执行。医嘱必须每班、每天核对，每周总查对，查对后签名。需要下一班执行的临时医嘱应交班，并在护士交班记录上注明。各种通知单应及时送达，以免贻误病情。

113．A。《侵权责任法》第六十二条规定，医疗机构及其医务人员应当对患者的隐私保密。泄露患者隐私或者未经患者同意公开其病历资料，造成患者损害的，应当承担侵权责任。

114．C。如因抢救急重症患者未能及时记录的，应当在抢救结束后 6 小时内据实补记，并注明抢救完成时间和补记时间。

115．D。医疗事故的构成要件包括：主体是医疗机构及其医务人员。行为具有违法性。过失造成了患者人身损害。过失行为与后果之间存在因果关系。

116．E。输血后血袋保留 24 小时，以备患者出现输血反应后分析原因。对供血者应严格按照献血法原则进行抗原抗体检测。输血前应采集血标本，填写输血申请单和备血单，做血型鉴定和交叉配血试验。输血前与患者签订输血协议，避免不必要的纠纷。输血前必需由 2 名护士严格执行查对制度。

117．C。《医疗事故处理条例》规定，发生重大医疗事故时，其医疗机构应在 12 小时内向所在地卫生行政部门报告。

118．B。医疗机构应当按照国务院卫生行政部门规定的要求，妥善保管输血时的用物。

119．B。医疗事故是指医疗机构及其医务人员在医疗活动中，违反医疗卫生管理法律、行政法

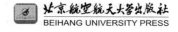

规、部门规章和诊疗护理规范、常规，过失造成患者人身损害的事故。护理人员为患者输液时未严格核对液体的质量问题导致其严重霉菌感染属于医疗事故的范畴。

120．C。处理和执行医嘱是护理人员对患者实施治疗措施的重要依据，具有法律效应。一般情况下，护理人员在执行医嘱时，应仔细核查无误后，及时准确地执行，随意篡改医嘱或无故不执行医嘱均属违法行为。

121．B。医嘱是护理人员对患者实施治疗措施的重要依据，具有法律效应。一般情况下，护理人员在执行医嘱时，应仔细核查无误后，及时准确地执行。护士不可以自己下医嘱，随意篡改医嘱或无故不执行医嘱，其均属违法行为。如护理人员发现医嘱有明显错误时，有权拒绝执行，并向医生提出质疑或申辩。如发现医嘱有错误而不提出质疑，或忽视其错误仍按其执行，由此造成的后果，护理人员将与医生共同承担法律责任。

122．A。护理程序的五个步骤：评估、诊断、计划、实施、评价。

123．B。护理程序的特征有贯穿以服务对象为中心的观念，体现了以人为中心的整体护理。护理程序有特定的目标，即解决护理对象的健康问题及相关反应，为患者提供高质量护理，是一个循环的、动态的过程，具有组织性和计划性，对护理工作有指导作用，具有互动性和协作性，能鼓励患者主动参与护理，并促进形成良好的护患关系，可为护理对象提供个性化的护理。以系统论、基本需要层次论等科学理论为依据，涉及生物学、心理学、社会学、人文学等多个学科知识和技能。

124．D。护理程序由评估、诊断、计划、实施和评价五个相互联系、相互影响的阶段组成，是护士在对护理对象进行护理时所应用的工作程序，是一种系统解决问题的方法，是一个持续的、循环的、动态变化的过程。其特征是贯穿以服务对象为中心的观念，体现了以人为中心的整体护理，以系统论、基本需要层次论等科学理论为依据，其中一般系统论是护理程序的基本理论框架。

125．C。护理程序的特征是贯穿以服务对象为中心的观念，体现了以人为中心的整体护理，以

系统论、基本需要层次论等科学理论为依据。

126．D。健康资料收集时提供病史最可靠的是患者自己。

127．A。在收集患者健康资料时，应避免使用医学术语，问诊时的谈话内容应通俗易懂。护士在记录主观资料时应尽量使用患者原话，客观资料应使用医学术语。

128．D。患者的家庭经济状况属于社会支持系统的范畴。患者的感受、对医护人员的期盼、自身对患病的态度及人格特点都属于自身的主观因素。

129．D。异常气味的资料收集主要是通过嗅诊的方法来获取。

130．C。主观资料是指患者的主诉或主观感觉，是患者对自己健康状况的认知和体验，如头晕、乏力、瘙痒、恶心、疼痛等，护士主要通过交谈而获得，也可由患者亲属的代诉获得，无法被具体地观察或测量。

131．C。客观资料是护士通过观察、体检、仪器检查或实验室检查获得的资料。记录时应遵循全面、客观、准确、及时的原则，不可遗漏，不能涂改。每天饮开水 5 次，每次 200ml，可以很客观、清楚地了解患者的饮水量。

132．B。免疫接种史主要针对的对象是儿童，需详细收集其健康资料，一般成人不需询问。

133．C。二部分陈述（PE）：多用于潜在的护理诊断（"有……危险"），因为危险尚未发生，故无症状和体征，例如"有感染的危险　与高血糖、营养不良、微循环障碍等有关"。

134．B。护理诊断陈述的 PES 公式中，"P"表示健康问题（诊断名称），"E"表示相关因素，"S"表示症状和体征。

135．B。患者有多个健康问题，护士按先后顺序排列时，先处理首优问题，然后是中优问题，其次是次优问题。其中首优解决的问题是指威胁患者生命，需要立即行动去解决的问题。由该患者胸闷气短、面色发绀可诊断其主要的护理问题是气体交换受损。

136．E。护理计划是针对护理诊断制订的具体

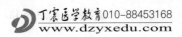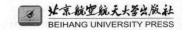

护理过程，是护理行动的指南。

137．A。制定目标的原则是：目标的主语必须是护理对象或护理对象的一部分；目标必须现实、可行；目标必须是可测量的、好评价的，行为目标应尽量具体，避免含糊；目标应是通过护理措施可达到的；一个目标只能包括一个行为动词；应让护理对象也参与目标的制订，可增强护理对象对自身健康的责任感；对潜在并发症的目标，护士的重点是监测其发生、发展，并积极配合抢救。

138．E。护理目标是经过护理活动后，期望患者在功能、认知、行为、情绪情感等方面的改变。

139．E。护理目标是指通过护理干预，护士期望患者达到的健康状态或在行为上的改变，也是护理效果的标准。制订护理目标可以明确护理工作的方向，指导护士为达到目标中期望的结果去设计护理措施。选择的护理目标是妇科护士和患者双方合作的结果，使患者提高自我护理的能力和适应环境的能力。

140．B。预期目标是经过护理活动后，期望患者在功能、认知、行为、情绪情感等方面的改变。制定目标的原则：目标的主语必须是护理对象或护理对象的一部分；目标必须现实、可行；目标必须是可测量的、好评价的，行为目标应尽量具体，避免含糊；目标应是通过护理措施可达到的；一个目标只能包括一个行为动词；应让护理对象也参与目标的制订，可增强护理对象对自身健康的责任感；对潜在并发症的目标，护士的重点是监测其发生、发展，并积极配合抢救。1周内教会患者为自己注射胰岛素目标较为具体、现实、可行。可增强患者对自身健康的责任感。

141．C。护理程序中计划阶段的内容是设定优先次序、设定预期目标、制定护理措施、计划成文。

142．A。针对护理计划的实施过程对有疑问的医嘱应先澄清后执行，运用各种知识技术技巧去实施护理措施，应全面考虑患者的心理及习惯等，尽量满足其要求。

143．E。护理操作的解释用语包括：操作前解释，操作中指导，操作后嘱咐。感谢患者的合作属于操作之后对患者问致谢语，跟护理技术操作前解释的内容没有关系。

144．C。评价是有计划、系统地将患者的健康现状与确定的预期目标进行比较，并作出判断的过程。评价虽然是护理程序的最后一步，但并不意味着护理程序的结束，而是发现新问题、修订护理计划，使护理程序不断进行下去的过程，所以评价贯穿于护理程序的各步骤。

145．B。护理评价是有计划、系统地将患者的健康现状与确定的预期目标进行比较，并作出判断的过程。评价虽然是护理程序的最后一步，但并不意味着护理程序的结束，而是发现新问题、修订护理计划，使护理程序不断进行下去的过程。

146．A。影响舒适的因素有身体、心理、社会、环境等方面。身体因素包括疾病引起的症状、体位和姿势不当、活动受限等情况。焦虑属于心理因素。

147．C。协助患者坐轮椅时，应先检查轮椅性能，推轮椅至床旁，便椅背与床尾平齐，椅面朝向床头，翻起脚踏板，制动车闸。协助患者坐起、穿衣，协助患者转身，嘱患者用手扶住轮椅把手，坐于轮椅上，翻下脚踏板。最后协助患者双脚踏在上面，嘱患者身体尽量向后靠，不可前倾。

148．C。昏迷患者平卧头偏向一侧的目的是为了防止呕吐物误吸入气管，引起窒息或肺部并发症；引流分泌物，保持呼吸道通畅。

149．B。肺部分泌物引流取头低足高位，有利于痰液咳出。

150．C。面部表情疼痛测量图可按面部表情确定患者的疼痛程度，分为6级，适合评估儿童疼痛程度。

151．C。疼痛阈是指人体能够感觉到的最小疼痛。

152．B。根据WHO建议的三阶梯止痛疗法：第一阶段适用于轻度疼痛患者，可选用非阿片类、解热镇痛类、抗炎类药物，如布洛芬、阿司匹林、对乙酰氨基酚等。第二阶段适用于中度疼痛患者，使用非阿片类药物止痛无效时，可选用弱阿片类药物，如可待因、氨酚待因、曲马多等。第三阶段适用于重度疼痛和剧烈性癌痛患者，可选用强阿片类药物，如吗啡、哌替啶、美沙酮等。

153．D。慢性疼痛指的是持续6个月以上的疼痛。

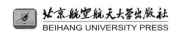

154．E。评分法测量用数字评分法：数字代替文字表示疼痛程度；将一条直线等分10段，一端为"0"代表无痛，另一端为"10"代表剧烈疼痛。

155．D。脊髓腔穿刺后，患者脑压过低可能引起头痛的原因是脊髓腔穿刺时由于脑脊液失去较多，颅内压降低，使颅内静脉窦及静脉扩张或牵引而引起头痛。

156．D。睡眠的时相为慢波睡眠（NREM）和快波睡眠。其中NREM分为4期。第Ⅳ期为沉睡期，很难唤醒，可能出现遗尿和梦游，全身松弛，无任何活动，体温、脉搏继续下降，呼吸缓慢均匀，体内分泌大量激素。

157．E。人体的睡眠中枢位于脑干尾端。

158．D。睡眠的时相为慢波睡眠（NREM）和快波睡眠。其中NREM分为4期。第Ⅳ期为沉睡期，很难唤醒，可能出现遗尿和梦游，全身松弛，无任何活动，体温、脉搏继续下降，呼吸缓慢均匀，体内分泌大量激素。

159．E。睡眠时相包括慢波睡眠（正相睡眠）和快波睡眠（异相睡眠），快波睡眠与幼儿神经系统的成熟有密切的关系，可能有利于建立新的突触联系，能够促进学习记忆和精力恢复。

160．B。原发性失眠症是一种综合征，即失眠症，包括难以入睡、睡眠中多醒或早醒。

161．B。肌肉等长练习：肌肉收缩时肌纤维不缩短，即可增加肌肉的张力而不改变肌肉的长度；因为其不伴有明显的关节运动，故等长运动又称静力练习。常用于患者受损伤后以加强肌肉力量的锻炼。优点是不引起明显的关节运动，可以在肢体被固定时早期应用，以预防肌肉萎缩，也可在关节内损伤、积液、某些炎症存在情况下使用；缺点主要是增加静态肌力，并有关节角度的特异性。

162．B。一般机体的活动能力可分5度：0度完全独立，可自由活动。1度需要使用设备或器械（如拐杖、轮椅）。2度需要他人的帮助、监护和教育。3度既需要他人的帮助，也需要设备或器械。4度完全不能独立，不能参加活动。

163．E。海绵垫褥、气垫褥、水褥、羊皮垫可使身体支撑面积增宽而均匀，降低骨突部位皮肤所受的压强。但不可使用橡胶气圈，环形或圈形器械因边缘产生高压区，导致周围组织血液循环障碍而损害组织，已不推荐使用。

164．A。压疮的分期有淤血红润期、炎性浸润期、浅度溃疡期、坏死溃疡期。其中淤血红润期是指局部受压的皮肤出现暂时性血液循环障碍，表现为红、肿、热、痛或麻木；解除压力30分钟后，皮肤颜色仍不能恢复正常；皮肤完整性未破坏，为可逆性改变，及时去除诱因可阻止压疮发展。

165．A。正常成年人体内，蛋白质、脂肪、糖类是主要的产热营养素，其所供热能占总热能的百分比分别为蛋白质10%～14%、脂肪20%～25%、糖类60%～70%。

166．D。维生素C或各种果汁可促进铁的吸收。牛奶中含磷较高，影响铁的利用。

167．B。人体超过总重量0.01%的元素为常量元素，主要为钙、磷、镁、钠、钾和氯等7种。占人体总重量0.01%以下的元素为微量元素，主要为碘、铁、锌、铜、锰、铬、硒、钼、钴、氟等。

168．D。肠内营养主要适用于不能经口进食或拒绝进食的患者。例如昏迷、口腔疾患，某些手术后、肿瘤、张口困难、病情危重者等。肠道感染者不宜行肠内营养，以免加重感染。

169．B。营养疗法的适应证有近期体重下降超过正常值的10%，血清白蛋白小于30g/L，连续7天以上不能正常饮食，已确诊为营养不良；可能发生高分解代谢的应激状态患者。

170．E。维生素D是一组具有生物活性的脂溶性类固醇衍生物，主要包括维生素D_2和维生素D_3两者。前者存在于植物中，后者系由人体或动物皮肤中的7-脱氢胆固醇经日光中紫外线的光化学作用转变而成，是体内维生素的主要来源。

171．C。中枢神经系统能量的产生，主要依靠血液循环提供的葡萄糖进行需氧氧化，因此活动能量来源是糖类。

172．D。含叶酸最丰富的食物是动物肝脏。其次是深绿叶蔬菜、整粒谷类、豆类、酵母及肾脏等。

173．A。软质饮食要求为营养均衡，以软、烂、碎为原则，如软饭、面条等。

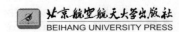

174．D。甲状腺功能检查,禁食含碘食物,如海带、海蜇、紫菜、卷心菜、鱼、虾、干贝、蛏子、加碘盐等,禁用含碘消毒剂作局部消毒。

175．E。胆囊造影检查完毕,当天应进低蛋白低脂肪餐。做胆囊造影检查前一天中午进食高脂肪餐,以刺激肠黏膜产生胆囊收缩素,引起胆囊收缩和排空,有助于显影剂进入胆囊。前一天晚餐进无脂肪、低蛋白、高糖类饮食,晚餐后服造影剂,禁食、水、烟至次日上午。检查当日早晨禁食,第一次 X 线摄片后,胆囊显影良好,可进高脂肪餐,如烹调油煎 2 个荷包蛋或奶油巧克力 40 ～ 50g。餐后 30 ～ 60 分钟,第二次 X 线摄片观察胆囊收缩情况。

176．A。试验饮食是在特定的时间内,通过对饮食内容的调整来协助诊断疾病和确保实验室检查结果正确的一种饮食。忌碘饮食在行甲状腺摄[131]I 功能测定前两周进行。

177．A。铁来源于动物肝脏、黑木耳、紫菜、动物血、蛋黄、肉鱼禽类、绿叶蔬菜、豆类等,其中动物食物的铁更易吸收。谷类、蔬菜、水果含铁较低,乳类含铁最低。

178．B。对患者的饮食护理:进食前暂时停止非紧急治疗、检查和护理工作。如在治疗过程中,不应中断治疗,以免加重病情。中双目失明或双眼被遮盖的患者,应告知其食物的具体名称,以增加进食兴趣,刺激食欲。患者要求自行进食时,可按照时钟平面图放置食物,并告知摆放食物名称及方向。对禁食、延缓进食的患者应作好交班。

179．E。普通胃管每周换 1 次,硅胶胃管每月换 1 次,更换胃管时应在晚间末次灌食物后拔管,次日晨从另一侧鼻孔插管。长期鼻饲患者应每天进行口腔护理。两次喂食间隔时间不少于 2 小时。注食前先缓慢注入少量温开水,润滑胃管,防止鼻饲液附着;注食完毕,再注入少量温开水,避免食物在管腔积存变质。若通过鼻饲给药,药片应先研碎溶解后再注入,果汁和牛奶分别注入,防止产生凝块。

180．B。给患者鼻饲饮食时,应润滑胃管前段,用一手持纱布托住,用另一手持镊子夹持,轻轻插入一侧鼻孔。插入 10 ～ 15cm(咽喉部)时,嘱患者吞咽,顺势将胃管插至预测长度。成人插管长度一般为前额发际至胸骨剑突的距离或从耳垂到鼻尖再到胸骨剑突处的距离,约 45 ～ 55cm。每次鼻饲量≤ 200ml,间隔时间≥ 2 小时。昏迷患者插管前,应取去枕平卧位。

181．C。鼻饲液为流质饮食,其温度是 38 ～ 40℃。

182．B。要素饮食是一种化学精制食物,含有全部人体所需要的易于吸收的营养成分,无需经过消化过程,可直接被肠道吸收,是营养全面的无渣饮食。在无菌环境下配制,4℃以下冰箱内冷藏暂存,24 小时内用完。

183．C。要素饮食是一种化学精制食物,含有全部人体所需要的易于吸收的营养成分,无需经过消化过程,可直接被肠道吸收,是营养全面的无渣饮食。

184．C。普通胃管每周更换 1 次,硅胶胃管每月更换 1 次。

185．D。肾单位是肾结构和功能的基本单位,每个肾单位由肾小体和肾小管组成。

186．C。胆红素尿呈深黄色或黄褐色,振荡后泡沫亦成黄色,主要见于阻塞性黄疸及肝细胞性黄疸。血尿呈红色或棕色,含红细胞量多时呈洗肉水色,主要见于急性肾小球肾炎,泌尿系统结石、肿瘤、结核及感染等。血红蛋白尿呈浓茶色或酱油色,由大量红细胞被破坏所致,主要见于血型不合输血后的溶血、恶性疟疾等。乳糜尿呈乳白色,由于尿液中有淋巴液,主要见于丝虫病。

187．D。膀胱刺激征的主要表现为尿频、尿急、尿痛。

188．D。正常成人 24 小时尿量＜ 400ml 或每小时尿量＜ 17ml 者为少尿,主要见于心脏、肾脏疾病及休克等患者。正常 24 小时尿量为 1000 ～ 2000ml,平均 1500ml。成人 24 小时尿量＞ 2500ml 者为多尿,见于糖尿病、尿崩症或急性肾衰竭的多尿期等患者。24 小时尿量＜ 100ml 或 12 小时无尿者为无尿或尿闭,可见于严重的心脏、肾脏疾病及休克、药物中毒等患者。

189．B。正常人尿比重为 1.015 ～ 1.025,尿比重持续固定在 1.010 左右,提示肾浓缩功能严重损害。

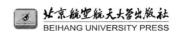

190．C。护士为患者进行密闭式膀胱冲洗时，应夹闭引流导管，开放冲洗导管，使冲洗液滴入膀胱，调节滴速为 60 ～ 80 滴 / 分。

191．B。护士为女患者导尿，消毒尿道口及小阴唇的原则为自上而下，由外向内；再次消毒的顺序是由内向外再向内，自上而下依次消毒尿道口、两侧小阴唇和尿道口。

192．D。护士为男性患者导尿，用无菌纱布包裹并提起阴茎，使之与腹壁成 60°角，使耻骨前弯消失，利于尿管插入。

193．E。为男患者导尿时，一手用无菌纱布裹住阴茎，提起使之与腹部成 60°，使耻骨前弯消失。嘱患者张口呼吸，用另一把镊子夹持导尿管对准尿道口轻轻插入尿道 20 ～ 22cm，见尿液流出再插入 1 ～ 2cm，将尿液引流到集尿袋内。

194．C。留 24 小时尿作尿糖定量，标本应加的防腐剂是甲苯。可以保持尿液中的化学成分不变，防止细菌污染。留 24 小时尿标本用浓盐酸进行防腐其作用是防止尿中激素被氧化。用甲醛防腐剂是固定尿中有机成分。

195．A。留取 24 小时尿标本时，加入甲醛的作用为固定尿液中有机成分。收集 24 小时尿液测定肌酐、肌酸加入甲苯的作用为保持尿液中的化学成分不变，在倒入第 1 次尿后加入，在尿液表面形成薄膜，防止细菌污染；尿激素检查（17-羟类固醇，17-酮类固醇）加入浓盐酸的作用为防止激素被氧化。

196．C。镜下脓尿为新鲜尿沉淀，经离心后见到白细胞 > 5 个 /HP 或新鲜尿液白细胞计数 > 40 万个。

197．C。肝昏迷患者若用肥皂水灌肠，可导致血氨的产生和吸收，加重昏迷的程度。充血性心力衰竭和水钠潴留的患者禁用生理盐水灌肠。急腹症、消化道出血等患者禁忌灌肠。伤寒患者灌肠液量小于 500ml。中暑患者灌肠液温度为 4℃。

198．A。阿米巴痢疾病变多在回盲部，采取右侧卧位，主要是利于药物达到治疗部位，以提高治疗效果。

199．D。医嘱给予 10% 水合氯醛 10ml 保留灌肠，液面与肛门距离不超过 30cm，灌肠速度不可过

快，压力宜低。

200．D。为中暑患者物理降温时常用的灌肠溶液温度为 4℃。

201．D。护士为腹胀患者进行肛管排气，将肛管自肛门轻轻插入直肠 15 ～ 18cm，保留时间不超过 20 分钟，因长时间留置肛管，会降低肛门括约肌的功能，甚至导致永久性松弛。

202．C。为解除患者便秘在进行大量不保留灌肠时的物品准备有，治疗盘内备：消毒的灌肠筒一套、肛管放入弯盘内，血管钳、润滑剂、棉签、水温计；其他用物：卫生纸、小橡胶单、治疗巾、便盆、便盆巾、输液架、屏风等；灌肠溶液：0.1% ～ 0.2% 肥皂水、生理盐水，成人用量 500 ～ 1000ml，小儿用量 200 ～ 500ml。溶液温度一般情况 39 ～ 41℃，降温时用 28 ～ 32℃，中暑时用 4℃。

203．A。果酱样便常见于肠套叠、阿米巴痢疾。柏油样便提示上消化道出血。暗红色便提示下消化道出血。粪便表面粘有鲜血见于痔或肛裂。白陶土色便提示胆管梗阻。白色"米泔水"样便常见于霍乱、副霍乱。

204．B。急腹症、消化道出血、妊娠、严重心血管疾病等禁忌灌肠。

205．E。肛管排气操作中，保留肛管不超过 20 分钟，因长时间留置肛管，会降低肛门括约肌的功能，甚至导致永久性松弛。排气完毕，拔出肛管置于弯盘内，清洁肛门。协助患者取舒适体位，询问患者腹胀减轻情况，整理床单位及用物并记录。必要时 2 ～ 3 小时后再行肛管排气法。

206．E。灌肠后的排便记录方式为：排便次数 /E，如灌肠后排便 1 次记为 1/E。1 又 E 分之 1 表示自行排便 1 次，灌肠后排便 1 次。

207．C。医院感染又称医院获得性感染、医院内感染，是指任何人在医院活动期间由于遭受病原体侵袭而引起的诊断明确或疾病均称为医院感染。由于门急诊患者、陪护人员、探视人员及其他流动人员在医院内停留时间相对短暂常难以确定其感染是否来自医院，所以医院感染的对象主要为住院患者。

208．B。菌尘是指物体表面的传染性物质干燥

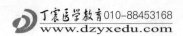

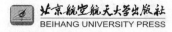

后形成带菌尘埃，通过空气传播降落在伤口上或被吸入呼吸道，引起直接或间接传播。

209．D。传染源、传播途径和易感人群为传染病流行的 3 个基本条件，必须同时存在，若切断任何一个环节，流行即可终止；所以针对传染病流行过程的 3 个基本条件，采取综合性预防措施即管理传染源、切断传播途径、保护易感人群，其中，保护易感人群不是强调预防性用药。

210．B。空气传播包括飞沫传播、飞沫核传播和菌尘传播。空气传播是以空气为媒介，空气中悬浮着带有病原微生物的微粒随气流流动，引起的感染传播。

211．D。任何药物均不可放置在阳光直射处保存，药柜应置于光线明亮处，避免受潮。药物应分类放置，按内服、外用、注射、剧毒等分类放置，按有效期先后顺序排列和有计划地使用；麻醉药、剧毒药及贵重药物专人负责；定期检查药物有无超过有效期，或有无浑浊、沉淀、变色、发霉、潮解、异味等。

212．B。新生儿经胎盘获得的感染来源于母亲的感染，不属于医院感染的范畴。医院内感染是指住院患者、医院工作人员在医院内获得的感染。包括患者住院期间发生的感染和在医院内获得而出院后发生的感染，不包括入院前已经感染或入院时已处于潜伏期的感染。

213．D。Ⅰ类环境是指层流洁净手术室、层流洁净病房。Ⅱ类环境是指普通手术室、产房、婴儿室、早产儿室、普通保护性隔离室、供应室无菌区、烧伤病房、重症监护病房。Ⅲ类环境是指儿科病房、妇产科检查室、注射室、换药室、供应室、清洁区、急诊室、化验室、各类普通病房和诊室。Ⅳ类环境是指传染病科及病房。

214．B。煮沸消毒时加入碳酸氢钠达到 1% ～ 2% 浓度时，水的沸点可达 105℃，既可增强杀菌效果，又可去污、防锈。

215．E。0.1% 醋酸溶液用于铜绿假单胞菌感染。1% ～ 3% 过氧化氢溶液遇有机物放出新生氧，达到抗菌，除臭的作用。2% ～ 3% 硼酸溶液属酸性防腐剂，具有抑菌作用。1% ～ 4% 碳酸氢钠溶液为碱性溶液，用于真菌感染。0.02% 呋喃

西林溶液可清洁口腔，广谱抗菌。

216．A。肝炎患者的物品消毒需要强效消毒剂，环氧乙烷属灭菌剂，可杀灭包括细菌芽胞在内的一切微生物，适用于不耐高温、潮湿的光学仪器、电子诊疗器械、化纤织物、书籍文件等。

217．B。碘伏又名聚维酮碘、碘附，属中效类消毒剂，可杀灭细菌繁殖体、真菌、病毒，但不可杀灭细菌芽胞。戊二醛、过氧乙酸、环氧乙烷、甲醛均属灭菌剂，可杀灭包括细菌芽胞在内的一切微生物。

218．B。干烤法适用于高温下不易变质、损坏和蒸发的物品，如粉剂、油剂、玻璃器皿及金属制品的灭菌。煮沸法主要适用于耐高温、耐潮湿物品，如金属、搪瓷、玻璃、橡胶等的消毒。紫外线灯管消毒法主要适用于空气、物品表面和液体的消毒。微波消毒法常用于食品、餐具的处理，医疗文件、药品及耐热非金属材料的消毒灭菌。压力蒸汽灭菌法主要适用于各类器械、敷料、搪瓷、玻璃制品、橡胶及溶液的灭菌，不可用于凡士林等油剂和滑石粉等粉剂。

219．C。紫外线灯消毒时，开始计时的时间一般为灯亮后 5 ～ 7 分钟；关灯后如需重新开启，应间隔 3 ～ 4 分钟，冷却后再开。

220．C。压力蒸汽灭菌法是物理灭菌法中应用最广、效果最可靠的首选灭菌方法。利用高压高温饱和蒸汽所释放的潜热杀灭所有微生物及其芽胞。适用于耐高温、耐高压、耐潮湿的物品，如各类器械、敷料、搪瓷、玻璃制品、橡胶及溶液的灭菌。

221．D。刀剪属于锐利金属器械，高温消毒会使锋刃变钝，一般采用浸泡法。浸泡法用于耐湿不耐热物品、器械的消毒，如锐利器械、精密仪器及化学纤维制品。

222．B。消毒空气常用纯乳酸（0.12ml/m^3）。该病房的空间约为 60m^3，因此需要纯乳酸 7.2ml。

223．D。灭菌剂能杀灭一切微生物，包括细菌芽胞和分枝杆菌，如甲醛、戊二醛、过氧乙酸、环氧乙烷等。氯己定（洗必泰）、苯扎溴铵（新洁尔灭）属于低效消毒剂，能杀灭细菌繁殖体、部分真菌和亲脂病毒，无法杀死芽胞。碘伏、乙

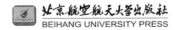

醇属中效类消毒剂，能杀灭细菌繁殖体、真菌、病毒，无法杀灭细菌芽胞。

224．A。紫外线灯管消毒法的穿透力弱，主要适用于空气、物品表面和液体的消毒。杀菌作用最强的波段是 250～270nm。

225．B。常用的高效消毒剂包括过氧化氢、高浓度含氯消毒剂、碘酊。乙醇、碘伏属于中效消毒剂。氯己定、季铵盐类、苯扎溴铵属于低效消毒剂。

226．B。气性坏疽具有传染性，应严格执行接触隔离制度，所有器械、敷料均需专用，使用后严格灭菌处理，用后的敷料应焚烧。燃烧法常用于破伤风梭状杆菌、气性坏疽杆菌等特殊感染细菌的敷料处理；也适用于无保留价值的物品，如污染纸张、医用垃圾等的处理。煮沸法适用于耐高温、耐潮湿物品，如金属、搪瓷、玻璃、橡胶等。干烤法适用于高温下不易变质、损坏和蒸发的物品，如粉剂、油剂、玻璃器皿及金属制品的灭菌。紫外线灯管消毒法主要适用于空气、物品表面和液体的消毒。压力蒸汽灭菌法适用于耐高温、耐高压、耐潮湿的物品。

227．B。医院用品按照危险性分类，高度危险性物品是指进入人体无菌组织、器官、脉管系统，或有无菌体液从中流过的物品或接触破损皮肤、破损黏膜的物品，一旦被微生物污染，具有极高感染风险，如手术器械、穿刺针、注射器、腹腔镜、活检钳、心脏导管、植入物等。

228．A。医院感染最简单有效的预防措施是洗手，有效的洗手可清除手上 99% 以上暂时性细菌。

229．A。医务人员在接触被致病微生物污染的物品后；护理传染病患者后，要进行手的消毒，而不是简单的进行卫生洗手。或是实施插入性操作前；护理免疫力低下的患者及新生儿前；接触血液、体液和分泌物后；

230．A。防止交叉感染，具有针对性的措施是在操作过程中注意无菌原则，一套无菌物品仅供给一位患者使用。

231．E。消毒是指用物理或化学方法清除或杀灭芽胞以外的所有病原微生物。灭菌是指杀灭所有微生物，包括细菌芽胞和真菌孢子。消毒只能

杀灭致病微生物不能杀死细菌芽胞，而灭菌能杀死致病微生物还能杀灭芽胞，这也是两者的区别。

232．D。取用无菌溶液时，应在瓶签处注意开瓶日期和时间，已开启的无菌溶液有效期为 24 小时，余液只可用于清洁操作。任何物品均不可直接伸入无菌溶液瓶中蘸取溶液。已经倒出的溶液不可再倒回瓶内。取用无菌溶液时首先应擦净瓶体灰尘，核对瓶签上的药名、浓度、剂量、有效期，检查瓶盖有无松动、瓶身有无裂缝，确定溶液有无浑浊、变色、沉淀或絮状物。撬开瓶盖，消毒瓶塞，待干后盖无菌纱布，打开瓶塞。注意手不可触及瓶口及瓶塞内面。手握溶液瓶的标签侧，先倒出少量溶液于弯盘内，冲洗瓶口，再由原处倒出所需溶液于无菌容器中。倒液后立即盖好瓶塞，必要时消毒后盖好。

233．E。无菌持物钳不可夹取油纱布或换药、消毒皮肤。如有污染或可疑污染应重新灭菌。无菌持物钳的取放时，应将钳端闭合，防止触及其他物品被污染。取放无菌持物钳时，钳端应闭合向下，防止触及其他物品被污染。采用干燥法保存的无菌持物钳，每 4 小时更换 1 次。如需到远处夹取无菌物品，应将无菌持物钳与容器一同搬移，就地取出使用，防止无菌持物钳在空气中暴露过久而被污染。采用干燥法保存的无菌持物钳，每 4 小时更换 1 次。采用消毒液浸泡法保存时，无菌持物钳及其浸泡容器每周清洁、灭菌 2 次，同时更换消毒液。使用频率高的门诊换药室、注射室、手术室等，无菌持物钳应每天清洁、灭菌。

234．D。进行无菌操作时，操作者身体应与无菌区保持一定距离；取放无菌物品时，应面向无菌区。取用无菌物品时，应该使用无菌持物钳，但不可夹取油纱布或换药、消毒皮肤；手臂应保持在腰部以上视线范围内移动，不可倒转向上，防止消毒液倒流污染钳端，不可跨越无菌区，手臂也不可触及无菌物品；无菌物品一经取出，即使未用，也不可放回无菌容器内；避免面对无菌区谈笑、咳嗽、打喷嚏；如用物疑有污染或已经被污染，应予更换并重新灭菌；非无菌物品应远离无菌区。进行无菌操作时，还应先明确无菌区、非无菌区、无菌物品的概念。无菌物品必须与非无菌物品分开放置，并且要有明显标志；无菌物品不可暴露在空气中，应放置在无菌包或无菌容

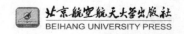

器中。

235．C。带无菌手套应注意，戴好无菌手套后的手应始终保持在腰部以上视线范围内。戴无菌手套时首先应检查并核对手套的号码、灭菌日期及包装是否干燥、完整。然后用一手拇指和食指同时捏住两只手套的反折部分（手套内面），取出手套，先戴一只手，再用已戴好手套的手指插入另一只手套的反折内面（手套外面），戴上另一只手。手套的外面为无菌区，已戴手套的手不可触及未戴手套的手及另一只手套的内面。脱下手套时，用戴手套的手捏住另一只手套的套口外面翻转脱下，已脱下手套的手指再插入另一只手套内，捏住内面将手套翻转脱下。勿使手套的外面（已被污染）接触到皮肤。

236．E。无菌包的有效期一般为 7 天，过期或受潮应重新灭菌，即使是被无菌生理盐水浸湿，也应重新消毒灭菌。

237．B。无菌持物钳用于取放和传递无菌物品，但不可夹取油纱布或换药、消毒皮肤，如有污染或可疑污染应重新灭菌。

238．A。采用干燥法保存的无菌持物钳，每 4 小时更换 1 次。采用消毒液浸泡法保存时，无菌持物钳及其浸泡容器每周清洁、灭菌 2 次，同时更换消毒液；使用频率高的门诊换药室、注射室、手术室等，无菌持物钳应每天清洁、灭菌。

239．C。无菌持物钳用于取放和传递无菌物品，临床主要使用干燥保存法，如浸泡在盛有消毒液的消毒容器内，消毒液面应浸没无菌持物钳轴节上 2～3cm 或镊子的 1/2 处，持物钳轴节松开。取钳时手持无菌持物钳上 1/3 处，闭合钳端，将钳移至容器中央，垂直取出，不可触及液面以上的容器内壁或边缘。

240．C。使用无菌溶液时应擦净瓶体灰尘，核对瓶签上的药名、浓度、剂量、有效期，检查瓶盖有无松动、瓶身有无裂缝，确定溶液有无浑浊、变色、沉淀或絮状物。

241．D。潜在污染区也称半污染区，是指位于清洁区与污染区之间，有可能被患者血液、体液和病原微生物等物质污染的区域，包括医务人员的办公室、治疗室、消毒室、护士站、化验室、

患者用后的物品和医疗器械等的处理室、化验室、内走廊等。库房、医务人员的浴室、配餐室属于清洁区。病室、患者浴室属于污染区。

242．A。清洁区包括医务人员的值班室、卫生间、男女更衣室、药房、浴室以及储物间，配餐间等。潜在污染区也称半污染区，是指位于清洁区与污染区之间，有可能被患者血液、体液和病原微生物等物质污染的区域，包括医务人员的办公室、治疗室、护士站、患者用后的物品和医疗器械等的处理室、化验室、内走廊等。污染区包括病室、患者卫生间及浴室、处置室、污物间、外走廊以及患者入院和出院处理室等。

243．E。需要采取呼吸道隔离的常见疾病包括开放性肺结核、麻疹、水痘、流行性脑脊髓膜炎、百日咳、腮腺炎、流行性感冒等。化脓性脑膜炎不属于传染性疾病，无需隔离。

244．B。隔离衣内面为清洁面，外面为污染面；穿衣袖时，双手不可触及隔离衣的外面，以免污染隔离衣。系隔离衣腰带时，手不可触及隔离衣内面。穿隔离衣后不得进入清洁区，双臂保持在腰部以上视线范围内，避免接触清洁物品。隔离衣应无破损，系带领扣齐全，长短以遮住工作服为宜。

245．C。清洁的手拿取污染物品或污染的手拿取清洁物品，均可使用避污纸，防止手或物品被污染，取避污纸时应从页面抓取，不可掀页撕取，用后弃于污物桶内，定时焚烧。

246．C。穿隔离衣时，隔离衣的长短以全部遮盖工作服为宜；隔离的外面为无菌面，隔离衣的内面及衣领属清洁面。隔离衣挂在半污染区，清洁面朝外；挂在污染区，污染面向外（病房为污染区）；隔离衣每天更换，如有潮湿或污染，应立即更换。

247．B。为防潮解需装瓶密封保存的药物是干酵母，常见的易挥发、潮解、风化的药物还有乙醇、过氧乙酸、糖衣片等。维生素C、硝酸甘油易氧化和遇光变质，应避光、密闭保存。

248．D。"三查"是指操作前、操作中、操作后；"七对"是对床号、姓名、药名、浓度、剂量、用法和时间。其中不包括用药后反应。

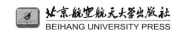

249．C。吗啡、度冷丁属于毒麻药。麻醉药、剧毒药及贵重药物专人负责，加锁保管，班班交接。

250．B。易氧化和遇光变质的常见药物有氨茶碱、维生素C、盐酸肾上腺素、硝酸甘油、硝普钠、碘酊、碘伏等，应避光、密闭保存，注射用针剂放入用黑纸遮盖的盒内。

251．C。外文缩写biw中文译意代表每周2次。一天1次qd。一天2次bid。每周2次biw。隔日1次qod。

252．B。联合用药是为了达到治疗目的而采取的两种或两种以上药物同时或先后应用。若联合用药后使原有的效应增强称为协同作用。若联合用药后使原有的效应减弱称为拮抗作用。临床上联合用药的目的是发挥药物的协同作用，增强治疗效果，避免和减轻药物不良反应。

253．C。qh是quaquehora的缩写，中文含义是每小时1次。

254．B。处理医嘱的原则就是应先执行即刻医嘱。即刻医嘱往往是针对危重患者或需立即抢救的患者下的，因此需要首先执行。

255．A。发药时注意倾听患者意见，如患者提出疑问，应重新核对，给予解释，确认无误后再给患者服下。更换药物或停药应告知患者。

256．B。健胃药（如健胃消食片）应在餐前服，以促进消化液分泌，增加食欲。止咳糖浆对呼吸道有安抚作用，同时服用多种药物时，最后服用止咳糖浆，服后不饮水，以免冲淡药液。助消化药及对胃黏膜有刺激性的药餐后服，以减少刺激。服磺胺类药物后，应多饮水，避免尿少时析出结晶，堵塞肾小管。抗生素类药物应准时给药，以维持药物在血液中的有效浓度。对牙齿有腐蚀性或染色作用的药物如酸剂、铁剂、铋剂，避免与牙齿接触，用吸水管吸入。服用缓释片、肠溶片、胶囊应吞服，不可咀嚼。洋地黄类药物最严重的不良反应是心脏毒性反应，故在服用前应测脉率（心率）及节律，如脉率低于60次/分或节律异常，应停服并报告医生。

257．E。服磺胺药需指导患者多饮水是为避免尿少时析出结晶，堵塞肾小管。

258．B。超声雾化吸入时水槽内加冷蒸馏水约250ml，液面3cm，应浸没雾化罐底的透声膜。将药液稀释至30～50ml倒入雾化罐。

259．C。用雾化装置将药液变成细微的气雾，经口、鼻吸入，以达到湿化呼吸道、减轻呼吸道炎症和水肿、解除支气管痉挛、镇咳及祛痰、治疗肺癌等作用。没有供氧的作用。

260．B。超声雾化吸入器需连续使用时，中间应间隔30分钟。

261．B。氧气雾化吸入时药液稀释至5ml以内，注入雾化器。嘱患者漱口以清洁口腔。雾化器直接接流量表，不使用湿化瓶或湿化瓶内勿放水，以防药液被稀释。调节氧流量6～8L/min。嘱患者手持雾化器，把喷气管加入口中，吸气时手指按住出气口，做深吸气动作，使药液充分到达支气管和肺内；呼气时，手松开出气口，防止药液丢失。时间10～15分钟。吸毕，取出雾化器，关闭氧气开关。清理、消毒用物。操作时，严禁接触烟火和易燃品。

262．C。氧气雾化吸入时，调节氧流量6～8L/min。

263．C。超声雾化吸入法的特点是雾滴小而均匀，可随呼吸达终末支气管或肺泡。

264．B。自安瓿内吸取药液时应严格执行查对制度和无菌原则。吸取药液时先将安瓿顶端药液弹至体部，用砂轮在安瓿颈部凹陷处划一痕迹，用75%乙醇棉签消毒后，用无菌棉球或纱布按住颈部，折断安瓿，若安瓿颈部有蓝点标记，则为易折安瓿，无须划痕。吸药时将针头斜面向下放入安瓿内的液面下吸取，手不可碰触针柄，以免污染针头及药液。

265．E。自密封瓶内吸取药液时，应认真查对，操作时注意无菌原则，首先用启瓶器去除铝盖中心部分，消毒瓶塞，待干，向瓶内注入与所需药液等量的空气，使瓶内压力增加，便于吸药。倒转药瓶，将针头插入液面下吸取药液。吸取混悬液及油剂（如黄体酮注射液）时应选用较粗的针头。如油剂黏稠，可用双手对搓药瓶加温，而不是选用细长针头。

266．D。肌内注射的部位可选用臀大肌、臀中肌、臀小肌（2岁以下婴幼儿）股外侧肌、上臂三角肌，

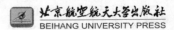

上臂三角肌是指上臂外侧,肩峰下 2 ～ 3 横指处。

267．B。2 岁以下婴幼儿臀部肌内注射应选用臀中肌、臀小肌,不宜选择臀大肌注射,因婴幼儿肌肉发育不完善,有损伤坐骨神经的危险。

268．A。臀大肌注射时,联线法为髂前上棘和尾骨连线的外上 1/3 处;十字法为外上象限,限避开内角;臀中肌、臀小肌（2 岁以下婴幼儿）。

269．B。股动脉采血拔针后,局部用无菌纱布加压止血 5 ～ 10 分钟。

270．D。禁止静脉注射的药物是 10% 氯化钾。10% 氯化钾,不可静脉直接推注,一般稀释为 0.2% 的浓度静脉滴注,最高浓度不超过 0.3%。

271．C。采集血清标本需使用普通干燥试管,测定血清酶、酯类、电解质和肝功能等。

272．A。青霉素无过敏史者,首次用药、停药 3 天以上再用或在应用中更换批号,均需做过敏试验。

273．A。青霉素过敏试验液的剂量以每 ml 含 200 ～ 500U 的青霉素 G 生理盐水溶液为标准。皮内注入 0.1ml 含青霉素 20 ～ 50U,20 分钟后观察试验结果。

274．A。青霉素发生过敏性休克时,应就地抢救,而不是送抢救室,以免延误病情;首先立即协助患者平卧,头稍低,注意保暖,给予氧气吸入,遵医嘱立即皮下或静脉注射 0.1% 盐酸肾上腺素 0.5 ～ 1ml,必要时重复注射。

275．E。青霉素过敏的 I 型变态反应中可使呼吸道的平滑肌收缩腺体分泌增加,因此首先易出现呼吸道症状。

276．E。链霉素过敏时应给予葡萄糖酸钙,使用钙剂治疗的机制是因钙离子可与链霉素络合,减轻毒性症状,注意推注时应缓慢。

277．E。每 0.1ml 头孢菌素皮试液含量为 50μg。每 0.1ml 青霉素皮试液含量为 20 或 50U。每 0.1ml 破伤风抗毒素（TAT）皮试液含量为 15U。每 0.1ml 链霉素皮试液含量为 250U。每 0.1ml 普鲁卡因皮试液含量为 0.25mg。

278．D。泛影葡胺应用时必须在静脉注射造影剂前,先作皮内注射,然后再行静脉注射,结果阴性时方可进行碘剂造影。

279．B。滴耳药的目的是清洁,消炎,操作时嘱患者取坐位或卧位,头偏向健侧,患耳朝上。吸净耳道内分泌物,必要时用 3% 过氧化氢溶液反复清洗至清洁,以棉签拭干。

280．B。患者使用阴道栓剂后,应至少保持平卧 15 分钟,以利于药物扩散至整个阴道组织,以便药物吸收。

281．B。舌下给药时,发挥药效的时间一般是 2 ～ 5 分钟。药物通过舌下口腔黏膜丰富的毛细血管吸收,经颈内静脉到达心脏或其他器官。不存在胃肠道吸收时的首过消除作用,也不存在药物被胃酸或消化酶破坏的危险。因而具有药物吸收迅速,生物利用度高的特点。

282．D。中分子右旋糖酐可提高血浆胶体渗透压,扩充血容量。低分子降低血液黏稠度,减少红细胞聚集,防止血栓形成,改善微循环,增加组织灌注。

283．E。股静脉穿刺后特别应注意观察穿刺部位有无出血,穿刺点上的敷料应每天更换,潮湿后要立即更换,并按正确的方法进行消毒。更换敷料时应注意观察局部的皮肤有无红肿一旦出现红、肿、热、痛等炎症表现,应做相应的抗炎处理。

284．D。急性肺水肿的治疗措施不包括地高辛,地高辛为口服制剂,使用维持量给药法,主要适用于中度或慢性心力衰竭的维持治疗。发生急性肺水肿时应取端坐位,两腿下垂,以减少静脉回流,减轻心脏负担。高流量氧气吸入,同时给予 20% ～ 30% 乙醇溶液湿化吸氧。急性肺水肿可用阿片类药物如吗啡皮下或静脉注射,可减少急性肺水肿患者的焦虑及呼吸困难引起的痛苦。此类药物还具有扩血管的功能,主要降低心脏前负荷,同时降低交感系统兴奋性;毛花苷丙缓慢静脉注射。

285．D。静脉补钾的原则有:先盐后糖,先晶后胶,先快后慢,液种交替。钾的浓度 < 0.3%,现有 1000ml 液体,最多需钾 1000×0.003=3g,可用 10% 氯化钾配置,需要 3/10%=30ml,故最多可加入 10% 的氯化钾 30ml。

286．A。空气栓塞机制是空气随血流经右心房进入右心室。如空气量少，可经肺循环毛细血管吸收，损害较小；如空气量大，可在右心室内阻塞肺动脉入口，使血液不能进入肺内，气体交换发生障碍，引起机体严重缺氧而危及生命。

287．E。大量输血是指在 24 小时内紧急输血量相当于或大于患者总血容量的血液。库存血虽含有血液的各种成分，但白细胞、血小板、凝血酶原等成分破坏较多，钾离子含量增多，酸性增高。大量输注时，可引起高钾血症和酸中毒、出血倾向、低血钙等。

288．E。库存血在 4℃的冰箱内可保存 2～3 周，主要适用于各种原因引起的大出血。

289．D。血气分析的采血量为 0.1～1ml。拔出针头后，立即将针尖斜面刺入软木塞或橡胶塞，隔绝空气，轻搓注射器使血液与肝素混匀，立即送检。采血完毕，穿刺部位用无菌纱布加压止血 5～10 分钟。

290．E。输血前首先应采集血标本，填写输血申请单和备血单，做血型鉴定和交叉配血试验。凭取血单与血库人员共同做好"三查八对"。血液内不得随意加入其他药品，如钙剂、酸性或碱性药物、高渗或低渗溶液，以防血液变质。按静脉输液法建立输血通道，先输入生理盐水少许。输血前以手腕旋转血袋，将血液轻轻摇匀。但应避免剧烈振荡，以免红细胞大量破坏引起溶血。不能将血液加温，防止血浆蛋白凝固变性而引起反应，应在室温下放置 15～20 分钟后再输入。操作后再次核对。

291．D。输血时血液内不得随意加入其他药品，如钙剂、酸性或碱性药物、高渗或低渗溶液，以防血液变质。输血前首先应采集血标本，填写输血申请单和备血单，做血型鉴定和交叉配血试验。凭取血单与血库人员共同做好"三查八对"。根据配血单采集血标本，每次为一位患者采集，禁止同时采集两位患者的血标本，以避免发生差错。按静脉输液法建立输血通道，先输入生理盐水少许。输血前以手腕旋转血袋，将血液轻轻摇匀。但应避免剧烈振荡，以免红细胞大量破坏引起溶血。不能将血液加温，防止血浆蛋白凝固变性而引起反应，应在室温下放置 15～20 分钟后再输

入。输血过程中应加强巡视，尤其是开始输血的 10～15 分钟。

292．B。直接输血法是将供血者血液抽出后，立即输给患者称直接输血法。常用于婴幼儿少量输血或无库存血而患者急需输血时；在准备好的无菌注射器内抽取一定量的抗凝剂（每 50ml 血中加 3.8% 枸橼酸钠溶液 5ml）；故 100ml 新鲜血液需加入 3.8% 枸橼酸钠溶液 10ml。

293．A。因库存血中存在大量枸橼酸钠，枸橼酸钠尚未氧化即和血中游离钙结合使血钙下降，故输入库存血 1000ml 以上时，可静脉注射 10% 葡萄糖酸钙 10ml，以补充钙离子。

294．B。冷、热应用的时间对治疗效果有直接影响，在一定时间内其效应是随着时间的增加而增强，以达到最大的治疗效果；如果时间过长，则会产生继发效应抵消治疗效应，甚至还可引起不良反应，如疼痛、皮肤苍白、冻伤、烫伤等。因水是一种良好的导体，其传导能力及渗透力比空气强，因此同样的温度，湿冷、湿热的效果优于干冷、干热。冷、热疗法的效果与面积大小有关。冷、热应用面积较大，则冷、热疗法的效果就较强；反之，则较弱。不同厚度的皮肤对冷、热反应的效果不同，皮肤较厚的区域对冷、热的耐受性大；而皮肤较薄的区域对冷、热的敏感性强。婴幼儿由于神经系统发育尚未成熟，对冷、热的适应能力有限；而老年人由于其功能减退，对冷、热刺激反应的敏感性降低，反应比较迟钝。

295．E。冷可减慢神经冲动传导，降低神经末梢敏感性；减轻由于组织充血、水肿压迫神经末梢而导致的疼痛。常用于软组织损伤早期、牙痛和烫伤。

296．C。乙醇是一种挥发性液体，拭浴时在皮肤上蒸发迅速，带走大量热量。同时乙醇还可刺激皮肤血管扩张，利于机体散热。

297．A。冷疗可减轻疼痛，减慢神经冲动传导，降低神经末梢敏感性；减轻由于组织充血、水肿压迫神经末梢而导致的疼痛。常用于软组织损伤早期、牙痛和烫伤。

298．A。冷疗可使毛细血管收缩，局部血流减慢，降低细胞新陈代谢和微生物的活力。

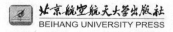

299．D。禁忌冷疗的部位是枕后、耳廓、阴囊处、心前区、腹部、足底。

300．D。乙醇拭浴禁用于新生儿、血液病患者及乙醇过敏者。

301．D。冷疗时间不超过 30 分钟，以防发生继发效应。冰袋冷疗后 30 分钟测量体温并记录。体温降到 39℃ 以下可停用冷疗。注意观察用冷部位的皮肤情况，每 10 分钟查看一次皮肤色泽，注意倾听患者主诉，如有异常应停止用冷。

302．E。拭浴时所用乙醇的浓度为 25%～35%，量 200～300ml，温度 32～34℃。

303．B。炎症早期用热疗可促进炎性渗出物吸收消散；炎症后期可促进白细胞释放蛋白溶解酶，有助于坏死组织的清除和组织修复，使炎症局限。如软组织损伤 48 小时后，用热湿敷促进组织淤血吸收、水肿消散。

304．D。热湿敷属湿热法，主要作用是消炎，消肿，解痉，镇痛。护士为患者热湿敷时，应注意观察患者皮肤颜色，防止烫伤。开放性伤口应按无菌原则操作，以防发生感染。

305．C。红外线灯属干热法，主要作用是消炎，消肿，解痉，镇痛，促进创面干燥结痂，促进肉芽组织生长。护士为患者使用红外线烤灯治疗时，烤灯距治疗部位 30～50cm，以患者感觉到温热为宜，治疗时间为 20～30 分钟；照射后应嘱患者 15 分钟内不要离开，防止感冒。

306．A。热疗具有促进炎症消散和局限、减轻深部组织充血、减轻疼痛、保暖作用。炎症早期热疗，可促进炎性渗出物吸收与消散，炎症后期热疗，可促进白细胞释放蛋白溶解酶，使炎症局限。

307．C。护理体检中最常用的方法有视诊、触诊、叩诊、嗅诊、听诊，其中最基本的检查方法是视诊。

308．D。间接观察法是通过与医生、家属亲友的交流、床边和书面交接班、阅读病历、检验报告（B 超检查、X 线检查、CT 检查等）、会诊报告及其他相关资料，获取有关病情的信息。直接观察法是护理人员运用各种感觉器官，全面准确收集患者资料，例如视诊、听诊、触诊等。

309．C。绌脉指在同一单位时间内脉率少于心率，表现为脉搏细速、极不规则，听诊时心率快慢不一，心律完全不规则，心音强弱不等，常见于心房颤动患者。

310．A。绌脉是指在同一单位时间内脉率少于心率，称绌脉或脉搏短绌；脉搏细速、极不规则，听诊时心率快慢不一，心律完全不规则，心音强弱不等。搏短绌以分数式记录，记录方式为心率/脉率。如心率 200 次分，脉率为 60 次/分，则应写成 200/60/ 次分。

311．D。测血压时患者肱动脉与心脏应位于同一水平，坐位时手臂平第 4 肋软骨；仰卧位平腋中线。护士应驱尽袖带内空气，平整缠绕于上臂中部，下缘距肘窝 2～3cm，松紧以能塞入 1 根手指为宜。袖带宽窄应合适，如袖带太窄，需加大压力才可阻断血流，测得血压值偏高；袖带太宽，大段血流受阻，测得血压值偏低。袖带松紧应合适，如袖带过松，需加大压力才可阻断血流，测得血压值偏高；袖带过紧，未充气时血流已受阻，测得血压值偏低。充气至动脉搏动音消失再升高 20～30mmHg，然后缓慢、均匀放气，汞柱下降的速度以 4mmHg 每秒为宜。

312．C。成人正常口温为 36.3～37.2℃，肛温为 36.5～37.7，腋温为 36.0～37.0；正常成人的脉搏在安静状态下脉率为 60～100 次/分，节律规则，强弱一致。正常成人安静状态下呼吸频率为 16～20 次/分，节律规则，频率与深度均匀平稳。正常血压：正常成人在安静状态下收缩压 90～139mmHg，舒张压 60～89mmHg，脉压 30～40mmHg；mmHg 与 kPa 换算：1kPa≈7.5mmHg，1mmHg≈0.133kPa。结合选项属于正常范围的一组生命体征是体温 36.8℃、脉搏 88 次/分、呼吸 20 次/分、血压 17/11kPa（127.5/82.5mmHg）。

313．D。测血压时患者肱动脉与心脏应位于同一水平，坐位时手臂平第 4 肋软骨；仰卧位平腋中线。护士应驱尽袖带内空气，平整缠绕于上臂中部，下缘距肘窝 2～3cm，松紧以能塞入 1 根手指为宜。听诊器胸件置于肱动脉搏动最明显处，不可塞于袖带内。充气至动脉搏动音消失再升高 20～30mmHg，然后缓慢、均匀放气，汞柱下降的速度以 4mmHg 每秒为宜。

314．C。测血压时患者肱动脉与心脏应位于同一水平，坐位时手臂平第4肋软骨；仰卧位平腋中线。

315．D。稽留热是指体温持续在39.0～40.0℃，达数天或数周，24小时波动范围＜1.0℃常见于肺炎链球菌肺炎、伤寒等。

316．E。缓脉是指在同一单位时间内脉率少于心率，称缓脉或脉搏短绌；脉搏细速、极不规则，听诊时心率快慢不一，心律完全不规则，心音强弱不等；常见于心房颤动患者。

317．C。正常瞳孔呈圆形，位置居中，边缘整齐，两侧等大，在自然光线下直径为2～5mm。瞳孔缩小是指瞳孔直径＜2mm。＜1mm称为针尖样瞳孔。单侧瞳孔缩小常提示同侧小脑幕切迹疝早期。双侧瞳孔缩小常见于有机磷农药、巴比妥类、吗啡等药物中毒。

318．B。心脏骤停后10秒意识丧失、突然倒地，大小便失禁；20～30秒断续或无效呼吸；60秒自主呼吸逐渐停止，瞳孔散大；3分钟开始出现脑水肿；超过4～6分钟大脑即可发生不可逆的损害。因此，要求心肺脑复苏应在呼吸、心脏骤停后4～6分钟实施，避免脑细胞死亡。

319．E。口对口（鼻）人工呼吸是最简易、有效、及时的人工呼吸法是口对口（鼻）人工呼吸。施救者捏闭患者鼻孔，以口唇包紧患者口部，口对口密闭施行人工呼吸。每次吹气应持续1秒以上，看见患者胸廓抬起方为有效。

320．B。氧浓度与流量的换算方法为，吸氧浓度（%）＝21＋4×氧流量（L/min）。该患者需吸入的氧浓度为41%，根据计算公式，故氧流量应调节为5L/min。

321．D。成人心肺复苏术中，胸外心脏按压频率和深度：按压频率100～120次/分，使胸骨下陷5～6cm。

322．C。吸痰时动作轻柔、敏捷，左右旋转，从深部向上提拉；每次吸痰时间不超过15秒，以免患者缺氧。

323．C。吸痰前检查吸引器的装置，调节负压300～400mmHg（40.0～53.3kPa），小儿＜300mmHg（40kPa）。患者去枕仰卧，头转向操

作者一侧。昏迷患者用开口器打开口腔，取出活动义齿，舌后坠用舌钳拉出。吸痰时动作轻柔、敏捷，左右旋转，从深部向上提拉。每次吸痰时间不超过15秒，以免患者缺氧。痰液黏稠者在吸痰前可给予胸部叩击、超声雾化吸入等方法促进痰液排出。痰不易吸出时不可增大负压吸引力。退出吸痰管后，应立即抽吸生理盐水冲洗，避免痰液堵塞。

324．E。浓硫酸属强酸药物，强酸、强碱等强腐蚀性毒物中毒禁忌洗胃，以免导致胃穿孔。可按医嘱给予药物或迅速给予物理性对抗剂，如牛奶、豆浆、蛋清、米汤等以保护胃黏膜。

325．B。敌百虫（美曲磷酯）中毒时，选择的洗胃溶液是1%盐水或清水，1：15 000～1：20 000高锰酸钾，禁用碳酸氢钠洗胃，因遇碱性药物可分解出毒性更强的敌敌畏。

326．A。DDT、666中毒时，选择的洗胃溶液是温开水或生理盐水；导泻选用硫酸镁；禁用油性泻药。

327．E。仰头提颏法是在患者无明显头、颈部外伤时采用。施救者一手置于患者前额，另一手的食指与中指置于下颏骨向上抬起，使下颌尖和耳垂的连线与地面垂直，来打开气道。

328．B。通气量不足患者可出现烦躁不安、多汗、皮肤潮红、血压升高、脉搏加速。过度通气，患者可出现昏迷、抽搐等碱中毒症状。

329．E。识别心搏骤停最可靠的临床征象是意识丧失伴大动脉搏动消失。发现意识丧失突然倒地者，应在评估环境安全、做好自我防护的情况下，快速判断心脏骤停。如环境无不安全因素，尽可能不要搬动患者。首先拍打患者双肩并大声呼叫患者，如无反应，接下来同时判断呼吸和检查脉搏，可以在患者没有呼吸或不能正常呼吸（仅有喘息）的情况下开始心肺复苏。

330．D。眼睑不能自行闭合的患者，可涂金霉素眼膏或盖凡士林纱布保护角膜，防止角膜长时间暴露、干裂引起溃疡。

331．C。为昏迷患者进行口腔护理时，应协助患者侧卧或仰卧，头偏向护士侧，便于操作，防止误吸。擦洗时动作要轻，防止损伤口腔黏膜及

牙龈。昏迷患者禁忌漱口和棉球过湿，开口器应从磨牙（臼齿）处放入。每个部位使用 $1 \sim 2$ 个湿棉球，拧干至不滴水。棉球用止血钳夹紧，每次只使用 1 个，防止棉球遗留引发窒息，必要时清点棉球数量。活动义齿取下后，用冷开水刷净义齿各面，暂时不用时浸于冷水中备用。

332．D。危重患者应先由医护人员送入病区，入院手续由陪送人员或工作人员补办。一般患者需经过卫生处置，但是危急重症可酌情处理，急性心肌梗死属于该类患者，需立即吸氧、平卧，以减少心肌梗死范围。

333．B。心电监护仪、洗胃机、电源插座、木板块均属于抢救室的必需设备。抢救时需要明亮的照明设备，如应急灯；而不是壁灯，因此壁灯在抢救室不属于必需设备。

334．C。随着生物学死亡期的进展，相继出现尸冷、尸斑、尸僵、尸体腐败等现象。尸冷是最先发生的尸体现象，死亡后因体内产热停止，散热继续，尸体温度逐渐降低称尸冷。

335．E。临床死亡期是指中枢神经系统的抑制过程已由大脑皮质扩散到皮质下部位，延髓处于极度抑制状态。表现为心搏、呼吸完全停止，各种反射消失，瞳孔散大。而组织细胞新陈代谢停止属于生物学死亡期的特点。

336．D。濒死期又称临终状态，是死亡过程的开始阶段。对濒死期患者不是通过治疗疾病使其免于死亡，而是通过对其全面的身心照料，提供临终前适度的姑息性治疗，控制症状，减轻痛苦，消除焦虑、恐惧，获得心理、社会支持，使其得到最后的安宁。因此，临终关怀是从以治愈为主的治疗转变为以对症为主的照料。

337．D。听觉常为最后消失的感觉，因此，护士应避免在患者周围谈论病情、窃窃私语。做好眼部护理，采取有效的止痛措施，遵医嘱应用止痛药物。

338．A。临终患者的心理反应主要包括否认期、愤怒期、协议期、忧郁期、接受期。其中，否认期是临终患者心理反应的第一期。患者得知自己病重面临死亡，常见的心理反应是"不，怎么可能是我，一定是他们搞错了"。极力否认患病的

事实，心存侥幸，四处求医，希望是误诊。否认反应是一种防御机制，可使患者暂时逃避现实。

339．A。尸体护理时将床放平，使尸体仰卧，头下置一枕头，目的是防止面部淤血变色。

340．D。患者死亡后整理病历，完成各项记录，按出院手续办理结账。体温单上记录死亡时间，注销治疗、药物、饮食卡等执行单。整理患者遗物交家属。若家属不在，应由两人清点后，列出清单交护士长保管。处理床单，非传染患者按一般出院患者方法处理，传染患者按传染患者终末消毒方法处理。

341．D。尸体护理时将一张尸体识别卡系在尸体右手腕部，尸单包裹尸体后，用绷带在胸部、腰部、躁部固定牢固，将第二张尸体识别卡缚在尸体腰前的尸单上。便于尸体运送及识别。

342．C。尸冷是最先发生的尸体现象，死亡后因体内产热停止，散热继续，尸体温度逐渐降低称尸冷。死亡后 24 小时后，尸温接近环境温度。

343．C。根据安格乐理论，丧亲者的心理反应可分 4 个阶段。震惊与不相信，这是一种防卫机制，将死亡事件暂时拒之门外，让自己有充分的时间加以调整；此期在急性死亡事件中最明显。觉察，意识到亲人确实死亡，痛苦、空虚、气愤情绪伴随而来，哭泣常是此期的特征。恢复期，家属带着悲痛的情绪着手处理死者的后事，准备丧礼。释怀，随着时间的流逝，家属能从悲哀中得以解脱，重新对新生活产生兴趣，将逝者永远怀念。其中不包括忧郁。

344．A。震惊与不相信在急性死亡事件中最明显。这是一种防卫机制，将死亡事件暂时拒之门外，让自己有充分的时间加以调整。

345．C。对于丧亲者的护理包括认真进行尸体护理；鼓励家属宣泄感情；心理疏导；尽力提供生活指导、建议；丧亲者随访，而不是进行经济支持。

346．B。现代护理是在南丁格尔创建的科学护理专业的基础上发展起来的，其发展可概括地分为 3 个阶段：以疾病为中心的护理阶段、以患者为中心的护理阶段、以人的健康为中心的护理阶段。其中以患者为中心护理阶段的特点主要是整

体护理，强调护理是一个专业，护理人员是健康保健队伍中的专业人员，医患双方是合作伙伴；护士不再是单纯被动地执行医嘱和护理技术操作，而是按照护理程序，对患者实施身、心、社会等全方位的、连续的、系统的整体护理，解决患者的健康问题，满足患者的健康需求。

347．B。南丁格尔指出"护理是一项最精细的艺术，使千差万别的患者都能达到治疗和康复需要的最佳身心状态"。

348．D。按照艾瑞克森学说，长此以往患儿将出现的负性社会心理发展结果是自卑失望退缩。

349．C。该患者的焦虑主要来源于对疾病的恐惧、不了解，对预后没有信心，护士应该从科学的角度帮他介绍疾病的情况并回答患者的问题，接触焦虑，增强治疗信心。

350．D。根据该患者的临床表现，可诊断为中度焦虑。焦虑从轻到重顺序可分为6级：心神安定、安康状态、轻度焦虑、中度焦虑、重度焦虑和恐慌。主要表现为肢体发抖，说话声音改变、紧张、心神不宁、注意力不集中、心率加快等。

351．E。乳房是女性标志之一，癌症的威胁、乳房的缺失，都将对患者的个人形象、自信心、工作、生活、家庭、婚姻、人际交往等带来负能量，对其身心都将是一场磨难，医务人员应尽可能给予患者更多的理解与关心，出现迁怒行为时不要将其个人化，有针对性地进行心理护理，解除患者和家属对乳房切除后的顾虑和担心，鼓励患者正视现实，乐观开朗地面对生活，增强康复的信心。

352．D。罗伊认为有些应对机制是先天获得的，罗伊称其为生理调节器。生理调节器与认知调节器共同作用于四个适应层面有生理功能、自我概念、角色功能及相互依赖。题中患者敷布的感觉变化属于生理适应。

353．D。佩皮劳将人际关系（护患关系）分为4个连续的阶段有认识期、确认期、开拓期、解决期。其中开拓期患者也会逐渐意识到从提供的服务中取得帮助就能使情况好转，并对学习为了达到目标应有的适当行为显示出主动性。

354．B。佩皮劳将护患关系分为4个连续的阶段为认识期、确认期、开拓期，解决期。其中确认期是通过收集资料之后，根据患者情况确定合理帮助的阶段，此期主要是使患者适当调整自身状态，服从护士的管理，并乐于接受帮助。

355．B。患者因呼吸困难，不能平卧，来医院就诊，因病情紧急，此时门诊护士应安排患者提前就诊。门诊护士应随时观察候诊患者病情变化，如遇高热、剧痛、呼吸困难、出血、休克等患者，应立即采取措施，安排提前就诊或送急诊室处理，必要时配合医生实施抢救。

356．A。护理等级有特级护理、一级护理、二级护理、三级护理。其中特级护理适用于病情危重、大手术后或接受特殊治疗需严密观察病情的患者。该患者需密切观察病情，随时准备抢救，应给予特级护理。

357．B。护患关系的发展过程包括三个时期，分别是初始期、工作期、结束期。初始期也称熟悉期，是护士和患者的初识阶段，是护患之间开始建立信任关系的时期。此期工作重点是建立信任关系，确认患者的需要。护士通过询问病史、体格检查、翻阅病历等方式来了解患者，患者通过护士的主动介绍、仪表举止了解护士。该患者常常以观察或用语言检验护士的可信任度，该患者和护士之间的关系处于护患关系过程的初始期。

358．C。该患者术前的主要心理是焦虑和抑郁，与手术后造成的结果有关。护士应多鼓励患者诉说，并给予疏导，消除患者对手术的焦虑心理，并向其讲解有关疾病的知识。

359．C。沟通有的基本层次有一般性沟通、事务性沟通、分享性沟通、情感性沟通、共鸣性沟通。其中分享性沟通，这一层次的沟通比陈述事实的沟通高一层次，患者对护士表达自己的想法，表示护患之间已建立起信任感，如患者向护士表达其对治疗的要求等，此时，护士应注意理解患者，不要随意反对患者。

360．D。患者在接受医疗卫生服务时应享有的基本权利包括：基本医疗权、隐私权、知情权、参与权及公平权等。实验组要采用不同于新生儿护理常规的护理方案需征得新生儿父母的同意并签知情同意书，这体现了患者享有的知情权。

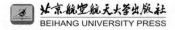

361．E。护士单独值班，突然三间病房的床铃同时响起，该护士应首先去最可能有紧急医疗需要的患者，若病情处理不及时，有可能会危及生命。

362．C。该患者入院，护士发现其有吸毒史，患者要求保密，护士因尊重患者的隐私权，不告诉其他人，但需告诉主治医生。医务人员泄露患者隐私或者未经患者同意公开其病历资料，造成患者损害的，应当承担侵权责任。

363．C。护士在执行医嘱时，发现主治医生的处方有问题，应拒绝执行医嘱，并立即告诉主治医生。

364．E。医疗事故分为4级。一级医疗事故：造成患者死亡、重度残疾的；二级医疗事故：造成患者中度残疾、器官组织损伤导致严重功能障碍的；三级医疗事故：造成患者轻度残疾、器官组织损伤导致一般功能障碍的；四级医疗事故：造成患者明显人身损害的其他后果的。

365．D。主观资料主要是护士通过交谈而获得，也可由患者亲属的代诉得到，无法被具体地观察或测量。健康资料的主要来源是患者本人，在服务对象意识清楚、精神稳定、非婴幼儿的情况下，可以通过交谈、观察、身体评估等方法获取资料。当护理对象是婴幼儿、病情危重或神志不清的人时，其家属和关系密切的人便成为资料的主要来源。

366．E。该患者下蹲或腹部用力时，出现了不自主的排尿的现象，说明腹内压升高，使尿液不自主地少量流出，属于压力性尿失禁，往往与膀胱括约肌功能减退有关。

367．B。患者有多个健康问题，护士按先后顺序排列时，先处理首优问题，然后是中优问题，其次是次优问题。其中首优解决的问题是指威胁患者生命，需要立即行动去解决的问题。该患者脑外伤且意识不清，有痰鸣音，为以防窒息，首先应清理呼吸道。

368．C。世界卫生组织（WHO）4级疼痛分级法：0级：无痛；1级（轻度疼痛）：有疼痛但不严重，可忍受、睡眠不受影响；2级（中度疼痛）：疼痛明显、不能忍受、睡眠受干扰，要求用镇痛药；

3级（重度疼痛）：疼痛剧烈、不能忍受、睡眠严重受干扰，需要用镇痛药。

369．D。肌力程度一般分为6级。0级：完全瘫痪、肌力完全丧失。1级：可见肌肉轻微收缩但无肢体运动。2级：肢体可移动位置但不能抬起。3级：肢体能抬离床面但不能对抗阻力。4级：能做对抗阻力的运动，但肌力减弱。5级：肌力正常。

370．C。压疮的分期有淤血红润期、炎性浸润期、浅度溃疡期、坏死溃疡期。其中炎性浸润期是指皮肤的表皮层、真皮层之间发生损伤或坏死。主要表现为受压部位呈紫红色，皮下产生硬结，表皮常有水疱，易破溃；水疱破坏后表皮脱落显露潮湿、红润的创面，患者有痛感。该患者骶尾部呈紫红色，皮下有硬结和水疱，可判断该患者的压疮处于炎性浸润期。此期若解除受压，改善局部血液循环，清洁创面，仍可阻止压疮进一步发展。

371．C。隐血试验饮食试验期前三天应禁食肉类、动物肝脏、血、含铁丰富的食物或药物、绿色蔬菜，以免造成假阳性。可食豆制品、土豆、冬瓜等非绿色蔬菜，米饭，馒头等。

372．C。慢性肾衰竭患者由于肾脏代谢能力下降，体内主要毒素如尿素、肌酐等在体内积聚，造成对身体的损害，而这些毒素均为蛋白质的代谢产物，因此慢性肾衰竭患者应限制蛋白的摄入并同时强调优质蛋白饮食，每天蛋白含量不应超过40g。

373．E。该患者出现肉眼血尿，眼睑水肿，临床见于急慢性肾衰。肾病患者应食低胆固醇、无盐饮食。

374．C。隐血试验饮食检查前3天饮食要求禁食肉类、动物肝脏、血、含铁丰富的食物或药物、绿色蔬菜，以免造成假阳性；可食豆制品、土豆、冬瓜等非绿色蔬菜，米饭，馒头等。

375．A。实测体重与标准体重加减10%以内为正常范围。由男性标准体重（kg）＝身高（cm）－105计算，该男性的标准体重为70kg，实测体重为76kg，由实测体重占标准体重的百分数计算公式：（实测体重－标准体重）/标准体重×100%可计算出该患者体重范围属于正常。

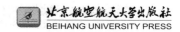

376．B。缺铁性贫血患儿宜进食含铁丰富的食物，主要有动物肝、黑木耳、紫菜、动物血、蛋黄、肉鱼禽类、绿叶蔬菜、豆类等，其中动物食物的铁更易吸收。谷类、蔬菜、水果含铁较低，乳类含铁最低。

377．D。急性肾炎患者应给予高糖、高维生素、低盐饮食。尿少、水肿时，应限制钠盐，摄入量＜60mg/（kg·d），严重水肿或高血压者宜给予无盐饮食。氮质血症者应限制蛋白质，给优质动物蛋白0.5g/（kg·d）。除非严重少尿或循环充血，一般不严格限水。

378．D。正常成人24小时尿量＜100ml或12小时无尿者为无尿或尿闭，可见于严重的心脏、肾脏疾病及休克、药物中毒等患者。24小时尿量为1000～2000ml，平均1500ml。成人24小时尿量＞2500ml者为多尿，见于糖尿病、尿崩症或急性肾衰竭的多尿期等患者。24小时尿量＜400ml或每小时尿量＜17ml者为少尿，主要见于心脏、肾脏疾病及休克等患者。

379．E。当腹压突然升高，如咳嗽、喷嚏、大笑、突然起立时，使尿液不自主地少量流出，称为压力性尿失禁。

380．D。患者便秘使用甘油栓药后如有便意，嘱患者深呼吸、放轻松，不宜立即上厕所。操作方法为患者取侧卧位，膝部弯曲，暴露肛门，术者戴上手套，以避免污染手指。插入肛门，并用示指将栓剂沿直肠壁朝脐部方向进入6～7cm。若栓剂滑脱出肛门外，应予重新插入。

381．E。1%～4%碳酸氢钠溶液碱性溶液，用于真菌感染。生理盐水是清洁口腔，预防感染的。朵贝尔溶液又称复方硼砂溶液，有轻微抑菌、除臭的功效。0.02%呋喃西林溶液清洁口腔，广谱抗菌。1%～3%过氧化氢溶液遇有机物放出新生氧，达到抗菌、除臭的作用。

382．A。导尿前护士应洗手戴口罩，严格执行无菌操作，导尿时应带无菌手套，防止泌尿系统逆行感染，而不是简单的洗手。每个棉球限用1次。消毒尿道口时稍停片刻，发挥消毒液更好的效果。操作中耐心解释，提供隐蔽的环境，注意用屏风遮挡，保护患者自尊。

383．D。该患者食用不洁食物一周后全身不适，呈稽留热，二周后皮肤出现玫瑰疹，考虑发生了伤寒。伤寒应采取肠道隔离。肠道隔离适用于通过粪便、消化道分泌物直接或间接传播的疾病，如细菌性痢疾、伤寒、病毒性肠炎、甲型肝炎、戊型肝炎、脊髓灰质炎等。

384．E。该患者被铁钉扎伤，近两天出现发热、厌食、张口受限、咀嚼困难，苦笑面容，判断该为破伤风患者。破伤风的典型表现就是，咀嚼困难、张口受限、牙关紧闭、苦笑面容等。破伤风的患者应执行接触隔离。接触隔离还适用于经体表或伤口直接或间接接触而感染的疾病，如丹毒、气性坏疽、狂犬病、铜绿假单胞菌感染等。

385．E。该烧伤患儿由于烧伤面积大，导致抵抗力低下、极易感染，因此对他的护理中要加强保护性隔离措施，降低感染的概率。保护性隔离又称为反向隔离，是基于保护易感人群的隔离，适用于抵抗力特别低下的患者，如血液病、大面积烧伤、器官移植、艾滋病、早产儿等。

386．B。使用布洛芬（美林）退热药后应多饮水，以免大量出汗引起虚脱。

387．C。地高辛属洋地黄药物，该药的治疗剂量和中毒剂量接近，易发生中毒，使用后应重点观察其中毒反应。用药时严格遵医嘱用药，用药前应先测量心率。静脉给药时务必稀释后缓慢静注，观察患者用药后的反应，同时监测心律、脉率、心电图及血压变化。

388．D。健胃药（如健胃消食片）应在餐前服，以促进消化液分泌，增加食欲。助消化药及对胃黏膜有刺激性的药应餐后服，以减少刺激。

389．D。止咳糖浆对呼吸道有安抚作用，同时服用多种药物时，最后服用止咳糖浆，服后不饮水，以免冲淡药液。

390．B。该患者呼吸道感染，常为其选用的药物是庆大霉素、卡那霉素抗感染。痰液黏稠者做超声波雾化吸入时首选的药物是α-糜蛋白酶、乙酰半胱氨酸（痰易净）。解除支气管痉挛的常用药物是氨茶碱、沙丁胺醇。减轻呼吸道黏膜水肿的常用药物是地塞米松。

391．C。给痰液黏稠，不易咳出的患者做雾化

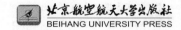

吸入时，首选的药物是 α- 糜蛋白酶，能使痰液液化，便于咳出，对脓性或非脓性痰液均有效。解除支气管痉挛常用药物是氨茶碱、沙丁胺醇（舒喘灵）。减轻呼吸道黏膜水肿常用地塞米松。抗感染常选用庆大霉素、卡那霉素。

392．D。血培养标本应尽可能在使用抗生素前采集，已使用抗生素或不能停用者应在检验单上注明。一般血培养标本的采血量为 5ml，亚急性细菌性心内膜炎患者做血培养时的采血量是 10 ～ 15ml，以提高培养的阳性率。严格执行无菌技术操作，防止污染，不可混入消毒剂、防腐剂及药物。

393．C。该患者应用青霉素数秒钟后出现呼吸困难、面色苍白、出冷汗、烦躁不安、血压下降，考虑发生了过敏性休克。过敏性休克的首要抢救措施是停止用药，就地平卧，给予 0.1% 盐酸肾上腺素皮下注射 0.5 ～ 1ml。

394．B。破伤风抗毒素皮试药液浓度是 150U/ml；皮试液含量 /0.1ml 含破伤风抗毒素 15U。

395．B。用滴管或眼药滴瓶将药液滴入结膜囊，以达到杀菌、收敛、消炎、麻醉、散瞳、缩瞳等治疗或诊断作用。

396．A。冠心病患者舌下给药时，最宜采取半卧位，因为半卧位时，可使回心血量减少，减轻心脏负担，使心肌供氧相对满足自身需要，从而缓解心绞痛。

397．C。发生心绞痛时，给予硝酸甘油最佳的途径是舌下含化，1 ～ 2 分钟开始起效。

398．A。按输液时间（小时）＝ [输液总量（ml）× 滴系数]/[每分钟滴数 60（分钟）] 计算，该患者的输液时间为 [200（ml）×15 滴 /ml]/[20×60（分）] ＝ 2.5 小时。

399．E。为白血病患者输血时应选择新鲜血。新鲜血是在 4℃ 的抗凝保养液中，保存 1 周以内的血，其基本保留了血液的所有成分，可以补充各种血细胞、凝血因子和血小板，主要适用于血液病患者，如白血病。

400．D。患者在输液时出现全身发冷，输血部位的皮温正常，考虑发生了输血反应中的发热反应。发热反应是输血中最常见的反应，多在输血中或输血后发生，有畏寒或寒战、发热，伴有皮肤潮红、头痛、恶心、呕吐等表现。反应轻者，减慢滴数可使症状减轻；严重者停止输血，密切观察生命体征，给予对症处理，并通知医生。

401．A。一氧化碳（CO）可与血红蛋白（Hb）结合，形成稳定的碳氧血红蛋白（COHb）。CO 与 Hb 的亲和力比氧与 Hb 亲和力大 240 倍，COHb 不能携氧且不易解离，发生组织和细胞缺氧。因此一氧化碳中毒患者输血应选用浓缩红细胞。浓缩红细胞是全血经离心去除血浆的红细胞，仍含少量血浆，主要用于血容量正常但携氧功能缺陷的贫血患者。

402．D。冷治疗应有适当的时间，以 20 ～ 30 分钟为宜，如需反复使用，中间必须给予 1 小时的休息时间，让组织有一个复原过程，防止产生继发效应而抵消应有的生理效应。

403．D。冷、热疗法使机体产生不同的生理反应，其效应是相对的，例如，用热会使体温升高；当患者应用湿热敷感觉很热这是机体发生了生理效应。

404．C。为高热患者降温，可将冰袋放在前额、头顶、颈部、腋下、腹股沟等部位；扁桃体摘除术后，冰袋可放在颈前颌下，必要时，可向患者说明，用三角巾两端在颈后部系好；鼻部冷敷时，应将冰袋吊起，仅使其底部接触鼻根，以减轻压力。腹部、足底、胸前区、耳廓均属于冷疗的禁忌部位。

405．D。该患者脑外伤后呈睡眠状态，可以唤醒但随即入睡，可以回答问题但有时不正确。判断该患者的意识状态程度是意识模糊。意识模糊的程度较嗜睡深，表现为思维和语言不连贯，对时间、地点、人物的定向力完全或部分发生障碍，可有错觉、幻觉、躁动不安、谵语或精神错乱。

406．D。使用氧气前先检查导管是否通畅。应先调节流量后再插导管。停用氧气时，应先拔出导管，再关闭氧气开关。中途改变氧气流量，先将氧气和鼻导管分离，调节流量后再接上，以免误操作，使大量气体冲入呼吸道，损伤肺组织。

407．A。吸痰时护士一手反折吸痰管导管末端；另一手持无菌镊夹吸痰管插入患者口咽部。插管时不可打开负压，以免损伤黏膜。为气管切开患

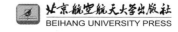

者吸痰，严格执行无菌技术操作，应先吸气管切开处，再吸鼻、口咽部。吸痰时动作轻柔、敏捷，左右旋转，从深部向上提拉。每次吸痰时间不超过15秒，以免患者缺氧，如需再次吸引，应间隔3～5分钟，待患者耐受后再进行，以免引起缺氧。治疗盘内吸痰用物每天更换1次或2次。吸痰导管每次更换；气管切开者，每次进入气管抽吸后均需更换吸痰管。

408．E。出现呼吸心跳骤停应立即行胸外心脏按压。胸外心脏按压是心脏骤停后的急救处理的第一个步骤。有效的胸外心脏按压可产生60～80mmHg的动脉压，对成功复苏极为关键。

409．D。临终关怀是针对各种疾病的末期、晚期肿瘤，治疗不再生效，生命即将结束者，对这些患者不是通过治疗使其免于死亡，而是通过全身心的照料，提供临终患者适度地、姑息性治疗，控制症状，解除痛苦，消除焦虑、恐惧，获得心理、社会支持，使其得到最后安宁；延长患者的生存时间转变为提高患者的生命质量。医护人员应注意维护和保持患者的价值和尊严，在临终照料中应允许患者保留原有的生活方式、尽量满足其合理要求、保留个人隐私权利、参与医护方案的制订等。

410．C。护理患者时应防止在患者周围窃窃私语，以免增加患者的焦虑。可采用触摸患者等非语言交流方式，配合柔软温和的语调、清晰的语言交谈，使临终者感到即使在生命的最后时刻，也并不孤独。为病情危重患者提供安静、空气新鲜、通风良好、有一定的保暖设施、适当的照明的环境，避免因患者视觉模糊产生害怕、恐惧心理，增加安全感。及时用湿纱布拭去眼部分泌物，患者眼睑不能闭合时可涂金霉素等眼药膏或覆盖凡士林纱布，以保护角膜，防止角膜干燥发生溃疡或结膜炎。

411．D。一般室温以18～22℃为宜；婴儿室、手术室、产房、老年病房等的室温以22～24℃为宜。

412．D。一般室内湿度应保持在50%～60%。湿度过低，空气干燥，机体水分蒸发增加，可导致口干舌燥、咽痛烦渴等，对气管切开、呼吸道感染和急性喉炎患者尤其不利。

413．E。病室内噪音的控制应低于45dB，白天病区较理想的噪声强度为35～40dB。噪声强度在50～60dB时，即能产生相当的干扰。当其高达120dB以上，可造成高频率的听力损失，甚至永久性失聪。长时间处于90dB以上高音量环境中，能导致耳鸣、血压升高、血管收缩、肌肉紧张，以及出现焦躁、易怒、头痛、失眠等症状。

414．D。根据患者厌食、血红蛋白较低，考虑出现营养失调的表现，因此健康问题应该是营养失调：低于机体需要量。

415．E。该患者讨厌动物性食物，但对植物性食物并不厌烦，应属于偏食导致的营养不良。

416．C。针对偏食的护理措施应该是以教育为主，强调饮食均衡的好处和偏食的坏处，从而让患者从思想上明白，行动上才能取得配合。

417．D。睡眠的时相为慢波睡眠（NREM）和快波睡眠（异相睡眠）。其中NREM的第Ⅳ时相为沉睡期，很难唤醒，可能出现遗尿和梦游。

418．E。NREM的第Ⅳ时相为沉睡期，很难唤醒。

419．C。患者活动受限的原因是肌肉、关节和骨髓的器质性损伤，如挫伤、扭伤、骨折等，会引起受伤组织活动受限。

420．A。该患者跗指关节强直，可做被动运动进行训练。被动运动是指全靠外力来帮助完成的运动，目的是促进血液循环，维持关节韧带的活动度，防止肌肉痉挛及失用性萎缩。

421．D。急性肾小球肾炎患者应用低盐饮食，每天的饮食中食盐的摄入应低于2g。

422．A。急性肾小球肾炎患者应用低蛋白饮食，每天的饮食中蛋白质的摄入应低于40g，病情需要时可低至20～30g/d。

423．A。确认胃管是否在胃内的方法有3种。抽液法是最常用、最准确的一种方法，接注射器抽吸，有胃液抽出。将听诊器置剑突下，向胃管内注入空气10ml，能听到气过水声。将胃管末端置于盛水的碗内，观察无气泡逸出。

424．D。插管过程患者若出现恶心、呕吐症状，可暂停插入，嘱患者深呼吸或吞咽动作；若出现呛咳、呼吸困难、发绀，表明误入气管，应立即拔出胃管，休息后重新插入。

425．C。昏迷患者当胃管插入15cm（会厌部）时，将患者的头部托起，使下颌靠近胸骨柄，以增大咽喉部通道弧度，便于胃管通过会厌后壁进入食管。

426．B。普通胃管每周换1次，硅胶胃管每月换1次。

427．C。艾滋病患者应采取血液‐体液隔离。血液‐体液隔离适用于艾滋病、乙型肝炎、丙型肝炎、梅毒等通过直接或间接接触血液、体液传播的疾病。艾滋病患者的床头应贴隔离标识卡。艾滋病病毒主要通过母婴垂直传播、性传播、血液传播，礼节性的拥吻，共同进餐，交谈是不会传染艾滋病的。

428．C。艾滋病病毒感染患者应进行血液‐体液隔离。为该患者更换被血液污染的床单时必须戴手套，即使铺干净的床单也需戴手套，并在操作前后认真洗手。

429．E。针头或锐器在使用地即被扔进耐刺、无渗漏的锐器收集器中。严格执行医疗废物管理制度，严禁将锐器和针头与普通垃圾混放。执行有可能接触患者血液、体液的治疗和护理操作时，必须戴手套。禁止双手分离污染的针头和注射器，或双手回套针帽。

430．A。该患儿应用青霉素一段时间后出现发热、荨麻疹、皮肤瘙痒、关节肿痛、淋巴结肿大、腹痛等症状，考虑出现了血清病型反应。血清病型反应一般于用药后7～12天发生症状，临床表现和血清病相似，有发热、关节肿痛、皮肤发痒、荨麻疹、全身淋巴结肿大、腹痛等。只要停用药物，多能自行缓解，必要时可用抗组胺类药。

431．D。血清病型反应一般于用青霉素治疗后7～12天发生症状，只要停用药物，多能自行缓解，必要时可用抗组胺类药。

432．E。使用开塞露时剪去塑料容器封口端，先挤出少许药液润滑开口处。请患者采取左侧卧位，放松肛门括约肌，将开塞露前端开口处轻轻插入肛门后挤出全部药液入直肠内。保留5～10分钟后排便，利于药物的吸收。需要时用屏风遮挡，拉好窗帘。

433．C。开塞露的作用机制为软化粪便，润滑肠壁，刺激肠蠕动，但不宜长期使用。

434．C。该患者胃癌术后尚未清醒，应取去枕仰卧位，头偏向一侧，两臂放于身体两侧，两腿伸直，自然放平，枕头横立于床头。防止呕吐物误吸入气管，引起窒息或肺部并发症。

435．A。一般人使用热血袋时应调节水温为60～70℃。而婴幼儿、老年人、昏迷、麻醉未清醒、感觉障碍等患者，水温应调节在50℃以内，并用大毛巾包裹，以免烫伤。

436．B。绌脉是在同一单位时间内脉率少于心率，称绌脉或脉搏短绌。脉搏细速、极不规则，听诊时心率快慢不一，心律完全不规则，心音强弱不等。常见于心房颤动患者。由于心肌收缩强弱不等，较弱的搏动只可产生心音，而不能引起周围血管搏动，导致脉率少于心率。

437．E。出现绌脉时由两名护士同时测量，一人听心率，另一人测脉率。由听心率者发"开始"、"停止"的口令，计数1分钟，记录方式为：心率/脉率。

438．C。发生淹溺的患儿首要的紧急治疗是尽快恢复通气和供氧，以最快的速度为淹溺者清除口鼻的水、异物及分泌物，保持呼吸道通畅。

439．B。基本生命支持包括三个步骤，即胸外心脏按压（C）、开放气道（A）、人工呼吸（B）。

440．E。使用简易呼吸器辅助呼吸时应有节律地挤压呼吸囊，频率为16～20次/分，一次挤压可有约500ml空气进入肺内。如患者有自主呼吸，应与之同步。

441．C。吸痰时协助患者去枕仰卧，头转向操作者一侧。吸痰时动作轻柔、敏捷，左右旋转，从深部向上提拉。患者痰液黏稠，可叩拍胸背、超声雾化吸入、缓慢滴入生理盐水或化痰药物，使痰液稀释，便于吸出。痰不易吸出时不可增大负压吸引力。每次吸痰时间不超过15秒，以免患者缺氧，如需再次吸引，应间隔3～5分钟，待患者耐受后再进行，以免引起缺氧。退出吸痰管后，应立即抽吸生理盐水冲洗，避免痰液堵塞。

442．D。吸痰的负压值是成人为300～400mmHg（40.0～53.3kPa），小儿＜300mmHg（40kPa）。

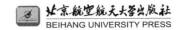

443．A。该患者服毒后意识清楚，应首选口服催吐法。口服催吐法适用于病情较轻、清醒且能合作的患者。液体温度25～38℃，每次饮液量300～500ml，用压舌板刺激舌根催吐。

444．B。当毒物性质不明时，应先抽吸胃内容物送检以明确毒物性质，洗胃溶液可选用温开水或生理盐水。待毒物性质明确后，再采用相应对抗剂洗胃。

445．B。该患者得知病情后感到恐惧和绝望，怨恨医务人员不尽力，向家属发脾气，此时的心理反应属于愤怒期。愤怒期的患者常表现为气愤、怨恨和嫉妒的情绪，心理反应常表现为"为什么是我？老天太不公平！我怎么这么倒霉！"。怨天尤人，或迁怒于家属、医护人员，对医院的住院制度及治疗护理百般挑剔。

446．B。对愤怒期的患者护士应具有足够的耐心和爱心，倾听患者的内心感受，理解患者的痛苦，一定程度上应允许患者的迁怒，适度的情绪宣泄是正常的适应性心理反应。对其不合作行为耐心劝导，加以安抚和疏导，同时防止意外发生。做好患者家属的心理工作，给予患者理解、宽容和关爱，而不是试着说服教育患者。

447．E。湿度过低：空气干燥，机体水分蒸发增加，可导致口干舌燥、咽痛烦渴等，对气管切开、呼吸道感染和急性喉炎患者尤其不利。

448．C。湿度过高机体水分蒸发减少，患者感到闷热，对心、肾疾病患者不利。

449．A。弗洛伊德奥地利精神病学家，他通过精神分析法观察人的行为，创建了心性发展学说。

450．D。皮亚杰，瑞士杰出的心理学家，他认为儿童思维的发展并不是由教师或父母传授给儿童的，而是通过儿童主动与环境相互作用，主动寻求刺激、主动发现的过程。

451．D。马斯洛的需要层次理论中人的基本需要层次：生理的需要、安全的需要、爱与归属的需要、尊重的需要、自我实现的需要。其中尊重的需要是指对自己的尊严和价值的需求，包括自尊、被尊重和权力欲，若无法满足，可产生自卑、无能的感觉，不利于护患之间的关系。

452．B。马斯洛的需要层次理论中人的基本需要层次有：生理的需要、安全的需要、爱与归属的需要、尊重的需要、自我实现的需要。其中安全的需要是指安全感、避免危险、生活稳定有保障，安全需求在婴幼儿期及危重患者表现更为突出。

453．B。马斯洛的需要层次理论中人的基本需要层次有：生理的需要、安全的需要、爱与归属的需要、尊重的需要、自我实现的需要。其中安全的需要是指安全感、避免危险、生活稳定有保障，安全需求在婴幼儿期及危重患者表现更为突出。

454．C。压力源有生理性压力源、心理性压力源、社会性压力源、物理性压力源、化学性压力源、文化性压力源。其中社会性压力源的表现有孤独、人际关系紧张、学习成绩不理想、工作表现欠佳等。

455．A。生理性压力源主要包括饥饿、疲劳、疼痛、生病等。

456．B。心理性压力源主要包括焦虑、恐惧、生气、不详的预感、挫折等。

457．C。角色分类有角色行为缺如、角色行为冲突、角色行为强化、角色行为消退。其中角色行为冲突指患者在适应患者角色过程中，与其患病前的各种角色发生心理冲突而引起行为的矛盾，患者不能很好接受患者角色，出现烦躁不安、焦虑紧张等情绪改变。

458．D。角色分类有角色行为缺如、角色行为冲突、角色行为强化、角色行为消退。其中角色行为强化指患者安于患者角色，对自我能力表示怀疑，产生退缩和依赖心理，以老年人或慢性患者多见。

459．B。角色分类有角色行为缺如、角色行为冲突、角色行为强化、角色行为消退。其中角色行为缺如指患者没有进入患者角色，否认自己是患者，自我感觉良好，认为医生诊断有误，或病情尚未严重到需要治疗的程度，不能很好地配合治疗和休息。

460．B。纽曼的健康系统模式分为三级。其中一级预防主要适用于护理对象系统对压力源没有反应时，即怀疑或发现压力源确实存在而压力反应尚未发生时，一级预防便可开始，目的是防止压力源侵入正常防线。

461．C。纽曼健康系统模式分为三级预防。其中二级预防适用于压力源已穿过正常防线后个体表现出压力反应。二级预防开始的干预，目的是减轻和消除反应、恢复个体的稳定性并促使其恢复到原有的健康状态，帮助人获得系统的稳定。

462．C。发展的自理需要是指在生命发展过程中各阶段特定的自护需要以及在某种特殊情况下出现的新的需求（如怀孕期、儿童期、青春期、更年期、丧亲者的适应等）。

463．D。健康偏离性的自护需要指个体发生疾病、遭受创伤及特殊病理变化，或在诊断治疗过程中产生的需要，患者患病后做出相应的生活方式改变符合这一模式。

464．A。奥伦指出护士应根据患者的自理需要和自理能力的不同而分别采取三种不同的护理系统：全补偿系统、部分补偿系统和支持－教育系统。其中全补偿护理系统是指患者完全没有自理能力，需要护士给予全面的照顾。适用于在神志上和体力上均无法满足自理需要的患者，如昏迷患者、全身麻醉患者或植物人；神志虽然清醒，但在体力上无法满足自理需要的患者，如高位截瘫的患者或医嘱限制其活动的患者；体力上虽能满足其自理需求，但存在严重的智力缺陷或精神障碍的患者，如老年痴呆以及精神分裂症患者等。

465．C。奥伦指出护士应根据患者的自理需要和自理能力的不同而分别采取三种不同的护理系统，即全补偿系统、部分补偿系统和支持－教育系统。其中支持－教育系统是指患者能够满足自理需要，但需要护士提供支持、教育以及指导等服务才能够完成，如乳腺癌术后恢复期进行患肢的功能锻炼、糖尿病患者的胰岛素注射等。

466．A。该患者面色及巩膜黄染，表情痛苦，可能患有传染性疾病（如病毒性肝炎），应立即安排其到隔离门诊就诊。

467．D。该患者面色苍白、呼吸困难、意识丧失，生命体征明显改变，需要立即送抢救室进行抢救。

468．C。该患者年龄大、病情重，应安排提前就诊，立即采取相应的措施。

469．B。人际距离可分为亲密距离、个人距离、社交距离和公共距离4类。个人距离适用于护患沟通。

470．A。人际距离可分为亲密距离、个人距离、社交距离和公共距离4类。亲密距离适用于护士给予患者查体、治疗、安慰时。护士为患者进行静脉穿刺时应使用的距离是亲密距离。

471．B。高血压发生的原因和机制尚不完全清楚，目前认为与高盐饮食、饮酒、年龄与性别、职业及遗传等有关。资料表明：父母均为高血压者其子女患高血压的概率明显高于父母均为正常血压者。

472．A。慢性患者常经过长期的诊疗及护理，既往患病情况可为疾病的诊治与护理提供有价值的参考。

473．E。血液病患者采集病史应注意患者居住区及从事的职业有无核放射污染，这与白血病、再障贫血等发病有关，若从事接触化学毒物，如苯及衍生物等职业，劳动防护不佳时，也有引起血液病的危险。

474．A。肠胀气所致的胃痛的患者应采用俯卧位，使腹腔容积增大，缓解疼痛。

475．D。妊娠胎膜早破时应取左侧卧位并抬高臀部或取头低足高位，防止脐带脱垂引起胎儿缺氧或宫内窘迫。

476．A。膀胱镜检查采取截石位，仰卧于检查台上，两腿分开，放于支腿架上，臀部齐台边，两手放于胸部或身体两侧。截石位适用范围是会阴、肛门部位的检查、治疗、手术。

477．B。乙状结肠镜检查时取屈膝仰卧位，便于充分暴露检查部位。具体方法为：患者仰卧，头下垫枕，两臂置于身体两侧，两脚平踏于床上，两膝屈起并稍向外分开。

478．E。铁的生理功能包括：是合成血红蛋白、肌红蛋白与细胞色素A的主要成分；参与氧的运输；促进生物氧化还原反应；构成某些呼吸酶的重要成分；参与组织呼吸。

479．A。钙的生理功能包括：构成骨骼和牙齿的重要成分；调节心脏和神经的传导以及肌肉的收缩；参与凝血过程；是多种酶的激活剂；降低毛细血管和细胞膜的通透性。

480．A。无盐低钠饮食是除钠盐外，还需要控制摄入食物中自然存在的含钠量，即 < 0.5g/d。

481．D。低盐饮食是成人进食盐量每天 < 2.0g，其中含钠 0.8g 但不包括食物内自然含的氯化钠。

482．E。该护士因被患有乙型肝炎患者使用过的针刺伤，而患上乙型肝炎，是通过输血、输液或注射传播。乙型肝炎病毒是通过直接或间接接触血液、体液传播的疾病。

483．A。通过护士的手传播的疾病，其传播途径是接触传播。接触传播是指病原微生物通过感染源与易感宿主之间直接或间接地接触而传播的方式。

484．C。戊二醛是广谱、高效灭菌剂，对金属腐蚀性小，适用于内镜等不耐热的医疗器械和精密仪器，常用浓度为 2%。

485．A。过氧乙酸有腐蚀性，浸泡消毒双手宜采用的浓度是 0.2%。

486．C。血液 - 体液隔离适用于乙型肝炎、丙型肝炎、艾滋病、梅毒等通过直接或间接接触血液、体液传播的疾病。

487．A。保护性隔离又称为反向隔离，是基于保护易感人群的隔离。适用于抵抗力特别低下的患者，如血液病、大面积烧伤、器官移植、艾滋病、早产儿等。

488．D。严密隔离适用于经飞沫、空气、分泌物、排泄物直接或间接传播的鼠疫、霍乱、肺炭疽、重症急性呼吸综合征（SARS，传染性非典型肺炎）等通过甲类或传染性极强的乙类传染病。

489．A。空气栓塞易引起右心室肺动脉入口阻塞，使血液不能进入肺内，应立即取左侧、头低足高位，使气体浮向右心室心尖部，避开肺动脉入口。

490．C。腰椎穿刺术后护理:24 小时内严格卧床，去枕平卧 4 ~ 6 小时，不可抬头，可适当转身，以防头痛、呕吐、眩晕等穿刺后反应。

491．D。免疫性溶血性贫血患者适宜输入的成分血是洗涤红细胞。洗涤红细胞是用生理盐水洗

涤 3 次后再加适量生理盐水的红细胞，应在 6 小时内使用，主要用于一氧化碳中毒、免疫性溶血性贫血、易发生过敏的患者。

492．C。战地急救时适宜输入的成分血是红细胞悬液。红细胞悬液是全血经离心去除血浆再加入等量红细胞保养液的红细胞，主要用于战地急救及中、小手术患者。

493．D。热湿敷属湿热法，具有消炎,消肿,解痉,镇痛的作用。在治疗部位涂凡士林，其上盖一层纱布，下垫橡胶单和治疗巾；敷布浸入 50 ~ 60℃ 水中，双手各持一把长钳将敷布拧至不滴水，敷于患处。

494．C。温水浸泡属湿热法，用于消炎，镇痛，清洁，消毒伤口。应用时水温应调节至 43 ~ 46℃，浸泡时间以 30 分钟为宜。

495．C。面罩法适用于张口呼吸及病情较重、烦躁不安的患者。成人氧流量 6 ~ 8L/min，小儿 1 ~ 3L/min。是将面罩置于患者口鼻部，氧气自下端输入，呼出的气体从面罩两侧孔排出。

496．D。氧气头罩适用于新生儿、婴幼儿供氧，长期给氧不易发生氧中毒。患儿头部置氧气头罩，罩面有多个开孔，头罩内可保持一定的氧浓度、温度和湿度。患儿颈部与头罩之间应留有适当空隙，防止呼出的二氧化碳再吸入。

497．E。濒死期又称临终状态，是死亡过程的开始阶段。此期人体各器官的功能严重紊乱，中枢神经系统脑干以上部位的功能处于深度抑制状态。表现为呼吸困难，心搏减弱，血压下降，意识模糊或丧失，大小便失禁，各种反射减弱，肌张力减退。

498．D。生物学死亡期是指全身脏器、组织、细胞新陈代谢终止，也称为细胞死亡，是死亡过程的最后阶段，整个机体无任何复活的可能。随着生物学死亡期的进展，相继出现尸冷、尸斑、尸僵、尸体腐败等现象。

499．A。尸僵一般在死后 1 ~ 3 小时开始出现，4 ~ 6 小时展到全身，12 ~ 16 小时展至高峰，24 小时尸僵开始减弱，肌肉逐渐变软，称尸僵缓解。

500.E.尸体腐败是死后 24 小时先从右下腹开始，逐渐扩展至全腹，最后波及全身。

第二篇　内科护理学

第一章　绪论

1．C。潮式呼吸又称陈 - 施呼吸，其特点是呼吸由浅慢逐渐加快，达高潮后逐渐变浅、变慢，经过一段时间的暂停（5～20秒）后又出现如上的周期性呼吸，形如潮水起伏，常见于中枢神经系统疾病，如颅内压增高、脑炎、酸中毒、巴比妥类药物中毒等患者。深度呼吸又称为库斯莫呼吸（Kussmaul 呼吸），常见于糖尿病、尿毒症等引起的代谢性酸中毒的患者。间断呼吸又称为毕奥呼吸（Biots 呼吸），其特点是有规律的呼吸几次后，突然停止呼吸，间隔一个短时间后又开始呼吸，如此呼吸和呼吸暂停反复交替，产生的机制与潮式呼吸相同，但更加严重，是病情危急的表现，常见于濒死患者。

2．A。肺部实变的体征不包括呼吸运动增强。肺实变时表现为患侧呼吸运动减弱，语颤增强，叩诊浊音，听诊呼吸音减低及胸膜摩擦音，消散期常有湿啰音。

3．A。奇脉平静吸气时脉搏明显减弱甚至消失，又称吸停脉，是由于心脏舒张充盈受限、吸气时心输出量减少所致，见于心包积液，急性渗出性心包炎，心脏压塞的患者。

4．C。病危面容常表现为面容枯槁，面色灰白或铅灰，表情淡漠，眼眶深陷，皮肤湿冷，常见于严重脱水、大出血、重度休克、急性腹膜炎等患者。

5．C。桶状胸，胸廓呈桶状，前后径明显增大，甚至与左右径相等，肋间隙增宽。胸廓的前后径略大于左右径，胸部上下长度较短，胸骨的中下段前突形似鸡胸。若胸骨下部剑突处显著内陷，形成漏斗胸，称为佝偻病漏斗胸。扁平胸指胸廓扁平，前后径小于左右径的一半。

6．D。瞳孔不等大常见于颅内病变。单侧瞳孔缩小常提示同侧小脑幕切迹疝早期，一侧瞳孔散大、固定常提示同侧颅内病变（如颅内血肿、脑肿瘤等）所致的小脑幕切迹疝的发生。双侧瞳孔缩小常见于有机磷农药、巴比妥类、吗啡等药物中毒。双侧瞳孔散大常见于颅内压增高、颅脑损伤、阿托品类药物中毒及濒死状态。

7．D。巴宾斯基征的正常反应是各趾向趾面屈曲。阳性常表现为踇趾背伸，其他四趾呈扇形展开。

8．B。正常人体液含量约占体重的60%，细胞内液约占体重的40%，细胞外液约占体重的20%。细胞外液中，血浆约占体重的5%，细胞间液约占体重的15%。

9．B。正常成年男性的红细胞值为（4.0～5.5）$\times 10^{12}$/L。成年女性红细胞值为（3.5～5.0）$\times 10^{12}$/L。

10．D。正常成人的网织红细胞在外周血中占0.2%～1.5%。网织红细胞增多可见于溶血性贫血、急性失血性贫血或贫血的有效治疗后。网织红细胞减少，表示骨髓造血功能低下，常见于再生障碍性贫血。

11．D。正常人血蛋白总量为60～80g/L，其中白蛋白（A）为40～55g/L，球蛋白（G）为20～30g/L；A/G 之比约为1.5∶1～2.5∶1。

12．B。黄疸型肝炎尿液呈黄色或黄褐色。乳糜尿呈乳白色。溶血、恶性疟疾尿液呈浓茶色或酱油色。

13．A。中毒型细菌性痢疾患儿病初大便可正常，以后出现黏液脓血便，镜检可见大量脓细胞、少数红细胞，如有巨噬细胞有助于诊断。粪便培养出痢疾杆菌是确诊的最直接依据。送检标本应注意做到尽早、新鲜，选取黏液脓血部分多次送检。

14．C。大便隐血试验可食豆制品、土豆、米饭、馒头、冬瓜、牛奶等非绿色蔬菜等。应禁食肉类、动物肝脏、血、含铁丰富的食物或药物、绿色蔬菜，以免造成假阳性。

15．A。P 波代表心房肌除极的电位变化，与心室电活动无关。QRS 波是心室除极综合波群。ST 段代表心室缓慢复极过程。T 波代表心室快速复极过程。心室肌舒张的机械作用可能是形成 u 波的原因。

16．A。正常的 P 波从窦房结发出，代表心房除极。QRS 波是心室除极综合波群。ST 段代表心室缓慢复极过程。T 波代表心室快速复极过程。心室肌舒张的机械作用可能是形成 u 波的原因。

17．B。钡灌肠检查不需要抽取胃内容物。中毒患者为明确毒物时应抽取胃内容物进行检查。钡灌肠检查前 1 天进少渣半流质饮食，下午至晚间需要饮水 1000ml，检查当天禁食早餐，检查前 2 小时应彻底清洁灌肠，防止呕吐。

18．C。长期无保护性地接触 X 线可导致骨髓抑制。X 线是一种波长很短的电磁波，穿透人体将产生一定的生物效应，过量照射时，就会产生放射反应甚至放射损害，最容易引起骨髓抑制。

19．A。该患儿体温 36.5℃，呼吸 24 次 / 分，心率 100 次 / 分，均属于正常范围之内。4～7 岁小儿平均每分呼吸次数为 22 次 / 分、心率为 80～100 次 / 分、体温为 36.3～37.2℃。

20．D。根据患者的临床表现及辅助检查可考虑为急性肝炎。最突出的是消化道症状，主要表现为食欲减退、厌油、恶心、呕吐等，期末出现尿黄；急性病毒性肝炎辅助检查常显示丙氨酸氨基转移酶（ALT）持续或反复升高，白蛋白降低，球蛋白增高，白蛋白 / 球蛋白降低，血清胆红素升高。血清丙氨酸氨基转移酶中度增高见于肝硬化、肝癌、慢性肝炎；轻度增高见于胆道疾病、心肌炎、脑血管病等。

21．C。心导管检查术的目的包括发现心内畸形、测量心血管各部位的压力、在各部位采血标本测量氧饱和度，以明确异常分流，可做心血管造影、计算心排出量、描记心内心电图等。

22．B。根据患者的临床表现可考虑为胆道疾病感染。B 超检查是一种无创、快速、简便和经济的检查方法，是检查胆道疾病的首选方法。对诊断常见胆道疾病具有较高的敏感性和特异性。检查前 3 天禁食牛奶等易产气的食物。检查前 1 天晚餐要求清淡饮食，晚餐后禁食 12 小时、禁饮 4 小时。次日晨排便后进行检查。肠道气体过多或便秘者可在检查前口服缓泻药或灌肠。

23．A。急性胃穿孔引起急性弥漫性腹膜炎时，全腹肌肉紧张显著，硬如木板，称"板状腹"。

24．D。结核性腹膜炎由于慢性炎症，腹膜增厚，触诊腹壁有柔韧感，似揉面团的感觉，称"揉面感"。急性胃穿孔引起急性弥漫性腹膜炎时，全腹肌肉紧张显著，硬如木板，称"板状腹"。

25．C。极度消瘦、严重脱水、恶病质者腹部凹陷，呈"舟状腹"。

26．D。血红蛋白＜ 110g/L 主要见于贫血。成年女性正常的血红蛋白为 110～150g/L；成年男性正常的血红蛋白为 120～160g/L。

27．A。血、尿酮体阳性主要见于糖尿病酮症酸中毒。

28．B。新鲜离心尿液每高倍视野白细胞＞ 5 个，或新鲜尿液白细胞计数＞ 40 万个，称为白细胞尿或脓尿。中段尿涂片镜检每个高倍视野均可见细菌，或尿培养菌落计数超过 10^5/ml 称为菌尿，仅见于泌尿系统感染。

第二章　呼吸系统疾病

1．A。咳嗽、咳痰是呼吸系统疾病最常见的症状。

2．E。急性肺水肿患者由于血浆渗入肺泡，临床上表现为咳粉红色泡沫样痰。咳大量脓痰见于支气管扩张症。白色黏稠拉丝痰见于真菌感染。铁锈色痰见于肺炎链球菌肺炎。血痰见于中央型肺癌。

3．D。脓臭痰常见于厌氧菌感染。金黄色葡萄球菌感染多见黄脓痰。铜绿假单胞菌感染可见翠绿色痰。念珠菌感染常见白色黏液痰。病毒感染以干咳为主，偶有痰血或咯血。

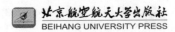

4．C。临床上按吸气性呼吸困难的轻重，将喉梗阻分为4度。Ⅰ度：安静时无症状，活动后出现吸气性喉鸣和呼吸困难，肺部听诊呼吸音清晰，心率无改变；Ⅱ度：安静时有喉鸣和吸气性呼吸困难，肺部听诊可闻喉传导音或管状呼吸音，心率增快（120～140次/分）；Ⅲ度：除上述喉梗阻症状外，患儿因缺氧而出现烦躁不安，口唇及指（趾）发绀，双眼圆瞪，惊恐状，头部出汗，肺部听诊呼吸音明显减弱，心音低钝，心率快（140～160次/分）；Ⅳ度：患儿呈衰竭状态，昏迷或昏睡、抽搐、面色苍白，由于无力呼吸，三凹征不明显，肺部呼吸音几乎消失，仅有气管传导音，心音低钝，心律不齐。

5．C。呼气性呼吸困难表现为呼气费力，呼气时间显著延长，由于下呼吸道部分梗阻所致，常见于支气管哮喘、慢性阻塞性肺疾病患者。吸气性呼吸困难表现为吸气费力，吸气时间显著延长，出现三凹征（即胸骨上窝、锁骨上窝和肋间隙或腹上角凹陷），由于上呼吸道部分梗阻所致，常见于喉头水肿、气管异物等患者。

6．E。成年人、年长儿的普通感冒以鼻部症状为主，表现为喷嚏、鼻塞、流涕、干咳、咽痛或烧灼感。查体可见鼻咽部充血，扁桃体肿大，颌下与颈淋巴结肿大，肺部听诊一般正常。

7．B。各种病毒和细菌均可引起急性上呼吸道感染，但90%以上为病毒，如鼻病毒、呼吸道合胞病毒、流感病毒等。病毒感染后可继发细菌感染，最常见的致病菌是溶血性链球菌，其次为肺炎链球菌、流感嗜血杆菌。

8．D。细菌感染者白细胞计数和中性粒细胞比例增高，核左移。病毒感染者白细胞计数正常或偏低，中性粒细胞比例降低，淋巴细胞比例增高。

9．C。病毒感染者白细胞计数正常或偏低，中性粒细胞比例降低，淋巴细胞比例增高。细菌感染者白细胞计数和中性粒细胞比例增高，核左移。

10．D。流行性感冒的流行特征为突然发生、迅速传播、发病率高和流行过程短。起病较急，全身中毒症状较重，呼吸道症状轻，可伴或不伴流涕。前驱期可出现乏力、高热、寒战、头痛、肌痛、关节痛等症状，感染后获得对同型病毒免疫力，但持续时间短，各型及亚型之间无交叉免疫

性，可反复发病。

11．C。支气管哮喘发作严重时，表现为张口抬肩、大汗、喘气费力、烦躁不安，甚至发绀，患者常被迫坐起或端坐呼吸。

12．C。严重哮喘发作时，气道极度收缩且被黏液栓堵塞，缺氧严重，明显发绀，哮鸣音减弱，甚至消失，表现为"沉默肺"；若全身情况不见好转，呼吸浅快，甚至神志淡漠和嗜睡，提示病情危重，随时可能发生心搏和呼吸骤停。

13．A。支气管哮喘患者主要是吸入过敏原引发哮喘。支气管哮喘是气道的一种慢性变态反应性炎症性疾病。哮喘是与多基因遗传有关的疾病，同时受遗传因素和环境因素的双重影响。环境是哮喘的激发因素，包括变应原性因素和非变应原性因素。变应原性因素包括室内变应原如尘螨、家养宠物的毛、蟑螂，室外变应原如花粉等。

14．C。外源性哮喘产生的特异性抗体是IgE，外周血变应原特异性IgE增高结合病史有助于病因诊断。IgE黏附在皮肤、声带、支气管黏膜等组织的肥大细胞和嗜酸粒细胞表面，使机体处于致敏状态。当机体再次接触该抗原时，抗原与IgE结合，致细胞破裂，释放出组胺等多种血管活性物质，引起平滑肌痉挛、毛细血管扩张及通透性增加、腺体分泌增多等变态反应，导致荨麻疹、哮喘、喉头水肿及休克等表现。

15．E。慢性阻塞性肺气肿常见的并发症有肺部感染、慢性呼吸衰竭、自发性气胸、慢性肺心病等。左心衰竭主要是由肺循环淤血和心排出量减少导致。

16．E。慢性阻塞性肺气肿患者主要是由于肺泡通气不足所致的缺氧伴缺氧伴二氧化碳潴留，而引起Ⅱ型呼吸衰竭。其他并发症包括自发性气胸、慢性肺心病等。

17．A。慢性阻塞性肺气肿多由慢性支气管炎发展而来，属于慢性感染性疾病，吸烟是重要的环境发病因素，还包括大气污染。

18．C。肺血供增多不属于慢性阻塞性肺疾病的病理改变。肺气肿是指终末细支气管远端的气道弹性减退、气腔异常扩大、伴有肺泡及其组成部分的病理改变。可见肺过度膨胀、弹性减退，外

观灰白或苍白。慢性阻塞性肺疾病是在慢性支气管炎症和肺气肿的病理基础上，出现气道阻塞，肺泡弹性纤维断裂，肺泡过度膨胀，肺泡壁弹性减弱或破坏，融合成肺大疱。

19．C。慢性肺源性心脏病患者应用抗生素治疗时，抗菌药物的选择应根据感染环境、痰培养和药物敏感结果确定，常用抗菌药物有青霉素类、氨基糖苷类、喹诺酮类及头孢菌素类等，注意有无真菌感染的可能。

20．A。肺心病的治疗以治肺为本、治心为辅为原则。

21．C。慢性肺源性心脏病失代偿期最突出的表现为呼吸困难加重，夜间尤甚，严重者出现谵妄、嗜睡、躁动、抽搐等肺性脑病的表现，是肺心病死亡的首要原因。

22．C。慢性肺源性心脏病肺动脉高压早期右心的代偿引起右心肥厚、扩张，随着肺动脉压持续升高，右心失代偿导致心力衰竭。

23．A。长期咳嗽和咳大量脓痰是支气管扩张最主要的症状，痰液收集于玻璃瓶中静置后分为3层，上层为泡沫，中层为浑浊黏液，下层为脓性黏液和坏死组织沉淀物。

24．E。对支气管扩张患者，加强痰液引流是减少肺部继发感染和全身中毒症状最关键的措施，根据病变部位采取相应体位引流，选择头低右侧卧位。

25．B。支气管扩张症是继发于急、慢性呼吸道感染和支气管阻塞后，由于反复发作支气管炎症，致使支气管壁结构破坏，引起支气管异常和持久性扩张。常见的病因有细菌、真菌、分枝杆菌和病毒，如儿童期的麻疹和百日咳感染。

26．E。支气管扩张的痰液特点是大量脓痰，静置后可分3层，上层为泡沫，中层为浑浊黏液，下层为脓性黏液和坏死组织沉淀物，伴有厌氧菌感染时，呼吸和痰液均有恶臭味。肝性脑病常呈肝臭味。糖尿病酮症酸中毒呈烂苹果味。有机磷中毒呈大蒜味。

27．C。体位引流应在早晨清醒后立即进行效果最好，或餐后1～2小时进行，每次引流15～20分钟。高血压、呼吸衰竭和（或）心力衰竭、高龄及危重患者禁止体位引流。

28．D。小儿肺炎的治疗原则为积极控制感染、改善通气、对症治疗及防治合并症。控制感染应早期、联合、足量、足疗程应用抗生素，重症患儿宜静脉给药。根据不同病原体使用敏感的抗感染药物。一般抗生素用药时间持续到体温正常后5～7天，临床症状消失后3天。

29．B。大叶性（肺泡性）肺炎常见病原体为肺炎链球菌，主要表现为肺实质炎症。

30．B。细菌、真菌、衣原体、支原体、病毒和寄生虫均可引起社区获得性肺炎，其中以细菌最为常见，肺炎链球菌居首位。

31．B。右上胸叩诊呈实音多见于肺部含气量减少或肺内不含气的占位性病变、胸膜病变，如肺炎、肺不张、肺结核等。肺气肿患者叩诊呈鼓音；胸腔积液者呼吸音减弱，支气管扩张可闻及干、湿啰音。

32．E。正常的白细胞值为（4～10）×10^9/L，所以白细胞增多的指标是白细胞＞$10×10^9$/L。

33．E。支气管肺炎和支气管炎的区别主要是细湿啰音。支气管肺炎肺实变时，表现为患侧呼吸运动减弱，语颤增强，叩诊浊音，听诊呼吸音减低及胸膜摩擦音，消散期常有湿啰音。支气管炎患者双肺呼吸音粗，可闻及不固定、散在的干啰音和粗、中湿啰音，体位改变或咳嗽后啰音减少或消失。

34．B。处理肺结核患者的痰，最简便有效的方法是焚烧。咳嗽、咳痰是肺结核最常见症状，多为干咳或咳少量白色黏液痰，痰液应吐入带盖的容器内，与等量的1%消毒灵浸泡1小时后再弃去。或吐入纸巾中，含有痰液的纸巾应焚烧处理。

35．B。呼吸道感染是肺结核的主要感染途径，飞沫感染为最常见的方式。传染源主要是排菌的肺结核患者，患者随地吐痰，痰液干燥后结核菌随尘埃飞扬亦可引起结核感染。

36．B。结核分歧杆菌主要为人型结核分枝杆菌，具有抗酸性，生长缓慢，对干燥、冷、酸、碱等抵抗力强，可在干燥痰内存活6～8个月，但对热、紫外线和乙醇等较敏感，75%乙醇2分钟、烈日曝晒2小时或煮沸1分钟可使其灭活。

37．B。结核菌素（PPD）试验常在左前臂屈侧

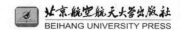

中部皮内注射 0.1ml（5U）的结核菌素。48～72 小时测量皮肤硬结直径，直径＜5mm 阴性（－）；5～9mm 为阳性（＋）；10～19mm 为中度阳性（＋＋）提示有结核菌感染；≥20mm 为强阳性（＋＋＋）提示有活动性结核病的可能；除硬结外，还有水疱、破溃、淋巴管炎及双圈反应的为极强阳性（＋＋＋＋）。

38．B。抗结核首选属于全杀菌药的异烟肼。目前国内抗结核药物的分类是第一线异烟肼、利福平、吡嗪酰胺、链霉素、乙胺丁醇等。第二线是氧氟沙星、卡那霉素、对氨基水杨酸、阿米卡星等。

39．E。结核菌素（PPD）试验常在左前臂屈侧中部皮内注射 0.1ml（5U）结核菌素，48～72 小时测量皮肤硬结直径。

40．B。抗结核标准治疗分为强化和巩固两个阶段。总疗程 6～8 个月，初治强化期 2 个月，巩固期 4 个月，复治强化期 3 个月，巩固期 5 个月。

41．C。链霉素属氨基糖苷类抗生素，是第一个有效的抗结核病药，其最常见的不良反应是，听神经损害（Ⅷ前庭蜗神经）、眩晕、口周麻木、肾损害及过敏反应。乙胺丁醇的主要不良反应是球后视神经炎以及胃肠道反应等。异烟肼的不良反应是周围神经炎。吡嗪酰胺的不良反应是药物性肝炎（ALT 升高和黄疸）和高尿酸血症。利福平的主要不良反应是肝损害和胃肠道反应。

42．C。胸腔闭式引流时应保证水封瓶直立，引流瓶低于胸腔引流口 60～100cm，定时更换引流瓶及外接的引流管。严格无菌操作，伤口敷料每 1～2 天更换 1 次。鼓励其咳嗽、有效咳痰和深呼吸，促进气体和液体排出。若有大量气泡、血性液体或引流量过少，提示引流不畅，应立即报告医生并协助处理。当引流管无气体逸出 1～2 天后，可夹闭引流管观察 24 小时，若 24 小时液量＜50ml 或脓液＜10ml，X 线检查肺膨胀良好，患者无呼吸困难可考虑拔管。

43．D。胸腔穿刺时，抽液不宜过多过快是为了防止纵隔复位太快，可刺激纵隔与肺门部位的神经，并可使大血管扭曲，影响血液流回心脏，引起循环功能严重障碍。

44．A。自发性气胸常继发于慢性阻塞性肺疾病、

肺结核、支气管哮喘等肺部基础疾病，在这些疾病的基础上形成的肺大疱破裂或病变直接损伤胸膜导致气胸。一般肺炎不会发生气胸。

45．A。致病菌进入胸腔引起感染炎性渗出，造成胸腔炎性或脓性积液称为脓胸。主要是继发性感染，致病菌往往来自胸腔内脏器，如肺、食管等，绝大多数来自肺脓肿。

46．C。自发性气胸常继发于慢性阻塞性肺疾病、肺结核、支气管哮喘等肺部基础疾病，在这些疾病的基础上形成的肺大疱破裂或病变直接损伤胸膜导致气胸。

47．B。自发性气胸最常见的症状是突感一侧胸痛，呈刀割样或针刺样，持续时间短，继之出现胸闷、气促、刺激性咳嗽，咳嗽为气体刺激胸膜所致，严重者可因呼吸困难而不能平卧；如侧卧，被迫健侧卧位，以减轻呼吸困难。少量气胸时体征不明显。大量气胸时，患侧胸部隆起，气管向健侧移位；呼吸运动和触觉语颤减弱，叩诊呈过清音或鼓音，心浊音界缩小、肝浊音界下移甚至消失；听诊呼吸音减弱或消失。

48．E。原发性自发性气胸多见于瘦高体形的男性青壮年。常规 X 线检查除可发现胸膜下大疱外，肺部无显著病变。可能与吸烟、瘦高体形、非特异性炎症瘢痕或先天性弹力纤维发育不良有关。

49．C。肺癌的治疗要点是非小细胞癌（鳞癌、腺癌、大细胞癌）采取以手术治疗为主，辅以化学治疗和放射治疗的综合治疗。小细胞癌主要进行化学治疗和放射治疗。

50．D。吸烟是导致肺癌最重要的危险因素，烟草中含有苯并芘、尼古丁和亚硝胺等致癌物质，开始吸烟年龄越早，吸烟时间越长，吸烟量越大，肺癌的发病率越高。

51．A。吸烟是肺癌发生最重要的危险因素。病年龄多在 40 岁以上，男性多见。60～79 岁为发病高峰。小细胞癌见于 40 岁左右吸烟男性，恶性程度最高。老年男性以鳞癌最常见，以中央型肺癌为主。

52．C。小细胞癌的恶性程度最高，生长较快，较早的会出现淋巴和血行转移，在各类型肺癌中预后最差。

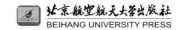

53．E。支气管肺癌患者当肺尖肿瘤压迫颈交感神经可引起 Horner 综合征，出现患侧上睑下垂、瞳孔缩小、眼球内陷、额部少汗等，其中不包括对侧上肢麻木。

54．D。肺癌癌肿引起支气管狭窄时，咳嗽加重，为持续性高调金属音或刺激性呛咳。

55．D。咳嗽是肺癌出现最早的症状，多为刺激性干咳或少量黏液痰。癌肿引起支气管狭窄时，咳嗽加重，为持续性高调金属音或刺激性呛咳。

56．A。 单纯 $PaO_2 < 60mmHg$（8.0kPa）为 I 型呼吸衰竭（单纯低氧血症），若伴 $PaCO_2 > 50mmHg$（6.7kPa）为 II 型呼吸衰竭（低氧血症伴高碳酸血症）。I 型呼吸衰竭见于换气功能障碍（通气／血流比例失调、弥散功能损害和肺动-静脉分流等）疾病，如急性呼吸窘迫综合征、严重肺部感染、间质性肺疾病、急性肺栓塞等。II 型呼吸衰竭（低氧血症伴高碳酸血症）多由于肺泡通气不足所致，如慢性阻塞性肺疾病。

57．C。呼吸道感染、呼吸道烧伤、异物、喉头水肿引起上呼吸道急性阻塞是引起急性 II 型呼吸衰竭的常见病因。

58．D。慢性呼吸衰竭不会引起左心衰竭。慢性呼吸衰竭时，CO_2 严重潴留，会抑制神经中枢，可出现神志淡漠、嗜睡、昏迷、抽搐、扑翼样震颤、腱反射减弱或消失等肺性脑病的表现。严重的缺氧和 CO_2 潴留可直接抑制心血管中枢，使血压下降、心动过缓，可出现严重心律失常、右心衰竭，甚至脑水肿等。消化道和泌尿系统常表现为肝、肾功能损害，尿量减少，上消化道出血等。

59．A。慢性呼吸衰竭患者应给予低浓度（<35%）持续吸氧，防止高浓度吸氧，以免引起呼吸中枢抑制，加重缺氧和二氧化碳潴留。

60．E。该患者发生咯血，血压下降，应遵医嘱使用血管加压素（垂体后叶素）静脉滴注，以收缩小动脉，减少肺血流量，从而减轻咯血，防止低血压性休克和窒息。

61．E。该患儿痰液黏稠，不易咳出，护士首先应给予超声雾化吸入，鼓励患儿饮水，稀释痰液，促进痰液排出。

62．A。根据该患者的临床表现可考虑并发了自

发性气胸。主要临床表现是起病急骤，多数于日常活动或休息时发作，也可见于剧咳、持重物、屏气、剧烈体力活动时。最常见的症状是突感一侧胸痛，呈刀割样或针刺样，持续时间短，继之出现胸闷、气促、刺激性咳嗽，咳嗽为气体刺激胸膜所致。严重者可因呼吸困难而不能平卧，如侧卧、被迫健侧卧位，以减轻呼吸困难。叩诊呈过清音或鼓音，心浊音界缩小、肝浊音界下移甚至消失；听诊呼吸音减弱或消失。自发性气胸促进患侧肺复张是自发性气胸的首要治疗目标。消除病因，避免诱因，减少复发。常行排气治疗，减少肺萎缩，维持有效气体交换。

63．B。该患者痰多,痰液黏稠,给予雾化治疗时,可选择的祛痰药是 α-糜蛋白酶，具有稀释痰液的作用。呼吸道感染时可抗感染治疗，常选用庆大霉素、卡那霉素。解除支气管痉挛时，常用氨茶碱、沙丁胺醇。减轻呼吸道黏膜水肿时，多选用地塞米松。利巴韦林属抗病毒药物。

64．E。支气管哮喘是气道的一种慢性变态反应性炎症性疾病。脱离变应原是防治哮喘最有效的方法，避免和消除过敏原及各种诱发因素。

65．D。糖皮质激素是目前控制哮喘最有效的抗炎药物，机制为抑制气道变应性炎症，降低气道的高反应性。茶碱类药物主要是舒张支气管平滑肌，强心、利尿。色甘酸钠属抗变态反应药，稳定肥大细胞膜，抑制过敏反应介质释放，主要预防运动及过敏性哮喘。抗胆碱能药主要与气道平滑肌上的 M_3 受体结合，舒张支气管，主要针对夜间哮喘及痰多者。$β_2$ 受体激动剂舒张气道平滑肌，减少肥大细胞释放颗粒和介质，缓解哮喘症状，沙丁胺醇为轻度哮喘的首选。

66．C。根据该患者的临床表现和辅助检查可诊断为慢性阻塞性肺疾病。标志性症状是气促，最初表现为活动后气促，晚期患者静息时也气促，叩诊呈过清音。X 线检查显示两肺纹理增粗、紊乱。肺功能检查是判断气流受限的主要客观指标。慢性阻塞性肺疾病时，残气容积增加，残气容积／肺总量>45%。吸入支气管扩张药后的第1秒用力呼气量／肺活量（FEV_1/FVC）<70%、第1秒用力呼气容积占预计值百分比（FEV_1 预计值）<80%，可确定为不能完全可逆的气流受限。

67．B。根据该患者的临床表现诊断为自发性气胸。自发性气胸起病急骤，多数于日常活动或休息时发作，也可见于剧咳、持重物、屏气、剧烈体力活动时。最常见的症状是突感一侧胸痛，呈刀割样或针刺样，持续时间短，继之出现胸闷、气促、刺激性咳嗽，咳嗽为气体刺激胸膜所致。严重者可因呼吸困难而不能平卧，如侧卧，被迫健侧卧位，以减轻呼吸困难。少量气胸时体征不明显。大量气胸时，患侧胸部隆起，气管向健侧移位，呼吸运动和触觉语颤减弱，叩诊呈过清音或鼓音，心浊音界缩小，肝浊音界下移甚至消失，听诊呼吸音减弱或消失。首要的护理措施促进患侧肺复张。消除病因，避免诱因，减少复发，常进行排气治疗，减少肺萎缩，维持有效气体交换。

68．C。根据该患者的临床表现可考虑并发了肺性脑病。主要表现为在缺氧早期，由于脑血管扩张、血流量增加，出现搏动性头痛、注意力分散、智力或定向力减退、烦躁不安、神志恍惚。二氧化碳潴留常表现出先兴奋、后抑制，如多汗、昼睡夜醒等兴奋症状；二氧化碳潴留加重时，表现为抑制作用，出现肌肉震颤、间歇抽搐、昏睡、昏迷等。

69．D。肺心病伴呼吸衰竭患者应给予持续低流量（1～2L/min）、低浓度（25%～29%）给氧，保持 PaO_2 在 60mmHg 以上，防止高浓度吸氧抑制呼吸，加重缺氧和二氧化碳潴留。

70．C。根据咯血量不同可分为痰中带血、少量咯血、中等量咯血和大量咯血。一般认为 24 小时咯血量在 100ml 以内为小量，100～500ml 为中等量，500ml 以上或一次咯血 300ml 以上为大量。

71．A。支气管扩张合并感染的患者可在病变部位听到局限性、固定性湿啰音，有时可闻及哮鸣音，部分患者伴有杵状指（趾）。

72．D。支气管扩张患者感染急性期应针对性地应用抗生素。小量咯血者应静卧休息。大咯血者绝对卧床，避免搬动。体位引流时一旦出现咯血、发绀、出汗等，应立即停止引流。取患侧卧位，出血部位不明者取仰卧位，头偏向一侧。大咯血者遵医嘱使用血管加压素（垂体后叶素）静脉滴注，观察有无恶心、便意、心悸、面色苍白等不

良反应。冠心病、高血压、心力衰竭及妊娠者禁用。纤维支气管镜有助于发现患者的出血部位或阻塞原因。

73．C。根据该患者的临床表现可诊断为肺炎。典型表现为急性起病，寒战、高热、咳嗽、咳痰、呼吸急促和胸痛。早期干咳，继之出现脓痰，呈铁锈色。肺炎链球菌患者胸痛常见，可放射至肩部或下腹部，深呼吸或咳嗽时加剧，肺实变时表现为患侧呼吸运动减弱，语颤增强，叩诊浊音，听诊呼吸音减低及胸膜摩擦音，消散期常有湿啰音。当胸膜受累发炎时，胸膜的脏层和壁层的表面粗糙，两层胸膜随呼吸运动产生摩擦的声音，可闻及胸膜摩擦音。

74．C。根据该患者的临床表现可诊断为右侧肺炎。肺炎的典型表现为急性起病，寒战、高热、咳嗽、咳痰、呼吸急促和胸痛。急性病容，面颊绯红，鼻翼扇动，口角和鼻周有单纯疱疹，严重者出现发绀。早期肺部无明显体征，肺实变时表现为患侧呼吸运动减弱，语颤增强，叩诊浊音，听诊呼吸音减低及胸膜摩擦音，消散期常有湿啰音。

75．E。根据该患者的临床表现及辅助检查可诊断为肺炎球菌肺炎。典型表现为急性起病，寒战、高热、咳嗽、咳痰、呼吸急促和胸痛。体温高峰在下午或傍晚，多呈稽留热，伴头痛和全身肌肉酸痛。咳嗽，早期干咳，继之出现脓痰，呈铁锈色。白细胞计数升高至（10～30）×10⁹/L，中性粒细胞比例＞0.8，可见中毒颗粒及核左移。X 线检查早期仅见肺纹理增粗，实变期可见斑片状或大片状均匀一致的浸润阴影。

76．B。根据该患者表现，可诊断为肺炎。肺炎链球菌为上呼吸道正常菌群，当机体免疫力受损时，肺炎链球菌可入侵下呼吸道而致病。典型表现为急性起病，寒战、高热、铁锈色脓痰，X 线检查早期仅见肺纹理增粗，实变期可见斑片状或大片状均匀一致的浸润阴影。病变的病原体是细菌。

77．A。根据该患者的临床表现和辅助检查可诊断为自发性气胸。自发性气胸起病急骤，多数于日常活动或休息时发作，也可见于剧咳、持重物、屏气、剧烈体力活动时。最常见的症状是突感一

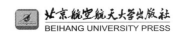

侧胸痛，呈刀割样或针刺样，持续时间短，继之出现胸闷、气促、刺激性咳嗽，咳嗽为气体刺激胸膜所致，严重者可因呼吸困难而不能平卧，如侧卧，被迫健侧卧位，以减轻呼吸困难。少量气胸时体征不明显。大量气胸时，患侧胸部隆起，气管向健侧移位，呼吸运动和触觉语颤减弱，叩诊呈过清音或鼓音，心浊音界缩小，肝浊音界下移甚至消失，听诊呼吸音减弱或消失。

78．C。根据该患者的血气分析结果可诊断为Ⅱ型呼吸衰竭。临床上常以动脉血气分析结果作为诊断呼吸衰竭的重要依据。单纯 $PaO_2 < 60mmHg$（8.0kPa）为Ⅰ型呼吸衰竭（单纯低氧血症），若伴 $PaCO_2 > 50mmHg$（6.7kPa）为Ⅱ型呼吸衰竭（低氧血症伴高碳酸血症）。

79．A。根据该患者的临床表现可考虑发生了肺性脑病。主要表现是 CO_2 潴留先兴奋、后抑制，兴奋表现为失眠、躁动、昼睡夜醒。严重潴留时抑制神经中枢，可出现神志淡漠、嗜睡、昏迷、抽搐、扑翼样震颤、腱反射减弱或消失等症状。

80．D。根据该患者的临床表现及血气分析可知该患者因肺泡通气过度导致呼吸性碱中毒。二氧化碳结合力（CO_2CP）的正常范围是50vol%～70vol%（22～31mmol/L）。呼吸性碱中毒是指由于过度通气使血浆 $PaCO_2$ 下降引起疾病，部分人可有面部肌肉麻木、震颤、手足抽搐的表现。可用纸袋罩住口鼻，增加 CO_2 吸入，或吸入含5% CO_2 的 O_2，手足抽搐者可给予10%葡萄糖酸钙缓慢推注。

81．D。根据临床表现可考虑该患者发生了肺结核。其临床表现主要以发热最常见，多表现为长期午后低热，可伴有乏力、食欲缺乏、消瘦、盗汗，肺结核是临床引起咯血最常见的原因，护士应密切观察病情变化，避免血块阻塞气道引起窒息。

82．E。肺结核是临床引起咯血最常见的原因。咯血时禁止屏气，取患侧卧位，有利于健侧通气，并防止病灶扩散。咯血量多时采取患侧半卧位，保持气道通畅。

83．D。肺结核患者的潜在并发症有大咯血、窒息、呼吸衰竭以及胸腔积液。若患者如出现高热持续不退、呼吸急促、脉搏快速等症状，则考虑发生呼吸衰竭，应加强护理，避免继发感染。

84．C。根据该患者的临床表现和辅助检查可诊断为细菌性咽炎。细菌感染者血象检查为白细胞计数和中性粒细胞比例增高，核左移。急性咽-扁桃体炎的病原体主要是溶血性链球菌，其次为流感嗜血杆菌、肺炎球菌、葡萄球菌。起病急，咽痛明显，伴畏寒、发热，体温可达39℃以上。查体可见咽部明显充血，扁桃体肿大、充血，表面有黄色脓性分泌物，颌下淋巴结肿大伴压痛。

85．D。细菌感染者血象检查为白细胞计数和中性粒细胞比例增高，核左移。其病原体主要是溶血性链球菌，其次为流感嗜血杆菌、肺炎球菌、葡萄球菌。起病急，咽痛明显，伴畏寒、发热，体温可达39℃以上，查体可见咽部明显充血，扁桃体肿大、充血，表面有黄色脓性分泌物，颌下淋巴结肿大伴压痛。

86．B。该患者双肺哮鸣音，可考虑为外源性哮喘。环境因素是哮喘的激发因素，典型体征是胸部呈过度充气状态，双肺闻及广泛哮鸣音，呼吸音为主。严重者有心率增快、奇脉、胸腹反常运动、发绀、意识障碍等表现。缓解期可无任何症状或体征。脱离变应原是防治哮喘最有效的方法。避免和消除过敏原及各种诱发因素，发作时应尽快使患者脱离变应原。

87．D。该患者可能为外源性哮喘。特异性变应原检测（皮肤敏感试验）应在缓解期检测，有利于判断变应原。

88．A。该患者可能为外源性哮喘。脱离变应原是防治哮喘最有效的方法。避免和消除过敏原及各种诱发因素，发作时应尽快使患者脱离变应原。

89．B。根据该患者的临床表现和血液检查可考虑为慢性支气管炎。临床表现为双肺呼吸音粗，可闻及不固定、散在的干啰音和粗、中湿啰音，体位改变或咳嗽后啰音减少或消失。血常规显示白细胞正常或稍高，合并细菌感染时可明显增高。胸部X线检查无异常改变，或仅有肺纹理增粗。

90．A。控制感染是治疗慢性支气管炎的关键。病原体以病毒为主，多不采用抗生素。怀疑细菌感染者应用抗生素。

91．D。慢性支气管炎患者最常见的并发症是阻塞性肺气肿。阻塞性肺气肿的症状除有慢性支气

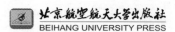

管炎症状外,同时伴有逐渐加重的呼吸困难,随病情发展,甚至在静息时也感到呼吸困难。发生感染时胸闷、气急、发绀、呼吸困难明显加重,晚期可出现呼吸衰竭。全身症状有疲劳、食欲缺乏和体重减轻等。并发肺气肿时,两肺透亮度增加,肋间隙增宽。

92.A。该患者咳出粉红色泡沫样痰,可考虑发生了急性肺水肿。其典型症状为突发严重呼吸困难,呈端坐呼吸,强迫坐位,咳嗽频繁并咳出大量粉红色泡沫样血痰。

93.D。该患者可能发生了急性左心衰竭,典型症状为突发严重呼吸困难,呈端坐呼吸,强迫坐位,咳嗽频繁并咳出大量粉红色泡沫样血痰或白色浆液性泡沫样痰。应立即停止输液,采取端坐位,双腿下垂。镇静平喘,扩张血管,并使用利尿药快速利尿减轻水肿。

94.B。根据该患者的临床表现和辅助检查可诊断为自发性气胸。自发性气胸起病急骤,多数于日常活动或休息时发作,也可见于剧咳、持重物、屏气、剧烈体力活动时。最常见的症状是突感一侧胸痛,呈刀割样或针刺样,持续时间短,继之出现胸闷、气促、刺激性咳嗽,咳嗽为气体刺激胸膜所致,严重者可因呼吸困难而不能平卧,如侧卧,被迫健侧卧位,以减轻呼吸困难。少量气胸时体征不明显。大量气胸时,患侧胸部隆起,气管向健侧移位,呼吸运动和触觉语颤减弱,叩诊呈过清音或鼓音,心浊音界缩小、肝浊音界下移甚至消失,听诊呼吸音减弱或消失。

95.D。自发性气胸最常见的症状是突感一侧胸痛,呈刀割样或针刺样,严重者可因呼吸困难而不能平卧;大量气胸时呼吸运动和触觉语颤减弱;叩诊呈过清音或鼓音。根据患者表现,诊断为气胸。自发性气胸促进患侧肺复张是自发性气胸的首要治疗目标。消除病因,避免诱因,减少复发。常进行排气治疗,减少肺萎缩,维持有效气体交换。

96.D。根据该患者的临床表现和辅助检查可诊断为肺癌。咳嗽是出现最早的症状,多为刺激性干咳或少量黏液痰,癌肿引起支气管狭窄时,咳嗽加重,为持续性高调金属音或刺激性呛咳,常表现为痰中带血或间断血痰,癌肿侵犯大血管时

可引起大咯血。X线检查常显示中央型肺癌可有不规则的肺门增大阴影,周围型肺癌可见边缘不清或呈分叶状。

97.B。根据该患者的临床表现和辅助检查可诊断为肺癌。肺癌患者食欲减退,导致体重下降,目前主要的护理问题应是营养失调。

98.D。该患者血气分析结果为 PaO_2 50mmHg,$PaCO_2$ 60mmHg 判断为 II 型呼吸衰竭。单纯 $PaO_2 <$ 60mmHg(8.0kPa)为 I 型呼吸衰竭(单纯低氧血症),若伴 $PaCO_2 >$ 50mmHg(6.7kPa)为 II 型呼吸衰竭(低氧血症伴高碳酸血症)。II 型呼吸衰竭患者应给予低浓度(< 35%)持续吸氧。

99.E。慢性呼吸功能障碍的患者血中 CO_2 浓度长期保持在较高水平,使呼吸中枢对 CO_2 刺激作用产生适应,则缺氧就会成为外周化学感受器驱动呼吸运动的主要刺激因素。此时若给予较高浓度氧气吸入,会消除缺氧的刺激,反而使通气量降低、CO_2 潴留加重,所以此时应给予低流量氧气吸入。

100.B。尿路感染急性期血常规检查可见血白细胞计数增高,中性粒细胞核左移,血沉增快。

101.A。病毒感染者白细胞计数正常或偏低,中性粒细胞比例降低,淋巴细胞比例增高。细菌感染者白细胞计数和中性粒细胞比例增高,核左移。

102.C。肺动脉高压早期右心的代偿引起右心肥厚、扩张,随着肺动脉压持续升高,右心失代偿导致心力衰竭。控制和纠正心力衰竭,心力衰竭一般在控制感染、改善缺氧后得到改善。若上述治疗无效,需使用利尿药、正性肌力药或扩血管药物。

103.E。急性心肌梗死患者力争在患者入院 10 分钟内完成首份心电图,30 分钟内开始溶栓,90 分钟内完成球囊扩张。尽快恢复心肌的血液灌注,防止梗死扩大。及时处理严重心律失常、泵衰竭和各种并发症,防止猝死,使患者度过急性期,尽可能多地保留有功能的心肌,减少病死率。

104.A。早期高血压的治疗以促进身心休息为主,经过数周的生活方式干预后,血压仍≥140/90mmHg

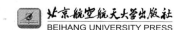

时，再开始降压药物治疗。减少钠盐摄入，控制体重，合理膳食，不吸烟，每周进行 3 次以上有氧体育运动，减轻精神压力，保持心理平衡。

105．E。支气管扩张患者长期咳嗽和咳大量脓痰是最主要的症状，痰量与体位有关，常在晨起和夜间卧床时，由于体位改变致气管内痰液易流出而加重。

106．A。急性刺激性干咳常见的疾病有上呼吸道炎症、气管异物、胸膜炎等。长期夜间咳嗽主要见于支气管扩张、肺脓肿等疾病。哮喘患者常表现出哮鸣音。金属音咳嗽常见于纵隔肿瘤、主动脉瘤或支气管肺癌压迫气管等疾病。心包疾病患者常因变换体位而加重咳嗽，引起心前区疼痛。

107．D。肺癌患者咳嗽是其出现最早的症状，多为刺激性干咳或少量黏液痰。癌肿引起支气管狭窄时，咳嗽加重，为持续性高调金属音或刺激性呛咳，常表现为痰中带血或间断血痰。

108．D。结核菌素试验（PPD）常用于结核感染的流行病学指标，也是卡介苗接种后效果的验证指标。

109．C。胸部 CT 检查可发现微小或隐蔽性病变、了解其病变范围、进行肺部鉴别诊断。

110．A。痰结核杆菌检查在痰中找到结核杆菌是确诊肺结核最特异的方法，也是制订化疗方案和判断化疗效果的重要依据，以直接涂片镜检最常用。

111．A。肺癌患者中鳞癌最常见，以中央型肺癌为主，多见于老年男性，与吸烟关系最密切。

112．D。肺癌患者中的腺癌以女性多见，以周围型肺癌为主，常需要与结核球进行鉴别，且对化疗、放疗敏感性较差。

113．B。Ⅱ型呼衰表现为缺氧伴二氧化碳潴留，即 $PaO_2 < 60mmHg$ 且 $PaCO_2 > 50mmHg$，多由肺泡通气不足所致，若未及时有效的给予氧疗，可出现谵妄、嗜睡、躁动、抽搐等肺性脑病的表现。

114．E。慢性阻塞性肺疾病多由慢性支气管炎发展而来。慢性支气管炎并发慢性阻塞性肺疾病是慢性肺心病最主要的病因。慢性肺源性心脏病失代偿期最突出的表现为呼吸困难加重，夜间尤甚，

严重者出现谵妄、嗜睡、躁动、抽搐等肺性脑病的表现，是肺心病死亡的首要原因。

第三章　循环系统疾病

1．B。钙离子参与细胞多种重要功能的调节，在治疗过敏性疾病时可降低毛细血管通透性，使渗出减少，也具有降低细胞膜通透性的作用。

2．C。最严重的心源性呼吸困难是急性肺水肿，其是左心衰竭呼吸困难最严重的情况。劳力性呼吸困难是左心衰竭最早出现的症状。夜间阵发性呼吸困难是心源性呼吸困难最典型的表现，端坐呼吸是肺淤血达到一定程度，患者不能平卧，因平卧位会使回心血量增多，肺静脉压力增高，加重肺水肿，也可使膈肌抬高，而引起呼吸困难。

3．C。心前区疼痛常见于心绞痛和心肌梗死患者，主要与冠状动脉粥样硬化导致心肌缺血、缺氧有关。

4．D。心绞痛、心肌梗死是引起心前区疼痛最常见的原因，梗阻性肥厚型心肌病、急性主动脉夹层动脉瘤、心包炎、胸膜炎等均可引起疼痛，心血管神经症亦可引起心前区疼痛，但与精神刺激和环境因素密切相关。所以心前区疼痛的机制是各种原因刺激支配心脏、主动脉或肋间神经的传入纤维。

5．B。水肿是右心衰竭的典型体征，是由于体循环静脉压力增高（毛细血管血压增高）所致。心源性水肿从足、踝开始，逐渐向上蔓延，呈对称性、凹陷性，晚期出现全身性水肿，长期卧床患者以腰骶尾部最明显。

6．C。心血管病变可引起心排血量突然下降，而产生晕厥，称为阿 - 斯综合征，容易发生猝死。

7．E。心肌细胞动作电位的主要传导途径是窦房结→心房肌→房室交界→房室束及左、右束支→浦肯野纤维→心室肌。

8．B。高钾血症心电图检查表现为 T 波高而尖、PR 间期延长、P 波下降或消失，QRS 波群增宽，ST 段升高。低钾血症表现为 QT 间期延长，ST 段下降，T 波低平、增宽、双相、倒置或出现 u 波等。

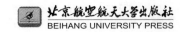

9．A。低分子右旋糖酐可降低血液黏稠度，减少红细胞聚集，防止血栓形成，改善微循环，增加组织灌注，中分子右旋糖酐提高血浆胶体渗透压，扩充血容量。葡萄糖溶液常用于补充水分和热能，其进入人体后分解迅速，通常作为静脉给药的稀释剂，常用溶液有 5% 和 10% 葡萄糖。白蛋白和水解蛋白可补充蛋白质抗体，促进组织修复，提高人体抵抗力。

10．C。水肿、蛋白尿不是洋地黄中毒的表现。洋地黄中毒最重要的反应是各类心律失常，最常见者为室性期前收缩，多呈二联律或三联律，其他如房性期前收缩、心房颤动、房室传导阻滞等。胃肠道反应如食欲下降、恶心、呕吐和神经系统症状如头痛、倦怠、视力模糊、黄视、绿视等在用维持量法给药时已相对少见。

11．C。卡托普利属于血管紧张素转化酶抑制剂扩张动脉降低血压，抑制心肌重构，延缓心力衰竭进展，降低病死率。间羟胺（阿拉明）和多巴胺其机制是收缩血管，从而使血压升高。硝酸甘油主要扩张小静脉，降低心脏前负荷。洋地黄类药物（地高辛）在增加心肌收缩力的同时，不增加心肌耗氧量，可收缩血管使外周阻力增加，升高血压。

12．B。导致心力衰竭最常见、最重要的诱因是呼吸道感染，其次为感染性心内膜炎。饱餐、输液过快、过多、药物治疗不当、过度劳累等均可导致心力衰竭加重。

13．E。房性期前收缩通常不需要特殊治疗，室性期前收缩治疗以对症为主，药物可选用 β 受体阻滞剂、美西律、普罗帕酮等。利多卡因为钠通道阻滞剂，常用于治疗室性心律失常，如室性期前收缩。洋地黄属于正性肌力药，可显著缓解轻、中度心力衰竭患者的症状。异丙肾上腺素属于心脏骤停的常用药物。阿托品属于抗胆碱能药，有增加心率，减少腺体分泌，解除平滑肌痉挛的作用，散大瞳孔的作用。

14．B。临床上将偶尔出现期前收缩称偶发性期前收缩，但期前收缩 ＞ 5 个 / 分称频发性期前收缩。

15．D。室性期前收缩常选用胺碘酮、美西律（慢心律）。急性心绞痛首选药物硝酸甘油。高血压急症首选硝普钠。窦性心动过速一般无器质性心脏病者可暂不治疗。

16．B。最危险的心律失常类型是心室颤动。心室颤动简称室颤，是指心室各部位不协调的颤动，是最严重、最危险的致命性心律失常，对血流动力学的影响相当于心脏骤停。

17．A。心房颤动的心电图特征是窦性 P 波消失，代之以小而不规则的基线波动（f 波），频率 350 ～ 600 次 / 分，一般情况下 QRS 波群形态正常。心室率极不规则，通常在 100 ～ 160 次 / 分。

18．D。房颤的心电图特点是窦性 P 波消失，代之以小而不规则的基线波动（f 波），频率 350 ～ 600 次 / 分，一般情况下 QRS 波群形态正常。心室率极不规则，通常在 100 ～ 160 次 / 分。

19．A。主动脉瓣关闭不全的特征性体征为主动脉第二听诊区（胸骨左缘第 3、4 肋间）可闻及高调叹气样舒张期杂音。严重主动脉瓣反流患者收缩压升高、脉压增大，出现周围血管征，如点头、水冲脉等。主动脉瓣区舒张期吹风样杂音是主动脉瓣狭窄的典型体征；心尖区有抬举性搏动也是主动脉瓣狭窄的体征。

20．E。心脏瓣膜病在我国，以风湿性心脏病最为常见，与 A 组 β（A 族乙型）溶血性链球菌反复感染有关。其中，二尖瓣最常受累，其次为主动脉瓣。最常见的联合瓣膜病是二尖瓣狭窄合并主动脉瓣关闭不全。

21．D。主动脉瓣关闭不全时特征性体征为主动脉第二听诊区（胸骨左缘第 3、4 肋间）可闻及高调叹气样舒张期杂音，轻度反流者只有坐位前倾、呼气末才能听到。严重主动脉瓣反流患者收缩压升高、舒张压降低、脉压增大，出现周围血管征，如点头征、水冲脉、毛细血管搏动征、股动脉枪击音等。水冲脉是由心输出量增加、收缩压升高、脉压增大所致。常见于主动脉瓣关闭不全、先天性动脉导管未闭、甲状腺功能亢进等患者。

22．C。心绞痛作用最快、最有效的药物是硝酸甘油。硝酸酯类药物是最有效、作用最快终止心绞痛发作的药物，可扩张冠状动脉，降低冠脉阻力，增加冠状动脉血流量。吗啡、哌替啶具有强大的镇痛作用，可改善急性心肌梗死患者由疼痛所引起的焦虑、紧张、恐惧等反应。普萘洛尔属β受体阻滞剂药物，可治疗心力衰竭，是治疗高血压的基础药物，对冠心病也有良好的疗效，可减少心绞痛发作，降低心肌耗氧量，提高运动耐量。硝苯地平属钙通道阻滞剂的抗高血压类药物。

23．C。冠心病最常见的病因是冠状动脉粥样硬化的基础上造成血管腔狭窄、阻塞，导致心肌缺血、缺氧或坏死引起的病变。

24．C。冠状动脉粥样硬化患者饱餐特别是进食大量脂肪后使血清胆固醇增加、重体力活动、情绪过分激动、用力大便等，左心室负荷过重，促使冠脉斑块破裂出血或血栓形成，发生急性心梗。

25．E。下壁心肌梗死常易发生完全性房室传导阻滞。前壁心肌梗死如发生房室传导阻滞，说明梗死范围广泛。器质性心脏病是房室传导阻滞的常见病因，如急性心肌梗死、病毒性心肌炎等。

26．E。各种病毒都可以引起心肌炎，临床上绝大多数病毒性心肌炎由柯萨奇病毒A、B，ECHO病毒，脊髓灰质炎病毒，流感病毒和HIV病毒等引起。尤其是柯萨奇病毒B感染占多数。

27．B。病毒性心肌炎患者活动期或伴有严重心律失常、心力衰竭者要绝对卧床休息3～4周至2～3个月，减少心肌耗氧量。限制探视，保证充分的休息和睡眠。待症状消失，心肌酶、病毒中和抗体、白细胞、红细胞沉降率等化验及体征恢复正常后，方可逐渐增加活动量。

28．A。病毒性心肌炎患者心电图检查可出现各种心律失常，特别是房室传导阻滞、室性期前收缩，可有ST-T改变，R波降低，病理性Q波出现。急性心肌梗死患者心电图可出现ST段弓背向上抬高。

29．C。病毒性心肌炎患者的体征常表现为与体温不成比例的心动过速、各种心律失常。听诊可闻第一心音低钝，心尖区可闻及舒张期奔马律，有交替脉。也可有水肿、颈静脉怒张、可闻及肺部湿啰音、心脏扩大等。

30．E。心包摩擦音是心包疾病的主要体征。病毒性心肌炎患者常有心律失常，以房性与室性期前收缩及房室传导阻滞最为多见，心率可增快且

与体温不相称。听诊心尖部第一心音减弱，出现三心音或杂音。可有颈静脉怒张、肺部湿啰音、肝大、下肢水肿等心力衰竭的体征。

31．B。病毒性心肌炎患者好转出院后继续注意休息限制体力活动。1年内避免重体力劳动。避免过劳、缺氧、营养不良、呼吸道感染、寒冷、酗酒等诱因。坚持药物治疗，定期随访，病情变化时及时就医。

32．A。高血压脑病是指血压急剧升高的同时伴有中枢神经功能障碍，如严重头痛、呕吐、神志改变，重者意识模糊、抽搐、昏迷。其发生机制可能为过高的血压导致脑灌注过多，出现脑水肿所致。

33．A。根据该患者的临床表现可考虑发生了左心衰竭。左心衰的临床表现有咳嗽、咳痰、咯血，原因是肺泡和支气管黏膜淤血、气道受刺激的表现。夜间加重，而站位、立位时减轻。咳白色浆液性泡沫样痰原因是肺毛细血管压增高，浆液样分泌物渗出。

34．C。硝苯地平属二氢吡啶类钙通道阻滞剂，其降压的主要机制是阻止Ca^{2+}由细胞外流入细胞内，达到舒张血管的作用，主要舒张动脉。可用治疗高血压，还可扩张冠状动脉，用于缓解心绞痛，扩张脑血管，可治疗高血压脑病及脑血管栓塞、痉挛等疾病；扩张外周血管，治疗周围血管痉挛性疾病。

35．A。高血压患者的临床症状表现为多数起病隐匿，症状不明显，仅在测量血压或出现心、脑、肾等并发症后才被发现。常见症状有头痛、头晕、心悸、后枕部或颞部搏动感。还有的表现为失眠、健忘、注意力不集中、情绪激动易怒、耳鸣等神经症状。症状严重程度并不一定与血压水平呈正比。

36．A。无痰干咳是血管紧张素转化酶抑制剂（ACEI）较常见的不良反应，也是被迫停药的主要原因。出现血管神经性水肿应立即停药。此外，ACEI还有低血糖，引起胎儿畸形，皮疹，白细胞减少及恶心、呕吐等消化道反应和头晕、头痛等中枢神经系统反应。

37．A。原发性高血压患者最严重的并发症是脑

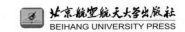

血管疾病，包括脑出血、脑血栓形成、腔隙性脑梗死、短暂性脑缺血发作等。

38．C。根据该患者的临床表现可考虑发生了急性肺水肿。左心衰竭主要表现为肺循环淤血和心排血量降低，不同程度的呼吸困难是左心衰竭最主要的症状。咳粉红色泡沫样痰是急性肺水肿的表现，由于血浆渗入肺泡所致。肺部湿啰音是左心衰竭的主要体征，由于肺毛细血管压力增高，液体渗出到肺泡所致，随着肺淤血的加重，湿啰音可由局限于双肺底扩大到全肺，可伴哮鸣音。

39．E。该患者有风湿性心脏病史，现出现双下肺闻湿啰音，双下肢水肿等表现，考虑发生了充血性心力衰竭。风湿性心脏病患者需要预防的首要潜在并发症是充血性心力衰竭，是本病就诊和致死的主要原因。

40．B。窦性心律失常是指由于窦房结冲动发放频率的异常或窦性冲动向心房的传导受阻而导致的心律失常。成人窦性心率＞100 次 / 分，称窦性心动过速，频率大多在 100 ～ 150 次 / 分，偶可高达 200 次 / 分。

41．B。室性期前收缩可孤立，也可规律出现，每隔 1 个正常搏动后出现 1 次期前收缩称二联律，每隔 2 个正常搏动后出现 1 次期前收缩称三联律，连续发生 2 个期前收缩称成对期前收缩。

42．B。心源性晕厥系由于心排血量骤减、中断或严重低血压而引起脑供血骤然减少或停止而出现的短暂意识丧失。Ⅲ度房室传导阻滞一种严重的心律失常，若心室率过慢导致脑缺血，患者可出现暂时性意识丧失，甚至抽搐，所以Ⅲ度房室传导阻滞最易引起心源性晕厥。

43．A。该患者双颊紫红，口唇发绀，心尖部闻及舒张期隆隆样杂音，考虑发生了二尖瓣狭窄。二尖瓣狭窄的典型体征为"二尖瓣面容"，双颧绀红，口唇轻度发绀。特征性的心脏杂音为心尖区舒张中晚期低调的隆隆样杂音，伴舒张期震颤。二尖瓣关闭不全者，轻度无症状；重者为疲劳、乏力，病程长，呼吸困难出现晚，心尖部全收缩期吹风样杂音是典型体征。主动脉瓣狭窄，瓣口严重狭窄时出现主动脉瓣狭窄典型三联症，即呼吸困难、心绞痛和晕厥，胸骨右缘第 2 肋间（主动脉瓣听诊区）可闻及粗糙、响亮的收缩期吹风样

杂音是最主要的体征。主动脉瓣关闭不全，轻者无症状出现时间长，重者出现左心衰竭、肺淤血、呼吸困难等，主动脉第二听诊区（胸骨左缘第 3、4 肋间）可闻及高调叹气样舒张期杂音是其特征性体征。

44．D。根据该患者的临床表现可考虑发生了急性心肌梗死。急性心肌梗死程度较心绞痛更加剧烈，持续时间 10 ～ 20 分钟以上，患者常伴有大汗、呼吸困难、恐惧和濒死感，含硝酸甘油后不能缓解。心前区痛休息即止见于心绞痛，疼痛时间一般持续 3 ～ 5 分钟，不超过 30 分钟。发作时，患者往往不自觉地停止原来的活动，一般会在原来诱发疼痛的活动停止后缓解，舌下含服硝酸甘油可迅速缓解疼痛。

45．D。根据该患者心电图结果可诊断为急性下壁心肌梗死。下壁急性心肌梗常表现为Ⅱ、Ⅲ、aVF 导联 ST 段抬高。下壁间急性心肌梗死心电图常表现为 V_1、V_2、V_3、Ⅱ、Ⅲ、aVF 异常。前间壁急性心肌梗死心电图表现为 V_1、V_2、V_3 异常。广泛前壁心肌梗死心电图常表现为 V_1 ～ V_5 异常。

46．E。根据该患者的血压可知为 1 级高血压（收缩压 140 ～ 159mmHg 和（或）舒张压 90 ～ 99mmHg），且该患者有糖尿病史和胆固醇增高的临床表现，所以属于极高危。

47．E。根据该患者的临床表现可考虑为左心衰竭。临床表现主要为呼吸困难，咳嗽、咳痰、咯血，痰带血丝是由于肺微血管破裂，大咯血是长期慢性肺淤血可导致肺循环和支气管循环之间形成侧支，曲张破裂所致的咯血。

48．D。根据患者的临床表现可诊断为左心衰竭。肺部湿啰音是左心衰竭的主要体征，由于肺毛细血管压力增高，液体渗出到肺泡所致，随着肺淤血的加重，湿啰音可由局限于双肺底扩大到全肺，可伴哮鸣音。交替脉指节律正常但强弱交替出现的脉搏，由于心室收缩强弱交替出现所致，是心肌受损的表现，也是左心衰竭的重要体征。

49．A。根据患者的临床表现和心电图检查可诊断为风湿性心脏病。呼吸困难是二尖瓣狭窄最常见也是最早期的症状，典型体征为"二尖瓣面容"，双颧绀红，口唇轻度发绀，特征性的心脏杂音为

心尖区舒张中晚期低调的隆隆样杂音，伴舒张期震颤。心房颤动是二尖瓣狭窄最常见的心律失常，也是相对早期的常见并发症，可能是患者就诊的首发症状。

50．B。根据患者的临床表现和心电图检查可诊断为风湿性心脏病。心房颤动是二尖瓣狭窄最常见的心律失常，也是相对早期的常见并发症，可能是患者就诊的首发症状。心力衰竭是晚期最常见的并发症，也是死亡的主要原因。

51．E。心绞痛患者的疼痛特点为压迫、发闷、紧缩感，也可有烧灼感，偶伴濒死、恐惧感。急性穿孔和胆道蛔虫病常有刀割样疼痛，脓性指头炎、食管癌、三叉神经痛常表现为针刺样痛。

52．A。心绞痛的疼痛部位主要在胸骨体上、中段之后及心前区。范围有手掌大小，多至左肩，沿左臂尺侧达无名指和小指，向上可达颈、咽部和下颌部。

53．A。病毒性心肌炎患者活动期或伴有严重心律失常、心力衰竭者要绝对卧床休息3～4周至2～3个月，减少心肌耗氧量。限制探视，保证充分的休息和睡眠。待症状消失，心肌酶、病毒中和抗体、白细胞、红细胞沉降率等化验及体征恢复正常后，方可逐渐增加活动量。

54．A。病毒性心肌炎患者好转出院后继续注意休息，1年内避免重体力劳动。避免过劳、缺氧、营养不良、呼吸道感染、寒冷、酗酒等诱因。坚持药物治疗，定期随访，病情变化时及时就医。

55．B。该患者的血压值为162/92mmHg，已经属于高血压的范围而非临界高血压。正常成人在安静状态下收缩压90～139mmHg，舒张压60～89mmHg，脉压30～40mmHg。该患者的脉压为收缩压－舒张压=70mmHg，脉压＞40mmHg为脉压增大。心前区疼痛是心肌缺血缺氧引起的，主要见于冠心病，冠心病是在冠状动脉粥样硬化后造成血管腔狭窄、阻塞，导致心肌缺血、缺氧或坏死引起的心脏病。

56．E。患者对自己的血压情况紧张，护士应安慰患者并指导其自己控制情绪，调整生活节奏，生活环境应安静，避免噪声刺激和引起精神过度兴奋的活动，促进身心休息，提高机体活动能力，

在饮食上也要注意减少钠盐摄入（＜6g/d）。但不可饮酒，因酒精可加速心率，导致血压升高。

57．C。测血压时患者肱动脉与心脏应位于同一水平，坐位时手臂平第4肋软骨；仰卧位平腋中线。护士应驱尽袖带内空气，平整缠绕于上臂中部，下缘距肘窝2～3cm，松紧以能塞入1根手指为宜。

58．B。一般右上肢血压高于左上肢10～20mmHg，下肢血压高于上肢20～40mmHg。

59．E。心功能Ⅰ级表现为体力活动不受限，日常活动（一般活动）不引起明显的气促、乏力或心悸。活动指导应注意休息，不限制一般的体力活动，适当锻炼，但应避免剧烈运动和重体力劳动。

60．C。心功能Ⅱ级表现为体力活动轻度受限，休息时无症状，日常活动（一般活动）如平地步行200～400m或以常速上3层以上楼梯的高度时，出现气促、乏力和心悸。活动指导应适当限制体力活动，可从事轻体力活动和家务劳动，增加午睡时间，劳逸结合。

61．B。心功能Ⅲ级表现为体力活动明显受限，稍事活动或轻于日常活动（一般活动）如平地步行100～200m或以常速上3层以下楼梯的高度时，即引起显著气促、乏力或心悸。活动指导应限制日常体力活动，以卧床休息为主，鼓励或协助患者自理日常生活。

62．C。肝颈静脉反流征阳性是指按压右上腹时，使回心血量增加，出现颈外静脉充盈，是右心衰竭的特征性体征。右心衰竭主要表现为体循环静脉淤血，恶心、呕吐、食欲缺乏、腹胀、肝区胀痛等是右心衰竭最常见的症状。颈静脉充盈、怒张是右心衰竭的最早征象。水肿是右心衰竭的典型体征。

63．B。左心衰竭主要表现为肺循环淤血和心排血量降低，劳力性呼吸困难是左心衰竭最早出现的症状。夜间阵发性呼吸困难是心源性呼吸困难最典型的表现。急性肺水肿是左心衰竭呼吸困难最严重的情况，咳粉红色泡沫样痰是急性肺水肿的表现，由于血浆渗入肺泡所致。

64．A。非二氢吡啶类的维拉帕米属于钙通道阻

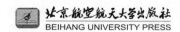

滞剂，药理作用的主要机制是阻止 Ca^{2+} 由细胞外流入细胞内，达到舒张血管的作用，主要舒张动脉。同时也具有负性肌力、负性频率、负性传导作用，使心肌兴奋收缩。

65．D。乙胺碘呋酮（胺碘酮）属第Ⅲ类抗心律失常药。可抑制心脏多种离子通道，降低窦房结、浦肯野纤维的自律性和传导性，明显延长心肌细胞动作电位时程和有效不应期，具有舒张血管平滑肌的作用，能扩张冠状动脉、增加冠脉流量和降低心肌耗氧量的作用。临床上属于广谱抗心律失常药物，对房扑、房颤、室上性心动过数和室性心动过速有效。

66．C。容量负荷（前负荷）过重常见于二尖瓣、主动脉瓣关闭不全，血液反流。左、右心分流或动静脉分流先天性心脏病。伴有全身血容量增多的疾病，如甲状腺功能亢进症、慢性贫血等。右心室后负荷增加的疾病有肺动脉高压、肺动脉瓣狭窄等。左心室后负荷增加的疾病有原发性高血压、主动脉瓣狭窄等。

67．B。二尖瓣狭窄主要是右心室后负荷加重。在心脏舒张时，左心房的血液经由二尖瓣进入左心室，由于二尖瓣狭窄，导致左心房的容量负荷（前负荷）过重，肺静脉回流至左心房的血液受阻，肺静脉压力增高，出现肺循环淤血等左心衰竭的表现。肺淤血继而导致肺动脉的压力被动升高，而长期肺动脉高压引起肺小动脉痉挛，最终导致肺小动脉硬化，更加重肺动脉高压。肺动脉高压增加右心室后负荷加重，引起右心室肥厚扩张，终致右心衰竭。

68．A。二尖瓣关闭不全患者心尖部全收缩期吹风样杂音是典型体征，在心尖区最响，伴有震颤，第一心音减弱或不能闻及。

69．B。主动脉瓣关闭不全的特征性体征为主动脉第二听诊区（胸骨左缘第3、4肋间）可闻及高调叹气样舒张期杂音。

70．D。主动脉瓣狭窄时胸骨右缘第2肋间（主动脉瓣听诊区）可闻及粗糙、响亮的收缩期吹风样杂音。

71．A。美托洛尔（倍他乐克）属于β受体阻滞剂。β受体阻滞剂通过拮抗交感系统活性，避免心肌

细胞坏死，从而抑制心肌重构，降低心肌耗氧量。长期应用可明显改善心功能、降低病死率，而其还有明显的抗心律失常和抗心肌缺血的作用，也是能够显著降低心衰患者病死率的原因。

72．E。硝酸酯类药物是最有效、作用最快终止心绞痛发作的药物，可扩张冠状动脉，降低冠脉阻力，增加冠状动脉血流量，同时扩张外周静脉，减少静脉回流心脏的血量，减轻心脏容量负荷和需氧量，从而缓解心绞痛。

73．B。硝苯地平属于钙通道阻滞剂，可抑制心肌收缩，减少心肌耗氧，扩张冠状动脉，增加冠脉血流量，缓解心绞痛。

74．C。硝苯地平属二氢吡啶类钙通道阻滞剂，其药理作用的主要机制是阻止 Ca^{2+} 由细胞外流入细胞内，达到舒张血管的作用，主要舒张动脉，达到降低血压的作用。扩张外周阻力血管，可用于治疗高血压，还可扩张冠状动脉，用于缓解心绞痛。扩张脑血管，可治疗高血压脑病及脑血管栓塞、痉挛等疾病；扩张外周血管，治疗周围血管痉挛性疾病。

75．D。硝酸酯类药物能扩张冠状动脉，增加心肌血供，扩张外周静脉，减轻心脏前负荷，不宜用于明显的低血压患者。氨茶碱主要舒张支气管平滑肌，强心，利尿等。米力农为磷酸二酯酶抑制剂，适用于重症或顽固性心衰的短期治疗，可增加心排血量，降低心脏前、后负荷。二氢吡啶类的硝苯地平，其药理作用的主要机制是阻止 Ca^{2+} 由细胞外流入细胞内，达到舒张血管的作用，主要舒张动脉。氢氯噻嗪（双氢克尿噻）为口服利尿、降压药，仅适用于轻度液体潴留、伴高血压且肾功能正常的患者。

第四章　消化系统疾病

1．A。腹泻患者应卧床休息，减少肠蠕动，注意腹部保暖。鼓励患者多饮水，给予清淡的流质或半流质饮食，避免油腻、辛辣、高纤维素、高蛋白等食物，严重腹泻患者暂时禁食。注意保持肛周皮肤清洁，每次排便后用软纸轻擦肛门，温水清洗，并在肛门周围涂油膏保护局部皮肤。密

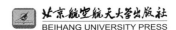

切观察粪便的性状、次数并记录，病情危重患者注意生命体征变化，疑为传染病者应按消化道隔离原则护理。

2. D。上消化道出血当出血量＞5ml，大便隐血试验阳性。出血量＞50ml，出现黑便，因此该患者出血量至少达到了50ml；胃内积血＞250ml，出现呕血。出血量＞400ml，出现头晕、心悸、乏力等症状。短时间内出血量＞1000ml，出现休克表现。

3. B。上消化道出血常表现为柏油黑便，呕咖啡样液体，是由于血红蛋白中的铁与肠内硫化物作用形成黑色的硫化铁所致。

4. C。护士应指导便秘者正确使用简易通便法，如使用开塞露、甘油栓等，正确使用缓泻药，但不宜长期使用，避免形成依赖性。使患者建立规律的排便习惯，同时摄取充足的水分，保证每天液体摄入量2000～3000ml。增加膳食中的纤维素含量，多食水果（如香蕉）、蔬菜及其他富含纤维素的食物（如麦麸、燕麦等）。适当增加活动量，进行腹肌、盆底肌锻炼，卧床患者定时腹部环形按摩，刺激肠蠕动。

5. C。胃肠道手术前3天开始进流质饮食，手术当天早晨常规放置胃管。

6. D。误食强酸强碱不属于急性单纯性胃炎的病因。其病因包括食用被细菌或细菌毒素污染的食物，进食过冷、过热、粗糙食物，暴饮暴食，长期服用药物，饮用浓茶、烈性酒，应激状态，精神神经功能障碍，胆汁反流等。

7. D。幽门螺杆菌感染是慢性胃炎最主要的病因，其引起慢性胃炎的主要机制是产生的毒素直接损伤黏膜上皮细胞、诱发炎症反应及免疫反应。长期食用过冷、过热、高盐、粗糙的食物，饮浓茶、酗酒，服用非甾体抗炎药、糖皮质激素等因素，均可引起胃黏膜损害。

8. A。幽门螺杆菌感染是慢性胃炎最主要的病因，其引起慢性胃炎的主要机制是产生的毒素直接损伤胃黏膜上皮细胞、诱发炎症反应及免疫反应。

9. C。最易演变成胃癌的疾病是慢性萎缩性胃炎。慢性胃炎长期持续存在，但多数患者无症状。少数慢性非萎缩性胃炎可演变为慢性多灶萎缩性胃炎，极少数慢性多灶萎缩性胃炎经长期演变可发展为胃癌。约15%～20%幽门螺杆菌感染引起的慢性胃炎会发生消化性溃疡。

10. D。胃镜检查是慢性胃炎最可靠的诊断方法。大多数慢性胃炎患者的病史及临床表现无任何症状。血清学检查为自身免疫性胃炎壁细胞抗体和内因子抗体阳性。自身免疫性胃炎时，胃酸缺乏。多灶萎缩性胃炎时，胃酸分泌正常或偏低。胃肠钡餐造影不是诊断慢性胃炎的方法。

11. A。慢性胃炎大多数患者无任何症状。有症状者的典型表现是上腹饱胀不适，钝痛、烧灼痛，餐后常加重。反复黑便、呕吐咖啡色液体是上消化道出血表现。饥饿感、夜间痛是十二指肠溃疡的表现。

12. A。胃黏膜保护药应在餐前1小时及睡前嚼服。H_2受体拮抗剂在餐中或餐后即刻/睡前服用，与抗酸药需间隔1小时以上。

13. C。胃炎患者少量出血，可给予温牛奶、米汤等温凉、清淡流质饮食，以中和胃酸，利于黏膜恢复，如合并大出血应禁食。

14. A。硫糖铝主要是保护胃黏膜，刺激内源性前列腺素合成，增加黏膜血流量。氢氧化铝属于弱碱抗酸药，可使胃内酸度降低。西咪替丁和雷尼替丁属于H_2受体拮抗剂，阻止组胺与H_2受体相结合，抑制胃酸分泌。奥美拉唑属于质子泵抑制剂，抑制H^+-K^+-ATP酶，是最强的抑制胃酸分泌药。

15. D。胃溃疡好发于胃小弯，胃角或胃窦。十二指肠溃疡好发于球部，前壁较常见。

16. B。质子泵抑制剂的机制及作用是抑制H^+-K^+-ATP酶，是最强的抑制胃酸分泌药。

17. E。溃疡性结肠炎最主要的症状是腹泻，黏液脓血便是本病活动期的重要表现；腹痛为左下腹或下腹的阵痛，大多伴有里急后重，为直肠炎症刺激所致。症状与菌痢相似，菌痢的致病菌为痢疾杆菌。

18. A。溃疡性结肠炎病变主要位于大肠，呈连续性、弥漫性分布，多数在直肠和乙状结肠，可扩展到降结肠和横结肠，也可累及全结肠，甚至回肠末端。

19．B。腹泻是溃疡性结肠炎最主要的症状，黏液脓血便是本病活动期的重要表现。轻者每天排便 2～4 次，粪便成糊状，便血轻或无便血。重者每天排便达 10 次以上，大量脓血，甚至呈稀水样血便。多有轻或中度腹痛，为左下腹或下腹的阵痛，亦可波及全腹。有疼痛—便意—便后缓解的规律，大多伴有里急后重，为直肠炎症刺激所致。

20．E。柳氮磺吡啶属氨基水杨酸制剂，在胃肠道几乎不被吸收，对肠道炎症的治疗效果显著，起到抗菌、抗炎和免疫抑制的作用，是治疗溃疡性结肠炎的首选，适用于轻型、中型或经糖皮质激素治疗已缓解的重型患者。糖皮质激素对急性发作者的疗效较好，适用于应用氨基水杨酸制剂疗效不佳的轻、中型患者，特别是重型活动期患者及急性暴发型患者。抗菌药一般属于 β 内酰胺类抗生素，可抑制细菌细胞壁的肽聚糖合成，发挥杀菌作用，常用于感染性疾病的治疗。硫唑嘌呤在体内分解为巯嘌呤而起作用，主要用于器官移植时抗排异反应，多与糖皮质激素并用，也可治疗溃疡性结肠炎，但可造成黏膜溃烂，引起出血，应慎用。乳酸杆菌剂主要酸化肠道，促进肠道有益菌繁殖。

21．E。中毒性巨结肠多由低钾血症、钡剂灌肠或肠镜检查、使用抗胆碱药物等引起，表现为病情急剧恶化，可出现肠型、腹部压痛、肠鸣音减弱或消失等表现，易引起急性肠穿孔。

22．E。溃疡性结肠炎在急性活动期给予无渣流质或半流质软食。急性暴发型患者应禁食，遵医嘱给予静脉高营养。病情缓解后应给予质软、易消化、富含营养、高热量的少渣软食。避免进食冷、硬、含纤维素多及刺激性食物，禁食牛奶和乳制品。

23．D。溃疡性结肠炎的并发症有中毒性巨结肠、肠道大出血、急性肠穿孔、肠梗阻、结肠癌等。中毒性巨结肠多由低钾血症、钡剂灌肠或肠镜检查、使用抗胆碱药物等引起，表现为病情急剧恶化，可出现肠型、腹部压痛、肠鸣音减弱或消失等表现，易引起急性肠穿孔。

24．A。腹泻是溃疡性结肠炎最主要的症状，黏液脓血便是本病活动期的重要表现。轻者每天排便 2～4 次，粪便成糊状，便血轻或无便血。重者每天排便达 10 次以上，大量脓血，甚至呈稀水样血便。

25．B。肝硬化患者雌激素分泌增多，雄激素减少。雌激素增多的突出体征有蜘蛛痣和肝掌。由于皮肤小动脉末端扩张，使一支小动脉伸展出辐射状的分支，而形成蜘蛛样血管痣，主要分布在面颈部、上胸、肩背和上肢等上腔静脉引流区域。肝掌表现为手掌大小鱼际和指端腹侧部位皮肤发红。

26．E。在我国，以肝炎后肝硬化导致的肝内型门静脉高压症最常见。

27．C。该肝硬化患者晚宴后突然大量呕血，考虑出血的原因为食管及胃底静脉破裂。上消化道出血多由食管 - 胃底静脉曲张破裂所致，是肝硬化最常见的并发症。表现为突发大量呕血或柏油样便，易导致出血性休克或肝性脑病。

28．A。腹水是肝硬化失代偿期最突出的临床表现。形成机制主要是门静脉压力增高（为决定性因素）、有效循环血容量不足、低蛋白血症、肝脏对醛固酮和抗利尿激素灭活作用减弱、肝淋巴液生成过多。腹水出现前，常有餐后腹胀。大量腹水时，腹部膨隆，呈蛙状腹，腹壁紧张发亮，叩诊有移动性浊音，出现呼吸困难、心悸等。

29．A。肝硬化患者雌激素分泌增多，雄激素减少。雌激素增多的突出体征有蜘蛛痣和肝掌。蜘蛛痣主要分布在面颈部、上胸、肩背和上肢等上腔静脉引流区域。肝掌表现为手掌大小鱼际和指端腹侧部位皮肤发红。蜘蛛痣由于皮肤小动脉末端扩张，使一支小动脉伸展出辐射状的分支，而形成的蜘蛛样血管痣。

30．C。肝硬化患者肝功能检查主要表现为代偿期正常或轻度异常，失代偿期转氨酶常有轻、中度增高，肝细胞受损时多以丙氨酸氨基转移酶（ALT）增高较显著，但肝细胞严重坏死时天冬氨酸氨基转移酶（AST）增高会比 ALT 明显。白蛋白降低，球蛋白增高，白蛋白 / 球蛋白比值降低或倒置。

31．D。肝穿刺对肝硬化，特别是早期肝硬化确诊和明确病因有重要价值。凝血酶原时间延长及

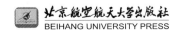

有腹水者可经颈静脉、肝静脉做活检，安全、并发症少。

32．C。肝硬化腹水患者应限制钠、水的摄入，限制钠盐 1.2 ～ 2.0g/d，24 小时液体入量＜1000ml。若合并低钠血症，应限制在 500ml 以内。

33．E。上消化道出血多由食管 - 胃底静脉曲张破裂所致，是肝硬化最常见的并发症。表现为突发大量呕血或柏油样便，易导致出血性休克或肝性脑病。

34．B。肝组织有丰富的血窦，癌细胞有向血窦生长的趋势而且极易侵犯门静脉分支，形成门静脉癌栓，导致肝内播散。肝外转移一般发生在后，肝癌细胞通过肝静脉进入体循环转移至全身各部，如肺、脑、肾上腺、胆囊等。

35．C。CT 具有较高的分辨率（高于超声），可提高直径＜ 1.0cm 小肝癌的检出率，是诊断小肝癌和微小肝癌的最佳方法。甲胎蛋白（AFP）是诊断肝癌的特异性指标，是肝癌的定性检查，有助于诊断早期肝癌，广泛用于普查、诊断、判断治疗效果及预测复发。MRI 对判断肿瘤与血管的关系、观察肿瘤内部结构及其坏死等状况优于CT，可作为 CT 检查后的重要补充手段。肝动脉造影有一定创伤性，一般不列为首选，适用于经其他检查后仍未能确诊的患者。超声显像检查一般可显示直径 2cm 以上肿瘤，用于筛查。

36．C。肝区疼痛原发性肝癌是最常见和最主要的症状，也是半数以上患者的首发症状，多为持续性胀痛、钝痛或刺痛，夜间或劳累后加重。

37．B。肝癌是发生于肝细胞与肝内胆管上皮细胞的癌，在我国，肝癌最常见的病因是乙型肝炎及其导致的肝硬化，肝癌患者常有乙型肝炎病毒感染→慢性肝炎→肝硬化→肝癌的病史。

38．E。肝性脑病主要表现为高级神经中枢的功能紊乱以及运动和反射异常，最具有特征性的体征是扑翼样震颤，与疾病导致神经肌肉障碍有关。

39．A。大量输入库存血可引起代谢性碱中毒，碱性环境可促进机体对氨的吸收，加重肝性脑病。新鲜血主要适用于血液病患者。白蛋白制剂用于提高血浆蛋白和胶体渗透压，可用于肝硬化、烧伤及肾病综合征患者。新鲜血浆是凝血因子缺乏

者最适合输入的血液制品。血小板浓缩悬液常用于血小板减少或血小板功能障碍性出血的患者。

40．A。植物性蛋白含支链氨基酸较多，有利于保护结肠的正常菌群及酸化肠道，减少氨的生成，但不能降低肝性脑病患者体内的氨水平。降低体内氨水平的护理措施有：使用生理盐水或弱酸溶液（如白醋）清洁灌肠或导泻。口服乳果糖可酸化肠道，有利于不产尿素酶的乳酸杆菌生长，使肠道细菌产氨减少，同时肠道的酸性环境可减少氨的吸收，促进血液中的氨渗入肠道并排出体外。口服肠道不吸收的抗生素可抑制肠内细菌生长，减少氨的形成和吸收。

41．D。为肝功能不全的患者做特殊口腔护理时发现肝臭味，提示为肝性脑病的前兆。

42．D。胆总管在十二指肠降部中段的十二指肠后内侧壁与胰管汇合成膨大的共同管道，称Vater 壶腹或肝胰壶腹，开口于十二指肠乳头。在肝胰壶腹周围有 Oddi 括约肌包绕，Oddi 括约肌具有调节胆囊充盈，控制胆汁、胰液流入十二指肠、阻止十二指肠液反流的功能，是胰腺和胆道疾病相互关联的解剖学基础。

43．B。重度急性胰腺炎常发生低血压或休克，患者表现为烦躁不安、皮肤苍白、湿冷、脉搏细弱。其发生的主要为效循环血量不足，常见于血液和血浆大量渗出、频繁呕吐丢失体液和电解质、血中缓激肽增多，血管扩张和血管通透性增加、并发消化道出血。

44．C。腹痛是急性胰腺炎的主要表现和首发症状，多于暴饮暴食或酗酒后突然发作。疼痛剧烈而持续，可有阵发性加剧。腹痛多位于中、左上腹，向腰背部呈带状放射，取弯腰屈膝侧卧位可减轻疼痛，进食后疼痛加重，一般胃肠解痉药不能缓解。

45．E。急性胰腺炎患者在诊断明确的情况下可给予解痉镇痛药，常用药物有山莨菪碱、阿托品等。但抗胆碱药可诱发或加重肠麻痹，严重腹胀和肠麻痹者不宜使用。严重腹痛者可遵医嘱肌内注射哌替啶，禁用吗啡，以免引起 Oddi 括约肌痉挛，加重病情。急性胰腺炎患者应绝对卧床休息，取弯腰屈膝侧卧位，以减轻疼痛。禁食水、胃肠减压可减少胃酸分泌，从而降低胰液分泌，

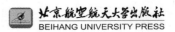

减轻自身消化，减轻腹胀，降低腹内压。护士应严密观察患者生命体征、尿量及神志变化，注意呕吐物和胃肠减压引流物的量和性质，准确记录24小时出入量，定时监测血、尿淀粉酶，血糖，电解质的变化。

46．E。结核性腹膜炎由结核分枝杆菌感染腹膜引起，多继发于肺结核或体内其他部位结核。结核分枝杆菌感染腹膜的途径以腹腔内结核病灶直接蔓延为主，肠系膜淋巴结结核、输卵管结核、肠结核等为常见的原发病灶。少数病例由血行播散引起。

47．E。对结核性腹膜炎有确诊价值的检查是腹腔镜活组织检查。腹腔镜检查一般适用于有游离腹水的患者，可窥见腹膜、网膜、内脏表面有散在或集聚的灰白色结节，浆膜失去正常光泽，呈浑浊粗糙样，取其活检组织进行病理检查有确诊价值。

48．B。抗结核药物治疗是肠结核的关键。目前多主张早期、联合、适量、规律和短程化疗，疗程6～9个月，采用异烟肼加利福平。

49．C。肠梗阻是结核性腹膜炎的常见并发症，表现为呕吐，腹胀，停止排便，肠鸣音亢进。

50．C。结核性腹膜炎治疗的关键是及早给予合理、足够疗程的抗结核化学药物治疗，以达到早日康复、避免复发和防止并发症的目的。注意休息和营养以调整全身情况和增强抗病能力是重要的辅助治疗措施。如有大量腹水，可适当放腹水以减轻症状。并发完全性肠梗阻、急性肠穿孔或腹腔脓肿经抗生素治疗未见好转者可行手术治疗。

51．C。体温过高 与结核毒血症有关。疼痛：腹痛 与肠结核、腹膜炎症及伴有盆腔结核或肠梗阻有关。营养失调：低于机体需要量 与结核杆菌毒性作用、消化吸收功能障碍有关。腹泻 与溃疡型肠结核、腹膜炎所致肠功能紊乱有关。

52．D。结核性腹膜炎的腹部触诊表现是：腹壁柔韧感即"揉面感"，系腹膜遭受轻度刺激或有慢性炎症的一种表现，是结核性腹膜炎的典型体征。重症急性胰腺炎压痛明显，并有肌紧张和反跳痛，移动性浊音阳性，肠鸣音减弱或消失。腹

部压痛、反跳痛和腹肌紧张是腹膜炎的标志性体征。肝硬化腹水时，腹部膨隆，呈蛙状腹，腹壁紧张发亮，叩诊有移动性浊音。

53．A。结核性腹膜炎患者腹水多为草黄色或草绿色，少数为淡血色，偶呈乳糜样，静置后可有自然凝固块。

54．C。消化性溃疡最常见的并发症是上消化道出血，出血量的多少与被溃疡侵蚀的血管大小有关。侵蚀稍大动脉时，出血急而量多，而溃疡基底肉芽组织的渗血或溃疡周围黏膜糜烂出血的量一般不大。

55．E。上消化道急性大量出血是指在数小时内失血量超过1000ml或循环血容量的20%。

56．D。成人每天上消化道出血5～10ml，粪便隐血试验常可出现阳性；每天出血量50～100ml可出现黑便；胃内积血达250～300ml时可引起呕血；日出血量＞400～500ml时，可出现全身症状，如头昏、心慌、乏力等。短时间内出血量＞1000ml，可出现周围循环衰竭表现。该患者出现了呕血，提示该患者胃内积血达250～300ml。

57．C。上消化道出血后，大量血液中的蛋白质在肠道被吸收，血尿素氮增高，24～48小时达高峰，一般不超过14.3mmol/L，3～4天降至正常。

58．C。使用三腔二囊管时，为防止黏膜糜烂，气囊充气加压12～24小时应放松牵引，放气15～30分钟，必要时可重复注气压迫。

59．B。呕血与黑便是上消化道出血的特征性表现。其中呕血多为棕褐色，呈咖啡渣样；黑便常呈柏油样，黏稠而发亮，由血红蛋白中的铁与肠内硫化物作用形成黑色的硫化铁所致。出血量大时，粪便可呈暗红或鲜红色。

60．A。腹痛的急性胃肠炎患者，可给热水袋局部保暖。

61．B。该患者临床表现、X线检查符合胃穿孔的表现，可能发生了胃穿孔。胃、十二指肠溃疡急性穿孔主要表现为突发性上腹部刀割样剧痛，并迅速波及全腹，以上腹部为重，患者疼痛难忍，有面色苍白、出冷汗、脉搏细速、血压下降、四肢厥冷等表现。常伴恶心、呕吐。80%患者的

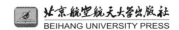

立位腹部X线检查可见膈下新月状游离气体影。

62．A。根据该患者的疼痛特点可诊断为胃溃疡。胃镜检查是消化性溃疡最可靠的首选诊断方法，也是最可靠和最有价值的检查方法。胃镜下可直接观察溃疡部位、病变大小、性质，取活组织还可作出病理诊断。消化性溃疡出血24～48小时内行急诊纤维胃镜检查，可判断溃疡的性质、出血的原因，确定出血部位，还可以在内镜下进行止血治疗。

63．D。该患者突发呕吐，呕吐物为隔夜宿食，考虑为十二指肠溃疡并发幽门梗阻。幽门梗阻是消化性溃疡的常见并发症。呕吐是最为突出的症状，呕吐物为发酵隔夜食物，且量很大，有大量黏液，不含胆汁，有腐败酸臭味，呕吐后自觉腹胀明显缓解。

64．D。根据该患者的临床表现可考虑发生了肝性脑病。给予弱酸性溶液灌肠，可减少肠内毒物的生成和吸收。酸化肠道，有利于不产尿素酶的乳酸杆菌生长，使肠道细菌产氨减少。同时，肠道的酸性环境可减少氨的吸收，促进血液中的氨渗入肠道并排出体外。乳果糖也可稀释后保留灌肠。

65．D。该患者为肝癌晚期，用力后出现了腹部剧痛、腹膜刺激征阳性，考虑发生了肝癌结节破裂。肝癌结节可自发破裂，也可在外力作用下破裂。若出血限于包膜下时可有急骤疼痛，肝脏迅速增大；若破入腹腔可引起急性腹痛和腹膜刺激征，严重者可致出血性休克或死亡。急性胆囊炎的典型症状为胆绞痛，即在饱餐、进食油腻食物或睡眠中体位改变时发生右上腹或上腹阵发性绞痛，向右肩背部放射。急性胰腺炎患者多于暴饮暴食或酗酒后发生腹痛，且剧烈而持续，多位于中、左上腹，向腰背部呈带状放射。急性胃穿孔患者典型表现为骤发刀割样剧烈腹痛。从肝表面脱落的癌细胞种植在腹膜、横膈、盆腔等处，可引起血性腹水、胸水。

66．D。肝性脑病昏迷期患者神志完全丧失，不能唤醒。浅昏迷时，患者对疼痛等强刺激仍有反应，腱反射和肌张力亢进；深昏迷时，患者各种反射消失，肌张力降低，瞳孔常散大。该患者呼之不应，压迫眶上神经时仍有痛苦表情，提示处于浅昏迷期。肝性脑病前驱期轻度的性格改变和行为异常。肝性脑病昏迷前期以嗜睡、行为异常、言语不清、书写障碍、定向力障碍为主要表现。肝性脑病昏睡期以昏睡和精神错乱为主。

67．C。肥皂水为碱性溶液，在肠道内易产生氨。氨可干扰大脑的代谢能量，使脑细胞肿胀，还可直接干扰神经的电活动，因此灌肠时应选用25%的硫酸镁导泻，也可用生理盐水或弱酸溶液灌肠，禁用肥皂水等碱性溶液灌肠，以免增加氨的吸收而加重病情。

68．D。该患者血淀粉酶800U/L，考虑发生了急性胰腺炎。急性胰腺炎主要和首发症状为腹痛，疼痛剧烈而持续，有阵发性加剧，向腰背部放射，血清淀粉酶升高，胆道疾病为其常见病因。急性胰腺炎患者的脂肪被消化分解为甘油和脂肪酸，脂肪酸可与钙结合为不溶性的脂肪酸钙，因而体内血清钙下降，临床上表现为抽搐症状。

69．D。急性胰腺炎患者在诊断明确的情况下给予解痉止痛药，常用药物有山莨菪碱（654-2）、阿托品等。但山莨菪碱、阿托品属于抗胆碱药，可诱发或加重肠麻痹，严重腹胀和肠麻痹者不宜使用。该患者有腹胀症状，可遵医嘱肌内注射哌替啶止痛，但禁用吗啡，以免引起Oddi括约肌痉挛，加重病情。氯丙嗪与镇痛药合用，用于治疗癌症晚期患者的剧痛。

70．A。该患者有胆结石病史，晚餐后出现中上腹痛，阵发性加剧，血淀粉酶为378U/L，考虑患者发生了急性胰腺炎。减少胰液分泌是治疗急性胰腺炎最主要的措施，而减少胰液分泌措施有禁食、禁水、胃肠减压和抑制胰腺外分泌（抑肽酶）。急性胰腺炎患者在诊断明确的情况下给予解痉止痛药，常用药物有山莨菪碱、阿托品等。严重腹痛者可遵医嘱肌内注射哌替啶，但禁用吗啡，以免引起Oddi括约肌痉挛，加重病情。

71．C。该患者低热、盗汗，腹壁柔韧感，考虑发生了结核性腹膜炎。结核性腹膜炎常见全身症状有发热、盗汗，腹部体征可有压痛、反跳痛及腹水（多为草绿色或草黄色渗出液），其中腹壁柔韧感是结核性腹膜炎的临床特点，与腹膜慢性炎症、增厚、粘连有关。肝硬化腹水是肝功能失代偿期最为显著的临床表现，腹水出现前，常有

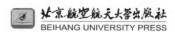

腹胀，以饭后明显。胃癌转移至肝可引起右上腹痛、黄疸和发热，转移至肺可引起咳嗽、咯血等，转移至胰腺会出现持续性上腹痛并放射至背部等。溃疡型肠结核常有结核毒血症及肠外结核，特别是肺结核的临床表现，严重时可出现维生素缺乏、脂肪肝、营养不良性水肿等表现。卵巢肿瘤可见腹胀、腹部包块、压迫症状，恶性可见腹水、转移症状、恶病质。

72．A。肠梗阻是结核性腹膜炎的常见并发症，表现为呕吐、腹胀、停止排便、肠鸣音亢进。

73．C。该患者胃溃疡病史，突然呕血 1500ml，血压 60/30mmHg，面色苍白，脉搏细速，提示该患者应发生休克。此时的首要措施为立即开放静脉，可以先输平衡溶液或葡萄糖盐水，以扩充血容量，必要时及早输入浓缩红细胞或全血。

74．C。呕血与黑便是上消化道出血的特征性表现，其中黑便常呈柏油样。该患者排出大量柏油样便，可考虑患者发生了上消化道出血。

75．D。根据该患者的临床表现可诊断为十二指肠溃疡。主要有"进餐—餐后缓解—空腹疼痛"规律，疼痛部位为中上腹或稍偏右。

76．E。幽门螺杆菌感染是消化性溃疡的主要原因。幽门螺杆菌一方面损害黏膜防御修复，破坏胃、十二指肠的黏膜屏障；另一方面增强侵袭因素，引起高胃泌素血症，使胃酸和胃蛋白酶分泌增加，促使胃、十二指肠黏膜损害，形成溃疡。

77．B。根据该患者的临床表现和辅助检查可诊断为溃疡性结肠炎。反复发作的腹泻、黏液脓血便及腹痛是溃疡性结肠炎的典型症状。腹泻是最主要的症状，黏液脓血便是本病活动期的重要表现。轻者每天排便 2～4 次，粪便成糊状，便血轻或无便血。重者每天排便达 10 次以上，大量脓血，甚至呈稀水样血便。多有轻或中度腹痛，为左下腹或下腹的阵痛，亦可波及全腹。有疼痛—便意—便后缓解的规律，大多伴有里急后重，为直肠炎症刺激所致。血液检查显示血红蛋白降低。白细胞在活动期增高。血沉增快和 C 反应蛋白增高是溃疡性结肠炎活动期的标志。重症患者可有血清白蛋白降低。细菌性痢疾主要以严重的毒血症状、休克和中毒性脑病为三大主要表现，肠道症状多不明显或缺如。

78．B。根据该患者的临床表现和辅助检查可诊断为溃疡性结肠炎。该患者目前最主要的护理问题是体液不足，与腹泻有关。

79．B。根据该患者的临床表现和辅助检查可诊断为肝硬化。肝硬化代偿期早期无症状或症状轻微，以乏力、食欲缺乏、低热为主要表现，可伴有腹部不适、恶心、厌油腻、腹胀、腹泻等症状。失代偿期主要表现为肝功能减退和门静脉高压引起的症状和体征；常有出血倾向和贫血，与肝合成凝血因子减少、脾功能亢进和毛细血管脆性增加有关，常表现为鼻出血，牙龈出血，皮肤黏膜瘀点、瘀斑，消化道出血和月经过多等症状。腹水是失代偿期最突出的临床表现，叩诊有移动性浊音。早期肝增大，表面尚平滑，质地稍硬。晚期肝缩小，表面可呈结节状，质地坚硬。肝功能检查显示代偿期正常或轻度异常，失代偿期转氨酶常有轻、中度增高，肝细胞受损时多以 ALT（GPT）增高较显著，但肝细胞严重坏死时 AST（GOT）增高会比 ALT 明显。

80．A。根据该患者的临床表现和辅助检查可诊断为肝硬化。腹水患者应限制钠、水的摄入，限制钠盐 1.2～2.0g/d，24 小时液体入量＜1000ml。若合并低钠血症,应限制在 500ml 以内。

81．A。根据该患者的临床表现可考虑并发了上消化道出血。多由食管 - 胃底静脉曲张破裂出血所致，是最常见的并发症。表现为突发大量呕血或柏油样便，呕血多为棕褐色，呈咖啡渣样，易导致出血性休克或肝性脑病。存在的首要护理问题是血容量不足致使的体液不足　与上消化道出血有关。其次是活动无耐力　与失血性周围循环衰竭有关。恐惧　与呕血、黑便及出血威胁生命有关。有受伤的危险　与气囊长时间压迫食管胃底黏膜，气囊阻塞气道，血液或分泌物反流入气管有关。潜在并发症：失血性休克。

82．A。甲胎蛋白（AFP）是诊断肝癌的特异性指标，是肝癌的定性检查，有助于诊断早期肝癌，广泛用于普查、诊断、判断治疗效果及预测复发。血清 AFP ＞ 400μg/L，并能排除妊娠、活动性肝病、生殖腺胚胎瘤等，即可考虑肝癌的诊断。

83．E。行肝癌手术患者术前 1 天应给予易消化饮食，术前 6 小时禁食、禁水。术前 3 天给予维

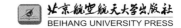

生素 K_1 肌内注射，改善凝血功能，预防术中、术后出血。术前 2 天使用抗生素，预防感染。术前 3 天行必要的肠道准备（灌肠）。术前一般放置胃管，必要时留置尿管。葡萄糖溶液可以补充水分和热能，进入人体后分解迅速，通常作为静脉给药的稀释剂，常用溶液有 5% 和 10% 葡萄糖。鼓励患者说出内心感受，疏导、安慰患者，减轻其焦虑和恐惧。

84．C。根据题干，考虑患者发生了急性胰腺炎。淀粉酶测定是胰腺炎早期最常用和最有价值的检查方法，血清淀粉酶在发病后数小时开始升高，8 ～ 12 小时标本最有价值，24 小时达高峰，持续 4 ～ 5 天后恢复正常，血清淀粉酶超过正常值 3 倍即可诊断。

85．E。治疗急性胰腺炎最主要的措施为禁食、禁水和胃肠减压，可减少胃酸分泌，从而降低胰液分泌，减轻自身消化，减轻腹胀，降低腹内压。

86．D。大量饮酒和暴饮暴食可引起胰液分泌增加，并刺激 Oddi 括约肌痉挛，造成胰管内压增高，损伤腺泡细胞，是急性胰腺炎的第二位病因和重要诱因，也是导致其反复发作的主要原因。

87．D。该患者半天来呕血 3 次，量约 1200ml，黑便 3 次，提示上消化道出血，血压 60/40mmHg，心率 130 次／分，考虑并发休克。此时患者有效循环血容量锐减、组织灌注不足、细胞代谢紊乱和功能受损，有体液不足的危险。

88．C。肝硬化患者需输新鲜血，以免诱发肝性脑病。该患者发生了休克，应立即建立静脉通路，补充血容量。应用药物止血时常用血管活性药物，如生长抑素、奥曲肽及血管加压素。在药物治疗无效时可暂时使用气囊压迫止血。上消化道大量出血后，肠道中血液的蛋白质消化产物被吸收，引起血中尿素氮浓度增高，止血和清除肠道积血可避免诱发肝性脑病。严密观察患者生命体征，对大量呕血者每 15 ～ 30 分钟测量脉搏、血压 1 次，注意观察意识状态、尿量、皮肤色泽及肢端温度的变化，准确记录 24 小时出入量。

89．C。白色"米泔水"样便见于霍乱、副霍乱。

90．D。呕血与黑便是上消化道出血的特征性表现。黑便常呈柏油样，黏稠而发亮，由血红蛋白中的铁与肠内硫化物作用形成黑色的硫化铁所致。出血量大时，粪便可呈暗红或鲜红色。

91．E。白陶土色便提示胆管梗阻。白色"米泔水"样便常见于霍乱、副霍乱。果酱样便常见于肠套叠、阿米巴痢疾。柏油样便提示上消化道出血，暗红色便提示下消化道出血。

92．B。胆汁反流易引起慢性胃炎，治疗常用助消化、改善胃肠动力的药物。多潘立酮为外周多巴胺受体拮抗剂，可增加强胃肠蠕动，促进胃排空，防止食物反流。

93．A。氢氧化铝凝胶、铝碳酸镁（达喜）为弱碱抗酸药，可使胃内酸度降低，应在餐前 0.5 ～ 1 小时或疼痛时嚼服。铝碳酸镁的不良反应为消化道反应，应餐后 1 ～ 2 小时或睡前嚼服。枸橼酸铋钾是胃黏膜保护屏障，具有抗幽门螺杆菌的作用，但不可与抗酸药同时服用。

94．A。十二指肠溃疡疼痛表现为"进餐—餐后缓解—空腹疼痛"，餐后 3 ～ 4 小时出现，若不服药或进餐则持续至下次进餐后才缓解。

95．C。胃溃疡有"进餐—餐后疼痛—空腹缓解"的规律，餐后 30 分钟至 1 小时出现，1 ～ 2 小时后缓解，下次进餐后再重复上述规律。

96．A。枸橼酸铋钾属铋剂，形成胃黏膜保护屏障，兼有抗幽门螺杆菌的作用。西咪替丁和法莫替丁属于 H_2 受体拮抗剂，阻止组胺与 H_2 受体相结合，抑制胃酸分泌。吲哚美辛属于解热镇痛药，最常见的不良反应是胃肠道反应，可损伤胃黏膜，引起胃肠道出血，大剂量可导致消化性溃疡。硫糖铝主要是保护胃黏膜，刺激内源性前列腺素合成，增加黏膜血流量。奥美拉唑属于质子泵抑制剂，抑制 H^+-K^+-ATP 酶，是最强的抑制胃酸分泌药。

97．C。吲哚美辛属于解热镇痛药，最常见的不良反应是胃肠道反应，可损伤胃黏膜，引起胃肠道出血，大剂量可导致消化性溃疡。枸橼酸铋钾属铋剂，形成胃黏膜保护屏障，兼有抗幽门螺杆菌的作用。西咪替丁和法莫替丁属于 H_2 受体拮抗剂，阻止组胺与 H_2 受体相结合，抑制胃酸分泌。硫糖铝主要是保护胃黏膜，刺激内源性前列腺素合成，增加黏膜血流量。

98．B。肝性脑病并伴有严重水肿、腹水、脑水

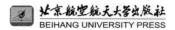

肿者慎用或禁用谷氨酸钠。肾功能不全、尿少或无尿者慎用或禁用谷氨酸钾。有便秘症状的患者可口服硫酸镁导泄，以促进氨的排出。左旋多巴可提高肝性脑病患者大脑对氨的耐受性，改善机体的中枢功能。γ-氨酪酸可降低血氨，促进脑新陈代谢。

99．C。肝性脑病并伴肾功能不全、尿少或无尿者慎用或禁用谷氨酸钾。有严重水肿、腹水、脑水肿者慎用或禁用谷氨酸钠。有便秘症状的患者可口服硫酸镁导泄，以促进氨的排出。左旋多巴可提高肝性脑病患者大脑对氨的耐受性，改善机体的中枢功能。γ-氨酪酸可降低血氨，促进脑新陈代谢。

第五章　泌尿系统疾病

1．E。肾小球滤过率可受有效滤过压、肾血流量、滤过膜的通透性及滤过面积影响。有效滤过压由肾小球毛细血管血压、血浆胶体渗透压、肾小囊内压共同构成。

2．D。肾单位是肾结构和功能的基本单位，由肾小体和肾小管组成，正常每个肾约有100万个肾单位。肾小体是由肾小球和肾小囊组成的球状结构。

3．A。肾炎性水肿开始部位为眼睑及颜面部，肾病性水肿开始部位为下肢。

4．C。新鲜尿沉渣每高倍视野红细胞＞3个或1小时尿红细胞计数＞10万个，称镜下血尿。尿液外观为洗肉水样或血样即为肉眼血尿，提示1L尿液中含有1ml以上血液。

5．C。急性细菌性膀胱炎发病突然，主要表现为尿频、尿急、尿痛等膀胱刺激症状，甚至数分钟排尿一次，并有排尿不尽感，全身症状不明显，常有终末血尿。妊娠早期膀胱受增大子宫的压迫，可出现尿频，妊娠12周以后，子宫体高出盆腔，尿频症状消失。膀胱结核表现为无痛性尿频、脓尿、血尿。急性肾盂肾炎最典型的症状为突发高热和膀胱刺激征，合并全身中毒症状，可有单侧或双侧腰痛、肾区叩击痛及脊肋角压痛。

6．B。肾性水肿患者液体入量视水肿程度及尿量而定。肾源性水肿患者尿量＞1000ml/d，不需严格限水。尿量＜500ml/d或严重水肿者，严格限制水的摄入，量出为入，每天摄入量≤前1天尿量＋不显性失水量（约500ml）。

7．C。急性链球菌感染后肾小球肾炎多为β溶血性链球菌（常为A组链球菌中的12型和49型）感染后所致。常在上呼吸道感染、皮肤感染、猩红热等链球菌感染后发生。

8．C。慢性肾小球肾炎患者尿液检查有蛋白尿＋～+++，24小时尿蛋白定量1～3g，镜下可见多形性红细胞和红细胞管型。

9．B。应给予慢性肾小球肾炎患者低量优质蛋白、低磷饮食，水肿较明显者可选用氢氯噻嗪、呋塞米等利尿药。控制高血压首选药物为血管紧张素转换酶抑制剂（ACEI）或血管紧张素Ⅱ受体拮抗剂（ARB）。抗血小板药物可改善微循环，降低尿蛋白，延缓肾功能衰退。一般不使用激素和细胞毒药物治疗。

10．E。肾病患者应合理控制饮食，限制水、钠、蛋白质的摄入，以达到减轻肾脏负担，改善肾功能的目的。

11．D。慢性肾小球肾炎患者可适当活动，防止受凉、感染，避免一切诱发因素（烟酒），注意睡眠。

12．E。低白蛋白血症引起血浆胶体渗透压下降，水分从血管腔进入组织间隙，是原发性肾病综合征水肿的重要原因。

13．A。肾病综合征不是独立的疾病，可分为原发性和继发性。原发性肾病综合征是指原发于肾脏本身的肾小球疾病，其发病机制为免疫介导性炎症所致的肾损害。继发性肾病综合征是指继发于全身或其他系统疾病的肾损害，如糖尿病肾病、狼疮性肾炎、肾淀粉样变性病、过敏性紫癜等。

14．C。原发性肾病综合征是由各种肾疾病所致的，以大量蛋白尿（尿蛋白＞3.5g/d）、低白蛋白血症（血浆白蛋白＜30g/L）、水肿、高脂血症为临床表现的一组综合征。其中大量蛋白尿是肾病综合征的起病根源，是最根本和最重要的病理生理改变，也是导致其他三大临床表现的基本原因，对机体的影响最大。

15．B。原发性肾病综合征指由各种肾脏疾病所致的，以大量蛋白尿（尿蛋白＞3.5g/d）、低白蛋白血症（血浆清蛋白＜30g/d）、水肿、高脂血症为临床表现的一组综合征，其中大量蛋白尿是肾病综合征的起病根源，是最根本和最重要的病理生理改变，也是导致其他三大临床表现的基本原因，对机体的影响最大。

16．D。大量蛋白尿（＞3.5g/d）、低血清白蛋白血症（血清白蛋白＜30g/L）、水肿、高脂血症为肾病综合征的基本特征，其中前两项为诊断的必备条件。

17．A。感染是原发性肾病综合征患者常见的并发症和致死原因，也是导致肾病综合征复发及疗效不佳的主要原因。多数患者血液呈高凝状态，易发生血管内血栓形成和栓塞，以肾静脉血栓最常见，可使肾病综合征加重。肾衰竭是肾病综合征导致肾损伤的最终后果。

18．B。对急性肾盂肾炎患者的用药治疗，首选对革兰阴性杆菌有效的药物，如喹诺酮类（氧氟沙星等）、青霉素及头孢菌素类。一般疗程为10～14天，尿检阴性后再用药3～5天。

19．C。上行感染是尿路感染（肾盂肾炎）最常见的感染途径，致病菌经尿道进入膀胱，甚至沿输尿管播散至肾脏。尿路感染的病原体以革兰阴性杆菌为主，最常见的致病菌为大肠埃希菌。

20．E。肾盂肾炎患者表现为白细胞尿或脓尿，即新鲜离心尿液每高倍视野白细胞＞5个，或新鲜尿液白细胞计数＞40万个。

21．B。急性肾盂肾炎最典型的症状为突发高热和膀胱刺激征（尿频、尿急、尿痛），合并全身中毒症状，可有单侧或双侧腰痛、肾区叩击痛及脊肋角压痛。

22．A。上行感染是肾盂肾炎最常见的感染途径。尿道口及尿道周围细菌在机体抵抗力下降时会沿尿路上行引起感染，并且某些大肠埃希菌对尿路上皮细胞有特殊亲和力，可黏附在尿路上皮细胞的相应受体上引起感染。因此保持外阴清洁是预防肾盂肾炎最关键的措施。

23．B。上行感染是急性肾盂肾炎最常见的感染途径，致病菌经尿道进入膀胱，甚至沿输尿管播散至肾脏，致病菌多为大肠埃希菌。

24．B。慢性肾衰竭简称慢性肾衰，是各种慢性肾疾病进行性发展的最终结局，以肾功能减退，代谢产物潴留，水、电解质紊乱及酸碱平衡失调和全身各系统症状为主要表现的临床综合征。在我国以原发性慢性肾小球肾炎最多见。

25．B。所有慢性肾衰患者必有轻、中度贫血，为正细胞性、正色素性贫血，发生原因主要为肾脏促红细胞生成素减少，致红细胞生成减少和破坏增加。

26．C。随着慢性肾脏疾病的进展，患者机体维生素D水平降低、同时伴有低钙血症和高磷血症，诱发甲状旁腺增生和甲状旁腺激素的合成与分泌，引起继发性甲状旁腺功能亢进。

27．C。成人每天蛋白代谢将产生1mmol/kg的H^+。肾衰竭患者由于肾小管产氨、分泌NH_4^+功能低下，每天尿中酸总排泄量仅30～40mmol，每天有20～40mmolH^+不能排出体外而在体内滞留，从而发生代谢性酸中毒。

28．C。慢性肾衰患者并发心衰的原因包括循环负荷过重、严重高血压、贫血、尿毒症性心脏病变、动脉粥样硬化等。消化道出血为消化系统表现。

29．D。尿比重测定是最简单的肾功能测定方法，正常尿比重1.015～1.025，尿比重固定或接近1.010，提示肾浓缩功能严重受损。血肌酐和血尿素氮测定有助于判断肾功能损害的程度。内生肌酐清除率是评价肾小球滤过功能最常用的方法。

30．A。血液透析能部分替代肾功能，清除血液中蓄积的毒素，纠正体内水、电解质紊乱，维持酸碱平衡，是尿毒症最有效的治疗方法。

31．E。慢性肾脏病起病缓慢，早期常无明显临床症状或仅有乏力、夜尿增多等症状。当发展至残余肾单位无法代偿满足机体最低需求时，才出现明显症状。尿毒症时出现全身多个系统的功能紊乱。水、电解质和酸碱平衡紊乱可出现水、钠潴留或脱水、低钠血症、高钾或低钾血症、高磷血症、低钙血症、高镁血症、代谢性酸中毒等。

32．E。行腹膜透析时，透析液输入腹腔前要干加热至37℃。分离和连接各种管道时要严格无

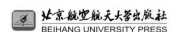

菌操作。每天测量和记录患者体重、血压、尿量、饮水量，准确记录透析液每次进出腹腔的时间和液量，定期送腹透透出液做各种检查；改变患者的体位，促使肠蠕动，以防透析液引流不畅。

33．C。庆大霉素有肾毒性和耳毒性，慢性肾衰患者应避免使用。可给予患者低蛋白 0.6～0.8g/（kg.d）、高生物价优质蛋白质饮食，有高血压水肿及尿少者应限盐。避免用力搔抓皮肤，防止皮肤破溃，继发感染。控制液体摄入量，每天液体入量应按前 1 天出液量加不显性失水 500ml 来计算。尿量在 1000ml/d 以上而又无水肿者，可不限制饮水。

34．E。肾病综合征可见水肿、尿蛋白定性 +++～++++，尿蛋白定量＞3.5g/d，尿中有红细胞、颗粒管型，血浆白蛋白＜30g/L，血胆固醇、甘油三酯、低密度脂蛋白及极低密度脂蛋白均增高。该患者全身高度水肿，血浆清蛋白降低，血脂增高，尿蛋白（+++），尿红细胞（+），可考虑患者发生了肾病综合征，其水肿的主要原因是低白蛋白血症导致血浆胶体渗透压下降。

35．B。血钾＞5.5mmol/L 为高血钾症，该患者血钾 7.2mmol/L，判断患者发生了高钾血症，最有效的方法为透析治疗，但当血钾超过 6.5mmol/L，心电图表现异常变化时，应在透析治疗前予以紧急处理：10% 葡萄糖酸钙 10～10ml 稀释后缓慢静注（不少于 5 分钟），以抵抗钾离子对心肌的毒性作用；5% 碳酸氢钠 100～200ml 静滴，以纠正酸中毒并促使钾离子向细胞内转移；50% 葡萄糖液 50ml 加普通胰岛素 10U 缓慢静注，以促进糖原合成，使钾离子向细胞内转移。

36．C。原发性肾病综合征患者进行利尿治疗时，应将噻嗪类利尿药与保钾利尿药合用。螺内酯（安体舒通）为醛固酮受体拮抗剂类药物，属于保钾利尿药。呋塞米（速尿）、布美他尼属于排钾利尿药。低分子右旋糖酐为血管扩张药。氯化钾口服液为轻度缺钾首选。

37．D。肾盂肾炎患者做尿细菌定量培养，临床常用清洁中段尿做细菌培养、菌落计数。尿细菌定量培养的临床意义为：菌落计数 ≥ 10^5/ml 有意义，10^4～10^5/ml 为可疑阳性，＜10^4/ml 则可能是污染。

38．D。该患者表现为尿频、尿急、尿痛，明显膀胱刺激症状，考虑发生了肾盂肾炎。应鼓励患者多喝水，清淡饮食，保持外阴清洁，大便通畅，禁用盆浴以防发生感染。避免长期预防性使用抗生素，防止机体产生耐药性或引起真菌感染。

39．A。血钾浓度＞5.5mmol/L 为高钾血症，该患者血钾高达 7.8mmol/L，而选项中橘汁含钾最丰富，应避免饮用。

40．C。透析治疗的目的包括尽早清除体内过多的水分和尿毒症毒素；纠正高钾血症和代谢性酸中毒以稳定机体的内环境；有助于液体、热量、蛋白质及其他营养物质的补充；有利于肾损伤细胞的修复和再生。腹膜透析可因超滤过多引起低血压。

41．E。原发性肾病综合征是由各种肾疾病所致的，以大量蛋白尿（尿蛋白＞3.5g/d）、低白蛋白血症（血浆白蛋白＜30g/L）、水肿、高脂血症为临床表现的一组综合征。该患者尿蛋白（+++）、24 小时尿蛋白＞3.5g，血红蛋白 110g/L，全身水肿，考虑发生了原发性肾病综合征。

42．D。患者发生了原发性肾病综合征，肾活检病理检查可以明确其肾小球的病变类型，指导治疗及判断预后。

43．D。肾病综合征患者发生激素及细胞毒药物治疗无效时，可应用环孢素 A，该患者应用泼尼松和环磷酰胺治疗后，尿蛋白仍为（+++），水肿无减轻，因此可加用环孢素 A。肾病综合征用激素治疗时应小剂量维持。地塞米松由于半衰期长，不良反应大，现已少用。低分子右旋糖酐属于血管扩张药，可用于抗休克治疗。吲哚美辛属于非甾体抗炎药，具有解热镇痛的作用。

44．D。患者留取中段尿时要严格无菌操作，充分清洁外阴，消毒尿道口，排出一段尿后开始采集中段尿 30ml 于无菌容器，之后的尿可直接排出，留取标本后立即送检。

45．C。急性肾盂肾炎用药一般疗程为 10～14 天，或至症状完全消失，尿检阴性后再用药 3～5 天。因此停药后再复查尿常规（-）应继续治疗，并非痊愈。

46．D。慢性肾衰竭患者肾血流灌注不足，导致

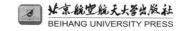

肾小球滤过率降低，检查可见内生肌酐清除率下降，血尿素氮、血肌酐增高。

47．A。慢性肾衰患者的皮肤常表现为瘙痒，患者面色较深而萎黄，轻度水肿，呈"尿毒症"面容，与贫血、尿素霜的沉积有关。

48．E。骨髓为人体最主要的造血器官，受损可致全血细胞减少。

49．C。泌尿系统感染时，尿液中含有大量的脓细胞、红细胞、上皮细胞和细菌，排出的新鲜尿液即呈白色絮状浑浊。

50．B。肾小球滤过膜屏障功能受损，通透性增加可导致原尿中蛋白含量增多，形成大量蛋白尿（尿蛋白＞3.5g/d）。

51．D。低分子右旋糖酐可提高血浆胶体渗透压，吸收血管外水分而补充血容量，维持血压，属于渗透性利尿药。

52．B。螺内酯（安体舒通）为醛固酮受体拮抗剂类药物，在远曲小管远段和集合管与醛固酮竞争受体，干扰醛固酮的作用，属于保钾利尿药。

53．A。呋塞米（速尿）属于袢利尿药，利尿作用强，适用于有明显液体潴留和肾功能不全的患者。

54．E。急、慢性肾衰竭可见少尿（尿量＜400ml/24h或17ml/h）或无尿（＜100ml/24h）。

55．B。蛋白尿是慢性肾小球肾炎必有的表现，多为轻度蛋白尿，部分患者出现大量蛋白尿。

第六章　血液及造血系统疾病

1．C。红细胞进入血液循环后的平均寿命约120天，中性粒细胞平均寿命2～3天，嗜酸性粒细胞8～12天，嗜碱性粒细胞12～15天，血小板7～14天。

2．B。血红蛋白浓度是反映贫血最重要的检查指标。在海平面地区，成年男性血红蛋白＜120g/L，女性血红蛋白＜110g/L即可诊断为贫血。

3．E。皮肤黏膜苍白是贫血最突出的体征和患者就诊的主要原因，以眼结膜、口唇、甲床多见。

4．E。服用铁剂最常见的不良反应是恶心、呕吐、胃部不适和黑便等胃肠道反应，治疗期间不可随意停药。应从小剂量开始，于两餐之间服用。可与维生素C或各种果汁同服，但避免与茶、咖啡、牛奶、植酸盐等同服，以免影响铁吸收。口服液体铁剂使用吸管，服后漱口，避免牙齿染黑。铁剂治疗应在血红蛋白恢复正常后继续服用6～8周，以增加铁贮存。若长期服用，可导致铁中毒，应定期检测红细胞计数、血红蛋白浓度、网织红细胞等指标变化。

5．E。血液病高热患者首选物理降温，可在颈部、腋下及腹股沟等大血管处放置冰袋。禁用乙醇或温水拭浴，以免局部血管扩张造成皮下出血。

6．D。成年女性正常的血红蛋白为110～150g/L。成年男性正常的血红蛋白为120～160g/L。

7．B。缺铁性贫血的典型血象为小细胞低色素性贫血，血红蛋白降低较红细胞更明显，白细胞、血小板正常或减低。

8．E。血清铁蛋白检查能早期诊断贮存铁缺乏，血清可溶性转铁蛋白受体测定是目前反映缺铁性红细胞生成的最佳指标。

9．B。再生障碍性贫血为氯霉素特异反应性，一般由口服氯霉素引起，与服药剂量和疗程长短无关，通常有数周或数月的潜伏期，停药后仍可发生，可能是由于患者骨髓造血细胞存在某种遗传性代谢缺陷，因而对氯霉素结构中的硝基苯基团非常敏感所致。环磷酰胺属于烷化剂，有抑制骨髓的作用，阿司匹林属于非甾体抗炎药，可抑制血小板聚集。氯丙嗪为抗精神失常用药，有粒细胞减少不良反应，均可诱发再生障碍性贫血，但以氯霉素最常见。利血平可作为降压和安定药。

10．D。再生障碍性贫血是一种由多种原因引起的骨髓造血功能衰竭征，其骨髓象可见巨核细胞明显减少或缺如，典型血象呈正细胞正色素性贫血、全血细胞减少，但三系细胞减少的程度不同，是诊断再生障碍性贫血最有力的证据。

11．C。慢性特发性血小板减少性紫癜以育龄期妇女多见，可能与体内雌激素水平较高有关，起病缓慢隐匿，一般无前驱症状。

12．A。特发性血小板减少性紫癜急性型发作期血

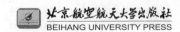

小板常<20×10^9/L,慢性型多为(30～80)×10^9/L。

13．D。阿司匹林属于非甾体抗炎药,可损伤血小板,特发性血小板减少性紫癜患者应避免使用。糖皮质激素为特发性血小板减少性紫癜的首选治疗药物,其作用机制为减少自身抗体生成及减轻抗原抗体反应,抑制单核-巨噬细胞系统对血小板的破坏,改善毛细血管通透性,刺激骨髓造血及血小板向外周血的释放等,常用泼尼松、地塞米松等。氢化可的松属于短效糖皮质激素。甲氨蝶呤和阿糖胞苷属于免疫抑制药,可用于治疗该疾病。

14．A。白血病细胞大量增殖后,正常骨髓造血功能受抑,骨髓中白细胞、血小板和红细胞的生成减少,从而引起相关表现,如发热、出血、贫血。其中贫血是首发症状,呈进行性加重。

15．D。骨髓象是确诊白血病的主要依据和必做检查,对临床分型、指导治疗、疗效判断和预后评估等意义重大。多数患者骨髓象增生明显活跃或极度活跃,以原始细胞和幼稚细胞为主,正常较成熟的细胞显著减少。

16．D。急性白血病分为急性髓系白血病和急性淋巴细胞白血病两大类。化学药物治疗是目前白血病治疗最主要的方法,也是造血干细胞移植的基础,可分为诱导缓解及缓解后治疗两个阶段。急性髓系白血病最常用的是去甲氧柔红霉素(IDA)、阿糖胞苷(A)组成的IA方案和柔红霉素(DNR)、阿糖胞苷(A)组成的DA方案。

17．C。白血病患者需长期大量的化疗药物治疗,有骨髓抑制等不良反应,可加重患者的贫血、感染和出血的风险而危及生命。因此护士应密切观察患者用药后的不良反应。

18．D。长春新碱为微管蛋白活性抑制剂,可抑制蛋白质合成和功能,主要不良反应为外周神经毒性,静脉炎,轻度骨髓抑制。绝大多数化疗药均有不同程度的骨髓抑制作用,使白细胞和血小板减少。消化道反应为化疗药最常见的毒性反应,如甲氨蝶呤不良反应可见口腔炎。环磷酰胺为烷化剂,可引起出血性膀胱炎、脱发。

19．D。多数化疗药物对组织刺激大,多次静脉注射可引起静脉炎,若药液外渗可引起局部组织坏死、蜂窝织炎,故仅用于静脉注射。滴注时速度要慢,输注完毕后用生理盐水冲管后拔针。对需长期治疗患者,护士应为其制订静脉使用计划,左、右臂交替使用,以保护静脉。化疗药物药液一旦外渗,应立即停止给药,保留针头接注射器回抽后,注入解毒剂再拔针,之后应用地塞米松或利多卡因局部封闭,间断冰敷24小时,肢体抬高48小时,报告医师并记录。

20．D。发热为急性白血病早期表现,也是最常见的症状;高热常提示有继发感染,引起感染的原因主要是成熟粒细胞缺乏或功能缺陷,致病菌侵袭机体;最常见的致病菌为革兰阴性杆菌,如肺炎克雷伯杆菌、铜绿假单胞菌、大肠埃希菌等。

21．D。白血病患者免疫力低下,易发生真菌感染,以口腔炎、牙龈炎、咽峡炎最多见,因此应加强口腔护理。

22．D。骨髓象检测可作为某些贫血疾病的确诊性实验,多在诊断困难时进行。

23．D。该患者发生鼻出血,应避免用力擤鼻或用手挖鼻痂,可用液状石蜡滴鼻,防止黏膜干裂出血。

24．B。再生障碍性贫血是一种由多种原因引起的骨髓造血功能衰竭征,其典型血象呈正细胞正色素性贫血、全血细胞减少,但三系细胞减少的程度不同。该患者全血细胞减少,即红细胞<3.5×10^{12}/L,白细胞<2.0×10^9/L,血小板50×10^9/L,考虑为再生障碍性贫血。急性白血病的白细胞计数增多,甚至可>100×10^9/L。缺铁性贫血典型血象为小细胞低色素性贫血,血红蛋白降低较红细胞更明显,白细胞、血小板正常或减低。

25．A。再生障碍性贫血是由多种原因导致造血干细胞的数量减少、功能障碍所引起的一类贫血,又称骨髓造血功能衰竭症。临床主要表现为骨髓造血功能低下,进行性贫血、感染、出血和全血细胞减少。该患者血象均低于正常,符合再障的特点;急性再障的首发表现是感染、出血,慢性再障的表现是贫血为主,应考虑为急性再障。急性白血病的表现为贫血、发热、出血、白血病细胞浸润的表现,血象检查多数患者白细胞计数增多,少数白细胞正常或减少。特发性血小板减少

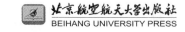

性紫癜分为急性型和慢性型,急性型多见于儿童,全身皮肤现瘀点、紫癜及大小不等的瘀斑,好发于四肢,以下肢为多见;慢性型多见于育龄期妇女,患者常以月经过多为主,甚至是唯一症状,红细胞和血红蛋白下降,白细胞多正常。

26．A。糖皮质激素为特发性血小板减少性紫癜的首选治疗药物,其作用机制为减少自身抗体生成及减轻抗原抗体反应,抑制单核 - 巨噬细胞系统对血小板的破坏,改善毛细血管通透性,刺激骨髓造血及血小板向外周血的释放等,常用泼尼松、地塞米松等。

27．E。特发性血小板减少性紫癜患者血小板≤$20×10^9$/L 时,应绝对卧床,保持心情平静,避免严重出血或颅内出血。便秘时可使用开塞露,保持睡眠充足、情绪稳定、大小便通畅和有效控制高血压是预防颅内出血的有效措施。患者的皮肤应保持清洁,避免搔抓皮肤、肢体碰撞或外伤。糖皮质激素为治疗特发性血小板减少性紫癜的首选药物,常用泼尼松、地塞米松等,当患者有剧烈咳嗽时,可遵医嘱使用镇咳药。

28．C。急性白血病患者骨髓造血功能受抑时表现为发热、出血、贫血,白血病细胞增殖浸润时表现为淋巴结和肝脾肿大、胸骨下段的局部压痛,早期检查可见血小板轻度减少或正常,晚期极度减少。该患者发热、皮肤出血、贫血,胸骨压痛,肝肋下 1cm,脾肋下 5cm。血小板 $20×10^9$/L,考虑为急性白血病。血小板减少性紫癜患者常有呼吸道病毒感染的前驱症状,起病急骤,以自发性皮肤、黏膜及内脏出血为主要表现。再生障碍性贫血血象呈正细胞正色素性贫血,全血细胞减少。巨幼红细胞性贫血典型血象呈大细胞性贫血,血红细胞数下降较血红蛋白量更明显。溶血性贫血主要表现为贫血、黄疸和脾大,实验室检查见红细胞破坏增多和红系造血代偿性增生。

29．C。防治中枢神经系统白血病可行药物鞘内注射,常用药物是甲氨蝶呤、阿糖胞苷,可同时加地塞米松;甲氨蝶呤是二氢叶酸还原酶抑制剂,可影响核酸生物合成,通常在白血病缓解后开始鞘内注射。柔红霉素联合阿糖胞苷用于急性髓系白血病。长春新碱属于微管蛋白活性抑制剂,主要用于急性淋巴细胞白血病。环磷酰胺抗瘤谱广,

为目前广泛应用的烷化剂,对急性淋巴细胞白血病、肺癌、乳腺癌、卵巢癌等均有一定疗效。阿糖胞苷亦可用于中枢神经系统白血病,但不是治疗中枢神经系统白血病的首选药。

30．D。该患者实验检查为正细胞性贫血,考虑患者发生了再生障碍性贫血。再生障碍性贫血典型血象呈正细胞正色素性贫血。缺铁性贫血的典型血象为小细胞低色素性贫血。营养性巨幼细胞性贫血的典型血象呈大细胞性贫血。地中海贫血血涂片可见红细胞大小不均、嗜碱性点彩红细胞增多。

31．C。轻度贫血时血红蛋白浓度＞90g/L,中度贫血时血红蛋白浓度 60～90g/L,重度贫血时血红蛋白浓度为 30～59g/L,极重度贫血时血红蛋白浓度为＜30g/L。该患者血红蛋白浓度为40g/L,贫血程度为重度。

32．E。结合病例,患者可能发生了特发性血小板减少性紫癜;特发性血小板减少性紫癜表现为畏寒、发热,鼻腔、牙龈、口腔黏膜出血,甚至可有内脏出血,如呕血、便血、咯血等,女性患者月经过多较常见;血象检查可见红细胞、血红蛋白及血小板下降,白细胞多正常。

33．A。特发性血小板减少性紫癜常有呼吸道病毒感染的前驱症状,起病急,常有畏寒、发热,以自发性皮肤、黏膜及内脏出血为主要表现,出血多时可有贫血,但无脾大;血象检查可见血小板减少。

34．D。颅内出血是特发性血小板减少性紫癜患者死亡的主要原因,是最严重的并发症,当初患者出现嗜睡、头痛、呕吐、视物模糊、瞳孔不等大、昏迷等症状时,提示可能有颅内出血,应重点监测患者的血小板计数。

35．A。白消安(马利兰)在大分子水平上直接破坏 DNA 的双链,影响蛋白质的合成,能杀灭处于增殖周期各时相的癌细胞,用于治疗慢性粒细胞白细胞。

36．E。雄激素为治疗非重型再障的首选药物,其作用机制是刺激肾产生促红细胞生成素,对骨髓有直接刺激红细胞生成的作用。常用的药物有司坦唑醇、十一酸睾酮和丙酸睾酮等。疗效判断

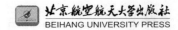

指标为网织红细胞或血红蛋白升高。

37．C。缺铁性贫血是体内贮存铁缺乏，导致血红蛋白合成减少而引起的一种小细胞低色素性贫血。去除病因是防止缺铁性贫血复发关键环节，首选口服铁剂，如硫酸亚铁、富马酸亚铁等，是红细胞成熟阶段合成血红蛋白必不可少的原料。

38．B。泼尼松为糖皮质激素。小剂量糖皮质激素主要抑制细胞免疫，大剂量则可抑制由 B 细胞转化成浆细胞的过程，使抗体生成减少，干扰体液免疫，为特发性血小板减少性紫癜首选药物。

39．A。慢性特发性血小板减少性紫癜以育龄期妇女多见，可能与体内雌激素水平较高有关，起病缓慢隐匿，一般无前驱症状。

40．A。系统性红斑狼疮（SLE）是一种慢性自身免疫性结缔组织疾病，女性患者比例明显高于男性，推测是由于女性体内雌激素与淋巴细胞受体结合，增进淋巴细胞的活化及生存，因此延长了免疫反应的持续时间。

41．E。60%～80% 患者可见淋巴结肿大，是白血病细胞增殖浸润的表现。肿大的淋巴结较硬，无粘连，压痛，可移动，疾病进展时可融合，形成大而固定的团块，是慢性淋巴细胞白血病首发体征。

42．A。贫血为急性白血病的首发症状，呈进行性加重。贫血的原因主要是骨髓中白血病细胞极度增生与干扰，造成正常红细胞生成减少而无效性红细胞生成，导致出现溶血、出血等表现。

43．D。脾大是慢性粒细胞白血病最突出的体征，可达脐或脐以下，质地坚实、平滑、无压痛。但脾梗死时，有明显压痛。

第七章　内分泌代谢性疾病

1．B。甲状腺激素分泌不足可引起婴幼儿的呆小症、成人的黏液性水肿。甲状腺激素分泌过多可致甲状腺功能亢进。生长激素分泌不足可致侏儒症。生长激素分泌过多可致巨人症。原发性肾上腺皮质功能减退症（艾迪生病）主要由肾上腺本身的病变致肾上腺皮质激素分泌不足引起。

2．E。硫脲类抗甲状腺药物的不良反应有粒细胞减少、皮疹、皮肤瘙痒、中毒性肝病和血管炎等。粒细胞缺乏是最严重的不良反应。

3．B。甲状腺激素是体内唯一储存在细胞外的内分泌激素，能促进机体的新陈代谢和生长发育，特别对脑和骨骼的正常发育和功能有重要的作用。甲状腺激素分泌不足可引起婴幼儿的呆小症、成人的黏液性水肿，分泌过多可致甲状腺功能亢进。

4．A。下丘脑是神经内分泌中心，通过与垂体的密切联系，将神经调节和体液调节融为一体。下丘脑合成释放激素和抑制激素，调节相关靶腺合成各类激素，构成一个神经内分泌轴。靶腺素又对垂体和下丘脑进行反馈，保持动态平衡。

5．C。实测体重超过标准体重的 10%～20% 或体重指数 24～27.9kg/m² 为超重，超过标准体重的 20% 或体重指数 ≥28kg/m² 为肥胖。超过标准体重的 20%～30% 为轻度肥胖，超过标准体重的 30%～50% 为中度肥胖，超过标准体重的 50% 以上为重度肥胖。

6．E。甲状腺危的诱因包括应激状态(感染、手术、放射性碘治疗等)、严重躯体疾病（心力衰竭、低血糖症、败血症、脑卒中、急腹症等）、口服过量 TH 制剂、严重精神创伤、手术中过度挤压甲状腺。

7．C。甲巯咪唑(他巴唑)为硫脲类抗甲状腺药物，其作用机制为通过抑制甲状腺内过氧化物酶系及碘离子转化为新生态碘或活性碘，抑制酪蛋白的碘化和耦联，使氧化碘不能与甲状腺球蛋白结合，从而阻断甲状腺激素的合成。

8．D。三碘甲状腺原氨酸抑制试验(T₃ 抑制试验)用于鉴别单纯性甲状腺肿和甲亢。也可作为抗甲状腺药物治疗甲亢的停药指标。

9．D。血清游离 T₄（FT₄）和游离 T₃（FT₃）能更准确地反映甲状腺的功能状态，血清 T₃、T₄ 增高是甲亢最有意义的检查。血清促甲状腺素（TSH）是诊断甲亢的首选指标，甲状腺性甲亢时，血 T₃、T₄ 增高，反馈抑制 TSH，因此 TSH 不增高支持甲状腺性甲亢的诊断。

10．D。甲亢患者应给予高热量、高蛋白、高维

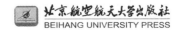

生素及矿物质丰富的饮食。主食应足量，可增加奶类、蛋类、瘦肉类等优质蛋白，以纠正负氮平衡。

11．B。甲亢时主要药物有咪唑类的甲巯咪唑（他巴唑）和硫氧嘧啶类的丙硫氧嘧啶，优先选择甲巯咪唑，因丙硫氧嘧啶肝毒性较强。但是本题中没有甲巯咪唑，所以答案应选择丙基硫氧嘧啶。氢化可的松可用于严重的支气管哮喘疾病。心得安即普萘洛尔用于高血压、心绞痛等疾病。

12．C。喉返神经损伤，多因手术处理甲状腺下极时损伤。单侧喉返神经损伤引起声音嘶哑，可由健侧声带向患侧过度内收而代偿。双侧喉返神经损伤可引起两侧声带麻痹、失声或呼吸困难，甚至窒息，需立即行气管切开。

13．A。大血管病变是糖尿病最严重而突出的并发症，如冠心病、脑血管病、肾动脉硬化、肢体外周动脉硬化等。

14．D。糖化血红蛋白（HbA1c）测定可反映取血前8～12周血糖的总水平，可稳定而可靠地反映患者的预后。HbA1c ≥ 6.5% 可作为诊断糖尿病的参考。

15．B。控制饮食是治疗糖尿病最基本的措施，凡糖尿病患者都需要饮食治疗。饮食治疗应以控制总热量为原则，实行低糖、低脂（以不饱和脂肪酸为主）、适当蛋白质、高纤维素（可延缓血糖吸收）、高维生素饮食。

16．E。阿卡波糖为葡萄糖苷酶抑制剂，用药时需与第一口饭嚼服。格列美脲为磺酰脲类药物，服用时从小剂量开始，于早餐前半小时口服。二甲双胍属于双胍类，是2型糖尿病首选药物，于餐中或餐后服，小剂量开始。吡格列酮为噻唑烷二酮类药物，每天1次，固定时间服用。那格列奈属于格列奈类药物，于餐前即刻服用。

17．D。甲状腺肿多见于女性，一般无明显症状，甲状腺轻、中度肿大，表面平滑，质地较软；重度肿大可引起压迫症状，出现呼吸困难、吞咽困难、声音嘶哑等；胸骨后甲状腺肿可引起上腔静脉回流受阻，出现面部青紫、肿胀。咳粉红色泡沫痰可见于急性肺水肿。

18．D。甲状腺危象（甲亢危象）多发生于较重甲亢未予治疗或治疗不充分，导致大量 T_3、T_4

释放入血。

19．A。该患儿9岁，多饮、多食、多尿、消瘦2个月，查空腹血糖13mmol/L，尿糖（++），尿酮（+），可考虑患儿发生1型糖尿病。1型糖尿病的发病机制为胰岛B细胞被破坏而导致胰岛素绝对缺乏。

20．D。该患者注射胰岛素后出现强烈饥饿感、心悸、手颤、出汗，可考虑发生了低血糖。患者服用胰岛素促泌剂和注射胰岛素等药物后，通常在没有进餐的情况下，可出现心悸、疲乏、饥饿感、出冷汗、脉速、恶心、呕吐，重者抽搐、昏迷，甚至死亡等低血糖反应。

21．D。该患者有糖尿病病史，血钠140mmol/L，血糖28.9mmol/L，尿酮（++），可考虑发生了酮症酸中毒。糖尿病酮症酸中毒（DKA）为最常见的糖尿病急症，可表现为疲乏、恶心、呕吐、头痛、嗜睡、呼吸深大（库斯莫呼吸），呼气中有烂苹果味（丙酮味），后期严重失水，尿少，血压下降、心率加快，血酮体多在3.0mmol/L以上，血糖一般为16.7～33.3mmol/L。

22．B。糖尿病主要是由遗传和环境因素的复合病因引起的临床综合征。2型糖尿病与遗传有关，有家族史，常见于40岁以上成人，多数为超重者，高热量饮食，体力活动不足和化学毒物等均可成为其发病的环境因素。

23．D。糖尿病患者的外周组织对葡萄糖利用障碍，脂肪分解增多，蛋白质代谢负平衡，出现乏力、消瘦，儿童生长发育受阻。

24．B。糖尿病患者的血糖升高后因渗透性利尿引起多尿，继而口渴多饮。

25．E。甲状腺功能减退症典型表现为畏寒少汗、乏力少言，关节疼痛、手足肿胀感，记忆力减退、反应迟钝、嗜睡、抑郁、便秘，少食而体重增加，女性月经过多或不孕，男性出现勃起功能障碍。

26．A。原发性肾上腺皮质功能减退症是由于肾上腺皮质激素分泌不足所致，可见全身性色素沉着。

27．E。手术治疗适用于甲状腺肿出现压迫症状、药物治疗无好转或疑有甲状腺结节癌变者。

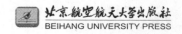

28．C。^{131}I 治疗现已成为欧美国家治疗成人甲亢的首选疗法，永久性甲状腺功能减退为其主要并发症，常难以避免。

29．B。甲亢首选的治疗药物为咪唑类药物（甲巯咪唑即他巴唑、卡比马唑）或硫脲类药物（丙硫氧嘧啶），其作用机制为通过抑制甲状腺内过氧化物酶系及碘离子转化为新生态碘或活性碘，从而阻断甲状腺激素的合成，丙硫氧嘧啶肝毒性较强，一般优先选择甲巯咪唑，但甲巯咪唑可致胎儿皮肤发育不良，妊娠期（1～3 个月）甲亢者应首选丙硫氧嘧啶。

30．C。轻度甲亢基础代谢率为 +20%～+30%。基础代谢率 ％＝（脉压 + 脉率）－ 111，正常值为 ±10%，+20%～+30% 为轻度甲亢，+30%～+60% 为中度甲亢，+60% 以上为重度甲亢，测定应在禁食 12 小时、睡眠 8 小时以上、静卧空腹状态下进行。

31．E。重度甲亢基础代谢率为 +60% 以上。基础代谢率 ％＝（脉压 + 脉率）－ 111，正常值为 ±10%，+20%～+30% 为轻度甲亢，+30%～+60% 为中度甲亢，+60% 以上为重度甲亢，测定应在禁食 12 小时、睡眠 8 小时以上、静卧空腹状态下进行。

32．D。瑞格列奈属于格列奈类药物，可刺激胰岛素的早时相分泌而降低餐后血糖。

33．C。阿卡波糖属于葡萄糖苷酶抑制剂，可抑制小肠 α- 葡萄糖苷酶而延缓糖类的吸收，降低餐后高血糖。

34．E。罗格列酮属于噻唑烷二酮类药物，可增强靶组织对胰岛素的敏感性，改善胰岛素抵抗，而降低血糖。

第八章　风湿性疾病

1．D。风湿性疾病病程缓慢，常见症状有关节疼痛、肿胀、功能障碍及多器官系统的损害症状。风湿热可致关节炎伴红肿热，但预后好，无关节破坏。类风湿关节炎随病情进展会有不同程度的关节损伤，甚至关节畸形。

2．E。细胞核受抗体作用变性成为的嗜酸性团块称为狼疮小体（苏木紫小体），是诊断系统性红斑狼疮的特征性依据。系统性红斑狼疮患者小动脉周围有显著向心性纤维增生，以脾中央动脉最明显，可表现为"洋葱皮样"病变。

3．A。系统性红斑狼疮（SLE）是一种具有多系统、多脏器损害表现，有明显免疫紊乱的慢性自身免疫性结缔组织疾病，血清中存在以抗核抗体为代表的多种致病性自身抗体。

4．C。氯喹为抗疟药，服用期间应定期查眼底，注意观察有无视网膜退行性病变。阿司匹林的最常见不良反应为胃肠道反应，应注意保护胃黏膜。强的松属于中效类糖皮质激素，可影响蛋白质代谢，增加钙、磷的排泄，从而引发骨质疏松。环磷酰胺属于烷化剂，对骨髓有抑制作用，也可出现出血性膀胱炎。长春新碱属于微管蛋白活性抑制剂，有外周神经毒性，可发生静脉炎及组织坏死。

5．B。糖皮质激素是目前治疗重症系统性红斑狼疮的首选药，具有显著抑制炎症反应和抗免疫作用。在炎症急性期可减轻充血、水肿和渗出，减少炎症介质释放，改善红、肿、热、痛等症状；在炎症慢性期可防止组织粘连和瘢痕，减轻炎症后遗症。对症状轻微、无重要脏器损害、发热及关节痛的系统性红斑狼疮者可用非甾体抗炎药。免疫抑制药有助于更好地控制系统性红斑狼疮活动，减少复发，减少长期激素的需要量和不良反应。以皮肤损害为主的轻型系狼疮者可用抗疟药。

6．C。狼疮性肾炎是系统性红斑狼疮最常见和最严重的临床表现，是系统性红斑狼疮患者死亡的常见原因，几乎所有患者均有肾损害。早期多无症状，仅有尿检异常，病情进展后可出现蛋白尿、血尿、管型尿、水肿、高血压，甚至肾衰竭。

7．B。系统性红斑狼疮患者应保持皮肤清洁干燥，可用温水冲洗或擦洗，避免使用碱性肥皂和化妆品，防止刺激皮肤。外出时注意遮阳，避免阳光直接照射裸露皮肤，必要时穿长袖衣裤、戴遮阳帽、打伞，禁忌日光浴。保持口腔清洁，口腔黏膜破损者晨起、睡前、进餐前后用漱口液漱口，防止感染。脱发者宜减少洗头次数，避免染发、烫发、卷发，可用戴帽子或假发等方法遮盖脱发。

8．D。类风湿关节炎是以慢性侵蚀性、对称性多关节炎为主要表现的异质性、全身性自身免疫性疾病。关节痛是本病最早出现的症状，表现为对称性、持续性多关节炎，常累及小关节。关节畸形是本病的结局。晨僵是类风湿关节炎的突出症状，是观察本病活动性的重要指标。

9．A。类风湿关节炎是以慢性侵蚀性、对称性多关节炎为主要表现的异质性、全身性自身免疫性疾病。其基本病理改变是滑膜炎和血管炎，滑膜炎是关节表现的基础，血管炎是关节外表现的基础，炎症破坏软骨和骨质，最终可致关节畸形和功能丧失。

10．E。关节痛是类风湿关节炎最早出现的症状，表现为对称性、持续性多关节炎，时轻时重，伴有压痛，常累及小关节，以近端指间关节、掌指关节及腕关节最常见。

11．A。非甾体抗炎药通过抑制前列腺素的生成，达到消炎镇痛的目的，是类风湿关节炎非特异性对症治疗的首选药物，常用阿司匹林。糖皮质激素（泼尼松）具有强大的抗炎作用，适用于活动期关节外症状或关节炎明显而非甾体抗炎药无效者。甲氨蝶呤是改变病情的抗风湿药物首选，其他常用药物有来氟米特、柳氮磺吡啶、羟氯喹和氯喹、环磷酰胺、环孢素等。常与非甾体抗炎药合用。

12．D。类风湿关节炎是以慢性侵蚀性、对称性多关节炎为主要表现的异质性、全身性自身免疫性疾病。关节痛是其最早出现的症状，表现为对称性、持续性多关节炎，时轻时重，伴有压痛，常累及小关节。

13．C。晨僵多持续时间常超过1小时，活动后缓解，是类风湿关节炎的突出症状，是观察本病活动性的重要指标。关节疼痛、肿胀，梭状指均与类风湿关节炎活动性无关。

14．C。类风湿结节为类风湿关节炎最常见的特异性皮肤表现，提示本病处于活动期。好发于前臂伸面、肘鹰嘴突附近、枕部、跟腱等关节隆突部及经常受压部位的皮下，大小不等，坚硬如橡皮，无压痛，对称性分布。

15．D。吲哚美辛属于非甾体抗炎药，主要通过抑制环氧化酶活性，减少前列腺素合成而具有抗炎、止痛、退热作用，是临床常用的类风湿关节炎治疗药物。慢作用抗风湿药发挥作用慢，大约在用药4～12周后起效，是治疗类风湿关节炎的基础药物，包括甲氨蝶呤、硫唑嘌呤、环磷酰胺、青霉胺（现已少用）。

16．C。非甾体抗炎药是类风湿关节炎非特异性对症治疗的首选药物，常用阿司匹林（乙酰水杨酸）等。其药理机制为通过抑制前列腺素的生成，达到消炎镇痛的目的。红霉素、青霉素都属抗感染类药物，用于治疗细菌感染引起的疾病。维生素C、维生素D属维生素类。

17．B。该患者抗双链DNA抗体（+），考虑发生了系统性红斑狼疮；抗双链DNA抗体检查特异性高达95%，是系统性红斑狼疮的标志抗体之一，多见于活动期。

18．A。阿司匹林主要的不良反应为胃肠道反应，嘱患者饭后服用的目的是减少胃黏膜刺激，减轻胃部不适感。

19．C。系统性红斑狼疮患者应给予高热量、高蛋白、高维生素、低脂肪、易消化的饮食，肾功能不全者给予低盐、优质低蛋白饮食，限制水钠摄入；该患者尿中有蛋白（++），管型（+），提示肾功能不全，应给予低蛋白高维生素低盐高热量饮食。

20．D。系统性红斑狼疮患者应避免所有可能诱发疾病的因素，如注射活疫苗、口服避孕药、日晒、分娩、手术、劳累、感冒、情绪激动等。化妆品可刺激皮肤，应避免使用。同时患者应遵医嘱准确用药，不可自行增减或停用药物，以免发生反跳。

21．D。狼疮性肾炎是系统性红斑狼疮最常见和最严重的临床表现，早期多无症状，仅有尿检异常，病情进展后可出现蛋白尿、血尿、管型尿、水肿、高血压，甚至肾衰竭。该患者有系统性红斑狼疮病史，尿中有蛋白（++），管型（+），考虑发生了狼疮性肾炎。

22．B。该患者为28岁女性，双手掌指关节及近端指关节呈对称性、持续性疼痛6个月，关节肿胀呈梭形，伴有晨僵及畸形，检查可见类风湿

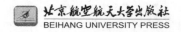

因子（+），C 反应蛋白增高，考虑患者发生了类风湿关节炎。其基本病理改变是滑膜炎和血管炎，滑膜炎是关节表现的基础，血管炎是关节外表现的基础，炎症破坏软骨和骨质，最终可致关节畸形和功能丧失。

23．A。类风湿关节炎患者关节肿胀是由关节腔内积液、关节周围软组织炎症或滑膜肥厚引起，与关节痛部位相同，常呈对称性，与本病的活动性无关。晨僵、类风湿结节、C 反应蛋白增高、类风湿因子（+）均可提示本病处于活动期。

24．E。糖皮质激素具有强大的抗炎作用，适用于活动期关节外症状或关节炎明显而非甾体抗炎药无效者，应用小剂量、短疗程治疗。活动期发热或关节疼痛明显患者应卧床休息，限制受累关节活动，保持正确的体位，但不宜绝对卧床。当病变发展至关节强直时，应保持关节功能位，以保持肢体生理功能。病情缓解后，鼓励患者及早进行功能锻炼，运动量要适当，循序渐进，由被动运动过渡到主动运动，防止关节僵硬和肌肉萎缩。

25．A。类风湿关节炎最早出现的症状为关节痛，表现为对称性、持续性多关节炎，时轻时重，伴有压痛。常累及小关节，以近端指间关节、掌指关节及腕关节最常见，大关节也可受累。

26．C。急性痛风性关节炎是原发性痛风最常见的首发症状，多数首次发作累及单一关节，以第 1 跖趾关节最常见，受累关节可出现红、肿、热、痛和功能障碍，其他常见受累部位为足背、踝、足跟、膝、腕、指、趾和肘关节。

27．D。系统性红斑狼疮患者体内抗体直接侵袭中小血管，临床上出现血管炎；类风湿关节炎基本病理改变是滑膜炎和血管炎，血管炎是其关节外表现的基础。

28．B。系统性红斑狼疮患者小动脉周围有显著向心性纤维增生，以脾中央动脉最明显，可表现为"洋葱皮样"病变。

第九章　理化因素所致疾病

1．C。二巯基丙醇其活性巯基可与某些金属物

形成无毒、难解离、可溶的螯合物并由尿排出。此外，还能夺取已与酶结合的重金属，使酶恢复活力，达到解毒目的。主要用于治疗汞、金等中毒。

2．C。出现硫酸镁中毒时，可遵医嘱给予 10% 的葡萄糖酸钙 10ml 解救，在 5 ~ 10 分钟静脉缓慢推注完毕。

3．D。急性中毒时宜尽早、彻底洗胃，以清除胃内毒物或刺激物，减少毒物吸收，于服毒 6 小时内洗胃效果最好。洗胃时根据患者情况选择合适卧位，每次灌入量以 300 ~ 500ml 为宜，不可超过 500ml。

4．D。洗胃可清除中毒患者胃内毒物或刺激物，以减少毒物吸收，于服毒 6 小时内洗胃效果最好。

5．D。急性中毒是指有毒的化学物质短时间内或一次超量进入人体而造成组织、器官器质性或功能性损害。急性中毒患者首先应立即脱离中毒现场，终止接触毒物。

6．C。加强毒物的管理，严格遵守有关毒物的防护和管理制度是预防中毒的最重要措施。

7．E。毒物经皮肤黏膜吸收中毒者应立即脱离中毒现场，迅速脱去污染衣服，用肥皂水反复清洗污染皮肤、头发和指甲，禁用热水或乙醇，以防皮肤血管扩张促进毒物吸收。

8．B。有机磷农药能与体内胆碱酯酶迅速结合成稳定的磷酰化胆碱酯酶，使胆碱酯酶丧失分解能力，导致大量乙酰胆碱蓄积，引起毒蕈碱样、烟碱样和中枢神经系统症状和体征。

9．A。胆碱酯酶复能剂常用有碘解磷定和氯解磷定，其作用机制是与磷酰化胆碱酯酶中的磷形成结合物，使其与胆碱酯酶酶解部位分离，恢复胆碱酯酶活性，对缓解烟碱样症状作用明显，但对解除毒蕈碱样症状效果差，不能对抗呼吸中枢的抑制，应与阿托品合用。

10．A。口服有机磷农药中毒者要用清水、生理盐水、2% 碳酸氢钠（敌百虫禁用）或 1 ： 5000 高锰酸钾（对硫磷、乐果禁用）反复洗胃。敌百虫遇碱变成毒性更大的敌敌畏，因此禁用 2% 碳酸氢钠洗胃。

11．B。阿托品化表现为瞳孔扩大、神志清楚或

模糊、心率快而有力（≤120次/分）、颜面潮红、皮肤干燥、体温正常或轻度升高、肺部啰音消失。

12. D。全血胆碱酯酶活力测定是诊断有机磷农药中毒的特异性指标，对判断中毒程度、疗效和预后极为重要，胆碱酯酶活性降至正常人的70%以下即可诊断。

13. B。阿托品属毒蕈碱胆碱能神经受体拮抗剂，能竞争性地与毒蕈碱胆碱受体结合，阻断乙酰胆碱（ACh）与副交感神经和中枢神经系统的毒蕈碱胆碱受体结合，能有效缓解毒蕈碱样症状和呼吸中枢抑制，是解救有机磷农药中毒的关键。重度有机磷农药中毒并发肺水肿、呼吸肌麻痹、呼吸中枢衰竭的患者，应清除呼吸道分泌物，及时行气管插管或气管切开，以维持呼吸道通畅，不可应用氨茶碱和吗啡。

14. C。一氧化碳中毒时，一氧化碳（CO）可与血红蛋白（Hb）结合，形成稳定的碳氧血红蛋白（COHb），CO与Hb的亲和力比氧与Hb亲和力大240倍，COHb不能携氧且不易解离，机体可发生组织和细胞缺氧。

15. A。高压氧可以提高动脉血氧分压，从而增加血氧的弥散量和弥散距离，保证大脑等重要器官的氧供，减小重要脏器的缺氧损害；动脉血氧分压的增高，又可提高了氧与一氧化碳竞争血红蛋白的能力，从而有利于碳氧血红蛋白的解离，促进患者康复。

16. B。血液碳氧血红蛋白测定是诊断一氧化碳中毒的特异性指标，需在脱离中毒现场8小时内采集标本。

17. D。一氧化碳中毒患者应输入浓缩红细胞，缓解组织和细胞缺氧。一氧化碳（CO）可与血红蛋白（Hb）结合，形成稳定的碳氧血红蛋白（COHb），CO与Hb的亲和力比氧与Hb亲和力大240倍，COHb不能携氧且不易解离，发生组织和细胞缺氧。

18. A。一氧化碳重度中毒时血液碳氧血红蛋白（COHb）浓度＞50%，表现为深昏迷，呼吸抑制，休克，肺水肿，心律失常或心力衰竭，病死率高，清醒后多有并发症。意识模糊、意识模糊、口唇呈樱桃红色为一氧化碳中度中毒表现。头晕、头痛为一氧化碳轻度中毒表现。

19. C。氧疗是治疗CO中毒最有效的方法；头痛、恶心、COHb浓度＞40%者可行高压氧舱治疗，高压氧舱是CO中毒者最好的给氧方式，无高压氧舱治疗指征者给予高浓度吸氧治疗。一氧化碳与血液中的血红蛋白结合成稳定的血红蛋白（COHb），吸入氧气可加速COHb解离，增加一氧化碳排出。当吸入新鲜空气时，由COHb释放出CO半量约4小时；吸入纯氧可缩短至30～40分钟；吸入3个大气压的纯氧可缩短至20分钟。

20. C。急性一氧化碳中毒患者清醒后应休息2周，警惕迟发性脑病的发生。约3%～10%重度一氧化碳中毒患者经过2～60天"假愈期"可发生迟发性脑病，即出现精神症状（如人格改变等）、锥体系（如单侧或双侧瘫痪等）或锥体外系神经损害和癫痫发作等。

21. E。一氧化碳中度中毒时血液碳氧血红蛋白（COHb）浓度为30%～40%，表现为面色潮红，口唇樱桃红色，脉快，多汗，意识模糊或浅昏迷。

22. D。中暑是指在高温（室温＞32℃）、湿度大（＞60%）及无风的环境中，因体温调节中枢功能障碍、汗腺功能衰竭和水电解质丧失过多，导致以中枢神经系统和心血管功能障碍为主要表现的热损伤性疾病；年老体弱、产妇、营养不良、慢性疾病、睡眠不足、工作时间过长、劳动强度过大、过度疲劳等易诱发中暑。

23. B。热衰竭发病机制为体液和钠盐丢失过多，外周血管扩张，血容量不足，好发于老年人、产妇、儿童和慢性病患者，表现为面色苍白、大汗淋漓、脉搏细速、血压下降、晕厥甚至休克。

24. D。热衰竭为重度中暑中最常见类型，好发于老年人、产妇、儿童和慢性病患者，表现为面色苍白、大汗淋漓、脉搏细速、血压下降、晕厥甚至休克。

25. D。对中暑患者无论何种降温方法，肛温38℃时即可暂停降温，避免体温过低。

26. A。治疗热射病时应迅速采取各种降温措施，在1小时内将直肠温度降至38.0℃左右。

27. D。热痉挛患者首先补充氯化钠，可静滴生理盐水或葡萄糖盐水；若痉挛性疼痛反复发作，

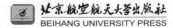

在补钠的基础上缓慢静脉注射 10% 葡萄糖酸钙。

28．C。中暑患者应转移至通风阴凉处，使用电风扇或空调，维持室温 20 ～ 25℃。

29．D。大量出汗和饮用低张液体后可引起低钠、低氯血症而发生热痉挛，表现为头痛、头晕，四肢、腹部和背部肌肉痉挛和疼痛，以腓肠肌最常见，呈对称性和阵发性。

30．C。对于毒物不明的患者，护士在洗胃前应抽取毒物立即送检以明确毒物的种类和性质，然后根据检验结果做对症处理，即选择合适的洗胃液清除尚未吸收的毒物。

31．B。有机磷农药的主要中毒机制是抑制体内胆碱酯酶的活性，导致横纹肌运动神经过度兴奋，出现颜面、眼睑、舌肌、四肢和全身肌纤维颤动，甚至强直性痉挛。

32．C。毒蕈碱样症状是由副交感神经末梢过度兴奋引起，出现最早，主要表现为平滑肌痉挛，如瞳孔缩小、腹痛、腹泻等。

33．B。急性一氧化碳中毒患者清醒后应休息 2 周，警惕迟发性脑病的发生。约 3% ～ 10% 重度一氧化碳中毒患者经过 2 ～ 60 天"假愈期"可发生迟发性脑病，即出现精神症状（如人格改变等）、锥体系（如单侧或双侧瘫痪等）或锥体外系神经损害和癫痫发作等。

34．C。煤气中毒患者现场救护首先应及时脱离中毒环境，吸入新鲜空气。

35．D。大量出汗和饮用低张液体后可引起低钠、低氯血症而发生热痉挛，表现为头痛、头晕，四肢、腹部和背部肌肉痉挛和疼痛，以腓肠肌最常见，呈对称性和阵发性。该患者大量流汗喝了大量水后，感到乏力，腿痛不能走路，并有腹痛，可能发生了热痉挛。

36．C。快速降温是治疗中暑的首要措施，病死率与体温过高及持续时间密切相关，如果降温延迟，死亡率明显增加。降温目标为核心体温迅速降至 39℃下，之后放缓降温速度，在 1 小时内将直肠温度降至 38.0℃左右。

37．B。该患者烈日下劳动 3 小时后出现面色苍白、大汗、脉速、呼吸浅快、意识不清、血压 79/49mmHg，考虑患者可能发生了热衰竭。热衰竭为中暑的最常见类型，表现为面色苍白、大汗淋漓、脉搏细速、血压下降、晕厥甚至休克。

38．A。乐果洗胃溶液为 2% ～ 4% 碳酸氢钠。

39．C。敌百虫中毒洗胃溶液为 1% 盐水或清水或 1 ∶ 15 000 ～ 1 ∶ 20 000 高锰酸钾。巴比妥类和灭鼠药中毒洗胃溶液为 1∶15 000 ～ 1 ∶ 20 000 高锰酸钾。

40．B。CO 中毒的机制是一氧化碳（CO）可与血红蛋白（Hb）结合形成稳定的碳氧血红蛋白（COHb）。CO 与 Hb 的亲和力比 O_2 与 Hb 亲和力大 240 倍，COHb 不能携氧且不易解离，发生组织和细胞缺氧。

41．A。有机磷农药中毒的机制是抑制体内胆碱酯酶的活性。有机磷农药能与体内胆碱酯酶迅速结合成稳定的磷酰化胆碱酯酶，使胆碱酯酶丧失分解能力，导致大量乙酰胆碱蓄积，引起毒蕈碱样、烟碱样和中枢神经系统症状和体征，严重者可因呼吸衰竭而死亡。

第十章　神经系统疾病

1．E。腰椎穿刺术后 24 小时内严格卧床，去枕平卧 4 ～ 6 小时，不可抬头，可适当转身，以防头痛、呕吐、眩晕等穿刺后反应。

2．D。延髓腹外侧部的病变可损害三叉神经脊束核，表现为同侧面部呈圆葱皮样分离性感觉障碍，即痛温觉缺失而触觉存在。

3．D。一侧脑干病变可引起交叉瘫，表现为病变侧脑神经麻痹和对侧肢体瘫痪。

4．C。感觉障碍者避免高热或过冷刺激，慎用热水袋或冰袋。

5．E。巴宾斯基征是经典的病理反射，提示锥体束受损。

6．D。浅昏迷的患者意识大部分丧失，无自主运动，对声、光刺激无反应，对压迫眶上缘等疼痛刺激可有痛苦表情及躲避反应，瞳孔对光反射、角膜反射、眼球运动、吞咽反射、咳嗽反射等可存在。

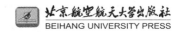

7．C。大脑占位病变有脑肿瘤、颅内血肿。三叉神经痛是由于半月神经节到脑桥间部分发生病变的疾病。脑震荡属于脑损伤疾病。癔症又称歇斯底里，是由于精神因素，如生活事件、内心冲突、暗示或自我暗示等作用于易感个体引起的急性精神疾病。休克是机体受到强烈的致病因素侵袭后，引起有效循环血容量锐减、组织灌注不足、细胞代谢紊乱和功能受损为特征的病理性综合征。

8．C。嗜睡是最轻度的意识障碍。患者处于持续睡眠状态，但能被言语或轻度刺激唤醒，醒后能正确、简单而缓慢地回答问题，但反应迟钝，刺激去除后又很快入睡。

9．A。短暂性脑缺血发作好发于中老年男性，发作突然，持续短暂 5～30 分钟，一般在 1 小时内恢复，最多不超过 24 小时，为局灶性神经功能丧失，不留神经功能缺失，反复发作。

10．D。双侧瞳孔不等大常提示同侧颅内病变（如颅内血肿、脑肿瘤等）所致的小脑幕切迹疝的发生。

11．D。短暂脑缺血发作一般在 1 小时内恢复，最多不超过 24 小时，为局灶性神经功能丧失，不留神经功能缺失。该患者口斜眼歪，肢体瘫痪，24 小时未经治疗自愈，考虑为短暂脑缺血发作。

12．B。在脑血管疾病诊断方面 CT 能够作出早期诊断，准确的鉴别诊断，并能直接显示出病变部位、范围和出血数量。目前 CT 成为诊断急性脑血管病（除蛛网膜下腔出血外）首选的检查项目。脑出血在 CT 图像上呈高密度影，脑缺血造成脑组织水肿和坏死，在 CT 图像上呈低密度影。

13．C。缺血性脑血管病以抗凝治疗为主，同时应用扩血管药、血液扩充剂以改善微循环。因此，服用阿司匹林抗血小板聚集。

14．C。癫痫发作间歇期仍有意识障碍，或癫痫发作持续 30 分钟以上或在短时间内频繁发作，称为癫痫持续状态。

15．A。治疗癫痫持续状态应迅速制止发作，首选地西泮 10～20mg 缓慢静脉注射，速度要慢，以免抑制呼吸。

16．A。单纯部分性发作型癫痫发作时程短，一般不超过 1 分钟，起始与结束均较突然，表现为

一侧肢体局部肌肉感觉障碍或节律性抽搐征，可出现幻觉，但无意识障碍。

17．C。癫痫是指多种原因导致的大脑神经元高度同步化异常放电所引起的短暂大脑功能失调的临床综合征。脑电图是诊断癫痫最重要的检查方法，对发作性症状的诊断有很大价值，有助于明确癫痫的诊断、分型和确定特殊综合征。

18．D。癫痫发作患者意识丧失，牙关紧闭、喉头痉挛、口腔和气管分泌物增多，保持呼吸道通畅是癫痫发作时的首要护理措施。

19．D。全面强直 - 阵挛发作旧称大发作，为最常见的癫痫发作类型之一，以意识丧失和全身对称性抽搐为特征。

20．B。癫痫持续状态指一次癫痫发作持续 30 分钟以上，或连续多次发作致发作间期意识或神经功能未恢复至通常水平。可见于任何类型的癫痫，但通常是指大发作持续状态。癫痫是以短暂性中枢神经系统功能失常为特征的慢性脑部疾病。患者可表现为感觉、运动、意识、精神、行为、自主神经功能障碍。具有发作性、短暂性、刻板性、重复性。发病机制迄今为止未完全阐明，神经系统具有复杂的调节兴奋和抑制的机制。

21．D。癫痫活动状态时发作，陪伴者应立即将患者缓慢置于平卧位，防止外伤，将压舌板置于患者口腔一侧上下白齿之间，防止舌、口唇和颊部咬伤。切忌用力按压患者抽搐肢体，以防骨折和脱白。松开领带和衣扣，解开腰带保持呼吸道通畅。禁止喂水防止误吸。

22．A。急性炎症性脱髓鞘性多发性神经病是免疫介导的迟发型超敏反应，而病毒感染可能对免疫反应起一种启动作用。

23．A。急性炎症性脱髓鞘性多发性神经病是一种自身免疫介导的周围神经病，主要损害多数脊神经根和周围神经，也常累及脑神经。

24．E。急性炎症性脱髓鞘性多发性神经病典型的脑脊液检查为细胞数正常而蛋白质明显增高，称蛋白 - 细胞分离现象。

25．C。急性炎症性脱髓鞘性多发性神经病患者临床表现以肢体对称性弛缓性肌无力为首发症状。自肢体远端开始呈上行性麻痹进展，由双下

肢开始逐渐累及躯体肌、脑神经，急性起病者在24小时内可因呼吸肌瘫痪导致呼吸困难，是本病死亡的主要原因。

26．B。肢体对称性弛缓性肌无力为急性炎症性脱髓鞘性多发性神经病首发症状，表现为自肢体远端开始呈上行性麻痹进展，由双下肢开始逐渐累及躯体肌、脑神经。

27．D。肢体对称性弛缓性肌无力为急性炎症性脱髓鞘性多发性神经病首发症状，表现为自肢体远端开始呈上行性麻痹进展，由双下肢开始逐渐累及躯体肌、脑神经。

28．E。急性感染性多发性神经根炎患者出现呼吸肌麻痹时应及时气管切开或气管插管，必要时使用机械通气以保证有效的通气和换气。

29．C。颈项强直是脑膜刺激征中的一种，是各种脑膜炎与蛛网膜下腔出血的常见体征。颈强直由颈上节段的神经根受刺激引起，被检者表现为颈部屈向胸部时颈部僵硬、有抵抗感伴疼痛。

30．D。脑出血多在活动中或情绪激动时突然发生，无前驱症状，有肢体瘫痪、失语等局灶定位症状和颅内压增高表现，意识障碍出现迅速，发生脑疝时可有双侧瞳孔不等大。因此，该患者出现瞳孔变化的原因是脑出血后发生脑疝。

31．B。强直发作多见于有弥漫性脑部损伤的患者，表现为局部或全身骨骼肌强烈而持续性的收缩，这种持续性的收缩可将患者固定于某一体位。颈肌受累，则出现强制性的屈颈或伸颈；眼肌受累出现两眼上翻；肢带肌受累则出现耸肩、抬腿、举手等，全身肌受累可出现抱头、屈髋、伸腿，常伴有明显的自主神经症状，如面色苍白等。

32．D。该患者出现全身抽搐，牙关紧闭，眼球上翻，考虑发生了癫痫。患者的强直阵挛性发作以意识丧失和全身抽搐为特征，先有无意识的动作为先兆，随后出现意识丧失，发出叫声倒在地上，眼球上翻，牙关紧闭，呼吸暂停，瞳孔散大，对光反射消失，持续约10～20秒，随即肌肉阵挛，约1分钟抽搐突然停止。脑出血有肢体瘫痪、失语等局灶定位症状和颅内压增高表现，意识障碍出现迅速的表现。心脏骤停患者有典型三联症的表现，包括突发意识丧失、呼吸停止和大动脉搏动消失。

33．B。该患者双下肢仅能在床上移动，为2级肌力。0级为肌肉无任何收缩（完全瘫痪）；1级为有肌肉收缩，但不产生运动（不能活动关节）；2级为肢体能水平移动，但不能对抗地心引力，不能抬起；3级为肢体可脱离床面，但不能对抗阻力；4级为能够对抗阻力的运动，但肌力弱；5级为正常肌力。

34．E。肢体对称性弛缓性肌无力为急性炎症性脱髓鞘性多发性神经病（格林-巴利）首发症状，表现为自肢体远端开始呈上行性麻痹进展，由双下肢开始逐渐累及躯体肌、脑神经。

35．E。该患者吵架后突然剧烈头痛，面色苍白，并呕吐，颈抵抗，凯尔尼格征阳性，考虑发生了蛛网膜下腔出血。蛛网膜下腔出血以中青年多见，起病急骤，持续性剧烈头痛，喷射性呕吐，可出现脑膜刺激征（颈强直、凯尔尼格征、布鲁津斯基征），是最具特征性的体征。

36．C。蛛网膜下腔出血患者绝对卧床4～6周，抬高床头15°～20°，改变体位或转头时动作缓慢，避免搬动和过早下床活动。

37．A。脑出血时可出现巴宾斯基征阳性。膝腱反射减弱或消失多见于下运动神经元病变。脑膜刺激征阳性见于蛛网膜下腔出血。腹壁反射消失见于锥体束受损及昏迷者。

38．C。脑膜刺激征为脑膜受激惹的体征，常见于脑膜炎、蛛网膜下腔出血、脑水肿和颅内压增高等。

39．A。高血压并发细小动脉硬化为脑出血最常见的病因。高血压脑出血好发部位为基底节区，此处豆纹动脉从大脑中动脉近端呈直角发出，受高压血流冲击最大，最易破裂出血。

40．E。各种栓子随血流进入颅内动脉，使血管腔急性闭塞或严重狭窄引起脑缺血坏死及功能障碍。心源性栓子为脑栓塞最常见的病因，其中又以风湿性心瓣膜病患者房颤时附壁血栓脱落最多见。

41．C。先天性脑动脉瘤是蛛网膜下腔出血最常见病因，其次为动静脉畸形、颅内肿瘤、血液疾病等，用力、情绪激动、酗酒等为常见诱因。

各器官的功能。防治感染，改善全身状况，纠正体液、电解质和酸碱平衡，给予充分营养支持。

30．B。弥漫性肺泡损伤是 ARDS 的病理改变。肺泡和（或）肺血管内皮受损，血管通透性增高，从而导致肺间质和肺泡水肿；肺水肿和肺泡萎陷，导致功能残气量和肺泡数量相对减少，称为"小肺"。以上变化导致严重的通气 / 血流比例失调、肺内分流和弥散障碍，肺顺应性降低，从而造成顽固性低氧血症和呼吸窘迫。

31．C。急性呼吸窘迫综合征（ARDS）是指由肺内、肺外因素导致的急性弥漫性肺损伤，以及由此而发展的急性呼吸衰竭。弥漫性肺泡损伤是 ARDS 的病理改变，肺泡和（或）肺血管内皮受损，血管通透性增高，从而导致肺间质和肺泡水肿。肺水肿和肺泡萎陷，导致功能残气量和肺泡数量相对减少，称为"小肺"。以上变化导致严重的通气 / 血流比例失调、肺内分流和弥散障碍，从而造成顽固性低氧血症和呼吸窘迫。

32．C。急性呼吸窘迫综合征 X 线胸片类似肺水肿的特点，快速多变。早期无异常，肺纹理可增多；进展期 X 线胸片有广泛性点、片状阴影。

33．B。急性肾衰竭少尿期最危险的并发症是高钾血症。临床表现以代谢性酸中毒和高钾血症最常见。高钾血症可致各种心律失常，严重者发生心室颤动或心脏骤停，是最主要的电解质紊乱和最危险的并发症，是少尿期的首位死因。

34．E。DIC 最早的征兆是护士抽取化验标本时，发现血液不易抽出、血液易凝固，严重患者皮肤上出现瘀点或紫斑。进入消耗性低凝期后，多以初出血为主，消化道出血、注射部位多见。在高凝期时，血小板黏附性增高。

35．C。椎管内麻醉包括蛛网膜下隙阻滞、硬脊膜外阻滞。吸入麻醉、复合麻醉属于全麻。基础麻醉属于全身麻醉。

36．D。硫喷妥钠为常用的超短效巴比妥类静脉麻醉药，有较强的中枢性呼吸抑制作用，可抑制交感神经而使副交感神经作用相对增强，使咽喉及支气管的敏感性增加，易发生喉痉挛及支气管痉挛。

37．D。异氟烷属于吸入麻醉药。静脉麻醉药的药物有氯胺酮、咪达唑仑、丙泊酚、芬太尼，肌松药琥珀胆碱、简箭毒碱等。可待因可用作静脉麻醉的辅助药物，具有镇静作用。

38．E。手术区备皮是手术前的准备，不属于麻醉前准备。麻醉前准备包括麻醉前病情评估、患者准备（心理、身体准备）、麻醉设备、用具及药物的准备、知情同意、麻醉前用药。

39．E。全麻清醒的可靠指征是能准确地回答问题。

40．A。穿刺间隙一般选择 $L_3 \sim L_4$ 或 $L_2 \sim L_3$ 间隙，可用四指按摸髂骨翼最高点，拇指在两侧髂骨翼连线与脊柱交叉处，正对第 4 腰椎或 $L_{3\sim4}$ 棘突之间。

41．A。全脊椎麻醉是硬膜外麻醉最危险的并发症，系局麻药全部或大部分注入蛛网膜下腔而产生全脊神经阻滞现象。主要表现为患者在注药后迅速出现呼吸困难、血压下降、意识模糊或消失，甚至呼吸、心跳停止。

42．D。由于腰椎穿刺时刺破硬脊膜和蛛网膜，致使脑脊液流失，颅内压下降，颅内血管扩张刺激会出现疼痛。典型的头痛可发生在穿刺后 6 ~ 12 小时，疼痛常位于枕部、顶部或颞部，抬头或坐起时加重。手术后应让患者去枕平卧，减少起动并对症处理。

43．A。一旦发生局麻药毒性反应，立即停药、尽早给氧、加强通气。遵医嘱予地西泮 5 ~ 10mg 静脉或肌内注射，抽搐、惊厥者还加用 2.5% 硫喷妥钠缓慢静脉注射。哌替啶属镇痛药，麻醉前使用可起到提高痛阈、镇静、镇痛的作用。氯丙嗪属多巴胺受体拮抗剂，抗精神病、镇吐等作用。苯巴比妥钠属镇静催眠药，也有抗惊厥的作用，新生儿缺血缺氧性脑病发生惊厥时，首选苯巴比妥钠。

44．B。在局麻药中加入适量的肾上腺素，通常每 100ml 局麻药中加入 0.1% 肾上腺素 0.3ml。可使局部血管收缩，延长局麻药吸收，减少局麻药用量。但高血压、心脏病、甲状腺功能亢进、老年患者及指（趾）端手术患者忌加肾上腺素。

45．C。可加入肾上腺素的情况是发热患者手术。局麻药液中加肾上腺素，可使局部血管收缩，延长局麻药吸收，减少局麻药用量。但手指、足趾和阴茎等处的局麻手术或甲亢、心律失常、高血压及周围血管疾病等患者，不应加肾上腺素。

46．A。吸入性全身麻醉前应用抗胆碱能药，主要作用为抑制涎腺、呼吸道腺体分泌，利于保持呼吸道通畅。如阿托品、东莨菪碱麻醉前皮下或肌内注射。咪达唑仑、硫喷妥钠巴比妥类药物，是脉麻醉过程中的使用药物。哌替啶、吗啡属镇痛药，有提高痛阈，镇静、镇痛的作用。

47．E。阿托品属于抗胆碱药，不可预防局麻药中毒。局麻药液中加肾上腺素，可使局部血管收缩，延长局麻药吸收，预防局麻药中毒。阿托品能阻断 M 胆碱能受体，抑制腺体分泌，减少呼吸道和口腔分泌物，解除平滑肌痉挛及迷走神经兴奋对心脏的抑制作用。由于可使心率加快，所以心动过速者不宜应用。成人肌内注射剂量为 0.5mg。

48．B。降压药不属于术前用药。麻醉前常用药物包括安定镇静药、催眠药、镇痛药以及抗胆碱药。镇静药和催眠药具有抗焦虑、镇静、催眠、抗惊厥作用，对局麻药的毒性反应也有一定的预防作用。镇痛药具有镇静及镇痛作用，与全身麻醉药起协同作用，减少麻醉药的用量。抗胆碱药可松弛多种平滑肌，抑制多种腺体分泌，减少呼吸道黏液和唾液的分泌，便于保持呼吸道通畅。

49．D。患者自控镇痛不包括肌内患者自控镇痛。患者自控镇痛（PCA）是在持续镇痛基础上，允许患者根据自身对疼痛的感受，触发释放一定量的药物。该电子泵系统可在预先设定的时间内对患者的第二次要求不作出反应，可防止药物过量。PCA 首选患者自控静脉镇痛，以阿片类药物为主；其次是患者自控硬膜外镇痛，以局麻药为主；皮下 PCA 是药物注入皮下；神经干旁阻滞镇痛以局麻药为主。

50．C。硬膜外镇痛包括硬膜外单次和持续给药。常选用吗啡，吗啡可透过硬膜外间隙进入蛛网膜下隙，作用于脊髓后角的阿片受体。常见不良反应包括恶心、呕吐、皮肤瘙痒、尿潴留和呼吸抑制，不包括头痛、头晕。

51．A。延长禁食时间不能减轻消化道反应。吸氧、保持环境安静为常规的护理措施，且吸氧可改善呼吸道情况。使用止吐药可减轻呼吸道反应。消

化道反应可造成液体丢失，应补充血容量。

52．D。心室颤动简称室颤，是指心室各部位不协调的颤动，是最严重、最危险的致命性心律失常，对血流动力学的影响相当于心脏骤停。

53．B。BLS 即 basic life support，基本生命支持。

54．E。心脏骤停患者大多表现为瞳孔缩小，对光发射消失。判断患者心脏骤停的指标有，患者无意识，呼吸停止，面色苍白、发绀，颈动脉搏动消失，无自主呼吸。识别心搏骤停最可靠的临床征象是意识丧失伴大动脉搏动消失。

55．C。后期复苏又称三期复苏，即脑复苏和复苏后处理，主要是保护脑细胞和治疗因缺氧而引起的大脑细胞损害，进一步对呼吸。脑复苏的主要治疗和护理措施是脱水、降温。

56．C。胺碘酮是目前临床应用最广泛的抗心律失常药，用于治疗对心肺复苏、除颤和血管加压药物无反应的室颤或无脉性室速。碳酸氢钠可用于纠正代谢性酸中毒、消毒时作为添加剂、洗胃、真菌感染局部用药、纠正高钾血症、碱化尿液等。阿托品属 M 胆碱受体阻断剂，有增加心率、散大瞳孔、减少腺体分泌、松弛平滑肌的作用。异丙肾上腺素可治疗心搏骤停、休克、房室传导阻滞、支气管哮喘急性发作等疾病。氯化钙可治疗低钙血症、枸橼酸钠中毒、过敏性疾病、高钾血症急救等疾病。

57．A。因大脑对缺血缺氧耐受力最差，最先受到损害，3 分钟开始出现脑水肿；超过 4 ～ 6 分钟大脑即可发生不可逆的损害。因此，要求心肺脑复苏应在呼吸、心脏骤停后 4 ～ 6 分钟实施，避免脑细胞死亡。

58．A。心肺复苏时，若单人施救，应首先从进行 30 次按压开始心肺复苏，之后再给予 2 次通气。每个周期 5 组，大约 2 分钟。成人不论两人施救还是单人施救，均为 30∶2。

59．D。挤压球囊每次可压入 500 ～ 1000ml 气体，起到辅助呼吸的作用。

60．B。心跳呼吸骤停复苏成功后应进行脑复苏，维持正常或稍高于正常水平的血压，保证有足够的脑灌注压维持脑血流，常规吸氧可维持良好的呼吸功能。

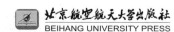

61．D。脑复苏后的主要治疗和护理措施包括，为了防治并发症，预防感染，复苏后应常规使用抗生素。确保有效循环稳定应使维持血压为 80 ～ 90/50 ～ 60mmHg。常规吸氧维持良好的呼吸功能。纠正体液失衡、改善电解质紊乱。

62．B。心肺复苏后，气管插管的时间不得超过 72 小时，超过 72 小时有并发呼吸道感染的危险。

63．A。还需配备的是血气分析仪。血气分析仪可以在急救的时候检测出血液中各项指标。B 超机、CT 机、MRI 机、麻醉机不是急救的仪器。ICU 的基本监测治疗设备包括多功能监测仪、心排血量测定仪、有创动静脉测压装置、脉搏血氧饱和度仪、呼气末 CO_2 测定仪、血气分析仪、呼吸机、氧治疗用具、心电图机、除颤器、输液泵、注射泵及各种急救用具等。

64．E。瞳孔的变化不属于 ICU 基础监护的内容。ICU 基础监护内容包括：持续心电图、心率、呼吸频率检测；监测动脉血氧饱和度；严密观察生命体征，保证有两条有效的静脉通路，并准确记录 24 小时出入液量；备好各种记录单及监测表；患者清醒，向患者介绍主管医生及护士，并向家属交代探视制度及联系方法等。

65．B。抢救室内抢救器械和药品管理严格执行"五定"制度，即定数量品种、定点放置、定专人管理、定期消毒灭菌、定期检查维修，保证抢救时使用。

66．D。成人择期手术前禁食 8 ～ 12 小时，禁饮 4 小时，以防麻醉或术中呕吐引起窒息或吸入性肺炎。

67．A。胸部手术的备皮范围是上自锁骨上及肩上，下至脐水平，包括患侧上臂和腋下，胸背均超过中线 5cm 以上。

68．C。限期手术是指手术时间可以选择，但有一定限度，不宜过久以免延误手术时机，应在限定的时间内作好术前准备。如各种恶性肿瘤的根治术。

69．D。术后切口裂开的常见原因不包括腹泻。主要原因有营养不良使组织愈合能力差、缝合不当、切口感染或腹内压突然增高，如剧烈咳嗽、喷嚏、呕吐或严重腹胀等。

70．E。为预防肺部感染，不宜使用镇咳药，以免痰液聚集在肺部，加重病情。术前呼吸道准备主要包括戒烟和进行深呼吸、有效排痰的锻炼，痰稠给予祛痰药可把痰液排出，防止分泌物堵塞气道，引起肺部感染。

71．C。肥皂水刷手法主要用消毒毛刷蘸取消毒肥皂液刷洗双手及手臂，范围从指尖至肘上 10cm。

72．C。穿好手术衣后，手术人员手臂应保持在腰水平以上，肘部内收，靠近身体，既不能高举过肩，也不能下垂过腰或交叉于腋下，是一个胸前拱手姿势。

73．C。不可使用碘伏消毒的是会阴部手术。对婴幼儿皮肤消毒、面部皮肤、口鼻腔黏膜、会阴部手术消毒一般采用 0.5% 安尔碘。用碘伏涂擦患者手术区域 2 遍即可。

74．A。下腹部手术的备皮范围上自剑突，下至大腿上 1/3 前内侧及会阴部，两侧至腋后线，剃除阴毛。上腹部手术的备皮范围是上自乳头水平，下至耻骨联合，两侧至腋后线。

75．E。器械护士和巡回护士的共同责任是清点器械、敷料。器械护士的职责包括：术前访视与准备；与巡回护士清点、核对物品；协助医师消毒皮肤和铺无菌巾；正确传递物；保持器械和用物整洁；配合抢救；标本管理；协助医师包扎；整理用物。巡回护士的职责包括：术前准备用物；核对患者信息；安置体位；与器械护士清点、核对物品；术中配合；术后整理手术间。

76．B。麻醉器械不会污染手术野。手术器械、手术人员的手臂、感染病灶或腹内空腔脏器、患者手术区皮肤都可能污染手术野。

77．D。穿好手术衣后，手术衣的无菌范围为肩以下、腰以上、双手双臂、腋中线以前的区域。

78．B。特异性感染是由结核分枝杆菌、破伤风梭菌、产气荚膜梭菌、炭疽杆菌、白色念珠菌等特异性病菌引起的感染。特点是一种病菌仅引起一种特定性的感染，感染的病程演变和防治措施各有特点。

79．E。慢性感染指病程持续超过 2 个月的感染。

80．C。危险三角区的疖受挤压后，致病菌可经

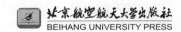

内眦静脉、眼静脉进入颅内的海绵状静脉窦，引起化脓性海绵状静脉窦炎。

81．B。危险三角区的疖受挤压后，致病菌可经内眦静脉、眼静脉进入颅内的海绵状静脉窦，引起化脓性海绵状静脉窦炎。因此上唇的疖危害大。

82．D。痈是指相邻多个毛囊及其周围组织的急性细菌性化脓性感染，多由金黄色葡萄球菌感染所致。好发部位为皮肤较厚的颈部和背部，没有传染性。严重者可因脓毒症或全身化脓性感染而危及生命。

83．B。丹毒是皮肤及其网状淋巴管的急性炎症，由β溶血性链球菌经体表小伤口或足癣病灶处侵入，好发于下肢和面部。

84．C。尺侧滑囊炎多继发于小指腱鞘炎，表现为小鱼际和小指腱鞘区肿胀、压痛、小指和无名指呈半屈曲状，被动伸指可引起剧痛。

85．E。脓性指头炎一旦出现跳痛、明显肿胀，应及时切开减压和引流，以免发生指骨坏死和骨髓炎，不能等到波动出现后才手术。

86．B。尿路感染是由于病原微生物侵入泌尿系统内并繁殖而引起的炎症。病原体以革兰阴性杆菌为主，最常见的致病菌为大肠埃希菌。

87．E。弛张热是指体温在39.0℃以上，但波动幅度大，24小时体温差＞1.0℃，最低体温仍高于正常水平。常见于脓毒症、风湿热、严重的化脓性疾病等。间歇热常见于疟疾。不规则热常见于流行性感冒、癌性发热等。稽留热常见于肺炎链球菌肺炎、伤寒等。

88．C。发生破伤风后早期注射破伤风抗毒素（TAT），以中和游离毒素。

89．D。破伤风患者发作期的典型症状是在肌肉紧张性收缩（肌强直、发硬）的基础上，呈阵发性强烈痉挛，通常最先受影响的肌群是咀嚼肌，出现咀嚼不便、张口困难，甚至牙关紧闭，病情进一步加重后出现苦笑面容、颈项强直、角弓反张。

90．E。Ⅰ期愈合又称原发愈合。组织修复以原来细胞为主，仅含少量纤维组织，局部无感染、血肿及坏死组织，伤口边缘整齐、严密、呈线状，组织结构和功能修复良好。

91．A。感染伤口指已发生感染的伤口，这类伤口多需换药治疗，以获二期愈合。

92．B。止血带法一般用于四肢伤大出血，且加压包扎无法止血的情况。使用止血带时，不必缚扎过紧，以能止住出血为度。应每隔1小时放松1～2分钟，且使用时间一般不应超过4小时。

93．C。清创时间越早越好，伤后6～8小时是最佳时间，此时清创一般可达到一期缝合，所以不宜晚于伤后6～8小时。

94．E。健康肉芽为鲜红色，较坚实，呈颗粒组织、分泌物少，触之易出血。肉芽生长过度为创面高于创缘，阻碍周围上皮生长，应将其剪平，以棉球压迫止血。肉芽水肿为创面淡红、表面光滑，质地松软，触之不易出血，宜用3%～5%高渗氯化钠液湿敷。

95．A。更换敷料又称换药，是对经过初期治疗的伤口做进一步处理的总称。换药顺序先换清洁伤口，再换污染伤口，最后换感染伤口。

96．D。吸入性烧伤又称呼吸道烧伤，常与头面部烧伤同时发生。因吸入性窒息，部分患者无体表烧伤即已死亡，故头面部烧伤的患者应重点观察呼吸情况。

97．B。组织烧伤后的立即反应是体液渗出，伤后2～3小时最为急剧，8小时达高峰，随后逐渐减缓，至48小时渐趋稳定并开始回吸收。此期为急性体液渗出期。

98．E。烧伤后第一个24小时补液量＝体重(kg)×Ⅱ、Ⅲ度烧伤面积（%）×1.5ml（小儿1.8ml，婴儿2ml）＋生理日需水量2000ml。该患者第一个24小时补液量为60×40×1.5+2000=5600ml。所以晶体和胶体的液量是5600ml。

99．A。自体移植是以自身的细胞、组织或器官进行移植，可永久存活，也是移植方法中存活率最高的。

100．C。移植术前检查不包括人类白细胞培养。肾移植除术前常规实验室检查、各种培养（尿、咽拭子和血液等）及影像学检查外，还应评估供、受者间相关的免疫学检查情况，如供、受者血型是否相符、HLA配型相容程度、淋巴细胞毒交叉配合试验及PRA检测结果。

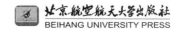

101．D。保存器官的低温状态，从器官切取时即必须开始，一般用特制的灌注液（0～4℃）快速低温灌注，以4℃为宜。

102．A。植皮的术后护理：按时观察创面，如皮下有积脓，应立即用尖头剪刀剪开小口引流，但切勿挤压。植皮的肢体要制动，以免皮片移动影响存活，并抬高患肢。保持包扎敷料的清洁和干燥。告知患者不可抓摸创面，小儿双手应加约束。

103．C。中厚皮片又称断层皮片，它包含表皮全层及部分真皮组织，是临床应用最多游离皮片。它包含有较厚的真皮纤维组织层，移植成活后质地柔软，能耐受摩擦和负重，收缩较少，常可获得理想的治疗效果。但中厚皮片不易在肉芽创面上成活。中厚皮片移植成活后仍可能发生色素沉着和轻度挛缩。

104．C。游离植皮根据所取皮片厚度不同，分为4类。中厚皮片又称断层皮片，含表皮及部分真皮层，用途最广，存活率高，愈合后功能好，不易收缩，色素变化不大。表层皮片为表皮及少量真皮乳头层，成活率高，用于消灭肉芽创面，但因过薄，愈合后不耐磨，易受皮下纤维组织收缩影响而变形。全厚皮片包括全层皮肤，但不可含有皮下组织，需在新鲜创面上移植，愈合后功能好。点状植皮片面积小，很易存活，用于肉芽创面移植容易成功。

105．E。恶性肿瘤的病理发展包括癌前期、原位癌和浸润癌三个阶段。原位癌变仅限于上皮层内，是未突破基膜的早期癌。

106．D。氟尿嘧啶是抗代谢类的肿瘤药物，此类药物对核酸代谢物与酶的结合反应有相互竞争作用，影响与阻断了核酸的合成。

107．B。根据肿瘤的形态及肿瘤对机体的影响，即肿瘤的生物学行为，肿瘤可分为良性肿瘤、恶性肿瘤、介于良恶性肿瘤之间的交界性肿瘤。主要鉴别方式是分化程度。细胞的分化程度越高，其预后越好，分化程度越低，恶性程度越重。

108．E。国际抗癌联盟认为1/3恶性肿瘤是可以预防的，并提出了恶性肿瘤的三级预防概念。包括一级预防、二级预防、三级预防。三级预防是指治疗后的康复，包括提高生存质量、减轻痛苦、延长生命，重在对症治疗。乳癌术后功能锻炼属于术后康复内容。

109．B。黑痣恶变的临床表现为生长活跃或溃破、疼痛、体积增大、扁平、色素较深。发炎和出血等常是恶变的象征。

110．E。放疗患者可引起感染的并发症，应每周查1次血常规，白细胞计数低于$3.5×10^9/L$者应遵医嘱停药或减量。

111．C。某些抗代谢药需稀释后加入输液瓶中静脉点滴注入，以干扰体内正常代谢。一般滴4～8小时，需准确掌握滴速。

112．E。氮芥属于化疗药物。化疗药液一旦外渗，应立即停止给药，保留针头接注射器回抽后，注入解毒剂再拔针，之后应用地塞米松或利多卡因局部冷敷及局部封闭，间断冰敷24小时，肢体抬高48小时，报告医师并记录。

113．B。颅内压增高代偿期出现典型生命体征改变（库欣反应），"两慢一高"，即脉搏减慢，呼吸深慢，血压升高，尤其是收缩压增高、脉压增大。继而出现潮式呼吸，血压下降，脉搏细弱，最终死于呼吸循环衰竭。

114．C。脑疝是颅内压增高的严重后果，是颅内压增高的危象和引起死亡的主要原因，移位的脑组织压迫脑的重要结构或生命中枢，如不及时救治常危及患者生命。

115．D。在病理情况下，当颅内压监护系统测得的压力或腰椎穿刺测得的脑脊液压持续超过$200mmH_2O$，即为颅内压增高。

116．C。颅内压增高的辅助检查包括CT检查、MRI检查、脑血管造影、腰椎穿刺，且腰椎穿刺可直接测出颅内压。但有明显颅内压增高者禁止腰穿，以免引起枕骨大孔疝。

117．D。小脑幕切迹疝患者瞳孔主要表现为一侧瞳孔进行性散大。脑疝初期由于患侧动眼神经受刺激导致患侧瞳孔缩小，随着脑疝进行性恶化，脑干血供受影响，动眼神经麻痹致患侧瞳孔散大，直接、间接对光反应消失。

118．C。小脑幕切迹疝可有进行性意识障碍；枕骨大孔疝生命体征紊乱出现早，意识障碍出现

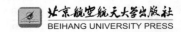

较晚。

119．E。脑震荡是指头部受到撞击后，立即发生一过性神经功能障碍，无肉眼可见的神经病理改变，但在显微镜下可见神经组织结构紊乱。

120．E。颅内血肿一经确诊，原则上应手术清除血肿，彻底止血。

121．C。伤后昏迷有中间清醒期为硬膜外血肿典型表现。

122．D。格拉斯哥昏迷计分法（GCS）对睁眼、言语和运动 3 个方面评分，其中睁眼反应最高 4 分，言语反应最高 5 分，运动反应最高 6 分。

123．C。甲状腺素的主要作用包括两方面。第一，加快全身细胞利用氧的效能，加速蛋白质、糖和脂肪的分解，全面增高人体的代谢，增加热量的产生。第二，促进人体的生长发育，主要在出生后影响脑与长骨。

124．C。服用碘剂 2 ～ 3 周后甲亢症状可得到基本控制，表现为患者情绪稳定，睡眠好转，体重增加，脉率稳定在每分钟 90 次以下，脉压恢复正常，基础代谢率 +20% 以下，便可进行手术。

125．B。用药护理是术前用于降低基础代谢率的重要环节，可提高患者对手术的耐受性，预防术后并发症，也是甲亢术前最重要的护理措施。

126．B。呼吸困难和窒息是最危急的并发症，多发生于术后 48 小时内，临床表现为烦躁，进行性呼吸困难，发绀，甚至窒息，须立即进行床边抢救。

127．B。单纯性甲状腺肿的病因不包括甲状腺素原料过多。其病因主要包括甲状腺素原料（碘）缺乏、甲状腺素需要量增高、甲状腺合成和分泌障碍。

128．D。乳头状癌是甲状腺癌最多见的病理类型，多数成人及全部儿童均属此类型。30 ～ 45 岁女性多见，低度恶性，较早出现颈部淋巴结转移，但预后较好。

129．B。颈淋巴结清扫术后，在切口愈合后应加强颈部和肩关节功能锻炼，随时保持患侧上肢高于健侧，以防肩下垂。

130．C。乳房的淋巴液输出有四个途径：乳房大部分淋巴液经胸大肌外侧缘淋巴管回流至腋窝淋巴结，再流向锁骨下淋巴结最主要。部分乳房上部淋巴液可经胸大、小肌间淋巴结，直接到达锁骨下淋巴结。通过锁骨下淋巴结后，淋巴液继续流向锁骨上淋巴结；部分乳房内侧的淋巴液通过肋间淋巴管流向胸骨旁淋巴结；两侧乳房间皮下有交通淋巴管，一侧乳房的淋巴液可流向另一侧；乳房深部淋巴网可沿腹直肌鞘和肝镰状韧带通向肝。

131．D。育龄期妇女在月经周期的不同阶段，乳腺的生理状态在各激素影响下，呈周期性变化。乳腺是许多内分泌腺的靶器官，其生理活动受腺垂体、卵巢及肾上腺皮质等分泌的激素影响。妊娠及哺乳时乳腺明显增生，腺管延长，腺泡分泌乳汁。哺乳期后，乳腺又处于相对静止状态。绝经后腺体渐萎缩，为脂肪组织所替代。

132．E。乳头破损或皲裂导致细菌沿淋巴管入侵是急性乳腺炎感染的主要途径。

133．E。乳腺癌术后 24 小时内开始做手指和腕部的屈曲和伸展运动。术后 7 天内不上举、10 天内不外展肩关节，避免患侧肢体支撑身体。避免患肢过度负重或受伤，预防患侧上肢肿胀。以患侧手能越过头顶摸到对侧耳朵为功能锻炼的理想目标。

134．E。自我检查是乳腺癌患者最重要的出院指导，最好在月经后的 7 ～ 10 天进行。绝经者选择每个月固定的 1 天检查。

135．C。乳腺癌术后 5 年内应避免妊娠，减少乳腺癌复发。乳腺是多种内分泌激素的靶器官，如雌激素、孕激素及泌乳素等，其中雌酮及雌二醇对乳腺癌的发病有直接关系，因此术后 5 年内应避免妊娠。

136．D。乳房肿块为乳腺癌最常见的症状，早期为无痛、单发的小肿块，质硬，表面不光滑，与周围组织分界不清，活动度差，以乳房外上象限最常见。

137．A。乳腺癌转移途径有直接浸润、淋巴转移和血行转移。淋巴转移为主要的转移方式，最易累及患侧腋窝淋巴结。

138．C。肺位于胸腔内，膈的上方，纵隔的两侧。

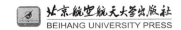

纵隔内有心脏、大血管、气管、食管、神经、胸腺、胸导管、淋巴组织和结缔脂肪组织。

139．C。因第 4～7 肋骨长而薄，最易折断，故第 4～7 肋骨骨折最多见。

140．A。呼吸中枢受损为头颈部损伤引起呼吸困难的机制。

141．D。张力性气胸表现为胸膜腔内压高于大气压。较大的肺泡或支气管破裂、肺裂伤等形成的裂口所产生的单向活瓣与胸膜腔相通，吸气时开启，呼气时关闭，使胸膜腔内积气不断增加、患侧胸膜腔内压力进行性增高，患侧肺严重萎陷，从而使呼吸和循环功能发生严重障碍。

142．B。张力性气胸是可迅速致死的危急重症，患者有严重或极度的呼吸困难，大汗淋漓、发绀、烦躁不安、意识障碍，严重者出现休克或窒息，应立即行胸腔穿刺排气。厚敷料加压包扎是开放性气胸的处理措施。闭式胸膜腔引流是发生气胸后进入医院的措施，急救时不具备闭式引流的条件。

143．B。进行性血胸应及时开胸探查,止血、输液、输血。

144．C。血胸胸膜腔积血多来源于心脏、胸内大血管及其分支、肺组织和胸壁、膈肌等出血。由于心、肺和膈肌的运动有去纤维蛋白的作用，胸膜腔内的积血不易凝固。因此判断血胸的主要依据是胸膜腔穿刺抽得不凝血液。

145．E。拔除胸腔闭式引流管时，嘱患者深吸气后屏气，拔管后立即用凡士林纱布和厚敷料封闭伤口并包扎固定。行闭式胸膜腔引流时，要正确安装引流装置，保证衔接处密封良好，保持管道密闭，放置在患侧锁骨中线第 2 肋间或腋前线第 4、5 肋间处，引流瓶低于胸腔引流口 60～100cm。保持引流通畅，观察是否有气体或液体排出，引流瓶长管中的水柱是否随呼吸上下波动。

146．D。闭式胸膜腔引流拔管时嘱患者深吸气后屏气，拔管后并立即用凡士林纱布和厚敷料封闭伤口并包扎固定。拔管指征为置管 48～72 小时后，无气体逸出且引流液颜色变浅，24 小时液量＜50ml 或脓液＜10ml，X 线检查肺膨胀良好，患者无呼吸困难。拔管后 24 小时内注意观

察患者有无胸闷、呼吸困难、渗液、出血和皮下气肿等。

147．C。急性脓胸多为继发性感染，最主要的原发病灶是肺部。少数是胸内和纵隔内其他脏器或身体其他部位感染病灶。

148．D。随抗生素的广泛应用，现今脓胸常见的致病菌主要为金黄色葡萄球菌和革兰阴性杆菌；结核分枝杆菌和真菌略少见，但亦较以前增多。

149．A。急性脓胸致病菌可通过以下途径进入胸膜腔:肺部化脓感染，特别是靠近胸膜的病变，直接扩散到胸膜腔，此感染途径最为常见；胸部开放伤、肺损伤、气管及食管损伤；邻近感染灶扩散；败血症或脓毒血症患者，细菌经血液循环到达胸膜腔；胸腔手术污染；其他如自发性气胸闭式引流或反复穿刺，纵隔畸胎瘤继发感染、破裂等。

150．C。急性脓胸应尽早行胸腔穿刺抽脓，可每天或隔天 1 次。脓液多时，应分次抽吸，每次抽脓量不超过 1000ml，穿刺过程中及穿刺后应注意观察患者有无不良反应。

151．D。慢性脓胸可见胸廓内陷，呼吸运动减弱，肋间隙变窄；支气管及纵隔偏向患侧。一般急性脓胸的病程不超过 3 个月，否则即进入慢性脓胸期。慢性脓胸是在急性脓胸的病理基础上发展的，毛细血管及炎性细胞形成肉芽组织，纤维蛋白沉着机化并在脏、壁胸膜上形成韧厚致密的纤维板，构成脓腔壁。听诊呼吸音减弱或消失，可有杵状指（趾），严重者有脊椎侧凸。

152．E。慢性脓胸 X 线胸片可见胸膜增厚，肋间隙变窄及大片密度增强模糊阴影，膈肌升高，纵隔移向患侧。

153．C。脓胸患者宜取半坐卧位，以利于呼吸和引流。有支气管胸膜瘘者取患侧卧位，以免脓液流向健侧或发生窒息。

154．B。肺癌的分布以右肺多于左肺，上叶多于下叶。

155．C。全肺切除术后，护士应严格掌握输液总量和速度，24 小时补液量＜2000ml，速度以20～30 滴 / 分为宜，以免发生肺水肿。

156．D。食管由黏膜、黏膜下层、肌层和外膜构成。食管缺乏浆膜层，是术后易发生吻合口瘘的因素之一。

157．D。食管癌早期症状不明显，最典型的表现为吞咽粗硬食物时偶有不适感，如哽噎感、胸骨后烧灼样、针刺样或牵拉摩擦样疼痛。中晚期典型症状为进行性吞咽困难。

158．E。护士为食管癌患者进行术前胃肠道准备时，若进食后有滞留或反流者，术前 1 天晚用抗生素生理盐水冲洗食管，以减轻充血水肿，减少术中污染，预防吻合口瘘。

159．C。食管癌以鳞癌为主，好发于胸中段食管，下段次之，上段较少。

160．C。心导管检查术可以发现心内畸形；测量心血管各部位的压力；在各部位采血标本测量氧饱和度，以明确异常分流；可做心血管造影、描记心内心电图、计算心排出量等。

161．B。心传导系包括窦房结、结间束、房室结、房室束（希氏束）、左右束支和 Purkinje 纤维网。窦房结是心的正常起搏点，位于上腔静脉与右心房交界处的心外膜下。

162．E。冠状动脉造影术后视检查部位的不同以确定具体的卧床时间，通常右心检查后 6 ～ 12 小时；左心检查后 12 ～ 24 小时。术后应监测心电图及血压的变化，警惕因造影剂过敏而发生过敏性休克，用沙袋压迫穿刺部位并妥善固定，以防出血。常规静脉滴注抗生素，预防心内膜感染。

163．E。引起冠心病的主要原因有高脂蛋白血症、高血压、吸烟、糖尿病、肥胖、高密度脂蛋白（HDL）过低等。HDL 是诊断代谢综合征的指标。血浆 HDL 水平升高是冠心病的一个相对独立的低风险因子，随着 HDL 水平升高，冠心病发病风险降低。但是 HDL 水平也并不是越高越好，饮食、运动、药物或者并发的疾病都可能影响 HDL 的水平。

164．D。瓣膜病变一般为不可逆的器质性病变，外科手术或介入手术是治疗心脏瓣膜病的根本性措施，主要的手术方法有经皮球囊瓣膜成形术、瓣膜修补术、瓣膜分离术及人工瓣膜置换术。内科治疗是心脏瓣膜病早期的治疗方法，积极防治 A 组 β 溶血性链球菌感染，避免重体力活动。

165．E。冠状动脉造影可发现狭窄性病变的部位、程度及范围，是冠心病外科治疗的主要依据。

166．A。冠状动脉旁路手术前 3 ～ 5 天停服抗凝剂是为防止术中出血不止。出血是抗凝剂的主要不良反应，表现为各种黏膜出血、关节腔积血和伤口出血等。

167．E。人工心肺机的主要部件包括：血泵（人工心）取代心脏，具有泵血功能，驱动氧合器内的氧合血输回体内动脉，参与循环；氧合器（人工肺）用以代替肺的功能，氧合静脉血，排出二氧化碳；变温器用于降低和升高血液温度；滤器用以过滤血液中的血小板、纤维素等碎屑；血液浓缩器可滤出水分和小于半透膜孔隙的可溶性中小分子物质。没有防止血栓形成的作用。

168．C。气管导管气囊每 4 ～ 6 小时放气 1 次，防止呼吸道黏膜因长时间压迫、缺血而糜烂、出血。

169．B。体外循环结束后，需静脉注射适量鱼精蛋白，鱼精蛋白是强碱性蛋白质，带有正电荷，与肝素结合成稳定的复合物而使肝素失活，以终止肝素的抗凝作用。维生素 K_1 多用于维生素 K 缺乏引起的出血，如阻塞性黄疸、慢性腹泻、新生儿出血等。止血芳酸即氨甲苯酸，为纤维蛋白溶解抑制药，主要用于纤维蛋白溶解症所致的出血。酚磺乙胺用于手术前预防和治疗出血。白蛋白制剂用于提高血浆蛋白和胶体液渗透压。

170．E。疝内容物是进入疝囊的腹内脏器或组织，以小肠最多见，其次是大网膜。

171．A。疝环是疝内容物突向体表的门户，是腹壁的薄弱或缺损处。

172．E。嵌顿性疝的疝环较小，腹内压突然增高时使疝内容物强行扩张囊颈而进入疝囊，因疝囊颈的弹性收缩，将内容物卡住，使其不能回纳，会出现腹痛和消化道梗阻等表现，但尚未发生血运障碍，若不能及时解除嵌顿，终将发展成为绞窄性疝。绞窄性疝是由于嵌顿时间过久，肠管及其系膜受压程度不断加重导致动脉血流减少，甚至完全阻断，疝内容物缺血坏死所致。绞窄性疝和嵌顿性疝的区别最主要是在于疝内容物有无血

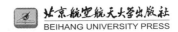

液循环障碍。

173．D。腹股沟斜疝是最多见的腹外疝，多见于男性，儿童、青少年多见。行走、咳嗽、强力劳动或排便等腹内压骤增是其主要原因。

174．E。腹股沟直疝不进入阴囊，因此极少发生嵌顿。腹股沟直疝是腹内脏器或组织经腹壁下动脉内侧的直疝三角区突出而形成的疝，精索在疝囊前外方，疝囊颈在腹壁下动脉内侧，回纳疝块后压住深环疝块仍可突出。患者站立时，在腹股沟内侧端、耻骨结节外上方出现一半球形肿块，不伴有疼痛或其他症状；因疝囊颈宽大，平卧后肿块多能自行消失。

175．E。股疝极易嵌顿，一旦嵌顿又可迅速发展为绞窄性疝，嵌顿后除引起局部明显疼痛外，常伴有明显的急性机械性肠梗阻症状。股疝疝块不大，多在腹股沟韧带下方卵圆窝处有一半球形的突起，多见于40岁以上妇女。腹股沟直疝多见于老年男性或体弱者，患者站立时，在腹股沟内侧端、耻骨结节外上方出现一半球形肿块，不伴有疼痛或其他症状。腹股沟斜疝可突向阴囊或大阴唇。

176．A。疝囊通过股环、经股管向卵圆窝突出的疝，称为股疝，多见于40岁以上妇女。女性骨盆较宽广、联合肌腱和腔隙韧带较薄弱，以致股管上口宽大松弛故而易发病。妊娠是腹内压增高的主要原因。

177．B。未闭锁的脐环迟至2岁时多能自行闭锁，因此小儿2岁前可采取非手术疗法。满2岁后脐环直径仍大于1.5cm者应手术治疗，5岁以上儿童的脐疝均应采取手术治疗。

178．D。未闭锁的脐环迟至2岁时多能自行闭锁，因此小儿2岁前可采取非手术疗法。满2岁后脐环直径仍大于1.5cm者应手术治疗，5岁以上儿童的脐疝均应采取手术治疗。

179．C。由于脐疝疝环狭小，成人脐疝发生嵌顿或绞窄者较多。小儿脐疝多属易复性，临床表现为啼哭时疝块脱出，安静时消失，极少发生嵌顿和绞窄。成人脐疝为后天性，较少见，多数为中年经产妇女。

180．C。腹外疝术后1～2天，护士应鼓励患者在床上翻身及活动肢体，一般术后3～5天可下床活动，早期下床活动会增加腹壁张力，使疝复发。取平卧，髋关节微屈，腘窝下垫枕，以降低腹股沟切口的张力和腹内压力，并利于切口愈合和减轻伤口疼痛。术后6～12小时无恶心、呕吐者可给予流食，次日可进软食或普食；严密观察生命体征，注意有无伤口渗血、感染和阴囊血肿的表现。

181．C。腹膜是双向的半透性膜，水、电解质、尿素及一些小分子能透过腹膜。腹膜腔是人体最大的体腔，腹膜的动脉来自肋间动脉和腹主动脉分支，静脉汇入门静脉和下腔静脉，当门静脉或下腔静脉循环受阻时，腹腔内可积聚大量液体。关于腹膜腔内的液体量，人卫社临床8年制第3版外科学数据P446为50～100ml，人卫社临床5年制第8版外科学P344、人卫社护理学（师）应试指导P426为75～100ml，选项中70～100ml的说法没有巨大出入，无原则性错误。腹膜病变时，腹膜腔可容纳数升液体或气体。

182．D。腹膜血运丰富，有很多皱壁，其面积几乎与全身的皮肤面积相等，约 $1.7～2m^2$。腹膜是双向的半透性膜，在急性炎症时，可分泌出大量渗出液，以稀释毒素和减少刺激。腹膜腔分为大、小腹腔两部分，与其吸收能力无关。

183．C。腹部压痛、腹肌紧张和反跳痛是腹膜炎的标志性体征，尤以原发病灶所在部位最为明显。当腹内脏器或腹膜有炎性病变时，可出现相应部位的压痛；反跳痛是壁腹膜已有炎症累及的征象。

184．C。膈下脓肿一般不会引起胆囊炎。膈下感染可引起反应性胸腔积液或经淋巴途径蔓延到胸腔引起胸膜炎，亦可穿入胸腔引起脓胸；个别的可穿透结肠形成内瘘；也有因脓肿腐蚀消化道管壁而引起消化道反复出血、肠瘘或胃瘘者。如患者的身体抵抗力低下，就可能发生脓毒血症。

185．A。膈下脓肿的脓肿部位可有持续钝痛，深呼吸时加重，疼痛常位于近中线的肋缘下或剑突下。脓肿刺激膈肌可引起呃逆。膈下感染可通过淋巴系统引起胸膜、肺反应，出现胸腔积液或盘状肺不张。脓肿穿破到胸腔发生脓胸，严重时出现局部皮肤凹陷性水肿，皮肤温度升高。X线

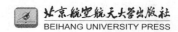

透视可见患侧膈肌升高，随呼吸活动度受限或消失，肋膈角模糊，积液。

186．B。急性腹膜炎术后继续胃肠减压、禁食，肠蠕动恢复后，拔除胃管，逐步恢复经口饮食。血压、脉搏平稳后，改为半卧位。继续输液，补充电解质，维持体液平衡。合理使用抗生素，预防感染。保证有效引流，对切口护理。

187．E。肛门排气提示肠蠕动恢复。急性腹膜炎术后继续胃肠减压、禁食，肠蠕动恢复后，拔除胃管，逐步恢复经口饮食。

188．C。肝破裂可做诊断性腹腔穿刺，可抽出不凝血。腹部立位 X 线检查见膈下新月状游离气体影是胃肠穿孔最重要的诊断依据。胃溃疡出血可做胃镜检查，可判断溃疡的性质、出血的原因，确定出血部位，还可以在内镜下进行止血治疗。胆囊坏疽穿孔可引起胆汁性腹膜炎，出现弥漫性腹膜炎表现。膀胱破裂 X 线检查可发现骨盆骨折。

189．B。腹部固定压痛、反跳痛和腹肌紧张，称为腹膜刺激征。

190．D。常见受损内脏在开放性损伤中依次是肝、小肠、胃、结肠、大血管等，闭合性损伤中依次是脾、肾、小肠、肝、肠系膜等。

191．C。对严重腹部损伤的急救措施是首先处理危及生命的症状，如心搏呼吸骤停、窒息、大出血、张力性气胸等，及时补液抗休克，并紧急手术。诊断未明确前，禁用镇痛药，而诊断明确者，使用镇痛药可减轻疼痛，防止神经源性休克。

192．C。小肠占据中下腹的大部分空间，受外伤的机会比较多。

193．E。胃肠减压的目的不包括刺激肠蠕动。胃肠减压的目的：抽出胃肠道内容物和气体；减少消化道内容物继续流入腹腔；减少胃肠内积气、积液；改善胃肠壁的血运；有利于炎症的局限和吸收；促进胃肠道恢复蠕动。

194．A。十二指肠引流液是十二指肠液、胆总管液、胆囊液和肝胆管液的总称。检查十二指肠引流液可以协助诊断肝、胆、胰系统疾病，判断胆系运动功能。

195．C。幽门螺杆菌感染是消化性溃疡的主要原因。幽门螺杆菌一方面损害黏膜防御修复，破坏胃、十二指肠的黏膜屏障；另一方面增强侵袭因素，引起高胃泌素血症，使胃酸和胃蛋白酶分泌增加，促使胃、十二指肠黏膜损害，形成溃疡。

196．D。消化性溃疡最常见的并发症是上消化道出血，消化性溃疡也是上消化道出血最常见的病因。十二指肠溃疡出血多位于球部后壁，胃溃疡出血多位于胃小弯。

197．B。急性穿孔患者最重要的护理措施是禁食和胃肠减压。胃肠减压可抽出胃肠道内容物和气体，减少消化道内容物继续流入腹腔，减少胃肠内积液、积气，减少胃酸、胰液等消化液分泌，改善肠壁血运。相比较而言，胃肠减压更为重要。

198．D。胃癌好发部位以胃窦部为主，其次为贲门部。

199．B。胃癌有直接浸润、淋巴转移、血行转移和腹腔种植 4 种途径。淋巴转移是主要的转移途径，终末期胃癌可经胸导管向左锁骨上淋巴结转移。

200．C。空肠和回肠血液供应来自肠系膜上动脉，静脉分布与动脉相似，最后汇合成肠系膜上静脉，其与肠系膜上动脉并行，在胰颈的后方与脾静脉汇合形成门静脉。

201．B。吸收铁的主要部位是十二指肠及空肠上端。

202．D。转移性右下腹痛是急性阑尾炎的典型症状。结肠充气试验、腰大肌试验、闭孔内肌试验、肛门指诊也可作为急性阑尾炎的诊断性试验，但不如转移性右下腹痛典型，且便于操作。

203．B。肠扭转发病急骤，发展迅速，极易发生绞窄，应及时手术治疗。肠套叠是唯一可早期灌肠的外科急症，一旦发生尽早复位，早期主要采用空气灌肠或钡灌肠，效果好。粘连性肠梗阻首选非手术疗法，发生绞窄应手术。蛔虫性肠梗阻主要采用非手术治疗。有效的胃肠减压对单纯性肠梗阻和麻痹性肠梗阻可达到解除梗阻的目的。

204．C。单纯性机械性肠梗阻由于梗阻部位以上肠管剧烈蠕动，患者表现为阵发性腹部绞痛，

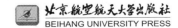

肠鸣音亢进，有气过水音或金属音。

205．E。指导肠瘘患者进食开始进食时以低脂、适量蛋白质、高糖类、低渣饮食为主，随肠功能恢复，逐步增加蛋白质和脂肪量。

206．A。大肠癌术后2～3天肠蠕动恢复后开放造口，取左侧卧位（造口侧卧位），并用塑料薄膜隔开腹部切口与造口，防止流出的粪便污染腹部切口。给予产气少、易消化、无刺激性的饮食，避免高脂肪和刺激性食物，避免过多粗纤维食物（如芹菜、韭菜），多吃新鲜水果和蔬菜。每1～2周扩张造口1次，持续3个月，以防人工肛门狭窄。

207．C。淋巴转移是最结肠癌常见的转移途径。血行转移多见于肝，其次为肺、骨等。

208．A。肛门周围皮下脓肿是最常见的直肠肛管周围脓肿，全身症状不明显，肛周有持续性跳痛，局部红肿，有压痛，脓肿形成可有波动感。

209．E。直肠肛管周围脓肿发病早期给予抗生素控制感染，选择对革兰阴性杆菌、革兰阳性细菌和厌氧菌有效的广谱抗生素，宜联合用药。脓肿形成后尽早切开引流。肛门周围皮下脓肿是最常见的直肠肛管周围脓肿，全身症状不明显，肛周持续性跳痛，局部红肿，有压痛，脓肿形成可有波动感。骨盆直肠间隙脓肿较少见，全身症状严重，持续性高热、头痛，局部表现不明显，位置深，空间大，可触及隆起肿块，深压痛和波动感，伴有直肠坠胀感，便意不尽，排尿困难。脓肿自行破溃或手术切开后易形成肛瘘，肛瘘主要的病因是直肠肛管周围脓肿。

210．D。肛瘘主要的病因是直肠肛管周围脓肿，由脓肿自行破溃或脓肿切开后形成，脓腔周围肉芽组织和纤维组织增生形成管道。少数因结核、溃疡性结肠炎等特异性炎症、恶性肿瘤、肛管外伤感染等引起。

211．B。肛裂常有肛管后正中线溃疡裂隙，因此肛裂患者严禁直肠指检或直肠镜检查。

212．C。直肠肛管疾病术前3天少渣饮食，并口服缓泻剂或肠道杀菌剂，预防感染，手术前1天流质饮食，术日晨禁食。

213．D。肝的血液供应25%～30%来自肝动脉，

70%～75%来自门静脉。肝动脉血含氧量高，但由于血流量少，只能供给肝所需氧量的50%；而门静脉血含氧虽低些，但由于血流量多，也能提供肝需氧量的50%左右。且门静脉可收集肠道血液，供给肝营养。

214．A。门静脉系与腔静脉系之间有4个主要交通支：胃底 - 食管下段交通支，直肠下端 - 肛管交通支，前腹壁交通支，腹膜后交通支。

215．A。门静脉系与腔静脉系之间有4个主要交通支：胃底 - 食管下段交通支，直肠下端 - 肛管交通支，前腹壁交通支，腹膜后交通支。其中胃底 - 食管下段交通支是最重要的交通支，发生静脉曲张最早且最显著，其破裂出血是引起上消化道大出血的主要原因之一。

216．D。门静脉高压症分流术后早期禁食，24～48小时肠蠕动恢复后，提供流质饮食，逐渐过渡到半流食及软食。分流术后易诱发肝性脑病，应限制蛋白质和肉类的摄入。因此门静脉高压症患者分流术后的饮食宜选择低脂、限蛋白、高热量、高维生素饮食。

217．E。在我国，以肝炎后肝硬化导致的肝内型门静脉高压症最常见。肝外门静脉血栓形成、门静脉先天性畸形、上腹部肿瘤压迫、缩窄性心包炎及严重右心衰竭等也可引起门静脉高压症。

218．B。门体分流术是指将肝门静脉系和腔静脉系的主要血管进行手术吻合，使肝门静脉血转流入腔静脉，降低门静脉压力，防止出血。

219．C。门静脉高压症的三大临床表现是脾大、侧支循环的建立和开放、腹水，其中最有特征的表现是侧支循环的建立和开放。侧支循环的建立和开放多因持续的门静脉高压引起回心血液流经肝脏受阻，使门静脉交通支开放并扩张，形成侧支循环。常见的侧支循环有食管 - 胃底静脉曲张、腹壁静脉曲张、痔静脉扩张、腹膜后吻合支曲张、脾肾分流等。

220．E。分流术后48小时内，需制动平卧或低坡半卧位（<15°），2～3天后改半卧位。不宜早期下床活动，一般术后需卧床1周，防止血管吻合口破裂出血，保持大小便通畅。

221．C。肝的显微结构为肝小叶，是肝结构和

功能的基本单位。

222．C。甲胎蛋白（AFP）是诊断肝癌的特异性指标，是肝癌的定性检查，有助于诊断早期肝癌，广泛用于普查、诊断、判断治疗效果及预测复发。

223．B。原发性肝癌常先有肝内转移，再出现肝外转移。经门静脉系统的肝内转移是最常见的途径。

224．B。肝区疼痛是原发性肝癌最常见和最主要的症状，也是半数以上患者的首发症状，多为持续性胀痛、钝痛或刺痛，夜间或劳累后加重。

225．E。细菌性肝脓肿好发于中年男性，主要表现为寒战、高热、肝区疼痛和肝大。

226．C。胆汁是一种复合溶液，97% 是水，主要成分有胆汁酸盐、胆固醇、胆色素、卵磷脂、脂肪酸和无机盐等。胆汁中 3 种主要的脂类物质包括胆汁酸盐、胆固醇和磷脂。

227．D。胆汁的作用包括清除代谢产物；乳化脂肪；水解和乳化食物中的脂肪，促进胆固醇和各种脂溶性维生素的吸收；中和胃酸；刺激肠蠕动；胆盐抑制肠道内致病菌的生长繁殖和内毒素的形成等。不包括对雌激素和抗利尿激素有灭能作用。

228．C。本题可采用排除法。胆囊造影检查前 1 天午餐进高脂肪饮食，以刺激胆囊收缩和排空，有助于造影剂进入胆囊；晚餐进无脂肪、低蛋白、高糖类的清淡饮食，晚餐后口服造影剂，禁食水、禁烟至次日上午。检查日晨禁食，第一次摄片后如胆囊显影良好，进食脂肪餐，脂肪量 25 ～ 50g，30 分钟后再次摄片观察。

229．C。胆囊或胰腺 B 超检查前 1 天晚餐要求清淡饮食，晚餐后禁食 12 小时、禁饮 4 小时。

230．E。T 管引流的作用：引流胆汁和减压，以免胆汁排出受阻；引流残余结石；支撑胆道，防止胆总管切开处瘢痕狭窄；经 T 管溶石或造影。

231．C。每天更换 T 管外接的引流袋和连接管，但不必每天或定时冲洗 T 管。T 管一般放置 2 周左右。拔管指征：术后 10 ～ 14 天试行夹闭 T 管 1 ～ 2 天。若无腹胀、腹痛、发热及黄疸等症状，可行 T 管造影，造影后继续引流 24 小时以上。如胆道通畅、无结石和其他病变，再次夹闭 T 管 24 ～ 48 小时，无不适症状方可拔管。拔管后局部伤口用凡士林纱布堵塞，1 ～ 2 天会自行闭合。胆道梗阻可出现大便颜色异常。

232．E。生长抑素、奥曲肽可抑制生长激素释放，还可抑制胃酸、胰腺内分泌（胰岛素和胰高血糖素）及外分泌（胰酶），对胰腺有保护作用。抑肽酶可抑制胰酶活性。糖皮质激素具有抗炎和抑制变态反应的作用。抗生素可进行抗感染治疗。抗胆碱药可解痉止痛。

233．B。胰腺癌实验室检查中，CA19-9 最常用于辅助诊断、疗效判断、监测复发和评估预后，因此胰腺癌最常见的辅助诊断和随访项目是糖类抗原 19-9。

234．A。壶腹部癌早期即可出现黄疸，为肿瘤阻塞胆管、胰管开口所致，黄疸深浅呈波浪式变化是壶腹部癌的特点。胆管结石出现黄疸时，患者尿色变深，粪色变浅和皮肤瘙痒，完全梗阻时呈陶土样大便。

235．C。躯体性疼痛是指由躯体神经痛觉纤维传入的疼痛，感受壁层和脏腹膜的刺激，其特点为感觉敏锐、定位准确。

236．E。外科急腹症一般先有腹痛，后才有发热等伴随症状；腹痛或压痛部位较固定，程度重；常出现腹膜刺激征，甚至休克；可伴有腹部肿块等外科特征性体征及辅助检查表现。

237．E。"四禁"，即禁食、禁用镇痛药、禁服泻药、禁止灌肠。

238．C。急腹症患者禁止灌肠、禁服泻药，以免增加消化道负担，造成感染扩散或病情加重，但蛔虫性肠梗阻的口服液状石蜡、肠套叠的早期灌肠复位等治疗性措施除外。禁食、胃肠减压是治疗急腹症的重要措施之一。使用抗生素可进行抗感染治疗。诊断未明确时，禁用吗啡、哌替啶等强镇痛药，以免掩盖病情，对诊断明确的单纯性胆绞痛、肾绞痛，或已决定手术的患者，可适当应用解痉药和镇痛药。迅速建立静脉通路，遵医嘱输液或输血，纠正水电解质酸碱平衡紊乱。

239．D。急腹症诊断未明确时，禁用吗啡、哌替啶等强镇痛药，以免掩盖病情，对诊断明确的单纯性胆绞痛、肾绞痛，或已决定手术的患者，可适当应用解痉药和镇痛药。禁食、胃肠减压是治疗急腹症的重要措施之一。病情稳定者取半卧位,有利于引流和呼吸。迅速建立静脉通路,遵医嘱输液或输血,纠正水电解质酸碱平衡紊乱。

240．D。急腹症术后及早下床活动,可促进肠蠕动恢复,预防肠粘连。

241．B。下肢深静脉血栓患者,应禁止按摩和压迫患肢,以防血栓脱落引起肺栓塞。绝对卧床2周,床上活动患肢避免范围过大。可用低分子右旋糖酐扩血管,华法林、肝素等抗凝治疗。

242．A。下肢静脉曲张的静脉及瓣膜功能试验包括浅静脉瓣膜功能试验(曲氏试验)、深静脉通畅试验(波氏试验)和穿通静脉瓣膜功能试验。深静脉通畅试验用于检测检查深静脉是否通畅。浅静脉瓣膜功能试验用于检测大隐静脉瓣膜功能和小隐静脉瓣膜的功能。直腿抬高试验不属于下肢静脉曲张的辅助检查,是腰椎间盘突出症的检查方法。

243．C。浅静脉高位结扎加曲张静脉分离剥脱术是无手术禁忌证的下肢静脉曲张患者最根本治疗方法。大隐静脉高位结扎剥脱术后应抬高患肢30°,术后24小时鼓励患者下床活动,不可制动,以免血栓再次形成。指导患者做足背伸屈运动,以促进静脉血回流。弹力绷带一般需维持1～3个月方可拆除。

244．A。血栓闭塞性脉管炎病变呈节段性分布,主要侵及四肢中、小动静脉,尤其是下肢的小动脉。

245．B。血栓闭塞性脉管炎的辅助检查中常用的试验是肢体抬高试验,具体内容为患者平卧,患肢抬高45°,3分钟后如出现麻木、疼痛,足部皮肤苍白、蜡黄,提示动脉供血不足。再让患者坐起,患肢自然下垂于床沿下,正常人皮肤色泽可以10秒内恢复,若超过45秒足部皮肤色泽仍不均匀或出现潮红或斑片状发绀,提示患肢有严重的血供障碍。

246．B。血栓闭塞性脉管炎患者护理时应防止受冷和外伤,肢体保暖,但不可使用热疗,热疗一方面可增加组织需氧量,加重病情,另一方面由于患者对热的敏感性降低,易导致烫伤。烟碱

可使血管收缩应绝对禁烟。保持皮肤清洁干燥、防止受伤及感染。

247．D。血栓闭塞性脉管炎临床分3期,分别为局部缺血期(早期)、营养障碍期(中期)和组织坏死期(晚期)。间歇性跛行是血栓闭塞性脉管炎局部缺血期(早期)的典型表现。少数患者可伴游走性浅静脉炎,表现为小静脉条索状炎性栓塞,局部红肿伴压痛。患肢足背动脉、胫后动脉搏动明显减弱。营养障碍期(中期)特征性表现为静息痛。组织坏死期(晚期)的特征性表现为患肢趾端出现坏疽。

248．C。肾盂造影也称上行性尿路造影。能清晰显示肾盂、输尿管形态。适用于禁忌做排泄性尿路造影或显影不清晰时,亦可注入气体作为阴性对比。急性尿路感染及尿道狭窄时不可用肾盂造影检查。

249．E。膀胱镜检后,患者大多有肉眼血尿,鼓励患者多饮水,以增加尿量,起到冲洗作用,2～3天后可自愈。密切观察生命体征,注意有无发热、血尿及尿潴留等。必要时留院观察、遵医嘱给予止痛药,输液及应用抗生素,或留置导尿及膀胱造瘘。

250．B。肾损伤时应常规早期使用广谱抗生素,以预防感染。

251．B。肾挫伤患者应保证绝对卧床休息2～4周,至少2周,并向患者强调绝对卧床休息的重要性,即使血尿消失,仍需继续卧床休息至预定时间。过早、过多离床活动,有再度出血的危险。恢复后2～3个月内不宜参加体力劳动。

252．A。膀胱损伤时,表现为休克、排尿困难和血尿、局部肿胀、疼痛,或有高氮质血症和尿瘘。膀胱破裂后,尿液流入腹腔和膀胱周围时,膀胱空虚,患者有尿意,但不能排尿或仅排出少量血尿。通常排尿困难和尿潴留同时存在,若排尿障碍而膀胱空虚,说明膀胱损伤导致尿液流入腹腔或膀胱周围。

253．B。男性前尿道损伤较后尿道损伤多见,多发生于球部,最常见的原因是骑跨所致的会阴部闭合性损伤。其次的损伤原因包括会阴部受到直接打击的闭合性损伤、性生活中海绵体折断、

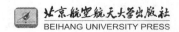

精神病人自残、枪伤、锐器伤等。反复插导尿管、进行尿道膀胱镜检也可引起前尿道损伤。

254．E。尿道损伤首选逆行尿道造影。X线检查行逆行尿道造影可显示尿道损伤部位及程度。尿道挫伤无造影剂外溢。如尿道显影并有造影剂外溢，提示部分破裂。如造影剂未进入后尿道而大量外溢，提示严重破裂或断裂。

255．D。尿路结石的病因主要包括流行病学因素、尿液因素、泌尿系统解剖因素、遗传性疾病。流行病学因素包括：年龄、性别、种族、职业、饮食、水分摄入、代谢、气候、遗传等。尿液因素包括：形成结石的物质增加，如骨质脱钙、甲状旁腺功能亢进等造成钙、草酸或尿酸排出量增加；尿pH改变，碱性尿中易形成磷酸钙及磷酸镁铵沉淀，酸性尿中易形成尿酸和胱氨酸结晶；尿液浓缩及尿中抑制晶体形成物质减少；尿路感染使尿基质增加，晶体易黏附，导致尿路阻塞。泌尿系统解剖因素：尿路狭窄、梗阻、憩室。遗传性疾病。其中，不包括尿路损伤。

256．B。碱性尿中易形成磷酸钙及磷酸镁铵沉淀。酸性尿中易形成尿酸和胱氨酸结晶。

257．A。结石<0.6cm，光滑且无尿路梗阻及感染，纯尿酸结石及胱氨酸结石可考虑非手术治疗。

258．B。膀胱镜检查可直视膀胱结石，并发现膀胱病因。禁忌行膀胱镜检查包括尿道、膀胱处于急性炎症期不宜进行检查，因可导致炎症扩散，而且膀胱的急性炎症充血，还可使病变分辨不清；膀胱容量过小，在60ml以下者，说明病变严重，患者多不能耐受这一检查，也容易导致膀胱破裂；包茎、尿道狭窄、尿道内结石嵌顿等，无法插入膀胱镜者；严重的心功能不全，不能完全耐受膀胱镜的检查。

259．C。尿道结石的检查方法包括超声检查和X线检查。B型超声检查能发现平片不能显示的小结石和透X线结石，还能显示肾结构改变和肾积水等。

260．A。尿道结石主要症状是在会阴部剧烈疼痛后出现急性排尿困难，不能完全排空膀胱内尿液，甚至发生急性尿潴留。有时表现为点滴状排尿伴尿痛和血尿。患者常能指明尿流受阻的部位。

261．D。草酸钙结石患者应限制含钙、草酸多的食物，如浓茶、菠菜、番茄、土豆、芦笋、牛奶、豆制品、巧克力、坚果等。尿酸结石限制高嘌呤食物，如动物内脏、啤酒等。指导患者大量饮水增加尿量，减少尿中晶体沉积。

262．A。泌尿系结石应嘱患者大量饮水，维持每天尿量>2000ml，达到稀释尿液、延缓结石生成速度、冲洗尿路及预防感染的目的。鼓励患者做上下跳跃动作，辅助将结石排出体外。

263．E。肾结核是结核杆菌由原发病灶（大多在肺，其次是骨关节及肠道）经过血行进入肾小球血管丛，在双侧肾皮质形成多发性微结核病灶，若患者免疫状况良好，可全部愈合。若患者免疫力较低，肾皮质结核病灶不愈合则发展为肾髓质结核，多数为单侧病变。

264．C。膀胱刺激征是肾结核疾病的典型症状，肾结核的病灶在肾脏，症状表现在膀胱，以膀胱刺激征为主要临床表现。

265．C。排尿困难、排尿中断是膀胱结石的主要症状。肾结核患者的全身症状常不明显，肾结核晚期时会出现发热、盗汗、消瘦、贫血、虚弱、食欲缺乏等全身症状。尿频、尿急、尿痛（膀胱刺激征）是肾结核的典型症状，尿频出现最早，晚期尿频更加严重，甚至出现尿失禁。尿结核杆菌阳性即可确诊为肾结核。脓尿是肾结核患者的常见症状，严重者尿如洗米样，内含有干酪样碎屑或絮状物，也可出现脓血尿。

266．D。尿频、尿急、尿痛是膀胱结核的典型症状。尿频出现最早，晚期尿频更加严重，甚至出现尿失禁。

267．E。肾结核患者肾切除术前服用抗结核药物治疗至少2周，肾部分切除术前抗结核药物治疗至少4周。术后继续抗结核治疗6～9个月。

268．B。泌尿系统梗阻也称尿路梗阻，是指由于泌尿系统本身或其周围组织在结构或功能上发生病变，导致排尿通道阻塞，尿液不能正常排出。泌尿系梗阻引起的基本病理改变是梗阻部位以上压力增高、尿路扩张积水，梗阻若长时间不解除，最终将导致肾积水和肾衰竭。

269．E。泌尿系统梗阻也称尿路梗阻，是指由

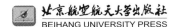

于泌尿系统本身或其周围组织在结构或功能上发生病变，导致排尿通道阻塞，尿液不能正常排出。泌尿系梗阻引起的基本病理改变是梗阻部位以上压力增高、尿路扩张积水，梗阻若长时间不解除，最终将导致肾积水和肾衰竭。

270．E。肾衰竭是泌尿系统梗阻最严重的并发症。

271．D。尿潴留的原因很多，可分为机械性和动力性两类。其中以机械性梗阻最常见，如前列腺增生、尿道损伤等。动力性梗阻可有中枢或周围神经系统病变。

272．B。进行性排尿困难是良性前列腺增生最重要、最典型的症状。表现为排尿迟缓、断续，尿流细而无力，射程短,终末滴沥,排尿时间延长。

273．B。尿潴留的原因很多，可分为机械性和动力性两类。其中以机械性梗阻最常见，如前列腺增生、尿道损伤等。动力性梗阻可有中枢或周围神经系统病变，也可见于高热、昏迷、低血钾或不习惯卧床排尿者。

274．B。导尿是解决急性尿潴留最简便常用的方法，不能插入导尿管时可行膀胱穿刺/造瘘术引流尿液，缓解患者痛苦。保持大便通畅，预防便秘，防止腹内压升高，加重患者的疼痛。禁忌饮酒与辛辣食物，鼓励患者多喝水，锻炼自主排尿意识，冲洗膀胱，防止泌尿系感染。

275．A。肾癌是起源于肾实质泌尿小管上皮系统的恶性肿瘤，为最常见的肾实质恶性肿瘤。局限性肾癌主要以手术切除为主，可采取开放性手术或腹腔镜手术行肾癌根治性切除术。由于肾细胞癌对放疗及化疗均不敏感，局限性肾癌术后尚无标准辅助治疗方案。

276．A。包茎、尿道结石、膀胱癌、前列腺增生等下尿路疾病均可引起排尿困难，即尿液不能通畅地排出。肾肿瘤一般不会引起尿道堵塞而出现排尿困难。

277．E。膀胱镜下取活组织做病理检查是膀胱癌最直接和重要的检查手段，是最可靠的检查方法。超声及CT检查对肿瘤的临床分期有帮助。磁共振成像检查（MRI）对肿瘤分期基本与CT相仿，但判断膀胱壁受损程度较CT准确。

278．C。盆腔引流管可引流盆腔的积血积液，是

观察是否有活动性出血的重要途径，一般于术后3～5天拔除。血尿是膀胱肿瘤最常见、最早出现的症状，常为间歇性全程无痛肉眼血尿，终末加重。膀胱癌多见于膀胱侧壁、后壁，其次是三角区和顶部。原位新膀胱术后，待新膀胱容量＞150ml可拔除导尿管。对保留膀胱的患者，术后可采用卡介苗、丝裂霉素等药物膀胱内灌注，每周灌注1次，8次后改为每月1次，共1～2年。

279．E。护理时应严格执行无菌操作，及时清理针孔处的分泌物，定期酒精消毒，保护牵引针处的血痂，防止感染。保持肢体纵轴与牵引力一致，保证牵引的有效性，正确体位，注意反牵引。

280．C。骨科牵引的目的和作用包括骨折、关节脱位的复位和固定、挛缩畸形的预防和矫形治疗、肢体制动和抬高（减轻疼痛）、骨和关节疾病治疗前准备、预防病理性骨折。

281．C。浸泡石膏绷带适宜的水温为35℃～40℃。

282．D。小夹板固定主要适用于四肢长骨的较稳定骨折，固定范围不包括骨折处的上下关节，利于早期功能锻炼。松紧适度，以绷带上下活动各1cm为度。但有固定不牢之嫌，易使骨折移位、不愈合、畸形愈合，若捆扎过紧影响肢体血运、发生远端缺血，使用不当可导致压疮和骨筋膜室综合征，使用时应注意观察肢端的血供、感觉。

283．D。肢体功能锻炼不能缓解疼痛。可防止骨质脱钙、预防骨质疏松，防止关节僵硬和肌肉萎缩，有利于血液循环。

284．B。开放性骨折应先加压包扎止血，外露骨端一般不进行现场复位，妥善固定，尽早清创并使用抗生素和TAT，预防感染。

285．D。畸形为骨折与脱位共有的体征特征。骨折表现为畸形、异常活动、骨擦音或骨擦感。脱位表现为畸形、弹性固定和关节盂空虚。

286．B。不稳定性骨折指在生理外力作用下骨折端易移位的骨折，如斜形骨折、螺旋形骨折、粉碎性骨折等。稳定性骨折指在生理外力作用下骨折端不易移位的骨折，如不完全性骨折及横形骨折、压缩性骨折、嵌插骨折等。

287．C。等长练习又称为等长性力量练习或静为性练习，可使人体保持某一特定位直或对抗固

定不动的阻力练习方式。可增加肌肉的张力而不改变肌肉的长度。

288．C。鉴别股骨髁上骨折与肘关节脱位可检查肘后三点关系是否正常。肱骨髁上骨折，肘部可触及骨折断端，肘后三角关系正常，肘关节脱位则失常。

289．A。脊髓半切征（Brown-Sequard 征）表现为损伤平面以下同侧肢体的运动和深感觉消失，对侧肢体的痛觉和温度觉消失。

290．C。截瘫的并发症不包括高血压。常见的并发症有呼吸道感染、肺部感染、泌尿系结石、泌尿系感染、便秘以及压疮等。

291．E。骨盆骨折的临床表现不包括双下肢瘫痪。主要症状为髋部肿胀、疼痛、活动障碍等，有大出血或严重内脏损伤者常有低血压和休克早期表现。体征为骨盆分离试验阳性（双手交叉撑开患者的两髂嵴，出现疼痛）。挤压试验阳性（双手挤压患者的两髂嵴，伤处仍出现疼痛）。两侧肢体长度不对称，会阴部可见瘀斑（耻骨和坐骨骨折的特有体征）。

292．E。X 线检查是诊断关节脱位和骨折最可靠的、必不可少的检查，可明确诊断并了解骨折类型及移位情况。

293．B。完全离断的肢体，原则上不做任何无菌处理，禁忌用任何液体冲洗、浸泡或涂药，在保存上视运送距离而定。运送距离近的，可将离断的肢体用无菌敷料或清洁布类包好，与患者一起送往医院。运送距离远的，对断肢进行干燥冷藏法保存，用无菌或清洁敷料包好，放入塑料袋内，做好标记，再将其放入加盖的容器中，容器外周加放水和冰块各一半，避免断肢与冰块直接接触而冻伤。到达医院后，立即检查断肢，刷洗消毒后用肝素盐水从动脉端灌注冲洗，再用无菌敷料包好，放在无菌盘内，置入 4℃ 冰箱冷藏。切忌放入冷冻室，否则会造成肢体冻伤，影响再植。

294．B。急性骨髓炎患者常为 10 岁以下儿童，病变多发生在长骨干骺端。起病急，多伴有寒战、高热等全身表现，患肢有持续性疼痛和压痛。术后闭式灌洗引流术后 24 小时内应快速滴入，后每 2 小时快速冲洗 1 次，逐渐减慢，直至引流液澄清。

295．C。急性骨髓炎发病 3 ～ 5 日内抗生素治疗可控制感染，巩固后继续应用至少 3 周后可停用。

296．C。关节腔灌洗每天经滴注管滴入含抗生素的溶液 2000 ～ 3000ml，直至引流液清澈，细菌培养阴性为止。在停止滴注后再继续引流几天，无引流液后拔管停止引流。

297．B。护理膝关节化脓性关节炎患者时为减轻疼痛，防止畸形和病理骨折，应患肢制动，保持功能位，牵引固定。

298．E。由于手术有可能造成结核分枝杆菌的血源性播散，为提高手术的安全性，术前要规范应用抗结核药物治疗 4 ～ 6 周，至少 2 周。术后至少抗结核治疗最少 3 ～ 6 个月。

299．D。全膝关节结核 15 岁以下的患者只做病灶清除术，15 岁以上关节破坏严重时，在病灶清除术后，同时行膝关节加压融合术。

300．A。骨关节结核最常发生的部位是脊柱。脊柱结核的发病率居全身骨与关节结核的首位，约占 50%，其次是膝、髋、肘关节。

301．D。Enneking 分期系统包括三个影响肿瘤预后的重要因素，即肿瘤组织学分级（G）、病灶解剖学范围（T）和是否存在转移灶（M）。肿瘤组织学分级（G）决定于肿瘤的组织学形态、放射线表现和临床病程等，根据这些情况，病变可分成良性(G_0)、低度恶性(G_1)和高度恶性(G_2)。

302．C。骨软骨瘤是好发于长管状骨干骺端的良性骨肿瘤，长期无症状，仅可见局部肿块，质硬，生长缓慢，X 线表现为干骺端骨性突起。

303．D。骨肉瘤是好发于长管状骨干骺端的恶性肿瘤，好发于青少年，X 线检查可见 Codman 三角及"日光射线"现象。骨巨细胞瘤 X 线检查可见骨端偏心性、溶骨性破坏，无骨膜反应，呈肥皂泡样改变。骨软骨瘤 X 线表现为干骺端骨性突起。骨样骨瘤 X 线检查可见骨干皮质内，呈现小的圆形或椭圆形的放射透明巢。Ewing 肉瘤 X 线检查可见渗透性或虫蚀样骨破坏伴洋葱样多层骨膜反应。

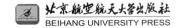

304．E。发生高钾血症时，应立即停止补钾，静脉缓慢推注 10% 葡萄糖酸钙或 5% 氯化钙，对抗钾离子对心肌的抑制作用，此为高钾血症的急救措施。发生缺铁性贫血时可选用硫酸亚铁补充。碳酸氢钠属碱性溶液，可纠正酸中毒，调节酸碱平衡。

305．A。中心静脉压（CVP）代表右心房或胸段腔静脉内压力，其变化可反映血容量和右心功能，正常值为 $5 \sim 12cmH_2O$。$CVP < 5cmH_2O$ 提示血容量不足，$> 15cmH_2O$ 提示心功能不全。患者 CVP 为 $4cmH_2O$，提示血容量不足，应充分补液。

306．C。急性化脓性阑尾炎，阑尾炎症较重，发展快，未及时手术切除，又未能被大网膜包裹局限，炎症扩散，发展为感染性休克。

307．E。$PaCO_2$ 正常值为 $35 \sim 45mmHg$，该患者 $PaCO_2$ 30mmHg，提示代谢性酸中毒仍未纠正。中心静脉压代表右心房或胸段腔静脉内压力，正常值为 $5 \sim 12cmH_2O$。正常血液的 pH 为 7.35 ～ 7.45。尿比重测定是最简单的肾功能测定方法，正常人尿比重为 1.015 ～ 1.025。血钠正常值 135 ～ 145mmol/L，平均 142mmol/L。

308．C。急性呼吸窘迫综合征 X 线胸片类似肺水肿的特点，快速多变。早期无异常，肺纹理可增多；进展期 X 线胸片有广泛性点、片状阴影。该患者的处 X 线胸片检查示两肺有散在斑片状阴影，可见支气管充气征，可知患者处于进展期。

309．C。经蛛网膜下腔或硬脊膜外腔阻滞麻醉的非胃肠道手术者，术后 3 ～ 6 小时即可进食。

310．E。该患者在局部麻醉下行手术治疗时出现头晕、胸闷、气促，心率增快等局麻药中毒的表现。一旦发生中毒反应，立即停药、尽早给氧、加强通气。立即停药之后，给予地西泮肌内注射。增大麻醉药剂量不能治疗局麻药中毒，反而会加重中毒。快速补液也不是局麻药中毒的治疗措施。

311．D。患者头部外伤，肢体活动不是必须观察的内容。瞳孔、呕吐、昏迷指数可以反映颅脑损伤的情况，尿量是反映组织灌流情况最佳的定量指标。

312．B。眼睑不能闭合患者应给予油纱布覆盖

双眼，防止结膜干燥、感染。

313．C。手术区的皮肤消毒范围包括手术切口周围 15 ～ 20cm 的区域，如有延长切口的可能，应扩大消毒范围。

314．D。患者有大面积烧伤应观察有无感染征象，若创面出现黄绿色分泌物伴有恶臭味或紫黑色出血性坏死斑，提示铜绿假单胞菌感染。

315．B。全身性外科感染常继发于严重创伤后的感染或各种化脓性感染，在患者寒战、发热时采血进行细菌或真菌培养，较易发现致病菌。

316．D。颌下急性蜂窝织炎可发生喉头水肿和气管受压，引起呼吸困难，甚至窒息。该患儿颈部出现急性蜂窝织炎，护理过程中，应特别警惕患者出现呼吸困难。

317．E。该患者小腿外侧大片皮肤鲜红，界限清楚，烧灼样疼痛，全身寒战，高热，应考虑该患者为丹毒。丹毒起病急，有畏寒、发热等全身症状，随后出现局部片状红疹，色鲜红，略隆起，中央较淡，边界清楚，有灼痛感。

318．E。患儿有中指外伤史，今见右中指红肿明显，原刺伤部位中间发白，手指无法弯曲，符合脓性指头炎的表现。脓性指头炎早期表现为指头发红、轻度肿胀、针刺样疼痛，继而肿胀加重、疼痛剧烈；感染进一步加重时，局部组织缺血坏死，神经末梢因受压和营养障碍而麻痹，指头疼痛反而减轻，皮色由红转白。

319．B。该患者手掌凹陷消失，疼痛剧烈，中指、环指、小指半屈状，拉直疼痛，考虑该患者为掌中间隙感染。掌中间隙感染是指手掌心的正常凹陷消失，隆起、皮肤紧张、发白，压痛明显；中指、无名指和小指处于半屈曲位，被动伸指可引起剧痛。手背部水肿严重，伴有全身症状，如高热、头痛、脉搏快、白细胞计数增加等。

320．B。血培养检查可查找血液中的致病菌，是诊断菌血症和感染性心内膜炎最重要、最有价值的实验室方法。

321．B。破伤风患者，频繁抽搐，呼吸道分泌物多，痉挛无法控制时，应立即做气切，以便改善通气，防止窒息和肺部感染。其余选项也是破伤风的护理措施，但不是发生呼吸道分泌物过多时立即采

取的措施。

322．C。烧伤面积的口诀为：3、3、3（发、面、颈），5、6、7（双手、双前臂、双上臂），13、13、1（腹侧、背侧、会阴），5、7、13、21（双臀、双足、双小腿、双大腿）。该患儿躯干前侧包括会阴部烧伤，烧伤面积为13%＋1%＝14%。双下肢红斑性改变不属于Ⅱ度烫伤。

323．B。同质移植术指供者与受者虽非同一个人，但供受者有完全相同的遗传素质（基因），移植后不会发生排斥反应。如同卵双生同胞之间的器官移植。

324．B。该患者进行肾脏移植14分钟后，肾脏出现青紫、坏死，考虑该患者可能出现了超急性排斥反应。超急性排斥反应在移植手术后24小时内或更短时间内发生。急性排斥反应在移植后1～2周即可出现；慢性排斥反应在移植后数年内，移植器官的功能逐渐减退。

325．C。脂肪瘤为脂肪样组织的瘤状物，女性多见，好发于四肢、躯干。质地软、边界清，呈分叶状，可有假囊性感，无痛、生长缓慢。

326．D。该患者一侧肢体瘫痪，瞳孔不等大，可初步判断为小脑幕切迹疝。小脑幕切迹疝患者瞳孔主要表现为一侧瞳孔进行性散大，脑疝初期由于患侧动眼神经受刺激导致患侧瞳孔缩小，随着脑疝进行性恶化，脑干血供受影响，动眼神经麻痹致患侧瞳孔散大，直接、间接对光反应消失。

327．A。该患者应诊断为脑震荡。脑震荡表现为伤后立即出现短暂的意识障碍，一般不超过半小时，清醒后大多出现逆行性遗忘；醒后可出现头痛、头晕、恶心、呕吐等症状。皮下血肿体积小，常局限，有时因周围肿胀中央反而凹陷。脑出血多在活动中或情绪激动时突然发生，无前驱症状。脑内血肿表现为进行性加重的意识障碍，若血肿累及重要脑功能区，可出现偏瘫、失语、癫痫等症状。脑脓肿病程早期出现全身和颅内急性化脓性感染症状，脓肿形成后可出现局部脑受压和颅内压增高或加剧症状，严重者可致脑疝。

328．C。脑内血肿多因脑挫裂伤致脑实质内血管破裂引起，常与硬脑膜下血肿同时存在，多伴有颅骨凹陷性骨折。表现为进行性加重的意识障

碍，CT示脑挫裂伤灶附近或脑深部白质圆形或不规则形高密度影，周围有低密度水肿区。该患者CT检查符合脑内血肿的表现，诊断为脑内血肿。脑挫裂伤后立即出现意识障碍，严重者可出现原发性脑干损伤，受伤立即出现长时间深度昏迷，可不伴有颅内压增高表现。硬脑膜外血肿伤后昏迷有中间清醒期为典型表现。硬脑膜下血肿可分为急性、亚急性、慢性。急性硬脑膜下血肿，表现为进行性加深的意识障碍，无中间清醒期。

329．D。颅内血肿一经确诊，原则上应手术清除血肿，彻底止血。若血肿较小，患者无意识障碍和颅内压增高症状，可在严密病情观察的同时采用脱水等非手术治疗。该患者伤后即出现昏迷，醒后头痛，无其他异常，次日出现头痛加重，呕吐，嗜睡，可诊断为颅内血肿。患者症状较轻，可先采取脱水利尿的治疗措施，若症状加重，则采取手术治疗。

330．C。颅脑损伤后，成人每天补液量控制在1500～2000ml，其中等渗盐水不超过500ml。保持每天尿量不少于600ml。

331．B。阿托品属竞争性拮抗M胆碱受体，可引起心动过速，加重甲状腺功能亢进的症状，对手术不利。出现甲状腺危象时，可使用镇静剂肌内注射。普萘洛尔、复方碘化钾常作为甲亢术前用药，降低基础代谢率。

332．D。呼吸困难和窒息是最危急的并发症，多发生于术后48小时内，临床表现为烦躁，进行性呼吸困难，发绀，甚至窒息，须立即进行床边抢救，剪开缝线，敞开伤口，迅速除去血肿，结扎出血的血管，必要时行气管切开、给氧。

333．C。地方性甲状腺肿最常见的原因是碘缺乏，多见于山区和远离海洋的地区，临床一般无明显症状，甲状腺轻、中度肿大，表面平滑，质地较软。该患者生长在高原缺碘地区，颈前部肿物变化不大，无不适，可诊断为地方性甲状腺肿。甲状腺腺瘤多见于40岁以下妇女，质地稍硬，表面光滑，无压痛，能随吞咽上下移动。甲状腺癌发病早期无明显症状，肿块固定、质硬、表面高低不平、边界不清，增长较快，吞咽时上下活动度降低；晚期可压迫气管、食管或神经。甲亢有甲状腺毒症、甲状腺肿、突眼征、甲状腺危象

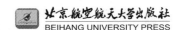

的表现。桥本甲状腺肿，即慢性淋巴细胞性甲状腺炎，是一种自体免疫性疾病，患者常为年龄较大的妇女，表现为甲状腺弥漫性增大、对称、质地较硬，甲状腺功能多减退。

334．A。甲状舌管囊肿多见于 15 岁以下儿童，表现为在颈前区中线、舌骨下方有直径 1～2cm 的圆形肿块，境界清楚，表面光滑，有囊性感，并能随伸、缩舌而上下移动。根据该患儿表现，可诊断为甲状舌管囊肿。甲状腺腺瘤多见于 40 岁以下妇女，质地稍硬，表面光滑，无压痛，能随吞咽上下移动。甲状腺癌发病早期多无明显症状，腺体内单发肿块，固定、质硬、表面高低不平、边界不清，增长较快，吞咽时上下活动度降低，晚期可压迫气管、食管或神经。颈淋巴结结核初期，肿大的淋巴结较硬，无痛，可推动，病变发展可形成不易推动的结节性肿块，晚期淋巴结发生干酪样坏死、液化，形成寒性脓肿。淋巴结炎轻者局部淋巴结肿大、有疼痛和触痛，但表面皮肤正常；严重者淋巴结炎局部有波动感，或溃破流脓，并有全身感染等炎症反应。

335．E。急性乳腺炎主要发病原因为乳汁淤积，乳头破损或皲裂导致细菌沿淋巴管入侵是感染的主要途径，主要致病菌为金黄色葡萄球菌。该患者产后出现右乳胀痛，高热、寒战，右侧腋窝下淋巴结肿大，白细胞计数、中性粒细胞计数偏高，可诊断为急性乳腺炎，其致病菌为金黄色葡萄球菌。

336．C。癌细胞累及 Cooper 韧带，使其缩短而致皮肤表面凹陷，形成"酒窝征"，是乳腺癌的特征性体征。

337．C。乳腺癌根治术后的患者在更衣时宜先穿患侧，再穿健侧，脱衣服时，应先脱健侧，再脱患侧。术后 3 天内更换衣物时注意患侧肩部制动，以免皮瓣移动影响愈合。

338．A。进行性血胸的表现：持续脉搏加快，血压下降或补充血容量后仍不稳定。胸腔闭式引流血量≥200ml/h，持续 3 小时。血红蛋白量、红细胞计数、血细胞比容进行性降低。

339．D。1 岁以下婴幼儿可暂不手术，观察病情发展情况，腹肌强壮后疝可自行消失。

340．C。腹股沟斜疝经腹股沟管突出，可进阴囊，疝块外形为椭圆或梨形，上部呈蒂柄状，较多发生嵌顿。该患者肿块在站立时明显，平卧后消失，可还纳，考虑为腹股沟斜疝。腹股沟直疝常见于年老体弱者，由直疝三角突出，不进入阴囊，疝块外形为半球形，基底较宽，精索在疝囊前外方，极少发生嵌顿。白线疝可发生于腹壁正中线（即白线）的不同部位，但绝大多数在脐上，也称上腹疝。

341．D。预防阴囊血肿最主要的护理措施是在斜疝修补术后，伤口部位压沙袋 12～24 小时，用丁字带或阴囊托托起阴囊，减轻渗血，促进淋巴回流和吸收。

342．B。腹外疝患者出院时，护士应做好出院指导，重点应对活动进行指导。出院后逐渐增加活动量，3 个月内应避免重体力劳动或提举重物。指导患者注意避免剧烈咳嗽、用力排便等腹内压增高的因素。积极治疗引起腹内压增高的原发病，定期门诊复查。若出现腹外疝复发征象，应及时就诊。

343．B。腹外疝患者出院时，护士应做好出院指导，若出现腹外疝复发征象，应及时就诊。出院后逐渐增加活动量，3 个月内应避免重体力劳动或提举重物。防寒保暖，预防感冒。指导患者注意避免剧烈咳嗽、用力排便等腹内压增高的因素。积极治疗引起腹内压增高的原发病，定期门诊复查。

344．D。该患者因闭合性腹部损伤出现休克症状，腹腔抽出不凝固血液，提示出现了实质性器官或血管破裂所致的内出血。治疗应抗休克同时剖腹探查，明确病因，有效止血和治疗疾病。诊断未明确前，禁用镇痛药。补充血容量、应用利尿药、禁饮食、胃肠减压可作为基础性处理措施和术前准备，不能从根本上治疗疾病。

345．B。实质器官（肝、脾、胰、肾等），或大血管损伤主要临床表现为腹腔内（或腹膜后）出血，包括面色苍白、脉率加快，严重时脉搏微弱，血压不稳，甚至休克。该患者受伤位置在左上腹，且出现面色苍白、出冷汗、脉细速、血压下降等休克表现，考虑损伤的脏器为脾。

346．C。该患者腹部受伤后出现休克症状，此

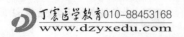 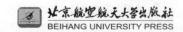

时宜取中凹卧位。中凹卧位适用于休克患者，抬高头胸部有利于保持呼吸道通畅，改善通气功能而缓解缺氧症状；抬高下肢有利于静脉血回流，增加心排血量而使休克症状缓解。

347．B。急性化脓性阑尾炎表现为病变累及到阑尾壁的全层，阑尾明显肿胀，表面覆以脓性渗出物，周围腹腔有稀薄脓液，可形成局限性腹膜炎，临床症状和体征较重。该患者有右下腹有固定压痛，明显肌紧张和反跳痛，白细胞、中性粒细胞高于正常值，可诊断为急性化脓性阑尾炎并局限性腹膜炎。急性单纯性阑尾炎表现为病变只局限于黏膜和黏膜下层，阑尾外观轻度肿胀，表面有少量纤维蛋白性渗出物，临床症状和体征较轻。该患者腹痛尚未延伸至全腹，且未出现黄疸、肝区压痛等表现，不考虑弥漫性腹膜炎和门静脉炎。急性阑尾炎穿孔进程较慢时，穿孔的阑尾被大网膜及邻近肠管包绕，形成阑尾周围脓肿。

348．C。麻痹性肠梗阻多见于腹部手术、创伤或弥漫性腹膜炎后，全腹腹胀均匀，持续性胀痛，肠鸣音减弱或消失，X线检查可见气液平面。该患者急性阑尾炎术后出现持续腹胀，全腹有轻压痛及反跳痛，肠鸣音消失，腹部X线显示小肠、结肠胀气，可考虑为麻痹性肠梗阻。粘连性肠梗阻多由腹腔内手术、炎症、创伤、出血、异物等引起，有典型的机械性肠梗阻表现，如阵发性剧烈绞痛，可见肠型和肠蠕动波，肠鸣音亢进，有气过水音或金属音。不完全性肠梗阻可有多次少量排便排气。高位肠梗阻早期便发生呕吐且频繁，主要为胃及十二指肠内容物等，腹胀较轻。低位肠梗阻呕吐出现较迟而少，呕吐物可呈粪样，腹胀明显。

349．E。绞窄性肠梗阻发病急骤，发展迅速，腹痛呈持续性剧烈绞痛，腹胀不对称，有局部隆起的肿块，腹膜刺激征明显，呕吐物为血性或棕褐色液体，全身有中毒症状及感染性休克。该患者有急性腹痛、腹胀，无排气排便，呕吐物为暗褐色液体，考虑为绞窄性肠梗阻。单纯性肠梗阻发病较缓慢，有阵发性腹部绞痛、均匀全腹腹胀，压痛轻，部位不固定，全身状况尚好，早期无明显全身表现。输尿管结石的典型表现为绞痛和镜下血尿。急性阑尾炎的典型症状是转移性右下腹痛。胆道蛔虫病表现为突发上腹剑突下钻顶样绞痛，阵发性加剧。

350．B。肛裂呈典型的周期性剧烈疼痛，有两次高峰。肛裂出血表现为排便时粪便表面、手纸上少量鲜血，或排便过程中滴出鲜血。该患者排便时及便后肛门剧烈疼痛，少量血便，应首先考虑为肛裂。内痔主要表现为无痛性、间歇性便后出鲜血和痔块脱出。外痔主要表现为肛门不适，潮湿，有时伴局部瘙痒。肛瘘表现为肛门周围外口流出少量脓性、血性或黏液性分泌物，肛门周围皮肤潮湿、瘙痒、湿疹，常自觉有粪便及气体排出。肛门周围皮下脓肿表现为肛周持续性跳痛，局部红肿，有压痛，脓肿形成可有波动感。

351．E。肛瘘切除术后注意保持肛门局部清洁，先排便，排便后坐浴，清洁会阴部，最后换药，促进伤口愈合。

352．A。直肠上下静脉丛无静脉瓣，管壁薄、位置浅，末端直肠黏膜下组织松弛，易导致血液淤积和静脉曲张。直肠上静脉丛位于齿状线上方的黏膜下层，汇集成数支小静脉，穿过直肠肌层汇成为直肠上静脉（痔上静脉），经肠系膜下静脉回流入门静脉。内痔位于齿状线以上，因此扩大曲张的血管是直肠上静脉丛。直肠下静脉丛位于齿状线下方，在直肠、肛管的外侧汇集成直肠下静脉和肛管静脉，分别通过髂内静脉和阴部内静脉回流到下腔静脉。

353．B。内痔分为4度。Ⅱ度表现为便血加重，严重时呈喷射状，排便时有痔脱出，便后可自行回纳。该患者排便时有鲜血滴出，并有肿物脱出，便后自行还纳，无疼痛，可诊断为Ⅱ期内痔。Ⅰ度：排便时无痛性出血，便后出血可自行停止，无痔脱出。Ⅲ度：偶有便血，痔脱出不能自行回纳，需用手托回。Ⅳ度：偶有便血，痔块长期脱出于肛门外或回纳后又即脱出。内痔若发生血栓、感染及嵌顿，可伴有肛门剧痛。混合痔表现为内痔和外痔症状可同时存在。

354．D。痔切除术后7～10天内禁止灌肠。术后2～3天内通过饮食管理尽量避免排便，也可于术后48小时内口服阿片酊，减少肠蠕动，以促进伤口愈合。3天后无排便者，可口服缓泻药通便，保持大便通畅。

355．A。肝硬化少量腹水者取平卧位，并可抬

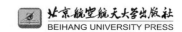
北京航空航天大学出版社
BEIHANG UNIVERSITY PRESS

高下肢，以增加肝、肾血流量，减轻水肿；大量腹水者取半卧位，以减轻呼吸困难和心悸。有腹水时限制钠、水的摄入，每天测腹围 1 次，每周测体重 1 次，准确记录液体出入量。避免剧烈咳嗽、用力排便等腹内压骤增的动作。大量腹水者可行腹腔穿刺放腹水。

356．A。肝癌患者常有乙型肝炎病毒感染→慢性肝炎→肝硬化→肝癌的病史。肝区疼痛是最常见和最主要的症状，肝大和肿块为中、晚期肝癌最主要的体征。该患者有肝炎病史 30 年，近 1 个月出现肝区疼痛，食欲减退，进行性消瘦，肝呈进行性增大，质硬，触诊有结节，面部有蜘蛛痣，腹膨隆，首先考虑的诊断是原发性肝癌。Murphy 征（墨菲征）阳性是急性胆囊炎的典型体征。肝硬化典型表现有内分泌失调、门静脉高压症、上消化道出血、肝性脑病等，且肝区疼痛出现较早，该患者患肝炎 30 年，近 1 个月才出现肝区疼痛，不考虑肝硬化。腹痛是急性胰腺炎主要表现和首发症状，多于暴饮暴食或酗酒后突然发作。结核性腹膜炎表现为发热盗汗、腹痛腹泻，呈慢性病容。

357．B。胆囊炎可有胆绞痛，坏疽穿孔引起胆汁性腹膜炎，可出现弥漫性腹膜炎表现，因此应重点观察腹部症状体征。

358．E。急性梗阻性化脓性胆管炎主要由急性胆管梗阻和化脓性感染引起，起病急骤，病情进展迅速，除 Charcot 三联症外，还有休克、神经中枢系统受抑制表现，称为 Reynolds 五联症。该患者胆石症多年，出现急腹痛、寒战、高热、黄疸、现神志不清、血压下降，考虑为急性梗阻性化脓性胆管炎。慢性胆囊炎症状常不典型，多有胆绞痛病史，常在饱餐、进油腻食物后出现消化道症状。Murphy 征（墨菲征）阳性是急性胆囊炎的典型体征。

359．C。常用驱虫药有驱虫净、哌嗪、左旋咪唑等，应在清晨空腹或晚上临睡前服用。驱虫后需继续服用消炎利胆药 2 周，以排出虫体或虫卵。

360．D。该患者腹部隐痛，全身黄染，应诊断为胰腺癌。上腹痛、不适是胰腺癌最常见的首发症状。梗阻性黄疸是最突出的症状，呈进行性加重，伴皮肤瘙痒、茶色尿及白陶土色大便。早期

胃癌无明显症状，首发症状多为上腹部不适、食欲减退等非特异性症状，进展期胃癌最早期表现为上腹部隐痛。肝区疼痛是原发性肝癌最常见和最主要的症状，晚期可出现贫血、黄疸、腹水及恶病质等表现。胆囊癌发病隐匿，早期无特异性症状，当肿瘤侵犯浆膜层或胆囊床时，出现右上腹痛，胆囊管梗阻时可触及肿大的胆囊，晚期出现腹胀、体重减轻或消瘦、贫血、黄疸、腹水及全身衰竭等。排便习惯和粪便性状改变是结肠癌首发症状，表现为大便次数增多，血便、腹泻、便秘等，以血便为突出表现。

361．B。该患者腹部不适，巩膜黄疸，B 超可见胰头部有一 3cm×2cm 包块，可诊断为胰腺癌。行胰十二指肠切除术，术后宜进食高蛋白、高糖、低脂及富含脂溶性维生素的饮食；但合并术后高血糖者，应给予低糖饮食。

362．D。急腹症患者应严格执行四禁，即禁食、禁用镇痛药、禁服泻药、禁止灌肠。诊断未明确时，禁用吗啡、哌替啶等强镇痛药，以免掩盖病情。对诊断明确的单纯性胆绞痛、肾绞痛，或已决定手术的患者，可适当应用解痉药和镇痛药。异丙嗪属 H_1 受体拮抗剂，可用于晕动病、放射病等引起的呕吐、皮肤黏膜过敏、人工冬眠等。地西泮属镇静催眠药，是目前治疗癫痫持续状态的首选药。异烟肼是治疗结核病的主要药物。苯巴比妥属抗癫痫药，有较强的抗惊厥及抗癫痫作用，临床主要用于癫痫大发作的治疗。

363．A。膀胱镜（膀胱尿道镜）检查在表面麻醉或骶麻下进行，方法为经尿道将膀胱镜插入膀胱内，禁忌用于尿道狭窄、急性膀胱炎和膀胱容量小于 50ml 者。适用于观察后尿道及膀胱病变、取活体组织做病理检查、输尿管插管以收集双侧肾盂尿标本或作逆行肾盂造影、早期肿瘤（电灼、电切，膀胱碎石、取石、钳取异物）。输尿管镜和肾镜检查的禁忌证：未纠正的全身出血性疾病；严重的心肺功能不全；未控制的泌尿道感染、病变以下输尿管梗阻；其他禁忌做膀胱镜检查者。

364．B。肾挫伤患者症状轻微，可自愈，该患者腰部被撞后，左腰部压痛、叩击痛，血压、脉搏正常，考虑发生了肾挫伤。肾损伤患者大多有血尿，但血尿与损伤程度不成比例。肾部分裂伤可见肾周血肿。肾全层裂伤症状严重，常有肾周

血肿、严重的血尿，需手术治疗。肾蒂损伤少见但最严重，肾蒂或肾段血管部分或完全撕裂可引起大出血、休克，常来不及就诊即死亡。

365．D。膀胱注水试验是诊断膀胱破裂简单有效的方法。膀胱损伤时，导尿管可顺利插入膀胱（尿道损伤常不易插入），但仅流出少量血尿或无尿液流出。经导尿管注入无菌生理盐水 200ml，片刻后吸出，若液体进出量差异很大，提示膀胱破裂。

366．D。该患者表现为腹痛、腹膜刺激征阳性，并伴有移动性浊音，且出现血尿和排尿困难，X 线检查腹部平片可显示骨盆骨折和膀胱内有无碎骨片，符合膀胱损伤的症状。

367．E。拟行输尿管切开取石术，术前 1 小时摄腹部 X 线平片，进行结石定位，并保持定位时的体位。

368．C。该患者有肺结核史，并出现膀胱刺激、血尿等症状，可考虑为肾结核。肾结核系结核分枝杆菌由肺部等原发病灶经血行播散至肾脏所引起，病灶在肾，症状在膀胱。尿频是肾结核患者最早出现的症状，并同时伴有尿急、尿痛、血尿、脓尿、肾区疼痛和肿块。

369．A。该患者有米汤样尿液和血尿史，尿呈酸性，伴有脓细胞，连查 3 次晨尿结核菌均为阳性，X 线示左肾钙化，逆行肾盂造影示左肾肾盏、肾盂不规则扩大、变形，有空洞形成，考虑发生了肾结核。目前多采用抗结核化疗药 6 个月短程治疗。行肾全切除者建议早期下床活动，行肾部分切除者常需卧床 3 ～ 7 天，以避免继发性出血或肾下垂。术后准确记录 24 小时尿量，若手术后 6 小时仍无尿或 24 小时尿量较少，可能发生肾衰竭，应及时报告医师并协助处理。保持引流管通畅，密切观察并记录引流液的颜色、性状和量。

370．B。该患者膀胱残余尿量为 40ml，未出现过急性尿潴留，可用药物治疗。常用 α_1 受体阻滞剂（特拉唑嗪、哌唑嗪等）、5α 还原酶抑制剂（非那雄胺）及植物类药等。前列腺增生导致梗阻严重、残余尿量较多（＞60ml）、症状明显而药物治疗无效时应采用手术治疗。

371．A。超声检查可经腹壁、直肠或尿道途径进行，直接测出前列腺的大小及测量残余尿量。正常情况下残余尿量＜ 5ml，＞ 50 ～ 100ml 则为异常。

372．A。血尿、肿块、腰痛是肾癌的三大主症。间歇无痛性血尿为常见的症状，表明肿瘤已累及肾盏、肾盂，常伴有腰部钝痛或隐痛。该患者全程肉眼血尿三天，无疼痛感，间歇发生，考虑发生了肾癌。肾结石表现为肾区疼痛伴肋脊角叩痛；肾结核典型表现为尿频、尿急、尿痛；进行性排尿困难是前列腺增生最重要、最典型的症状。急性肾盂肾炎最典型的症状为突发高热和膀胱刺激征，合并全身中毒症状。

373．A。膀胱镜下取活组织做病理检查是膀胱肿瘤最直接和重要的检查手段，是最可靠的检查方法。膀胱镜能直接观察肿瘤位置、大小、数目、形态、浸润范围等，并可取活组织检查，进行病理分级和分期，有助于确定诊断和治疗方案。膀胱镜禁忌用于尿道狭窄、急性膀胱炎和膀胱容量小于 50ml 者。适用于观察后尿道及膀胱病变、取活体组织做病理检查、输尿管插管以收集双侧肾盂尿标本或作逆行肾盂造影。

374．E。膀胱乳头状瘤切除后易复发，与低度恶性的乳头状癌难以区别。真正良性的乳头状瘤很少见，在膀胱乳头状肿瘤中占 1% ～ 2%。因此膀胱内的乳头状瘤极易发生恶变。

375．D。行牵引术治疗时为避免过度牵引，应每日测量被牵引的肢体长度，并与健侧进行对比，也可通过 X 线检查了解骨折对位情况，及时调整牵引重量。将床尾抬高 15 ～ 30cm 的目的是保持反牵引力，从而保持有效牵引。功能锻炼是促进肢体功能恢复、预防并发症的重要保证。通过测量肢体周径，可了解肢体的肿胀程度或有无肌肉萎缩。

376．C。该患儿拆除石膏绷带后出现小腿肌萎缩，膝关节伸展范围减小，考虑发生了关节僵硬。石膏固定术后，由于患者肢体长期固定、缺乏功能锻炼导致肌萎缩，同时大量钙盐逸出骨骼，可致骨质疏松，关节内纤维粘连致关节僵硬。关节强直常见于类风湿关节炎。骨化性肌炎为骨折处的骨膜下出血，血肿机化并在关节附近的软组织内

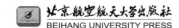

广泛骨化，从而影响关节活动功能，多发生于肘关节。缺血性肌痉挛为肢体肌群因缺血而坏死，终致机化，形成瘢痕组织，逐渐挛缩而形成特有畸形，如：爪形手。神经损伤中，脊髓损伤多发生于颈段和胸、腰段脊柱骨折或脱位时，可出现不同程度的瘫痪。

377．B。椎体压缩不足 1/3 或年老体弱者，应卧硬板床，骨折部位加厚枕，使脊柱过伸，3 天后开始腰背肌锻炼，起初臀部不离床左右移动，以后背伸臀部离开床面，逐渐加大力度，伤后第 3 个月开始逐渐增加下床运动。

378．D。完全离断的肢（指）体，原则上不做任何无菌处理，禁忌冲洗、涂药或浸泡。对断肢（指）进行干燥冷藏，温度为 4℃，用无菌敷料或清洁布类将断肢（指）包好后放入塑料袋内，再将其放入加盖的容器中，四周加放冰块。避免断肢（指）与冰块直接接触而冻伤，同时也要避免融化的冰水浸泡断肢(指)，造成组织细胞肿胀。不可用任何液体浸泡断肢（指），包括生理盐水。

379．D。移植术后应抬高患者，增加回心血量，以免引起脑部供血不足。术后行特级护理，提供单间病房，专人护理，限制探视，应用抗生素以减少感染的危险，同时应预防血管痉挛，防止血液不畅导致心脏骤停。

380．D。化脓性骨髓炎是由化脓性细菌感染引起的骨膜、骨密质、骨松质及骨髓组织的炎症，好发于 12 岁以下骨骼生长快的儿童，男性居多，表现为恶寒、高热，有局限性压痛和活动受限，患儿可有烦躁、惊厥，甚至休克或昏迷。X 线检查早期无异常。该患儿为 6 岁男性，现发生寒战高热，烦躁、惊厥，左膝关节上疼痛并有深压痛，考虑发生了化脓性骨髓炎。

381．B。该患儿左髋剧痛，病变关节红肿、功能障碍，急性病面容，伴全身症状，符合急性化脓性关节炎的临床表现。急性化脓性关节炎多见于儿童，尤以体弱多病的小儿，好发于髋关节和膝关节。

382．E。该患者胫前有隆起，质硬，边界不清，局部剧痛，皮温高，X 线片有骨膜反应，首先考虑为骨肉瘤。良性肿瘤多无疼痛或轻度疼痛，界限清楚、密度均匀，无骨膜反应。疼痛和压痛是

生长迅速的肿瘤最显著的症状。骨肉瘤临床表现为剧痛难忍、皮温高、静脉怒张，X 线骨膜反应多表现为 Codman 三角。

383．D。钠是决定细胞外液渗透压的主要成分，临床根据血清钠的水平将脱水分为等渗性脱水、低渗性脱水和高渗性脱水 3 种。等渗性缺水是指水和钠成比例丧失，血清钠和细胞外液渗透压维持在正常范围，表现为恶心、乏力、少尿，但不口渴；眼窝凹陷，皮肤干燥；体液丢失达体重 5% 可有脉速、肢冷等血容量不足表现。根据该患者的表现及检查，可诊断为中度等渗性脱水。

384．B。代谢性酸中毒是最常见的酸碱平衡紊乱，主要由于细胞外液的 H^+ 增加或 HCO_3^- 丢失导致，血气分析检查血 pH↓，二氧化碳结合力↓。该患者 CO_2CP 低于正常，因此可判断为代谢性酸中毒。该患者伴有缺水的症状，也可辅助诊断代谢性酸中毒。

385．C。烧伤患者纠正体液紊乱的关键在于第 1 天的处理。第 1 天补液量 = 生理需要量 +1/2 累积丧失量，第 2 天补液量 = 生理需要量 + 前 1 天继续丧失量 +1/2 累积丧失量，第 3 天补液量 = 生理需要量 + 前 1 天继续丧失量。

386．A。患者突然呼吸急促、咳粉红色泡沫样痰，是急性肺水肿的表现，也称循环负荷过重，属于输液反应，处理措施为应减慢滴速或停止输液。

387．E。机体内酸碱平衡的调节中，$PaCO_2$ 反映呼吸性因素，$PaCO_2$（正常值 35～45mmoL）原发性增加或减少，可引起呼吸性酸中毒或呼吸性碱中毒。该患者 $PaCO_2$115mmHg，提示呼吸性酸中毒；因酸性物质丢失过多同因 Cl^- 丢失，HCO_3^- 增高，又因胃液中含 K^+ 量高，导致低钾，出现低钾低氯性碱中毒。

388．A。呼吸衰竭按照发病机制，分为泵衰竭和肺衰竭。Ⅰ型呼衰，PaO_2 < 60mmHg，而 $PaCO_2$ 正常或低于正常。Ⅱ型呼衰，PaO_2 < 60mmHg 且 $PaCO_2$ > 50mmHg。该患者行呼吸机辅助呼吸，$PaCO_2$115mmHg，$PaO_2$30mmHg，可知发生了呼吸机引起的Ⅱ型呼吸衰竭。应调整呼吸机参数，减少潮气量。

389．E。高浓度补钾应用深静脉补钾。补钾的

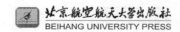

原则包括见尿补钾，每小时尿量大于 40ml 或每天尿量大于 500ml 方可补钾；速度勿快，溶液应缓慢滴注，补钾速度不宜超过 20mmol/h；总量限制、严密监测，定时监测血钾浓度，及时调整每天补钾总量；溶液应补多少补多少。

390．A。患者因外伤挤压双下肢有肿胀、疼痛，3 小时后突然尿少，尿比重低，考虑为急性肾衰。急性肾衰竭又称急性肾损伤，是指由各种原因引起的短时间内肾功能急剧下降而出现的临床综合征。其主要临床表现为少尿或无尿、氮质血症和代谢性酸中毒以及后期的多尿。临床出现少尿或无尿，主要是由于肾小球滤过率下降、肾小管阻塞及原尿液从坏死的肾小管漏回至肾间质等引起，此时尿少而比重低，这是少尿期的表现。

391．D。凡四肢或躯干肌肉丰富的部位受到重物长时间挤压致肌肉组织缺血性坏死，继而引起肌红蛋白血症、肌红蛋白尿、高血钾和急性肾衰竭为特点的全身性改变称为挤压综合征。

392．A。急性肾衰竭最常见代谢性酸中毒和高钾血症。重症代谢性酸中毒患者在补液的同时需用碱剂治疗，常用碱剂为 5% 碳酸氢钠溶液。

393．C。对 DIC 患者应及早进行抗凝治疗，用药前要先测定凝血时间，用药后 2 小时再次测定凝血时间。如凝血时间短于 12 分钟，提示肝素剂量不足；若超过 30 分钟则示过量；凝血时间在 20 分钟左右表示肝素剂量合适。

394．A。肝素使用过量可引起消化道、泌尿系、胸腔或颅内出血，部分患者可发生严重出血。若大出血不止，则须用等量的鱼精蛋白拮抗。氨甲环酸用于各种出血性疾病，手术时异常出血等。氨基己酸能抑制纤维蛋白溶酶原的激活因子，产生止血作用。维生素 K 可参与凝血因子的合成，对新生儿颅内出血可有止血作用。酚磺乙酸用于预防和治疗外科手术出血过多，血小板减少性紫癜或过敏性紫癜以及其他原因引起的出血，如脑出血等。

395．B。心跳呼吸骤停后立即进行心肺复苏，包括胸外心脏按压、开放气道、人工呼吸。

396．E。在抢救过程中可以重复应用除颤。除颤时接好电源，放好电极板，电极下应垫以盐水纱布或导电糊并压紧于胸壁，以免局部烧伤和降低除颤效果。放电时工作人员防止触电。

397．B。气性坏疽处理原则为彻底清创，病变区广泛、多处切开，清创范围达正常组织，切口敞开、不予缝合。术中、术后采用 3% 过氧化氢冲洗和湿敷伤口。

398．E。气性坏疽患者对声、光刺激不敏感，不需要保持环境安静、避光。处理原则为应彻底清创、应用抗菌药物、全身支持疗法、严格执行消毒隔离。

399．E。地塞米松属糖皮质激素，糖皮质激素可刺激胃酸、胃蛋白酶的分泌并抑制胃黏液分泌，降低胃肠黏膜的抵抗力，增强迷走神经兴奋性，可诱发或加剧胃、十二指肠溃疡，甚至造成消化道出血或穿孔。甘露醇属高渗溶液，可迅速提高血浆渗透压，利尿脱水，降低颅内压。甲氰咪胍即西咪替丁，属 H_2 受体阻断剂，有抑制胃酸分泌、免疫功能调节作用。云南白药为中草药，主要治疗跌打损伤。洛赛克主要成分为奥美拉唑，用于治疗胃、十二指肠溃疡。

400．C。发生颅内血肿时，由于血肿直接压迫脑组织，引起局部脑功能障碍及颅内压增高，可出现"两慢一高"，即脉搏减慢，呼吸深慢，血压升高。

401．A。颅前窝骨折可出现鼻漏，眶周、球结膜下瘀斑（熊猫眼）。该患者有"熊猫眼征"，鼻腔内有血性的液体流出，外耳道干燥，故可诊断为颅前窝骨折。颅中窝骨折出现鼻漏、耳漏、乳突区瘀斑。颅后窝骨折没有脑脊液漏，可出现乳突区、枕下部、咽后壁瘀斑。颅盖骨折按形态可分为线性骨折和凹陷骨折两种，线性骨折常有局部压痛、肿胀，伴局部骨膜下血肿；凹陷性骨折局部可扪及颅骨下陷，骨折片损伤脑功能区，可出现相应的病灶症状和局限性癫痫，并发颅内血肿，可导致颅内压增高。

402．C。颅底骨折超过 1 个月仍未愈合者，可行手术修补硬脑膜。该患者 4 周后，鼻腔仍有血性的液体流出，应行硬脑膜修补术进行治疗。颅底骨折若为闭合性，骨折本身一般不需处理。若为开放性骨折，合并脑脊液漏，应使用 TAT 及抗菌药物预防感染。多数漏口于伤后 1～2 周内自行愈合。脑脊液漏者禁止做腰椎穿刺。

403．E。颅骨骨折患者尚无发绀、呼吸困难等缺氧指征，可常规吸氧，不需要中等流量鼻导管吸氧。脑脊液漏者应注意保持局部清洁，每天2次清洁、消毒口腔、鼻腔或外耳道。在鼻前庭或外耳道口松松地放置干棉球，随湿换，记录24小时浸湿的棉球数，以估计脑脊液外漏量。颅骨骨折患者宜取半卧位，头偏向患侧，借重力作用使脑组织移向颅底，促进漏口封闭。颅底骨折若为闭合性，骨折本身一般不需处理，若为开放性骨折，合并脑脊液漏，应使用TAT及抗菌药物预防感染。

404．E。该患者头部外伤，出现瞳孔等大等圆，对光反射消失，提示脑疝形成。首要的治疗措施为脱水降颅压，输入脱水药物，维持呼吸道通畅。

405．D。脑疝患者宜控制液体摄入量，不能进食者，每天静脉入量在1500～2000ml，每天尿量不少于600ml。持续低流量吸氧，改善脑缺氧，使脑血管收缩，减少脑血流量。神志清醒者给予普通饮食，但需适当限盐。床头抬高15°～30°，以利于颅内静脉回流，减轻脑水肿。

406．B。急性乳腺炎是乳腺的急性化脓性感染，常见于产后哺乳期妇女，以初产妇居多，乳汁淤积为发病的主要原因。该患者产后出现发热，双乳房增大，发红，可触及硬结，妇科检查无异常，可诊断为急性乳腺炎。

407．C。避免乳汁淤积是预防乳腺炎的关键。患者应按需哺乳，婴儿的吸吮可促进乳汁的排出，改善淤积情况。每次哺乳之后将剩余的乳汁吸空。

408．B。开放性气胸患者可出现明显的呼吸困难、口唇发绀、颈静脉怒张、鼻翼扇动等表现，严重者出现休克。外界空气自由进出胸膜腔，呼吸时可闻及吸吮样的声音。气管、心脏向健侧移位，患侧胸壁叩诊呈鼓音，听诊呼吸音减弱或消失。该患者胸部受伤后出现休克症状，右侧胸部的伤口随呼吸有"嘶嘶"声，右胸叩诊鼓音，呼吸音消失，可诊断为开放性气胸。治疗开放性气胸时，应立即将开放性气胸转变为闭合性气胸，可用无菌敷料或清洁器材等在患者呼气末封盖伤口。

409．D。单瓶水封式系统水封瓶橡胶瓶塞上有

2个孔，分别插入长、短玻璃管，水封瓶橡胶塞上的长玻璃管为引流通路，应插入液面下3～4cm；短玻璃管为空气通路，应远离液面5cm以上，保持与外界空气相通。引流瓶容量为2000～3000ml，需盛500ml无菌生理盐水。护士应正确安装引流装置，保证衔接处密封良好。引流瓶低于胸腔引流口60～100cm，定时更换引流瓶及外接的引流管。

410．C。若闭式胸膜腔引流期间，水封瓶不慎被打破，应立即用手捏闭伤口处皮肤，防止开放性气胸发生，消毒处理后，用凡士林纱布封闭伤口，并协助医师做进一步处理。

411．B。该患儿可能发生了脓气胸，主要是由于肺脏边缘脓肿破裂与肺泡或小支气管相通造成。临床表现为咳嗽剧烈、烦躁不安、呼吸困难、面色青紫，胸部叩诊在积液上方为鼓音，下方为浊音，呼吸音明显减弱或消失。

412．C。脓气胸患儿脓液增长快、黏稠而不易抽出，胸腔穿刺后积液又迅速生成，应行患侧胸腔闭式引流排放。

413．E。肺上沟瘤，也称Pancoast肿瘤，可以侵入纵隔和压迫位于胸廓上口的器官或组织，产生剧烈胸肩痛、上肢静脉怒张、水肿、臂痛和上肢运动障碍，同侧上眼睑下垂、瞳孔缩小、眼球内陷、面部无汗等颈交感神经综合征（Horner综合征）。根据该患者的表现，可诊断为Pancoast肿瘤。肺转移瘤中绝大多数为其他器官组织的恶性肿瘤经血行播散到肺部。中央型肺癌多为鳞癌和小细胞癌。粟粒性肺结核主要见于小儿时期，尤其是婴幼儿。纵隔淋巴瘤生长迅速，临床上常有发热和其他部位表浅淋巴结肿大，影像学检查表现为两侧气管旁和肺门淋巴结肿大。

414．E。Pancoast肿瘤可以侵入纵隔和压迫位于胸廓上口的器官或组织，压迫颈交感神经可引起Horner综合征。

415．E。肺癌的主要治疗手段包括手术治疗、化学治疗和放射治疗。

416．C。小细胞癌对放射治疗最敏感，其次为鳞癌，腺癌最低。

417．B。全肺切除术后，限制钠盐摄入量，24

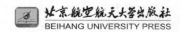

小时补液量＜2000ml，速度以 20～30 滴/分为宜。一侧全肺切除术者，避免过度侧卧，采取 1/4 侧卧位，防止纵隔移位和压迫健侧肺。维持胸腔引流通畅，每次放液量不宜超过 100ml，速度宜慢，避免快速多量放液引起纵隔突然移位，导致心搏骤停。记录出入水量，合理补液，维持体液平衡。

418．B。腹腔脓肿一般继发于急性腹膜炎或腹腔内手术。发生在盆腔的脓肿由于刺激直肠，可有大便次数增多，混有黏液，伴里急后重。该患者阑尾切除术后，出现体温复升、排便次数增多，里急后重，考虑为阑尾切除术后并发盆腔脓肿。膈下脓肿的脓肿部位可有持续的钝痛，深呼吸时加重。肠间脓肿如脓肿周围广泛粘连，可发生不同程度的粘连性肠梗阻。

419．D。直肠指检最简便有效。可发现肛管括约肌松弛，在直肠前壁触及直肠腔内膨出，有触痛，有时有波动感。

420．A。患者未经胃肠道行手术，术后不需禁食，术后饮食从流质开始逐步过渡到半流 - 软食 - 普食。盆腔脓肿较小或未形成时，可以采用非手术治疗。应用抗生素，辅以热水坐浴，中药煎服或灌肠，温热水灌肠及物理透热等疗法。有些病例经过上述治疗，脓液可自行完全吸收。脓肿较大者，须手术治疗。

421．E。X 线检查显示腹腔内游离气体是胃肠道破裂的主要证据。该患者饱餐后腹部受伤，疼痛主要位于右上腹，有血性呕吐物，X 线见腹膜后有气体，综上应该考虑为十二指肠破裂。实质器官（肝、脾、胰、肾等），或大血管损伤主要临床表现为腹腔内（或腹膜后）出血，包括面色苍白、脉率加快，严重时脉搏微弱，血压不稳，甚至休克。

422．D。抗休克和及时得当的手术处理是治疗十二指肠损伤的两大关键。手术探查是有效的治疗手段，不仅能明确病因，还能治疗疾病。补液、使用止血药物、镇静止痛、控制感染可作为辅助治疗，不能从根本上治疗疾病。

423．B。急性穿孔是消化性溃疡常见并发症，部分患者穿孔前有饮食不当，情绪波动，过度疲劳等诱因；典型表现为骤发刀割样剧烈腹痛，持续性或阵发性加重；出现全腹压痛、反跳痛，腹肌紧张呈"木板样"强直等急性腹膜炎的体征。该患者饭后突然腹痛，呈全腹压痛、反跳痛，可初步诊断为十二指肠溃疡急性穿孔。肠扭转多见于青壮年，常因饱食后剧烈运动而发病。胆囊穿孔引起胆汁性腹膜炎，可出现弥漫性腹膜炎表现。腹痛是急性胰腺炎主要表现和首发症状，多于暴饮暴食或酗酒后突然发作。阑尾炎穿孔可引起急性弥漫性腹膜炎。

424．D。腹部立位 X 线检查见膈下新月状游离气体影是急性穿孔最重要的诊断依据。腹腔穿刺可抽出黄色浑浊液体或食物残渣。血清淀粉酶测定对急性胰腺炎的诊断科提供可靠依据。钡餐造影及胃镜对胃肠道刺激较大，易造成不适。

425．A。术前胃肠道准备的目的是减少麻醉引起的呕吐及误吸，也可以预防消化道手术中的污染。禁食禁饮，必要时胃肠减压。择期手术患者术前 8～12 小时禁食，4 小时开始禁水，因此口渴可饮水的说法错误。胃肠减压可抽出胃肠道内容物和气体，减少消化道内容物继续流入腹腔，减少消化液分泌，改善肠壁血运。半卧位可使腹腔内渗液流入盆腔，有利于炎症局限和引流，减轻中毒症状，减轻腹胀对呼吸和循环的影响，放松腹肌，减轻疼痛。应用抗生素可控制感染症状，减轻疼痛。补液、输血可缓解病情，术中也可通过补液通路进行静脉给药。

426．C。胃溃疡发生癌变时，疼痛节律可变为无规律性，尤其 45 岁以上、溃疡久治不愈、大便隐血试验阳性者，应高度警惕。该患者有胃溃疡病史 12 年，近两个月食欲下降，上腹部隐痛加重，体重减轻，可考虑为胃溃疡癌变。纤维胃镜检查可有效诊断早期胃癌，是目前最可靠的诊断手段。中晚期胃癌 X 线钡剂检查可见不规则充盈缺损或腔内壁龛影。

427．C。手术治疗是首选方法，也是目前治愈胃癌的唯一方法。中、晚期胃癌辅以化疗、放疗及免疫治疗提高疗效。

428．A。此项检查称为腰大肌试验。腰大肌试验是阑尾炎患者诊断性试验，患者左侧卧位，使右大腿向后过伸，腰大肌紧张，引起右下腹疼痛者为阳性。闭孔内肌试验：患者仰卧位，使右髋及右膝各屈曲90°，然后被动向内旋转，若引起右下腹疼痛者为阳性，提示靠近闭孔内肌的阑尾发炎。结肠充气试验：患者仰卧位，用右手压迫左下腹部，再用左手反复挤压近侧结肠，结肠内积气可传至盲肠和阑尾，引起右下腹疼痛者为阳性。Trendelenburg试验即大隐静脉瓣膜功能试验，Perthes试验即深静脉通畅试验，可辅助检查周围血管疾病。

429．C。腰大肌试验阳性，提示阑尾位置较深，炎症波及腰大肌。

430．C。肠瘘每天的灌洗量为2000～4000ml左右，速度为40～60滴/分钟，若引流量多且黏稠，可适当加大灌洗的量及速度。在瘘管形成，肠液溢出减少后，灌洗量可适当减少。保持灌洗液的温度在30～40℃，避免过冷对患者造成不良刺激。

431．E。一般情况下负压以75～150mmHg（10～20kPa）为宜，具体应根据肠液黏稠度及日排出量调整。注意避免负压过小致引流不充分，或负压太大造成肠黏膜吸附于管壁引起损伤、出血。当瘘管形成、漏出液少时，应降低压力。

432．D。该患者反复发生黏液稀便、腹泻、便秘4个月，脐周及下腹部隐痛不适，腹平软，无压痛及肿块，粪便隐血试验（+），可初步诊断为结肠癌。排便习惯和粪便性状改变是结肠癌首发症状，表现为大便次数增多，血便、腹泻、便秘等，其中以血便为突出表现。因此重要的病史为排便情况。

433．E。纤维结肠镜加病理可确诊结肠癌，是最可靠的检查方法。

434．E。肝叶切除术前应防止肝性脑病等并发症发生，术前3天应进行必要的肠道准备，防止产氨增加，一般选用酸性灌肠液。

435．D。肝癌术后，病情平稳后宜取半卧位。术后24小时内卧床休息，不宜过早下床活动。避免剧烈咳嗽和打喷嚏，以减少出血。

436．A。细菌性肝脓肿主要表现为寒战、高热、肝区疼痛和肝大，其中寒战高热是肝脓肿最常见的早期症状，反复发作。该患者3个月来畏寒、发热，右上腹持续隐痛，白细胞计数明显升高，

B超示肝大，可考虑为细菌性肝脓肿。假小叶是典型的肝硬化组织病理形态。肝囊肿是较常见的肝良性疾病，分为寄生虫性（如肝棘球蚴病）和非寄生虫性肝囊肿。酒精肝多因长期大量饮酒所致。急性暴发性肝炎发病急骤，该患者出现症状已有3个月，不考虑急性暴发性肝炎。

437．C。根据该患者的表现，考虑诊断为细菌性肝脓肿。在B超定位下或肝区压痛最剧烈处穿刺，抽出脓液即可确诊，并可行脓液细菌培养。乙肝五项用于检查乙型肝炎。肝活检适用于肝硬化、原发性肝癌等疾病的检查。

438．C。诊断明确而疼痛剧烈者，遵医嘱使用解痉、镇静和镇痛药，如哌替啶、阿托品肌内注射，但避免应用吗啡，以免胆道下端括约肌痉挛而致胆道梗阻加重。33%硫酸镁可导泻。硝酸甘油可扩张静脉和冠脉，主要降低心脏的前负荷，常用于高血压急症伴急性心力衰竭或急性冠脉综合征时。654-2为山莨菪碱，属M胆碱受体阻断剂，临床多用于感染性休克、内脏平滑肌绞痛。

439．E。胆道疾病患者若病情较轻，给予低脂、高糖、高维生素的易消化清淡饮食。病情严重，伴急性腹痛或恶心、呕吐者，应暂禁食，胃肠减压，提供静脉营养。

440．B。胆道蛔虫病的腹痛特点为突发上腹剑突下钻顶样绞痛，阵发性加剧，向右肩胛或背部放射，常伴恶心、呕吐，甚至吐出蛔虫。该患者有右上腹及剑突下钻顶样疼痛，可诊断为胆道蛔虫病。胆道蛔虫病首选B超检查，可显示蛔虫体影。

441．E。多数胆道蛔虫病患者经非手术治疗可治愈。若症状未缓解，合并胆管结石或有急性重症胆管炎、肝脓肿、重症胰腺炎者，可行胆总管切开探查、T管引流术。术后仍需驱虫治疗，以防复发。非手术治疗方法包括：解痉镇痛、利胆驱虫、抗感染治疗、十二指肠镜取虫。

442．C。淀粉酶测定是胰腺炎早期最常用和最有价值的检查方法。血清淀粉酶在发病后数小时开始升高，8～12小时标本最有价值，24小时达高峰，持续4～5天后恢复正常。血清淀粉酶超过正常值3倍即可诊断。转氨酶异常多见于肝脏疾病。血肌酐异常多见于肾脏疾病。磷酸肌酸

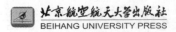

激酶可辅助诊断心肌梗死。

443．D。患者曾酗酒和暴饮暴食，且上腹剧烈疼痛并向腰部放射，可初步诊断为急性胰腺炎。因胰酶在胰腺内被激活，引起胰腺及其周围组织水肿、出血甚至坏死等炎性损伤，出现感染及休克体征。

444．B。禁食水、胃肠减压可减少胃酸分泌，从而降低胰液分泌，减轻自身消化，减轻腹胀，降低腹内压。

445．C。尿道损伤者拔除导尿管后，需定期做尿道扩张术，预防尿道狭窄。嘱患者定期返院行尿道扩张，先每周1次，持续1个月后逐渐延长间隔时间。其余选项均不能预防术后尿道狭窄。

446．C。该患者在术后出现右下腹疼痛，随活动出现绞痛，右肋脊角叩痛伴有镜下血尿，符合肾结石的临床表现。上尿路结石主要表现为与活动有关的疼痛和血尿，肾结石可引起肾区疼痛伴肋脊角叩痛。急性阑尾炎表现为转移性右下腹痛，始发于上腹部，逐渐转移至脐周，在右下腹麦氏点有固定压痛。腹股沟斜疝表现为腹内压骤增时，腹内脏器或组织突向阴囊或大阴唇。尿道结石表现为排尿困难，呈点滴状，伴尿痛。肾癌表现为血尿、肿块、腰痛，间歇无痛性血尿为常见的症状。

447．B。输尿管结石的典型表现为绞痛和镜下血尿，表现为疼痛剧烈难忍，位于腰部或上腹部，阵发性发作，辗转不安，大汗，恶心，呕吐，疼痛可向下腹部和会阴部放散，结石伴感染时可有膀胱刺激征及全身症状。该患者运动后突然出现右上腹部剧痛，疼痛放射至右侧中下腹部、会阴部，尿液呈浓茶色，可初步诊断为输尿管结石。膀胱结石典型表现为排尿突然中断，改变排尿姿势后能缓解疼痛并继续排尿。

448．D。泌尿系统 X 线平片能发现 95% 以上的结石，可作为首选的辅助检查。

449．D。泌尿系结石引起疼痛发作时应卧床休息，立即解痉、镇痛，可肌内注射阿托品、哌替啶或局部应用利多卡因封闭。

450．D。肩关节脱位表现为三角肌塌陷，呈"方肩"畸形，关节盂处空虚，可触及肱骨头。该患者受伤后出现"方肩"畸形，可诊断为右肩关节脱位。

451．A。X 线检查能帮助明确脱位的类型及发现是否合并有骨折。

452．D。腰痛是腰椎间盘突出症最早出现的症状，常表现为下腰部及腰骶部的持久性钝痛，直腿抬高试验和加强试验阳性。该患者抬重物后腰痛，可放射至右下肢，直腿抬高50°，加强试验阳性，可诊断为腰椎间盘突出症。腰椎间盘突出症以 $L_{4\sim5}$ 和 $L_5\sim S_1$ 最易发生。L_4 神经根受损，大腿内侧和膝内侧感觉障碍；L_5 神经根受损，足背前内方和踇趾和第 2 趾间感觉障碍；S_1 神经根受损，足背外侧及小趾感觉障碍。该患者脚踇趾背身力减弱，受累的神经根为 L_5。

453．C。腰椎间盘突出症患者应绝对卧床休息，初次发作一般严格卧硬板床 3 周，症状缓解后戴腰围逐步下床活动。

454．B。腰椎正位片示腰椎侧弯，髓核位于神经根内侧，则腰椎侧弯凸向健侧；髓核位于神经根外侧，则腰椎侧弯凸向患侧。

455．C。腰椎间盘突出症的手术治疗适应证包括：经半年以上非手术治疗无效，病情逐渐加重，影响正常工作和生活；中央型椎间盘突出具有明显的马尾综合征；有明显的神经受累表现，应行手术治疗。

456．D。呼吸功能的监护主要监测肺通气功能、氧合功能和呼吸机械功能，以帮助判断肺功能的损害程度。常用血气分析指标、血 pH、动脉血氧分压、动脉血二氧化碳分压、动脉血氧饱和度等。

457．A。监测肾功能还应包括尿常规及血、尿生化指标的检查。若血尿素氮、肌酐持续增高、血肌酐清除率下降、血钾＞5.5mmol/L，尿钠浓度下降，应警惕有无急性肾衰竭发生。

458．E。重症患者循环功能的稳定十分重要，有赖于对心率、心律、心脏前、后负荷、心肌收缩性和组织灌注的正确评价和维持，经典的 Swan-Ganz 肺动脉漂浮导管可对左、右心室的负荷进行量化测定。3P 试验指凝血酶原时间，纤维蛋白酶原，鱼精蛋白副凝试验，可以检测有无凝血功能异常。

459．B。单侧喉返神经损伤引起声音嘶哑，可

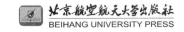

由健侧声带向患侧过度内收而代偿。双侧喉返神经损伤可引起两侧声带麻痹、失声或呼吸困难，甚至窒息，需立即行气管切开。

460．E。手足抽搐多于术后 1～2 天出现，与手术时甲状旁腺被误伤引起甲状旁腺功能低下、血钙浓度下降有关。

461．D。喉上神经损伤多在处理甲状腺上极时损伤喉上神经所致。若损伤外支，可使环甲肌瘫痪，引起声带松弛、声调降低。

462．C。喉上神经损伤多在处理甲状腺上极时损伤喉上神经所致。若损伤内支，则使喉部黏膜感觉丧失，患者饮水时易发生误咽或呛咳。

463．D。乳腺纤维腺瘤表现为无痛肿块，圆形或扁圆形，质坚韧，表面光滑或结节状，分界清楚，活动度大。

464．E。乳腺囊性增生病表现为肿块大小与质地可随月经周期变化，增厚区与周围组织分界不明显，呈周期性乳房胀痛，月经前疼痛加重，月经来潮后减轻或消失。

465．B。乳腺癌表现为单发无痛性肿块，质硬，表面不光滑，活动度差，出现"酒窝征"，乳头改变，"橘皮样"改变，皮肤破溃，卫星结节，腋下淋巴结肿大。

466．B。闭合性单根或多根单处肋骨骨折治疗重点是镇痛、固定胸廓和防治并发症。可采用多头胸带或弹性胸带固定胸廓。

467．D。闭合性多根多处肋骨骨折首要治疗措施是控制反常呼吸运动，胸壁软化区加压包扎。

468．C。食管脱落细胞学检查为我国首创，适用于食管癌的普查。

469．A。纤维食管镜检查合并病理学检查，有确诊价值。

470．C。食管癌癌肿侵入气管、支气管，可形成食管气管瘘或食管支气管瘘，出现吞咽水或进食时剧烈呛咳，并发生呼吸系统感染，后者有时亦可因食管梗阻致内容物反流入呼吸道而引起。

471．B。食管癌癌肿穿透大血管可出现致死性大呕血。

472．B。腹股沟斜疝是腹内脏器或组织自腹股沟管深环（内环），向内、向下、向前斜经腹股沟管，穿出腹股沟管浅环（皮下环），突向阴囊或大阴唇者。

473．D。腹股沟直疝多见于老年男性或体弱者，是腹内脏器或组织经腹壁下动脉内侧的直疝三角区突出而形成的疝，精索在疝囊前外方，疝囊颈在腹壁下动脉内侧，回纳疝块后压住深环疝块仍可突出。

474．C。抽到不凝血，提示为实质性器官或血管破裂所致的内出血。抽到血液迅速凝固，提示误入血管或血肿。

475．E。绞窄性肠梗阻腹腔穿刺可见血性液体或炎性渗出液。结核性腹膜炎为草绿色或草黄色透明腹水。

476．D。胃十二指肠穿孔时，腹腔穿刺可抽出黄色浑浊液体或食物残渣。

477．C。如果腹腔抽到不凝血，提示系实质性器官破裂所致内出血，因腹膜的去纤维作用而使血液不凝。

478．A。血清甲胎蛋白（AFP）检测可用于肿瘤普查，有助于发现无症状的早期患者，如 AFP 呈持续阳性或定量 > 500μg/L，可见于妊娠、活动性肝病、生殖腺胚胎性肿瘤等。

479．B。肠扭转多见于青壮年，常因饱食后剧烈运动而发病。

480．C。肠套叠是指肠的一段套入其相连的肠管腔内，小儿多见。饮食不当、腹泻、感染等致肠蠕动正常节律紊乱是最主要原因。

481．B。肠扭转发病急骤，发展迅速，极易发生绞窄。

482．E。选择断流手术，可切除脾脏，同时阻断门奇静脉间的反常血流，以达到止血目的。脾切除加贲门周围血管离断术最有效，既离断食管胃底的静脉侧支，又保留门静脉的入肝血流。

483．B。肝移植是治疗门静脉高压症最彻底的手术方法，既治疗了病肝，又使门静脉系统血流动力学恢复正常。

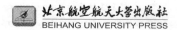

484．A。胆固醇结石均在胆囊内形成。胆色素结石主要发生在肝内、外胆管内。

485．A。胆固醇结石以胆固醇为主要成分，外观呈白黄、灰黄或黄色，表面多光滑，剖面呈放射状排列的条纹。质硬，单发或多发，形状和大小不一，呈多面体、圆形或椭圆形，X线检查多不显影。

486．D。胰腺的外分泌结构主要由腺泡和导管系统组成。胰腺的分泌物为胰液，主要成分为碳酸氢钠和消化酶。胰液中的消化酶主要包括胰淀粉酶、胰脂肪酶和胰蛋白酶。

487．A。胰岛中的内分泌细胞主要有：A细胞，分泌胰高糖素；B细胞，分泌胰岛素；D细胞，分泌生长抑素；pp细胞，分泌胰多肽。此外，还有分泌VIP的D_2细胞和分泌胃泌素的G细胞。胃窦部腺体的G细胞，分泌促胃液素。

488．C。初始血尿提示尿道或膀胱颈出血。

489．D。全程血尿提示病变在膀胱、输尿管或肾脏。

490．E。终末血尿提示病变在后尿道、膀胱颈部或膀胱三角区。

491．B。膀胱结石典型表现为排尿突然中断，疼痛放射至远端尿道和阴茎头部，伴排尿困难和膀胱刺激症状，改变排尿姿势后能缓解疼痛并继续排尿。

492．C。尿道出血是尿道损伤最主要的临床表现，多见于前尿道损伤，即使不排尿也可见尿道外口滴血。

493．E。血尿、肿块、腰痛是肾癌的三大主症，间歇无痛性血尿为常见的症状。

494．E。桡骨远端伸直型骨折（Colles骨折）可有局部疼痛、肿胀，出现典型畸形姿势，侧面观呈"餐叉样"畸形，正面观呈"枪刺样"畸形。

495．D。肱骨髁上骨折除骨折的一般体征外，可有肘部肿胀、疼痛、皮下瘀斑、肘后凸起、功能障碍，肘后三点关系正常。若肱动脉挫伤或受压，出现血管痉挛致前臂缺血，可表现为局部剧痛，皮肤苍白、发凉，桡动脉搏动减弱或消失等。

496．B。单纯性耻骨联合分离且较轻者，可用骨盆兜悬吊固定。注意此法不宜用于来自侧方挤压力量所致的耻骨支横形骨折。

497．C。骨盆环双处骨折伴骨盆环断裂大都主张手术复位及内固定，必要时辅以外固定支架固定。

498．B。脊髓型颈椎病是最严重的颈椎病，早期表现为四肢麻木无力，步态不稳，足尖拖地，踩棉花感，双手握力减弱，精细动作笨拙。病情加重可出现自下而上的上运动神经元性瘫痪。后期常有大小便功能障碍。查体可见四肢反射亢进，肌张力减退，躯体有感觉障碍平面，腹部反射、提睾反射和肛门反射减弱或消失。

499．A。神经根型颈椎病是最常见的颈椎病。查体常有颈部压痛、活动受限，上肢相应神经根性感觉异常，腱反射减弱或消失，臂丛牵拉试验阳性，压头试验阳性。

500．C。椎动脉型颈椎病是由椎动脉供血不足所致。眩晕为最常见的症状，转头和姿势改变时眩晕加重，出现一过性脑缺血。常伴有头痛，视物模糊，耳鸣，听力下降，发音不清，共济失调，甚至猝倒。猝倒为特有的症状，站起来后可继续正常活动。

第四篇　妇产科护理学

1．B。子宫韧带主要由结缔组织增厚而成，分别为阔韧带、圆韧带、主韧带和宫骶韧带。主韧带由结缔组织及少量肌纤维组成，与宫颈紧密相连，起固定宫颈的作用。圆韧带由结缔组织与平滑肌组成，其肌纤维与子宫肌纤维连接，可使子宫底维持在前倾位置。宫骶韧带短厚坚韧，牵引宫颈向后、向上、维持子宫于前倾位置。阔韧带为一对翼形的腹膜皱襞，由子宫两侧至骨盆壁，将骨盆分为前后两部分，维持子宫在盆腔的正中位置。

2．A。子宫位于坐骨棘以上，盆腔中央，呈倒置梨形，长约 7～8cm，宽 4～5cm，厚 2～3cm。子宫上部较宽，称子宫体。下部较窄，呈圆柱状，称子宫颈。宫体与宫颈之比婴儿期为 1：2，成年期为 2：1。子宫颈内腔呈梭形，称子宫颈管，成年妇女长约 2.5～3cm。

3．D。雌激素在排卵前形成高峰，黄体萎缩时雌激素水平急剧下降，月经前达最低水平。孕激素在排卵后7～8天黄体成熟时分泌量达最高峰，以后逐渐下降，至月经来潮时恢复到排卵前水平。FSH（卵泡刺激素）在卵泡期的前半期维持较低水平，至排卵前 24 小时左右出现一低峰式分泌，持续 24 小时左右直线下降，月经来潮前达最低水平。LH（促黄体生成素）在卵泡期的前半期处于较低水平，以后逐渐上升，在排卵前 24 小时左右出现陡峰，也于 24 小时左右骤降，在月经期达最低水平。

4．B。胎心音计数和胎动计数是孕妇自我监护胎儿宫内情况的一种重要手段。具体方法为孕妇早中晚各数一小时胎动，每小时胎动应不小于 3 次，12 小时内胎动累计数不得小于 10 次。

5．E。充满在羊膜腔内的液体称羊水。妊娠早期的羊水，主要是母体血清经胎膜进入羊膜腔的透析液。妊娠中期以后，胎儿尿液是羊水的重要来源。

6．A。妊娠试验通常在受精后 8～10 天即可在孕妇血清或尿液中检测到 hCG 升高，是诊断早孕的敏感方法。临床多用简便快速的试纸法进行定性检测，结果阳性时结合临床表现综合分析，可明确诊断。

7．B。妊娠期血容量于 6～8 周开始增加，至妊娠 32～34 周达高峰，增加 30%～45%，约 1500ml。血沉增快，血浆增加多于红细胞增加，血液相对稀释，出现生理性贫血。在妊娠 32～34 周、分娩期及产褥期最初 3 天，因心脏负荷较重，易发生心力衰竭。

8．C。停经是妊娠最早、最重要的症状，但不是特有症状。孕龄期有性生活史的健康妇女，平时月经周期规则，一旦月经过期，应考虑妊娠。妊娠早期（并非最早）增大、前倾的子宫在盆腔内压迫膀胱可致尿频。约半数妇女在停经 6 周左右有困倦、择食、恶心等早孕反应。孕 8 周起乳房开始增大、充血，可自觉乳房发胀。

9．D。妊娠 12 周可用多普勒胎心仪经孕妇腹壁探测到胎心音。妊娠 18～20 周用听诊器经孕妇腹壁可听到胎心音。胎心音呈双音，每分钟 110～160 次。胎心大于 160 次 / 分或小于 110 次 / 分均为异常。

10．C。根据末次月经推算预产期，即末次月经第 1 天算起，月数减 3（或加 9），天数加 7。若为阴历，月份仍减 3（或加 9），但日期加 15。

11．E。垂体后叶素内含缩宫素及抗利尿激素二种成分，临床用于治疗尿崩症及咯血、食管及胃底静脉曲张破裂出血。该药有收缩血管和子宫平滑肌的作用，禁用于妊娠期咯血。维生素 K 作

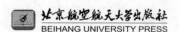

为辅酶，在肝内参与凝血因子Ⅱ、Ⅶ、Ⅸ、Ⅹ的合成，不良反应较少，可用于孕妇，还被用于预防新生儿颅内出血。

12．D。妊娠妇女的正常生理变化包括停经、早孕反应（恶心、呕吐）、尿频、乳房增大等。出现寒战、高热提示有感染迹象。阴道流血、腹部疼痛为先兆流产的征象。头晕、眼花、胸闷为血压升高、先兆子痫的征象。当出现这几种情况时应立即就诊。胎心音计数是孕妇自我监护胎儿宫内情况的一种重要手段。胎动＜10次/12小时或逐日下降超过50%，提示胎儿缺氧，需立即就诊。

13．D。产力包括子宫收缩力、腹肌和膈肌收缩力及肛提肌收缩力。子宫收缩力贯穿于分娩的全程，是临产后的主要产力，又称宫缩，具有节律性、对称性、极性及缩复作用。

14．E。产力包括子宫收缩力、腹肌和膈肌收缩力及肛提肌收缩力，其中子宫收缩力是临产后的主要产力，又称宫缩。临产后子宫收缩力贯穿于整个分娩过程，具有节律性、对称性、极性及缩复作用的特点。

15．E。临产开始的标志是有规律且逐渐增强的宫缩，持续时间30秒以上，间歇5～6分钟，伴进行性宫颈管消失、宫口扩张和胎先露下降。见红为正式临产前24～48小时，经阴道排出少量血性分泌物，是即将临产最可靠的征象。

16．A。第一产程为规律宫缩开始到宫口开全的过程，潜伏期（宫口扩张0～3cm）宫颈口扩张较慢，平均每2～3小时扩张1cm。正常破膜多发生在宫口近开全时，即第一产程的活跃期（宫口扩张3～10cm）。胎头拨露和着冠为第二产程的临床表现。见红为正式临产前24～48小时，经阴道排出少量血性分泌物，是即将临产最可靠的征象。

17．C。活跃期为宫口扩张3～10cm的时期，即宫口开大3cm到宫口开全。此期宫颈口扩张速度明显加快，约需4小时，超过8小时为活跃期延长。

18．E。初产妇从规律宫缩到宫口开全，进入第二产程，即护送产妇上产床待产。经产妇宫口扩

张4cm，应护送产妇上产床待产。

19．B。产妇产后体内雌激素、孕激素水平急剧下降，至产后1周降至未孕水平。

20．B。母乳中含铁量与母体摄入的饮食有关，食用含铁丰富的食物可使母乳中的含铁量升高。母乳中含有多种免疫活性细胞和丰富的免疫球蛋白。免疫活性细胞有巨噬细胞、淋巴细胞等。免疫球蛋白包括分泌型免疫球蛋白、乳铁蛋白、溶菌酶、纤维结合蛋白、双歧因子等。通过母乳喂养可预防婴儿腹泻、呼吸道和皮肤感染。乳白蛋白是由乳腺腺泡上皮合成的特殊蛋白质，广泛存在于哺乳动物和人的乳汁中。

21．C。正常足月儿生后2～3天出现黄疸，4～5天达高峰，5～7天消退，最迟不超过2周，称生理性黄疸。

22．C。新生儿出生数天内，因失水较多和胎粪排出导致体重下降，生后3～4天最低，但不超过10%（一般3～9%），生后10天左右恢复出生体重，称生理性体重下降。

23．E。正常新生儿每天沐浴前，用生理盐水棉球清洁双眼，擦除污垢。沐浴前不宜喂哺，容易发生溢乳。娩出后1～2分钟结扎脐带，脐部包扎的绷带应于脐带脱落后取下，注意保持保持脐部清洁、干燥，及时更换护脐带。出生后24小时内接种乙肝疫苗，以后1个月、6个月各接种1次。出生后半小时内抱至母亲处给予吸吮，鼓励按需哺乳。母亲无法哺乳时，试喂10%葡萄糖水，预防低血糖。

24．A。胎儿宫内窘迫主要表现为胎心音改变，胎动异常及羊水胎粪污染或羊水过少。产时胎心率改变是急性胎儿窘迫最明显的临床征象。

25．B。Apgar评分的判断项目包括呼吸、心率、肌张力、弹足底或插鼻管反应、皮肤颜色。

26．B。妊娠不足28周，胎儿体重不足1000g而终止妊娠者，称为流产。发生在妊娠12周前者为早期流产。发生在12周至不足28周者为晚期流产。

27．D。受精卵在子宫体腔以外着床发育称异位妊娠，根据受精卵种植部位的不同，可分为输卵管妊娠、卵巢妊娠、腹腔妊娠、阔韧带妊娠及宫

颈妊娠，异位妊娠以输卵管妊娠最常见，而输卵管炎症是引起输卵管妊娠的主要原因。输卵管妊娠其他原因包括输卵管发育不良或功能异常、输卵管妊娠史或手术史、输卵管周围肿瘤等。

28．B。受精卵在子宫体腔以外着床发育称异位妊娠，根据受精卵种植部位的不同，可分为输卵管妊娠、卵巢妊娠、腹腔妊娠、阔韧带妊娠及宫颈妊娠，异位妊娠以输卵管妊娠最常见，输卵管炎症是引起输卵管妊娠的主要原因。

29．D。硫酸镁的治疗剂量和中毒剂量接近，因此在治疗期间应严密观察其毒性作用。硫酸镁过量会降低神经、肌肉的兴奋性，抑制呼吸和心肌收缩，常表现为膝腱反射消失、呼吸肌麻痹，严重者心脏骤停等。因此，使用硫酸镁有3个必备条件：膝腱反射存在，呼吸≥16次/分，尿量≥400ml/24h或17ml/h。

30．B。妊娠期高血压的基本病变为全身小动脉痉挛。由于小动脉痉挛，造成管腔狭窄，周围阻力增大，内皮细胞损伤，通透性增加，体液和蛋白质渗漏，全身各器官组织因缺血和缺氧而受到损害。

31．B。妊娠高血压的主要病理变化是全身小动脉痉挛，硫酸镁治疗的药理作用是解痉。通过 Mg^{2+} 抑制神经末梢释放乙酰胆碱而使骨骼肌松弛。Mg^{2+} 还可竞争性拮抗 Ca^{2+}，产生与 Ca^{2+} 相反的生理作用，使骨骼肌、心肌和血管平滑肌松弛，发挥解痉的作用。

32．E。妊娠期高血压首选预防和控制子痫发作药物是硫酸镁。当发生子痫抽搐时，运动神经末梢 ACh 的释放过程需要 Ca^{2+} 参与，Mg^{2+} 与 Ca^{2+} 化学性质相似，竞争性拮抗 Ca^{2+} 介导的运动神经末梢 ACh 的释放，阻滞神经肌肉接头的传递，产生箭毒样的肌松作用。但硫酸镁的治疗剂量和中毒剂量接近，因此在治疗期间应严密观察其毒性作用。镁离子中毒时应停用硫酸镁，并遵医嘱给予 10% 的葡萄糖酸钙 10ml 解救，Ca^{2+} 解救 Mg^{2+} 中毒亦出于相同原理。

33．B。前置胎盘的病因包括多次流产刮宫、高龄孕产、子宫内膜病变或损伤、胎盘面积过大或形状异常、受精卵滋养层发育迟缓、宫腔形态异常。与脐带无关。

34．A。胎盘早剥的主要病因为子宫胎盘血管病变，多发生于妊娠期高血压疾病、慢性高血压、慢性肾脏疾病或全身血管病变的孕妇。其他因素有宫腔内压力骤减如胎膜早破、双胎妊娠第一胎儿娩出过快，机械性因素如腹部外伤、脐带过短或脐带缠绕，高龄孕妇、经产妇、吸烟及子宫肌瘤等。

35．A。胎盘早期剥离的主要病理改变是底蜕膜层出血并形成血肿，使胎盘自附着处分离。

36．C。早产者若无胎儿窘迫及胎膜早破，通过休息和药物治疗控制宫缩，尽量维持妊娠至足月，应多采取左侧卧位休息，慎做肛查及阴道检查。孕 34 周以内，应用糖皮质激素促进胎儿肺成熟。胎膜未破不必使用抗生素预防感染。

37．B。羊水为充满于羊膜腔内的液体。妊娠期羊水量逐渐增加，足月时约 1000ml。妊娠晚期至足月时羊水量少于 300ml，称为羊水过少。

38．D。羊膜腔穿刺术放羊水时避免速度过快，每小时约 500ml，一次不超过 1500ml。放羊水后腹部放置沙袋或腹带包扎，以防腹压骤降而发生休克。

39．B。妊娠 6 周后血容量逐渐增加，至 32～34 周达高峰，心排出量增加，心率增快。妊娠晚期子宫增大，膈肌上升使心脏向左、向上移位，心脏大血管扭曲。两者共同加重心脏负担，易导致心力衰竭，尤其在妊娠 32～34 周最易发生。

40．A。能否安全度过妊娠期、分娩期及产褥期，取决于心脏病的种类、病变程度、是否手术矫治心功能级别以及具体医疗条件等因素。心脏病变较轻，心功能 Ⅰ～Ⅱ 级，既往无心力衰竭史亦无其他并发症者，可以妊娠，但应密切监护。既往有心衰史、肺动脉高压、先心病、严重心律失常、年龄 35 岁以上等的患者不适宜妊娠。

41．E。妊娠合并病毒性肝炎的患者，口服生麦芽冲剂或乳房外敷芒硝回乳，因雌激素对肝脏有损害，所以不宜用于回乳。给予少量优质蛋白、高维生素、富含糖类、低脂肪的饮食。第二产程给予阴道助产缩短产程。正确应用缩宫素，预防产后出血。严格执行消毒隔离制度，防止产褥感染。

42．B。妊娠合并病毒性肝炎的患者，为预防

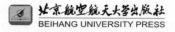

DIC，于分娩前 1 周肌注维生素 K_1。

43．A。妊娠合并重型肝炎患者病程中常常会出现多种并发症，主要有凝血功能障碍、肝性脑病、肝肾综合征、感染等。

44．A。妊娠合并糖尿病对母体易引起自然流产、妊娠期高血压疾病、感染、羊水过多、子宫收缩乏力、产程延长及产后出血。对胎儿、新生儿易引起巨大儿、畸形儿、早产及胎儿生长受限，围产儿死亡率增高，新生儿呼吸窘迫综合征、新生儿低血糖、低钙血症及低镁血症。不会使受孕率增高。

45．C。妊娠合并糖尿病患者 2 次或 2 次以上空腹血糖 ≥ 5.8mmol/L（105mg/dl）即诊断为糖尿病。

46．C。产力异常可分为子宫收缩乏力和子宫收缩过强。子宫收缩乏力又分为协调性宫缩乏力和不协调性宫缩乏力，其中协调性宫缩乏力最常见，表现为子宫收缩具有正常的节律性、对称性和极性，但子宫收缩力弱，持续时间短，间歇期长且不规律。

47．B。检查胎头跨耻征阳性为骨盆入口平面狭窄的临床表现，形态分单纯性扁平骨盆和佝偻病性扁平骨盆。

48．E。发生胎膜早破的患者应绝对卧床休息，取左侧卧位并抬高臀部或取头低足高位，防止脐带脱垂引起胎儿缺氧或宫内窘迫。

49．D。胎膜早破的表现为孕妇突感有较多液体自阴道流出，继而有少量间断性排出，咳嗽、打喷嚏、负重时流液增多，可无腹痛。宫缩时摸不到前羊膜囊，上推胎儿先露部可见到流液量增多。羊水涂片镜检可见羊齿状结晶。羊水 pH 值 7.0 ~ 7.5 为碱性，阴道分泌物 PH 值 4.5 ~ 5.5 为酸性，故胎膜早破时阴道排液应为弱碱性。

50．D。胎膜早破、胎先露未衔接者，绝对卧床休息，取左侧卧位并抬高臀部或取头低足高位，防止脐带脱垂引起胎儿缺氧或宫内窘迫。

51．C。产后出血指阴道分娩胎儿娩出后 24 小时内失血量超过 500ml 时，剖宫产时超过 1000ml，是分娩期严重并发症，居我国产妇死亡原因首位。

52．A。子宫收缩乏力引起的产后出血应当加强宫缩。按压子宫是子宫收缩乏力引起的产后出血简单有效的处理方法，应首选按摩子宫。

53．E。产后出血指阴道分娩胎儿娩出后 24 小时内失血量超过 500ml，剖宫产时超过 1000ml，是分娩期严重并发症，居我国产妇死亡原因首位。

54．C。羊水栓塞指在分娩过程中羊水突然进入母体血液循环引起急性肺栓塞、过敏性休克、DIC、肾衰竭等一系列病理改变的严重分娩并发症。

55．D。高龄初产、经产妇、子宫收缩过强（催产素引产可导致）、急产、胎膜早破、前置胎盘、子宫破裂、剖宫产和钳刮术等均是羊水栓塞的诱发因素。

56．A。一旦怀疑羊水栓塞，立刻抢救。抗过敏，纠正呼吸循环功能衰竭和改善低氧血症、抗休克、防止 DIC 和肾衰竭发生。取半卧位，保持呼吸道通畅，面罩给氧或气管插管正压给氧，必要时气管切开。临产后出现羊水栓塞先兆，立即停用缩宫素。第一产程发病者，应立即考虑行剖宫产结束分娩，以去除病因。分娩前后突然出现羊水栓塞的前驱症状，在改善缺氧同时，应立即给予大剂量肾上腺糖皮质激素抗过敏、解痉，稳定溶酶体，保护细胞。具体用法用量为氢化可的松 100 ~ 200mg 加于 5% ~ 10% 葡萄糖液 50 ~ 100ml 快速静脉滴注，再用 300 ~ 800mg 加于 5% 葡萄糖液 250 ~ 500ml 静脉滴注，日量可达 500 ~ 1000mg。或地塞米松 20mg 加于 25% 葡萄糖液静脉推注后，再加 20mg 于 5% ~ 10% 葡萄糖液中静脉滴注。

57．D。产褥感染的病原体包括需氧性链球菌属、大肠埃希菌、葡萄球菌、厌氧菌、支原体和衣原体等。需氧性链球菌是外源性产褥感染的主要致病菌，以 β- 溶血性链球菌致病性最强，可引起严重感染。

58．A。疑有胎盘、胎膜、蜕膜残留或胎盘附着部位复旧不全者应行刮宫术。

59．A。晚期产后出血多见于产后 1 ~ 2 周亦可迟至产后 2 月左右发病。

60．A。妇产科婚育史记录为足、早、流、存，故该患者为 1-0-2-1。

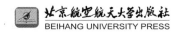

61．C。月经周期表示方法为具体时间中间以波浪线连接：例 28 ～ 30。

62．A。双合诊是指检查者一手示指和中指涂抹润滑剂后伸入阴道内，另一手放在腹部配合检查。三合诊是指经直肠、阴道、腹部联合检查。直肠腹部诊适用于无性生活史、阴道闭锁、经期或有其他原因不宜做双合诊者。腹部检查时取膀胱截石位，除尿失禁患者外，其他患者需排空膀胱，必要时先导尿。

63．B。生殖器结核病原体为结核杆菌，血行传播为最主要的传播途径。

64．C。前庭大腺炎以育龄妇女多见，幼女及绝经后妇女少见。

65．E。坐浴的高锰酸钾浓度为 1 ∶ 5000，常用于滴虫性阴道炎、外阴炎、其他非特异性阴道炎和外阴阴道手术前准备。

66．A。滴虫阴道炎多表现为大量稀薄泡沫状的阴道分泌物及外阴瘙痒，治疗应用酸性药液，如 1% 乳酸或 0.1% ～ 0.5% 醋酸溶液冲洗阴道。

67．B。滴虫阴道炎多表现为大量稀薄泡沫状的阴道分泌物。白色豆腐渣样为真菌性阴道炎（外阴阴道假丝酵母菌病）的表现。黄水和血性分泌物为老年性阴道炎的表现。

68．B。老年女性雌激素水平低，阴道壁萎缩，黏膜变薄，上皮细胞糖原减少，阴道 pH 增高，达到 5.0 ～ 7.0，局部抵抗力降低，病菌易入侵繁殖易发生阴道炎。

69．D。子宫颈炎症治疗时间以月经干净后 3 ～ 7 天为宜。

70．D。慢性盆腔炎最主要的病变部位是子宫旁结缔组织、输卵管及卵巢。盆腔炎性疾病是女性上生殖道的一组感染性疾病，主要包括子宫内膜炎、输卵管炎、输卵管卵巢脓肿、盆腔腹膜炎，炎症可局限于一个部位，也可同时累及几个部位，最常见的是输卵管炎和输卵管卵巢炎。

71．B。淋病治疗原则是及时、足量、规范应用抗生素。由于耐青霉素、四环素及喹诺酮的菌株增多，目前选用的抗生素以第三代头孢菌素（如头孢曲松）为主。

72．B。淋病奈瑟菌主要侵袭泌尿生殖道的柱状上皮及移行上皮，成人主要通过性接触传播，淋病是最常见的性传播疾病。

73．A。梅毒是由梅毒螺旋体（苍白螺旋体）引起的侵犯多系统的慢性性传播疾病。

74．B。先天梅毒儿占死胎 30% 左右，即使幸存，病情也较重。早期表现为皮肤大疱、皮疹、鼻炎及鼻塞、肝脾肿大、淋巴结肿大。晚期先天梅毒多出现在 2 岁以后，表现为楔状齿、鞍鼻、间质性角膜炎、骨膜炎、神经性耳聋等，其病死率及致残率均明显增高。

75．A。大剂量雌激素可促使子宫内膜增长，短期内修复创面，适用于急性大量的青春期异常子宫出血者。

76．B。以往曾建立正常月经，但以后因某种病理性原因而月经停止 3 个周期或 6 个月以上者，或按自身原来月经周期计算停经 3 个周期以上者称为继发性闭经。

77．E。原发性闭经是指年龄超过 16 岁（有地域性差异）、第二性征已发育、月经尚未来潮，或年龄超过 14 岁、尚无女性第二性征发育者。

78．B。围绝经期妇女体内的雌激素水平降低，促性腺激素水平升高。绝经过渡期仍有排卵的妇女，其 FSH 在多数周期中升高，LH 在正常范围。绝经后，FSH、LH 明显升高，FSH 升高更为显著，FSH/LH ＞ 1。自然绝经 1 年内，FSH 能上升 13 倍，而 LH 仅上升 3 倍。绝经 2 ～ 3 年内，FSH/LH 达最高水平，以后随年龄增长渐下降，但仍在较高水平。

79．C。妊娠后胎盘绒毛滋养细胞增生，间质水肿，形成大小不等的水泡，水泡间借蒂相连成串，形如葡萄，称为葡萄胎。

80．C。侵蚀性葡萄胎易血行播散，常见部位有肺、阴道，转移至阴道可形成阴道紫蓝色结节。

81．A。侵蚀性葡萄胎镜下可见水泡状组织、绒毛结构及滋养细胞增生和分化不良，绒毛结构也可退化，仅见绒毛阴影。绒毛膜癌镜下滋养细胞极度不规则增生，绒毛或水泡状结构消失。

82．C。绒毛膜癌最常见的转移部位依次为肺、阴道、脑及肝等。肺转移也是绒毛膜癌最常见的转移途径，脑转移是最主要的死亡原因，可经历瘤栓期、脑瘤期和脑疝期。

83．A。绒毛膜癌最常见的转移部位依次为肺、阴道、脑及肝等。肺转移也是绒毛膜癌最常见的转移途径，脑转移是最主要的死亡原因。

84．D。绒毛膜癌可继发于葡萄胎妊娠，也可继发于非葡萄胎妊娠。可突向宫腔或穿破浆膜，恶性程度极高，发生转移早而广泛。早期就可以通过血液转移至全身各个组织器官，引起出血坏死。最常见的转移部位依次为肺、阴道、脑及肝等。脑转移是绒毛膜癌最主要的死亡原因，可经历瘤栓期、脑瘤期和脑疝期。绒毛膜癌患者采取以化疗为主，手术和放疗为辅的综合治疗。

85．D。长春新碱有外周神经毒性，可引起末梢神经炎和手足麻木感、骨髓抑制轻，无心脏毒性。柔红霉素、高三尖杉酯碱类药物可引起心肌及心脏传导损害。柔红霉素、多柔比星（阿霉素）、高三尖杉酯碱最常见的不良反应是心脏毒性。环磷酰胺最常见的不良反应是骨髓抑制，消化道反应，脱发，出血性膀胱炎。阿糖胞苷可引起严重骨髓抑制，以及胃肠道反应，静脉炎，肝损害。甲氨蝶呤可引起骨髓抑制、消化道反应如口腔炎、肝肾损害等。

86．E。常用的抗代谢药物有甲氨蝶呤和氟尿嘧啶；常用的烷化药有邻脂苯芥和硝卡芥；常用的肿瘤抗生素有放线菌素D；常用的抗肿瘤植物药有长春碱和长春新碱。

87．A。化疗期间应保持口腔的清洁，除每天早晚刷牙外，其他时间可以使用生理盐水或硼酸水漱口。生理盐水可清洁口腔预防感染；硼酸溶液有抑菌作用，所用浓度应为 2% ～ 3%。若患者疼痛难忍，可使用 0.03% 丁卡因溶液涂抹溃疡面止疼。

88．A。妇科腹部手术备皮其范围是上至剑突下，下至两大腿上 1/3 处及外阴部，两侧至腋中线。

89．B。子宫颈癌发病因素包括不良性行为和孕育史（过早性生活、早育、多产、密产），病毒感染（人乳头瘤病毒），吸烟、长期口服避孕药、种族、经济状况和地理环境等。宫颈癌的发生、

发展是由量变到质变，由渐变到突变的过程。不良性行为可致感染人乳头瘤病毒引起子宫颈炎，随着子宫颈炎上皮内病变的继续发展，可形成宫颈癌。

90．A。子宫颈癌组织学类型以鳞癌为主，其次为腺癌。大体分型以外生型最常见，好发于鳞-柱状上皮交界处。

91．E。常规妇科手术于术后 24 ～ 48 小时拔除，宫颈癌根治术加盆腔淋巴结清扫术后，需留置导尿 7 ～ 14 天。

92．E。子宫肌瘤是女性生殖器最常见的良性肿瘤，30 ～ 50 岁女性高发，绝经后肌瘤萎缩或消失，发病可能与雌、孕激素水平过高或长期刺激有关。

93．D。子宫内膜癌病因不十分清楚，目前认为子宫内膜癌可能有两种发病机制：Ⅰ 型为雌激素依赖型（无孕激素拮抗的雌激素长期作用下发生子宫内膜增生症），Ⅱ 型为非雌激素依赖性型（与基因突变有关）。

94．A。恶性卵巢肿瘤是女性生殖器三大恶性肿瘤之一，可发生于任何年龄，病死率居妇科恶性肿瘤之首。

95．A。异位内膜可侵犯全身任何部位，但绝大多数位于盆腔脏器和壁腹膜，其中宫骶韧带、子宫直肠陷凹及卵巢为最常见的受侵犯部位，其次为子宫浆膜、输卵管、乙状结肠、腹膜脏层，阴道直肠膈亦常见。以卵巢最常见，其次为宫骶韧带。

96．E。子宫内膜异位症主要表现为继发性痛经。并随局部病变的进展而渐进性加重，多伴不孕的妇科常见病。

97．B。阴道前后壁修补术或盆底修补术术后取平卧位，卧床休息 7 ～ 10 天，禁止半卧位。

98．C。外阴血肿患者应保持外阴部清洁干燥，每天外阴冲洗 3 次，大便后也应及时冲洗。24 小时内冷敷，降低局部血流速度及局部神经敏感性，减轻患者疼痛和不适感。24 小时以后热敷以促进血肿的吸收。采取正确体位，避免血肿受压。

99．D。外阴癌最常发生的部位是大阴唇。约

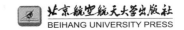

2/3 的外阴癌发生在大阴唇，其余的 1/3 发生在小阴唇、阴蒂、会阴、阴道等部位。

100．A。外阴癌根治术后取平卧位，两腿外展屈膝，膝下垫枕，减少腹股沟及外阴部张力。

101．A。分娩损伤为子宫脱垂的最主要病因。在分娩过程中，特别是阴道助产或第二产程延长者，盆底肌、筋膜以及子宫韧带均过度拉伸，张力降低甚至撕裂。其他还包括长期腹压增加，如慢性咳嗽、习惯性便秘，经常蹲位或举重、盆底组织发育不良或退行性变、医源性原因等。

102．A。尿瘘指生殖道和泌尿道之间形成异常通道，尿液自阴道排出，不能控制，以膀胱阴道瘘最为常见。根据尿瘘发生的部位分为膀胱阴道瘘、膀胱宫颈瘘、尿道阴道瘘、膀胱尿道阴道瘘、膀胱宫颈阴道瘘、输尿管阴道瘘及膀胱子宫瘘等。

103．B。尿瘘修补术后一般采取使漏孔高于尿液面的卧位。该患者漏孔在膀胱后底部，宜选择俯卧位。

104．C。输卵管因素和排卵障碍是不孕症两个主要因素，其中最主要因素为输卵管因素。不孕症的辅助检查中，输卵管功能检查常用的有子宫输卵管通液术、子宫输卵管碘油造影等，是最有价值的不孕症检查项目。内分泌检查和超声检查可以了解卵巢排卵和内分泌功能。宫腔镜可以明确子宫内的病变。

105．B。体外受精与胚胎移植技术妊娠成功诞生的婴儿俗称试管婴儿。

106．B。供精者精液人工授精的适应证包括丈夫精子质量问题的不孕者(即不可逆的无精子症、严重的少精症、弱精症和畸精症)，输精管复通失败，射精障碍，男方和（或）家族有不宜生育的严重遗传性疾病，母儿血型不合不能得到存活新生儿。夫精人工授精的适应证包括男性因少精、弱精、液化异常、性功能障碍、生殖器畸形等不育，宫颈因素不育，生殖道畸形及心理因素导致性交不能等不育，免疫性不育，原因不明不育等。

107．D。女方一切正常，男方为无精症者宜选用供精人工授精（AID）技术。供精人工授精（AID）的适应证包括不可逆的无精子症、严重的少精症、弱精症和畸精症，输精管复通失败，

射精障碍，男方和（或）家族有不宜生育的严重遗传性疾病，母儿血型不合不能得到存活新生儿。

108．C。宫内节育器放置的时间为月经干净后 3～7 天（无性生活）、产后 42 天（恶露已净，会阴伤口愈合，子宫恢复正常）、剖宫产后半年、人工流产术后（宫腔深度＜10cm）及哺乳期排除早孕者。术前常规测体温，2 次测试超过 37.5℃暂不放置。

109．D。激素避孕的机制包括抑制排卵、使宫颈黏液变黏稠、改变子宫内膜性状、改变受精卵的运行速度。抑制下丘脑释放 GnRH，使垂体分泌 FSH 和 LH 减少，同时直接影响垂体对 GnRH 的反应，不出现排卵前 LH 高峰，故不发生排卵。改变宫颈黏液性状，使宫颈黏液量变少，高度黏稠，拉丝度减小，不利于精子穿透。改变子宫内膜性状，干扰雌激素效应，抑制子宫内膜增殖，使内膜不适于受精卵着床。改变输卵管正常的分泌与蠕动，改变受精卵在输卵管内的正常运行速度，从而干扰受精卵着床。

110．D。因术后可能会出现一系列并发症如出血、脏器损伤等，故应当在术后密切观察生命体征。经腹输卵管结扎术局部浸润麻醉者不需禁食，数小时后即可早下床活动。保持切口敷料清洁干燥，防止感染。密切观察有无腹痛、内出血及脏器损伤。鼓励患者及早排尿。术后休息 3～4 周，1 个月内禁止性生活。

111．E。24 小时内有两次（间隔 4 小时）体温在 37.5℃或以上、全身情况不良不能耐受手术、严重的神经症、各种疾病的急性期不能行经腹输卵管结扎术。急性生殖道及盆腔感染，腹壁皮肤感染等，应在感染治愈后再行手术。

112．E。围生期保健包括孕前保健、孕期保健、分娩期保健、产褥期保健、哺乳期保健，主要是对即将妊娠的妇女及妊娠期胎儿和母体的保健工作。

113．C。妊娠初 3 个月和末 3 个月,常发生尿频、尿急,是因子宫压迫所致,无需处理,不需减少饮水量。妊娠期间白带增多,孕妇应保持外阴清洁,严禁阴道冲洗。妊娠后期如果出现下肢水肿,指导孕妇左侧卧位,抬高下肢,避免长时间站立。妊娠前 3 个月和末 3 个月禁止性生活,以防流产、

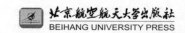

早产、感染及胎膜早破。

114．D。会阴擦洗的目的是清除会阴部分泌物，保持会阴及肛门部清洁，促进舒适和会阴伤口愈合，防止生殖系统、泌尿系统逆行感染。会阴擦洗适用于长期卧床、妇科腹部手术留置导尿管、会阴、阴道手术后，产后1周内的患者。慢性子宫颈炎应行阴道灌洗。

115．B。患者进行会阴擦洗时应取屈膝仰卧位，屈膝仰卧位有利于护理人员操作。

116．C。碘酊对伤口和黏膜有刺激性，禁用于会阴、阴囊、口腔黏膜、破溃皮肤及新生儿皮肤等。

117．D。湿热敷温度为41～48℃，面积应是病损范围的2倍。

118．C。假丝酵母菌性阴道炎用2%～4%碳酸氢钠液冲洗阴道或坐浴。以局部药物治疗为主，可选用咪康唑栓药、制霉菌素栓剂等阴道给药。

119．B。传统的宫颈刮片取材应在宫颈外口鳞柱状上皮交界处，以子宫颈外口为圆心刮取一周。宫颈管涂片取材部位应在宫颈管内，先将宫颈表面分泌物拭净，再用小型刮板轻刮一周或用吸引器吸引一周。宫腔吸片应在宫腔底部上下左右旋转轻吸。阴道涂片一般在阴道侧壁上1/3段取材。

120．D。宫颈刮片细胞学检查用于筛查子宫颈癌，是早期发现的主要方法。其结果采用巴氏分级：Ⅰ级正常；Ⅱ级炎症；Ⅲ级可疑癌；Ⅳ级高度可疑癌；Ⅴ级癌细胞阳性。经宫颈刮片细胞学检查后为Ⅲ级可疑癌者，应行宫颈和宫颈管活组织检查进行确诊。

121．E。子宫颈活体组织检查钳取宫颈组织部位选择宫颈外口鳞-柱状上皮交接处或特殊病变处。临床已明确为宫颈癌，只为确定病理类型可以行单点取材。可疑宫颈癌者，在宫颈按时钟位置3、6、9、12点四处钳取组织。可用复方碘溶液（碘不着色区域取材）或阴道镜引导下选择取材部位。

122．D。宫颈活组织检查不作为已婚妇女的常规妇科检查项目，宫颈刮片细胞学检查是早期筛查子宫颈癌的主要方法，用于常规妇科检查。宫颈活组织检查适用于巴氏检查Ⅲ级以上、经治疗无效的巴氏Ⅱ级或经检查反复阳性者，肉眼可疑

者应行宫颈刮片筛查。子宫颈活体组织检查钳取宫颈组织部位应选择宫颈外口鳞-柱状上皮交接处或特殊病变处。检查标本置于10%甲醛溶液中固定后送病检，术后宫颈局部填带尾棉球压迫止血者应在24小时后自行取出。

123．D。输卵管通液术是检查输卵管是否通畅的一种方法，并具有一定的治疗功效。输卵管通液检查禁忌用于内外生殖器急性炎症或慢性炎症急性或亚急性发作者、月经期或有不规则阴道流血者、可疑妊娠期者、严重的全身性疾病（如心、肺功能异常）、不能耐受手术者、体温高于37.5℃者。

124．A。输卵管通液术是检查输卵管是否通畅的一种方法，并具有一定的治疗功效。宜在月经干净后3～7天进行。

125．D。直肠子宫陷凹是直立位时腹腔最低部位，故腹腔内的积血、积液、积脓易积存于此。阴道后穹窿顶端与直肠子宫陷凹贴接，由此处行经阴道后穹窿穿刺术，直肠子宫陷凹抽出不凝血即可诊断异位妊娠。是异位妊娠简单可靠的诊断方法。

126．D。腹腔镜检查术后，患者出现肩痛及上肢不适等症状是因为腹腔内残留气体刺激膈肌所致，会逐渐缓解或消失。

127．B。会阴切开术式常用的有会阴后-侧切开和会阴正中切开两种。会阴后-侧切伤口于手术后5天拆线，正中切开术于术后第3天拆线。产后切口愈合不良者，可提前拆线并换药。

128．A。会阴后侧切开缝合完毕最重要的是行肛门指诊，了解有无肠线穿过直肠黏膜及有无阴道后壁血肿。

129．A。胎头吸引术的适应证包括子宫收缩乏力致第二产程延长者；胎头拨露于会阴部达半小时，胎儿未能娩出者；妊娠合并心脏病、妊娠期高血压疾病；临产宫缩乏力或胎儿宫内窘迫，需缩短第二产程者；有剖宫产史或子宫瘢痕，不宜过分用力者。

130．B。胎头吸引术是将胎头吸引器置于胎头，形成一定负压后吸住胎头，通过牵引协助胎儿娩出的一种助产手术。胎头牵引术助产牵引次数一般不超过2次，否则改行剖宫产。

131. D。产钳助产术的适应证包括臀先露后胎头娩出困难者、需缩短第二产程者（如产妇患有心脏病、子痫前期）、子宫收缩乏力致第二产程延长或胎头拨露达半小时胎儿仍不能娩出者、不宜过分屏气加压者（如有剖宫产史或子宫有瘢痕）、胎头吸引术因阻力较大而失败者。

132. C。产妇分娩时因产钳助产致新生儿头颅血肿，应给予冷敷。24小时内不可热敷及按摩，热敷会使血肿扩散，加重病情。不可挑破，容易引起感染。

133. A。死胎及胎儿畸形不应行剖宫产术终止妊娠，处理死胎应以不损害母体为原则。

134. B。剖宫产术日晨禁食、水，术后除常规妇科腹部手术护理措施外，还应勤翻身并早期下床活动，减少并发症。防感染，保持会阴清洁，术后42天内避免性生活和阴道冲洗，否则会影响伤口愈合并引起感染。术后留置导尿24小时。

135. D。胎儿先露部的指示点与母体骨盆间的位置关系称为胎方位，简称胎位。枕骨为枕先露的指示点，此胎儿前囟门位于母体骨盆右前方，故枕骨位于骨盆的右后方，该产妇为胎位枕右后。

136. B。规律性子宫收缩10小时，宫口开大8cm，胎心140次/分，说明产程进展顺利，没有做剖宫产术前准备的必要。初产妇宫口扩张4cm以内、经产妇2cm以内，应用温肥皂水灌肠，该产妇宫口开大8cm，禁忌肥皂水灌肠。产程进入活跃期后，宫口开大速度较快，继续观察4小时。从题干的结果可知应该是刚检查过，而且在这个时间胎膜尚未破裂，可以行人工破膜促进胎头下降，因此最佳答案应为人工破膜。

137. B。该产妇宫口开大4cm，2小时后检查宫口扩张无进展，考虑为活跃期停滞。从子宫口开大3cm至子宫颈口开全为活跃期，产妇进入活跃期后，宫口不再扩张超过2小时称活跃期停滞。活跃期延长为活跃期时长超过8小时。

138. B。行会阴侧切的患者应取健侧卧位，避免伤口污染。该患者左侧会阴侧切，应取右侧卧位。

139. A。产妇哺乳时，嘱产妇取舒适体位，乳头和大部分乳晕含吮在婴儿口中可以防止乳头皲

裂。按需哺乳，夜间也需哺乳。产褥期内禁止性生活，一般哺乳者宜选择工具避孕。于产后半小时开始哺乳，促进乳汁畅流。

140. C。胎儿宫内窘迫的基本病理变化是缺血、缺氧引起的一系列变化。本病的基本病理生理变化是全身小血管痉挛。血管痉挛致胎盘灌注下降，滋养细胞侵入子宫螺旋动脉过浅，加之胎盘血管急性动脉粥样硬化，使胎盘功能下降，胎儿生长受限、羊水过少、胎儿窘迫、胎儿神经系统损伤，严重可致胎儿死亡。

141. C。胎心突然增至160次/分，可判断该产妇发生了胎儿宫内窘迫。发生胎儿窘迫应协助产妇取左侧卧位，间断吸氧。严密监测胎心、胎动，每15分钟听1次胎心，必要时行胎盘功能检查。在妊娠接近足月或胎儿已成熟的情况下，胎盘功能减退者，应及时行剖宫产术终止妊娠而并非定时做阴道检查。协助医生做好终止妊娠的准备，如宫口开全、胎先露部已达坐骨棘平面以下3cm者，应尽快助产娩出胎儿，并做好新生儿窒息和复苏的抢救准备。

142. D。该女婴全身皮肤青紫，呼吸浅慢不规则，心率100次/分，喉反射存在，四肢稍屈，可判断为轻度窒息。一旦发生窒息应立即按ABCDE步骤进行复苏，首要措施是清理呼吸道。具体内容为A（清理呼吸道）、B（建立呼吸，增加通气）、C（维持正常循环）、D（药物治疗）、E（评价和保温）。

143. A。该患者少量阴道流血，无腹痛，最可能的诊断为先兆流产。先兆流产者有希望继续妊娠，应采取保胎治疗。先兆流产表现为停经后有少量阴道出血，常为暗红色或血性白带，伴轻微下腹痛，查体子宫大小与孕周相符，宫颈口未开，胎膜未破，无妊娠物排出。

144. B。该患者最可能的诊断为难免流产。难免流产表现为阴道流血增多，阵发性下腹痛加剧，或出现胎膜破裂。查体子宫大小与孕周相符或略小，宫颈口已扩张，有时可见胎囊或胚胎组织堵塞于宫颈口内。超声检查仅见胎囊而无胚胎，或有胚胎而无心管搏动。流产已不可避免。先兆流产表现为停经后有少量阴道出血，伴轻微下腹痛，宫颈口未开，胎膜未破，无妊娠物排出，有希望

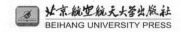

继续妊娠。完全流产表现为妊娠物已全部排出，阴道出血逐渐停止，腹痛消失。不全流产表现为部分妊娠物已排出宫腔，或胎儿排出后胎盘仍残留在宫腔或嵌顿在宫颈口，影响宫缩者可致流血不止，子宫小于孕周。

145．D。该患者最可能的诊断为前置胎盘，典型症状为妊娠晚期或临产时发生无诱因、无痛性反复阴道出血，可出现反复或大量出血，导致血压下降、脉搏细速等休克征象。腹部检查显示子宫软，无压痛，大小与孕周相符，胎方位清楚，先露高浮，易并发胎位异常，胎心可正常。胎盘早期剥离表现为突发性持续性腹部疼痛，伴或不伴阴道出血。先兆流产表现为停经后有少量阴道出血，常为暗红色或血性白带，伴轻微下腹痛。难免流产表现为阴道流血增多，阵发性下腹痛加剧，或出现胎膜早破。

146．E。该患者发生了胎盘早剥。临床表现为胎盘早剥发生时间为妊娠 20 周后或分娩期，突发持续性腹痛，伴或不伴阴道出血，贫血程度与外出血量不符，子宫硬如板状，胎位触摸不清，胎心音消失。总产程＜3 小时为急产。先兆早产表现为妊娠满 28 周至不足 37 周之间规则或不规则宫缩，伴宫颈管进行性缩短。前置胎盘典型症状为妊娠晚期无诱因、无痛性反复阴道出血。先兆子宫破裂阴道检查可触及病理性缩复环。

147．E。该患者孕 32 周，阴道流液 1 天，测试呈碱性，无流血，最可能为胎膜早破。未足月胎膜早破者，必须预防性使用抗生素抗炎治疗。无明显宫缩，宫口开大 3cm，LOA 位有早产倾向，应密切观察胎儿情况，监测胎心率的变化。

148．A。过期妊娠者应根据胎儿安危状况、胎儿大小及宫颈成熟度选择恰当的分娩方式。胎盘成熟度可分为四级，0 级为未成熟，Ⅰ 级为开始趋向成熟，Ⅱ 级为成熟期，Ⅲ 级为胎盘已成熟并趋向老化。NST（无应激试验）无反应且 B 超显示胎盘成熟度为 Ⅲ 级，表明胎盘趋向老化，功能已减退，胎儿贮备力差，应行剖宫产终止妊娠。对确诊过期妊娠而无胎儿窘迫、无明显头盆不称、胎头已衔接者，通常用人工破膜加缩宫素静脉滴注引产，引产前先行促宫颈成熟治疗。

149．E。妊娠合并病毒性肝炎的患者应正确应

用缩宫素，预防产后出血。为预防 DIC，于分娩前 1 周肌注维生素 K₁，并在产前配备好新鲜血液等抢救物品，产时密切观察产妇有无口鼻黏膜出血倾向以及产程进展，第二产程给予阴道助产缩短产程，避免滞产。

150．B。正常人血糖值为 3.9～6.1mmol/L，糖耐量试验（OGTT）即 4 次测量值中 2 项或 2 项以上达到或超过正常值为妊娠期糖尿病，1 项异常为糖耐量受损。该患者三项异常可诊断为妊娠期糖尿病。

151．B。缺铁性贫血可表现为乏力、头晕，血象为血红蛋白降低较红细胞更明显，白细胞、血小板正常或减低。该孕妇出现头晕、乏力、食欲缺乏 2 周，红细胞 3×10^{12}/L，血红蛋白 75g/L，血细胞比容 0.25，考虑可能为缺铁性贫血。

152．E。该患者血红蛋白 50g/L，可诊断为妊娠期贫血。血红蛋白 ≤ 60g/L 为重度贫血。可给予硫酸亚铁口服，同服维生素 C 以促进铁的吸收。饮食上可增加营养，多摄入高蛋白、富含铁和维生素 C 的食物，如瘦肉、动物肝、蛋类及绿叶蔬菜。对于口服铁剂不能耐受者常用右旋糖酐铁肌内注射，成年人首剂 50mg 深层肌内注射。

153．B。该产妇可能为持续性枕后位。临产后胎头枕后位衔接可影响胎头俯屈及下降，进而不能有效扩张宫颈及影响内源性缩宫素释放，易致低张性宫缩乏力，使胎头下降延缓或停滞，产程延长，在阴道口见到胎发，多次宫缩时屏气胎头不继续下降。

154．C。该患者胎膜已破，胎心率异常，进行阴道检查，在胎先露旁或前方及阴道内触及有搏动的条索状物，或脐带脱出于外阴，最可能原因是脐带脱垂。

155．E。该患者子宫轮廓不清，阴道流血多，且胎盘胎膜完整，考虑子宫收缩乏力。子宫收缩乏力加强宫缩能迅速止血，可采用的方法有按摩子宫、应用宫缩剂、宫腔填塞、子宫压迫缝合术，以及各项治疗无效时可以结扎盆腔血管、切除子宫等。不可行刮宫术，刮宫术可能导致子宫破裂。

156．C。该产妇在死婴娩出后即开始出现大量阴道出血，可判断发生了产后出血。经人工剥离

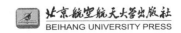

胎盘及使用宫缩药后仍出血不止，无凝血块的表现，可考虑的出血原因是凝血功能障碍。子宫收缩乏力引起的产后出血在使用缩宫素以后能解除病因，停止流血。

157．B。该患者胎儿娩出后阴道持续不断流血，有凝血块，排除凝血功能障碍。胎盘完整，排除胎盘因素。子宫质硬，排除子宫收缩乏力。胎儿娩出后阴道不断有鲜红色血流出，应考虑其出血原因为软产道裂伤。此时应首先检查软产道宫颈、阴道及会阴处是否有裂伤。

158．D。该产妇可能发生了羊水栓塞。羊水栓塞的典型表现为烦躁不安、恶心、呕吐、气急等先兆症状，随之出现呛咳、呼吸困难、发绀，迅速出现休克或昏迷，严重者可在数分钟内迅速死亡。未死亡者可表现为出血不止，凝血障碍，常有皮肤、黏膜、胃肠道或肾脏出血，并伴有少尿、无尿等肾衰竭的表现。

159．C。该产妇体温39℃，下腹疼痛，恶露血性、浑浊、有臭味，中性粒细胞80%考虑为产褥感染。应采取半卧位，促进恶露引流，炎症局限，防止感染扩散。

160．C。该患者符合产后抑郁的临床表现。产褥期抑郁症多在产后2周内发病，产后4～6周症状明显。产妇多表现为心情压抑、沮丧、感情淡漠、不愿与人交流，甚至与丈夫也会产生隔阂。有的产妇还可表现为对生活、对家庭缺乏信心，主动性下降，流露出对生活的厌倦，平时对事物反应迟钝、注意力不易集中，食欲、性欲均明显减退。产褥期抑郁症患者亦可伴有头晕、头痛、胃部不适、心率加快、呼吸增加、便秘等症状，有的产妇有思维障碍、迫害妄想，甚至出现伤婴或自杀行为。

161．A。妇科检查时未婚女患者不可做阴道检查，直肠腹部诊适用于无性生活史、阴道闭锁、经期或有其他原因不宜做双合诊者，该患者可用直肠-腹部诊进行检查。

162．B。滴虫性阴道炎常于月经后复发，因此治疗后检查滴虫阴性者，再于月经后复查3次阴道分泌物，均阴性者方为治愈。

163．D。诊断性刮宫简称诊刮，通过诊刮达到

止血及明确子宫内膜病理诊断的目的。

164．B。该患者1年内无生育计划，考虑口服避孕药治疗痛经。有避孕要求的痛经妇女可口服避孕药，抑制排卵，抑制子宫内膜生长，降低前列腺素和加压素水平，从而缓解痛经程度。也可应用前列腺素合成抑制药，常用药物有布洛芬、酮洛芬、吲哚美辛。未婚少女可用雌孕激素序贯疗法减轻症状。

165．E。该患者子宫前倾前屈、稍小，无经量增多、经期延长，此患者生殖器官无器质性病变，最可能的诊断是原发性痛经。子宫腺肌病多表现为子宫均匀增大，呈球形。子宫肌瘤临床表现为经量增多及经期延长。双侧附件（一）提示无炎性症状。子宫硬度正常，无压痛表示无子宫内膜炎。

166．B。围绝经期妇女由于体内雌激素水平降低，部分妇女可出现潮热、出汗、失眠、抑郁或烦躁等，称为绝经综合征。体内钙代谢异常，容易出现骨质疏松和骨折，宜进行雌激素补充治疗。

167．E。妊娠滋养细胞肿瘤包括侵蚀性葡萄胎和绒毛膜癌，一般无腹痛，穿破浆膜层或黄素化囊肿扭转时出现急性腹痛。该患者最可能的诊断为侵蚀性葡萄胎。侵蚀性葡萄胎侵入子宫肌层或转移至子宫外，镜下可见水泡状组织，绒毛结构及滋养细胞增生和分化不良，绒毛结构也可退化，仅见绒毛阴影。绒毛膜癌病理检查无绒毛或水泡状结构。

168．C。侵蚀性葡萄胎治疗采取以化疗为主，手术和放疗为辅的综合治疗。不得已切除子宫者仍可保留正常卵巢。葡萄胎首选手术治疗，及时清除宫腔内容物。葡萄胎和侵蚀性葡萄胎治疗后均应定期随访。

169．A。术后24小时引流液＞100ml/h，引流液为血性液体，应考虑有内出血，立即报告医生，开放静脉通路。一般留置2～3天，也可在24小时引流液＜10ml，且患者体温正常时拔除引流管。

170．A。该患者宫颈癌Ⅱ期，宫旁组织较硬，但与盆壁间有间隙，表明有宫旁浸润，但未扩展至盆壁，最适宜的治疗方案为放疗。子宫颈癌采取以手术和放疗为主，化疗为辅的综合治疗。手

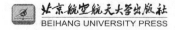

术治疗主要用于ⅠA～ⅡA的早期患者，其优点是年轻患者可保留卵巢及阴道功能。放射治疗适用于ⅡB晚期（有宫旁浸润，但未扩展至盆壁）、Ⅲ、Ⅳ期患者，或无法手术患者。

171．D。手术治疗是子宫肌瘤目前主要的治疗方法。适用于肌瘤较大、症状明显或经保守治疗无效时，可行肌瘤切除术或子宫切除术。该患者症状明显，经量较多导致贫血，应手术治疗。

172．C。该患者子宫处可扪及有蒂与子宫相连球状物，质地较硬，最可能为浆膜下肌瘤。腹部肿块是浆膜下肌瘤最常见的症状，当肌瘤增大使子宫超过妊娠3个月大小时，可从腹部触及肿块，不规则或均匀增大，质硬。月经改变多见于黏膜下肌瘤及较大的肌壁间肌瘤。白带增多多见于黏膜下肌瘤和肌壁间肌瘤。

173．A。分段诊断性刮宫是目前早期诊断子宫内膜癌最常用且最有价值的诊断方法，可区分宫颈和宫腔的病变。

174．E。该患者表现为绝经后阴道出血，首先考虑子宫内膜癌。子宫内膜癌早期症状多为绝经后阴道流血，阴道排液，随病情逐渐发展，当浸润周围组织或压迫神经可引起下腹及腰骶部疼痛。妇科检查表现为宫颈表面光滑，子宫质软，可无异常发现。晚期患者子宫增大，质软，饱满。宫颈癌主要表现为接触性阴道流血。卵巢癌多无明显症状，破裂时表现为剧烈腹痛。绒毛膜癌表现为一般无腹痛，肿瘤穿破浆膜层或黄素化囊肿扭转时出现急性腹痛。葡萄胎表现为有妊娠反应，B超检查呈落雪状改变。

175．E。根据患者体征及症状，符合子宫内膜异位症的临床表现。下腹痛和痛经，继发性、进行性加重的痛经是子宫内膜异位症最典型症状，体征表现为子宫后倾固定，盆腔内可扪及触痛性结节。

176．C。行阴道前后壁修补术或盆底修补术后的患者应给予平卧位，禁止半卧位，阴道有伤口禁盆浴，防止感染，遵医嘱禁食1天，之后给予高热量流食或无渣半流食1～2天，留置尿管3～5天，保持外阴清洁干燥。

177．A。该患者为外阴鳞状细胞癌Ⅰ期，未见转移征象，外阴癌以手术为主，晚期辅以放射治疗或化学药物治疗。

178．A。该患者骑跨伤导致外阴裂伤，有活动性出血，24小时内禁止热敷，局部用热可使血管扩张，加重出血、肿胀和疼痛。

179．A。子宫脱垂轻度患者或不能耐受手术者，进行盆底肌肉锻炼和放置子宫托，对脱垂超出处女膜的有症状的患者可考虑手术治疗。

180．D。服用短效避孕药的女性，若漏服，应于次晨（12小时内）补服。停药7天内发生撤药性出血即月经，若停药7天无出血，于当晚或第2天开始第2周期服药。

181．C。该患者的临床表现符合人流术后并发症子宫穿孔。患者出现下腹部撕裂样疼痛，器械进入宫腔突然出现"无底"感觉，或其深度明显超过检查时子宫大小，可诊断为子宫穿孔。

182．A。宫颈刮片细胞学检查用于筛查子宫颈癌，是早期发现的主要方法。其结果采用巴氏分级：Ⅰ级正常；Ⅱ级炎症；Ⅲ级可疑癌；Ⅳ级高度可疑癌；Ⅴ级癌细胞阳性。该患者重度宫颈糜烂，要排除宫颈癌，应选择子宫颈刮片法。

183．E。会阴侧切术应选择健侧卧位，保持会阴清洁，每天进行会阴冲洗2次，排便后及时清洁外阴，保持会阴部清洁、干燥。会阴水肿明显可选用95%乙醇或50%硫酸镁湿热敷。注意观察会阴切口有无渗血、红肿、硬结和脓性分泌物，若有异常及时通知医师处理。

184．B。正常情况初产妇第二产程应为1～2小时，该产妇进入第二产程已达2小时，胎膜已破，宫缩减弱应尽快结束第二产程。胎头棘下2cm位置较低，第二产程延长，应注意胎心变化，准备行胎头吸引术。

185．D。胎儿娩出后胎盘部分剥离致子宫大量出血者，或胎儿娩出30分钟后胎盘尚未剥离排除者应行人工剥离胎盘术。

186．A。双顶径为两顶骨隆突间的距离，孕足月时均值约9.3cm，是胎头最大横径。该患者辅助检查胎头双顶径为10cm，大于正常值不宜经阴道娩出，建议选择剖宫产。

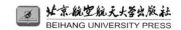

187．A。异位妊娠的辅助检查包括超声检查、妊娠试验、腹腔镜检查和子宫内膜病理检查。阴道后穹窿穿刺是输卵管妊娠简单可靠的诊断方法，直肠子宫陷凹抽出不凝血即可诊断。其他方法虽可靠，但不是最简单的。超声检查是诊断输卵管妊娠的主要方法之一，宫腔内无妊娠产物，宫旁有低回声区，内有胚囊或胎心搏动，可确诊异位妊娠。异位妊娠时 HCG 可为阳性，但往往低于正常宫内妊娠，可用于协助诊断。腹腔镜检查是诊断异位妊娠的金标准，可在确诊的同时进行手术。

188．B。输卵管妊娠破裂应行手术治疗，腹腔镜手术是治疗异位妊娠的主要方法。

189．C。该患者血压 180/120mmHg，有抽搐，可判断为妊娠期高血压子痫发作。子痫表现为血压收缩压≥160mmHg 和（或）舒张压≥110mmHg，在子痫前期的基础上抽搐、面部充血、口吐白沫、深昏迷。随之深部肌肉僵硬，很快发展成典型的全身高张阵挛惊厥、有节律的肌肉收缩和紧张，持续约 1 ～ 1.5 分钟，其间患者无呼吸动作。此后抽搐停止，呼吸恢复，但患者仍昏迷，最后意识恢复，但困惑、易激惹、烦躁。

190．E。子痫发生后，应保持呼吸道通畅，立即吸氧，并留置导尿测定 24 小时尿蛋白，监测病情。将患者安排于单间暗室，保持绝对安静，治疗、护理活动尽量集中，避免噪声、强光等一切不必要的刺激。剧烈抽搐时应用开口器或将缠好纱布的压舌板置于上下白齿间，用舌钳固定，不可在此时插入胃管。取头低侧卧位，以防窒息或吸入性肺炎。严密监测胎心、胎动和宫缩等情况。

191．B。妊娠合并心脏病患者第三产程胎儿娩出后，立即腹部放置沙袋 24 小时，以防腹压骤减诱发心力衰竭，而不是等胎盘娩出后才放置沙袋。在分娩期，心功能Ⅰ～Ⅱ级、胎儿不大、胎位正常、宫颈条件良好者，可在严密监护下，给予阴道助产。心功能Ⅲ～Ⅳ级的初产妇或有产科指征者，均应择期行剖宫产。第一产程应专人护理，每 15 分钟监测生命体征，每 30 分钟听胎心。取左侧半卧位休息，应注意吸氧，补充营养和保暖。

192．D。妊娠合并心脏病患者在产褥期应半卧位或左侧卧位，有助于减少回心血量。

193．E。妊娠合并心脏病患者产褥期应注意休息，产后 24 小时绝对卧床，抗生素预防感染直至产后 1 周。心功能Ⅰ～Ⅱ级者可在产后 10 天出院。适度参与照料新生儿，建立良好的母子感情。妊娠 32 ～ 34 周、分娩期及产后 3 天是心脏负担最重的时间，易诱发心力衰竭。

194．B。该患者考虑为不协调性子宫收缩过强，子宫局部平滑肌呈痉挛性不协调性收缩形成的环形狭窄，持续不放松。一旦发生强直性子宫收缩，给予产妇吸氧的同时应用宫缩抑制剂，在抑制宫缩的同时密切观察胎儿安危。

195．C。该产妇应考虑为子宫痉挛性狭窄环。子宫痉挛性狭窄环表现为子宫局部平滑肌呈痉挛性不协调性收缩形成的环形狭窄，持续不放松。狭窄环常见于子宫上下段交界处及胎体狭窄部，如胎儿颈部。产妇出现持续性腹痛，烦躁不安，宫颈扩张缓慢，胎先露部下降停滞，胎心时快时慢，第三产程常造成胎盘嵌顿，手取胎盘时可在宫颈内口上方直接触到此环。

196．A。臀先露的患者应根据产妇及胎儿具体情况综合分析，以减少对产妇和胎儿造成的损伤为原则决定分娩方式。有明显头盆不称、既往有难产史及新生儿产伤或出现胎膜早破、胎儿窘迫的患者，应做好剖宫产术的术前准备。选择阴道分娩者，应每隔 10 ～ 15 分钟听胎心一次，防止胎儿宫内窘迫的发生，并做好抢救的准备，胎头娩出时不应猛力牵拉，以防胎儿颈部过度牵拉造成臂丛神经麻痹及颅骨剧烈变形引起大脑镰及小脑幕等硬脑膜撕裂而致颅内出血。

197．B。妊娠胎位为臀先露的患者最易发生的并发症是胎膜早破、脐带脱垂。发生胎膜早破是由于胎位异常，使胎儿先露部不能与骨盆入口衔接，盆腔空虚致使前羊膜囊所受压力不均所引起。而脐带脱垂是因胎先露部与骨盆入口之间有间隙使脐带滑落导致。

198．E。分泌物呈白色豆渣样为外阴阴道假丝酵母菌病的特征性症状，治疗可用 2% ～ 4% 碳酸氢钠液冲洗阴道或坐浴。

199．E。外阴阴道假丝酵母菌病主要表现为外阴瘙痒（奇痒）、灼痛、性交痛，伴尿频、尿痛。典型阴道分泌物呈白色稠厚凝乳状或豆渣样，妇

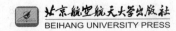

科检查见外阴红斑、水肿，常伴抓痕，阴道黏膜、小阴唇内侧附有白色块状物，擦除后露出红肿黏膜面。根据临床表现可判断该患者为外阴阴道假丝酵母菌病，检查可用生理盐水悬滴法，10%KOH悬滴法或革兰染色检查分泌物中的芽胞和假菌丝。pH测定＜4.5为单纯感染，pH＞4.5可能存在混合感染。

200．D。物理治疗是宫颈糜烂最常用的有效治疗方法，治疗方法有激光、冷冻、微波疗法等。宫颈腺囊肿也可用物理治疗。治疗时机是月经干净后3～7天之内。

201．A。乳突型糜烂指间质继续增生，糜烂面高低不平更加明显，呈乳突状突起。宫颈糜烂程度根据糜烂面的大小分三度：轻度糜烂面小于整个子宫颈面积的1/3；中度糜烂面积占整个子宫颈面积的1/3～2/3；重度糜烂面积大于子宫颈面积的2/3。

202．B。该患者流产后下腹持续疼痛，宫颈口有脓性分泌物，可知流产后宫腔内感染，最可能的诊断为急性盆腔炎。

203．C。急性盆腔炎以抗生素治疗为主，必要时行手术治疗。抗生素的治疗原则为经验性、广谱、及时及个体化。

204．C。尖锐湿疣是由人乳头瘤病毒感染引起鳞状上皮疣状增生病变。其发病率仅次于淋病，居第二位。白色假丝酵母菌为真菌性阴道炎的病原体。人类免疫缺陷病毒为艾滋病的病原体。淋病奈瑟菌为淋病病原体。苍白螺旋体为梅毒的病原体。

205．E。尖锐湿疣主要经性交直接传播，也可通过污染的物品间接传播（如衣物污染），因此污染的衣裤要及时消毒，其配偶或性伴侣需同时治疗。尖锐湿疣的孕妇所分娩新生儿有发生喉乳头瘤的危险。分娩期，若病灶较大阻塞产道或经阴道分娩可能导致大出血者应行剖宫产术，分娩后新生儿应彻底洗澡。

206．E。获得性免疫缺陷综合征可由血液传播，主要表现为发热、咽痛等上呼吸道感染症状检查可见颈、枕及腋部淋巴结肿大及肝脾大。根据该患者有经由静脉注射毒品史以及临床表现可知该患者为获得性免疫缺陷综合征。

207．E。获得性免疫缺陷综合征潜伏期持续时间变化较大，数月至十数年不等，平均约8年左右。

208．E。葡萄胎肺转移的典型X线征象为棉球状或团块状阴影，X线胸片明确的肺转移支持妊娠滋养细胞肿瘤诊断。

209．B。葡萄胎一旦确诊，应立即清除宫腔内容物。一般选择吸宫术，待葡萄胎组织大部分吸出、子宫明显缩小后，改用刮匙轻柔刮宫。

210．B。葡萄胎清宫后每周1次，直到连续3次阴性，随后每个月1次共6个月，再每2个月1次共6个月，自第1次阴性后共计1年。

211．C。B超检查为诊断卵巢肿瘤的主要手段。可检测肿瘤的部位、大小、形态及性质，从而对肿块来源作出定位，也可以鉴别卵巢肿瘤、腹水和结核性包裹性积液。临床诊断符合率＞90%。

212．A。该患者突发性右下腹痛，怀疑为卵巢肿瘤。卵巢肿瘤最常见的并发症为蒂扭转，即在体位突然改变或妊娠期、产褥期子宫大小、位置改变时发生，表现为突发一侧下腹剧痛，常伴恶心、呕吐甚至休克。采集病史时应特备注意。

213．B。卵巢肿瘤并发蒂扭转，为妇科急腹症，一经确诊应立即行剖腹手术，剖腹手术不需要阴道准备。

214．E。该患者婚后6年未孕，可能发生了不孕症，通过检查找出不孕原因是诊断不孕症的关键。输卵管因素和排卵障碍是两个主要因素，该患者月经规律，右附件稍增厚，怀疑输卵管病变，应行输卵管通液术检查。输卵管通液术检查可检查输卵管是否通畅，并具有一定的治疗功效，由于操作简便，无需特殊设备，广泛用于临床。免疫因素和子宫因素为不常见的不孕因素，免疫学检查与诊断性刮宫不作首选。

215．A。输卵管通液术检查的最佳时机是在月经干净后3～7天进行，并禁止性生活。

216．E。滴虫性阴道炎每晚用酸性药液，如1%乳酸或0.1%～0.5%醋酸溶液冲洗阴道。

217．C。阴道灌洗水温应为41～43℃，有收敛、

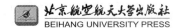

热疗和消炎作用，可促进阴道血液循环，缓解局部充血、减少阴道分泌物，达到治疗炎症的目的。

218．D。阴道灌洗适用于各种阴道炎、宫颈炎、子宫切除术前或阴道手术前的常规阴道准备。产后1周内不能进行阴道灌洗。

219．A。胎儿发育特征为8周末初具人形，内脏器官基本形成，B超可见胎心搏动。16周末部分孕妇可自觉胎动，外生殖器已可确定性别。20周末临床可听到胎心音，出生后有心搏、呼吸、排尿及吞咽动作。28周末出生后能啼哭及吞咽，但生活力弱。36周末指甲已达指端，出生后能啼哭及吸吮，基本可成活。因此胎儿头为身体的1/2，B超有心搏的妊娠周数为孕8周末。

220．D。胎儿发育特征为8周末初具人形，内脏器官基本形成，B超可见胎心搏动。16周末部分孕妇可自觉胎动，外生殖器已可确定性别。20周末临床可听到胎心音，出生后有心搏、呼吸、排尿及吞咽动作。28周末出生后能啼哭及吞咽，但生活力弱。36周末指甲已达指端，出生后能啼哭及吸吮，基本可成活。因此出生后能啼哭及吞咽但生命力弱的妊娠周数是28周末。

221．B。胎儿发育特征为8周末初具人形，内脏器官基本形成，B超可见胎心搏动。16周末部分孕妇可自觉胎动，外生殖器已可确定性别。20周末临床可听到胎心音，出生后有心搏、呼吸、排尿及吞咽动作。28周末出生后能啼哭及吞咽，但生活力弱。36周末指甲已达指端，出生后能啼哭及吸吮，基本可成活。因此B超可辨男女的妊娠周数是16周末。

222．B。孕24周，以耻骨联合上缘为起点，用软尺测量宫底高度大约为24（22.0～25.1）cm。手测子宫底高度为脐上1横指。

223．A。孕32周，以耻骨联合上缘为起点，用软尺测量宫底高度大约为29（25.3～32.0）cm。手测子宫底高度为脐与剑突之间。

224．B。胎盘娩出时，胎盘附着部蜕膜海绵层随胎盘娩出。胎盘附着表面粗糙，分娩后2～3天，蜕膜浅层细胞发生退行性变，坏死脱落，形成恶露的一部分。深层保留的腺体和间质细胞迅速增殖，成为新的子宫内膜。产后第3周除胎盘附着部位以外的子宫内膜基本修复，胎盘附着部位的内膜修复约需至产后6周。

225．A。产褥期肌纤维不断缩复，子宫体逐渐缩小，产后10天子宫降至骨盆腔内，在腹部摸不到宫底。

226．A。前置胎盘典型症状为妊娠晚期或临产时发生无诱因、无痛性反复阴道出血。

227．B。胎盘早期剥离表现为突发性持续性腹部疼痛，伴或不伴阴道出血。

228．E。平时月经规律，妊娠达到或超过42周（≥294天）尚未分娩者为过期妊娠，妊娠42周以后分娩为过期产。

229．B。早产指妊娠满28周至不足37周之间分娩者或新生儿出生体重1000～2499g。

230．A。妊娠合并糖尿病患者分娩后24小时内胰岛素减至原用量的1/2，48小时减少到原用量的1/3。

231．B。妊娠合并糖尿病患者分娩后24小时内胰岛素减至原用量的1/2，48小时减少到原用量的1/3。

232．D。黄体功能不足可表现为月经周期缩短，月经频发，易并发不孕或妊娠早期流产史。

233．A。无排卵性异常子宫出血最常见的症状是子宫不规则出血，表现为月经周期紊乱、经期长短不一、流血量时多时少，甚至大量出血。出血期一般无腹痛或不适。出血量多或时间长者常伴有贫血，甚至休克。

234．E。子宫内膜不规则脱落（黄体萎缩不全）多为月经周期正常，经期延长，经量增多，好发于产后或流产后。

235．D。子宫脱垂可分以下程度，Ⅰ度轻型：宫颈外口距离处女膜缘＜4cm，未达处女膜缘；Ⅰ度重型：宫颈外口已达处女膜缘，阴道口可见子宫颈；Ⅱ度轻型：宫颈脱出阴道口，宫体仍在阴道内；Ⅱ度重型：宫颈和部分宫体脱出阴道口；Ⅲ度宫颈及宫体全部脱出阴道口外。

236．A。子宫脱垂Ⅰ度轻型：宫颈外口距离处女膜缘＜4cm，未达处女膜缘。

237．C。子宫脱垂Ⅱ度轻型：宫颈脱出阴道口，宫体仍在阴道内。

238．E。子宫脱垂Ⅲ度：宫颈及宫体全部脱出阴道口外。

239．A。药物流产适用于妊娠7周内者，常用药物有米非司酮和米索前列醇。

240．C。钳刮术适用于妊娠10～14周以内，自愿要求终止妊娠而无禁忌证者，或因某种疾病（包括遗传性疾病）不宜继续妊娠或其他流产方法失败者。

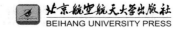

第五篇　儿科护理学

1．A。胎龄满28周（体重＞1000g）至出生后7足天，称围生期。此期在生长发育和疾病方面具有非常明显的特殊性，发病率高，死亡率高，特别是新生儿早期（生后1周内）。

2．A。幼儿期是从1岁至满3周岁之前。此期生长发育速度较前稍减慢，而智能发育迅速，活动范围渐广，接触社会事物渐多，但对危险的识别和自我保护能力有限，因此意外伤害发生率非常高，应格外注意监护。

3．A。自出生到1周岁之前为婴儿期。此期为小儿体格、动作和认知能力生长发育最迅速的时期，对营养的需求量相对较高。此时，各系统器官的生长发育还不够成熟完善，尤其是消化系统，因此容易发生消化道功能紊乱。同时，婴儿体内来自母体的抗体逐渐减少，母体IgM不能通过胎盘，自身免疫功能尚未成熟，故小儿易患革兰阴性细菌感染。

4．D。小儿生长发育一般遵循由上到下，由近到远，由粗到细，由简单到复杂，由低级到高级的顺序或规律。

5．C。婴儿在7～8个月能发"爸爸"、"妈妈"等语音。3～4个月咿呀发音。5～6个月能听懂自己的名字。1.5～2岁能用简单语言表达自己的需要。

6．C。该患儿喜食煤渣，最可能缺乏的营养素是锌。锌缺乏是由锌摄入不足或代谢障碍所致，可出现食欲缺乏、生长发育迟缓、皮炎和异食癖（食土、纸张、墙皮等）等症状。

7．C。母乳是婴儿最理想的天然食品。初乳为产后4～5天内的乳汁，量少，脂肪含量少而蛋白质较多（主要为免疫球蛋白）。过渡乳为5～14天的乳汁，含脂肪量高而蛋白质和矿物质逐渐减少。成熟乳为14天至9个月的乳汁，营养成分适当。晚乳为10个月以后的乳汁，总量和营养成分均减少。

8．C。疫苗分为主动性免疫制剂和被动性免疫制剂两种。被动性免疫制剂有特异性免疫血清、丙种球蛋白、胎盘球蛋白等。主动性免疫制剂包括灭活疫苗（死疫苗）、活疫苗（减毒活疫苗）和类毒素等。

9．A。婴儿接种卡介苗的最佳部位为左上臂三角肌外下缘。

10．C。低出生体重儿指出生1小时内体重不足2500g者。其中体重不足1500g者称极低出生体重儿，体重不足1000g者称超低出生体重儿或微小儿。

11．C。出生时存在，数月消失的神经反射有觅食反射，吸吮反射，拥抱反射，握持反射。出生时存在，终身不消失的神经反射有角膜反射，瞳孔反射，结膜反射，吞咽反射。出生时不存在，出现后永不消失的神经反射有腹壁反射，提睾反射及各种腱反射。

12．B。新生儿通过胎盘从母体中获得免疫球蛋白得IgG，故不易感染一些传染性疾病，如麻疹。生后5～6个月小儿从母体获得的抗体逐渐消失，而免疫球蛋白IgA和IgM不能通过胎盘，易患呼吸道和消化道感染，如大肠埃希菌。

13．C。早产儿体温中枢调节功能差，体表面积相对较大，皮下脂肪薄，容易散热，加之棕色脂肪少，无寒战反应，产热不足，保暖性能差，体温易随环境温度变化而变化。

14．B。无论是足月儿还是早产儿，均应在需要的时候才进行输血、输液。早产儿保持室温24～26℃，湿度以55%～65%为宜。早产儿护理需

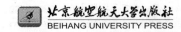

特别强调保暖。出生后，应根据其体重、胎龄和病情，立即给予不同的保暖措施。早产儿应尽早开奶，防止低血糖。严格执行消毒隔离制度，加强口腔、皮肤及脐部护理。脐部未脱落者，采用分段沐浴。预防接种应在体重超过 2000g 后再进行。

15．C。清理呼吸道是抢救新生儿窒息的首要措施。清理呼吸道后仍无呼吸，可轻拍或轻弹足底，或摩擦背部以诱发自主呼吸。触觉刺激效果不佳，无自主呼吸建立或心率＜100 次／分，立即用气囊面罩或气管插管正压通气。一般维持呼吸 40～60 次／分（胸外按压时为 30 次／分），吸呼之比为 1：2。施加的压力不可过大，以胸廓起伏适中为宜，防止肺泡破裂。

16．B。新生儿窒息的治疗护理过程中要注意保暖，应维持患儿肛温在 36.5℃～37.0℃。

17．B。新生儿颅内出血有颅内压增高时治疗应首选呋塞米。乙酰唑胺静注可以减轻脑水肿。10% 低分子右旋糖酐为抗凝及抗血小板聚集药物。

18．E。新生儿颅内出血主要因缺氧或产伤引起，是新生儿期严重脑损伤的常见形式，早产儿发病率较高，预后较差，严重者常留有神经系统后遗症。头部受挤压是产伤性颅内出血的重要原因，足月儿居多，常见于急产、胎头过大、头盆不称、高位产钳、胎头吸引器及臀牵引等。颅内出血可由快速输注高渗液体引起，出血部位主要为硬脑膜下，颅内压增高为新生儿颅内出血的常见症状，可用呋塞米静注来降低颅内压。

19．A。足月儿生理性黄疸持续时间应小于 2 周，早产儿应小于 3～4 周。

20．D。足月新生儿生后 2～3 天出现黄疸，5～7 天消退，最迟不超过 2 周。指导产妇于产后 6 周（42 天）携婴儿进行产后健康检查。提倡母婴同室，早开奶，并坚持纯母乳喂养 4～6 个月。一般哺乳者宜选择工具避孕，不哺乳者可药物避孕。产妇产后 6 周（42 天）内禁止性生活。

21．D。新生儿肺透明膜病又称新生儿呼吸窘迫综合征，多见于早产儿，由于缺乏肺表面活性物质所致，是新生儿期重要的呼吸系统疾病。

22．E。新生儿肺透明膜病 X 线检查早期两肺野普遍透明度降低，内有散在的细小颗粒和网状阴影，以后出现支气管充气征，重者可整个肺野不充气呈"白肺"应随访 X 线的改变。

23．B。新生儿肺炎患儿进行超声雾化吸入时，调整定时器至所需时间一般为 15～20 分钟。

24．E。新生儿胎粪吸入性肺炎又称新生儿胎粪吸入综合征，X 线显示两肺透过度增强伴有节段性或小叶性肺不张，也可仅有弥漫性浸润影或并发纵隔气肿、气胸等肺气肿改变。

25．C。新生儿肺炎应保持呼吸道通畅，及时清除患儿口鼻分泌物，以免窒息。应置患儿于半卧位或抬高床头，减少活动，保证休息，避免哭闹。提供高热量、高蛋白、高维生素、易消化的清淡流食或半流食，少食多餐，避免呛咳。指导患儿有效咳嗽，定时翻身、拍背。严密监测患儿体温，体温＞38.5℃及时给予物理降温或药物降温，体温过低时给予保暖。

26．B。新生儿败血症指细菌侵入血液循环并生长繁殖、产生毒素而造成的全身感染，以葡萄球菌、大肠埃希菌为主。

27．C。寒冷、早产、感染、窒息为新生儿寒冷损伤综合征的主要病因。母乳性黄疸不易发生新生儿寒冷损伤综合征。

28．E。新生儿寒冷损伤综合征（新生儿硬肿症）患儿最先出现硬肿的部位是小腿，依次至大腿外侧→整个下肢→臀部→面颊→上肢→全身。

29．E。新生儿硬肿症患儿复温是最关键的护理措施。复温原则为循序渐进，逐渐复温。患儿应保证足够热量，能吸吮者可经口喂养，吸吮无力者给予部分或完全静脉营养。为患儿每 2 小时测体温 1 次，体温正常 6 小时后改为每 4 小时测温 1 次，监测心率、呼吸、硬肿范围及程度变化，记录液体出入量，注意观察有无 DIC、肺出血等征象。

30．C。新生儿破伤风是因破伤风梭状杆菌经脐部侵入引起的一种急性严重感染，常在生后 7 天左右发病。

31．B。该患儿清晨起床后突然大汗、面色苍白、体温下降、神志不清、脉搏减慢，可诊断为低血

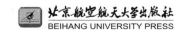

糖。应立即静脉注射 25% ～ 50% 的葡萄糖溶液进行抢救。

32．E。肌酐清除率是反应肾功能情况的指标。反应营养不良的指标有肌酐升高指数、血清蛋白、氮平衡及整体蛋白更新率。

33．C。蛋白质 - 能量营养不良是由于多种原因引起的能量和（或）蛋白质长期摄入不足，不能维持正常新陈代谢而导致自身组织消耗的营养缺乏性疾病。多见于 3 岁以下婴幼儿。皮下脂肪消耗的顺序首先是腹部，其次为躯干、臀部、四肢，最后为面颊。

34．B。营养不良的早期表现为体重不增，继之体重下降，皮下脂肪逐渐减少直至消失，身高低于正常，出现身材矮小。

35．E。肥胖患儿应主要以蔬菜、水果、米饭、面食为主，加适量的蛋白质如瘦肉、鱼、禽蛋、豆类及其制品，同时注意补充维生素及矿物质。给予低脂肪、低糖类和高蛋白、高微量营养素、适量纤维素食谱，少量多餐，杜绝过饱。

36．C。佝偻病后遗症期多见于 2 岁以后小儿，遗留不同程度的骨骼畸形，临床症状消失，血生化正常，X 线检查骨骼干骺端病变消失。

37．B。维生素 D 缺乏性手足搐搦症患儿使用钙剂时应缓慢静脉注射（10 分钟以上）或滴注，切勿快速推注。

38．B。胃容量在新生儿时约为 30ml ～ 60ml。1 ～ 3 个月时为 90 ～ 150ml。1 岁时为 250 ～ 300ml。5 岁时为 700 ～ 850ml。成人时约为 2000ml。

39．E。新生儿胃略呈水平位，平滑肌发育尚未完善，在充满液体食物后易扩张。由于贲门和胃底部肌张力低，幽门括约肌发育较好，故易发生溢乳。

40．A。小儿腹泻主要由肠道内感染和肠道外感染引起。肠道内感染可由细菌、病毒、真菌、寄生虫等引起。肠道外感染也可产生腹泻症状，如中耳炎、上呼吸道感染、肺炎等疾病，可因发热及病原体释放的毒素作用而导致腹泻。因此小儿腹泻的易感因素主要是胃肠道防御功能差。

41．C。2002 年 WHO 推荐的低渗性配方含氯化钠 2.6g，枸橼酸钠 2.9g，氯化钾 1.5g，葡萄糖 13.5g，加水至 1000ml，总渗透压 245mmol/L，电解质渗透压 170mmol/L，1/2 张。ORS 液用于治疗轻、中度脱水，无严重呕吐者。

42．A。1：4 液为 1 份生理盐水与 4 份 10% 葡萄糖液组成，其混合液的张力是 1/5 张，适用于生理需求。

43．B。小儿补液后眼睑水肿，提示补钠过多。故最大的可能是电解质溶液比例过高。

44．D。1：2 液由 1 份 0.9% 氯化钠和 2 份 5% ～ 10% 葡萄糖组成，为 1/3 张，适用于高渗性脱水。

45．D。10 ～ 12 个月婴儿每分钟呼吸次数为 30 ～ 40 次，年龄越小，呼吸频率越快。新生儿平均呼吸 40 ～ 44 次 / 分。1 个月～ 1 岁小儿平均呼吸 30 次 / 分。1 ～ 3 岁小儿平均呼吸 24 次 / 分。4 ～ 7 岁小儿平均呼吸 22 次 / 分。

46．B。呼吸系统以喉环状软骨下缘为界分为上、下呼吸道。婴幼儿上呼吸道鼻腔较成人短，无鼻毛，后鼻道狭窄，黏膜柔嫩，血管丰富，易于感染，发炎时，后鼻腔易堵塞而致呼吸及吸吮困难。由于婴幼儿鼻泪管短，开口接近于内眦部，且瓣膜发育不全，鼻腔感染常易侵入结膜引起炎症。婴幼儿咽鼓管较宽、直、短、呈水平位，因而鼻咽炎易波及中耳，引起中耳炎。

47．A。小儿呼吸道的非特异性与特异性免疫功能均较差。咳嗽反射及纤毛运动功能差，难以有效清除吸入的尘埃和异物颗粒。由于婴幼儿分泌型 IgA、IgG 含量较低，肺泡巨噬细胞功能不足，易患呼吸道感染。

48．E。婴幼儿呼吸肌发育不全，胸廓运动幅度小，主要靠膈肌运动，多呈腹式呼吸。其呼吸次数的正常范围是 40 ～ 44 次 / 分，年龄越小，呼吸频率越快。

49．A。急性咽 - 结合膜热病原体主要为腺病毒。急性疱疹性咽峡炎的病原体为柯萨奇病毒。秋季小儿腹泻的病原体为轮状病毒。病毒性脑膜炎的病原体为埃可病毒。急性病毒性咽炎和喉炎多由鼻病毒、腺病毒、流感病毒等引起。

50．C。急性上呼吸道感染由各种病毒和细菌引

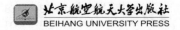

起，但 90% 以上为病毒，如鼻病毒、呼吸道合胞病毒、流感病毒等。急性上呼吸道感染的临床表现包括：普通感冒成年人、年长儿以鼻部症状为主，婴幼儿则以发热等全身症状为主。急性咽-扁桃体炎查体可见咽部明显充血，扁桃体肿大、充血，表面有黄色脓性分泌物，颌下淋巴结肿大伴压痛。急性咽炎表现为咽痒、烧灼感，咽痛不明显，咳嗽少见。急性喉炎以犬吠样咳嗽、声嘶、喉鸣和吸气性呼吸困难为特征。

51．A。婴幼儿患急性上呼吸道感染，以发热等全身症状为主，常有消化道症状，局部症状较轻，起病 1～2 天内可发生高热惊厥。

52．D。急性感染性喉炎由病毒（如副流感病毒、流感病毒和腺病毒）或细菌（如金黄色葡萄球菌、溶血性链球菌）感染引起。应用糖皮质激素或麻黄碱雾化吸入，促进呼吸道黏膜水肿消退，以保持呼吸道通畅。病毒感染者可用利巴韦林等抗病毒，细菌感染者给予足量抗生素。缺氧者吸氧，烦躁不安者及时镇静，痰多应用祛痰药。不宜使用氯丙嗪和吗啡。经治疗仍有严重缺氧征象或喉梗阻者，应及时行气管切开术。

53．D。急性喉炎患儿，烦躁不安者宜用镇静剂异丙嗪，有镇静和减轻喉头水肿的作用。不宜使用氯丙嗪和吗啡，以免加重呼吸困难。

54．D。急性毛细支气管炎是 2 岁以下的婴幼儿特有的下呼吸道感染。以呼吸道合胞病毒感染最常见，也可由副流感病毒、腺病毒、流感病毒、肺炎支原体所致。

55．A。支气管肺炎是婴儿时期最常见的肺炎，以发热、咳嗽、气促、呼吸困难及肺部固定湿啰音为特征，全年均可发病，以冬、春寒冷季节较多。

56．B。地高辛是强心苷类药物，适用于中度或慢性心力衰竭的维持治疗。故小儿肺炎合并心衰，最常用的药物是地高辛。地西泮是镇静催眠药。硝酸甘油是抗心绞痛药。呋塞米是利尿药。

57．C。2 岁以后收缩压＝（年龄 ×2＋80）mmHg，舒张压约为收缩压的 2/3，即该 5 岁小儿的血压约为 90/60mmHg。

58．B。新生儿心率快，心率波动较大，平均为 120～140 次/分。1 岁内为 110～130 次/分。2～

3 岁为 100～120 次/分。4～7 岁为 80～100 次/分。8～14 岁为 70～90 次/分。

59．B。测量小儿血压一般用小儿汞柱血压计，袖带宽度为上臂长度的 1/2～2/3。小儿由于心搏出量较少，动脉壁的弹性较好和血管口径相对较大，故血压偏低，但随着年龄的增长而逐渐升高。袖带过松测得血压偏高，袖带过窄测得血压偏低。儿童可用袖带长 17～22.5cm，宽 9～10cm 的血压计。1 岁以上小儿，下肢血压比上肢血压高 20～40mmHg（2.67～5.33kPa），其原因与股动脉的管径较肱动脉粗、血流量大有关。

60．E。法洛四联症是最常见的青紫型先心病。包括肺动脉狭窄、室间隔缺损、主动脉骑跨、右心室肥厚四种畸形。

61．E。小儿造血的两个阶段分别为胚胎期造血和生后造血。胚胎期造血：胚胎第 3 周开始卵黄囊造血，肝脏是胎儿中期主要的造血场所，胚胎 6 周出现骨髓，至胎儿 4 个月开始造血，直至生后 2～5 周后成为唯一的造血器官。生后造血：主要是骨髓造血，婴幼儿时期，当严重感染或溶血性贫血等需要造血增加时，肝、脾和淋巴结可恢复胎儿时期的造血状态。

62．A。胎儿期处于相对缺氧状态，红细胞数和血红蛋白量较高。至 2～3 个月时，红细胞数和血红蛋白量下降，出现轻度贫血，称为"生理性贫血"。3 个月以后，红细胞数和血红蛋白量逐渐升高，12 岁达成年人水平。

63．B。6～14 岁小儿的血红蛋白＜120g/L 可诊断为贫血。新生儿血红蛋白＜145g/L；1～4 个月血红蛋白＜90g/L；4～6 个月血红蛋白＜100g/L；6 个月至 6 岁血红蛋白＜110g/L 为贫血。

64．B。临床上按血红蛋白浓度分为轻度、中度、重度及极重度贫血。轻度贫血，血红蛋白浓度＞90g/L，中度贫血，血红蛋白浓度 60～90g/L，重度贫血，血红蛋白浓度 30～59g/L，极重度贫血，血红蛋白浓度＜30g/L。

65．D。缺铁性贫血是由于体内铁缺乏致血红蛋白合成减少而引起的一种小细胞低色素性贫血。此种贫血遍及全球，为小儿贫血中最常见的类型，以 6 个月～2 岁发病率最高。

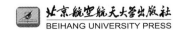

66．D。神经、精神症状是巨幼细胞性贫血患儿的特有表现。表现为烦躁不安、易怒，对称性远端肢体麻木、深感觉障碍，肌张力增加，腱反射亢进，重者出现震颤，甚至抽搐、共济失调等。

67．A。营养性巨幼细胞性贫血患儿应补充维生素B_{12}和叶酸。维生素B_{12}的吸收部位在回肠末端。

68．D。为预防小儿营养性缺铁性贫血，足月儿从4个月开始添加维生素C及含铁较多的菜汤及水果汁，5～6个月后加蛋黄、鱼泥、肝泥、肉末等含铁丰富的食物。

69．E。学龄儿童每天尿量少于400ml，即为少尿。学龄前儿童少于300ml，婴幼儿少于200ml时，即为少尿。

70．D。新生儿正常尿量每小时为1～3ml/kg，正常婴儿每天排尿量为400～500ml。幼儿每天排尿量为500～600ml。学龄前小儿每天排尿量为600～800ml。学龄期小儿每天排尿量为800～1400ml。

71．D。急性肾小球肾炎临床上主要表现为急性起病多有前驱感染，水肿、血尿、高血压，由多种原因引起，其中多数发生于急性溶血性链球菌感染后，被称为急性链球菌感染后肾炎。最常见的病因是A组β溶血性链球菌引起的急性上呼吸道感染或皮肤感染后的一种免疫复合物性肾小球肾炎。

72．D。急性肾小球肾炎典型临床表现为水肿、少尿、血尿、蛋白尿和高血压。

73．D。原发性肾病综合征是由各种肾疾病所致的，以大量蛋白尿（尿蛋白＞3.5g/d）、低白蛋白血症（血浆白蛋白＜30g/L）、水肿、高脂血症为临床表现的一组综合征。肾病综合征不是独立的疾病，可分为原发性和继发性。原发性肾病综合征是指原发于肾脏本身的肾小球疾病，其发病机制为免疫介导性炎症所致的肾损害。继发性肾病综合征是继发于全身或其他系统疾病的肾损害，如糖尿病肾病、狼疮性肾炎、过敏性紫癜等。原发性肾病综合征的病因及发病机制至今并未完全清楚，较肯定的是免疫因素。

74．E。出生时存在，终身不消失的反射有角膜反射，瞳孔反射，结膜反射，吞咽反射。出生时存在，2～7个月消失的反射有觅食反射，吸吮反射，拥抱反射，握持反射。出生时不存在，出现后永不消失的反射有腹壁反射，提睾反射及各种腱反射。

75．E。小儿出生时即具有觅食、吸吮、握持、拥抱等原始反射，这些反射会随年龄增长而消失，否则会影响动作发育，拥抱反射、握持反射、吸吮反射、觅食反射应于3～4个月消失，颈肢反射在5～6月后会消失。

76．E。化脓性脑膜炎病情严重，应早期、足量、足疗程静脉给药，力争24小时内杀灭脑脊液中的致病菌。

77．D。病毒性脑膜炎、脑炎是由多种病毒引起的颅内急性炎症，以发热、头痛、呕吐、精神异常及意识障碍为主要临床特征，多为自限性。大多数病毒性脑膜炎由肠道病毒引起，常见柯萨奇病毒、埃可病毒等。

78．B。急性感染性多发性神经根炎脑脊液检查：细胞数正常而蛋白质明显增高，称蛋白 - 细胞分离现象。

79．D。病毒性脑炎患儿表现为发热，反复惊厥发作，不同程度的意识障碍和颅内压增高。病毒性脑膜炎婴儿则易激惹、烦躁不安，少有意识障碍和惊厥发作，可有脑膜刺激征和颈项强直。故病毒性脑膜炎与脑炎的不同点是无局限性神经系统体征。

80．E。急性感染性多发性神经根神经炎患者血清免疫球蛋白IgM显著增高。

81．A。肢体对称性、弛缓性、肌无力为急性感染性多发性神经根神经炎首发症状。自肢体远端开始呈上行性麻痹进展，由双下肢开始逐渐累及躯体肌、脑神经。

82．A。运动障碍是脑瘫患儿最基本的表现，按照运动障碍的性质，临床分为七种类型，痉挛型约占脑瘫的70%，为脑性瘫痪最常见的类型。

83．C。小儿肥胖症不会引起脑性瘫痪。预防脑性瘫痪应做好产前保健、避免早产和新生儿败血症、预防新生儿缺氧。

84．B。哌甲酯为精神兴奋药，用于治疗儿童多

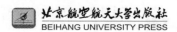

动症，还可用托莫西汀及三环类抗抑郁药。氟哌啶醇为抗精神病药。氯酯醒用于外伤性昏迷、新生儿缺氧症、儿童遗尿症、意识障碍及某些中枢和周围神经症状。托吡酯为抗癫痫的辅助药。苯巴比妥具有镇静、催眠、抗惊厥作用，用于治疗癫痫的持续状态。

85．E。行为治疗与指导对注意缺陷多动障碍患儿的预后非常重要，需要家庭、医院及学校三方面配合。药物治疗结合行为矫正比单独用药效果好。对于注意缺陷多动障碍患儿还应详细了解患儿的家庭背景。实施心理护理时，需要家长、老师配合。鼓励患儿积极参加各项活动。用药时密切注意药物的疗效以及不良反应。

86．E。心脏炎是风湿热最严重的临床表现，是风湿热唯一的持续性器官损害。以心肌炎和心内膜炎多见，也可发生全心炎。常有心动过速、心音低钝、心界扩大、心脏杂音等表现，严重时可并发充血性心力衰竭。

87．B。对风湿性心脏病患者，积极防治链球菌感染是风心病健康指导的关键，应预防性使用抗生素。除此之外还应适当锻炼，加强营养，提高抵抗力。育龄妇女根据心功能状况，在医生指导下，选择妊娠与分娩的时机。风湿活动期卧床休息，病情好转后逐渐增加活动。有血栓形成者应绝对卧床休息，以防血栓脱落造成栓塞。给予高热量、高蛋白、高维生素、低盐、清淡易消化饮食，少食多餐。

88．E。儿童类风湿关节炎关节病变以年长儿多见，以游走性和多发性为特点，主要累及膝、踝、肩、肘、腕等大关节，局部出现红、肿、热、痛，以疼痛和功能障碍为主。经治疗关节功能恢复，不留强直或畸形，轻症患儿仅有关节酸痛而无局部红、肿表现。

89．A。过敏性紫癜患儿的基础病理改变为全身性白细胞碎裂性小血管炎，皮肤小血管周围有多形核细胞、淋巴细胞和嗜酸性粒细胞。

90．E。过敏性紫癜病变主要累及皮肤、黏膜、胃肠、关节及肾脏等部位的毛细血管壁，使其渗透性和脆性增加，以致造成出血症状，不累及心脏。

91．B。皮肤黏膜淋巴结综合征又称川崎病，是一种全身中、小动脉炎性病变为主要病理改变的急性发热出疹性疾病。发热是最早出现的症状。

92．B。皮肤黏膜淋巴结综合征的治疗以控制炎症和防止累及冠状动脉为目的，阿司匹林为首选药物。如有冠状动脉病变时，根据血小板调整剂量、疗程直至冠状动脉病变恢复正常。

93．C。严密隔离适用于经飞沫、空气、分泌物、排泄物直接、间接传播的甲类或传染性极强的乙类传染病。常见的疾病有霍乱、鼠疫、传染性非典型肺炎（SARS）、肺炭疽。

94．A。传染源、传播途径和易感人群为传染病流行的 3 个基本条件，也是构成传染过程必须具备的 3 个因素。

95．A。甲类传染病包括鼠疫、霍乱 2 种。为强制管理传染病，城镇要求 2 小时内上报，农村不超过 6 小时。

96．A。麻疹患儿呼吸道隔离至出疹后 5 天，有并发症者延至出疹后 10 天。易感的接触者隔离观察 21 天，并使用被动免疫制剂，在 5 天内注射血清免疫球蛋白。

97．D。肺炎是麻疹患儿最常见的并发症和死亡的主要原因。

98．C。发热后 3～4 天出现皮疹，先发于耳后发际，逐渐累及额、面、颈部，自上而下蔓延至躯干、四肢，最后累及手掌、足底。

99．B。水痘患儿注射丙种球蛋白主要作用是防止继发感染。

100．E。水痘是由水痘-带状疱疹病毒所引起的传染性极强的出疹性疾病。水痘患者是唯一的传染源，出疹前 1～2 天至疱疹全部结痂均有传染性。以呼吸道空气传播为主，也可直接接触传播或通过接触被污染的用具传播。流行性乙型脑炎经虫媒传播，脊髓灰质炎、中毒性菌痢经消化道传播，乙型肝炎经血液体液传播。

101．D。水痘为自限性疾病，10 天左右自愈，全身症状较轻。

102．E。猩红热是由 A 组 β 溶血性链球菌引起的急性呼吸道传染病。患者及带菌者，尤其是咽峡炎患者是主要的传染源，通过呼吸道飞沫传播，多在冬、春季节发病。

103．B。猩红热首选青霉素治疗，连用 5 ～ 7 天，重者可加大剂量或联合使用两种抗生素。青霉素过敏者改用红霉素。

104．B。猩红热是由 A 组 β 溶血性链球菌引起的急性呼吸道传染病，患者及带菌者，尤其是咽峡炎患者是主要的传染源，通过呼吸道飞沫传播，猩红热患儿呼吸道隔离至连续 3 次咽拭子培养阴性，隔离期限不少于 7 天。

105．A。流行性腮腺炎是由腮腺炎病毒引起的急性呼吸道传染病。以呼吸道飞沫传播为主。任何季节均可发病，以冬、春季为主。

106．A。粪便培养出痢疾杆菌是确诊的最直接依据。送检标本应注意做到尽早、新鲜，选取黏液脓血部分多次送检。

107．A。中毒型菌痢选用对痢疾杆菌敏感的抗生素，如阿米卡星（丁胺卡那霉素）、头孢噻肟钠或头孢曲松钠等。疗程为 3 ～ 5 天。

108．B。结核菌素试验常用于结核感染的流行病学指标，也是卡介苗接种后效果的验证指标。常用 PPD，在前臂掌侧中、下 1/3 交界处皮内注射 0.1ml（5U）的结核菌素。

109．B。结核病患儿通常用 PPD，在左前臂屈侧中部皮内注射 0.1ml（5U）的结核菌素，经 48 ～ 72 小时观察局部反应。硬结平均直径不足 5mm 为阴性，5 ～ 9mm 为阳性（+）。10 ～ 19mm 为中度阳性（++）。大于 20mm 为强阳性（+++）。局部除硬结外，还有水疱、破溃、淋巴管炎及双圈反应等为极强阳性反应（++++）。

110．C。小儿结核病以呼吸道传播为主，也可通过消化道传播、母婴传播或经皮肤伤口感染等。原发型肺结核是小儿肺结核的主要类型。结核性脑膜炎是儿童结核病中最严重的类型，是小儿结核病死亡的主要原因。新生儿对结核菌非常易感。生活贫困、居住拥挤、营养不良、社会经济落后等是人群结核病高发的原因。

111．C。原发性肺结核由结核杆菌初次侵入肺部后发生的原发感染，是小儿肺结核的主要类型，典型的原发综合征呈"双极"（亚铃形）病变，即一端为原发病灶，一端为肿大的肺门淋巴结、纵隔淋巴结。

112．A。急性粟粒性肺结核也称急性血行播散性肺结核，是结核分枝杆菌经血行播散而引起的肺结核，常是原发综合征发展的后果，多见于婴幼儿初染后 3 ～ 6 个月内。年龄幼小、营养不良、机体免疫力低下易诱发本病。

113．C。急性粟粒型肺结核强化治疗阶段应给予强有力的四联杀菌药物如异烟肼、利福平、比嗪酰胺、链霉素等，总疗程 12 ～ 18 个月。

114．D。脑脊液结核菌培养是诊断结核性脑膜炎的可靠依据。葡萄糖和氯化物含量同时降低是结核性脑膜炎的典型改变。

115．A。结核性脑膜炎早期（前驱期）1 ～ 2 周，其主要的症状为性情改变、精神呆滞、喜哭、易怒、睡眠不安等。中期（脑膜刺激期）：1 ～ 2 周，因颅内压增高致剧烈头痛、喷射性呕吐，出现明显的脑膜刺激征。脑膜刺激征是结核性脑膜炎最重要和常见的体征。婴儿出现前囟饱满、颅缝裂开。可出现脑神经障碍，以面神经瘫痪最多见。晚期（昏迷期）：1 ～ 3 周，症状逐渐加重，昏迷，阵挛性或强直性惊厥频繁发作。患儿极度消瘦，呈舟状腹，最终常因颅内压增高、脑疝而死亡。

116．C。颅内感染多由各种细菌、病毒等引起的脑膜炎、脑炎，常表现为反复而严重的惊厥发作。颅外感染包括热性惊厥、感染中毒性脑病等。小儿高热惊厥常见的病因是颅外感染。

117．C。颅内压增高是指在病理状态下，颅腔内容物体积增加或颅腔容积减小，超出颅腔可代偿调节的范围，导致颅内压力超过 200mmH$_2$O，常以头痛、呕吐、视神经乳头水肿为三大主征，是颅内多种疾病所共有的临床综合征，最早出现的体征是前囟张力增高。

118．E。急性颅内压增高患儿呕吐呈喷射性，由迷走神经受激惹所致，常于剧烈头痛时发生，易发生于餐后。

119．D。中枢性呼吸衰竭主要表现为呼吸节律和频率的改变。呼吸快慢深浅不匀，可出现各种异常呼吸，如潮式呼吸、毕奥呼吸、双吸气、呼吸暂停和下颌式呼吸等。

120．B。为呼吸衰竭患儿吸痰时，每次吸痰不超过 15 秒。操作时动作应轻柔，每 2 小时 1 次。痰液黏稠者，吸痰前先滴入 5ml 生理盐水。经鼻腔插管持续时间不超过 3～5 天。经口腔插管持续时间不超过 2 天。

121．C。地高辛属于强心苷类药，可改善心肌收缩功能。速尿为利尿药。地西泮具有镇静，抗癫痫作用。硝普钠具有扩张血管作用。卡托普利为降压药。

122．C。早期机体可通过加快心率、心肌肥厚和心脏扩大进行代偿，以调整心排血量来满足机体需要，这个阶段为心功能代偿期，临床上无明显症状。感染、输液过速是小儿心衰常见的诱因。冠心病、心肌梗死是引起心衰最常见的原因，其他还有心肌炎、心肌疾病等。小儿心率增快超过一定限度时，心排血量反而减少。心功能Ⅲ级是指体力活动明显受限，稍事活动或轻于日常活动即引起显著气促、乏力或心悸。

123．B。细胞内 Na^+ 增加后，启动 Na^+-Ca^{2+} 双向交换机制，使 Ca^{2+} 内流增加，导致心肌收缩力增强。K^+ 可阻止强心苷与心肌细胞膜 Na^+-K^+-ATP 酶结合，减轻强心苷中毒，由于细胞内 K^+ 浓度降低，成为强心苷容易中毒的重要原因。因此，强心苷与钙剂应避免同时应用，如需要至少应间隔 4 小时。

124．A。强心苷治疗剂量和中毒剂量接近，易发生中毒，使用后应重点观察其中毒反应。心脏毒性反应是强心苷较严重的毒性反应，主要表现为各种心律失常。因此，心力衰竭患儿应用强心苷类药物前应测心率。年长儿心率不低于 60 次/分，婴幼儿不低于 80 次/分。

125．D。急性肾小球肾炎简称急性肾炎，是以急性肾炎综合征为主要临床表现的一组疾病，多见于溶血性链球菌感染后，是小儿泌尿系统最常见的疾病，急性肾衰竭是急性肾小球肾炎死亡的主要原因。

126．D。急性肾衰患儿透析治疗时因丢失大量蛋白质，所以不需要限制蛋白质入量。长期透析时可输血浆、水解蛋白、氨基酸等在少尿期 3 天以内，不宜摄入蛋白质，严禁含钾食物，如橘子、榨菜、紫菜、菠菜、香蕉、香菇、薯类、山药、坚果等。少尿期 3～4 天之后，给予低蛋白、高热量、高维生素的清淡流质或半流质饮食，严格禁止摄入含钾食物或药物等。限制蛋白质 0.8g/（kg·d），以优质蛋白（肉类、蛋类、奶类）为宜。不能进食者可鼻饲或静脉营养，尽量减少钠、钾、氯的摄入量。

127．D。肾衰最常见的并发症是感染，70% 左右的患儿合并严重感染，以呼吸道及泌尿道感染为常见，约 1/3 的患儿死于感染。

128．A。心肺复苏时，胸外按压与人工呼吸比例为 1～8 岁婴幼儿单人施救 30 ∶ 2，两人施救 15 ∶ 2。8 岁以上小儿无论单人或两人施救，均为 30 ∶ 2。

129．D。复苏成功的标志：瞳孔缩小而不是扩大。大动脉停止按压，脉搏依然存。听到心音，心律失常转为窦性心律。自主呼吸恢复。面色及口唇颜色由发绀转为红润。

130．D。该新生儿胎龄 36 周尚未足月，低出生体重儿是出生 1 小时内体重不足 2500g 者，该新生儿出生体重 2200g，属于低出生体重儿。

131．D。根据新生儿 Apgar（阿普加）评分法，该患儿四肢青紫 1 分，吸痰器清理呼吸道时患儿有恶心表现 2 分，四肢稍弯曲 1 分，心搏 90 次/分 1 分，呼吸浅、慢、不规则 1 分，总分为 6 分。

132．E。新生儿缺氧缺血性脑病主要症状为意识障碍和肌张力改变。根据病情可分为 3 度。轻度表现为兴奋、激惹，肌张力正常，生后 24 小时内症状明显，72 小时内消失。结合病例，该患儿可诊断为新生儿缺氧缺血性脑病。

133．C。新生儿颅内出血的特征表现为窒息、惊厥和抑制相继出现。该新生儿有窒息史，烦躁不安，出现高声尖叫，伴有双眼凝视，前囟膨隆，应首先考虑颅内出血。

134．B。新生儿肺透明膜病又称新生儿呼吸窘迫综合征。多见于早产儿，于生后不久（一般 6 小时内）出现呼吸窘迫，并呈进行性加重。其主要表现为呼吸困难、青紫、呼气性呻吟、吸气性三凹征、呼吸暂停和呼吸衰竭等。结合病例，该患儿的临床特点与新生儿肺透明膜病相符。

135．E。对于临床上怀疑败血症的新生儿，不必等待血培养结果即应使用抗生素。早期、联合、足量、静脉应用抗生素，疗程要足，一般应 10 ～ 14 天，有并发症者应治疗 3 周以上。病原菌已明确者可按药敏试验用药。病原菌尚未明确前，结合当地菌种流行病学特点和耐药菌株情况选择两种抗生素联合使用。但经抗生素治疗后病情好转时应继续治疗 5 ～ 7 天。

136．C。该患儿黄疸加重，拒乳不哭，脐窝有少许脓性分泌物，肝脾肿大，可判断该患儿为新生儿脐炎，应在使用抗生素前行血培养，查找致病菌以协助诊断。新生儿脐炎是指在断脐时或断脐后，脐带处理不当，导致细菌入侵脐带残端，并在其繁殖所引起的急性炎症。主要表现为发热，拒食，精神差，烦躁不安，可形成脓毒症或菌血症。

137．B。新生儿寒冷损伤综合征在寒冷季节或重症感染时常见，好发于生后 1 周内，以早产儿居多。低体温和皮肤硬、肿、凉是本病的典型特点。结合病例，该患儿诊断为新生儿寒冷损伤综合征。

138．E。该患儿哭闹易惊，吮奶困难，面肌及全身肌肉阵发性痉挛，首先考虑为新生儿破伤风。新生儿破伤风起病时，患儿神志清醒，往往哭吵不安，因咀嚼肌首先受累，患儿口张不大，吸吮困难，随后牙关紧闭、面肌痉挛，出现苦笑面容。双拳紧握、上肢过度屈曲、下肢伸直，呈角弓反张。强直性痉挛阵阵发作，间歇期肌强直继续存在，轻微刺激可引起痉挛发作。

139．B。该患儿体重 15kg，故该患儿诊断为重度肥胖。9 个月小儿体重的计算 6+9×0.25=8.25kg。临床上根据患儿体重增长情况，将儿童肥胖症分为 3 度。以同性别、同身高（长）正常小儿体重均值为标准，体重超过均值 20% ～ 29% 者为轻度肥胖。超过 30% ～ 49% 者为中度肥胖。超过 50% 者为重度肥胖。

140．B。维生素 D 缺乏性佝偻病是维生素 D 不足引起钙、磷代谢失常，产生的一种以骨骼病变为特征的全身慢性营养性疾病。临床上分四期，活动期（激期）：主要为骨骼改变和运动功能及智力发育迟缓，如方颅、鸡胸、"O"型腿或"X"形腿，结合病例，最可能诊断是佝偻病激期。初期（早期）多见于 6 个月内，特别是 3 个月以内，

主要为神经兴奋性增高的表现，如易激惹、烦躁，汗多刺激头皮，致婴儿摇头擦枕，出现枕秃。恢复期：临床症状和体征逐渐减轻或消失。后遗症期：多见于 2 岁以后小儿。遗留不同程度的骨骼畸形，临床症状消失，血生化正常，X 线检查骨骼干骺端病变消失。

141．D。该患儿发生了低钙惊厥，应缓慢静脉注射（10 分钟以上）或滴注钙剂，切勿快速推注。还可以补充维生素 D，增加户外活动，多晒太阳。惊厥发作时将患儿平卧，松开衣领，头偏向一侧，清除口鼻分泌物，保持呼吸道通畅，避免吸入窒息。

142．E。该患儿反复发作性抽搐，血钙 1.25mmol/L，最可能的诊断为维生素 D 缺乏性手足搐搦症。维生素 D 缺乏性手足搐搦症是由于维生素 D 缺乏、血钙降低，而出现惊厥、喉痉挛或手足抽搐等神经肌肉兴奋性增高症状，多见于 6 个月以内的婴幼儿。主要为惊厥、喉痉挛和手足抽搐，并有程度不等的活动期佝偻病表现。

143．E。母乳喂养儿粪便呈金黄色、均匀糊状，偶有细小乳凝块，较稀薄，不臭，有酸味，每天 2 ～ 4 次。牛乳、羊乳喂养儿粪便呈淡黄色或灰黄色，较稠，多成形，含乳凝块较多，较臭，每天 1 ～ 2 次，易发生便秘。混合喂养儿粪便与喂牛乳者相似，但质地较软、颜色较黄。添加谷类、蛋、肉及蔬菜等辅食后，粪便性状逐渐接近成人。

144．D。该患儿为鹅口疮。2% 碳酸氢钠溶液可用于鹅口疮治疗或局部涂 10 万～ 20 万 U/ml 制霉菌素鱼肝油混悬溶液，还可口服肠道微生态制剂，抑制真菌生长。生理盐水可以清洁口腔，预防感染。3% 过氧化氢溶液遇有机物时，放出新生氧，抗菌除臭。

145．D。该患儿腹胀腹泻 7 天，便血呕血 1 天精神萎靡，面色苍白发绀，呼吸浅快，腹胀明显，肠鸣音消失，X 线片显示肠管充气扩张，可见液平面，考虑该患儿为急性坏死性小肠结肠炎。急性坏死性小肠结肠炎临床表现轻重差异较大，初起表现为胃潴留、腹胀和呕吐等喂养不耐受的症状，以及呼吸暂停、呼吸窘迫、嗜睡、体温波动等全身症状。随后出现大便性状改变、血便。严重者发展为呼吸衰竭、休克、DIC 甚至死亡。查

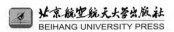

体可见腹部膨隆、肠型、腹壁发红、肠鸣音减弱或消失。

146．B。金黄色葡萄球菌肠炎多继发于使用大量抗生素后，病程与症状常与菌群失调的严重程度有关，表现为发热、呕吐、腹泻、不同程度中毒症状、脱水和电解质紊乱，甚至发生休克。大便为暗绿色，量多带黏液，少数为血便。该患儿家长知识缺乏，盲目给患儿使用多种抗生素，造成不良后果，出院时护士应对家长进行健康指导，向家长解释腹泻的病因、潜在并发症等。应特别强调滥用抗生素的严重危害，避免滥用抗生素。滥用抗生素还可导致伪膜性小肠结肠炎和真菌性肠炎。护士还应指导家长给患儿补充叶酸和维生素 B_{12}，不食生冷、不洁食物，增强患儿机体免疫力，保持患儿心情舒畅。

147．E。该患儿最可能的诊断是急性感染性喉炎。急性感染性喉炎临床表现为起病急、症状重，发热，犬吠样咳嗽，声音嘶哑，吸气性喉鸣及呼吸困难，胸骨上窝、锁骨上窝及肋间隙吸气时下陷（三凹征）。

148．C。支气管肺炎患儿据不同病原体使用敏感的抗感染药物，一般抗生素用药时间持续到体温正常后 5～7 天，临床症状消失后 3 天。

149．A。该患儿最可能的诊断为急性支气管炎。急性支气管炎先有上呼吸道感染症状，继而出现咳嗽，初为刺激性干咳，以后有痰，全身中毒症状不明显。婴幼儿症状较重，常有发热、呕吐、腹泻等表现。双肺呼吸音粗，可闻及不固定、散在的干啰音和粗、中湿啰音，体位改变或咳嗽后啰音减少或消失。胸部 X 线检查无异常改变，或仅有肺纹理增粗。

150．E。金黄色葡萄球菌肺炎患儿不可使用镇咳药，以免抑制咳嗽反射和呼吸中枢，使痰液不能排出而发生窒息。患儿体温高，应及时给予物理降温或药物降温。遵医嘱给予超声雾化吸入，祛痰、平喘药。给予高热量、高蛋白、高维生素、易消化的清淡流食或半流食，少食多餐，避免呛咳。

151．C。法洛四联症属于右向左分流型心脏病，典型症状为持续青紫，3～6 个月后渐明显，随年龄增大而加重。该患儿出生后 3 个月开始哭闹，

时有青紫，后逐渐加重，有昏厥史，可诊断为法洛四联症。

152．C。法洛四联症患儿血液黏稠度高，发热、出汗、吐泻时，体液量减少，加重血液浓缩，易形成血栓，因此要注意供给充足液体，必要时可静脉输液。

153．E。铁摄入不足是导致婴儿缺铁的主要原因。该患儿生后以乳类喂养，未及时添加含铁丰富的食物，出现皮肤黏膜苍白（无发绀）、精神差，应首先考虑为营养性缺铁性贫血。

154．B。该患儿诊断为营养性巨幼细胞贫血。应给予叶酸和维生素 B_{12} 治疗。

155．D。该患儿血小板为 $20\times10^9/L$，应绝对卧床休息。特发性血小板减少性紫癜患儿，血小板计数 $\leq20\times10^9/L$ 时，应绝对卧床，避免严重出血或颅内出血；血小板计数 $>50\times10^9/L$ 者，可适当活动，避免外伤；血小板 $\leq50\times10^9/L$ 以下者，减少活动，增加卧床休息时间。避免外伤，积极预防和控制感染，忌用抑制血小板功能的药物如阿司匹林及抗组胺药等。局部出血者压迫止血。

156．A。指导家长为婴儿勤换尿布，幼儿不穿开裆裤及紧身裤，便后清洗臀部。清水清洗外阴时，女婴自前向后擦洗，单独使用洁具。避免长时间使用糖皮质激素，防止药物不良反应。

157．A。该患儿前囟饱满，说明有颅内压增高的表现。化脓性脑膜炎脑脊液检查压力增高，外观浑浊或呈脓性，似米汤样。白细胞总数增多，以中性粒细胞为主。糖含量显著降低，蛋白质含量显著增高。涂片或细菌培养可找到致病菌。结合病例，该患儿最可能的诊断是化脓性脑膜炎。

158．E。该患儿脑脊液蛋白质增高，最可能的诊断是化脓性脑膜炎。该患儿前囟饱满，说明有颅内压增高的表现。化脓性脑膜炎脑脊液检查压力增高，外观浑浊或呈脓性，似米汤样，白细胞总数增多，以中性粒细胞为主，糖含量显著降低，蛋白质含量显著增高，涂片或细菌培养可找到致病菌。

159．D。腰椎穿刺术要协助患者取侧卧位，背部齐床沿，头向前屈，膝关节屈曲双手抱紧膝部，使腰椎后凸，使椎间隙增大，成人最适合在腰 3～4

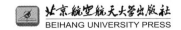

椎间隙穿刺，儿童则在腰 3 椎间隙以下穿刺。协助患者时动作应轻柔，勿过度弯曲以免影响患者呼吸。

160．A。病毒性脑膜炎脑脊液检查多数压力正常或增高，外观清亮，白细胞正常或轻度增高（10 ～ 500）×10^6/L，早期以中性粒细胞为主，晚期以淋巴细胞为主，蛋白含量正常或稍高，糖和氯化物正常。该患儿最可能诊断为病毒性脑膜炎。

161．C。该患儿最可能的诊断是格林 - 巴利综合征。急性炎症性脱髓鞘性多发性神经病又称吉兰 - 巴雷综合征，过去多译为格林 - 巴利综合征，是儿童最常见的急性周围神经病。主要临床特征为急性进行性对称性弛缓性肢体瘫痪，伴有周围感觉障碍，病情严重者可引起呼吸肌麻痹而危及生命。脑脊液检查典型的脑脊液检查为细胞数正常而蛋白质明显增高，称蛋白 - 细胞分离现象。

162．B。该患儿可诊断为脑性瘫痪。脑性瘫痪简称脑瘫，是指小儿从出生前到出生后 1 个月内，由多种原因引起的非进行性脑损伤。患儿坐位时两下肢向前伸直困难，站立位、行走时足尖着地，足跟悬空，两腿交叉呈剪刀步态。腱反射亢进、活跃，踝阵挛呈阳性，2 岁后巴宾斯基征仍阳性。

163．B。该患儿上课时不停摇椅，多跑动，不专心，不能完成手工作业，但智力正常，最可能的诊断是注意缺陷多动障碍。注意缺陷多动障碍也称多动症，是指智力正常或基本正常的儿童，表现出与年龄不相称的注意力不集中，不分场合的过度活动，情绪冲动并可有认知障碍或学习困难的一组症候群，是儿童青少年最多见的精神行为问题之一。

164．D。风湿性心肌炎伴舞蹈病患儿治疗时，应采取抗链球菌感染、抗风湿治疗、舞蹈病治疗。抗链球菌感染首选青霉素，抗风湿治疗以应用水杨酸盐或肾上腺皮质激素为主。在停用激素前要用阿司匹林治疗量接替，以防激素停药反跳。舞蹈病治疗药物疗效不佳，一般采用支持和对症疗法。可口服苯巴比妥、氯丙嗪和地西泮等镇静药。故治疗风湿性心肌炎伴舞蹈病时选用青霉素、肾上腺皮质激素、阿司匹林、镇静药。

165．A。过敏性紫癜是一种常见的血管变态反应性出血性疾病，发病前 1 ～ 3 周有上呼吸道感染等前驱症状，以皮肤紫癜为首发的特征性表现，多见于下肢和臀部。关节肿痛反复发作，多见于膝、踝、肘等关节，无关节畸形。结合病例，故该患儿可判断为过敏性紫癜。

166．D。该患儿可诊断为川崎病。皮肤黏膜淋巴结综合征又称川崎病，是一种全身中、小动脉炎性病变为主要病理改变的急性发热出疹性疾病。表现为急性发热、皮肤黏膜病损和淋巴结肿大。

167．D。该患儿右耳以有耳垂为中心肿大，张口及咀嚼时疼痛加重，最可能诊断为流行性腮腺炎。流行性腮腺炎以一侧腮腺肿大为首发症状，且最具特征性。发热后数小时至 1 ～ 2 天腮腺肿大，2 ～ 4 天后累及对侧。腮腺肿大以耳垂为中心，向前、后、下发展，使下颌角边缘不清，表面灼热，但多不发红，伴轻度触痛和感觉过敏，开口咀嚼或进食酸性食物时疼痛可加剧。

168．E。流行性腮腺炎患儿实验室检查血清或脑脊液中特异性 IgM 抗体增高。白细胞计数和尿常规多正常，血、尿淀粉酶增高，血脂肪酶增高有助于胰腺炎的诊断。

169．C。该患儿因自食大量未洗的葡萄突然出现高热、惊厥、面色苍白、四肢厥冷。其诊断可能为急性细菌性痢疾。中毒型细菌性痢疾以严重毒血症状、休克和中毒性脑病为三大主要表现，肠道症状多不明显或缺如。起病急骤，病势凶险，高热，体温高达 39 ～ 41℃以上，伴烦躁、谵妄、反复惊厥，可迅速发生中毒性休克。

170．D。该患儿最可能的疾病是原发性肺结核。原发性肺结核一般起病缓慢，可有低热、食欲缺乏、疲乏、盗汗等结核中毒症状，多见于年龄较大儿童。体检可见周围淋巴结不同程度肿大。

171．C。该患儿 X 线胸片显示双肺均匀分布大小一致的点状阴影，最可能的诊断是急性粟粒型肺结核。急性粟粒型肺结核起病 2 ～ 3 周后胸部 X 线摄片可见大小一致、分布均匀的粟粒状阴影，密布于两侧肺野。

172．E。结核性脑膜炎患儿用 20% 甘露醇降颅压，应于 30 分钟内快速静脉输入。可迅速减轻结核中毒症状，抑制炎症渗出，改善毛细血管通透性，

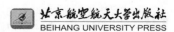
丁震医学教育 010-88453168
www.dzyxedu.com
北京航空航天大学出版社
BEIHANG UNIVERSITY PRESS

减轻脑水肿，降低颅内压，且可减轻粘连并预防脑积水的发生，是抗结核药物有效的辅助疗法，常用泼尼松。

173．D。该患儿急性颅内压增高，瞳孔变化可提示发生脑疝。两侧瞳孔不等大及对光反射减弱或消失，提示小脑幕切迹疝。双侧瞳孔缩小后扩大，眼球固定，提示枕骨大孔疝。

174．E。该早产患儿生后 3 小时突然出现面及全身青紫，心率降低，血氧饱和度降低，呼吸停止。首先应保持呼吸道通畅。同时建立呼吸，进行胸外心脏按压。给予肾上腺素，增强心肌收缩力。必要时进行心电监护。

175．A。该男婴营养状况良好、能坐，两个中切齿已萌出，可判断男婴最可能的月龄是 5 ～ 6 月。

176．A。该婴儿 6 个月身长 65cm。出生时身长 50cm，1 岁 75cm，2 岁 87cm，2 ～ 12 岁身长计算公式为年龄 ×7 ＋ 75（cm）。

177．E。正常足月新生儿是指出生时胎龄满 37 ～ 42 周，体重 2500 ～ 4000g，无任何畸形和疾病的活产新生儿。表现为皮肤红润，胎毛少，足纹明显。

178．C。结合病例，该患儿属于足月小样儿，不需要入暖箱保暖。体重＜ 2000g 者，应尽早置于婴儿保暖箱保暖。

179．E。ABO 溶血病主要发生在母亲为 O 型而胎儿为 A 型或 B 型时。该患儿血型为 A 型，母亲为 O 型，最可能诊断为 ABO 血型不合溶血。

180．D。当未结合胆红素升高至 342 ～ 427.5μmol/L（20 ～ 25mg/dl）以上时，可透过血脑屏障与神经组织结合，出现神经症状，称"核黄疸"，于出生后 4 ～ 7 天出现，以早产儿多见，常留有后遗症，为本病最严重的并发症。

181．E。患儿入箱前清洁患儿皮肤，皮肤禁涂粉剂和油剂，监测患儿体温及血清胆红素水平，必要时测量体重，入箱过程中患儿全身暴露，用尿布遮盖会阴部，男婴注意保护阴囊，戴遮光眼罩，防止光线损伤视网膜。

182．A。该破伤风患儿苦笑面容，刺激即出现频繁抽搐，关键的治疗原则是控制痉挛，首选地西泮，其次为苯巴比妥，10% 水合氯醛等，各药可以交替、联合使用。

183．B。新生儿破伤风应每 2 小时翻身一次，防止皮肤受压。控制痉挛，保持呼吸道通畅，遵医嘱注射破伤风抗毒素、镇静药等。保持脐部清洁、干燥，用消毒剪刀剪去残留脐带的远端并重新结扎，近端用 3% 过氧化氢或 1：4000 高锰酸钾液清洗后涂以碘酒。

184．A。该患儿近来出现烦躁不安、多汗，头不能直立，常在睡眠中惊醒大哭，可诊断为维生素 D 缺乏性佝偻病。该患儿 4 个月，最可能出现的体征为颅骨软化。6 个月以上四肢出现手镯或足镯征。1 岁左右可见胸廓畸形，胸部骨骼出现肋骨串珠、郝氏沟。1 岁左右患儿由于行走负重，下肢弯曲，还可导致"O"形腿或"X"形腿。

185．C。维生素 D 缺乏性佝偻病是由维生素 D 摄入不足引起的，鱼肝油含维生素 D 最多，对该患儿家长进行健康教育的重点是教会服用鱼肝油。

186．E。血钠正常值 135 ～ 145mmol/L，平均 142mmol/L。血清钠低于 135mmol/L，细胞外液呈低渗状态为低渗性缺水。血清钠高于 150mmol/L，细胞外液渗透压增高，即为高渗性缺水。血清钠 135 ～ 145mmol/L，细胞外液渗透压保持正常，即为等渗性缺水。轻度脱水表现为生命体征均正常，精神状态稍差，前囟、眼窝稍凹陷，皮肤稍干、弹性尚可。中度脱水表现为精神萎靡、烦躁，前囟、眼窝凹陷，皮肤干、苍白、弹性差，尿量明显减少等。重度脱水表现为精神状态淡漠、昏睡或昏迷，前囟深陷，眼窝眼睑不能闭合，皮肤干、花纹，弹性极差，尿量极少或无尿等。该患儿皮肤弹性差，前囟明显凹陷，心音稍钝。血清钠 115mmol/L，考虑该患儿为中度低渗性脱水。

187．B。血钠正常值 135 ～ 145mmol/L，平均 142mmol/L。当血清钠低于 135mmol/L 时，细胞外液呈低渗状态，为低渗性缺水。该患儿皮肤弹性差，前囟明显凹陷，血清钠 115mmol/L，为中度低渗性脱水，补充累计损失量时应选用的液体是 2/3 张含钠液。2/3 张含钠液是由 4 份 0.9% 氯化钠、3 份 5% ～ 10% 葡萄糖、2 份 1.4% 碳酸氢钠组成，适用于中度低渗性脱水。

188．E。患儿补液过程中患儿突然出现惊厥，应考虑低钙血症，遵医嘱给予 10% 葡萄糖酸钙。所以判断患儿惊厥原因，应首先做的检查是血清钙测定。

189．A。该患儿可诊断为急性特发性血小板减少性紫癜。急性特发性血小板减少性紫癜多见于儿童，常有呼吸道病毒感染的前驱症状，起病急骤，常伴畏寒、发热。皮肤黏膜出血较重，全身皮肤现瘀点、紫癜及大小不等的瘀斑，好发于四肢，以下肢为多见。

190．B。该患儿诊断为特发性血小板减少性紫癜，治疗时首选糖皮质激素。糖皮质激素属于肾上腺皮质激素。

191．D。急性肾炎患儿少尿时，应限制水和钠盐的摄入，每天食盐量 1 ～ 2g，严重病例钠盐限制于每天 60mg/kg。有氮质血症时，限制蛋白质的入量，给优质动物蛋白每天 0.5g/kg。严重水肿或高血压者宜给予无盐饮食。尿量增加、水肿消退、血压正常后，可恢复正常饮食。

192．E。急性肾小球肾炎患儿，一般起病 2 周内应卧床休息，待水肿消退、血压降至正常、肉眼血尿消失后，可下床轻微活动。红细胞沉降率恢复正常可上学，但仍需避免体育活动。Addis 计数正常后恢复正常生活。

193．B。急性肾小球肾炎并发高血压脑病表现为血压急剧增高，导致脑血管痉挛或脑血管充血扩张而致脑水肿，或有剧烈头痛，恶心呕吐，视物模糊或一过性失明，严重者出现惊厥、昏迷，若能及时控制高血压，脑症状可迅速消失。

194．B。单纯性肾病以水肿最常见，开始于眼睑、面部，渐及四肢全身，病初患儿一般状况尚好，水肿严重者可有少尿，一般无血尿及高血压，尿液检查尿蛋白定性为 +++ ～ ++++。该患儿晨起颜面水肿，凹陷性，尿量减少，可能的诊断是单纯性肾病。

195．A。糖皮质激素抑制免疫炎症反应，减少醛固酮和抗利尿激素分泌，是原发性肾病综合征首选的治疗药物。

196．E。单纯性肾病儿为减轻高脂血症，应少进富含饱和脂肪酸的食物，多吃不饱和脂肪酸及富含可溶性纤维食物。一般给予正常量的优质蛋白（动物蛋白），摄入量以 0.8 ～ 1.0g/（kg·d）为宜。肾功能不全时根据内生肌酐清除率调整蛋白质摄入量。水肿减轻后可下床室内活动，防止血栓形成。尿蛋白＜ 2g/d 可进行室外活动，恢复期避免剧烈活动。

197．D。该患儿最可能的诊断是高热惊厥。小儿惊厥最常见的原因是高热。高热惊厥多由上呼吸道感染引起。典型表现为突然发生意识丧失，头向后仰，双眼凝视、眼球上翻，局部或全身肌群出现强直性或阵挛性抽搐，严重者出现颈项强直，呼吸节律紊乱，发绀，大小便失禁等。持续数秒至数分钟，发作后因疲劳入睡。体温在 38.5℃ 以上时容易出现惊厥。

198．E。该患儿发生了高热惊厥，首选的止惊药为地西泮，还可以用苯妥英钠、10% 水合氯醛。新生儿发生惊厥，首选的止惊药为苯巴比妥。

199．A。该患儿发生了高热惊厥，首先应就地抢救，立即平卧，头偏向一侧，解开衣领。保持呼吸道通畅，将舌轻轻向外牵拉，防止舌后坠，而不应立即收住院抢救。

200．B。小儿添加辅食的顺序：4 ～ 6 个月可添加泥状食物，如米汤、蛋黄（补铁）、鱼泥、水果泥等。2 周至 3 个月应添加流质食物，如鱼肝油制剂、水果汁等。7 ～ 9 个月宜添加末状食物稀（软）饭、烂面、饼干、肝泥、肉末等。10 ～ 12 个月可添加碎食物，如软饭、挂面、面包、碎肉等。

201．A。小儿添加辅食的顺序：2 周至 3 个月应添加流质食物，如鱼肝油制剂、水果汁等。4 ～ 6 个月可添加泥状食物，如米汤、蛋黄（补铁）、鱼泥、水果泥等。7 ～ 9 个月宜添加末状食物稀（软）饭、烂面、饼干、肝泥、肉末等。10 ～ 12 个月可添加碎食物，如软饭、挂面、面包、碎肉等。

202．A。新生儿期是从出生脐带结扎到生后满 28 天。在出生后 24 小时可接种乙肝疫苗，于出生后 2 ～ 3 天接种卡介苗。麻疹减毒活疫苗宜初种年龄为 8 个月。

203．C。麻疹减毒活疫苗宜初种年龄为 8 个月。卡介苗应在出生后 2 ～ 3 天接种。

204．E。新生儿缺血缺氧性脑病根据病情可分为 3 度。重度表现为以抑制症状为主，表现为昏迷，肌张力低下，呼吸暂停，惊厥频繁，拥抱反射、吸吮反射消失，病死率高，存活者多有后遗症。轻度表现为兴奋、激惹，肌张力正常，生后24 小时内症状明显，72 小时内消失。中度表现为嗜睡，肌张力减低，症状在 14 天内消失，可有后遗症。

205．C。新生儿肺透明膜病又称新生儿呼吸窘迫综合征多见于早产儿，由于缺乏肺表面活性物质所致，是新生儿期重要的呼吸系统疾病。临床表现为出生后不久出现进行性加重的呼吸窘迫和呼吸衰竭。

206．B。疱疹性口腔炎是由单纯疱疹病毒感染所致。

207．C。鹅口疮为白色念珠菌感染在口腔黏膜表面形成白色斑膜的疾病，其病原体属于真菌。

208．C。先天性心脏病以室间隔缺损、房间隔缺损、动脉导管未闭、法洛四联症为主要临床表现。法洛四联症 X 线检查表现为肺动脉段凹陷，肺野清晰，肺门阴影缩小，呈靴形心。

209．E。先天性心脏病以室间隔缺损、房间隔缺损、动脉导管未闭、法洛四联症为主要临床表现。其中动脉导管未闭患儿，由于主动脉血液不断流入肺动脉，使外周动脉舒张压下降，脉压增大，出现周围血管体征，如水冲脉、毛细血管搏动征。

210．B。营养性巨幼红细胞性贫血多由维生素 B_{12}、叶酸缺乏所致。应主要补充叶酸和维生素 B_{12}。

211．C。铁摄入不足是妇女、小儿缺铁性贫血的主要原因，所以营养性缺铁性贫血应主要补充铁剂。

212．B。根据关节症状与全身症状分为不同类型。多关节型女孩多见。发病最初 6 个月受累关节≥5 个，多为对称性，大小关节均可受累，颞颌关节受累时导致张口困难，小颌畸形。晨僵是本型的特点。反复发作者关节发生强直变形，最终一半以上患儿关节发生强直变形影响关节功能。

213．A。根据关节症状与全身症状分为不同类型。全身型多见于 2～4 岁小儿，以全身症状起病，发热和皮疹为典型症状，发热至少 2 周以上，呈弛张热，高达 40℃以上，伴一过性红斑样皮疹，多见于胸部和四肢，随体温升降时隐时现。关节症状主要是关节痛或关节炎，常在发热时加剧，热退后减轻或缓解，胸膜、心包或心肌也可受累，肝、脾、淋巴结常有不同程度肿大。

214．C。根据关节症状与全身症状分为不同类型，少关节型多见于较大儿童，发病最初 6 个月受累关节不超过 4 个，多为非对称性，以膝、踝、肘大关节为主，多无严重的关节活动障碍，少数患儿发生虹膜睫状体炎而造成视力障碍甚至失明。

215．D。麻疹患儿于发热后 3～4 天出现皮疹，先发于耳后发际，逐渐累及额、面、颈部，自上而下蔓延至躯干、四肢，最后累及手掌、足底。开始为不规则红色斑丘疹，疹间皮肤正常，重者融合成片，呈暗红色。全身中毒症状加剧，肺部可闻及干、湿啰音。出疹后 3～4 天发热开始减退，皮疹按出疹的先后顺序消退，疹退后皮肤遗留棕色色素沉着及糠麸样脱屑，7～10 天痊愈。

216．C。水痘患儿皮疹出现前 24 小时，多出现低热、乏力、食欲缺乏等上呼吸道感染症状。出疹期发热持续 1～2 天后出现皮疹。首发于躯干、头面部，四肢较少，呈向心性分布，伴明显痒感。水痘为自限性疾病，10 天左右自愈，全身症状较轻。

217．E。猩红热患儿多在发热后 24 小时内发疹。始于耳后、颈及上胸部，迅速蔓延全身。全身弥漫充血性的皮肤上出现针尖大小的红色丘疹，触之有砂粒感，疹间无正常皮肤。

218．B。链霉素、吡嗪酰胺为半杀菌药。异烟肼、利福平为全杀菌药。乙胺丁醇为抑菌药。

219．A。异烟肼、利福平为全杀菌药。链霉素、吡嗪酰胺为半杀菌药。乙胺丁醇为抑菌药。

220．C。乙胺丁醇为抑菌药。异烟肼、利福平为全杀菌药。链霉素、吡嗪酰胺为半杀菌药。